Christine Mändle
Sonja Opitz-Kreuter
Andrea Wehling

Das Hebammenbuch
3. Auflage

**Man muß noch Chaos in sich haben,
um einen tanzenden Stern gebären zu können.**

F. Nietzsche
Also sprach Zarathustra

Christine Mändle
Sonja Opitz-Kreuter
Andrea Wehling

Das Hebammenbuch

Lehrbuch der praktischen Geburtshilfe

3. Auflage

Mit 609 Abbildungen und 66 Tabellen

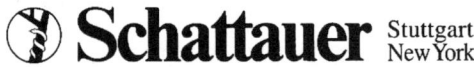 Schattauer Stuttgart New York

Herausgeberinnen:

Christine Mändle
Lehrerin für Hebammenwesen
Berufsfachschule für Hebammen, Klinikum Aschaffenburg
Am Hasenkopf 1, 63739 Aschaffenburg

Sonja Opitz-Kreuter
Lehrerin für Hebammenwesen
Staatliche Berufsfachschule für Hebammen, 1. Universitäts-Frauenklinik
Maistr. 11, 80337 München

Andrea Wehling
Freiberufliche Hebamme
Sülzburgstr. 271, 50937 Köln

Die Deutsche Bibliothek – CIP Einheitsaufnahme
Das **Hebammenbuch** : Lehrbuch der praktischen Geburtshilfe ;
mit 66 Tabellen / Christine Mändle ; Sonja Opitz-Kreuter ; Andrea Wehling.
- 3. Aufl. - Stuttgart ; New York : Schattauer, 2000
ISBN 3-7945-1940-X

In diesem Buch sind die Stichwörter, die zugleich eingetragene Warenzeichen sind, als solche nicht besonders kenntlich gemacht. Es kann also aus der Bezeichnung der Ware mit dem für diese eingetragenen Warenzeichen nicht geschlossen werden, daß die Bezeichnung ein freier Warenname ist.
Hinsichtlich der in diesem Buch angegebenen Dosierungen von Medikamenten usw. wurde die größtmögliche Sorgfalt beachtet. Gleichwohl werden die Leser aufgefordert, die entsprechenden Prospekte der Hersteller zur Kontrolle heranzuziehen.
Das Werk ist urheberrechtlich geschützt. Alle Rechte, insbesondere das Recht des Nachdruckes, der Wiedergabe in jeder Form und der Übersetzung in andere Sprachen, behalten sich Urheber und Verlag vor.
Kein Teil des Werkes darf in irgendeiner Form ohne schriftliche Genehmigung des Verlages reproduziert werden. Das gilt insbesondere für Vervielfältigungen, Übersetzungen, Mikroverfilmungen und die Einspeicherung, Nutzung und Verwertung in elektronischen Systemen.

© 1995, 1997 and 2000 by F. K. Schattauer Verlagsgesellschaft mbH, Lenzhalde 3, D-70192
Stuttgart, Germany
Internet http://www.schattauer.de
Printed in Germany

Lektorat: Dipl.-Biol. Catrin Cohnen und Uta Wörner
Umschlagabbildung: Jörg Neisel, Köln
Umschlaggestaltung: Bernd Burkart, Stuttgart
Satz: Schreibservice Thurid Joos, Stuttgart
Druck und Einband: Konrad Triltsch, Druck- und Verlagsanstalt, Würzburg
Gedruckt auf chlor- und säurefrei gebleichtem Papier.

ISBN 3-7945-1940-X

Vorwort zur 3. Auflage

Innerhalb von vier Jahren erscheint nun das Hebammenbuch in der dritten Auflage. An dieser Stelle möchten wir uns ganz herzlich bei all denjenigen bedanken, die uns mit kritischen und konstruktiven Anregungen und wertvollen Verbesserungsvorschlägen unterstützt haben. Es wird immer unser Ziel sein, für konstruktive Kritik ein Ohr zu haben, um Frauen während Schwangerschaft, Geburt und der Zeit danach im ganzheitlichen und wahren Sinne des Wortes zur Seite zu stehen.

Neueste Erkenntnisse fanden Eingang in die Korrekturen, und zur besseren Veranschaulichung wurden viele neue Abbildungen und Fotos eingefügt. Neben der vollständigen Aktualisierung und Überarbeitung des gesamten Textes entstanden auch neue Kapitel, wie beispielsweise jenes über "Altes Hebammenwissen".

Unser besonderer Dank gilt allen Autorinnen sowie dem Schattauer Verlag – hier insbesondere Frau Dipl.-Biol. Catrin Cohnen und Herrn Dipl.-Psych. Dr. med Wulf Bertram – für ihre Unterstützung und Hinwendung zum Projekt Hebammenbuch.

Im Herbst 1999

Christine Mändle
Sonja Opitz-Kreuter
Andrea Wehling

Vorwort zur 1. Auflage

Schülerinnen, Hebammen und Lehrhebammen habe es schon seit vielen Jahren als großen Mangel empfunden, während der Ausbildung und in geburtshilflichen Fragen auf Lehrbücher zurückgreifen zu müssen, die von Ärzten und größtenteils auch für Ärzte geschrieben sind. Die den Hebammen eigene spezifische Betrachtungsweise der geburtshilflichen Arbeit war dabei nicht immer ausreichend berücksichtigt.

So entstanden der Wunsch und das Bedürfnis, ein Buch vorzulegen, in dem die Hebammen selbst die Inhalte ihrer Arbeit umfassend darstellen. Vom Vorbild der anglo-amerikanischen Kolleginnen angeregt, hat Christine Mändle den entscheidenden Anstoß gegeben, ein Lehrbuch zu konzipieren, das von Hebammen für Hebammen geschrieben ist. Ein Buch von Frauen für Frauen im doppelten Sinne, denn wir Hebammen-Frauen sind es doch, die die Frauen während Schwangerschaft, Geburt und Wochenbett begleiten.

Unser Wunsch war es, traditionell gewachsenes Hebammenwissen, unsere klinischen Erfahrungen aus verschiedenen Tätigkeitsbereichen und neueste fachliche Erkenntnisse miteinander zu verbinden, um damit den Anforderungen eines zeitgemäßen Berufsbildes der Hebamme zu entsprechen. Schwerpunkt dieses Lehrbuches ist daher die Physiologie von Schwangerschaft, Geburt und Wochenbett. Daneben sind Regelwidrigkeiten und Notfälle ausführlich behandelt. Die Hausgeburt, die häusliche Wochenpflege, die aufrechten Gebärpositionen und das wissenschaftliche Arbeiten durch Hebammen werden umfassend dargestellt.

Schon immer mußten wir Hebammen zur klinischen Forschung eine enge Beziehung unterhalten, wenn wir mit der Entwicklung der Geburtshilfe Schritt halten wollten. Doch erst seit kurzem und bisher nur vereinzelt, aber mit steigender Tendenz greifen Hebammen Fragen zur Geburtshilfe auf, um sie aus ihrer speziellen fachlichen Perspektive selbst zu untersuchen. Es erschien uns wichtig, diesen neuen Bereich in das Buch aufzunehmen.

Wir danken unserem Verleger Dieter Bergemann für seine Offenheit an diesem aufwendigen Buchprojekt sowie Dipl.-Psych. Dr. med.Wulf Bertram, mit dessen Unterstützung dieses Buch möglich gemacht wurde. Ganz besonders herzlichen Dank an unsere Lektorinnen Christine von Busch-Hartwig, Eva Scholl und vor allem Dr. med. Petra Knupfer, in der wir immer eine Fürsprecherin hatten und die mit großem persönlichem Einsatz die Probleme, die während der Erstellung des Buches aufgetreten sind, konstruktiv gemeistert und somit wesentlich zum Erscheinen dieses Buches beigetragen hat. Herrn Bernd Burkart vom Schattauer Verlag unser herzlicher Dank, daß er immer ein offenes Ohr für die zahllosen Änderungen bei der Erstellung der Zeichnungen hatte. Bedanken möchten wir uns auch bei allen Mitarbeiterinnen und Mitarbeitern des Verlages für die angenehme Zusammenarbeit.

Für die engagierte fachliche Beratung und Unterstützung bedanken wir uns ganz besonders bei Professor Dr. med. Heinrich Schmidt-Matthiesen, Dr. med. Christine Hartwig, Dr. med. Dipl.-Psych. Wolfram Heipertz und bei der Ärztin Carla Ehlers.

Unseren Mitautorinnen danken wir für ihr Engagement. Ohne ihre konstruktive Zusammenarbeit auch in schwierigen Phasen, ohne ihr Wissen und ihre große Geduld wäre dieses Buch nicht erschienen. Ebenso bedanken wir uns bei Kolleginnen und Freunden, die durch zahlreiche Hinweise wertvolle Anregungen gaben.

Nicht zuletzt möchten wir unseren Familien ganz herzlich danken, vor allem Hans Wolf und unseren Kindern Sarah und Christian. Sie haben uns durch ihr Verständnis und ihre Unterstützung beigestanden, obwohl sie auf so manches verzichten mußten.

Im Juli 1995

Christine Mändle
Sonja Opitz-Kreuter
Andrea Wehling

Inhaltsverzeichnis

1 Der Beruf der Hebamme 1
M. Lutz und C. Mändle
   Aufgaben und Tätigkeitsbereiche
   der Hebamme 1
   Berufsorganisationen 3
   Grundsätze einer Ethik für
   Hebammen 8

2 Einführung in die Hygiene 27
S. Opitz-Kreuter und B. Neiseke
   Grundlagen der Hygiene 27
   Persönliche Hygiene 27
   Krankenhaushygiene 29
   Krankenhausinfektion 30
   Infektionsprävention 31
   Desinfektion von Haut
   und Schleimhaut 32
   Maßnahmen bei
   Infektionskrankheiten 35
   Desinfektionsmittel 39
   Hygiene im häuslichen Bereich 42
   Meldepflicht übertragbarer
   Infektionskrankheiten 44

3 Anatomie und Physiologie 47
G. Oswald-Vormdohre
   Anatomie des Beckens 47
   Die Muskulatur 49
   Die weiblichen Geschlechtsorgane ... 53
   Physiologie der weiblichen
   Geschlechtsorgane 61
   Die männlichen Geschlechtsorgane ... 67
   Die Spermiogenese 74

4 Regelrechte Schwangerschaft 77

**4.1 Physiologische Entwicklung
der Schwangerschaft** 79
M. Romahn
   Die erste Entwicklungswoche 79
   Die Weiterentwicklung
   des Embryoblasten 81
   Die Embryonalperiode 85
   Organogenese und Morphogenese ... 88
   Entwicklung der Nabelschnur 91
   Die Fetalperiode 91
   Der fetale Blutkreislauf 96
   Die Weiterentwicklung des
   Trophoblasten zur reifen Plazenta ... 98
   Die reife Plazenta 102
   Die Dezidua 109
   Die Eihäute 110
   Das Fruchtwasser 112
   Zwillinge 113

**4.2 Physiologische Abläufe
im mütterlichen Körper
während der Schwangerschaft** 117
M. Romahn
   Anpassung der Geschlechtsorgane
   an die Schwangerschaft 118
   Veränderungen am Herz-
   und Kreislaufsystem 123
   Hämatologische Veränderungen ... 125
   Veränderungen der Nierenfunktion .. 126
   Veränderungen
   an den ableitenden Harnwegen 128
   Veränderungen
   am Verdauungssystem 129
   Stoffwechsel-
   und Gewichtsveränderungen 131
   Veränderungen an Atemwegen
   und Lunge 134
   Veränderungen
   am Bewegungsapparat 135
   Veränderungen
   an Haut und Haaren 136
   Veränderungen an der Schilddrüse ... 136
   Einfluß der Schwangerschaft
   auf bestimmte Hormone 137
   Psychische Entwicklung
   in der Schwangerschaft 138

4.3 Schwangerenvorsorge 141
C. Mändle
   Ziel und Zweck
   der Schwangerenvorsorge 141
   Erhebung des
   Schwangerschaftsbefundes 147
   Bestimmung des voraussichtlichen
   Geburtstermins 148
   Untersuchungen
   in der Schwangerschaft 150

Beckendiagnostik 163
Risikoselektion 165
Beratung der Schwangeren 166

4.4 Geburtsvorbereitung 179
A. Wehling und K. Brenner
Methodische Ansätze
in der Geburtsvorbereitung 179
Organisatorische Voraussetzungen
für einen Geburtsvorbereitungskurs
in der Gruppe 181
Inhaltlicher Aufbau des
Geburtsvorbereitungskurses
in der Gruppe 183
Einzelbegleitung
in der Geburtsvorbereitung 186
Inhalte der Einzelbegleitung 188
Informationsvermittlung
in der Geburtsvorbereitung 190
Materialien des
Geburtsvorbereitungskurses 190
Ziele der Geburtsvorbereitung 190

4.5 Besondere Untersuchungsmethoden in der Schwangerschaft und unter der Geburt 193
K. Kemmann
Genetische Beratung
vor der Schwangerschaft 194
Bestimmung des Alphafetoproteins
(AFP) 194
Die Triple-Diagnostik 195
Die transabdominale Chorionzotten-
und Plazentabiopsie
(CVS = Chorion villus sampling) 196
Die Amniozentese 199
Die Kordozentese 202
Die Fetoskopie 203
Die Hormonbestimmungen 204
Die Amnioskopie 204
Die Überwachung des Kindes
durch Kardiotokographie 206
Die Mikroblutgasanalyse (MBU) 225
Die Ultraschalldiagnostik 229
Die Blutflußmessung anhand
der Dopplersonographie 231

5 Regelrechte Geburt 233

5.1 Faktoren der Geburt 235
G. Oswald-Vormdohre
Der Geburtsweg 235
Das Kind unter der Geburt 241
Die Geburtskräfte – die Wehen 245
Geburtsbeginn 251
Geburtsmechanismus 254

5.2 Betreuung und Leitung der regelrechten Geburt 261
C. Mändle
Vorboten der Geburt 261
Aufnahme einer Gebärenden 262
Vorbereitung zur Geburt 263
Aufgaben der Hebamme
in der Eröffnungsperiode 266
Geburtsphase
– Austreibungsperiode 278
Nachgeburtsperiode 285
Die Postplazentarperiode 291
Die Geburtsdauer 292

5.3 Die aufrechten Gebärhaltungen 295
K. Brenner
Aktives Gebären 295
Wirkungen
der aufrechten Gebärhaltungen 296
Räumliche Voraussetzungen 298
Das Erlernen des Umgangs
mit den aufrechten Gebärhaltungen .. 300
Praxis der aufrechten Gebär-
haltungen 300
Die Geburt des Mutterkuchens
(Plazentarphase) 314
Die Geburt der Familie
(Bonding) 314
Schlußbemerkung 315

5.4 Hausgeburt 319
A. Wehling
Allgemeines zur Hausgeburt 319
Betreuung
während der Schwangerschaft 322
Die normale Hausgeburt 327
Komplikationen 329
Formales 333
Qualitätssicherung
in der Hausgeburtshilfe 333

6 Regelrechtes Wochenbett 337

6.1 Physiologie des Wochenbetts 339
C. Mändle
- Endokrine Umstellung 339
- Involution 340
- Wundheilung 343
- Psychische Veränderungen im Wochenbett 345

6.2 Pflege im Wochenbett 349
C. Mändle
- Die tägliche Wochenbettvisite der Hebamme 349
- Beratung der Wöchnerin 357
- Betreuung der Wöchnerin in besonderen Situationen 358
- Die Entlassungsuntersuchung 359
- Organisationsformen der Wochenstation 360

6.3 Das häusliche Wochenbett 363
A. Wehling
- Organisatorische Voraussetzungen ... 363
- Ausstattung für die freiberufliche Tätigkeit 365
- Kooperation 367
- Gesetzliche Regelungen und Leistungen 368
- Praktische Betreuung im Wochenbett 370
- Besondere Situationen im Wochenbett 376
- Abrechnungsfragen 377
- Hygiene 378
- Fazit 378

6.4 Wochenbett- und Rückbildungsgymnastik 379
A. Wehling und H. Hesterberg-Kern
- Beckenbodenschonung nach der Geburt 379
- Übungen im Wochenbett 380
- Rückbildungsgymnastik 384

6.5 Laktation und Stillen 391
M. Lutz
- Die ernährungsphysiologische und immunologische Sicht 391
- Die sozialpsychologische Sicht 398
- Die ökologische und ökonomische Sicht 399
- Die medizinische Sicht 399
- Die Anatomie der Brust und die Physiologie des Stillens 404
- Mütterliche und kindliche Stillhindernisse und Kontraindikationen der Muttermilchernährung 417

6.6 Die Praxis des Stillens 423
M. Lutz
- Stillbereitschaft, Stillverhalten und Stillförderung 423
- Vorbereitung auf die Stillzeit 426
- Stillfördernde Praktiken – korrekte Stilltechniken 429
- Stillfördernde Praxis in den ersten Tagen 436
- Die Weiterentwicklung der Stillbeziehung 437
- Besondere Situationen zu Beginn der Stillbeziehung 444
- Probleme beim Stillen 451
- Das Abstillen 451

6.7 Die Ernährung mit Muttermilchersatzprodukten .. 459
M. Lutz
- Die (voll-)adaptierte Säuglingsnahrung 459
- Die hypoallergene Nahrung 460
- Die teiladaptierten Milchprodukte 460
- Die Folgemilchprodukte 460
- Die Beratung der Mutter beziehungsweise der Eltern 460

6.8 Die Rückkehr der Fruchtbarkeit nach der Geburt 463
M. Lutz
- Die Wirkungsweise der endokrinen Umstellung 463
- Das "Zykluserwachen" bei der nichtstillenden Frau 465
- Das "Zykluserwachen" bei der stillenden Frau 465
- Die Sexualität der Wöchnerin 466

7 Das gesunde Neugeborene ... 471

7.1 Erstversorgung des Neugeborenen im Kreißsaal ... 473
B. Kolmer-Hodapp
- Freimachen der Atemwege ... 473
- Abtrocknen, Warmhalten, Apgar-Werte ... 473
- Abnabeln ... 474
- Prophylaxen ... 476
- Erstes Anlegen ... 476
- Erstes Bad ... 477
- Die fortlaufende Beurteilung der Vitalität ... 477
- U 1 (Erstuntersuchung zum Ausschluß von Fehlbildungen und Geburtsverletzungen) ... 481

7.2 Physiologie des Neugeborenen ... 485
B. Kolmer-Hodapp
- Entwicklungsphasen ... 485
- Lunge und Atmung ... 485
- Herz- und Kreislauffunktion ... 486
- Gastrointestinaltrakt und Verdauung ... 487
- Leber ... 487
- Nieren ... 488
- Körpersubstanz und Energiehaushalt ... 488
- Wärmehaushalt ... 488
- Zentrales Nervensystem und Sinnesorgane ... 488
- Haut und Hautanhangsgebilde ... 489
- Hormonale Reaktionen ... 490

7.3 Pflegerische Aspekte ... 491
C. Mändle
- Versorgung des Neugeborenen ... 491
- Beobachtungen in der Neugeborenenzeit ... 500

7.4 Vorsorgeuntersuchungen, Screening, Prophylaxen ... 505
C. Mändle
- Vorsorgeuntersuchungen ... 505
- Neugeborenen-Screening ... 507
- Prophylaxen ... 509
- Impfungen ... 510

7.5 Das Reflexverhalten des Neugeborenen ... 511
C. Mändle
- Allgemeine Untersuchungsbedingungen ... 511
- Untersuchungsverlauf ... 511
- Reflexe ... 513
- Zusammenfassung ... 516

8 Regelwidrige Schwangerschaft ... 517

8.1 Störungen in der Frühschwangerschaft ... 519
C. Mändle
- Trophoblasterkrankungen ... 519
- Fehlgeburt ... 520
- Extrauteringravidität ... 525

8.2 Schwangerschaftsspezifische Erkrankungen ... 529
S. Opitz-Kreuter
- Frühgestosen ... 529
- Spätgestosen ... 530
- Hauterkrankungen ... 536

8.3 Krankheit und Schwangerschaft ... 539
S. Opitz-Kreuter
- Erkrankungen der Schilddrüse ... 539
- Diabetes mellitus ... 539
- Lungenerkrankungen ... 543
- Herzerkrankungen ... 544
- Erkrankungen der Niere und ableitenden Harnwege ... 545
- Anämien ... 546
- Thrombose und Embolie ... 548
- Abhängigkeit von Suchtstoffen ... 549

8.4 Infektionen in der Schwangerschaft ... 553
A. Wehling
- Toxoplasmose ... 553
- Andere ... 553
- Syphilis (Lues) ... 557
- Röteln ... 557
- Zytomegalie ... 560
- Herpes-simplex-Infektion ... 560
- Genitale Infektionen in der Schwangerschaft ... 561

8.5 Blutgruppenunverträglichkeit 565
A. Wehling

8.6 Pathophysiologie in der zweiten Schwangerschaftshälfte 567
C. Mändle, S. Opitz-Kreuter und A. Wehling
- Die Frühgeburt 567
- Der Blasensprung 572
- Intrauterine Wachstumsretardierung. 574
- Terminüberschreitung, Übertragung 575

9 Regelwidrige Geburt 579

9.1 Weichteildystokien 581
M.-L. Heedt
- Hypokinetische Wehenstörung 581
- Hyperkinetische Wehenstörung 583
- Diskoordinierte Wehenstörung 585
- Zervikale Dystokie 586
- Protrahierte Eröffnungsperiode 588
- Protrahierte Austreibungsperiode 589
- Prostaglandine 589
- Oxytozin 591
- Mutterkornalkaloide und Kombinationspräparate 591

9.2 Regelwidriger Geburtsmechanismus 593
S. Opitz-Kreuter
- Regelwidrigkeit der Haltung 593
- Regelwidrigkeit der Einstellung 604
- Schulterdystokien 611
- Beckenendlagen 615
- Schräglage/Querlage 629
- Mißverhältnis 631
- Fazit 636

9.3 Management von Mehrlingsgeburten 639
S. Opitz-Kreuter
- Diagnose der Mehrlingsschwangerschaft 639
- Schwangerschaftsverlauf 640
- Besondere Aspekte 640
- Leitung der Entbindung bei regelrechtem Verlauf 641
- Komplikationen und Besonderheiten während der Geburt 641
- Nachgeburtsperiode 646

9.4 Notfälle in der Geburtshilfe 649
S. Opitz-Kreuter
- Vena-cava-Syndrom 649
- Intrauteriner Sauerstoffmangel 649
- Überstürzte Geburt 650
- Sturzgeburt 650
- Vorliegen und Vorfall kleiner Teile ... 651
- Vorliegen der Nabelschnur 652
- Vorfall der Nabelschnur 653
- Blutungen unter der Geburt 654
- Fruchtwasserembolie 666
- Bakterieller Schock 668
- Reaktive Koagulopathien 669
- Blutungen nach der Geburt 670

9.5 Intrauteriner Fruchttod 681
A. Malon und C. Rübsaamen
- Schwangerschaftsabbruch nach pränataler Diagnostik 681
- Aufgaben der Hebamme bei der Geburt eines toten Kindes 682
- Gesetzliche Richtlinien 683

9.6 Sterbe- und Trauerbegleitung von Eltern 685
A. Wehling
- Stufen der Trauer 685
- Verlustsituationen 685
- Aufgaben der Hebamme bei der Sterbe- und Trauerbegleitung 690
- Betreuung nachfolgender Schwangerschaften ... 692

10 Das regelwidrige Wochenbett 693
C. Mändle und B. Neiseke
- Blutungen 693
- Infektionen 695
- Symphysenschädigung 702
- Venenerkrankungen, Thrombose, Embolie 704
- Besonderheiten im Wochenbett 706

11 Das kranke und gefährdete Neugeborene 711
A. Wehling und K. Kemmann
- Akute Situationen im Kreißsaal 711
- Infektionen beim Neugeborenen 714
- Chromosomale Aberrationen 717
- Störungen im Blutbild 727
- Nabelgranulom 732

Das Neugeborene nach der
Risikoschwangerschaft.................... 732
Die Gefährdung des Kindes
durch die Geburt............................ 742
Der Säugling mit Verdauungs-
und Ernährungsstörungen 749

12 Geburtshilfliche Operationen 753
A. Malon und C. Rübsaamen
Indikation....................................... 753
Zangenentbindung
(Forceps = lat. Zange)..................... 754
Vakuumextraktion
(= Saugglockenentbindung).............. 756
Spekulumgeburt
(= Spiegelentbindung) 758
Schnittentbindung
(Sectio caesarea oder
Kaiserschnitt)................................. 758
Episiotomie
(Scheidendammschnitt) 760

13 Schmerzmittel und
Anästhesieverfahren 765
K. Mertens und A. Wehling
Physiologie der Schmerzleitung 765
Die Möglichkeiten der medika-
mentfreien Schmerzerleichterung 767
Medikamentöse
Schmerzerleichterung 769
Lokalanästhesie............................... 772
Leitungs- und Regionalanästhesie 773
Zusammenfassung der bewußt-
seinserhaltenden Methoden 778
Allgemeinanästhesie 778
Fazit 779

14 Familienplanung 781
H. Hesterberg-Kern
Temporär reversible
Verhütungsmethoden für die Frau 781
Relativ definitive,
irreversible Methoden für die Frau... 794
Temporär reversible
Verhütungsmethoden für den Mann . 795
Relativ definitive,
irreversible Methoden für den Mann 796

15 Dokumentation............................. 797
C. Mändle
Dokumentation der Hebammen-
tätigkeiten...................................... 798
Durchführung der Dokumentation.... 798
Anamneseprotokoll beziehungsweise
geburtshilfliches Aufnahmeblatt....... 799
Geburtsbericht/Partogramm............. 800
Überwachungsprotokoll/Nachsorge-
bogen/Stationskurve der Wöchnerin. 803
Pflegedokumentation/Überwachungs-
protokoll beim Neugeborenen 806
Was ist zu tun im Schadensfall?....... 806

16 Wissenschaftliches Arbeiten
durch Hebammen 809
B. Schlieper
Was ist Hebammenforschung? 809
Die Hebamme im Umgang mit
Forschung...................................... 809
Die Hebamme als Forschende 811

17 Statistik und EDV........................ 819
M.-L. Heedt
Möglichkeiten der Datensammlung.. 819
Voraussetzungen für die Daten-
erfassung....................................... 820
Auswertung des Zahlenmaterials...... 820
Auswertung gesammelter Daten....... 820
Darstellung statistischer Daten 821
Aufbau einer Tabelle....................... 821
Fehlermöglichkeiten der Statistik..... 822
Grenzen der Statistik....................... 822
Einige epidemiologische Begriffe 822
Müttersterblichkeit.......................... 822
Perinatale Sterblichkeit 823
EDV.. 823

18 Altes Hebammenwissen................. 825
S. Opitz-Kreuter
Diagnose der Schwangerschaft......... 825
Geburtshilfliche Handgriffe............. 826
Hilfen unter der Geburt................... 826
Zerstückelnde Operationen 826
Beckenerweiternde Operationen....... 827
Dilatierende Operationen................ 828
Hilfen im Wochenbett..................... 828

Sachverzeichnis **831**

Herausgeberinnen und Autorinnen

Karin Brenner
Freiberufliche Hebamme
Ausbildung in Körpersprache
Buchenlandweg 167, 89075 Ulm

Marie-Luise Heedt
Lehrerin für Hebammenwesen
Hebammenschule der St.Elisabeth-Stiftung
Günnigfelderstr.176, 44793 Bochum

Heike Hesterberg-Kern
Lehrerin für Hebammenwesen
Lizenzierte Sport- und Gymnastiklehrerin
Mittelstr. 19, 52388 Nörvenich

Claudia Kemmann
Lehrerin für Hebammenwesen
Freiberufliche Hebamme
Hebammenschule Dr. Horst-Schmidt-Kliniken
Ludwig-Erhard-Str. 100, 65199 Wiesbaden

Bärbel Kolmer-Hodapp
Schulleiterin
Hebammenschule Karlsruhe
Moltkestr. 14-18, 76133 Karlsruhe

Margit Lutz
Lehrerin für Hebammenwesen,
Ausbilderin und Gutachterin
für die Initiative der UNICEF-WHO
"Stillfreundliches Krankenhaus"
Galgenbergstr. 20, 31135 Hildesheim

Christine Mändle
Lehrerin für Hebammenwesen
Berufsfachschule für Hebammen
Klinikum Aschaffenburg
Am Hasenkopf 1, 63739 Aschaffenburg

Angelika Malon
Lehrerin für Hebammenwesen
Freiberufliche Hebamme
Moselweinstr. 143, 54472 Branneberg

Karola Mertens
Schulleiterin
Berufsfachschule für Hebammen
Klinikum Aschaffenburg
Am Hasenkopf 1, 63739 Aschaffenburg

Bärbel Neiseke
Lehrerin für Hebammenwesen
Goethestr. 44, 31275 Lehrte

Sonja Opitz-Kreuter
Lehrerin für Hebammenwesen
Staatliche Berufsfachschule für Hebammen
1. Universitäts-Frauenklinik
Maistr. 11, 80337 München

Gabriele Oswald-Vormdohre
Lehrerin für Hebammenwesen
Hebammenschule St-Bernward-Krankenhaus
Treibestr. 9, 31134 Hildesheim

Mechthild Romahn
Lehrerin für Hebammenwesen
Duschewies 3, 94118 Jandelsbrunn

Christine Rübsaamen
Lehrerin für Hebammenwesen
Freiberufliche Hebamme
Holzweg 16, 67098 Bad Dürkheim

Britta Schlieper
Hebamme
Dipl. Soziologin
Rehmstr. 6, 49080 Osnabrück

Andrea Wehling
Freiberufliche Hebamme
Sülzburgstr. 271, 50937 Köln

1
Der Beruf der Hebamme
Margit Lutz, Christine Mändle

Aufgaben und Tätigkeitsbereiche der Hebamme

Der Hebammenberuf ist traditionell ein Frauenberuf. Bei der Betrachtung der Geschichte der Hebammenarbeit wird deutlich: Hebammen waren die Frauen, die wissend und fürsorglich anderen Frauen während der Lebensspanne Schwangerschaft, Geburt und Wochenbett Beistand leisteten. Sie betreuten, begleiteten und sorgten für die medizinische Basisversorgung von Mutter und Kind.

In der Vergangenheit gab es keine Trennung von beruflichen, familiären oder verwandtschaftlich-nachbarschaftlichen Hilfeleistungen. Vielmehr nahmen die Hebammen bei den Schwangeren und Gebärenden oft auch eine mütterliche Funktion ein.

Die notwendigen Kenntnisse wurden jahrhundertelang durch mündliche Überlieferung von den älteren an die jüngeren Hebammen weitergegeben.

Heute hingegen sind Berufsbezeichnung und Tätigkeitsfelder der Hebamme einheitlich und klar definiert.

Definition der Hebamme

> Eine Hebamme ist eine Person, die in dem jeweiligen Land zu einer anerkannten Hebammenausbildung regulär zugelassen wurde, den vorgeschriebenen Ausbildungsgang zur Hebamme erfolgreich abgeschlossen und die notwendigen Qualifikationen erworben hat, um im Rahmen der gesetzlichen Vorschriften als Hebamme zu praktizieren.
>
> Die Hebamme muß in der Lage sein, Frauen während Schwangerschaft, Geburt und Wochenbett zu überwachen, zu betreuen und zu beraten, in eigener Verantwortung Geburten durchzuführen sowie Neugeborene und Säuglinge zu betreuen. Dies alles beinhaltet Vorsorgemaßnahmen, das Erkennen von Regelwidrigkeiten bei Mutter und Kind, bei Bedarf die Hinzuziehung medizinischer Unterstützung sowie die Durchführung von Notfallmaßnahmen, wenn medizinische Hilfe fehlt. Die Hebamme hat eine wichtige Aufgabe bei der Gesundheitsberatung und -erziehung nicht nur der Frauen, sondern auch in der Familie und in der Gemeinde. Die Arbeit beinhaltet neben der Vorbereitung auf Geburt und Elternschaft außerdem bestimmte Gebiete der Gynäkologie, der Familienplanung und der Säuglingspflege. Die Hebamme kann in Krankenhäusern, in Geburtshäusern, bei Beratungsstellen, bei der Frau zu Hause oder in jeder anderen Einrichtung praktizieren.

Die vorliegende offizielle Definition der Hebamme ist international anerkannt. Sie wurde

- gemeinsam erarbeitet von der Internationalen Hebammenvereinigung (ICM) und der Internationalen Föderation für Gynäkologie und Geburtshilfe (FIGO),
- angenommen vom Rat der Internationalen Hebammenvereinigung (ICM Council) 1972,
- angenommen von der Internationalen Föderation für Gynäkologie und Geburtshilfe (FIGO) 1973,
- später angenommen von der Weltgesundheitsorganisation (WHO),
- ergänzt vom Rat der Internationalen Hebammenvereinigung (ICM Council) 1990,
- mit der Ergänzung ratifiziert von der Internationalen Föderation für Gynäkologie und Geburtshilfe (FIGO) 1991 und der Weltgesundheitsorganisation (WHO) 1992,
- angenommen von der Bundesregiertenversammlung Bund Deutscher Hebammen 1993.

Die Hebamme hat somit heute wie früher eine zentrale Rolle bei der individuellen, umfassenden Betreuung von Mutter, Kind und Familie. Die qualifizierte Hebammenausbildung bietet hierzu das Fundament. Darüber hinaus bedarf es der ständigen Aktualisierung und Erweiterung der theoretischen Kenntnisse und praktischen Fähigkeiten während des gesamten Berufslebens.

Die vielfältigen Aufgabenfelder, Tätigkeitsbezeichnungen und möglichen Einsatzbereiche der Hebamme sind in Abb. 1.1 schematisch dargestellt.

1 Der Beruf der Hebamme

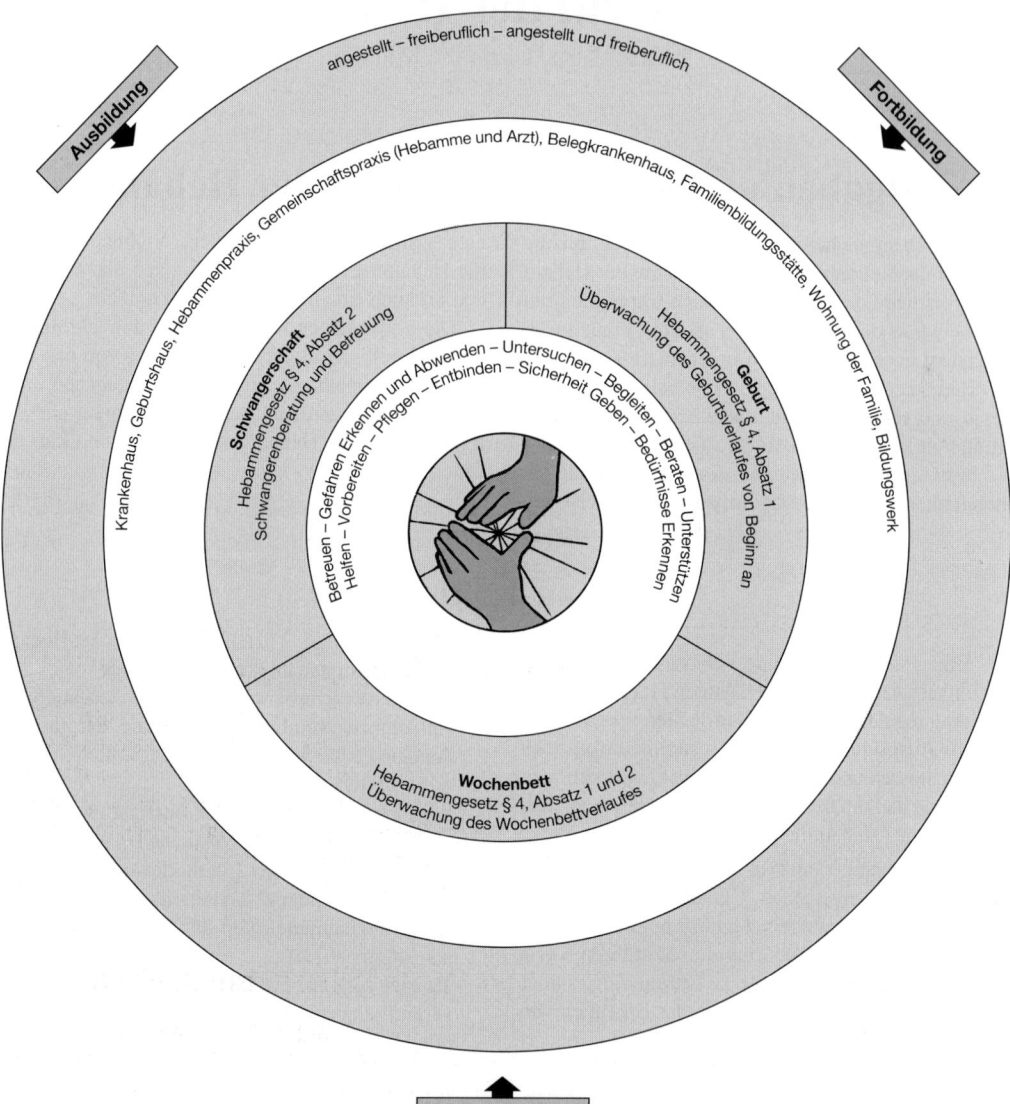

Ausbildung

Sie erfolgt in 3 Ausbildungsjahren entsprechend der Hebammenausbildungs- und Prüfungsverordnung (HebAPrV) vom 18. 11. 1985 an staatlich anerkannten Hebammenschulen und endet mit einer staatlich anerkannten Prüfung.

Die Berufsbezeichnung ist gesetzlich geschützt. Sie zu führen bedarf der Erlaubnis.

(§ 1, Abs. 1, HebGesetz)

Fortbildung

Sie ist die laufende Anpassung der theoretischen Kenntnisse und praktischen Fähigkeiten an die psychosozialen Erkenntnisse, medizinischen und technischen Weiterentwicklungen.

In den meisten Hebammenberufsordnungen ist der regelmäßige Besuch von Fortbildungsveranstaltungen vorgeschrieben.

Beispiele: Kardiotokografie-Seminare, Fortbildungskurse zur Geburtsvorbereitung oder zur Häuslichen Wochenpflege

Weiterbildung

ist die Fortsetzung oder Wiederaufnahme von organisiertem und berufsspezifischem Lernen **nach** Abschluß einer ersten Berufsbildungsphase und Berufstätigkeit mit dem Ziel, die vorhandene Berufsqualifikation zu erhöhen.

Beispiele: Unterrichtstätigkeit, Leitende Funktionen, Tutorin

Abb. 1.1 Aufgaben und Tätigkeitsbereiche der Hebamme mit Ausbildung, Fortbildung und Weiterbildung.

Gesetz über den Beruf der Hebamme und des Entbindungspflegers

Im Hebammengesetz sind die Voraussetzungen für den Zugang zur Hebammenausbildung sowie die Vorschriften über die Erteilung der Berufserlaubnis festgelegt. Der wohl bedeutendste Absatz des Gesetzes ist §4. Er besagt, daß die Überwachung des Geburtsvorganges von Beginn der Wehen an, die Hilfe bei der Geburt und die Überwachung des Wochenbettverlaufs der Hebamme vorbehaltene Tätigkeiten sind.

Berufsordnung für Hebammen und Entbindungspfleger

Die Berufspflichten für Hebammen und Entbindungspfleger sind in der Hebammenberufsordnung (HebBO) geregelt. Die Vorschriften der Berufsordnung sind kein Bundesrecht. Jedes Bundesland kann demnach eine eigene Berufsordnung auf der Grundlage des Hebammengesetzes von 1985, der Ausbildungs- und Prüfungsordnung für Hebammen und Entbindungspfleger von 1981 und der EU-Richtlinien erarbeiten und verabschieden.

Exemplarisch soll im Anhang die Berufsordnung von Baden-Württemberg dargestellt werden (s. S. 9ff.).

Ausbildungs- und Prüfungsverordnung für Hebammen und Entbindungspfleger

Das Hebammengesetz enthält in seinen Abschnitten III und IV die grundlegenden Bestimmungen für die Ausbildung und Prüfung der Hebammen (und Entbindungspfleger).

In §10 des Hebammengesetzes ist die Bundesregierung ermächtigt, mit Zustimmung des Bundesrates eine Rechtsverordnung zu erlassen, die Ausbildungsvoraussetzungen, Ausbildungsinhalte, Tätigkeiten, Aufgaben, Mindestanforderungen an die Ausbildung und Einzelheiten der staatlichen Prüfung, unter Berücksichtigung der EG-Beschlüsse zur freien Berufsausübung, festlegt. In dem Anhang (s. S. 11ff.) ist das Hebammengesetz und die Ausbildungs- und Prüfungsordnung aufgeführt.

Richtlinien der Europäischen Wirtschaftsgemeinschaft

Die gegenseitige Anerkennung der Prüfungszeugnisse und Diplome sowie die Aufnahme und Ausübung der Tätigkeit der Hebamme innerhalb der Europäischen Gemeinschaft ist in verschiedenen Richtlinien geregelt (80/154/EWG und 80/155/EWG). Beide Bestimmungen sind 1980 in Kraft getreten. Das Ziel der Richtlinien ist, daß in allen EU-Ländern die schulischen Voraussetzungen zum Hebammenberuf, die Ausbildungsinhalte in Theorie und Praxis, die Kompetenzen der Hebammen und das Recht auf freie Niederlassung einheitlich geregelt sind (vgl. Kurtenbach H, Horschitz H. Hebammengesetz, Gesetz über den Beruf der Hebamme und des Entbindungspflegers vom 4. Juni 1985).

Berufsorganisationen

Zu einer Berufsorganisation schließen sich Mitglieder einer Berufsgruppe zur Wahrung und Vertretung ihrer Interessen zusammen. Die Ziele und Aufgaben der Organisation sind in den Satzungen verankert. Die Mitgliedschaft ist freiwillig. Die Berufsorganisation ist kein Tarifpartner, wird aber zu den Tarifverhandlungen gehört.

Bund Deutscher Hebammen e.V. (BDH)

Im Jahre 1885 wurde in Berlin der erste Hebammenverein gegründet. Die Vereins- und Verbandsformen veränderten sich im Laufe der Jahre mehrfach, seit 1982 besteht der Verband in seiner heutigen Struktur (s. Abb.1.2). Er vertritt die angestellten und freiberuflichen Hebammen. Der Bund Deutscher Hebammen ist die Dachorganisation der 16 Hebammenlandesverbände. Sitz des eingetragenen Vereins ist Karlsruhe. Die Geschäfte des Verbandes werden von einer Geschäftsstelle wahrgenommen. Der Verband unterhält eine Rechtsstelle und eine Gutachterinnenkommission. Die Schwesterorganisation des Bundes Deutscher Hebammen ist die Hebammengemeinschaftshilfe (HGH). Das offizielle Organ des BDH ist die Deutsche Hebammen Zeitschrift.

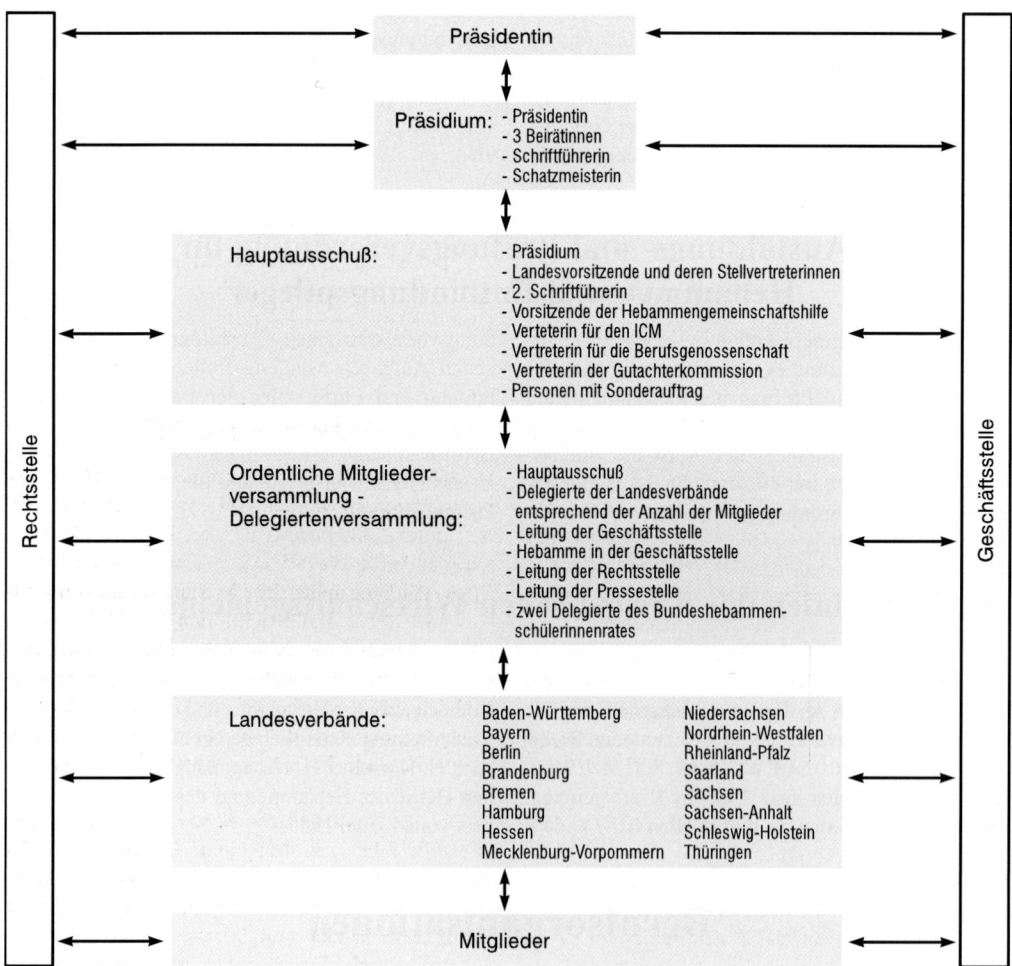

Abb. 1.2 Bund Deutscher Hebammen e.V. (BDH). Organisationsaufbau.

> Die Ziele und Aufgaben des Verbandes sind es,
> - die beruflichen und wirtschaftlichen Interessen der Hebammen wahrzunehmen und zu fördern,
> - ihre Belange bei Politikern, Behörden, Gewerkschaften, Gerichten, Krankenkassen und in der Öffentlichkeit zu vertreten,
> - eine Rechtsstelle und eine Gutachterinnenkommission zu unterhalten,
> - internationale Beziehungen zu pflegen,
> - die Mitglieder in der Aufklärung und Gesundheitserziehung der Bevölkerung zu unterstützen,
> - für die Fortbildung der Hebammen auf Landes- und Bundesebene zu sorgen.

Bund freiberuflicher Hebammen Deutschlands e.V. (BfHD)

Der Bund freiberuflicher Hebammen Deutschlands wurde 1984 gegründet und vertritt die freiberuflich tätigen Hebammen (s. Abb. 1.3). Sitz des Vereins ist Gießen. Die Geschäfte des Verbandes werden von einer Geschäftsstelle wahrgenommen. Der Verband unterhält auch eine Rechtsstelle. Das Verbandsorgan ist das vierteljährlich erscheinende "Hebammen-Info".

> Die Ziele und Aufgaben des Vereins sind:
> - die beruflichen und wirtschaftlichen Interessen der freiberuflichen Hebammen wahrzunehmen und zu fördern,
> - ihre Belange bei Politikern, Behörden, Gewerkschaften, Gerichten, in der Öffentlichkeit zu vertreten,
> - für ihre Fortbildung zu sorgen und
> - bei der Aufklärung und Gesundheitserziehung der Bevölkerung mitzuarbeiten.

International Confederation of Midwives (ICM)

Die internationale Hebammenvereinigung (ICM) ist ein Zusammenschluß von unabhängigen Hebammenverbänden mit derzeit 67 Mitgliedern aus 52 Ländern. Der Verband ist in vier geographische Regionen eingeteilt: Afrika, Nord-, Mittel- und Südamerika, Europa, asiatisch-pazifische Region (s. Abb. 1.4).

Das Hauptziel der Vereinigung ist die Förderung der Hebammenbildung, die Vermittlung des Wissens und der Kunst der Hebammenarbeit, um die Qualität der Pflege und Betreuung von Müttern, Kindern und deren Familien weltweit zu verbessern. Die internationale Hebammenvereinigung unterstützt die Hebamme und ihre wichtige berufliche Bedeutung als Schlüsselfigur bei der Begleitung der Frauen und Familien vor, während und nach der Geburt.

Die internationale Hebammenvereinigung ist die einzige Hebammenorganisation, die offizielle Kontakte zu den Vereinten Nationen (UNO) unterhält. Sie arbeitet seit vielen Jahren mit der WHO und der UNICEF zusammen, um gemeinsame Ziele in der Versorgung von Mutter und Kind zu verwirklichen. Aus dieser Zusammenarbeit ist das Projekt **Safe Motherhood Initiative (SMI)** entstanden, dessen Ziel es ist, die jährliche mütterliche Mortalitätsrate von weltweit 580.000 Todesfällen bis zum Jahr 2000 um die Hälfte zu reduzieren. ICM, WHO und UNICEF bieten Hebammen aus Ländern mit einer hohen Müttersterblichkeit die Möglichkeit, in Workshops gemeinsame Strategien zu entwickeln, um auf regionaler Ebene die Ziele der Safe Motherhood Initiative umzusetzen.

Die internationale Hebammenvereinigung vergibt alle drei Jahre den **Marie-Goubran-Gedächtnispreis**, um Hebammen in ihrer Arbeit dort zu unterstützen, wo besondere Bedürfnisse und begrenzte Finanzen vorhanden sind. Mit diesem Fond wird das außerordentliche Engagement der früheren Generalsekretärin Marie Goubran gewürdigt.

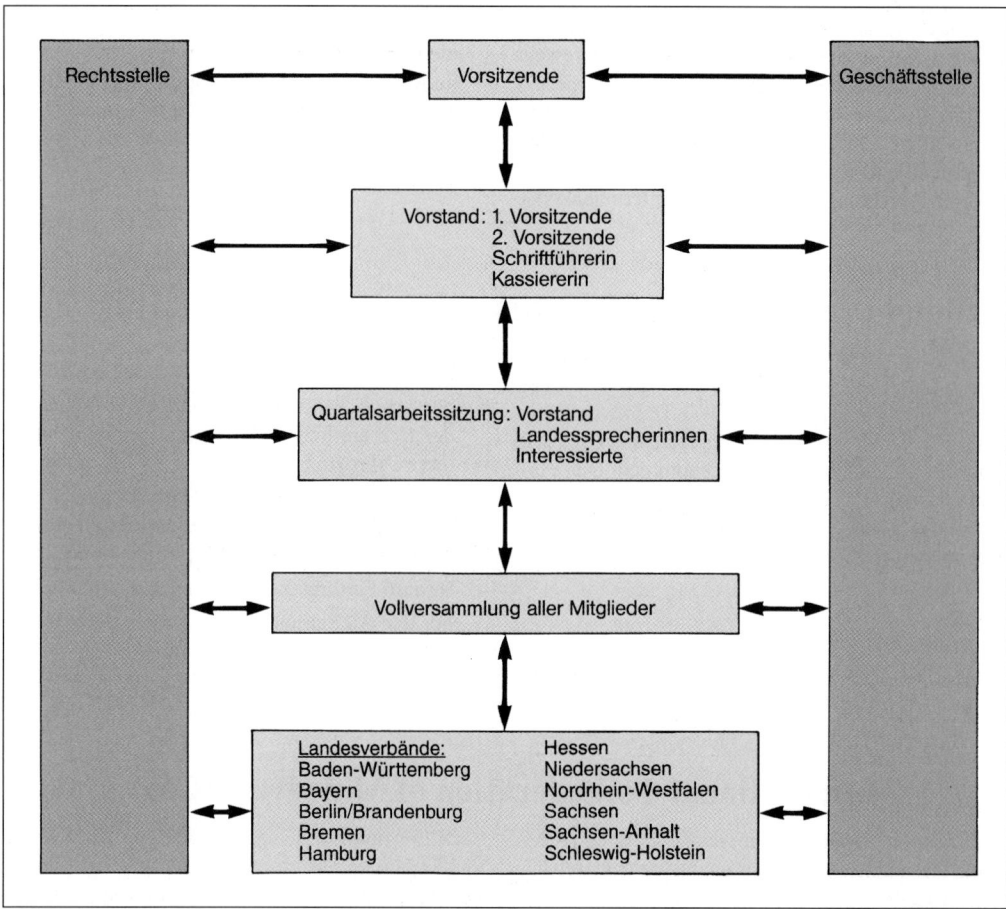

Abb. 1.3 Bund freiberuflicher Hebammen Deutschlands e.V. (BfHD). Organisationsaufbau.

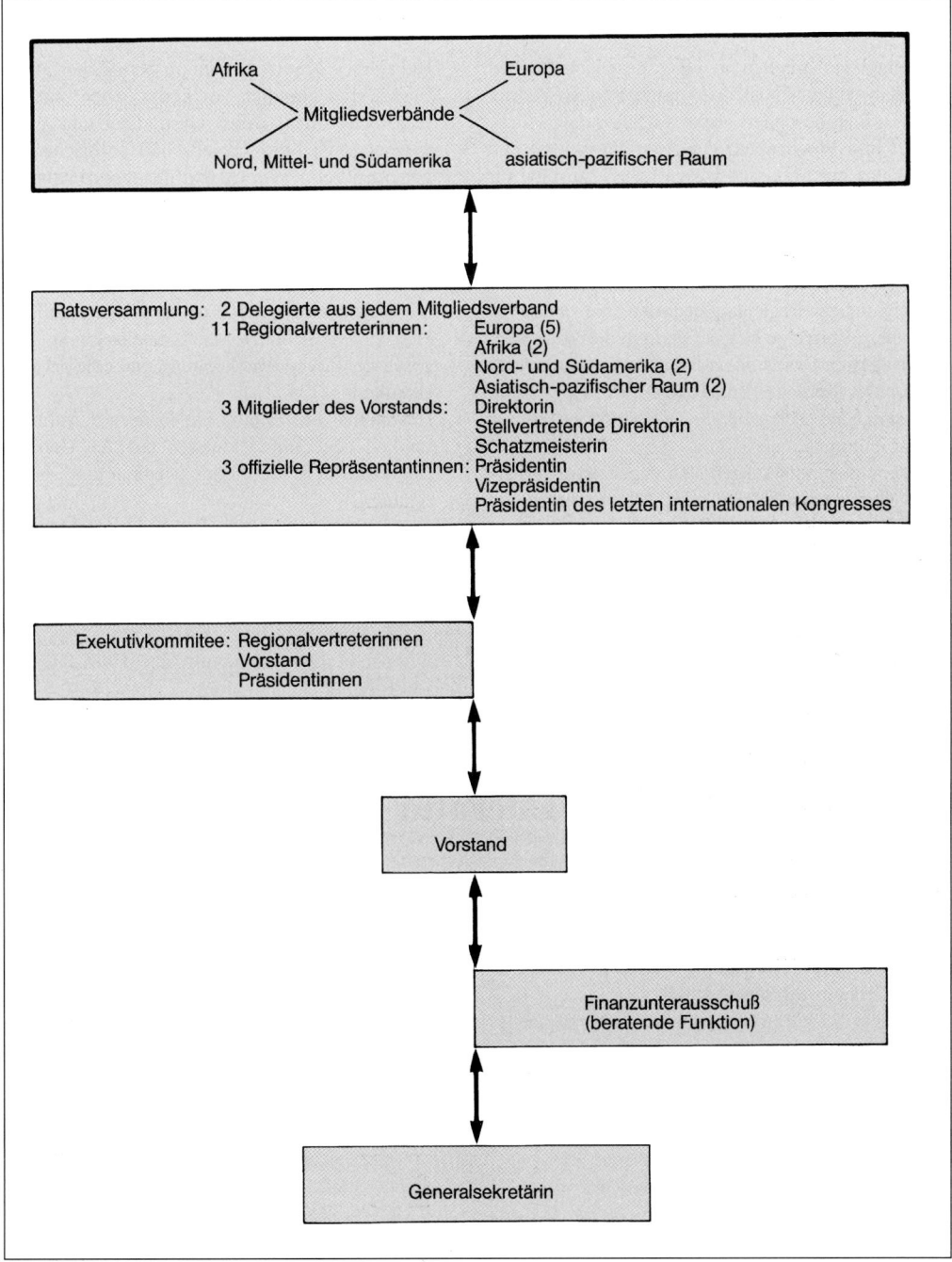

Abb. 1.4 International Confederation of Midwives (ICM). Organisationsaufbau.

Grundsätze einer Ethik für Hebammen

Hebammen arbeiten in einer gesellschaftlichen Verantwortung und begleiten Frauen, Kinder, Partner und Familien besonders während Schwangerschaft, Geburt und Wochenbett. Die Menschenwürde und die Rechte der Frau sind wesentliche Maßstäbe für ihr Handeln. Eine qualifizierte Ausbildung befähigt sie dazu.

- Hebammen sehen in menschlicher Fortpflanzung und Geburt natürliche Lebensvorgänge, die einer fachkundigen Begleitung bedürfen. Wo Menschen in diese Vorgänge eingreifen, muß die Würde der Frau gewahrt sein und ihr Selbstbestimmungsrecht geachtet werden. Umfassende Information und ausreichend Zeit sind die Voraussetzungen für eine Entscheidungsfindung.
- Hebammen unterstützen sich gegenseitig und arbeiten mit anderen Berufsgruppen zusammen, die sie beratend hinzuziehen. Sie überweisen, wenn die Situation es erfordert.
- Hebammen haben eine staatlich geregelte Schweigepflicht und ein Zeugnisverweigerungsrecht.
- Hebammen dürfen keiner Frau die für sie notwendige Hilfe verweigern, unabhängig von Rasse, Kultur, Weltanschauung, gesellschaftlicher Stellung und Lebensführung.
- Hebammen schützen in ihrem beruflichen Alltag Frauen und Familien vor körperlichen und seelischen Schäden. Deren Gesundheit und Wohlergehen ist Ziel ihres gesellschaftspolitischen Engagements. Ihr Wissen und ihre beruflichen Fähigkeiten geben ihnen Verantwortung über die ihnen anvertrauten Menschen.
- Hebammen erforschen ihre Arbeit und begleiten sie wissenschaftlich, um die Qualität zu sichern. Sie gestalten ihre Aus-, Fort- und Weiterbildung.
- Hebammen bemühen sich gemeinsam um ihre gesellschaftliche Anerkennung und eine gerechte Entlohnung.
- Hebammen beobachten mit kritischer Aufmerksamkeit neue Entwicklungen auf den Gebieten Geburtshilfe, Reproduktionsmedizin und Genforschung.

Die **Grundsätze einer Ethik für Hebammen** wurden 1991 aufgrund einer Empfehlung des Internationalen Hebammenverbandes von einem Arbeitskreis des BDH entwickelt. Die Delegiertenversammlung des Bundes Deutscher Hebammen hat diese Grundsätze in ihrer Sitzung im April 1992 diskutiert und einstimmig angenommen.

Literatur

Bund Deutscher Hebammen e.V. Leitlinien für Geburtshäuser. Karlsruhe: 1998.

Bund Deutscher Hebammen e.V. Hebammen - Standpunkte: Schulterdystokie. Karlsruhe: 1998.

Gubalke W. Die Hebamme im Wandel der Zeiten. 2. Aufl. Hannover: Staude 1985.

Hamburger Sozialforschungsinstitut e.V. Bestandsaufnahme von Hebammentätigkeiten in den Krankenhäusern. Hamburg: 1997.

Horschitz H. Arbeitsrecht für Hebammen. 5. Aufl. Hannover: Staude 1993.

Kurtenbach H, Horschitz H. Hebammengesetz, Gesetz über den Beruf der Hebamme und des Entbindungspflegers vom 4. Juni 1985 mit den Richtlinien der Europäischen Gemeinschaft und der Ausbildungs- und Prüfungsordnung für Hebammen. 2. Aufl. Hannover: Staude 1994.

Zoege M. Bestandsaufnahme der qualitativen und äußeren Rahmenbedingungen der Hebammenausbildung in Deutschland. Hebammengemeinschaftshilfe e.V. (Hrsg). Hannover: Linden-Druck 1997.

Verordnung des Sozialministeriums über die Berufspflichten der Hebammen und Entbindungspfleger (Hebammenberufsordnung - HebBO)[1]

§1
Aufgaben

(1) Hebammen und Entbindungspfleger haben Schwangeren, Gebärenden, Wöchnerinnen und Neugeborenen Hilfe zu leisten und Rat zu geben. Dabei ist die Gesundheit der Schwangeren, Mütter und Neugeborenen zu schützen und zu erhalten. Bei der Beratung sind neben medizinischen auch soziale und psychische Faktoren zu berücksichtigen. Die Schwangere ist zur Mitarbeit zu gewinnen, ihre Selbstverantwortlichkeit ist zu fördern.

(2) Im Rahmen dieser Aufgaben führen Hebammen und Entbindungspfleger insbesondere folgende Tätigkeiten in eigener Verantwortung aus:
1. angemessene Aufklärung und Beratung in Fragen der Familienplanung;
2. Feststellung der Schwangerschaft und Beobachtung der normal verlaufenden Schwangerschaft, Durchführung der zur Beobachtung des Verlaufs einer normalen Schwangerschaft notwendigen Untersuchungen;
3. Veranlassung der Untersuchungen, die für eine möglichst frühzeitige Feststellung einer Risikoschwangerschaft notwendig sind und Aufklärung über diese Untersuchungen;
4. Vorbereitung auf die Elternschaft, umfassende Vorbereitung auf die Geburt einschließlich Beratung in Fragen der Hygiene und Ernährung;
5. Betreuung der Gebärenden während der Geburt und Überwachung des Fötus in der Gebärmutter mit Hilfe geeigneter klinischer und technischer Mittel;
6. Leitung von Normalgeburten bei Schädellage einschließlich der Durchführung und Naht eines erforderlichen Dammschnitts und des Nähens eines unkomplizierten Dammrisses sowie im Notfall die Leitung von Beckenendlagengeburten;
7. Erkennen der Anzeichen von Anomalien bei der Mutter oder beim Kind, die das Eingreifen eines Arztes oder einer Ärztin erforderlich machen sowie Hilfeleistung bei etwaigen ärztlichen Maßnahmen; Ergreifen der notwendigen Maßnahmen bei Abwesenheit des Arztes oder der Ärztin, insbesondere manuelle Ablösung der Plazenta, woran sich gegebenfalls eine manuelle Nachuntersuchung der Gebärmutter anschließt;
8. Untersuchung, Überwachung und Pflege des Neugeborenen in den ersten zehn Tagen nach der Geburt, erforderlichenfalls länger, einschließlich von Prophylaxe-Maßnahmen sowie die Blutentnahme für Screening- und andere notwendige Untersuchungen; Einleitung und Durchführung der erforderlichen Maßnahmen in Notfällen und, wenn erforderlich, Durchführung der sofortigen Wiederbelebung des Neugeborenen;
9. Pflege der Wöchnerin, Überwachung des Zustandes der Mutter regelmäßig in den ersten zehn Tagen nach der Geburt, erforderlichenfalls länger, sowie Erteilung zweckdienlicher Ratschläge für die bestmögliche Pflege und Ernährung des Neugeborenen;
10. Durchführung der ärztlich verordneten Behandlung;
11. Abfassung der erforderlichen Dokumentation über die vorgenannten Maßnahmen und Befunde;
12. Ausstellen von Bescheinigungen im Rahmen der Berufsausübung.

(3) Hebamme und Entbindungspfleger sind verpflichtet, ihren Beruf entsprechend dem jeweiligen Stand der medizinischen Erkenntnisse gewissenhaft auszuüben.

(4) Hebamme und Entbindungspfleger sind verpflichtet, sich über die für die Berufsausübung geltenden Vorschriften zu unterrichten und sie zu beachten.

(5) Der Beruf der Hebamme und des Entbindungspflegers ist kein Gewerbe.

§2
Abgrenzung zur ärztlichen Tätigkeit

Hebamme und Entbindungspfleger leisten Hilfe bei allen regelrechten Vorgängen der Schwangerschaft, der Geburt und des Wochenbettes. Das Behandeln regelwidriger Vorgänge bei Schwangeren, Gebärenden, Wöchnerinnen und Neugeborenen ist dem Arzt oder der Ärztin vorbehalten. Hebamme und Entbindungspfleger haben auf Regelwidrigkeiten und Risikofaktoren zu achten und gegebenfalls dafür zu sorgen, daß ein Arzt oder eine Ärztin beigezogen wird. Auf Wunsch der Gebärenden hat die Hebamme oder der Entbindungspfleger einen Arzt oder eine Ärztin hinzuzuziehen.

§3
Anwendung von Arzneimitteln

Hebamme und Entbindungspfleger dürfen ohne ärztliche Verordnung folgende Arzneimittel anwenden und verabreichen:
1. bei gegebener Indikation in der Eröffnungsperiode ein betäubungsfreies krampflösendes oder schmerzstillendes Medikament, das für die Geburtshilfe angezeigt ist;
2. bei bedrohlichen Blutungen in der Nachgeburtsperiode, falls ein Arzt oder eine Ärztin nicht rechtzeitig zugezogen werden kann oder die rechtzeitige Einweisung in ein Krankenhaus nicht möglich ist, Wehenmittel, Mutterkornpräparate oder eine Kombination beider Wirkstoffe zur Blutstillung;
3. im Falle einer Dammnaht ein Lokalanästhetikum;
4. zur Überbrückung einer Notfallsituation wehenhemmende Mittel bis zur Einweisung in ein Krankenhaus.

§4
Schweigepflicht

Hebamme und Entbindungspfleger haben über das, was ihnen im Rahmen der Berufsausübung anvertraut oder bekanntgeworden ist, zu schweigen, soweit sie nicht zur Offenbarung befugt sind (§203 des Strafgesetzbuchs); das gilt auch gegenüber Ärzten und Ärztinnen sowie Hebammen und Entbindungspflegern, die nicht bei der Behandlung oder Betreuung mitgewirkt haben.

§5
Dokumentationspflicht

(1) Hebamme und Entbindungspfleger haben über die in Ausübung ihres Berufs getroffenen Feststellungen und Maßnahmen bei Schwangeren, Gebärenden, Wöchnerinnen und Neugeborenen und über verabreichte Arzneimittel die erforderlichen Aufzeichnungen zu fertigen.

---

[1] Abdruck mit freundlicher Genehmigung des Ministeriums für Arbeit, Gesundheit und Sozialordnung Baden-Württemberg

(2) Hebamme und Entbindungspfleger haben, soweit sie außerhalb von Krankenhäusern tätig sind, eine Dokumentation über den Geburtsverlauf, die Versorgung des Neugeborenen und des Wochenbettverlaufs anzufertigen.

(3) Die Aufzeichnungen sind mindestens zehn Jahre aufzubewahren.

§6
Fortbildung

(1) Hebamme und Entbindungspfleger haben sich beruflich fortzubilden und müssen dies gegenüber dem Gesundheitsamt nachweisen können.

(2) Geeignete Mittel der Fortbildung sind insbesondere die Teilnahme an Fortbildungsveranstaltungen der Hebammenschulen und der Hebammenveranstaltungen der Hebammenschulen und der Hebammenverbände sowie das Studium der Fachliteratur. Hebamme und Entbindungspfleger haben in dem Umfang von den Fortbildungsmöglichkeiten Gebrauch zu machen, wie dies zur Erhaltung und Entwicklung der zur Berufsausübung notwendigen Fachkenntnisse erforderlich ist.

§7
Besondere Pflichten bei freiberuflicher Tätigkeit

(1) Freiberuflich tätige Hebammen und Entbindungspfleger sind verpflichtet,
1. sich ausreichend gegen Haftpflichtansprüche im Rahmen der beruflichen Tätigkeit zu versichern,
2. ihre Praxis durch ein Schild zu kennzeichnen, das Namen und Berufsbezeichnung angibt,
3. nicht in berufsunwürdiger Weise zu werben,
4. Beginn und Beendigung der Berufsausübung sowie Änderungen der Niederlassung dem Gesundheitsamt unverzüglich anzuzeigen; bei Beginn der Berufsausübung ist die Berechtigung zum Führen der Berufsbezeichnung nachzuweisen.

(2) Freiberuflich tätige Hebammen und Entbindungspfleger sollen zur gegenseitigen Vertretung bereit sein.

(3) Freiberuflich tätige Hebammen und Entbindungspfleger berechnen die ihnen zustehenden Gebühren nach den einschlägigen bundes- und landesrechtlichen Gebührenordnungen.

§8
Aufsicht des Gesundheitsamtes

(1) Hebamme und Entbindungspfleger üben ihren Beruf unter der Aufsicht des Gesundheitsamtes aus. Sie haben dem Gesundheitsamt die hierfür notwendigen Auskünfte zu erteilen und Einblick in ihre Aufzeichnungen zu gewähren. Dokumentation (§5) sind jeweils zum Ende des Kalenderjahres abzuschließen und ohne besondere Aufforderung bis zum 31. Januar des folgenden Jahres dem Gesundheitsamt vorzulegen.

(2) Freiberuflich tätige Hebammen und Entbindungspfleger haben Beginn und Beendigung der Berufsausübung sowie Änderung der Niederlassung dem Gesundheitsamt anzuzeigen. Bei Beginn der Berufsausübung ist die Berechtigung zum Führen der Berufsbezeichnung nachzuweisen. Unberührt bleiben sonstige Melde- und Anzeigepflichten, ferner insbesondere die Meldepflicht nach dem Bundes-Seuchengesetz, die Anzeigepflichten nach dem Personalstandesgesetz und die Pflichten zur Sicherung der Beratung Behinderter nach dem zwölften Abschnitt des Bundessozialhilfegesetzes.

§9
Inkrafttreten

Diese Verordnung tritt am 15. Dezember 1992 in Kraft. Gleichzeitig tritt die Dienstordnung für Hebammen vom 15. August 1961 (GBl. S. 315) außer Kraft.

Stuttgart, den 25. November 1992　　　　SOLINGER

**Gesetz über den Beruf der Hebamme und des Entbindungspflegers
(Hebammengesetz - HebG)**

Vom 4. Juni 1985 (BGBl.I S.902), zuletzt geändert durch das Gesetz vom 27. April 1992 (BGBl.I S.512)

Der Bundestag hat mit Zustimmung des Bundesrates das folgende Gesetz beschlossen:

I. Abschnitt
Erlaubnis

§ 1

(1) Wer die Berufsbezeichnung "Hebamme" oder "Entbindungspfleger" führen will, bedarf der Erlaubnis.

(2) Hebammen, die Staatsangehörige eines Mitgliedstaates der Europäischen Wirtschaftsgemeinschaft oder eines anderen Vertragsstaates des Abkommens über den Europäischen Wirtschaftsraum sind, dürfen diese Berufsbezeichnung im Geltungsbereich dieses Gesetzes ohne Erlaubnis führen, sofern sie ihre Berufstätigkeit als vorübergehende Dienstleistung im Sinne des Artikels 60 des EWG-Vertrages im Geltungsbereich dieses Gesetzes ausüben. Sie unterliegen jedoch der Anzeigepflicht nach diesem Gesetz.

(3) Absatz 2 gilt für männliche Berufsangehörige entsprechend.

§ 2

(1) Eine Erlaubnis nach § 1 Abs. 1 ist auf Antrag zu erteilen, wenn der Antragsteller
1. die durch dieses Gesetz vorgeschriebene Ausbildungszeit abgeleistet und die staatliche Prüfung bestanden hat,
2. sich nicht eines Verhaltens schuldig gemacht hat, aus dem sich die Unzuverlässigkeit zur Ausübung des Berufs ergibt,
3. nicht wegen eines körperlichen Gebrechens, wegen Schwäche seiner geistigen oder körperlichen Kräfte oder wegen einer Sucht zur Ausübung des Berufs unfähig oder ungeeignet ist.

(2) Die Voraussetzung des Absatzes 1 Nr. 1 gilt als erfüllt, wenn ein Antragsteller, der Staatsangehöriger eines Mitgliedstaates der Europäischen Wirtschaftsgemeinschaft oder eines anderen Vertragsstaates des Abkommens über den Europäischen Wirtschaftsraum ist, in einem anderen Mitgliedstaat der Europäischen Wirtschaftsgemeinschaft oder in einem anderen Vertragsstaat des Abkommens über den Europäischen Wirtschaftsraum eine Ausbildung als Hebamme abgeschlossen hat und dies durch Vorlage eines nach dem 22. Januar 1986 ausgestellten, in der Anlage zu diesem Gesetz aufgeführten Diploms, Prüfungszeugnisses oder sonstigen Befähigungsnachweises eines Mitgliedstaates der Europäischen Wirtschaftsgemeinschaft oder eines nach dem 31. Dezember 1992 ausgestellten, in der Anlage zu diesem Gesetz aufgeführten Diploms, Prüfungszeugnisses oder sonstigen Befähigungsnachweises eines anderen Vertragsstaates des Abkommens über den Europäischen Wirtschaftsraum nachweist.

Bei Diplomen, Prüfungszeugnissen oder sonstigen Befähigungsnachweisen von nach dem 22. Januar 1986 der Europäischen Wirtschaftsgemeinschaft beigetretenen Mitgliedstaaten gilt das Datum des Beitritts, bei abweichender Vereinbarung das hiernach maßgebende Datum, bei Diplomen, Prüfungszeugnissen und sonstigen Befähigungsnachweisen eines anderen Vertragsstaates des Abkommen über den Europäischen Wirtschaftsraum, mit dem eine besondere Vereinbarung zum Zeitpunkt der Geltung der Verpflichtungen aus den Richtlinien 80/154/EWG und 80/155/EWG des Rates vom 21. Januar 1980 (ABl. EG Nr. L 33 S.1 und S.8) getroffen worden ist, das hiernach maßgebende Datum. Das Bundesministerium für Gesundheit wird ermächtigt, durch Rechtsverordnung, die nicht der Zustimmung des Bundesrates bedarf, die Anlage zu diesem Gesetz späteren Änderungen des Artikels 3 der Richtlinie 80/154 EWG vom 21. Januar 1980 (ABl. EG Nr. L 33 S.1) anzupassen. Gleichwertig den in Satz 1 genannten Diplomen, Prüfungszeugnissen und sonstigen Befähigungsnachweisen der Hebamme sind nach dem in Satz 1 oder 2 genannten Zeitpunkt von einem der übrigen Mitgliedstaaten der Europäischen Wirtschaftsgemeinschaft oder einem anderen Vertragsstaat des Abkommens über den Europäischen Wirtschaftsraum ausgestellten Diplome, Prüfungszeugnisse und sonstige Befähigungsnachweise der Hebamme, die den in der Anlage zu Satz 1 für den betreffenden Staat aufgeführten Bezeichnungen nicht entsprechen, aber mit einer Bescheinigung der zuständigen Behörde oder Stelle dieses Staates darüber vorgelegt werden, daß Sie eine Ausbildung abschließen, die den Mindestanforderungen des Artikels 1 der Richtlinie 80/155/EWG entspricht, und daß sie den für diesen Staat in der Anlage zu Satz 1 aufgeführten Nachweisen gleichstehen.

(3) Die Erlaubnis nach §1 Abs. 1 ist unbeschadet des Absatzes 2 Satz 1 und 2 unter den Voraussetzungen des Absatzes 1 Nr. 2 und 3 auch Deutschen im Sinne des Artikels 116 des Grundgesetzes, Staatsangehörigen eines anderen Mitgliedstaates der Europäischen Wirtschaftsgemeinschaft oder eines anderen Vertragsstaates des Abkommens über den Europäischen Wirtschaftsraum oder heimatlosen Ausländern im Sinne des Gesetzes über die Rechtsstellung heimatloser Ausländer im Bundesgebiet zu erteilen, die außerhalb des Geltungsbereiches dieses Gesetzes eine abgeschlossene Ausbildung erworben haben, wenn die Gleichwertigkeit des Ausbildungsstandes gegeben ist. Anderen Personen kann die Erlaubnis erteilt werden, wenn diese Voraussetzungen vorliegen.

§ 3

(1) Die Erlaubnis ist zurückzunehmen, wenn bei ihrer Erteilung die staatliche Prüfung nicht bestanden oder die Ausbildung nach §2 Abs. 2 oder 3 oder die nach §28 Abs. 1 oder 2 nachzuweisende Ausbildung nicht abgeschlossen war.

(2) Die Erlaubnis ist zu widerrufen, wenn nachträglich die Voraussetzungen nach §2 Abs. 1 Nr. 2 weggefallen ist.

(3) Die Erlaubnis kann widerrufen werden, wenn nachträglich eine der Voraussetzungen nach §2 Abs. 1 Nr. 3 weggefallen ist.

II. Abschnitt
Vorbehaltene Tätigkeiten

§ 4

(1) Zur Leistung von Geburtshilfe sind, abgesehen von Notfällen, außer Ärztinnen und Ärzten nur Personen mit einer Erlaubnis zur Führung der Berufsbezeichnung "Hebamme" oder "Entbindungspfleger" sowie Dienstleistungserbringer im Sinne des §1 Abs. 2 berechtigt. Die Ärztin und der Arzt sind verpflichtet, dafür Sorge zu tragen, daß bei einer Entbindung eine Hebamme oder ein Entbindungspfleger zugezogen wird.

(2) Geburtshilfe im Sinne des Absatzes 1 umfaßt Überwachung des Geburtsvorganges von Beginn der Wehen an, Hilfe bei der Geburt und Überwachung des Wochenbettverlaufs.

III. Abschnitt
Ausbildung

§ 5

Die Ausbildung soll insbesondere dazu befähigen, Frauen während der Schwangerschaft, der Geburt und dem Wochenbett Rat zu erteilen und die notwendige Fürsorge zu gewähren, normale Geburten zu leiten, Komplikationen des Geburtsverlaufs frühzeitig zu erkennen, Neugeborene zu versorgen, den Wochenbettverlauf zu überwachen und eine Dokumentation über den Geburtsverlauf anzufertigen (Ausbildungsziel).

§ 6

(1) Die Ausbildung für Hebammen und Entbindungspfleger schließt mit der staatlichen Prüfung ab und dauert unabhängig vom Zeitpunkt der staatlichen Prüfung drei Jahre. Sie besteht aus theoretischem und praktischem Unterricht und einer praktischen Ausbildung. Unterricht und praktische Ausbildung werden in staatlich anerkannten Hebammenschulen an Krankenhäusern vermittelt.

(2) Hebammenschulen sind als geeignet für die Ausbildung nach Absatz 1 staatlich anzuerkennen, wenn sie
1. von einer Lehrhebamme oder einem Lehrentbindungspfleger oder gemeinsam von einer Ärztin oder einem Arzt und einer Lehrhebamme oder einem Lehrentbindungspfleger geleitet werden,
2. über eine im Verhältnis zur Zahl der Ausbildungsplätze ausreichende Zahl von Lehrhebammen oder Lehrentbindungspflegern sowie an der Ausbildung mitwirkende Ärztinnen oder Ärzte und sonstige Fachkräfte verfügen,
3. die erforderlichen Räume und Einrichtungen für den Unterricht besitzen,
4. mit einem Krankenhaus verbunden sind, das die Durchführung der praktischen Ausbildung nach der Ausbildungs- und Prüfungsordnung für Hebammen und Entbindungspfleger durch Hebammen oder Entbindungspfleger im Krankenhaus gewährleistet.

Teile dieser praktischen Ausbildung können, sofern das Ausbildungsziel es zuläßt oder darüber hinaus erforderlich, auch in einer Einrichtung durchgeführt werden, die von der zuständigen Behörde zur Ausbildung ermächtigt ist.

§ 7

Voraussetzung für den Zugang zu einer Ausbildung nach §6 Abs. 1 ist die Vollendung des siebzehnten Lebensjahres und die gesundheitliche Eignung zur Ausübung des Berufs. Weiter ist Voraussetzung:
1. der Realschulabschluß oder eine gleichwertige Schulbildung oder eine andere abgeschlossene zehnjährige Schulbildung oder
2. der Hauptschulabschluß oder eine gleichwertige Schulbildung, sofern der Bewerber
    a) eine mindestens zweijährige Pflegevorschule erfolgreich besucht hat oder
    b) eine Berufsausbildung mit einer vorgesehenen Ausbildungsdauer von mindestens zwei Jahren erfolgreich abgeschlossen hat
    oder
3. die Erlaubnis als Krankenpflegehelferin oder Krankenpflegehelfer.

§ 8

Die zuständige Behörde kann auf Antrag eine andere Ausbildung im Umfange ihrer Gleichwertigkeit auf die Dauer der Ausbildung anrechnen, wenn die Durchführung der Ausbildung und die Erreichung des Ausbildungszieles dadurch nicht gefährdet werden. Eine Ausbildung als Krankenschwester, Krankenpfleger, Kinderkrankenschwester oder Kinderkrankenpfleger ist mit zwölf Monaten anzurechnen.

§ 9

Auf die Dauer der Ausbildung werden angerechnet
1. Unterbrechungen durch Urlaub oder Ferien bis zu sechs Wochen jährlich und
2. Unterbrechungen durch Schwangerschaft, Krankheit oder aus anderen, von der Schülerin oder vom Schüler nicht zu vertretenden Gründen bis zur Gesamtdauer von zwölf Wochen, bei verkürzten Ausbildungen nach §8 bis zu höchstens vier Wochen je Ausbildungsjahr.

Auf Antrag kann die zuständige Behörde auch darüber hinausgehende Fehlzeiten berücksichtigen, soweit eine besondere Härte vorliegt und das Ausbildungsziel durch die Anrechnung nicht gefährdet wird.

§ 10

(1) Das Bundesministerium für Gesundheit wird ermächtigt, im Benehmen mit dem Bundesministerium für Bildung und Wissenschaft durch Rechtsverordnung mit Zustimmung des Bundesrates in einer Ausbildungs- und Prüfungsordnung für Hebammen und Entbindungspfleger unter Berücksichtigung der in der Richtlinie 80/155/EWG vom 21. Januar 1980 (ABl. EG Nr. L 33 S.8) genannten Ausbildungsvoraussetzungen, Ausbildungsinhalte, Tätigkeiten und Aufgaben die Mindestanforderungen an die Ausbildung sowie das Nähere über die staatliche Prüfung und die Urkunde für die Erlaubnis nach §1 Abs. 1 zu regeln. In der Rechtsverordnung ist vorzusehen, daß die Schülerin und der Schüler an theoretischem und praktischem Unterricht und an einer praktischen Ausbildung teilzunehmen haben.

(2) In der Rechtsverordnung nach Absatz 1 ist ferner für Antragssteller, die Staatsangehörige eines anderen Mitgliedstaates der Europäischen Wirtschaftsgemeinschaft oder eines anderen Vertragsstaates des Abkommens über den Europäischen Wirtschaftsraum sind, zu regeln:
1. das Verfahren bei der Prüfung der Voraussetzungen des §2 Abs. 1 Nr. 2 und 3, insbesondere die Vorlage der vom Antragsteller vorzulegenden Nachweise und die Ermittlung durch die zuständigen Behörden entsprechend Artikel 7 bis 10 der Richtlinie 80/154/EWG,
2. die Frist für die Erteilung der Erlaubnis entsprechend Artikel 11 der Richtlinie 80/154/EWG.

IV. Abschnitt
Ausbildungsverhältnis

§ 11

(1) Der Träger der Ausbildung, der einen anderen zur Ausbildung nach diesem Gesetz einstellt, hat mit diesem einen schriftlichen Ausbildungsvertrag nach Maßgabe der Vorschriften dieses Abschnitts zu schließen.

(2) Der Ausbildungsvertrag muß mindestens enthalten
1. die Bezeichnung des Berufs, zu dem nach den Vorschriften dieses Gesetzes ausgebildet wird,
2. den Beginn und die Dauer der Ausbildung,
3. die Dauer der regelmäßigen täglichen oder wöchentlichen Ausbildungszeit,
4. die Dauer der Probezeit,

5. Angaben über Zahlung und Höhe der Ausbildungsvergütung,
6. die Dauer des Urlaubs,
7. die Voraussetzungen, unter denen der Ausbildungsvertrag gekündigt werden kann.

(3) Der Ausbildungsvertrag ist von einem Vertreter des Trägers der Ausbildung sowie der Schülerin oder dem Schüler und deren gesetzlichen Vertreter zu unterzeichnen. Eine Ausfertigung des unterzeichneten Ausbildungsvertrages ist der Schülerin oder dem Schüler und deren gesetzlichem Vertreter auszuhändigen.

(4) Änderungen des Ausbildungsvertrages bedürfen der Schriftform.

§ 12

(1) Eine Vereinbarung, die die Schülerin oder den Schüler für die Zeit nach Beendigung des Ausbildungsverhältnisses in der Ausübung ihrer beruflichen Tätigkeit beschränkt, ist nichtig. Dieses gilt nicht, wenn die Schülerin oder der Schüler innerhalb der letzten drei Monate des Ausbildungsverhältnisses für die Zeit nach dessen Beendigung ein Arbeitsverhältnis auf unbestimmte Zeit eingeht.

(2) Nichtig ist auch eine Vereinbarung über
1. die Verpflichtung der Schülerin oder des Schülers, für die Ausbildung eine Entschädigung zu zahlen,
2. Vertragsstrafen,
3. den Ausschluß oder die Beschränkung von Schadensersatzansprüchen,
4. die Festsetzung der Höhe des Schadensersatzes in Pauschbeträgen.

§ 13

(1) Der Träger der Ausbildung hat
1. die Ausbildung in einer durch ihren Zweck gebotenen Form planmäßig, zeitlich und sachlich gegliedert so durchzuführen, daß das Ausbildungsziel (§5) in der vorgesehenen Ausbildungszeit erreicht werden kann,
2. der Schülerin oder dem Schüler kostenlos die Ausbildungsmittel, Instrumente und Apparate zur Verfügung zu stellen, die zur Ausbildung und zum Ablegen der staatlichen Prüfung erforderlich sind.

(2) Der Schülerin und dem Schüler dürfen nur Verrichtungen übertragen werden, die dem Ausbildungszweck dienen; sie sollen ihren körperlichen Kräften angemessen sein.

§ 14

Die Schülerin und der Schüler haben sich zu bemühen, die in §5 genannten Kenntnisse, Fähigkeiten und Fertigkeiten zu erwerben, die erforderlich sind, um das Ausbildungsziel zu erreichen. Sie sind insbesondere verpflichtet,
1. an den vorgeschriebenen Ausbildungsveranstaltungen teilzunehmen,
2. die ihnen im Rahmen der Ausbildung aufgetragenen Verrichtungen sorgfältig auszuführen,
3. die für Beschäftigte im Krankenhaus geltenden Bestimmungen über die Schweigepflicht einzuhalten und über Betriebsgeheimnisse Stillschweigen zu wahren.

§ 15

(1) Der Träger der Ausbildung hat der Schülerin und dem Schüler eine Ausbildungsvergütung zu gewähren.

(2) Sachbezüge können in der Höhe der durch Rechtsverordnung nach §17 Satz 1 Nr. 3 Viertes Buch Sozialgesetzbuch bestimmten Werte angerechnet werden, jedoch nicht über fünfundsiebzig von Hundert der Bruttovergütung hinaus. Können die Schülerin oder der Schüler während der Zeit, für welche die Ausbildungsvergütung fortzuzahlen ist, aus berechtigtem Grund Sachbezüge nicht abnehmen, so sind diese nach den Sachbezugswerten abzugelten.

(3) Eine über die vereinbarte regelmäßige tägliche oder wöchentliche Ausbildungszeit hinausgehende Beschäftigung ist nur ausnahmsweise zulässig und besonders zu vergüten.

§ 16

Das Ausbildungsverhältnis beginnt mit der Probezeit. Die Probezeit beträgt sechs Monate.

§ 17

(1) Das Ausbildungsverhältnis endet mit dem Ablauf der Ausbildungszeit.

(2) Bestehen die Schülerin oder der Schüler die staatliche Prüfung nicht, so verlängert sich das Ausbildungsverhältnis auf ihren schriftlichen Antrag bis zur nächstmöglichen Wiederholungsprüfung, höchstens jedoch um ein Jahr.

§ 18

(1) Während der Probezeit kann das Ausbildungsverhältnis jederzeit ohne Einhalten einer Kündigungsfrist gekündigt werden.

(2) Nach der Probezeit kann das Ausbildungsverhältnis nur gekündigt werden
1. ohne Einhaltung einer Kündigungsfrist
   a) wenn die Voraussetzungen des §2 Abs. 1 Nr. 2 und 3 nicht mehr vorliegen
   b) aus einem sonstigen wichtigen Grund.

(3) Die Kündigung muß schriftlich und in den Fällen des Absatzes 2 Nr. 1 unter Angabe der Kündigungsgründe erfolgen.

(4) Eine Kündigung aus einem wichtigen Grund ist unwirksam, wenn die ihr zugrunde liegenden Tatsachen dem zur Kündigung Berechtigten länger als zwei Wochen bekannt sind. Ist ein vorgesehenes Güteverfahren vor einer außergerichtlichen Stelle eingeleitet, so wird bis zu dessen Beendigung der Lauf dieser Frist gehemmt.

§ 19

Werden die Schülerin oder der Schüler im Anschluß an das Ausbildungsverhältnis beschäftigt, ohne daß hierüber ausdrücklich etwas vereinbart worden ist, so gilt ein Arbeitsverhältnis auf unbestimmte Zeit als begründet.

§ 20

Eine Vereinbarung, die zugunsten der Schülerin oder des Schülers von den Vorschriften des IV. Abschnitts dieses Gesetzes abweicht, ist nichtig.

§ 21

Die §§ 11 bis 20 finden keine Anwendung auf Schülerinnen oder Schüler, die Mitglieder geistlicher Gemeinschaften oder Diakonissen oder Diakonieschwestern sind.

V. Abschnitt
Erbringen von Dienstleistungen, zwischenstaatliche Verträge

§ 22

(1) Staatsangehörige eines Mitgliedstaates der Europäischen Wirtschaftsgemeinschaft oder eines anderen Vertragsstaates des Abkommens über den Europäischen Wirtschaftsraum, die zur Ausübung des Berufs einer Hebamme in einem anderen Mitgliedstaat der Europäischen Wirtschaftsgemeinschaft oder in einem anderen Vertragsstaat des Abkommens über den Europäischen Wirtschaftsraum aufgrund einer nach deutschen Rechtsvorschriften abgeschlossenen Ausbildung oder aufgrund eines in der Anlage zu § 2 Abs. 2 Satz 1, in § 2 Abs. 2 Satz 4 oder in § 28 Abs. 1 oder 2 genannten Diploms, Prüfungszeugnisses oder sonstigen Befähigungsnachweises berechtigt sind, dürfen als Dienstleistungserbringer im Sinne des Artikels 60 des EWG-Vertrages vorübergehend den Beruf im Geltungsbereich dieses Gesetzes ausüben.

(2) Wer im Sinne des Absatzes 1 Dienstleistungen erbringen will, hat dieses der zuständigen Behörde vorher anzuzeigen. Sofern eine vorherige Anzeige wegen der Dringlichkeit des Tätigwerdens nicht möglich ist, hat die Anzeige unverzüglich nach Erbringen der Dienstleistung zu erfolgen. Bei der Anzeige sind Bescheinigungen des Herkunftsstaates darüber vorzulegen, daß der Dienstleistungserbringer
1. den Beruf einer Hebamme im Herkunftsstaat ausüben darf und
2. ein Diplom, Prüfungszeugnis oder einen sonstigen Befähigungsnachweis im Sinne des Absatzes 1 besitzt.

Die Bescheinigungen dürfen bei ihrer Vorlage nicht älter als zwölf Monate sein.

(3) Die Absätze 1 und 2 gelten für männliche Berufsangehörige entsprechend.

(4) Der Dienstleistungserbringer hat beim Erbringen der Dienstleistung im Geltungsbereich dieses Gesetzes die Rechte und Pflichten einer Hebamme oder eines Entbindungspflegers. Verstößt ein Dienstleistungserbringer gegen diese Pflichten, so hat die zuständige Behörde unverzüglich die zuständige Behörde des Herkunftsstaates dieses Dienstleistungserbringers hierüber zu unterrichten.

(5) Einem Staatsangehörigen eines Mitgliedstaates der Europäischen Wirtschaftsgemeinschaft oder eines anderen Vertragsstaates des Abkommens über den Europäischen Wirtschaftsraum, der im Geltungsbereich dieses Gesetzes den Beruf einer Hebamme oder eines Entbindungspflegers aufgrund einer Erlaubnis ausübt, sind auf Antrag für Zwecke der Dienstleistungserbringung in einem anderen Mitgliedstaat der Europäischen Wirtschaftsgemeinschaft oder in einem anderen Vertragsstaat des Abkommens über den Europäischen Wirtschaftsraum Bescheinigungen darüber auszustellen, daß er
1. den Beruf der Hebamme oder des Entbindungspflegers im Geltungsbereich dieses Gesetzes ausüben darf und
2. den erforderlichen Ausbildungsnachweis besitzt.

§ 23

Zwischenstaatliche Verträge über die Tätigkeit der Hebammen in den Grenzgebieten bleiben unberührt.

VI. Abschnitt
Zuständigkeiten

§ 24

(1) Die Entscheidung nach § 2 Abs. 1 trifft die zuständige Behörde des Landes, in dem der Antragsteller die Prüfung abgelegt hat.

(2) Die Entscheidung über die Anrechnung einer Ausbildung nach § 8 trifft die zuständige Behörde des Landes, in dem der Antragsteller an einer Ausbildung teilnehmen will.

(3) Die Länder bestimmen die zur Durchführung dieses Gesetzes zuständigen Behörden.

VII. Abschnitt
Bußgeldvorschriften

§ 25

Ordnungswidrig handelt, wer
1. ohne Erlaubnis nach § 1 Abs. 1 die Berufsbezeichnung "Hebamme" oder "Entbindungspfleger" führt,
2. entgegen § 4 Abs. 1 Satz 1 Geburtshilfe leistet.

Die Ordnungswidrigkeit kann mit einer Geldbuße bis zu fünftausend Deutsche Mark geahndet werden.

VIII. Abschnitt
Anwendung des Berufsbildungsgesetzes

§ 26

Für die Ausbildung der Hebamme und des Entbindungspflegers findet das Berufsbildungsgesetz keine Anwendung.

IX. Abschnitt
Übergangsvorschriften

§ 27

(1) Eine im Zeitpunkt des Inkrafttretens dieses Gesetzes wirksame Anerkennung als Hebamme nach § 6 des Hebammengesetzes in der in § 33 Satz 2 Nr. 1 bezeichneten Fassung und ein durch § 23 des Hebammengesetzes der Anerkennung nach § 6 des Hebammengesetzes gleichgestelltes Prüfungszeugnis nach § 30 Abs. 3 der Gewerbeordnung gelten als Erlaubnis nach § 1 Abs. 1.

(2) Eine vor Inkrafttreten dieses Gesetzes begonnene Ausbildung als Hebamme wird nach den bisher geltenden Vorschriften abgeschlossen. Nach Abschluß der Ausbildung erhält der Antragsteller, wenn die Voraussetzungen des § 2 Abs. 1 Nr. 2 und 3 vorliegen, eine Erlaubnis nach § 1 Abs. 1.

§ 27a

(1) Eine vor dem Wirksamwerden des Beitritts nach den Vorschriften der Deutschen Demokratischen Republik erteilte Erlaubnis als Hebamme gilt als Erlaubnis nach § 1 Abs. 1.

(2) Eine vor dem Wirksamwerden des Beitritts nach den Vorschriften der Deutschen Demokratischen Republik begonnene Ausbildung als Hebamme wird nach diesen Vorschriften abgeschlossen. Nach Abschluß der Ausbildung erhält der Antragsteller, wenn die Voraussetzungen des § 2 Abs. 1 Nr. 2 und 3 vorliegen, eine Erlaubnis nach § 1 Abs. 1.

§ 28

(1) Antragstellern, die Staatsangehörige eines Mitgliedstaates der Europäischen Wirtschaftsgemeinschaft oder eines anderen Vertragsstaates des Abkommens über den Europäischen Wirtschaftsraum sind und die Voraussetzungen des §2 Abs. 1 Nr. 2 und 3 erfüllen und die eine Erlaubnis nach §1 Abs. 1 aufgrund der Vorlage eines vor dem nach §2 Abs. 2 Satz 1 oder 2 jeweils für die Anerkennung maßgebenden Datum ausgestellten Diploms, Prüfungszeugnisses oder sonstigen Befähigungsnachweises einer Hebamme eines anderen Mitgliedstaates der Europäischen Wirtschaftsgemeinschaft oder eines anderen Vertragsstaates des Abkommens über den Europäischen Wirtschaftsraum beantragen, ist die Erlaubnis zu erteilen. In den Fällen, in denen die Ausbildung des Antragstellers den Mindestanforderungen des Artikels 1 der Richtlinie 80/155/EWG nicht genügt, kann die zuständige Behörde die Vorlage einer Bescheinigung des Heimat- oder Herkunftsstaates verlangen, aus der sich ergibt, daß der Antragsteller während der letzten fünf Jahre vor Ausstellung der Bescheinigung mindestens drei Jahre lang tatsächlich und gesetzmäßig den Beruf einer Hebamme ausgeübt hat.

(2) Antragstellern, die Staatsangehörige eines Mitgliedstaates der Europäischen Wirtschaftsgemeinschaft oder eines anderen Vertragsstaates des Abkommens über den Europäischen Wirtschaftsraum sind und die Voraussetzungen des §2 Abs. 1 Nr. 2 und 3 erfüllen und die eine Erlaubnis nach §1 Abs. 1 aufgrund der Vorlage eines vor dem 23. Januar 1983 von einem Mitgliedstaat der Europäischen Wirtschaftsgemeinschaft ausgestellten Diploms, Prüfungszeugnisses oder sonstigen Befähigungsnachweises einer Hebamme oder vor dem 1. Januar 1993 von einem anderen Vertragsstaat des Abkommens über den Europäischen Wirtschaftsraum ausgestellten Diploms, Prüfungszeugnisses oder sonstigen Befähigungsnachweises einer Hebamme beantragen, die Mindestanforderungen des Artikels 1 der Richtlinie 80/155/EWG genügen, denen jedoch nach Artikel 2 der Richtlinie 80/154/EWG gleichzeitig eine der in Artikel 4 der Richtlinie 80/154/EWG genannten Bescheinigungen der zuständigen Behörde des Heimat- oder Herkunftsstaates beizufügen ist, aus der sich ergibt, daß der Antragsteller nach Erhalt des Diploms, Prüfungszeugnisses oder sonstigen Befähigungsnachweises als Hebamme, während einer berufspraktischen Tätigkeit in zufriedenstellender Weise alle mit dem Beruf einer Hebamme verbundenen Tätigkeiten in einem Krankenhaus oder in einer sonstigen zu diesem Zweck anerkannten Einrichtung des Gesundheitswesens ausgeübt hat, die Erlaubnis nur erteilt werden, wenn eine Bescheinigung des Heimat- oder Herkunftsstaates vorgelegt wird, aus der sich ergibt, daß der Antragsteller während der letzten fünf Jahre vor Ausstellung der Bescheinigung mindestens zwei Jahre lang tatsächlich und gesetzmäßig den Beruf einer Hebamme ausgeübt hat.

§ 29

(1) Eine im Zeitpunkt des Inkrafttreten dieses Gesetzes wirksame Niederlassungserlaubnis nach §10 des Hebammengesetzes in der in §33 Satz 2 Nr. 1 bezeichneten Fassung gilt weiter. Sie erlischt mit Ablauf des Tages, an dem die Inhaberin der Erlaubnis das 70. Lebensjahr vollendet.

(2) Eine Niederlassungserlaubnis ist zu widerrufen, wenn die Hebamme ihren Beruf aufgrund eines Arbeitsvertrages in Krankenhäusern ausübt; sie kann widerrufen werden, wenn die Hebamme in den letzten drei Jahren weniger als zehn Geburtshilfen geleistet hat und die Geburtshilfe in dem zugewiesenen Bezirk anderweitig ausreichend sichergestellt ist.

(3) Die Niederlassungserlaubnis darf nicht vor Ablauf von drei Jahren nach Inkrafttreten dieses Gesetzes widerrufen werden.

§ 30

(1) Eine Anerkennung als Wochenpflegerin nach §1 Abs. 2 der Verordnung über Wochenpflegerinnen in der im Bundesgesetzblatt Teil III, Gliederungsnummer 2124-4, veröffentlichten bereinigten Fassung, zuletzt geändert durch Artikel 3 der Verordnung vom 18. April 1975 (BGBl.I S.967), und eine durch §8 dieser Verordnung gleichgestellte Anerkennung gelten weiter.

(2) Eine vor Inkrafttreten dieses Gesetzes begonnene Ausbildung als Wochenpflegerin wird nach den bisher geltenden Vorschriften abgeschlossen. Nach Abschluß der Ausbildung erhält die Antragstellerin eine Anerkennung nach diesen Vorschriften.

IX a. Abschnitt
Überleitungsregelungen aus Anlaß der Herstellung der Einheit Deutschlands

§ 30a

(1) §6 Abs. 1 Satz 3 gilt in dem in Artikel 3 des Einigungsvertrages genannten Gebiet für Medizinische Fachschulen entsprechend.

(2) Abweichend von §6 Abs. 2 Nr. 1 und 2 können in dem in Artikel 3 des Einigungsvertrages genannten Gebiet Medizinische Fachschulen als geeignet für die Ausbildung staatlich anerkannt werden, wenn sie
1. von einem Direktor mit pädagogischer Hochschulqualifikation oder mit einer anderen Hochschulausbildung und einer abgeschlossenen Ausbildung in einem medizinischen Beruf geleitet werden und
2. über eine im Verhältnis zur Zahl der Ausbildungsplätze ausreichende Zahl von
    - Fachschullehrern mit pädagogischem Hochschulabschluß oder
    - Fachschullehrern mit Fachschulabschluß, die zum Zeitpunkt des Wirksamwerdens des Beitritts an einer Medizinschen Fachschule unterrichten sowie
    - an der Ausbildung mitwirkende Ärztinnen oder Ärzte und sonstige Fachkräfte

verfügen.

(3) Medizinische Fachschulen, die vor dem Wirksamwerden des Beitritts nach den Vorschriften der Deutschen Demokratischen Republik gebildet wurden und zu diesem Zeitpunkt Hebammen ausbilden, gelten als staatlich anerkannt nach Absatz 2, sofern die Anerkennung nicht zurückgenommen wird. Die Anerkennung ist zurückzunehmen, falls nicht innerhalb von drei Jahren nach dem Wirksamwerden des Beitritts nachgewiesen wird, daß die Voraussetzungen des §6 Abs. 2 erfüllt sind.

X. Abschnitt
Schlußvorschriften

§31

(1) Die außerhalb dieses Gesetzes für "Hebammen" bestehenden Rechtsvorschriften finden auch auf "Entbindungspfleger" Anwendung.

(2) Die Reichsversicherungsordnung in der im Bundesgesetzblatt Teil III, Gliederungsnummer 820-1, veröffentlichten bereinigten Fassung, zuletzt geändert durch Artikel 2 des Gesetzes vom 16. Mai 1985 (BGBl.I S.766), wird wie folgt geändert:

1. §166 Abs. 1 Nr. 4 erhält folgende Fassung:
   "4. freiberuflich tätige Hebammen und Entbindungspfleger"
2. §475 d wird wie folgt geändert:
   a) Die Absätze 1 und 2 erhalten folgende Fassung:
      "(1) Freiberuflich tätige Hebammen und Entbindungspfleger (§166 Abs. 1 Nr. 4) haben selbst die Pflichten der Arbeitgeber zu erfüllen.
      (2) Der Grundlohn bemißt sich nach dem durchschnittlichen Arbeitseinkommen aus der Tätigkeit als freiberuflich tätige Hebamme oder Entbindungspfleger, mindestens jedoch nach dem 150. Teil der monatlichen Bezugsgröße. Für freiberuflich tätige Hebammen mit einem gwährleisteten Mindesteinkommen bemißt sich der Grundlohn mindestens nach dem gewährleisteten Betrag. §180 Abs. 5 bis 8 gilt."
   b) Absatz 3 Satz 2 wird gestrichen

(3) Das Angestelltenversicherungsgesetz in der im Bundesgesetzblatt Teil III, Gliederungsnummer 821-1, veröffentlichten bereinigten Fassung, zuletzt geändert durch Artikel 3 des Gesetzes vom 16. Mai 1985 (BGBl.I S.766), wird wie folgt geändert:
1. In §2 Abs. 1 Nr. 5 werden die Worte "Hebammen mit Niederlassungserlaubnis" durch die Worte "freiberuflich tätige Hebammen und Entbindungspfleger" ersetzt.
2. §127 Abs. 2 wird gestrichen.

(4) Nach Artikel 2 §48 b des Angestelltenversiche-rungs-Neuregelungsgesetzes in der im Bundesgesetzblatt Teil III, Gliederungsnummer 821-2, veröffentlichten bereinigten Fassung, zuletzt geändert durch Artikel 6 des Gesetzes vom 16. Mai 1986 (BGBl.I S.766), wird folgender §48 c eingefügt:
"§127 Abs. 2 des Angestelltenversicherungsgesetzes in der am 30. Juni 1985 geltenden Fassung gilt für die Hebammen mit Niederlassungserlaubnis weiter."

(5) In §2 Abs. 2 Nr. 6 des Vierten Buches Sozialgesetzbuch (Artikel 1 des Gesetzes vom 23. Dezember 1976, BGBl.I S.3845, zuletzt geändert durch Artikel 2 des Gesetzes vom 27. Juli 1984, BGBl.I S.1029) werden die Worte "Hebammen mit Niederlassungserlaubnis" durch die Worte "freiberuflich tätige Hebammen und Entbindungspfleger" ersetzt.

2. das Gesetz zur Regelung von Fragen des Hebammenwesens in der im Bundesgesetzblatt Teil III, Gliederungsnummer 2124-2, veröffentlichten bereinigten Fassung,
3. die Erste Verordnung zur Durchführung des Hebammengesetzes in der im Bundesgesetzblatt Teil III, Gliederungsnummer 2124-1-1, veröffentlichten bereinigten Fassung, geändert durch Artikel 2 der Verordnung vom 18. April 1975 (BGBl.I S.967),
4. die Zweite Verordnung zur Durchführung des Hebammengesetzes in der im Bundesgesetzblatt Teil III, Gliederungsnummer 2124-1-2, veröffentlichten bereinigten Fassung,
5. die Sechste Verordnung zur Durchführung des Hebammengesetzes in der im Bundesgesetzblatt Teil III, Gliederungsnummer 2124-1-6, veröffentlichten bereinigten Fassung, geändert durch §20 der Verordnung vom 3. September 1981 (BGBl.I S.923),
6. die Siebente Verordnung zur Durchführung des Hebammengesetzes in der im Bundesgesetzblatt Teil III, Gliederungsnummer 2124-1-7, veröffentlichten bereinigten Fassung,
7. die Verordnung zur Abgrenzung der Berufstätigkeit der Hebammen von der Krankenpflege in der im Bundesgesetzblatt Teil III, Gliederungsnum-mer2124-3, veröffentlichten bereinigten Fassung, geändert durch Artikel 287 Nr. 5 des Gesetzes vom 2. März 1974 (BGBl.I S.469),
8. die Niedersächsische Verordnung zur Änderung der Verordnung zur Abgrenzung der Berufstätigkeit der Hebammen von der Krankenpflege vom 19. Dezember 1939 (RGBl.I S.2458) vom 29. August 1948 (Gesetz- und Verordnungsblatt S.75), Bundesgesetzblatt Teil III, Gliederungsnummer 2124-3 a,
9. die Verordnung über die Altersgrenze bei Hebammen in der im Bundesgesetzblatt Teil III, Gliederungsnummer 2124-1-9, veröffentlichten bereinigten Fassung,
10. die Verordnung über Wochenpflegerinnen in der im Bundesgesetzblatt Teil III, Gliederungsnummer 2124-4, veröffentlichten bereinigten Fassung, zuletzt geändert durch Artikel 3 der Verordnung vom 18. April 1975 (BGBl.I S.967),
11. die §§1, 16 und 17 der Ausbildungs- und Prüfungsordnung für Hebammen vom 3. September 1981 (BGBl.I S.923).

§ 32

Dieses Gesetz gilt nach Maßgabe des §13 des Dritten Überleitungsgesetzes auch im Land Berlin. Rechtsverordnungen, die aufgrund dieses Gesetzes erlassen werden, gelten im Land Berlin nach §14 des Dritten Überleitungsgesetzes.

§ 33

Dieses Gesetz tritt am 1. Juli 1985 in Kraft. Gleichzeitig treten, soweit sich nicht aus §27 Abs. 2 und §30 Abs. 2 etwas anderes ergibt und soweit sie Bundesrecht enthalten, außer Kraft:
1. das Hebammengesetz in der im Bundesgesetzblatt Teil III, Gliederungsnummer 2124-1, veröffentlichten bereinigten Fassung, zuletzt geändert durch Artikel 55 des Gesetzes vom 2. März 1974 (BGBl.I S.469),

Das vorstehende Gesetz wird hiermit ausgefertigt und wird im Bundesgesetzblatt verkündet.

Bonn, den 4. Juni 1985
Der Bundespräsident
Weizsäcker

Der Bundeskanzler
Dr. Helmut Kohl

Der Bundesminister für Jugend,
Familie und Gesundheit
Heiner Geißler

Ausbildungs- und Prüfungsverordnung für Hebammen und Entbindungspfleger
(HebAPrV)

Aufgrund des Artikels 2 der Verordnung zur Änderung der Ausbildungs- und Prüfungsordnung für Hebammen vom 10. November 1986 (BGBl.I S.1732) wird nachstehend der Wortlaut der Ausbildungs- und Prüfungsordnung für Hebammen unter ihrer neuen Überschrift in der seit 19. November 1986 geltenden Fassung bekanntgemacht. Die Neufassung berücksichtigt:
1. die am 1. Januar 1983 in Kraft getretene Ausbildungs- und Prüfungsordnung für Hebammen vom 3. September 1981 (BGBl.I S.923),
2. den am 1. Juli 1985 in Kraft getretenen §33 Satz 2 Nr. 11 des Hebammengesetzes vom 4. Juni 1985 (BGBl.I S.902),
3. die am 19. November 1986 in Kraft getretenen Artikel 1 und 4 der eingangs genannten Verordnung.

Die Rechtsvorschriften wurden erlassen aufgrund zu 1. des §25 des Hebammengesetzes in der im Bundesgesetzblatt Teil III, Gliederungsnummer 2124-1, veröffentlichten bereinigten Fassung, geändert durch §1 Satz 1 des Gesetzes vom 29. Juli 1964 (BGBl.I S.560), und Artikel 43 des Gesetzes vom 18. März 1975 (BGBl.I S.705), die zu 3. des §10 des Hebammengesetzes vom 4. Juni 1985 (BGBl.I S.902).

Bonn, den 16. März 1987
Der Bundesminister für Jugend,
Familie, Frauen und Gesundheit
Rita Süssmuth

§ 1
Inhalt der Ausbildung

(1) Die Ausbildung für Hebammen und Entbindungspfleger umfaßt mindestens den in Anlage 1 aufgeführten theoretischen und praktischen Unterricht von 1600 Stunden und die in Anlage 2 aufgeführte praktische Ausbildung von 3000 Stunden. Von der Zuordnung der in Anlage 1 vorgeschriebenen Fächer und der in Anlage 2 vorgeschriebenen Bereiche auf Ausbildungsjahre kann mit Zustimmung der zuständigen Behörde abgewichen werden, soweit dies aus organisatorischen Gründen der einzelnen Hebammenschule erforderlich ist und die Erreichung des Ausbildungszieles nach §5 des Gesetzes dadurch nicht gefährdet wird.

(2) Während der praktischen Ausbildung ist in allen nach §5 des Gesetzes für die Berufsausübung wesentlichen Kenntnissen und Fertigkeiten zu unterweisen. Es ist Gelegenheit zu geben, die im theoretischen und praktischen Unterricht erworbenen Kenntnisse zu vertiefen und zu lernen, sie bei der praktischen Arbeit anzuwenden.

(3) Die Ausbildung hat insbesondere die Kenntnisse und Fertigkeiten zu vermitteln, die die Hebamme und den Entbindungspfleger befähigen, mindestens die in Artikel 4 der Richtlinie 80/155/EWG vom 21. Januar 1980 (ABl. EG Nr. L33 S.8) aufgeführten Tätigkeiten und Aufgaben in eigener Verantwortung durchzuführen.

(4) Die regelmäßige und erfolgreiche Teilnahme an den vorgeschriebenen Ausbildungsveranstaltungen ist durch eine Bescheinigung nach dem Muster der Anlage 3 nachzuweisen.

§ 2
Staatliche Prüfung

(1) Die staatliche Prüfung umfaßt einen schriftlichen, einen mündlichen und einen praktischen Teil.

(2) Der Prüfling legt die Prüfung bei der Hebammenschule ab, an der er die Ausbildung abgeschlossen hat. Die zuständige Behörde, in deren Bereich die Prüfung oder ein Teil der Prüfung abgelegt werden soll, kann aus wichtigem Grund Ausnahmen zulassen. Die Vorsitzenden der beteiligten Prüfungsausschüsse sind vorher zu hören.

§ 3
Prüfungsausschuß

(1) Bei jeder Hebammenschule wird ein Prüfungsausschuß gebildet, der aus folgenden Mitgliedern besteht:
1. einer Medizinalbeamtin oder einem Medizinalbeamten der zuständigen Behörde oder einer von der zuständigen Behörde mit der Wahrnehmung dieser Aufgabe beauftragten Ärztin oder einem entsprechend beauftragten Arzt als Vorsitzenden,
2. einem Beauftragten der Schulverwaltung, wenn die Schule nach den Schulgesetzen eines Landes der staatlichen Aufsicht durch die Schulverwaltung untersteht,
3. einem Beauftragten aus der Schulleitung,
4. folgenden Fachprüfern:
   a) mindestens einer Ärztin oder einem Arzt
   b) mindestens einer Lehrhebamme oder einem Lehrentbindungspfleger,
   c) einer weiteren Hebamme oder einem weiteren Entbindungspfleger,
   d) weiteren Unterrichtskräften entsprechend den zu prüfenden Fächern;

dem Prüfungsausschuß sollen diejenigen Fachprüfer angehören, die den Prüfling in dem Prüfungsfach überwiegend ausgebildet haben.

(2) Die zuständige Behörde kann abweichend von Absatz 1 Nr. 1 einen dem Prüfungsausschuß angehörenden Beauftragten der Schulverwaltung zum Vorsitzenden bestellen.

(3) Jedes Mitglied des Prüfungsausschusses hat einen oder mehrere Stellvertreter. Die zuständige Behörde bestellt den Vorsitzenden des Prüfungsausschusses und nach Anhörung des Leiters der Hebammenschule die Fachprüfer und deren Stellvertreter. Der Vorsitzende bestimmt auf Vorschlag des Leiters der Hebammenschule die Fachprüfer und deren Stellvertreter für die einzelnen Fächer.

(4) Die zuständige Behörde kann Sachverständige und Beobachter zur Teilnahme an allen Prüfungsvorgängen entsenden.

§ 4
Zulassung zur Prüfung

(1) Der Vorsitzende entscheidet auf Antrag des Prüflings über die Zulassung zur Prüfung und setzt die Prüfungstermine im Benehmen mit dem Leiter der Hebammenschule fest.

(2) Die Zulassung der Prüfung wird erteilt, wenn folgende Nachweise vorliegen:
1. die Geburtsurkunde oder ein Auszug aus dem Familienbuch der Eltern, bei Verheirateten auch die Heiratsurkunde oder ein Auszug aus dem für die Ehe geführten Familienbuch,
2. die Bescheinigungen über die Teilnahme an den nach dieser Verordnung vorgeschriebenen Ausbildungsveranstaltungen.

(3) Die Zulassung sowie die Prüfungstermine sollen dem Prüfling spätestens vier Wochen vor Prüfungsbeginn schriftlich mitgeteilt werden.

§ 5
Schriftlicher Teil der Prüfung

(1) Der schriftliche Teil der Prüfung erstreckt sich auf folgende Fächer:
1. Geburtshilfe einschließlich der in Anlage 1 im 2. und 3. Ausbildungsjahr unter den Nummern 2 bis 7 aufgeführten Stoffgebiete,
2. Anatomie und Physiologie,
3. Krankheitslehre,
4. Kinderheilkunde,
5. Berufs-, Gesetzes- und Staatsbürgerkunde.

Der Prüfling hat aus diesen Fächern in je einer Aufsichtsarbeit schriftlich gestellte Fragen zu beantworten. Die Aufsichtsarbeit in Fach 1 dauert 120 Minuten, in Fach 2 90 Minuten und in den Fächern 3, 4 und 5 je 60 Minuten. Der schriftliche Teil der Prüfung ist an zwei Tagen zu erledigen. Die Aufsichtsführenden werden vom Leiter der Hebammenschule bestellt.

(2) Die Aufgaben für die Aufsichtsarbeiten werden von dem Vorsitzenden des Prüfungsausschusses im Benehmen mit dem Leiter der Hebammenschule bestimmt. Jede Aufsichtsarbeit ist von mindestens zwei Fachprüfern nach §9 zu benoten. Aus den Noten der Fachprüfer bildet der Vorsitzende des Prüfungsausschusses im Einvernehmen mit den Fachprüfern die Prüfungsnote für den schriftlichen Teil der Prüfung. Dabei sind das in Absatz 1 Nr. 1 genannte Fach mit dem Faktor 2 und die übrigen Fächer einfach zu gewichten.

§ 6
Mündlicher Teil der Prüfung

(1) Der mündliche Teil der Prüfung erstreckt sich auf folgende Fächer:
1. Geburtshilfe einschließlich der in Anlage 1 im 2. und 3. Ausbildungsjahr unter den Nummern 2 bis 7 aufgeführten Stoffgebiete,
2. Kinderheilkunde,
3. Krankenpflege,
4. Gesundheitslehre und Hygiene.

Die Prüflinge werden im einzelnen oder in Gruppen bis zu fünf geprüft. In einem Fach soll der Prüfling nicht länger als 20 Minuten geprüft werden. Der Prüfling soll seine Fähigkeiten am geburtshilflichen Phantom darstellen.

(2) Der mündliche Teil der Prüfung wird von mindestens drei Fachprüfern abgenommen und nach §9 benotet. Aus den Noten der Fachprüfer bildet der Vorsitzende des Prüfungsausschusses im Einvernehmen mit den Fachprüfern die Prüfungsnote für den mündlichen Teil der Prüfung. Dabei sind das in Absatz 1 Nr. 1 genannte Fach mit dem Faktor 2 und die übrigen Fächer einfach zu gewichten.

(3) Der Vorsitzende des Prüfungsausschusses kann auf Antrag die Anwesenheit von Zuhörern beim mündlichen Teil der Prüfung gestatten.

§ 7
Praktischer Teil der Prüfung

(1) Der praktische Teil der Prüfung erstreckt sich auf die folgenden Aufgaben:
1. Aufnahme einer Schwangeren und Dokumentation der erhobenen Befunde mit Erstellung eines Behandlungsplanes,
2. Durchführung einer Entbindung mit Erstversorgung des Neugeborenen und Dokumentation im Einverständnis mit der Schwangeren,
3. eine praktische Pflegedemonstration an einem Säugling,
4. eine Fallbesprechung/Pflegedemonstration an einer Wöchnerin.

Im Einzelfall kann die Entbindung nach Nummer 2 aufgrund zwingender Umstände durch die Mitwirkung an einer operativen Entbindung ersetzt werden. Der praktische Teil der Prüfung soll für den Prüfling höchstens acht Stunden dauern; er kann auf zwei Tage verteilt werden.

(2) Der praktische Teil der Prüfung wird von mindestens zwei Fachprüfern abgenommen und nach §9 benotet. Aus den Noten der Fachprüfer bildet der Vorsitzende des Prüfungsausschusses im Einvernehmen mit den Fachprüfern die Prüfungsnote für den praktischen Teil der Prüfung.

§ 8
Niederschrift

Über die Prüfung ist eine Niederschrift zu fertigen, aus der Gegenstand, Ablauf und Ergebnis der Prüfung und etwa vorkommende Unregelmäßigkeiten hervorgehen.

§ 9
Benotung

Die schriftlichen Aufsichtsarbeiten sowie die Leistungen in der mündlichen und der praktischen Prüfung werden wie folgt benotet:
"sehr gut" (1), wenn die Leistung den Anforderungen in besonderem Maße entspricht,
"gut" (2), wenn die Leistung den Anforderungen voll entspricht,
"befriedigend" (3), wenn die Leistung im allgemeinen den Anforderungen entspricht,
"ausreichend" (4), wenn die Leistung zwar Mängel aufweist, aber im ganzen den Anforderungen noch entspricht,
"mangelhaft" (5), wenn die Leistung den Anforderungen nicht entspricht, jedoch erkennen läßt, daß die notwendigen Grundkenntnisse vorhanden sind und die Mängel in absehbarer Zeit behoben werden können,
"ungenügend" (6), wenn die Leistung den Anforderungen nicht entspricht und selbst die Grundkenntnisse so lückenhaft sind, daß die Mängel in absehbarer Zeit nicht behoben werden können.

§ 10
Bestehen und Wiederholung der Prüfung

(1) Die Prüfung ist bestanden, wenn der schriftliche, der mündliche und der praktische Teil der Prüfung mit mindestens "ausreichend" benotet werden. Dabei muß innerhalb des schriftlichen und des mündlichen Teiles der Prüfung das Fach "Geburtshilfe" mit mindestens "ausreichend" benotet sein.

(2) Über die bestandene staatliche Prüfung wird ein Zeugnis nach dem Muster der Anlage 4 erteilt, auf dem die Prüfungsnoten einzutragen sind. Über das Nichtbestehen erhält der Prüfling vom Vorsitzenden des Prüfungsausschusses eine schriftliche Mitteilung, in der die Prüfungsnoten anzugeben sind.

(3) Jeder Teil der Prüfung kann einmal wiederholt werden, wenn der Prüfling die Note "mangelhaft" oder "ungenügend" erhalten hat. Zur Wiederholung eines Teils der Prüfung soll der Prüfling zu einem Termin innerhalb von sechs Monaten nach dem Zeitpunkt der erfolglos abgelegten Prüfung geladen werden. Die Sätze 1 und 2 gelten für das Fach "Geburtshilfe" entsprechend, wenn der Prüfling innerhalb des schriftlichen oder des mündlichen Teiles der Prüfung in diesem Fach die Note "mangelhaft" oder "ungenügend" erhalten hat.

(4) Hat der Prüfling alle Teile der Prüfung zu wiederholen, so darf er zur Prüfung nur zugelassen werden, wenn er an einer weiteren Ausbildung teilgenommen hat, deren Dauer und Inhalt vom Vorsitzenden

des Prüfungsausschusses bestimmt werden. Ein entsprechender Nachweis hierüber ist dem Antrag des Prüflings auf Zulassung zur Wiederholungsprüfung beizufügen. Die Wiederholungsprüfung muß spätestens zwölf Monate nach der letzten Prüfung abgeschlossen sein. Ausnahmen kann die zuständige Behörde in begründeten Fällen zulassen.

§ 11
Rücktritt von der Prüfung

(1) Tritt ein Prüfling nach seiner Zulassung von der Prüfung zurück, so hat er die Gründe für seinen Rücktritt unverzüglich dem Vorsitzenden des Prüfungsausschusses schriftlich mitzuteilen. Genehmigt der Vorsitzende den Rücktritt, so gilt die Prüfung als nicht unternommen. Die Genehmigung ist nur zu erteilen, wenn wichtige Gründe vorliegen. Im Falle einer Krankheit kann die Vorlage einer ärztlichen Bescheinigung verlangt werden.

(2) Wird die Genehmigung für den Rücktritt nicht erteilt oder unterläßt es der Prüfling, die Gründe für seinen Rücktritt unverzüglich mitzuteilen, so gilt die Prüfung als nicht bestanden.

§ 12
Versäumnisfolgen

(1) Versäumt ein Prüfling einen Prüfungstermin oder gibt er eine Aufsichtsarbeit nicht oder nicht rechtzeitig ab oder unterbricht er die Prüfung, so gilt die Prüfung als nicht bestanden, wenn nicht ein wichtiger Grund vorliegt. Liegt ein wichtiger Grund vor, so gilt die Prüfung als nicht unternommen.

(2) Die Entscheidung darüber, ob ein wichtiger Grund vorliegt, trifft der Vorsitzende des Prüfungsausschusses. §11 Abs. 1 Satz 1 und 4 gilt entsprechend.

§ 13
Ordnungsverstöße und Täuschungsversuche

Der Vorsitzende des Prüfungsausschusses kann bei Prüflingen, die die ordnungsgemäße Durchführung der Prüfung in erheblichem Maße gestört oder sich eines Täuschungsversuches schuldig gemacht haben, den betreffenden Teil der Prüfung für "nicht bestanden" erklären. Eine solche Erklärung ist nach Ablauf von drei Jahren nach Abschluß der Prüfung nicht mehr zulässig.

§ 14
Prüfungsunterlagen

Auf Antrag ist dem Prüfungsteilnehmer nach Abschluß der Prüfung Einsicht in seine Prüfungsunterlagen zu gewähren. Schriftliche Aufsichtsarbeiten sind drei, Anträge auf Zulassung zur Prüfung und Prüfungsniederschriften zehn Jahre aufzubewahren.

§ 15
Erlaubnisurkunde

Liegen die Voraussetzungen des Gesetzes für die Erteilung der Erlaubnis zur Führung der Berufsbezeichnung nach §1 Abs. 1 des Gesetzes vor, so stellt die zuständige Behörde die Erlaubnisurkunde nach dem Muster der Anlage 5 aus.

§ 16
Sonderregelungen für Staatsangehörige anderer Mitgliedstaaten der EWG

(1) Antragsteller, die eine Erlaubnis nach §1 Abs. 1 des Gesetzes beantragen und die Staatsangehörige eines anderen Mitgliedstaates der Europäischen Wirtschaftsgemeinschaft sind, können zum Nachweis, daß die Voraussetzungen nach §2 Abs. 1 Nr. 2 des Gesetzes vorliegen, eine von der zuständigen Behörde des Heimat- oder Herkunftsstaates ausgestellte entsprechende Bescheinigung oder einen von einer solchen Behörde ausgestellten Strafregisterauszug oder, wenn ein solcher nicht beigebracht werden kann, einen gleichwertigen Nachweis vorlegen. Hat der Antragsteller den Beruf der Hebamme im Heimat- oder Herkunftsstaat bereits ausgeübt, so kann die für die Erteilung der Erlaubnis nach §1 Abs. 1 des Gesetzes zuständige Behörde bei der zuständigen Behörde des Heimat- oder Herkunftsstaates Auskünfte über etwa gegen den Antragsteller verhängte Strafen oder sonstige berufs- oder strafrechtliche Maßnahmen wegen schwerwiegenden standeswidrigen Verhaltens oder strafbarer Handlungen, die die Ausübung des Berufs im Heimat- oder Herkunftsstaat betreffen, einholen. Hat die für die Erteilung der Erlaubnis zuständige Behörde in den Fällen des Satzes 1 oder 2 von Tatbeständen Kenntnis, die außerhalb des Geltungsbereiches des Gesetzes eingetreten sind und im Hinblick auf die Voraussetzungen des §2 Abs. 1 Nr. 2 des Gesetzes von Bedeutung sein können, so hat sie die zuständige Stelle des Heimat- oder Herkunftsstaates zu unterrichten und sie zu bitten, diese Tatbestände zu überprüfen und ihr das Ergebnis und die Folgerungen, die sie hinsichtlich der von ihr ausgestellten Bescheinigungen und Nachweise daraus zieht, mitzuteilen. Die in Satz 1 bis 3 genannten Bescheinigungen und Mitteilungen sind vertraulich zu behandeln. Sie dürfen der Beurteilung nur zugrunde gelegt werden, wenn bei der Vorlage die Ausstellung nicht mehr als drei Monate zurückliegt.

(2) Antragsteller, die eine Erlaubnis nach §1 Abs. 1 des Gesetzes beantragen und die Staatsangehörige eines anderen Mitgliedstaates der Europäischen Wirtschaftsgemeinschaft sind, können zum Nachweis, daß die Voraussetzungen nach §2 Abs. 1 Nr. 3 des Gesetzes vorliegen, eine entsprechende Bescheinigung der zuständigen Behörde ihres Heimat- oder Herkunftsstaates vorlegen. Absatz 1 Satz 4 und 5 gilt entsprechend.

(3) Über den Antrag eines Staatsangehörigen eines anderen Mitgliedstaates der Europäischen Wirtschaftsgemeinschaft auf Erteilung der Erlaubnis nach §1 Abs. 1 des Gesetzes ist kurzfristig, spätestens drei Monate nach Vorlage des Gesetzes zu entscheiden. Werden Auskünfte nach Absatz 1 Satz 2 oder 3 von der zuständigen Stelle des Heimat- oder Herkunftsstaates eingeholt, so wird der Ablauf der in Satz 1 genannten Frist bis zu dem Zeitpunkt gehemmt, zu dem die Auskünfte eingehen oder, wenn eine Antwort des Heimat- oder Herkunftsstaates innerhalb von drei Monaten nicht eingeht, bis zum Ablauf dieser drei Monate.

§ 17
(Berlin-Klausel) *)

§ 18
(Inkrafttreten)

---

*) §19 der Ausbildungs- und Prüfungsordnung für Hebammen vom 3. September 1981 (BGBl.I S.923): "Diese Verordnung gilt auch im Land Berlin, sofern sie im Land Berlin in Kraft gesetzt wird."
Artikel 4 der Verordnung zur Änderung der Ausbildungs- und Prüfungsordnung für Hebammen vom 10. November 1986 (BGBl.I S.1732): "Diese Verordnung gilt nach §14 des Dritten Überleitungsgesetzes in Verbindung mit §32 des Hebammengesetzes auch im Land Berlin."

Theoretischer und praktischer Unterricht
(Anlage 1 zu §1 Abs.1)

Erstes Jahr der Ausbildung

1 Berufs-, Gesetzes- und Staatsbürgerkunde (70 Stunden)
1.1 Hebammengesetz, Geschichte des Berufs
1.2 Gesetzliche Regelungen für die übrigen Berufe des Gesundheitswesens
1.3 Arbeitsschutz und Unfallverhütung
1.4 Das Gesundheitswesen in der Bundesrepublik Deutschland und internationale Zusammenarbeit im Gesundheitswesen
1.5 Strafrechtliche, bürgerlich-rechtliche und öffentlich-rechtliche Vorschriften, die bei der Berufsausübung von Bedeutung sind
1.6 Die Grundlagen der staatlichen Ordnung in der Bundesrepublik Deutschland

2 Gesundheitslehre (60 Stunden)
2.1 Die Gesundheit und ihre Wechselbeziehungen
2.2 Gesundheitserziehung, Gesundheitsvorsorge, Früherkennung von Krankheiten
2.3 Allgemeine Ernährungslehre

3 Hygiene und Grundlagen der Mikrobiologie (60 Stunden)
3.1 Allgemeine Hygiene und Umweltschutz
3.2 Bakteriologie, Virologie und Parasitologie
3.3 Verhütung und Bekämpfung von Krankenhausinfektionen

4 Grundlagen für die Hebammentätigkeiten (160 Stunden)
4.1 Einführung in die Tätigkeiten und Aufgaben der Hebamme in der geburtshilflichen Abteilung eines Krankenhauses, in der freien Praxis und in Einrichtungen der Schwangeren-, Mütter- und Säuglingsberatung
4.2 Geburtshilfliche Propädeutik, Grundlagen der Betreuung von Schwangeren, Gebärenden, Wöchnerinnen und Neugeborenen und der Pflegetätigkeiten
4.2.1 Umgang mit Patientinnen und deren Betreuung unter Berücksichtigung ihrer physischen und psychosozialen Bedürfnisse
4.2.2 Umgang mit Angehörigen und Besuchern von Patientinnen
4.2.3 Beobachten der Patientin
4.2.4 Grundpflege und Pflegemaßnahmen
4.2.5 Einführung in die spezielle Pflege in der Allgemeinen Medizin und in der Allgemeinen Chirurgie
4.2.6 Umgang mit medizinischen Geräten und Instrumenten
4.3 Einführung in die Tätigkeiten und Aufgaben der Krankenschwester, des Krankenpflegers und der Kinderkrankenschwester im Krankenhaus, im teilstationären Bereich, in sonstigen Pflegeeinrichtungen, in der Gemeindekrankenpflege im Hause des Kranken und in einer Gemeindepflege- oder Sozialstation, in Einrichtungen der Mütter-, Säuglings- und Kinderberatung sowie in Tagesstätten für behinderte Kinder
4.4 Zusammenarbeit im Krankenhaus und sonstigen Pflegeeinrichtungen

5 Grundlagen der Psychologie, Soziologie und Pädagogik (50 Stunden)
5.1 Psychologie
5.1.1 Entwicklungspsychologie
5.1.2 Persönlichkeitspsychologie
5.1.3 Lernpsychologie einschließlich Methodik und Praxis der geistigen Arbeit
5.2 Soziologie
5.2.1 Soziologie der Gruppen
5.2.2 Soziales Lernen
5.3 Pädagogik
5.3.1 Anthropologische Grundlagen der Erziehung
5.3.2 Erziehungsziele

6 Biologie, Anatomie und Physiologie (120 Stunden)
6.1 Zelle und Gewebe
6.2 Fortpflanzung, Wachstum, Reifung
6.3 Vererbung und Evolution
6.4 Bewegungsapparat
6.5 Herz- und Gefäßsystem
6.6 Blut und Lymphe
6.7 Atmungssystem
6.8 Verdauungssystem
6.9 Endokrines System
6.10 Harnsystem
6.11 Genitalsystem
6.12 Zentrales und peripheres Nervensystem
6.13 Sinnesorgane
6.14 Haut- und Hautanhangsorgane
6.15 Regulationsvorgänge

7 Allgemeine Krankheitslehre (40 Stunden)
7.1 Krankheit und Krankheitsursachen
7.2 Reaktionen
7.3 Re- und Degeneration, Sklerose
7.4 Atrophie, Hypertrophie und Nekrose
7.5 Thrombose, Embolie, Infarkt
7.6 Wunden, Wundheilung
7.7 Blutungen
7.8 Störungen des Wachstums
7.9 Neubildungen

8 Allgemeine Arzneimittellehre (20 Stunden)
8.1 Herkunft und Bedeutung der Arzneimittel
8.2 Kennzeichnung und Aufbewahrung von Arzneimitteln in Arzneimittelschränken
8.3 Arzneiformen
8.4 Berechnung zur Dosisfindung, Dosierung und Verabreichung von Arzneimitteln
8.5 Darreichungsformen
8.6 Übersicht über Arzneimittelgruppen

9 Erste Hilfe (30 Stunden)
9.1 Erstversorgung von Notfällen einschließlich Blutstillung und Wiederbelebung
9.2 Herstellung der Transportfähigkeit
9.3 Aktive Transportbegleitung
9.4 Maßnahmen bei Traumatisierung
9.5 Maßnahmen bei Intoxikationen
9.6 Maßnahmen bei sonstigen Notfällen wie thermische Einwirkungen einschließlich Verbrennungsverletzungen und Einwirkung von elektrischem Strom, Ersticken

10 Einführung in Planung und Organisation im Krankenhaus (20 Stunden)
10.1 Rechts- und Organisationsformen sowie Trägerschaften von Krankenhäusern
10.2 Betrieb von Krankenhäusern
10.2.1 Leistungsbereiche
10.2.2 Pflegesysteme
10.3 Schriftverkehr, Karteiführung, Formulare
10.4 Umgang mit Wirtschaftsgütern

11 Fachbezogene Physik (30 Stunden)
11.1 Mechanik in Medizin und Pflege
11.2 Wärmelehre
11.3 Akustik

11.4	Optik	2.6.5	Diabetes
11.5	Elektrizität	2.6.6	Blutungen in der Frühschwangerschaft
11.6	Radiologie	2.6.7	Blutungen in der Spätschwangerschaft

11.4 Optik
11.5 Elektrizität
11.6 Radiologie

12 Fachbezogene Chemie (30 Stunden)
12.1 Allgemeine und anorganische Chemie
12.2 Organische und physiologische Chemie

13 Sprache und Schrifttum (30 Stunden)
13.1 Vortrag und Diskussion
13.2 Mündliche und schriftliche Berichterstattung
13.3 Benutzen und Auswerten deutscher und fremdsprachlicher Fachliteratur
13.4 Einführung in fachbezogene Terminologien

Zweites und drittes Jahr der Ausbildung

1 Berufs-, Gesetzes- und Staatsbürgerkunde (60 Stunden)
1.1 Berufskunde und Ethik
1.2 Aktuelle Berufsfragen
1.3 Strafrechtliche, bürgerlich-rechtliche und öffentlich-rechtliche Vorschriften, die bei der Berufsausübung von Bedeutung sind, Rechtsstellung des Patienten oder seiner Sorgeberechtigten
1.4 Einführung in das Krankenhaus-, Seuchen-, Strahlenschutz-, Arznei- und Betäubungsmittelrecht sowie in das Lebensmittelrecht
1.5 Arbeits- und berufsrechtliche Regelungen, soweit sie für die Berufsausübung von Wichtigkeit sind
1.6 Unfallverhütung, Mutterschutz, Arbeitsschutz, Jugendhilfe, Jugendschutz
1.7 Sozialpolitik einschließlich Einführung in die Systeme der sozialen Sicherung (Sozialversicherung, Sozialhilfe, Sozialstaatsangebote in der praktischen Realisierung)
1.8 Politische Meinungsbildung, politisches Handeln, aktuelle politische Fragen
1.9 Wirtschaftsordnungen

2 Menschliche Fortpflanzung, Schwangerschaft, Geburt und Wochenbett (120 Stunden)
2.1 Grundlagen der menschlichen Fortpflanzung
2.1.1 Anatomie und Physiologie der männlichen und der weiblichen Genitalien
2.1.2 Psychosexuelle Entwicklung und Sexualverhalten des Menschen
2.1.3 Voraussetzungen für die Empfängnis
2.1.4 Familienplanung
2.2 Die regelrechte Schwangerschaft
2.2.1 Konzeption, Nidation und Schwangerschaftsdauer
2.2.2 Schwangerschaftszeichen, Schwangerschaftstest
2.2.3 Veränderungen des weiblichen Organismus durch die Schwangerschaft
2.2.4 Intrauterine Entwicklung des Feten
2.2.5 Entwicklung der Plazenta, der Nabelschnur, der Eihäute und des Fruchtwassers
2.3 Die regelrechte Geburt
2.3.1 Wehenphysiologie
2.3.2 Kindslagen
2.3.3 Geburtsphasen
2.4 Das regelrechte Wochenbett
2.5 Das gesunde Neugeborene
2.5.1 Lebens- und Reifezeichen
2.5.2 Anpassungsvorgänge
2.6 Die regelwidrige Schwangerschaft
2.6.1 Embryo- und Fetopathien
2.6.2 Frühgestosen und EPH-Syndrom
2.6.3 Erkrankungen in der Schwangerschaft
2.6.4 Blutgruppenunverträglichkeit
2.6.5 Diabetes
2.6.6 Blutungen in der Frühschwangerschaft
2.6.7 Blutungen in der Spätschwangerschaft
2.6.8 Regelwidrige Dauer der Schwangerschaft, Frühgeburt, Übertragung
2.6.9 Mehrlingsschwangerschaft
2.6.10 Risikoschwangerschaft, Plazentainsuffizienz
2.7 Die regelwidrige Geburt
2.7.1 Regelwidrigkeiten der Wehen und der Muttermunderöffnung
2.7.2 Regelwidrigkeiten des Geburtsmechanismus, insbesondere bei Anomalien der Haltung, der Lage, der Stellung und Einstellung oder der Poleinstellung des Kindes
2.7.3 Regelwidrigkeiten der Geburtswege
2.7.4 Weitere unter der Geburt auftretende Regelwidrigkeiten, insbesondere Nabelschnurvorfall, Placenta praevia, vorzeitige Lösung der normal sitzenden Plazenta, Blutgerinnungsstörungen, Uterusruptur
2.7.5 Regelwidrigkeiten der Nachgeburtsperiode
2.8 Das regelwidrige Wochenbett
2.8.1 Rückbildungsstörungen
2.8.2 Blutungen
2.8.3 Infektionen
2.8.4 Thrombosen und Embolien
2.8.5 Mastitis
2.8.6 Wochenbettpsychose

3 Praktische Geburtshilfe (150 Stunden)
3.1 Vorbereitungen für die Geburt
3.2 Maßnahmen bei der regelrechten Geburt
3.2.1 Allgemeine und geburtshilfliche Aufnahmeuntersuchung
3.2.2 Lagerung und Betreuung der Gebärenden
3.2.3 Überwachung des Geburtsverlaufs
3.2.4 Schmerzlinderung unter der Geburt, geburtshilfliche Anästhesie-Methoden und ihre Komplikationen
3.2.5 Überwachung der Risikogeburt, apparative Überwachung, Blutanalyse
3.2.6 Dammschutz
3.2.7 Entwickeln des Kindes
3.2.8 Absaugen der Atemwege, Kennzeichnen des Kindes, Abnabeln, Ermittlung der Apgar-Werte
3.2.9 Leitung der Nachgeburtsperiode, Prüfung der Plazenta auf Vollständigkeit
3.2.10 Dokumentation des Geburtsvorganges
3.3 Geburtshilfliche Eingriffe
3.3.1 Dammschnitt
3.3.2 Vaginale Entwicklung der Beckenendlage
3.3.3 Vakuum- und Zangenextraktion
3.3.4 Abdominale Schnittentbindung
3.3.5 Manuelle Plazentalösung, manuelle und instrumentelle Austastung des puerperalen Uterus
3.4 Erstversorgung der Wöchnerin
3.5 Versorgung des Neugeborenen

4 Pflege, Wartung und Anwendung geburtshilflicher Apparate und Instrumente (30 Stunden)
4.1 Cardiotokographie-Geräte
4.2 Ultraschall-Geräte
4.3 Reanimations-Geräte
4.4 Narkose-Geräte
4.5 Spezial-Instrumentarium

5 Schwangerenbetreuung (80 Stunden)
5.1 Schwangerenvorsorge
5.1.1 Erhebung der Anamnese
5.1.2 Untersuchungen der Schwangeren
5.1.3 Beratung der Schwangeren
5.2 Psychosomatische Geburtsvorbereitung mit Übungsverfahren

5.3	Hilfe bei Schwangerschaftsbeschwerden		9.4	Tätigkeiten in besonderen Bereichen wie in Frühgeborenenzentren und in der Intensivstation, im Operations- und Ambulanzbereich sowie in Gemeindepflege- oder Sozialstationen
5.4	Besondere Überwachung bei Risikoschwangerschaften			

6 Wochenpflege (50 Stunden)
6.1 Hygienische Beratung und pflegerische Betreuung der Wöchnerinnen im regelrechten und regelwidrigen Wochenbett
6.2 Beobachten und Überwachen der Rückbildungs- und Heilungsvorgänge
6.3 Hilfe beim Erlernen der Stilltechnik und Brustpflege
6.4 Hilfe bei ärztlichen Maßnahmen
6.5 Wochenbettgymnastik
6.6 Förderung der Eltern-Kind-Beziehung, Integration des Neugeborenen in die Familie
6.7 Häusliche Wochen- und Neugeborenenpflege

7 Neugeborenen- und Säuglingspflege (50 Stunden)
7.1 Körper- und Nabelpflege
7.2 Natürliche und künstliche Ernährung
7.3 Beobachten des Neugeborenen und des Säuglings und Einleiten der erforderlichen Maßnahmen bei Auftreten von Besonderheiten
7.4 Neugeborenen-Screening
7.5 Schutzimpfungen, Vorsorgeuntersuchungen
7.6 Hilfe bei ärztlichen Maßnahmen
7.7 Umgang mit den Eltern und anderen Betreuern des Neugeborenen und deren Beratung, Elternschulung

8 Allgemeine Krankenpflege (50 Stunden)
8.1 Umgang mit Patientinnen unter Berücksichtigung ihrer physischen und psychischen Bedürfnisse
8.2 Aufnahme, Verlegung und Entlassung von Patientinnen
8.3 Kontakt mit den Angehörigen der Patientin
8.4 Beobachtung der Patientin, Befunderhebung und Dokumentation
8.5 Hilfen bei den Verrichtungen des täglichen Lebens
8.6 Diätetische Kostformen und künstliche Ernährung
8.7 Besondere Pflegetechniken, physikalische Maßnahmen, Injektionen, Venenpunktionen, Infusionen, Transfusionen, Spülungen einschließlich Einläufe und Katheterisieren
8.8 Zusammenarbeit mit Ärzten und anderen Mitgliedern des Behandlungsteams
8.9 Umgang mit Untersuchungsmaterial

9 Spezielle Krankenpflege (50 Stunden)
9.1 Pflege und Sofortmaßnahmen bei Bewußtseinsstörungen und Bewußtlosigkeit, bei Ateminsuffizienz oder Atemstillstand, bei Herz- und Kreislaufinsuffizienz oder Herzstillstand, bei Störungen der Ausscheidungsfunktionen, bei Störungen der Temperaturregulation, bei Psychosen und bei Suizidgefährdung
9.2 Pflege von Patientinnen vor und nach operativen Eingriffen
9.3 Verhalten bei Todesfällen

10 Grundlagen der Psychologie, Soziologie und Pädagogik (40 Stunden)
10.1 Psychologie der Schwangeren, der Gebärenden und der Wöchnerin
10.2 Sozialpsychologie
10.2.1 Einführung in die Gruppendynamik
10.2.2 Abbau von Vorurteilen
10.3 Pädagogik, Menschenführung

11 Grundlagen der Rehabilitation (20 Stunden)
11.1 Die medizinische Rehabilitation
11.2 Die soziale Rehabilitation
11.3 Gesetzliche Grundlagen der Rehabilitation

12 Spezielle Krankheitslehre (120 Stunden)
12.1 Frauenheilkunde
12.1.1 Störungen der Menstruation und des Menstruationszyklus
12.1.2 Mißbildungen des weiblichen Genitale
12.1.3 Entzündliche Erkrankungen des weiblichen Genitale
12.1.4 Tumoren einschließlich Früherkennungsmaßnahmen
12.2 Übrige Fachgebiete, insbesondere Innere Medizin, Chirurgie, Orthopädie, Urologie, Neurologie, Psychiatrie, Haut- und Geschlechtskrankheiten, Hals-, Nasen- und Ohrenkrankheiten in ihrer besonderen Beziehung zur Geburtshilfe sowie Augenkrankheiten in ihrer besonderen Beziehung zur Geburtshilfe
12.3 Kinderheilkunde unter besonderer Berücksichtigung der Erkrankungen im Neugeborenen- und Säuglingsalter
12.4 Vorsorgeuntersuchungen
12.5 Mütter-, Neugeborenen- und Säuglingssterblichkeit

13 Spezielle Arzneimittellehre (30 Stunden)
13.1 Umgang mit Arzneimitteln
13.2 Grundbegriffe der Pharmakologie
13.3 Arzneimittelgruppen
13.4 Betäubungsmittel
13.5 Gesetzliche Vorschriften über den Verkehr mit Arznei- und Betäubungsmitteln sowie Führen des Betäubungsmittelbuches

14 Organisation und Dokumentation im Krankenhaus (30 Stunden)
14.1 Planung, Bau und Ausstattung von Krankenhäusern
14.2 Wirtschaftliche Betriebsführung
14.3 Erfassung und Weitergabe von Leistungsdaten
14.4 Statistik im Gesundheitswesen
14.5 Elektronische Datenverarbeitung

Praktische Ausbildung
(Anlage 2 zu §1 Abs.1)

Erstes Jahr der praktischen Ausbildung

1 Praktische Ausbildung in der Entbindungsabteilung (160 Stunden)
1.1 Pflegemaßnahmen bei Gebärenden
1.2 Beobachten der Gebärenden
1.3 Hygiene im Kreißsaal
1.4 Umgang mit medizinischen Geräten und Instrumenten

2 Auf der Wochenstation (160 Stunden)
2.1 Pflegemaßnahmen bei Wöchnerinnen
2.2 Spezielle Wochenpflege wie Beobachten der Lochien, Abspülen, Pflege der Dammwunde, Sitzbad
2.3 Spezielle Desinfektionsmaßnahmen der Wochenstation
2.4 Umgang mit der Wöchnerin und Besuchern

3 Auf der Neugeborenenstation (160 Stunden)
3.1 Grundlagen der Betreuung des Neugeborenen und der Pflegetätigkeiten
3.1.1 Richten der Wickel- und Badeeinheit und der Säuglingsbetten
3.1.2 Aufnehmen und Tragen, Lagern, Waschen und Baden sowie Wickeln und Ankleiden des Säuglings
3.1.3 Bringen und Anlegen, Wiegen und Füttern des Säuglings
3.2 Hygiene und Ordnung auf der Neugeborenenstation

4 Auf der operativen Station (160 Stunden) (chirurgische Pflege)
4.1 Pflegemaßnahmen auf der operativen Station
4.1.1 Körperpflege und Bekleiden der Patientin
4.1.2 Betten, Lagern und Transportieren der Patientin
4.1.3 Hilfen bei den Verrichtungen des täglichen Lebens
4.1.4 Ermitteln und Registrieren von Vitalfunktionen
4.2 Hygiene und Ordnung im Pflegebereich
4.3 Maßnahmen für die Operationsvorbereitung
4.4 Postoperative Überwachung der Patientin
4.5 Vorbeugende Pflegemaßnahmen gegen Folgekrankheiten

5 Auf der nicht-operativen Station (160 Stunden) (allgemeine Pflegemaßnahmen)
5.1 Pflegemaßnahmen auf der nicht-operativen Station wie 4.1.1
5.2 Hygiene und Ordnung im Pflegebereich

Zweites und drittes Jahr der praktischen Ausbildung

1 Praktische Ausbildung in der Entbindungsabteilung und in der Schwangerenberatung (1280 Stunden)
1.1 Schwangerenberatung mit mindestens 100 Untersuchungen vor der Geburt
1.2 Überwachung von Mutter und Kind bei Risikoschwangerschaften (einschließlich Nr. 1.9 und 2.1.3 in mindestens 40 Fällen) und Assistenz bei ärztlichen Maßnahmen
1.3 Vorbereitungen für die Geburt
1.4 Geburtshilfliche Maßnahmen im Kreißsaal
1.5 Überwachung und Pflege von mindestens 40 Gebärenden und selbständige Ausführung von mindestens 30 Entbindungen sowie außerdem Teilnahme an 20 Entbindungen
1.6 Überwachung und Pflege von Schwangeren mit Regelwidrigkeiten bei der Aufnahme oder während des Geburtsverlaufes
1.7 Vorbereitung von und Assistenz bei geburtshilflichen Eingriffen und Risikofällen sowie aktive Teilnahme an mindestens einer Beckenendlagengeburt
1.8 Durchführung der Episiotomie und Einführung in die Versorgung der Wunde
1.9 Überwachung und Pflege von gefährdeten Entbindenden (einschließlich Nr. 1.2 und 2.1.3 in mindestens 40 Fällen)
1.10 Verhalten bei kindlichem Todesfall
1.11 Organisation des Hebammendienstes

2 Auf der Wochenstation (320 Stunden)
2.1 Wochenpflege
2.1.1 Überwachung und Pflege von Wöchnerinnen
2.1.2 Untersuchung von mindestens 100 Wöchnerinnen und normalen Neugeborenen
2.1.3 Überwachung und Pflege von gefährdeten Wöchnerinnen (einschließlich Nr. 1.2 und 1.9 in mindestens 40 Fällen)
2.1.4 Beobachten und Überwachen der Rückbildungs- und Heilungsvorgänge
2.1.5 Hilfe bei ärztlichen Maßnahmen
2.2 Rooming-in
2.2.1 Anleitung und Überwachung des Stillens
2.2.2 Anleitung der Mutter zur eigenen Pflege und zur Pflege und Versorgung des Neugeborenen
2.2.3 Förderung der Eltern-Kind-Beziehung

3 Auf der Neugeborenen-Station (320 Stunden)
3.1 Überwachung und Pflege von Neugeborenen und Säuglingen
3.1.1 Körper- und Nabelpflege
3.1.2 Natürliche und künstliche Ernährung
3.1.3 Beobachten des Neugeborenen und des Säuglings und Einleiten der erforderlichen Maßnahmen beim Auftreten von Veränderungen
3.2 Früherkennung von Erkrankungen
3.2.1 Durchführen von Vorsorgeuntersuchungen wie Guthrie-Test, Bilirubinkontrolle oder andere wissenschaftlich anerkannte Verfahren
3.2.2 Hilfeleistung bei ärztlichen Maßnahmen einschließlich Impfungen
3.2.3 Umgang mit den Eltern und deren Beratung
3.3 Teilnahme an Mütterberatungssprechstunden

4 In der Kinderklinik (160 Stunden)
4.1 Überwachung und Pflege von Frühgeborenen, Spätgeborenen sowie von untergewichtigen und kranken Neugeborenen
4.2 Pflegemaßnahmen auf der Intensivstation
4.3 Tätigkeit auf der Aufnahmestation für kranke Neugeborene und Säuglinge

Die praktische Ausbildung in den Bereich 1 bis 4 hat sich soweit dort nicht bereits erfaßt, auch auf
a) die Pflege Kranker innerhalb der Gynäkologie und Geburtshilfe sowie die Pflege kranker Neugeborener und Säuglinge und
b) die Einführung in die Pflege innerhalb der Inneren Medizin und Chirurgie
zu erstrecken.

5 Im Operationssaal (120 Stunden)
5.1 Maßnahmen der Desinfektion und Sterilisation
5.2 Pflege und Reinigung von Instrumenten und Narkosegeräten und deren Wartung
5.3 Vorbereiten von und Hilfestellung bei operativen Eingriffen

(Anlage 3 zu §1 Abs.4)

....
(Bezeichnung der Hebammenschule)

Bescheinigung
über die Teilnahme an den Ausbildungsveranstaltungen

Name, Vorname		
Geburtsdatum	Geburtsort	
hat in der Zeit	vom	bis

regelmäßig und mit Erfolg an dem theoretischen und praktischen Unterricht und an der praktischen Ausbildung als Hebamme/Entbindungspfleger *) teilgenommen.

Die Ausbildung ist - nicht - über die nach dem Hebammengesetz zulässigen Fehlzeiten hinaus - um .... Tage *) - unterbrochen worden.

Ort, Datum

....   (Stempel)

....
(Unterschrift[en] der Schulleitung)

_____
*) Nichtzutreffendes streichen

(Anlage 4 zu §10 Abs.2)

Der/Die Vorsitzende
des Prüfungsausschusses

**Zeugnis
über die staatliche Prüfung für
Hebammen und Entbindungspfleger**

Name, Vorname	
Geburtsdatum	Geburtsort

hat am .... die staatliche Prüfung für Hebammen und Entbindungspfleger nach §2 Abs. 1 Nr. 1 des Hebammengesetzes vor dem staatlichen Prüfungsausschuß bei der ....

.... in

.... bestanden.

Sie/Er hat folgende Prüfungsnoten erhalten:

1. im schriftlichen Teil der Prüfung   ".."

2. im mündlichen Teil der Prüfung   ".."

3. im praktischen Teil der Prüfung   ".."

Ort, Datum

.... (Siegel)

....
(Unterschrift des/der Vorsitzenden
des Prüfungsausschusses)

(Anlage 5 zu §15)

Urkunde
über die Erlaubnis zur Führung der Berufsbezeichnung
Hebammen/Entbindungspfleger *)

Herr/Frau/Fräulein   *)   ....

geboren am .... in ....

erhält aufgrund des Hebammengesetzes mit Wirkung vom heutigen Tage die Erlaubnis, die

Berufsbezeichnung

"..."

zu führen.

Ort, Datum

....   (Siegel)

....
               (Unterschrift)

_____
*) Nichtzutreffendes streichen

2
Einführung in die Hygiene

Sonja Opitz-Kreuter, Bärbel Neiseke

Grundlagen der Hygiene

Der Begriff **Hygiene** (griech. *hygieja*) bedeutet Gesundheit und Wohlbefinden. Die moderne Definition versteht darunter die prophylaktische Medizin mit geeigneten Präventivmaßnahmen, nicht jedoch die Behandlung bereits eingetretener Schädigungen im Sinne einer Reparationsmedizin.

Hygiene im **Krankenhaus** umfaßt alle Maßnahmen, die den Schutz des Patienten und des Personals sowie der unmittelbaren und weiteren Umwelt vor unerwünschten Einwirkungen durch Mikroorganismen beziehungsweise andere schädigende Noxen gewährleisten.

Ziel der Hygiene ist einerseits **Information, Aufklärung und Bereitstellung von Handlungsrichtlinien** im Umgang mit krankmachenden Mikroorganismen beziehungsweise Noxen (Giften), andererseits die daraus resultierende weitgehende **Ausschaltung und Unterbindung dieser krankmachenden Einflüsse** durch geeignete Maßnahmen.

Richtlinien hierfür werden durch die Deutsche Gesellschaft für Hygiene und Mikrobiologie, das für Klinikhygiene zuständige Robert-Koch-Institut in Berlin und die Berufsgenossenschaften (Unfallverhütungsvorschriften) erlassen. Eingang finden dabei auch die verschiedenen Vorschriften einzelner Bundesländer (Länderverordnung zur Krankenhaushygiene), das Bundesseuchengesetz und die Untersuchungsergebnisse namhafter Hygieneinstitute.

Persönliche Hygiene

In der Dienstordnung für Hebammen von 1961, die später durch die Berufsordnung der einzelnen Länder abgelöst wurde, war unter §5 "Stete Bereitschaft und Erhaltung der Betriebstüchtigkeit" folgendes aufgeführt:

> "Die Hebamme ... sollte stets sauber an Körper und Kleidung sein, besonders die Hände gesund und rein erhalten und sorgfältig pflegen, ... keine Arbeiten verrichten, durch die ihr Körper, besonders die Hände, für den Hebammenberuf weniger geeignet oder unbrauchbar werden."

Ziel dieser Vorschrift war es, die Übertragung von endogenen oder exogenen Keimen zu vermeiden. **Kreuzinfektionen** und **Keimkontaminationen** können bereits durch Einhaltung von persönlichen Hygienemaßnahmen deutlich eingeschränkt werden. So wird in einer 1992 durchgeführten Studie deutlich, daß ohne regelrechte Anwendung von Handdesinfektionsmittel (am Bett verfügbar) die Brustdrüsenentzündungsrate deutlich anstieg (2,9% gegenüber 0,66% der Vergleichsgruppe, Peters et al. 1992). Auch ist bekannt, daß die **Hände** und der **Nasen-Rachen-Raum** des Pflegepersonals wie auch der **Rachenraum der Kinder** (auch der Säuglinge) die größte Keimquelle darstellen (Abb. 2.1a,b).

- Die **Fingernägel** sollten daher kurz gehalten werden, auf Nagellack muß verzichtet werden, da es zu Absplitterungen und darunter zu Keimreservoirbildung kommen kann. Vor Dienstantritt sind die Hände gründlich zu waschen und zu desinfizieren. Während der Arbeit sind sie einer fortlaufenden Desinfektion mit geeigneten Händedesinfektionsmitteln auf alkoholischer Basis zu unterziehen.
- **Lange Haare** sollen hochgesteckt oder gebunden werden (Abb. 2.2).
- Im Umgang mit Patienten muß **Berufskleidung** getragen werden, die täglich gewechselt wird und in dafür vorgesehene Wäschesäcke entsorgt werden muß (Unfallverhütungsvorschrift Gesundheitsdienst). **Berufskleidung** darf nur im Krankenhaus getragen werden, in bestimmten Funktionseinheiten (Operationssaal, Intensivpflegesta-

tion, Frühgeburtenabteilung) werden Überkittel oder Schürzen als Schutzkleidung getragen. Die Kombination von **Privat-** und **Berufskleidung** hingegen unterläuft die Hygienemaßnahmen.
- Strick- oder Wolljacken sollten durch mindestens bei 60°C waschbare **Baumwollmaterialien** (Sweatshirt-Stoff) ersetzt und ausschließlich in der Klinik getragen und auch regelmäßig dort gewaschen werden.
- Die **Schuhe** sollten bequem sein, ein Fußbett, Fersenriemen und eine rutschfeste Sohle aufweisen. Die Oberfläche sollte aus glattem Leder bestehen, da andere Materialien (Ausnahme Kunststoff) nicht desinfizierbar sind.
- Auf **Schmuck** sollte weitgehend verzichtet werden, neben der Kontaminationsgefahr besteht auch Verletzungsgefahr. Eine **Dienstuhr** (als Anstecker oder Clip) anstelle einer Armbanduhr erweist sich als Lösung: Erfahrungsgemäß werden Armbanduhren selten abgelegt, außerdem besteht die Möglichkeit, daß unter der Uhr beziehungsweise dem Uhrband eine feuchte Kammer entsteht, die eine Keimbesiedelung begünstigt. Zum anderen wird die Verletzungsgefahr eingeschränkt, wenn keine Armbanduhr getragen wird, z.B. beim Griff unter die Patienten beim Wechseln des Bettes (vgl. VBG 103 §22, Unfallverhütungsvorschrift der Berufsgenossenschaft für Gesundheitsdienst und Wohlfahrtspflege).

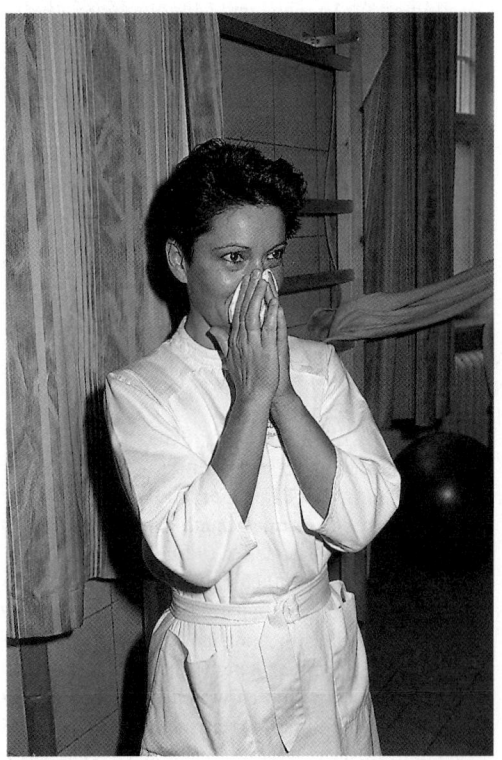 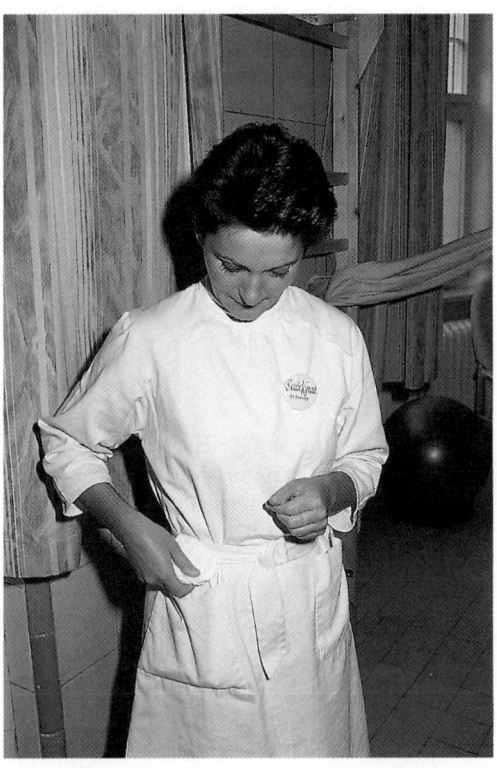

(a) (b)

Abb. 2.1a,b Falsch: Nach dem Naseputzen wird das mit Keimen kontaminierte Taschentuch von der Hebamme wieder in die Tasche gesteckt.

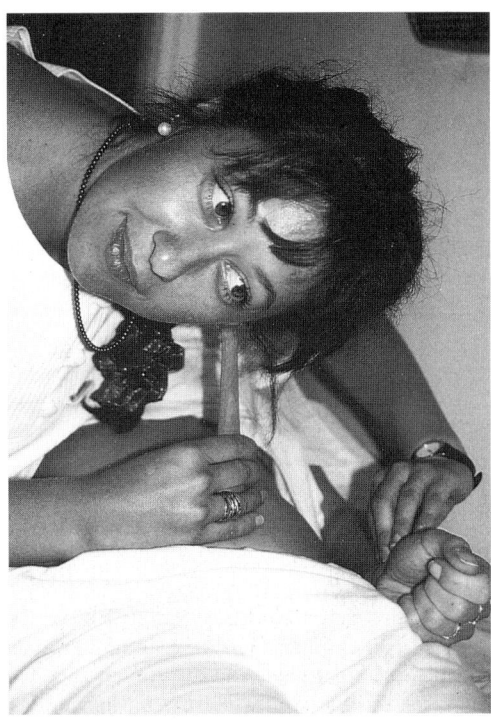

Abb. 2.2 **Falsch**: Beim Abhören der kindlichen Herztöne berühren die Haare der Hebamme Bauch und Kleidung der Frau. Die Hebamme trägt Ringe und eine Armbanduhr, "wunderbare" Keimreservoirs.

Krankenhaushygiene

Geschichtlicher Rückblick

Im Hinblick auf die Auswirkung der Hygiene im Bereich der Hebammentätigkeit wird immer zuerst **Ignaz Philipp Semmelweis** genannt, der die Ursache des Wochenbettfiebers, d.h. die Übertragung von Keimen von Frau zu Frau durch Ärzte beziehungsweise behandelndes Personal, als erster erkannte und beschrieb. 1861 veröffentlichte er seine Studien in dem Buch "Begriffe und Prophylaxe des Kindbettfiebers" (vgl. Kap. 9).

Durch Einführung von hygienischen Maßnahmen wie Händewaschungen, Vor- und Nachbehandlung von Flächen, Instrumenten und Operationsfeldern durch Chlorwasser und Karbolsäurelösungen, im wesentlichen vorangetrieben durch den englischen Chirurgen **Joseph Lister** (1827-1912), gelang es, Infektionen und die daraus resultierenden Schädigungen zu reduzieren.

Die Begründung der experimentellen Hygiene in Mitteleuropa geht zurück auf **Max von Pettenkofer** (1818-1901), der u.a. auch Beobachtungen im psychosozialen Bereich anstellte. Er veröffentlichte Studien z.B. über den Luftwechsel in Wohnräumen, das Kanal- und Sielwassersystem in München und Cholera-Regulative. Als erster wurde er an den neu geschaffenen Lehrstuhl für Hygiene an der Universität München berufen.

Zielsetzung

Ziel der hygienischen Maßnahmen im Krankenhaus ist es, die seelischen und körperlichen Schädigungen zu unterbinden, die im Zusammenhang mit einem Krankenhausaufenthalt entstehen können (Hospitalismus). Früherkennung, Verhütung und Bekämpfung von Krankenhausinfektionen stehen an erster Stelle. Information, Fortbildung und entsprechendes Training des Krankenhauspersonals sind daher von großer Wichtigkeit.

Krankenhausinfektion

Definition

Als Krankenhausinfektion (nosokomiale Infektion) wird jede durch Mikroorganismen hervorgerufene Infektion bezeichnet, die in **kausalem Zusammenhang mit einem Krankenhausaufenthalt** steht. (Definition des Bundesgesundheitsamtes)

Entsprechend der Herkunft der Keime, die für eine Krankenhausinfektion verantwortlich zu machen sind, wird zwischen der exogenen und der endogenen Infektion unterschieden.

- **Exogene Infektion**: von außen übertragene Infektion durch Ärzte, Pflegepersonal, Mitpatienten oder Besucher, durch Instrumente oder medizinisch-technische Geräte, z.B. bei invasiven Eingriffen. Die exogene Infektion findet zum größten Teil durch kontaminierte Hände statt.
- **Endogene Infektion**: durch patienteneigene Keime hervorgerufene Infektion. Meist findet die Verschleppung von einer Körperregion zur anderen statt, z.B. bei Operationen, anderen invasiven Behandlungen oder Nichteinhalten der entsprechenden Hygienemaßnahmen bei der Pflege. Keimquelle sind Haut und Schleimhäute.

Problemzonen

In einem Krankenhausbetrieb herrschen besondere Umstände, die eine Infektion begünstigen: Zum einen kommen die prädisponierenden Faktoren zum Tragen, zum anderen spielen bei der Entstehung von nosokomialen Infektionen (krankenhausbedingten Infektionen) auch bestimmte Problemzonen als Keimquellen eine Rolle.

Problemzonen, Keimquellen
- Patient
- Personal
- Geräte, Instrumente (Medizintechnik)
- Behandlungs-, Untersuchungsmaßnahmen
- bauliche, funktionelle Gegebenheiten

Personelle Probleme

Das mit der Behandlung und Pflege beauftragte Personal kann, durch mangelnde Motivation oder Aufklärung und Information, bestimmte hygienische Maßnahmen unterlaufen, die zum Fremd- und Selbstschutz absolut notwendig sind. Alte Gewohnheiten spielen hier eine ebenso große Rolle wie Bequemlichkeit, Betriebsblindheit oder Gleichgültigkeit einzelner. Privilegien oder Negativbeispiele von Personen in Schlüsselpositionen können bei Mitarbeitern oder Auszubildenden das Gefühl vermitteln, daß bestimmte Maßnahmen überflüssig sind.

Die berufliche Anforderung in der Geburtshilfe (Zeitdruck, rasches Handeln in Notfällen) trägt ebenfalls dazu bei, Maßnahmen zu vernachlässigen oder sie auf ein Minimum zu reduzieren (z.B. Dammschutz ohne Handschuhe bei einer überstürzt verlaufenden Geburt).

Bauliche, funktionelle Mängel

Auch die baulichen Gegebenheiten können Mängel aufweisen. Mangelhaft ist beispielsweise, wenn im Falle einer Infektion **kein Entbindungsraum zu einer Infektionseinheit umgestaltet werden kann**, sei es, daß Räumlichkeiten ineinanderführen oder daß keine getrennten Sanitäreinrichtungen oder zu wenig Wasch- beziehungsweise Schmutzbecken vorhanden sind. Bei schlecht gewarteten Anlagen kann es besonders in **Naßräumen** durch alte Rohrleitungssysteme zu erheblicher Keimbildung kommen (z.B. Legionellen- und Pseudomonasbesiedlung), ebenso bei altem **Mobiliar**, das durch Absplitterungen von Lackierungen, Rostbildung an Kontaktstellen oder Risse in Matratzen eine Flächendesinfektion unmöglich macht. Ebenso können **Instrumente oder Trommeln** Materialermüdungserscheinungen zeigen, sei es durch undichte Abdichtungen, überalterte Filteranlagen oder Roststellen. **Befeuchtungs-, Klima- oder Wasseraufbereitungsanlagen** stellen ebenso ideale Nährböden für Keime dar, wie **medizinisch-technische Geräte** (z.B. Inhalatoren, Beatmungsapparate und Luftleitungen), wenn sie nicht regelmäßig gewartet und desinfiziert werden.

Infektionsprävention

Neben der Hygieneanforderung an die funktionelle und bauliche Gestaltung von Entbindungsabteilungen (gemäß BGA-Richtlinie 4.3.4 vom 4. April 1987) sollten folgende räumliche Voraussetzungen gegeben sein:
- Jeder Entbindungsraum sollte Wasseranschluß, Sauerstoff- und Druckluftanschluß, eine Telefonanlage sowie eine Notrufeinrichtung haben.
- Es sollen ausreichend Sanitärräume (Bad, WC) vorhanden sein, wenn möglich für jeden Entbindungsraum.
- Ein Notstrombetrieb muß sichergestellt sein.
- Eine eigene Sterilisationseinheit sollte vorhanden sein.
- Durch spezielle Besucherräume kann der Publikumsverkehr auf Station sowie in den einzelnen Zimmern weitgehend unterbunden werden.
- Ein Aufenthaltsraum für Hebammen sollte vorhanden sein.
- Personalräume wie Umkleideraum, Dusche, WC sind notwendig.

Die **Räumlichkeiten** sollten über breite Türen verfügen, um ein Bett beziehungsweise eine Liege hindurchschieben zu können. Die Fußböden sollten gut wischbar ohne Absätze und Schwellen sein, die Zimmer gut lüftbar. Die Wände sollten mit abwaschbarer Farbe in Pastelltönen gehalten werden, reinweiße Farbe sollte aufgrund der kalten und unpersönlichen Wirkung vermieden werden.

Die **Einrichtung** muß optimal zu pflegen und zu desinfizieren sein. Die Gardinen sollten pflegeleicht zu waschen sein. Das Mobiliar darf keine schlecht zu reinigenden Ecken und Winkel aufweisen.

Topfpflanzen mit Granulat dürfen nur nach Absprache mit der Hygienefachkraft aufgestellt werden. **Pflanzen in Erde** bilden einen ausgezeichneten Nährboden für Schimmelpilze (Aspergillus) und Sporenbildner (Tetanuserreger). Hochwertige Textilpflanzen können hier eine gute Alternative darstellen.

Die in einigen Kliniken herrschende Besuchsbeschränkung für ältere Geschwister ist als Infektionsprävention zu sehen. Die Inkubationszeit beträgt bei Kinderkrankheiten in der Regel 1 bis 2 Wochen; in dieser Zeit kann es zur Krankheitsübertragung kommen. So sinnvoll eine frühe und intensive Kontaktaufnahme für die Geschwister auch ist - **bei bestehender Infektionskrankheit oder bei Verdacht auf eine solche** sollte im Interesse der Mitpatienten und deren Angehörigen unbedingt eine Besuchsbeschränkung erfolgen. Entsprechende Alternativen (Telefon am Bett, Einzelzimmer, Gartenspaziergänge) sollten mit der Patientin gemeinsam überlegt werden.

Auf Wochenstation empfiehlt sich die Bereitstellung eines Zimmers mit Naßzelle, WC und Bidet, das vorrangig für Frauen vorgesehen ist, die eine Infektionskrankheit haben beziehungsweise besonders infektionsgefährdet sind. Die Lage des Zimmers auf Station ist so zu wählen, daß es bei Visiten oder Pflegemaßnahmen als letztes betreten wird, so daß **Kreuzinfektionen** weitgehend vorgebeugt werden kann. Die begrüßenswerte Verkleinerung von Mehrbett- zu Zweibettzimmern hat neben dem psychologischen Faktor auch eine reduzierende Wirkung auf die genannten Kreuzinfektionen. Diese können insbesondere dann entstehen, wenn sich mehrere Wöchnerinnen sanitäre Einrichtungen teilen müssen.

Desinfektion von Haut und Schleimhaut

Neben den im nachfolgenden beschriebenen Maßnahmen beeinflussen die persönliche Arbeitssicherheit, die Routine und die Kenntnis über die Bedeutung bestimmter Arbeitsprozesse weitgehend auch die Durchführung von fortlaufenden und beinahe "nebenbei" ablaufenden hygienischen Maßnahmen. Das Eintrainieren bestimmter Verhaltensweisen und Handlungsabläufe ist daher gerade in der Ausbildung sehr wichtig und sollte fester Bestandteil der praktischen Ausbildung sein.

Beispiel:
- Durchführung einer i.m. Injektion, Entsorgung des gebrauchten Materials in die entsprechenden Container. Hinweis: Kanülenhüllen nicht mehr auf die benutzte Kanüle aufstecken, da auf diese Weise die meisten Stichverletzungen und darauffolgenden Infektionen geschehen.
- Vor Beginn und nach Abschluß einer Pflegehandlung am Patienten grundsätzlich Händedesinfektion.
- Training einer übersichtlichen Arbeitsweise speziell in Funktionsbereichen, in denen mitunter sofortiges "Zupacken" unter gleichzeitiger Berücksichtigung von Maßnahmen zum Selbstschutz verlangt wird.

Hygienische Händedesinfektion

Die Desinfektion der Hände ist die wichtigste und gleichzeitig einfachste Maßnahme zur Verhütung von Kreuzinfektionen.

Daher sollten an jedem Waschplatz im Entbindungs-, Wochenbett- oder Kinderzimmer Spender für Flüssigseife und alkoholische Händedesinfektionsmittel, Einmalhandtücher und Abwurfbehälter mit Fußbedienung vorhanden sein. Auf Seifenstücke und Gemeinschaftshandtücher muß verzichtet werden.

Die **hygienische Händedesinfektion** ist als fortlaufende Maßnahme zur Abtötung von Anflug- beziehungsweise Eigenhautkeimen auf den bloßen Hautpartien gut geeignet. Sie wird in der Regel mit einem alkoholischen Desinfektionsmittel durchgeführt und sollte nur bei trockenen Händen erfolgen, da sonst ein Verdünnungseffekt eintreten kann, der eine ausreichende Keimabtötung nicht gewährleistet. Zur korrekten Desinfektion werden 3 ml des Desinfektionsmittels im sogenannten Handschuhbereich eingerieben. Die nötige Einwirkzeit beträgt etwa 30 Sekunden. Sie muß eingehalten werden, um die Desinfektionswirkung zu gewährleisten. Die Hände werden nicht abgetrocknet.

Beschmutzte, d.h. kontaminierte Hände müssen **zuerst mit Desinfektionsmittel** gründlich eingerieben werden (grobe Verschmutzungen wie Blut oder Erbrochenes werden zuvor mit einem Papiertuch entfernt). **Danach erfolgt die Reinigung** der Hände unter fließendem Wasser mit einer entsprechenden Reinigungslösung.

Die Händedesinfektion ist durchzuführen
- bei Dienstantritt,
- vor Betreten und Verlassen spezieller Einheiten (Frühgeburtenabteilung),
- vor jedem Patientenkontakt,
- vor der Durchführung **jeder** pflegerischen Maßnahme,
- vor invasiven Eingriffen wie Katheterismus oder Venenpunktionen,
- nach Arbeiten mit keimbelasteten Materialien und Gegenständen (Absauger, Urinbecher, lochienbehaftete Vorlagen),
- vor **und** nach Kontakt mit Patienten, bei denen der Verdacht beziehungsweise eine manifeste Infektionserkrankung besteht (Wochenbettfieber, Mastitis),
- vor dem Essen,
- nach Benutzen der Sanitäreinrichtungen,
- nach Husten, Niesen oder Naseputzen,
- vor Verlassen des Arbeitsplatzes.

Sind Tätigkeiten durchzuführen, bei denen die Möglichkeit einer Keimkontamination besteht, sind unsterile **Einmalhandschuhe** zu tragen und die Hände anschließend zu desinfizieren. Das Tragen von Handschuhen macht eine anschließende Händedesinfektion jedoch *nicht* überflüssig. Immer ist auf saubere und gepflegte Hände zu achten: Die Hände sind mehrfach am Tag sorgfältig einzucremen, um sie vor Hauteinrissen oder dem Sprödewerden zu bewahren. Gerade bei rauhen und rissigen Händen kann es leicht zu einer vermehrten Keimbesiedelung kommen.

> Einmalhandschuhe sollen getragen werden
> - bei der Entsorgung von kontaminiertem Material (Vorlagen, Wäsche),
> - bei Kontakt mit Stuhl, Urin, Blut,
> - bei der Entsorgung und Reinigung von Instrumenten,
> - bei der Reinigung von Gegenständen,
> - bei Kontakt mit Desinfektionsmitteln.

Chirurgische Händedesinfektion

Die chirurgische Händedesinfektion vor operativen (auch vaginal-operativen) Eingriffen tötet Anflugkeime und Eigenkeime auf der Hautoberfläche und weitgehend auch in den tieferen Hautschichten ab. Die Durchführung der chirurgischen Händedesinfektion ist durch das ehemalige Bundesgesundheitsamt als Richtlinie beschrieben worden. In vielen anderen Ländern wird die in Deutschland geltende Einwirkzeit unterschritten, was bei Fortbildungsveranstaltungen und in der Literatur immer wieder zu Diskussionen führt. Ein weiterer Streitpunkt ist die Verwendung von Bürsten, auf die mancherorts verzichtet wird. Die Begründung ist, daß durch allzu forsches Bürsten Mikroläsionen auftreten und die verschiedenen Hautschichten aufquellen können.

Die Richtlinie lautet wie folgt:

Hände unter fließendem Wasser bis zum Ellbogen mit **Flüssigseife waschen**, Nägel, Zwischenfingerbereiche und Nagelfalz mit steriler **Bürste**, die Nägel mit einem sterilen **Holzstäbchen** säubern. Seife abspülen. Dabei die Hände nach oben richten, um zu verhindern, daß keimhaltiges Wasser wieder auf die Hände läuft (2 Min.). Abtrocknen mit Einmalhandtuch, zuerst die Hände, dann die Unterarme.

Auf die trockene Haut von Händen und Unterarmen bis zum Ellbogen je 3 ml einer alkoholischen **Desinfektionsmittellösung** verreiben (3 Min. lang). Anschließend pro Hand mindestens 2 ml Desinfektionsmittellösung auftragen und in die Hände, insbesondere die Nagelbereiche und Zwischenfingerbereiche, einmassieren (2 Min. lang).

Nach abgeschlossener chirurgischer Händedesinfektion werden beide Hände in der sogenannten Gebetsstellung zusammengelegt: Die Hände sind nach oben, die Ellbogen nach unten gerichtet.

Hautdesinfektion

Die Hautdesinfektion (Haut der Patientin) vor
- Punktionen (Blutentnahme, Injektionen)
- Legen von Verweilkanülen
- Kaiserschnitten

wird mit einem Hautdesinfektionsmittel in alkoholischer Lösung durchgeführt.

Bei **Punktionen** (30 Sekunden Einwirkzeit) und beim **Legen von Verweilkanülen** (60 Sekunden Einwirkzeit) wird die entsprechende Hautstelle mit dem Mittel aus einer Pumpflasche besprüht. Die jeweilige Einwirkzeit verschiedener Präparate muß beachtet werden. Die zu desinfizierende Fläche muß während der gesamten Einwirkzeit vollständig benetzt sein. Danach wird die Einstichstelle mit einem sterilen Tuch trockengewischt. Wie bei allen Desinfektionsmaßnahmen ist hier der mechanische Effekt des Abreibens oder festen Abwischens wichtig. Grundsätzlich ist daher das Abwischen mit in Desinfektionsmittel getränkten Tupfern, beispielsweise industriell hergestellten Alkoholtupfern, zu bevorzugen. Bei letzteren muß auf das Verfallsdatum geachtet werden, da bei Überschreiten die Gefahr der Austrocknung der Tupfer besteht.

Bei **Kaiserschnitt** erfolgt die Vorbereitung der Haut zur Desinfektion meist auf der Entbindungsabteilung.
- Hierzu gehört die Rasur des Operationsfeldes kurz vor dem Eingriff.
- Schlecht wegwischbare rasierte Härchen können nach der Rasur durch ein breites Heftpflaster entfernt werden.

Die Desinfektion des Operationsfeldes mit einem Hautdesinfektionsmittel erfolgt unmittelbar vor dem Eingriff im Operationssaal durch den Operateur. Die Patientin muß auf saugfähigen Unterlagen gelagert werden. Die Desinfektionslösung wird jeweils dreimal mit einem neuen, gut durchnäßten Tupfer aufgetragen, von der Region der Schnittführung nach oben zum Rippenbogen, nach außen zu den Seiten und nach unten über die Oberschenkel bis zum oberen Ende der Antiemboliestrümpfe (Gesamteinwirkungszeit: 5 Min.). Am Schluß erfolgt die äußere Desinfektion der Vulva. Mit einem sterilen, trockenen Tupfer sollten dann die seitlichen Desinfektionsränder trockengewischt werden, um zu verhindern, daß Reste beziehungsweise Tropfen des Desinfektionsmittels nach hinten unten laufen und die Frau während der Operation auf einer feuchten Unterlage liegt. Sonst kann es zu Hautirritationen, Mazerationen oder Verbrennungen kommen (besonders bei intraoperativer Elektrokoagulation). Die vorher unterlegten Tücher oder Einmalunterlagen seitlich und unter dem Gesäß sind daher nach der Desinfektion zu entfernen.

Während der Desinfektion wie auch während der Operation sollte so wenig wie möglich geredet werden (Mundkeime gelangen trotz Mundschutz in die Umgebung des Operationsbereiches oder des Sterilfeldes). Personen mit eitrigen Hauterkrankungen oder einer Staphylokokkenerkrankung (*Staphylococcus aureus* im Rachenabstrich) dürfen nicht im Operationssaal arbeiten.

Schleimhautdesinfektion

Die Schleimhautdesinfektion dient der Verminderung von pathogenen und apathogenen Keimen. Die Desinfektion wird mit einem speziellen Schleimhautdesinfiziens durchgeführt. Grundsubstanzen wie Polyvidoniod und Oktenidin haben ein breites Wirkungsspektrum und eine relativ kurze Einwirkzeit (etwa 60 Sekunden). Vor jeder Desinfektion mit Iodpräparaten ist abzuklären, ob eine Iodallergie besteht.

Harnweginfektionen nach Katheterismus sind häufige nosokomiale Infektionen (40% aller im Krankenhaus erworbenen Infektionen). Die Indikation zur Durchführung eines Katheterismus muß daher streng gestellt werden. Bei unsachgemäßer Durchführung werden Keime aus dem äußeren Bereich der Harnröhre in die Harnblase eingeschleppt. Auf korrekte, rasche und absolut sterile Handhabung ist daher zu achten. Die benötigten sterilen Materialien sind auf einer sterilen Unterlage abzulegen (Rolltisch mit Auflage).

Vorgehen beim Einmalkatheterismus
- Information der Patientin über das Vorgehen.
- Wahrung der Intimsphäre.
- Rollwagen und Abwurf neben das Bett stellen.
- Katheterset öffnen.
- Sterile Handschuhe anziehen.
- Desinfektion des äußeren Genitales: von oben nach unten abwischen.
- Mit je einem gut durchnäßten Tupfer die großen Labien in gleicher Weise abwischen.
- Nach Spreizen der großen Labien die kleinen Labien mit je einem Tupfer desinfizieren.
- Nach Spreizen der kleinen Labien Desinfektion der Harnröhrenöffnung mit zwei weiteren gut durchnäßten Tupfern.
- Katheter wie einen Bleistift umfassen und vorsichtig in die Harnröhrenöffnung einführen, bis Urin fließt. Schwierigkeiten können entstehen, wenn der vorangehende Teil des Kindes schon tief steht. Durch ein vorsichtiges Absenken des Katheters kann man dieses Hindernis meist sehr gut umgehen.
- Die Blase vollständig entleeren, eventuell vorsichtig mit der Hand ausdrücken; die Labien dabei weiterhin gespreizt halten, um eine Kontamination des Harnröhrenbereiches zu verhindern.
- Nach der Entleerung die Katheteröffnung mit dem Zeigefinger verschließen und den Katheter vorsichtig entfernen.
- Die Vulva abtrocknen. Materialien und Unterlage entsorgen.

Beim Legen eines **Dauerkatheters** wird in gleicher Weise vorgegangen. Der Ballonkatheter wird mit 5 ml *Aqua destillata (dest.)* geblockt. Um ein vorzeitiges Abfließen des Urins zu verhindern, sollten Dauerkatheter, Auffangsystem und die 5-ml-Spritze mit *Aqua dest.* bereits vorher konnektiert werden. Das geschlossene Urinableitungssystem darf nicht mehr diskonnektiert werden, um eine Kontamination zu verhindern. Der Urinbeutel darf nicht über Blasenniveau angehoben werden, um einen Rücklauf in die Harnblase zu vermeiden (z.B. bei der Mobilisation einer Sectio-Patientin darauf achten).

Maßnahmen bei Infektionskrankheiten

Der Umgang mit Patienten beinhaltet stets ein Infektionsrisiko mit unterschiedlichsten Krankheitserregern. Die Beachtung allgemeingültiger und anerkannter Regeln der Hygiene, des Selbst- und Fremdschutzes ist daher bei der Behandlung, Pflege und Betreuung **aller** Patienten notwendig.

Ein Infektionsrisiko ist stets dann gegeben, wenn mit erregerhaltigem Blut, Körperflüssigkeiten und Ausscheidungen umgegangen wird (z.B. Hepatitis-B- oder Hepatitis-C-Virus, AIDS-Virus, Zytomegalievirus). Das AIDS-Virus HIV (Human Immunodeficiency Virus) wurde beispielsweise nachgewiesen in
- Blut
- Ejakulat
- Vaginalsekret
- Speichel
- Muttermilch
- Liquor
- Fruchtwasser
- Stuhl
- Urin
- Tränen

AIDS-Viren kommen wahrscheinlich in jeder Körperflüssigkeit wie auch in Sekreten oder Exkrementen vor. Bei der Übertragung spielen Speichel und Tränen jedoch eine sicherlich untergeordnete Rolle. Der für das Pflegepersonal relevante Übertragungsweg geht meist **über die Hände** (cave: Hautverletzungen), **weniger über die Schleimhäute** (Mund- und Augenbereich).

Bei Patienten mit Verdacht auf eine andere Virusinfektion (z.B. Hepatitis B, Röteln, Masern, Windpocken) sollte nur Personal eingesetzt werden, das geimpft oder aufgrund einer bereits abgelaufenen Erkrankung immun ist. Patientinnen mit einer Infektionskrankheit sollten in einem separaten Entbindungszimmer mit eigenen sanitären Einrichtungen betreut werden.

Betreuung und Behandlung sollten zur Vermeidung von Kreuzinfektionen durch *ein* Team durchgeführt werden, d.h. Hebamme und Pflegekräfte sollten möglichst nicht wechseln.

Je nach Infektionskrankheit (§3a, Absatz 1-5, Bundesseuchengesetz) müssen bei der **Entbindung** diverse Schutzmaßnahmen getroffen werden:
- getrenntes Entbindungszimmer mit sanitären Anlagen
- bei Kontakt mit Blut, Exkrementen, Fruchtwasser, Muttermilch und Vaginalsekret Handschuhe tragen
- bei der Geburt Mundschutz aus festem Material aufsetzen
- Augenschutz tragen (Brille aus Fensterglas beziehungsweise Spezialbrille), da auch Infektionsmöglichkeit über die Bindehaut (Konjunktiva) besteht
- keine Einmalabsauger verwenden, sondern maschinell absaugen
- Blutverlust so gering wie möglich halten
- invasive Eingriffe (Dammschnitt) möglichst vermeiden
- Abfall als infektiösen Müll (C-Müll) entsorgen
- Spritzen, spitze Gegenstände in stichfesten und bruch-/reißfesten Behältnissen entsorgen (Nadelbox)
- Kein Re-Capping (Zurückstecken der benutzten Kanüle in die Schutzkappe)
- Wäsche in speziell gekennzeichneten Wäschesäcken (Plastiksäcke) entsorgen
- Verwendung von Einwegmaterialien, wo immer möglich
- mit Blut oder Sekreten verschmutzte Flächen sofort mit Einmaltuch von Blut oder Sekret befreien, desinfizieren und dann reinigen
- zur Reinigung Einwegmaterialien verwenden oder Putzutensilien desinfizieren und reinigen lassen
- Probengefäße als infektiöses Material kennzeichnen
- Plazenta als infektiösen Müll entsorgen
- Kind sorgfältig von Blut/Schleim/Fruchtwasser säubern, d.h. baden
- u.U. Verzicht auf Stillen, ggfs. abstillen
- Kopfkissen (Ausnahme: Matratzen mit Plastikschonbezug) und Decken als infektiöse Wäsche entsorgen
- nach Verlegung der Patientin Scheuerdesinfektion von Bett, Oberflächen und Fußböden nach BGA-Liste.

Für die Infektionskrankheiten gemäß Bundesseuchengesetz wurden im Jahr 1994 neue Richtlinien für Isolierungs- und Schutzmaßnahmen erlassen (Katalog der Infektionskrankheiten unter Berücksichtigung der Isolierungs- und Schutzmaßnahmen, vgl. BGA-Richtlinie für Krankenhaushygiene und Infektionsprävention des Robert-Koch-Institutes). Die Kenntnis dieser Maßnahmen ist für die Hebamme von erheblicher Bedeutung, da in der Geburtshilfe die Gefährdung hinsichtlich Infektionsmöglichkeiten beziehungsweise -quellen besonders groß ist.

Kommt es zu Verletzungen mit kontaminierten Gegenständen, muß die Blutung forciert und die Wunde sofort großzügig für 2-5 Minuten mit 70%igem Alkohol oder einem anderen alkoholischen Händedesinfektionsmittel (enthält ebenfalls mindestens 70% Alkohol) desinfiziert werden. Es muß eine Meldung als Betriebsunfall erfolgen, und der Betriebsarzt muß verständigt werden. HBV-, HCV- und HIV-Serologie müssen am gleichen Tag abgenommen und in den vorgeschriebenen Abständen nachkontrolliert werden (z.B. bei HIV-Verdacht: 6, 12, 26 und 52 Wochen entsprechend RKI-/BGA-Richtlinie 5.1. HIV im Krankenhaus). Über die Verabreichung von antiviralen Medikamenten besteht noch keine Richtlinie, sie wird aber im allgemeinen von anerkannten Instituten empfohlen. Nach Empfehlung, die auf dem Münchener AIDS-Kongreß ausgesprochen wurde, soll eine sofortige Einnahme von 250 mg AZT erfolgen. Eine darauffolgende Vorstellung in einer AIDS-Ambulanz mit weiterführender Therapie ist zwingend erforderlich.

Desinfektion und Sterilisation von Gegenständen und Räumen

- **Desinfektion** ist die Abtötung oder Inaktivierung aller pathogenen (= krankmachenden) Mikroorganismen.
- **Sterilisation** ist die Beseitigung aller Mikroorganismen einschließlich deren Sporen (Maßnahme zur völligen Keimfreiheit).

Als **Antisepsis** wird die Vernichtung von Krankheitserregern am Ort der Infektion, d.h. in der Wunde, mit chemischen Mitteln bezeichnet. Antiseptische Maßnahmen sind solche, mit denen eine Keimreduktion erreicht werden soll.

Asepsis beschreibt den erreichten Zustand nach einem Sterilisationsverfahren, d.h. die Abwesenheit **aller** Mikroorganismen. Aseptische Maßnahmen sind solche, mit denen die absolute Keimfreiheit erreicht werden soll.

Desinfektionsverfahren

Die Desinfektion kann erfolgen durch (vgl. Abb. 2.3)
- thermische (physikalische),
- chemische und
- chemothermische Verfahren.

Eine **thermische (physikalische)** Maßnahme ist beispielsweise feuchte Hitze in Form von strömendem Dampf, heißem Wasser, Kochen, Bügeln, Reinigen der Materialien in Waschmaschine, Instrumenten- oder Steckbeckenspülautomat.

Chemische Verfahren sind Tauchbäder zur Desinfektion von Instrumenten oder Gegenständen, Scheuer-Wisch-Desinfektion (chemisches Verfahren mit mechanischem Effekt), Sprüh- oder Vernebelungsmethode: Dies bedeutet, Besprühen wenig zugänglicher Stellen, die Flächen müssen vollständig benetzt sein, oder Raumvernebelung zur Abschlußdesinfektion bei meldepflichtigen Infektionserkrankungen durch einen Desinfektor gemäß den Richtlinien des Robert-Koch-Institutes.

Ein **chemothermisches** Verfahren ist beispielsweise die Bettendesinfektion in der Bettenzentrale mit feuchter Hitze unter Zugabe eines Flächendesinfektionsmittels.

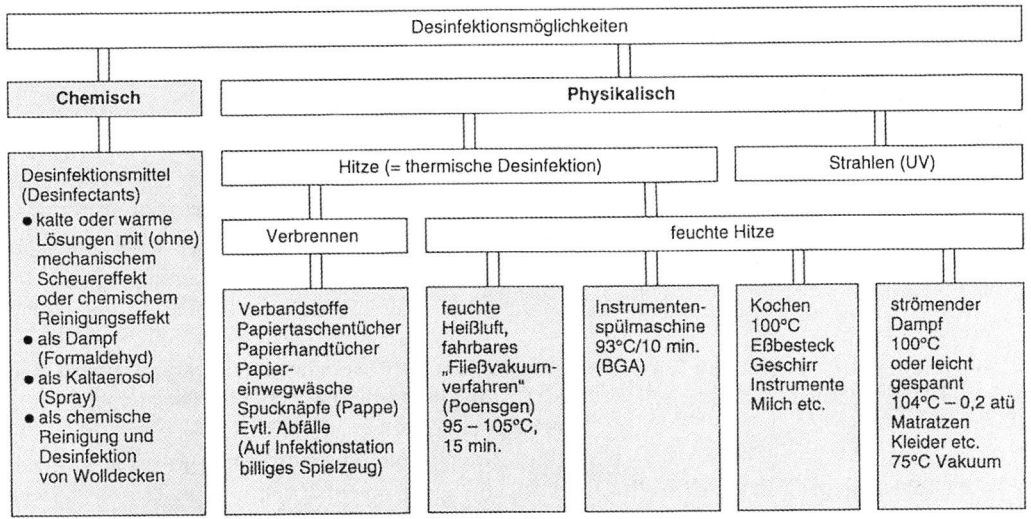

Abb. 2.3 Übersicht über verschiedene Desinfektionsverfahren. (Aus: Klischies R, Gierhartz KH, Kaiser U. Hygiene und medizinische Mikrobiologie. 2. Aufl. Stuttgart, New York: Schattauer 1996.)

Verschiedene Desinfektionsformen und -begriffe

- Eine **Abschlußdesinfektion des Raumes** erfolgt nach dem Bundesseuchengesetz nach Aufhebung der Isolierung oder bei Verlegung oder Entlassung infektiöser Patienten.
- Eine **laufende Desinfektion des Raumes beziehungsweise der Infektionseinheit**, in der eine infektiöse Patientin isoliert wird, muß unter Beachtung der folgenden Regeln durchgeführt werden: Die Patientin darf das Zimmer nicht verlassen, Besucher melden sich im Stationszimmer, exakte Pflegeplanung.
- **Wäschedesinfektion**. Eine Desinfektion der Wäsche kann mittels chemothermischer Verfahren (Kochwäsche mit Chlorbeimengungen bei 93°C), thermischer Verfahren (Kochwäsche bei 93°C) oder Trockendesinfektion (chemische Reinigung) erfolgen.
- **Bettendesinfektion**. In manchen Kliniken werden die Betten in einer sogenannten Bettenzentrale aufbereitet (vgl. S. 39, Desinfektionsmittel).
- **Desinfektion von Trinkwasser, Badewasser.**
- **Desinfektion von Abwässern, Abfallgruben, Deponien.**
- **Desinfektion von Lebensmitteln** und dadurch Konservierung durch Räuchern, Pasteurisieren, Gefriertrocknen, Eindosen oder andere Verfahren.
- **Desinfektion von Klimanlagen.**

Sterilisationsverfahren

Das Ziel der Sterilisation ist die absolute Keimfreiheit. Sterilgut- beziehungsweise Materialschonung bei gleichzeitig optimaler Durchdringung des Materials (innen wie außen) muß gegeben sein.

Die Sterilität kann durch folgende Verfahren erreicht werden (vgl. Abb. 2.4):

- Dampfsterilisation, unter Anwendung von gesättigtem, gespanntem Dampf
- Heißluftsterilisation, Anwendung von trockener Hitze
- Gassterilisation, Anwendung von Gasgemischen wie Ethylenoxid und Formaldehyd (teilweise auch unter Anwendung von Dampf)
- Strahlensterilisation bei industriell angefertigten Sterilgütern

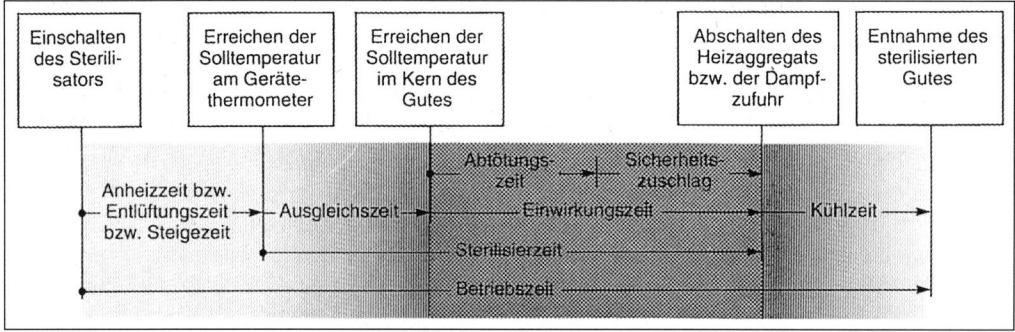

Abb. 2.4 Betriebszeiten eines Autoklaven nach den BGA-Richtlinien. (Aus: Klischies R, Gierhartz KH, Kaiser U. Hygiene und medizinische Mikrobiologie. 2. Aufl. Stuttgart, New York: Schattauer 1996.)

Dampfsterilisation

Erhitztes Wasser in einem geschlossenen System erzeugt Dampf (vgl. Schnellkochtopf) mit gleichzeitiger Temperaturerhöhung auf 121°C beziehungsweise 134°C. (Die Temperatur wird je nach Sterilgut gewählt, z.B. bei Bettwäsche 121°C für 15 bis 20 Minuten, bei Instrumenten 134°C für 5 Minuten.) Voraussetzung für den Sterilisationsvorgang ist, daß keine Restluft vorhanden ist und gleichzeitig ein Wasserreservoir besteht, um den notwendigen Dampf zu liefern. Fehlt der Nachschub an Dampf, entsteht lediglich überhitzter, ungesättigter Dampf, der für Sterilisationszwecke ungeeignet ist. Kondenswasserbildung (heißer Dampf trifft auf kaltes Sterilgut) wird verhindert, indem das Sterilgut vorab in der Kammer erhitzt wird. Infolge der Durchfeuchtung des Sterilguts durch den Dampf ist eine Nachtrocknung nötig, um dem Gut (Wäsche, Tücher u.ä.) die Feuchtigkeit wieder zu entziehen.

Heißluftsterilisation

Bei diesem Sterilisationsverfahren wird heiße, trockene Luft in einem Kammersystem angewendet. Die heiße Luft wird durch Umwälzanlagen in Bewegung gehalten (vgl. Umluftherd), um jeden Bereich des Sterilguts mit der Luft in Berührung zu bringen. Daher muß auch bei diesem Verfahren auf eine korrekte Lagerung des Guts beim Einschichten in die Kammer beziehungsweise den Kammerwagen geachtet werden. Durch Überladung oder Fehlleitung der Luftumwälzung kann es hier zu Problemzonen kommen, die nicht ausreichend sterilisiert werden.

Heißluftsterilisation kommt bei Gut in Frage, das durch Dampfsterilisation beschädigt werden könnte, d.h. thermostabile Glaswaren und nichtzerlegbare Instrumente (z.B. im Zahnarztbereich). Es können nur offene Behälter oder Behälter mit Ventil benutzt werden. Geschlossene Kassetten oder Papierverpackungen können nicht verwendet werden. Das einzubringende Gut muß trocken sein, da Feuchtigkeit das Sterilisationsverfahren beeinträchtigt.

Für verschiedene Temperaturen gibt es verschiedene Einwirkzeiten. So ist das Gut bei 160°C erst nach 200 Minuten sterilisiert, während bei 200°C nur 10 Minuten benötigt werden.

Gassterilisation

Ethylenoxid (EO) ist ein hochwirksamer Giftstoff, wenn es mit Wasser zu Ethylenglykol umgewandelt wird. Darüber hinaus ist Ethylenoxid bei Luftkontakt entflammbar, und es besteht Explosionsgefahr. Aufgrund dieser Problematik und des notwendigen Personenschutzes sind bei diesem Sterilisationsverfahren strenge Vorschriften einzuhalten. Nur unter bestimmten Bedingungen kann eine Gassterilisationseinheit betrieben werden.

Da gewisse Materialien (Gummiartikel, Schläuche, Kunststoffartikel) Ethylenoxid speichern und nur sehr langsam abgeben, muß eine Sicherheitslüftungszeit eingehalten werden, die je nach Verfahren (Unter- oder Überdruckverfahren) Stunden bis 40 Tage betragen kann.

Durch die niedrige Sterilisationstemperatur von 50 bis 60°C können Materialien behandelt werden, die aufgrund ihrer Zusammensetzung (Gummi-, Glas-, Plastikanteile z.B. bei Endoskopiegeräten, Petrischalen) nicht mit Dampf oder Heißluft behandelt werden können. Unsere gas- oder auch strahlensterilisierten Lebensmittel sind immer wieder Gegenstand von Diskussionen.

Die Sterilisation mit **Formaldehyd** (CH_2OH) aus der Gruppe der Aldehyde ist seit langer Zeit zur Raumdesinfektion gebräuchlich. Formaldehyd wirkt bei einer Temperatur von etwa 80°C bei relativ hoher Luftfeuchtigkeit, d.h. unter Hinzugabe von Wasserdampf. Hierdurch wird gleichzeitig sein Durchdringungsvermögen verbessert. Sterilgut sind Kunststoffmaterialien, Endoskope, aber auch entsprechende Großgeräte wie Betten (vgl. auch Aldehyde, S. 41).

Strahlensterilisation

Bei industriellen Einwegmaterialien oder Medikamenten wird unter der Bestrahlung mit ionisierenden Strahlen oder unter Elektrodenstrahlung die absolute Keimfreiheit mit gleichzeitig hoher Durchdringungsrate erreicht.

Die Überprüfung der Sterilisationsverfahren

Sie geschieht durch die Kontrolle des Sterilguts mittels Indikatorbriefchen, die jeder Kammerbeschickung (Charge) beigegeben werden (**chemisches Verfahren**). Den Vorschriften entsprechend müssen auch sogenannte Leerchargen mit den genannten Tests bei Beginn eines Arbeitsablaufs durchgeführt werden.

Die zusätzliche Überprüfung der Sterilisationskammern geschieht durch das zuständige Hygieneinstitut oder den Betreiber (**biologische Tests**). Hierbei werden Sporenerdepäckchen mit Erdsporen in die entsprechenden Sterilguttrommeln oder Sterilpackungen eingebracht. Nach spätestens 400 Chargen, nach Reparaturen oder Mängelfeststellung muß eine derartige biologische Prüfung durchgeführt werden.

Die Verwendung von **Indikatorstreifen** auf den Trommeln oder den Sterilpackungen zeigt nur an, daß eine bestimmte Betriebstemperatur erreicht wurde, einen Nachweis der stattgefundenen Sterilisation kann ein solcher Streifen jedoch nicht erbringen.

Die Überprüfung des Sterilisationsvorganges wird dokumentiert mittels:
- Betriebstagebuch mit Angaben der täglichen Kontrollen (sogenannter Bowie-Dick-Test)
- Daten und Zeitpunkt der einzelnen Chargen samt Inhalt
- Nummer der Sterilisiercharge
- Name des Bedienenden sowie des Sterilgutempfängers
- Reparaturen, Wartungen
- Zeitpunkt und Ergebnis der biologischen Überprüfungen mit Sporenerdepäckchen
- Aufbewahrung des Diagramms des Verfahrensablaufs

Die Sterilisationsvorschriften sind in der Deutschen Industrienorm (DIN 58953 Teil 1-10) festgelegt.

Desinfektionsmittel

Die Auswahl der Desinfektionsmittel ist zu treffen unter Berücksichtigung von
- **Toxizität**: Hautverträglichkeit (Haut- beziehungsweise Schleimhautdesinfektionsmittel), dermale oder orale Toxizität
- **mikrobiologischer Wirksamkeit**: Wirkungsspektrum (d.h. inaktivierende oder abtötende Erregerarten und deren Möglichkeiten, Resistenzen zu bilden), Einwirkzeit
- **spezifischen Eigenschaften**: Materialverträglichkeit, Sicherheit, Wirtschaftlichkeit
- **Umweltverhalten**: Abbaubarkeit, Abwassertoxizität.

Bei der Herstellung von Desinfektionsmittellösungen ist zu beachten, daß beim Einsatz im Krankenhaus ausschließlich Präparate verwendet werden dürfen, die in der Liste der Deutschen Gesellschaft für Hygiene und Mikrobiologie (DGHM) und in den BGA-Richtlinien (bei Krankheiten im Sinne des Bundesseuchengesetzes) aufgeführt sind. Die Liste und die Richtlinien sind über den Fachbuchhandel zu beziehen.

Generelle Regeln für die Verwendung von Desinfektionsmitteln

- **Erst Desinfektion, dann Reinigung.**
- **Richtige Dosierung** entsprechend der Präparateempfehlung der Hersteller (oder der oben aufgeführten Liste/Richtlinien). Resistenz gegen Keime kann bei falscher Dosierung gefördert werden.
- **Richtige Einwirkzeit.** Die Nichtbeachtung der Einwirkzeit macht die Anwendung des Präparats sinnlos.
- **Richtige Temperatur.** Bei der Verwendung von warmem oder heißem Wasser werden Geruchs- und Desinfektionsmittelmoleküle aufgelöst. Die Wirksamkeit des Mittels wird geringer, der Geruch schärfer. Die Desinfektionsmittellösung sollte mit kaltem Wasser bis maximal 20°C angesetzt werden.
- **Sprühdesinfektionen** sollen **nur an schwer zugänglichen Stellen** angewandt werden, da der mechanische Effekt fehlt. Die mechanische Reinigung (durch Wischen) ist einer Sprühdesinfektion immer vorzuziehen.
- **Kein Trockenreiben oder Nachpolieren**, da die Desinfektionswirkung sonst aufgrund zu kurzer Einwirkzeit nicht ausreicht. Richtig ist es, das Desinfektionsmittel an der entsprechenden, aufgetragenen Stelle trocknen zu lassen.
- **Keine eigenen Mischungen** (von Desinfektionsmittel mit Reinigungs- oder Pflegemitteln) verwenden, da sich die Mittel unter Umständen gegenseitig inaktivieren oder gänzlich aufheben (vgl. hierzu auch Tenside, S. 42). Ausgenommen sind vom Hersteller empfohlene Kombinationen.

Alkohole

Alkohole wirken durch Eiweißgerinnung. Sie sind daher gegen die meisten Bakterien und Pilze wirksam, jedoch nicht gegen Sporen. Sie werden fast ausschließlich zur Haut- und Händedesinfektion benutzt. Die Wirkung wird durch Beimengung anderer Desinfektionsmittelsubstanzen verstärkt (z.B. Chlor, Iod).

Trägermittel sind in der Regel Isopropanol und n-Propanol.

Phenole und Phenolderivate

Das Phenol Karbolsäure ist das älteste Desinfektionsmittel.

Phenole sind wirksam gegen Bakterien, Pilze und einige Viren. Sie sind jedoch schwer abbaubar, ätzend und werden über die Atemorgane aufgenommen. Ihre Anwendung ist heute daher auf Grob-, Wäsche-, Instrumenten- und Flächendesinfektion beschränkt.

Halogene

Chlor- und Chlorwasserverbindungen werden vor allem bei der Trink- und Badewasserdesinfektion eingesetzt. Chlor ist jedoch ein Element, das schlecht biologisch abbaubar ist und daher eine hohe Abwasser- und Umweltbelastung zur Folge hat. Natriumhypochlorit (2- bis 5%ig) ist zur Schleimhautdesinfektion geeignet. Es wurde bis vor einigen Jahren auch zur Saugerdesinfektion benutzt (was einigen Hebammen noch bekannt sein dürfte). Heute werden jedoch thermische Desinfektionsverfahren empfohlen, da sie sicherer und weniger umweltbelastend sind.

Chlorwasser wurde bereits im 19. Jahrhundert von Ignaz Philipp Semmelweis zur Händedesinfektion benutzt. Er erreichte damit eine erhebliche Reduktion der Morbiditäts- und Mortalitätsraten in seiner Entbindungsabteilung (vgl. Kap. 10 Regelwidriges Wochenbett, S. 696). Chlorwasser, in Handwaschschüsseln, war bis in die sechziger Jahre noch weit verbreitet. Es wurde jedoch durch die Präparate auf alkoholischer Basis und die weiterentwickelten Phenole abgelöst. Auch die Handwaschschüsseln gibt es nicht mehr.

Chlorkalk und **Chlorkalkmilch** werden zur Exkrementen- und Sputumdesinfektion im Seuchenfall verwendet.

Iod und Iodophore reagieren direkt mit dem Zelleiweiß von Bakterien und Pilzen und töten diese ab. Auf Viren haben sie eine inaktivierende Wirkung (nicht gleichbedeutend mit abtötender Wirkung). Bei den modernen Iodverbindungen (Iodophore, z.B. Polyvidoniod) kommt es in der Regel kaum mehr zu Allergien. Sie eignen sich aufgrund der Wasserlöslichkeit als Haut- und Schleimhautdesinfektionsmittel und verursachen in der heutigen Form kein Brennen mehr.

Aldehyde

Formalin ist eine wäßrige (37%ige) Lösung des stark riechenden Gases Formaldehyd (vgl. Gassterilisation mit Formaldehyd, S. 38). Formalin ist hochwirksam, auch gegen Bakteriensporen und Viren (bei verlängerter Einwirkzeit). Durch Erhitzen der wäßrigen Lösung wird das Formalin gasförmig, so daß es zur Raumdesinfektion eingesetzt werden kann.

Oktenidin

Oktenidin liegt in wäßriger Lösung mit einem geringen alkoholischen Anteil vor. Es wird nicht über die Haut aufgenommen (im Gegensatz zu Iodpräparaten) und hat ein breites Wirkungsspektrum. Es ist nicht toxisch und schnell wirksam. Seine Anwendung ist auf den Schleimhautbereich beschränkt.

Oxidationsmittel

Wasserstoffsuperoxid (SH_2O_2, 3%ig) wurde als Spülmittel in der Wundbehandlung (z.B. sekundär verheilende Episiotomie) benutzt, zeigte aber eine nur schwach desinfizierende beziehungsweise antiseptische Wirkung.

Kaliumpermanganat (1%ig) als Sitzbad- oder Spülzusatz ist auch heute noch auf verschiedenen Wochenstationen gebräuchlich, wirkt aber wie Wasserstoffsuperoxid nur schwach antiseptisch. Bei der Anwendung von Kaliumpermanganat ist auf die sorgfältige Auflösung der Granulate zu achten, sonst kann es zu Verätzungen der Hautbereiche kommen.

Metallsalze

Aufgrund der Reaktion von Metallionen in wäßriger Lösung weisen einige Metalle eine desinfizierende Wirkung auf:

Kupfer, Silber und Quecksilber (z.B. Merfen- oder Merkurochrompräparate). Sie wurden früher zu Desinfektionszwecken verwandt, sind heute aber durch die neuen Desinfektionsmittel weitgehend abgelöst und teilweise auch nicht mehr zugelassen. Das **Silbersalz $AgNO_3$** (1%iges Silbernitrat) wird heute noch in einigen Kliniken zur Credé-Prophylaxe (Prophylaxe einer gonorrhoischen Augeninfektion) bei Neugeborenen verwendet. **Silberchlorid** dient zur Desinfektion von Trink- und Gebrauchswasser.

Biguanide und Sauerstoffabspalter

Biguanide und **Sauerstoffabspalter** sind Grundsubstanzen der neuesten Desinfektionsmittel. Sie sind gut verträglich, vielseitig einsetzbar und können mit verschiedenen Substanzen kombiniert werden.

Tenside und Detergenzien

Die heutigen Waschmittel sind meist **anionische Tenside**, teilweise mit Phosphorzusatz. Ihre Wirkung ist reinigend und nur schwach desinfizierend. Des weiteren gibt es **kationische Waschmittel** (Detergenzien). Sie haben eine ausreichende Desinfektionswirkung, wenn Ammonium-, Sulfonium oder Phosphationen an ihr wasserlösliches Molekülteil gekoppelt sind (sogenannte Quats = quaternäre Ammoniumbasen). Sie wirken gegen die meisten Bakterien, einige bestimmte Virusgruppen (einschließlich der Hepatitis-B-Gruppe), nicht jedoch gegen Sporen und Tuberkelbazillen.

Bei der Desinfektion mit Quats dürfen keine Seifenzusätze eingebracht werden, da die desinfizierende Wirkung durch Seifen aufgehoben wird.

Hygiene im häuslichen Bereich

In der Hausgeburtshilfe und in der häuslichen Vor- und Nachsorge spielen hauptsächlich endogene Infektionen eine Rolle. Das Erregerspektrum ist außer bei bestehenden Infektionskrankheiten meist fakultativ pathogen, d.h. nicht krankmachend. Diese apathogenen Keime können jedoch eine Infektion verursachen, wenn sie über Wunden oder andere Defekte (Rhagaden der Brustwarze) eindringen.

Die Hebamme sollte, wie bei der Versorgung im Krankenhaus, auf ausreichenden Selbstschutz, **Primärschutz**, wie auch auf **Sekundärschutz**, d.h. keine Weitergabe von Keimen, achten.

Beim Erstbesuch hat die Hebamme Gelegenheit, die häuslichen Gegebenheiten kennenzulernen und mit dem Paar die hygienischen Bedingungen für eine Hausgeburt oder das häusliche Wochenbett zu besprechen.

Das Geburtszimmer (für eine Hausgeburt). Zur leichteren Reinigung des Zimmers (die idealerweise schon vor der Geburt erfolgen sollte) können Teppiche, Brücken oder Bettvorleger entfernt werden. Die Matratze des Geburtsbettes sollte ganz oder teilweise abgedeckt werden, um ein Feuchtwerden zu vermeiden. Frische Bettwäsche muß in ausreichender Menge vorhanden sein. Die Reinigung der Wäsche, Handtücher und der Kleidung nach der Geburt kann in der Waschmaschine erfolgen (mindestens 60°C). Die Zugabe eines Desinfektionsmittels ist nicht erforderlich.

Babywäsche sollte getrennt gewaschen werden; andere Wäschestücke (Unterwäsche, Küchenhandtücher u.ä.) sollten nicht zugegeben werden (Soorkontamination).

Windeln können bei 60°C gewaschen werden. Der Kochwaschgang ist dann einzulegen, wenn das Kind eine Soor- oder Rotavirenerkrankung aufweist. Durch Bügeln auf höchster Temperaturstufe können Windeln zusätzlich keimarmer gemacht werden.

Das **Wochenbettzimmer** sollte regelmäßig feucht gewischt oder gesaugt werden. Warmes Wasser und Zugabe eines geruchsarmen Haushaltreinigers (Essig, Zitronensäurepräparate) genügen völlig. Die Temperatur im Zimmer sollte bei 18 bis 21°C liegen. Das Zimmer sollte regelmäßig gelüftet werden.

Die **Säuberung von Fläschchen, Brusthütchen, Stillutensilien** soll mit einem fettlösenden Geschirrspülmittel erfolgen, das sorgfältig unter fließendem Wasser abgespült werden muß. Milchreste bieten sonst einen idealen Nährboden für Keime.

- In den ersten Wochen, der Zeit der Anpassung des Kindes an die Umgebung, können Fläschchen mitsamt Saugern und anderen Hartgummimaterialien **ausgekocht** werden, eventuell unter Beigabe von Essig zur Vermeidung von Kalkflecken. Der Kochvorgang sollte einen Zeitraum von 30 Minuten einnehmen. Ebenfalls möglich ist eine Sterilisation im Backofen bei 160°C für eine Dauer von 10 Minuten. Ein hitzebeständiges Fleischthermometer zeigt an, wann die Temperatur erreicht wurde. Falls kein Thermometer zur Hand ist, können die Fläschchen sicherheitshalber länger (mindestens 20 Min.) im Backofen belassen werden.
- Ab dem 4. Monat genügt es, Fläschchen und Flaschenverschlüsse in einer Geschirrspülmaschine zu reinigen.
- Rissig und brüchig gewordene Sauger sollten aus mehreren Gründen regelmäßig ausgesondert werden:
  - immer stärker werdender Gummigeschmack
  - Keimbildung in den aufgeweichten Rissen
  - aufgeweichte poröse Partikel könnten vom Kind verschluckt werden

Abfallentsorgung. Für beschmutzte Windeln sollte ein besonderer Wäscheeimer vorhanden sein. Besteht der Verdacht auf eine Soor- oder Rotavirenerkrankung, muß eine Trennung zur Vermeidung von Wieder- oder Kreuzinfektionen unbedingt eingehalten werden. Verunreinigte Wäschestücke (Ausscheidungen aller Art) muß man erst unter fließendem Wasser grob vorreinigen. Benutzte Vorlagen oder Einmalwindeln müssen in einem gesonderten Abfalleimer gesammelt und regelmäßig entsorgt werden.

Instrumente. Bei der Geburt benutzte Instrumente können auf verschiedene Weise sterilisiert werden, wobei ebenfalls wie im Krankenhaus verfahren wird:
- erst Desinfektion im Tauchbad (im DGHM gelistete Präparate)
- dann Reinigung
- dann Sterilisation

Erfahrungsgemäß können bei Desinfektion und Sterilisation im häuslichen Bereich Fehlerquellen auftreten. So genügt es nicht, nur die Instrumente zu sterilisieren, auch der Instrumentenkasten muß sterilisiert werden. Das Einwickeln des Sterilguts in gebügelte Tücher genügt ebensowenig wie das Aufbewahren in Desinfektionsmittellösung. Bügeln führt zur Keimreduktion, nicht zur Keimfreiheit. Beim Desinfektionsmittel besteht die Gefahr, daß es allergisierend wirkt, nicht schleimhaut- oder hautverträglich ist oder daß die Lösung bereits ausgefallen ist und die desinfizierende Wirkung somit nachgelassen hat.

Im Idealfall besteht für die Hebamme die Möglichkeit, die Instrumente samt Kasten **in einem Krankenhausbetrieb fachgerecht sterilisieren** zu lassen (s. Abb. 2.5). Alternativ können die Instrumente samt Sieb **im Backofen** bei 200°C über 20 Minuten sterilisiert werden. Ein Indikatorpapierstreifen sollte beigefügt werden, um das Erreichen der nötigen Temperatur zu kontrollieren.

Das **Auskochen** der Siebe samt Instrumenten über 30 Minuten beseitigt hitzeempfindliche Bakterien und gewährleistet eine wirksame **Desinfektion**, jedoch **keine Sterilisation**. Ein 2%iger **Sodazusatz** schützt vor Materialermüdungserscheinungen und Korrosionsbildung. Er erhöht die Desinfektionswirkung, entgegen einem weitverbreiteten Glauben, jedoch nicht.

Hygiene im häuslichen Bereich ist zwar gemessen an den anderen Tätigkeitsbereichen der Hebamme kein herausragender, berufsspezifischer Bereich. Durch Nichtbeachtung oder Negation der bestehenden Erkenntnisse, Empfehlungen oder Vorschriften kann es jedoch zu erheblichen Professionalitätseinbußen bei den Hebammen kommen. Andererseits ist eine Hygiene, die sich bis auf die Desinfektion der Babywäsche erstreckt, nicht hilfreich, sondern eher das Schreckgespenst aller Beteiligten. Fort- und Weiterbildung sowie das fortlaufende Studium der Fachliteratur sind unbedingt notwendig, um Wichtiges von Unwichtigem zu unterscheiden.

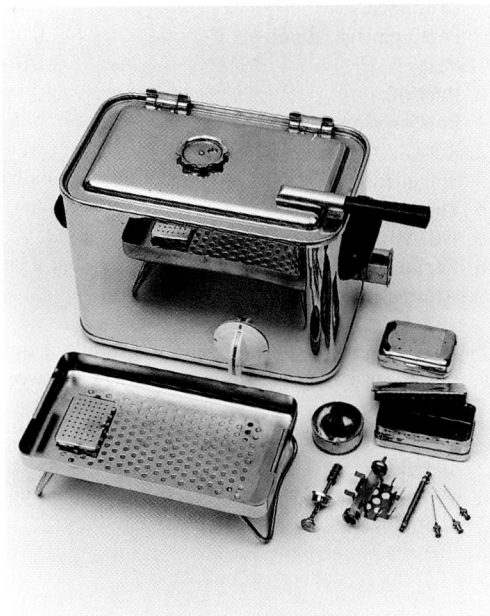

Abb. 2.5 Elektrischer Sterilisierapparat der Fa. Kurz, Wiesbaden. Mit freundlicher Genehmigung von Elke Göttmann, Hebamme, Brombachtal.

Meldepflicht übertragbarer Infektionskrankheiten
Das Bundesseuchengesetz

Das **Bundesseuchengesetz** trat erstmals 1962 in Kraft und regelt die Bekämpfung sowie die Verhütung übertragbarer Krankheiten beim Menschen. Es ist in 10 Abschnitte und 84 Paragraphen unterteilt, von denen hier nur die ersten fünf Paragraphen zitiert werden sollen:

Gesetz zur Verhütung und Bekämpfung übertragbarer Krankheiten beim Menschen (Bundesseuchengesetz) vom 12. September 1990[1]

Erster Abschnitt
Begriffsbestimmungen

§ 1

Übertragbare Krankheiten im Sinne dieses Gesetzes sind durch Krankheitserreger verursachte Krankheiten, die unmittelbar oder mittelbar auf den Menschen übertragen werden können.

§ 2

Im Sinne dieses Gesetzes ist
1. krank eine Person, die an einer übertragbaren Krankheit erkrankt ist,
2. krankheitsverdächtig eine Person, bei der Erscheinungen bestehen, welche das Vorliegen einer bestimmten übertragbaren Krankheit vermuten lassen,
3. ansteckungsverdächtig eine Person, von der anzunehmen ist, daß sie Erreger einer übertragbaren Krankheit (Krankheitserreger) aufgenommen hat, ohne krank, krankheitsverdächtig oder Ausscheider zu sein,
4. Ausscheider eine Person, die Krankheitserreger ausscheidet, ohne krank oder krankheitsverdächtig zu sein,
5. ausscheidungsverdächtig eine Person, von der anzunehmen ist, daß sie Krankheitserreger ausscheidet, ohne krank oder krankheitsverdächtig zu sein.

Zweiter Abschnitt:
Meldepflicht

§ 3

(1) Zu melden ist der Krankheitsverdacht, die Erkrankung sowie der Tod an
1. Botulismus,
2. Cholera,
3. Enteritis infectiosa
   a) Salmonellose,
   b) übrige Formen einschließlich mikrobiell bedingter Lebensmittelvergiftung,
4. Fleckfieber,
5. Lepra,
6. Milzbrand,
7. Ornithose,
8. Paratyphus A, B und C,
9. Pest,
10. Pocken,
11. Poliomyelitis,
12. Rückfallfieber,
13. Shigellenruhr,
14. Tollwut,
15. Tularämie,
16. Typhus abdominalis,
17. virusbedingtem hämorrhagischem Fieber.

(2) Zu melden ist die Erkrankung sowie der Tod an
1. angeborener
   a) Cytomegalie,
   b) Listeriose,
   c) Lues,
   d) Toxoplasmose,
   e) Rötelnembryopathie,

---

[1] Paragraphen 1 bis 4 und Auszug aus Paragraph 5

2. Brucellose,
3. Diphtherie,
4. Gelbfieber,
5. Leptospirose
   a) Weil-Krankheit,
   b) übrige Formen,
6. Malaria,
7. Meningitis/Encephalitis
   a) Meningokokken-Meningitis,
   b) andere bakterielle Meningitiden,
   c) Virus-Meningoencephalitis,
   d) übrige Formen,
8. Q-Fieber,
9. Rotz,
10. Trachom,
11. Trichinose,
12. Tuberkulose (aktive Form)
    a) der Atmungsorgane,
    b) der übrigen Organe,
13. Virushepatitis
    a) Hepatitis A,
    b) Hepatitis B,
    c) nicht bestimmbare und übrige Formen,
14. anaerober Wundinfektion
    a) Gasbrand/Gasoedem,
    b) Tetanus.

(3) Zu melden ist der Tod an
1. Influenza (Virusgrippe),
2. Keuchhusten,
3. Masern,
4. Puerperalsepsis,
5. Scharlach.

(4) Zu melden ist jeder Ausscheider von
1. Choleravibrionen,
2. Salmonellen
   a) S. typhi,
   b) S. paratyphi A, B und C,
   c) übrige,
3. Shigellen.

(5) Zu melden ist die Verletzung eines Menschen durch ein tollwutkrankes oder -verdächtiges Tier sowie die Berührung eines solchen Tieres oder Tierkörpers.

§ 4

(1) Zur Meldung sind verpflichtet
1. der behandelnde oder sonst hinzugezogene Arzt, im Fall des §3 Abs. 5 auch der Tierarzt,
2. jede sonstige mit der Behandlung oder der Pflege des Betroffenen berufsmäßig beschäftigte Person,
3. die hinzugezogene Hebamme,
4. auf Seeschiffen der Kapitän,
5. die Leiter von Pflegeanstalten, Justizvollzugsanstalten, Heimen, Lagern, Sammelunterkünften und ähnlichen Einrichtungen.

(2) In Krankenhäusern oder Entbindungsheimen ist für die Einhaltung der Meldepflicht nach Absatz 1 Nr. 1 der leitende Arzt, in Krankenhäusern mit mehreren selbständigen Abteilungen der leitende Abteilungsarzt, in Krankenhäusern ohne leitenden Arzt der behandelnde Arzt verantwortlich.

(3) Die Meldepflicht besteht für die in Absatz 1 Nr. 2 bis 5 bezeichneten Personen nur, wenn eine in der Reihenfolge des Absatzes 1 vorher genannte Person nicht vorhanden oder an der Meldung verhindert ist. Die außerhalb eines Krankenhauses oder eines Entbindungsheimes tätige Hebamme ist in jedem Falle zur Meldung verpflichtet.

§ 5

Die Meldung ist dem für den Aufenthalt des Betroffenen zuständigen Gesundheitsamt unverzüglich, spätestens innerhalb 24 Stunden nach erlangter Kenntnis zu erstatten. Dieses hat das für die Wohnung, bei mehreren Wohnungen das für die Hauptwohnung des Betroffenen zuständige Gesundheitsamt unverzüglich zu benachrichtigen, wenn die Wohnung oder Hauptwohnung im Bereich eines anderen Gesundheitsamtes liegt.

Meldung von Geschlechtskrankheiten

Zur Verhütung und Bekämpfung übertragbarer **Geschlechtskrankheiten** wurde ein eigenes Gesetz entworfen. Bei erkannter Erkrankung ist der Arzt zur anonymen Meldung an das Gesundheitsamt verpflichtet. Hierfür stehen amtliche Vordrucke zur Verfügung. Es besteht eine Behandlungspflicht des Erkrankten. Wird die Behandlung verweigert, so muß eine namentliche Meldung erfolgen.

Literatur

Beske F. Hrsg. Lehrbuch für Krankenpflegeberufe. Bd. I und II. 6. Aufl. Stuttgart, New York: Thieme 1990.

Daschner F. Praktische Krankenhaushygiene und Umweltschutz. Berlin: Springer 1992.

Gähler R. Maßnahmen zur Verhütung von Krankenhausinfektionen in Grund- und Behandlungspflege in der Intensivmedizin. Die Schwester/Der Pfleger 1984; 23: 112-23.

Heeg, P. Händehygiene - Waschen - Dekontamination, Desinfizieren, Pflegen. Krankenhaushygiene und Infektionsverhütung 1991; 52: 117-20.

Klischies R, Gierhartz KH, Kaiser U. Hygiene und medizinische Mikrobiologie. 2. Aufl. Stuttgart, New York: Schattauer 1996.

Peters F, Flick-Filliés D, Ebel S. Die Händedesinfektion als zentraler Faktor in der Prophylaxe der puerperalen Mastitis. Klinische Untersuchung und Umfrageergebnis. Geburtshilfe Frauenheilkd 1992; 52: 117-20.

Preuner R. Hygiene für Krankenpflege- und medizinisch-technische Berufe. 3. Aufl. Stuttgart: Thieme 1988.

Robert-Koch-Institut. BGA-Richtlinie für Krankenhaushygiene und Infektionsprävention; Anlage zu Ziffer 5.1. Berlin 1994; 12: 97-9.

Unfallverhütungsvorschrift Gesundheitsdienst (GUV 8.1), 8/92. Bayerischer Staatsanzeiger Nr. 11/83 vom 18.03.1983.

3
Anatomie und Physiologie
Gabriele Oswald-Vormdohre

Die Kenntnisse über Bau und Funktion des menschlichen Körpers sind die Grundlage für das Erlernen der Geburtshilfe. Sie befähigen zum Erkennen von Regelwidrigkeiten und bestimmen die daraus entstehenden notwendigen Handlungen.

Das vorliegende Kapitel beschränkt sich auf die für die Geburtshilfe notwendigen und relevanten Fakten. Für ein ausführlicheres Studium der allgemeinen Anatomie und Physiologie muß weitere Literatur hinzugezogen werden.

Anatomie des Beckens

Das Becken ist der Teil des weiblichen Skeletts, der sich relativ stark vom männlichen unterscheidet: das normale weibliche Becken ist so geschaffen, daß es bei der Geburt vom kindlichen Körper passiert werden kann. Das Becken wird unterteilt in das obere **große Becken** und das untere **kleine Becken**. Der Übergang ist eine ringförmige Grenzlinie, die geburtshilflich wichtige *Linea terminalis*, die den Beckeneingang bildet.

Das knöcherne Becken

Der Beckengürtel wird aus zwei **Hüftbeinen** (*Ossa coxae*) und dem **Kreuzbein** (*Os sacrum*) gebildet, die gelenkig miteinander verbunden sind (Abb. 3.1).

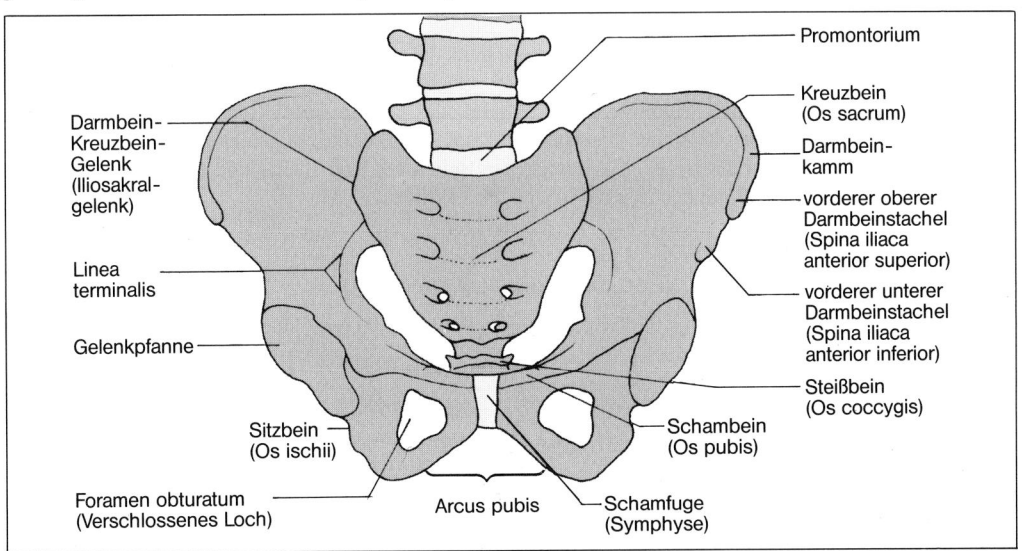

Abb. 3.1 Das weibliche Becken.

Das Hüftbein (*Os coxae*)

Das Hüftbein setzt sich zusammen aus:
- dem Darmbein (*Os ilii*)
- dem Sitzbein (*Os ischii*)
- dem Schambein (*Os pubis*)

Diese drei Knochen haben ihren gemeinsamen Berührungspunkt in der Hüftgelenkspfanne; hier laufen sie alle drei zusammen.

Das **Darmbein** ist ein platter, schaufelförmiger Knochen mit einem verdickten oberen Rand, dem **Darmbeinkamm** (*Crista iliaca*), an dem verschiedene Bauchmuskeln ansetzen oder ihren Ursprung haben.

Der Darmbeinkamm endet vorn mit dem **vorderen oberen Darmbeinstachel** (*Spina iliaca anterior superior*). Unterhalb davon befindet sich nochmals eine Verdickung, der **vordere untere Darmbeinstachel** (*Spina iliaca anterior inferior*). Der hintere Rand des Darmbeinkamms endet in den **zwei hinteren Darmbeinstacheln** (*Spina iliaca posterior superior* und *Spina iliaca posterior inferior*).

Das **Sitzbein** besteht aus einem dickeren Teil (*Corpus ossis ischii*), der die Gelenkpfanne mitbildet, und einem dünneren Teil (*Ramus ossis ischii*), der zum Schambein verläuft und den kräftigen **Sitzbeinhöcker** (*Tuber ischiadicum*) besitzt. Am hinteren Rand weist das Sitzbein eine Verdickung auf, den **Sitzbeinstachel** (*Spina ischiadica*).

In dem von Sitzbein und Schambein gebildeten Beckenteil befindet sich ein Loch, das *Foramen obturatum*. Dieses Loch ist durch eine bindegewebige Haut, die *Membrana obturatoria*, verschlossen.

Das **Schambein** besteht aus einem oberen Ast (*Ramus superior*), der an der Bildung der Gelenkpfanne beteiligt ist, und einem unteren Ast (*Ramus inferior*). Die beiden Äste treffen sich in einer schmalen, hohen Knochenplatte, die an ihrem medialen Ende eine überknorpelte Fläche aufweist. Hier sind die beiden Schambeine durch die **Schamfuge** (*Symphysis pubica*) miteinander verbunden.

Die beiden unteren Schambeinäste bilden einen Winkel, der bei der Frau etwa 90 bis 95° und beim Mann etwa 70 bis 75° beträgt. Eine Abweichung dieses Schambeinwinkels kann ein Hinweis auf eine Anomalie des knöchernen Beckens sein. Der Schambeinwinkel ist daher für die geburtshilfliche Diagnostik von Bedeutung.

Das Kreuzbein (*Os sacrum*)

Das Kreuzbein ist ein keilförmiger, kräftiger Knochen und besteht in der Regel aus fünf verwachsenen Wirbelkörpern. Es weist eine konkave Innen- und eine konvexe Außenfläche auf.

Durch die Abknickung der Wirbelsäule zwischen dem 5. Lendenwirbel und dem 1. Sakralwirbel, d.h. am Übergang der Lendenwirbelsäule zum Kreuzbein, entsteht ein Vorsprung, der in das Becken hineinragt, das Promontorium. Die Verbindungslinie zwischen Promontorium und Symphyse ist die engste Stelle des Beckeneingangs (Eingang in das kleine Becken), die der kindliche Kopf bei der Geburt überwinden muß.

Das von innen konkav gekrümmte Kreuzbein ist Teil des kleinen Beckens und läßt dem kindlichen Kopf Raum für die nötigen Drehungen. An den Lateralseiten des Kreuzbeins sind die Gelenkflächen für das Hüftbein.

Das Steißbein (*Os coccygis*)

Das Steißbein besteht aus vier bis fünf verkümmerten Wirbeln, die individuell unterschiedlich noch eine gewisse Beweglichkeit aufweisen.

Die Schamfuge (*Symphysis pubica*)

Die beiden Schambeine werden im Bereich der Schamfuge, auch Symphyse genannt, durch den Symphysenknorpel miteinander verbunden. Über den oberen und unteren Rand der Symphyse zieht rechts und links jeweils ein kräftiges Band, das mit der Knorpelplatte fest verwachsen ist. Oben befindet sich das *Ligamentum pubicum superius*, unten das *Ligamentum arcuatum pubis*. Die Verbindung lockert sich während der Schwangerschaft mehr oder weniger stark auf.

Die **gelenkigen Verbindungen** am knöchernen Becken sind
- dorsal die Kreuzbein-Darmbein-Gelenke (*Articulationes sacroiliacae*),
- ventral die Symphyse (*Symphysis pubica*).

Das weibliche und das männliche Becken im Vergleich (Abb. 3.2):
- Beim weiblichen Becken sind die Darmbeinschaufeln ausladender, abgeflachter und breiter.
- Das männliche Becken ist hoch, schmal und eng (trichterförmig), was durch die steil aufgestellten, höheren und schmäleren Darmbeinschaufeln bedingt ist.
- Der Beckeneingang ist bei der Frau queroval und beim Mann längsoval.
- Beim männlichen Becken ist das Kreuzbein schmaler als beim weiblichen Becken.
- Das Promontorium springt beim männlichen Becken weiter vor als beim weiblichen.
- Der Schambeinwinkel beträgt bei der Frau 90 bis 95° und beim Mann 70 bis 75°.
- Das Beckenlumen ist bei der Frau weit und niedrig, beim Mann schmaler, enger und höher.

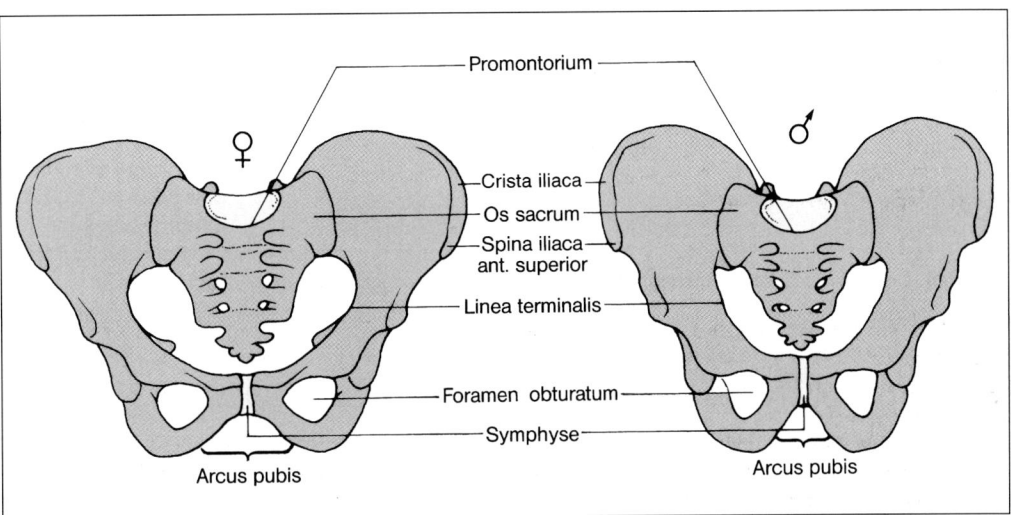

Abb. 3.2 Links weibliches Becken, rechts männliches Becken zum Vergleich.

Die Muskulatur

Die geburtshilflich wichtigsten Bauchmuskeln

Die Muskulatur der Bauchwand hat in der Geburtshilfe dreifache Bedeutung:
▸ Auflockerung und Dehnung in der Schwangerschaft
▸ Bauchpresse unter der Geburt
▸ Rückbildung im Wochenbett

Die Bauchmuskeln sind zwischen Becken und Brustkorb ausgespannt und umfassen die vordere und seitliche Bauchwand fast bis zur Wirbelsäule. Zur Vereinfachung werden im folgenden die Abkürzungen U (= Ursprung), A (= Ansatz) und F (= wichtigste Funktion) verwendet (Abb. 3.3).

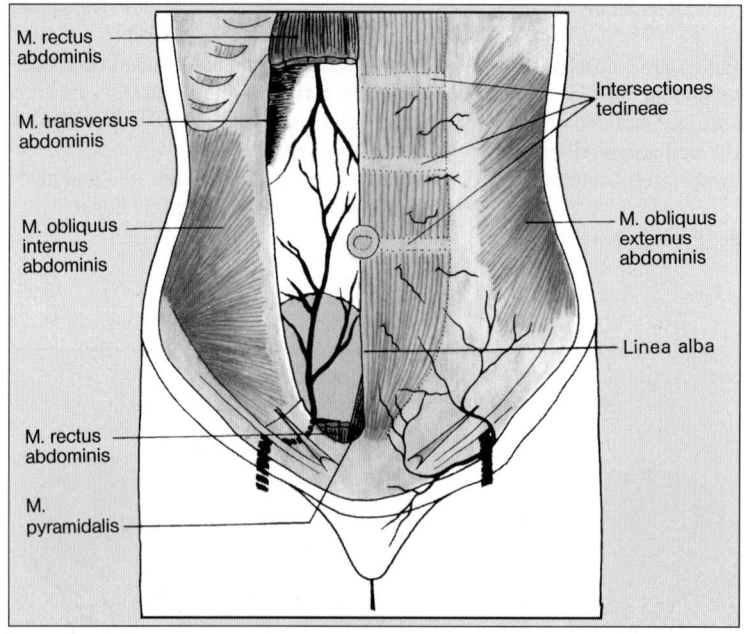

Abb. 3.3 Anatomie der Bauchdecken. Auf der linken Seite sind die tieferen Schichten sichtbar.

Der gerade Bauchmuskel (*Musculus rectus abdominis*)

- U: 5. bis 7. Rippenknorpel, Schwertfortsatz des Brustbeins (*Processus xiphoideus*).
- A: Schambein, neben der Schamfuge.
- F: beugt den Rumpf nach vorn, nähert den Thorax dem vorderen Beckenrand.

Der Muskel ist durch 3 bis 4 quere Sehnenstreifen (*Intersectiones tendineae*), die mit der Rektusscheide fest verwachsen sind, in 4 bis 5 Abschnitte unterteilt.

Der innere schräge Bauchmuskel (*Musculus obliquus internus abdominis*)

- U: *Fascia thoracolumbalis, Crista iliaca, Ligamentum inguinale.*
- A: 9. bis 12. Rippe, *Linea alba*. Vom unteren Teil zweigen Fasern ab, die beim Mann zum Samenstrang ziehen und den *Musculus cremaster* bilden, bei der Frau zusammen mit dem *Ligamentum teres uteri* zum äußeren Leistenring ziehen.
- F: dreht den Rumpf zur gleichen Seite, wirkt bei der Bauchpresse mit.

Der äußere schräge Bauchmuskel (*Musculus obliquus externus abdominis*)

- U: Außenfläche der 5. bis 12. Rippe.
- A: *Crista iliaca*, Leistenband (*Ligamentum inguinale*), *Tuberculum pubicum, Linea alba*.
- F: dreht den Rumpf zur Gegenseite, wirkt bei der Bauchpresse mit.

Der quere Bauchmuskel (*Musculus transversus abdominis*)

- U: 7. bis 12. Rippenknorpel, *Aponeurosis lumbalis, Crista iliaca*.
- A: *Linea alba*. Auch hier schließt sich das untere Faserbündel als *Musculus cremaster* dem Samenstrang beim Mann an, bei der Frau zieht es mit dem *Ligamentum teres uteri* zum äußeren Leistenring.
- F: dreht den Rumpf zur gleichen Seite, wirkt bei der Bauchpresse mit.

Linea alba (weiße Linie)

Sie reicht vom Schwertfortsatz des Brustbeins bis zur Symphyse.

Die seitlichen Bauchmuskeln gehen an der vorderen Bauchwand in eine **breite Sehnenplatte** (*Aponeurose*) über, deren Fasern sich in der Medianlinie mit jenen der anderen Seite verflechten und so einen sehnigen Streifen in der Mitte der vorderen Bauchwand bilden.

Geburtshilfliche Bedeutung. Durch die Dehnung der Bauchwand in der Schwangerschaft weichen die beiden geraden Bauchmuskeln mehr oder weniger auseinander, und die Sehnenplatte kann wie durch einen Spalt getastet werden (**Rektusdiastase**).

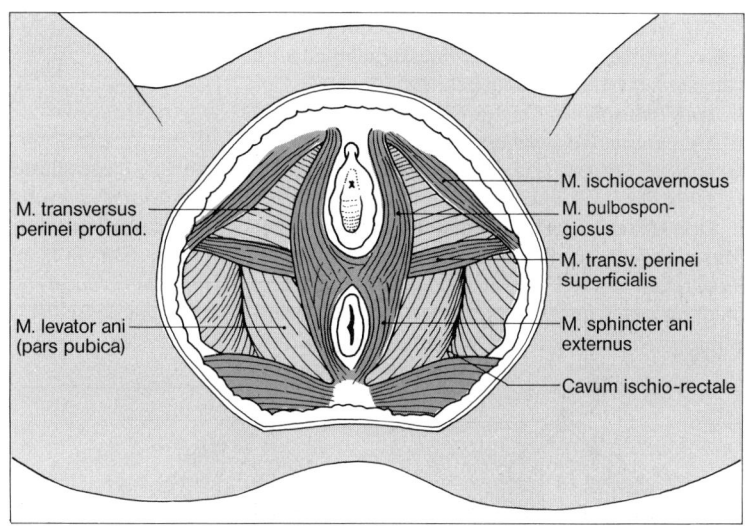

Abb. 3.4 Die Beckenbodenmuskulatur.

Die Beckenbodenmuskulatur

Das Becken wird nach unten durch einen kräftigen Muskel-Faszien-Apparat abgeschlossen. Dieser ist sowohl Halteapparat für die Beckenorgane als auch Teil des Verschlußapparates für Urethra, Vagina und Mastdarm (Abb. 3.4). Unter der Geburt wird er darüber hinaus Teil des Geburtswegs.

Der Verschlußapparat des Beckens bei Frau und Mann setzt sich aus drei Schichten zusammen (Abb. 3.5):
- *Diaphragma pelvis*
- *Diaphragma urogenitale*
- Schließmuskelschicht

Das *Diaphragma pelvis* (Abb. 3.6a) ist die oberste Schicht des Beckenbodens und besteht aus der paarig angelegten, kräftigen Muskelplatte des *Musculus levator ani* und aus dem *Musculus coccygeus*.
- Der *Musculus levator ani* setzt sich aus mehreren Faserbündeln zusammen. Er verläuft in einer bogenförmigen Linie von der Innenseite des Schambeins über das Darmbein unterhalb der *Linea terminalis* zum Steißbein. So entsteht beidseits eine stark abfallende schiefe Ebene (trichterförmig, sogenannter **Levatorentrichter**), die vorn eine Lücke offen läßt (**Levatorenspalt**) zum Durchtritt für Vagina, Urethra und Rektum. Der *Musculus levator ani* ist oben und unten mit einer Faszie

bedeckt, der *Fascia diaphragmatis pelvis superior* und der *Fascia diaphragmatis pelvis inferior*. Die obere Faszie trennt den muskulären Beckenboden vom Beckenbindegewebe.
- Der *Musculus coccygeus* ist ein paariger Muskel, der von der *Spina ischiadica* zur Seitenfläche von Steißbein und Kreuzbein zieht.

Das **Diaphragma urogenitale** (Abb. 3.6b) deckt den Levatorenspalt von unten ab. Es wird vom *Musculus transversus perinei profundus* gebildet, der sich dreieckig zwischen den beiden Sitzbeinästen ausbreitet. Fasern dieses Muskels bilden um die Urethra herum den *Musculus sphincter urethrae*.

Zwischen Rektum und Rand des *Musculus transversus perinei profundus* bleibt eine Lücke, die mit derbem Bindegewebe gefüllt ist, das *Centrum tendineum perinei*. Diese Stelle wird von der dritten Muskelschicht der Beckenbodenmuskulatur, der sogenannten Schließmuskelschicht, überlagert.

Die **Schließmuskelschicht** (Abb. 3.6c) ist die äußere Schicht der Beckenbodenmuskulatur und wird von den folgenden Muskeln gebildet:
- *Musculus sphincter ani externus*
- *Musculus bulbospongiosus*
- *Musculus transversus perinei superficialis*
- *Musculus ischiocavernosus*.

Der **Musculus sphincter ani externus** und der **Musculus bulbospongiosus** bilden eine "8" um Vagina, Urethra und Rektum. Der Kreuzungspunkt liegt im *Centrum tendineum*. Der paarige *Musculus transversus perinei superficialis* verläuft quer vom *Centrum tendineum* zum *Tuber ischiadicum*. Er liegt dem freien Rand des *Diaphragma urogenitale* auf. Der *Musculus ischiocavernosus* verläuft vom *Ramus ossis ischii* zur *Tunica albuginea* des *Crus clitoridis* bei der Frau (des *Corpus cavernosum penis* beim Mann).

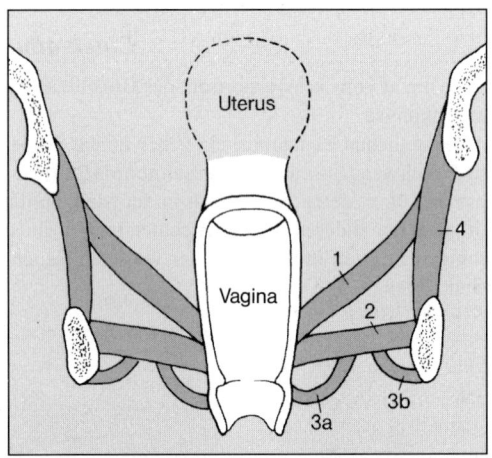

Abb. 3.5 Etagengliederung der Beckenbodenmuskulatur: *Musculus levator ani (Diaphragma pelvis)* (1), *Musculus transversus perinei profundus (Diaphragma urogenitale)* (2), *Musculus bulbospongiosus* (3a), *Musculus ischiocavernosus* (3b) (3a und b stellen die Schließmuskelschicht dar), *Musculus obturatorius internus* (4).

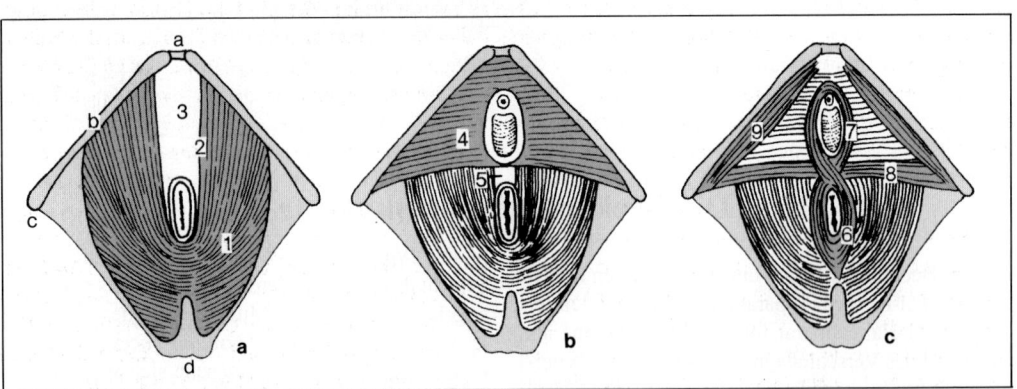

Abb. 3.6
a Beckenboden, obere Schicht, *Diaphragma pelvis*: Symphyse (a), *Ramus ossis ischii* und *Ramus inferior ossis pubis* (b), *Tuber ischiadicum* (c), Steißbein (d), *Musculus levator ani* (1), Levatorschenkel (2), Levatorspalt (3).
b Beckenboden, mittlere Schicht, *Diaphragma urogenitale*: *Musculus transversus perinei profundus* mit Durchtritt von Vagina und Urethra (4), *Centrum tendineum perinei* (5).
c Beckenboden, äußere Schicht, Schließmuskelschicht: *Musculus sphincter ani externus* (6), *Musculus bulbospongiosus* (7), *Musculus transversus perinei superficialis* (8), *Musculus ischiocavernosus* (9).

Die weiblichen Geschlechtsorgane
Die inneren Geschlechtsorgane und deren Halte- und Haftvorrichtung

Die inneren Geschlechtsorgane liegen im kleinen Becken in unmittelbarer Nachbarschaft von Rektum und Harnblase. Zu den inneren weiblichen Geschlechtsorganen zählen Uterus, Eileiter und Eierstöcke (Abb. 3.7).

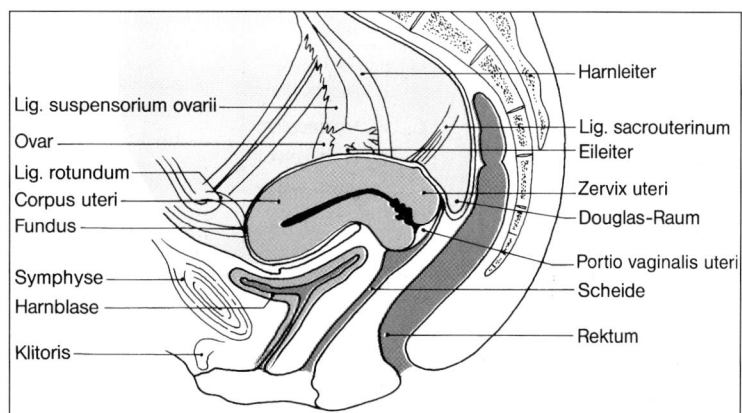

Abb. 3.7 Medianschnitt durch das weibliche Becken mit den Geschlechtsorganen. Erkennbar ist der vom Peritoneum überzogene Uterus in seiner Beziehung zu Blase und Kolon sowie ein Teil des Halteapparats.

Der Uterus

Der bei der geschlechtsreifen Frau 7 bis 8 cm lange Uterus hat die Form einer umgedrehten Birne. Das dickwandige, muskuläre Hohlorgan ist beweglich und liegt zwischen Rektum und Harnblase.

Man unterscheidet *Fundus*, *Corpus* und *Cervix uteri*. *Fundus* und *Corpus* liegen **intraperitoneal**, sie sind auf der Vorder- und Hinterfläche von Peritoneum überzogen. Die *Cervix* liegt **extraperitoneal**. Den intraperitonealen Raum hinter dem Uterus nennt man *Excavatio rectouterina* oder **Douglas-Raum**.

Das den Uterus vorn und hinten umschließende Peritoneum vereinigt sich an dessen Seiten jeweils zu einem einzigen Septum, dem *Ligamentum latum uteri*. Die beiden *Ligamenta lata* ziehen rechts und links zur seitlichen Beckenwand. Der obere Rand des *Ligamentum latum* entsteht durch den Umschlag, wodurch rechts und links die Tuben umschlossen werden. Den lateralen Tubenabschnitt umschließt das *Ligamentum latum* nicht mehr, es wird hier zum *Ligamentum suspensorium ovarii* und verläuft ansteigend zur seitlichen Beckenwand.

Der *Fundus uteri* (Gebärmuttergrund) ist der obere kuppelförmige Abschnitt des Uterus, er liegt oberhalb der beidseits abgehenden Eileiter. In der Seitenansicht zeigt sich, daß das *Corpus* gegen die *Cervix* nach ventral abgeknickt ist. Hierdurch ist der Uterus in Anteflexionsstellung. Die *Cervix uteri* (Gebärmutterhals), die etwa ein Drittel der Gesamtlänge des Uterus ausmacht, ragt mit ihrem unteren Ende in das Scheidengewölbe hinein. Dieser etwa 1 cm lange Zervixteil wird als *Portio vaginalis uteri* (kurz **Portio**) bezeichnet, dessen untere Öffnung den **äußeren Muttermund** bildet. Der äußere Muttermund ist bei einer Nullipara ein rundes Grübchen, nach einer Geburt ist er spaltförmig und man unterscheidet eine vordere und eine hintere Muttermundslippe.

Das *Cavum uteri* ist außerhalb der Schwangerschaft nicht als Hohlraum entfaltet, sondern stellt nur einen engen Spalt dar, der die Gestalt eines auf die Spitze gestellten Dreiecks hat. An seinen oberen "Ecken" münden die Eileiter, an seiner unteren Spitze setzt sich der innere Muttermund und der Zervixkanal fort. Das *Cavum uteri* wird von Endometrium ausgekleidet.

Der **Zervixkanal** zeigt eine spindelförmige Erweiterung. Er ist mit Zylinderepithel ausgekleidet und zum Schutz vor der "Außenwelt" mit einem Schleimpfropf verschlossen, dessen Konsistenz und Menge durch die physiologischen Hormonschwankungen während des Menstruationszyklus verändert werden. Im Bereich der *Portio vaginalis* öffnet sich der Zervixkanal zum äußeren Muttermund (Abb. 3.8).

Am Übergang von Uteruskörper und Uterushals befindet sich der *Isthmus uteri*, etwa in Höhe des inneren Muttermundes. Dem *Isthmus uteri* kommt in der Schwangerschaft und unter der Geburt eine besondere Bedeutung zu, da er dreimal seine Funktion ändert:
- Bis zur 12. Schwangerschaftswoche gehört er zum **Verschlußapparat** des Uterus.
- Vom 4. Schwangerschaftsmonat an entfaltet er sich und ist Teil des Fruchthalters, er wird hier als das **untere Uterinsegment** bezeichnet.
- Da der *Isthmus uteri* im Gegensatz zum *Corpus uteri* nicht vorwiegend aus Muskelfasern besteht und sich somit unter der Geburt nicht aktiv an der Austreibung des Kindes beteiligen wird, wird er **funktionell zur *Cervix uteri*** gerechnet.

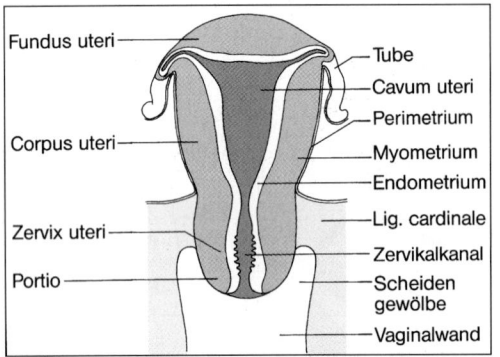

Abb. 3.8 Frontalschnitt durch den Uterus. Erkennbar sind Fundus, Corpus und *Cervix uteri*.

Die Uterusmuskulatur

Das *Corpus uteri* besteht aus einer 1 bis 2 cm dicken Schicht glatter Muskulatur, dem sogenannten **Myometrium**.

Die Uteruswand setzt sich aus drei Schichten zusammen:
- der *Tunica mucosa*, die auch als **Endometrium** oder Uterusschleimhaut bezeichnet wird,
- der *Tunica muscularis*, die das **Myometrium** darstellt, und
- der *Tunica serosa*, die der **Peritonealüberzug** (Perimetrium) ist.

Die Uterusmuskulatur besteht aus einem Muskelfasergerüst mit einem äußerst komplizierten Aufbau. Die Muskelfasern sind in einem gegenläufigen und sich überkreuzenden **Spiralsystem** angeordnet, das zum Fundus hin ansteigt (Abb. 3.9). Die Längs- und Ringmuskulatur der Tuben geht in die Uterusmuskulatur über. In das Ringmuskelsystem strahlen glatte Muskelbündel ein, die mit den Ligamenten zum Uterus gelangen. Am inneren Muttermund verläuft die Muskulatur ringförmig.

Durch diese komplizierte Anordnung der Uterusmuskulatur ist es möglich, daß sich das *Corpus uteri* in der Schwangerschaft um ein Vielfaches vergrößern und entfalten kann, während gleichzeitig die *Portio vaginalis* unentfaltet und der Zervikalkanal bis zur Geburt verschlossen bleiben.

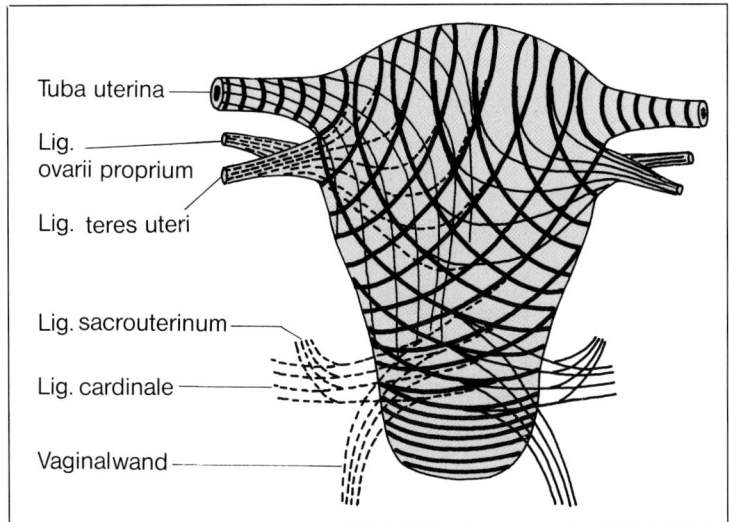

Abb. 3.9 Schema der gitterartigen Uterusmuskulatur und der Uterusbänder.

Die Adnexe: Eileiter und Eierstöcke

Die paarig angelegten Eierstöcke und Eileiter "hängen" rechts und links am Uterus und werden daher als Adnexe (Anhangsgebilde) bezeichnet. Die Adnexe liegen intraperitoneal (Abb. 3.10).

Die **Eileiter** (*Tubae uterinae*) sind zwei ca. 12 cm lange, schlauchförmige Gebilde. Sie dienen zur Aufnahme und zum Transport der Eizelle uteruswärts und in Richtung der aufsteigenden Spermien.

Man unterscheidet drei anatomische Abschnitte:
- *Pars uterina* (= intramuraler Teil)
- *Isthmus tubae uterinae*
- *Ampulla tubae uterinae*.

Pars uterina wird das kurze, enge Stück genannt, das durch die Uteruswand verläuft. *Isthmus tubae* ist das mittlere Stück, welches am Tubenwinkel in die Uteruswand eintritt. *Ampulla tubae* ist das längste Stück, das sich zum Ovar hin allmählich weitet und in einen mit Fimbrien besetzten Trichter übergeht. Dieser Trichter ist zur Peritonealhöhle hin offen.

Die Tubenwand setzt sich wie die Uteruswand aus drei Schichten zusammen:
- der *Tunica serosa*
- der *Tunica muscularis* und
- der *Tunica mucosa*.

Die *Tunica muscularis* hat innere zirkuläre und äußere längsgerichtete glatte Muskelfasern. Im mittleren Abschnitt befindet sich noch eine Schicht Längsmuskeln, die zur Ampulle hin allmählich auseinanderlaufen. Die Schleimhaut der Tuben, die *Tunica mucosa*, weist längsverlaufende Falten auf, die Richtung Ampulle zahlreicher und ausgeprägter werden und sich verzweigen. Sie ist mit der Muskelschicht durch lockeres, gefäßreiches Bindegewebe verbunden und besteht aus einschichtigem Zylinderepithel mit hohen Flimmerzellen und Drüsenzellen. Das von den Drüsenzellen gebildete Sekret wird durch den Zilienschlag der Flimmerzellen Richtung Uterus bewegt.

Die Anzahl der Drüsen- beziehungsweise Flimmerzellen ist zyklusabhängig. In der zweiten Zyklushälfte überwiegen die Sekretionszellen, da sie wahrscheinlich Nährstoffe für das befruchtete Ei abgeben. Der Transport des Eis erfolgt durch die peristaltischen Bewegungen der Tubenmuskulatur.

Der geschlechtsreife mandelförmige **Eierstock** (Ovar) ist 3 bis 4 cm lang und etwa 1 cm dick und hat eine grauweißliche, zerklüftete Oberfläche. Das paarige Organ ist an der Dorsalseite des *Ligamentum latum* über das sogenannte Mesovarium (Eierstockgekröse, Bauchfellduplikatur zwischen *Ligamentum latum* und Ovar) angeheftet (vgl. Abb. 3.10).

Im Ovar werden sowohl die weiblichen Sexualhormone produziert, als auch durch die Follikelreifung befruchtungsfähige Eizellen gebildet.

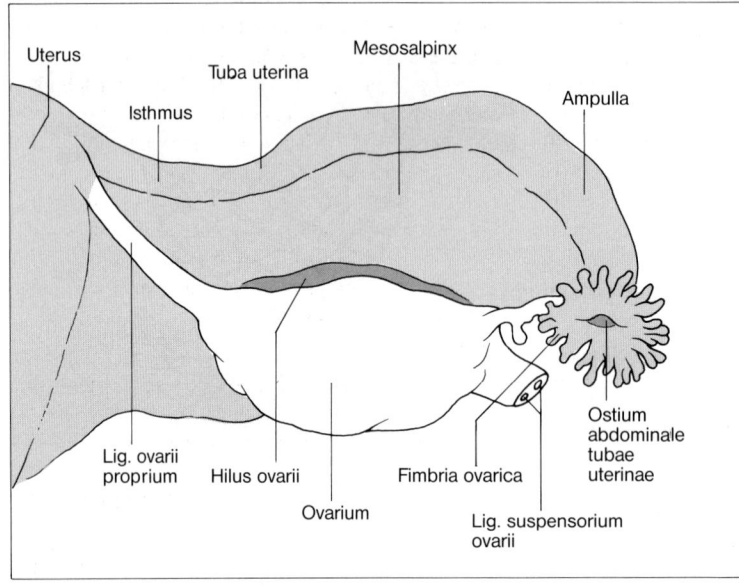

Abb. 3.10 Ansicht der rechten Adnexe und Bandverbindungen von hinten. Der Eileiter verläuft im freien Rand des *Ligamentum latum*. Der Eierstock hingegen wird nicht vom *Ligamentum latum* umschlossen, sondern er ist mittels des Mesovars an der Dorsalseite des *Ligamentum latum* angeheftet.

Gewebsaufbau des Ovars. Die Oberfläche des Ovars wird von Keimepithel umgeben. Dabei handelt es sich um modifiziertes Peritonealepithel, das mit der Keimbildung direkt nichts zu tun hat.
- *Tunica albuginea*: Diese faserreiche Bindegewebsschicht liegt unter dem Keimepithel und ist mit diesem fest verwachsen.
- **Rindenzone**: Dieses zellreiche Bindegewebe nimmt den massenmäßig größten Anteil ein. In ihm sind die Primärfollikel gelagert. Da hier auch die Follikelreifung erfolgt, finden sich in der Rindenzone stets Follikel in den verschiedensten Reifungsstufen sowie Reste von Follikeln nach bereits abgelaufener Ovulation.
- **Markzone**: Sie ist unscharf gegen die Rindenzone abgegrenzt und enthält zahlreiche, stark gewundene Blutgefäße, Lymphgefäße und Nerven. Diese gelangen durch den Hilus in das Organ.

Follikelreifung im Ovar. Die Vermehrung der Oogonien (Oogonien = Ureier) erfolgt während der Fetalentwicklung und ist zum Zeitpunkt der Geburt abgeschlossen. Die Anzahl der Oogonien beträgt bei der Geburt etwa 400000 bis 500000 und nimmt danach nicht mehr zu.

Bis zur Geburt reifen die Oogonien zu **ruhenden primären Oozyten** heran. In diesem Stadium verharren sie dann bis zur Pubertät.

Die ruhenden primären Oozyten sind von einer einreihigen Schicht abgeplatteter Epithelzellen umgeben. Primäre Oozyten und Epithelzellen stellen zusammen den **Primordialfollikel** dar. Mit Pubertätsbeginn erfolgt eine hypophysäre Hormonstimulation, die die Follikel zur endgültigen Reifung anregt. Die Reifung erfolgt über die folgenden Stadien (Abb. 3.11):
- Der **Primärfollikel** ist leicht vergrößert und weist einen einschichtigen Kranz kubischer Epithelzellen auf. Er befindet sich am äußeren Rand der Rindenzone des Ovars und wandert im Laufe seiner Reifung tiefer.
- Der **Sekundärfollikel** ist dadurch gekennzeichnet, daß das Follikelepithel proliferiert und zur vielschichtigen Granulosazellschicht wird (Beginn der Östrogenbildung).
- Die nächste Stufe ist der **Tertiärfollikel**. Im vielschichtigen Follikelepithel bildet sich ein größerwerdender Hohlraum, in dem sich Flüssigkeit, *Liquor folliculi*, ansammelt. Ein Teil der Tertiärfollikel bleibt auf dieser Stufe stehen, degeneriert und wird atretisch. Der andere Teil entwickelt sich weiter zu sprungreifen Follikeln.

Während der Follikelwanderung in tiefere Rindenschichten erfolgt in der Eizelle die erste Reifeteilung (**Meiose** = Reduktionsteilung zur Bildung der haploiden Keimzelle), bei der die 46 Chromosomen auf 23 reduziert werden.
- Der sprungreife Follikel heißt **Graaf-Follikel**. In der Regel reift während eines Zyklus nur ein einziger Tertiärfollikel zu einem Graaf-Follikel heran. Der mit Liquor gefüllte Hohlraum verdrängt die Granulosazellschicht bis auf einen dichten

Zellverband, den *Cumulus oophorus*, zum Schutz der Eizelle (Oozyte). Die Eizelle selbst ist rund, besteht aus klarem Protoplasma und enthält einen runden, dunkel gefärbten Kern mit einer deutlich ausgeprägten Membran. Sie schwimmt frei in einem mit Flüssigkeit gefüllten Dotterraum, der von einer basalmembranartigen Schicht, der **Zona pellucida**, umgeben wird. Über die *Zona pellucida* läuft der Stoffaustausch zwischen Eizelle und Follikelepithel. Die innerste Schicht des Follikelepithels formiert sich palisadenartig um die *Zona pellucida* zur **Corona radiata**.

Im den Follikel umgebenden **Bindegewebe** (*Theka folliculi*) sind während der Follikelreifung Differenzierungsvorgänge erfolgt und zwei Thekazellschichten entstanden: die *Tunica externa* und die *Tunica interna*. Die **Tunica externa** bildet eine Hülle aus dicken, dichten Bindegewebsfasern, die zellreiche **Tunica interna** ist reich an Blut- und Lymphgefäßen. In ihren Zellen werden die **Follikelhormone (Östrogene)** gebildet. In den Zellen des Follikelepithels (Granulosazellen) wird das Hormon **Inhibin** produziert.

Follikelsprung (Ovulation). Die zur Oberfläche des Ovars gerichtete Wand des Follikels wird enzymatisch aufgelockert. Durch den Innendruck der angestiegenen Liquormenge kommt es zum Aufreißen des Follikels und der Wand des Ovars.

Die Eizelle und das umgebende Follikelepithel des *Cumulus oophorus* werden zusammen mit dem austretenden Liquor ausgeschwemmt. An der gerissenen Ovaroberfläche kommt es zu einer leichten Blutung.

Befruchtung. Zum Zeitpunkt der Ovulation legt sich der Eileiter mit seiner fimbrienbesetzten Öffnung über das Ovar, so daß die Eizelle beim Eisprung in seine Ampulle gelangt. Da die **Eizelle nur eine kurze Lebensfähigkeit** hat, muß die **Befruchtung innerhalb der ersten Stunden nach der Ovulation** erfolgen.

Dazu müssen die Spermien einen Weg vom spermizid wirkenden Scheidenmilieu über den zu diesem Zeitpunkt alkalischen, durchlässigen Zervixschleim bis in das *Corpus uteri* zurücklegen. Auf dem weiteren Weg durch den Uterus bis zur Tube sind sie den Sekreten des Endometriums ausgesetzt, durch die sie jedoch vermutlich erst ihre volle Funktionsfähigkeit erhalten. In der Ampulle erfolgt dann die **Imprägnation**, d.h. das Eindringen des Spermiums in die Eizelle, gleichzeitig induziert im Kern der Eizelle die zweite Reifeteilung. Der haploide Zellkern der Eizelle verschmilzt mit dem haploiden Kern der Samenzelle (sogenannte **Konjugation**), und es entsteht eine Zygote mit diploidem Chromosomensatz. Eine Schwangerschaft beginnt.

Die wichtigsten Begriffe bei der Befruchtung sind nochmals zusammengefaßt.
- **Konzeption**: zur Befruchtung führender Geschlechtsverkehr.
- **Imprägnation**: Eindringen des Spermiums in die Eizelle.
- **Konjugation**: Verschmelzung der beiden Kerne von Eizelle und Samenzelle.

Bildung des Gelbkörpers. Nach der Ovulation bildet sich der im Ovar verbleibende Rest des Follikels zum Gelbkörper (***Corpus luteum***) um (vgl. Abb. 3.11). Die verbliebenen Granulosazellen proliferieren und differenzieren sich zu **Luteinzellen**. Dies sind lipoid- und pigmenthaltige Zellen, die über die *Theca interna* ernährt werden und die Gelbfärbung des Gelbkörpers verursachen.

Der reife Gelbkörper stellt eine endokrine Drüse dar, die Östrogene und vor allem Progesteron produziert.

Ist keine Gravidität eingetreten, geht der Gelbkörper zugrunde und bildet sich zum *Corpus albicans* zurück. Die Hormonabgabe geht zurück und sistiert am 14. Tag vollständig. Im Falle einer Schwangerschaft bleibt sie jedoch erhalten, bis etwa im 4. Monat die Plazenta die Hormonproduktion übernimmt.

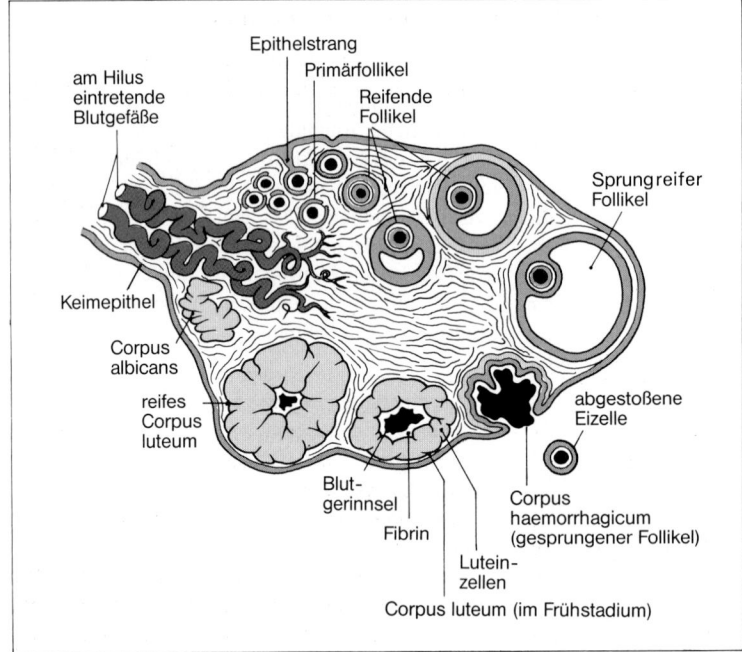

Abb. 3.11 Längsschnitt durch ein Ovar. Erkennbar sind die Follikel in ihren verschiedenen Reifestadien, der Follikelsprung sowie das *Corpus luteum* bis hin zum atrophischen *Corpus albicans*.

Die Scheide (Vagina)

> Die Scheide dient beim Geschlechtsverkehr der Aufnahme des männlichen Glieds und der Aufnahme des Spermas. Unter der Geburt wird sie zum Geburtsweg.

Die Scheide beginnt mit der im *Vestibulum vaginae* liegenden Scheidenöffnung und erstreckt sich bis zur *Cervix uteri*, wo sie die *Portio vaginalis* ringförmig umgibt. Durch die Schrägstellung der Portio gegen die Scheidenhinterwand entsteht ein ausgedehntes hinteres und ein flaches vorderes Scheidengewölbe (vgl. Abb. 3.7). Vorder- und Hinterwand dieses 8 bis 10 cm langen, bindegewebig-muskulösen Schlauchs liegen im Ruhezustand H-förmig aufeinander.

Vor der Defloration wird die Scheide am Scheidenvorhof durch eine halbmondförmige Hautfalte, den **Hymen**, unvollständig verschlossen. Nach Zerstörung dieser Hautfalte bei der Defloration verbleibt ein unregelmäßig gestalteter Randsaum (**Hymenalsaum**).

Die Scheidenwand besteht aus einer dünnen *Tunica muscularis*. Innen ist sie mit einem mehrschichtigen unverhornten Plattenepithel überzogen, das zyklischen Veränderungen unterliegt.

In der **Proliferationsphase**, d.h. unter Östrogeneinfluß, proliferiert auch das Plattenepithel der Scheide, es wird höher und lagert zunehmend **Glykogen** ein.

Nach der Ovulation, d.h. unter Progesteroneinfluß, werden die oberen Schleimhautschichten, in denen sich das Glykogen befindet, abgestoßen. Dadurch wird die Epithelhöhe bis zum neuen Zyklus wieder niedriger. Aus dem Glykogen der abgeschilferten Zellen erzeugen die **Döderlein-Stäbchen** (*Lactobacillus vaginalis*) der Scheidenflora Milchsäure und verursachen hierdurch das saure Scheidenmilieu. Dieses saure Milieu schützt die Vagina und die inneren Geschlechtsorgane vor Infektionen.

Halte- und Haftvorrichtung der inneren Genitalien

Aufhängesystem der Ovarien
- Das *Ligamentum ovarii proprium* verbindet das Ovar mit dem Uterus.
- Das *Ligamentum suspensorium ovarii* verbindet das Ovar mit der seitlichen Beckenwand. Es führt die Gefäße, die das Ovar versorgen (Abb. 3.10 und 3.12).

Halteapparat des Uterus (Abb. 3.12)
- Das *Ligamentum cardinale* (auch Parametrium genannt) wird vom subperitonealen Bindegewebe zu beiden Seiten des Uterus gebildet. Es enthält straffe Bindegewebszüge sowie glatte Muskulatur und verläuft von der *Cervix uteri* (in Höhe des inneren Muttermundes) zeltförmig zur Beckenwand.
- Das *Ligamentum latum* entsteht durch die zwei Umschlagfalten des peritonealen Überzugs über dem *Corpus uteri* und zieht von den Seitenflächen des *Corpus uteri* flügelartig zum Beckenrand. Mit seinem oberen Rand umschließt es einen Teil der Tube.
- Das *Ligamentum teres uteri* (auch rundes Mutterband, *Ligamentum rotundum* genannt) entspringt ventral unterhalb des Tubenwinkels am Uterus und zieht durch den Leistenkanal zur Oberkante des *Os pubis*. Es hält den Uterus in Anteflexion. Das *Ligamentum teres uteri* hypertrophiert in der Schwangerschaft besonders stark. Gegen Schwangerschaftsende ist es etwa bleistiftdick. Durch das Aufrichten und Größerwerden des Uterus entsteht ein starker Zug, der von der Schwangeren unter Umständen als ziehender Schmerz im Leistenbereich wahrgenommen wird.
- Das *Ligamentum sacrouterinum* verbindet die Zervix mit dem Kreuzbein. Es vereinigt sich mit dem *Ligamentum cardinale*.
- Das *Ligamentum pubovesicale* zieht von der Symphysenhinterwand zum Blasenhals und zur Zervix.

Durch die Bänder wird der Uterus in seiner Lage gehalten, kann aber einer gefüllten Harnblase und einem gefüllten Darm ausweichen. Er besitzt also eine gewisse physiologische Beweglichkeit.

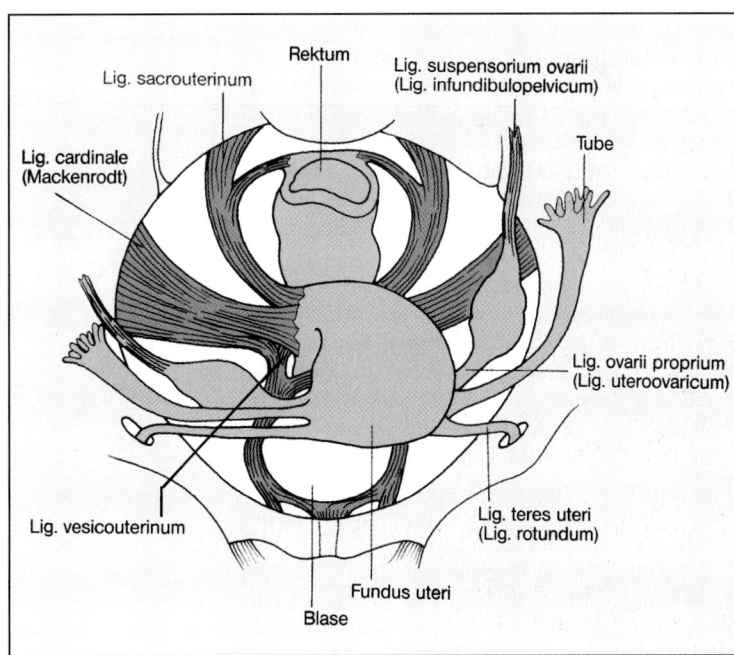

Abb. 3.12 Halteapparat der inneren weiblichen Genitalien. Schematische Darstellung der elastischen Verankerung des Uterus und der Adnexe im kleinen Becken.

Die äußeren weiblichen Geschlechtsorgane

Die äußeren weiblichen Geschlechtsorgane, auch äußeres weibliches Genitale oder **Vulva** genannt, umfassen: Schamberg, große Schamlippen, kleine Schamlippen, Klitoris und Scheidenvorhof (*Vestibulum*), Abb. 3.13.

Der **Schamberg (*Mons pubis*)** ist das über der Symphyse gelegene, behaarte Fettpolster.

Die **großen Schamlippen (*Labia majora pudendi*)** sind zwei fettgewebsreiche Hautfalten, die vom *Mons pubis* ausgehend die Schamspalte umschließen. Sie enthalten Talg-, Schweiß- und Duftdrüsen und sind an der Außenseite mit Schamhaar bedeckt. Vorne am *Mons pubis* laufen sie in der *Commissura anterior* zusammen, in der *Commissura posterior* hinten analwärts. Bei geschlossenen Beinen berühren sich die großen Labien und bedecken das Vestibulum.

Die **kleinen Schamlippen (*Labia minora pudendi*)** sind derbe, unbehaarte, dünne Hautfalten, die den Scheidenvorhof begrenzen. Nach vorn stehen die kleinen Labien mit der Klitoris in Verbindung, nach hinten laufen sie kleinerwerdend in einer dünnen Hautfalte zusammen. Die kleinen Labien enthalten reichlich Talgdrüsen, sind an ihrer Außenfläche mit schwach verhorntem und an ihrer Innenfläche mit unverhorntem mehrschichtigem Plattenepithel überkleidet. An der Basis der kleinen Labien befindet sich dicht unter der Haut beidseits ein Schwellkörper (*Bulbus vestibuli*). Dieses nach dorsal keulenförmige Venengeflecht wird bei sexueller Erregung stark durchblutet und schwillt an.

Die **Klitoris** entsteht unter der Symphyse durch den Zusammenschluß zweier Schenkel eines Schwellkörpers (gleich dem des männlichen Glieds), die jeweils vom unteren Schambeinast kommen. Durch den Zusammenschluß entsteht das *Corpus clitoridis*, das von der *Glans clitoridis* überdeckt wird. Das *Corpus* wird von einer losen Vorhaut (*Praeputium clitoridis*) überdeckt, so daß nur die *Glans clitoridis* in der Falte sichtbar ist, die durch die Gabelung der kleinen Labien entsteht.

Die Klitoris ist das Pendant zum männlichen Penis; wie dieser ist sie bei sexueller Reizung durch Blutfüllung schwell- und minimal verlängerungsfähig.

Spreizt man die Labien auseinander, wird der **Scheidenvorhof** sichtbar. In ihm befindet sich die Scheidenöffnung mit dem Hymen (oder den Hymenalresten = *Curunculae hymenalis*), die Harnröhrenöffnung und die Mündung der Bartholini-Drüsen. Die **Harnröhrenöffnung** (*Ostium urethrae externum*) liegt auf einer Erhebung etwa 2 cm unterhalb der Klitoris und wird von mehreren kleinen Schleimdrüsen umgeben. Die beiden erbsengroßen **Bartholini-Drüsen** liegen in der Muskulatur des *Diaphragma urogenitale*. Sie münden beidseits mit einem etwa 1,5 cm langen Ausführungsgang in der Furche zwischen den kleinen Labien und dem Hymen beziehungsweise Hymenalsaum im hinteren Drittel der Vulva. Sie geben ein schleimiges Sekret ab. Bei **sexueller Erregung** vermehrt sich die Schleimabsonderung, um so das Eindringen des männlichen Glieds zu erleichtern. Bei **Entzündungen** können die Drüsen stark und sehr schmerzhaft anschwellen, die darüberliegende Haut ist dann deutlich gerötet.

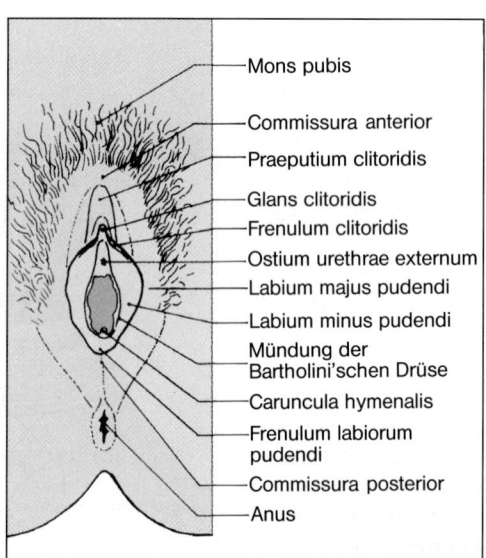

Abb. 3.13 Äußere weibliche Geschlechtsorgane (mit entfalteter Vulva).

Gefäße und Nerven der inneren und äußeren Genitale

Die arterielle Gefäßversorgung der inneren Genitale, d.h. der inneren Geschlechtsorgane, erfolgt hauptsächlich über die *Arteria ovarica* und die *Arteria uterina*.

- Die **Arteria ovarica** entspringt knapp unterhalb der Nieren direkt aus der Aorta. Sie verläuft schräg nach unten und zieht von der Seitenwand des Beckens über das *Ligamentum suspensorium ovarii* zum Ovar. Die Äste der *Arteria ovarica* versorgen teils die Tube, teils anastomosieren sie mit der *Arteria uterina*.
- Die **Arteria uterina** zweigt von der *Arteria iliaca interna* ab, die wiederum von der *Arteria iliaca communis* stammt. Sie zieht über den Uterus hinweg zur *Cervix uteri*. Hier zweigt ein absteigender Ast ab, der mit der *Arteria vaginalis* anastomosiert und ein Gefäßnetz um die Vagina bildet. Der Hauptast zieht vielfach geschlängelt nach oben und gibt dabei viele Spiralarterien an den Uterus ab. Im Tubenwinkel teilt sich die *Arteria uterina* auf. Ihre Endäste verlaufen Richtung Fundus, Tube und Ovar, wo sie mit der *Arteria ovarica* anastomosieren.

Das **äußere Genitale** wird von Gefäßästen der *Arteria pudenda interna*, die ebenfalls der *Arteria iliaca interna* entspringt, versorgt.

Der Uterus wird vom vegetativen Nervensystem innerviert. Zwischen vegetativem Nervensystem und Psyche besteht eine enge wechselseitige Beziehung, die in der Geburtshilfe besondere Beachtung verdient. Ein simples Beispiel ist der wechselseitige Zusammenhang von Angst, Spannung und Schmerz. Diesen Kreislauf gilt es, unter der Geburt nicht aufkommen zu lassen oder zu unterbrechen (s. auch Kap. 5.2 Betreuung und Leitung der regelrechten Geburt, S. 264).

Die Nervenfasern des Uterus geben ihre Impulse zunächst an ein dichtes Gangliengeflecht ab, das sich seitlich der *Cervix uteri* im Parametrium befindet, den sogenannten *Plexus uterovaginalis* oder *Frankenhäuser Plexus*. Von dort werden die Impulse zum Gehirn weitergeleitet. Zur Schmerzlinderung unter der Geburt können die lokalen Nervenbahnen an verschiedenen Stellen durch Blockaden unterbrochen werden. Die Wehentätigkeit des Uterus wird durch den Parasympathikus gefördert.

Die Innervation des äußeren Genitals und des Dammes erfolgt vorwiegend über den untersten Ast des *Plexus sacralis*, den *Nervus pudendus*. In seinem Verlauf gibt er 3 Äste ab:

- **Nervus rectalis inferior**, der die Haut des Analbereichs und den *Musculus sphincter ani externus* versorgt.
- **Nervus perinealis**, der Muskeln und Haut im Bereich des Dammes versorgt und Äste zu den großen Labien abgibt.
- **Nervus dorsalis clitoridis**, der Haut und Klitoris versorgt.

Der *Nervus pudendus* verläuft unterhalb der *Spina ischiadica*. Hier kann man unter der Geburt durch den sogenannten *Pudendusblock* eine Schmerzausschaltung im Bereich von Haut und Muskulatur des Damms erzeugen.

Physiologie der weiblichen Geschlechtsorgane

> Frauen im geschlechtsreifen Alter haben in der Regel alle 4 Wochen, d.h. etwa alle 28 Tage, eine Menstruationsblutung. Die erste Blutung tritt im 10. bis 13. Lebensjahr auf und heißt **Menarche**. Die letzte Blutung beim Versiegen der ovariellen Zyklen um das 46. bis 50. Lebensjahr bezeichnet man als **Menopause**.

Der Regelzyklus der Frau wird über ein kompliziertes Zusammenspiel zwischen **Hypothalamus, Adenohypophyse (Hypophysenvorderlappen)** und **Ovar** gesteuert (Abb. 3.14).

- Der **Hypothalamus** ist das übergeordnete Zentrum. Von ihm wird die Funktion des Hypophysenvorderlappens gesteuert. Diese Steuerung erfolgt durch **Gonadotropin-Releasing-Hormone (GnRH)**. Releasing-Hormon heißt Freisetzungshormon. Die GnRH bewirken die Freisetzung von **FSH (follikelstimulierendes Hormon)** und **LH (Luteinisierungshormon)**. Sie werden daher auch als FSH-RH und LHRH bezeichnet.
- Der **Hypophysenvorderlappen** wird von den Releasing-Hormonen stimuliert und schüttet FSH und LH aus. FSH und LH wirken auf die Gonaden und werden daher auch als **Gonadotropine** bezeichnet. Ein weiteres Hormon des Hypophysenvorderlappens ist das **Prolaktin (PRL)**. Es regt die Laktogenese an. Prolaktin wirkt wahrscheinlich auch auf andere Organe, der Wirkungsmechanismus ist jedoch noch nicht restlos geklärt.

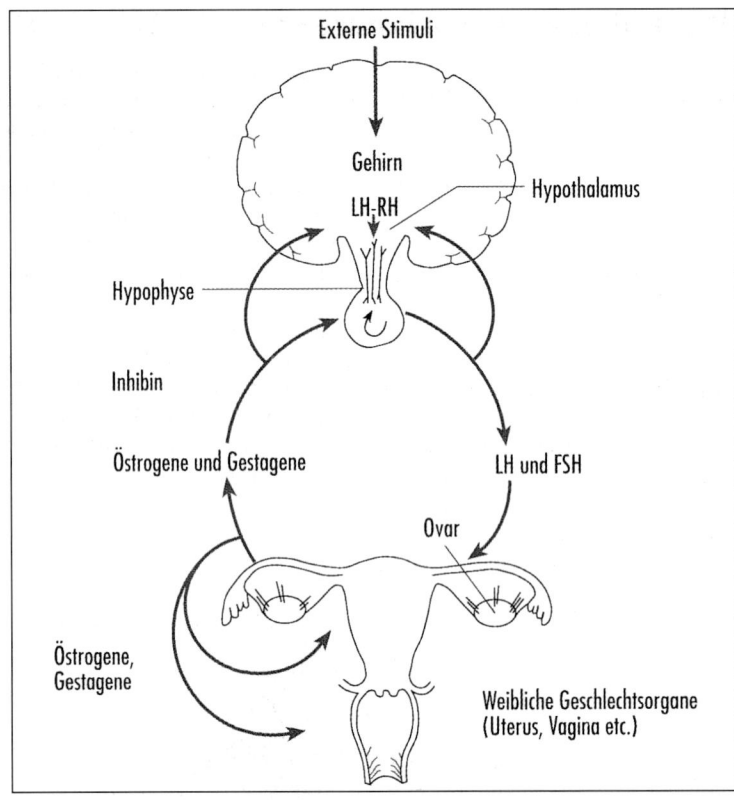

Abb. 3.14 Der ovarielle Regelkreis. (Aus: Schmidt-Matthiesen H, Hepp H. Gynäkologie und Geburtshilfe. 9. Aufl. Stuttgart, New York: Schattauer 1998)

Die Wirkung der Hypophysenhormone (Abb. 3.15)

Das **FSH** regt im weiblichen Ovar die **Follikelreifung** bis zum Graaf-Follikel und zum Eisprung an. Darüber hinaus werden die Follikel zur **Sekretion von Östrogenen** stimuliert. Beim Mann stimuliert FSH entsprechend die Spermatogenese.

Der FSH-Serumspiegel ist während der Menstruation und zu Beginn der Follikelphase hoch. In der präovulatorischen Phase fällt er ab, um kurz vor dem "ovulatorischen LH-Gipfel" seinen tiefsten Punkt zu erreichen. Anschließend steigt er allmählich wieder an (vgl. Abb. 3.16).

Das LH wirkt ebenfalls auf die Follikel, jedoch erst nach vorangegangener Stimulierung der Follikel durch FSH. Es hat vor allem Einfluß auf die **Luteinisierung**, d.h. die Bildung des Gelbkörpers, und somit auf die Progesteronproduktion. Beim Mann stimuliert LH die Leydig-Zwischenzellen. Der Serumspiegel von LH weist in der Zyklusmitte einen steilen Anstieg auf, der 1 bis 3 Tage dauert und den Eisprung auslöst (**ovulatorischer LH-Gipfel**).

Das **Prolaktin** als drittes Hypophysenhormon regt die **Lactogenese** an. Die Bedeutung des Hormons auf den Ovarialzyklus ist noch nicht vollständig geklärt. In der Schwangerschaft und besonders in der Stillzeit steigt die Prolaktinsekretion steil an. Ein Nachweis der Hypophysenhormone in Serum und Harn ist durch verschiedene Laboruntersuchungen möglich.

Die Wirkung der Ovarialhormone (Abb. 3.15)

> Im Ovar werden unter dem Einfluß der Gonadotropine FSH und LH vor allem die Steroidhormone Östrogen und Progesteron gebildet, ferner in geringem Ausmaß auch Androgene sowie das Hormon Inhibin.

Es werden drei **Östrogene** unterschieden: Östradiol, Östron und Östriol. Östradiol ist die biologisch aktivste Substanz, die anderen zwei weisen eine wesentlich geringere biologische Wirksamkeit auf. Im Ovar werden sie von den Theca- und Granulosazellen gebildet, eine extragenitale Synthese ist in der Nebennierenrinde und der Plazenta möglich. Die Menge der Östrogenproduktion wird durch die Bestimmung des Östradiol-Serumspiegels festgestellt. In der Geburtshilfe ist aber auch die Spiegelbestimmung des Östriols von Bedeutung (s. Plazentainsuffizienz).

Das vom *Corpus luteum* gebildete Hormon **Progesteron** bestimmt die zweite Zyklushälfte (Lutealphase). Die Bildung von Progesteron kann durch Bestimmung des Serumspiegels überprüft werden. Durch das Progesteron wird das Endometrium auf eine Nidation vorbereitet. In der Schwangerschaft übernimmt die Plazenta die Progesteronproduktion.

Die **Androgenbildung** unterliegt ebenfalls der Steuerung durch hypophysäre Hormone und findet hauptsächlich im Ovar und in der Nebennierenrinde statt. Die Androgene haben im weiblichen Organismus Einfluß auf das Sexualverhalten (Libido), auf Sekundärbehaarung, Muskulatur und Skelettsystem. Bei Überproduktion können Vermännlichungstendenzen auftreten.

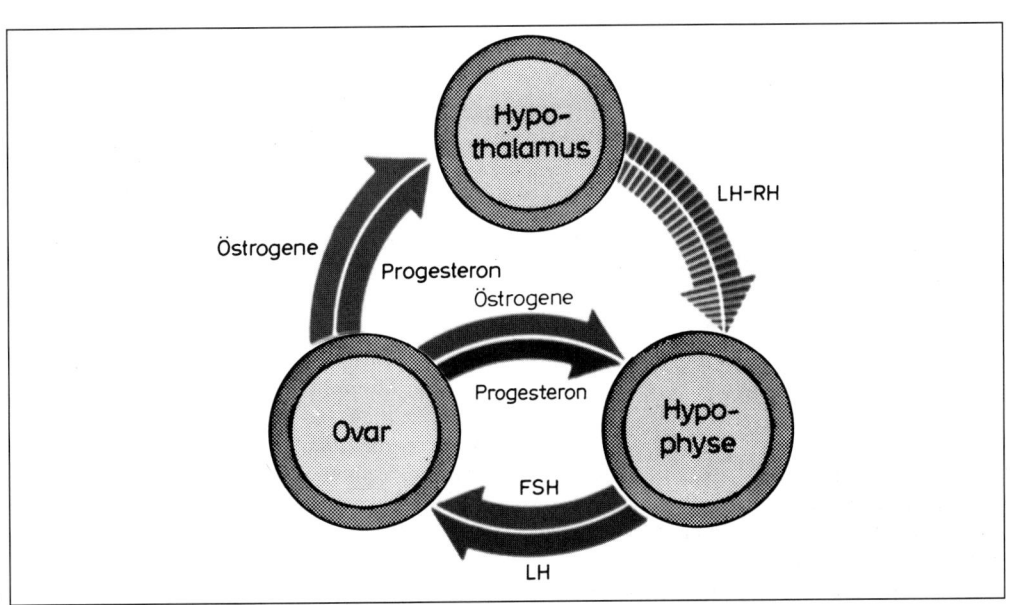

Abb. 3.15 Schematische Darstellung des hormonellen Regelkreises zwischen Hypothalamus, Adenohypophyse und Ovar. (Aus: Schmidt-Matthiesen H. Gynäkologie und Geburtshilfe. 8. Aufl. Stuttgart, New York: Schattauer 1992)

Der Ovarialzyklus

Der Ovarialzyklus ist ein zweiphasiger Zyklus von durchschnittlich 28 Tagen Länge. Die Länge unterliegt aber im Einzelfall großen Schwankungen. Die Dauer ist von Frau zu Frau recht unterschiedlich, durch den übergeordneten Hypothalamus spielen auch psychische Faktoren eine Rolle (Abb. 3.16).

Der Zyklus beginnt damit, daß durch den ansteigenden FSH-Spiegel die Reifung von Primordialfollikeln angeregt wird. Da die Progesteronbildung im zugrundegehenden *Corpus luteum* einige Tage vor Blutungsbeginn eingestellt wird, steigt der FSH-Spiegel, und ein neuer Ovarialzyklus beginnt dadurch bereits **vor** Blutungsbeginn.

FSH und LH stimulieren die Theca- und Granulosazellen in der ersten Zyklushälfte zur Östrogenbildung. In der Regel erlangt nur **ein** Follikel die Sprungreife, die anderen bilden sich zurück und werden atretisch. Die vermehrte Östrogenbildung bewirkt einen FSH-Abfall. Es wird angenommen, daß bei dieser Hemmung der FSH-Freisetzung das in den Granulosazellen gebildete Hormon Inhibin eine Rolle spielt.

Der **Follikelsprung** wird durch den **LH-Gipfel in der Zyklusmitte** induziert. Unter dem Einfluß von LH wandelt sich der entleerte Follikel zum *Corpus luteum* um und produziert Progesteron. Am 4. bis 5. postovulatorischen Tag erreicht der Progesteronspiegel seinen Gipfel. Hat keine Konzeption stattgefunden, geht er dann langsam zurück. Am 10. bis 12. postovulatorischen Tag bildet sich das *Corpus luteum* zum *Corpus albicans* zurück.

Während des Progesterongipfels wird die FSH-Ausschüttung gehemmt. Der **Östrogenspiegel**, der **um die Zyklusmitte einen Höhepunkt** erreicht, fällt nach der Ovulation zunächst leicht ab, erreicht aber mit dem Progesterongipfel in der zweiten Zyklushälfte noch einen **zweiten Gipfel**.

Der Menstruationszyklus

Der Ovarialzyklus löst zyklische Veränderungen der Uterusschleimhaut aus, die zu einem periodischen Aufbau sowie einer nachfolgenden Abstoßung der Schleimhaut und damit verbundenen Blutungen führen. Der Menstruationszyklus wird vom ersten Blutungstag an gerechnet. Seine Dauer richtet sich nach dem Ovarialzyklus (Abb. 3.16 und 3.17).

Am Endometrium lassen sich zwei Schichten unterscheiden: die dem Myometrium aufliegende *Basalis* und die, zyklisch aus ihr aufwachsende *Funktionalis*. Letztere durchläuft in Abhängigkeit von der hormonalen Stimulierung bei jedem Zyklus verschiedene Funktionsstadien. Hierzu zählen die **Proliferation** (4. bis 14. Tag, Proliferationsphase), die postovulatorisch beginnende **Sekretion** (Sekretionsphase) und die beim Absinken des Hormonspiegels einsetzende **Desquamation** (Desquamationsphase, desquamare = abschuppen). Kommt es zu einer Konzeption und Nidation, bleibt die Menstruation aus, und es erfolgt anstatt der Desquamation die Dezidualisation.

Proliferationsphase (parallel zur Follikelphase)

Nach Abstoßung der *Funktionalis* des vorangegangenen Zyklus baut sich auf der verbleibenden *Basalis* unter dem **Einfluß der Östrogene** eine neue *Funktionalis* auf. Die Drüsen sind zunächst von einfacher, gestreckter Form. Zur Zyklusmitte nimmt das Stroma erheblich an Dicke zu, die Drüsen vergrößern sich und werden geschlängelter. Aus der *Basalis* wachsen neue Spiralarterien ein.

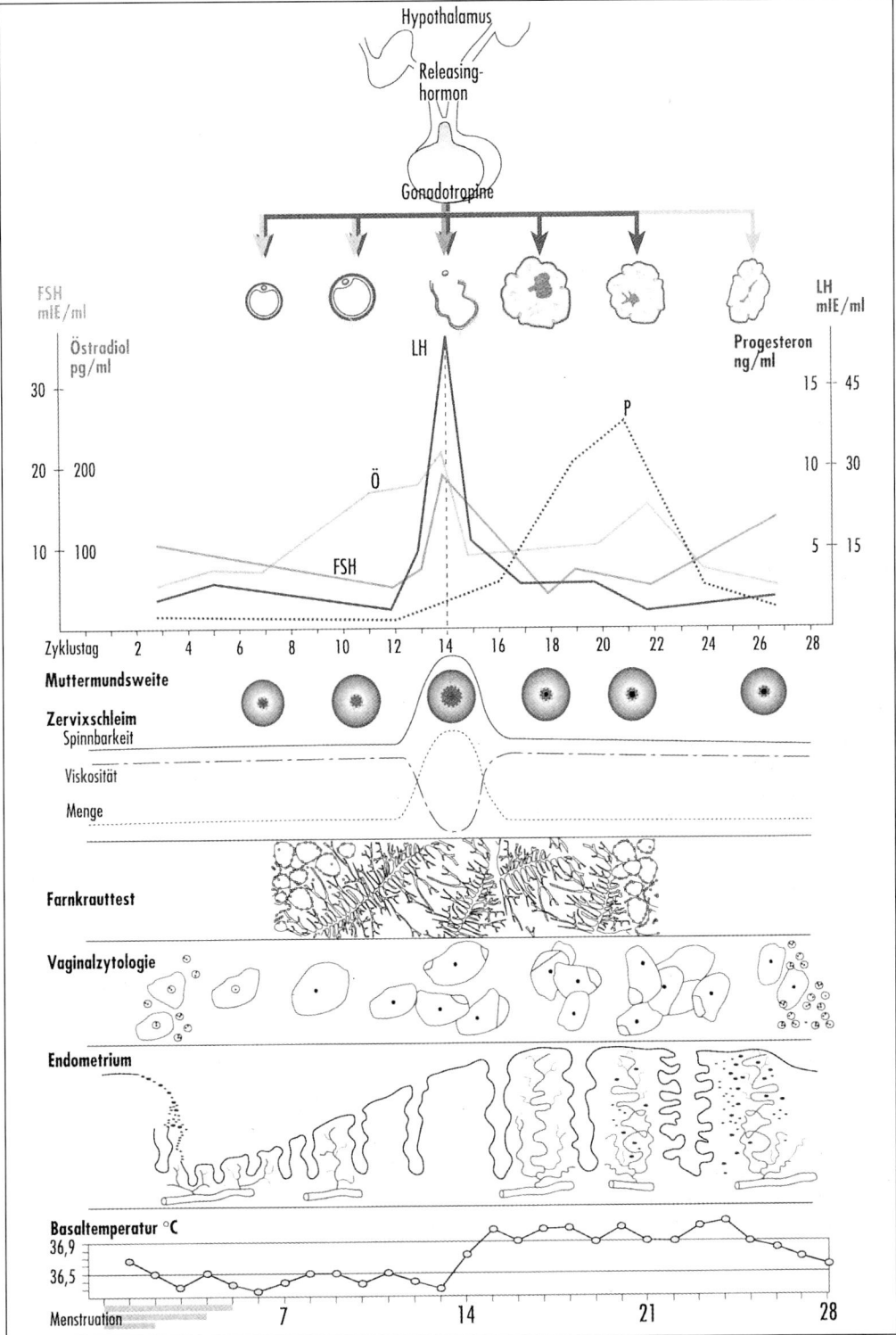

Abb. 3.16 Die zyklischen Veränderungen der Sexualhormone im Blut und ihre biologische Wirkung. (Aus: Schmidt-Matthiesen H, Hepp H. Gynäkologie und Geburtshilfe. 9. Aufl. Stuttgart, New York: Schattauer 1998)

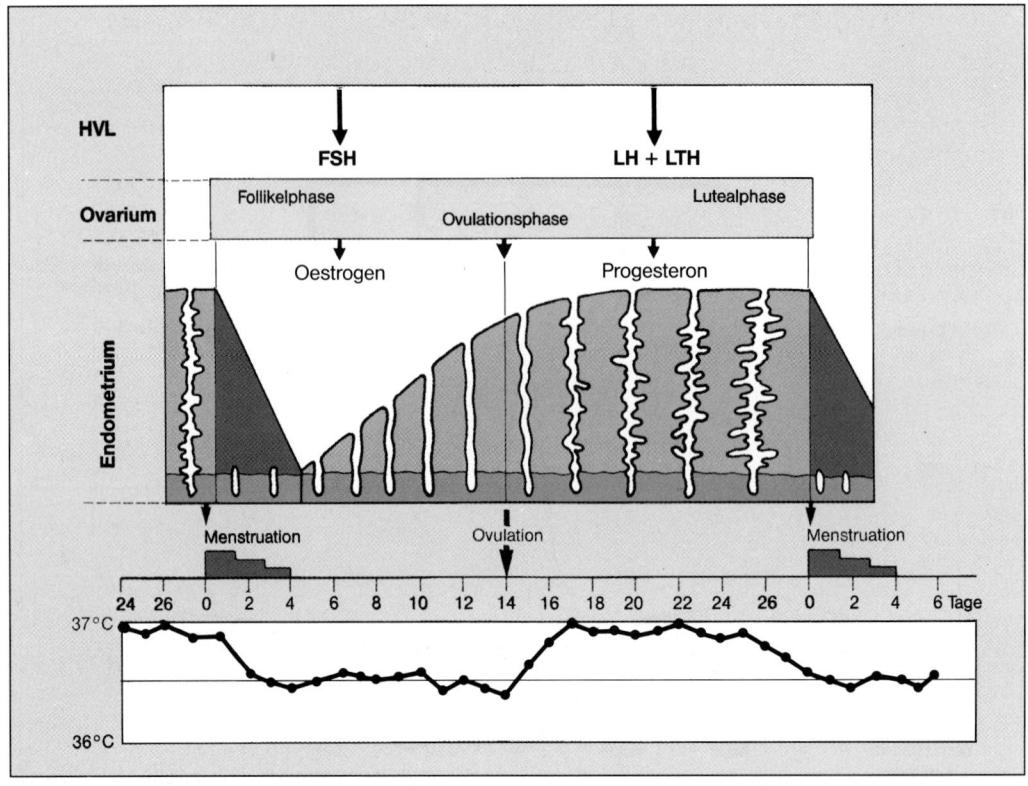

Abb. 3.17 Die Phasen eines normalen Menstruationszyklus. Dargestellt sind die zyklischen Veränderungen am Endometrium und eine für einen ovulatorischen Zyklus typische Basaltemperaturkurve.

Sekretionsphase (parallel zur Gelbkörperphase)

Durch den **Progesteroneinfluß** in der zweiten Zyklushälfte erweitern sich die Drüsen, nehmen an Schlängelung noch zu und geben ein schleimiges Sekret ab. Das Stroma lockert sich auf, erscheint ödematös und erreicht um den 21. Zyklustag seine maximale Höhe. Das Sekret enthält unter anderem Glykogen und zahlreiche Enzyme. Das Endometrium ist für eine Implantation bestens vorbereitet.

Kommt es zu keiner Befruchtung, bildet sich das *Corpus luteum* zurück, die Ovarialhormone sinken gegen Zyklusende ab. Das Endometrium wird weniger versorgt und nimmt an Höhe ab.

Zum Zeitpunkt der Ovulation kommt es ebenfalls durch den Progesteroneinfluß zum Ansteigen der basalen Körpertemperatur um 0,5 bis 1°C. Diesen Umstand nutzt man bei der Basaltemperaturmessung zur Feststellung, ob und wann eine Ovulation stattgefunden hat. Die Messung muß nach mindestens **6 Stunden** Schlaf morgens vor dem Aufstehen, immer zur gleichen Zeit und an der gleichen Stelle (rektal oder sublingual) erfolgen.

Desquamationsphase

Die Funktionalis wird abgestoßen, es kommt zur Abbruchblutung, d.h. zur Menstruation. Die Menstruationsblutung dauert durchschnittlich 4 bis 5 Tage, am 2. und 3. Tag ist sie am stärksten. Enzyme und der Abbau einiger Gerinnungsfaktoren bewirken, daß das Menstruationsblut flüssig bleibt. Die **Epithelialisierung** (Regeneration) der endometrialen Wundfläche setzt unmittelbar danach ein.

Östrogen- und progesteronbedingte Veränderungen an Zervix und Vagina

Der Zervixschleim

Unter der ansteigenden **Östrogenproduktion** in der Follikelphase vermehrt sich die Zervixsekretion. Zur Ovulationszeit wird der Zervixschleim **durchsichtig** (glasklar) und **fadenziehend** (spinnbar). er reagiert **alkalisch** und weist beim Eintrocknen ein charakteristisches Kristallmuster auf, das sogenannte **Farnkrautphänomen** (positiver Farnkrauttest). Die Viskosität ist herabgesetzt und bietet den Spermien optimale Bedingungen für das Eindringen.

Unter **Progesteroneinfluß** wird die Sekretion vermindert, Viskosität und Spinnbarkeit werden herabgesetzt, das Farnkrautphänomen verschwindet. Der Schleimpfropf ist klein, trüblich weiß und für Spermien undurchdringlich (vgl. Abb. 3.16).

Die Vagina

Die **Östrogene** bewirken die Proliferation des Plattenepithels der Scheide und schaffen so die Voraussetzung zur Bildung des normalen sauren Scheidenmilieus.

Unter **Progesteroneinfluß** in der zweiten Zyklushälfte finden sich vermehrt abgeschilferte Zellen und ein niedriges Epithel (s. S. 65).

Die männlichen Geschlechtsorgane

Urethra

Die männliche Urethra ist etwa 20 bis 25 cm lang (die weibliche nur 3 bis 5 cm), weist im schlaffen Zustand zwei Krümmungen auf und ist unterschiedlich weit (Abb. 3.18). Die ersten 2 proximalen cm dienen nur als Harnweg, der Rest ist funktionell Harn- und Samenröhre.

Die männliche Urethra wird in drei Abschnitte unterteilt (vgl. Abb. 3.19):
- *Pars prostatica urethrae*
- *Pars membranacea urethrae*
- *Pars spongiosa urethrae.*

Die *Pars prostatica* beginnt am Blasenhals und durchzieht die unmittelbar unterhalb der Blase gelegene **Prostata**. Am Boden dieses Abschnitts finden sich zahlreiche Öffnungen, sie sind die Mündungen der Ausführungsgänge der Prostatadrüsen. Des weiteren findet sich hier eine kleine Erhebung, der **Samenhügel** (*Colliculus seminalis*), in den die beiden Samenleiter münden. Der im Samenhügel liegende kleine Blindsack (*Utriculus prostaticus*) ist ein Rudiment der **Müller-Gänge** (embryonale Geschlechtsgänge, die bei der Frau zu Tube, Uterus und oberer Vagina, beim Mann zu Testes und Prostata werden).

Die *Pars membranacea* ist der etwa 1 cm lange Abschnitt, der durch das *Diaphragma urogenitale* führt. Der *Musculus transversus perinei profundus* bildet hier um die Harnröhre den *Musculus sphincter uretrhae*, wodurch eine Engstelle entsteht. Seitlich hinter der Urethra liegen im *Diaphragma urogenitale* die etwa erbsengroßen **Cowper-Drüsen** (*Glandulae bulbourethrales*). Ihre Ausführungsgänge ziehen 3 bis 4 cm schräg nach vorn unten und münden in die *Pars spongiosa*.

Die *Pars spongiosa* als längster Abschnitt der männlichen Urethra beginnt unterhalb des *Diaphragma urogenitale* und tritt dann in den *Bulbus penis*, den **Harnröhrenschwellenkörper**, ein. Am Boden des oberen Teils der *Pars spongiosa* münden die Cowper-Drüsen. Im Dach der *Pars spongiosa* sind zahlreiche kleine tubuläre Drüsen (*Glandulae urethrales* = Littré-Drüsen) eingelagert. Sie münden in kleine Buchten (*Lacunae urethrales*) und sezernieren Schleim. An ihrem distalen Ende erweitert sich die Harnröhre zur *Fossa navicularis*.

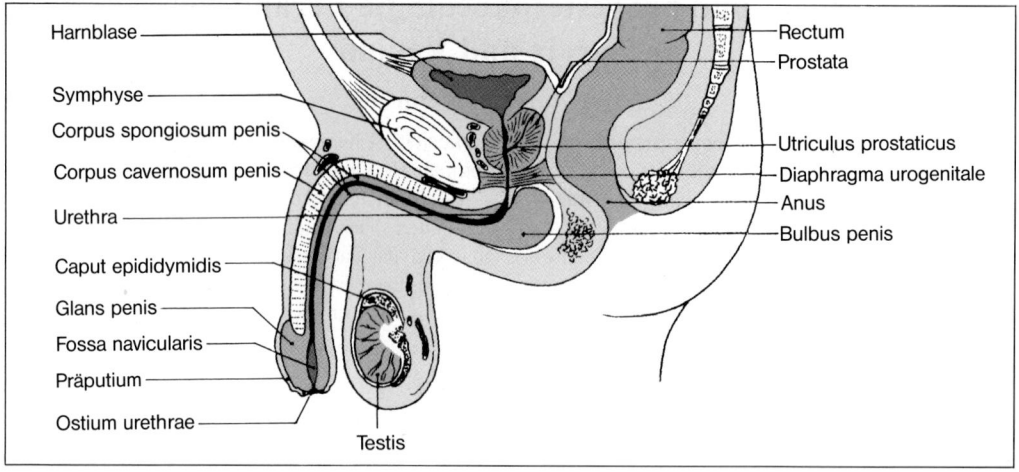

Abb. 3.18 Medianschnitt des männlichen Beckens. Darstellung der Geschlechtsorgane und ihre Lagebeziehung zu den Nachbarorganen.

Penis

Am Penis lassen sich die fest im Beckenboden und am Skelett verankerte **Peniswurzel** und der bewegliche **Penisschaft** unterscheiden. Der Penisschaft endet in der *Glans penis* (**Eichel**), auf deren Spitze auch die Harnröhre mündet. Der Penis besteht in der Hauptsache aus zwei verschiedenartigen Schwellkörpern (Abb. 3.19):

- dem *Corpus spongiosum penis* und
- dem *Corpus cavernosum penis*.

Das *Corpus spongiosum* umgibt direkt die Harnröhre. Es beginnt unter dem *Musculus transversus perinei* mit einer Anschwellung (*Bulbus penis*), in die die Harnröhre eintritt. An der Spitze endet der Schwellkörper in der *Glans penis*. Das *Corpus spongiosum* besteht aus einem dichten, verzweigten Venengeflecht. Während der Erektion füllt sich der Schwellkörper prall mit Blut, bleibt aber weich und komprimierbar, um die Durchgängigkeit der Urethra für das Sperma zu erhalten.

Das *Corpus cavernosum* setzt sich aus zwei Schenkeln zusammen, die fest an den absteigenden Schambeinästen verankert sind und vom *Musculus ischiocavernosus* bedeckt werden. Nach vorn verjüngen sie sich und enden unter der Kappe der *Glans penis*. Die Schenkel verbindet ein Septum, in der so entstandenen Rinne liegt das *Corpus spongiosum*.

Das *Corpus cavernosum* wird aus schwammartigen Bindegewebsfasern und glatter Muskulatur gebildet, in denen zahlreiche **Kavernen** liegen. In der Tiefe verläuft die *Arteria profunda penis*, ihre Äste münden in die Kavernen. Die Arterienäste öffnen sich bei der Erektion und füllen die Kavernen und somit den Schwellkörper. Die den Schwellkörper umhüllende *Tunica albuginea* komprimiert dabei die durch sie hindurchtretenden Venen. Diese sogenannten **Drosselvenen** und arteriovenösen Anastomosen werden somit verschlossen, es entsteht eine vorübergehende Abflußbehinderung.

Die gesteigerte Blutzufuhr auf der einen und Abflußbehinderung auf der anderen Seite hat die Erektion zur Folge. Konstriktion der Arterienäste und Öffnung der venösen Gefäße entspannt die maximal gedehnte *Tunica albuginea* wieder. Es beginnt ein vermehrter Blutabfluß, der zur Erschlaffung führt.

Die Faszien des Penis

Die beiden **Schwellkörper** sowie die beiden *Crura penis* werden von der *Fascia penis profunda* umschlossen und am Schambein und am *Diaphragma urogenitale* verankert. Die *Fascia penis superficialis* ist die zweite Faszie; sie wird von einer dünnen, verschieblichen Haut bedeckt. Diese Penishaut bildet über der *Glans penis* eine Duplikatur, das *Praeputium* (Vorhaut). Das Präputium ist durch ein Bändchen (*Frenulum praeputii*) an der Unterseite der *Glans penis* befestigt.

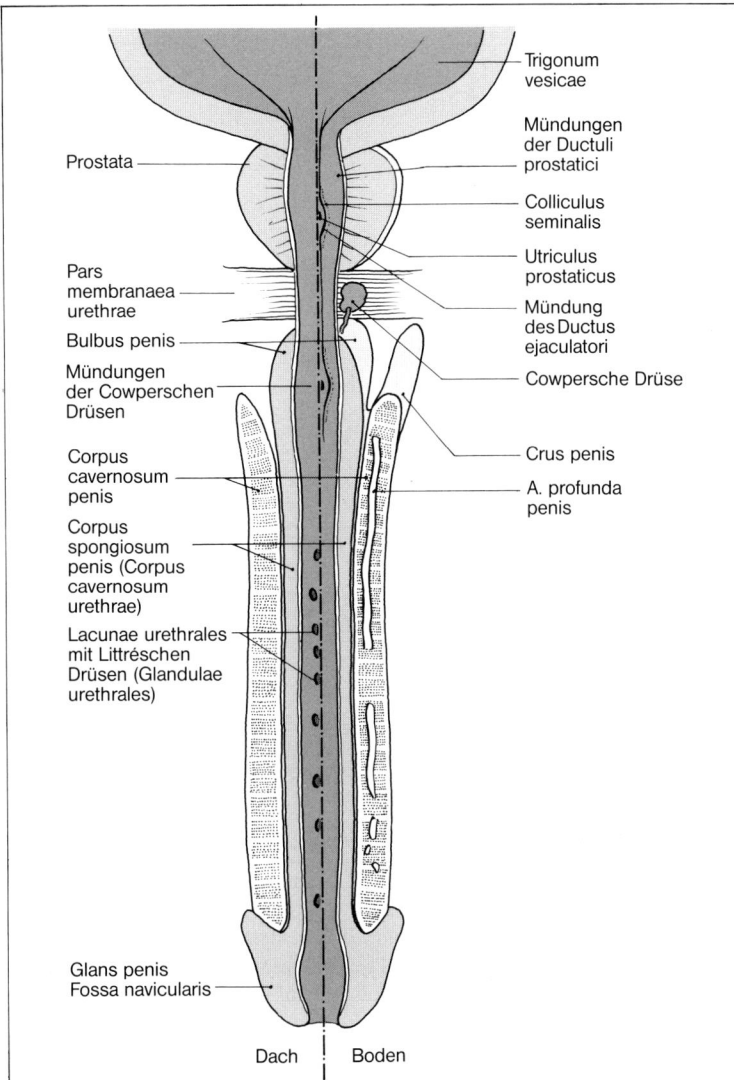

Abb. 3.19 Schnitt durch die männliche Harnröhre. Zur Vereinfachung ist die Harnröhre gestreckt dargestellt. Der Schnitt ist so geführt, daß die Urethra in eine obere und untere Hälfte geteilt wird. Vergleicht man diese Abbildung mit Abb. 3.18, so erhält man eine gute räumliche Vorstellung vom anatomischen Aufbau.

Die akzessorischen Geschlechtsdrüsen

Unter diesem Begriff werden Prostata, Samenblase und Cowper-Drüsen zusammengefaßt (Abb. 3.18 bis 3.20). Sie fügen während der Ejakulation das Sekret bei, das den Spermien als Trägerflüssigkeit für den Transport dient. Den weitaus größten Teil liefert die Prostata.

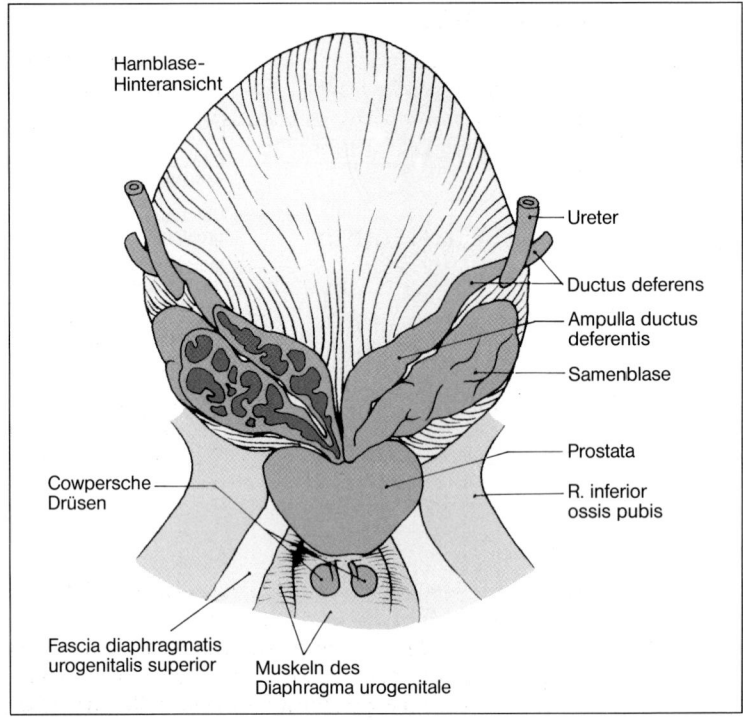

Abb. 3.20 Harnblase und männliche akzessorische Geschlechtsdrüsen (von dorsal).

Die Prostata (Vorsteherdrüse)

Dieser kastanienförmige, feste, derbe Drüsenkörper liegt zwischen Harnblase und *Diaphragma urogenitale*. Er wird von der Urethra und den beiden *Ductus ejaculatorii* durchbohrt. Die Prostata ist im Becken bindegewebig befestigt, vom Rektum aus ist das Organ zu tasten.

Die Prostata setzt sich aus etwa 40 tubuloalveolären Einzeldrüsen zusammen, die in drei Drüsenlappen angeordnet sind. Die Ausführungsgänge münden zum Teil gemeinsam im Bereich des *Colliculus seminalis*. Die mit Zylinderepithel ausgekleideten Drüsen liegen zwischen glatter Muskulatur und elastischen Bindegewebsfasern. Das Drüsensekret ist dünnflüssig und trüb. Es reagiert alkalisch und enthält unter anderem Enzyme, die das Ejakulat verflüssigen.

Die Samenblase (*Vesicula seminalis*)

Dieses paarige Organ ist ein vielfach gewundener Schlauch mit reichlichen Aussackungen und liegt zwischen dem Boden der Harnblase und dem Rektum (Abb. 3.20). Die Ausführungsgänge vereinigen sich mit dem Samenleiter und münden als *Ductus ejaculatorius* im Bereich des *Colliculus seminalis*.

Die Schleimhautoberfläche wird durch Schleimhautleisten in viele Nischen und Kammern unterteilt und enthält einschichtiges und mehrschichtiges, sezernierendes Epithel. Eine dünne *Tunica muscularis* umgibt das Drüsengewebe. Das Sekret der Samenblase ist alkalisch und enthält reichlich Fruktose.

Die Cowper-Drüsen

Diese etwa erbsengroßen Drüsen liegen im *Diaphragma urogenitale*, umgeben vom *Musculus transversus perinei profundus* (Abb. 3.18 bis 3.20). Ihre Ausführungsgänge ziehen 2 bis 3 cm schräg nach unten und münden im Anfangsteil der *Pars spongiosa* der Urethra. Die Drüsen bilden ein schleimiges, schwach alkalisches Sekret, das vor der Ejakulation entleert wird.

Hoden und ableitende Samenwege

In den Hoden (*Testes*) werden Geschlechtshormone und nach eingetretener Geschlechtsreife Samenzellen gebildet.

Die beiden pflaumenförmigen Hoden treten in der Regel am Ende der Fetalentwicklung aus dem äußeren Leistenring in den tieferliegenden **Hodensack (Skrotum)** ein. Bei diesem Tiefertreten zieht jeder Hoden alle seine Leitungsbahnen mit: sie vereinigen sich zum **Samenstrang**. Die Hodenhüllen bilden sich durch die Ausstülpungen der Bauchwandschichten.

Hodenhüllen

Die Hoden mit ihren Hüllen liegen in einer Hauttasche, dem schon erwähnten Hodensack oder Skrotum (Abb. 3.21). Eine bindegewebige Scheidewand (*Septum scroti*) teilt den Hodensack in zwei Kammern, für jeweils einen Hoden mit Nebenhoden. Diese Teilung ist äußerlich durch eine **mediane Raphe** deutlich zu erkennen.

Die **Skrotalhaut** ist dünn, bräunlich pigmentiert und gerunzelt. Sie besitzt Talg- und Schweißdrüsen und eine spärliche Behaarung. Die **Tunica dartos** liegt unter der Skrotalhaut und steht im engen Verband zu ihr.

Die *Tunica dartos* hat die Funktion der **Temperaturregulierung**, die für die Spermiogenese notwendig ist.

Sie ist reich an Blutgefäßen und besteht aus elastischen und glatten Muskelfasern. Durch Kontraktionen dieser Fasern zieht sich die Skrotalhaut zusammen. Die Oberfläche wird kleiner und die Blutgefäße werden enger, dadurch **sinkt die Wärmeabgabe**. Bei Entspannung vergrößert sich die Oberfläche, die Gefäße werden weit gestellt und die **Wärmeabgabe steigt**.

Die *Fascia spermatica externa* ist die äußere Hülle von Samenstrang und Hoden.

Die *Fascia cremasterica* besteht aus zwei Lagen lockerem Bindegewebe, die einen dünnen, gut ausgebildeten quergestreiften Muskel umhüllen, den **Musculus cremaster**.

Der *M. cremaster* hat eine Schutzfunktion: Bei Kältereiz, aber auch bei traumatischen Einwirkungen, kann der Hoden durch diesen Muskel angehoben und so in eine geschütztere, sprich wärmere Position gebracht werden. Das Annähern und Abrücken vom Körper sind also weitere Möglichkeiten der für die Spermiogenese wichtigen Wärmeregulation.

Die *Fascia spermatica interna* ist eine weitere Hülle aus lockerem Bindegewebe um Hoden und Samenstrang.

Die *Tunica vaginalis testis* bedeckt Hoden und Nebenhoden und ist eine röhrenförmige Ausstülpung des Peritoneums.

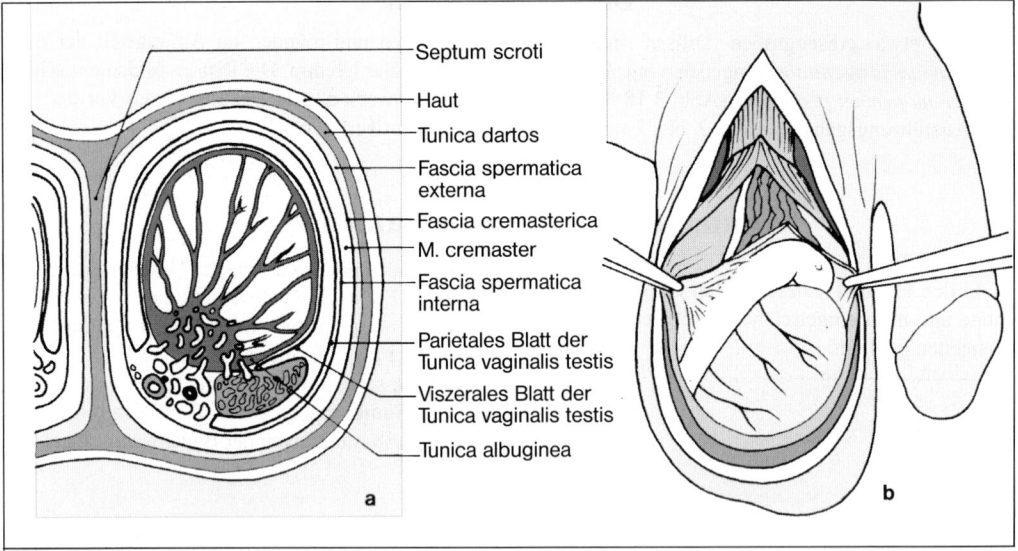

Abb. 3.21 Hodenhüllen.
a Transversalschnitt durch das Skrotum,
b die einzelnen Hodenhüllen sind eröffnet dargestellt.

Hoden

Im Hoden werden Spermien und Geschlechtshormone gebildet, im Nebenhoden werden die Samenzellen gelagert.

Die beiden pflaumenförmigen Hoden sind so im Skrotum befestigt, daß ihr schmaler Rand nach vorn gerichtet ist und ihr breiter Rand, dem der Nebenhoden aufsitzt, nach hinten. Am hinteren Rand befnden sich die Gefäße und Nerven.

Das Hodenparenchym wird von einer derben, bindegewebigen Kapsel umgeben, der *Tunica albuginea*. Von dieser Kapsel ziehen bindegewebige Septen (*Septula testis*) zum Mediastinum und unterteilen das Parenchym in mehrere hundert Hodenläppchen, die *Lobuli testis*. Jeder Lobulus enthält mehrere stark gewundene Hodenkanälchen (*Tubuli seminiferi contorti*) die zum Hilus hin mehr gestreckt verlaufen, um im *Mediastinum testis* zu einem Kanälchensystem (*Rete testis*) zusammenzulaufen. Ein *Tubulus seminiferi contortus* weist ausgezogen eine Länge von 30 bis 60 cm auf. Aus dem *Rete testis* führen Ausführungsgänge (*Ductuli efferentes testis*) in den Nebenhoden (Abb. 3.22).

Die **Hodenkanälchen** sind von mehrschichtigem Keimepithel und sogenannten Stützzellen (**Sertoli-Zellen**), auch Fußzellen oder Ammenzellen genannt, ausgekleidet.

Die **Sertoli-Zellen** sitzen mit einem verbreiterten Fuß der Basalmembran auf und ragen, sich nach oben verjüngend, bis ins Lumen. Hierbei geben sie nach allen Seiten Zweige ab. Neben der **Stützfunktion** dienen sie den Spermatiden zur **Ausreifung** und sorgen für die **Ernährung**.

Das Bindegewebe zwischen den *Tubuli* enthält, in Gruppen angeordnet, die **Leydig-Zwischenzellen**. Diese sind der **Hauptproduzent von Testosteron** (Androgen) und werden vom Hypophysenvorderlappenhormon LH stimuliert.

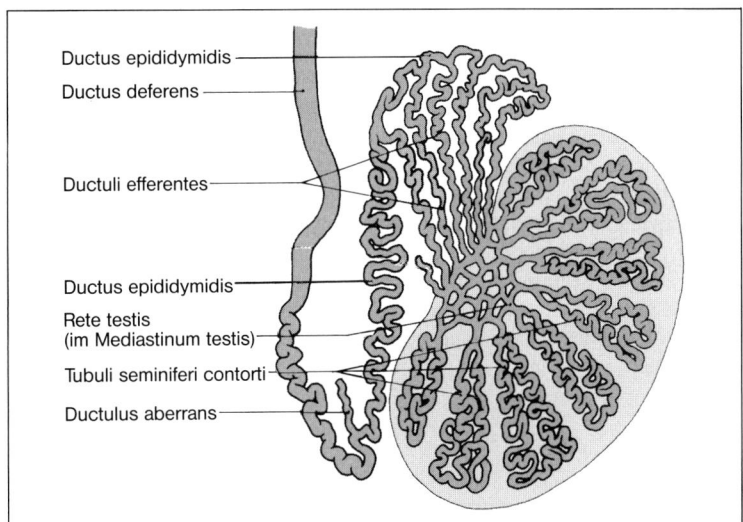

Abb. 3.22 Hoden mit Nebenhoden. Sagittalschnitt mit Darstellung des Kanälchensystems von Hoden und Nebenhoden.

Die ableitenden Samenwege

Die aus dem *Rete testis* kommenden *Ductuli efferentes testis* verlaufen zum **Nebenhoden** (Epididymis), wo sie sich zum **Nebenhodengang**, dem *Ductus epididymis*, vereinigen.

Der **Nebenhoden** sitzt dem Hoden am Mediastinum auf. Er enthält den etwa 6 m langen, stark gewundenen **Hodengang**, der in dichtes, gefäßreiches Bindegewebe eingebettet ist. Am oberen Teil, dem Nebenhodenkopf, münden die aus dem Hoden kommenden *Ductuli efferentes*. Dem mittleren Abschnitt (*Corpus*) folgt der sich verjüngende Schwanz, der in den *Ductus deferens* übergeht. Bis auf den Schwanzteil ist das Epithel des Nebenhodens mit Zilien bedeckt und gibt ein Sekret ab.

Der Nebenhoden dient der Ausreifung und Aufbewahrung der Spermien. Durch das saure Milieu (pH 6,5) werden die Spermien weitgehend unbeweglich und benötigen mindestens 8 Tage für den Weg durch den Nebenhoden.

Der **Samenleiter** (*Ductus deferens*) ist die Fortsetzung des Nebenhodengangs und wird mit den in Bindegewebe eingehüllten Gefäßen und Nerven zum **Samenstrang** (*Funiculus spermaticus*). Der *Ductus deferens* verläuft im Samenstrang vom Nebenhodenschwanz durch den Leistenkanal zum Penis. Am hinteren Blasengrund überkreuzt er den Urether und erweitert sich oberhalb der Prostata zur *Ampulla ductus deferentis*. Das anschließende Endstück des *Ductus deferens* ist verengt und verläuft als *Ductus ejaculatorius* durch das Gewebe der Prostata, um schlitzförmig im *Colliculus seminalis* zu münden (vgl. Abb. 3.19).

Die Spermiogenese

Die Spermiogenese beginnt in der Kindheit: die Hodenstränge bilden ein Lumen aus und werden in der präpubertären Phase zu *Tubuli seminiferi*. In dieser Zeit findet eine Vermehrung der **Stammzellen** (*Spermatogonien*) statt, die sich bei Eintritt in die Pubertät verstärkt. Die ersten Spermatogonien treten nun in die Reifungsperiode ein. Zur gleichen Zeit bilden sich die **Sertoli-Zellen** aus. Unmittelbar vor Pubertätsbeginn bilden sich aus den Mesenchymzellen zwischen den Hodensträngen die **Leydig-Zwischenzellen**.

Die Spermiogenese bleibt bis ins Alter erhalten, die Anzahl der Leydig-Zwischenzellen, und damit die Testosteronproduktion, nimmt jedoch ab dem 3. Lebensjahrzehnt allmählich ab.

Die Spermiogenese läuft in 4 Schritten und beginnt dabei an der Peripherie der Hoden. Mit der Reifung und Differenzierung rückt die Zelle weiter lumenwärts. So finden sich histologisch mehrere Schichten: außen befinden sich die Spermatogonien, zentral die Spermatiden und reifen Spermatozoen (Abb. 3.23).

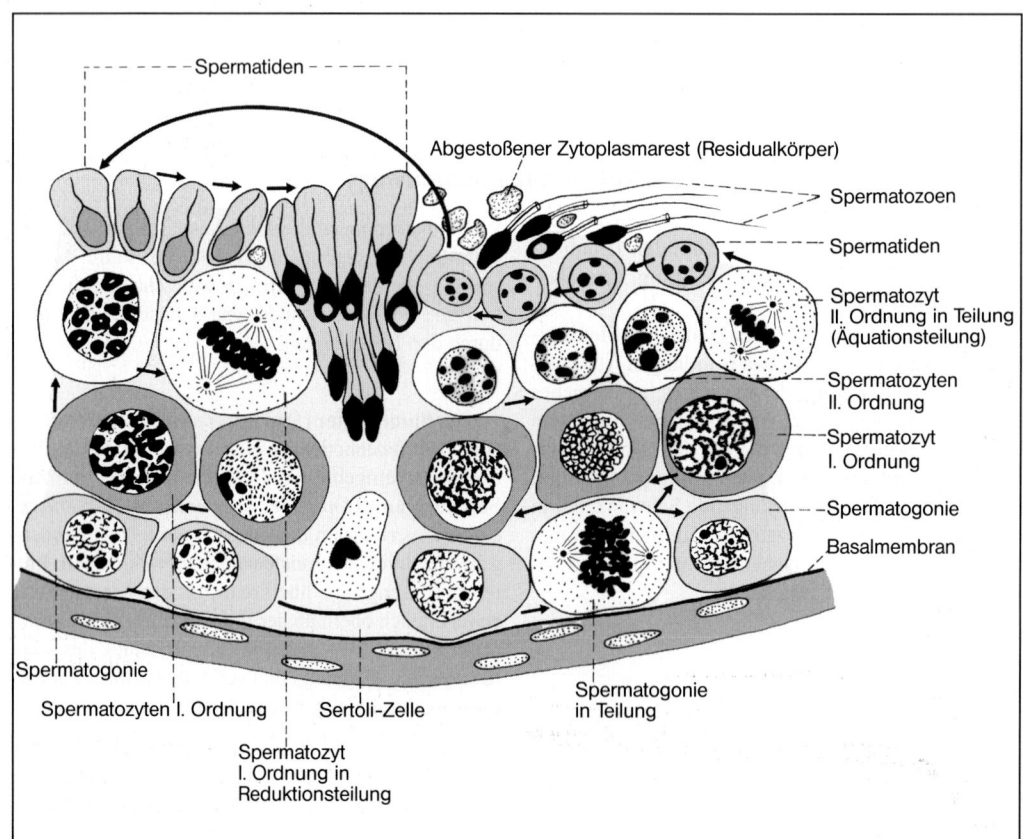

Abb. 3.23 Spermiogenese. Ausschnitt aus einem Hodenkanälchen mit Sertoli-Zelle. (Die Folge der Entwicklungsstufen ist durch Pfeile angegeben.)

- Die **Spermatogonien** liegen der Basalmembran an und teilen sich durch Mitose. Von den Tochterzellen bleibt ein Teil liegen, der andere Teil differenziert sich zu Spermatozyten I. Ordnung.
- Die **Spermatozyten I. Ordnung** sind besonders große Zellen. Sie dringen in Richtung Lumen vor und teilen sich durch Reduktionsteilung in zwei kleine haploide Zellen, die Spermatozyten II. Ordnung.
- Die **Spermatozyten II. Ordnung** (= Präspermatiden) haben einen **haploiden Chromosomensatz**. Sie führen sehr rasch eine weitere Reifeteilung durch, die zur Spermatide führt.

Bei der Reduktionsteilung von der diploiden Spermatozyte I. Ordnung mit 46 Chromosomen bilden sich zwei haploide Spermatozyten II. Ordnung, mit 22 plus einem X–Chromosom im einen und 22 plus einem Y-Chromosom im anderen Spermatozyt. Diese Chromosomenanordnung bleibt bis zur Befruchtung erhalten.

- Die **Spermatiden** sind wesentlich kleiner als die Spermatozyten und haben einen kleinen, dichten Zellkern. Sie sitzen in kleinen Gruppen mit ihrem Kopfteil im Zytoplasma der Sertoli-Zellen. Unter Neuanordnung der einzelnen Bestandteile entwickelt sich aus der Spermatide die reife männliche Samenzelle, die Spermatozoe.
- Die **Spermatozoe** hat während der Differenzierung von der Spermatide ihre endgültige Form als "Samenfaden" erhalten. Unter dem Elektronenmikroskop können die einzelnen Teile des Samenfadens unterschieden werden; er besteht aus Kopf, Hals, Verbindungsstück und Schwanz (Abb. 3.24).

Der **Kopf** enthält den Zellkern, der oval und von der Seite zur Spitze hin abgeplattet ist. Dieser abgeflachte Teil ist vom sogenannten **Akrosom** kappenartig überzogen.

Der **Hals** ist sehr kurz, enthält ein Zentriol und dient der Beweglichkeit. Er liegt zwischen der Basalplatte, die sich an den Kern anschließt, und der Querscheibe, aus der der Schwanzfaden wächst.

Das **Verbindungs- oder Mittelstück**: Im Bereich des Mittelstücks wird der Achsenfaden von einer **Mitochondrienhülle** umgeben. Die Mitochondrien sind Energielieferanten.

Der **Schwanz** wird durch den Achsenfaden, der im Mittelstück beginnt, gebildet. Den Achsenfaden bilden zwei Zentralfibrillen, die mit einem Mantel aus 9 mal 2 Doppelfibrillen umgeben sind. Im Bereich des oberen Schwanzteils und des Mittelstücks sind nochmals 9 wesentlich dickere Außenfibrillen angelagert.

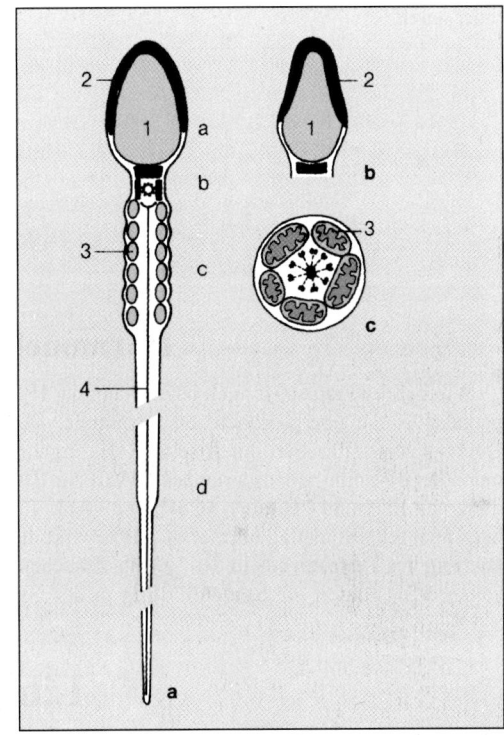

Abb. 3.24 Bau des menschlichen Spermatozoons.
a Kopf (a), Hals (b), Mittelstück (c), Schwanz (d), Zellkern (1) Akrosom (2) Mitochondrien (3), Schwanzfaden (4)
b Spermienkopf im Profil.
c Querschnitt durch das Mittelstück. Sichtbar sind die Mitochondrien und zentral der Achsenfaden mit den umgebenden 9 mal 2 Doppelfibrillen.

Sperma (Ejakulat)

Das Sperma setzt sich zusammen aus dem Sekret der Prostata, der Samenblase und dem Nebenhoden. Die Sekretion aus den Cowper-Drüsen geht der Ejakulation voraus.

Die Menge des Ejakulats und der enthaltenen Spermien schwankt. Bei einer vorausgegangenen 2- bis 3tägigen Karenz beträgt sie durchschnittlich 5 ml, mit etwa 200 Millionen Spermien. Zehn bis 20% der Spermien sind in der Regel mißgebildet oder unreif.

Durch die Sekretbeimengungen ist das Ejakulat schwach alkalisch und ermöglicht so die Beweglichkeit der Spermien, die durch den alkalischen Zervixschleim der Frau zum Zeitpunkt der Ovulation unterstützt wird. Die Spermien bewegen sich **im weiblichen Geschlechtstrakt** gegen den Sekretstrom. Diese aktive Bewegung gegen den Strom nennt man positiv rheotaktisch. Für den Weg in die Tube benötigen sie bis zu 3 Stunden.

Zum Zeitpunkt der Ejakulation sind die Spermatozoen noch nicht befruchtungsfähig, da der Akrosomenmembran (Akrosomenkappe) bestimmte Hemmstoffe außen angelagert sind. Die Ausschaltung dieser Hemmstoffe nennt man **Kapazitation**. Sie erfolgt während der Passage der Spermien durch Uterus und Tube. Die Akrosomenkappe enthält in ihrem Innern Enzyme, die der Spermie das Eindringen in die Eizelle ermöglichen (sogenannte Imprägnation). Beim Eindringen löst sich die Akrosomenkappe auf.

Hormonelle Steuerung

Wie bei der Frau so ist auch beim Mann der Hypothalamus die übergeordnete Steuerzentrale. Der Hypothalamus stimuliert durch seine Releasinghormone den Hypophysenvorderlappen (HVL) zur Bildung von FSH und LH (auch **ICSH**, engl. Abk. für interstitial cell stimulating hormone). **LH** bewirkt die **Bildung des Testosterons** in den Leydig-Zwischenzellen. **FSH** fördert die **Samenbildung** in den Samenkanälchen. Testosteron bewirkt die Samenreifung und hat Einfluß auf Nebenhoden, Prostata, Samenblase und Cowper-Drüsen. Ist eine bestimmte Testosteronkonzentration im Plasma erreicht, erfolgt eine Rückkopplung, die den HVL hemmt. Erst nach Absinken des Plasmaspiegels auf einen bestimmten Wert setzt die LH-Abgabe wieder ein.

Literatur

Fricke H, Leonhardt H, Starck D. Spezielle Anatomie II, 4. Aufl. Stuttgart, New York: Thieme 1992.

Netter FH. Farbatlanten der Medizin. Bd. 3. Genitalorgane. 2. Aufl. Stuttgart, New York: Thieme 1987.

Schmidt-Matthiesen H, Hepp H. Gynäkologie und Geburtshilfe. 9. Aufl. Stuttgart, New York: Schattauer 1998.

Voss H, Herrlinger R. Taschenbuch der Anatomie. Bd. I. 18. Aufl. Jena: Fischer 1985.

Voss H, Herrlinger R. Taschenbuch der Anatomie. Bd. II. 17. Aufl. Jena: Fischer 1988.

4
Regelrechte Schwangerschaft

4.1
Physiologische Entwicklung der Schwangerschaft

4.2
Physiologische Abläufe im mütterlichen Körper während der Schwangerschaft

4.3
Schwangerenvorsorge

4.4
Geburtsvorbereitung

4.5
Besondere Untersuchungsmethoden in der Schwangerschaft und unter der Geburt

4.1
Physiologische Entwicklung der Schwangerschaft

Mechthild Romahn

"Wir wissen, wie sich das Licht bricht,
aber das Licht bleibt ein Wunder.
Wir wissen, wie die Pflanze wächst,
aber die Pflanze bleibt ein Wunder.
So ergeht es uns mit allen Dingen auf dieser Welt:
Wir besitzen viele Kenntnisse,
doch die Schöpfung bleibt ein Wunder."

Dieses Zitat von Albert Schweitzer leitet das Vorwort eines der umfangreichsten Werke zum Forschungsstand über die vorgeburtliche Entwicklung des Menschen ein (Hinrichsen KV. Humanembryologie. Berlin, Heidelberg, New York: Springer, 1990). Der Herausgeber dieses fast tausend Seiten umfassenden Werks drückt damit sehr gut aus, daß wir zwar viele Kenntnisse über die komplizierten Vorgänge gesammelt haben, welche aus einer Ei- und einer Samenzelle einen Menschen mit Millionen von Zellen entstehen lassen. Jedoch sind wir lediglich in der Lage, stattfindende Abläufe zu beschreiben. Wir wissen letztendlich nicht, wie und wodurch etwas geschieht. Und so sollte neben dem Versuch, diese Abläufe nachzuvollziehen, das Staunen über das Wunder der Schöpfung nicht vergessen werden.

Trotz unserer wachsenden Kenntnisse über die Entwicklung von Ei- und Samenzelle enthält unser Wissen immer noch große Lücken. Viele Theorien über die Entstehung bestimmter Strukturen in der Keimanlage sind noch keineswegs gesichert. Um die Übersichtlichkeit zu wahren und einen in sich logischen Überblick zu bieten, ist hier nur jeweils die am meisten anerkannte Theorie ausgewählt worden. Möglicherweise ergeben sich in den nächsten Jahren dazu neue und sicherere Erkenntnisse.

Die erste Entwicklungswoche

Nach der Ovulation und der anschließenden Befruchtung in der Tube vergehen einige Stunden, bis es zur ersten Zellteilung der Zygote kommt. Nach etwa 30 Stunden entsteht das Zweizellenstadium, nach 40 bis 50 Stunden das Vierzellenstadium und nach etwa 2,5 Tagen das Achtzellenstadium. Die einzelnen Tochterzellen der ehemaligen Zygote nennt man **Blastomeren** (Furchungszellen).

Die Zellteilungen finden innerhalb der noch intakten *Zona pellucida* statt. Während der Zellteilungen wandert der Keim durch die Tube zum Uterus. Seine Fortbewegung erfolgt durch die uteruswärts gerichtete Peristaltik und die Bewegungen des Flimmerepithels der Tube. Der Keim erhält seine Nährstoffe während der Tubenpassage per Diffusion von den in der Tube vorhandenen Sekreten.

Am 3. Tag nach der Befruchtung ist das 12-16-Zellstadium erreicht. Die Blastomeren gruppieren sich dabei in Form einer Maulbeere (**Morula**) (Abb. 4.1).

Im späten Morulastadium erreicht der Keim das Uteruskavum. Zu diesem Zeitpunkt, etwa am 4. Tag, läßt sich bereits eine allererste Differenzierung der bis dahin identischen Blastomeren erkennen: An der Morula kann man außen und innen gelegene Zellen voneinander unterscheiden.

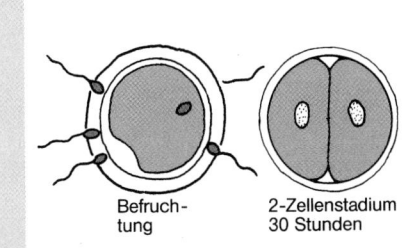
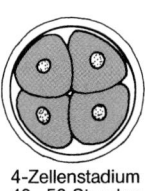
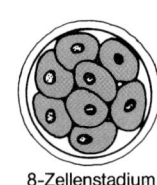
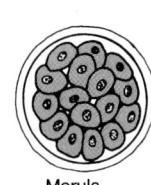

Abb. 4.1 Entwicklung von der befruchteten Eizelle zur Morula.

Aus den äußeren Zellen werden sich später die fetalen Anteile der Plazenta entwickeln; deshalb werden diese Blastomeren **Trophoblast** (der die Ernährung betreffende Keimanteil) genannt. Aus den inneren Zellen entsteht der Embryo; deshalb wird dieser Keimanteil als **Embryoblast** bezeichnet.

Anfangs liegen die Zellen der Morula noch dicht nebeneinander. Dann entstehen zwischen den Trophoblast- und Embryoblastzellen flüssigkeitsgefüllte Spalten, die bald zu einem einzigen Hohlraum verschmelzen. Hierbei kommt der Embryoblast exzentrisch an einer Wandseite zu liegen. Damit hat sich der Keim von der Morula zur **Blastozyste** (Keimbläschen) weiterentwickelt (Abb. 4.2).

nennt man **Anheftung**. Die Anheftung geschieht in der Regel mit jener Stelle der Blastozyste, an der sich der Embryoblast befindet. Die Uterusschleimhaut befindet sich zu diesem Zeitpunkt in der Sekretionsphase. Sie ist also hoch aufgebaut, gut durchblutet und reich an sekretproduzierenden Drüsenschläuchen (Abb. 4.4).

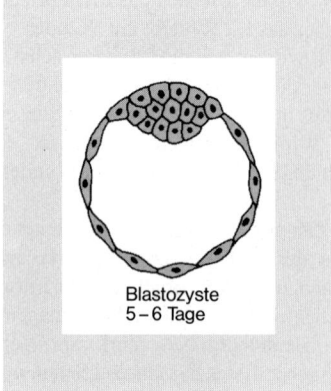

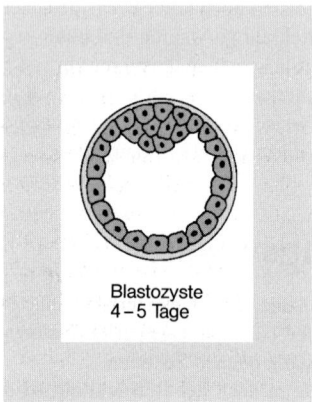

Abb. 4.3 Blastozyste ohne *Zona pellucida*, 5. bis 6. Tag.

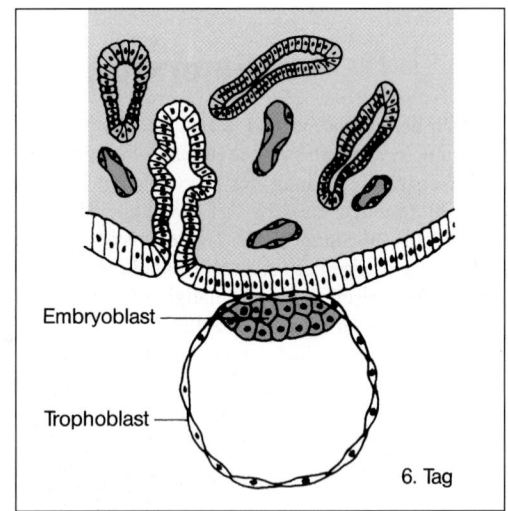

Abb. 4.2 Blastozyste mit *Zona pellucida*, 4. bis 5. Tag.

Die Blastozyste liegt etwa zwei Tage frei im Uteruslumen. In dieser Zeit ernährt sie sich durch diffundierende Substanzen aus den Sekreten des Endometriums. Währenddessen vergrößert sich die Blastozystenhöhle. Durch den größer werdenden Innendruck und durch proteolytische (eiweißauflösende) Enzyme, die von den Zellen des Trophoblasten produziert werden, verliert die Blastozyste nun ihre *Zona pellucida* (Abb. 4.3).

Nach Auflösung und Absprengung der *Zona pellucida* kann die Blastozyste etwa am 6. Tag erstmalig direkten Kontakt zur Uterusschleimhaut aufnehmen. Dies tut sie bevorzugt an der hinteren oberen Wand des *Cavum uteri*. Den Vorgang der Kontaktaufnahme

Abb. 4.4 Blastozyste im Stadium der Anheftung, 6. Tag.

Zur besseren Übersicht werden die weitere Entwicklung des Trophoblasten und jene des Embryoblasten im folgenden getrennt voneinander beschrieben.

Die Weiterentwicklung des Embryoblasten

Auf jener Seite des Embryoblasten, die der Blastozystenhöhle zugewandt ist, entsteht etwa am 7. Tag eine Lage flacher Zellen. Diese Zellen bilden die Anlage des **inneren Keimblatts**, das sogenannte **Endoderm** (Abb. 4.5).

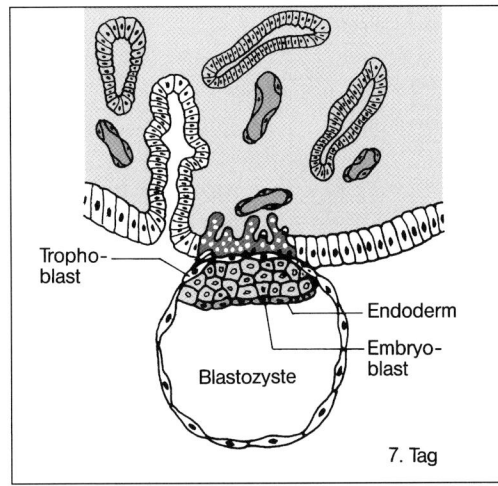

Abb. 4.5 Bildung des Endoderms, 7. Tag.

Nach der Bildung des Endoderms laufen etwa am 8. Entwicklungstag mehrere Vorgänge parallel zueinander ab (Abb. 4.6).

▸ Zwischen den Embryoblastzellen und den Trophoblastzellen entsteht erneut ein kleiner Spalt, der sich im weiteren Verlauf zu einem Bläschen, der **Amnionhöhle**, erweitert. Zum Trophoblasten hin wird die Amnionhöhle von flachen Zellen ausgekleidet, den **Amnioblasten** (die wahrscheinlich vom Embryoblasten abstammen). Diese Zellschicht entwickelt sich später zur **inneren Eihaut** weiter.

▸ Die Zellen zwischen Endoderm und Amnionhöhle haben inzwischen eine hohe, schmale Gestalt angenommen. Damit ist das **äußere Keimblatt**, das **Ektoderm**, entstanden. Beide Zellagen, das Endo- und das Ektoderm, bilden nun die fast runde **zweiblättrige Keimscheibe**.

▸ Weiterhin kommt es zur Ausbildung der sogenannten **Heuser-Membran**. Über ihre Entstehung gibt es noch Unklarheiten. Eine Vermutung ist, daß sich von der Innenseite des Trophoblasten bindegewebige (mesenchymale) Zellen ablösen, welche die Blastozystenhöhle auskleiden und bis an das Endoderm der Keimscheibe heranreichen.

▸ Immer weiter lösen sich mesenchymale Zellen von der Trophoblastwand ab und drängen die Heuser-Membran in das Innere der Blastozystenhöhle. Der Raum, der von der Heuser-Membran umschlossen wird, heißt **primärer Dottersack**. Das neu entstandene Gewebe aus mesenchymalen Zellen bildet ein lockeres, weitmaschiges Netzwerk, das sogenannte **extraembryonale Mesenchym**. Es hat die Funktion eines Speicherorgans für Stoffe, die der Keim aus der mütterlichen Schleimhaut aufnimmt. Die Keimscheibe befindet sich nun zwischen zwei Hohlräumen, der Amnionhöhle und dem primären Dottersack (Abb. 4.7).

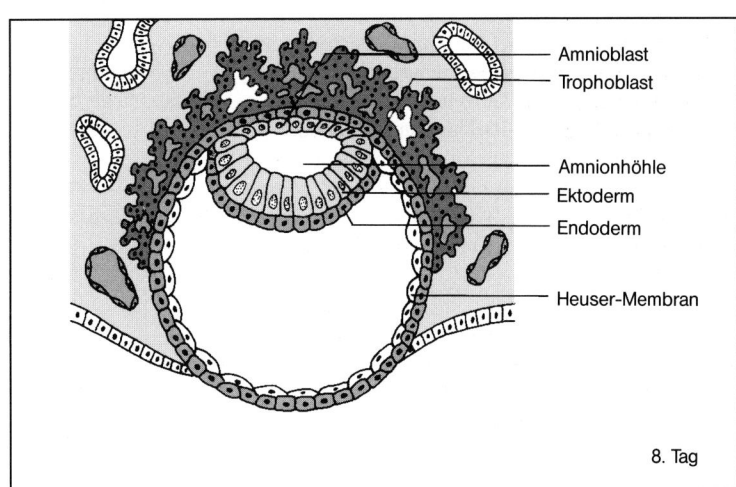

Abb. 4.6 Ausbildung von Ektoderm, Amnionhöhle und Heuser-Membran, 8. Tag.

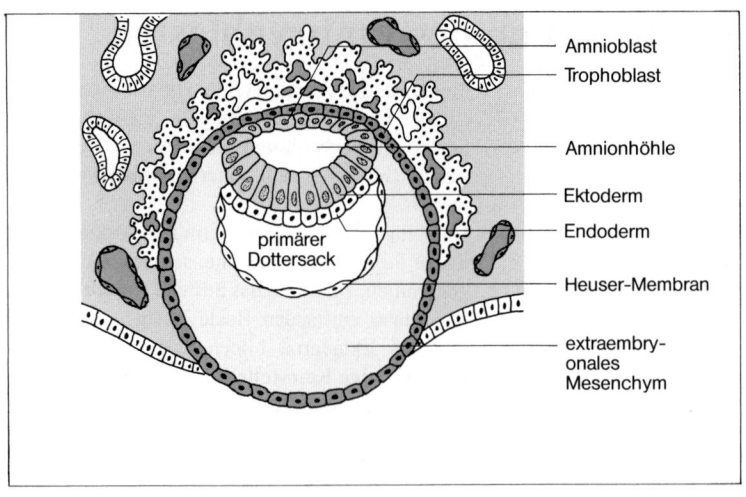

Abb. 4.7 Bildung des primären Dottersacks, 8. Tag.

Die weitere Entwicklung bis zum Ende der zweiten Woche verläuft folgendermaßen:
- Das extraembryonale Mesenchym schiebt sich zwischen den Trophoblasten und den Amnioblasten, bis die Amnionhöhle (samt Keimscheibe und Dottersack) von der Blastozystenwand abgehoben und vollständig von extraembryonalem Mesenchym umgeben ist (Abb. 4.8). Parallel dazu vergrößert sich die Blastozystenhöhle. Schon bald nach dem Auftreten des Mesenchyms entstehen in seinem Netzwerk Spalten, die sich rasch vergrößern und zum Schluß zu einem einzigen Hohlraum, dem **extraembryonalen Zölom**, zusammenfließen (Abb. 4.9).

Reste des extraembryonalen Mesenchyms bedecken jedoch weiterhin die Wand der Blastozystenhöhle als **Chorionmesenchym**, die Oberfläche der Amnionblase als **Amnionmesenchym** und die des Dottersackes als **Dottersackmesenchym**. Außerdem bleibt eine Gewebebrücke aus Mesenchym zwischen Amnionblase und Trophoblast bestehen. Diese Gewebebrücke wird **Haftstiel** genannt und ist die einzige Verbindung zwischen Keimscheibe und Trophoblast. Der Haftstiel ist für die Entwicklung der Nabelschnur von Bedeutung (Abb. 4.10).
- Parallel zur Entstehung des extraembryonalen Zöloms hat die Bildung des **sekundären** (oder definitiven) **Dottersacks** begonnen (Abb. 4.9). Dieser Vorgang ist noch nicht endgültig geklärt. Eine Vermutung ist, daß überschüssige Zellen des Endoderms beginnen, einen Teil des primären Dottersacks abzuteilen. Reste davon kann man als sogenannte **Exozölzysten** im extraembryonalen Zölom finden (Abb. 4.10).

Der Dottersack hat beim Menschen keine Ernährungsfunktion. Zu seinen Aufgaben gehört die Blut- und Gefäßbildung. In der späteren Schwangerschaft bildet er sich zurück und manchmal ist ein verkümmerter Rest auf der fetalen Seite der Plazenta als bindegewebiges Knötchen zu finden.

4 Regelrechte Schwangerschaft
4.1 Physiologische Entwicklung der Schwangerschaft

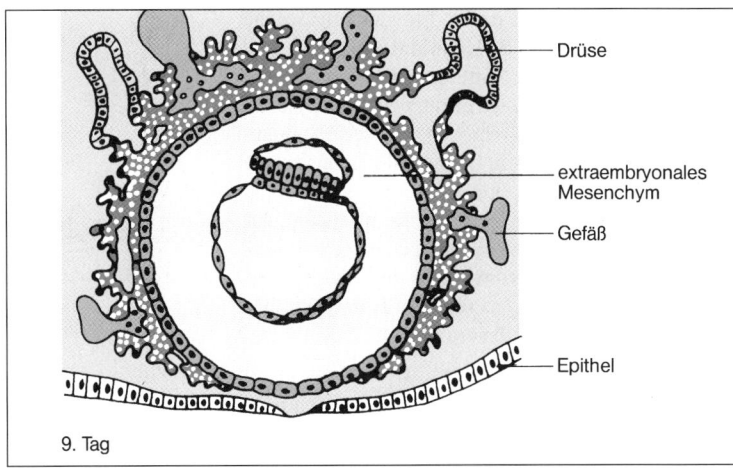

Abb. 4.8 Ausbildung des extraembryonalen Mesenchyms, 9. Tag.

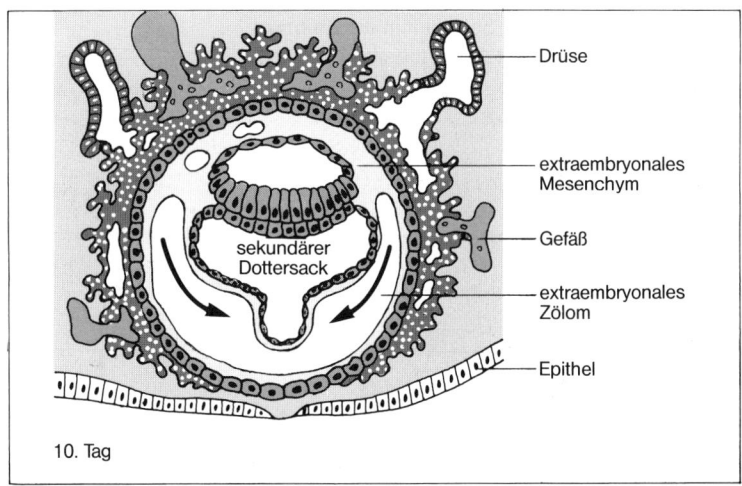

Abb. 4.9 Bildung des sekundären Dottersacks und Entstehung des extraembryonalen Zöloms, 10. Tag.

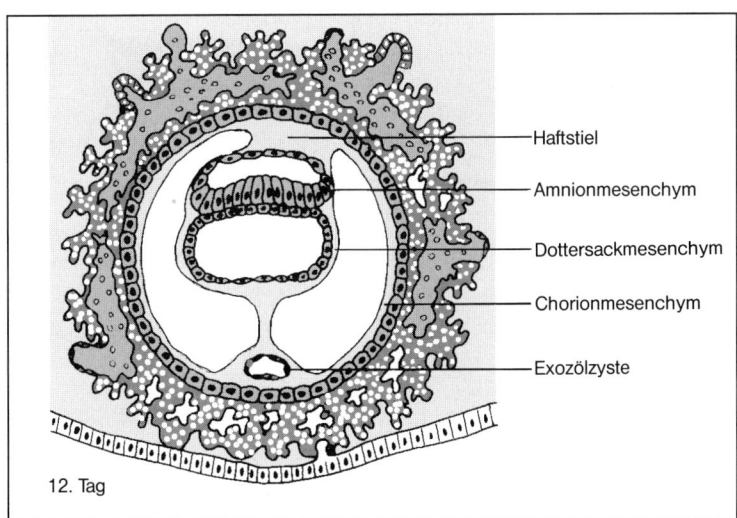

Abb. 4.10 Haftstiel, Ausbildung einer Exozölzyste, 12. Tag.

In den ersten Tagen der 3. Entwicklungswoche findet die **Bildung des 3. Keimblatts** statt. Es entsteht, indem sich auf der Mittellinie der Keimscheibe abgerundete Ektodermzellen einstülpen und zwischen Ekto- und Endoderm schieben. Diesen Vorgang nennt man **Invagination**. Durch die Invagination erscheint im Ektoderm eine Art Rinne oder Furche vom Rand bis etwa zur Mitte der Keimscheibe, der **Primitivstreifen**. Die sich einstülpenden Zellen wandern seitlich und nach vorn bis zu den Rändern der Keimscheibe. Sie bilden das **mittlere Keimblatt**, das **intraembryonale Mesoderm** (Abb. 4.12).

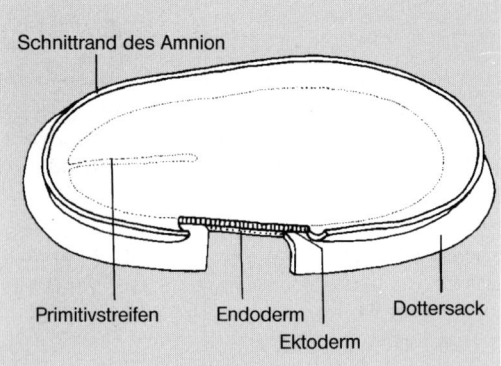

Abb. 4.11 Bildung des Primitivstreifens durch Invagination von Mesodermzellen, 3. Entwicklungswoche.

Nach der Bildung des 3. Keimblatts stehen nun alle benötigten Zelltypen zur Verfügung, um mit der ersten Anlage für die späteren Organe und Gewebe beginnen zu können. Nach der **Blastogenese** (Entwicklung des Keims) beginnt nun die **Embryonalperiode** (Entwicklung des Embryos zum Fetus).

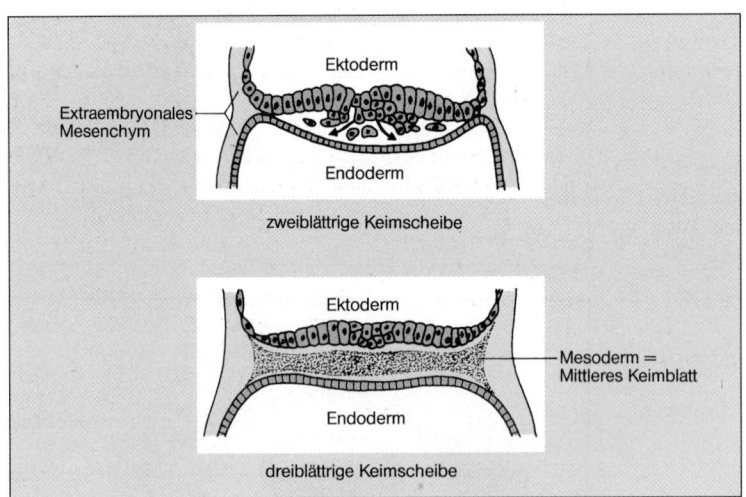

Abb. 4.12 Entstehung der dreiblättrigen Keimscheibe.

Die Embryonalperiode

Die Embryonalperiode (3. bis 8. Woche *post conceptionem*) wird eingeleitet mit der Bildung der ersten sogenannten **Somiten**. Dies sind Zellblöcke, die sich aus der lokal gehäuften Teilung von **Mesodermzellen** entwickeln. Sie gruppieren sich in Paaren rechts und links der Mittellinie der Keimscheibe. Die Somitenbildung beginnt am Kopfende der Keimscheibe und setzt sich Richtung Schwanzende fort, bis etwa am 33. Tag insgesamt 42 bis 44 Somitenpaare entstanden sind (Abb. 4.13).

Durch die Somitenbildung entsteht eine Untergliederung der Keimscheibe und des sich daraus entwickelnden Embryos in **Segmente** (Abschnitte). Die Mesodermzellen der Somiten haben die Fähigkeit, sich zu vielen verschiedenen Zelltypen zu entwickeln. Jeder einzelne Somit bildet für "sein" Segment Sklerotome, Dermatome und Myotome.

▸ Die **Sklerotome** entwickeln sich zu bindegewebsähnlichen Strukturen weiter, dem embryonalen Mesenchym. Dieses differenziert sich seinerseits in verschiedene Zellarten:
- Fibroblasten (Bindegewebszellen)
- Osteoblasten (Knochenzellen)
- Chondroblasten (Knorpelzellen).

▸ Aus den **Dermatomen** entwickelt sich später die
- Lederhaut (*Dermis* oder *Corium*) und die
- Unterhaut (*Subcutis*).

▸ Die **Myotome** enthalten die Anlage für die Bildung der Muskulatur des entsprechenden Körpersegmentes.

Zu jedem Somiten entwickelt sich aus dem Ektoderm ein Rückenmarksnerv, der das dazugehörende Sklerotom, Dermatom und Myotom innerviert.

Insgesamt sind also die mesodermalen Zellen der Somiten der Ursprung für folgende Körperstrukturen:
- Bindegewebe
- Knorpel
- Knochen
- Leder- und Unterhaut
- Muskulatur (glatte und quergestreifte).

Aus dem übrigen, *außerhalb* der Somiten gelegenen Mesoderm des mittleren Keimblatts entstehen folgende Körperanteile:
- Blutgefäße und Blutzellen
- Lymphgefäße und Lymphzellen
- Nieren und ableitende Harnwege
- Keimdrüsen
- Milz
- Nebennierenrinde.

Parallel zur Entwicklung der Somiten aus dem Mesoderm verläuft die Bildung des **Neuralrohrs** aus dem **Ektoderm**. Hierbei erheben sich aus dem Ektoderm zwei Falten in der Längsmittellinie der Keimscheibe. Diese Falten legen sich mit ihren Seitenendigungen aneinander, wodurch sich ein Hohlrohr, das sogenannte Neuralrohr, bildet (Abb. 4.14).

Das Neuralrohr ist in seinen unteren zwei Dritteln schmal und stellt die Anlage für das Rückenmark dar. Sein oberes Drittel ist wesentlich breiter. Es enthält die drei Hirnbläschen, aus denen sich später das Gehirn entwickeln wird.

Neben dem Zentralnervensystem (Gehirn und Rückenmark) entstehen aus dem Ektoderm des äußeren Keimblatts folgende weitere Organe und Gewebe:
- peripheres Nervensystem
- Oberhaut (Epidermis) mit Hautdrüsen, Nägeln und Haaren
- Brustdrüsen
- Hypophyse
- Zahnschmelz.

4 Regelrechte Schwangerschaft
4.1 Physiologische Entwicklung der Schwangerschaft

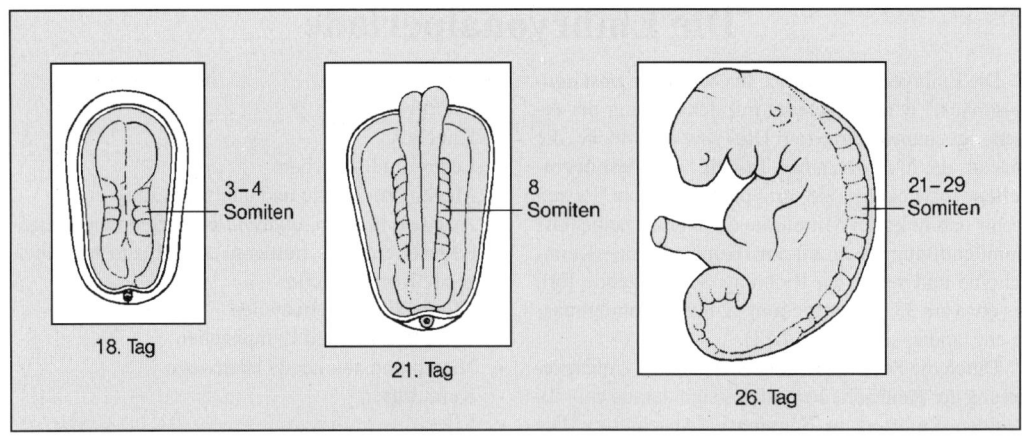

Abb. 4.13 Ausbildung der Somiten.

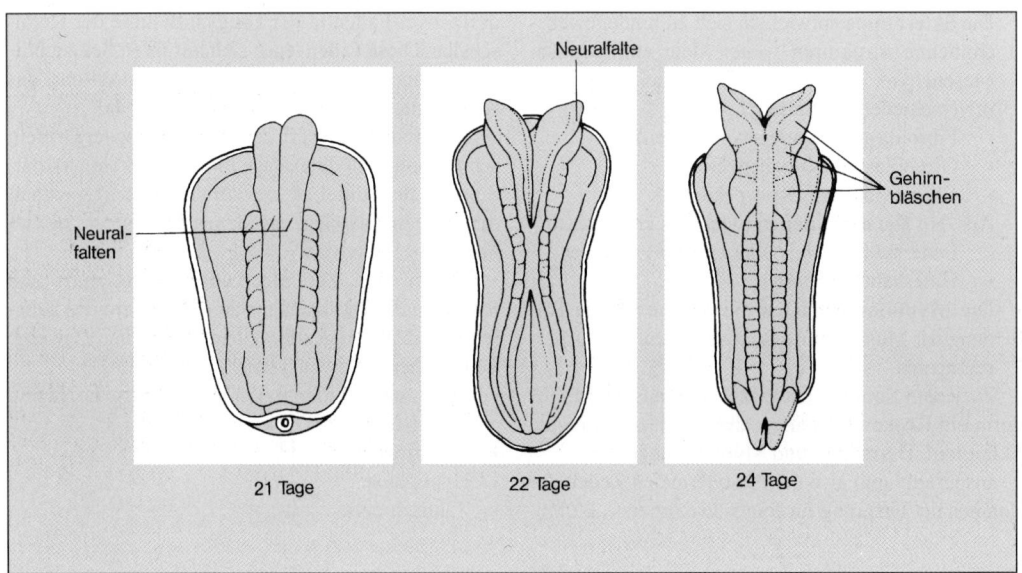

Abb. 4.14 Entstehung des Neuralrohres aus den Neuralfalten.

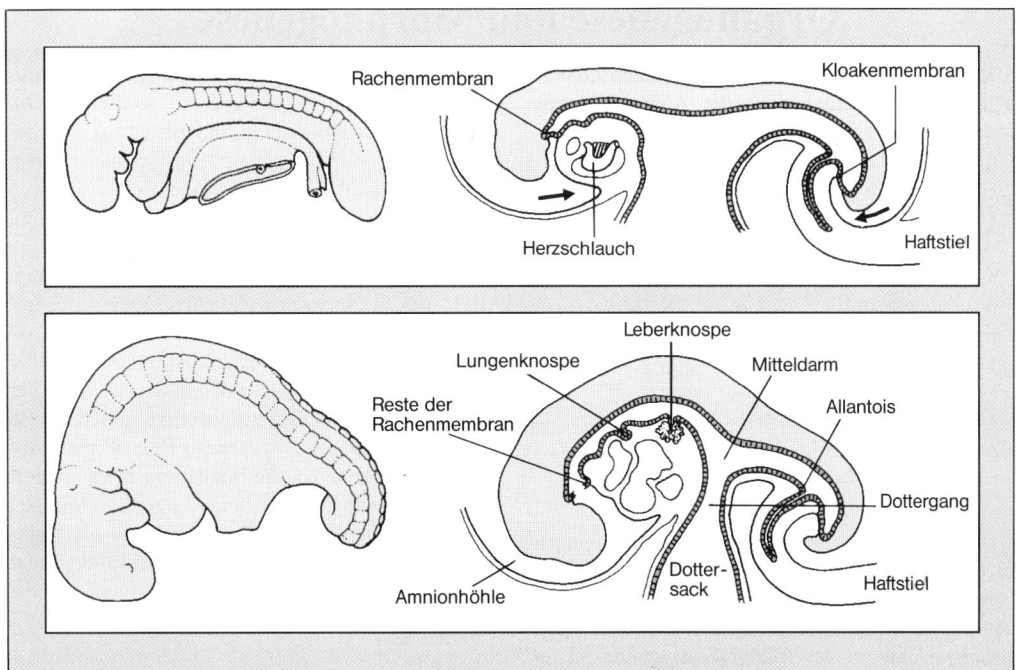

Abb. 4.15 Abfaltung des Embryos von der Keimscheibe.

Nach der Entstehung der Somiten und des Neuralrohrs ist die Zeit reif, daß sich aus der bislang immer noch flachen Scheibe ein Embryo mit einem Körperhohlraum entwickelt. Dieses Ziel wird durch folgende Vorgänge erreicht:
- Durch das schnellere Wachstum des Neuralrohrs gegenüber der übrigen Keimanlage entsteht eine C-förmige Krümmung der gesamten Keimscheibe.
- Gleichzeitig kommt durch das Wachstum der verschiedenen Somitenanteile in seitlicher Richtung eine Krümmung der seitlichen Teile der Keimscheibe zustande. Diese sich krümmenden Seitenfalten wachsen aufeinander zu und verschmelzen an ihren Rändern miteinander. Sie umschließen dadurch einen Hohlraum, der damit zur **primitiven Leibeshöhle (intraembryonales Zölom)** des Embryos wird.

Diese Vorgänge nennt man die **Abfaltung des Embryos** von der Keimscheibe. Das Endoderm ist dabei in das Innere der neu entstandenen Leibeshöhle verlagert worden (Abb. 4.15). Es hat mehrere Auffältelungen durch lokal verstärkte Zellteilung gebildet, die die frühen Organanlagen darstellen. Durch die Krümmung wird ein Teil des Dottersacks, dessen "Boden" ursprünglich das innere Keimblatt war, mit in die Leibeshöhle integriert, wodurch er zum mittleren Teil des Primitivdarms des Embryos wird.

Organogenese und Morphogenese

Mit der Ausbildung des intraembryonalen Zöloms ist der Platz zur Entwicklung der **inneren Organe** entstanden. Das Endoderm liefert dazu:
1. die Epithelauskleidung
    - des Darms
    - der Atmungsorgane
    - der Harnwege und Harnblase
    - der Paukenhöhle und Ohrtrompete.
2. das Parenchym für
    - Mandeln
    - Schilddrüse
    - Nebenschilddrüsen
    - Thymusdrüse
    - Leber
    - Bauchspeicheldrüse.

Der Prozeß der Ausbildung der Organanlagen heißt **Organogenese**. Die Organogenese beginnt während der späten Blastogenese und ist im wesentlichen bis zur 12. Schwangerschaftswoche *post conceptionem*, d.h. in der frühen Fetalperiode, abgeschlossen. Der Keim ist in dieser Phase besonders störanfällig. Einflüsse, die eine regelrechte Organogenese stören, bewirken irreversible, ausgeprägte Schädigungen der Organe, deren Entwicklung noch nicht beendet ist (Abb. 4.16).

Parallel zur Organogenese verläuft die **Morphogenese** (Entwicklung der äußeren Körperformen). Bereits mit der Krümmung und Abfaltung von der Keimscheibe läßt sich die spätere Gestalt erahnen. Zum Ende der Embryonalperiode ist der Embryo deutlich als menschliches Wesen zu erkennen (Abb. 4.16 und 4.17).

Vom Scheitel bis zum Steiß ist er 30 mm lang. Alles, was zu einem menschlichen Organismus gehört, ist bereits vorhanden: die inneren Organe, Arme, Beine, Hände, Füße, Augenlider, Ohrmuscheln usw. Das Herz schlägt seit einem Monat, der embryonal-plazentare Kreislauf funktioniert. Erste leichte Bewegungen von Armen, Beinen und Kopf sind bereits erkennbar, die Hände fangen an zu greifen. Der Embryo ist sogar in der Lage, Berührungen wahrzunehmen. Das Geschlecht ist noch nicht eindeutig zu erkennen. Insgesamt muß der Embryo nun noch reifen und wachsen.

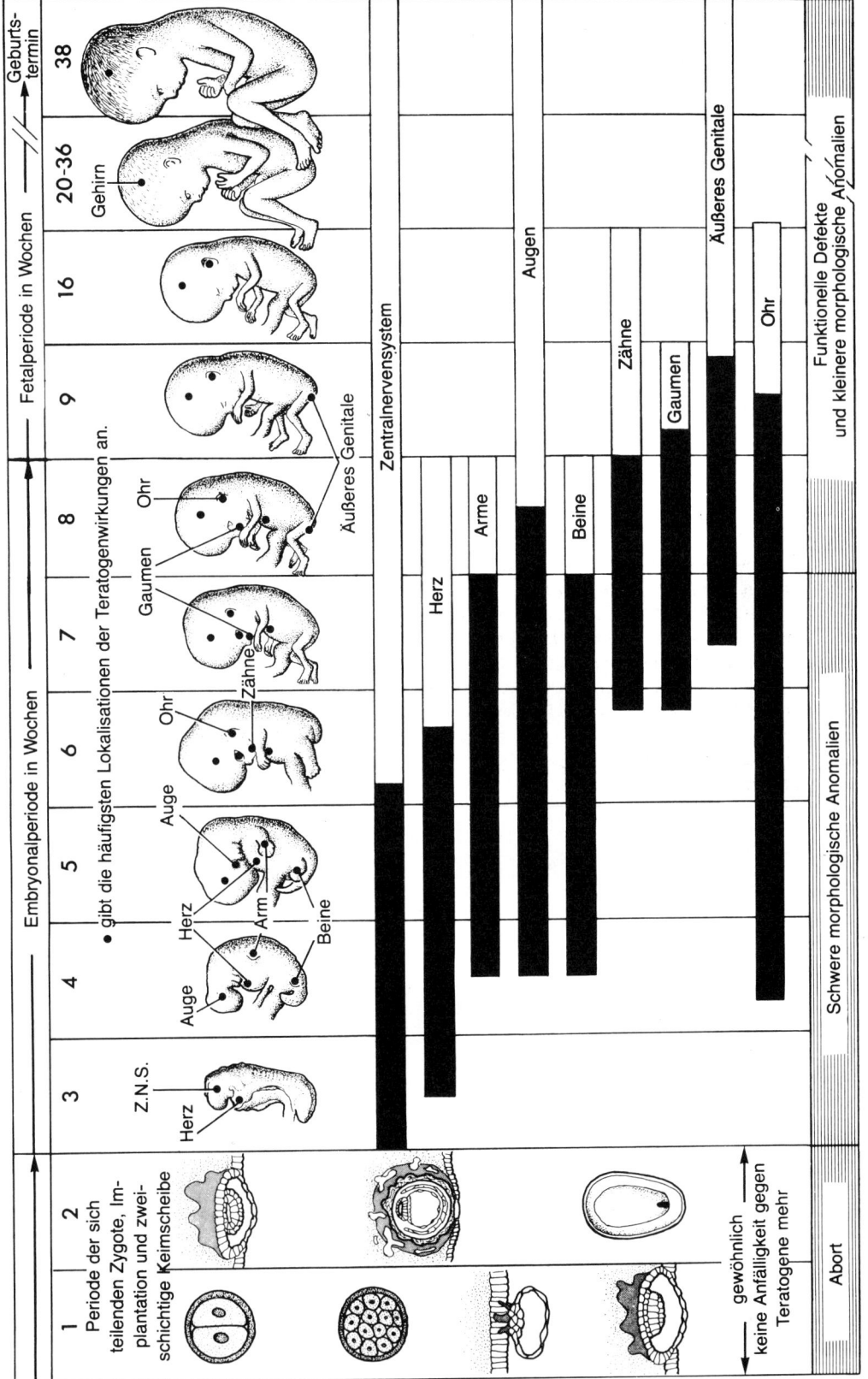

Abb. 4.16 Organogenese und Morphogenese im zeitlichen Verlauf: Anlagebeginn und Ausreifung von Organen und Körperteilen. (Aus: Moore KL, Persaud TVN. Embryologie. Lehrbuch und Atlas der Entwicklungsgeschichte des Menschen. 4. Aufl. Stuttgart, New York: Schattauer 1996)

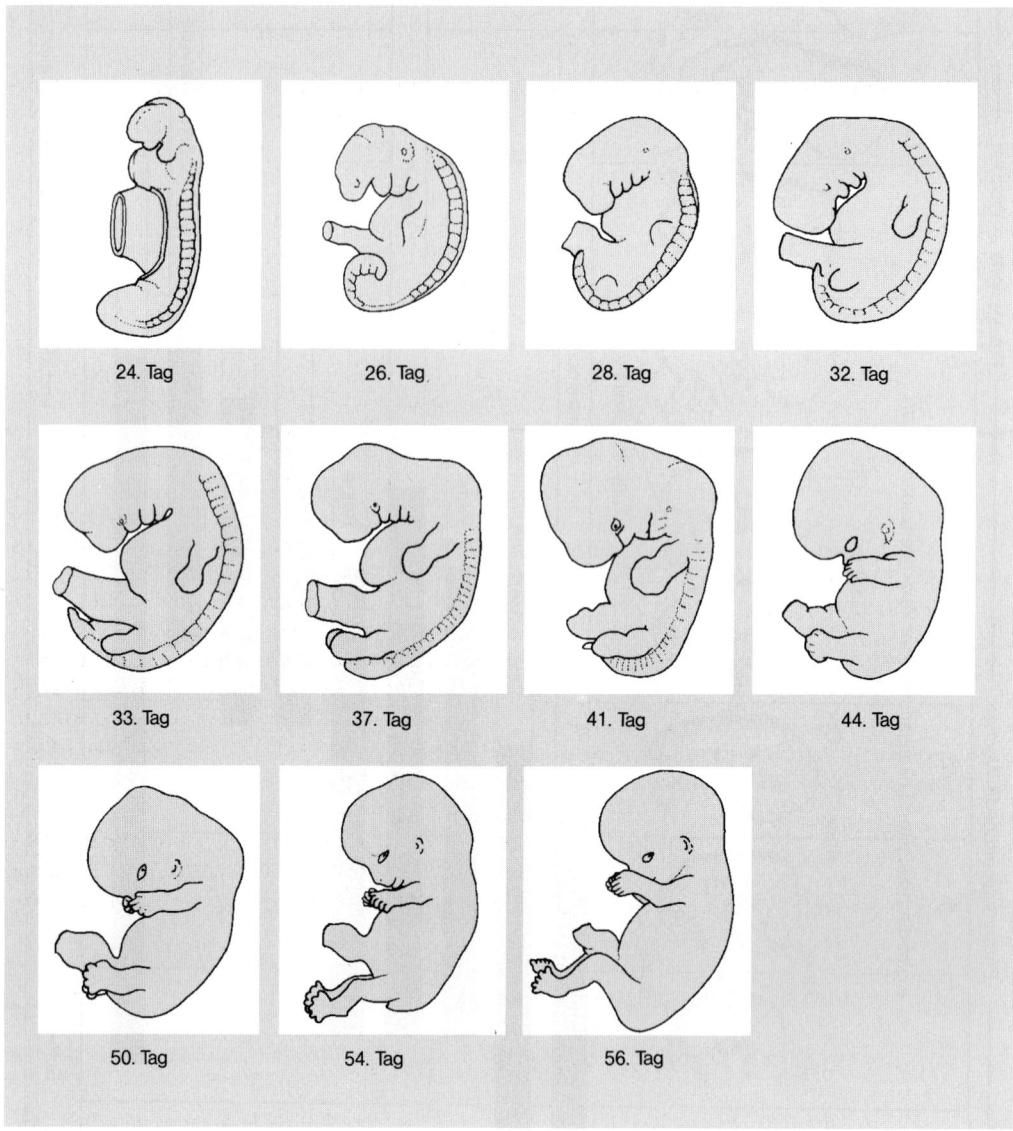

Abb. 4.17 Entwicklung der äußeren Körperform zwischen dem 24. und 56. Tag.

Entwicklung der Nabelschnur

Durch die Krümmung und Abfaltung des Embryos von der Keimscheibe wurde der Haftstiel auf die Bauchseite verlagert. Aus der neu entstandenen Bauchwand ragen jetzt der Haftstiel und der **Dottergang** (*Ductus vitellinus*) heraus, der aus dem Zusammenschieben der Wände des Dottersackes bei der Abfaltung entstanden ist.

Im weiteren Verlauf vergrößert sich die Amnionhöhle enorm und schiebt sich dabei immer weiter um den Embryo herum, bis dieser bis auf den Nabelring völlig von Amnionhöhle und Fruchtwasser umgeben ist. Dabei werden der Haftstiel und der Dottergang von Amnionepithel ummantelt. Somit ist die **Nabelschnur** entstanden, die die Verbindung vom jetzt frei im Fruchtwasser schwimmenden Embryo zur Plazenta darstellt (Abb. 4.18).

Der Nabelschnuransatz an der Plazenta liegt in der Regel im Zentrum der Plazenta. Dies ist dadurch bedingt, daß sich der Haftstiel fast immer über dem Implantationszentrum des Trophoblasten entwickelt. Dezentrale Nabelschnuransätze entstehen dann, wenn sich der Trophoblast aufgrund unterschiedlicher Ernährungsbedingungen in der Uterusschleimhaut nicht gleichmäßig entwickeln kann.

Die fertig ausgebildete Nabelschnur ist etwa 50 cm lang und spiralig gedreht. Durch ihre Spiralform ist sie vor einem Abknicken besser geschützt, als wenn sie gestreckt verliefe.

Das Bindegewebe der Nabelschnur, ein weißlich-durchsichtiges, gallertartiges Gewebe, wird als **Wharton-Sulze** bezeichnet. Es entsteht aus dem ehemaligen Haftstiel-, Dottersack- und Amnionmesenchym und ist völlig gefäßlos. Die äußerste Schicht der Nabelschnur besteht aus Amnionhaut. Die Amnionhaut ist an der Fruchtwasserproduktion und -resorption (s. S. 112) beteiligt.

Bereits vor der 4. Schwangerschaftswoche entstehen erste Blutgefäße im Haftstiel, die sich bald mit den parallel im Embryo und in der Plazenta auftretenden Gefäßen verbinden, so daß ein erster **embryonalplazentarer Kreislauf** entsteht. Die Haftstielgefäße entwickeln sich im weiteren Verlauf zu einer großkalibrigen **Nabelvene** (*Vena umbilicalis*) mit einem Durchmesser von 5 bis 6 mm und den beiden **Nabelschnurarterien** (*Arteriae umbilicales*), die einen Durchmesser von jeweils 3 mm haben. (Der *Ductus vitellinus* verkümmert hingegen nahezu vollständig.) Die beiden Arterien transportieren sauerstoffarmes und mit Stoffwechselschlacken angereichertes Blut vom Embryo beziehungsweise vom Feten zur Plazenta. Dort wird es mit Sauerstoff, Energie- und Aufbaustoffen angereichert und über die Nabelvene wieder zurück zum Kind geführt.

Da die Nabelschnur keine schmerzleitenden Nervenbahnen besitzt, ist das Durchtrennen der Nabelschnur **völlig schmerzlos**.

Die Fetalperiode

Die Fetalperiode, die vom Beginn der 9. Schwangerschaftswoche bis zur Geburt dauert, ist gekennzeichnet von der Ausreifung und vom Wachstum aller Organe und Körperteile, die in der Embryonalperiode angelegt worden sind. In dieser Phase geht die Gefahr von schweren Mißbildungen langsam zurück.

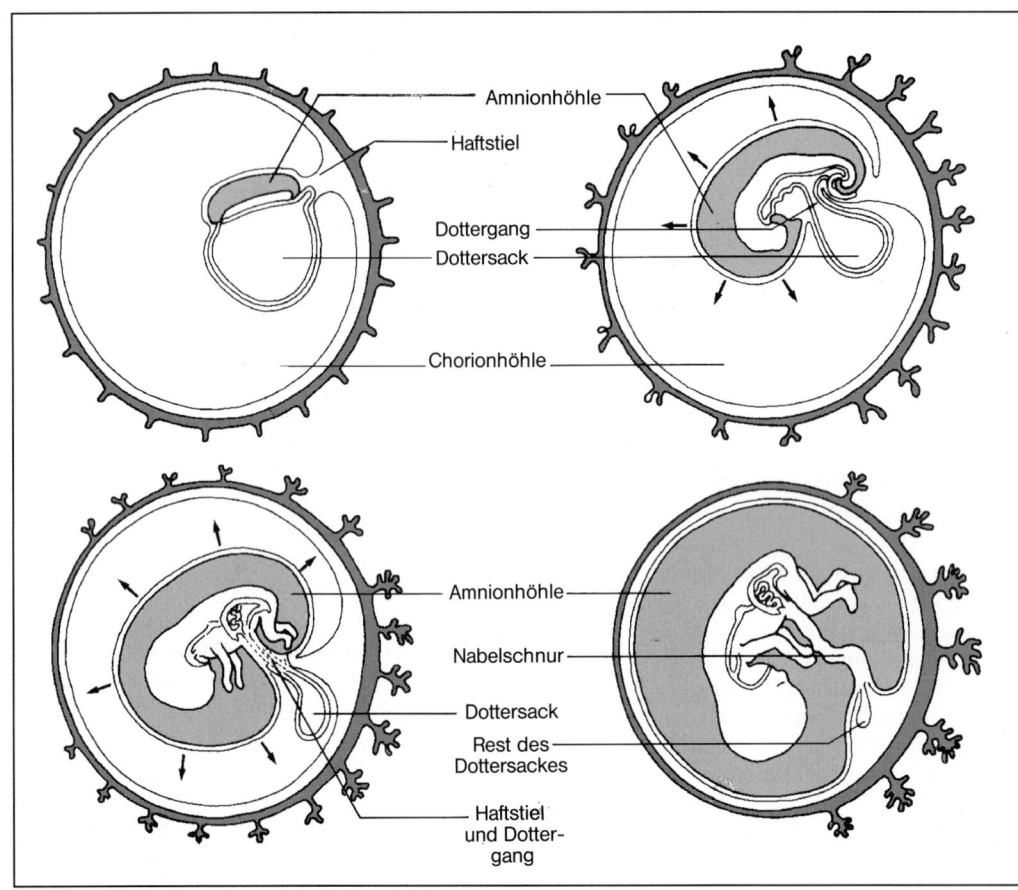

Abb. 4.18 Entstehung der Nabelschnur.

Länge und Gewicht

Die Scheitel-Steiß-Länge (SSL), die zum Ende der Embryonalperiode 3 cm beträgt, vergrößert sich bis zum Geburtstermin auf durchschnittlich 36 cm. Auffällig dabei ist die Veränderung des Größenverhältnisses von Kopf und Rumpf. Der Kopf, der die Gestalt des Fetus in der 12. Schwangerschaftswoche mit einem Drittel der Gesamtgröße noch dominiert, verlangsamt sein Wachstum, während das des Rumpfs im weiteren Schwangerschaftsverlauf stark zunimmt (Abb. 4.19).

Im Vergleich zum Längenwachstum geht die Gewichtszunahme langsam vonstatten. Nach der ersten Schwangerschaftshälfte wiegt der Fetus noch keine 500 g. Der größte Teil der Gewichtszunahme erfolgt in den letzten 10 Schwangerschaftswochen. In dieser Phase wird das **subkutane Fettgewebe** aufgebaut, wodurch die vorher mageren Körperformen ein rundes, wohlgeformtes Aussehen bekommen (Tab. 4.1).

4 Regelrechte Schwangerschaft
4.1 Physiologische Entwicklung der Schwangerschaft

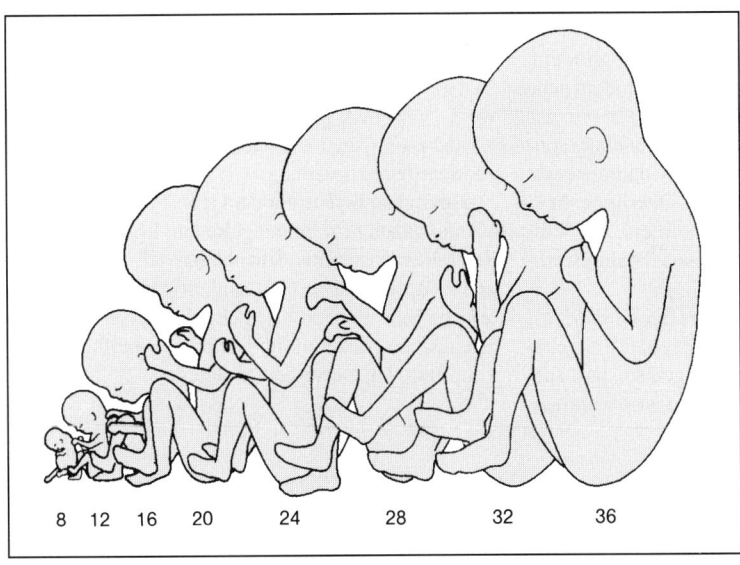

Abb. 4.19 Veränderung des Größenverhältnisses von Kopf und Rumpf während der Fetalperiode.

Tab. 4.1 Längenwachstum und Gewichtszunahme des Fetus.

Alter		Scheitel-Steiß-Länge (SSL)	Gewicht
[Wochen]	[Lunarmonate]	[cm]	[g]
9 - 12	3	5 - 8	10 - 15
13 - 16	4	9 - 14	60 - 200
17 - 20	5	15 - 19	250 - 450
21 - 24	6	20 - 23	500 - 820
25 - 28	7	24 - 27	900 - 1300
29 - 32	8	28 - 30	1400 - 2100
33 - 36	9	31 - 34	2200 - 2900
37 - 40	10	35 - 36	3000 - 3400

Haut und Haare

In den ersten Fetalmonaten ist die Haut rötlich, da das Blut deutlich durch die dünne Epidermis hindurchschimmert. Der Verlauf vieler zarter Blutgefäße ist sichtbar. Dies ändert sich, wenn der Aufbau des subkutanen Fettgewebes stattgefunden hat. Die Haut bekommt ihr normales, rosiges Aussehen und wird glatt und straff.

In der 2. Schwangerschaftshälfte entwickelt sich die **Lanugobehaarung** (Wollhaare), die wie ein dünnes Fell den ganzen Körper bedeckt. Zu jedem Haar gehört eine Talgdrüse, die eine fettige Substanz, die **Käseschmiere** (*Vernix caseosa*), produziert. Die Lanugobehaarung trägt dazu bei, daß die Vernix am Körper haften bleibt, wodurch die Haut vor dem Aufweichen durch das Fruchtwasser geschützt wird.

Am Ende der Schwangerschaft wird der größte Teil der Lanugobehaarung abgestoßen, wodurch auch die Vernixschicht verlorengeht. Dort, wo dichtere Haarbezirke erhalten bleiben (Kopf, Augenbrauen, Wimpern, Schultergürtel, Kreuzbeinbereich), und in den Körperfalten bleibt Käseschmiere übrig. Die noch vorhandene Menge an Käseschmiere ist eines der Kriterien zur Beurteilung des Reifegrads des Neugeborenen: Je weniger bei der Geburt noch davon vorhanden ist, desto reifer wird das Kind eingeschätzt.

Bewegung

Die Fähigkeit zur Bewegung setzt sehr früh ein. Zwischen der 9. und 12. Schwangerschaftswoche sind nicht nur grobmotorische Bewegungen wie das Strampeln von Armen und Beinen erkennbar, sondern auch bereits feinmotorische Bewegungen wie das Heben der Augenbrauen und der Oberlippe. Später setzen sogar gezielte Bewegungen ein, die willkürlich wiederholt werden können, so z.B. die Bewegung des Daumens in den Mund.

Ziemlich genau ab der 18. Woche bei einer Mehrgebärenden und ab der 20. Woche bei einer Erstgebärenden sind die kindlichen Bewegungen so stark ausgeprägt, daß die Mutter sie zum ersten Mal wahrnehmen kann. Der zeitliche Unterschied kommt dadurch zustande, daß eine Mehrgebärende aus Erfahrung weiß, wie sich die allerersten, noch sehr zarten Kindsbewegungen anfühlen und diese somit früher zu identifizieren vermag.

Bewegung bereits vor der Geburt ist eine wichtige Voraussetzung für eine regelrechte Entwicklung des Zentralnervensystems. Sowohl aktive Eigenbewegungen als auch passives Geschaukeltwerden durch mütterliche Bewegungen lösen eine Fülle von Sinnesreizen aus, die wiederum im Gehirn die vielfältige Verknüpfung von Nervenzellen anregen.

Hören und Sehen

Gegen Ende des 7. Schwangerschaftsmonats beginnt das Kind, auf Schallreize zu reagieren. Seine Erlebniswelt wird zunehmend durch die Herzgeräusche, die Verdauungsgeräusche, die Atmung und die Stimme der Mutter bereichert. Auch äußere, lautere Geräusche dringen zu ihm vor. So kann es z.B. Musik hören, wobei es auf verschiedene Musikstile unterschiedlich reagiert. Es ist sogar in der Lage, nach der Geburt oft gehörte Musikstücke wiederzuerkennen.

Im letzten Schwangerschaftsmonat reagiert das Kind auch auf Lichtreize, z.B. wenn der Leib der Mutter von der Sonne beschienen wird und Licht durch die Bauchdecke dringt. Neugeborene kommen keineswegs fast blind auf die Welt. Sie sind lediglich weitsichtig, und die Bahnung des visuellen Systems im Gehirn ist noch nicht ausgereift, wodurch ihr Sehen noch unscharf ist. Dies ändert sich jedoch rasch in den ersten Lebensmonaten.

Bei der Geburt können Neugeborene schon gut Bewegungen sowie hell und dunkel wahrnehmen. Entsprechend den Lichtverhältnissen im Mutterleib fühlen sie sich umittelbar nach der Geburt in einer dämmrigen Umgebung deutlich wohler.

Schlucken und "Atmen"

Sehr früh in der Fetalperiode erfolgen die ersten Schluckbewegungen; im Verlauf der Schwangerschaft trinkt das Kind reichlich Fruchtwasser (s. S. 112). Eingedickte und feste Bestandteile des Fruchtwassers wie abgeschilferte Zellen, Lanugohaare und Vernix gelangen in den Darm, werden dort deponiert und in den ersten Tagen nach der Geburt als sogenanntes Kindspech (**Mekonium**) ausgeschieden.

Im Ultraschall lassen sich manchmal auch Atembewegungen des Brustkorbs erkennen. Damit spült der Fetus Fruchtwasser durch seine Atemwege und seine noch nicht entfalteten Lungen. Dies ist eine Voraussetzung für eine regelrechte Entwicklung der Lungen. Dieses Fruchtwasser wird durch die Kompression des Brustkorbs beim Durchtritt durch den Geburtskanal zum Teil ausgepreßt. Der Rest wird resorbiert.

Auch das Zwerchfell ist bereits vor der Geburt aktiv, was sich manchmal durch einen Schluckauf bemerkbar macht. Die Mutter spürt dies als ein rhythmisches Zucken ihres Kindes.

Schlafen und Wachen

Deutlich lassen sich Schlaf- und Wachphasen unterscheiden. Die Schwangere spürt an plötzlich wiedereinsetzenden Bewegungen, wann das Kind aufwacht. Die Schlafphasen dauern etwa 10 bis 20 Minuten, wobei man das Kind durch äußere Reize wie Lärm oder heftige Schaukelbewegungen wecken kann. Möglicherweise träumt das Ungeborene auch bereits. Es gibt Hinweise, daß das Kind durch mütterliche Gefühlszustände wie Angst, Streß, Ärger, Ausgeglichenheit und Freude in seinen Reaktionen beeinflußt werden kann.

Junge oder Mädchen

> Das Geschlecht des Kindes wird im Moment der Befruchtung durch die Samenzelle und deren Geschlechtschromosom festgelegt.

Die Samenzelle besitzt entweder ein X- oder ein Y-Chromosom. Die Eizelle hingegen ist immer mit einem X-Chromosom ausgestattet. In den ersten Wochen ist jedoch nicht erkennbar, ob sich ein Junge oder ein Mädchen entwickeln wird. Die Geschlechtsdifferenzierung beginnt erst gegen Ende der Embryonalperiode beziehungsweise zu Beginn der Fetalperiode.

Entwicklung des äußeren Genitales

> Im indifferenten Stadium existieren als Anlage des äußeren Genitales der **Genitalhöcker**, die **Genitalwülste**, die **Urethralfalten** und die **Urogenitalmembran**.

- Beim Mädchen entwickelt sich der Genitalhöcker zur Klitoris. Aus den Urethralfalten entstehen die kleinen Labien, aus den Genitalwülsten bilden sich die großen Labien. Die Urogenitalmembran öffnet sich zum Urogenitalspalt. Hier münden später Scheide und Harnröhre. Der Hymen des Mädchens ist ein Rest der ehemaligen Urogenitalmembran (Abb. 4.20).
- Beim Jungen entwickelt sich der Genitalhöcker zum Penis. Die Urogenitalspalte wird durch das Zusammenwachsen der Urethralfalten verschlossen, wodurch die Harnröhre und der Penisschaft gebildet werden. Die Genitalwülste entwickeln sich zu je einer Hälfte des Skrotums und wachsen zusammen.

Die Genitalwege

> Als Genitalwege werden beim Mädchen die **Tuben**, der **Uterus** und die **Vagina** bezeichnet, beim Jungen die **Nebenhoden**, die **Samenblase** und der **Samenleiter**.

Für die Entwicklung der männlichen Genitalwege sind die beidseitig angelegten **Wolff-Gänge** zuständig. Die weiblichen Genitalwege entwickeln sich aus den ebenfalls beidseitig angelegten **Müller-Gängen**.

Ursprünglich sind im Embryo beide Gangsysteme vorhanden. Mit Ende der Embryonalzeit beginnt die differenzierte Entwicklung je nach Geschlecht des Kindes:

- Beim Jungen wird nun von den Hoden Testosteron gebildet. Testosteron ist die Voraussetzung dafür, daß sich die Wolff-Gänge zu den männlichen Genitalwegen weiterentwickeln können. Gleichzeitig wird ein Hormon (Anti-Müller-Hormon) produziert, das die Müller-Gänge verkümmern läßt.
- Ohne Testosteron, also beim Mädchen, entwickeln sich die Müller-Gänge automatisch zu den weiblichen Genitalwegen weiter, während sich die Wolff-Gänge zurückbilden. Dabei wachsen die unteren Anteile der Müller-Gänge aufeinander zu und bilden durch Verschmelzung Vagina und Uterus, während die oberen Anteile getrennt bleiben und die Tuben bilden.

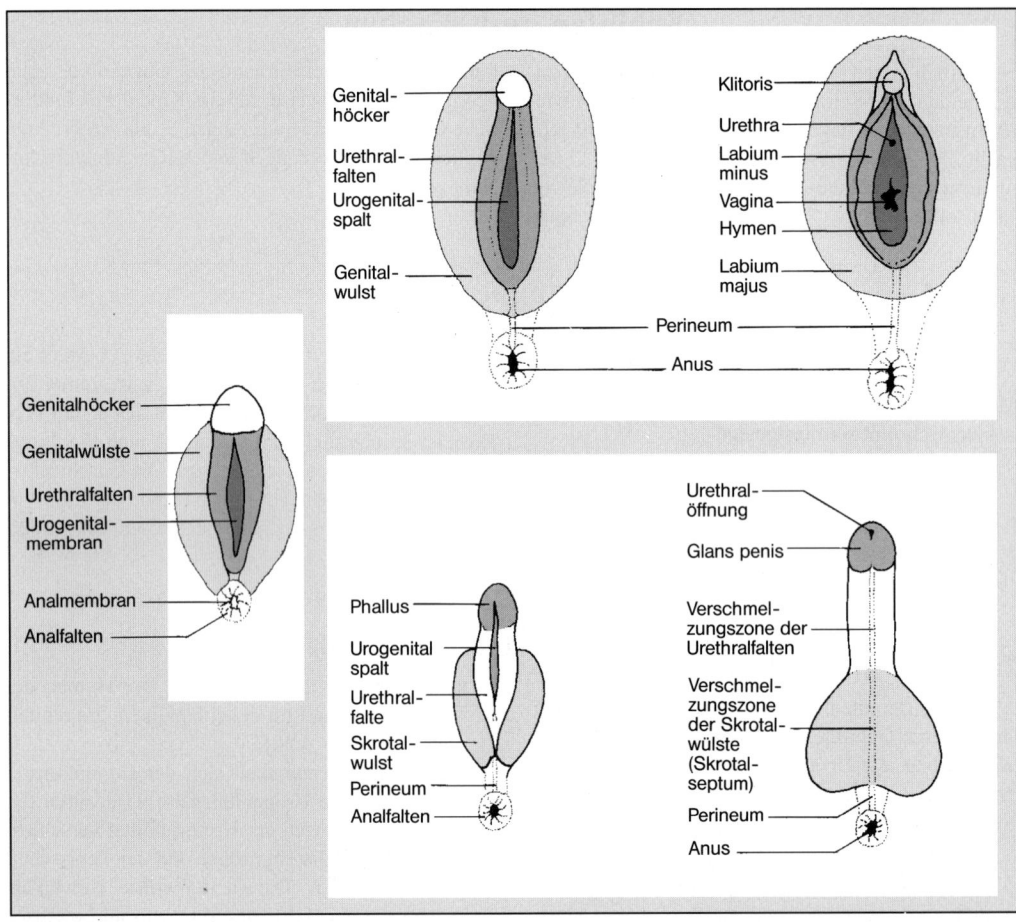

Abb. 4.20 Entwicklung des äußeren Genitales aus dem indifferenten Stadium zum weiblichen oder männlichen Genitale.

Der fetale Blutkreislauf

Der fetale Blutkreislauf weist im Gegensatz zum Erwachsenenkreislauf einige wichtige Unterschiede auf, die den Besonderheiten des vorgeburtlichen Lebens Rechnung tragen. Der wichtigste Unterschied ist, daß die Sauerstoffaufnahme nicht über die Lungen, sondern über die Plazenta erfolgt. Diese Tatsache hat zur Folge, daß das sauerstoffreiche Blut relativ weit vom Herzen entfernt in den Körper gelangt. Damit der Sauerstoff nicht schon in der Körperperipherie verbraucht wird, bevor er die zentralen Organe erreicht, sind im fetalen Kreislauf verschiedene "**Kurzschlüsse**" eingebaut, um das sauerstoffreiche Blut bedarfsgerecht zu verteilen (Abb. 4.21).

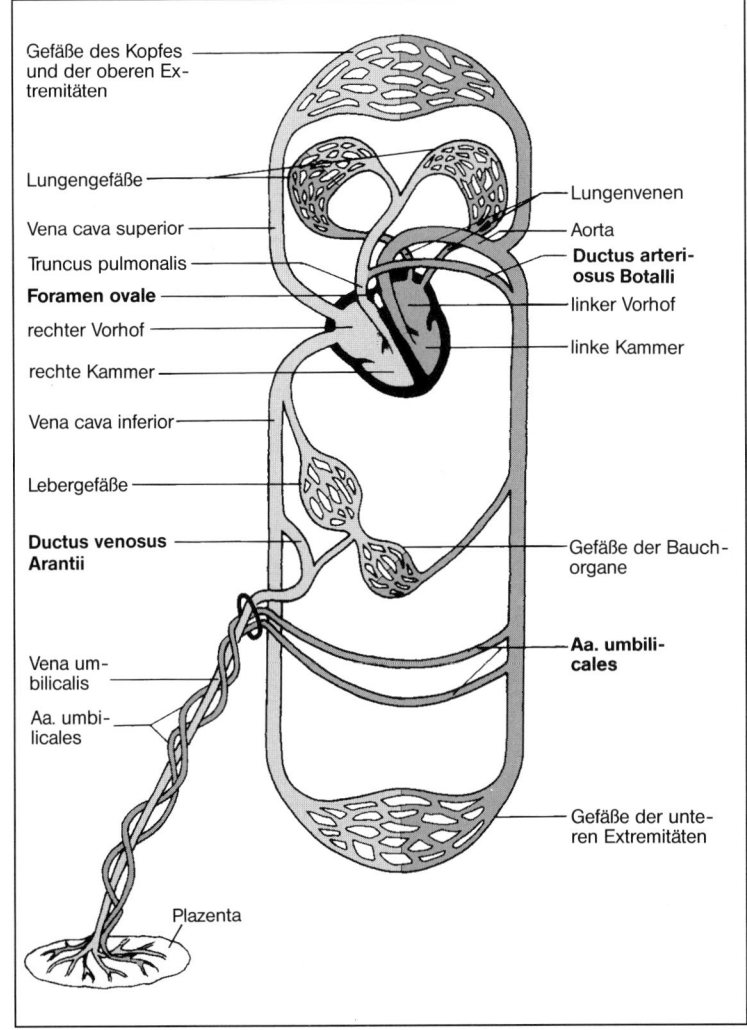

Abb. 4.21 Der fetale Kreislauf und seine Kurzschlüsse.

Fetaler Körperkreislauf

- Die *Vena umbilicalis* bringt das in der Plazenta mit Sauerstoff angereicherte Blut über die Eintrittspforte "Nabel" in den kindlichen Körper.
- Sie mündet über den **Ductus venosus Arantii** direkt in die *Vena cava inferior*.
- Die *Vena cava inferior* führt sauerstoffarmes Blut aus den unteren Extremitäten mit sich. Es kommt zur Vermischung von sauerstoffreichem mit sauerstoffarmem Blut.
- Eine Abzweigung der Nabelvene geht zur Leber. Etwas oberhalb der Einmündung des *Ductus venosus Arantii* wird sauerstoffarmes Blut, das aus der Leber kommt, in die *Vena cava inferior* geleitet.
- Diese Blutmischung fließt in den rechten Vorhof des Herzens.
- Von dort aus gelangt das Blut, ohne den sonst üblichen Weg über die rechte Kammer und die Lungen zu nehmen, direkt durch das **Foramen ovale** in der Herzscheidewand in den linken Vorhof.
- Über die linke Kammer wird es in die Aorta gepumpt.
- Von der Aorta zweigen Gefäße für die Versorgung der oberen Extremitäten ab.

- Im weiteren Verlauf der Aorta zweigen Gefäße für die Versorgung der Bauchorgane ab.
- Vor dem Übergang in die unteren Extremitäten zweigen die *Arteriae umbilicales* ab.
- Die *Arteriae umbilicales* führen zum Nabelring, gehen in die Nabelschnur über und erreichen die Plazenta.

Fetaler Lungenkreislauf

- Über die *Vena cava superior*, die Blut aus dem Kopf und den oberen Extremitäten führt, gelangt das Blut in den rechten Vorhof und von dort aus in die rechte Kammer. Durch besondere Strömungsverhältnisse findet kaum eine Vermischung mit dem Blut aus der *Vena cava inferior* statt.
- Das Blut in der rechten Kammer wird über den *Truncus pulmonalis* in die Lungen gepumpt.
- Da die Lungen vor der Geburt nur eine sehr geringe Blutversorgung nötig haben, wird ein Teil dieses Blutes vorher "abgezweigt", indem es über den ***Ductus arteriosus Botalli*** direkt in die Aorta geleitet wird.
- Die Lungenvenen bringen sauerstoffarmes Blut in den linken Vorhof, wo es mit sauerstoffreichem Blut, das aus dem rechten Vorhof kommt, gemischt wird.
- Dieses Blut gelangt über die linke Kammer in die Aorta und somit in den Körperkreislauf.

Die Weiterentwicklung des Trophoblasten zur reifen Plazenta

Prälakunäre Periode (7. Tag)

Direkt nach der Anheftung der Blastozyste beginnt sich der Trophoblast rasant zu entwickeln. Die Trophoblastzellen differenzieren sich dabei in zwei unterschiedliche Zellarten: in den **Zytotrophoblasten** (der innen, d.h. zur Blastozyste hin, gelegen ist und dessen Zellen sich durch Zellwände deutlich voneinander abgrenzen) und in den **Synzytiotrophoblasten** (der außen, d.h. zur Uterusschleimhaut hin, gelegen ist und dessen Zellen durch ein Verschwinden der Zellwände zusammenfließen).

Mit der Entstehung des Synzytiotrophoblasten beginnt die Einnistung (**Implantation oder Nidation**) des Keims in die Uterusschleimhaut. Der Synzytiotrophoblast nimmt schnell an Masse zu und bildet lange, fingerförmig verzweigte Ausläufer, die unter Verdrängung und Zerstörung des Endometriums in die Schleimhaut einwachsen. Die dazu benötigten proteolytischen Enzyme liefert der Zytotrophoblast (Abb. 4.22).

Die Uterusschleimhaut reagiert auf die Anheftung und den Beginn der Implantation mit der Weiterentwicklung des sekretorischen Endometriums zur Schwangerschaftsschleimhaut (**Dezidua**), zuerst nur lokal an der Einnistungsstelle, dann übergreifend am gesamten Endometrium.

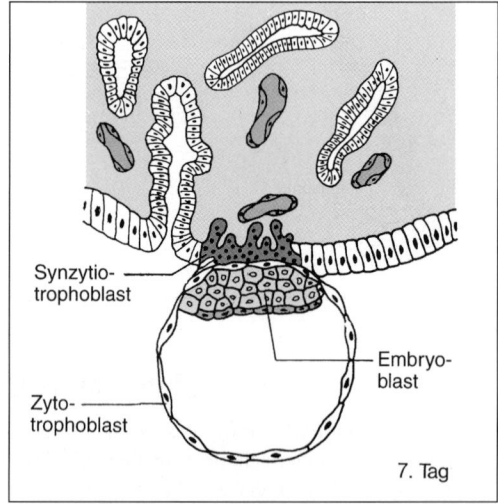

Abb. 4.22 Differenzierung des Trophoblasten in den Zyto- und Synzytiotrophoblasten mit Beginn der Implantation, 7. Tag.

Lakunäres Stadium oder Trabekelstadium
(etwa 8. bis 12. Tag)

Am 8. Tag etwa treten in der sich schnell verdikkenden Synzytiotrophoblastmasse Einschmelzungsherde (**Lakunen**) auf. Zwischen diesen Spalten entwickeln sich Verbindungsgänge, so daß zum Schluß ein großes Lakunensystem entsteht. Dazwischen bleiben strahlenförmig angeordnete Zellverbände aus Synzytiotrophoblastzellen erhalten. Diese nennt man **Trabekel** (Bälkchen); zusammen mit den Lakunen verleihen sie dem Synzytiotrophoblasten ein schwammartiges Aussehen.

Das Lakunensystem füllt sich mit dem Blut eröffneter Endometriumkapillaren sowie mit Sekreten eröffneter Endometriumdrüsen. Stoffe aus dieser Mischung diffundieren in die Blastozystenhöhle und dienen der Ernährung des Keims.

Dabei wird die Blastozystenhöhle von einer geschlossenen Lage aus Zyto- und Synzytiotrophoblastzellen vollständig vom Lakunensystem abgegrenzt. Diese beiden Zellschichten an dieser Stelle bilden die sogenannte **Chorionplatte** (Chorion = Zottenhaut). Mit der Bildung der Chorionplatte bekommt die Blastozystenhöhle einen neuen Namen und heißt nun **Chorionhöhle** (Abb. 4.23).

Die Trabekelendigungen bleiben durch eine dicke Synzytiumschicht miteinander verbunden. Diese Schicht ist die sogenannte **Trophoblastschale**. Sie grenzt an die Dezidua, wobei die Grenzen dieser beiden Gewebestrukturen nicht klar voneinander zu trennen sind. Die Trophoblastschale bildet zusammen mit Deziduaanteilen die **Basalplatte** der späteren Plazenta.

Am 12. Tag nach der Befruchtung ist die Blastozyste vollständig in die Dezidua eingewachsen. Die Implantationswunde ist durch ein Fibrinkoagulum verschlossen.

Um die Trophoblastschale herum haben sich **Sinusoide** (gestaute, weite Blutgefäße) gebildet. Diese Sinusoide werden nun vom Synzytium eröffnet. Mütterliches Blut ergießt sich ins Lakunensystem (wie bei einem Schwamm, der in Wasser getaucht wird). Dadurch, daß sowohl Arterien als auch Venen eröffnet werden, entstehen unterschiedliche Drucke. Aufgrund dieser Druckdifferenzen beginnt im Lakunensystem eine Blutzirkulation: das mütterliche Blut fließt von Gefäßen mit hohem Druck zu Gefäßen mit niedrigem Druck, wodurch ein erster **uteroplazentarer Kreislauf** entsteht.

Im Verlauf der Implantation kann es bei der Eröffnung der Endometrium- beziehungsweise Deziduagefäße zu einer Blutung ins Uteruscavum kommen (**Nidationsblutung**). Daraus resultiert eine vaginale Blutung, die als verfrühte, meist auch schwächere Menstruation fehlinterpretiert werden kann.

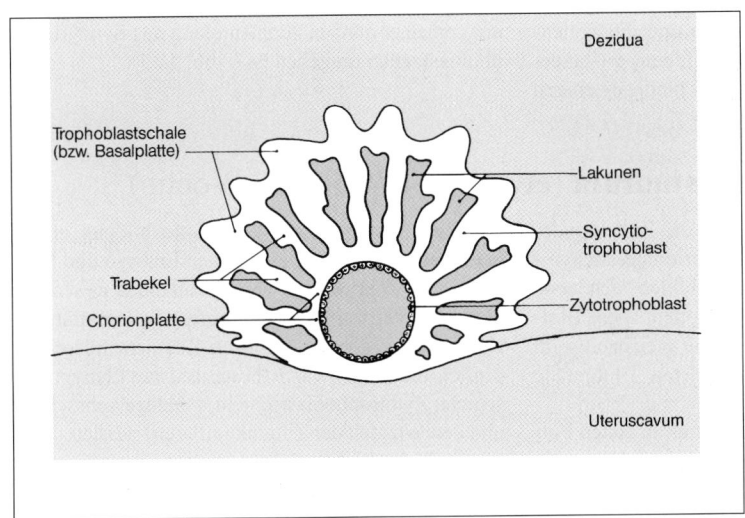

Abb. 4.23 Ausbildung des Lakunensystems im Synzytiotrophoblasten.

Primärzottenstadium (etwa 14. Tag)

In diesem Stadium beginnen die Trabekel fingerförmige Ausstülpungen zu bilden, die in die Lakunen hineinragen. Gleichzeitig wandern von der Chorionplatte her Zytotrophoblastzellen in die Trabekel und deren Ausstülpungen ein, die man nun **Primärzotten** (Zotte = Zweig) nennt. Die Primärzotten verzweigen sich im weiteren Verlauf immer mehr, wobei die ursprünglichen Trabekel als sogenannte Zottenstämme erhalten bleiben. Die Trabekel, die mit ihren Endigungen mit der Trophoblastschale (**Basalplatte**) verwachsen sind, bilden sich später zu den sogenannten **Haftzotten** um, durch die die Chorionplatte mit der Basalplatte verbunden bleibt. Ab dem Primärzottenstadium wird das Lakunensystem umbenannt und heißt nun **intervillöser Raum** (Zottenzwischenraum) (Abb. 4.24).

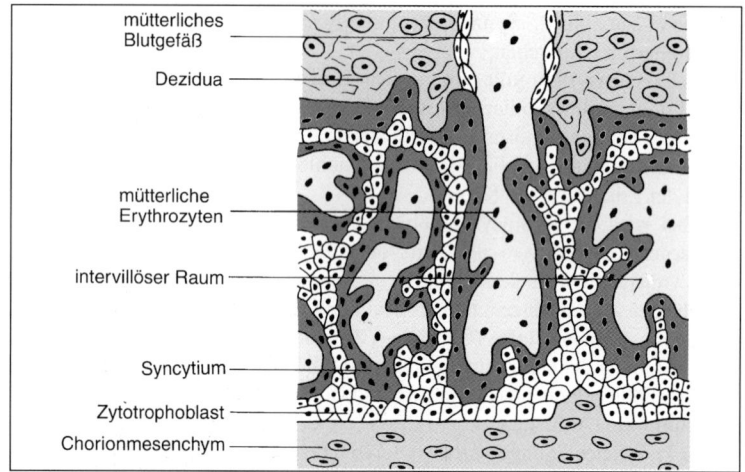

Abb. 4.24 Ausbildung von Primärzotten mit Zytotrophoblastkern und Synzytiummantel (Zottenlängsschnitt).

Sekundärzottenstadium (etwa 15. bis 17. Tag)

Mit Beginn des Sekundärzottenstadiums wachsen über die Chorionplatte extraembryonale Chorionmesenchymzellen in die Stammzotten und die Zottenverzweigungen ein. Das heißt, daß die nun entstandenen **Sekundärzotten** einen Kern aus bindegewebigen Chorionmesenchymzellen enthalten, dem eine Schicht aus Zytotrophoblastzellen folgt, die wiederum von einer dünnen Ummantelung aus Synzytiotrophoblastzellen umgeben ist (Abb. 4.25).

Tertiärzottenstadium (etwa 18. Tag bis 13. Woche)

In diesem Stadium beginnt sich das Zottenbindegewebe aus extraembryonalen Chorionmesenchymzellen zu differenzieren, und es bilden sich erste **Blutzellen** und **Blutgefäße** in den Zotten. Diese Blutgefäße finden bald Anschluß an die gleichzeitig im Haftstiel und im Embryo gebildeten Blutgefäße (Abb. 4.26).

Ab Beginn der 4. Woche kommt es zu ersten Pulsationen der zwischenzeitlich entstandenen Herzanlage, wodurch ein erster **embryonal-plazentarer Blutkreislauf** beginnt. Die Tertiärzottenbildung emöglicht, daß die Stoffe, die zwischen Embryo und Mutter ausgetauscht werden, von nun an einen wesentlich kürzeren Weg zurücklegen. Stoffe aus dem mütterlichen Blut in den intervillösen Räumen müssen lediglich die Zottenwand (bestehend aus Synzytiumschicht, Zytotrophoblastschicht, Bindegewebsschicht und den Wänden der Zottenkapillaren) passieren, um ins kindliche Blut zu gelangen.

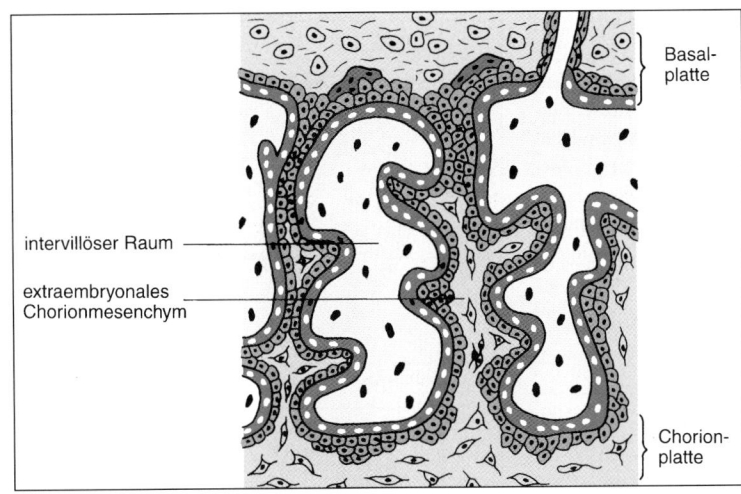

Abb. 4.25 Ausbildung von Sekundärzotten mit Einwanderung von extraembryonalem Mesenchym in den Zottenkern.

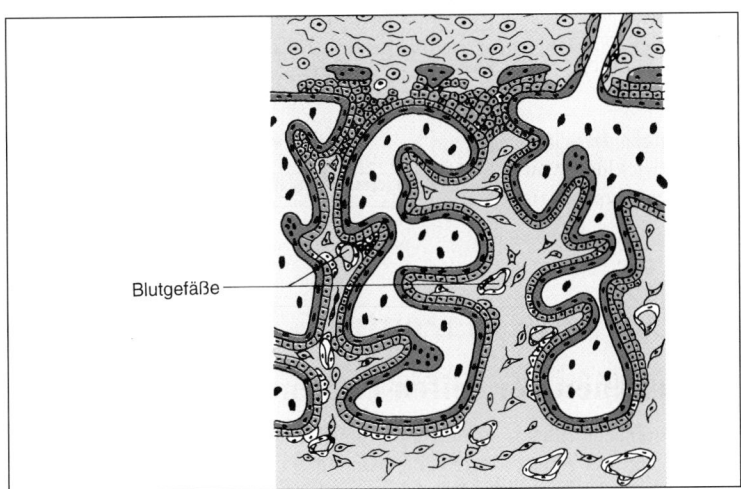

Abb. 4.26 Tertiärzottenstadium mit der Ausbildung von Blutzellen und Blutgefäßen aus extraembryonalem Mesenchym.

Plazentareifung, Terminalzottenstadium

Der weitere Verlauf der Plazentaentwicklung von der 13. bis 23. Schwangerschaftswoche ist durch eine fortschreitende Verzweigung der Zotten gekennzeichnet, wodurch die Zotten an Wurzelballen erinnern. Dadurch kommt es zu einer erheblichen Vergrößerung der gesamten Plazenta, insbesondere aber der Plazentaoberfläche. Ziel dieses Wachstums ist es, die Fläche für den Stoffaustausch zu vergrößern. Die Oberfläche aller Zotten zusammen beträgt bei der reifen Plazenta etwa 12 bis 15 m².

Im letzten Drittel der Schwangerschaft kommt es zur endgültigen Ausreifung der Plazentazotten durch Bildung von **Terminalzotten**. Das auffallendste Merkmal der Terminalzotten ist die starke Erweiterung ihrer Kapillaren auf Kosten der übrigen Zottenstrukturen. Das bedeutet:

- Das Zottenbindegewebe wird durch die Kapillaren verdrängt.
- Die beiden Schichten des Trophoblasten werden dünn ausgezogen.
- Der Zytotrophoblast bildet sich dabei fast vollständig zurück.
- Die Kapillarwände und die Synzytiotrophoblastschicht kommen dadurch dicht nebeneinander zu liegen.

Ziel dieser Zottenreifungsvorgänge ist es, die Dikke jener Zellschichten, die kindliches Blut von mütterlichem Blut trennen, zu verringern. Die Weglänge für den Stofftransport wird somit möglichst kurz, und der Stoffaustausch kann möglichst schnell vonstatten gehen. Die verbliebene Zellschicht heißt **synzytiokapilläre Stoffwechselmembran**, auch Plazentaschranke genannt. Sie besteht im wesentlichen aus einer äußeren Synzytiumschicht und der darunter gelegenen Kapillarwand. Sie ist lediglich 3,5 Mikrometer (µm) dick, also 3,5 Tausendstelmillimeter (Abb. 4.27).

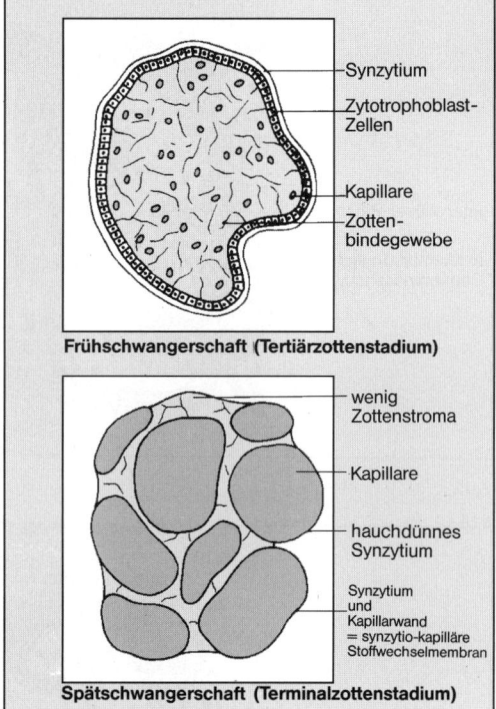

Abb. 4.27 Darstellung der Veränderungen der wichtigsten Zottenstrukturen bei der Entwicklung von Tertiärzotten zu Terminalzotten (Zottenquerschnitt).

Die reife Plazenta

Das Aussehen der reifen Plazenta

Die Plazenta ist bei der Geburt durchschnittlich 500 g schwer, etwa 2 bis 4 cm dick und hat einen Durchmesser von 16 bis 20 cm. Ihre Form erinnert an einen Diskus.

Bei der Betrachtung der geborenen Plazenta erkennt man deutlich jene Seite, die zur Fruchtwasserhöhle und zum Kind zeigte (fetale Seite) und jene, die an der Uteruswand haftete (materne Seite).

Die **fetale Seite** ist dadurch gekennzeichnet, daß sich hier der Nabelschnuransatz befindet. Deutlich erkennbar sind dicke Blutgefäße, die sich von der Nabelschnur kommend über die gesamte Fläche verzweigen. Diese blaurote Fläche ist die Chorionplatte, die einschließlich der Gefäße von der transparenten Amnionhaut überzogen ist, wodurch sie glatt und spiegelnd erscheint. Das Amnionepithel der Chorionplatte geht an den Rändern der Plazenta in die Innenseite der Eihäute über (Abb. 4.28).

Beim Betrachten der **maternen Plazentaseite**, die dunkelrot und fleischig aussieht, fällt die unregelmäßige Oberfläche auf. Sie ist von tiefen Furchen durchzogen, die die Plazenta in 15 bis 20 unregelmäßige Lappen (**Kotyledonen**) unterteilen. Die Furchen entstehen durch Auffaltungen der Basalplatte beim unterschiedlich schnellen Wachstum von Plazenta und Uteruswand. Jede Kotyledone enthält mehrere Zottenbäumchen.

Die Plazenta löst sich nach der Geburt in den tiefen Schichten der Dezidua, so daß die Basalplatte intakt bleibt. Dies erkennt man daran, daß die materne Seite perlmuttfarben glänzt, wenn man sie unter fließendem Wasser abspült (Abb. 4.29).

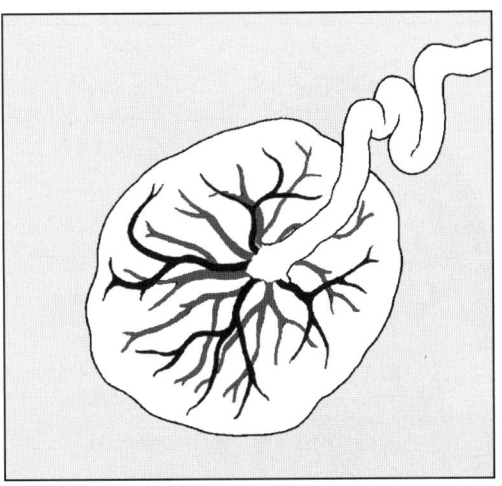 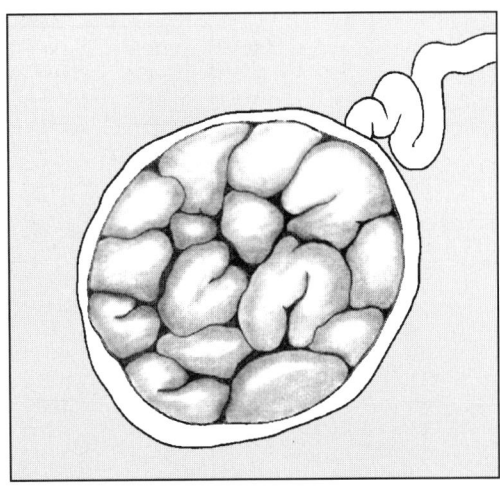

Abb. 4.28 Fetale Seite der Plazenta mit Nabelschnuransatz und Chorionplattengefäßen.

Abb. 4.29 Materne Seite der Plazenta mit Kotyledonen.

Blutkreislauf der Plazenta

Der plazentare Blutkreislauf setzt sich aus zwei Systemen zusammen: dem Kreislauf in den **Plazentazotten**, der vom **Fetus** in Gang gehalten wird, und dem Kreislauf in dem **intervillösen Räumen**, der von der **Mutter** gesteuert wird.

Der **Blutkreislauf in den Zotten** verläuft folgendermaßen: Die beiden Arterien der Nabelschnur bringen das aus dem Kreislauf des Feten kommende Blut zur Plazenta. Sie verzweigen sich im plazentaren Nabelschnuransatz und verteilen sich innerhalb der ganzen Chorionplatte. Von dort aus dringen Abzweigungen der Chorionplattenarterien in die Stämme der Haftzotten ein. Von diesen Haftzottenarterien gelangen weitere Abzweigungen bis in jede Zottenverästelung.

Am Zottenende wird das Blut zurück zu einer Vene im Zottenstamm und von dort aus zu den Venen der Chorionplatte geleitet.

Diese Chorionplattenvenen münden im Nabelschnuransatz in die Nabelschnurvene, die das Blut zurück in den Kreislauf des Feten leitet.

Die Blutzirkulation in diesem System wird von der Schlagfrequenz und der Schlagkraft des fetalen Herzens unterhalten.

Der **Blutkreislauf im intervillösen Raum** verläuft folgendermaßen: In der Basalplatte verteilt findet man etwa 100 Öffnungen von mütterlichen Spiralarterien und, stark variierend, 120 bis 200 Venenöffnungen. Die 60 bis 70 Zottenbäumchen der Plazenta befinden sich jeweils mitten über einer oder mehreren Arterienöffnungen. Das mütterliche Blut gelangt mit Druck aus den Arterien in den intervillösen Raum, steigt im Zentrum des Zottenbaums nach oben, sickert dann seitwärts zwischen die winzigen Spalten der sehr dichten Zottenverzweigungen und fließt langsam wieder Richtung Basalplatte zu den Venenöffnungen, die randständig zum Zottenbaum in der Basalplatte angeordnet sind. Die Zotten "baden" sozusagen andauernd im mütterlichen Blut.

Die einzelnen Kotyledonen sind durch die Auffaltungen der Basalplatte (**Plazentasepten**) voneinander abgegrenzt, aber nicht vollständig voneinander getrennt, da die Plazentasepten nicht bis zur Chorionplatte reichen. Dadurch ergibt sich die Möglichkeit eines Blutübertritts von einem intervillösen Raum zum nächsten. Solches Blut kann sich am Rand der Plazenta im sogenannten Randsinus sammeln und von dort aus in den mütterlichen Kreislauf zurückkehren (Abb. 4.30).

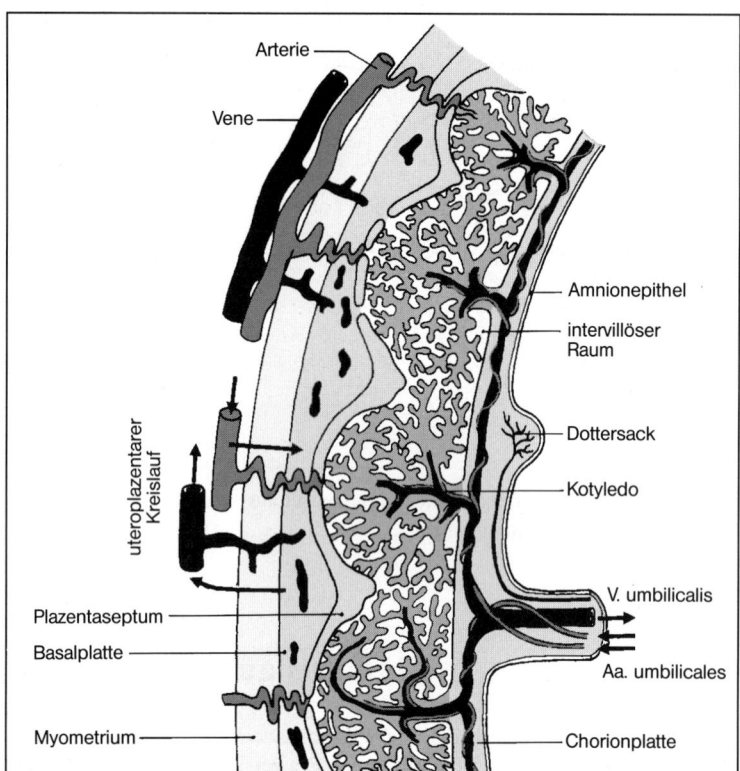

Abb. 4.30 Schematisierte Darstellung des uteroplazentaren Kreislaufs im Plazentaquerschnitt.

Die Blutzirkulation in den intervillösen Räumen ist von zwei Hauptfaktoren abhängig:
- Der eine ist der **mütterliche Blutdruck**, der bestimmt, mit welchem Druck das Blut aus den Arterienöffnungen austritt. Ist er zu niedrig, ist auch der Austrittsdruck zu niedrig, und die Zotten werden nicht optimal umspült. Ist er zu hoch, gelangt aufgrund der bei Bluthochdruck verengten Gefäße eine zu geringe Blutmenge in den intervillösen Raum.
- Der andere Faktor sind die während der gesamten Schwangerschaft immer wieder auftretenden **physiologischen Uteruskontraktionen**, die vorübergehende Änderungen der Durchblutung der Zwischenzottenräume bewirken.

Funktionen der Plazenta

Die beiden Hauptfunktionen der Plazenta bestehen im **Transport von Stoffen** und in der **Produktion verschiedener Hormone**.

Transportaufgaben

Die Plazenta muß eine große Menge verschiedener Stoffe hin- und hertransportieren.

- Da sind zunächst einmal die Stoffe, die der Fetus zum **Aufbau** seines Körpers und für seine **Energieversorgung** braucht. Es handelt sich um:
  - Sauerstoff
  - Glukose
  - Aminosäuren
  - Proteine
  - Fette
  - Elektrolyte
  - Vitamine.

  Diese Stoffe gelangen aus dem mütterlichen Blut der intervillösen Räume über die synzytiokapilläre Stoffwechselmembran in den kindlichen Kreislauf.

- Außerdem passieren bestimmte **Antikörper**, die die Mutter im Verlauf ihres bisherigen Lebens gegen gewisse Infektionskrankheiten gebildet hat, die Plazentaschranke. Dabei handelt es sich um besonders kleinmolekulare Antikörper, nämlich um **Immunglobuline der Klasse G** (IgG). Durch sie ist der Fetus und auch das Kind im ersten Lebensjahr gegen einige Infektionserkrankungen geschützt; man spricht vom sogenannten "Nestschutz".

- Gleichzeitig müssen über die Plazenta **Stoffwechselprodukte** des Kindes entsorgt werden, da das Kind selbst noch keine Darm- und Lungenfunktion und noch keine ausreichende Nierenfunktion hat. Es handelt sich u.a. um:
  - Kohlendioxid
  - Harnstoff
  - Harnsäure
  - Kreatinin
  - Bilirubin
  - Milchsäure
  - Wasser.

  Diese Stoffe gelangen aus den Zotten über die synzytiokapilläre Stoffwechselmembran in das mütterliche Blut der intervillösen Räume und von dort aus in den mütterlichen Organismus. Dort werden sie in den entsprechenden Organen abgebaut oder ausgeschieden.

- Außerdem wird ein Teil der **Wärme**, die beim fetalen Stoffwechsel und durch kindliche Bewegung entsteht, über die Plazenta durch Wärmeleitung abtransportiert.

Alle aufgezählten Stoffe müssen in irgendeiner Weise die Plazentaschranke überwinden. Dazu gibt es verschiedene **Transportmechanismen**:

- **Passive Diffusion**, die aufgrund eines Konzentrationsgefälles erfolgt (O_2, CO_2, Wasser, harnpflichtige Substanzen, Bilirubin, Vitamine).
- **Erleichterte Diffusion**, die mit Hilfe von Trägermolekülen erfolgt (Milchsäure, Glukose).
- **Aktiver Transport**, bei dem Trägermoleküle Stoffe entgegen einem Konzentrationsgefälle aktiv unter Einsatz von Energie transportieren (Aminosäuren, Elektrolyte).
- **Pinozytose**, bei der großmolekulare Stoffe in Zytoplasmabläschen eingeschlossen durch die Zellen transportiert werden (Fette, Proteine, Antikörper).

Durch diese Transportmechanismen können allerdings auch unerwünschte Stoffe die Plazentaschranke passieren, wie **Medikamente**, **Alkohol**, **Nikotin** und **andere chemische Substanzen**.

Außerdem können **Bakterien**, **Viren** und **andere Keime** durch physiologischerweise vorhandene Spalten in der Stoffwechselmembran zum Kind gelangen und es möglicherweise schädigen. Umgekehrt können auf diese Weise **fetale Erythrozyten** in den mütterlichen Kreislauf gelangen (s. S. 565). Diese letzte Transportart nennt man **Diapedese** (= Durchtritt zellulärer Blutbestandteile durch die intakte Gefäßwand).

Hormonproduktion

Die Entstehung und Erhaltung der Schwangerschaft, die Umstellung des mütterlichen Körpers auf die Schwangerschaft, die Vorbereitung auf die Geburt und auf die anschließende Stillperiode - all dies wird ganz entscheidend durch Hormone gesteuert.

Die meisten Hormone werden von der Plazenta gebildet (lediglich in den ersten Schwangerschaftswochen werden die Steroidhormone vom *Corpus luteum* im mütterlichen Eierstock gebildet, s. S. 64). Allerdings benötigt die Plazenta dazu teilweise die Vorarbeit des Fetus und der Mutter. Deshalb wird dieses hormonelle System als **materno-feto-plazentare Einheit** bezeichnet.

Die Produktion der Plazentahormone findet fast ausschließlich in den Zellen des Synzytiotrophoblasten statt. Es handelt sich um zwei verschiedene Hormongruppen: **Proteo- und Steroidhormone**.

> Die **Proteohormone** sind großmolekulare Proteine, die sich aus vielen Aminosäuren zusammensetzen. Plazentare Proteohormone sind:
> - **HCG** (Humanes Choriongonadotropin)
> - **HPL** (Humanes Plazentalaktogen), auch **HCS** (Humanes Chorion-Somatomammotropin) genannt

Die Bildung des **HCG** fängt sehr früh bereits mit dem Entwicklungsbeginn des Synzytiotrophoblasten an. **HCG** gelangt in die mütterliche Blutbahn und wird zum Teil über die Nieren mit dem Harn ausgeschieden.

Da die HCG-Bildung ausschließlich während einer Schwangerschaft vorkommt, ist der Nachweis von HCG ein Beweis für eine bestehende Schwangerschaft. Dieser Nachweis ist bereits zum Zeitpunkt der ersten ausgebliebenen Menstruation möglich.

HCG wirkt - wie sein Name schon sagt - auf die Gonaden, also die Ovarien, und dort speziell auf das *Corpus luteum* (Gelbkörper). Ohne Schwangerschaft stellt das *Corpus luteum* seine Hormonproduktion nach knapp 14 Tagen ein, wodurch die Menstruation ausgelöst wird. Ein Abbluten der Uterusschleimhaut wäre natürlich für das gerade eingenistete Ei eine Katastrophe - es würde mit ausgestoßen werden. In der frühen Schwangerschaft stimuliert HCG das *Corpus luteum* daher so lange zur weiteren Hormonproduktion, bis der Trophoblast selbst in der Lage ist, eine ausreichend große Östrogen- und Progesteronmenge zum Erhalt der Uterusschleimhaut zu bilden. Man nennt diesen Schwangerschaftsgelbkörper *Corpus luteum graviditatis*.

Da die Stimulation des *Corpus luteum* zur anhaltenden Hormonproduktion unmittelbar erfolgen muß, steigt die HCG-Menge in den ersten Wochen der Schwangerschaft dementsprechend steil an. Sie erreicht ihren Gipfel etwa in der 12. Woche, fällt danach relativ schnell wieder ab und bleibt bis zum Ende der Schwangerschaft auf einem niedrigen Niveau erhalten (Abb. 4.31a).

Die **HPL-** beziehungsweise **HCS-Menge** im mütterlichen Serum nimmt im Verlauf der Schwangerschaft kontinuierlich zu. Erst gegen Ende der Schwangerschaft ist eine leichte, physiologische Abnahme der HPL-Konzentration festzustellen, was durch die nachlassenden Funktionen der "alt" werdenden Plazenta zu erklären ist (Abb. 4.31b).

Die Bedeutung dieses Hormons für die Schwangerschaft ist noch nicht vollständig geklärt. Es hat auf jeden Fall – wie seine Namen schon andeuten – eine **Wirkung auf die Brustdrüsen**, indem es ihr Wachstum und die Milchbildung fördert. Weiter spielt es eine Rolle im **mütterlichen Energiestoffwechsel**, indem es vermehrt freie Fettsäuren bereitstellt, die zur Energiegewinnung benutzt werden. Dadurch wird der mütterliche Glukoseverbrauch eingeschränkt, wovon wiederum der Fetus profitiert, denn seine Hauptenergiequelle ist die Glukose.

Weitere Wirkungen auf den **mütterlichen Insulinbedarf** (in Form einer Bedarfserhöhung) werden vermutet.

Außerdem hat HPL Einfluß auf die in der Schwangerschaft notwendige **Steigerung der Erythrozytenproduktion** (s. S. 125).

> Die **Steroidhormone** tragen ihren Namen aufgrund ihrer typischen Formierung in einem **Sterangerüst** (drei Sechserringe mit einem Fünferring) (Abb. 4.32a). Steroidhormone der Plazenta sind **Östrogene** und **Progesteron**.

Am Anfang der Schwangerschaft werden diese Hormone noch vom *Corpus luteum graviditatis* produziert. Seine Bedeutung erlischt, wenn der Trophoblast selbst ausreichend Steroidhormone zu bilden vermag, um die Uterusschleimhaut zu erhalten. Dieser sogenannte "Stabwechsel" vom Schwangerschaftsgelbkörper zum Trophoblasten findet etwa um die 7. Schwangerschaftswoche herum statt. Zu diesem Zeitpunkt beginnt der Gelbkörper sich zurückzubilden. Allerdings ist die Plazenta nicht in der Lage, die Steroidhormone völlig selbständig herzustellen. Sie hat lediglich die Fähigkeit, diese Hormone aus Hormonvorstufen (**Präkursoren**) zusammenzusetzen. Diese Präkursoren werden von der Mutter und vom Feten gebildet und an die Plazenta geliefert.

Zur **Östrogensynthese** benutzt die Plazenta Präkursoren (DHEAS = Dehydroepiandrosteronsulfat), die gegen Ende der Schwangerschaft zu etwa ¾ aus der fetalen und zu etwa ¼ aus der mütterlichen Nebennierenrinde stammen. Die Östrogenkonzentration im mütterlichen Blutplasma nimmt im Verlauf der Schwangerschaft langsam stetig zu (Abb. 4.32b).

4 Regelrechte Schwangerschaft
4.1 Physiologische Entwicklung der Schwangerschaft

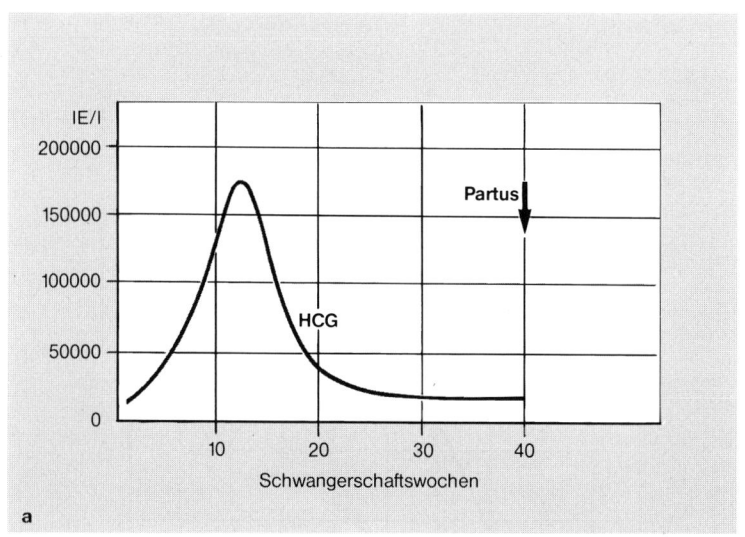

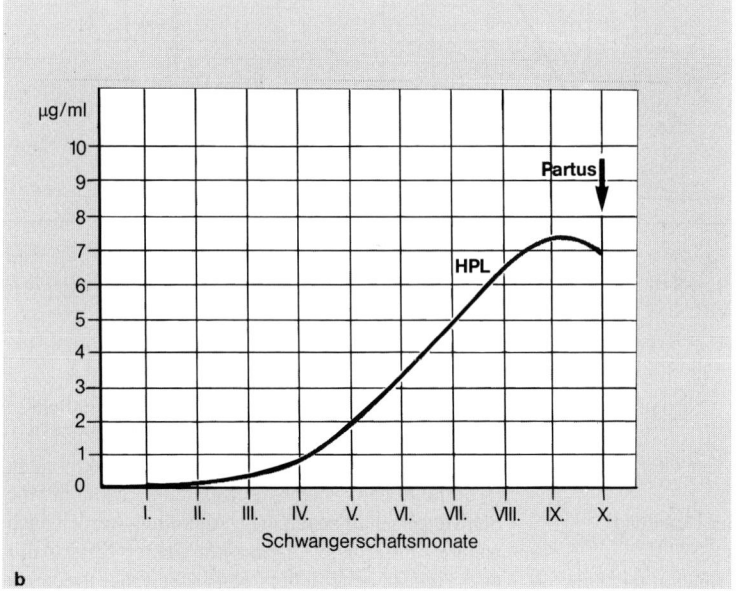

Abb. 4.31 Schematisierte Darstellung der Plazentahormonkonzentrationen im Verlauf der Schwangerschaft:
a HCG-Ausscheidung im Urin der Schwangeren.
b HPL-Konzentration im mütterlichen Serum.

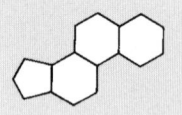

Abb. 4.32a Sterangrundgerüst.

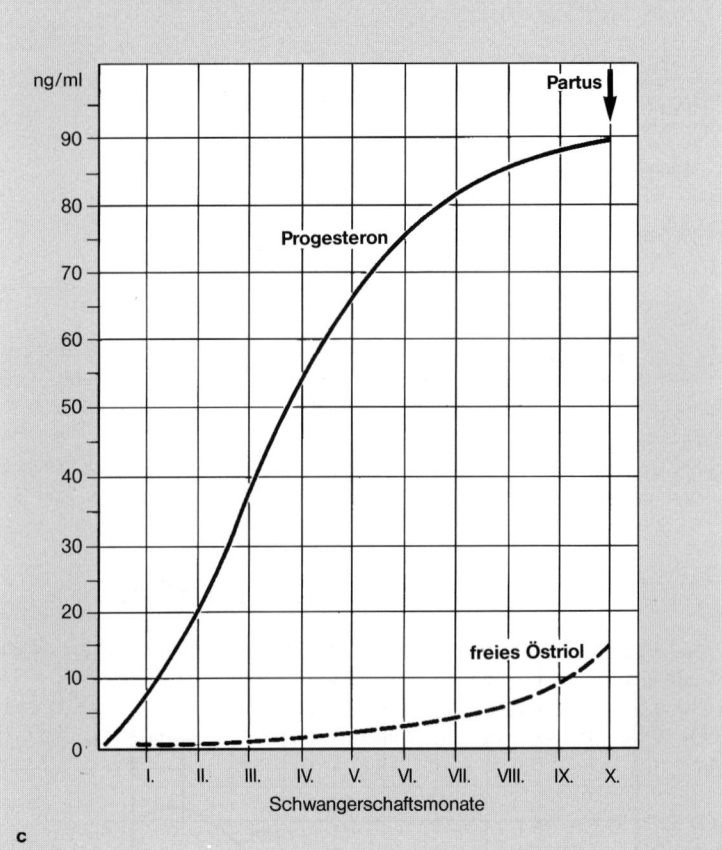

Abb. 4.32b Konzentration von Progesteron und freiem Östriol im mütterlichen Serum. Die Gesamtöstrogene setzen sich aus Östron, Östradiol und Östriol zusammen, im Verhältnis 1:10:100.

Wichtige Wirkungen der Östrogene in der Schwangerschaft sind:
- Wachstum und Vermehrung der Uterusmuskulatur.
- Ausbildung und Erhaltung der Dezidua.
- Erhöhung des Blutvolumens.
- Durchblutungssteigerung am inneren und äußeren Genitale.
- Erhöhung der Flüssigkeitsmenge in den Zwischenzellräumen (s. Kap. 4.2).

Im Verlauf der Schwangerschaft kommt es zu einem kontinuierlichen, starken Anstieg der **Progesteronmenge** im mütterlichen Blut (Abb. 4.32b). Auch für die Progesteronsynthese benötigt die Plazenta Präkursoren. Hierzu verwendet sie hauptsächlich mütterliches Cholesterin.

Die Bedeutung des Progesterons liegt vor allem in der **Tonussenkung der glatten Muskulatur** mit dem Ziel, den Uterustonus und die Uterusaktivitäten (Kontraktionen) herabzusetzen und dadurch die Schwangerschaft zu erhalten. Allerdings werden auch andere mütterliche Organe mit glatter Muskulatur entsprechend beeinflußt (s. Kap. 4.2). Progesteron hat außerdem Einfluß auf die Entwicklung der Brustdrüse und die Milchbildung.

Progesteron wirkt auch auf das **Temperaturzentrum im Gehirn**, wodurch die **Basaltemperatur um etwa 0,5°C ansteigt**. Somit zeigt eine über 14 Tage anhaltende Temperaturerhöhung (durch den Einfluß des Progesterons des *Corpus luteum graviditatis*) sehr früh eine Schwangerschaft an.

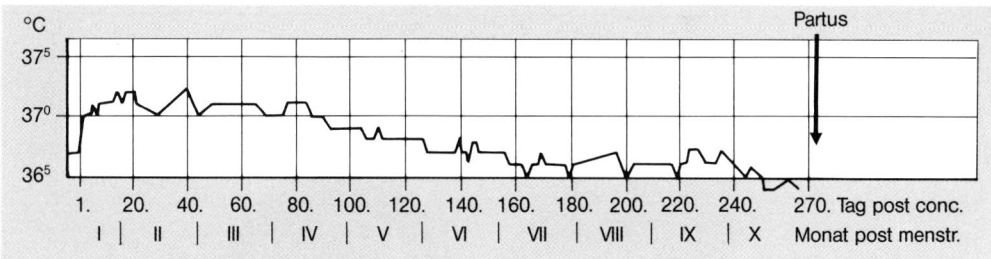

Abb. 4.33 Verlauf der Basaltemperaturkurve in der Schwangerschaft.

Allerdings bleibt dieser Temperaturanstieg nicht bis zum Ende der Schwangerschaft bestehen, wie aufgrund der zunehmenden Plazentaprogesteronmenge zu erwarten wäre. Ab dem 4. Schwangerschaftsmonat beginnt die Temperatur langsam wieder zu sinken. Die Ursache hierfür ist noch nicht geklärt, man nimmt eine "Gewöhnung" des Temperaturzentrums an Progesteron an (Abb. 4.33).

Neben den beschriebenen Hormongruppen produziert die Plazenta noch weitere zahlreiche Proteine und Enzyme, deren Wirkung und Bedeutung noch nicht völlig geklärt sind.

Die Dezidua

Mit Beginn der Implantation entwickelt sich das sekretorische Endometrium zur **Dezidua** (Siebhaut) weiter. Die Schleimhaut wird aufgelockert und ödematös verändert. Die Zellen vergrößern sich durch eine verstärkte Einlagerung von Glykogen, Protoplasma und Lipiden als Reaktion auf die Ernährungsansprüche des wachsenden Keims. Die Drüsenschläuche und Arterien verlängern sich noch mehr, wobei sie einen stark geschlängelten Verlauf annehmen. Dies geschieht zuerst lokal an der Einnistungsstelle, dann greift diese Entwicklung auf die gesamte Uterusschleimhaut über.

Die Dezidua erreicht zu Beginn des 2. Schwangerschaftsdrittels eine Dicke von 7 bis 8 mm. Danach wird sie durch den wachsenden Uterus stark gedehnt, so daß sie zum Ende der Schwangerschaft noch etwa 1 mm dick ist.

> Wenn die Implantation abgeschlossen ist, unterscheidet man drei verschiedene Deziduaanteile (Abb. 4.34).
> - *Decidua basalis*: sie liegt zwischen Plazenta und Myometrium.
> - *Decidua capsularis*: sie überzieht die Keimblase nach ihrer vollständigen Implantation.
> - *Decidua parietalis* (oder *marginalis*): sie kleidet das übrige Uteruscavum aus.

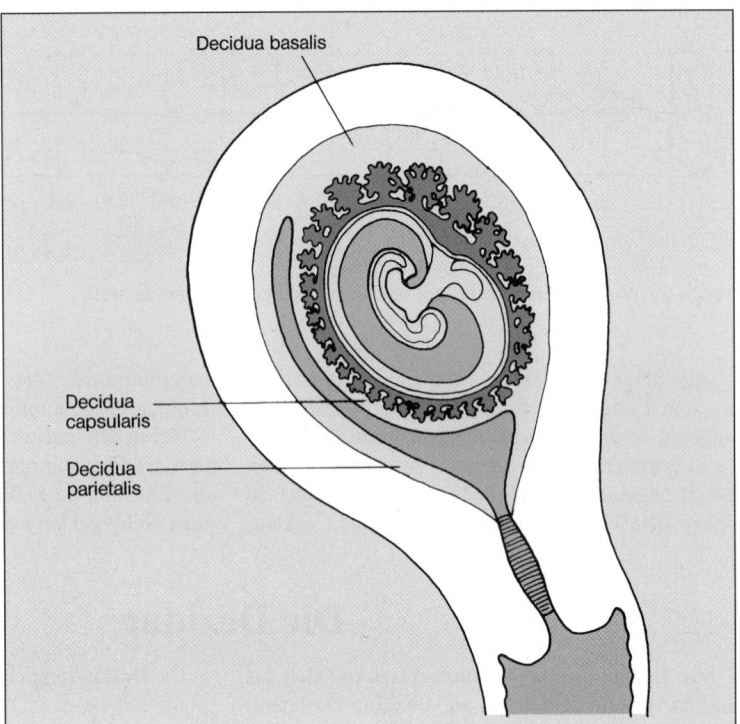

Abb. 4.34 Darstellung der verschiedenen Deziduaanteile.

Die Eihäute

Bildung der Eihäute

Die Zottenentwicklung rund um die Blastozyste herum verläuft unterschiedlich. Während an der Kontaktstelle von Blastozyste und Dezidua die Bildung von Synzytium, Trabekeln und Zotten schon während der Implantation beginnt, erfolgt dies an der zum Uteruskavum gelegenen Blastozystenseite später und in wesentlich geringerem Maße.

Mit dem weiteren Wachstum des Eis, das sich dabei zunehmend aus der Dezidua hervorwölbt, werden die Ernährungsbedingungen für diese Zotten immer schlechter, so daß sie sich langsam zurückbilden und schließlich verschwinden. Zuletzt bleibt die Chorionplatte als glatte, dünne und durchsichtige Haut übrig. Damit wird dieser zottenfreie Teil der Chorionplatte zum **Chorion laeve** (auch Zottenglatze genannt). Das *Chorion laeve* entsteht etwa im 3. bis 4. Schwangerschaftsmonat. Es ist weiterhin von Resten der *Decidua capsularis* bedeckt. Im Gegensatz zum *Chorion laeve* wird der Chorionteil, an dem sich die Zotten der Plazenta weiterentwickeln, **Chorion frondosum** (*frondosum* = belaubt) genannt.

In der 9. bis 10. Schwangerschaftswoche hat sich die Amnionhöhle so weit vergrößert, daß sie die gesamte Chorionhöhle (und damit das ehemalige extraembryonale Zölom) ausfüllt. Dabei legen sich das Amnionmesenchym und das Mesenchym der Chorionplatte aneinander und verschmelzen (Abb. 4.35).

Etwa im 4. Schwangerschaftsmonat hat sich die gesamte Fruchtanlage so weit vergrößert, daß sie das ganze Uteruscavum ausfüllt. Dabei verschmilzt die *Decidua capsularis* auf dem *Chorion laeve* mit der *Decidua parietalis* der Uteruswand.

Die Eihäute setzen sich nun also aus folgenden Strukturen zusammen (von innen nach außen):

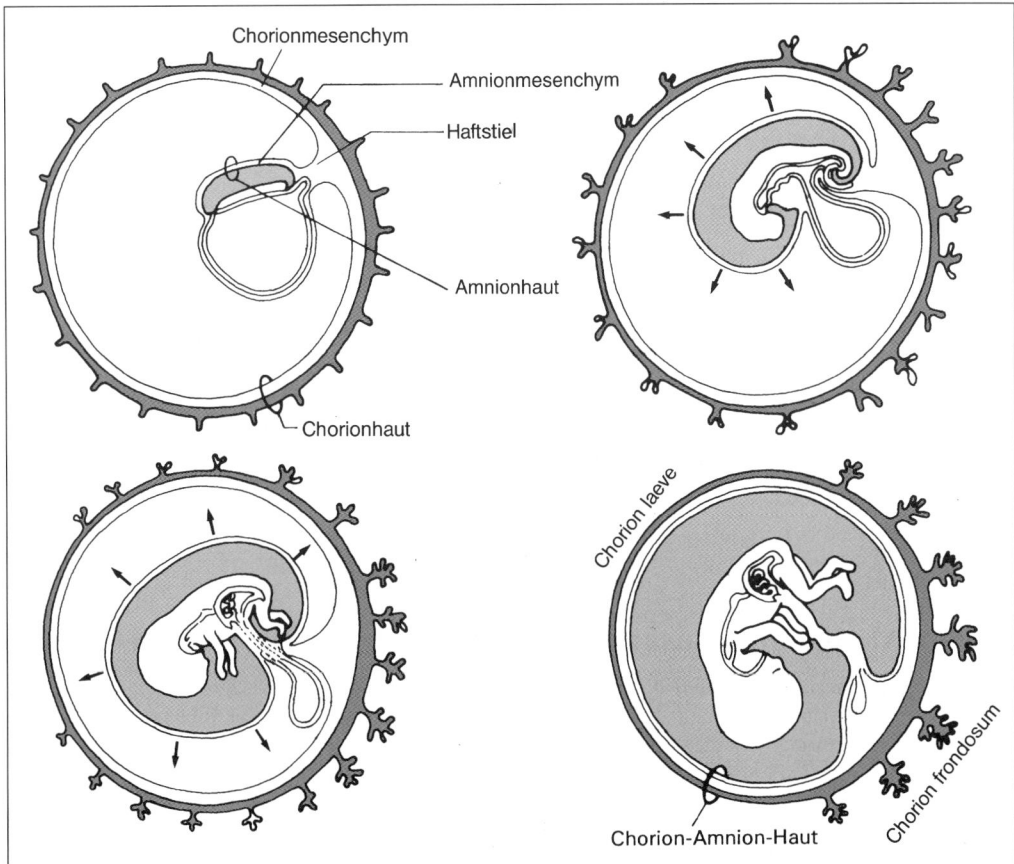

Abb. 4.35 Bildung der Eihäute.

- Amnionepithel.
- Schwammschicht (Bezeichnung des miteinander verschmolzenen Chorion- und Amnionmesenchyms, das eine leichte Verschiebbarkeit von Amnionhaut und Chorionhaut gegeneinander gestattet).
- *Chorion laeve*.
  Die miteinander verschmolzenen *Decidua capsularis* und *Decidua parietalis* verbleiben nach Ablösung der Eihäute bei der Plazentageburt im Uterus.

Funktion der Eihäute

Die Funktion der Eihäute besteht in der **Produktion** und **Resorption** von Fruchtwasser. Außerdem **verhindert** eine intakte Fruchtblase das **Aufsteigen von Keimen** in die Fruchthöhle, was eine Infektion des Kindes und der Mutter zur Folge haben würde.

Das Fruchtwasser

Produktion und Resorption

Das Fruchtwasser wird aktiv **von den Eihäuten**, vor allem vom Amnionepithel, **produziert**. Auch das Amnion der Nabelschnur und der Chorionplatte ist daran beteiligt.

Die zur Fruchtwasserbereitung benötigten Stoffe gelangen mittels der verschiedenen Transportmechanismen (s. S. 100) aus den Blutgefäßen der Dezidua zu den völlig gefäßlosen Eihäuten. Sie werden dort entsprechend verarbeitet und in die Fruchthöhle abgegeben. Die **Resorption** des Fruchtwassers erfolgt auf dem umgekehrten Weg.

Ab dem 5. Schwangerschaftsmonat trinkt der Fetus täglich bis zu 400 ml Fruchtwasser. Von dieser aufgenommenen Flüssigkeitsmenge gelangt ein Teil über den fetalen Kreislauf in die Plazenta und von dort aus in den mütterlichen Kreislauf. Der andere Teil gelangt über die Nieren in die Blase des Fetus, die er von Zeit zu Zeit ins Fruchtwasser entleert.

Zusammengenommen bedeutet dies, daß das Fruchtwasser kein konstanter Flüssigkeitssee ist, sondern in einem sehr dynamischen Prozeß ständig resorbiert und neu produziert wird. Dabei ist das Aufrechterhalten der normalen Fruchtwassermenge davon abhängig, daß sich die permanente Produktion und Resorption im Gleichgewicht befinden.

Menge und Zusammensetzung des Fruchtwassers

Die Fruchtwasserbildung beginnt bereits in den ersten Tagen der Keimentwicklung. Seine Menge beträgt in der 6. Schwangerschaftswoche etwa 5 ml und nimmt kontinuierlich bis etwa zur 38. Schwangerschaftswoche auf durchschnittlich 1,5 Liter zu. Anschließend verringert sich die Fruchtwassermenge mit abnehmender Plazentafunktion langsam um etwa 300 bis 500 ml bis zur Geburt. Dies äußert sich durch ein (geringes) Abnehmen des Bauchumfangs, ein leichtes Sinken des Fundusstands und eine Gewichtsstagnation oder -abnahme der Mutter. Ebenso werden die Kindsbewegungen aufgrund des kleiner werdenden Freiraums zum Termin hin schwächer.

Das Fruchtwasser besteht zu 99% aus Wasser. Das übrige Prozent setzt sich aus folgenden Substanzen zusammen:
- Proteine
- Glukose
- Harnstoff
- verschiedene Elektrolyte
- gerinnungsfördernde Substanzen.

Außerdem finden sich Wollhaare, Hautschüppchen und Vernixflocken (Fettklümpchen aus den Talgdrüsen) des Feten darin. Das Fruchtwasser ist farblos und klar, manchmal auch etwas trüb.

Funktionen des Fruchtwassers

Das Fruchtwasser bietet dem Kind das fast **schwerelose Milieu**, das es für seine Entwicklung braucht, und ermöglicht ihm die nötige **Bewegungsfreiheit**. Es vermittelt gleichmäßige **Wärme** und bietet einen ausgezeichneten **Schutz gegen Stöße und Schläge** von außen. Umgekehrt dämpft es zu heftige Kindsbewegungen und schützt somit die Mutter. Es verhindert, daß der Fetus mit der Amnionhaut verwächst und die Nabelschnur abgeknickt wird. Außerdem ist die **Füllung der kindlichen Atemwege** mit Fruchtwasser eine wichtige Voraussetzung für die regelrechte Entwicklung der Lungen.

Insgesamt gesehen ist das Fruchtwasser ein optimaler Aufenthaltsort für das heranwachsende Kind.

Zwillinge

In Europa kommt auf etwa 85 Einlingsschwangerschaften eine Zwillingsschwangerschaft. Bei der Entstehung von Zwillingen gibt es zwei Möglichkeiten.

Zweieiige Zwillinge

Parallel oder in kurzem zeitlichen Abstand zueinander finden zwei Ovulationen statt, und es kommt durch zwei unterschiedliche Spermien zur Befruchtung der beiden Eier. Diese Zwillingskinder haben vom Erbgut her Anlagen wie zwei mit Abstand geborene Geschwister. Zweieiige Zwillinge kommen bei etwa 75% aller Zwillingsgeburten vor.

Die Plazentaentwicklung zweieiiger Zwillinge ist abhängig von den Nidationsstellen. Liegen sie weit auseinander, entwickeln sich zwei getrennte Plazenten. Liegen sie eng beieinander, wachsen die Plazenten zusammen und erscheinen dann als eine große Plazenta.

Beide Keime entwickeln eigene Amnion- und Chorionhäute, so daß sie in getrennten Fruchthöhlen aufwachsen. Man nennt sie deshalb **diamniotische** und **dichoriotische** Zwillinge (Abb. 4.36).

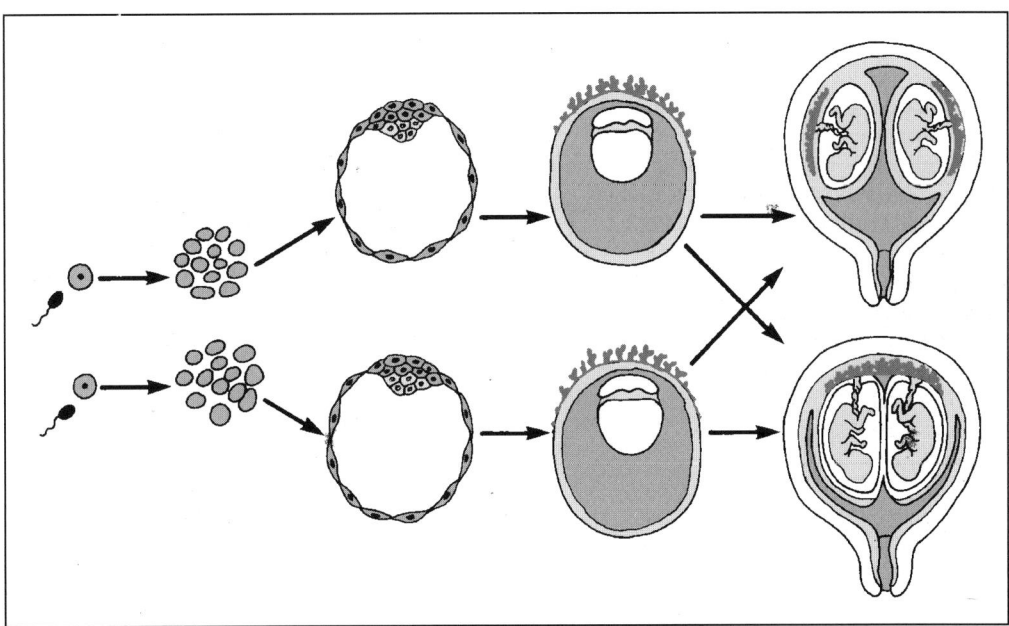

Abb. 4.36 Entwicklung von zweieiigen Zwillingen.

Eineiige Zwillinge

Bei eineiigen Zwillingen ist zunächst eine einzige Ovulation und eine normale Befruchtung vorausgegangen. Danach gibt es drei verschiedene Möglichkeiten des weiteren Verlaufs:

- **Teilung der Zygote**. Durch noch ungeklärte Ursachen ist es möglich, daß sich die Zygote während der Tubenpassage teilt und somit zwei Keime im Morulastadium das Uteruscavum erreichen. Dort finden sie zwei unterschiedliche Nidationsstellen und ihre weitere Entwicklung verläuft unabhängig voneinander. Von ihrer genetischen Ausstattung her sind beide Keime völlig identisch, weshalb eineiige Zwillinge immer gleichgeschlechtlich sind. Die Plazentaentwicklung verläuft genau wie bei den zweieiigen Zwillingen. Liegen die Nidationsorte weit auseinander, entstehen zwei getrennte Plazenten. Liegen sie eng nebeneinander, wachsen sie zu einer Plazenta zusammen. Ebenso verhält es sich mit den Eihäuten: Beide Keime bilden eigene Amnion- und Chorionhöhlen, sind also **diamniotisch** und **dichoriotisch** (Abb. 4.37).

- **Teilung des Embryoblasten.** Des weiteren besteht die Möglichkeit, daß sich der noch undifferenzierte Embryoblast teilt. Zu diesem Zeitpunkt ist die Ausbildung des Trophoblasten und somit die Entwicklung der Chorionhöhle bereits im Gange. Das heißt, daß sich zwei Embryonen, die jeweils eine Amnionhöhle ausbilden, in einer gemeinsamen Chorionhöhle entwickeln. Diese Zwillinge haben eine gemeinsame Plazenta, eine Chorionhaut und zwei Amnionhäute. Sie sind also **diamniotisch** und **monochoriotisch** (Abb. 4.38). (Bei allen bisher erläuterten Zwillingsformen ist es – wenn auch selten – möglich, daß die trennenden Eihautschichten rupturieren und es zur Bildung einer gemeinsamen Fruchtwasserhöhle kommt.)

- **Teilung des Keimschildes.** Eine Teilung kann auch erst dann erfolgen, wenn der Keimschild bereits entstanden ist. Zu diesem Zeitpunkt hat die Bildung der Amnionhöhle bereits begonnen, was dazu führt, daß die Embryonen in einer gemeinsamen Fruchtwasserhöhle aufwachsen. Natürlich haben sie auch nur eine gemeinsame Chorionhaut (sie sind also **monoamniotisch** und **monochoriotisch**) und eine Plazenta (Abb. 4.39).

Die Tatsache, daß überhaupt eineiige Zwillinge entstehen können und der Keim nicht durch einen Teilungsvorgang zugrunde geht, hat ihre Ursache in folgendem Phänomen: Grundsätzlich haben alle Zellen eines Körpers die gleiche genetische Ausstattung und damit die Fähigkeit, sich zu jedem möglichen Zelltyp zu entwickeln. Bei einer Keimteilung können also "verlorengegangene" Zellen problemlos ersetzt werden. Allerdings ist diese Fähigkeit nur im ganz frühen Stadium der Keimentwicklung vorhanden (vgl. auch S. 79). Zu diesem frühen Zeitpunkt kann jede Zelle jede geforderte Rolle annehmen. Erst mit fortschreitender Entwicklung wird diese Fähigkeit der Zellen eingeschränkt. Sie werden immer mehr auf eine bestimmte Rolle festgelegt, so daß eine unbeschadete Teilung des Keims nach den ersten Differenzierungsvorgängen im Keimschild nicht mehr möglich ist.

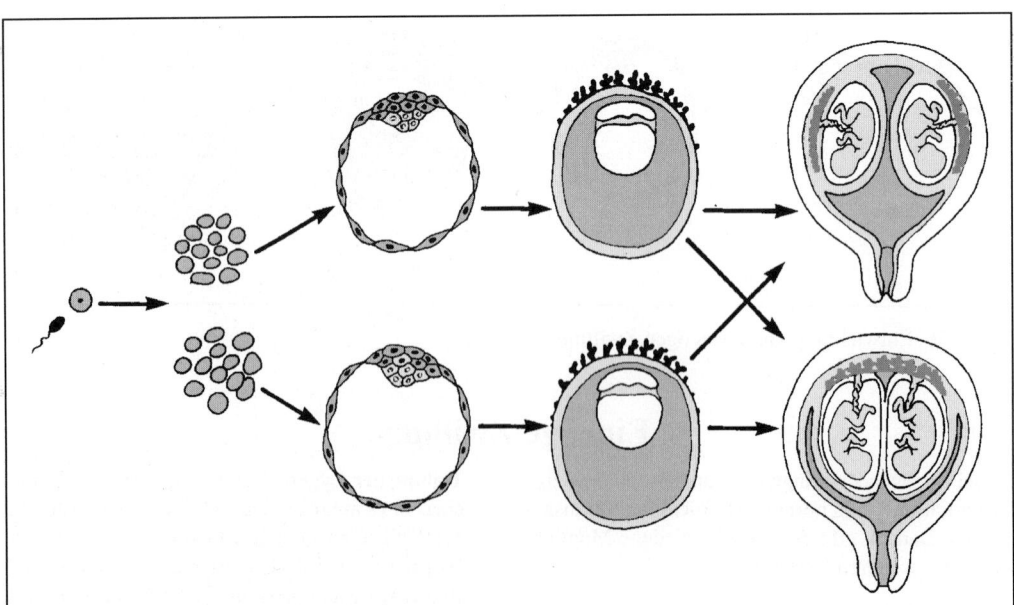

Abb. 4.37 Entwicklung von eineiigen Zwillingen durch Teilung der Zygote.

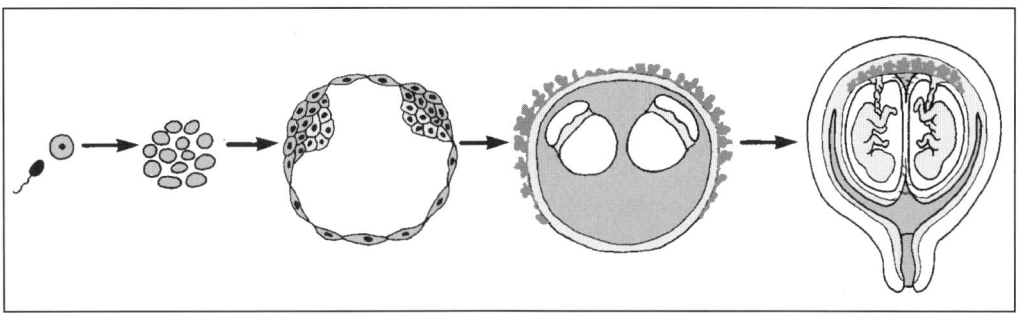

Abb. 4.38 Entwicklung von eineiigen Zwillingen durch Teilung des Embryoblasten.

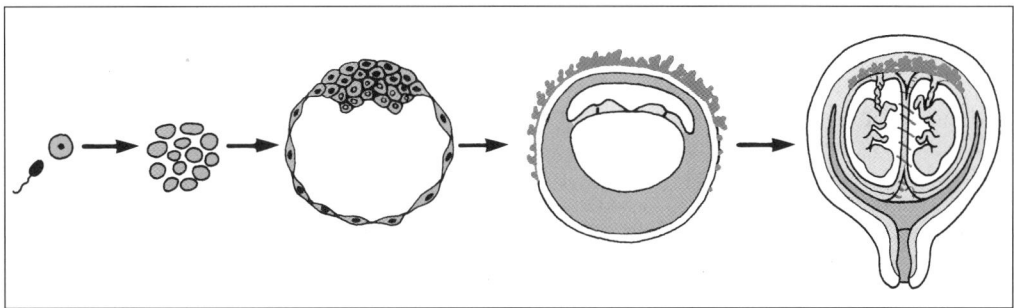

Abb. 4.39 Entwicklung von eineiigen Zwillingen durch Teilung des Keimschilds.

Literatur

Hinrichsen KV. Humanembryologie. 1. Aufl. Berlin, Heidelberg, New York: Springer 1990.

Moore KL, Persaud TVN. Embryologie. 4. Aufl. Stuttgart, New York: Schattauer 1996.

Sadler TW. Medizinische Embryologie. 9. Aufl. Stuttgart, New York: Thieme 1998.

Voss H, Herrlinger R. Taschenbuch der Anatomie. Bd 4. Embryonale Entwicklung. 8. Aufl. Stuttgart: Fischer 1986.

4.2
Physiologische Abläufe im mütterlichen Körper während der Schwangerschaft

Mechthild Romahn

Eine Schwangerschaft spielt sich nicht nur im Uterus einer Frau ab, sondern betrifft ihren gesamten Organismus. Ihr Körper muß sich auf die Anforderungen der Schwangerschaft umstellen und sich auf die Geburt und die anschließende Stillperiode vorbereiten. Im Grunde ist jede einzelne Körperzelle und jedes Organsystem von mehr oder weniger gravierenden (im doppelten Sinne des Wortes) Veränderungen betroffen (Abb. 4.40).

Mit diesen Veränderungen werden wir als Hebammen bei unserer Alltagsarbeit ständig konfrontiert. So lassen sich beispielsweise äußerlich sichtbare Veränderungen, viele der bekannten Schwangerschaftsbeschwerden sowie von der Norm abweichende Laborbefunde durch schwangerschaftsbedingte Umstellungs- und Anpassungsvorgänge erklären.

Das Wissen um diese Vorgänge ist eine wichtige Voraussetzung für die Betreuung der Schwangeren, Gebärenden und Wöchnerin.

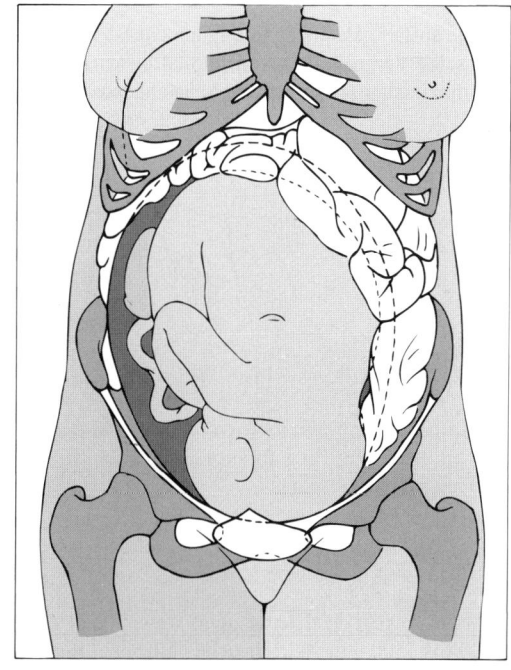

Abb. 4.40 Durchsicht in den Bauchraum einer Schwangeren gegen Ende der Schwangerschaft zur Darstellung der Lageveränderungen der inneren Organe durch den Uterus.

Anpassung der Geschlechtsorgane an die Schwangerschaft

Veränderungen am Uterus

Größe

Die auffälligste Veränderung am Uterus ist natürlich seine Vergrößerung von normal birnengroß bis zur maximalen Größe in der Schwangerschaft, bei welcher der Fundus schließlich bis an den Rippenbogen heranreicht und alle anderen Organe nach oben und seitlich verdrängt (Abb. 4.41).

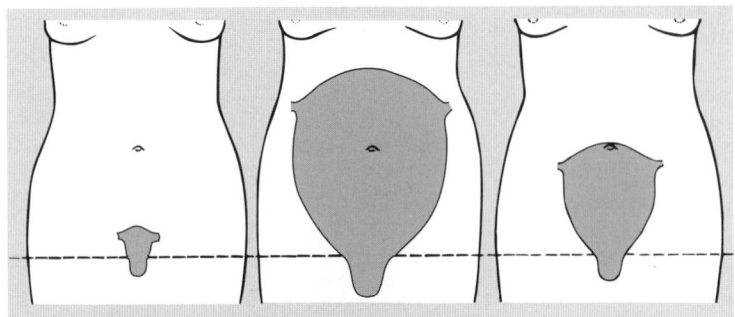

Abb. 4.41 Größenvergleich von *Uteri* im nichtschwangeren, schwangeren und Post-partum-Zustand.

Gewicht

Das Gewicht des Uterus steigt von etwa 50 g auf 1000 bis 1500 g an. Die Ursache dafür liegt in einer Zunahme der Muskelmasse der Gebärmutter. Dabei **vergrößern sich die vorhandenen Muskelzellen** in ihrer Länge um das 10- bis 40fache und in ihrer Breite um das Dreifache. Außerdem findet in geringem Maße auch eine Umwandlung von Bindegewebszellen in Muskelzellen statt.

Diese Zunahme der Muskelmasse durch Vergrößerung der einzelnen Muskelzellen ist in den ersten drei Schwangerschaftsmonaten vor allem durch die **plazentaren Steroidhormone** bedingt. Im weiteren Schwangerschaftsverlauf kommt es durch den **Trainingseffekt der Schwangerschaftskontraktionen** zu einer weiteren Muskelzunahme.

Trotzdem ist die Uteruswand gegen Ende der Schwangerschaft mit 1 bis 2 cm Durchmesser dünner als zu Anfang der Schwangerschaft, wo sie eine Wanddicke von 2 bis 3 cm aufweist. Dies wird durch die enorme Dehnung des wachsenden Inhalts verursacht.

Durchblutung

Das Größenwachstum des Uterus geht natürlich auch mit Durchblutungs- und Gefäßveränderungen einher. Die **Uterusgefäße** sind von ihrer Anlage her auf ein solches Uteruswachstum vorbereitet. Ihr **spiraliger Verlauf** bietet die Möglichkeit des "Mitwachsens", indem sie sich immer mehr strecken und entspiralisieren. Es kommt zu einer Vergrößerung der Gefäßdurchmesser, neue Kapillaren werden gebildet.

Zur Versorgung der Uterusmuskulatur und der Plazenta steigert sich die Durchblutung um ein Vielfaches. Beträgt die Blutdurchflußrate des Uterus außerhalb der Schwangerschaft circa 50 ml/min, so erreicht sie am Ende der Schwangerschaft etwa 500 bis 800 ml/min. Um dies zu leisten, vergrößern sich auch die zu- und abführenden Uterusgefäße.

Form

Die normale symmetrische Uterusform ist in der Frühschwangerschaft verändert. Dort, wo sich der Keim eingenistet hat, kommt es zu einer Ausladung der Uteruswand, die mitunter bei der bimanuellen Untersuchung von außen zu tasten ist (sogenanntes **Piskacek-Schwangerschaftszeichen**, Abb. 4.42).

Ursache hierfür ist eine besonders starke Gewebsauflockerung durch die lokale Einwirkung des Plazentaprogesterons und eine besonders starke Durchblutung der Implantationsregion durch die lokale Wirkung des Östrogens.

Wenn die Frucht das Uteruskavum ausfüllt und den Uterus zu dilatieren beginnt, verstreicht die Ausladung.

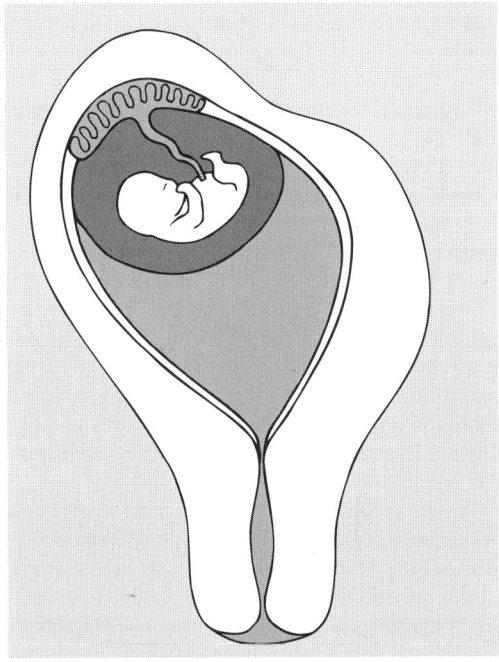

Abb. 4.42 Ausladung des Uterus an der Implantationsstelle in der Frühschwangerschaft (Piskacek-Schwangerschaftszeichen).

Uterustonus

Der Ruhetonus bzw. der Basaltonus des Uterus wird durch das Progesteron der Plazenta, das über verschiedene Faktoren Einfluß auf die Kontraktionsfähigkeit der Muskelzellen nimmt, niedrig gehalten.

Uterusmotilität

Trotz der Progesteronwirkung ist der Uterus zu keinem Zeitpunkt in der Schwangerschaft völlig inaktiv. Schon in der ganz frühen Schwangerschaft kommt es zum sogenannten **Konsistenzwechsel**. Der Wechsel der Uteruskonsistenz von hart zu weich ist bei der bimanuellen Untersuchung gut zu tasten. Manche Schwangere empfinden ihn als "Ziehen" im Unterbauch, als ob die Periode einsetzen wollte.

Interessanterweise betrifft der Wechsel der Konsistenz besonders ganz am Anfang der Schwangerschaft nicht den gesamten Uterus, sondern es tritt abwechselnd eine halbseitige Verhärtung bzw. Auflockerung ein. Dies hat seine Ursache in der embryonalen Entwicklung des Uterus aus den beiden zusammengewachsenen Müller-Gängen. Die Erregungsbildung und -leitung an diesen zwei Uterushälften läuft anfangs noch getrennt, wird jedoch später gemeinsam koordiniert, so daß sich dieses Phänomen bald verliert.

Ab der 20. Schwangerschaftswoche kann man das Auftreten von sogenannten **Alvarez-Wellen** im Tokogramm feststellen (Abb. 4.43). Dabei handelt es sich um Muskelkontraktionen, die nicht den gesamten Uterus erfassen, sondern lediglich lokal auftreten. Sie erreichen eine Häufigkeit von 10 Kontraktionen pro 10 Minuten und eine Amplitude von 0,27 bis 0,40 kPa (2 bis 3 mmHg).

Von der Schwangeren werden die Alvarez-Wellen nicht bemerkt, sie sind ausschließlich durch die Tokographie zu ermitteln. Sie haben keinerlei pathologische Bedeutung. Allenfalls kann ein gehäuftes und prolongiertes Auftreten ein Hinweis auf eine erhöhte

Kontraktionsbereitschaft sein.

Eine weitere Form der Uterusaktivitäten in der Schwangerschaft sind die **Braxton-Hicks-Kontraktionen** (Abb. 4.44) (so genannt nach einem englischen Gynäkologen). Unter diesen Sammelbegriff fallen Kontraktionen, die man früher als Schwangerschaftswehen, Vorwehen, Senkwehen, Stellwehen oder Reifungswehen bezeichnete. Die Braxton-Hicks-Kontraktionen treten spätestens ab der 20. Schwangerschaftswoche auf. Zunächst kommen sie in mehrstündigen Abständen vor und erzeugen einen Druck von 1,33 bis 1,73 kPa (10 bis 13 mmHg). Im weiteren Verlauf verkürzen sich die Abstände allmählich und der Druck nimmt zu, bis die Kontraktionen in der 39. bis 40. Schwangerschaftswoche etwa alle 10 Minuten mit einem Druck von ca. 6,67 bis 8 kPa (50 bis 60 mmHg) auftreten. Häufig sind die Braxton-Hicks-Kontraktionen zwischen Alvarez-Wellen eingestreut.

An dieser Stelle muß betont werden, daß es beim Vorkommen der Braxton-Hicks-Kontraktionen **große individuelle Unterschiede** gibt, was es schwierig macht, diese Kontraktionen von der echten vorzeitigen Wehentätigkeit zu unterscheiden. Die Häufigkeit der Kontraktionen kann beispielsweise situationsabhängig sein. So können sie gegen Abend, bei körperlicher Anstrengung oder bei psychischem (positivem wie negativem) Streß gehäuft auftreten, ohne daß dadurch eine Frühgeburt in Gang gesetzt wird. Manche Frauen neigen insgesamt zu einer erhöhten Kontraktionshäufigkeit. Ebenso ist es sehr unterschiedlich, wie diese Kontraktionen von der Schwangeren empfunden werden. So kann es sein, daß sie gar nichts oder lediglich ein Hartwerden des Bauches bemerkt. Sie kann sie aber auch als unangenehm bis schmerzhaft empfinden, ohne daß daraus Rückschlüsse auf Frühgeburtsbestrebungen gezogen werden können.

> Das bedeutet, daß Kontraktionen in der Schwangerschaft immer nur im **Zusammenhang** mit Veränderungen an der Portio als vorzeitige, pathologische Wehentätigkeit beurteilt werden dürfen.

Typisch für die Entwicklung der Braxton-Hicks-Kontraktionen ist, daß sie im Verlauf der Schwangerschaft eine immer größer werdende **fundale Dominanz** aufweisen. Das bedeutet, daß die Erregungsbildung zunehmend vom Fundusbereich aus erfolgt, wodurch die Wehentätigkeit immer koordinierter wird und einen immer gezielter werdenden Druck von oben nach unten auf das Kind ausübt.

Diese Entwicklung ist für die Ausbildung von wirksamen Geburtswehen und damit für einen reibungslosen Geburtsverlauf von großer Bedeutung.

Die Uteruskontraktionen in der Schwangerschaft bewirken folgendes:
- Förderung der Blutzirkulation im Myometrium und im Zwischenzottenraum der Plazenta
- Wachstumsanregung, Training für das Myometrium
- ab der 36. Schwangerschaftswoche Verkürzung der Zervix
- Unterstützung beim Eintreten des vorangehenden Teils ins Becken.

Das Tiefertreten des Kindes macht sich bei Erstgebärenden in der Regel als eine Senkung des Leibs bemerkbar, was häufig mit einer Erleichterung des Atmens verbunden ist. Bei Mehrgebärenden bleibt das Eintreten des vorangehenden Teiles ins Becken meistens aus, was wohl mit den geräumigeren Platzverhältnissen im Uterus einer Mehrpara zusammenhängt.

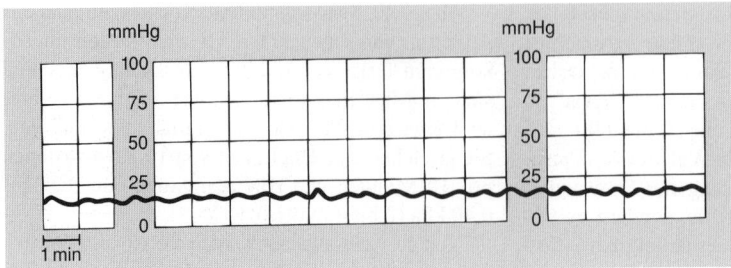

Abb. 4.43 Alvarez-Wellen im Tokogramm.

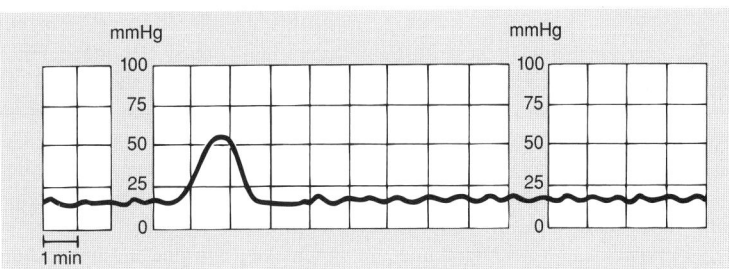

Abb. 4.44 Braxton-Hicks-Kontraktion, eingestreut in Alvarez-Wellen.

Isthmus uteri

Der *Isthmus uteri*, das Zwischenstück zwischen *Corpus* und *Cervix uteri*, an dessen engster Stelle sich der innere Muttermund befindet, gehört normalerweise zum Verschlußmechanismus der Gebärmutter.

Dies ändert sich jedoch ab der 12. bis 14. Schwangerschaftswoche. Ab dann wird der obere Teil des *Isthmus* durch das wachsende Kind gedehnt und dadurch in das *Corpus uteri* integriert und nun als das **untere Uterinsegment** bezeichnet (Abb. 4.45). Da dieses untere Uterinsegment zu mehr als der Hälfte aus Bindegewebsfasern besteht, fehlt ihm die Fähigkeit zur Kontraktion. Unter der Geburt wird es passiv gedehnt und heißt deshalb auch **distraktiler Teil** des Uterus im Gegensatz zum oberen Uterinsegment, dem **kontraktilen Teil**.

Das untere Uterinsegment ist zum Ende der Schwangerschaft auf etwa 6 bis 9 cm gedehnt. Die Übergangsstelle vom distraktilen zum kontraktilen Teil ist bei dünner Bauchdecke kurz oberhalb der Symphyse als sogenannte **Bandl-Furche** zu tasten. Die Bandl-Furche steigt unter der Geburt ein wenig nach oben, da das untere Uterinsegment immer dünner ausgezogen wird, während das obere Uterinsegment sich immer stärker zusammenzieht. Eine sehr hoch ansteigende Furche ist ein deutliches Warnsignal für eine drohende Uterusruptur, die meistens im unteren Segment erfolgt.

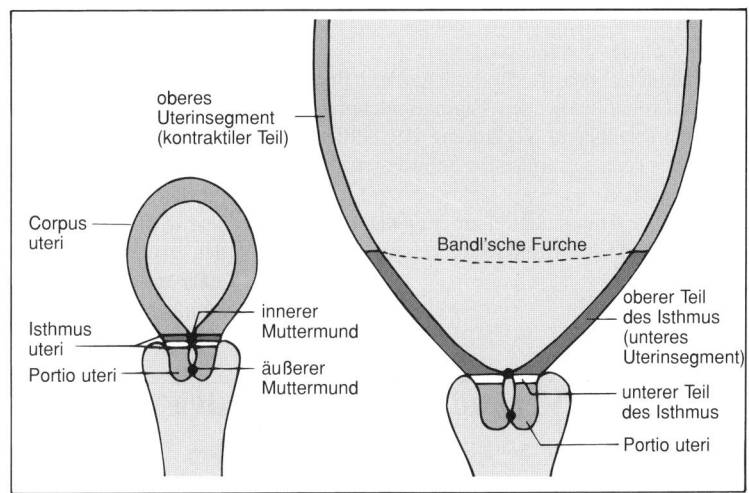

Abb. 4.45 Veränderung des *Isthmus uteri* im Verlauf der Schwangerschaft.

Cervix uteri

Die Zervixschleimhaut ist in der Schwangerschaft verstärkt durchblutet. Häufig tritt sie bis auf die Portiooberfläche über und bildet dort das sogenannte **Schwangerschaftsektropium**. Dieses Ektropium neigt bei Berührung zu leichtem Bluten.

Die Schleimproduktion der Zervixdrüsen nimmt beträchtlich zu. Es bildet sich ein **Schleimpfropf**, der den Zervikalkanal verschließt und die Frucht vor aufsteigenden Infektionen schützt. Das Abgehen des häufig von bräunlichem Blut durchsetzten Schleimpfropfs zeigt die herannahende Geburt an. Seine Ablösung kann bis zu einigen Tagen vor dem tatsächlichen Geburtsbeginn oder aber auch erst unter der Geburt stattfinden.

Gegen Ende der Schwangerschaft verändert sich die Zervix enorm. Unter dem Einfluß von häufiger und intensiver werdenden Kontraktionen **verkürzt** und **zentriert** sie sich. Das Zervixgewebe erfährt eine starke Auflockerung, wodurch sich die Portio bei der vaginalen Untersuchung wesentlich weicher und weniger konturiert anfühlt. Diesen Vorgang nennt man **Zervixreifung** (Abb. 4.46). An der Reife der Zervix läßt sich ableiten, ob der Geburtstermin erreicht ist.

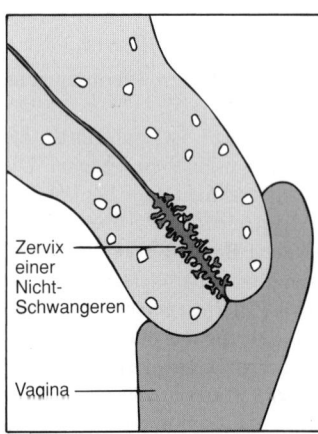
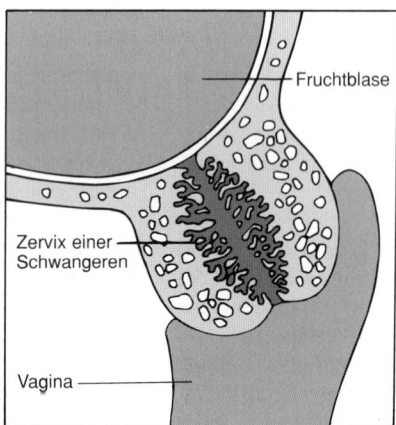

Abb. 4.46 Veränderungen der Zervix beim Prozeß der Zervixreifung.

Veränderungen an der Vagina

Aufgrund der **verstärkten Durchblutung** des äußeren und inneren Genitals kommt es an der Vagina zu folgenden Veränderungen:
- Ausbildung einer weichen, samtartigen und leicht geschwollen wirkenden Vaginalschleimhaut
- livide (blaßblaue) Verfärbung der Schleimhaut, was als eines der frühesten Schwangerschaftszeichen auffällt
- verstärkte Transsudation am Vaginalepithel, was als verstärkter Ausfluß (Fluor) erscheint.

Die plazentaren **Östrogene** bewirken an der Scheidenwand:
- eine Vergrößerung der Muskel- und Bindegewebszellen
- eine vermehrte Bildung von elastischen Fasern
- eine Auflockerung des Kollagenfasernetzes.

Dadurch wird die Vagina insgesamt weicher, weiter, länger und vor allem dehnungsfähiger, was eine sehr wichtige Vorbereitung auf die Geburt ist. Durch den erschwerten Blutrückfluß (siehe S. 124) kann es auch an der Vagina zur Ausbildung von Varizen kommen.

Veränderungen an Vulva und Analregion

Die **Lividität der Schleimhäute** aufgrund der verstärkten Durchblutung betrifft auch den Scheideneingang und seine nähere Umgebung.

Auffällig ist die Dunkelfärbung der großen Labien, des Damms und der Analregion durch eine **verstärkte Pigmenteinlagerung** (siehe S. 136). Die Neigung zur Varizenbildung kann zu Vulvavarizen und Hämorrhoiden führen.

Veränderungen an der Brust

Während der Schwangerschaft werden die Brüste durch verschiedene Hormone auf die sich anschließende Stillperiode vorbereitet. Die Einzelheiten darüber sind in Kap. 6.5 Laktation und Stillen nachzulesen.

Veränderungen am Herz- und Kreislaufsystem

Das Blutvolumen

> Im Verlauf der Schwangerschaft kommt es zu einer deutlichen **Erhöhung der Blutmenge** um etwa 30 bis 40%. Eine 60 kg schwere Frau hat eine Blutgesamtmenge von etwa 5 Litern. In der Schwangerschaft erhöht sich diese Blutmenge also bis auf 6 bis 6,5 l.

Diese Volumenzunahme beruht im wesentlichen auf einer Plasmavermehrung sowie einer Zunahme der Erythrozyten (siehe S. 125). Sie beginnt etwa in der 12. Schwangerschaftswoche, erreicht ihren Höchststand um die 34. Woche und bleibt dann bis zur Geburt konstant.

Ziel der Blutzunahme ist die Deckung des erhöhten Blutbedarfs, für den es mehrere Gründe gibt:

- Die Durchblutung des Uterus muß sich im Verlauf der Schwangerschaft um fast das Zehnfache steigern.
- Durch die Einwirkung des plazentaren Progesterons kommt es zu einer erheblichen allgemeinen Gefäßerweiterung. Über die Erhöhung des Volumens wird die erhöhte Gefäßkapazität aufgefangen.
- Die Brüste bereiten sich auf das Stillen durch Wachstum und verstärkte Durchblutung vor.
- Verschiedene andere mütterliche Organe werden verstärkt durchblutet. Hierzu zählt insbesondere die Niere.
- Die postpartale Blutung kann besser kompensiert werden.

Veränderungen am Herzen

> Im Laufe der Schwangerschaft steigt das **Herzminutenvolumen** (HMV, entspricht Herzfrequenz x Schlagvolumen) deutlich an. Ausgehend von einer durchschnittlichen Herzfrequenz von 70 Schlägen/min und einem Schlagvolumen von 70 ml/s ergibt sich bei einer nichtschwangeren Frau ein HMV von etwa 4900 ml.

Bei einer Schwangeren nimmt das HMV bis zur 20. bis 25. Schwangerschaftswoche um etwa 20 bis 30% zu, danach ist nur noch ein leichter Anstieg zu verzeichnen. Es steigt in der Schwangerschaft also um etwa 1000 bis 1500 ml und verhält sich somit parallel zum Blutvolumen.

Diese Steigerung des HMV wird durch zwei Faktoren erreicht:

- **Zunahme der Herzfrequenz.** Es läßt sich ein kontinuierlicher Anstieg der Herzfrequenz bis zur 30. Schwangerschaftswoche um 10 bis 15 Schläge/min feststellen. Manche Schwangeren empfinden dies als Herzklopfen oder Herzjagen.
- **Herzvergrößerung.** Durch eine Weitstellung der Herzhöhlen kommt es zu einer Herzvergrößerung. Dadurch wird ein **größeres Schlagvolumen** erreicht.

Veränderungen am Venensystem

> In der Schwangerschaft kommt es durch den Einfluß des Progesterons zu einer allgemeinen **Vasodilatation** (Gefäßweitstellung).

Die Weiterstellung der Venen nimmt um ca. 30% zu. Diese enorme Zunahme der Venenkapazität wird durch die parallel verlaufende Zunahme des Blutvolumens ausgeglichen, so daß keine größeren Blutdruckschwankungen entstehen.

Das Auftreten von Krampfadern (Varizen) ist ein typisches Schwangerschaftsproblem. Sie entstehen in der unteren Körperhälfte als Bein-, Vulva- und Vaginalvarizen und als Hämorrhoiden. Dies hat mehrere Ursachen:
- Durch die **Dilatation der Venen** kann es zur Insuffizienz des Venenklappenschlusses kommen, so daß der venöse Blutrückfluß zum Herzen beeinträchtigt ist. Das sich hierdurch in der unteren Körperhälfte ansammelnde Blut dilatiert die betroffenen Venen noch mehr.
- Im Laufe der Schwangerschaft kommt es durch den **wachsenden Uterus** zu einer **Kompression** der Beckenvenen und der *Vena cava inferior*. Dies bewirkt ebenfalls eine Verschlechterung des Blutrückflusses aus der unteren Körperhälfte. Der Blutstau dilatiert wiederum die Venenwände.
- Durch die **steigende Durchblutungsrate des Uterus** werden die ableitenden Beckenvenen mit zusätzlichem Blutvolumen belastet, so daß der Blutrückfluß aus der unteren Körperhälfte durch diese "Konkurrenz" erschwert wird.

Eine weitere Kreislaufbesonderheit in der Schwangerschaft ist das sogenannte ***Vena-cava*-Kompressionssyndrom**. Liegt die Schwangere auf dem Rücken, kann der Uterus durch sein Gewicht die *Vena cava inferior* so stark komprimieren, daß es zu einer (unterschiedlich starken) Reduzierung des venösen Blutrückflusses zum Herzen kommt. Das Herz versucht, dieses plötzliche Minderangebot an Blut durch eine kompensatorische Tachykardie auszugleichen. Durch die nur mangelhaft mögliche Sauerstoffaufnahme kommt es zu einem Gefühl der Atemnot. Die Minderdurchblutung des Gehirns löst Schwindel, Kaltschweißigkeit und Übelkeit, also eine beginnende Schocksymptomatik aus. Natürlich werden auch Uterus und Plazenta nur noch mangelhaft durchblutet. Läuft gerade das CTG, kann man eine plötzliche fetale Bradykardie beobachten. Sämtliche Symptome verschwinden sofort, wenn die Schwangere die Rückenlage verändert, also Seitenlage einnimmt oder sich aufsetzt.

Frauen mit *Vena-cava*-Kompressionssyndrom nehmen von sich aus intuitiv kaum die Rückenlage ein. Meist geschieht dies nach Aufforderung, so beispielsweise für eine CTG-Kontrolle, eine Ultraschalluntersuchung oder bei der Geburt in Rückenlage. Grundsätzlich sollte bei jeder Schwangeren die Rückenlage, wenn irgend möglich, vermieden werden.

Neben dem *Vena-cava*-Kompressionssyndrom tritt bei über zwei Dritteln aller Schwangeren auch im Stehen eine leichtere Kompression der Beckenvenen durch den Uterus auf. Durch die so bedingte Blutrückflußbehinderung kommt es ebenfalls zu einer kompensatorischen Tachykardie. Zugleich wird eine Uteruskontraktion ausgelöst, wodurch Form und Lage des Uterus sich verändern und gestaute Gefäßabschnitte entlastet werden. Das Hartwerden des Bauches, das Schwangere häufig beim Stehen beobachten, ist hierdurch bedingt. Eine Schocksymptomatik entsteht jedoch nicht.

Der Blutdruck in der Schwangerschaft

> Trotz der bereits beschriebenen enormen Veränderungen am Herz-Kreislauf-System bleibt der Blutdruck einer Schwangeren nahezu konstant. Normalerweise lassen sich nur geringe Abweichungen feststellen.

Um physiologische und pathologische Veränderungen des Blutdrucks in der Schwangerschaft besser erklären zu können, muß man sich die Bedeutung der beiden Meßwerte vor Augen führen.
- Der **systolische Blutdruckwert** gibt in erster Linie Auskunft über die Kontraktionskraft des Herzens, über das vorhandene Blutvolumen und über die Elastizität der großen, herznahen Gefäße.
- Der **diastolische Blutdruckwert** spiegelt die Weite der herzfernen arteriellen Gefäße in der Körperperipherie oder, anders ausgedrückt, den peripheren arteriellen Gefäßwiderstand wider.

Zum physiologischen Blutdruckverhalten in der Schwangerschaft gehört ein **leichter Blutdruckabfall**, der etwa bis zur 24. Schwangerschaftswoche anhält. Dabei sinkt der systolische Wert um 0,67 bis 1,33 kPa (5 bis 10 mmHg), der diastolische Wert um 2,33 bis 2,0 kPa (10 bis 15 mmHg). Dies ist Ausdruck des verringerten Venentonus.

Bei vielen Schwangeren ist während der ersten zwei Drittel der Schwangerschaft eine **orthostatische Hypotonie** festzustellen.

Eine Ursache dafür ist, daß die reaktive Vasokonstriktion der Arterien bei aufrechter Körperhaltung infolge des veränderten Gefäßtonus langsamer erfolgt.

Die typischen Kreislaufbeschwerden, besonders in den ersten Schwangerschaftsmonaten, wie Schwindel, Schwarzwerden vor den Augen, eventuell sogar

Kollabieren, aber auch vermehrte Müdigkeit haben ihre Ursache in den geänderten Blutdruckverhältnissen. Ab der 24. Schwangerschaftswoche kommt es zu einem **langsamen Anstieg des Blutdrucks**. Gegen Ende der Schwangerschaft hat er wieder seinen Ausgangswert erreicht.

Ein Ausbleiben des physiologischen Blutdruckabfalls in der ersten Schwangerschaftshälfte ist möglicherweise als Frühwarnzeichen für eine spätere Hypertonie zu werten, da sich hier der periphere Gefäßwiderstand nicht im notwendigen Maße den Anforderungen der Schwangerschaft angepaßt hat.

Die Grenzen für einen normalen Blutdruck werden in der Schwangerschaft enger gezogen: Ein Blutdruck ab 18,67/12,67 kPa (140/95 mmHg) gilt als Hypertonie, ein Druck unter 14,67/8,0 kPa (110/60 mmHg) als Hypotonie.

Sowohl die Hyper- als auch Hypotonie beinhalten für das Kind das gleiche Risiko: Durch die Minderdurchblutung der Plazenta kommt es zu einer Mangelversorgung des Kinds. Beide Blutdruckabweichungen bedürfen also der Therapie.

Hämatologische Veränderungen
Erythrozyten - Hämoglobin

In der Schwangerschaft kommt es zu einer Steigerung der Erythrozytenmenge um etwa 25%. Gleichzeitig erfolgt eine Zunahme des Blutplasmavolumens um 30 bis 40%, wodurch ein Verdünnungseffekt mit einer relativen Abnahme der Erythrozytenzahl pro dl Blut resultiert (**physiologische Schwangerschaftsanämie**).

Physiologisch ist diese Form der Anämie jedoch nur **bis zu einem Hb-Wert von 12 g%**. Bei Werten unterhalb dieser Grenze handelt es sich um eine echte Anämie, die meist durch einen tatsächlichen **Eisenmangel** verursacht wird und auf jeden Fall behandelt werden sollte.

Der Bedarf an Eisen ist in der Schwangerschaft stark erhöht, denn für die Mehrproduktion von mütterlichen Erythrozyten, aber auch für die fetale Blutbildung werden im Verlauf der Schwangerschaft insgesamt etwa 1000 mg Eisen zusätzlich benötigt. Dieser **Mehrbedarf** wird zum einen durch eine gesteigerte **Eisenresorption** aus der Nahrung im Darm gedeckt. Zum anderen wird das im Körper vorhandene **Depoteisen** (in Leber, Milz und Knochenmark) aufgebraucht. Trotzdem entsteht häufig ein Eisendefizit, das sich im sinkenden Hb-Gehalt niederschlägt.

Vermehrte Müdigkeit, Antriebsarmut und Atemnot schon bei geringer körperlicher Belastung können Symptome einer echten Schwangerschaftsanämie sein, die mit entsprechender Ernährung (s. S. 167f.) oder Eisentabletten therapiert werden sollte.

Leukozyten

Als Ausdruck einer erhöhten Abwehrbereitschaft finden wir in der Schwangerschaft eine Vermehrung der Leukozyten. Man spricht von einer **physiologischen Schwangerschaftsleukozytose**. Dabei können sich die Werte von 4000 bis 10000/mm³ auf 10000 bis 15000/mm³ erhöhen.

Die Bestimmung der Leukozytenzahlen in der Schwangerschaft zum Nachweis eines Infektionsgeschehens, beispielsweise bei vorzeitigem Blasensprung, ist ungeeignet, da die Schwankungsbreite dieser Werte zu groß ist. Allenfalls eine mehrtägige Verlaufskontrolle mit ständig ansteigenden Leukozytenzahlen kann einen Hinweis auf eine ablaufende Infektion geben.

(Ebenso ist die Blutsenkungsgeschwindigkeit eine ungeeignete Methode, um eine Infektion aufzuspüren, denn die BSG einer Schwangeren kann auf Werte von 30 mm nach einer und 60 mm nach zwei Stunden erhöht sein.)

Blutgerinnung

In der Schwangerschaft sind am Blutgerinnungssystem Veränderungen im Sinne einer erhöhten Gerinnungsbereitschaft bzw. einer verbesserten Gerinnungsfähigkeit (**Hyperkoagulabilität**) festzustellen.

Folgende Faktoren spielen dabei eine Rolle:
- Anstieg des Fibrinogenspiegels von 300 mg% auf 400 bis 600 mg%
- Zunahme der Gerinnungsfaktoren VII, VIII und X um 30%
- Verminderung der Aktivität des fibrinolytischen Systems.

Das Ziel dieser Veränderungen am Gerinnungssystem ist es, nach der **Lösung der Plazenta** eine **schnelle Blutstillung** zu gewährleisten.

Eine generelle Gefährdung der Schwangeren durch Thrombosen und Embolien ist primär nicht gegeben. Wenn jedoch ungünstige Faktoren, wie beispielsweise eine starke Varikosis oder längere Bettruhe, hinzukommen, ist mit einer starken Erhöhung des Thromboserisikos zu rechnen.

An den Thrombozyten selbst findet man keine Veränderungen. Eine mögliche Verminderung der Thrombozytenzahl (**Thrombozytopenie**) kann jedoch ein **Frühwarnsymptom für ein späteres HELLP-Syndrom** sein (**H**emolysis **E**levated **L**iver **E**nzymes **L**ow **P**latelets, schwere Spätgestose, siehe Kap. 8 Regelwidrige Schwangerschaft, S. 533).

Veränderungen der Nierenfunktion

Nierendurchblutung

Die Niere ist ein Organ, dem eine besondere Bedeutung für den störungsfreien Verlauf einer Schwangerschaft zukommt. Wesentliche Veränderungen spielen sich dort ab.

Gleich zu Beginn der Schwangerschaft kommt es zu einer enormen **Steigerung der Nierendurchblutung** um 30 bis 40%. Das heißt, daß die Blutdurchflußrate von normalerweise etwa 1700 l/Tag um etwa 500 l/Tag zunimmt (daraus resultiert eine **leichte Vergrößerung der Nieren**). Ursache für diese enorme Mehrdurchblutung sind Veränderungen im Gesamtkreislauf, wie die erhöhte Plasmamenge und das gestiegene Herzminutenvolumen.

Aufgrund der Erhöhung der Nierendurchblutung **steigt die glomeruläre Filtrationsrate**, und zwar ebenfalls **um 30 bis 40%**. Das heißt, daß statt 160 l Primärharn pro Tag nun 50 l zusätzlich abgefiltert werden. Aus der auf 210 l angestiegenen Primärharnmenge ergeben sich für den nachfolgenden Tubulusapparat weitere Veränderungen.

Wasserrückresorption

Die auffälligste Veränderung des Primärharns ist seine Volumenzunahme um etwa 50 l. Auch in der Schwangerschaft wird er im Tubulusapparat nahezu vollständig (bis auf die Endharnmenge von 1,5 l) rückresorbiert. Die Rückresorptionsmenge ist abhängig von der Höhe des ADH-Spiegels. ADH (auch Adiuretin, Antidiuretisches Hormon oder Vasopressin genannt) wird im Hypophysenhinterlappen gespeichert. Es reguliert die Osmolarität (Menge der gelösten Teilchen pro l) des Bluts, indem es an den Zellmembranen der Nierentubuli eine erhöhte Durchlässigkeit für Wasser bewirkt. Hierdurch kann das Wasser aus den Tubuli leichter zurück ins Gefäßsystem gelangen.

Da die zu resorbierende Wassermenge in der Schwangerschaft um fast ein Viertel steigt, könnte man annehmen, daß auch die Ausschüttung von ADH erhöht ist. Dies trifft jedoch nicht zu. Man vermutet daher, daß in der Schwangerschaft die Zellmembranen der Tubuli empfindlicher auf ADH reagieren, so daß trotz unveränderter ADH-Menge die Rückresorptionsleistung für Wasser wesentlich erhöht ist. Somit ist die Urinmenge während der Schwangerschaft nicht gesteigert.

Schwangerschaftsglukosurie

Zusammen mit dem erhöhten glomerulären Filtrat gelangt nun eine größere Glukosemenge in den Tubulusapparat. Außerhalb der Schwangerschaft wird die mit dem Primärharn abgefilterte Glukosemenge vollständig rückresorbiert, so daß im Endharn keine oder höchstens eine Spur von Glukose nachzuweisen ist.

Jedoch hat die Niere nur eine gewisse **Rückresorptionskapazität für Glukose**. Überschreitet die abgefilterte Glukosemenge diese Leistungsgrenze des Tubulusapparats, so gelangt der Glukoserest in den Endharn. So kommt es, daß etwa 20% aller Schwangeren eine (z.B. mittels Teststreifen nachweisbare) **physiologische renale Schwangerschaftsglukosurie** aufweisen.

Bei zweimalig nachgewiesener Glukosurie sollte durch Blutglukosemessungen (Nüchternblutzucker, Blutzuckertagesprofil, Glukosetoleranztest) ein **Schwangerschaftsdiabetes** ausgeschlossen werden.

Hyperaminoazidurie

Mit dem Primärharn werden die im Blut vorhandenen Aminosäuren abgefiltert, da sie den Glomerulusfilter aufgrund ihrer geringen Größe ohne Schwierigkeiten passieren können. Sie werden in den Tubuli vollständig rückresorbiert.

In der Schwangerschaft fallen durch die erhöhte Filtrationsrate größere Aminosäuremengen zur Rückresorption an und zusätzlich ist die Resorptionsfähigkeit der Nierentubuli für Aminosäuren verringert. Deshalb kann ein Teil der Aminosäuren in den Endharn gelangen (**Hyperaminoazidurie**).

Ein größerer Verlust von Aminosäuren über den Urin ist dann problematisch, wenn dadurch dem Kind zu wenig Grundbausteine zur Verfügung stehen, um Körpereiweiß aufzubauen. Da in der Schwangerschaft der Bedarf an Aminosäuren erhöht ist, kann eine Hyperaminoazidurie vor allem bei unterernährten oder fehlernährten Schwangeren zu einem Problem werden (**Eiweißmangeldystrophie** des Kindes).

Schwangerschaftsproteinurie

Normalerweise gelangen bei der Abfilterung des Primärharns keine oder nur geringe Mengen von Proteinen in das Filtrat, da die Poren der *Glomeruli* für Proteine zu klein sind.

Bei der geringen Menge von Proteinen, die den Glomerulusfilter dennoch passiert, handelt es sich hauptsächlich um Albumine, die kleiner sind als die Globuline. Diese Albumine werden bei der Tubuluspassage vollständig rückresorbiert. Allerdings gibt es hierbei ähnlich wie bei der Glukoserückresorption eine ganz bestimmte Leistungsgrenze. Wird sie überschritten, gelangt der darüber hinausgehende Proteinrest in den Endharn.

In der Schwangerschaft erreicht aufgrund des erhöhten Primärharnvolumens eine **größere Proteinmenge** die Tubuli. Möglicherweise besteht auch eine **Vergrößerung der Glomerulusporen**, so daß diese für Proteine durchlässiger werden. Dadurch kann es passieren, daß die Rückresorptionskapazität der Tubuli überschritten wird und Proteine im Endharn nachzuweisen sind. Diese **physiologische Schwangerschaftsproteinurie** betrifft ebenfalls etwa 20% aller Schwangeren.

Allerdings ist eine **Eiweißausscheidung von mehr als 300 mg/24 Stunden** nicht mehr physiologisch, sondern Symptom einer Gestose (siehe Kap. 8 Regelwidrige Schwangerschaft).

Natriumrückresorption

Der menschliche Organismus benötigt für seine reibungslose Funktion einen ganz bestimmten Serumspiegel an verschiedenen Elektrolyten, so auch an Natrium. In der Schwangerschaft gelangt aufgrund der erhöhten Filtrationsrate entsprechend mehr Natrium in den Tubulusapparat.

Die Natriumrückresorption wird durch das Nebennierenrindenhormon **Aldosteron** gesteuert. Dabei tritt folgender Mechanismus in Aktion:
- Rezeptoren für Natrium im juxtaglomerulären Apparat der Niere messen die **Serumnatriumkonzentration** (sie sollte 135 bis 145 mmol/l betragen).
- Liegt sie zu niedrig, wird das im iuxtaglomerulären Apparat gebildete **Renin** ausgeschüttet.
- Renin verändert das im Blut zirkulierende (und in der Leber gebildete) **Angiotensinogen** zu **Angiotensin I**. Dieses wiederum wird durch ein Enzym in Angiotensin II umgewandelt.
- **Angiotensin II** ist in der Lage, an der Nebennierenrinde die Ausschüttung von Aldosteron zu stimulieren.
- **Aldosteron** gelangt auf dem Blutweg zu den Nierentubuli und fördert dort die Rückresorption von Natrium.
- Ist der Serumnatriumspiegel wieder ausreichend hoch, wird der beschriebene Kreislauf gestoppt.

In der Schwangerschaft ist die **Aldosteronausschüttung** aufgrund der erhöhten Primärharnbildung um das 5- bis 10fache **gesteigert**. Durch die Notwendigkeit der **verstärkten Natriumrückresorption** zirkulieren erhöhte Renin-, Angiotensin-I- und Angiotensin-II-Mengen im Blut.

Angiotensin II hat, wie sein Name schon sagt, eine enorme gefäßverengende und damit blutdrucksteigernde Wirkung. Während der Schwangerschaft kommt es normalerweise jedoch nicht zu einer entsprechenden Blutdruckerhöhung, da die Empfindlichkeit bzw. die Ansprechbarkeit der Gefäße auf Angiotensin II verringert ist.

Harnpflichtige Substanzen

Von den harnpflichtigen Substanzen (Harnsäure, Kreatinin, Harnstoff) wird in der Schwangerschaft nur die **Harnsäure vermehrt** mit dem Endharn **ausgeschieden**. Kommt es zu einer **Verminderung der Harnsäureausscheidung**, spricht dies für eine **Einschränkung der Nierenfunktion**. Dabei häuft sich die Harnsäure im Blut an.

Erhöhte Serumharnsäurewerte können somit als Frühwarnsymptome für eine Gestose gewertet werden.

Veränderungen an den ableitenden Harnwegen
Nierenbecken und Harnleiter

Aufgrund der Progesteronwirkung kommt es in der Schwangerschaft an Nierenbecken und Harnleitern zu einer **Dilatation** und an den Harnleitern zusätzlich zu einer **Verminderung der Peristaltik**. Dies bringt eine **Zunahme des Harnvolumens** in Nierenbecken und Harnleitern von 50 ml auf 150 ml mit sich. Die Harnleiter werden im Verlauf der Schwangerschaft darüber hinaus durch den aufsteigenden Uterus mehr oder weniger stark komprimiert.

Zusammengenommen kommt es also zu einer Abflußverlangsamung des Urins und somit zu einer verminderten Spülwirkung. Eine **Keimvermehrung** wird hierdurch sowie durch Glukosurie, Proteinurie, Hyperaminoazidurie und Anstieg des pH-Werts begünstigt.

Die physiologisch begründete Abflußverlangsamung und die physiologische Veränderung der Harnzusammensetzung bilden somit die Grundlage für die in der Schwangerschaft bestehende Neigung zu aufsteigenden Harnwegsinfekten.

Dabei ist die **rechte Niere häufiger** betroffen als die linke. Ursache hierfür ist zum einen, daß die rechte Niere etwas tiefer liegt als die linke, der Harnleiter und damit der Weg für die aufsteigenden Erreger also kürzer ist. Zum anderen ist die Achse des Uterus aufgrund des links im kleinen Becken liegenden Rektums leicht nach rechts geneigt. Durch diese Rechtsverlagerung wird der rechte Harnleiter auch etwas stärker komprimiert, so daß hier eine noch größere Abflußverlangsamung besteht.

Harnwegsinfektionen sind zum Teil asymptomatisch. Deshalb wird bereits therapiert, wenn als einziges Symptom eine **Bakteriurie (Keimzahl >100 000/ml** Urin) nachgewiesen wird.

Die in der Schwangerschaft relativ häufig auftretenden, schmerzhaften **Nierenstauungen** haben ihre Ursache ebenfalls in der Kompression der Harnleiter durch den Uterus.

Blase

Die Blase macht sich in der Schwangerschaft durch häufige Entleerung kleiner Harnmengen (Pollakisurie) bemerkbar, da der Uterus ihr den Platz, den sie sonst zur Ausbreitung zur Verfügung hat, streitig macht.

Veränderungen am Verdauungssystem

Speichel

Die normale Speichelproduktion liegt pro Tag bei etwa 1 bis 1,5 l. In der Schwangerschaft ist diese Menge eher verringert. Der pH-Wert des Speichels von normalerweise 6,7 verringert sich auf 6,1. Bei Schwangeren mit einer (Hyper-)Emesis gravidarum und Sodbrennen kann er sogar bis auf 5,9 absinken.

Zahnfleisch

In der Schwangerschaft kommt es, vermutlich durch die Wirkung des erhöhten Progesteronspiegels, zu typischen Veränderungen am Zahnfleisch:
- Proliferation der Blutgefäße
- Interzellulärödem
- Gewebshypertrophie

Das Zahnfleisch neigt verstärkt zum Bluten und ist entzündungsanfälliger. Eine verstärkte Ausbildung dieser Zahnfleischveränderungen kann sich zu einem sogenannten **Schwangerschaftsepuliden** entwickeln. Dies sind schmerzhafte, leicht blutende Gewebswucherungen zwischen den Zähnen, die nur operativ entfernt werden können.

Zähne

"Jedes Kind kostet die Mutter einen Zahn." Diese alte Volksweisheit stützte sich auf die Beobachtung, daß der Verlust eines Zahns in der Schwangerschaft wesentlich häufiger vorkam als außerhalb der Schwangerschaft. Die Ursache dafür, so glaubte man, läge in der 10mal häufigeren Kariesbildung während der Schwangerschaft, die durch eine Entmineralisierung der Zähne zugunsten des Aufbaus von fetalem Knochengewebe bedingt sei. Diese Theorie gilt als veraltet.
Vielmehr sind folgende Faktoren für die erhöhte Kariesanfälligkeit verantwortlich:
- Der verminderte Speichelfluß bedingt eine geringere Spülung und damit weniger gute Säuberung der Zähne.
- Der niedrigere pH-Wert des Speichels greift den Zahnschmelz verstärkt an.
- Durch Erbrechen und Sodbrennen wird der pH-Abfall noch begünstigt.
- Aufgrund der Neigung zu Zahnfleischbluten und schmerzhaften Entzündungen wird die Zahnpflege eher vernachlässigt.

Eine entsprechende Aufklärung über diese Zusammenhänge sollte also bei der Beratung der Schwangeren schon zu Beginn der Gravidität erfolgen (siehe auch Kap. 4.3 Schwangerenvorsorge, S. 170).

Speiseröhre

Wie bei fast allen Hohlorganen finden wir auch an der Speiseröhre die **dilatierende Wirkung** des Progesterons. Dabei ist besonders der Ösophagusverschluß zum Magen hin, die *Kardia*, betroffen, die parallel zum Anstieg des Progesteronspiegels zunehmend verschlußinsuffizient wird. Durch die Verschlußinsuffizienz kann es zum Reflux von Mageninhalt kommen, der aufgrund seines hohen Säuregehalts zu einer sogenannten **Refluxösophagitis** führt. Diese wird von der Schwangeren als **Sodbrennen** wahrgenommen. Begünstigt wird der Reflux natürlich auch noch durch den wachsenden Druck des aufsteigenden Uterus auf den Magen. Von Sodbrennen sind im letzten Trimenon etwa 50% aller Schwangeren betroffen (siehe S. 173).

Magen

Am Magen kommt es zu einer Veränderung der Magensaftproduktion: Östrogene und Progesteron führen zu einer **Steigerung der Mukussekretion** sowie zu einer **Verminderung der Säure- und Pepsinsekretion**. Dadurch wird der pH-Wert im Magen erhöht.

Aufgrund dieser Tatsache und aufgrund einer möglichen Verminderung der Magenperistaltik wurde lange Zeit von einer Verlängerung der Magenentleerungszeit ausgegangen. Die Untersuchungsergebnisse zu dieser Frage sind zum Teil noch widersprüchlich, es scheint jedoch eher so zu sein, daß die Magenentleerungszeit **nicht** verlängert ist.

Daß sämtliche Operationen mit Vollnarkose in der Schwangerschaft dennoch nur **unter Intubation** durchgeführt werden, hat seine Berechtigung darin, daß die Refluxneigung und damit die **Aspirationsgefahr** erhöht ist.

Dünndarm

Am Dünndarm ist in der Schwangerschaft eine **erhöhte Resorptionsfähigkeit für Eisen und Kalzium** auffällig.

Bei erhöhtem Eisenbedarf bzw. bei Eisenmangel, wie während der Schwangerschaft, steigt der Gehalt von **Transferrin** in den Zellen der Darmschleimhaut (Transferrin ist ein in der Leber gebildetes Protein mit der Fähigkeit, Eisen zu binden). Dadurch kann die Eisenresorption aus der Nahrung erheblich gesteigert werden.

Für den Aufbau des kindlichen Skeletts sind während der Schwangerschaft insgesamt etwa 30 g Kalzium notwendig. Die Kalziumresorption im Darm ist von der **Parathormon**produktion der Nebenschilddrüse abhängig. Der Serumspiegel für Parathormon ist im letzten Drittel der Schwangerschaft um mehr als das Doppelte erhöht, wodurch die Kalziumresorption im Dünndarm entsprechend zunimmt.

Dickdarm

Ein ganz typisches Schwangerschaftsproblem ist das Auftreten einer Obstipation. Mehrere Gründe sind dafür verantwortlich:
- Reduzierung der Dickdarmperistaltik durch die Progesteronwirkung
- verstärkte Eindickung des Stuhls durch eine erhöhte Wasserrückresorption über den Dickdarm, wofür wiederum Veränderungen im Gesamtwasserhaushalt der Auslöser sind (siehe S. 123)
- mechanische Beeinträchtigung des Darms durch den Uterus
- Nebenwirkungen einer medikamentösen Eisensubstitution.

Hier ist eine gute Ernährungsberatung ausgesprochen hilfreich (siehe S. 166).

Leber

Eine Schwangerschaft stellt große Anforderungen an die Leber. Zum einen muß die Leber mit einer Menge **zusätzlicher Stoffwechselprodukte** fertig werden, die aus dem fetalen und dem erhöhten mütterlichen Stoffwechsel anfallen. Zum anderen muß sie sich durch eine Änderung ihrer **Enzym- und Proteinproduktion** auf die Anforderungen der Schwangerschaft einstellen.

Dies führt zu einem Anstieg folgender Leberwerte:
- alkalische Phosphatase
- Fibrinogen
- Transferrin
- Bilirubin
- Cholesterin.

Sollten dagegen die Transaminasen **GOT** und **GPT** sowie die Transpeptidase **γ-GT** ansteigen, ist dies als **Symptom für ein mögliches HELLP-Syndrom** zu werten (vgl. S. 126 und Kap. 8.2 Schwangerschaftsspezifische Erkrankungen, S. 533).

In der Regel kann die Leber diese Zusatzaufgaben ohne Probleme bewältigen. Manchmal kann es zur Ausbildung sogenannter **Leberzeichen** kommen. Damit werden Hautveränderungen bezeichnet, die außerhalb der Schwangerschaft auf Leberfunktionsstörungen hinweisen. Zu diesen Hautveränderungen gehören das **Palmarerythem** (Rötung von Teilen der Handinnenflächen) und die **Spider naevi** (auch Sternnävus genannt). Dies sind Erweiterungen kleiner Hautgefäße, von denen sternförmig winzige Gefäße wie Spinnenbeine abzweigen. In der Schwangerschaft kann das Auftreten solcher Leberzeichen **nicht** als pathologisch bewertet werden.

Gallenblase

Die **Gallenblase** wird im Lauf der Schwangerschaft durch den aufsteigenden Uterus **seitlich verdrängt**. Häufig kommt es zu einer mehr oder weniger stark ausgeprägten **Kompression der Gallenwege**, was zu einer Beeinträchtigung des Gallenflusses und damit zu einem Gallenstau führen kann.

Wie auch an anderen Hohlorganen bewirkt der hohe *Progesteron*spiegel an der Gallenblase eine **Dilatation** und eine **Verminderung der Peristaltik**. Das heißt, daß sich die Menge der Gallenflüssigkeit in der Gallenblase erhöht und die **Entleerungsrate sinkt**, was durch eine mögliche Kompression der Gallenwege noch begünstigt wird. Diese Tatsache muß als Ursache für **Oberbauchbeschwerden** in der Schwangerschaft in Betracht gezogen werden.

*Östrogen*bedingt ist die **Zunahme der Cholesterinmenge** in der Gallenflüssigkeit.

Ein erhöhter Cholesterinanteil begünstigt die Ausbildung von Gallensteinen. Dies erklärt die Tatsache, daß Frauen und besonders Frauen mit Kindern wesentlich häufiger Gallensteine entwickeln als Männer.

Stoffwechsel- und Gewichtsveränderungen

Grundumsatz

In der Schwangerschaft ist der **Grundumsatz** (also die Menge an Energie, die produziert werden muß, um die Organfunktionen aufrechtzuhalten) **um etwa 20% erhöht**. Dabei verbraucht der **Fetus** ungefähr **10%** der gesteigerten Energieproduktion, der Rest wird hauptsächlich für den **Uterus** und das **Herz** benötigt.

Energieumsatz

Der Energieumsatz (also die Menge an Energie, die zur aktiven körperlichen Betätigung über den Grundumsatz hinaus benötigt wird) steigt nur geringfügig um ca. 7% an.

Der **Energiemehrbedarf** insgesamt (durch erhöhten Grund- und Energieumsatz) wird durch eine zusätzliche Zufuhr von durchschnittlich 200 Kalorien pro Tag gedeckt.

Der Stoffwechsel einer Schwangeren ist vielen tiefgreifenden biochemischen Veränderungen unterworfen, von denen im folgenden nur die wichtigsten und auffälligsten beschrieben werden sollen.

Kohlenhydratstoffwechsel

Die Nahrungskohlenhydrate werden im Darm in Glukose aufgespalten und gelangen in den Blutkreislauf. Die im Blut zirkulierende Glukose, die den Normalspiegel übersteigt, wird durch Insulin in Glykogen umgewandelt und in der Leber und in der Muskulatur deponiert. Der Nüchternblutglukosespiegel liegt normalerweise bei 60 bis 90 mg/dl.

Mit fortschreitender Schwangerschaft entsteht eine sogenannte **diabetogene Stoffwechsellage**, also eine Stoffwechsellage, die die Entstehung eines Diabetes mellitus begünstigt. Folgende Ursachen spielen dabei eine Rolle:
- Bestimmte Plazentahormone (vor allem das HPL) haben eine insulinantagonisierende Wirkung.

- Die Plazenta produziert Enzyme (z.B. Insulinase), die den Abbau des mütterlichen Insulins verstärken.
- Der Serumgehalt an Kortisol steigt. Kortisol bewirkt eine Erhöhung des Blutglukosespiegels durch die Bildung von Glukose aus Nicht-Kohlenhydraten (Lipiden und Aminosäuren). Dadurch soll gewährleistet werden, daß selbst bei Hungerzuständen der Blutzuckerspiegel aufrechterhalten werden kann.

Um diese schwangerschaftsbedingten Faktoren auszugleichen, muß das Pankreas mehr Insulin produzieren, andernfalls würde der Blutzuckerspiegel über das normale Niveau hinaus ansteigen. Ein gesundes Pankreas kompensiert diese Mehrbelastung ohne Schwierigkeiten. Ein schon vor der Schwangerschaft an seiner Leistungsgrenze arbeitendes Pankreas kann jedoch überlastet werden, so daß es in der Schwangerschaft erstmalig zum Auftreten eines sogenannten **Gestationsdiabetes** kommen kann.

Glukose ist die wichtigste Energiequelle für den Fetus und hat von daher großen Einfluß auf seine Entwicklung. Während der Schwangerschaft erfolgt ein ständiger transplazentarer Übertritt von Glukose aus dem mütterlichen in das fetale Blut. Dies ist der Grund dafür, daß sich der Blutzuckerspiegel einer Schwangeren eher im unteren Normbereich befindet.

Zu hohe Blutzuckerspiegel können in der späteren Schwangerschaft durch eine regelrechte "Zuckermast" zu übergewichtigen Neugeborenen führen. Umgekehrt bedingt ein zu niedriger Blutzuckerspiegel Unterernährung und Mangelentwicklung des Kindes.

Fettstoffwechsel

Bei der Betrachtung des Fettstoffwechsels fällt im Verlauf der Schwangerschaft eine enorme Zunahme verschiedener Blutfette auf (**Hyperlipidämie**):
- Cholesterin (Anstieg um 50%)
- Phospholipide (Anstieg um 40%)
- Triglyzeride (Anstieg um das Dreifache)
- freie Fettsäuren (Anstieg besonders im letzten Schwangerschaftsdrittel mit stark schwankenden Werten).

Zusammengenommen ergibt dies eine **Zunahme der Gesamtlipide um mehr als 50%**. Diese wird durch den Anstieg der plazentaren Östrogene, des HPL und des Kortisols verursacht.

Ziel der Hyperlipidämie ist es, den Fetus und den mütterlichen Organismus mit schnell verfügbarer Energie aus dem Fettstoffwechsel zu versorgen, wenn das Glukoseangebot aufgrund ungenügender Kohlenhydratzufuhr nicht mehr ausreicht.

Eiweißstoffwechsel

Auffallend bei der Betrachtung des Eiweißstoffwechsels ist zunächst einmal die **Verminderung des Gesamteiweißes** (Albumine und Globuline) im mütterlichen Blut von durchschnittlich 7,65 mg/dl **um etwa 15%** auf ca. 6,5 mg/dl in der Schwangerschaft.

Genau betrachtet handelt es sich bei der Verminderung des Gesamteiweißes jedoch nur um eine **relative Abnahme**, die durch den Verdünnungseffekt der Plasmazunahme bedingt ist. Tatsächlich steigt der absolute Gesamteiweißgehalt sogar an (hier besteht der gleiche Mechanismus wie bei der relativen Schwangerschaftsanämie).

Für die **Zunahme des absoluten Gesamteiweißes** sind **ausschließlich Globuline** verantwortlich. Folgende wichtige Globuline sind zusätzlich oder verstärkt vorhanden:

- Transferrin, Fibrinogen und thyroxinbindendes Globulin (siehe S. 136f), die in der mütterlichen Leber gebildet werden.
- alle Proteohormone (HCG, HPL), schwangerschaftsspezifisches Glykoprotein und α-Makroglobulin, die von der Plazenta gebildet werden
- α-Fetoprotein, das vom Feten gebildet wird.

Die **Erhöhung der Blutsenkungsgeschwindigkeit** in der Schwangerschaft hängt mit dieser Zunahme der Plasmaglobuline zusammen. Einige davon haben auf die Erythrozyten eine agglomerierende (zusammenballende) Wirkung. Diese **Erythrozytenagglomerate** wiederum haben eine höhere Sedimentationsgeschwindigkeit. (Bei Entzündungsvorgängen sind bestimmte Immunglobuline erhöht, was über den gleichen Mechanismus ebenfalls zu einer beschleunigten BSG führt.)

Elektrolythaushalt

Die Elektrolyte haben vielfältige Funktionen in unserem Organismus. Ihre Konzentration wird in den verschiedenen Flüssigkeitsräumen des Körpers mit nur ganz geringen Schwankungen konstant gehalten, da selbst kleine Elektrolytverschiebungen schwerwiegende Störungen mit sich bringen.

In der Schwangerschaft findet allgemein eine **verstärkte Elektrolytrückresorption in den Nieren** bzw. eine **erhöhte Elektrolytresorption im Darm** statt. Damit soll der Verdünnungseffekt der enormen Wasserretention, der ja ein Absinken aller Elektrolytkonzentrationen zur Folge hätte, aufgefangen werden. Zum anderen werden dadurch die zusätzlichen Mengen an Mineralstoffen, die zum Aufbau fetaler Körpergewebe benötigt werden, bereitgestellt. Dieser **Elektrolytmehrbedarf** muß durch eine entsprechende Ernährung gedeckt werden.

Wasserhaushalt

Die Gesamtwassermenge des Körpers wird in drei große Flüssigkeitsräume aufgeteilt:
- **intravasale** Flüssigkeit (entspricht der Blutplasmamenge)
- **intrazelluläre** Flüssigkeit (in den Körperzellen enthalten)
- **interstitielle** Flüssigkeit (in den Zwischenzellräumen)

Die **intravasale** Flüssigkeit nimmt im Laufe der Schwangerschaft um 1 bis 1,5 l zu (siehe S. 125). Die **intrazelluläre** Flüssigkeitsmenge hingegen erfährt kaum Schwankungen, wenn man die einzelne Zelle betrachtet. Trotzdem ergibt sich insgesamt eine Zunahme an Zellwasser, da etwa 1 l Flüssigkeit für die neugebildeten Gewebszellen an Uterus und Brüsten benötigt wird. Zum intrazellulären Flüssigkeitsraum wird auch die Wassermenge gerechnet, die sich in den Geweben an Kind und Plazenta befindet, also etwa 2,5 l.

Die **interstitielle** Flüssigkeitsmenge steigt von etwa 10 l auf 13 bis 14 l an. Das Wasser des interstitiellen Raums hat in der Schwangerschaft noch mehr als außerhalb der Schwangerschaft die Aufgabe, ausgleichend auf den Gesamtwasserhaushalt zu wirken. So können im Interstitium kurzfristig größere Mengen Wasser aus dem intravasalen Raum aufgenommen werden, die mit der Diurese nicht so schnell ausgeschieden werden können. Umgekehrt kann aber auch bei mangelhafter Flüssigkeitszufuhr vom interstitiellen Raum Wasser ins Gefäßsystem abgegeben werden, um ein genügend großes Blutvolumen für die Versorgung von Uterus und Plazenta zur Verfügung zu stellen. Das Fruchtwasser ist mit durchschnittlich 1 l an der interstitiellen Flüssigkeitsmenge beteiligt.

Zusammengenommen ergibt sich eine **Zunahme des Gesamtkörperwassers** von ungefähr **7,5 bis 9 l** bis zum Ende der Schwangerschaft.

Ödembildung

Eine mehr oder weniger ausgeprägte, physiologische Ödembildung in der Schwangerschaft erklärt sich aus der **Vergrößerung der Wassermenge im Interstitium**. Die Entstehung der besonders häufig anzutreffenden Knöchel- und prätibialen Ödeme wird durch mehrere Faktoren begünstigt (s. auch S. 124).
- Der Blutrückfluß aus der unteren Körperhälfte ist durch die Kompression der Beckenvenen durch den Uterus verlangsamt. Aufgrund des Rückstaus in den Kapillaren tritt vermehrt Wasser aus den Gefäßen in den interstitiellen Raum über.
- Begünstigt wird dieser Rückstau durch vorhandene Varizen (s. auch S. 154f).
- Erschwerend kommt die Verminderung der Plasmaalbumine hinzu, die durch ihre Wasserbindungsfähigkeit einen übermäßigen Abstrom von intravasaler Flüssigkeit ins Interstitium verhindern.
- Grundsätzlich sammelt sich überschüssiges Wasser des Interstitiums in den am tiefsten liegenden Körperpartien an.

Selbst generalisiert auftretende Ödeme werden heute nicht mehr grundsätzlich als Hinweis auf eine mangelhafte Nierenfunktion bewertet, wenn sie nicht mit anderen Gestosezeichen wie Bluthochdruck, Harnsäureanstieg und/oder Proteinurie kombiniert sind.

Gewichtszunahme

Die Gewichtszunahme in der Schwangerschaft setzt sich aus vielen Faktoren zusammen:
- Kind, Fruchtwasser und Plazenta
- Wasserretention in den verschiedenen Flüssigkeitsräumen
- Wachstum von Uterus und Brüsten
- Aufbau von Fettdepots als Reserve für eventuelle "Notzeiten" und für die Stillperiode.

Die Gewichtsanteile dieser einzelnen Faktoren können so beträchtlich variieren, daß man davon abgekommen ist, eine ganz bestimmte Kilogrammzahl als Summe zu nennen. Auch gilt die Ansicht "Je weniger Gewichtszunahme, um so besser!" nicht mehr.

Die früher geforderte Gewichtszunahme von maximal 12 kg ist überholt. Es hat sich herausgestellt, daß auch eine höhere Gewichtszunahme keine größere Gefährdung für Mutter und Kind bedeutet und daß die frühere Gewichtsgrenze die Nahrungsbedürfnisse vieler schwangerer Frauen nicht ausreichend berücksichtigte. Statt dessen wird heute eine Gewichtszunahme von 9 bis 18 kg als physiologisch erachtet.

Dabei nehmen Frauen mit einem niedrigen Anfangsgewicht eher bis zum oberen Normbereich zu und umgekehrt. Plötzliche Gewichtssprünge können jedoch ein Hinweis auf eine eventuell unphysiologische Ödembildung sein und sollten abgeklärt werden.

Zur Beurteilung der Gewichtszunahme im Verlauf der Schwangerschaft kann man folgende Faustregel anwenden:
- bis zur 25. Schwangerschaftswoche plus 250 bis 300 g/Woche (entspricht etwa 7 kg)
- bis zur 40. Schwangerschaftswoche plus 400 bis 500 g/Woche (entspricht etwa 7 kg).

Als Fazit ist zu sagen: Um all die geschilderten zusätzlichen Anforderungen an den mütterlichen Stoffwechsel leisten zu können, ist eine bedarfsgerechte Ernährung eine unabdingbare Voraussetzung. Die Rolle, die die Ernährung für die störungsfreie, regelrechte Entwicklung einer Schwangerschaft hat, wurde und wird immer noch unterschätzt. Es gehört unbedingt zu den Aufgaben jeder Hebamme, den von ihr betreuten Frauen möglichst früh in der Schwangerschaft eine gründliche und sorgfältige Ernährungsberatung zukommen zu lassen (siehe S. 166ff).

Veränderungen an Atemwegen und Lunge

Atemwege

Die Schleimhäute der Atemwege werden in der Schwangerschaft verstärkt durchblutet, wodurch sie gerötet und leicht geschwollen erscheinen. Folgen der Schleimhautschwellung können Veränderungen der Stimmlage und Erschwerung der Nasenatmung sein.

Lunge

Auffallend ist das Auftreten einer **Hyperventilation** in der Schwangerschaft. Sie ist charakterisiert durch eine vergrößerte Atmungstiefe bei gleichbleibender Atemfrequenz.

Von einer Hyperventilation allgemein spricht man, wenn die Atmung über die Deckung des Stoffwechselbedarfs hinausgeht, und in der Tat steigt die Ventilation in der Schwangerschaft um ca. 40% an, während der Sauerstoffbedarf nur um etwa 20% zunimmt. Als Ursache vermutet man einen Einfluß der plazentaren Steroidhormone auf das Atemzentrum im Gehirn.

Ein interessanter Effekt der Hyperventilation ist, daß es (neben einem zu vernachlässigenden Sauerstoffanstieg) zu einer Abnahme des CO_2-Gehalts kommt. Dadurch wird das Diffusionsgefälle zwischem fetalem und mütterlichem Kreislauf für CO_2 größer, so daß das fetale CO_2 leichter ins mütterliche

Blut abgegeben werden kann. Trotzdem bleibt der pCO_2 (Kohlendioxidpartialdruck) unter dem Normalwert, was die Entstehung einer Alkalose zur Folge haben würde. Dies wird jedoch durch eine vermehrte Ausscheidung von Bikarbonat über die Nieren verhindert.

Bei etwa 60% aller Frauen macht sich im Verlauf der Schwangerschaft eine leichte Atemnot (**Dyspnoe**) auch in Ruhe bemerkbar. Dabei verändert sich das normalerweise unbewußt ablaufende Geschehen des Atmens dahingehend, daß es in das Bewußtsein der Schwangeren rückt, sie empfindet einen Drang zum Atmen. Dies kann als mehr oder weniger unangenehm erlebt werden. Ursache ist zum einen die Hyperventilation, die zur vertieften Atmung zwingt. Zum anderen tritt in der späteren Schwangerschaft eine Einengung der normalen Zwerchfellbewegung auf, die durch den aufsteigenden Uterus verursacht wird.

Nach der **36. Schwangerschaftswoche** verbessert sich die Dyspnoe meist wieder durch das Tiefertreten des Kindes und die damit verbundene Senkung des Leibes.

Veränderungen am Bewegungsapparat

Wirbelsäule

Die hormonell bedingte **Gewebsauflockerung** in der Schwangerschaft betrifft auch **Gelenke, Sehnen und Bänder**. Das heißt, daß diese Körperstrukturen, die wesentlich zur Stabilität des gesamten Körpers beitragen, in ihrer Festigkeit nachlassen. Diese verringerte Stabilität muß mit zusätzlicher Muskelkraft ausgeglichen werden. Typische Folgen sind schnellere Ermüdbarkeit, Verspannungen und Schmerzen besonders in der Rückenmuskulatur.

Hinzu kommt die Veränderung der gesamten Körperstatik durch das einseitig nach vorn verlagerte Gewicht. Diese Verlagerung des Körperschwerpunktes muß durch eine **Hyperlordose** der Wirbelsäule ausgeglichen werden. Dies ist die Ursache der für Schwangere typischen aufrechten Hohlkreuzhaltung, aber auch eine weitere Ursache für häufig auftretende Rückenschmerzen.

Verbreitet sind auch **Ischiasbeschwerden** in der Schwangerschaft. Ursache dafür ist aber nicht, daß "das Kind auf dem Nerv liegt", wie es im Volksmund heißt, sondern daß durch Haltungsveränderung, Auflockerung des Bindegewebes und Wassereinlagerung verstärkt Druck auf den Ischiasnerv ausgeübt wird.

Becken

Auch an den normalerweise fest miteinander verknorpelten Beckenknochen macht sich die Gewebsauflockerung bemerkbar. Sie gewährleistet eine, wenn auch nur leichte **Konfigurationsfähigkeit des Beckens** unter der Geburt. Die Länge der Linea terminalis kann um einige Millimeter zunehmen.

Durch die Auflockerung des Beckenrings kann es manchmal, besonders gegen Ende der Schwangerschaft, zu **Symphysenschmerzen** und **Gehbeschwerden** kommen. Im Extremfall lassen sich die Beine im Liegen nicht mehr aktiv anheben.

Bauchmuskulatur

Durch die extreme Dehnung der Bauchdecke kommt es zu einem Auseinanderweichen der beiden geraden Bauchmuskelstränge (*Musculi recti abdominis*) in der Muskelfaszie. Bei Anspannung der Bauchdecke wird dies als finger- bis handbreiter, längs über den Bauch laufender Spalt sichtbar. Diese Erscheinung nennt man **Rektusdiastase**. Um die Entwicklung der Rektusdiastase nicht zu unterstützen, sollten Bewegungen, die die gerade Bauchmuskulatur besonders stark belasten, vermieden und statt dessen die schräge Bauchmuskulatur beansprucht werden.

Veränderungen an Haut und Haaren

Pigmentation

75% aller Schwangeren weisen eine verstärkte Pigmentierung bestimmter Hautpartien auf. Betroffen sind vor allem bereits vorher pigmentierte Stellen wie die **Brustwarzen** und **Warzenvorhöfe**, der **Vulvabereich** und die **Analregion**. Die Mittellinie des Bauchs (*Linea alba*) verfärbt sich zur *Linea fusca* und auch der Bauchnabel wird dunkler.

Typisch ist die Entstehung des sogenannten *Chloasma uterinum*. Dies sind unregelmäßige, gelblichbraune Verfärbungen der Gesichtshaut, besonders an den Stirnhöckern, den Wangenknochen und am Kinn.

Auch alte Narben können sich braun verfärben. Es kann zur Vergrößerung bzw. Neubildung von Muttermalen kommen. Manchmal wachsen die Haare in einem dunkleren Ton nach.

Diese Veränderungen sind bei dunkleren Frauentypen deutlicher und werden durch Sonnenbestrahlung verstärkt. Ursache ist eine östrogenbedingte, **verstärkte Produktion des MSH** (Melanozytenstimulierendes Hormon) der Hypophyse, das die Synthese des braunen Hautfarbstoffs Melanin in den entsprechenden Zellen (Melanozyten) stimuliert.

Schwangerschaftsstreifen

Sehr häufig ist das Auftreten von Schwangerschaftsstreifen (*Striae gravidarum*). Hauptsächlich betroffen sind der Bauch und die Hüften, häufig auch das Gesäß und die Brüste, manchmal sogar die Oberschenkel und Oberarme. Ursache ist eine **Schädigung der elastischen Fasern der Haut**, die zum einen durch die passive Dehnung der Haut entsteht und zum anderen eine Folge des ansteigenden Kortisolspiegels ist. Ähnliche Striae treten daher auch bei Kortisontherapie oder beim Cushing-Syndrom (Erkrankung der Nebennierenrinde mit Kortisolüberproduktion) auf.

Die zunächst dunkelroten Streifen bilden sich nach der Schwangerschaft zurück, bleiben aber zeitlebens als schmale, silbrige Hautnarben erhalten. Vorbeugende Maßnahmen wie Massagen oder das Auftragen von Cremes haben leider wenig Erfolg.

Weitere Veränderungen

Unter Östrogeneinfluß kann es zu einer **Veränderung des Haar- und Hauttyps** kommen. So kann eine fettende, zu Entzündungen neigende Haut in der Schwangerschaft klar und glatt werden (und umgekehrt). Ebenso kann die Produktion der Talgdrüsen der Haare positiv oder negativ beeinflußt werden.

Durch eine **Veränderung des Haarzyklus** ist das Haar in der Schwangerschaft besonders dicht und voll, da unter Östrogeneinwirkung die Wachstumsphase des einzelnen Haares verlängert wird und somit weniger Haare ausfallen. Im späteren Wochenbett normalisiert sich der Haarzyklus wieder, so daß es dann über einen bestimmten Zeitraum zu einem relativ verstärkten Ausfall der "überalterten" Haare kommt. Allerdings gibt es auch die seltenere Möglichkeit, daß bereits während der Schwangerschaft ein bemerkbarer Haarverlust unbekannter Ursache entsteht, der sich im Wochenbett wieder normalisiert.

Allgemein besteht eine **verstärkte Neigung zum Schwitzen**. Grund ist die stärkere Wärmeproduktion durch erhöhten Stoffwechsel und Übernahme fetaler Wärme.

Veränderungen an der Schilddrüse

In der Schwangerschaft kommt es mitunter zu einer tast- und sichtbaren Vergrößerung der Schilddrüse (**Strumabildung**).

Die von der Schilddrüse gebildeten Hormone T_3 (Trijodthyronin) und T_4 (Thyroxin) werden in die Blutbahn abgegeben. Dort wird ein Großteil dieser Hormone an Bluteiweiße gebunden, und zwar an das sogenannte thyroxinbindende Globulin (TBG). In dieser gebundenen Form sind die Hormone inaktiv. Nur ein sehr kleiner Teil verbleibt als freies T_3 und T_4 in der Blutbahn, nur dieser freie (= ungebundene) Teil kann in die Zellen gelangen und dort seine stoffwechselaktivierende Wirkung entfalten.

Die Bildung von TBG ist östrogenabhängig. In der Schwangerschaft ist die TBG-Produktion in der Leber daher erhöht. Dies bedeutet, daß T_3 und T_4 vermehrt gebunden und inaktiviert werden. Damit der Spiegel an freien Schilddrüsenhormonen nicht absinkt, was die Symptome einer Hypothyreose zur Folge hätte, ist die Bildung von T_3 und T_4 in der Schilddrüse kompensatorisch erhöht.

Gleichzeitig zur kompensatorischen Produktionssteigerung wird die Schilddrüse durch ein verringertes Jodangebot zu höherer Leistung gezwungen:
- Die Jodausscheidung über die Nieren ist in der Schwangerschaft erhöht.
- Durch die Plasmavolumenzunahme kommt es zu einer relativen Verminderung des Jodgehalts im Serum.
- Über die Plazenta wird Jod an den Feten abgegeben, der es für seine eigene Schilddrüsenhormonproduktion benötigt.

Um die Jodaufnahme zu steigern, reagiert die Schilddrüse mit einer Hyperplasie (= Strumabildung).

Problematisch wird dieses an sich physiologische Geschehen durch die Tatsache, daß Mitteleuropa zu einem Jodmangelgebiet gehört, wodurch der Jodgehalt der Nahrung sehr gering ist. Häufig wird schon der normale Jodbedarf nur knapp oder nicht ausreichend gedeckt. In der Schwangerschaft kommt es so eher zu einer (häufig unbemerkten) **hypothyreoten Stoffwechsellage** und hierdurch zu einer Beeinträchtigung vieler Stoffwechselfunktionen.

Zur Zeit werden daher Überlegungen angestellt, in der Schwangerschaft eine generelle tägliche Jodidgabe einzuführen. Zumindest sollte aber auf eine ausreichende Zufuhr von jodhaltigen Nahrungsmitteln geachtet werden.

Einfluß der Schwangerschaft auf bestimmte Hormone

TSH

Die Produktionsmenge der Schilddrüsenhormone wird über das **TSH** (Thyreotropin oder thyreoideastimulierendes Hormon) der Hypophyse gesteuert. Die TSH-Ausschüttung wird durch das Absinken des Blutspiegels an freiem T_3 und T_4 hervorgerufen, wodurch die Schilddrüse zur verstärkten Produktion angeregt wird. Daher ist in der Schwangerschaft eine leichte Erhöhung des TSH-Spiegels festzustellen.

FSH und LH

Im **Zyklusverlauf** sinken die Ovarialhormone nach Ende der Gelbkörperaktivität ab. Der niedrige Blutspiegel an Östrogenen und Progesteron verursacht eine Ausschüttung der FSH- und LH-Releasing-Faktoren am Hypothalamus. Diese Releasing-Faktoren stimulieren die Hypophyse zur Ausschüttung von FSH und LH.

Während der **Schwangerschaft** hingegen existiert aufgrund der plazentaren Produktion ein permanent ansteigender Östrogen- und Gestagenspiegel, so daß der beschriebene Regelkreis zum Erliegen kommt und die FSH- und LH-Produktion der Hypophyse fast vollständig unterbunden wird.

Prolaktin

Unter dem Einfluß des ansteigenden Plazentaöstrogenspiegels vergrößern und vermehren sich die prolaktinproduzierenden Zellen der Hypophyse, bis sie gegen Ende der Schwangerschaft eine **Verdopplung ihres Gewichts** aufweist. Dadurch kommt es zu einem gleichmäßigen Ansteigen der Prolaktinproduktion.

Prolaktin ist während der Schwangerschaft an der **Vorbereitung der Brustdrüsen auf das Stillen** beteiligt. Danach ist es für die **Auslösung und Aufrechterhaltung der Milchproduktion** verantwortlich (s. Kap. 6.5).

Oxytozin

Im Verlauf der Schwangerschaft kommt es zu keiner Veränderung des Serumoxytozinspiegels. Erst unter der Geburt findet man erhöhte Werte dieses wehenstimulierenden Hormons.

Psychische Entwicklung in der Schwangerschaft

Mit der Geburt des Kindes wird auch zugleich eine Mutter (und ein Vater) geboren. Dies ist kein biologischer, sondern ein psychosozialer Vorgang. So wie das Kind Zeit zum Wachsen und Reifen braucht, so benötigt auch die Schwangere Zeit, um sich auf ihre neue Mutterrolle vorzubereiten, diese Rolle in ihr bisheriges Leben zu integrieren und ihr Umfeld auf die neue Situation abzustimmen. Es ist ein Prozeß, der sehr viel an psychischer Energie fordert und nicht immer einfach zu bewältigen ist.

Aus psychologischer Sicht betrachtet gehört eine Schwangerschaft zu den sogenannten Lebenskrisen. Lebenskrisen ganz allgemein sind Ereignisse, die einschneidende Veränderungen mit sich bringen, die den betroffenen Menschen zu einer Neuorientierung veranlassen und durchaus Impulse zur Reifung der eigenen Persönlichkeit geben können.

Zu den **Lebenskrisen** zählen ganze Lebensphasen, wie die Pubertät, das Klimakterium oder eben auch das Mutterwerden, aber auch kurzzeitige Ereignisse, wie der Verlust eines nahestehenden Menschen, ein Stellenwechsel, eine ernsthafte Erkrankung und vieles mehr.

Bei der Bewältigung der Lebenskrise "Schwangerschaft" läßt sich ein psychischer Entwicklungsprozeß beobachten, der in drei Phasen verläuft. Dabei muß betont werden, daß diese Phasen im Einzelfall sehr unterschiedlich stark ausgeprägt sein können und daß auch die Zeitangaben nur ungefähre Orientierungswerte sind.

Es ist ein grundsätzliches Problem bei der Beschreibung der psychischen Entwicklung in der Schwangerschaft, daß jede Frau in ihren individuellen, höchst unterschiedlichen Gegebenheiten lebt, die sich nicht verallgemeinern lassen. Zu den individuellen Faktoren gehören unter anderem:

- das Alter und die persönliche Reife
- der vorhandene oder nichtvorhandene Kinderwunsch
- die Partnerschaftssituation
- bereits vorhandene Kinder
- die berufliche Situation.

1. Phase der Auseinandersetzung

Diese Phase beginnt eigentlich schon lange vor dem Eintritt einer Schwangerschaft. Immer wieder werden Überlegungen zu diesem Thema gedanklich durchgespielt: "Wie wäre es, wenn ich schwanger wäre? Wie wäre es, wenn ich ein Kind hätte?" Solche Überlegungen gehören zu der psychosozialen Entwicklung wohl einer jeden Frau, die gedanklich verschiedene Rollen durchspielt, die unsere Gesellschaft für sie bereithält.

Mit der Vermutung, möglicherweise schwanger zu sein, spätestens aber mit dem sicheren Nachweis der Schangerschaft, setzt diese Auseinandersetzung ganz massiv ein. Dabei sind erste Gefühlsreaktionen von "überglücklich" bis "völlig verzweifelt" möglich. Wenn man bedenkt, daß auch heute noch viele Frauen ungeplant schwanger werden, ist es nicht verwunderlich, daß die ersten Reaktionen nicht immer nur positiv sind. (Jedoch muß man differenzieren: ungeplante Schwangerschaften sind natürlich nicht automatisch unerwünscht.)

Allgemein kann man sagen, daß die Tatsache des Schwangerseins das Lebensgefüge einer jeden Frau mehr oder weniger stark erschüttert. Es bedarf einer Phase intensiver Auseinandersetzung und hoher psychischer und emotioneller Anstrengung, die Schwangerschaft mit all ihren Konsequenzen in das bisherige Lebensgefüge einzubauen. Das gilt auch für Frauen, die die Schwangerschaft gewollt und geplant haben. Tritt die Schwangerschaft tatsächlich ein, müssen alle Vorüberlegungen und Gedankenspiele überprüft und an die reale Situation angepaßt werden, was immer eine psychische Belastung darstellt. Um so mehr gilt dies für Frauen mit einer ungeplanten Schwangerschaft.

Welche Fragen beschäftigen die Schwangere in den ersten Wochen? Natürlich geht es zum einen um die praktischen Dinge des Lebens:

- Wie wirkt sich ein Kind auf die berufliche Situation aus?
- Wie wird sich die finanzielle Situation gestalten?
- Muß eine andere Wohnmöglichkeit gefunden werden?
- Wer wird konkret für das Kind dasein?
- Von wem kann man praktische Unterstützung erhoffen?

Im Vordergrund stehen häufig aber auch ganz andere Fragen, die mit dem eigenen Rollenverständnis und der eigenen Lebensplanung eng zusammenhängen:
- Will ich überhaupt (jetzt) Mutter werden?
- Bin ich fähig und auch bereit, die Verantwortung für ein Kind zu übernehmen?
- Paßt ein Kind in die Pläne, die ich für die nächsten Jahre habe?
- Wie wird es weitergehen, wenn durch das Kind alle Vorstellungen über den Haufen geworfen werden?
- Wie wird der Partner auf diese Neuigkeit reagieren?

Viele Frauen erleben, daß ihre Gefühle im Zusammenhang mit der Schwangerschaft nicht immer so eindeutig positiv sind, wie sie es sich vorgestellt hatten. Die in unserer Gesellschaft existierenden Erwartungshaltungen gegenüber einer schwangeren Frau beinhalten bestimmte Forderungen, wie z.B.: Sie soll sich vorbehaltlos auf das Kind freuen, ihre Bedürfnisse ganz selbstverständlich zum Wohle ihres Kindes zurückstellen und die Schwangerschaft als eine Phase beständigen Hochgefühls erleben. Dies erwartet die Schwangere meist auch von sich selbst. Auf zwiespältige oder gar negative Gefühle wie Mutlosigkeit, Müdigkeit, Ängste und Überfordertsein ist sie selten eingestellt.

Das intensive Suchen nach dringend erforderlichen Antworten und Lösungen und die emotionale Bewegtheit erzeugen in jeder Lebenskrise, so auch in der Schwangerschaft, ein mehr oder minder großes Maß an Streß. Auf Streß kann der Körper mit typischen psychosomatischen Symptomen reagieren. Dazu gehören:
- Appetitlosigkeit
- Magenbeschwerden
- Verdauungsstörungen
- Kopfschmerzen
- Verspannungen
- Schlafstörungen (Ein- und Durchschlafprobleme, schwere Träume, übermäßiges Schlafbedürfnis)
- Kreislauflabilität
- Infektanfälligkeit.

In der Schwangerschaft werden einige dieser Symptome "bevorzugt". Dies sind in der Regel solche, die aufgrund der hormonellen Beeinflussung des vegetativen Nervensystems ohnehin leicht ausgelöst werden können. Dazu gehören klassischerweise Übelkeit und Erbrechen, Kreislaufprobleme und Schlafstörungen.

Introvertiertheit, Geistesabwesenheit, Unkonzentriertheit und Interessenlosigkeit sind nicht schwangerschaftsspezifisch, sondern Ausdruck der intensiven Beschäftigung mit einem vorrangigen Thema, wie es in jeder anderen belastenden Lebenssituation (ob positiv oder negativ) auch geschieht. Mögliche Gereiztheit, Hypersensibilität und Nervosität gerade am Anfang der Schwangerschaft sind nur natürlich, denn der bisherige Lauf des Lebens ist ja tatsächlich aus dem normalen Gleis geraten und muß sich erst wieder neu einpendeln.

Insgesamt ist also neben der körperlichen Umstellung ein enormes Stück an Gefühlsarbeit in den ersten Schwangerschaftswochen zu leisten. Treten in dieser Phase besonders starke Schwangerschaftsbeschwerden auf, wovon die *Hyperemesis gravidarum* das klassischste Beispiel ist, so kann dies unter Umständen auf eine besonders stark ausgeprägt konflikthafte Situation hinweisen.

2. Phase des Wohlbefindens

Die krisenhafte Zeit ist bis zum Auftreten der ersten Kindsbewegungen zum größten Teil abgeschlossen. Für viele praktische Probleme sind Lösungen gefunden, die Einpassung eines Kindes in die eigene Lebensplanung hat konkrete Formen angenommen und eine Gewöhnung an die zukünftige Rollenveränderung ist eingetreten. Zudem ist die körperliche Umstellung geschafft.

Jetzt ist die Zeit, sich unbesorgt(er) auf das unbekannte Etwas zu freuen, dessen Bewegungen man nun spürt. Es beginnt eine Phase, in der die Schwangere ein besonders intensives Körperbewußtsein entwickelt und sich sehr auf das konzentriert, was sich in ihrem Körper abspielt. Dieses "In-sich-hinein-Horchen" wird unterstützt durch die Beschäftigung mit entsprechender Literatur, durch "Frauengespräche", durch die Teilnahme an einem Geburtsvorbereitungskurs. In der Regel können die zukünftigen Anforderungen jetzt positiv als eine Herausforderung erlebt werden, und das Vertrauen in die eigene Kraft wächst.

Gleichzeitig bekommt die Schwangerschaft "Konturen": Der Bauch wird deutlich dicker, das Baby bewegt sich von Tag zu Tag stärker, sein Herzschlag ist abhörbar und sein Bild bei der Ultraschalluntersuchung erkennbar. Es wird immer deutlicher, daß ein wirkliches Kind heranwächst. An solchen konkreten Zeichen kann sich die Vorstellungskraft orientieren. Dies erleichtert die Entwicklung von Gefühlen wie Zuneigung, Liebe und Verantwortungsbewußtsein.

Komplikationen in dieser Phase der Schwangerschaft, wie weiter fortbestehendes Erbrechen oder vorzeitige Wehentätigkeit, können möglicherweise Hinweise auf unbewältigte, ernsthafte Konflikte sein.

3. Phase der Belastung

Diese Phase beginnt zwischen der 30. und 34. Schwangerschaftswoche und dauert bis zur Geburt. Sie ist durch zwei wichtige Faktoren gekennzeichnet. Zum einen nimmt die tatsächliche **körperliche Belastung** fortschreitend zu. Dabei stehen der wachsende Bauchumfang, das steigende Körpergewicht und die Einschränkung der Beweglichkeit im Vordergrund. Die Beanspruchung aller Organsysteme steigt und drückt sich in schnellerer Ermüdbarkeit und geringerer Belastungsfähigkeit aus. Die Schwangerschaft wird zunehmend als lästig empfunden. Langsam wünscht man sich, daß dieser Zustand bald vorbeigehen möge.

Auf der anderen Seite steigt die psychische Belastung. Die langsam verstreichenden Wochen stellen eine harte Geduldsprobe dar. Mit dem sich nähernden Geburtstermin tauchen möglicherweise auch wieder verstärkt Ängste auf:

- Angst, das Kind könnte krank oder behindert sein oder sterben
- Angst vor Geburtsschmerzen und -verletzungen
- Angst vor den neuen Anforderungen und der Verantwortung.

Auf diese zunehmende Belastung reagieren viele Schwangere mit erhöhter Reizbarkeit, Unwohlsein, Schlafstörungen, Alpträumen und ähnlichem.

Häufig entwickeln sie gerade in den letzten Wochen besondere Aktivitäten, die der Volksmund als "Nestbautrieb" bezeichnet und die Umgebung für das Kind vorbereiten sollen. Möglicherweise hilft es auch, die innere Unruhe und Erwartungsspannung abzureagieren.

Schwangerschaftskomplikationen, wie Bluthochdruck oder vorzeitige Wehen, können in diesem letzten Stadium wieder Hinweise auf Problemsituationen sein.

Mit der Geburt des Kindes ist die Lebenskrise des Mutterwerdens natürlich noch nicht abgeschlossen. Sie setzt sich fort, bis das Neugeborene vollständig in die Familie integriert ist, bis das Leben mit ihm zur Normalität geworden ist und das Muttersein als selbstverständlicher Bestandteil der eigenen Frauenrolle gesehen wird.

Literatur

Friedberg V, Rathgen GH. Physiologie der Schwangerschaft. 1. Aufl. Stuttgart, New York: Thieme 1980.

Friedberg V, Hiersche HD. Geburtshilfe. 2. Aufl. Stuttgart, New York: Thieme 1993.

Heinrich J. Schwangerenbetreuung. 1. Aufl. Leipzig: Barth 1990.

Käser O, Friedberg V, Ober KG, Thomsen K, Zander J. Gynäkologie und Geburtshilfe. Bd II Teil 1: Schwangerschaft und Geburt 1. 2. Aufl. Stuttgart, New York: Thieme 1981.

Künzel W, Wulf KH. Schwangerschaft I, Bd 4. Aus: Klinik der Frauenheilkunde und Geburtshilfe. Wulf KH, Schmidt-Matthiesen H, Hrsg. München, Wien, Baltimore: Urban & Schwarzenberg 1992.

Kyank H, Beller FK. Erkrankungen in der Schwangerschaft. 4. Aufl. Stuttgart, New York: Thieme 1983.

Wimmer-Puchinger B. Schwangerschaft als Krise. Berlin, Heidelberg, New York: Springer 1992.

Wulf KH, Schmidt-Matthiesen H. Klinik der Frauenheilkunde und Geburtshilfe. Bd 4. Schwangerschaft I. 3. Aufl. München, Wien, Baltimore: Urban & Schwarzenberg 1992.

4.3
Schwangerenvorsorge
Christine Mändle

Ziel und Zweck der Schwangerenvorsorge

> Das Ziel der Schwangerenvorsorge ist es, mütterliche und kindliche Risiken frühzeitig zu erkennen und die Gesundheit der Schwangeren und des Kindes zu schützen und zu erhalten.

Die Schwangerenvorsorge ist eine Maßnahme der modernen Präventivmedizin. Ihre wichtigsten Aufgaben sind:
- Aufklärung
- Beratung
- Betreuung
- Überwachung.

Jede Schwangere hat einen **gesetzlichen Anspruch auf Schwangerenvorsorge** (§ 196 RVO - Reichsversicherungsordnung). Sie kann zu den Vorsorgeuntersuchungen die Hebamme oder den Arzt aufsuchen. Die Untersuchung und Maßnahmen der Betreuung durch die Hebamme während der Schwangerschaft sind in den **Hebammenberufsordnungen** der einzelnen Bundesländer und in der **Gebührenordnung** für Hebammen niedergelegt. So schreibt z.B. Hessen nachfolgende Richtlinien für die Betreuung der Schwangeren vor:

§ 1, Absatz 2:
1. Angemessene Aufklärung und Beratung in Fragen der Familienplanung;
2. Feststellung der Schwangerschaft und Beobachtung der regelrecht verlaufenden Schwangerschaft, Durchführung der zur Beobachtung des Verlaufs einer regelrecht verlaufenden Schwangerschaft notwendigen Untersuchungen;
3. Durchführung von Untersuchungen, die für eine möglichst frühzeitige Feststellung einer Risikoschwangerschaft notwendig sind, und Aufklärung über diese Untersuchungen;
4. Vorbereitung auf die Elternschaft, umfassende Vorbereitung auf die Geburt einschließlich Beratung in Fragen der Hygiene und Ernährung.

Die Inhalte der ärztlichen Betreuung während der Schwangerschaft sind in den **Mutterschaftsrichtlinien** verbindlich festgelegt. Diese wurden vom Bundesausschuß der Ärzte und Krankenkassen entwickelt und werden regelmäßig dem aktuellen Standard der Wissenschaft angepaßt. Obgleich diese Vorschriften für Hebammen nicht bindend sind, sollte die Hebamme die Richtlinien kennen. Sie sind über die Kassenärztliche Vereinigung, die Krankenkassen oder die Geschäftsstelle des Bundes Deutscher Hebammen e.V. (BDH) zu beziehen. Veränderungen werden von der Rechtsstelle des BDH in der Deutschen Hebammenzeitschrift veröffentlicht.

Die Mehrzahl der Frauen geht zu den Vorsorgeuntersuchungen in die ärztliche Sprechstunde. Ein Teil der Schwangeren bevorzugt die kombinierte Vorsorge durch Hebamme und Arzt, d.h. daß alternierend einmal die Hebamme, das nächste Mal der Arzt aufgesucht wird. Der kleinere Teil der Schwangeren zieht die alleinige Betreuung durch die Hebamme vor. Seit immer mehr Hebammen Schwangerenberatung und Vorsorgeuntersuchungen anbieten, nutzen auch immer mehr Frauen dieses Angebot. Die zur Zeit geführte Diskussion, ob alle schwangeren Frauen routinemäßig zu Vorsorge zum Spezialisten, d.h. zum Frauenarzt gehen müssen, ist noch in Gang. Doch gibt es erste Studien (vorwiegend aus England), die aufzeigen, daß die routinemäßige Betreuung durch den Spezialisten nach Auswertung der klinischen Parameter und der Zufriedenheit der Frauen wenig oder keinen Nutzen bringen (Tucker et al. 1996). Weitere Untersuchungen sind notwendig, um der derzeit kontrovers diskutierten Situation eine feste Grundlage zu geben.

Die Vorsorgeuntersuchungen können in der Praxis der Hebamme durchgeführt werden, oder die Hebamme besucht die Frau zu Hause. Jede Untersuchung ist im Mutterpaß einzutragen. Neben den üblichen Untersuchungen ist das Gespräch über die Lebenssituation der Frau sowie ihr Erleben der Schwangerschaft ein Schwerpunkt in der Arbeit der Hebamme. Durch Zuhören, Ernstnehmen und Verständnis für die individuelle Problematik der Frau ist die Hebamme in der Lage, frühzeitig Risiken oder Abweichungen von der Norm zu erkennen und diese durch Beratung, Hilfestellung und Präsenz abzuwenden. Die Hebamme kennt häufig das Lebensumfeld der Frau recht genau, da sie bei Hausbesuchen mit den unmittelbaren Lebensumständen konfrontiert wird.

Wünscht die Frau ausschließlich Vorsorge durch die Hebamme, sollte diese der Schwangeren jedoch raten, Ultraschalluntersuchungen und ggf. ergänzende Diagnostik in der ärztlichen Praxis durchführen zu lassen. Handelt es sich aufgrund der Anamnese oder der erhobenen Befunde um eine Risikoschwangerschaft, so wird die Hebamme die Schwangere zum Arzt überweisen. Dies ist in den Berufsordnungen so vorgeschrieben. Auch erfordert das ethische Verständnis des Hebammenberufs dieses Verhalten. Grundsätzlich ist eine kollegiale Zusammenarbeit zwischen Hebamme und Arzt wünschenswert. Nur so lassen sich die in den Mutterschaftsrichtlinien formulierten gesundheitspolitischen Ziele verwirklichen.

Frequenz der Untersuchungen

Die erste Untersuchung sollte möglichst früh stattfinden. Die Mehrbelastung des gesamten mütterlichen Organismus und der damit verbundene vermehrte Leistungsanspruch erfordern von Beginn der Schwangerschaft an eine regelmäßige Betreuung der werdenden Mutter.

Die Mutterschaftsrichtlinien sehen drei **Ultraschalluntersuchungen** vor: die erste soll in der 9. bis 12., die zweite in der 19. bis 22, die dritte in der 29. bis 32. Schwangerschaftswoche durchgeführt werden. Die Untersuchungen dienen der Beurteilung der Schwangerschaft hinsichtlich fetaler Entwicklung, Sitz und Funktion der Plazenta sowie dem Feststellen von Mehrlingen.

Laut Mutterschaftsrichtlinien sollen die Untersuchungen bei einer gesunden Schwangeren mit einer normal verlaufenden Schwangerschaft im allgemeinen im Abstand von jeweils 4 Wochen durchgeführt werden. In den letzten beiden Schwangerschaftsmonaten werden die Untersuchungen 14tägig durchgeführt.

Mutterpaß

Der Mutterpaß ist Bestandteil der gesetzlichen Mutterschaftsvorsorge. In dieses Dokument werden medizinische Informationen, insbesondere anamnestische Angaben sowie die Ergebnisse der Vorsorgeuntersuchungen, eingetragen. Die Eintragung der serologischen Befunde der Lues-Suchreaktion und des HIV-Tests wird durch die Richtlinien ausgeschlossen. Der Vermerk "durchgeführt" steht für einen negativen Befund.

Die Schwangere soll den Mutterpaß immer bei sich tragen und zu jeder Untersuchung mitbringen.

Freiberufliche Hebammen können Mutterpässe kostenlos über die Krankenkassen oder die Geschäftsstelle des Bundes Deutscher Hebammen e.V. erhalten.

Aufgaben der Schwangerenvorsorge

Die Aufgaben der Schwangerenvorsorge lassen sich in den folgenden Punkten zusammenfassen:
- Erhebung der Anamnese
- Erhebung des Schwangerschaftsbefundes
- Bestimmung des voraussichtlichen Geburtstermins
- Untersuchungen in der Schwangerschaft
- Anatomische Beckendiagnostik
- Risikoselektion
- Beratung der Schwangeren
- Vorbereitung auf die Geburt

Anamnese

Die Anamnese bildet die Grundlage zu Diagnostik und Therapie. Sie muß am Anfang der Schwangerenbetreuung stehen. Eine sorgfältig erhobene Anamnese macht eine individuelle Beratung möglich und schafft die Basis für alle folgenden Untersuchungen.

Die Erhebung der Anamnese soll in einem Gespräch in entspannter Atmosphäre stattfinden. Es gilt, das Vertrauen der Schwangeren zu gewinnen, sie als Gesprächspartnerin ernst zu nehmen, ihr das Gefühl von fachlicher Sicherheit, menschlicher Geborgenheit und Verständnis zu geben. Das soll sie motivieren, in ihrem eigenen Interesse regelmäßig an den Vorsorgeuntersuchungen teilzunehmen.

Überblick über die in der Anamnese zu erfragenden Inhalte (s. Abb. 4.47, S. 146):
- Zyklusanamnese
- Schwangerschaftsanamnese
- Nichtgynäkologische Erkrankungen
- Gynäkologische Erkrankungen
- Geburtenanamnese
- Familienanamnese
- Sozialer Status

Zyklusanamnese

Das Ausbleiben der Periode bei sonst regelmäßig menstruierenden Frauen ist in der Regel der Anlaß zur Untersuchung auf eine mögliche Schwangerschaft.

Andere Ursachen für das Ausbleiben der Periode sind:
- anstrengende Reisen
- Klimawechsel
- Belastungen beruflicher oder familiärer Art
- endokrinologische Störungen.

Da die Terminbestimmung immer noch überwiegend von den Angaben der letzten Periode abhängig ist, ist eine genaue Analyse des Menstruationszyklus erforderlich. Erfragt werden müssen:
- die Menarche
- der 1. Tag der letzten Periode
- die Stärke und Dauer der letzten Periode
- die Zykluslänge (Ein Zyklus beginnt mit dem 1. Tag der Blutung und endet vor dem 1. Tag der darauffolgenden Blutung. Die Tage der Blutung und die darauffolgenden blutungsfreien Tage ergeben zusammen die Zykluslänge.)
- die Regelmäßigkeit des Menstruationszyklus (da nur wenige Frauen exakt alle 28 Tage menstruieren)
- die übliche Blutungsdauer
- die übliche Blutungsstärke.

Die Frage nach dem Konzeptions- beziehungsweise Ovulationstermin (Basaltemperaturkurve) ist besonders bei Frauen mit langen und unregelmäßigen Zyklen wichtig, da anhand dieses Termins der Geburtstermin relativ sicher errechnet werden kann. Immer häufiger wird von Frauen mit Kinderwunsch die Basaltemperaturmessung durchgeführt, um die fruchtbaren Tage festzustellen.

Es ist auch zu erfragen, ob die Schwangere hormonale Kontrazeptiva eingenommen hat, nach deren Absetzen mit einer verspäteten Ovulation zu rechnen ist. Bezüglich der letzten Periode ist auf den Beginn sowie die Stärke und Dauer im Vergleich zu vorherigen Perioden zu achten. Aus diesen Angaben sind Hinweise auf das Vorliegen von sogenannten **"Schwangerschaftsregeln"** (Diapedese-Blutungen zur Zeit der fälligen Menstruation) zu erhalten, welche in einer Häufigkeit von 1 bis 3 % zu beobachten sind. Diese sind meist kürzer und schwächer als die normalen Regelblutungen, können jedoch unter Umständen mit echten Periodenblutungen verwechselt werden.

Angaben über Spätmenarche (d.h. nach dem 13. Lebensjahr), aber auch über unregelmäßige, starke und schmerzhafte Periodenblutungen können ein Hinweis auf Ovarialinsuffizienz oder Endometriuminsuffizienz sein. Dies bedarf der Beachtung, da Plazentationsstörungen, Veränderungen der plazentaren Hämodynamik, Wehenanomalien unter der Geburt und starke Blutungen in der Nachgeburtsperiode gehäuft auftreten können.

Schwangerschaftsanamnese

Neben dem Ausbleiben der Periode kann die Frage nach dem Befinden der Frau bereits weitere wichtige Anhaltspunkte für eine mögliche Schwangerschaft geben. Oftmals tritt schon wenige Tage nach Ausbleiben der Periode ein Spannungsgefühl in der Brust auf, die Frau kann über Appetitstörungen, Übelkeit und Erbrechen klagen (unsichere Schwangerschaftszeichen). Auch vegetative Veränderungen, wie z.B. vermehrter Speichelfluß, Kreislaufstörungen und Müdigkeit, können genannt werden. Atemnot und Herzklopfen bei Anstrengung können ein Hinweis auf eine nichtgynäkologische Grunderkrankung sein, die eine internistische Untersuchung notwendig macht.

Ist die Schwangerschaft schon fortgeschritten, sind häufiger Harndrang und Obstipation weitere typische schwangerschaftsbedingte Erscheinungen. Oftmals wird über Fluor geklagt. Dieses ist in der Regel schwangerschaftsbedingt, sollte aber im Zweifelsfall mikrobiologisch auf Soor, Trichomonaden u.a. untersucht werden. Bleibt eine Soorinfektion beispielsweise bis zur Geburt unbehandelt, kann sie zur Infektion des Neugeborenen führen. In der Regel beruht Fluor in der Schwangerschaft jedoch auf einer Hyperämie der Beckenorgane und der Vagina, die mit vermehrter Flüssigkeitsabgabe in die Vagina einhergeht.

Nichtgynäkologische Erkrankungen

Kinderkrankheiten

Ganz besonders interessiert hier, ob bereits eine Rötelinfektion durchgemacht wurde, da eine Rötelinfektion in der bestehenden Schwangerschaft zu schweren Fehlbildungen des Kindes führen kann. Wichtig ist auch eine möglicherweise durchgemachte Rachitis, da dies auf Beckenveränderungen der Schwangeren hinweisen könnte. Andere Kinderkrankheiten können bei der Schwangeren typische Organschäden hinterlassen. So kann Scharlach eine Nephropathie nach sich ziehen, Diphtherie einen Herzmuskelschaden oder Rheuma.

Nieren- und Harnwegsinfekte

Bei rezidivierender Erkrankung besteht der Verdacht der Nierenschädigung mit der Möglichkeit einer späteren Pfropfgestose. Besteht ein Diabetes, der unter Umständen eine spezielle Behandlung erforderlich macht? Ist eine Tuberkulose oder eine andere schwere Erkrankung, wie z.B. Rheuma, vorausgegangen? In diesen Fällen ist zusammen mit dem Arzt abzuklären, welche Maßnahmen für den weiteren Verlauf der Schwangerschaft erforderlich sind.

Stationäre Behandlungen, Operationen, neurologische Erkrankungen

Zur weiteren Anamnese gehören auch die Abklärung von früheren stationären Behandlungen und deren Ursachen sowie die Frage nach Operationen und deren Verlauf (Infektionen, Gerinnungsstörungen, Bluttransfusionen, Narkosezwischenfälle). Allergien, beispielsweise gegen Heftpflaster oder Medikamente, sollen auf dem Anamneseblatt deutlich hervorgehoben werden. Dauermedikationen sind zu berücksichtigen, besonders hinsichtlich Kontraindikationen oder der Notwendigkeit einer Neueinstellung in der Schwangerschaft. Epilepsie und Depressionen sind zu beachten.

Gynäkologische Erkrankungen

Sind zwei oder mehr Aborte (**habituelle Aborte**) vorausgegangen, so besteht der Verdacht auf Einnistungsstörung, Endometriuminsuffizienz oder chromosomale Störung. Extrauterine Graviditäten und Schwangerschaftsabbrüche sind zu dokumentieren. Ist die Schwangerschaft nach Sterilitätsbehandlung eingetreten? Auffälligkeiten an der Gebärmutter, wie Mißbildungen, Myome oder auch Zustand nach Operation am Uterus (Myomenukleation, *Sectio caesarea*) sind ein Hinweis auf mögliche Komplikationen in der Schwangerschaft oder unter der Geburt.

Geburtenanamnese

Aus den Informationen über den *Verlauf von früheren Schwangerschaften und Geburten* läßt sich eine Prognose für die jetzige Schwangerschaft ableiten.

Unter Umständen müssen schon aufgrund dieser Angaben diagnostische oder präventive Maßnahmen eingeleitet werden. Bei früheren Geburten wird nach dem Geburtsjahr, nach dem Geschlecht des Kindes, nach Gewicht und Länge, nach seiner Reife und seinem Befinden bei der Geburt sowie zum jetzigen

Zeitpunkt gefragt.

Eine Frühgeburt kann auf eine Zervixinsuffizienz hindeuten. Das kindliche Geburtsgewicht kann Hinweis auf einen mütterlichen Diabetes (Übergewicht) oder auf eine Plazentainsuffizienz (Untergewicht) sein. Auch eine Totgeburt und deren mögliche Ursache müssen erfaßt werden. Die Art der Entbindung (spontan, vaginal-operativ, *Sectio caesarea*) und die Komplikationen bei vorausgegangenen Geburten lassen Rückschlüsse auf die bevorstehende Geburt zu.

Große Aufmerksamkeit ist vorausgegangenen Blutungen und Plazentalösungsstörungen zu schenken. Der Verlauf des Wochenbetts, der Neugeborenenperiode (Ikterus) und der Stillzeit wird ebenfalls dokumentiert.

Aus unterschiedlichen Gründen kann es vorkommen, daß eine vorausgegangene Schwangerschaft und Geburt nicht angegeben werden. Für die Hebamme beziehungsweise den Geburtshelfer ist die Erkennung einer vorausgegangenen Geburt von medizinischer Wichtigkeit (Tab. 4.2).

Tab. 4.2 Zeichen der durchgemachten Geburt.

	Primigravida	mögliche Zeichen einer durchgemachten Geburt
Vulva	auch bei geöffneten Beinen geschlossen	klafft schon bei geringer Öffnung der Beine
Hymen	Rand ist deutlich erkennbar	nur noch narbige Reste vorhanden
Damm	intakte hintere Kommissur	Risse, Narben, Zustand nach Episiotomienaht
Portio	schlank, zapfenförmig, grübchenförmig	plump, klobig, vergrößert, quergespalten, eventuell sind Narben (Emmet-Risse) vorhanden
Bauchdecken	eventuell frische, rot-blaue *Striae gravidarum*	eventuell alte, weiße *Striae gravidarum*
Brust	fest, Mamillen konisch	weich, Mamillen klobig

Familienanamnese

Das Vorhandensein von Nervenkrankheiten und Erbkrankheiten beim Partner, bei schon vorhandenen Kindern oder bei sonstigen Familienangehörigen (direkte Linie) ist von Interesse, da unter Umständen eine genetische Beratung empfohlen werden sollte. Nach dem Vorkommen von Diabetes, Bluthochdruck, Tuberkulose und anderen schweren Erkrankungen muß gefragt werden. Sind Allergien beim Ehemann oder bei Geschwisterkindern vorhanden, so besteht für das später geborene Kind ein erhöhtes Risiko, ebenfalls an Allergien zu erkranken.

Die Familienanamnese beinhaltet auch Mißbildungen, Todesfälle und deren Ursachen. Weiter wird nach Mehrlingsgeburten und anderen geburtshilflichen Besonderheiten gefragt, denn gleichartige geburtshilfliche Regelwidrigkeiten sind gelegentlich über mehrere Generationen hinweg zu beobachten.

Sozialer Status

Hierzu gehören Informationen über **Familien- und Wohnverhältnisse** sowie über die **berufliche und häusliche Belastung** der Schwangeren. Es steht zweifellos fest, daß die sozialen und wirtschaftlichen Gegebenheiten einen Einfluß auf den Schwangerschaftsverlauf und die Geburt haben.

Bei ledigen Müttern, Schwangeren unter 16 Jahren, Frauen aus anderen Kulturkreisen mit Integrationsproblemen und bei Frauen mit niedrigem Bildungsniveau ist mit besonderen Risiken zu rechnen. Hier liegen oft schlechte Wohn- und Arbeitsbedingungen sowie eine instabile Partnerbeziehung vor. Dies zu wissen und zu erkennen ist für die Betreuung sehr wichtig. Erfahrungsgemäß zeigen diese Frauen **wenig Motivation**, an den Vorsorgeuntersuchungen teilzunehmen. Es ist daher schwierig, diese Frauen zu erfassen und ihnen eine sorgfältige Vorsorge zukommen zu lassen. Eine engere Zusammenarbeit von Hausarzt/Frauenarzt, Sozialamt, Krankenkasse und Hebamme könnte hier Abhilfe schaffen. Die Hebamme kann, z.B. durch die Beratung im häuslichen Milieu der Schwangeren, gezielt auf die individuell notwendigen Problembereiche eingehen und positiven Einfluß auf die Lebensführung (Arbeit, Genußmittel, Ernährung etc.) ausüben.

4 Regelrechte Schwangerschaft
4.3 Schwangerenvorsorge

Name, Vorname: Muster, Gabriele	geb. am: 16.4.71	Versicherung: DAK Kassen-Nr.: 4008076 Versicherte-Nr.: 1695400036 Status: 1 bis: 06 02
Adresse / Tel.: 0221 - 476984 Lotharstr. 7 50735 Köln	Beruf: Musikerin	

Blutgruppe: A	Rh-Faktor: negativ	Voraussichtlicher Ort der Entbindung
		Haus: Klinik: Uni - Klinik

Name des Partners: Sauer, Paul	geb. am: 9.8.63	Beruf: Dipl. Ing.	behandelnder Arzt: Dr. S. Meyer

Familienanamnese: Allergien: Partner Heuschnupfen   Hypertonus: ∅   Schilddrüsenerkrankungen: ∅
angeborene Krankheiten: Vater Septumdefekt   Psychische Erkrankungen: Mutter depressive Stimmungen
Geschwister: Brüder: ∅   Zwillinge: ∅   Diabetes (juvenil): ∅
Schwester: 2 kinder   Hepatitis: ∅   TBC: ∅
Ca: Großmutter mütterl. seits Mamma Ca ⊞   Epilepsie: ∅

Eigenanamnese: Kinderkrankheiten: Masern, Röteln, Windpocken   Nierenerkrankungen / Harnwegsinfekte: rezidivierende Harnwegsinfekte als Jugendliche

Unfälle, Blutübertragungen: ∅   Allergien: ∅

Operationen: 1978 Appendektomie   Asthma: ∅   Schilddrüsenfunktionsstörungen: ∅
Infektionskrankheiten: Hepatitis: ∅   Impfungen: ∅   Größe: 174cm   Gewicht: 58 kg
Tbc: ∅
Geschlechtskrankheiten: 2x im Jahr   Art der Verhütung: Pille bis 6/96   Rauchen selbst: ja
(vag. Pilzinfektionen) Scheidenpilzinf.   Medikamente: Folsäure, Mg 3x1 Tbl.   Partner: 20/die   Anzahl pro Tag: 5/die
   Jodid 1x pro Woche

Zyklus 32/5 Tage   regelmäßig / unregelmäßig   letzte Regel: 31.12.97   1. Kindsbewegung: Mitte Mai   E.T.: 11. Okt. 1998

Menarche: 13 Jahren   früher   un- regelmäßig / stark-mittel-schwach

Schwangerschaften (Geburten, Aborte, Interuptiones)

Jahr	Schwangerschafts-verlauf	Geburtsmodus / Ort	Nachgeb.-periode	Wochenbett-verlauf	Kind	Gewicht	gestillt
1994	Abort 8.SSW	mit Abrasio					

Jetziger Schwangerschaftsverlauf: Erstgespräch am 8.6.98   SSW: 22+5

Übelkeit, morgendl. Erbrechen bis 16. Woche   Serologie: Praenatal-Diagnostik:
Fluor: neg.   1. Antikörper-Suchtest: neg.
Blutung: 8. Woche leichte Schmierblutung   Röteln-Titer: 1:64   1. US-Screening (10.3.98)
Infektionen: ∅   LSR: durchgeführt
Gewichtszunahme: 6 kg   HIV: neg.   2. US-Screening (25.5.98)
Varizen: + rechtes Bein   Toxoplasmose: neg.
Oedeme: ∅
Stationärer Aufenthalt: ∅

Verlauf der Geburt	Kind: Geschlecht:
Tag der Entbindung:	Gewicht:
Wehendauer:	Länge:
Geburtsmodus:	Kopfumfang:
Dammverletzung:	Apgarwert:
Nachgeburtsperiode:	Mißbildungen:

Abb. 4.47 Anamneseerhebung bei der Erstuntersuchung einer Schwangeren durch die Hebamme (Karteikarte zur Schwangerenvorsorge, mit freundlicher Genehmigung des Elwin Staude Verlages, Hannover).

Erhebung des Schwangerschaftsbefundes

Ist nach einer genauen Zyklusanamnese die Wahrscheinlichkeit einer Schwangerschaft gegeben, so kann diese durch die sogenannten **Schwangerschaftszeichen** gestützt werden. Die **unsicheren Schwangerschaftszeichen** gehen vom Organismus der Schwangeren aus, die **wahrscheinlichen** von den Genitalorganen der Schwangeren und die **sicheren** vom Kind selbst. Für die Praxis reicht die Unterscheidung in sichere und unsichere Zeichen.

Unsichere Zeichen
a) Durch **subjektive Angaben** der Schwangeren:
- Ausbleiben der Regel
- Morgendliche Übelkeit und Erbrechen
- Auffällige "Gelüste"
- Spannungsgefühl in der Brust
- Schwindelgefühl, Kreislaufstörungen
- Vermehrter Speichelfluß (Ptyalismus)
- Häufiges Wasserlassen (Pollakisurie)
- Obstipation.

b) Durch die **Untersuchung**:
- Lividität von Scheideneingang, Scheide und Muttermund
- Größere Dehnbarkeit der Scheide
- Samtartige Oberfläche der Scheidenhaut
- Vergrößerung und Auflockerung der Gebärmutter
- Konsistenzwechsel der Gebärmutter
- Hegar-Zeichen (Alfred Hegar, Gynäkologe, Freiburg, 1830-1914)
- Piskacek-Zeichen (Ludwig Piskacek, Gynäkologie, Wien, 1839-1932)
- Abgang von Vormilch (Kolostrum).

Sichere Zeichen
- Basaltemperaturanstieg über 16 Tage
- Positiver Schwangerschaftstest
- Nachweis von kindlichen Herztönen
- Tasten von Kindsteilen
- Nachweis von Kindsbewegungen
- Nachweis kindlichen Lebens mittels Ultraschall.

Nach Erhebung der Anamnese mit den subjektiven Angaben über die unsicheren Schwangerschaftszeichen schließt sich die **gynäkologische Untersuchung** an.
Sie beginnt mit der Inspektion des äußeren Genitales. Es sollte auf Zeichen einer Entzündung oder auf Vulvavarizen geachtet werden. Nach dem Spreizen der Labien fällt die livide (blaßbläuliche) **Verfärbung des Scheideneingangs und des Scheidenepithels** auf. Die Lividität ist am Hymenalsaum besonders deutlich. Sie ist Folge der verstärkten Durchblutung der Scheidenhaut.

Bei der **vaginalen Untersuchung** ist die **Oberflächenveränderung** spürbar: Die schwangerschaftsbedingte Gewebsauflockerung führt zu einer Verdikkung der Epithelschicht und zu einer Zunahme der Fältelung, damit die Scheide für die Geburt dehnbar wird. Die *Portio* kann einen Hinweis auf die Parität der Schwangeren geben. Bei vorausgegangener Geburt ist die Portio größer und plump, der Muttermund quergespalten, evtl. bestehen stärkere Unebenheiten durch Emmet-Risse (= narbige Abheilung eines Zervixrisses). Bei der Palpation der Portio ist auf deren Länge, Konsistenz und Position zu achten, um eine Zervixinsuffizienz frühzeitig zu erkennen.

Bei der Beurteilung der **Gebärmutter** ist das wichtigste Kriterium zur Diagnose und zur Altersbestimmung der Schwangerschaft die **Größenzunahme** der Gebärmutter. Bei einer Nichtgraviden ist der Uterus etwa hühnereigroß, bei einer Erstgraviden ist die Gebärmutter
- am Ende der 6. Woche noch nicht oder nur wenig vergrößert, aber aufgelockert,
- am Ende der 8. Woche etwa gänseeigroß,
- am Ende der 12. Woche etwa mannsfaustgroß,
- am Ende der 16. Woche etwa kindskopfgroß.

Der Fundus uteri steht
- am Ende der 12. Woche in Symphysenhöhe,
- am Ende der 16. Woche zwei Querfinger oberhalb der Symphyse.

Die derbe Konsistenz des nichtschwangeren Uterus verliert sich; er fühlt sich im schwangeren Zustand aufgelockert und weich an. Durch das Betasten des Uterus kann es jedoch zu Kontraktionen kommen, die entweder das gesamte Korpus oder nur einzelne Bezirke umfassen. Dieser sogenannte **Konsistenzwechsel** ist ein unsicheres Schwangerschaftszeichen.

Nicht selten ertastet man an der Stelle des Uterus, an der sich die Frucht eingenistet hat, eine Ausladung. Die Tubenecke, in der das Ei sitzt, ist stärker vorgewölbt. Diese Vorwölbung beruht auf einer hormonal bedingten lokalen Hyperämie und heißt **Piskacek-Zeichen**.

Ein weiteres charakteristisches Schwangerschaftszeichen ist die Konsistenzverschiedenheit von Zervix und Isthmus. Während das *Corpus uteri* deutlich aufgelockert tastbar ist, bleibt die bindegewebige Zervix derb. Diese Erscheinung ist in der 9. bis 11. Woche am auffälligsten und wird **Hegar-Zeichen** genannt.

In den meisten Fällen ist mit Hilfe der anamnestischen Angaben und der gynäkologischen Untersuchung die Diagnose einer Schwangerschaft möglich. Hat die Frau die morgendliche **Basaltemperatur** (Abb. 4.48) gemessen, kann die Kurve zur Schwangerschaftsdiagnostik herangezogen werden. Hält die Hyperthermie entsprechend der Corpus-luteum-Phase länger als 14 Tage an, liegt mit hoher Wahrscheinlichkeit eine Schwangerschaft vor. Der aus der Basaltemperaturkurve zu ersehende mutmaßliche Konzeptionszeitpunkt läßt sich zur Terminbestimmung nutzen.

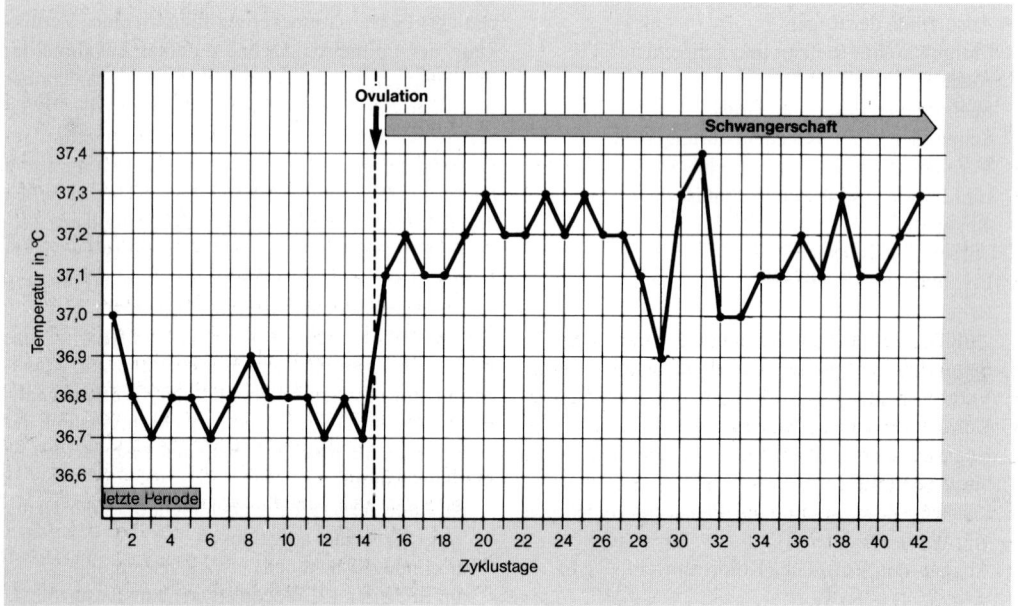

Abb. 4.48 Basaltemperaturkurve.

Bestimmung des voraussichtlichen Geburtstermins

Die exakte Bestimmung des voraussichtlichen Geburtstermins hat im Rahmen der Schwangerenvorsorge einen großen Stellenwert. Die Festlegung des Geburtstermins sollte bei der ersten Vorsorgeuntersuchung vorgenommen werden. Bei jeder weiteren Vorsorgeuntersuchung ist aufgrund der Daten die jeweilige Schwangerschaftswoche zu errechnen und mit den erhobenen Befunden zu vergleichen.

Damit kann die zeitgerechte Entwicklung der Schwangerschaft überwacht werden, um bei einer Gefährdung des Kindes oder der Mutter den optimalen Zeitpunkt zur Beendigung der Schwangerschaft zu finden. Für die Schwangere hat der mutmaßliche Termin eine praktische Bedeutung: er ist die Grundlage für den Beginn des gesetzlichen Mutterschutzes vor der Geburt.

4.3 Schwangerenvorsorge

Die Berechnung der **Schwangerschaftsdauer** ist abhängig von den verwendeten Daten. Wird der 1. Tag der letzten Periode, *Schwangerschaftsdauer post menstruationem (p.m.)*, zur Berechnung benutzt, dauert die menschliche Schwangerschaft
- 281 Tage oder
- 40 Wochen oder
- 10 Mondmonate zu je 28 Tagen.

Dies gilt jedoch nur bei einer Zykluslänge von 28 Tagen. Hierbei werden die 14 Tage mitgezählt, die bei dieser Zykluslänge vom Einsetzen der Periode bis zum Follikelsprung vergangen sind. Die Abweichungen vom normalen 28tägigen Zyklus gehen ganz zu Lasten der Tage vor der Ovulation.

Zur Berechnung der **echten Schwangerschaftsdauer** wird die Konzeption zugrunde gelegt. Sie beträgt dann 267 Tage (= 281 minus 14 Tage, die bei regelmäßigem 28tägigen Zyklus bis zur Ovulation vergangen sind) oder 38 Wochen. Bei der *Schwangerschaftsdauer post conceptionem (p.c.)* bleibt die Zykluslänge unberücksichtigt.

Zur Berechnung des voraussichtlichen Geburtstermins steht uns die **Naegele-Regel** (Franz Naegele, Gynäkologe, Heidelberg, 1777-1851) zur Verfügung. Grundlage der Berechnung ist auch hier der erste Tag der letzten normal starken, normal langen Periode bei einem regelmäßigen Zyklus von 28 Tagen. Es liegt die Annahme zugrunde, daß die Ovulation am 14. Zyklustag erfolgte.

Naegele-Regel: 1. Tag der letzten normal starken, normal langen Periode + 7 Tage - 3 Monate + 1 Jahr = voraussichtlicher Geburtstermin.

War der Zyklus vor Eintreten der Schwangerschaft unregelmäßig, so muß diese Tatsache bei der Terminbestimmung unbedingt in Form der **erweiterten Naegele-Regel** berücksichtigt werden.

Erweiterte Naegele-Regel: 1. Tag der letzten normal starken, normal langen Periode + 7 Tage - 3 Monate ± X Tage + 1 Jahr = voraussichtlicher Geburtstermin. X bedeutet die Anzahl der Tage, um die die Periode vom 28tägigen Zyklus abweicht. Die Tage der Verlängerung oder Verkürzung müssen also dazugezählt oder abgezogen werden.

Viele Frauen können den Tag der Konzeption aufgrund der Basaltemperaturkurve oder des bekannten Kohabitationstermins angeben. Da diese Angaben zur Berechnung viel exakter sind, ist in diesen Fällen der Geburtstermin *post conceptionem* zu bestimmen.

In Anlehnung an die Naegele-Regel wird folgendermaßen gerechnet: Konzeptionstermin - 7 Tage - 3 Monate + 1 Jahr = voraussichtlicher Geburtstermin.

Der Einfachheit halber wird in der täglichen Praxis zur Berechnung des Termins meist ein **Gravidarium** benutzt. Jedoch muß bei verkürzten oder verlängerten Zyklen der angezeigte Termin um die entsprechende Anzahl der Tage korrigiert werden. Ist der Konzeptionstermin bekannt, stellt man den Tag "14" auf das Konzeptionsdatum ein.

Während der Geburtstermin auf einfache Weise im Kopf errechnet werden kann, stellt das Gravidarium eine Hilfe zur Errechnung der jeweiligen Schwangerschaftswoche dar. Auch können andere wichtige Daten wie der Zeitpunkt, zu dem die ersten Kindsbewegungen auftreten sollten, oder der Beginn des Mutterschutzes abgelesen werden.

Die jeweilige Schwangerschaftsdauer (**Tragzeit**) wird in vollendeten Wochen und Tagen angegeben.

Beispiel: Der errechnete Geburtstermin ist der 19.9. Die Schwangere kommt am 10.9. mit leichten Wehen zur Aufnahme. Sie befindet sich in der 39. Schwangerschaftswoche, die Tragzeit beträgt 38 vollendete Wochen und 5 Tage = 38 + 5.

So einfach und einprägsam die Berechnungen der Naegele-Regel auch sind, ihre Treffsicherheit ist nicht sonderlich hoch. Dies liegt daran, daß die zugrunde gelegte Schwangerschaftsdauer nur ein Mittelwert ist, von dem Abweichungen, teils in erheblichem Maße, häufig sind. Die Wahrscheinlichkeit, daß ein Kind an dem mit der Naegele-Regel errechneten Termin zur Welt kommt, liegt nur bei 3,9%.

Bergsjo et al. (1990) haben die Dauer der Einlingsschwangerschaften in einer populationsbasierten Studie überprüft. Demnach haben zwischen 1976 und 1980 68% der Frauen zwischen der vollendeten 38. Woche plus 2 Tage und der vollendeten 42. Schwangerschaftswoche geboren. Mütter über 35 Jahre gebaren im Durchschnitt 2 Tage früher als Mütter unter 35 Jahren. Multipara unter 35 Jahren wurden weniger früher als Primipara entbunden. Jungen wurden durchschnittlich früher geboren als Mädchen. Schwangerschaften mit Entbindungstermin im Dezember waren kürzer als Schwangerschaften mit Termin im August. Der hohe Prozentsatz von Schwangerschaften, die länger als 42 Wochen dauern, macht genauere Methoden zur Identifizierung dieser Risikoschwangeren erforderlich.

Große Unsicherheiten in der Berechnung ergeben sich, wenn die Zyklen sehr unregelmäßig (z.B. 24 bis 40 Tage) waren. Das gleiche gilt, wenn die Schwangerschaft direkt nach dem Absetzen von Ovulationshemmern eintrat, da sich die Ovulation und die Menstruation um Tage beziehungsweise Wochen verschieben können. Für diese Fälle stehen der Hebamme verschiedene Hilfsmittel zur Verfügung, die eine Einengung des Entbindungstermins möglich machen.

Gerade im Hinblick auf die Gefährdung des ungeborenen Kindes bei Plazentainsuffizienz oder Übertragung ist die Terminbestimmung von außerordentlicher Wichtigkeit, und die Hebamme und der Geburtshelfer müssen alle Möglichkeiten zur Verifizierung des Termins ausschöpfen.

Folgende Übersicht zeigt die **diagnostischen Hilfsmittel zur Terminbestimmung**:
- Zeitpunkt, zu dem der Schwangerschaftstest positiv wurde
- Ultraschallmessungen
- Auftreten der ersten Kindsbewegungen
- Kontrolle der Uterusgröße
- Fruchtwasseruntersuchungen

Das erste **Auftreten von regelmäßigen Kindsbewegungen** kann zur Terminbestimmung herangezogen werden. Erstgebärende fühlen die Kindsbewegungen etwa in der 20. Schwangerschaftswoche (Ende 5. Monat), Zweitgebärende können die anfänglich nur angedeuteten Bewegungen des Kindes früher, etwa in der 18. Woche, spüren und interpretieren. Nicht selten geben Mehrgebärende an, die ersten Kindsbewegungen schon in der 16. beziehungsweise 17. Woche gespürt zu haben. Das Bemerken der ersten Kindsbewegungen hängt also sehr stark von den subjektiven Empfindungen und der Aufmerksamkeit der Schwangeren ab. Die Angaben sind nicht immer zuverlässig. Die ersten zarten Bewegungen können von den Frauen fälschlicherweise als Blähungen und Darmbewegungen interpretiert werden. Wird die Frage nach den ersten Kindsbewegungen mit "in der 20. Woche" oder "im 5. Monat" beantwortet, so sollten diese Angaben nicht verwertet werden, da die Frauen aus Zeitschriften und Büchern in der Regel wissen, zu welcher Zeit sie die Bewegungen spüren sollen. Kann der Termin jedoch genauer angegeben werden (Datum, Woche, vor, nach ...), so kann der Zeitpunkt mit den anderen Befunden verglichen werden.

Das **Wachstum der Gebärmutter** ist ein wichtiges Kriterium zur Altersbestimmung der Schwangerschaft. Der Höhenstand des Gebärmutterfundus wird durch den ersten Leopold-Handgriff bestimmt und mit der rechnerisch ermittelten Schwangerschaftswoche verglichen. Eine Diskrepanz zwischen erwarteter Größe der Gebärmutter in der entsprechenden Schwangerschaftswoche und tatsächlicher Größe ist ein sicherer und oft erster Hinweis auf einen Fehler in der Terminbestimmung oder auf eine Schwangerschaftsregelwidrigkeit (z.B. Mangelentwicklung, Mehrlinge, Hydramnion). Die Kontrolle des Fundusstandes darf wegen seiner hohen Aussagekraft bei keiner Vorsorgeuntersuchung fehlen.

Schon viel früher kann ein **positiver Schwangerschaftstest** die Festlegung des Geburtstermins erleichtern. Ist der Nachweis der Schwangerschaft durch die Bestimmung des humanen Choriongonadotropins (**HCG**) im Serum vorgenommen worden, so kann die Konzentration in Korrelation mit der letzten Periode oder der mutmaßlichen Ovulation zur Terminbestimmung herangezogen werden. HCG wird bereits sieben Tage nach der Konzeption im Synzytiotrophoblasten gebildet. Die Konzentration im Serum steigt schnell an (20 bis 30 IE/l um den 25. Zyklustag) und so vermag dieser Test noch vor dem Ausbleiben der Menstruation eine Schwangerschaft anzuzeigen. Am 28. Zyklustag, dem Tag der zu erwartenden Periode, beträgt die HCG-Konzentration etwa 125 IE/l, am 10. bis 12. nach Ausbleiben der Periode etwa 1000 bis 15000 IE/l. Aufgrund der aufwendigen Testmethoden wird diese Messung nur bei spezieller Fragestellung angewandt.

Untersuchungen in der Schwangerschaft

Ist eine Schwangerschaft diagnostiziert, so ist auch eine eingehende **körperliche Untersuchung** erforderlich. Sie beinhaltet die Beurteilung und Kontrolle von:
- Körperbau, Größe und Gewicht
- Allgemein- und Ernährungszustand
- Brust: Bei der Untersuchung der Brust ist insbesondere auf die Form der Warzen zu achten (s.S. 170). Einzelheiten dazu sind in Kap. 6.6, Praxis des Stillens, S. 423 beschrieben.
- Beine (variköse Veränderungen? Ödeme?)

Prognosen für den Verlauf von Schwangerschaft und Geburt sind mit dem allgemeinen Gesundheitszustand eng verknüpft.

Bei allen weiteren Untersuchungen in der Schwangerschaft unterscheidet man zwischen **obligaten Untersuchungen, Zusatzuntersuchungen** und **Verlaufsuntersuchungen** (s. folgender Kasten und Tab. 4.3).

Tab. 4.3 Vorsorgeuntersuchungen bei normalem Verlauf der Schwangerschaft.

Schwangerschaftswoche	Maßnahmen, Untersuchungen durch die Hebamme	Blutuntersuchungen, Labor	Beratung und Aufklärung
bis 12. Woche	• Anamnese • Erhebung des Schwangerschaftsbefundes • Gynäkologische Untersuchung (falls nötig) • Schwangerschaftstest (falls nötig) • Chlamydiennachweis • Bestimmung des Geburtstermines • Bestimmung von Größe und Gewicht • Allgemein- und Ernährungszustand • Untersuchung der Brust • Kontrolle der Beine • Blutdruckmessung • Urinuntersuchung	• Blutgruppe/Rh-Faktor • 1. Antikörper-Suchtest • Röteln-Titer (HAH-Test) • Lues-Suchreaktion • HIV-Serologie (auf Wunsch der Schwangeren) • Hb-Bestimmung (kleines Blutbild) • Toxoplasmose-Titer • Ggf. serologische Untersuchungen auf andere Infektionen	• Beratung über Verhalten in der Schwangerschaft • Beratung bei aktuellen Beschwerden • 1. Ultraschall-Screening (9.-12. Woche) • Krebsvorsorge • Ggf. pränatale Diagnostik
16. Woche	• Zwischenanamnese • Gewichtskontrolle • Urinuntersuchung • Blutdruckmessung • Herztonkontrolle • Höhenstand der Gebärmutter • Symphysen-Fundus-Abstand • Kontrolle der Beine	• Hb-Bestimmung (wenn Erstbestimmung unter 11,2 g%) • 2. Röteln-Titer-Kontrolle (bei negativem Erstbefund)	• Kariesanfälligkeit - Zahnarztbesuch • Beratung bei aktuellen Beschwerden • Ernährungsberatung • Erste Kindsbewegungen • Mutterschutzgesetz
20. Woche	• Vgl. oben		• 2. Ultraschall-Screening (19.-22. Woche) • Geburtsvorbereitung
24. Woche	• Vgl. oben • Leibesumfang • Vaginale Untersuchung • Lackmus-Probe	• 2. Antikörper-Suchtest (24.-27. Woche) • Hb-Bestimmung • Erythrozytenzählung (wenn Hb unter 11,2 g%)	• Wahl des Krankenhauses • Vorbereitung auf das Stillen
28. Woche	• Vgl. oben • Vaginale Untersuchung	• In 30. Woche Injektion von Anti-D-Immunglobulin bei Rh-negativen Frauen und negativem indirekten Coombstest	• 3. Ultraschall-Screening (29.-32. Woche) • Beginn des Geburtsvorbereitungskurses

Schwanger-schaftswoche	Maßnahmen, Untersuchungen durch die Hebamme	Blutuntersuchungen, Labor	Beratung und Aufklärung
32. Woche	• Vgl. oben • Bestimmung der Kindslage und des vorangehenden Teiles • Gewichtsschätzung • Vaginale Untersuchung	• Hepatitis-B-HBsAG-Screening nach der 32. Woche • Hb-Bestimmung (kleines Blutbild)	• Senkwehen, subjektive Zeichen der Leibbesserung • Beginn der gesetzlichen Schutzfrist
36. Woche	• Vgl. oben		• 2. Zahnarztbesuch • Beckendiagnostik
38. Woche	• Vgl. oben • CTG		• Vorwehen, Geburtsbeginn
40. Woche	• Vgl. oben		

Obligate Untersuchungen
- Blutdruckmessung
- Gewichtskontrolle
- Urinuntersuchung
- Untersuchung der Beine auf Ödeme und Varizen
- Blutuntersuchung
  - Hämoglobinbestimmung einschließlich Rhesus-Faktor und Nachweis irregulärer Antikörper
  - Röteln-Hämagglutinations-Hemmtest (Röteln-HAH-Test)
  - Treponema-pallidum-Hämagglutinationstest (TPHA-Test, Lues-Suchreaktion)
  - Gegebenenfalls HIV-Test
  - Hepatits-B-Serologie

Zusatzuntersuchungen können sich ergeben, wenn anamnestische Hinweise dies notwendig erscheinen lassen.
- Erweiterte Urindiagnostik
- Gesamtblutbild
- Serologische Untersuchungen wie Toxoplasmose-Antikörpernachweis, Listeriose-Antikörpernachweis usw.
- Blutzuckerbelastungstest
- Elektrokardiogramm

Verlaufsuntersuchungen
- Leopold-Handgriffe
- Messung des Leibesumfangs
- Beurteilung des Abstandes Symphyse - Fundus
- Nachweis von kindlichen Herzaktionen (auskultatorisch oder apparativ)
- Vaginale Untersuchung

Blutdruckmessung

Die Kontrolle des Blutdrucks dient der Erkennung der **Hypertonie** (Gestose) als auch der **Hypotonie**. Da der Blutdruck von äußeren Einflüssen (Position, Streß, Angst etc.) leicht beeinflußbar ist, sollte die Messung unter gleichen Bedingungen stattfinden und auch dementsprechend dokumentiert werden. Es bietet sich an, die Messung nach dem Begrüßungsgespräch im Sitzen oder im Liegen vorzunehmen.

Als normal gilt ein systolischer Druck bis 18 kPa [135 mmHg] und diastolisch bis 12 kPa [90 mmHg]. Jede Steigerung hierüber gilt als pathologisch und bedarf der Abklärung. Sie könnte ein erster Hinweis auf eine **schwangerschaftsinduzierte Hypertonie** (SIH) und eine beginnende **Gestose** sein.

Umgekehrt haben viele Frauen einen zu niedrigen Blutdruck. Man spricht von einer **Hypotonie**, wenn der systolische Wert unter 14,67 kPa [110 mmHg] liegt. Kreislauf und Stoffwechsel anregende Gymnastik besonders am Morgen und um die Mittagszeit hilft, den Blutdruck auf normalem Niveau zu halten. Eine Behandlung mit blutdrucksteigernden Mitteln ist angezeigt, wenn die systolischen Werte unter 13,33 kPa [100 mmHg] sinken. Die Hypotonie birgt wegen reduzierter plazentarer Durchblutung die Gefahr der Wachstumsretardierung durch Mangelversorgung in sich.

Gewichtskontrolle

Bei der ersten Vorsorgeuntersuchung ist neben dem **Gewicht** auch die **Körpergröße** festzustellen, denn die Gewichtszunahme ist im Verhältnis von Körpergröße und Ausgangsgewicht zu sehen. Die Bestimmung des Sollgewichts (vor der Schwangerschaft) erfolgt nach der Formel: Körperlänge in cm minus 100 = kg Körpergewicht.
- Von einer **untergewichtigen Schwangeren** spricht man, wenn sie 15% oder mehr unter dem Sollgewicht liegt,
- von einer **übergewichtigen Schwangeren** bei einem Plus von 20% und mehr.

Das Ausgangsgewicht ist für die **Beurteilung der Gewichtszunahme** von Bedeutung. Diese setzt sich aus folgenden Faktoren zusammen:
- Kind
- Fruchtwasser, Plazenta, Eihäute, Nabelschnur
- Uterus und Brust
- Physiologische Ödematisierung
- Aufbau eines Fettdepots.

Die Verteilung der Gesamtgewichtszunahme auf die einzelnen Faktoren ist nicht mehr üblich, denn die Gewichtsanteile der einzelnen Faktoren haben eine große Variationsbreite. Ebenso wird die Gesamtgewichtszunahme nicht mehr so restriktiv wie früher gesehen. Eine Zunahme von 9 bis 18 kg wird als physiologisch angesehen.

In der Frühschwangerschaft kommt es manchmal infolge von Erbrechen, Übelkeit und Appetitstörungen zu einem geringfügigen Gewichtsverlust. Danach steigt das Gewicht bis zur 25. Woche um etwa 250 bis 300 g pro Woche an. Von der 29. bis zur 38. Woche beträgt die wöchentliche Gewichtszunahme etwa 400 bis 500 g. In der 39. und 40. Schwangerschaftswoche ist die Zunahme geringer, vielfach kommt sie zum Stillstand.

Die Gewichtsmessung soll stets auf der gleichen Waage vorgenommen werden, damit die Werte vergleichbar sind. Auch die unterschiedliche Bekleidung der Schwangeren muß unter Umständen berücksichtigt werden. Wichtiger als die Durchschnittswerte ist der individuelle Verlauf der Gewichtskurve, die meist nicht linear verläuft. Zeiten von stärkerem und geringerem Anstieg wechseln sich ab.

▸ Eine **plötzliche starke Gewichtszunahme** ist meist auf eine übermäßige Wassereinlagerung zurückzuführen. Fehlen die Gestosezeichen (Bluthochdruck, Proteinurie, Harnsäureanstieg), so werden selbst generalisierte Ödeme heute nicht mehr als grundsätzlich pathologisch gewertet.

▸ Hingegen bedarf die **mangelnde oder fehlende Gewichtszunahme** der Beachtung. Die Ursache für eine verminderte Zunahme könnte eine *Hyperemesis gravidarum*, eine Fehl- oder Mangelernährung der Mutter oder eine fetale Wachstumsretardierung sein. Abweichungen von der normalen Gewichtszunahme lassen sich durch Verwendung von Gewichtskurven leicht erkennen.

Obwohl bei adipösen Frauen und bei übermäßigem Gewichtsanstieg von 700 g pro Woche (über 20 kg Gesamtzunahme) gehäuft Schwangerschaftskomplikationen wie z.B. Hypertonie oder Lageanomalien mit einem Anstieg der perinatalen Mortalität auftreten, ist wegen der Gefahr der fetalen Mangelversorgung von Fastenkuren abzuraten.

Urinuntersuchung

Die Kontrolle des **Mittelstrahlurins auf Eiweiß, Zucker und Nitrit** gehört zu den Standarduntersuchungen in der Schwangerschaft.

Dies geschieht am einfachsten mit Hilfe eines kombinierten Teststreifens, der kurz in den Urin eingetaucht wird. Nach 30 bis 60 Sekunden kann am Grad der Verfärbung der einzelnen Testfelder das Ergebnis abgelesen werden.

Der Nachweis von **Eiweiß** ist für die Erkennung einer Gestose von Bedeutung. Geringe Mengen (15 bis 20 mg/dl) sind als physiologisch anzusehen. Höhere Werte bedürfen der Abklärung. Der Nachweis von **Zucker** im Urin (Glukosurie) kann Hinweis auf einen *Diabetes mellitus* sein. Hier sollte der Befund kurzfristig kontrolliert und ein Glukosebelastungstest veranlaßt werden.

Jedoch nicht jeder positive Befund ist krankhaft. Durch die veränderte Nierenfunktion in der Schwangerschaft kommt es gelegentlich zur physiologischen Ausscheidung von Zucker. Dies kann auch nahrungsbedingt sein (Marmeladebrot).

Der Nachweis von **Nitrit** im Urin ist meist Anzeichen einer Harnwegsinfektion. Hier sollte eine bakteriologische Untersuchung mit Bestimmung der Bakterien, ihrer Anzahl und der Resistenz durchgeführt werden, um die Infektion gezielt behandeln zu können. Eine Harnwegsinfektion kann eine fieberhafte Nierenbeckenentzündung nach sich ziehen, die mit der Gefahr von vorzeitigen Wehen beziehungsweise einer Frühgeburt verbunden ist.

Untersuchung der Beine auf Ödeme und Varizen

Zur Prüfung der Ödeme drückt man mit dem Daumen auf die Schienbeinkante oder auf den Fußrücken (Abb. 4.49). Sind Ödeme vorhanden, weicht die Gewebsflüssigkeit durch den Druck zur Seite hin aus. Es bleibt eine mehr oder weniger tiefe Delle zurück, die sicht- und fühlbar ist und nur langsam wieder verschwindet. In der zweiten Hälfte der Schwangerschaft neigen viele Frauen zu **Beinödemen** (Ödembildung, s. S. 133). Diese sind jedoch nach ausreichender Nachtruhe mit hochgestelltem Fußende des Betts meist wieder verschwunden. Bleiben diese trotz Nachtruhe bestehen oder treten generalisierte Ödeme auf, kann dies ein Hinweis auf die Entwicklung einer Gestose oder anderer, internistischer Erkrankungen sein und bedarf der Abklärung durch den Facharzt.

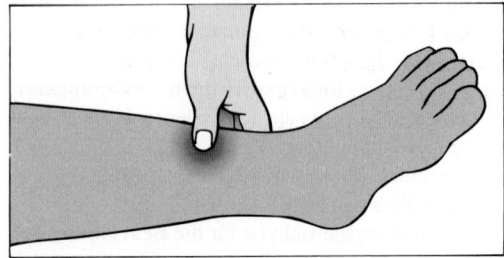

Abb. 4.49 Untersuchung auf Ödeme.

Bei nicht wenigen Frauen kommt es in der Schwangerschaft zur Bildung von **Krampfadern (Varizen)**. Etwa 30% der Erstgebärenden und 55% der Mehrgebärenden sind davon betroffen. Variköse Veränderungen in der Frühschwangerschaft sind auf hormonale Einflüsse zurückzuführen, in der Spätschwangerschaft kommt die venöse Stauung der unteren Extremitäten hinzu (s.S. 124). So sind Krampfadern bevorzugt an den Beinen, jedoch auch im Bereich der Vulva und am Anus in Form von Hämorrhoiden zu beobachten. Hierdurch besteht eine erhöhte Thrombosegefahr. Vulvavarizen können sehr schmerzhaft sein. Linderung bringt ein kühles Sitzbad und anschließende kühle Kompressen.

Blutuntersuchungen

Da die Hebamme eigenständig Laborüberwachungen durchführen darf, ist es sinnvoll, mit einem Labor zusammenzuarbeiten. Alle Materialien für die Blutentnahme oder für die Abstriche kann die Hebamme direkt vom Labor beziehen. Die Materialkosten für die Vorsorgeuntersuchung kann die Hebamme der Krankenkasse in Rechnung stellen (§3, Auslagen, Hebammenhilfe-Gebührenordnung vom 7. Oktober 1997). Die Entnahme von Körpermaterial kann nach der Gebührenordnung mit einer eigenen Leistungsziffer abgerechnet werden.

Hämoglobinbestimmung

Ergibt die Hämoglobinbestimmung bei der Erstuntersuchung einen normalen Wert (11,2 g/dl oder darüber), so ist laut Mutterschaftsrichtlinien ab dem 6. Monat lediglich die routinemäßige Kontrolle notwendig. Ein Hämoglobinwert unter 11,2 g/dl hingegen ist als pathologisch anzusehen und unbedingt behandlungsbedürftig.

Dies muß nicht grundsätzlich die orale Eisensubstitution bedeuten. Zuerst wären in einem Gespräch die Eßgewohnheiten zu erfragen. Eventuell reicht ein geänderter Speiseplan mit eisenhaltigen Nahrungsmitteln aus, um die Anämie zu therapieren.

Zur Differenzierung der Anämie muß auch das Gesamtblutbild (Erythrozytenzählung) bestimmt werden. Anämische Schwangere neigen vermehrt zu Fehl- und Frühgeburten, auch die Infektionsanfälligkeit ist erhöht. Aufgrund der ungünstigen Ausgangssituation sind Blutungen in der Nachgeburtsperiode belastender, die Erholung im Wochenbett ist verzögert und mit einem höheren Infektionsrisiko verbunden.

Blutgruppenbestimmung einschließlich Rh-Faktor und Nachweis irregulärer Antikörper

Die Mutterschaftsrichtlinien sehen zu Beginn der Schwangerschaft die Bestimmung der Blutgruppe und des Rhesus-Faktors und dem Suchtest auf irreguläre Antikörper vor. Letzterer hat die Erkennung einer **Blutgruppenunverträglichkeit (Inkompatibilität)** zum Ziel.

Bei der erhöhten Blutungsgefahr unter der Geburt, aber auch gelegentlich schon in der Schwangerschaft, z.B. bei *Placenta praevia*, ist die Kenntnis der Blutgruppe zur Durchführung einer rechtzeitigen Transfusion notwendig. Bei allen Schwangeren (Rh-negativen und Rh-positiven) ist in der 24. bis 29. Schwangerschaftswoche ein weiterer Antikörpertest durchzuführen. Sind bei Rh-negativen Frauen keine Antikörper nachweisbar, soll in der 28. bis 30. Schwangerschaftswoche Anti-D-Gammaglobulin intramuskulär injiziert werden. Damit wird eine Sensibilisierung der Schwangeren bis zur Geburt verhindert. Das Datum dieser präpartalen Prophylaxe ist in den Mutterpaß einzutragen. Bei Schwangeren mit dem Rh-Faktor D^u ist eine Anti-D-Prophylaxe nicht mehr vorgesehen.

Röteln-Hämagglutinations-Hemmtest

Wenn eine Frau sich während der Frühschwangerschaft mit Röteln infiziert, besteht für das Kind die Gefahr der **Röteln-Embryopathie**. Deshalb muß bei jeder Schwangeren zu einem möglichst frühen Zeitpunkt eine **Blutuntersuchung auf Röteln-Antikörper** durchgeführt werden.

Ein ausreichender Schutz gegen eine Rötelninfektion ist nur gegeben, wenn der Antikörper-Titer mindestens 1:32 beträgt. Bei einem niedrigen Titer (1:16) ist der empfindlichere HIG-Test (Hämolysingeltest) zu empfehlen, der bei einem Durchmesser kleiner 8 mm negativ ist. Die Schwangere muß auf die Gefahr einer möglichen Rötelninfektion aufmerksam gemacht werden. Laut Mutterschaftsrichtlinien soll bei einem negativen Befund in der 16. bis 17. Woche eine erneute Kontrolle durchgeführt werden. Im anschließenden Wochenbett ist unbedingt die Rötelnimpfung zu empfehlen (s. Kap. 8.4, Infektionen in der Schwangerschaft, S. 553).

Lues-Suchreaktion, HIV-Test, Untersuchung auf Hepatitis-B-Serologie

Der Treponema-pallidum-Hämagglutinations-Test (TPHA-Test) gehört zum **Screening-Programm** in der Schwangerschaft. Damit kann eine mögliche **Luesinfektion** nachgewiesen werden. Die fetale Infektionsrate bei unbehandelter mütterlicher Lues (= Syphilis) liegt bei 95 bis 99%. Die Durchführung des Tests ist im Mutterpaß zu dokumentieren, jedoch nicht das Ergebnis.

Die Blutuntersuchung auf eine **HIV-Infektion** ist jeder Schwangeren auf freiwilliger Basis anzubieten. Dem Test soll ein Gespräch über die Risiken der Infektion und die Infektionswege vorausgehen. Um den Persönlichkeitsschutz zu wahren, soll keine Eintragung im Mutterpaß erfolgen. Empfehlenswert ist bei beiden Tests auch eine Untersuchung des Partners.

Aufgrund einer Ergänzung der Mutterschaftsrichtlinien (23. August 1994) ist im Rahmen der Schwangerenvorsorge bei allen Schwangeren nach der 32. Schwangerschaftswoche das Blut auf HBsAG (Hepatitis B surface antigen) zu untersuchen. Das Hepatitis-B-Virus kann transplazentar auf das Kind übertragen werden. Da das Risiko der pränatalen Infektion in den letzten Schwangerschaftswochen bei 70 bis 80% liegt, soll der Test möglichst nahe am Geburtstermin durchgeführt werden, um das Neugeborene *post partum* gegebenenfalls zu behandeln (s. Kap. 8.4 Infektionen in der Schwangerschaft, S. 553).

Krebsvorsorgeuntersuchung

Im Rahmen der Schwangerenvorsorge sollte möglichst eine Krebsvorsorgeuntersuchung durchgeführt werden. Dazu gehören die **palpatorische Untersuchung der Brust** und ein **Zervixabstrich zur zytologischen Untersuchung** sowie zum Ausschluß einer **Chlamydiatrachomatis-Infektion**.

Zusatzuntersuchungen

Ergeben die Anamnese oder die obligat durchgeführten Untersuchungen einen Hinweis auf eine Gefährdung von Mutter oder Kind, so sind weitere Untersuchungen indiziert. Dazu gehören beispielsweise das **Gesamtblutbild** bei Anämie, die erweiterte **Urindiagnostik** bei positivem Nitritbefund oder die Blutzuckerbestimmung und Glukosebelastung bei Verdacht auf latenten *Diabetes mellitus*. Bei habitueller Abortneigung oder bei Verdacht auf eine spezifische Infektion ist die serologische Untersuchung auf **Toxoplasmose, Listeriose und Zytomegalie** angezeigt. Ergibt die allgemeine Befragung und Untersuchung einen Hinweis auf Herz-Kreislauf-Erkrankungen, ist ein **Elektrokardiogramm** zu veranlassen. Weitere fakultative Maßnahmen wären die **genetische Beratung** und die **Pränataldiagnostik**. Einzelheiten werden bei den jeweiligen Kapiteln besprochen.

Verlaufsuntersuchungen

Zu jeder Vorsorgeuntersuchung gehört die Erhebung der **Zwischenanamnese**. Es wird nach dem Befinden und nach allgemeinen subjektiven Beschwerden gefragt. Unter Umständen ergibt sich hieraus die Notwendigkeit einer weiterführenden Diagnostik; möglicherweise bedarf es aber auch nur einer Beratung, wie einige der typischen Beschwerden zu lindern sind.

Im späteren Verlauf der Schwangerschaft sind die Lage und Größe des Kindes und die Beziehung des Kindes zum mütterlichen Becken von Interesse. Zur Befunderhebung stehen die vier Leopold-Handgriffe (Christian Leopold, Gynäkologe, Leipzig, 1846-1911) zur Verfügung. Die Untersuchung wird auf einer Untersuchungsliege in Rückenlage vorgenommen (cave: *Vena-cava*-Kompressionssyndrom!). Die Hebamme setzt sich auf die rechte Seite der Untersuchungsliege (Linkshänderinnen auf die linke Seite), das Gesicht der Schwangeren zugewandt (Abb. 4.50).

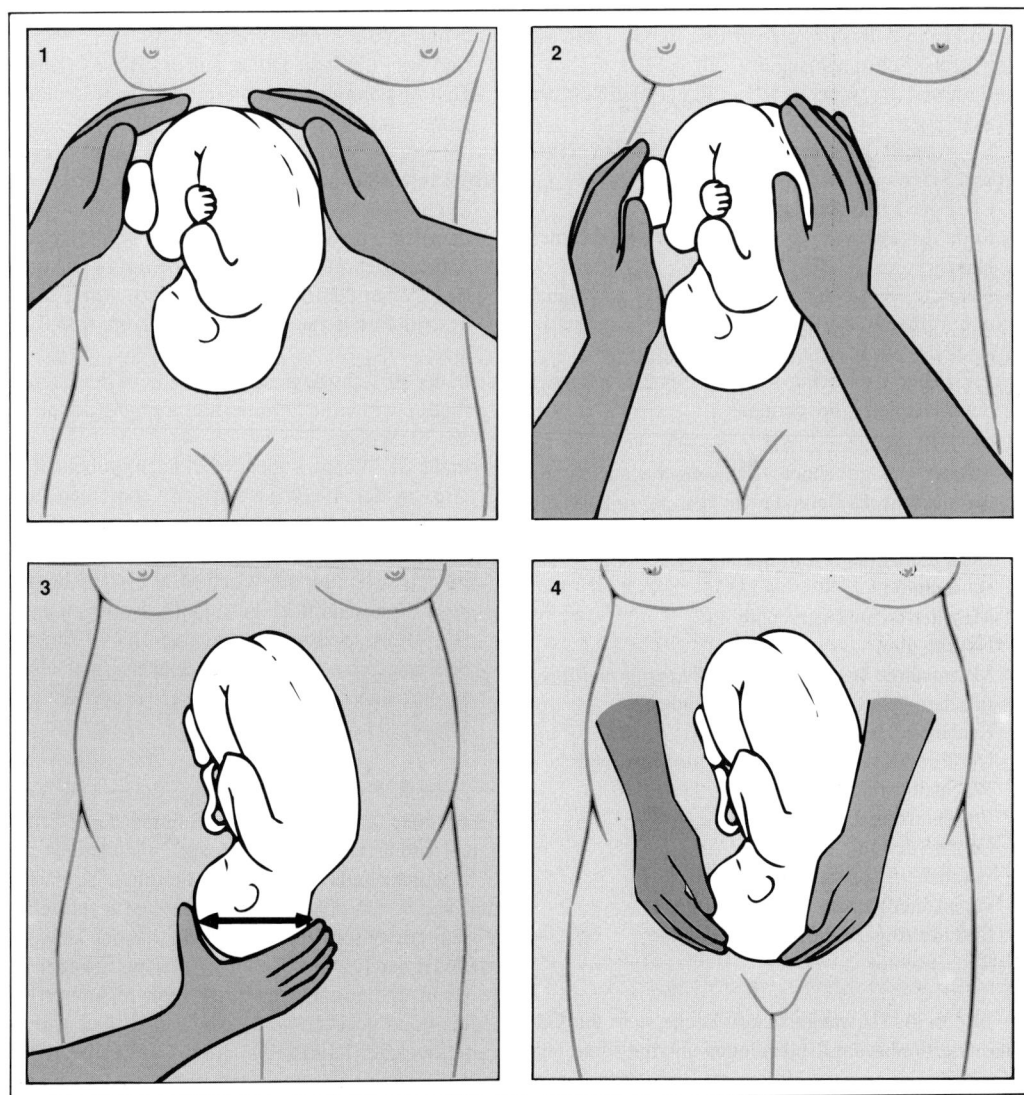

Abb. 4.50 Die vier Leopold-Handgriffe.

1. Leopold-Handgriff

Die Hebamme legt ihre Hände flach auf den Leib der Schwangeren. Mit der Kleinfingerseite beider Hände tastet sie unter leichtem Druck durch die Bauchdecken in die Tiefe, um Höhe und Größe der Gebärmutter zu beurteilen. Der Befund gibt Auskunft über den **Fundusstand** und wird in Beziehung zur Symphyse, zum Nabel oder zum Rippenbogen angegeben. Die Größe der Gebärmutter gibt Auskunft über das Schwangerschaftsalter. Entspricht der Tastbefund der jeweiligen Schwangerschaftswoche, läßt dies auf ein regelrechtes Wachstum und auf eine normale Fruchtwassermenge schließen.

Folgende Aufzählung zeigt den Fundusstand im Verlauf der Schwangerschaft (Abb. 4.51):
- Ende der 16. Woche: 3 Querfinger oberhalb der Symphyse
- Ende der 20. Woche: in der Mitte zwischen Nabel und Symphyse
- Ende der 24. Woche: in Nabelhöhe
- Ende der 28. Woche: 3 Querfinger oberhalb des Nabels
- Ende der 32. Woche: in der Mitte zwischen Nabel und *Xiphoid* (Brustbeinspitze)
- Ende der 36. Woche: am Rippenbogen
- Ende der 40. Woche: wieder 1 bis 2 Querfinger unterhalb des Rippenbogens

Stimmt die errechnete Schwangerschaftswoche mit dem erhobenen Befund nicht überein, so kann die Abweichung verschiedene Ursachen haben.
Der Fundusstand ist **höher** als erwartet bei:
- Blasenmole
- Mehrlingsschwangerschaft
- Hydramnion
- Makrosomie bei mütterlichem *Diabetes mellitus*
- falscher Angabe der letzten Periode
- Rechenfehler

Der Fundusstand ist **niedriger** als erwartet bei:
- Wachstumsretardierung
- Plazentainsuffizienz
- Oligohydramnion
- kindlicher Fehlbildung
- verspäteter Konzeption
- falscher Angabe der letzten Periode
- Rechenfehler

In der 36. Schwangerschaftswoche steht der Gebärmutterfundus am Rippenbogen und hat somit den Maximalstand erreicht. Unter dem Einfluß der Senkwehen tritt er wieder tiefer und ist dann 1 bis 2 Querfinger unterhalb des Rippenbogens zu tasten. Durch den nun tiefer stehenden Fundus kann sich erneut die Frage nach der Schwangerschaftswoche stellen. Die Schwangere kann sich beispielsweise in der 32. oder schon in der 40. Woche befinden. Die Differenzierung ergibt sich aus der Befragung der Schwangeren und aus den verschiedenen subjektiven und objektiven Zeichen der entsprechenden Schwangerschaftswoche.

Subjektive Zeichen
- Hat sich der Leib schon gesenkt?
- Wann hat der Druck auf den Magen nachgelassen?
- Wann ist die Atmung freier geworden?
- Seit wann besteht Druck auf die Blase? (Dieser geht fast immer synchron mit der Leibessenkung einher und bleibt bis zur Geburt bestehen.)

Objektive Zeichen
- Bei 80% aller Erstgebärenden tritt der Kopf unter dem Einfluß der Senkwehen ins kleine Becken ein, bei Mehrgebärenden ist der Kopf in den meisten Fällen dem Becken aufgesetzt. Am Termin besteht eine Beziehung zwischen Kopf und Becken.
- In der 40. Schwangerschaftswoche ist der Uterusfundus wesentlich breiter und ausladender als in der 32. Woche.
- In der 32. Woche ist der Nabel noch grübchenförmig, in der 40. Woche ist er verstrichen oder schon gewölbt.
- Der Leibesumfang beträgt in der 32. Woche etwa 94 cm und in der 40. Woche 100 bis 105 cm bei einer durchschnittlich gebauten Schwangeren.
- Die Umrisse des Bauches bei der stehenden Schwangeren zeigen einen deutlichen Unterschied zur liegenden: der Leib ist stärker vorgewölbt und abgesenkt (Abb. 4.52).

Einzelne Symptome sind wegen ihrer Ungenauigkeit nicht zu bewerten. Die Summe der Zeichen kann jedoch ein Hilfsmittel zur Präzisierung der Schwangerschaftswoche sein. Allerdings ist ein Irrtum von ± 8 Wochen bei den heutigen technischen Verfahrensweisen kaum möglich, da der obligate Meßwert der 1. Ultraschalluntersuchung vorliegt.

Beim 1. Leopold-Handgriff kann nicht nur der Höhenstand getastet werden; man fühlt hier gleichzeitig, welcher **Kindsteil sich im Fundus befindet**. Der Kopf fühlt sich rund und hart an, der Steiß dagegen ungleichmäßig und schmal.

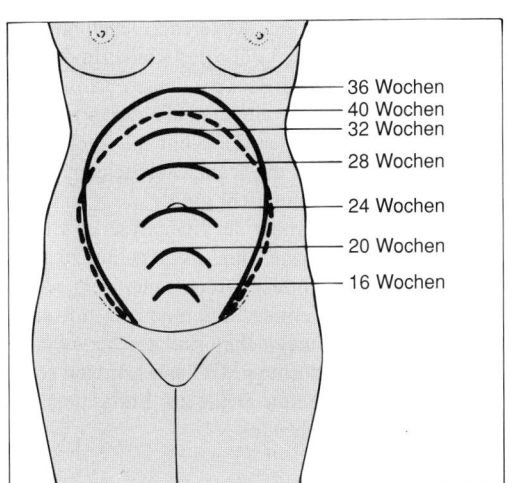

Abb. 4.51 Der Fundusstand im Verlauf der Schwangerschaft.

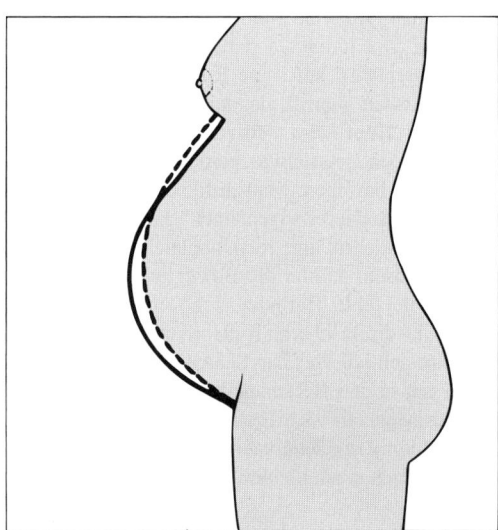

Abb. 4.52 Die Silhouette vor (gestrichelte Linie) und nach der Leibessenkung.

2. Leopold-Handgriff

Die Hände der Hebamme liegen flach und parallel zueinander an beiden Seiten des Bauchs der Schwangeren. Während eine Hand vorsichtig mit den Fingerspitzen eine Seite abtastet, übt die andere einen leichten Gegendruck auf den Uterus aus, um die Kindsteile der tastenden Hand entgegenzudrücken. Auf der Seite des Rückens spürt man einen gleichmäßigen, festen, walzenförmigen Widerstand, während man auf der Seite der kleinen Teile (obere und untere Extremitäten) kleine, unregelmäßige, verschiebbare Teile tastet, die sogar häufig unter der Palpation ihre Lage wechseln und sich bewegen. Tastet man jedoch auf einer Seite einen harten runden Teil, so handelt es sich wahrscheinlich um den Kopf und somit um eine Querlage. So wird mit dem zweiten Leopold-Handgriff die **Stellung des kindlichen Rückens** bestimmt:
- Rücken des Kindes links: I. Stellung
- Rücken des Kindes rechts: II. Stellung

Gleichzeitig wird Aufschluß über die Längsachse des Kindes zur Längsachse der Gebärmutter, also der Lage des Kindes, gegeben.

Die Befunderhebung gelingt keineswegs immer ganz einfach und sicher. Die genaue Betrachtung der Leibesform der Schwangeren kann Hilfestellung geben: die Seite des kindlichen Rückens ist leicht vorgewölbt, die Seite der Extremitäten und der Bauchseite des Kindes ist meist etwas flacher und breiter. An der Stelle, an der die Schwangere die Kindsbewegungen am deutlichsten spürt, befinden sich meist die kleinen Teile. Dort, wo die Herztöne am deutlichsten hörbar sind, befindet sich bei allen Flexionslagen der kindliche Rücken.

Durch das Betasten gewinnt die Hebamme weiterhin einen Eindruck von der Größe des Kindes, von der Fruchtwassermenge und von der Spannung der Uteruswand.

3. Leopold-Handgriff

Der 3. Leopold-Handgriff gibt Antwort auf folgende Fragen:
- Ist überhaupt ein **vorangehender Teil** zu tasten?
- Was ist der vorangehende Teil?
- Wie steht der vorangehende Teil zum Beckeneingang?

Bei diesem Handgriff wird der Daumen der rechten Hand (bei Linkshänderinnen der linken Hand) stark abgespreizt und die Hand wird direkt oberhalb der Symphyse auf die Bauchwand gelegt. Der Daumen auf der Seite und die Finger auf der anderen Seite sind leicht nach innen gewölbt und dringen nun mit sanftem Druck oberhalb der Symphyse etwas in die Tiefe und umfassen dabei den vorangehenden Teil. Dieser wird auf seine Rundungen, Härte und Beschaffenheit geprüft: handelt es sich um den harten, runden Kopf, wird man versuchen, ihn zwischen den tastenden, jetzt etwas gelockerten Fingern hin und her zu bewegen. Man prüft, ob er "ballottiert" oder feststeht. Dieses sogenannte "Ballottement" läßt sich beim weichen, unebenen, ungleichmäßigen Steiß nicht auslösen, da hier die Beweglichkeit der Halswirbelsäule fehlt. Befindet sich der vorangehende Teil nicht direkt oberhalb der Symphyse, so sucht man ihn seitlich von der Schamfuge. Ist der Kopf schon tief in den Beckeneingang getreten, wie dies bei der Mehrzahl der Erstgebärenden bereits vier Wochen vor dem Geburtstermin der Fall ist, so fühlt man nur noch einen kleinen Abschnitt des Schädels.

Bei einzelnen Primiparae kann der Kopf noch bis zum Geburtstermin beweglich über dem Beckeneingang stehen. Sofern keine weiteren Zeichen auf ein Mißverhältnis zwischen Größe des Kindes und Ausmaßen des mütterlichen Beckens deuten, ist dies lediglich ein "Signal" ohne unmittelbare therapeutische Konsequenzen. Stellt sich der Kopf mit Wehenbeginn ins Becken ein, ist die Wahrscheinlichkeit eines normalen Geburtsverlaufs sehr groß.

Das Palpieren oberhalb der Symphyse ist vielen Schwangeren sehr unangenehm. Es ist darauf zu achten, daß nur mit sanftem Druck untersucht wird. Kräftiges Betasten verursacht Schmerzen, ruft eine Abwehrspannung der Bauchmuskulatur hervor und erschwert die Untersuchung. Es kann hilfreich sein, wenn die Schwangere die Beine zur Entlastung der Bauchdecke etwas anbeugt.

4. Leopold-Handgriff

Auch der 4. Leopold-Handgriff gibt **Auskunft über die Art des vorangehenden Teils**, d.h. wie er zum Beckeneingang steht beziehungsweise wieviel noch über dem Becken zu tasten ist (**Höhenstandsdiagnose**). Zur Ausführung dieses Handgriffs dreht sich die Hebamme und wendet ihr Gesicht zu den Füßen der Schwangeren, deren Beine leicht angebeugt sind. Die Fingerspitzen beider Hände (vorwiegend der 2., 3. und 4. Finger) werden auf beiden Seiten und in gleicher Höhe auf den Unterbauch direkt oberhalb der Schambeinäste gelegt. Mit leichtem Druck dringen die Fingerspitzen in Richtung Beckeneingang in die Tiefe. Dabei wird der vorangehende Teil umfaßt. Können die Finger noch zwischen Kopf oder Steiß in die Tiefe eindringen, steht der vorangehende Teil noch oberhalb des Beckens. Ist das nicht mehr möglich, so ist der vorangehende Teil bereits in das Becken eingetreten. Mit einiger Übung läßt sich beim Abtasten feststellen, wie weit der vorangehende Teil schon in den Beckeneingang getreten ist.

Steht der Kopf hingegen noch beweglich über dem Beckeneingang, so hat man beim 3. und 4. Leopold-Handgriff das typische breite "Kopfgefühl", bedingt durch den Abstand zwischen dem runden Hinterhaupt und der etwas flacheren Stirn. Im Gegensatz hierzu ist nach Tiefertreten und Beugung der noch oberhalb der Symphyse stehende Teil wesentlich schmaler zu tasten.

So ist der 4. Leopold-Handgriff nicht nur einer der wichtigsten bei der Schwangerenuntersuchung **am Termin**, sondern auch **unter der Geburt**. Er gibt ohne innere Untersuchung jederzeit Aufschluß darüber, wie weit der vorangehende Teil in das Becken eingetreten ist (**Haltung** und **Einstellung**) oder ob unter Umständen ein Mißverhältnis zwischem kindlichem Kopf und mütterlichem Becken besteht.

Die mit Sorgfalt durchgeführten Leopold-Handgriffe geben neben den genannten Informationen auch Aufschluß über die Spannung und Dicke der Bauchdecken sowie einen gewissen Anhalt über die Größe des Kindes und die Fruchtwassermenge.

Leibesumfang, Symphysen-Fundus-Abstand

Ab der 24. Schwangerschaftswoche wird bei jeder Vorsorgeuntersuchung der **Leibesumfang** zur Kontrolle des Größenwachstums der Gebärmutter bestimmt. Die Schwangere liegt auf der Untersuchungsliege; das Maßband wird in Nabelhöhe angelegt. In der 24. Woche beträgt der Leibesumfang etwa 90 cm. Bei den weiteren Kontrollen kommt es auf die relative Zunahme des Umfangs an, wobei im Durchschnitt am Termin etwa 100 bis 105 cm erreicht werden.

Eine weitere Möglichkeit, das regelrechte Wachstum des Uterus zu kontrollieren beziehungsweise ein gestörtes Wachstum frühzeitig zu erkennen, ist die Messung des **Abstands zwischen Symphyse und Fundus** (nach Westin, 1977). Gemessen wird in Rückenlage mit ausgestreckten Beinen und entleerter Harnblase. Der Uterus darf nicht kontrahiert sein. Es wird vom oberen Rand der Symphyse entlang der Längsachse des Kindes bis zur Fundusmitte gemessen (Abb. 4.53 und 4.54).

Die Berechnung der Schwangerschaftswoche erfolgt nach der Formel: Symphysen-Fundus-Abstand (SFA) + 3 = Schwangerschaftswoche. Beispiel: SFA 29 cm + 3 entspricht der 32. Schwangerschaftswoche.

Der erhobene Befund kann mit dem Ergebnis des 1. Leopold-Handgriffs verglichen werden. Entsprechen beide Befunde der errechneten Schwangerschaftswoche, so spricht dies für ein regelrechtes kindliches Wachstum und eine normale Fruchtwassermenge.

- Bei **großem SF-Abstand** (ab der 24. Woche) muß an Mehrlinge, Makrosomie oder Hydramnion gedacht werden.
- **Kleiner** und **gleichbleibender SF-Abstand** kann ein Hinweis auf eine fetale Mangelentwicklung sein.

In diesen Fällen sollte die Schwangere zur weiteren Diagnostik in die ärztliche Sprechstunde überwiesen werden.

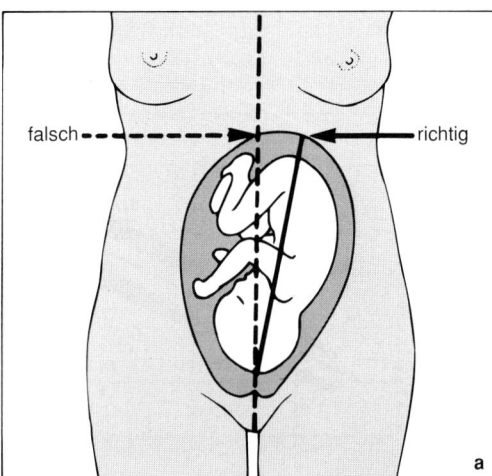
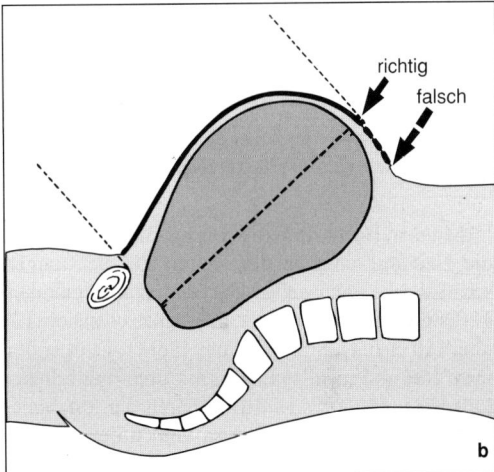

Abb. 4.53 Das richtige Messen des Symphysen-Fundus-Abstandes.

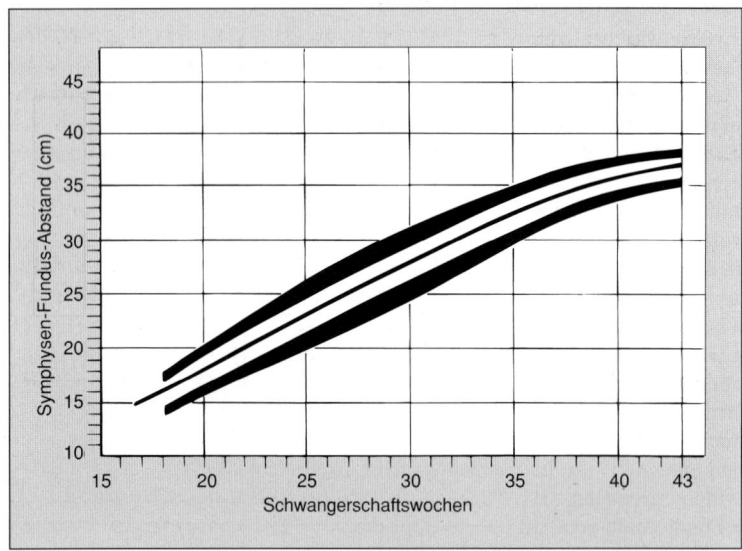

Abb. 4.54 Mittlerer Symphysen-Fundus-Abstand (nach Westin, 1977).

Kindliche Herzaktionen

Der Nachweis kindlicher Herztöne gehört zu den **sicheren Schwangerschaftszeichen**.

Mit dem Holzstethoskop (Pinard-Stethoskop) sind die Herztöne etwa ab der 18. bis 20. Schwangerschaftswoche festzustellen. Sie werden als regelmäßige Doppelschläge in einer Frequenz zwischen 120 und 160 Schlägen pro Minute (SpM) wahrgenommen. Sie sind nicht synchron mit dem mütterlichen Puls. Es empfiehlt sich das Abhören der kindlichen Herztöne gleichzeitig mit dem Fühlen des mütterlichen Pulses. Normalerweise ist die Frequenz der kindlichen Herztöne fast doppelt so hoch wie der mütterliche Puls. Von den Herztönen abzugrenzen sind das Nabelschnurgeräusch und Kindsbewegungen, von seiten der Mutter das Uterinageräusch (der *Arteria uterina*), der Puls und mögliche Darmbewegungen (s. Kap. 5.2 Betreuung und Leitung der normalen Geburt, S. 261).

Da die Auskultation mit dem Hörrohr (Abb. 4.55) erst relativ spät möglich ist, sollte sich die freiberufliche Hebamme ein Dopton (Sonicaid, Fetal-Herz-Detektor) anschaffen. Zum einen ist der Nachweis von Herzaktionen ein sicheres Schwangerschaftszeichen, zum anderen ist es für die Schwangere ein schönes Erlebnis, das in ihr wachsende Leben über das akustische Signal zu hören. Mit Hilfe der Doppler-Sonographie lassen sich die ersten Herzaktionen direkt nach ihrem Einsetzen in der 7. Schwangerschaftswoche p.c. nachweisen. Sollte die Auskultation Auffälligkeiten ergeben, ist eine kardiotokographische Kontrolle zu veranlassen.

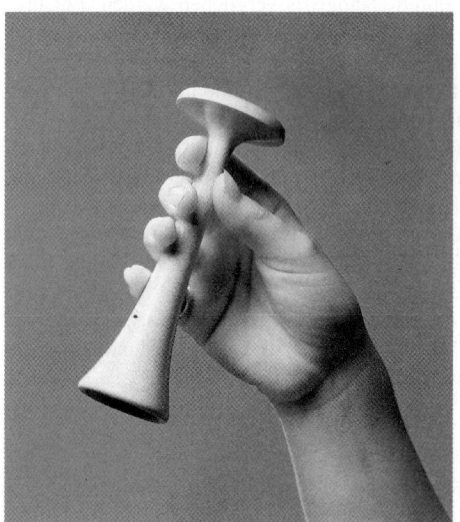

Abb. 4.55 Geburtshilfliches Stethoskop. (Mit freundlicher Genehmigung von Monika Zwerger, Hebammenschule Aschaffenburg)

Vaginale Untersuchung

Die vaginale Untersuchung sollte zu Beginn der Schwangerschaft mindestens einmal vorgenommen werden, um diesen Befund mit dem später erhobenen vergleichen zu können. In der Frühschwangerschaft kann die Untersuchung zur **Erhebung des Schwangerschaftsbefundes** herangezogen werden (s.S. 147f). Durch die Beurteilung der Portio läßt sich eine **Zervixinsuffizienz** erkennen, und es können Maßnahmen zur Vermeidung einer Frühgeburt eingeleitet werden. Die Frühgeburtlichkeit hat immer noch den größten Anteil an der perinatalen Mortalität. Normalerweise sollte die Portio etwa 3 bis 4 cm lang in der Kreuzbeinhöhle tastbar, der Muttermund fest geschlossen (grübchenförmig, die Fruchtblase darf nicht zu tasten sein) und die Konsistenz eher derb sein. Gewinnt man jedoch den Eindruck, daß sich die Portio verkürzt, zu zentrieren beginnt, die Konsistenz weicher oder gar die Fruchtblase tastbar wird, besteht der dringende Verdacht auf eine Zervixinsuffizienz, und die Schwangere ist zum Facharzt oder ins Krankenhaus zu überweisen.

Angemessen scheint die vaginale Kontrolle in der kritischen Zeit zwischen der 22. und 32. Woche. Die Kontrolle des Scheiden-pH-Wertes zum Ausschluß einer Störung des vaginalen Milieus ist angezeigt (s. Kap. 8.6 Die Frühgeburt, S. 567). Gleichzeitig ist auf Veränderungen wie Ausfluß oder Varizenbildung zu achten. Bei auffälligem Fluor und positivem Lackmusbefund ist vom Facharzt ein Nativabstrich vorzunehmen.

Beckendiagnostik

Die Beckendiagnostik dient der frühzeitlichen Erkennung eines möglichen relativen Mißverhältnisses zwischen Kind und Geburtsweg.

Eine genaue Erhebung der *Anamnese* kann schon erste Hinweise auf eine Beckenanomalie geben:
- Spätes Laufenlernen als Folge einer Rachitis.
- Unfall mit Beckenverletzung, evtl. Fraktur.
- Hüftdysplasie.
- Spätmenarche und Zyklusstörungen können auf einen Infantilismus hindeuten.
- Geburtsverlauf und Kindsgewichte bei vorausgegangenen Geburten sind weitere wichtige Informationen.

Man unterscheidet die **anatomische** und die **funktionelle Beckendiagnostik**. Im Verlauf der Schwangerschaft muß sich die Hebamme zunächst auf die anatomische Beckendiagnostik beschränken (vgl. Kap. 9.2 Regelwidriger Geburtsmechanismus, S. 631ff). Sie beinhaltet folgende Maßnahmen:
- äußere Beckenmessung
- Beurteilung der Michaelis-Raute
- Beckenaustastung
- bei Verdacht auf Anomalie (z.B. nach Sectio wegen Geburtsstillstand) Ultraschallbeckenmessung.

Die **äußere Beckenmessung** wird mit dem Beckenzirkel nach Martin (Eduard Arnold Martin, Gynäkologe, Berlin, 1809-1875) vorgenommen. Folgende Maße können bestimmt werden:

Distantia spinarum: 25 bis 26 cm. Die Kugeln des Tasterzirkels werden auf den äußeren Rand des vorderen oberen Darmbeinstachels (*Spinae iliacae anteriores superiores*) aufgesetzt.

Distantia cristarum: 28 bis 29 cm. Gemessen werden die am weitesten nach außen liegenden Punkte der Darmbeinkämme (*Cristae iliacae*).

Distantia trochanterica: 32 cm. Gemessen werden die am weitesten voneinander entfernten Stellen der großen Rollhügel (*Trochanteres majores*). Zum leichteren Auffinden der Meßpunkte läßt man die Schwangere bei gestreckten Beinen und geschlossenen Oberschenkeln die Fußspitzen nach außen drehen und findet so die Rollhügel seitlich am Oberschenkel.

Conjugata externa: 19 bis 20 cm (äußerer gerader Durchmesser). Die Schwangere legt sich dazu auf die Seite. Gemessen wird der Abstand vom oberen Rand der Symphyse zum oberen Punkt der Michaelis-Raute. Ist die *Conjugata externa* bekannt, so läßt sich durch Abzug von 8 bis 9 cm der "wahre" geburtshilfliche Durchmesser (*Conjugata vera obstetrica*) errechnen; jedoch ist diese Berechnung ungenau.

Der Aussagewert der äußeren Beckenmessung ist relativ gering, und so hat sie für die heutige Geburtshilfe an Bedeutung verloren.

Sämtliche Maße sind die des großen äußeren Beckens und erlauben nur bedingt einen Rückschluß auf die Weite des kleinen inneren Beckens. Der Rauminhalt des Beckens wird nicht nur von seinem äußeren Umfang, sondern auch von der Wandstärke bestimmt. So sind der Knochenbau und die Knochenstärke bei der Bewertung der äußeren Beckenmaße zu berücksichtigen. Von praktischer Bedeutung sind nicht die absolut gemessenen Werte, sondern das Verhältnis der Meßwerte zueinander. Abweichungen hiervon weisen auf eine Anomalie des kleinen Beckens hin. Ist beispielsweise die Differenz zwischen *Distantia spinarum* und *Distantia cristarum* kleiner als 3 cm, muß mit einer Verengung des geraden Durchmessers im Beckeneingang gerechnet werden.

Formanomalien des Beckens wie das plattrachitische Becken stellen heute eine Seltenheit dar und Regelwidrigkeiten im Geburtsmechanismus sind selten allein auf Beckenanomalien zurückzuführen. Trotzdem sollen Hebammen um die Beckenmessung wissen, denn nur Übung schult die Fertigkeit und den Blick für Anomalien.

Ist kein Beckenzirkel zur Hand, so gewinnt man mit dem **Baumm-Handgriff** (Paul Baumm, Gynäkologe, Breslau, 1860-1921) ein plastisches Bild vom Becken. Dazu legt man die Daumen auf die vorderen oberen Darmbeinstachel (*Spinae iliacae anteriores superiores*) und ertastet mit Zeige- und Mittelfinger den Abstand und die Rundung vom Darmbeinstachel zum Darmbeinkamm (Abb. 4.56).

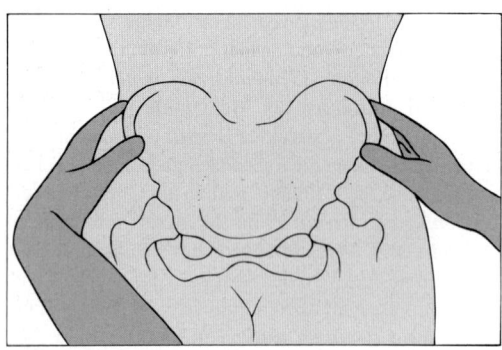

Abb. 4.56 Der Baumm-Handgriff.

Eine weitere schnelle Maßnahme zur Erkennung von Beckenanomalien ist die Betrachtung der **Michaelis-Raute** (Gustav Michaelis, Gynäkologe, Kiel, 1798-1848). Die Michaelis-Raute ist ein symmetrisches, rautenförmiges Viereck im Bereich des Kreuzbeins. Der obere Punkt wird von einem Grübchen über dem Dornfortsatz des 3. oder 4. Lendenwirbels gebildet, die seitlichen Punkte sind die Grübchen über den hinteren oberen Darmbeinstacheln (*Spinae iliacae posteriores superiores*), der untere Punkt entspricht dem Beginn der Gesäßfalte. Bei normal geformten Becken hat die Raute die Form eines auf die Spitze gestellten Quadrates. Abweichungen davon weisen relativ zuverlässig auf eine regelwidrige Beckenform hin. So bietet die Beurteilung der Michaelis-Raute prognostische Hinweise für den Geburtsverlauf (Abb. 4.57a-d, s. Kap. 9.2 Regelwidriger Geburtsmechanismus, S. 631ff).

Im Rahmen der Schwangerschaftsvorsorge sollte gegen Ende der Schwangerschaft die **Austastung des knöchernen Beckens** vorgenommen werden, damit gröbere Formanomalien erkannt werden können. Im einzelnen müssen folgende Punkte beurteilt werden:
- Erreichbarkeit des *Promontoriums* (Verengung im geraden Durchmesser)
- Erreichbarkeit der seitlichen Anteile der *Linea terminalis* (Verengung im Querdurchmesser)
- Form der Kreuzbeinhöhle
- Stellung und Einspringen des Steißbeins
- Eventuell Einspringen der *Spinae ischiadicae*
- Form des *Arcus pubis*

Bei Verdacht auf Verengung des geraden Durchmessers im Beckeneingang kann die **sonographische Pelvimetrie** zur Abklärung herangezogen werden. Der Vorteil gegenüber der röntgenologischen Untersuchung liegt in der fehlenden Strahlenbelastung. Gleichzeitig ist die Bestimmung des biparietalen Durchmessers und anderer kindlicher Maße möglich. Ist die *Conjugata vera* etwa 10 bis 15 mm größer als der biparietale Durchmesser, so ist die Prognose für einen ungestörten Geburtsverlauf günstig.

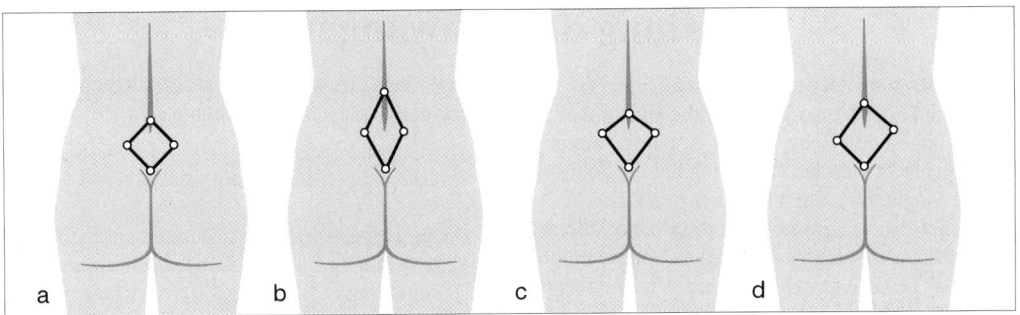

Abb. 4.57 (a) Michaelis-Raute bei normal geformtem Becken. (b) Bei allgemein verengtem Becken hat die Michaelis-Raute eine schmale, längliche Form. (c) Die Papierdrachenform findet sich bei plattrachitischem Becken. (d) Die Michaelis-Raute zeigt eine asymmetrische Form bei schräg verengtem Becken.

Risikoselektion

Eine wichtige Aufgabe der Schwangerenvorsorge ist es, eine Prognose darüber abzugeben, inwieweit mit einem regelrechten Schwangerschaftsverlauf und einer regelrechten Geburt zu rechnen ist. Dazu sind die anamnestischen Angaben und alle Untersuchungsbefunde zu vergleichen und zu bewerten. Bei etwa 20 bis 30% aller Schwangeren werden Risikofaktoren festgestellt.

Diese Schwangerschaften werden unter dem Begriff **Risikoschwangerschaft** zusammengefaßt. Die höhere Gefährdung von Mutter und Kind erfordert eine spezielle Betreuung. Prophylaktische und therapeutische Maßnahmen müssen rechtzeitig entschieden und eingeleitet werden. Der Mutterpaß enthält Checklisten zur Erfassung möglicher Risikofaktoren.

Die Definition der Risikoschwangerschaft darf nicht zu weit gefaßt werden. Eine Beziehung zwischen dem Risikofaktor und der perinatalen Morbidität und Mortalität sollte erkennbar sein. So ist z.B. bei der Frühgeburtlichkeit der Zusammenhang zwischen Risiko und höherer Gefährdung eindeutig. Ähnlich verhält es sich mit dem Alter der Schwangeren: da ab dem 35. Lebensjahr die Regelwidrigkeiten in der Schwangerschaft zunehmen, liegt auch hier ein Zusammenhang vor. Bei der jugendlichen Erstgebärenden kommt zum Risiko des Alters, das an sich schon mit einer höheren Komplikationsrate behaftet ist, oft noch ein niedriger sozialer Status hinzu, der seinerseits das Risiko erhöht. Umgekehrt ist bei der Schwangeren nach Sterilitätsbehandlung eine hohe Motivation zur Schwangerschaftsvorsorge vorhanden. Bei gleichzeitig qualitativ guter Überwachung ist das Risiko relativ gering.

Die Betreuung einer Risikoschwangerschaft gehört in die ärztliche Sprechstunde. Die Hebamme kann hier das Bindeglied zwischen der Schwangeren und dem Arzt sein. Bei der Betreuung von Risikoschwangerschaften sind neben den medizinischen vor allem auch psychosoziale Faktoren zu berücksichtigen. Da die Hebammenbesuche im Haus der Schwangeren stattfinden können, lernt die Hebamme die häusliche Umgebung und die familiären Zusammenhänge kennen. In der gewohnten Umgebung ist die Scheu, über Sorgen und Probleme zu sprechen, meist geringer als in einer großen und möglicherweise unpersönlich wirkenden Arztpraxis. Das Gespräch sollte ohne Zeitdruck stattfinden. Hier erhält die Hebamme wertvolle Informationen, wie das vorhandene Risiko hervorgerufen wurde oder beeinflußt werden könnte. Bei den regelmäßigen Hausbesuchen werden darüber hinaus die Vorsorgeuntersuchungen vorgenommen, und die Hebamme kann die Schwangere zur Kontrolle durch den Facharzt motivieren. Je nach Situation kann über das primäre Risiko hinaus Einfluß auf die Lebensführung genommen werden. Bei allgemeinen Schwangerschaftsbeschwerden kann die Hebamme unter Umständen sofort Abhilfe leisten und das Wohlbefinden der Schwangeren wiederherstellen.

Beratung der Schwangeren

Der Beratung der schwangeren Frau ist ein Schwerpunkt der Vorsorge durch die Hebamme. So können ungesunde Lebens- und Ernährungsweisen bewußtgemacht werden. Hierdurch hat die Schwangere die Möglichkeit, ihr Verhalten zu ändern. In der Schwangerschaft liegt also auch die Chance, die gewohnte Lebensführung zu überdenken und sie möglicherweise neu zu gestalten. Diese Veränderungen sollen der physiologischen Mehrbelastung des mütterlichen Organismus in der Schwangerschaft gerecht werden und eine Störung der kindlichen Entwicklung vermeiden. Die Tatsache, daß in den letzten Jahren das Gesundheitsbewußtsein in der Bevölkerung stark gestiegen ist, darf nicht zu einer Vernachlässigung der Beratung in der Schwangerenvorsorge führen. Der zeitliche Aufwand für eine effektive Beratung zu Beginn und im Verlauf der Schwangerschaft ist hoch und in der Frauenarztsprechstunde gelegentlich schwer zu realisieren. Hier kann eine gute Zusammenarbeit zwischen Arzt und Hebamme zu einer Verbesserung der Situation führen. Auch in den Geburtsvorbereitungskursen soll Zeit für eine allgemeine und individuelle Schwangerenberatung sein.

Zweckmäßig ist die Beratung anhand einer Checkliste:
- Ernährung: Energiebedarf, Zusammensetzung der Kost (gesunde und ungesunde Nahrungsmittel), Genußmittel
- Allgemeine Beratung: Körperpflege, Vorbereitung der Brust auf das Stillen, Sport, Reisen, Hausarbeit, Berufstätigkeit, Mutterschutzgesetz
- Sexualität in der Schwangerschaft
- Genetische Beratung bei gegebener Indikation
- Geburt: Geburtsvorbereitung, Vorstellungen über die Geburt, Wahl des Geburtsorts, Wochenbettnachsorge
- Finanzielle Hilfe: arbeitsrechtliche und versicherungsrechtliche Fragen, soziale Hilfe

Ernährung in der Schwangerschaft

Viele Schwangere haben nur eine unklare oder sehr allgemeine Vorstellung von gesunder Ernährung. Oft fehlt es an genauen Kenntnissen, welche Lebensmittel und Kostformen für eine richtige Ernährung in der Schwangerschaft wichtig sind. Meist stimmt das Verhältnis von Kalorienbedarf und Kalorienzufuhr nicht überein. Zuviel Fett und Kohlenhydrate stehen zu wenig Proteine gegenüber. Eine qualitativ und quantitativ ausgewogene Ernährung ist wichtig für die Gesundheit und Leistungsfähigkeit der Schwangeren, aber auch für die regelrechte intrauterine Entwicklung des Kindes.

Energiebedarf

Die Energieaufnahme soll dem tatsächlichen Energieverbrauch entsprechen. Dieser hängt von vielen Faktoren, wie Alter, Größe, Gewicht, Gesundheitszustand, körperliche Aktivität und Grundumsatz, ab. **Die Erhöhung des Energiebedarfs in der Schwangerschaft wird häufig überschätzt.** Die Deutsche Gesellschaft für Ernährung (DGE) gibt als Richtwert für den Energiebedarf im 2. und 3. Trimenon 1250 kJ (ca. 300 kcal) pro Tag zusätzlich an. Dies entspricht der Steigerung des Grundumsatzes von 20% in der 2. Schwangerschaftshälfte. So sollte die Kalorienzufuhr einer mittelgroßen (165 cm), mittelschweren (60 kg) Frau in der 2. Schwangerschaftshälfte bei 9500 bis 10500 kJ (ca. 2500 kcal) pro Tag liegen.

Die Gewichtszunahme hängt von der Kalorienzufuhr ab. Infolge von Appetitmangel, Übelkeit und gelegentlichem Erbrechen ist die Zunahme im 1. Trimenon in der Regel gering. Übertrifft die Kalorienzufuhr den tatsächlichen Verbrauch, so kommt es zur unphysiologischen Gewichtszunahme schon vor der 18. bis 20. Woche. Die Folge sind unerwünschter Fettansatz, eine erhöhte Gestoseanfälligkeit und ein höheres Kindsgewicht.

- Primär **übergewichtige** Frauen haben ein höheres Gestoserisiko. Außerdem sind die perinatale Morbidität und Mortalität erhöht. Hier soll in der Schwangerschaft eine **geringere Gewichtszunahme** erfolgen. Dies kann durch Einschränkung der Fett- und Kohlenhydratanteile der Nahrung erreicht werden. Fastenkuren sind in der Schwangerschaft jedoch nicht angezeigt.
- Die Folgen von **Unterernährung einer Schwangeren** schlagen sich in der erhöhten Rate von Fehl-, Früh- und Totgeburten nieder. Auch fetale

Wachstumsretardierungen sind bei untergewichtigen Schwangeren bekannt.

In beiden Fällen ist eine ausführliche Ernährungsberatung unerläßlich. Die Schwangere ist auf die Folgen ihrer Über- oder Unterernährung aufmerksam zu machen und braucht gezielte Unterstützung. Zuerst muß herausgefunden werden, was die Schwangere täglich in welcher Menge zu sich nimmt. Eventuell muß die Hebamme Veränderungen vorschlagen oder einen detaillierten Speise- oder Diätplan erstellen. Die Verwendung von Gewichtsprotokollen zur Überwachung der Gewichtszunahme ist zu empfehlen.

Bedarf an Grundnährstoffen: Eiweiß, Fett, Kohlenhydrate

Die Nahrung sollte sich zu 15 bis 20% aus Eiweiß, 25% aus Fett und 55 bis 60% aus Kohlenhydraten zusammensetzen.

Der **Eiweißbedarf** steigt in der Schwangerschaft, da Eiweiß für das kindliche Wachstum benötigt wird. Der physiologische Bedarf liegt bei 80 bis 100 g täglich. Zwei Drittel der Nahrungsproteine sollen tierischer Herkunft sein. Hauptquellen sind Milch und fettarme Milchprodukte, fettarmes Fleisch, Fisch und Vollkornprodukte. Hochwertiges Fleisch ist jedoch teuer. Preiswertere Eiweißträger sind Magermilch, Quark, Fisch oder Herz. Eiweißmangel steigert die Gestoseanfälligkeit, die Abortrate und die perinatale Mortalität. Das kindliche Geburtsgewicht ist geringer. Auch liegen Beobachtungen vor, daß Proteinmangel in der Schwangerschaft bei den Kindern zu herabgesetzten geistigen Fähigkeiten führt.

Die tägliche **Fettzufuhr** von 70 g sollte nicht überschritten werden. Beim Fettverzehr sind nicht nur die sichtbaren Fette wie Butter, Öl, Speck, sondern auch die versteckten Fette in Fleisch, Wurst, Käse, Milchprodukten, Schokolade und Backwaren einzukalkulieren. Eine Reduzierung der Fettzufuhr ist fast immer anzuraten. Extrem fettarme Kost führt jedoch zu einem Mangel an **fettlöslichen Vitaminen**.

Wichtig ist auch die ausreichende Aufnahme von mehrfach **ungesättigten Fettsäuren**. Besonders Linolsäure ist für die Funktion der Zellmembranen wichtig und wirkt einem erhöhten Cholesterinspiegel entgegen. Deshalb sollten nur hochwertige pflanzliche Öle verwendet werden.

Kohlenhydrate sind die Hauptenergielieferanten. Der durchschnittliche Bedarf liegt zwischen 300 und 400 g pro Tag. Als kohlenhydrathaltige Nahrungsmittel sollen der Schwangeren vor allen Dingen Vollkornprodukte empfohlen werden. Sie wirken auch der schwangerschaftsbedingten Obstipation entgegen. Zucker ist ein Kohlenhydratlieferant, der weder Vitamine noch Eiweiß enthält. Bei reichlichem Verzehr von Obst ist daran zu denken, daß der oft hohe Zuckergehalt bei der gesamten Kohlenhydratmenge berücksichtigt werden muß.

Flüssigkeitszufuhr

Die tägliche Flüssigkeitszufuhr ist **nicht** einzuschränken. Eine ausreichende Durchspülung der Harnwege beugt Infektionen vor. Die Flüssigkeitsmenge wird wieder ausgeschieden. Es besteht kein Zusammenhang mit Ödemen. Lediglich bei erhöhtem Blutdruck kann eine Einschränkung notwendig werden. In der 2. Schwangerschaftshälfte ist das Durstgefühl erhöht. Bei Genuß von zuckerhaltigen Getränken wie Limonade, Coca-Cola oder auch Vollmilch besteht die Gefahr der Kohlenhydratüberernährung.

Mineralstoffe und Spurenelemente

Der Kochsalzbedarf (**Natriumchlorid**) ist in der Schwangerschaft weder erhöht, noch muß dieser eingeschränkt werden. Die Normalkost enthält etwa 10 bis 15 g Kochsalz pro Tag. Diese Zufuhr liegt weit über dem Minimalbedarf von 1 g pro Tag und der ernährungswissenschaftlich empfohlenen Menge von 2 bis 4 g pro Tag. Bei ausreichender Flüssigkeitszufuhr wird der Überschuß an Kochsalz wieder ausgeschieden.

Der Bedarf an **Kalzium** ist während der gesamten Schwangerschaft erhöht. Das Kalzium wird fast ausschließlich für die Entwicklung des kindlichen Skeletts benötigt. Wünschenswert wäre in der zweiten Schwangerschaftshälfte eine Kalziumzufuhr von 1,5 g pro Tag. Mit der Normalkost wird dies oft nicht erreicht. Reich an Kalzium sind Vollkornprodukte, grüne Gemüse, Eier, Nüsse, Sonnenblumenkerne, Milch und Milchprodukte. Bei Abneigung gegen Milch und Milchprodukte kann Kalzium in Form von Brausetabletten zugeführt werden.

Auch der **Eisenbedarf** ist in der Schwangerschaft wegen des höheren Erythrozytenvolumens erheblich gesteigert. Zu empfehlen wäre in der 2. Schwangerschaftshälfte eine Gesamtzufuhr von mindestens 20 mg Eisen pro Tag. Davon werden nur 10 bis 50% resorbiert. Die Resorption kann durch gleichzeitige Zufuhr von Vitamin C (Orangen-, Grapefruitsaft) erhöht werden. Dagegen wird sie durch Zufuhr von Kalzium- und Phosphatsalzen gehemmt.

Aus der regelmäßigen Kontrolle des Hämoglobinwerts in der Schwangerschaft ergibt sich unter Umständen die Notwendigkeit einer Eisensubstitution. Bei einem Hämoglobingehalt (Hb) im Blut von unter 11 g/dl ist eine Eisengabe erforderlich. Aus dem oben genannten Grund sind Eisenmonopräparate zu bevorzugen (Kombinationspräparate enthalten Kalzium). Eisenhaltige Nahrungsmittel sind:
- grüne Blattgemüse: Rapunzel, Feldsalat, Endivien, Brennesseln
- alle Küchenkräuter
- verschiedene Kohlarten: Blumenkohl, Rosenkohl, Krauskohl, Broccoli, Kohlrabi
- Hülsenfrüchte: Erbsen, Bohnen, Linsen
- rote Bete
- Obst: insbesondere Steinobst, schwarze Johannisbeeren, Stachelbeeren, Aprikosen
- Hefe, Hefeflocken
- Weizenkeime, Hirse, Dinkel
- Milch, Milchprodukte.

Der Bedarf an **Magnesium** ist leicht erhöht. Schwangere Frauen sollten täglich etwa 300 mg Magnesium aufnehmen. Bei ausgeglichener, eiweißreicher Ernährung kann der Bedarf durch die Nahrung gedeckt werden. Magnesium spielt eine wesentliche Rolle bei der Muskelkontraktion und bei der Erregungsübertragung vom Nerv auf den Muskel. Ein Magnesiummangel wird mit der Neigung zu Aborten, Frühgeburten, fetalen Retardierungen und erhöhtem Gestoserisiko in Verbindung gebracht. Eine routinemäßige Magnesiumsubstitution wird zur Zeit erörtert.

Der **Jodbedarf** ist in der Schwangerschaft erhöht. Er liegt bei 200 mg täglich. Leichter Jodmangel kann beim Kind zu einer Struma, starker Jodmangel zu einer Hypothyreose mit möglicher pränataler Hirnschädigung führen. Deutschland, insbesondere der süddeutsche Raum, ist Jodmangelgebiet. Zum Würzen ist jodiertes Speisesalz zu empfehlen. Außerdem sollte eine Seefischmahlzeit pro Woche auf dem Speiseplan stehen. Laut Mutterschaftsrichtlinien sind alle Schwangeren ausdrücklich auf eine ausreichende Jodzufuhr hinzuweisen.

Vitamine

Der Vitaminbedarf ist in der Schwangerschaft deutlich erhöht. Dies erklärt sich aus dem höheren Stoffwechsel, denn Vitamine sind an zahlreichen Stoffwechselprozessen beteiligt.

Vitamin A und seine Vorstufen fördern das Zellwachstum und dienen zum Aufbau und Schutz der Epithelien, beispielsweise von Atem- und Geschlechtsorganen. Außerdem erhöht es die Widerstandskraft gegen Infektionen. Der tägliche Bedarf liegt bei 2 bis 3 mg und ist z.B. in ungefähr 30 g Butter, 100 g Karotten oder 200 g Spinat enthalten. Vitamin A kommt auch in Vollmilch, Eigelb und Leber reichlich vor. Carotin (die Vorstufe von Vitamin A = Provitamin A) ist in Karotten, Spinat, Tomaten, allen grünen Gemüsen, Aprikosen und Orangen enthalten.

Vitamin A ist licht- und sauerstoffempfindlich und wird durch längere Lagerung zerstört. Vitamin A wird in der Leber gespeichert und kann bei übermäßiger Einnahme Kopfschmerzen, Schlafstörungen und Lebererkrankungen verursachen. In hohen Dosen kann Vitamin A im ersten Trimenon zu Mißbildungen führen. Provitamine dagegen können keine Vergiftung auslösen.

Vitamin B_1 (Thiamin) ist notwendig für die Gesunderhaltung von Muskulatur und Nerven. Da das Vitamin am Stoffwechsel beteiligt ist, steigt der Bedarf in der Schwangerschaft an. Er liegt bei 1,5 bis 2 mg täglich und ist durch Verzehr von Weizenkeimlingen, Weizen- und Roggenkörnern und Vollkornbrot gut zu decken. In Hefe, Nüssen, Schweine- und Rindfleisch ist Thiamin ebenfalls enthalten. Auch bei höherer Dosierung entstehen keine Vergiftungserscheinungen.

Vitamin B_2 (Riboflavin) fördert den Energie- und Eiweißstoffwechsel und dadurch das Wachstum. Der Tagesbedarf liegt bei 1,8 bis 2,6 mg. Vitamin B_2 ist in den gleichen Lebensmitteln wie Vitamin B_1 enthalten.

Der **Folsäurebedarf** steigt in der Schwangerschaft. Er liegt bei 800 mg pro Tag. Ein Mangel wirkt sich zunächst auf die blutbildenden Zellen aus, es kommt zur Anämie. Reich an Folsäure sind Spinat, Weizenkeime, Weizenschrot, Hühnerfleisch und Fisch, insbesondere Kabeljau.

Der tägliche Bedarf an **Vitamin C (Ascorbinsäure)** liegt bei 100 mg. Dieser Tagesbedarf wäre in 3 Zitronen oder 10 g Hagebutten oder in 15 g schwarzen Johannisbeeren enthalten. Auch Tomaten, Paprika, alle grünen Gemüse und Kartoffeln enthalten Vitamin C. Vitamin C ist am Knochen- und Zellaufbau beteiligt und erhöht die Widerstandskraft gegen Infektionskrankheiten.

Eine generelle medikamentöse Substitution mit Vitaminen, Mineralstoffen und Spurenelementen ist in der Schwangerschaft nicht indiziert. Der Mehrbedarf kann meist durch entsprechende Nahrungsmittel gedeckt werden.

Untergewichtige Schwangere oder solche mit schlechten Eßgewohnheiten (fast food) sollten jedoch eine medikamentöse Substitution erhalten. Desgleichen sollten Mangelerscheinungen medikamentös ausgeglichen werden.

Zu den Lebensmitteln, die für die Schwangerenernährung von besonderer Bedeutung sind, gehören also:
- Milch (pasteurisiert) und magere Milchprodukte
- Mageres Fleisch
- Magerer Fisch
- Fette und Öle mit hohem Gehalt an mehrfach ungesättigten Fettsäuren
- Getreideerzeugnisse auf Vollkornbasis
- Frisches Obst und Gemüse

Weitgehend verzichtet werden sollte auf:
- Schokolade und andere Süßwaren
- Kuchen
- Zuckerhaltige Erfrischungsgetränke
- Nahrung mit chemischen Zusätzen wie Farb- und Konservierungsstoffen
- Rohes Fleisch (Toxoplasmen)
- Rohe Eier (Listerien)
- Rohe Milch (Listerien, Myobacterium bovinum: Rindertuberkulose).

Vegetarische Ernährung

Frauen, die sich vegetarisch ernähren, können dies auch in der Schwangerschaft fortsetzen. Pflanzliches Eiweiß hat eine geringere biologische Wertigkeit als tierisches Eiweiß. Es kann aber durch geeignete Lebensmittelkombinationen aufgewertet werden, wodurch eine ausreichende Aufnahme von essentiellen Aminosäuren gesichert wird, zum Beispiel in den Kombinationen Getreideprodukte und Hülsenfrüchte, Kartoffeln und Eier. Eisen wird aus pflanzlichen Lebensmitteln schlechter resorbiert. Um die Versorgung zu gewährleisten, ist auf eisenhaltige Nahrungsmittel zu achten. Vitamin B_{12} kommt ausschließlich in tierischen Lebensmitteln vor. Mit 1/4 Liter Milch können Vegetarier jedoch den täglichen Bedarf decken.

Lediglich bei strengen Veganern (Verzicht auf alle Nahrungsmittel tierischer Herkunft, auch auf Milch, Milchprodukte und Eier) besteht die Gefahr der Unterversorgung. Diese Ernährungsform ist daher abzulehnen.

Genußmittel

Gegen den maßvollen Genuß von **Kaffee** und **Tee** bestehen keine Bedenken. Zu beobachten ist, daß Koffein und Teein die Eisenresorption behindern. Frauen mit regelmäßigem, reichlichem Kaffeekonsum bekommen vermehrt untergewichtige Kinder.

Am Zusammenhang zwischen **Nikotingenuß** und erhöhter perinataler Mortalität besteht kein Zweifel. Durch die intrauterine Mangeldurchblutung kommt es zu fetaler Retardierung und erhöhter Frühgeburtenrate. Auffallend ist die Diskrepanz zwischen Kinds- und Plazentagewicht. Die Plazenta weist oft große Infarkte auf. Jedoch haben Frauen, die das Rauchen bei Bekanntwerden der Schwangerschaft aufgeben, keine negativen Auswirkungen auf das Kind zu befürchten. Da durch Passivrauchen ebenfalls Kohlenmonoxid, Nikotin, Teer und andere schädliche Inhaltsstoffe des Tabakrauchs aufgenommen werden, sollte auch Passivrauchen nach Möglichkeit ausgeschaltet werden. Die Umgebung der Schwangeren, insbesondere die Väter, sind hier zu verantwortungsvollem Verhalten angehalten.

Alkohol passiert die Plazenta ungehindert, d.h. jeder Schluck Alkohol erreicht auch das Kind. Intelligenzminderung, Verhaltens- und Entwicklungsstörungen sind bei starkem, möglicherweise auch schon bei geringem Alkoholkonsum die Folge. Die Häufigkeit der manifesten Alkoholembryopathie beziehungsweise Alkoholfetopathie hat zugenommen. Das Alkoholproblem kann nicht einer spezifischen Schicht zugeordnet werden. Alle Schwangeren sollten auf diese Gefahr hingewiesen werden. Die Empfehlungen in der Literatur sind nicht einheitlich. Sie reichen vom absoluten Verbot bis zur Zurückhaltung.

Körperpflege und Kleidung

Stärkere Hautdurchblutung und vermehrte Schweißabsonderung in der Schwangerschaft machen eine sorgfältige **Körperpflege** notwendig. Tägliche Ganzwaschungen oder Duschbäder sind angezeigt, auch Vollbäder dürfen bis zum Geburtstermin fortgesetzt werden. Die täglichen Waschungen schließen die Intimpflege ein. Scheidenspülungen sind zu unterlassen. Da die Hautoberfläche aufgelockert und meist trocken ist, empfiehlt sich nach der Reinigung ein Hautöl. Die Bauchhaut wird durch die Dehnung bei wachsendem Umfang besonderen Belastungen ausgesetzt. Um die Elastizität und Geschmeidigkeit der Haut zu erhalten, helfen täglich angewandte leichte Streichmassagen. Dazu verwendet man ein pflanzliches Massageöl und streicht mit leichten, kreisenden Bewegungen über den Bauch. Die bei einem Teil der Schwangeren subkutan entstehenden Dehnungs- und **Schwangerschaftsstreifen** lassen sich jedoch nicht verhindern.

Die häufig empfohlenen Maßnahmen zur **Abhärtung der Brustwarzen** (wie Massieren, Stimulieren etc., vgl. auch Kap. Laktation und Stillen) sind nicht ratsam, da sie immer wieder zu Komplikationen führen wie Rhagaden, Entzündungen und Mastitis. Es wird unterschiedlich diskutiert, ob hierdurch außerdem eine vorzeitige Wehentätigkeit verursacht werden kann. Meist werden diese Maßnahmen als unangenehm empfunden, da die Empfindlichkeit der Brustwarzen in der Schwangerschaft ausgesprochen hoch ist. Einfache, probate Mittel zur Abhärtung sind kurze Luft- und Sonnenbäder, keinen Büstenhalter zu tragen oder Aussparungen für Brustwarze und Warzenhof herauszuschneiden. Bei Flach- und Hohlwarzen versucht man durch Tragen von Brustschildern im letzten Drittel der Schwangerschaft die Brustwarzen langsam hervorkommen zu lassen.

Die **Vorbereitung des Dammes** sollte allen Frauen empfohlen werden. Die regelmäßige Massage mit Weizenkeim- und Johanniskrautöl unter Zusatz von ätherischen Ölen (Damm-Massageöl nach Stadelmann) und die Beckenbodengymnastik machen das Dammgewebe elastisch. Zur Massage werden wenige Tropfen Öl auf die Finger gegeben und Damm und Scheideneingang sanft massiert. Die positive Wirkung auf die Dehnbarkeit der Muskulatur ist in mehreren Studien beschrieben.

Die **Kopfhaare** werden meist trocken und spröde, reichliches Bürsten und Massieren der Kopfhaut kann nötig sein. Gegen Ende der Schwangerschaft klagen viele Frauen über Haarausfall; die Ursache ist unklar. In der Regel wachsen die Haare wieder gut nach. Die Fingernägel sind oft brüchig, besonders bei Eisen-, Kalzium- oder Vitaminmangel. Eine ausgewogene Ernährung oder eine medikamentöse Substitution kann hier Besserung bringen.

Um der erhöhten **Kariesanfälligkeit** in der Schwangerschaft entgegenzuwirken, müssen die Zähne mindestens zweimal täglich gründlich gereinigt und das Zahnfleisch gleichzeitig massiert werden. Die erhöhte Kariesanfälligkeit ist auf eine veränderte Zusammensetzung des Speichels, eine veränderte Zirkulation im Zahnfleisch und auf hormonelle Einflüsse zurückzuführen. Die Gesunderhaltung der Zähne ist durch die Ernährung (Verzicht auf Zucker) günstig zu beeinflussen. Weiter kann zur Kariesprophylaxe Fluor verordnet werden. Eine Untersuchung durch den Zahnarzt ist zu Beginn und am Ende der Schwangerschaft angezeigt.

Die Schwangere soll auf **ausreichende Ruhepausen** hingewiesen werden. Acht Stunden Schlaf bei ausreichender Frischluftzufuhr sollten die Regel sein. Das Fußende des Bettes soll zur Thromboseprophylaxe hochgestellt werden. Gegen Ende der Schwangerschaft wird der Schlaf durch Kindsbewegungen, durch die mütterliche seelische Spannung, aber auch durch die Vorwehen unruhiger werden. Die tägliche Mittagsruhe kann einen Ausgleich schaffen. Das Hochlagern des Oberkörpers kann die Atmung erleichtern. Auf Schlafmittel sollte verzichtet werden, besser sind natürliche Einschlafhilfen wie autogenes Training oder Arnikatee.

Die **Kleidung** in der Schwangerschaft soll vor allem bequem sein. Einengende und einschnürende Socken und Strümpfe sollen vermieden werden, um der Entstehung von Varizen keinen Vorschub zu leisten. **Stützstrumpfhosen** sollen bei schon vorhandener Varikosis unbedingt getragen werden. Auch dienen sie zur Prophylaxe von Varizen (vgl. auch S. 548f und S. 704). Bei besonders schlaffen Bauchdecken, wie sie z.B. bei einer Mehrgebärenden vorkommen können, kann ein **Umstandsmieder** erforderlich sein. Dieses ersetzt jedoch nicht Bauchmuskeltraining und Bewegung. Das Schuhwerk soll der statischen Veränderung der Körperhaltung angepaßt sein. Dazu sind schon früh flache, bequeme Schuhe angezeigt. Barfußlaufen oder dem Fußgewölbe angepaßte Sandalen sind ideal, um schmerzende Beine und Füße zu vermeiden.

Sauna

Eine Schwangere, insbesondere wenn saunatrainiert, braucht ihre Gewohnheiten nicht zu ändern. Bei einer Saunatemperatur von 70 bis 100°C steigt die Körpertemperatur jedoch an, lange Saunagänge sollten deshalb vermieden werden. Das gilt auch für heiße Vollbäder (41°C), die nebenbei eine hohe Kreislaufbelastung mit sich bringen.

Sport und Reisen

Die gesunde Schwangere soll zu leichter **sportlicher Aktivität** motiviert werden. Neben einfacher Gymnastik sind Radfahren, Wandern und Schwimmen zu empfehlen.
- Durch Bewegung wird das Herz-Kreislauf-System trainiert und der diaplazentare Gasaustausch verbessert.
- Die Leistungsfähigkeit wird erhöht.
- Wohlbefinden und Selbstwertgefühl werden gesteigert.

Extreme sportliche Belastungen, Wettkämpfe und Leistungssport hingegen bergen mehr Gefahren als Vorteile in sich. Insbesondere Sportarten, die mit Sprüngen, mit stauchenden, schnellen oder ruckartigen Bewegungen sowie starker Beanspruchung der Bauchmuskulatur und/oder des Beckenbodens verbunden sind, sollten streng vermieden werden. Diese Sportarten (z.B. Reiten oder Trampolinspringen) sind gegen Ausdauersportarten auszutauschen. Sportlerinnen weisen keine höhere Morbidität in der Schwangerschaft oder unter der Geburt auf. Im Gegenteil, bei wenig verlängerter Eröffnungsperiode ist die Austreibungsperiode deutlich verkürzt (Hommel 1991).

Auch Skilaufen ist vom 4. bis 7. Monat durchaus erlaubt. Voraussetzungen sind Routine und gute Schneeverhältnisse. Skilanglauf ist dem Abfahrtslauf vorzuziehen. Nicht unbedenklich ist jedoch die Überwindung großer Höhendifferenzen in kurzer Zeit (schneller pO_2-Abfall im Blut; pO_2 = Sauerstoffpartialdruck). Mittlere Höhenlagen von über 2200 m sollen nicht überschritten werden.

Für **Reisen** ist der 5. bis 7. Schwangerschaftsmonat (Stadium der Toleranz) günstig. In dieser Zeit fühlt sich die werdende Mutter meist wohl, die Anpassungsstörungen sind überwunden. Eine längere Autofahrt soll durch Pausen, etwa alle zwei Stunden, unterbrochen werden. Bei Autofahrten ist auf das richtige Anlegen des Sicherheitsgurtes zu achten. Der querverlaufende Gurtteil muß über dem knöchernen Becken, nicht über dem Bauch angelegt werden. Von mehrtägigen Autoreisen ist abzuraten, die Bahn ist hierfür besser geeignet. Flugreisen sind in der Regel unbedenklich. Lediglich starke Raucherinnen sollten davon absehen; die bei ihnen vorliegende arterielle Minderversorgung könnte zusammen mit dem beim Fliegen in großen Höhen verringerten Sauerstoffpartialdruck zu einer gefährlichen plazentaren Minderversorgung des Kindes führen. Bei Thromboseneigung sollte auf längere Flugreisen verzichtet werden, da das lange Sitzen Ödeme und Thrombosen begünstigt (sogenanntes Economy class syndrome). Vor Antritt der Flugreise sollte der Zervixbefund geprüft werden. Viele Fluggesellschaften verlangen auch ein ärztliches Unbedenklichkeitszeugnis. Jenseits der 36. Schwangerschaftswoche sollte man nicht mehr fliegen, die meisten Fluggesellschaften lassen Schwangere dann auch wegen des Risikos einer verfrühten Geburt nicht mehr an Bord. Der Rückflug von einem Urlaubsort muß also vor dieser Schwangerschaftswoche geplant werden.

Reisen in andere Klimazonen sollten nur bei absoluter Notwendigkeit unternommen werden. Hier sind Impfungen notwendig, die in der Schwangerschaft zum Teil kontraindiziert sind. Außerdem bestehen Risiken wie z.B. Magen-Darm-Infektionen. Bei allen Reisen soll die Schwangere stets ihren Mutterpaß bei sich führen.

Sexualität in der Schwangerschaft

Trotz der Tatsache, daß während des Orgasmus Uteruskontraktionen auftreten und im Sperma Prostaglandine enthalten sind, besteht kein Grund, auf Geschlechtsverkehr zu verzichten. Lediglich bei Neigung zu Fehlgeburten, drohender Frühgeburt, Zervixinsuffizienz und *Placenta praevia* sollten keine Kohabitationen stattfinden. Werden nach dem Verkehr Bauchschmerzen oder geringe Blutungen (Kontaktblutungen) beobachtet, so ist Vorsicht geboten. Bei Neigung zu vorzeitiger Wehentätigkeit ist die Verwendung von Kondomen (Schutz vor den Prostaglandinen des Spermas) anzuraten.

Typische Schwangerschaftsbeschwerden

Die Umstellung des Organismus zu Beginn der Schwangerschaft, die vermehrte Belastung von Stoffwechsel, Kreislauf, Bewegungs- und Stützapparat besonders im letzten Drittel, führen zu einer Reihe von Beschwerden. Hiervon bleibt auch die gesunde Schwangere mit natürlicher Lebensführung nicht verschont.

> Der Schwangerschaftsverlauf kann in drei Stadien unterteilt werden:
> - Das Stadium der **Anpassung** umfaßt die ersten 4 Schwangerschaftsmonate. Die typischen Beschwerden dieser Zeit sind Übelkeit, morgendliches Erbrechen, Abneigung gegen bestimmte Speisen und Gerüche, Schwindel, Obstipation.
> - Diesem Stadium folgt im 5. bis 7. Monat das Stadium der **Toleranz** (Wohlbefinden). Der Organismus hat sich der Schwangerschaft angepaßt, die Schwangere fühlt sich meist wohl.
> - Dieses Stadium wird abgelöst vom Stadium der **Belastung** in den letzten drei Schwangerschaftsmonaten. Durch die Größenzunahme des Uterus und die Auflockerung des Gewebes kommt es zu statischen Beschwerden. Auch Sodbrennen, Völlegefühl und Schlafstörungen können zu den Unannehmlichkeiten dieses Stadiums gehören.

Der **Appetit** auf Ungewohntes, insbesondere auf saure Speisen, ist in den ersten Schwangerschaftswochen normal. Übergroßer Appetit kann ebenso auftreten und damit die Neigung zu Übergewicht. Kalorienreiche Nahrungsmittel sind dann zu meiden (s.S. 166f). Gelegentlich klagen Frauen über Störungen des Geschmacks- und Geruchsempfindens.

Morgendliche **Übelkeit** und gelegentliches Erbrechen sind oft das erste Zeichen einer Schwangerschaft und eine häufige Begleiterscheinung der ersten 3 bis 4 Monate. Die Ursache könnte eine Störung in der Anpassung des Stoffwechsels an die Mehrbelastung des mütterlichen Organismus sein. Auch die niedrigere Reizschwelle des Brechzentrums durch die schwangerschaftsbedingte Hormonumstellung kommt dafür in Frage. Doch sind die Ursachen letztendlich noch nicht restlos geklärt.

Medikamentöse Therapien sind im allgemeinen ohne große Wirkung. Eine kleine Mahlzeit noch vor dem Aufstehen ist jedoch oft recht effektiv. Weitere Maßnahmen sind häufige kleine Mahlzeiten, kalte Milch, Ruhe und Schonung sowie die Vermeidung von raschem Lagerungswechsel. Bei häufigem Erbrechen ist auf eine ausreichende Flüssigkeitsaufnahme zu achten. Die Beschwerden müssen jedoch von der *Hyperemesis gravidarum*, dem unstillbaren Erbrechen, das in jedem Fall therapiebedürftig ist, abgegrenzt werden.

Die Schwangerschafts**obstipation** ist wahrscheinlich auf die gestagenbedingte Herabsetzung des Tonus der glatten Darmmuskulatur zurückzuführen. Die beste Prophylaxe ist eine schlackenreiche Ernährung, reichliches Trinken und regelmäßige körperliche Bewegung. Andere hilfreiche Maßnahmen sind ein Glas lauwarmes Wasser auf nüchternen Magen oder über Nacht eingeweichtes Trockenobst. Den gewünschten Erfolg bringt auch jeweils 1 Eßlöffel ungeschroteter Leinsamen und Weizenkleie, mit reichlich Flüssigkeit eingenommen. Abführmittel sollen nur sehr sparsam und in Form von Quellsubstanzen eingenommen werden. Zu vermeiden sind Teigwaren, Mehlspeisen, ein Überangebot von Fleisch und Eiern sowie starker schwarzer Tee.

Auch das Auftreten von **Fluor** und die Entstehung von **Ödemen** oder **Varizen** sind häufige Beschwerden während der Schwangerschaft (Fluor s.S. 122, Ödeme und Varizen s.S. 154).

Die wahrscheinlich gestagenbedingte Verminderung des Gefäßtonus führt auch zur Bildung von **Hämorrhoiden**. Bei gleichzeitiger Obstipation verschlimmern sich die Beschwerden erheblich, deshalb ist auf regelmäßige Stuhlentleerung zu achten. Bei schmerzhaften Hämorrhoiden bringen kurzzeitige Eis- und Hamameliskompressen Linderung, ebenso stehen abschwellende Suppositorien zur Verfügung.

Operative Maßnahmen sind meist nicht erforderlich. Bei großen, schmerzhaften Hämorrhoiden in der Schwangerschaft und im Wochenbett versucht man mit einem Salbenfinger, die gestauten Gefäße vorsichtig zu reponieren.

Die Ursache von **Kreuzschmerzen** liegt meist in der schwangerschaftsbedingten Auflockerung des Bandapparates der Wirbelsäule und des Beckens. In der zweiten Schwangerschaftshälfte werden die Beschwerden durch die veränderte Statik verstärkt. Hier helfen oft schon eine korrekte Körperhaltung sowie das Tragen von flachen, fußgerechten Schuhen. Entspannungsübungen und eine spezielle Wirbelsäulengymnastik sind meist erfolgreicher als Massagen oder Packungen.

Druckschmerzen im Bereich der **Symphyse** haben die gleiche Ursache wie Kreuzschmerzen. Gelegentlich können sie mit Gehbeschwerden einhergehen. Die Substitution von Kalzium kann die Beschwerden bessern. In besonders schweren Fällen mag das Tragen eines Spezialmieders angezeigt sein.

Ziehende, stechende oder krampfartige **Schmerzen, ein- oder beidseitig im Bereich der Leisten**, sind Folge der Spannung der Ligamenta rotunda. Sie treten meist im zweiten Schwangerschaftsdrittel auf und können bis zum Ende anhalten. Sie sind bedeutungslos. Eine Therapie ist nicht möglich.

In der zweiten Schwangerschaftshälfte klagen viele Frauen über nächtliche **Wadenkrämpfe**. Ursache ist Magnesium- und Kalziummangel. Während des Krampfes helfen Massagen mit Roßkastanienextrakt sowie die Dehnung der Wadenmuskulatur durch Streckung des Kniegelenkes bei gleichzeitiger Beugung des Fußes.

Sodbrennen beruht auf einer Hypotonie der glatten Muskulatur des Magens und des Ösophagus. Es kommt zum Reflux von saurem Mageninhalt in die Speiseröhre. Damit verbunden ist oft das Gefühl von Spannung, Völle und Übelkeit. Die Beschwerden nehmen im Lauf der Schwangerschaft zu. Besserung bringen häufige kleine Mahlzeiten statt weniger großer und Oberkörperhochlagerung beim Schlafen oder Ruhen. Arbeiten, die mit Bücken verbunden sind, sind zu vermeiden. Als Hausmittel hat sich ein halber Teelöffel mittelscharfer Senf oder langsames Kauen von einigen Haselnüssen bewährt. Die Schwangere soll auf saure Speisen und Getränke sowie auf Bohnenkaffee möglichst verzichten.

Impfungen in der Schwangerschaft

Die aktive Immunisierung, d.h. die Impfung mit abgeschwächten Lebend- oder Totimpfstoffen ist in der Schwangerschaft in der Regel kontraindiziert. Die **passive Immunisierung** mit Antikörpern in Form von Immunglobulinen ist in jedem Stadium erlaubt. Der Schutz bleibt jedoch nur wenige Tage bis einige Wochen erhalten. Grundsätzlich sollte in der Schwangerschaft nur dann geimpft werden, wenn es sich um eine unausweichliche Indikation handelt. Tabelle 4.4 gibt einen Überblick.

Tab. 4.4 Schutzimpfungen in der Schwangerschaft: + = unbedenklich; (+) = bei Reisen in Endemiegebiete oder Kontakt; - = keine Impfung bei Graviden; [ ] = Impfstoff in Entwicklung. (Aus: Schmidt-Matthiesen H, Hepp H. Gynäkologie und Geburtshilfe. 9. Aufl. Stuttgart, New York: Schattauer 1998)

	Schwangerschaftsmonat		
	I-III	IV-VIII	IX-X
Lebendimpfstoffe			
Poliomyelitis	+	+	-
Masern	-	-	-
Mumps	-	-	-
Röteln	-	-	-
Varizellen	-	-	-
Gelbfieber	(+)	(+)	(+)
[Zytomegalie, Herpes simplex, Hepatitis A]	-	-	-
Tot-Subunit-Impfstoffe oder Toxoide			
Poliomyelitis (Salk)	+	+	+
Influenza	+	+	+
Tollwut	(+)	(+)	(+)
Hepatitis B [Hepatitis A]	+	+	+
[Zytomegalie, Herpes simplex]	(+)	(+)	(+)
Zeckenenzephalitis (FSME)	(+)	(+)	(+)
Tetanus	+	+	+
Diphtherie	(+)	(+)	(+)
Typhus (oral)	(+)	(+)	(+)
Cholera	(+)	(+)	(+)
Meningokokken A+C	(+)	(+)	(+)

Medikamente in der Schwangerschaft

Obwohl nur bei relativ wenigen Medikamenten eindeutig belegt ist, daß sie schädigende Auswirkungen auf das Kind haben, sollte die Einnahme von Medikamenten in der Schwangerschaft nur nach ärztlicher Anweisung erfolgen. Die empfindlichste Zeit für Störungen der Organsysteme ist die 3. bis 12. Woche nach der Befruchtung. Der Embryo kann absterben oder Mißbildungen davontragen (s. auch Kap. 4.1 Physiologische Entwicklung der Schwangerschaft, S. 88). Tabelle 4.5 gibt einen Überblick über Medikamenteninhaltsstoffe, von denen eine schädigende Wirkung bekannt ist.

Kurz vor der Entbindung besteht eine andere Gefahr für das Kind: Losgelöst vom mütterlichen Stoffwechsel sind seine noch nicht vollständig ausgereiften Organe nicht in der Lage, Arzneistoffe ausreichend abzubauen. Nimmt die Schwangere z.B. ein Schlafmittel ein, so können Apathie und Atemschwäche beim Kind die Folge sein.

Tab. 4.5 Risikohaltige Substanzen beziehungsweise Medikamente. (Aus: Schmidt-Matthiesen H, Hepp H. Gynäkologie und Geburtshilfe. 9. Aufl. Stuttgart, New York: Schattauer 1998)

1. **Embryotoxische, teils teratogene Substanzen:**
   Gifte (Pb, Cd, Hg u.a.)
   Zytostatika, Folsäureantagonisten
   Vitamin A hochdosiert; Vitamin-A-Retinoide
   Lithium
   Alkohol (Alkohol-Embryopathie)
   Thalidomid (Thalidomid-Embryopathie)
   Antikonvulsiva, Antiepileptika, dosisabhängig (?)
   (Hydantoin-Embryopathie)
   Cumarinderivate (Warfarin-Embryopathie)
   Stilboestrol (Stilboestrol-Embryopathie; später Vaginalkarzinomrisiko)
   Chinin in höherer Dosis
   Androgene und Antiandrogene
   Codein (Anom. Respirationstrakt?)
   Phenothiazine (Herzmißbildungen?)
   Diphenhydraminhaltige Antihistaminika (orale Spaltbildungen?)
   Meprobamat u.a. Psychopharmaka (z.T.) (Herzmißbildungen?)
   Streptomycin
   Tetracyclin
   Antimykotika systemisch
   Kanamycin
   Polymycin   Schaden denkbar,
   Gentamycin   möglichst meiden
   Chloramphenicol?
   Metronidazol und Derivate
   Nikotin
   Thyreostatika
   orale Antidiabetika
   LSD, Heroin, Marihuana?

2. **Fetotoxische Medikamente:**
   Gifte
   Zytostatika. Folsäureantagonisten?
   Chinin in höherer Dosis
   Cumarinderivate
   Nikotin
   Alkohol (bei Abusus)
   LSD, Heroin, Marihuana? (Entzugssymptome p.p.)
   Sedativa, Psychopharmaka, Phenothiazine
   Phenazetine
   Salicylate u.a. Prostaglandin-Synthesehemmer in höherer Dosierung
   β-Blocker (Propanolon, Hexamethoniumbromid)
   Theophyllin (?)
   Thyreostatika
   Chloramphenicol (Grey-Syndrom)
   Streptomycin (Innenohrschädigung)
   Tetrakykline (Wachstumshemmung, Zahnverfärbung)
   Kanamycin
   Gentamycin
   Antimykotika systemisch
   Sulfonamide (Ikterus)

3. **Eventuell wehenanregende Medikamente:**
   Drastische Abführmittel (?)
   Ergotaminhaltige Präparate in hoher Dosis (?)
   (die meisten "Migräne-Mittel")

4. **Sub partu zu vermeidende Medikamente:**
   Unter der Geburt beziehungsweise schon in den vorhergehenden Tagen ist die Gabe von Reserpin, trizyklischen Antidepressiva, Neuroleptika, Diazepam sowie atemdepressorischen Medikamenten (Opiate, Dolantin) zu vermeiden beziehungsweise bei respiratorischer Depression durch Naloxon zu antagonisieren.

Röntgenstrahlen

Auf Röntgendiagnostik sollte, vor allem in der Frühschwangerschaft, möglichst verzichtet werden. Ist sie unumgänglich, sollte wenn möglich ein doppelter Bleischutz getragen werden.

Mutterschutzgesetz

Seit 1878 gibt es in Deutschland gesetzliche Regelungen zum Mutterschutz. Das heutige Mutterschutzgesetz gilt für alle schwangeren und stillenden Frauen, die in einem Arbeitsverhältnis stehen, sowie für Heimarbeiterinnen. Es enthält Vorschriften, an die sich der Arbeitgeber halten muß. Verstößt er gegen diese Vorschriften, so muß er mit Geldstrafe oder, in schlimmen Fällen, mit Freiheitsstrafe bis zu einem Jahr rechnen.

Der Arbeitgeber muß z.B. bei Frauen, die ständig stehen, für Sitzgelegenheiten sorgen. Er muß Schwangeren, die ständig sitzen, die Gelegenheit zur Unterbrechung ihrer Arbeit geben. In der **Arbeitsstättenverordnung** ist zusätzlich geregelt, daß für werdende und stillende Mütter Liegeräume einzurichten sind.

Schwangere dürfen nicht mit Arbeiten beschäftigt werden, die nach einer ärztlichen Bescheinigung ihre Gesundheit oder die des Kindes gefährden. Dies gilt insbesondere für schwere körperliche Arbeiten, z.B. dürfen nicht regelmäßig Lasten über 5 kg gehoben werden. Ständige körperliche Zwangshaltungen, Arbeiten im Lärmbereich und Arbeiten, die mit einer erhöhten Unfallgefahr verbunden sind, dürfen nicht durchgeführt werden. Außerdem dürfen Schwangere keine Akkord- oder Fließbandarbeiten verrichten. In der **Gefahrstoffverordnung** ist darüber hinaus geregelt, daß Schwangere und Stillende nicht mit giftigen, krebserregenden, fruchtschädigenden und erbgutverändernden Arbeitsstoffen sowie mit Krankheitskeimen umgehen dürfen.

Zu den Untersuchungen im Zusammenhang mit der Schwangerschaft kann die Schwangere während der Arbeitszeit gehen. Nach der Entbindung darf die Wöchnerin acht Wochen lang nicht beschäftigt werden. Bei Früh- oder Mehrlingsgeburten verlängert sich diese Frist auf zwölf Wochen. Stillenden ist täglich zweimal eine halbe oder einmal eine Stunde ohne Verdienstausfall freizugeben. Nacht- und Sonntagsarbeit sind verboten. Von dieser Regelung gibt es allerdings viele Ausnahmen, z.B. für Krankenschwestern oder Frauen im Gaststättengewerbe.

Während der Schwangerschaft besteht ein **Kündigungsverbot**, wenn der Arbeitgeber von der Schwangerschaft weiß. Er muß die Kündigung zurücknehmen, wenn er innerhalb der nachfolgenden zwei Wochen von der Schwangerschaft erfährt. Im Haushalt beschäftigten Frauen darf nach Ablauf des fünften Schwangerschaftsmonats gekündigt werden. Sie erhalten dann von der Krankenkasse eine Sonderunterstützung. Außerdem sind im Mutterschutzgesetz noch das Mutterschaftsgeld und sonstige Leistungen, wie z.B. das Recht auf eine Haushaltshilfe, geregelt (vgl. auch Kap. 6.3 Häusliches Wochenbett, S. 369).

Der Arbeitgeber muß sich an das Mutterschutzgesetz halten. Er kann dies jedoch nur, wenn er von der Schwangerschaft weiß. Deshalb soll ihm die Schwangere die Schwangerschaft und den voraussichtlichen Geburtstermin mitteilen. Der Arbeitgeber kann hierzu eine Bescheinigung von einem Arzt oder einer Hebamme verlangen. Die Kosten dieser Bescheinigung muß er tragen.

In Zweifelsfällen und dann, wenn auf seiten der Schwangeren der Verdacht besteht, daß die Arbeit oder die dort vorhandenen Arbeitsstoffe ihr oder dem werdenden Kind schaden, kann sie sich an die Mutterschutzbeauftragte der Gewerbeaufsichtsämter wenden. Hier wird sie beraten und der Arbeitsplatz eventuell überprüft.

Hebammen sollten genau über das Mutterschutzgesetz Bescheid wissen. Es kann bei den **Gewerbeaufsichtsämtern** angefordert werden.

Möglichkeiten der finanziellen Unterstützung, versicherungsrechtliche Fragen

Nicht jede Schwangere lebt in einem sozialen Umfeld, das ein sorgenfreies Erleben der Schwangerschaft möglich macht. Verschiedene Leistungen und Hilfen sind gesetzlich geregelt. Staat und Kirchen verfügen über Einrichtungen, bei denen sich schwangere Frauen Rat holen können.

Vor der Geburt sollte abgeklärt werden, wie das Kind krankenversichert wird. Dies gilt vor allem für Frauen, die privat versichert sind.

Literatur

Berg D. Schwangerschaftsberatung und Perinatologie. 3. Aufl. Stuttgart, New York: Thieme 1988.

Bergsjo P, Denman DW, Hoffmann HJ, et al. Duration of human singleton pregnancy. A population based study. Acta Obstet Gynecol Scand 1990; 69: 197-207.

Friedberg V, Brockerhoff P. Geburtshilfe. Ein kurzgefaßtes Lehrbuch. 3. Aufl. Stuttgart, New York: Thieme 1990.

Hommel H, Hommel E. Sportliche Aktivitäten in der Schwangerschaft - Vorteile und potentielle Risiken. Hebamme 1991; 3: 101-4.

Kleinebrecht J, Fränz J, Windorfer A. Arzneimittel in der Schwangerschaft und Stillzeit. 4. Aufl. Stuttgart: Wissenschaftliche Verlagsgesellschaft 1995.

Knörr K. Geburtshilfe und Gynäkologie: Physiologie und Pathologie der Reproduktion. 3. Aufl. Berlin, Heidelberg, New York, London, Paris, Tokyo, Hong-Kong: Springer 1989.

Korporal J, Holthaus E. Außerklinische Geburtshilfe in Hessen. Wie modern ist Hebammengeburtshilfe. Bd 2. Hamburg: E.B. Verlag 1997.

Lumley J, Astbury J. Advice for pregnancy. In: A Guide to Effective Care in Pregnancy and Childbirth. 1st ed. Oxford, New York, Tokyo, Toronto: Oxford University Press 1990; 16-20.

Majewski F. Einfluß von Alkohol, Tabakrauch und Sedativa auf die Schwangerschaft. Gynäkologe 1991; 24: 349-57.

Renk M. Arzneimittel während der Schwangerschaft. Hebamme 1989; 4: 149-53.

Retzke U, Kindt J. Der Symphysen-Fundus-Abstand - Meßtechnik - Meßwerte in der normalen und gestörten Schwangerschaft - diagnostischer Stellenwert heute. Die Hebamme 1990; 4: 127-32.

Schmidt-Matthiesen H, Hepp H. Gynäkologie und Geburtshilfe. 9. Aufl. Stuttgart, New York: Schattauer 1998; 187-204.

Stadelmann J. Die Hebammen-Sprechstunde. 8. Aufl. Kempten: Eigenverlag 1998.

Thomson V. Antenatal Care in Myles, Textbook for Midwives. 12. Aufl. Edinburgh, London, Melbourne, New York: Churchill Livingstone 1993; 123-48.

Tucker JS, Hall MH, Howie PW, Reid ME, Barbour RS, Florey C, McIlwaine GM. Should obstetricians see women with normal pregnancies? A multicentre vandomised controlled trial of routine antenatal care by general practitioners and midwives compared with shared care led by obstetricians. BMJ 1996; 312: 554-9.

Wall de S, Glaubitz M. Schwangerenvorsorge. Stuttgart: Enke 1997.

WHO. Wenn ein Kind unterwegs ist ... Bericht über eine Studie zur perinatalen Versorgung im europäischen Vergleich. WHO-Regionalbüro für Europa, Kopenhagen 1987.

4.4
Geburtsvorbereitung
Andrea Wehling, Karin Brenner

> "Hebamme sein bedeutet, sich auf eine enge und intime Beziehung einzulassen, die häufig nur während der Schwangerschaft, Geburt und Wochenbett besteht. Diese Beziehung hat jedoch über Jahrhunderte hinweg auf das Selbstbild der Frauen gewirkt, auf ihr Vertrauen in ihre Fähigkeiten und auf ihr Selbstwertgefühl" (Flint 1986).

Mit einer Schwangerschaft kündigt sich eine große Veränderung im Leben eines Paares an. Da Kleinfamilien bei uns die Norm sind und die Geburtshilfe hospitalisiert ist, haben die meisten Frauen und Männer nur wenig praktische und alltägliche Erfahrungen, was mit der Schwangerschaft und der Geburt auf sie zukommt. Gebären und Kindererziehung gehören nicht mehr zur alltäglichen Erlebniswelt junger Paare, die ein Kind erwarten. Durch einen hohen technischen Standard in der Schwangerenvorsorge und Geburtshilfe ist bei vielen Frauen das Wissen über ihre Fähigkeit ein Kind aktiv zu gebären, verloren gegangen. Sie zweifeln an ihren Fähigkeiten und durch den Einsatz von technischen Geräten wie Ultraschall und CTG in der pränatalen Diagnostik trauen die Frauen ihrem Körper und Gefühl nicht oder nur unzureichend. Sie benötigen sogenannte objektive Parameter, um sich sicher zu fühlen. Die Angst vor dem nicht greifbaren und nicht beherrschbaren Geschehen der Geburt sowie der hohe Leistungsanspruch, alles perfekt und richtig zu machen, verstärken die Angst vor der Geburt und der darauf folgenden Zeit. Die Geburtsvorbereitung bietet die Möglichkeit, Frauen und ihren Partnern den eigenen, individuellen Weg finden zu lassen und sie darin zu bestärken, ihn zu gehen. Die Geburtsvorbereitung ermöglicht, daß Frauen und auch Paare ihren Körper besser kennenlernen und ihrem Gefühl und Gespür wieder trauen. Gezielte Informationen zu den normalen Abläufen in der Schwangerschaft, bei der Geburt und in der Zeit danach können den Paaren helfen, sich intensiv und vertrauensvoll auf das Geschehen einzustellen und einzulassen.

Methodische Ansätze in der Geburtsvorbereitung
Read-Methode

Grantly Dick Read (1890-1959), ein englischer Geburtshelfer, war der erste, der sich Gedanken über eine nichtmedikamentöse Schmerzerleichterung unter der Geburt machte. 1950 erschien sein Buch "Childbirth without Fear" unter dem Titel "Mutterwerden ohne Schmerz" in Deutschland. Seine Vorgehensweise war empirisch-intuitiv geprägt. Durch aufmerksame Beobachtungen der Gebärenden stellte er bald fest, daß es einen Zusammenhang zwischen Angst, Anspannung und Intensität des Schmerzes gibt. Angst erzeugt Spannung, und durch die erhöhte Spannung verstärkt sich der Schmerz. Read ging davon aus, daß jede seelische Anspannung der Frau sich auf das Gesamtbefinden und -verhalten der Frau unter der Geburt auswirkt, und diese störenden Faktoren das Schmerzempfinden und -erleben negativ beeinflussen. Er beobachtete, daß durch entsprechendes tiefes Atmen der Mutter sich die Zervix schneller eröffnet und die Frauen leichter gebären. Um den Verlauf des **Angst-Spannung-Schmerz-Kreises** zu durchbrechen, mußten bestimmte Bedingungen in der Schwangerschaft verbessert beziehungsweise neu geschaffen werden:

- Aufklärung über Veränderungen und Vorgänge während Schwangerschaft und Geburt
- körperliche Übungen zur Förderung der Beweglichkeit
- Entspannungsübungen
- bewußtes Atmen, Atemtechnik
- psychologisch-emphatische Begleitung während der Geburt

Lamaze-Methode

Ferdinand Lamaze entwickelte 1952 nach einem Aufenthalt in der Sowjetunion die psychoprophylaktische Methode (PPM), die bereits 1936 von dem russischen Geburtshelfer Nikolajew vorgestellt wurde. Bei dieser Methode geht es um die Ablenkung vom Geburtsgeschehen, mit dem Ziel, eine weniger schmerzhafte Geburt zu ermöglichen. Die Frauen müssen in der Schwangerschaft ein bestimmtes Trainingsprogramm absolvieren, um eine Konditionierung auf bestimmte Reize zu erreichen. Die **Konditionierung** basiert auf der Pawlowschen Lehre, nach deren Vorstellung das Lernen und jede Art von Erfahrung auf der Bahnung von bedingten Reflexen beruht. Die Geburt verläuft nach dieser Theorie nach einem bestimmten Schema; zu jeder Geburtsphase gibt es eine entsprechende Atmung. Lamaze hat in seiner Klinik in der Nähe von Paris nur Frauen entbunden, die von ihm oder seinem Team trainiert waren. Diese Methode hat in den 70er bis 80er Jahren in Deutschland Einzug gehalten und kam bei intellektuellen Frauen vorerst sehr gut an. Allerdings funktionierte die Ablenkung manchmal nicht, da die Frauen vom Geburtsschmerz so überwältigt waren, daß sie "außer sich gerieten". Der Eigendynamik einer Geburt wurde nur ungenügend Rechnung getragen.

Leboyer-Methode

Frédérick Leboyer (geb. 1918), ebenfalls ein französischer Geburtshelfer, stellte als erster das **Kind in den Mittelpunkt** des Geburtsgeschehens. 1974 erschien sein Buch "Der sanfte Weg ins Licht", in dem er die These aufstellte, daß ein Säugling die Geburt als schmerzhaft und gewalttätig empfindet und deshalb das Klima, in welches das Kind hineingeboren wird, so liebevoll wie möglich gestaltet werden soll. Leboyer ging es nicht um die Entwicklung einer Methode zur Geburtsvorbereitung, sondern darum, dem Kind gegenüber eine menschliche Haltung (anstelle von lieblosen, routinemäßigen Handlungen) einzunehmen. Der Wechsel vom intrauterinen Dasein in die Welt außerhalb der Gebärmutter sollte so angenehm wie möglich gestaltet werden. Das bedeutet für die Geburtsleitung eine einfühlsame, beruhigende und harmonische Betreuung der Gebärenden. Eine ruhige Atmosphäre, gedämpftes Licht und angenehme Wärme sollen dem Säugling helfen, sich an die Außenbedingungen anzupassen. Sein Organismus muß sich an die Schwerkraft, Atmung, Luft, direkte Berührung und lautere Geräusche gewöhnen. Durch die Förderung des engen Mutter-Kind-Kontaktes nach der Geburt, das Kind wurde auf den Bauch der Mutter gelegt, hatten die Kinder eindeutig einen ruhigeren und harmonischeren Start. Leboyer bewies, daß sie weniger schrien und ruhiger waren. Michael Odent war von den Gedanken Leboyers beeindruckt und setzte sie in seiner Klinik in die Praxis um. Damit begann langsam ein Umdenkprozeß in der Geburtshilfe.

Psychosexuelle Geburtsvorbereitung nach Sheila Kitzinger

Sheila Kitzinger (geb. 1929), englische Sozialanthropologin, Soziologin und Geburtsvorbereiterin, stellte in den 70er Jahren die sogenannte "normale Lebenskrise", die werdende Eltern durchleben, in den Mittelpunkt. Ein Schwerpunkt ihrer Arbeit war es, den **werdenden Vater stärker miteinzubeziehen**. Er soll die Frau in der Schwangerschaft, während der Geburt und im täglichen Umgang mit dem Kind unterstützen. Wichtig war es, Möglichkeiten aufzuzeigen, die die neuen emotionalen und sozialen Belastungen bewältigbar machen. Sie unterstützte das Selbstvertrauen der Frauen in ihre Fähigkeiten zu gebären, indem sie viel Information über den Ablauf der Geburt gab, aber auch die Zeit danach nicht aus dem Blick verlor. Sie versuchte gegen den Trend der Technisierung und Medikalisierung in der Geburtshilfe zu arbeiten, indem sie Schwangerschaft und Geburt wieder als ein natürliches Geschehen in den Mittelpunkt rückte. Ihre Bücher sind praktisch ausgelegt, die Übungen sind problemlos in den Alltag einzubinden.

Menne-Heller-Methode

Ruth Menne (1913-1986) griff schon frühzeitig die Ansätze von Read und Leboyer auf. Als freiberufliche Krankengymnastin begann sie 1953 mit einigen Frauen die Arbeit in der Geburtsvorbereitung. Ihre Arbeit wurde durch die Lösungs- und Atemtherapie nach Alice Schaarschuch, die Eutonielehre nach Gerda Alexander und die konzentrative Bewegungstherapie nach Elsa Gindler beeinflußt. Sie entwickelte im Laufe der Zeit einen immer stärker werdenden **ganzheitlichen Ansatz** in der Geburtsvorbereitung.

Angela Heller (geb. 1937), Physiotherapeutin, führte diese Arbeit in der Geburtsvorbereitung und Weiterbildung für Hebammen und Krankengymnasten weiter.

Kernpunkte der Arbeit sind:
- vorhandene, ursprüngliche und unverbildete Verhaltensweisen für das Gebären durch das Bahnen funktionell richtiger Bewegungsmuster wiederfinden und damit das Gebären erleichtern ("Gebärcode wachklopfen")
- Verständnis für den eigenen Körper und seine Veränderungen während der Schwangerschaft und der Geburt bekommen und verstehen lernen, und das Kind als Teil davon miteinbeziehen ("vom Ich zum Wir kommen")
- durch das Heranführen an vertikale Gebärpositionen wird das Gebären von einem passiven zu einem aktiven Geschehen verändert
- Hilfen und Möglichkeiten anbieten und entwickeln, um mit dem Geburtsschmerz aktiv umzugehen und diesen als eine Lebenserfahrung anzunehmen
- die Eigendynamik der Geburt akzeptieren, und falls es nicht möglich ist, aus eigener Kraft zu gebären, die möglicherweise notwendigen Änderungen im Geburtsgeschehen nicht als persönliches Versagen anzusehen
- die psychischen und sozialen Veränderungen während der Schwangerschaft, der Geburt und der Zeit danach im Blick haben und besprechen, da diese einen großen Einfluß auf das Befinden der Frau haben

Bei der Geburtsvorbereitung ist es wichtig, ein Angebot mit vielen Möglichkeiten und Wegen aufzuzeigen, damit jede Frau beziehungsweise jedes Paar den eigenen Weg finden und gehen kann.

In der heutigen Geburtsvorbereitung von Hebammen fließen die Ansätze von Menne und Heller, Sheila Kitzinger und Frédérick Leboyer stark ein.

Organisatorische Voraussetzungen für einen Geburtsvorbereitungskurs in der Gruppe

Kursleiterin

Geburtsvorbereitung ist eine verantwortungsvolle Tätigkeit innerhalb der Hebammenarbeit. Die Anforderungen, die an eine Kursleiterin gestellt werden, sind unterschiedlichster Art. Gutes geburtshilfliches Fachwissen ist Voraussetzung. Das Wissen über gruppendynamische Vorgänge, wie sie entstehen, ablaufen und beeinflußt werden, kann sehr hilfreich sein. Etwas Erfahrung in Gesprächsführung hilft, die Kursstunde nach den eigenen Vorstellung zu gestalten und in schwierigen Situationen angemessen zu reagieren. Die Fähigkeit, theoretische Inhalte leicht verständlich und mit einer bildhaften Sprache zu erklären, erleichtert die Arbeit. Wichtige Voraussetzungen sind ein gutes eigenes Körpergefühl sowie Sensibilität, Einfühlungsvermögen und eine gute Beobachtungsgabe. In Fortbildungskursen kann die Hebamme unterschiedliche Konzepte kennenlernen und ihr eigenes entwickeln. Zusätzliche Erfahrungen in körperorientierten Methoden wie Yoga, Feldenkrais-Arbeit, Atemarbeit, Eutonie, autogenes Training, haptonomischer Arbeit und anderen schaffen einen soliden Boden für eine kompetente Geburtsvorbereitung. Arbeitet die Hebamme auch noch in anderen Bereichen, zum Beispiel in der Geburtshilfe oder Wochenbettbetreuung, können aktuelle Erfahrungen in die Kurse hineingetragen werden. Dies gestaltet die Stunden lebhaft und praxisnah.

Geburtsvorbereitungsraum

Geeignet ist ein Raum von ungefähr 30 Quadratmetern. In zu kleinen Räumen haben die Frauen (Paare) nicht genügend Raum für sich, in zu großen Räumen kann sich die Gruppe verloren fühlen, es fehlt die Behaglichkeit, die für die Arbeit mit dem Körper notwendig ist. Es sollten mindestens zwei Quadratmeter Fläche pro Person vorhanden sein. Der Raum muß gut belüftbar und gut beheizbar sein. Die Raumbeleuchtung sollte variabel sein, mehrere Steh- oder Wandlampen und ein Dimmer schaffen eine wohlige Atmosphäre. Die Toilette sollte in unmittelbarer Nähe zum Gruppenraum sein. Bilder, Pflanzen und Duftlampen können dem Raum eine Atmosphäre geben, die zur Körperarbeit und Entspannung einlädt (s. Abb. 4.58). Die Möglichkeit Tee zu kochen ist eine optimale Vervollständigung des Vorbereitungsraumes.

An **Ausstattung** sollen für die Schwangere und ihren Partner Bodenmatten, große und kleine Lagerungskissen (Stillkissen), kleine Kissen (40x40 cm), Keilkissen (40x40x10-1cm) und Pezzibälle in verschiedenen Größen vorhanden sein. Handtücher, Felle oder Decken können von den Teilnehmerinnen selbst mitgebracht werden. Als Arbeitsmaterialien sind Kirschkernsäckchen, Rundhölzer, Tennis- und Noppenbälle sinnvoll. Zur Demonstration eignen sich ein Beckenmodell mit Puppe, eine "gestrickte" Gebärmutter, ein Plazentamodell mit Eihäuten, verschiedene Plakate, der Geburtsatlas, Bücher, Dias und Videos. Ein Gebärhocker, ein Knotentuch zum Demonstrieren und Üben können wie die oben genannten Medien viele Vorgänge und Ereignisse veranschaulichen.

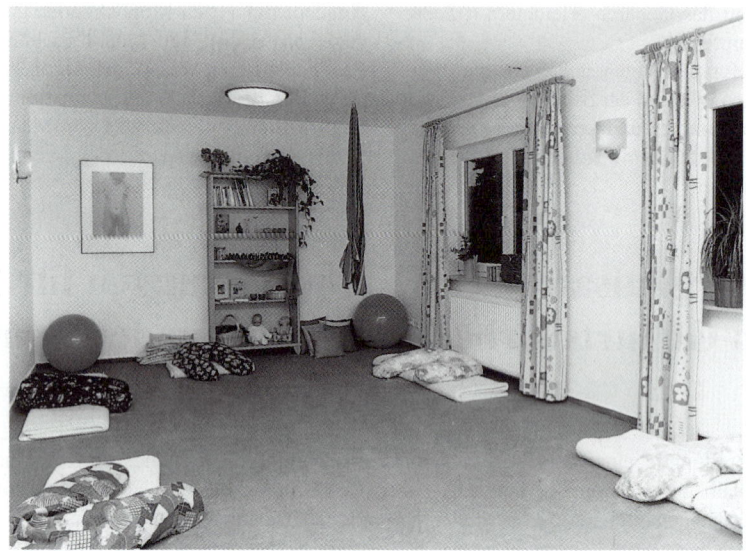

Abb. 4.58 Geburtsvorbereitungsraum in einer Hebammenpraxis.

Zusammensetzung eines Kurses

Die Hebamme kann Geburtsvorbereitungskurse für Frauen und für Paare anbieten. Die Möglichkeit der **Einzelvorbereitung** ist nach Verordnung durch den Arzt möglich (s.S. 187).

Die **Gruppengröße** richtet sich nach dem Raum, 6 bis 12 Frauen oder 5 bis 8 Paare sind angemessen. Der Vorteil von relativ kleinen Gruppen ist, daß leichter eine Atmosphäre geschaffen werden kann, in der Frauen – und auch Männer – Vertrauen entwik-

keln, sich öffnen und über ihre Ängste sprechen sowie auch scheinbar Unvernünftiges zu äußern wagen. Größere Gruppen sind unter wirtschaftlichen Aspekten günstiger.

Die Themen in der Geburtsvorbereitung haben sehr viel mit dem eigenen Körpererleben und Sexualität zu tun. Nicht allen Frauen fällt es leicht, über ihre Körperempfindungen zu reden. Sie ziehen es vor, reine **Frauenkurse** zu besuchen. Auch alleinstehende Schwangere oder Schwangere, deren Partner nicht zur Vorbereitung kommen kann oder will, bevorzugen möglicherweise Frauengruppen.

Der Aspekt, daß Männer ihre Frauen zur Geburt begleiten, spricht für eine Teilnahme am Geburtsvorbereitungskurs. Selbst Mehrgebärende nehmen gerne die Möglichkeit wahr, mit ihrem Partner einen Kurs zu besuchen. Denn dies ist häufig die einzige Möglichkeit, sich im Alltagsgeschehen Zeit für die Schwangerschaft und das ungeborene Kind zu nehmen. In den **Paarkursen** ist davon auszugehen, daß die Schwangerschaft nicht nur bei der Frau, sondern auch bei ihrem Partner einen wichtigen Reifungsprozeß darstellt, der mit einer Neuorientierung verbunden ist. Die gemeinsame Vorbereitung auf die Geburt kann sich auf die gemeinsam zu tragende Verantwortung positiv auswirken und der Rollenwechsel der Partner zur Mutter- und Vaterrolle erleichtert werden.

Desweiteren können **kombinierte Frauen- und Paarkurse** angeboten werden. Für 3 bis 4 Abende kommen die Frauen alleine, an den restlichen Abenden kommen die Paare gemeinsam. Diese Form schließt die Partner nicht aus. In den gemeinsamen Stunden liegt der Schwerpunkt auf der eigentlichen Vorbereitung auf die Geburt und die künftige Elternschaft.

Kursgebühr

Die Hebammengebührenordnung sieht 14 Zeitstunden (à 60 Minuten) als Kassenleistung vor. Die Hebamme kann einen Kurs über sieben Wochen à zwei Stunden oder einen Wochenendkurs (freitagabends 4 Stunden, samstags 6 Stunden und am Sonntag 4 Stunden) anbieten. Wöchentlich nur eine Kursstunde abzuhalten ist nicht zu empfehlen, da 60 Minuten zu kurz für alle Fragen, Übungen und weitere Inhalte sind. Zusätzlich angebotene oder angefragte Stunden können privat abgerechnet werden. Die Partnergebühr in den Paargruppen wird nur noch von wenigen Krankenkassen übernommen und muß somit privat bezahlt werden.

Inhaltlicher Aufbau des Geburtsvorbereitungskurses in der Gruppe

Unabhängig davon, ob der Geburtsvorbereitungskurs für Paare oder für Frauen angeboten wird, ist es sehr günstig, die Kursabende in zwei Hälften aufzuteilen. In der ersten Hälfte kann ein Thema besprochen werden, in der zweiten Hälfte können Atem- und Körperwahrnehmungsübungen gemacht werden, die zu dem besprochenen Thema passen. Hilfreich ist es, nach den einzelnen Übungen die Kursteilnehmer zu ermutigen, ihr Empfinden bei den Übungen deutlich zu machen (Reflexion). Im Rahmen der Reflexion können gemeinsam Fehler besprochen und Hilfestellungen gegeben werden.

Die Informationen sollten sich auf die physiologischen Abläufe von Schwangerschaft und Geburt konzentrieren. Je transparenter und anschaulicher die Geburt dargestellt wird, umso leichter kann sich die Frau auf das bevorstehende Geschehen einstellen. Am Ende jedes Kursabends sollten noch 15 Minuten Zeit für Nachfragen eingeplant werden.

Ein Geburtsvorbereitungskurs umfaßt üblicherweise sieben Abende à 120 Minuten (s. Tab. 4.6).

Jede Hebamme wird in der Geburtsvorbereitung im Laufe der Zeit einen eigenen Stil entwickeln, ihre Persönlichkeit und bestimmte persönliche Schwerpunktthemen fließen deutlich in die Arbeit ein. Die einzelnen Übungen können bei Paaren oder bei reinen Frauengruppen verschieden gestaltet werden. Wichtig ist es, den Teilnehmerinnen plastisch und lebendig die Veränderungen des Körpers und das Geschehen unter der Geburt nahezubringen. Für einen ruhigen Abschluß und Ausklang des Abends kann eine Entspannungsübung mit daran anschließender Gymnastik zur Kreislaufstärkung sehr hilfreich sein.

Zum Abschluß werden die Kursteilnehmer gefragt, wie ihnen der Abend gefallen hat, und die Gruppe wird mit der Vorankündigung des Themas für den nächsten Abend entlassen.

Tab. 4.6 Aufbau eines Geburtsvorbereitungskurses.

Abend	Inhalte
1.	Teilnehmerliste, Vorstellungsrunde, Wahrnehmung von Füßen, Becken und Beckenboden, Unterschiede zwischen Anspannung und Entspannung im Beckenbodenbereich erkennen, Positionen erfahren, bei denen der Beckenboden weich und offen ist, Einführung in die Atemwahrnehmung, Feedback
2.	1. Phase der Geburt (Eröffnungsphase), Übungen von Positionen, die während der Eröffnungsphase eingenommen werden können, Atemwahrnehmung, Feedback
3.	Übergangsphase, Geburt des Kindes (Austreibungs- und Preßperiode), Nachgeburtsphase, Dammassage und -verletzungen, Gebärpositionen üben und erspüren, Atemwahrnehmung und Entspannungsübung, Feedback
4.	Partnerübungen, Massage, Entspannung, Feedback
5.	Stillen des Säuglings, Fragen, Feedback
6.	Schmerzen, Ängste vor der Geburt, Entspannung und Atemwahrnehmung, Atmen mit Ton, Feedback
7.	Rund um den Säugling. Was geschieht mit dem Kind nach der Geburt, welche Routinemaßnahmen sind üblich, Prophylaxen, Impfungen, Informationen zur sogenannten Erstausstattung, was bedeutet Leben mit einem Kind

Vorstellungsrunde

Um die Gemeinschaft (Kohärenz) schon am Anfang des Kurses zu fördern, kann die Vorstellungsrunde so gestaltet werden, daß Bewegung in die Gruppe kommt. Jeder in der Gruppe sucht sich einen Gesprächspartner, den er noch nicht kennt. Jedes "Paar" hat dann 10 Minuten Zeit, sich zu unterhalten und Informationen auszutauschen. Folgende Informationen sollten dann in der Gruppe weitergegeben werden: Name und Vorname, eventuell das Alter, der Beruf, Anzahl der Schwangerschaften (Kinder) und mögliche Erwartungen an den Kurs.

Jeder Kursteilnehmer stellt seinen Gesprächspartner in der Gruppe vor. Es sollten nur Informationen zu der Person gegeben werden, mit der man persönlich gesprochen hat.

Eine mögliche Variante ist, daß die Kursleiterin einem Kursteilnehmer einen Ball zuwirft und dieser dann die oben genannten Fragen beantwortet. Hat der Betreffende geendet, kann er den Ball einem Teilnehmer seiner Wahl zuwerfen und so die Gruppendynamik fördern.

Wahrnehmungsübungen für das Becken und den Beckenboden

Übung im Stehen

Schon am ersten Kursabend ist es hilfreich, den Frauen und auch dem Partner Becken und Beckenbodenaufbau als "Wiege" für das ungeborene Kind und den Weg, den das Kind bei der Geburt durchwandern muß, nahezubringen. Mit Hilfe eines Beckenbodenmodells kann deutlich gemacht werden, daß das Becken in sich eine gewisse Beweglichkeit hat, die auf der einen Seite zu den sogenannten Schwangerschaftsbeschwerden (z.B. Schmerzen an der Symphyse oder im Bereich der Ileosakralgelenke), aber auch zur Auflockerung des Beckenraums im Durchmesser um einen Zentimeter führt, was bei der Geburt sehr wichtig ist. Durch Wiegen und Kreisen des Beckens wird die Beweglichkeit erfahren. Die Frauen erspüren, bei welcher Beckenposition der Raum nach unten (außen) geöffnet oder geschlossen ist. Wenn das Becken nach vorne gekippt ist (Hohlkreuz), ist der Raum eng und geschlossen. Ist das Becken nach hinten gekippt (Rundrücken), ist der Raum weich und geöffnet. Alle Bewegungen des Beckens können am Modell demonstriert und erklärt werden.

Übung im Sitzen auf Hockern

Zur Demonstration des Beckenbodens können Zeichnungen der verschiedenen Muskelschichten verwendet werden. Der Beckenboden wird plastisch erklärt als dreilagige Muskelschicht, die dafür sorgt, daß "das Kind mit Gebärmutter nicht einfach herausfällt".

Die **äußere Beckenbodenschicht** wird erspürt, indem die Kursteilnehmer Scheide und After in sich hineinziehen und wie einen Aufzug in sich hochziehen. Bei den Männern reicht es aus, wenn sie nur ihren After anspannen. Die Spannung halten lassen. Dann die **mittlere Beckenbodenschicht**, den *Musculus transversus perinei superficialis*, der quer verläuft, erspüren lassen, indem die Teilnehmer versuchen, den Aufzug noch höher zu ziehen. Das Gespür soll auf die Sitzbeinhöcker konzentriert werden, bei Muskelanspannung wird das Zusammengehen beider Knochen verspürt. Wieder die Spannung halten lassen und dann die innere Muskelschicht, den *Musculus levator ani*, anspannen. Die **innere Muskelschicht** ist fächerförmig angeordnet. Wenn die Teilnehmer die Spannung richtig aufbauen, sitzen sie nun ganz gerade und spüren die Spannung von Kopf bis Fuß.

Nun auf die **Reflexpunkte** und die dazugehörige Beckenbodenschicht hinweisen. Der Reflexpunkt der äußeren Beckenbodenschicht (U-Muskel) und des Blasenschließmuskels liegt zwischen den Augenbrauen, mitten auf der Stirn. Zur Veranschaulichung des Zusammenhangs zwischen einer angespannten Stirn und einem angespannten Beckenboden sollen sich die Kursteilnehmer vorstellen, wie sie die Augenbrauen zusammenziehen und die Stirn kräuseln, wenn eine zum Platzen volle Blase haben, und wie sehr sich diese Partie glättet, wenn sie endlich auf die Toilette gehen konnten. Der Reflexpunkt der mittleren Beckenbodenschicht liegt unter den Schulterblättern in der Mitte des Rückens, dort, wo der Verschluß des BH's zu spüren ist. Um den Kursteilnehmern deutlich zu machen, wann der Beckenboden angespannt und wann er weich und geöffnet ist, stellt sich der Partner neben die Frau und legt seine Hand geöffnet an diese Stelle des Rückens. Die Frauen sollen die Hand des Partners erspüren und sie langsam mit dem Teil des Rückens ein wenig wegdrücken. Danach sollen sie mit dem Teil des Rückens vor der Hand "flüchten", sie werden merken, daß sie deutlich ins Hohlkreuz gehen. Dann wird die Übung wiederholt und die Frauen richten zusätzlich ihr Gespür auf ihre Sitzbeinhöcker. So können die Frauen sehr gut spüren, wann der Beckenboden entspannt und wann er angespannt ist. Nach jeder Runde wird jede Teilnehmerin gefragt, was sie gespürt hat. Dann werden die Positionen getauscht und die Männer machen das gleiche. Der Reflexpunkt des inneren Beckenbodenmuskels ist der Unterkiefer mit Mund und Zunge. Die Teilnehmer werden aufgefordert, sich gerade hinzusetzen, kräftig die Zähne zusammenzubeißen und die Zunge gegen den Gaumen zu pressen. Sie sollen eine Weile so verharren und spüren, was sich verändert. Dann wird der Mund locker und der Unterkiefer soll herabhängen, die Zunge soll weich am Zungengrund liegen. Wechselt man immer wieder zwischen diesen beiden Spannungszuständen, wird den Frauen deutlich, daß Spannung im Beckenboden aufgebaut wird, wenn sie die Zähne zusammenbeißen. Mit Hinweisen auf die Geburt sollen die Frauen ermutigt werden, sich gehen zu lassen und lieber den Mund zu öffnen und zu stöhnen, als die Zähne zusammenzubeißen und "auszuhalten".

Übung im Vierfüßlerstand

Im Vierfüßlerstand wird darauf geachtet, daß Schultern und Becken in einer Höhe sind. Die Hände zeigen wie Tatzen nach vorne, die Knie sind in hüftbreitem Abstand. In dieser Position wird versucht, den Beckenboden schichtweise anzuspannen. Es kann sehr hilfreich sein, wenn der Partner seine Hand an die Sitzbeinhöcker seiner Partnerin legt, um zu spüren, wie die Bewegung entsteht, wenn der Beckenboden angespannt wird. Nachdem die Beckenbodenmuskulatur wieder entspannt ist, werden die Frauen aufgefordert, sich mit dem Becken nach hinten zu bewegen, die Männer können dann deutlich spüren, wie der Raum zwischen den Sitzbeinhöckern durch die Entspannung der Muskulatur noch größer wird. Ebenfalls spüren die Frauen sehr deutlich, daß es schwieriger ist, den Beckenboden im Vierfüßlerstand anzuspannen als in sitzender oder liegender Position. Somit kann der Vierfüßlerstand als körperoffene Position eingeführt werden und kann den Frauen als eine mögliche Position für die Geburtsarbeit angeboten werden. Auch bei dieser Übung ist es günstig, wenn die Partner ebenfalls mitmachen und ihre Beckenbodenmuskulatur erspüren.

Nach jeder Übung sollten die Kursteilnehmer Empfindungen äußern. Wichtig ist es, die Teilnehmer darin zu bestärken, ihre Empfindungen ernst und wichtig zu nehmen, besonders dahingehend, ob sie Übungen als angenehm oder unangenehm erleben. Um jeden zu Wort kommen zu lassen, sollte der Reihe nach gefragt werden. Bei jeder Reflexionsrunde kann die Kursleiterin bei einem anderen Kursteilnehmer beginnen. Insgesamt dauert dieser Kursteil der Wahrnehmungsübungen für Becken und Beckenboden 70 bis 80 Minuten.

Atemübungen

Die Teilnehmer suchen eine bequeme Position im Sitzen oder im Liegen. Sie werden aufgefordert, die Augen zu schließen und ihr eigenes Atemgeschehen beobachtend zu kontrollieren:
1. Atemrhythmus: Wie lang ist ein Atemzug, besteht eine Ruhepause zwischen Ein- und Ausatmung, ist die Einatmung oder die Ausatmung länger?
2. Atembewegung: Wo sind die Atembewegungen am deutlichsten zu spüren?
3. Atemfluß: Fließt der Atem frei hin und her oder wird die Luft aktiv eingezogen und herausgeschoben?

Die Dauer der Übung beträgt 3 bis 5 Minuten.

Fragen an die Teilnehmer: Wo haben Sie in Ihrem Körper die Atembewegungen am deutlichsten gespürt, im Brust- oder im Bauchraum?

Um die Atemfrequenz festzustellen, werden die Teilnehmer aufgefordert, ihren Atem zu beobachten und jeden Einatemzug zu zählen. Nach einer Minute stoppen die Teilnehmer mit dem Zählen und merken sich die Zahl ihrer Atemzüge. Die Gruppe stellt dann sehr schnell fest, daß die individuelle Atemfrequenz sehr unterschiedlich sein kann.

Zur Atemwahrnehmungsübung suchen sich die Teilnehmer wieder eine bequeme Position im Sitzen oder Liegen. Sie werden aufgefordert, sich beim Einatmen zu öffnen und beim Ausatmen ganz loszulassen. Die Aufmerksamkeit gilt nur dem Atem. Wenn Gedanken auftauchen, sollen sie mit dem nächsten Ausatmen losgelassen werden. Im weiteren Verlauf sollen die Teilnehmer mit ihrem Atem experimentieren. Zum Beispiel können sie eine Weile schnell und flach atmen und nachempfinden, was sich verändert, wo nun die Atembewegungen zu spüren sind. Wenn den Teilnehmern schwindlig wird, sollen sie mit den Händen eine Schale vor Mund und Nase formen und eine Weile die sauerstoffarme Luft einatmen. Nun werden die Teilnehmer aufgefordert, den Atemrhythmus zu verlangsamen. Sie sollen länger und tiefer atmen und wieder nachspüren, wo der Atem hinfließt. Den Atem so langsam und so tief wie möglich werden lassen, ohne daß aktiv Luft eingezogen oder mit der Bauchmuskulatur nachgeschoben wird. Dann werden die Teilnehmer aufgefordert, Bauch- und Brustmuskulatur so weit zu dehnen, wie mit und ohne Anstrengung möglich ist. Am Ende sollen die Teilnehmer ihren Atem wieder in ihren eigenen Rhythmus einpendeln lassen. Die Dauer der Übung beträgt 7 bis 10 Minuten.

Fragen an die Teilnehmer: Hat sich in Ihrem Körper etwas verändert, als Sie bewußt den Atemrhythmus veränderten? Wenn ja, was hat sich verändert? Hat sich der ursprüngliche Atemrhythmus im Verlauf wieder verändert? Inwiefern?

Einzelbegleitung in der Geburtsvorbereitung

Die Schwangere besucht in der Regel eine Gruppe zur Geburtsvorbereitung. Die Möglichkeit, sich in Einzelstunden auf die Geburt vorzubereiten, besteht für Frauen in besonderen Situationen. Frauen, die schwanger sind, erleben ihre körperlichen und seelischen Veränderungen sehr unterschiedlich. Die Hebamme ermöglicht der Schwangeren in der Geburtsvorbereitung das Wahrnehmen und Mitteilen ihrer Vorstellungen, Ängste, Hoffnungen und Wünsche im Hinblick auf die bevorstehende Geburt. Dies geschieht, indem die Hebamme, gleichsam von außen, die Sichtweise der Frau widerspiegelt, sie mit ihr klärt und Wahlmöglichkeiten aufzeigt (Klawitter 1992). Ziel der Geburtsvorbereitung ist es, die Schwangere mit ihrem Körper und dadurch mit sich selbst in Kontakt zu bringen. Über Bewegung, Berührung und Atemerleben wird die Wahrnehmungsfähigkeit und das Vertrauen in die körpereigenen

Vorgänge während der Schwangerschaft gestärkt (Edlinger 1996, Simkin, Enkin 1998). Die Schwangere erlebt ihr Kind über ihre Körperwahrnehmung, sie lernt es kennen und macht sich mit ihm vertraut. Die Hebamme informiert die Schwangere über den Schwangerschaftsverlauf, die Geburt und das Wochenbett.

Einzelstunden erfordern von der Hebamme die Bereitschaft, sich auf eine nahe und individuelle Beziehung mit der Schwangeren einzulassen.

Indikationen für Einzelstunden

Ärztliche Verordnung

Befindet sich die Schwangere in einer besonderen Situation, ist die Einzelbegleitung zur Geburtsvorbereitung möglich. Es bedarf einer ärztlichen Verordnung, damit die gesetzlichen Krankenkassen die Leistungen erstatten. Die Hebamme rechnet, beim Vorliegen einer ärztlichen Verordnung direkt mit der Krankenkasse ab (Horschitz 1998).

Ärztliche Verordnungen sind möglich bei:
- vorzeitigen Wehen
- Hyperemesis
- Blutungen
- Mehrlingsschwangerschaft
- Beckenendlage
- EPH-Gestose

- Diabetes
- vorausgegangener Frühgeburt
- vorausgegangener schwerer oder traumatischer Geburt mit tiefen Geburtsängsten (z.B. operativ beendete Geburt)
- vorausgegangener Geburt eines kranken oder behinderten Kindes
- vorausgegangenen Tot- und Fehlgeburten
- vorausgegangenem Verlust eines Kindes
- vorausgegangener In-vitro-Fertilisation
- sexuellen Mißbraucherfahrungen
- belastenden seelischen oder körperlichen Beschwerden (Konfliktschwangerschaft, Trennung, Ischiasbeschwerden, Symphysenbeschwerden)

Private Vereinbarung

Trifft keine ärztliche Verordnung zu, zum Beispiel bei Frauen, die durch ihre persönliche Lebenssituation (Beruf, Umzug, Partner) keine Gruppentermine wahrnehmen können, kann die Schwangere Einzelstunden zur Geburtsvorbereitung wählen, wenn sie die Kosten selbst übernimmt. Die Hebamme trifft in diesem Fall mit der Schwangeren eine schriftliche Vereinbarung über Umfang und Kosten der Einzelstunden.

Erstgebärende

Für Schwangere, die ihr erstes Kind erwarten, steht die neue Lebenssituation im Vordergrund. Die meisten Frauen erleben bereits während der Schwangerschaft neben den körperlichen und seelischen Veränderungen auch eine Neuorientierung im beruflichen und sozialen Umfeld. Das noch unbekannte Ereignis der bevorstehenden Geburt und die vorhandenen Beschwerden bestimmen die Erwartungen der Schwangeren an die Geburtsvorbereitung.

Mehrgebärende

Die Erfahrungen der vorausgegangenen Schwangerschaft und Geburt beeinflussen die Erwartung der Mehrgebärenden an die Geburtsvorbereitung. Die Aufarbeitung des zurückliegenden Geburtserlebnisses ist ebenso wichtig wie die Vorbereitung auf die kommende Geburt. Mehrgebärende suchen in der Einzelbegleitung auch Raum und Zeit für sich und das Kind, das sie erwarten.

Räumlichkeiten

Die Einzelbegleitung findet in einem geschützten Raum statt. Die Hebamme achtet darauf, daß keine anderen Personen während der Geburtsvorbereitung den Raum betreten. Geräusche und Störungen von außen werden vermieden. Sie geht während der Einzelbegleitung nicht ans Telefon oder an die Tür. Die Umgebung soll es der Schwangeren ermöglichen, sich wohl und geborgen zu fühlen. Der Raum muß Intimität und Autonomie ermöglichen. Dann kann die Frau die Ereignisse, die im eigenen Körper stattfinden, wahrnehmen und sich anvertrauen. Hat die Hebamme Erfahrungen in Aromatherapie (Duftlampe), kann sie diese entsprechend anwenden (Stadelmann 1994).

In der Hebammenpraxis

In der eigenen Praxis sorgt die Hebamme dafür, daß die Schwangere sich geborgen und sicher fühlt. Die Hebamme schafft Voraussetzungen, die es der Schwangeren erlauben, sich in der Zeit der Geburtsvorbereitung ungestört auf sich einzulassen. Decken und Kissen liegen bereit. Die notwendigen Hilfsmittel und Informationsmaterialien bereitet die Hebamme zu jeder Stunde vor.

Bei der Frau zu Hause

Ist die Mobilität der Schwangeren eingeschränkt (z.B. vorzeitige Wehen, Blutungen, Mehrlingsschwangerschaft) kommt die Hebamme zur Schwangeren nach Hause. Die Schwangere sucht sich ein Zimmer aus, in dem sie sich wohl fühlt. Während der Einzelbegleitung sollen beide nicht gestört werden. Die Hebamme bringt notwendige Hilfsmittel und Informationsmaterialien mit.

In der Klinik

Für Schwangere, die in der Klinik sein müssen, ist ein separates Zimmer, das für die Geburtsvorbereitung entsprechend eingerichtet ist, wünschenswert. Die Schwangere und die Hebamme sind dort alleine und werden nicht gestört. Die Möglichkeit, sich für eine bestimmte Zeit des Tages vom Krankenhausbetrieb abzuschirmen und für sich zu sein, fördert das Gefühl von Autonomie und trägt zur Beruhigung und Entkrampfung bei (Herborn 1996). Hilfsmittel und Informationsmaterialien sind in der Klinik vorhanden oder werden mitgebracht.

Inhalte der Einzelbegleitung

Körperwahrnehmung durch Bewegung und Atemerleben

Die Hebamme ermöglicht der Schwangeren das Spüren und Wahrnehmen ihres Körpers. Sie unterstützt die Schwangere, die bestehenden Beschwerden oder Schwierigkeiten als Teil ihres momentanen Selbstbildes zu entdecken und anzunehmen. Die Hebamme ermöglicht der Schwangeren, selbst zu spüren, ob und wo sie angespannt oder entspannt ist. Sie greift nicht korrigierend ein, um die Schwangere nicht in ihrer eigenen Wahrnehmung zu irritieren. Ängste und Unsicherheiten läßt die Hebamme zu. Das Erleben von Eigenständigkeit, Kompetenz und Autonomie für die körperlichen Vorgänge fördern das Selbstvertrauen der Schwangeren für die bevorstehenden Geburt. Das Kind wird über Berührung, innere Bilder und den Atem in die Körperwahrnehmung einbezogen. Die Schwangere bestimmt selbst das Tempo und die Art und Weise, wie das geschieht.

Beispiel der Körperwahrnehmung

Finde eine bequeme Lage. Vielleicht magst Du liegen, vielleicht auch sitzen. Nimm wahr, wie Du die Berührung zum Boden, zur Erde jetzt in diesem Moment spürst. Trägt Dich der Boden, und kannst Du Dich vom Boden tragen lassen? Gibt es Körperstellen, die Du niederlassen magst, und andere, die Du vielleicht lieber festhalten magst? Gibt es Unterschiede zwischen Deiner rechten und Deiner linken Körperseite? Wie nimmst Du Dich wahr in Deiner Aufmerksamkeit für Dich, mit der Gewißheit, daß alles, was Du wahrnimmst, in Ordnung und Dir gemäß ist? Wie spürst Du jetzt Dein Kind in Dir? Bewegt es sich? Ist es ruhig? Magst Du mit Deinen Händen zu ihm gehen und es berühren? Oder magst Du es nur in Gedanken tun? Wie fühlst Du den Körper Deines Kindes unter Deinen Händen? Wie Deine Gebärmutter, die Deinem Kind Schutz und Raum gibt und es wachsen läßt? Wenn Du Deine Hände an einer Stelle auf Deinem Bauch liegen läßt, an der Du sie lassen möchtest, kannst Du dort das Kommen und Gehen Deines Atems spüren? Kannst Du wahrnehmen, daß der Atem Dein Kind berührt und streichelt, bei jedem Atemzug? Vielleicht magst Du die Bewegungen des Atems auch mit Deinen Händen probieren und beim Einatmen Deine Hände von der Brust über Deinen Bauch streicheln lassen und beim Ausatmen wieder zurück? Vielleicht magst Du auch Dein Becken ganz leicht und sacht bewegen. Beim Einatmen ein wenig nach vorne und beim Ausatmen wieder nach hinten – oder umgekehrt? Kannst Du spüren, wie Du Dein Kind wiegst? Laß Dich damit spielen und nimm wahr, was Du fühlst oder welche Gedanken Dich dabei begleiten. Kannst Du Dir vorstellen, wenn Du weiter in der Bewegung bleibst, daß sich Deine Gebärmutter langsam zusammenzieht und eine Wehe kommt? Spürst Du dabei die Anspannung, und wo nimmst Du sie wahr? Wie spürst Du Deinen Atem? Fließt er weiter oder stockt er im Moment der Wehe? Ändert sich Deine Anspannung, wenn Du Dich dem Atem wieder anvertraust?

Laß Dich wahrnehmen, daß Du jederzeit wieder in Kontakt mit Deinem Atem kommen kannst, und er die Wehe begleitet. Vielleicht magst Du jetzt, wo die Wehe vorbei ist, auch nochmal Dein Kind berühren. Nimm wahr, daß Ihr beide die Wehe gespürt habt und daß ihre Kraft Euch ein kleines Stückchen näher zueinander gebracht hat.

Die Hebamme ermöglicht der Schwangeren nach der Körperwahrnehmung das Erlebte mitzuteilen. Sie hört ihr zu, ohne zu unterbrechen oder das von der Schwangeren Erlebte zu beurteilen. Sie nimmt die Schwangere mit deren Ängsten oder Unsicherheiten an. Sie unterstützt die Schwangere beim Klären von Vorstellungen oder Erwartungen im Hinblick auf die bevorstehende Geburt.

Körperwahrnehmung durch Berührung

Berührung ist eine direkte Form der Verbindung und "in Kontakt kommen" mit einem anderen Menschen. Berührung wirkt geburtserleichternd, lindert Beschwerden und Anspannung. Berührung erregt Aufmerksamkeit, welche zur Wahrnehmung befähigt (Milz 1992). Die Schwangere legt sich bei der Einzelbegleitung auf eine gepolsterte Liege. Seiten- oder Rückenlage wählt sie selbst. Mit Hilfe von Kissen und Decken macht sie sich ihre Lage bequem. Die Hebamme setzt sich neben die Schwangere. Sie wartet, bis die Schwangere bereit ist, sich von ihr berühren zu lassen. Die Hebamme berührt mit ihren Händen verschiedene Körperstellen. Auf diese Weise kommen Hebamme, Schwangere und das Kind miteinander in Beziehung. Die Schwangere erlebt Sensibilität und Wachheit für ihren Körper und dessen Beschwerden oder Schmerzen. Die Hebamme ermutigt die Schwangere, mit den Signalen ihres Körpers aufmerksam und urteilsfrei umzugehen (Klawitter 1996). Das Vertrauen in die körperlichen Vorgänge während des Geburtsprozesses, der Umgang mit den Wehen sowie die Nähe zum Kind werden vorbereitet und unterstützt. Verschiedene körperorientierte Methoden (Klawitter-Kreis, Feldenkrais, Atemarbeit nach Middendorf, Integrale Leibarbeit) lehren Formen der Einzelbegleitung durch achtsames und bewußtes Berühren mit den Händen.

In der Einzelbegleitung zur Geburtsvorbereitung ist die Beziehung zwischen Hebamme und Schwangerer ähnlich der Beziehung und Begleitung während der Geburt. Beides erfordert neben fachlichem Wissen, Mitgefühl, Aufmerksamkeit und das "Geschehenlassen" können. Eine Ausbildung in einer körperorientierten Methode sowie Erfahrungen im Umgang damit erleichtern der Hebamme den Zugang zur Einzelbegleitung als Geburtsvorbereitung und sichern die Qualität.

Informationsvermittlung in der Geburtsvorbereitung

Die Hebamme bietet der Schwangeren Informationen zu Schwangerschaft, Geburt und Wochenbett an. Die Hebamme informiert über Wahlmöglichkeiten (z.B. liegende Geburt, aktives Gebären) ebenso wie über professionelle Routinemaßnahmen. Das Wissen um Alternativen zu herkömmlichen Geburtspraktiken führt dazu, daß Schwangere zukünftige Geburtspraktiken mitgestalten und mindern nicht die Akzeptanz notwendiger medizinischer Maßnahmen (Simkin, Enkin 1998). Die Hebamme informiert über:
- Schwangerschaftsverlauf
- Entwicklung des Kindes und sein vorgeburtliches Leben
- Geburtsort
- Geburtsbeginn
- Geburtsablauf
- aktive Geburt und aufrechte Gebärhaltungen
- Schmerzerleichterung durch Medikamente
- mögliche Abweichungen vom normalen Geburtsablauf (operative Geburt)
- Bonding (erste Kontaktaufnahme zum Kind)
- Stillen
- Wochenbettzeit
- die erste Zeit mit dem Kind nach der Geburt (Mutterschaft, Partnerschaft, Elternschaft)
- Beckenboden und Körpererleben nach der Geburt (Rückbildung)
- Sexualität nach der Geburt

Materialien des Geburtsvorbereitungskurses

Die Hebamme bietet der Schwangeren, je nach Bedarf, verschiedene Hilfsmittel an.

Materialien für die Körperwahrnehmung:
- die eigenen Hände
- Pezziball
- Gebärhocker
- Seil an der Decke
- Kissen
- Decken
- bequeme Liege
- Musik

Materialien für die Informationsvermittlung:
- Geburtsatlas
- Stillatlas
- Demonstrationsmodelle: Puppe, Strickgebärmutter, Stoffbecken, Plazenta, Brustmodell
- eigene Zusammenstellung von Geburts- und Stillbildern
- Videogerät für Geburt- und Stillvideos

Ziele der Geburtsvorbereitung

> "Geburtsvorbereitung kann und will nicht den Anspruch erheben, die Geburt schnell, kurz und schmerzlos "einzuüben". Der Geburtsprozeß gleicht einem Vulkanausbruch, bei dem die eigene Geschichte wie heiße Lava ihren Weg sucht und findet" (Edlinger 1996).

Eine Schwangere, die an einer Geburtsvorbereitung teilnimmt, braucht weniger Schmerzmittel unter der Geburt. Auch das Geburtserlebnis wird bewußter und zufriedener wahrgenommen (Simkin, Enkin 1998). Die Beziehung zum eigenen Körper und zum Kind kann sich durch die Geburtsvorbereitung entwickeln und vertiefen. Schwangere sollten deshalb die Möglichkeit haben, sich in Gruppen oder in Einzelbetreuung auf die Geburt und die Zeit nach der Geburt vorzubereiten.

Literatur

Albrecht-Engels I. Geburtsvorbereitung. Hamburg: Rowohlt 1993.

Bing E. Die Lamaze-Methode. München: Goldmann 1971.

Cantieni B. Tiger Feeling. Berlin: Verlag Gesundheit 1997.

Dick-Read G. Der Weg zur natürlichen Geburt. Mutterwerden ohne Schmerz. Hamburg: Hoffmann und Campe 1954.

Edlinger W. Weise Wege. Alternative Gedanken und Informationen zur Gesundheit von Frauen. München: Planungsgruppe Klinik für eine ganzheitliche Frauenheilkunde e.V. 1996.

Flint C. Sensitive Midwifery. Oxford: Butterworth-Heunemann 1986.

Heller A. Geburtsvorbereitung. Methode Menne-Heller. Stuttgart, New York: Thieme 1998.

Herborn E, Klapp C, Dudenhausen JW, Klapp BF. Bilder von Schwangeren mit vorzeitigen Wehen. Erste Erfahrungen eines maltherapeutischen Angebots. Z Geburtsh Neonatol 1996; 200:151-4.

Horschitz H. Das Krankenkassengebührenrecht der Hebamme. Hannover: Elwin Staude 1997.

Kitzinger S. Geburtsvorbereitung. München: Kösel 1981.

Leboyer F. Der sanfte Weg ins Leben. München: Goldmann 1974.

Klawitter U. Die Weisheit des Körpers befragen. Bewußt-werden-durch-Bewegung. Heitersheim: Walterverlag 1992.

Klawitter U. Klawitter-Kreis. Entdecken und Einklang. Forum zur Selbstfindung. Informationsbroschüre 1996. Bezugsadresse: U. Klawitter, Hauptstr. 17a, 85716 Unterschleißheim.

Milz H. Der wiederentdeckte Körper. Vom schöpferischen Umgang mit sich selbst. München, Zürich: Artemis und Winkler 1992.

Montagu A. Körperkontakt. Stuttgart: Klett-Cotta 1982.

Simkin P, Enkin M. Geburtsvorbereitung. Effektive Betreuung während Schwangerschaft und Geburt. Wiesbaden: Ullstein Medical 1998.

Stadelmann I. Die Hebammensprechstunde. 87487 Ermengerstr. Eigenverlag 1994.

Tomatis A. Der Klang des Lebens. Vorgeburtliche Kommunikation. Die Anfänge der seelischen Entwicklung. Reinbek: Rowohlt 1997.

Wilberg GM, Hjuber K. Natürliche Geburtsvorbereitung und Geburtshilfe. München: Kösel 1991.

Leseempfehlungen

Feldenkrais M. Bewußtheit durch Bewegung. Der aufrechte Gang. Frankfurt a.M.: Suhrkamp 1978.

Kitzinger S. Geburtsvorbereitung. Ein Buch für Kurse, Gruppen und Beratung. München: Kösel 1980.

Krüll M. Die Geburt ist nicht der Anfang. Stuttgart: Klett-Cotta 1989.

Lippens F. Geburtsvorbereitung: Eine Arbeitshilfe für Hebammen. 3. Aufl. Hannover: Elwin Staude 1997.

Tomatis A. Der Klang des Lebens. Vorgeburtliche Kommunikation. Die Anfänge der seelischen Entwicklung. Reinbek: Rowohlt 1997.

Materialien und Medien

Geburtsatlas, Stillatlas, Puppe und andere Demonstrationsmodelle. Rikepa Demo, Breuberg Blick 23, 64747 Breuberg. Tel.: +49/6165/912204, Fax: +49/6165/912205. E-mail: rikepademo@aol.com

Gebärhocker, s. Kap. 5.3, Aktive Geburt.

Geburtsvideo, s. Kap. 5.3, Aktive Geburt.

Stillvideo. Natürlich Stillen (profamilia) und Das Stillvideo. Bezugsadresse: Elwin Staude Verlag, Postfach 510660, 30636 Hannover. Tel.: +49/511/651003, Fax: +49/511/651788. E-mail: Elwin.Staude.Verlag@t-online.de

Körperorientierte Methoden und Ausbildungen

Klawitter-Kreis. Entdecken und Einklang. Forum zur Selbstfindung, Hauptstr. 17a, 89716 Unterschleißheim,
Tel.: +49/89/3173663, Fax: +49/89/37488201.

Feldenkrais-Methode, Deutsche Feldenkrais Gilde, Schleißheimer Str. 74, 80797 München,
Tel.: +49/89/52310171, Fax: +49/89/52310172.

Atemarbeit nach Middendorf, Middendorf Institut, Viktoria-Luise-Platz 9, 10777 Berlin,
Tel.: +49/30/2136952.

Institut für Integrale Leibarbeit. Jutta Becker, Alexanderstr. 125, 70180 Stuttgart,
Tel.: +49/711/6076078, Fax: +49/711/6400760.

4.5
Besondere Untersuchungsmethoden in der Schwangerschaft und unter der Geburt
Klaudia Kemmann

> Besondere Untersuchungsmethoden in der gesamten Schwangerschaft werden dann notwendig, wenn bei dem ungeborenen Kind (seltener auch bei der Mutter) aufgrund der Anamnese oder aktueller Befunde mit Schäden oder Gefahren zu rechnen ist. Gefahren sollten frühzeitig erkannt werden, um – wenn möglich – helfende Maßnahmen zu ergreifen.

Werden durch besondere Untersuchungsmethoden bei dem ungeborenen Kind Fehlbildungen erkannt, sollten weitere Verschlechterungen vermieden und die Eltern bezüglich der bereits vorhandenen Schäden informiert und beraten werden (entsprechend den Mutterschaftsrichtlinien 1995). Dabei geht es um

- die Beratung bei Schäden in der Frühschwangerschaft, mit der Frage, ob die Schwangerschaft weiter ausgetragen werden soll,
- die Beratung zur Lebenshilfe (z.B. Selbsthilfe- und Frühfördergruppen) bei einem voraussichtlich behinderten Kind,
- die Beratung über Möglichkeiten von operativen und konservativen Therapiemaßnahmen während der Schwangerschaft oder nach der Geburt.

Bei den Vorsorgeuntersuchungen ist es wichtig, Indikationen für zusätzliche notwendige Untersuchungen zu erkennen. Wie wichtig dies ist, erkennt man an der Häufigkeit genetischer Leiden. 20% der pädiatrischen Patienten sind betroffen; insgesamt gelten bei vererbbaren Chromosomenveränderungen folgende Häufigkeitszahlen:

- bei Spontanaborten   50 %
- bei Totgeburten   5 %
- bei Lebendgeburten   0,5%.

Eine wesentliche Aufgabe der Hebamme ist es aber auch, sich genügend Zeit für die Aufklärung über die entsprechenden Untersuchungsmethoden zu nehmen. Viele Frauen melden sich zu einem Orientierungsgespräch bei einer Hebamme an, nachdem der behandelnde Arzt der Frau die Indikation für zusätzliche Untersuchungen mitgeteilt hat.

Die endgültige Indikationsstellung sowie die Durchführung zusätzlicher Untersuchungsmethoden in der ersten Schwangerschaftshälfte sind ausschließlich ärztliche Aufgaben. Sie werden in diesem Buch erklärt, damit die Hebamme diese Informationen an die Frau weitergeben kann. Außerdem wird erläutert, wozu einzelne Methoden eingesetzt werden, was das Prinzip dieser Methoden ist und welche Ergebnisse zu erwarten sind.

Folgendes sollte von der Hebamme unbedingt bei einer Beratung über die pränatale Diagnostik beachtet werden.

- Ungewöhnliche Untersuchungsmethoden in der Schwangerschaft lösen bei den werdenden Eltern in der Regel Befremden oder Ängste aus.
- Die werdenden Eltern haben durch den Hinweis auf die vielen diagnostischen Möglichkeiten oft den Eindruck, es könne ihnen ein gesundes Kind garantiert werden. Therapiemöglichkeiten gibt es jedoch bei kindlichen Fehlbildungen nur selten. In der Regel geht es um die Entscheidung, ob die Schwangerschaft abgebrochen werden soll oder nicht.
- Die Einwilligung zu bestimmten Untersuchungen (z.B. Amniozentese bei Verdacht auf eine chromosomale Veränderung) bedeutet indirekt die Erwägung einer Abruptio.
- Frauen, die noch nicht wissen, ob sie die Schwangerschaft austragen werden (die Befunde kommen zum Teil erst um die 20. Schwangerschaftswoche vom Labor), haben es unter Umständen schwerer, eine emotionale Beziehung zu ihrem Kind aufzubauen.
- Wichtig ist der Hinweis an die werdenden Eltern, daß sie auch unterstützt werden, wenn sie die Schwangerschaft mit einem eventuell behinderten Kind bestehen lassen wollen. Dann sollte die Hebamme diesen Eltern das Angebot machen, sie im Rahmen einer Risikoschwangerenbegleitung intensiv weiter zu betreuen.
- Die Hebamme sollte Kontaktadressen für Selbsthilfe- und Frühfördergruppen bereithalten.
- Die Beratung kann auch für die Hebamme aufgrund ihrer ethischen oder christlichen Lebensgrundlage sehr belastend sein. Eventuell sollte sie mit Einverständnis der werdenden Eltern eine weitere Kollegin, Seelsorgerin, Psychologin o.ä. hinzuziehen.

Genetische Beratung vor der Schwangerschaft

Selbstverständlich sollte eine genetische Beratung **vor** der Schwangerschaft, nicht erst **in** der Schwangerschaft erfolgen. In welchen Fällen sollte eine genetische Beratung erwogen werden? Sie sollte erwogen werden,
- wenn die Frau über 35 Jahre alt ist,
- wenn aufgrund der Familienanamnese der Verdacht auf eine genetisch bedingte Erkrankung besteht,
- wenn in der Eigenanamnese der Frau gehäuft Aborte oder Totgeburten oder eine vorangegangene Geburt eines erbkranken Kindes bekannt sind,
- bei Verwandtenehen,
- aus psychologischen Gründen, wenn eine ausgeprägte Angst vor einem behinderten Kind besteht (z.B. bei Frauen, die beruflich mit behinderten Menschen arbeiten),
- wenn das Paar schädigenden (mutagenen) Einflüssen ausgesetzt war, z.B. Strahlenexposition, spezielle Medikamenteneinnahme, Infektionen u.a..

Alle diese Gründe können auch eine Indikation zur genetischen Untersuchung **in** der Schwangerschaft sein, sind aber in ihrer Konsequenz wesentlich konfliktbeladener als die Untersuchung **vor** der Schwangerschaft, wo die Entstehung eines geschädigten Lebens noch verhindert werden kann.

Genetische Beratungsstellen finden sich in der Regel an Universitätskliniken. Jede Hebamme sollte die Adressen der nächstliegenden genetischen Beratungsstellen zur Verfügung haben. In den Beratungsstellen wird ein anamnestischer Familienstammbaum erstellt, und es werden etwaige Risiken daraus errechnet. Bei einem Verdacht auf eine Erkrankung, die vererbt werden kann, wird eine spezielle genetische Blutuntersuchung durchgeführt.

Bestimmung des Alphafetoproteins (AFP)

Das AFP, ein Glykoproteid, wird zunächst vom Dottersack, dann ab der 6. Schwangerschaftswoche (SSW) von der kindlichen Leber und auch zum Teil von Zellen des kindlichen Verdauungstraktes gebildet. Seine Aufgabe ist möglicherweise ein kindlicher Immunschutz, um eine Abstoßungsreaktion als mütterliches Fremdgewebe zu verhindern. Eindeutige wissenschaftliche Erkenntnisse fehlen jedoch bisher noch.

Das AFP ist ab der 4. SSW im kindlichen Serum nachweisbar, über den kindlichen Urin später auch im Fruchtwasser. Es tritt ebenfalls in das mütterliche Serum über und erreicht dort in der 29. SSW einen Höchstwert von 200 ng/ml, während die kindlichen Werte ihren Höhepunkt bereits in der 16. SSW erreichen (1 mg/ml im kindlichen Serum und 10 mg/ml im Fruchtwasser).

Die AFP-Bestimmung ist also im mütterlichen Serum (als wenig invasive Methode) und im Fruchtwasser (als invasivere Methode, siehe unter Amniozentese) möglich. Beide Durchführungen erfolgen in der 16. oder 17. SSW. Generell gelten die Indikationen, die auch für eine genetische Beratung gültig sind.

Gründe für einen veränderten AFP-Spiegel

Die Gründe für einen veränderten AFP-Spiegel sind sehr vielfältig. Bei der Beratung der werdenden Eltern ist auch wichtig zu wissen, daß 5% aller Erstentnahmen Veränderungen zeigen, bei einer Kontrolluntersuchung 62% davon aber wieder im Normbereich liegen. Ergänzende Untersuchungen bei verändertem AFP-Spiegel im mütterlichen Serum sind: AFP-Bestimmung per Amniozentese, Ultraschalluntersuchung.

Wann kann ein erhöhter AFP-Spiegel vorliegen?

Häufige Gründe sind:
- Mehrlingsschwangerschaft
- Niedriges Geburtsgewicht
- Anenzephalus (AFP in 90% der Fälle erhöht)
- Kindlicher Neuralrohrdefekt (AFP in 70% der Fälle erhöht)
- Omphalozele

Seltenere Gründe sind:
- Relativ große Plazenta
- Blasenmole mit gleichzeitig nachweisbarem Kind
- Falsch bestimmtes Schwangerschaftsalter
- Parallel zur Schwangerschaft bestehendes Karzinom, welches AFP bildet
- Abortgefahr
- Kongenitale Nephrose
- Mütterliche Lebererkrankung
- Atresie im kindlichen Verdauungstrakt
- Fetomaternale Transfusion
- Kindliche Streßsituation in der Spätschwangerschaft (wichtig als Kontrolle bei Rh-Inkompatibilität, *Diabetes mellitus*, drohendem fetalem Tod, SIH)

Wann kann ein erniedrigter AFP-Spiegel vorliegen?

Mögliche Gründe für einen erniedrigten AFP-Spiegel sind chromosomale Veränderungen wie Trisomie 21 und Trisomie 18.

Vorteile der AFP-Bestimmung im mütterlichen Serum

- Bei einem normalen Befund hat man mit wenig invasivem Aufwand eine relativ hohe Beruhigung der Eltern erreicht.

Nachteile der AFP-Bestimmung im mütterlichen Serum

- Die AFP-Bestimmung kann erst in einer relativ späten Schwangerschaftswoche durchgeführt werden.
- Durch falsch positive Befunde und eventuell mehrfache Kontrolluntersuchungen können die werdenden Eltern psychisch stark belastet werden.
- Die AFP-Bestimmung im Serum ist nur eine ergänzende Methode, die eine Entscheidungshilfe für weitere Untersuchungsmethoden darstellt.

Die Triple-Diagnostik

Der Triple-Test ist eine **Screening-Methode** (= Vortest oder Suchtest) zur Erkennung des **Down-Syndroms**. Er wird in der 14. bis 17. SSW durchgeführt. Bei diesem Test werden im mütterlichen Serum HCG, freies Östriol und AFP bestimmt. Die erhaltenen Werte werden mit dem Schwangerschaftsalter verglichen, sie sind rein statistisch zu bewerten.

Bei histologischen Untersuchungen der Plazenta wurde festgestellt, daß bei einer Schwangerschaft mit Down-Syndrom diese Werte durch eine veränderte Plazentasynthese erniedrigt sind. Man versucht, durch den wenig invasiven Triple-Test der Entscheidung näherzukommen, wann und ob eine Amniozentese durchgeführt werden soll. Dies betrifft besonders auch jüngere Frauen, welche nicht in die Indikationsgruppe zur Amniozentese oder Chorionbiopsie (s. S. 196-202) fallen.

Auswertung der Ergebnisse des Triple-Tests

Die Firma Serono (Freiburg) gibt für ihre Laborgeräte zur Zeit die aus Tab. 4.7 ersichtlichen kitspezifischen Werte heraus. Diese Werte dienen der Orientierung. Nach Möglichkeit sollte jedes Laboratorium eine eigene Referenzbereichsermittlung durchführen.

Tab. 4.7 Geglättete vom Schwangerschaftsalter abhängige Medianwerte (kit-spezifisch) für die Triple-Diagnostik. (Mit freundlicher Genehmigung der SERONO Diagnostica GmbH, Freiburg)

SSW*	AFP [ng/ml]	HCG [mIU/ml]	fE3 [ng/ml]
15	21,98	48220	0,47
16	26,03	35150	0,74
17	30,82	27030	1,01
18	36,49	21990	1,27
19	43,21	18870	1,54
20	51,17	16930	1,81

*) laufende Schwangerschaftswoche nach 1. Tag der letzten Regel

Die Tabelle enthält die geglätteten schwangerschaftsaltersabhängigen Medianwerte für AFP (ermittelt mit BRIDGE), HCG (ermittelt mit MAJA Clone) und freies Östriol (ermittelt mit MAIA). Die Werte dienen der Orientierung und gelten ausschließlich für die angegebenen Testsätze.

Derzeitige Probleme dieser Methode

- Es treten noch gehäuft falsch-negative und falsch-positive Befunde auf (genaue Zahlen sind nicht bekannt).
- Die Methode ist erst ab einer relativ späten SSW durchführbar.

Die transabdominale Chorionzotten- und Plazentabiopsie (CVS = Chorion villus sampling)

Hierbei handelt es sich um eine transabdominale Entnahme von Chorionzotten- oder Plazentagewebe, um bestimmte kindliche Merkmale zu untersuchen (Karyotypisierung). Diese Methode kann während der gesamten Schwangerschaft eingesetzt werden (Ultraschalldarstellung, s. Abb. 4.59).

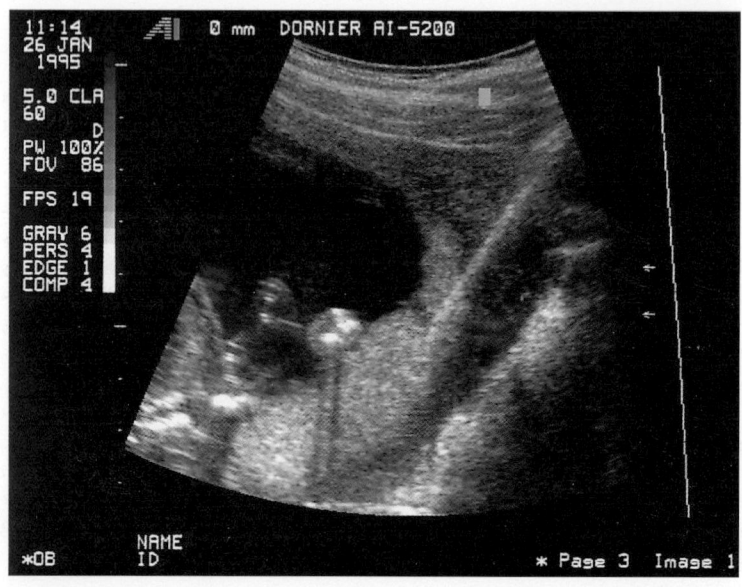

Abb. 4.59 Ultraschalldarstellung der transabdominal eingeführten Chorionzotten-Biopsienadel bei Hinterwandplazenta. (Mit freundlicher Genehmigung von Herrn Priv.Doz. T. Hitschold, HSK Wiesbaden).

Indikationen zur Chorionbiopsie in der 10. bis 12. Schwangerschaftswoche

- Genetische **Enzymdefekte** in der Familie der werdenden Eltern (wie Lipidosen, Mukopolysaccharidosen, Aminosäurestoffwechselstörungen, Kohlenhydratstoffwechselstörungen)
- **Hämoglobinopathien** oder **Thalassämien** in der Familie
- **Chromosomenanomalien** in der Familie, insbesondere bei einem zuvor geborenen Kind
- **Alter der Mutter** über 35 Jahre; **Alter des Vaters** über 45 Jahre (statistisch deutliche Zunahme von Chromosomenveränderungen)
- Chorionbiopsie zur Geschlechtsbestimmung, wenn die schwangere Frau Trägerin einer **x-chromosomal rezessiven Erbkrankheit** ist (z.B. Hämophilie, progressive Muskeldystrophie, Hunter-Syndrom, Wiskott-Aldrich-Syndrom, Agammaglobulinämie Bruton)
- Psychische Indikationen (Angst vor der Zukunft mit einem behinderten Kind)

Indikationen zur Plazentabiopsie im 2. Trimenon (14. bis 24. Schwangerschaftswoche)

- Auffällige Serummarker (erniedrigtes oder erhöhtes Serum-AFP, pathologischer Triple-Test)

Indikationen zur Plazentabiopsie im 3. Trimenon

- Auffällige Ultraschallbefunde (Verdacht auf kindliche Fehlbildungen, Oligo- oder Ahydramnion)

Wann soll die Chorionbiopsie möglichst nicht durchgeführt werden?

- Wenn der Verdacht auf eine Rhesusinkompatibilität besteht.
- Wenn Blutungen oder Fehlgeburts- beziehungsweise Frühgeburtsbestrebungen auftreten.
- Wenn eine Mehrlingsschwangerschaft besteht.

Nachteile und Risiken der Chorion- beziehungsweise Plazentabiopsie

Die Nachteile und Risiken müssen der schwangeren Frau vor der Durchführung mitgeteilt werden. Die einzelnen Risiken sollten dabei klar besprochen werden:

- Das Abortrisiko duch den Eingriff entspricht heute dem der Amniozentese. Die Abortrate der neuesten Studien lag bei 1,68%. Davon muß die natürliche Abortrate (1 bis 1,5% bis zur 14. SSW) abgezogen werden, so daß die Abortrate, die durch den Eingriff ausgelöst wird, bei knapp 1% liegt.
- Es gibt unsichere Befunde, die unter Umständen eine Kontrollamniozentese notwendig machen. Chorion- und Plazentazotten enthalten Throphoblast-, aber kein Embryoblastmaterial. So existieren Berichte über Mosaikbefunde im Chorion mit einer Häufigkeit von 1 bis 2%, von denen wiederum nur 10 bis 20% auch tatsächlich im Feten nachweisbar sind.
- Es sind keine AFP-Bestimmung und keine Bestimmung auf Azetylcholinesterase möglich (im Gegensatz zur Amniozentese, bei der auf diese Weise mit hoher Wahrscheinlichkeit ein offener Neuralrohrdefekt festgestellt werden kann).

Vorteile der Chorion- beziehungsweise Plazentabiopsie

- Die Biopsie kann bereits ab der 9. SSW durchgeführt werden.
- Die Laboruntersuchung dauert nur 2 Tage (Direktpräparat). Es muß keine wochenlange "Schwangerschaft auf Probe" ausgetragen werden.
- Bei einem Oligo- oder Ahydramnion im 2./3. Trimenon ist die Plazentabiopsie im Gegensatz zur Amniozentese gut ausführbar.
- Durch molekulargenetische Methoden können zahlreiche Stoffwechselerkrankungen aus dem Gewebematerial der Chorion- beziehungsweise Plazentazotten diagnostiziert werden.

Durchführung der transabdominalen Chorion-/Plazentabiopsie

- Die Frau liegt in Rückenlage. Der Bauch wird desinfiziert sowie der notwendige Ultraschallkopf in eine sterile Tüte verpackt.
- Anästhesie der Punktionsstelle mit 5 ml Meaverin 1% (oder anderen gebräuchlichen Lokalanästhetika).
- Die Biopsie erfolgt unter ständiger Ultraschallkontrolle mit einer Doppelnadel (nach Hugentobler). Diese besteht aus einer äußeren Führungsnadel (Außendurchmesser 1,2 mm) und einer inneren Aspirationsnadel (0,9 mm).
- Die Führungsnadel wird an den Throphoblasten herangeführt, durch die dann die Aspirationsnadel in das *Chorion frondosum* eingebracht wird. Mit einem Unterdruck von 15 bis 20 ml und leichten Vor- und Zurückbewegungen wird das Zottenmaterial aspiriert (s. Abb. 4.61).
- Danach wird die Probe in eine Petrischale mit Medium überführt und von Blutkoageln befreit (s. Abb. 4.60).
- Die Proben mit Medium werden in Zellkulturflaschen in das zytogenetische Labor gebracht, wo die Bearbeitung nach entsprechenden Standardverfahren für Kurzzeit- und Langzeitkulturen erfolgt.
- Bei der schwangeren Frau sollten in der ersten Woche nach der Chorionbiopsie mindestens zwei Ultraschallkontrollen im zweitägigen Abstand durchgeführt werden, um Komplikationen wie zum Beispiel Blutungen oder Hämatome an der Biopsiestelle frühzeitig zu erkennen.

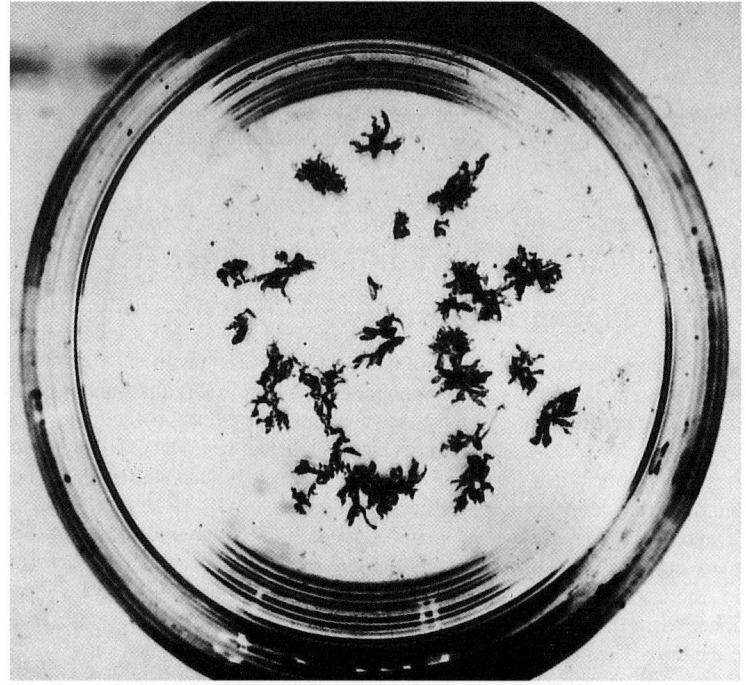

Abb. 4.60 Im Medium suspendierte Chorionzottenprobe von ca. 70 mg Material. (Mit freundlicher Genehmigung von Herrn Priv.Doz. T. Hitschold, HSK Wiesbaden.)

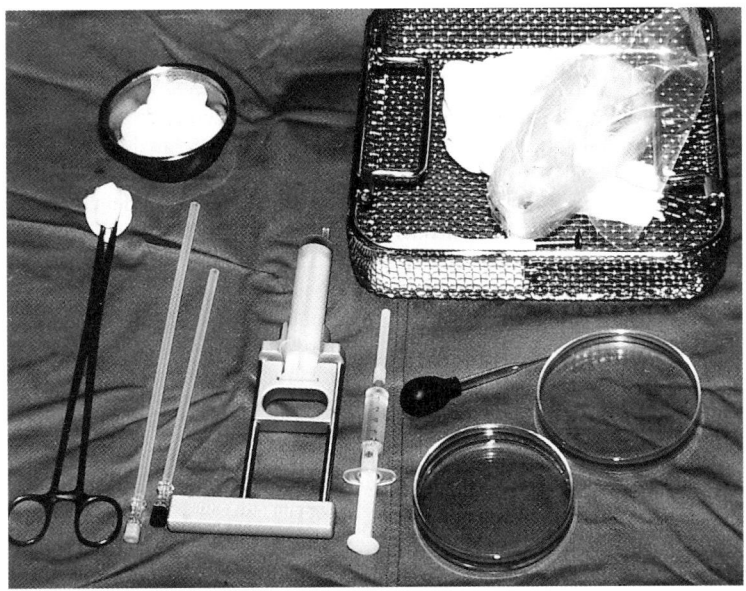

Abb. 4.61 Vorbereitung zur Chorionzottenbiopsie. Kornzange mit Tupfer zur Bauchdeckendesinfektion, Punktionsnadeln, Handgriff für Aspirationsdruck mit 20 ml Spritze und 2 ml Kulturmedium; Lokalanästhetikum, Petrischale für gewonnenes Material; im Korb eine sterile Schutzhülle für den Ultraschallkopf. (Mit freundlicher Genehmigung von Herrn Priv.Doz. T. Hitschold, HSK Wiesbaden.)

Die Amniozentese

Die Amniozentese ist eine transabdominale Punktion der Amnionhöhle zur Gewinnung von 10 bis 20 ml Fruchtwasser. Für die Gewinnung einer ausreichenden Fruchtwassermenge sollte mindestens die 15. SSW erreicht sein (**Frühamniozentese** bis zur 18. SSW zu diagnostischen Zwecken, **Spätamniozentese** in der zweiten Schwangerschaftshälfte zu therapeutischen Zwecken).

Indikationen zur Amniozentese

- Es können **Chromosomenanomalien** festgestellt werden (s. unter Chorionbiopsie).
- Es können **Stoffwechselstörungen** erkannt werden (s. unter Chorionbiopsie).
- Es kann eine **Geschlechtsbestimmung** durchgeführt werden, wenn die schwangere Frau Trägerin einer x-chromosomal vererbten Krankheit ist (s. unter Chorionbiopsie).
- Eine Amniozentese wird empfohlen, wenn das Alter der Mutter über 35 Jahre oder das Alter des Vaters über 45 Jahre liegt.
- Es kann eine **Bestimmung des Alphafetoproteins** durchgeführt werden (s. dort), insbesondere dann, wenn das Alphafetoprotein im Serum der Mutter bereits erhöht war.
- Parallel zur AFP-Bestimmung kann die **Bestimmung der Azetylcholinesterase** erfolgen. Sind beide Werte massiv erhöht, ist ein offener Neuralrohrdefekt fast sicher.
- Kontrolle von Grenzwertbefunden nach Chorionzotten- und Plazentabiopsie.
- Über die Amniozentese erfolgt die **Bilirubinbestimmung** beim *Morbus haemolyticus fetalis*.
- Die Amniozentese ermöglicht den **Ausschluß eines Blasensprungs** vor dem errechneten Geburtstermin, indem man Kontrastmittel in die Fruchthöhle injiziert und dann einen eventuell stattfindenden Fruchtwasserabfluß beobachten kann (äußerst seltene Indikation).
- Die Amniozentese ermöglicht ebenfalls die **Be-**

stimmung der kindlichen Lungenreife bei der Notwendigkeit einer vorzeitigen Schwangerschaftsbeendigung. (Die kindlichen Lungen produzieren Lezithin und Sphingomyelin, welche zum Teil in das Fruchtwasser aufgenommen werden. Das Sphingomyelin bleibt gleichwertig, während das Lezithin mit der Lungenreife zunimmt. Aus diesen beiden Substanzen läßt sich nun eine L/S-Relation errechnen, die mit zunehmender Lungenreife ansteigt. Ab einer Relation von 2,3 und darüber nimmt die Gefahr für das Kind auffallend ab, nach der Geburt an einer Hyalinmembrankrankheit der Lungen zu erkranken.)
- Die Amniozentese kann der Abklärung bei suspektem Ultraschallbefund (Verdacht auf kindliche Fehlbildungen) dienen.
- Außerdem kann die Amniozentese als Entlastungspunktion bei einem Hydramnion eingesetzt werden, um so eine Frühgeburt zu verhindern.
- Die Amniozentese mit Fruchtwasserauffüllung ermöglicht den Ausschluß eines vorzeitigen Blasensprungs bei Ahydramnie. Die Auffüllung mit "künstlichem Fruchtwasser" (physiologisches NaCl, Elektrolyte) erleichtert auch die Untersuchung der kindlichen Fehlbildungen, die mit einer verminderten Fruchtwassermenge einhergehen (Nierenfehlbildung/Plotter-Syndrom).
- Seltener wird bei diabetischen Müttern die Amniozentese auch dazu genutzt, den Insulingehalt im Fruchtwasser zu bestimmen. Meist kombiniert man damit eine Bestimmung der kindlichen Lungenreife.

Wann sollte eine Amniozentese nicht durchgeführt werden?

Sie sollte nicht durchgeführt werden bei Blutungen in der Schwangerschaft und/oder vorzeitigen Wehen.

Nachteile und Risiken der Amniozentese

- Die Fehlgeburtsrate liegt bei knapp 1%, bedingt durch einen Blasensprung, eine Infektion oder durch Auslösung von Wehen oder Blutungen.
- Bei fehlerhaftem Vorgehen besteht die Gefahr der Verletzung des Kindes.
- Es können bei der Amniozentese nicht alle möglichen Fehlbildungen erfaßt werden.
- Durch Anpunktieren der Plazenta kann eine mütterlich-kindliche beziehungsweise eine kindlich-mütterliche Transfusion erfolgen.
- Die Methode kann erst relativ spät eingesetzt werden. Die emotionale Mutter-Kind-Bindung läuft unter Umständen gestört ab, da eine längere "Schwangerschaft auf Probe" besteht.

Vorteile der Amniozentese

Die Methode kann auch noch in der Spätschwangerschaft zu diagnostischen und therapeutischen Zwecken eingesetzt werden (s. unter Indikationen).

Durchführung der Amniozentese

- Nachdem die Frau die Harnblase entleert hat, wird per Ultraschall eine günstige Punktionsstelle gesucht, d.h. eine plazentafreie Stelle mit einer relativ großen Fruchtwasseransammlung und möglichst weit entfernt vom kindlichen Kopf gelegen.
- Die Punktionsstelle wird desinfiziert. Dann wird die Fruchthöhle mit einer Lumbalpunktionskanüle oder einer langen 1er-Einwegkanüle (Durchmesser 0,9 mm) anpunktiert, und es werden etwa 10 ml Fruchtwasser entnommen. Nach Entfernung der Kanüle wird die Punktionsstelle mit einem kleinen sterilen Pflaster abgedeckt (Abb. 4.62).
- Körperliche Schonung soll für 2 Tage eingehalten werden.
- Spätestens eine Stunde nach der Amniozentese wird eine Ultraschallkontrolle durchgeführt. Eine zweite erfolgt am darauffolgenden Tag sowie nach einer Woche. Falls die Amniozentese in der Spätschwangerschaft erfolgt ist, wird dem Ultraschall ein Kontroll-CTG angeschlossen.
- Sollte die Mutter einen negativen Rhesusfaktor haben, muß unbedingt eine Rhesusprophylaxe erfolgen.
- Das Fruchtwasser muß innerhalb von zwei Tagen in einem zuständigen Labor verarbeitet werden.

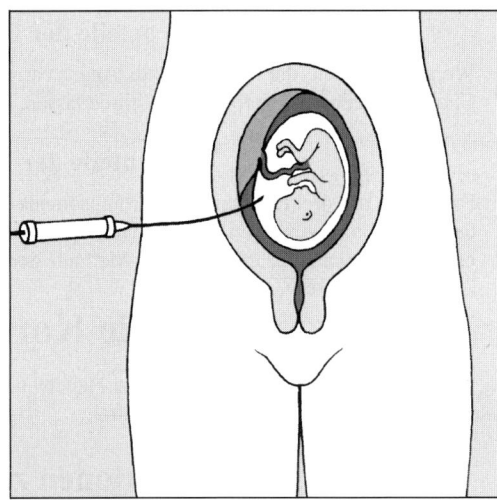

Abb. 4.62 Schema der Amniozentese.

Die FISH-Diagnostik - Auswertung der Amniozentese

Die FISH-Diagnostik (FISH = Fluoreszenz-in-situ-Hybridisierung) bezeichnet ein Schnelltestverfahren auf Chromosomenaberrationen innerhalb von drei Tagen. Eine Fluoreszenzmarkierung mit DNS-Sonden erfaßt bereits die Interphase und nicht erst die Teilung der Zellen. Bisher sind Aberrationen des 13., 18. und 21. Chromosoms nachzuweisen (s. Abb. 4.63).

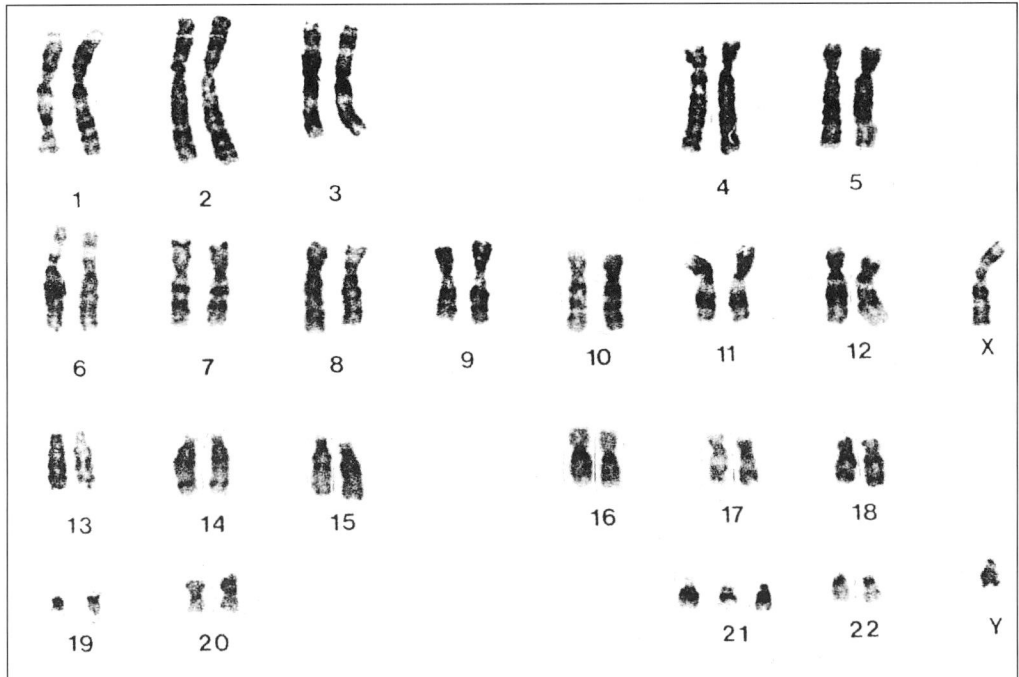

Abb. 4.63 Karyotyp eines Kindes mit Down-Syndrom: freie Trisomie 21. (Aus: Simon C. Pädiatrie. Lehrbuch der Kinderheilkunde. 7. Aufl. Stuttgart, New York: Schattauer 1995)

Vorteile der FISH-Diagnostik

- Werdende Eltern, die besonders aus Angst vor chromosomalen Erkrankungen eine Amniozentese oder Chorionzottenbiopsie haben durchführen lassen, bekommen ein frühes Ergebnis.

Nachteile der FISH-Diagnostik

- Es werden nur drei Formen von Chromosomenaberrationen nachgewiesen. Die FISH-Diagnostik ersetzt daher nicht die herkömmliche Methode der Amniozenteseauswertung, die alle Chromosomenaberrationen erfaßt.

Die Kordozentese

Die Kordozentese ist eine Punktion der Nabelvene, die ab der 22. SSW zu diagnostischen und therapeutischen Zwecken durchgeführt werden kann.

Indikationen zur Kordozentese

- Die Kordozentese kann der schnellen Karyotypisierung bei Mosaikbefund dienen.
- Es können viele kindliche Infektionen festgestellt werden, wie z.B. Röteln, Zytomegalie, Toxoplasmose, Ringelröteln.
- Die Kordozentese kann folgende Verdachtsbefunde bestätigen: Blutkrankheiten, Stoffwechselstörungen, immunologischer und nichtimmunologischer *Hydrops fetalis*.
- Die Kordozentese ermöglicht die kindliche Blutgruppenbestimmung.
- Bei Verdacht auf eine Plazentainsuffizienz können durch die Kordozentese die Blutgase oder der Laktatwert bestimmt werden.

Therapiemöglichkeiten durch die Kordozentese

- Es kann eine Anämiebehandlung mit gewaschenen und bestrahlten Erythrozytentransfusionen durchgeführt werden.
- Die Kordozentese kann der Albuminbehandlung dienen (Albuminsubstitutionen müssen nach zwei Wochen wiederholt werden, da die Werte in der Schwangerschaft bei den Kindern wieder schnell absinken).
- Durch die Kordozentese ist eine Medikamentengabe zur Behandlung einer fetalen Herzinsuffizienz möglich.

Vorteile der Kordozentese

- Die Kordozentese ermöglicht einen direkten Zugang zum Kind. Dadurch wird manche Diagnose genauer und manche Erkrankung schon früher diagnostizierbar.
- Damit können auch frühzeitigere Behandlungen erfolgen, oder es kann zum rechten Zeitpunkt ein Kaiserschnitt oder eine medikamentöse Geburtseinleitung erfolgen.

Risiken, Nachteile und noch unklare Aspekte der Kordozentese

- Die physiologischen Blutwerte eines Kindes in der 22. SSW sind noch nicht vollständig erforscht.
- Es treten Jetphänomene auf (d.h. beim Entfernen der Punktionsnadel aus der Nabelvene kann das Gefäß aufgrund seines höheren Innendrucks einige Sekunden in das Fruchtwasser bluten, bevor es sich wieder verschließt.
- Es können Nabelschnurhämatome auftreten.
- Statt der *Vena umbilicalis* kann die *Arteria umbilicalis* anpunktiert werden, was zu einem Arterienspasmus mit anschließendem *Infans mortus* führt.
- Durch einen Plazentaanstich können kindlichmütterliche und mütterlich-kindliche Transfusionen erfolgen.
- Die Infektionsgefahr ist durch die direkten Blutgefäßkontakte relativ hoch.
- Bei der Punktion kann eine fetale Bradykardie bis hin zum *Infans mortus* auftreten.
- Kindliche Verletzungen sind möglich.

Bisher bekannte Häufigkeit der Komplikationen

- Jet-Phänomene mit einer Dauer von über einer Minute treten bei 8% der Kordozentesen auf.
- Kindliche Bradykardien treten bei 8% der Kordozentesen auf.
- Die Angaben zum *Infans mortus* aufgrund durchgeführter Kordozentesen schwanken bei den verschiedenen Durchführungskliniken zwischen 0,8 und 3,6%.

Durchführung der Kordozentese

Die Durchführung gleicht der Amniozentese, nur daß hier zusätzlich zur Ultraschallkontrolle eine Blutflußmessung der Nabelschnur- und Plazentagefäße erfolgt. Die Punktion kann transamnial oder transplazentar erfolgen.

Die Fetoskopie

Die Fetoskopie ist eine Untersuchungsmethode, bei welcher das Kind im Mutterleib mit einem Spezialendoskop direkt betrachtet werden kann. Die Fetoskopie wird nur noch selten durchgeführt, da die meisten Erkrankungshinweise am Kind durch Ultraschallkontrollen erfolgen. Bevorzugter Zeitpunkt für diese Methode ist die 18. bis 20. SSW.

Indikationen zur Fetoskopie

Eine Indikation stellt vor allem die Lasertherapie zum Verschließen eines Gefäßshunts beim fetofetalen Transfusionssyndrom dar (vgl. Kap. 9.3).

Nachteile der Fetoskopie

- Die Abortrate ist deutlich erhöht. Die Angaben in der medizinischen Fachliteratur schwanken zwischen 5 bis 10%.
- Die Abortgründe gleichen den Risikogründen der Amniozentese (s. dort).

Vorteile der Fetoskopie

- Für die Zukunft wird die Möglichkeit gesehen, eine kindliche Erkrankung frühzeitiger zu behandeln.

Durchführung der Fetoskopie

Die Durchführung der diagnostischen Fetoskopie gleicht der Durchführung der Amniozentese (s. dort). Einziger Unterschied ist, daß eine etwas größere Stichinzision erfolgt, da für das einzuführende Fetoskop eine größere Punktionsnadel erforderlich ist (das Fetoskop wird durch die Punktionsnadel eingeführt).

Die Hormonbestimmungen

Das humane Choriongonadotropin (HCG)

Die Bestimmung des HCG als **Schwangerschaftstest** wurde bereits im Kap. 4.3 Allgemeine Untersuchungen in der Schwangerschaft erläutert. Zusätzlich kann die HCG-Bestimmung im Serum oder Urin auch Hinweise auf **Störungen der Schwangerschaftsentwicklung** geben.

Indikationen zur HCG-Untersuchung

- Bei einer Extrauteringravidität sinken in der 5. bis 8. SSW die HCG-Werte im Serum und im Urin ab (eventuell sogar negativer Urintest).
- Bei einem drohenden Abort finden sich ebenfalls erniedrigte HCG-Werte.
- Bei Verdacht auf eine Blasenmole oder auf ein Chorionkarzinom kann der **erhöhte** HCG-Spiegel ein wichtiger Hinweis sein.

Vorteil der Methode

Die Untersuchung ist durch Urinverwendung oder durch eine mütterliche Venenblutentnahme wenig invasiv.

Das humane plazentare Laktogen (HPL)

Das HPL (s. auch Kap. 4.2 Physiologische Veränderungen im mütterlichen Organismus) wird von der Plazenta gebildet und steigt während der Schwangerschaft kontinuierlich an. Im letzten Schwangerschaftsdrittel werden etwa 3 g/Tag gebildet (Plasmaspiegel 5 bis 9,5 µg/ml).

Das HPL ist aber nur ein einzelner Parameter der Plazentafunktion, dessen Aussagekraft ohne weitere Untersuchungen nicht überschätzt werden darf. Seit September 1998 ist die Hormonbestimmung von HPL und Östriol aus den Mutterschaftsrichtlinien gestrichen. Diese Methode gilt als veraltet und wurde weitgehend durch neue diagnostische Verfahren (Ultraschall-Fruchtwasserindex, Doppler-Sonographie) ersetzt.

Bestimmung des Östriols

Die physiologische Aufgabe des Östriols ist noch nicht ganz sicher geklärt. Das Östriol gibt aber auf jeden Fall Hinweise auf die Funktionstüchtigkeit der fetoplazentaren Einheit.

Die Untersuchung kann beim Verdacht auf ein kindliches Risiko also mit herangezogen werden.

Erniedrigte Östriolwerte treten bei mütterlichen Kortikoidgaben auf (s. auch S. 571, Lungenreifebehandlung des Kindes), so daß bei diesen Frauen die Östriolbestimmung ohne Aussagewert ist und daher nicht mehr in Frage kommt.

Die Amnioskopie

Bei der Amnioskopie handelt es sich um das Betrachten des Fruchtwassers durch die intakte Fruchtblase am unteren Eipol.

Beurteilt wird dabei die Farbe des Fruchtwassers sowie der Vernixgehalt zur Terminbestimmung. In geringerem Maße gibt die Fruchtwasseruntersuchung auch Aufschluß über die Fruchtwassermenge (bei einer sehr starken Fruchtwasservermehrung oder -verminderung). Die Fehlerquote der Amnioskopiebefunde ist hoch. Die Literaturangaben zu den Falschaussagen schwanken zwischen 14 bis 20%. Die Ursache ist oft darin zu sehen, daß nur die Vorblase bei einem in das Becken eingetretenen Kopf gespiegelt wird. Hinter dem Kopf kann das freie Fruchtwasser durchaus verfärbt sein, was ein Hinweis auf eine Notsituation ist. Als weiteres Risiko spielt der unbeabsichtigte Blasensprung (in 1% aller Fälle) eine Rolle. Aufgrund des Einsatzes von CTG, Ultraschall- und Dopplersonographie verliert die Amnioskopie an Bedeutung, indem sie alleine keine Aussagekraft mehr hat, sondern nur eine Ergänzungsmethode ist. Im folgenden wird diese Methode daher nur stichpunktartig beschrieben.

Indikationen für den Einsatz der Amnioskopie

In den **letzten vier Wochen vor dem Geburtstermin** ist die Amnioskopie bei folgenden Schwangerschaftsrisiken zu erwägen:
- Bei einer mütterlichen Nierenerkrankung.
- Bei Verdacht auf eine Plazentainsuffizienz oder auf eine fragliche intrauterine Wachstumsretardierung.
- Bei einer Rhesusinkompatibilität.
- Zur Abklärung bei Verdacht auf einen vorzeitigen Blasensprung.
- Bei Überschreitung des Geburtstermins ist eine Amnioskopie in zweitägigen Abständen zu erwägen.

Unter der Geburt wird die Amnioskopie in folgenden Situationen eingesetzt:
- Bei unklaren vaginalen Untersuchungsbefunden (z.B. bei kleinen vorliegenden Kindstilen, bei Verdacht auf Nabelschnurvorfall, bei Fehlbildungen am Muttermund).
- Zur Blasensprengung, um zu vermeiden, daß ein abweichendes Gefäß (*Vas aberrans*) getroffen wird.
- Eventuell bei einer verstärkten Zeichnungsblutung bei Geburtsbeginn (in Sectiobereitschaft).

Je nach Geburtsfortschritt (Muttermundsweite, Höhenstand des kindlichen Kopfes) kann die Spekulumeinstellung die Amnioskopie ersetzen.

Voraussetzungen für eine Amnioskopie

- Der Muttermund sollte weit genug eröffnet sein, so daß ohne Schmerzen und Zervixverletzungen ein Einführen des Amnioskops möglich ist.
- Es sollte nie eine Amnioskopie durchgeführt werden, wenn der Verdacht auf eine *Placenta praevia* besteht (in der Regel bei den Ultraschallbefunden vermerkt).
- Eine Amnioskopie darf nur mit sterilem Instrumentarium und sterilen Handschuhen nach vorausgegangener Vulvadesinfektion durchgeführt werden.

Durchführung der Amnioskopie

Als Instrumente werden entweder ein Amnioskop mit angebrachter Beleuchtungsvorrichtung (Kaltlichtquelle) oder ein Amnioskop und eine getrennte Beleuchtungsvorrichtung benutzt. Des weiteren benötigt man ein konisches Rohr, Spekula, eine Kornzange, Desinfektionsmittel und Tupfer.

Die Durchführung der Amnioskopie erfolgt durch die Ärztin oder den Arzt. Nach der vaginalen Untersuchung wird das größtmögliche Amnioskop durch den inneren Muttermund geführt. Nach dem Entfernen des Obturators wird die Lichtquelle angeschlossen und die sichtbaren Eihäute werden mit dem Stieltupfer (= Kornzange mit Tupfer) von Schleim und Blut gereinigt. Durch die Reflexion des Lichts kann das Fruchtwasser nun visuell beurteilt werden (Abb. 4.64).

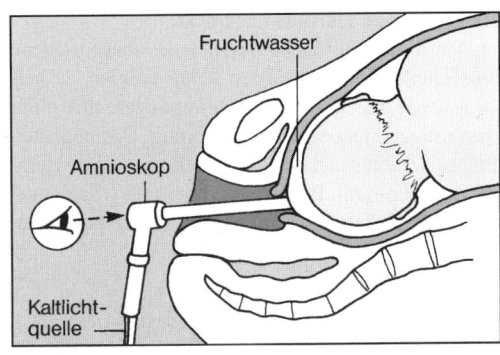

Abb. 4.64 Schema der Amnioskopie.

Beurteilung des Fruchtwassers

- **Klares oder milchiges** Fruchtwasser mit Vernixflocken bedeutet: normales Fruchtwasser.
- **Klares oder milchiges** Fruchtwasser ohne Vernixflocken bedeutet: Der Geburtstermin ist erreicht und dem Kind geht es gut.
- **Grünliches** Fruchtwasser signalisiert: Das Kind hat eine Sauerstoffmangelsituation hinter sich. Durch die Sparschaltung des kindlichen Kreislaufs hat der erhöhte Darmtonus zum Absetzen von Mekonium geführt.
- **Erbsbreiartiges oder mekoniumhaltiges** Fruchtwasser zeigt an: Das Kind hat unmittelbar eine Sauerstoffmangelsituation hinter sich.
- **Gelbes** Fruchtwasser bedeutet: Das Kind hat über Niere Bilirubin abgegeben (z.B. bei Rhesusinkompatibilität)
- Das Fruchtwasser ist **bräunlich**: Das Kind ist seit mehr als 24 Stunden abgestorben (es besteht eine Blutauslaugung des abgestorbenen Kindes).

Die Überwachung des Kindes durch Kardiotokographie

Das Kardiotokogramm (**CTG**) ist die parallele Aufzeichnung der kindlichen Herzfrequenz (fetale Herzfrequenz FHF) und der mütterlichen Wehentätigkeit. Mit Hilfe des CTG kann jederzeit der aktuelle Stand der FHF und damit die vitale Situation des Kindes festgestellt werden kann.

Da die CTG-Überwachung sowohl von den in der Klinik angestellten als auch von den freiberuflichen Hebammen selbständig durchgeführt werden kann, soll in diesem Buch auch auf Einzelheiten der Durchführung und Interpretation eingegangen werden. Die Sorgfalt bei der Durchführung ist unter anderem auch deshalb wichtig, weil die CTG-Monitorstreifen oft bei Gerichtsverfahren zur Beurteilung herangezogen werden.

Grundlagen zur Interpretation der kindlichen Herztonregistrierung

Das Prinzip der kindlichen Herztonregistrierung (Kardiographie) leitet sich aus der Physiologie des Herz-Kreislauf-Systems ab. Wie bereits im Kap. Anatomie und Physiologie geschildert, steuern Parasympathikus und Sympathikus die Erregbarkeit, die Geschwindigkeit der Erregungsleitung, die Kontraktion und die Schlagfrequenz des Herzens. Der Sympathikus fördert, der Vagus hemmt die Herzaktivität, was sich in einem **ständigen Frequenzwechsel des kindlichen Herzens** ausdrückt.

Damit das kindliche Herz eine ausgeglichene Blutverteilung gewährleisten kann, reagiert es beispielsweise bei kindlichen Bewegungen mit einer kurzfristigen Frequenzbeschleunigung. Das bedeutet, daß der Zeitabstand zwischen den einzelnen Herzschlägen abnimmt. Ist die Blutverteilung wieder ausgeglichen, sinken FHF und Blutströmungsgeschwindigkeit wieder ab, erreichen einen Tiefpunkt und steigen dann erneut wieder an.

Durch diesen Ablauf kommt es bei physiologischen Herzfrequenzmustern zu Schwankungen um einen Mittelwert. Diese Schwankungen nennt man **Fluktuationen** oder **Oszillationen**.

Die Berechnung des Zeitabstandes von Herzschlag zu Herzschlag wird als **"Beat-to-beat"-Methode** bezeichnet. Der Zeitintervall von Schlag zu Schlag wird auf jeweils eine Minute umgerechnet. Die Methode gibt also an, wie hoch die FHF in einer Minute wäre, wenn der Schlagabstand gleich bleiben würde.

Aufgrund der Oszillation schwankt der Wert der FHF jedoch immer. Diese Schwankungen sind nur über eine kontinuierliche FHF-Kontrolle konkret erfaßbar und könnten bei einer Herztonrohr-Kontrolle schnell überhört werden.

Methoden der kindlichen Herztonerfassung
Die externe Kardiographie

Die Phonokardiographie. Bei dieser Methode werden empfindliche Mikrophone auf die Bauchdecken der Mutter aufgesetzt, welche alle Geräusche vom Kind und von der Mutter sowie reichlich Störgeräusche aufnehmen (Abb. 4.65). Hammacher fand eine Methode, das Zeitintervall von einem kindlichen Herzschlag zum anderen zu bestimmen, um so die momentane FHF zu erhalten. Die Registrierung erfolgt am besten in Seitenlage (sonst Gefahr des *Vena-cava*-Syndroms) mit nach oben gerichtetem kindlichem Rücken (an der kindlichen Herzhinterwand ist die Herztonerfassung am günstigsten). Der ideale Punkt der FHF-Übertragung sollte vorher mit dem Pinar-Herztonrohr auskultiert werden.

Das Anlegen des Wehen-Transducer erfolgt am *Fundus uteri*, da dort die Wehen dominant sind (Wehenstärke vorher austasten, da die Übertragung nicht überall optimal ist). Problematisch wird die Ableitung bei
- kleinen Kindern unter 1000 g
- adipösen Frauen
- starken Kindsbewegungen
- einer Vorderwandplazenta.

Die abdominale fetale Elektrokardiographie (Abb. 4.66). Diese Methode kann erst ab der 36. SSW eingesetzt werden, da aufgrund des kindlichen Vernixgehaltes eine kindliche Ableitung vorher nicht gut möglich ist. Für die Übertragung müssen drei Elektroden eingesetzt werden (zwei Meßelektroden und eine Erdungselektrode).

Die Elektroden werden, unabhängig von der Kindslage, links am *Isthmus uteri* und rechts am *Fundus uteri* angelegt (Abb. 4.67). Das optimale Anlegen dauert etwa fünf Minuten. Die Elektroden sind als Saug- und Klebeelektroden vorhanden.

Die Auswertung der FHF-Aufzeichnungen ist durch die hohe Qualität besser als bei der Phonokardiographie und bei der Ultrasonokardiographie, so daß selbst bei Adipositas und einer Vorderwandplazenta die Störrate sehr gering ist.

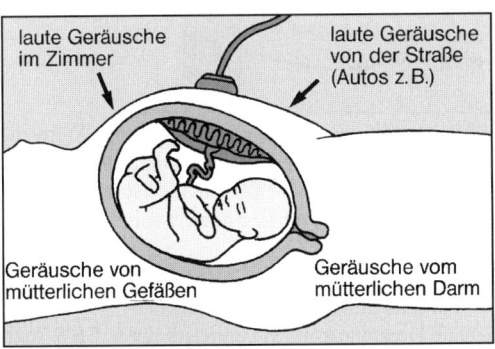

Abb. 4.65 Störgeräusche bei der Phonokardiographie.

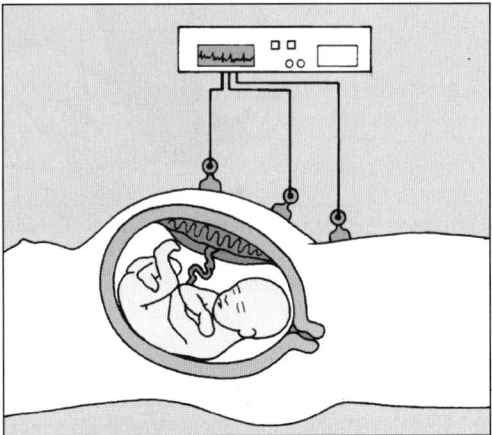

Abb. 4.66 Die abdominale fetale Elektrokardiographie.

4.5 Besondere Untersuchungsmethoden in der Schwangerschaft und unter der Geburt

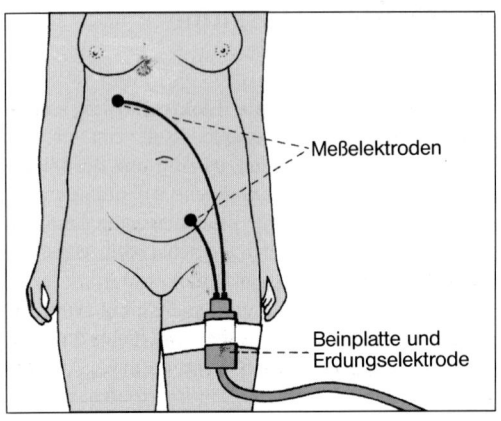

Abb. 4.67 Das Anlegen der Elektroden bei der abdominalen fetalen Elektrokardiographie.

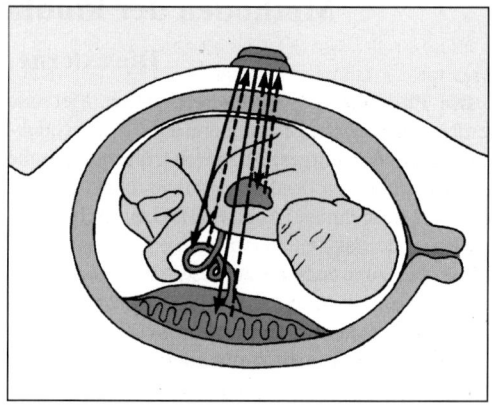

Abb. 4.68 Bewegte Grenzflächen bei der Ultrasonokardiographie.

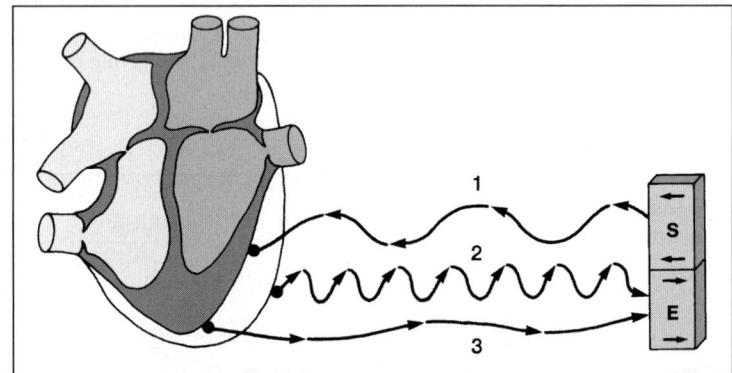

Abb. 4.69 Schema des Doppler-Effektes: Es wird ein Ultraschallbündel mit gleichbleibender Frequenz ausgesandt (1). Wenn es auf bewegte Grenzflächen stößt, reflektiert es diese zum Empfänger hin. Bei der Bewegung der Grenzflächen zum Empfänger hin ist die Trägerfrequenz erhöht (2), bei der Bewegung vom Empfänger weg ist die Trägerfrequenz erniedrigt (3). Durch diese Frequenzunterschiede kann die kindliche Herzaktion erfaßt werden.

Die Ultrasonokardiographie. Bei dieser Methode wird das Ultraschall-Doppler-Verfahren eingesetzt, d.h. es wird kein direktes Signal vom Kind empfangen, sondern es wird vom CTG-Gerät ein Schallstrahl ausgesandt, der von bewegten Grenzflächen reflektiert wird (Abb. 4.68). Bewegte Grenzflächen sind das kindliche Herz, die Aorta, die Nabelschnur oder uterine Gefäße (Abb. 4.69).

Die Transducer werden wie bei der Phonokardiographie aufgesetzt. Für die Ultraschallübertragung muß zusätzlich Wasser oder Gel auf den Herzton-Transducer aufgetragen werden. Die Fixierung der Transducer kann durch Stoffgurte oder breite Bauchbinden erfolgen.

Vorteile dieser Methode sind:
- Die Herztöne können bereits ab der 9. SSW registriert werden.
- Eine Dauerüberwachung über mehrere Minuten ist bereits ab der 24. SSW möglich.

Nachteile dieser Methode sind:
- Es gibt häufig Signalausfälle.
- Es gibt Aufzeichnungsprobleme bei fetalen Arrhythmien.
- Die Aufzeichnung der mütterlichen Herzfrequenz ist bei einer mütterlichen Tachykardie nicht von der Frequenzkurve des Kindes zu unterscheiden.
- Die Aufzeichnung ist bei Schluckphasen des Kindes gestört.
- Die Daueranwendung von Ultraschallwellen ist noch nicht voll erforscht, obwohl Schäden bisher nicht bekannt sind.

Die interne Kardiographie

Die direkte fetale Kardiographie (Elektrokardiographie). Hier wird das EKG direkt vom Kind abgeleitet. Nachdem die Fruchtblase eröffnet ist (oder eröffnet wurde), werden die Elektroden als Schraubelektroden, Clipelektroden und neuerdings auch als Klebeelektroden in die Haut (Kopfschwarte) des Kindes eingeführt beziehungsweise an der Haut angebracht.

- Die Schraubelektrode kann durch eine Einführhülse bei der normalen vaginalen Untersuchung angebracht werden (2 mm Eindrehen im Uhrzeigersinn; nicht im Fontanellenbereich).
- Die Clip- und die Klebeelektroden werden unter amnioskopischer Sicht angebracht.
- Die indifferente Elektrode wird am Oberschenkel der Mutter befestigt, nachdem Kontaktgel für die Übertragung aufgetragen wurde.

Vorteile der direkten fetalen Kardiographie sind:
- Es genügt ein einmaliges Anbringen und die Elektrode verrutscht nicht mehr bei einem Lagewechsel oder bei Bewegung der Mutter.
- Man erhält eine optimale FHF-Registrierung, besonders in der Austreibungsperiode (bei der externen Ableitung müssen in der Austreibungsperiode die kindlichen Herztöne oft neu aufgesucht werden).

Nachteile dieser Methode sind:
- Die kindliche Haut wird verletzt.
- Das Infektionsrisiko durch eingeschleppte Keime steigt für Mutter und Kind um 1%.
- Der Einsatz dieser Methode ist erst bei geöffneter Fruchtblase möglich.

Das Anlegen einer Schraubelektrode wird in Abb. 4.70 und Abb. 4.71 gezeigt. Die Elektrode wird mit der Einführhülse an den kindlichen Kopf angelegt, dann folgt eine halbe Umdrehung im Uhrzeigersinn. Die Einführhülse wird anschließend entfernt. Die Elektrodenenden werden an der Beinplatte befestigt.

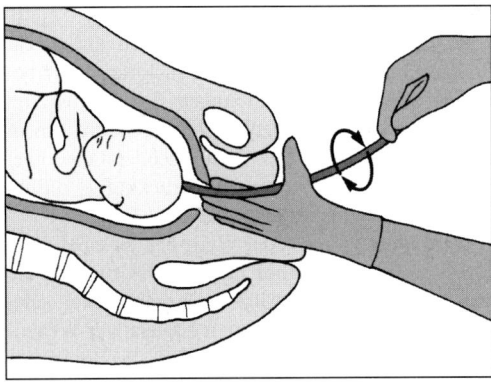

Abb. 4.70 Das Anlegen einer Schraubelektrode.

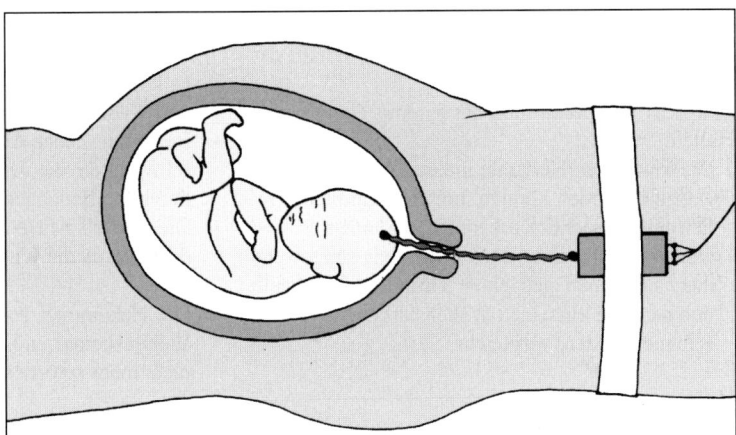

Abb. 4.71 Befestigung der Elektrodenenden an der Beinplatte.

Das Prinzip der mütterlichen Wehenregistrierung

Die **Registrierung der Wehen (Tokographie)** war früher ausschließlich durch die Palpation der Hebamme und durch die Angaben der werdenden Mutter möglich. Das wäre heute bei mehreren gleichzeitig Kreißenden in einer Klinik kaum noch durchführbar. Daher wird in den Kliniken die Tokographie zur Sicherstellung der Dokumentation eingesetzt. Eine manuelle Palpation durch die Hebamme kann sie jedoch nicht ersetzen. Der Basaltonus des Uterus wird immer nur apparativ erfaßt.

Bedeutsam ist der Einsatz der Kardiotokographie **zur Beurteilung der FHF** parallel mit den Wehen, denn das Kind wird in der Wehe in der Regel erstmals wirklich belastet und gibt in dieser Phase oft seine ersten Warnsignale.

Generell sind zur Wehenregistrierung die externe und die interne Tokographie möglich.

Methoden der mütterlichen Wehenregistrierung

Die externe Tokographie

Auf der Bauchdecke der Frau wird mit einem Stoffgurt oder Stoffmieder der Drucktransducer befestigt. Die Druckveränderungen der Uteruswand sind durch die Bauchdecken hindurch mit einem Taststift erfaßbar. Das elektrische Meßgerät errechnet aus den ertasteten Wehen eine Druckkurve, die im Monitor als Wehenkurve erscheinen.

Da sich der Uterus in der Wehe bei der einen Frau stärker aufrichtet als bei der anderen und da die Bauchdecken unterschiedlich kräftig entwickelt sind, kann kein absoluter, sondern nur ein relativer Wehendruck erfaßt werden. Wichtig ist es, die Wehen als solche zu erkennen, um die kindlichen Herzreaktionen interpretieren zu können.

Da bei den meisten Frauen am Ende der Schwangerschaft eine physiologische Rektusdiastase besteht, ist die Wehenableitung am günstigsten auf der Mittellinie oberhalb des Nabels (in den früheren Schwangerschaftswochen entsprechend auch unterhalb des Nabels).

Welche **Aufgaben** muß die externe Tokographie erfüllen?
- Die kindlichen Herztöne müssen den Wehen zugeordnet werden können, um eine kindliche Gefährdung tatsächlich erkennen zu können.
- Die Wehenfrequenz muß erkennbar sein, wenn man sich einen gedachten Grundtonus einstellt und dann die einzelnen Wehenstärken, die aufgezeichnet werden, vergleicht.
- Das Aussehen der Wehen muß erkennbar sein (s. auch S. 248, Wehentypen).

Die **Vorteile** der externen Tokographie sind:
- Durch die äußere Anwendung entsteht keine Infektionsgefahr für Mutter und Kind.
- Die Methode kann bereits während der Schwangerschaft vor Geburtsbeginn eingesetzt werden (d.h. eine Anwendung ist auch bei intakter Fruchtblase möglich).
- Der technische Aufwand ist relativ gering (relativ deshalb, weil für die freiberufliche Hebamme ein CTG-Gerät dennoch etwas sperrig ist).
- Es können bei der externen Tokographie auch Kindsbewegungen und deren Einflüsse auf den kindlichen Zustand (d.h. auf die FHF) erfaßt werden.

Die **Nachteile** der externen Tokographie sind:
- Der Basaltonus des Uterus kann nicht bestimmt werden.
- Es können nur relative, aber nicht absolute Werte von Wehendauer und Wehenstärke erfaßt werden.
- Bei mütterlicher Adipositas ist die Ableitung erschwert, da die Druckübertragung vom Uterus durch die Bauchdecken kaum noch möglich ist.
- Die mütterliche Bewegungsfreiheit ist stark eingeschränkt, da die Wehen-Transducer schnell verrutschen.
- Die Hebammen verlernen ihr Tastgefühl für die Wehenstärken und Wehenlängen, da ihre Hände nicht mehr so oft eingesetzt werden.

Die interne Tokographie

Nachdem die Fruchtblase eröffnet ist, wird ein mit Flüssigkeit gefüllter Druckkatheter 30 cm weit in den Uterus eingeführt, entweder durch eine vaginale Untersuchung oder durch eine Amnioskopie (abhängig von der Muttermundsweite und der Zentrierung des Muttermundes). Während der Wehe steigt der Flüssigkeitsspiegel im Katheter an und leitet diesen Wert über einen Druckumwandler als Impuls weiter (Abb. 4.72).

Wann sollte eine interne Tokographie erwogen werden?
- Sie sollte erwogen werden, wenn bei der schwangeren Frau die Gefahr einer Uterusruptur besteht (z.B. bei hypertoner Wehentätigkeit, bei Mehrlingsgeburten, bei Zustand nach Sectio).
- Sie ist angebracht bei extremer Adipositas der schwangeren Frau und gleichzeitiger Indikation zur sehr genauen Geburtsüberwachung (z.B. bei Verdacht auf eine Plazentainsuffizienz).

Die **Vorteile** der internen Tokographie sind:
- Es ergeben sich konkrete Aussagen über die Wehentätigkeit (Wehenstärke, Wehentypus, Wehenlänge).

Die **Nachteile** der internen Tokographie sind:
- Es besteht bei Einführung des Katheters die Gefahr der Uterusperforation.
- Es besteht die Gefahr einer aszendierenden Infektion.
- Der technische Aufwand ist relativ hoch.
- Die Methode kann erst nach eröffneter Fruchtblase eingesetzt werden.
- Kindsbewegungen können (im Gegensatz zur externen Tokographie) nicht erfaßt werden.

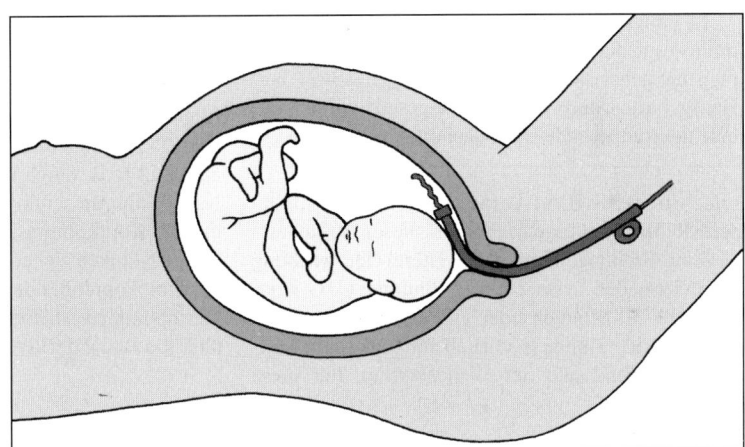

Abb. 4.72 Das Einlegen eines intrauterinen Druckkatheters.

Wann soll die Kardiotokographie eingesetzt werden?

Die antepartale Kardiotokographie

Die CTG-Kontrolle in der Schwangerschaft ist zum einen dann angezeigt, wenn das **Kind lebensfähig** ist (die unterste Grenze liegt damit heute bei der 25. SSW) und bei diesem Kind eine **Gefährdung** ausgeschlossen werden soll. Zum anderen kann man mit der antepartalen CTG-Kontrolle einen Eindruck über die **Uterusaktivität** erhalten, wenn der Verdacht auf eine Frühgeburtsneigung besteht.

Wann und wie oft sollte eine CTG-Kontrolle erfolgen? Die Häufigkeit der Kontrollen hängt grundsätzlich von den individuellen Risiken der einzelnen Schwangerschaft ab. Es gibt gewisse Anhaltszahlen, die allerdings nicht als absolut zu betrachten sind.

Die CTG-Kontrolle sollte 2- bis 3mal täglich erfolgen, wenn ein stationärer Krankenhausaufenthalt aus folgenden Gründen notwendig wurde:
- Terminüberschreitung von mehr als 10 Tagen.
- Hypertonie.
- Verdacht auf eine kindliche Mangelentwicklung.
- Fraglich pathologische Herztonveränderungen (z.B. vereinzelte Dezelerationen, eingeengte Herztonkurven) im ambulanten CTG.
- Rhesusinkompatibilität.
- Blutungen in der zweiten Schwangerschaftshälfte (z.B. bei *Plazenta praevia* oder tiefsitzender Plazenta).
- *Diabetes mellitus* der Schwangeren.
- Nach Sturz oder Autounfall (zwei Tage stationäre Überwachung mit Ultraschallkontrollen der Plazenta).

Die CTG-Kontrolle sollte 1- bis 2mal täglich erfolgen, wenn ein stationärer Krankenhausaufenthalt aus folgenden Gründen notwendig wird:
- Zervixinsuffizienz und/oder Frühgeburtsbestrebungen.
- Cerclage.
- Mehrlingsschwangerschaft.

1- bis 2mal wöchentlich sollte sie erfolgen bei der ambulanten Kontrolle, wenn ein stationärer Krankenhausaufenthalt aus einem der oben genannten Gründe vorausgegangen war (Nachkontrolle, um weitere Risiken zu vermeiden) sowie bei

- vorausgegangener Risikoschwangerschaft
- geschädigtem oder perinatal verstorbenem Kind einer vorausgegangenen Schwangerschaft
- Schwangerschaft nach Sterilitätsbehandlung
- älteren Schwangeren, z.B. 36jährige Erstpara oder 40jährige Mehrpara, oder sehr junge Schwangere, unter 18 Jahren (statistische Häufung von Risiken in diesen Altersgruppen)
- Verdacht auf Oligo- oder Polyhydramnie
- Mehrlingsschwangerschaft.

Die subpartale Kardiotokographiekontrolle

In einigen Kliniken wird die lückenlose Kontrolle des Kindes unter der Geburt gefordert. In den meisten geburtshilflichen Abteilungen sowie bei Hausgeburten (falls das CTG eingesetzt wird) wird eine intermittierende Überwachung durchgeführt.

Es wird generell ein **Aufnahme-CTG** von mindestens **30 Minuten** geschrieben. Ist dieses Aufnahme-CTG in Ordnung, kann die weitere Überwachung folgendermaßen sein: eine 15minütige CTG-Kontrolle alle 30 Minuten oder eine 30minütige CTG-Kontrolle jede Stunde (natürlich abhängig vom Muttermundbefund und der Wehenstärke). Für diese Kontrollen kann auch die Telemetrie eingesetzt werden, so daß sich die Frauen in dieser Zeit weiterhin frei bewegen können.

Ist der Muttermund 7 bis 8 cm weit geöffnet, erfolgt in der Regel eine CTG-Dauerüberwachung, da beim Tiefertreten des Kopfes die Gefahr für das Kind zunimmt (z.B. durch eine kurze Nabelschnur, durch Nabelschnurumschlingungen oder durch die zunehmende Kopfkompression und Kopfkonfiguration). Einige Kliniken ziehen in dieser Zeit auch die interne Kardiotokographie des Kindes vor, um den jeweiligen optimalen Ableitungspunkt nicht immer wieder über die Bauchdecken suchen zu müssen.

Durchführungsformen der Kardiotokographie

Die Durchführung kann erfolgen
- ohne (Wehen-)Belastung und
- mit (Wehen-)Belastung.

Das CTG ohne Belastung

Das CTG ohne Belastung wird dann durchgeführt, wenn die Indikationen für eine antepartales CTG (s. dort) vorliegen. Generell ist die Schreibdauer von mindestens 30 Minuten einzuhalten, um eine ausreichende Aussagekraft zu gewährleisten.

Für die spätere Auswertung sowie aus forensischen Gründen sollten auf dem CTG-Papier folgende **Daten** zusätzlich vermerkt werden:
- Name und Vorname der schwangeren Frau.
- Datum und, falls vom Gerät nicht mitgedruckt, Uhrzeit der CTG-Kontrolle.
- Schwangerschaftswoche und Parität (wichtig für die Auswertung der Wehenaktivität).
- Jede Positionsveränderung der Frau während der Aufzeichnung, ebenso wie die Ausgangsposition.
- Maßnahmen während der Aufzeichnung wie vaginale Untersuchungen oder Gabe von Medikamenten.
- Falls ein Medikament die Herzfrequenz des Kindes beeinflussen kann, sollte zusätzlich die verabreichte Dosis eingetragen werden.

Das CTG mit Belastung

Eine Belastung kann durch echte oder medikamentös erzeugte Wehen entstehen. Dadurch wird die Uterusdurchblutung beeinträchtigt, und das Kind zeigt im Herztonverlauf, ob es diese Belastung toleriert. In der Spätschwangerschaft reicht oft eine leichte Stimulation der Brustwarzen aus, um eine Wehentätigkeit zu erzeugen. Eine mütterliche Streßsituation mit Minderdurchblutung des Uterus läßt sich gegen Ende der Schwangerschaft auch durch Treppensteigen oder Kniebeugen erzeugen.

Der Belastungstest mit Wehen durch Oxytozingabe sollte in einer geburtshilflichen Klinik stattfinden, da bei Beeinträchtigung der kindlichen Herztöne eventuell operativ eingegriffen werden muß. Die Häufigkeit der **falsch-positiven Belastungsreaktionen** liegt zwar bei **25%**, jedoch weisen **70%** der vaginal entbundenen Kinder mit pathologischem Belastungstest **auch nach der Geburt noch Streßzeichen** auf. Ein pathologischer Belastungstest ist daher immer ernst zu nehmen.

Die **Indikationen** für einen Wehenbelastungstest sind:
- suspekter (fraglich pathologischer) FHF-Befund im unbelasteten CTG beziehungsweise nach einem Kniebeugentest
- Verdacht auf eine kindliche Gefährdung (z.B. bei Terminüberschreitung von mehr als 10 Tagen oder bei Verdacht auf eine Plazentainsuffizienz).

Die **Kontraindikationen** für einen Wehenbelastungstest sind:
- pathologischer Herztonbefund im unbelasteten CTG, der auf eine bereits vorhandene kindliche Streßsituation hinweist
- *Plazenta praevia*
- drohende Frühgeburt
- Querlage/Schräglage.

Das **Vorgehen** bei einem Wehenbelastungstest mit Oxytozingabe ist folgendermaßen:

▸ Zunächst wird über 30 Minuten ein CTG ohne Belastung geschrieben, um sicher zu gehen, daß sich das Kind nicht bereits in einer Streßsituation befindet. Darüber hinaus wird festgestellt, ob nicht bereits eine ausreichende Kontraktionsbereitschaft ohne zusätzliche Oxytozingabe vorhanden ist. Das Ausgangs-CTG ist zudem wichtig für den Vergleich mit später eventuell auftretenden pathologischen FHF-Veränderungen.

▸ Bei normalem CTG-Befund folgt dann das Anlegen einer Infusion mit 500 ml physiologischer Kochsalzlösung (oder Lävulose) und 6 IE Oxytozin. Die beginnende Dosierung liegt bei 10 bis 12 ml/h und wird alle 30 Minuten um weitere 10 bis 12 ml/h gesteigert, bis Wehen auftreten. Nach 30 Minuten Aufzeichnung mit regelmäßigen Wehen wird der Test beendet. Treten keine Wehen auf, wird der Test mit der Höchstdosierung (100 bis 120 ml/h) abgebrochen. Nachdem die Infusion beendet wurde, wird das CTG noch 30 Minuten lang nachgeschrieben, um zu kontrollieren, ob die Wehen nachlassen oder ob eventuell mit dem Geburtsbeginn gerechnet werden muß.

▸ Griffbereit neben der Infusion liegen immer ein Tokolytikum (Partusisten®) und Kochsalzlösung, um bei einem akuten Herztonabfall sofort einen Tokolytikum-Bolus geben zu können. Der Bolus setzt sich zusammen aus 1 ml Partusisten® (= 0,05 mg Fenoterol) und 4 ml physiologischer Kochsalzlösung, einige Kliniken bevorzugen die 1:10 Mischung oder das Fertigpräparat..

Das **weitere Vorgehen** richtet sich nach dem Verlauf des Belastungstests. Sollte unter dem Test ein pathologisches Herzfrequenzmuster entstehen, bleibt meist noch die Möglichkeit, eine vaginale Geburt anzustreben. Nur in seltenen Fällen muß sofort eine Sectio erfolgen.

Bleiben die kindlichen Herztöne unauffällig, muß nicht eingegriffen werden. Die Schwangerschaft sollte jedoch weiter beobachtet werden. Je nach Indikation (z.B. Terminüberschreitung über 10 Tage) kann nach zwei Tagen ein erneuter Belastungstest durchgeführt werden.

Durchführung der Kardiotokographie bei einer Geminischwangerschaft

Es gibt Geräte, welche die Herztöne von zwei Kindern gleichzeitig extern ableiten können (Gemini-CTG). Wichtig ist dabei die genaue Lagebestimmung der Kinder und der Vergleich der Herztonkurven, um sicher zu gehen, daß auch beide Kinder aufgezeichnet werden (und nicht etwa ein Kind doppelt).

Durch die gleichzeitige Dokumentation von beiden Kindern auf **einem** Monitorstreifen ist der Vergleich der Herztonkurven leichter möglich (Abb. 4.73a-c).

Schwieriger ist es, wenn zwei Geräte eingesetzt werden müssen und jedes Kind über einen separaten Monitorstreifen überwacht wird. Das gleiche Problem stellt sich, wenn nur ein Gerät für Einzelaufzeichnungen zur Verfügung steht, und die Kinder hintereinander kontrolliert werden müssen. Dann muß zwischenzeitlich das nicht dokumentierte Kind mit einem Stethoskop abgehört werden, damit die beiden unterschiedlichen Herzfrequenzen verglichen werden können.

Ist die Fruchtblase des ersten Kindes bereits gesprungen, kann dieses über eine interne Elektrode überwacht werden, während das zweite Kind extern abgeleitet wird. Bei den heutigen Geräten ist dies auch über ein gemeinsames Gerät möglich.

Hierbei muß auf eine sorgfältige Dokumentation geachtet werden. An den kindlichen Herztonkurven muß erkenntlich gemacht werden, ob es sich um das vorangehende Kind (Kind I) oder um das nachfolgende Kind (Kind II) handelt. Bis zu seiner Geburt ist das erste Kind meist mehr belastet und muß sorgfältiger überwacht werden. Die akute Gefahr für das zweite Kind beginnt meist mit der Geburt des ersten Kindes (s. Kap. 8 Mehrlingsgeburt).

Es ist ebenfalls sehr wichtig zu kontrollieren, ob bei der Mutter nicht eine Tachykardie besteht, welche als kindliche Herzfrequenz fehlinterpretiert werden könnte.

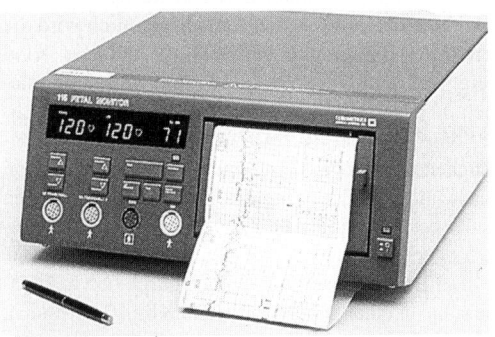

Abb. 4.73a CTG-Gerät mit externer Gemini-Ableitung.

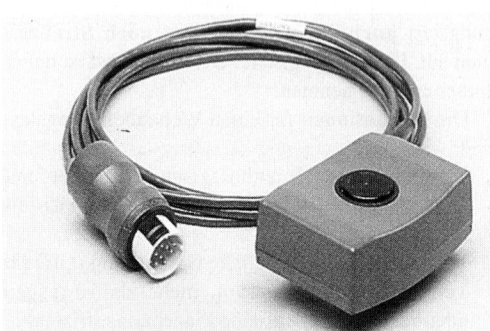

Abb. 4.73b Wehen-Transducer.

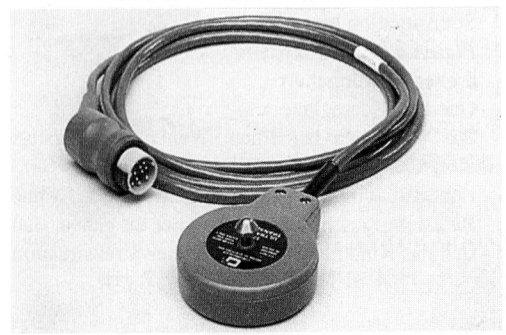

Abb. 4.73c Herztonableitung extern. (Alle Abbildungen mit freundlicher Genehmigung der Gesellschaft für Medizintechnik mbH, Frankfurt/Main)

Richtlinien für die CTG-Auswertung

Grundsätzlich sollte bei Beendigung der CTG-Aufzeichnung nur eine erfahrene Hebamme (oder eine Ärztin beziehungsweise ein Arzt) den CTG-Streifen entfernen. Sie muß auf den ersten Blick erkennen, ob die Herztöne im CTG auffällig sind und die Herztonüberwachung eventuell noch fortgesetzt werden sollte.

Anschließend erfolgt eine detailliertere Auswertung. Als Anleitung für die Auswertung werden in der Regel die Auswertungsscores nach Hammacher oder Fischer empfohlen. (Die Berechnung des Fischer-Score ist in Tab. 4.8 dargestellt, zur Berechnung des Hammacher-Score wird auf entsprechende Lehrbücher verwiesen.) Beide Scores sollten in der Hebammenausbildung geübt werden, um ein Gefühl für die CTG-Auswertung zu entwickeln. Die ausgebildete Hebamme hat die Pflicht, bei suspekten Herztonveränderungen (= fraglich pathologischen FHF-Kurven) unverzüglich einen Arzt zu informieren. Daher ist die Fähigkeit einer korrekten CTG-Beurteilung sehr wichtig. Die Bewertung des CTG-Scores nach Fischer ist in Tabelle 4.9 dargestellt.

Tab. 4.8 CTG-Score nach Fischer. (Aus: Goeschen K. Kardiotokographie-Praxis. 3. Aufl. Stuttgart, New York: Thieme 1990)

Parameter	Punkte	0	1	2	Σ
basale FHF	Niveau [spm]	< 100 > 170	100 - 110 150 - 170	110 - 150	
	Oszillationsamplitude (Bandbreite) [spm]	< 5	5 - 10 > 30	10 - 30	
	Oszillationsfrequenz (Nulldurchgänge pro Minute)	< 2	2 - 6	> 6	
FHF-Alterationen	Akzelerationen	keine	periodische	sporadische	
	Dezelerationen	späte, variable mit prognostisch ungünstigen Zusatzkriterien	variable	keine, sporadisch auftretende Dip 0	
Zustandsindex					
Registrierdauer: 30 Minuten Berücksichtigung des jeweils ungünstigsten Musters Zusätzliches Zeitkriterium für basale FHF: 10 Minuten Mindestdauer					

Tab. 4.9 Bewertung des CTG-Scores nach Fischer.

Punkte	Bewertung
8 - 10 Punkte	Ausdruck eines physiologischen fetalen Zustandes.
5 - 7 Punkte	Das Wohlergehen des Kindes ist prognostisch fraglich.
< 4 Punkte	Bedrohliche Beeinträchtigung des Kindes.

Die Bedeutung der CTG-Scores nach Hammacher und Fischer

Wenn die 26. SSW noch nicht abgeschlossen ist und das kindliche Geburtsgewicht aller Ultraschallkontrollen unter 700 g liegt, sollte mit der Lungenreifebehandlung begonnen werden. Parallel dazu sollten kurzfristige CTG-Kontrollen erfolgen.

Wenn die 26. SSW abgeschlossen ist, gelten die in Tab. 4.10 dargestellten Empfehlungen für das antepartale CTG. Die Empfehlungen zur Auswertung des subpartalen CTG sind in Tab. 4.11 wiedergegeben).

Tab. 4.10 Empfehlungen zur Auswertung des antepartalen CTG.

CTG-Score nach Fischer	8 - 10
(CTG-Score nach Hammacher	0 - 2)
CTG-Beschreibung	unauffällig
→ Maßnahmen	gelegentliche CTG-Wiederholungen
CTG-Score nach Fischer	5 - 7
(CTG-Score nach Hammacher	3 - 4)
CTG-Beschreibung	suspekt
→ Maßnahmen	kurzfristige CTG-Wiederholungen in 4stündlichen Abständen, eventuell Amnioskopie (Voraussetzungen s. dort)
CTG-Score nach Fischer	unter 4
(CTG-Score nach Hammacher	über 5)
CTG-Beschreibung	pathologisch
→ Maßnahmen	kontinuierliche externe CTG-Überwachung

Tab. 4.11 Empfehlungen zur Auswertung des subpartalen CTG.

CTG-Score nach Hammacher	0 - 2
CTG-Score nach Fischer	8 - 10
CTG-Beschreibung	unauffällig
→ Maßnahmen	weiterhin CTG-Überwachung, normale Geburt anstreben
CTG-Score nach Hammacher	3 - 4
CTG-Score nach Fischer	5 - 7
CTG-Beschreibung	suspekt
→ Maßnahmen	weiterhin CTG-Überwachung, wenn möglich amnioskopische Blasensprengung, interne Herztonableitung, vaginale Geburt anstreben
CTG-Score nach Hammacher	über 5
CTG-Score nach Fischer	unter 4
CTG-Beschreibung	pathologisch
→ Maßnahmen	weiterhin CTG-Überwachung, amnioskopische Blasensprengung, Mikroblutuntersuchung (MBU), eventuell Bolustokolyse, eventuell Vakuumextraktion (VE) oder Forceps, eventuell Sectio

Die Bedeutung der kindlichen Herzfrequenz

Die kindliche Herzfrequenz und deren Veränderungen werden in drei große Gruppen unterteilt (nach Heinrich und Seidenschnur, 1977):

- langfristige Herzfrequenzveränderungen
- mittelfristige Herzfrequenzveränderungen
- kurzfristige Herzfrequenzveränderungen

Langfristige Herzfrequenzveränderungen

Die **Basalfrequenz** (= *baseline*) beschreibt die durchschnittliche Frequenz, die über eine längere Zeit beobachtet wird. Die Basalfrequenz soll bei einem physiologischen CTG zwischen 110 und 150 spm (Schlägen pro Minute) liegen (Abb. 4.74).

Die **Tachykardie** ist ein Anstieg der Basalfrequenz während mindestens 10 Minuten auf über 150 spm. Ein Frequenzanstieg bis 170 spm bedeutet eine leichte Tachykardie, während ein Frequenzanstieg über 170 spm eine schwere Tachykardie darstellt (Abb. 4.75 und 4.76).

Die **Bradykardie** ist ein Frequenzabfall während mindestens 3 Minuten auf unter 110 spm. Ein Frequenzabfall bis zu 100 spm bedeutet eine leichte Bradykardie (Abb. 4.77), während ein Frequenzabfall unter 100 spm eine schwere Bradykardie (Abb. 4.78) darstellt.

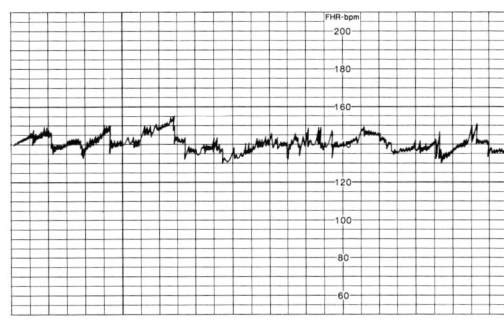

Abb. 4.74 CTG: Die Basalfrequenz bei Normokardie.

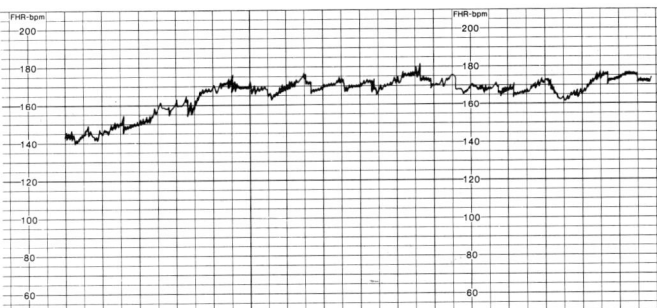

Abb. 4.75 CTG: Die leichte Tachykardie.

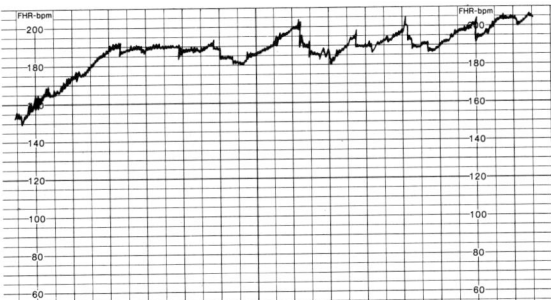

Abb. 4.76 CTG: Die schwere Tachykardie.

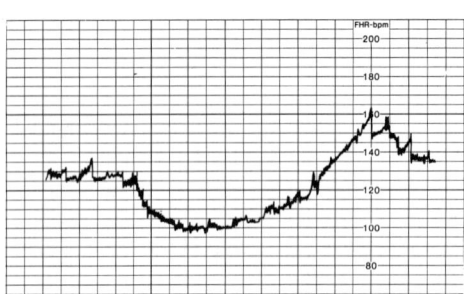
Abb. 4.77 CTG: Die leichte Bradykardie.

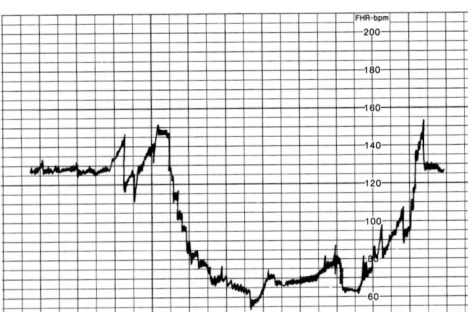
Abb. 4.78 CTG: Die schwere Bradykardie.

Mittelfristige Herzfrequenzveränderungen

Diese Abweichungen von der Basalfrequenz dauern kürzer an. Es zählen hierzu Akzelerationen und Dezelerationen.

Die **Akzelerationen** sind Herzfrequenzbeschleunigungen, die weniger als 10 Minuten andauern. Im physiologischen CTG steigt die Amplitude der Oszillationen hierbei meist um 15 spm, dauert nicht länger als 15 Sekunden und tritt 2- bis 4mal in 20 Minuten auf. Das Auftreten von Akzelerationen erfolgt bei einem normal lebhaften Kind physiologisch in sporadischen Abständen (sogenannte **sporadische Akzelerationen**).

Sollten die Akzelerationen in drei und mehr aufeinanderfolgenden Wehen eindeutig wehensynchron auftreten, spricht man von **periodischen Akzelerationen** (Abb. 4.79). Die Bedeutung der periodischen Akzelerationen wird auf S. 224 erklärt.

Eine **Dezeleration** ist eine Verlangsamung der kindlichen Herzfrequenz, die weniger als 3 Minuten dauert. Verschiedene Formen von Dezelerationen werden unterschieden.

- **Frühe Dezelerationen**. Diese Dezelerationen sind ein Spiegelbild der mütterlichen Wehen. Der Tiefpunkt der Dezeleration ist gleichzeitig der Höhepunkt der Wehe. Mit dem Wehenende ist auch die Dezeleration beendet. Die frühen Dezelerationen sind in der Regel **uniform**, d.h. gleichförmig (Abb. 4.80).
- **Späte Dezelerationen**. Diese Dezelerationen treten ebenfalls in Abhängigkeit von einer Wehe auf, sind aber in der Reaktion verzögert, d.h. der tiefste Punkt der Dezeleration liegt hinter dem höchsten Punkt der Wehe. Sie sind ebenfalls uniform (Abb. 4.81).
- **Variable Dezelerationen**. Diese Dezelerationen haben zwar auch einen zeitlichen Bezug zur Wehe, besitzen jedoch ein ständig wechselndes Aussehen und können während oder nach einer Wehe auftreten (Abb. 4.82).
- **Spikes**. Spikes sind kurzzeitige Herztonverlangsamungen von wenigen Sekunden, die nie länger als 30 Sekunden anhalten. Sie sind von ihrer Form her kaum erkennbar und völlig unabhängig von der Wehentätigkeit.
- **Prolongierte Dezelerationen**. Diese Dezelerationen treten in der Regel durch ein mütterliches Ereignis auf (*Vena-cava*-Syndrom, kurzfristiger Blutdruckabfall, Dauerkontraktionen, seltener: Abdrücken der Nabelschnur) und dauern teilweise bis zu 2 Minuten an. Sie haben meist ein schüsseloder badewannenförmiges Aussehen (Abb. 4.83).

4 Regelrechte Schwangerschaft

4.5 Besondere Untersuchungsmethoden in der Schwangerschaft und unter der Geburt

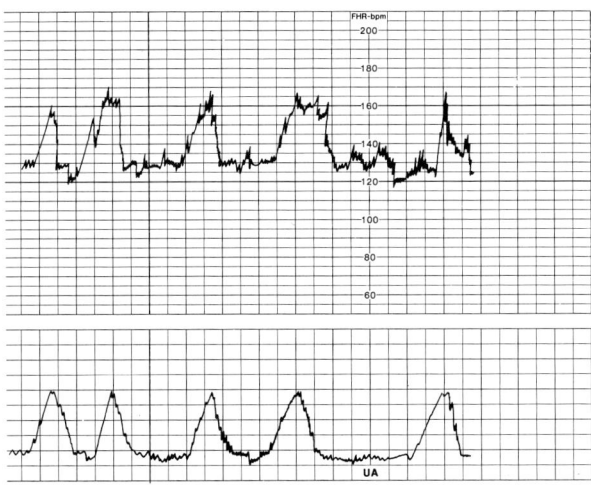

Abb. 4.79 CTG: Periodische Akzelerationen.

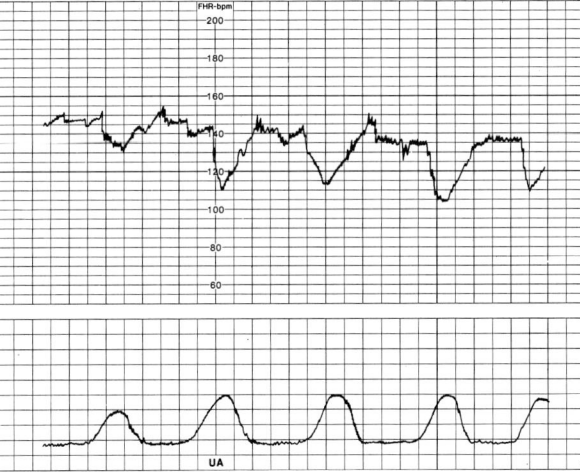

Abb. 4.80 CTG: Frühe Dezelerationen.

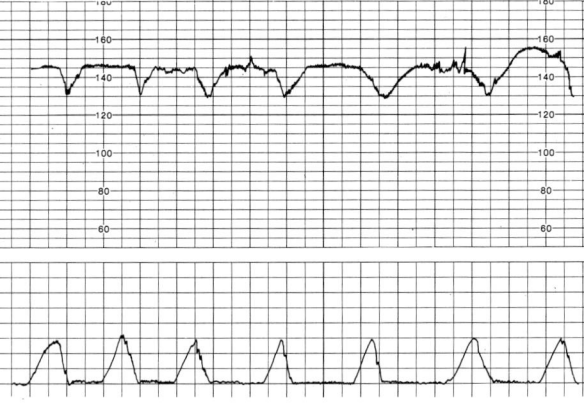

Abb. 4.81 CTG: Späte Dezelerationen.

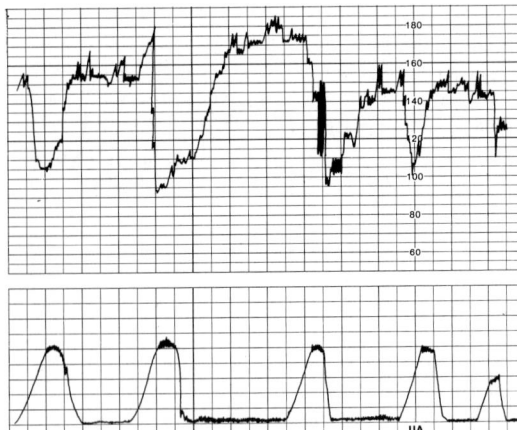

Abb. 4.82 CTG: Variable Dezelerationen.

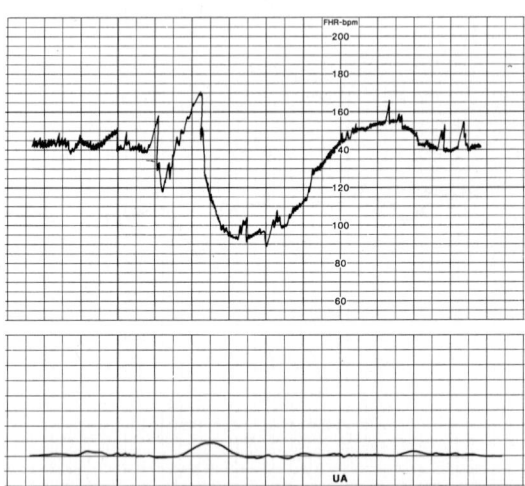

Abb. 4.83 CTG: Eine prolongierte Dezeleration.

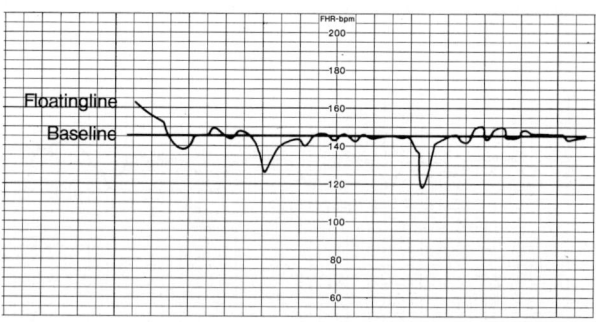

Abb. 4.84 CTG: Floatingline und Baseline.

Kurzfristige Herzfrequenzveränderungen

Die kurzfristigen Herzfrequenzveränderungen betreffen die **Oszillationen**, d.h. die Schwingungen der kindlichen Herzfrequenz um einen Mittelwert. Die **Oszillationsfrequenz** bezeichnet dabei die Häufigkeit der Schwingungen. Die **Oszillationsamplitude** (oder Bandbreite) bezieht sich auf die Höhe der Oszillationsausschläge.

Die Berechnung von Frequenz und Amplitude der Oszillationen erfolgt folgendermaßen: Die Oszillationen sind im CTG als periodische Schwingungen erkennbar. Durch diese Schwingungen kann eine Mittellinie gezogen werden: die *Floatingline*. Im Gegensatz zur *Baseline* ist die *Floatingline* keine gerade, sondern eine geschwungene Linie (Abb. 4.84).

Jedes Mal, wenn die periodischen Schwingungen die *Floatingline* überschreiten, spricht man von einem Nulldurchgang.

Die **Oszillationsfrequenz** kann anhand der Anzahl der Nulldurchgänge oder der Umkehrpunkte in einer Minute berechnet werden: Normalwert 4 bis 12/Minute. Häufiger ist die Berechnung anhand der Gipfelpunkte einer periodischen Schwingung: der Normalwert beträgt dann 2 bis 6/Minute, da jede periodische Schwingung halb so viele Gipfelpunkte wie Nulldurchgänge oder Umkehrpunkte aufweist. (Bei einem guten kindlichen Zustand sind die Umkehrpunkte übrigens spitz und nicht rund.) Aus den höchsten und niedrigsten Umkehrpunkten in einer Minute läßt sich die **Oszillationsamplitude** beziehungsweise Bandbreite berechnen: Normalwert 10 bis 30 mmHg.

Anhand der Bandbreite wurden schon vor 30 Jahren die **Oszillationstypen** eingeteilt. Diese Einteilung hat sich bis heute bewährt:
- Amplitude unter 5 spm: silenter Oszillationstyp (Abb. 4.85)
- Amplitude 5 bis 10 spm: eingeengt undulierender (= wellenförmiger) Oszillationstyp (Abb. 4.86)
- Amplitude 11 bis 25 spm: undulierender Oszillationstyp (physiologisch) (Abb. 4.87)
- Amplitude über 25 spm: saltatorischer Oszillationstyp (Abb. 4.88)

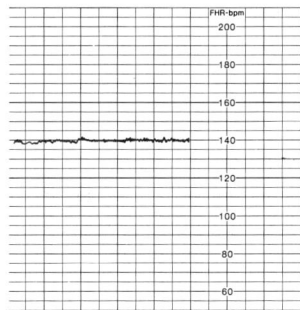

Abb. 4.85 CTG: Silenter Oszillationstyp.

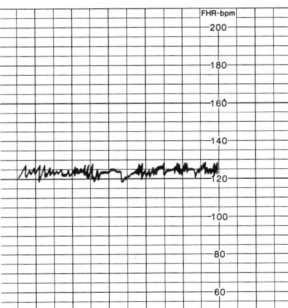

Abb. 4.86 CTG: Eingeengt undulierender Oszillationstyp.

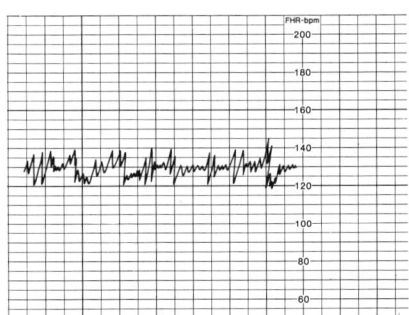

Abb. 4.87 CTG: Undulierender Oszillationstyp.

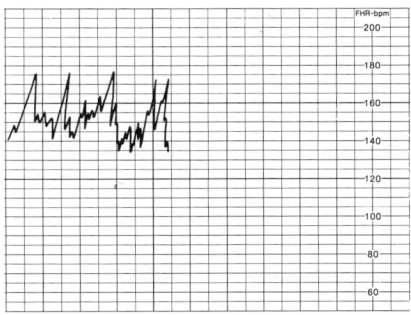

Abb. 4.88 CTG: Saltatorischer Oszillationstyp.

Ursachen und therapeutische Konsequenz von pathologischen Veränderungen im CTG

Die Bradykardie

- Die Bradykardie kann kurzfristig auftreten durch eine **Zirkulationsstörung der Mutter** (z.B. *Vena-cava*-Syndrom). Hier reicht in der Regel ein Lagewechsel aus.
- Die Bradykardie kann durch eine **Störung im Reizleitungssystem des Kindes** auftreten (Herz- oder Hirnstörungen, z.B. Anenzephalus). Je nach Schwere des kindlichen Herzschadens kann unter Umständen eine vaginale Entbindung erfolgen, allerdings per Dauer-CTG-Überwachung und MBU-Kontrollen (s. dort). Bei schweren CTG-Veränderungen schon vor Geburtsbeginn muß jedoch die Entbindung per Sectio erwogen werden. Wichtig ist auf jeden Fall die Anwesenheit eines Pädiaters bei der Geburt.
- Die Bradykardie durch eine **uteroplazentare Durchblutungsstörung** (z.B. Wehensturm mit Dauerkontraktion) kann oft durch Tokolyse bei sorgfältiger Überwachung behandelt werden. Dramatischer ist die uteroplazentare Durchblutungsstörung bei einem Arteriolenspasmus durch eine Präeklampsie. Hier muß die Sectio großzügig gestellt werden.
- Die Indikation zur **essentiellen Bradykardie** hat keine genauen Ursachen (gelegentlich steht sie in einem Zusammenhang mit einer mütterlichen Hypotonie). Sie zeigt meist einen undulatorischen Oszillationstyp und normale Kindsbewegungen. Oft besteht diese Bradykardie schon in der gesamten Schwangerschaft und eine MBU unter der Geburt zeigt normale Werte. In der Regel steht einer normalen vaginalen Entbindung nichts im Wege.
- Die **Hypoxie-Bradykardie** pfropft sich auf eine bereits bestehende Notsituation des Kindes auf, d.h. es sind vorher schon (hypoxische) Warnsignale im CTG erkennbar gewesen. Die MBU ergibt nur selten noch normale Werte. In der Eröffnungsperiode erfolgt nach der akuten Tokolyse zu 90% eine Notsectio. Auch in der Austreibungsperiode muß oft noch eine vaginale operative Entbindung erfolgen. In der Austreibungsperiode spricht man in der Regel von einer **terminalen Bradykardie**.

Frühe Dezelerationen

Diese entstehen meist durch eine **kurzfristige Minderdurchblutung im kindlichen Gehirn** (mit dadurch bedingter Überreizung des *Nervus vagus*). Diese Minderdurchblutung entsteht in der Regel durch Druck auf den kindlichen Kopf oder durch Verformung des kindlichen Schädels unter der Geburt. Besonders häufig entwickeln sich die frühen Dezelerationen nach einem Blasensprung.

Die frühen Dezelerationen kommen bei 10% aller vaginalen Geburten vor und treten erst gegen Ende der Geburt auf. Treten sie bereits am Anfang der Eröffnungsperiode auf, folgen meist zusätzliche ungünstige Kriterien im CTG, und es sollte bald eine MBU erfolgen. Regelmäßige frühe Dezelerationen gegen Ende der Geburt können ein Warnhinweis für eine intrakranielle Drucksteigerung sein. Es sollte dann eine Forcepsentbindung erwogen werden, um den kindlichen Kopf rasch zu entlasten.

Variable Dezelerationen

Diese entstehen durch eine **Störung an den Plazentakapillaren oder am Nabelschnurverlauf**. Leichte variable Dezelerationen treten bei 50% aller Geburten auf und gehen mit einem normalen pH-Wert einher. Von schweren variablen Dezelerationen spricht man, wenn ungünstige Zusatzkriterien (Abb. 4.89 bis 4.94) sowie ein pH-Abfall hinzutreten.

Das therapeutische Vorgehen besteht in Lagewechsel zur Verlagerung der Nabelschnur, eventuell Durchführung einer Tokolyse. Werden die Herztöne nach der Tokolyse nicht besser, sollte auf jeden Fall eine MBU durchgeführt werden.

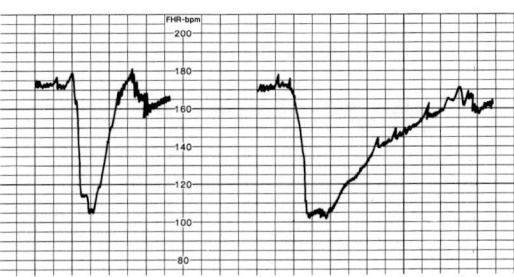

Abb. 4.89 Ungünstiges Zusatzkriterium: Abflachung.

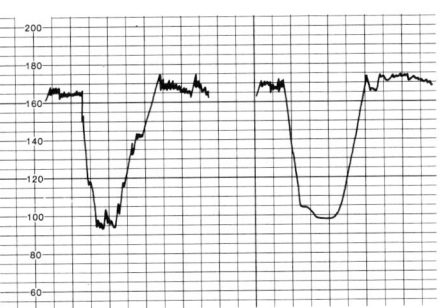

Abb. 4.90 Ungünstiges Zusatzkriterium: Oszillationsverlust in der Dezeleration.

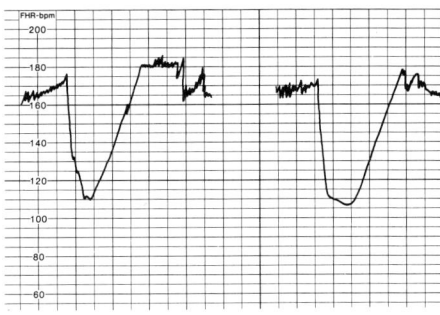

Abb. 4.91 Ungünstiges Zusatzkriterium: Verlust der initialen Akzeleration.

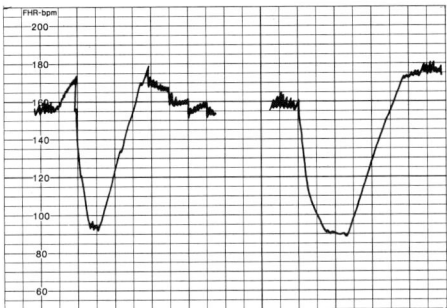

Abb. 4.92 Ungünstiges Zusatzkriterium: Fortbestehen der kompensatorischen Akzeleration.

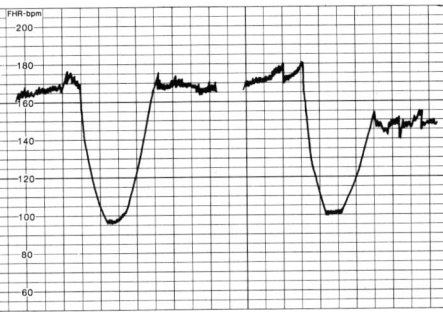

Abb. 4.93 Ungünstiges Zusatzkriterium: Nichterreichen der vorherigen Basalfrequenz.

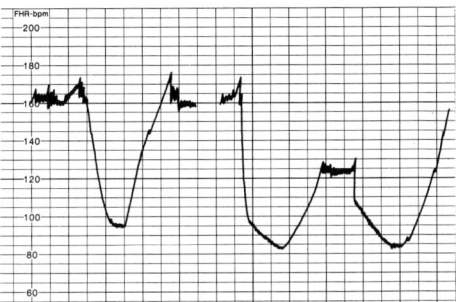

Abb. 4.94 Ungünstiges Zusatzkriterium: Auftreten von doppelten verrundeten Dezelerationen.

Späte Dezelerationen

Späte Dezelerationen sind die **Folge einer bereits vorhandenen Uterusminderdurchblutung**, welche durch die Wehentätigkeit weiter reduziert wird. Drei späte Dezelerationen in drei aufeinanderfolgenden Wehen sind immer ein Warnsignal und ein Grund für eine MBU.

Wenn die Geburt nicht bald beendet werden kann und späte Dezelerationen über eine halbe Stunde hinweg regelmäßig auftreten, sollte eine Sectio erfolgen. Nur bis zu einer Gesamtzahl von 20 Spätdezelerationen ist noch mit der Geburt eines lebensfrischen Neugeborenen zu rechnen. Bereits Dezelerationen mit kleinsten Amplituden von 15 spm und weniger sind dabei mitzuzählen.

Spikes

Der plötzliche kurzfristige Herztonabfall ohne Wehen entsteht meist durch einen **reflektorischen Vagusreiz**, ausgelöst durch einen kindlichen Schluckauf (Zwerchfellkontraktionen) oder eine kurzfristige Nabelschnurkompression. Spikes können auch ein Hinweis auf eine Nabelschnurumschlingung sein.

Prolongierte Dezelerationen

Die prolongierte Dezeleration steht im Zusammenhang mit einem bestimmbaren Ereignis, welches die Dezeleration auslöst. Der Übergang zur Bradykardie kann fließend sein. Die auslösenden Ursachen sind in der Regel ein **akuter Blutdruckabfall der Mutter** (durch ein *Vena-cava*-Syndrom oder eine Spinal- oder Periduralanästhesie), eine **Dauerkontraktion** (durch Oxytozin- oder Prostaglandinüberstimulierung) oder durch eine heute nur noch selten angewandte **Parazervikalanästhesie**. Die Therapie besteht in der Behandlung des auslösenden Ereignisses oder in der Tokolyse.

Die Tachykardie

Die Tachykardie kann einen **beginnenden oder vorübergehenden Sauerstoffmangel** anzeigen, den das Kind noch kompensiert. Bei anhaltender Tachykardie aufgrund eines Sauerstoffmangels folgen in der Regel Dezelerationen, eventuell auch eine Bradykardie.

Die Tachykardie kann allerdings auch der Hinweis auf eine **Amnioninfektion** (Farbe des Fruchtwassers? Entwickelt die Frau Fieber?) oder die Folge einer Medikamentenwirkung sein (z.B. Morphinderivate mit Depotwirkung).

Das saltatorische CTG

Das saltatorische CTG zeichnet sich durch hohe Schlag-zu-Schlag-Differenzen aus, die durch starke Blutvolumenschwankungen entstehen. Die Ursachen sind entweder **kräftige Kindsbewegungen** oder **Nabelschnurkomplikationen**. Auch ein **erhöhter intrakranieller Druck des Kindes** kann zu einem saltatorischen Herzfrequenzmuster führen. Gleichzeitig weist das saltatorische CTG auf eine gute Kompensation des Herz-Kreislauf-Systems des Kindes hin.

Das saltatorische CTG kann also Warnsymptome beinhalten und muß daher mit weiteren CTG-Schreibungen kontrolliert werden.

Treten weitere Hinweise auf eine Sauerstoffmangelsituation des Kindes hinzu, sind zusätzliche Untersuchungen durchzuführen (Oxytozinbelastungstest beim antepartalen saltatorischen CTG, eventuell mit Amnioskopie, unter der Geburt MBU).

Periodische Akzelerationen

Periodische Akzelerationen mit langsamem Anstieg und Abfall synchron zur Wehenform sind Zeichen einer **uteroplazentaren Minderdurchblutung**. Haben die Akzelerationen einen steilen Anstieg und Abfall, handelt es sich meist um eine Nabelschnurkompression. In beiden Fällen kompensiert das Kind vorübergehenden Sauerstoffmangel. Führen periodische Akzelerationen zu einer Tachykardie, weist dies auf zunehmende Dekompensation und Gefährdung hin.

Periodische Akzelerationen unmittelbar vor oder nach einer Dezeleration sind als günstiges Zusatzkriterium zu werten. Das Kind kann noch kompensieren.

Oszillationsverluste im CTG

Ein Oszillationsverlust alleine gibt wenig Aufschluß, da er vorübergehend normal sein kann (unter anderem bei einem schlafenden Kind oder nach der Gabe gewisser Medikamente, wie z.B. Dolantin).

Ein echter Warnhinweis sind Oszillationsverluste, die länger als eine halbe Stunde anhalten oder mit einer Dezeleration, Tachykardie oder Bradykardie einhergehen. Das Kind läßt dadurch erkennen, daß es keine Reserven mehr hat, um noch zu kompensieren. Bei einem länger anhaltenden silenten CTG ohne Hinweise auf Kindsbewegungen (das Kind verhält sich unter Umständen ruhig, um mit einem geringen

Sauerstoffbedarf auskommen zu können) sollte in der Regel ein Belastungstest durchgeführt werden. Das silente CTG-Bild kann ein Hinweis auf eine Plazentainsuffizienz sein. In Kliniken mit der Möglichkeit der Blutflußmessung kann zusätzlich auch diese Untersuchung durchgeführt werden.

Oszillationsverluste mit einer Dezeleration oder Bradykardie erfordern eine Tokolyse, bei gesprungener (oder gesprengter) Blase eventuell eine MBU und auf jeden Fall eine schnelle Geburtsbeendigung.

Auswertung der mütterlichen Wehentätigkeit

Die Auswertung der mütterlichen Wehentätigkeit wird bei den Faktoren der Geburt (Kap. 5.1, S. 245ff) beschrieben. Hier soll daher nur die Berechnung der Montevideo-Einheit besprochen werden.

> Die Montevideo-Einheit (ME) ist ein Maß für die Wehenwirksamkeit und wird anhand der Wehenfrequenz und der Wehenstärke berechnet.
>
> Wehenzahl in 10 Min. x Wehenamplitude* = ME
> (* Für die Berechnung der Montevideo-Einheit wird der mmHg-Wert, nicht der kPa-Wert der Wehenamplitude verwendet.)

Die Berechnung der Montevideo-Einheit ist besonders für die Eröffnungsperiode interessant. Hier zwei Beispiele:
- uterine Hypoaktivität: die ME ist 50. Die Kontraktionsamplitude liegt bei 25 mmHg, und es erfolgen zwei Wehen in 10 Minuten (2 x 25 = 50). Es ist somit kaum ein Geburtsfortschritt zu verzeichnen.
- uterine Hyperaktivität: die ME beträgt 200. Die Kontraktionsamplitude liegt bei 50 mmHg, die Frau hat 4 Wehen in 10 Minuten (4 x 50 = 200).

Die Mikroblutgasanalyse (MBU)

Die MBU ist eine Möglichkeit, den Zustand des Kindes unter der Geburt zu untersuchen. Die MBU wird immer erst im Anschluß an eine CTG-Aufzeichnung mit Hinweis auf einen kindlichen Sauerstoffmangel eingesetzt.

Das Prinzip der MBU

Aus der Haut des vorangehenden Teils des Kindes wird eine kleine Bluttropfenprobe (= 4 Tropfen) Kapillarblut entnommen, um daraus sofort den aktuellen Sauerstoffgehalt des kindlichen Blutes sowie sonstige Parameter des aktuellen Stoffwechsels bestimmen zu können. Der wesentliche Parameter ist der pH-Wert, da er das weitere Vorgehen hauptsächlich bestimmt.

Indikationen für eine MBU

Die Indikation zur MBU wird durch pathologische Veränderungen des kindlichen Herzfrequenzmusters bei der Kardiotokographie gestellt. Derartige pathologischen Veränderungen sind:
- eine Bradykardie unter 100 spm bei einem vorher normokarden Kind
- späte oder variable Dezelerationen, welche mehrmals oder bei drei aufeinanderfolgenden Wehen auftreten.

Bei mäßigen Herztonveränderungen wird eine MBU nur durchgeführt, wenn noch weitere Risikozeichen vorhanden sind, wie:

- grünes Fruchtwasser oder Mekoniumabgang bei einem Kind, welches in Schädellage liegt
- fehlendes Fruchtwasser bei einem Blasensprung beziehungsweise bei einer Blasensprengung
- protrahierter Geburtsverlauf
- verlängerte Austreibungsphase
- auffällige Wehentätigkeit, z.B. sehr unkoordiniert oder sehr hyperton
- bereits vor dem Geburtsbeginn Verdacht auf eine Plazentainsuffizienz oder auf eine kindliche Retardierung
- in einigen Kliniken bei einer Beckenendlage.

Die MBU soll die Entscheidung über weitere geburtshilfliche Vorgehen erleichtern: Wird eine Geburtsbeendigung durch eine Operation (Sectio oder vaginale Operation) notwendig sein, oder kann man ohne kindliche Gefährdung in absehbarer Zeit eine spontane Geburt anstreben?

Vorbedingungen, um eine MBU durchführen zu können

- Wenn möglich, sollte die 34. SSW abgeschlossen sein. Die zuvor genannten Indikationen zur MBU bedeuten vor der 34. SSW ein so hohes Risiko für das noch unreife Kind, daß man sich in der Regel ohne MBU direkt zur Sectio entschließt.
- Der Muttermund sollte 3 bis 4 cm eröffnet sein, d.h. ein Amnioskopierohr muß ohne Verletzung oder Auslösung zusätzlicher Schmerzen den Zervikalkanal passieren können.
- Der vorangehende Teil des Kindes (Kopf, Steiß oder Fuß) muß gut erreichbar sein, andernfalls sind Verletzungsgefahr und Infektionsgefahr zu hoch.
- Es darf keine Gesichtslage bestehen.
- Die Fruchtblase muß eröffnet sein beziehungsweise der Geburtsbefund muß zur Fruchtblaseneröffnung günstig sein.

Die Durchführung der MBU

Vorbereitung der Instrumente

Bereitgestellt werden:
- ein Amnioskopiebesteck
- die Inzisionsvorrichtung mit einer 2 mm herausragenden Klinge (Einstichtiefe 1,5 bis 2 mm)
- die Blutentnahmekapillare mit Heparinlösung (die Kapillare kann mit Heparin ausgespült sein oder einen heparingetränkten Baumwollfaden beinhalten)
- die Beleuchtungsvorrichtung (Kaltlichtquelle)
- Tupferträger (Kornzange) mit Tupfern
- steriles Paraffinöl
- 0,5%iges Schleimhautdesinfektionsmittel.

Wird eine MBU notwendig, wenn der Muttermund schon vollständig eröffnet ist und der größte Umfang des kindlichen Kopfes auf Interspinalebene steht, wird statt eines Amnioskopiebestecks ein Spekula-Set benutzt. Zum Halten des hinteren Blattes ist dann eine Assistenz erforderlich (Abb. 4.95 und 4.96).

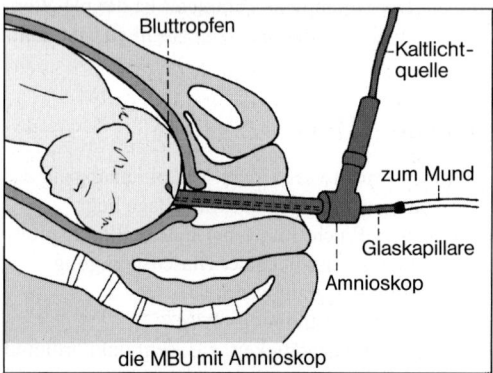
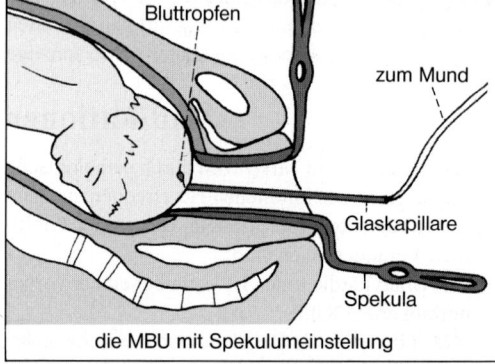

Abb. 4.95 Schema der MBU-Durchführung mit Amnioskop.

Abb. 4.96 Schema der MBU-Durchführung mit Spekula.

Vorbereitung der Frau

- Die Frau wird über den notwendigen Eingriff informiert.
- Die Frau wird im Querbett (Steinschnittlage) gelagert. Bei einem erfahrenen Arzt kann die MBU auch in Seitenlage durchgeführt werden (günstiger zur Vermeidung eines *Vena-cava*-Syndroms, welches das Kind zusätzlich belasten würde).
- Der äußere Genitalbereich wird mit einer geeigneten Schleimhautdesinfektionslösung abgespült.
- In einigen Kliniken erfolgt eine zweite Desinfektion und das Abdecken mit einem sterilen Lochtuch.

Durchführungstechnik

- Der durchführende Arzt beginnt mit einer vaginalen Untersuchung, um die aktuelle Muttermundsweite festzustellen.
- Es wird das größtmögliche Amnioskopierohr (16, 20 oder 33 mm Durchmesser) in den Zervixkanal eingeführt.
- Dann wird der Obturator entfernt, die Kaltlichtquelle angebracht und damit der vorangehende Teil des Kindes in Sicht gestellt.
- Die Haut des Kindes wird an der Punktionsstelle mit Tupfern gereinigt und getrocknet.
- Anschließend erfolgt eine Hyperämisierung der Haut (meist reicht das Reiben mit einem Tupfer, beim Einsatz von Finalgon oder Chloräthylspray muß auch mit einer verstärkten Nachblutung gerechnet werden).
- Dann wird das sterile Paraffinöl aufgetragen, damit das Blut nach der Inzision nicht zerläuft.
- Nun kann die Stichinzision (2 mm) erfolgen.
- Die Glaskapillare wird eingeführt und es erfolgt das Aufsaugen des anaeroben Blutes (4 Tropfen ≈ 150 mm^3).
- Der aktuelle pH-Wert wird an Ort und Stelle sofort gemessen.

Nachbereitung

- Das entnommene Blut wird sofort zur Untersuchung ins Labor gebracht.
- Die Inzisionsklinge wird in einen festen Behälter gelegt.
- Die Frau wird im Längsbett auf die Seite gelagert.
- Unsteril gewordene Instrumente werden gereinigt und wieder sterilisiert.

Beurteilung der pH-Werte

Die Auswertung kann nach dem Schema von Saling (Erich Saling, Gynäkologe aus Berlin, geboren 1925, hat die MBU-Methode 1966 entwickelt) oder nach den jeweiligen klinikinternen Richtlinien erfolgen (Tab. 4.12 und Abb. 4.97).

Der pH-Wert gibt immer den aktuellen Stand an. Für die Entscheidung über das weitere Vorgehen kann es aber auch interessant sein zu erfahren, ob das Kind einen **vorübergehenden** Sauerstoffmangel (**respiratorische Azidose**) oder einen schon **länger andauernden** Sauerstoffmangel hat (**metabolische Azidose**). Daher sollte immer noch als Entscheidungshilfe der *Base excess* oder **Basenüberschuß** (pH qu) hinzugezogen werden. Der *Base excess* gibt die Basenkonzentration im Blut an und ist ein wichtiger Parameter zur Beurteilung metabolischer Störungen im Säure-Basen-Haushalt.

Tab. 4.12 Interpretation des pH-Wertes (nach Saling).

▸ Eröffnungsperiode	
physiologischer Bereich	pH 7,32 - 7,25
präpathologischer Bereich	pH 7,24 - 7,20
pathologischer Bereich	pH unter 7,20
▸ Austreibungsperiode	
untere Normgrenze bei vorangehendem kindlichen Teil auf Beckenboden	pH 7,20
untere Normgrenze bei der Geburt des Kindes	pH 7,15

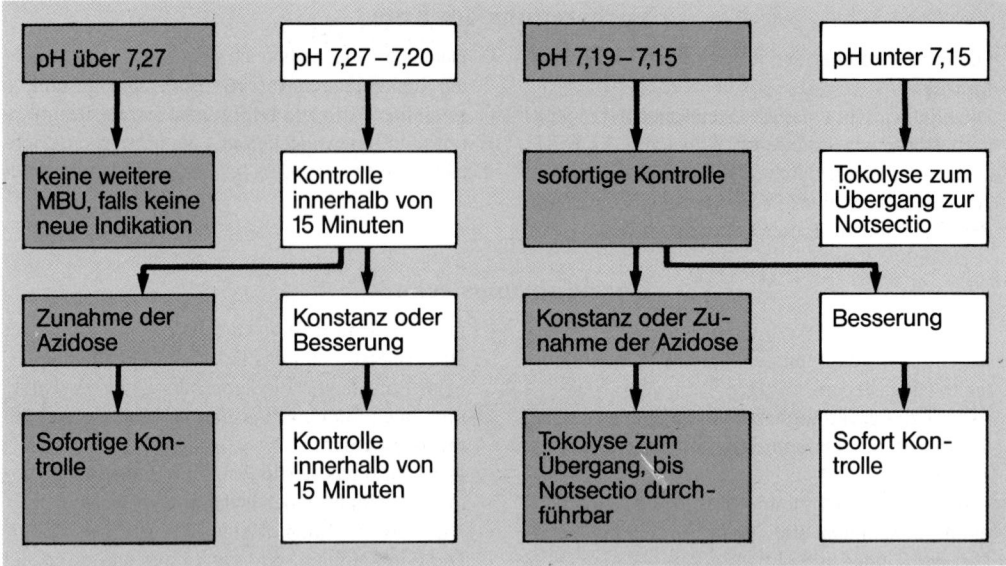

Abb. 4.97 Das weitere Vorgehen nach durchgeführter MBU und pH-Bestimmung (nach Saling).

Risiken für die Mutter

- Es besteht eine geringe Infektionsgefahr, welche aber bei Beachtung der Hygienevorschriften minimal wird.
- Bei der Durchführung in Rückenlage kann eine Zirkulationsstörung durch eine *Vena-cava*-Kompression auftreten.

Risiken der MBU für das Kind

- Infektion der Inzisionsstelle bei 1 bis 2% der Durchführungen.
- Nachblutung der Inzisionsstelle bei 1% der Durchführungen.
- Zusätzlich leicht verstärkte Nachblutungsgefahr der Inzisionsstelle bei einer nachfolgenden Vakuumextraktion.
- Durch die Rückenlage der Mutter bei der Durchführung kann das Kind durch ein *Vena-cava*-Syndrom zusätzlich belastet werden.

Besonderheiten und Fehlerquellen bei der Durchführung der MBU

- Ein *Vena-cava*-Syndrom bei der Durchführung kann die pH-Werte um 0,05 senken.
- Die MBU ist nur stichprobenweise möglich und für die werdende Mutter insbesondere bei mehrfacher Durchführung oft beschwerlich (in seltenen Fällen wird auch ein Katheter zur Dauerüberwachung gelegt, welcher aber die Frau fast noch mehr behindert und bisher auch noch sehr störanfällig ist).
- Bei einer Blutentnahme während einer Wehe anstatt in der Wehenpause kann durch den Wehendruck der pH um 0,05 ansteigen.
- Die Auswertung wird gestört durch Luftkontakt bei der Entnahme oder kurz danach.
- Bei Fieber (Amnioninfektion) kann die Haut stärker durchblutet sein und so die Werte verfälschen.
- Bei einer Geburtsgeschwulst ist die kindliche Haut weniger durchblutet als die normale Kapillare und der pH-Wert erscheint niedriger.

Die Ultraschalldiagnostik

Nachdem man weiß, daß Ultraschallwellen von Grenzschichten im menschlichen Körper reflektiert werden, ist damit ein wesentliches Diagnoseverfahren entwickelt worden. Bei der Ultraschallmethode kann man mit einem gepulsten Schallstrahl (Scanner) Gewebeschichten abtasten. Die zurückgeworfenen Echos (je stärker das Echo, desto größer die Helligkeit) werden vom Gerät in Form eines Schwarzweißbildes am Bildschirm dargestellt. Mit den heutigen Geräten lassen sich auch Bewegungsabläufe gut erkennen.

Einsatz der Ultraschalldiagnostik in der Schwangerenvorsorge heute

Nach den Mutterschaftsrichtlinien von 1995 sind drei Vorsorge-Ultraschalluntersuchungen als Screening vorgesehen. Die Hebammen, welche Vorsorgeuntersuchungen außerhalb von ärztlichen Praxen oder Polikliniken durchführen, überweisen die schwangeren Frauen für diese Ultraschalluntersuchungen zu niedergelassenen Gynäkologen oder in klinische Ambulanzen.

Folgende Ultraschalleinsätze sind nach den Mutterschaftsrichtlinien vorgesehen:

- **Der erste Ultraschall von Beginn der 9. bis zum Ende der 12. SSW** sollte folgende Kontrollen beinhalten:
  - Ist die Schwangerschaft intra- oder extrauterin angelegt?
  - Ist ein Embryo zu erkennen, und sind Herzaktionen vorhanden?
  - Besteht eine Mehrlingsschwangerschaft?
  - Entspricht die kindliche Entwicklung der Zyklusanamnese?
- **Der zweite Ultraschall von Beginn der 19. bis zum Ende der 22. SSW** beinhaltet folgende Diagnostik:
  - Ist das Kind zeitgerecht entwickelt (besonders wichtig bei Mehrlingen)?
  - Fehlbildungsdiagnostik:
    - Bauchdecke intakt
    - Magenblase darstellbar
    - Nieren ohne Zysten
    - Harnblase darstellbar
    - Wirbelsäule durchgängig geschlossen
    - Körperaußenkonturen unauffällig (besonders im Nackenbereich, da insbesondere bei dem Turner-Syndrom eine Nackenfalte [*Pterygium colli*] sichtbar ist)
    - Herzfehler erkennbar
  - Ist die Fruchtwassermenge normal?
  - Sind der Plazentasitz und die Plazentastruktur unauffällig?
- **Der dritte Ultraschall von Beginn der 29. bis zum Ende der 32. SSW** beurteilt:
  - Ist das Kind von den Körpermaßen her zeitgerecht entwickelt?
  - Sind körperliche Organveränderungen erkennbar?
  - Haben sich Plazentasitz und -struktur verändert?

Bei den drei Screening-Ultraschallkontrollen **muß** der Ausführende eine Bilddokumentation der kindlichen Körpermaße und von besonderen Auffälligkeiten durchführen.

- **Aus folgenden Gründen sind zusätzliche Ultraschalluntersuchungen notwendig (ergänzendes Screening):**
  - Bei unklarem Schwangerschaftsalter: ungenaue Regelanamnese; Diskrepanz zwischen Uterusgröße und berechneter Schwangerschaftsdauer; bei fehlenden Untersuchungsergebnissen nach Arztwechsel
  - Zur kindlichen Wachstumskontrolle: wenn die Mutter an einer Erkrankung leidet, die das kindliche Wachstum beeinträchtigen könnte; bei kindlicher Entwicklungsstörung im Ultraschallscreening; bei Mehrlingsschwangerschaften
  - Bei auffälligen Serologiebefunden, die Hinweise auf eine kindliche Störung sein könnten
  - Zur Absicherung des Schwangerschaftsverlaufes bei bestehender *Placenta praevia*
  - Bei erstmaliger uteriner Blutung (Ursachenklärung)
  - Bei fehlendem Nachweis von Herzaktionen (Verdacht auf intrauterinen Fruchttod)
  - Bei Verdacht auf eine kindliche Lageanomalie ab Beginn der 36. SSW

- **Außerhalb der Screening-Verfahren berechtigen folgende Indikationen die Ultraschalldurchführung**:
  - Bei einer gestörten intrauterinen Frühschwangerschaft und/oder anhaltenden Blutungen
  - Bei Frühschwangerschaften mit liegendem Intrauterinpessar, bei einem *Uterus myomatosus* oder einem Adnextumor
  - Bei Verdacht auf eine Zervixinsuffizienz, bei vorzeitigen Wehen und bei einem vorzeitigen Blasensprung
  - Zur Absicherung bei invasiven Untersuchungen (z.B. Amniozentese, Chorionzottenbiopsie, Kordozentese u.a.)
  - Als gezielter Fehlbildungsschall bei bekannten umweltschädigenden Einflüssen (entsprechende Indikationen wie zur Amniozentese)
  - Zur Verlaufskontrolle bei bekannten kindlichen Schädigungen oder Erkrankungen
  - Zur Absicherung bei äußeren Wendungen aus Beckenend- oder Querlage in Schädellage
  - Beim Verdacht auf eine vorzeitige Plazentalösung

Durchführung der Ultraschalldiagnostik

Eine Ultraschalldiagnostik kann entweder vaginal (in der Frühschwangerschaft bis etwa zur 10. SSW und zur Messung der Zervixlänge bei vorzeitigen Wehen) oder abdominal durchgeführt werden.

Die Durchführung des Ultraschalls hier zu erklären, würde den Rahmen dieses Buches sprengen. Es sind nur wenige Hebammen, die in Arztpraxen oder Klinikambulanzen bei der Ultraschalldiagnostik mitarbeiten und sich somit regelmäßig damit befassen. Es ist aber wünschenswert, daß jede Hebamme und jede Hebammenschülerin die Gelegenheit nutzt, bei Ultraschalluntersuchungen zuzusehen, um mit den Bildern und der Bewertung vertraut zu werden. Zur Weiterbildung wird auf spezifische Fachbücher und Seminare verwiesen.

Vorteile der Ultraschalldiagnostik

- Die diagnostischen Hinweise sind äußerst vielfältig. Kindliche Mangelentwicklungen (z.B. bei Plazentainsuffizienz) werden frühzeitig erkannt, damit können manche kindlichen Schäden verhindert werden.
- Kindliche Erkrankungen (besonders Organfehler und Spaltbildungen) werden intrauterin erkannt, und die Entbindung kann damit in einer Spezialklinik erfolgen.
- Eltern können frühzeitig bei der Betrachtung des Kindes miteinbezogen werden und sind dadurch oft beruhigter.
- Die frühzeitige Plazentalokalisation kann vielen Gefahren vorbeugen (z.B. frühzeitige Schnittentbindung bei einer *Placenta praevia totalis*).
- Die Kindslage bei einer adipösen Frau kann leichter gesichert werden.
- Mehrlingsschwangerschaften werden frühzeitig festgestellt.
- Es ist eine nichtinvasive, schmerz- und komplikationslose Untersuchungsmethode. Bisher konnten keinerlei negative Wirkungen festgestellt werden.

Nachteile der Ultraschalldiagnostik

- Die Ultraschalldiagnostik ist in den letzten 15 Jahren extrem in den Vordergrund getreten, so daß die Hebammen verleitet werden, sich auf die im Mutterpaß eingetragenen Befunde zu verlassen und ihre eigenen Hände immer seltener einzusetzen.
- Es wird diskutiert, daß schwangere Frauen die Sensibilität für ihren eigenen Körper verlernen: Die ersten Kindsbewegungen werden weniger registriert und bei der anamnestischen Befragung vernachlässigt, da man die kindlichen Bewegungen schon sehr viel früher im Ultraschall sehen konnte.
- Die einfache Handhabung des Ultraschalls in der Praxis verleitet zu häufigen, dabei sehr oberflächlichen Ultraschallkontrollen.

Die Blutflußmessung anhand der Dopplersonographie

Der Dopplereffekt beruht auf einer bewegungsabhängigen Frequenz von Schallwellen. Treffen Ultraschallwellen auf sich bewegende Teilchen (z.B. Erythrozyten in einem Blutgefäß), so erfährt die reflektierte Welle eine Frequenzänderung:
- eine Frequenzerhöhung, wenn sich die Teilchen von der Richtung her auf den Schallkopf zubewegen
- eine Frequenzerniedrigung, wenn sich die Teilchen vom Schallkopf wegbewegen.

Die Dopplerfrequenzkurven in arteriellen Gefäßen beschreiben eine Wellenkurve, die einen Wechsel zwischen systolischen und enddiastolischen Maximalgeschwindigkeiten wiedergibt. Verhältnisbildungen (Widerstandindices) zwischen systolischer und enddiastolischer Maximalgeschwindigkeit ermöglichen eine Aussage über die Widerstandsverhältnisse im nachgeschalteten Strömungsgebiet. In peripheren Venen hingegen fließt das Blut eher gleichmäßig und ohne Pulsation.

In der Geburtshilfe hat sich die **Dopplersonographie folgender Gefäße** etabliert:

- fetoplazentarer Kreislauf (*Arteria* und *vena umbilicalis*)
- fetaler Kreislauf (Aorta, *Arteria cerebri media, Ductus venosus*)
- uteroplazentare Gefäße (*Arteria uterina*).

Während fetoplazentare Dopplerspektren Informationen über die Gefäßausstattung der Plazenta geben, kann man mit der Dopplersonographie der intrafetalen Gefäße Informationen über die **Herz-Kreislauf-Verhältnisse** und damit indirekt über das **Wohlbefinden des Feten** erhalten. Die uteroplazentaren Dopplerflußkurven vermitteln Informationen über die Spiralarterien und damit das zeitgerechte Einwachsen des Trophoblasten in die Dezidua.

Aufgrund dieser Erkenntnisse und der daraus resultierenden Vorteile für Mutter und Kind ist die Dopplersonographie seit 1995 in den **Mutterschaftsrichtlinien** verankert, so daß jede Schwangere mit dem Verdacht auf das Vorliegen einer (im folgenden aufgeführten) Schwangerschaftskomplikation dieser Untersuchung zugeführt werden soll.

Indikationen zur Dopplersonographie

Alle Schwangerschaftsrisiken, die mit einer Gefäßbettveränderung in der Plazenta einhergehen können, stellen eine Indikation für die Dopplersonographie dar. Dies sind zum Beispiel:
- Intrauterine Wachstumsverzögerung
- Mütterliche Hypertonie (SIH)
- Gestosen
- Zustand nach intrauterinem Fruchttod
- Mehrlingsschwangerschaften
- Nikotin- und/oder Medikamentenabusus
- Verdacht einer Fehlbildung am kindlichen Herzen
- Suspekte Kontroll-CTG's

Vorteile der Dopplersonographie

- Durch die Dopplersonographie der Nabelarterien kann die Widerstandserhöhung im plazentaren Gefäßbaum und damit die drohende fetale Gefährdung **bereits zu einem Zeitpunkt erkannt werden, zu welchem andere Untersuchungsmethoden wie Vorsorgeparameter oder CTG noch normal sind.** Das bedeutet eine frühzeitige Erkennung fetaler Gefahrenmomente und damit eine prospektive Risikoabschätzung.
- Durch die Dopplersonographie bei einer bestehenden Risikoschwangerschaft kann zügig entschieden werden, ob eine stationäre Aufnahme zur weiteren Abklärung notwendig oder eine weitere ambulante Kontrolle der Schwangeren ausreichend ist.
- Durch die dopplersonographische Messung von intrafetalen Gefäßen wird es möglich, eine fetale Kreislaufzentralisation mit vermehrter Durchblutung des Gehirns und verminderter Durchblutung anderer Körperpartien zu erkennen. Diese Zentralisation bildet die Ursache für eine abnehmende Urinproduktion und damit auch für eine verminderte Fruchtwassermenge. Sie ist eine fetale Schutzreaktion darauf, das Gehirn vor Sauerstoffmangelzuständen zu bewahren. Durch die Diagnose wird auch hier ein frühzeitiges geburtshilfliches Reagieren möglich mit entsprechenden Vorteilen für das Kind.
- Die Strömungsmessung der uterinen Arterien spielt bei der Abklärung von Hochdruckerkran-

kungen in der Schwangerschaft eine wichtige Rolle. Bleibt in den ersten 20 bis 24 Wochen die physiologische Trophoblasteninvasion in die Dezidua aus, so werden die Spiralarterien nicht erweitert. Damit wird eine wichtige Voraussetzung für die in den späteren Wochen der Schwangerschaft notwendige starke Durchblutungssteigerung des Uterus nicht geschaffen. Diese Veränderungen können frühzeitig dopplersonographisch erkannt und gegebenenfalls auch behandelt werden, zum Beispiel durch eine niedrig dosierte ASS-Therapie oder eine Hämodilutionsbehandlung. Damit können spätere Mangelentwicklungen und schwere Präeklampsien verringert werden.

- Die Dopplersonographie ersetzt daher die unsicheren und zeitaufwendigen Hormonanalysen von HPL und Östriol, die im September 1998 aus den Mutterschaftsrichtlinien gestrichen wurden.
- Bei der Herzfehlerdiagnostik spielt die Dopplersonographie eine wichtige Rolle. Hierbei kommt besonders die Farbdopplersonographie zum Einsatz, die zusätzlich auch die Blutflußrichtung farblich kodieren kann.
- Die aufgrund von fraglich pathologischen CTG-Veränderungen angestiegene Sectiorate (und damit auch die Frühgeborenenrate) konnte in Zentren mit Dopplersonographie wieder gesenkt werden.

Risiken der Dopplersonographie

Durch die gebündelten Schallwellen bei der Dopplersonographie entsteht eine weitaus höhere Hyperämie als bei der üblichen Ultraschalldiagnostik. Daher sollte der Einsatz möglichst nicht vor der 20. Schwangerschaftswoche erfolgen, da die fetale Sensibilität bis dahin erhöht ist (konkrete wissenschaftliche Ergebnisse werden noch erarbeitet).

Literatur

Amato M, Hrsg. Manual der Neonatologie. Stuttgart, New York: Thieme 1992.

Berg D. Schwangerschaftsberatung und Perinatologie. 3. Aufl. Stuttgart, New York: Thieme 1988.

FIGO-NEWS. Guidelines for the use of fetal monitoring. Int J Gynecol Obstet 1987; 25:159-67.

Fischer W, Hrsg. Kardiotokographie. 3. Aufl. Stuttgart, New York: Thieme 1981.

Gauge SM, Henderson C. CTG-Training. Stuttgart, New York: Thieme 1996.

Goeschen K. Kardiotokographiepraxis. 5. Aufl. Stuttgart, New York: Thieme 1996.

Hitschold T. Doppler Flow velocity ware forms of the umbilical cord arteries correlate with intravillous blood volume. Am J Obstet Gynecol 1998; 179.

Hitschold T. Transabdominale Chorionzotten- und Plazentabiopsie. Ultraschall in Med. Stuttgart, New York: Thieme 1997; 18:134-9.

Huch A, Benz J. Checkliste Geburtshilfe. 4. Aufl. Stuttgart, New York: Thieme 1993.

Luyben A. Das CTG in der Diskussion - Neue Ergebnisse. Ausg. 7. Hannover: HGH-Schriftenreihe 1997.

Moore KL, Persaud TVN. Embryologie. 4. Aufl. Stuttgart, New York: Schattauer 1996.

Murken J, Cleve H. Humangenetik. 6. Aufl. Stuttgart: Enke 1996.

Pschyrembel W, Dudenhausen JW. Praktische Geburtshilfe. 18. Aufl. Berlin, New York: De Gruyter 1994.

Retzke U, Graf H. Überwachung des Kindes vor und während der Geburt. Bücherei der Hebamme. Bd 4. Stuttgart: Enke 1996.

Schmidt-Matthiesen H, Hepp H. Gynäkologie und Geburtshilfe. 9. Aufl. Stuttgart, New York: Schattauer 1998.

5
Regelrechte Geburt

5.1
Faktoren der Geburt

5.2
Betreuung und Leitung der regelrechten Geburt

5.3
Die aufrechten Gebärhaltungen

5.4
Hausgeburt

5.1
Faktoren der Geburt

Gabriele Oswald-Vormdohre

Die normale Geburt, d.h. die Passage des Kindes durch den Geburtsweg, wird durch die Kraft der Wehen bewirkt. Der Geburtsvorgang unterliegt geburtsmechanischen Gesetzen, die von drei Faktoren bestimmt werden:
- mütterliches Becken
- Kind
- Wehen

Die Hebamme muß über genaue Kenntnisse der Geburtsmechanik und der Geburtsfaktoren verfügen. Nur so ist ein rechtzeitiges Erkennen von Regelwidrigkeiten möglich.

Der Geburtsweg

Der Weg, den das Kind bei der Geburt passieren muß, setzt sich zusammen aus:
- dem knöchernen Becken
- den Weichteilen, bestehend aus unterem Uterinsegment, Zervix, Vagina, Vulva und Beckenbodenmuskulatur

Der knöcherne Geburtsweg

Von geburtsmechanischer Bedeutung ist *nur* das kleine Becken (s. Kap. 3 Anatomie und Physiologie). Das kleine Becken wird in der Geburtshilfe als ein Raum mit Eingang und Ausgang gesehen, der mit Weichteilen ausgekleidet ist.

Durch die schwangerschaftsbedingte Auflockerung der Iliosakralgelenke und der Symphyse ist es zu einem individuell sehr unterschiedlichen geringen Grad beweglich. Beckeneingang und Beckenausgang des kleinen Beckens sind keine geraden Ebenen. Man unterteilt das kleine Becken in (Abb. 5.1):
- Beckeneingangsraum
- Beckenhöhle (Beckenmitte)
- Beckenausgangsraum

Beckeneingangsraum. Den Beckeneingangsraum begrenzen zwei Ebenen. Die obere Ebene liegt zwischen oberem Symphysenrand und Promotorium. Die untere Ebene liegt in Höhe der *Linea terminalis* (Terminalebene).

Der Beckeneingangsraum ist der Übergang vom großen zum kleinen Becken. Von oben gesehen hat er eine deutlich querovale Form (Abb. 5.1), von der Seite zeigt er sich als Spalt (Abb. 5.2).

Durchmesser und Maße (Abb. 5.3 und 5.4):
- *Conjugata vera* = Längsdurchmesser vom Promontorium zur Symphyse reichend.
  Es wird unterschieden zwischen:
- *Conjugata vera anatomica* = Verbindungslinie vom oberen Symphysenrand zum Promontorium.
- *Conjugata vera obstetrica* = Linie zwischen dem am weitesten nach innen vorspringenden Punkt der Symphyse und dem Promontorium. Dies ist mit 11 cm der kürzeste Durchmesser und damit die engste Stelle, die der kindliche Kopf überwinden muß.
- *Diameter transversa* = Querdurchmesser. Diese Verbindung zwischen den am weitesten zur Seite ausladenden Teilen der Linea terminalis ist mit 13 cm der größte Durchmesser des Beckeneingangs.
- *Diameter obliqua* = schräger Durchmesser. Die beiden schrägen Durchmesser verbinden jeweils einen querverlaufenden Schambeinast mit dem gegenüberliegenden Iliosakralgelenk. Es wird zwischen I. und II. Durchmesser unterschieden, sie betragen beide etwa 12,5 cm (Abb. 5.5).

Der I. schräge Durchmesser verläuft von links vorn nach rechts hinten.
Der II. schräge Durchmesser verläuft von rechts vorn nach links hinten.

Bei diesen Richtungsangaben muß wie bei allen anatomischen Angaben beachtet werden, daß sie sich auf die Frau und nicht auf die untersuchende Person beziehen. Da sich bei der regelrechten Geburt der kindliche Kopf über einen dieser schrägen Durchmesser einstellt, müssen die Richtungsangaben beherrscht werden (Abb. 5.6).

5 Regelrechte Geburt
5.1 Faktoren der Geburt

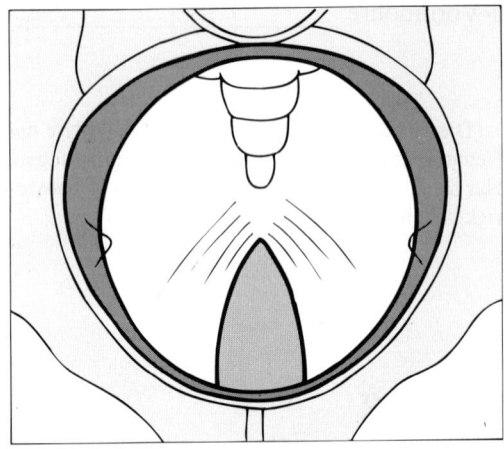

Abb. 5.1 Das kleine Becken in der Aufsicht.
Beckeneingangsraum = queroval
Beckenhöhle = rund
Beckenausgangsraum = längsoval

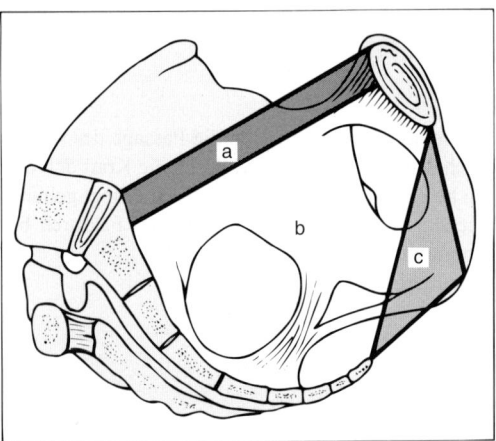

Abb. 5.2 Unterteilung des kleinen Beckens.
a Beckeneingangsraum
b Beckenhöhle
c Beckenausgangsraum

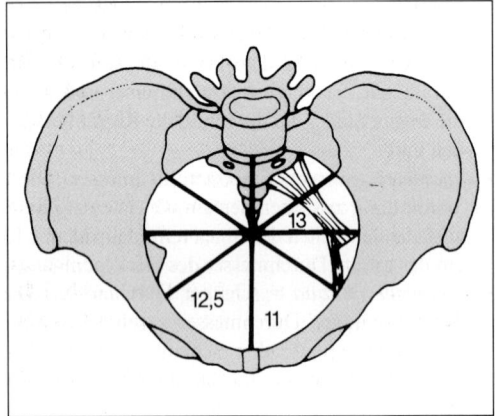

Abb. 5.3 Die Maße des Beckeneingangs.

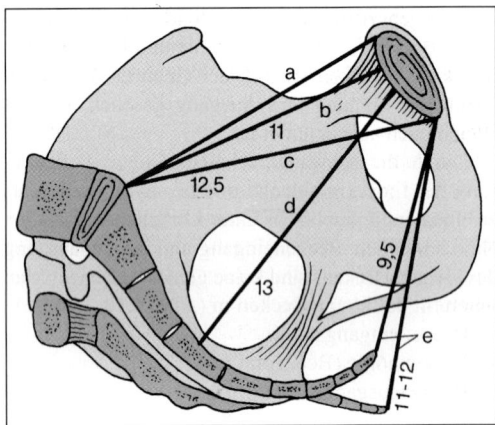

Abb. 5.4 Die Längsdurchmesser des kleinen Beckens.
a *Conjugata vera anatomica*
b *Conjugata vera obstetrica*
c *Conjugata diagonalis*
d Längsdurchmesser in Beckenmitte
e Längsdurchmesser des Beckenausgangs

5 Regelrechte Geburt
5.1 Faktoren der Geburt

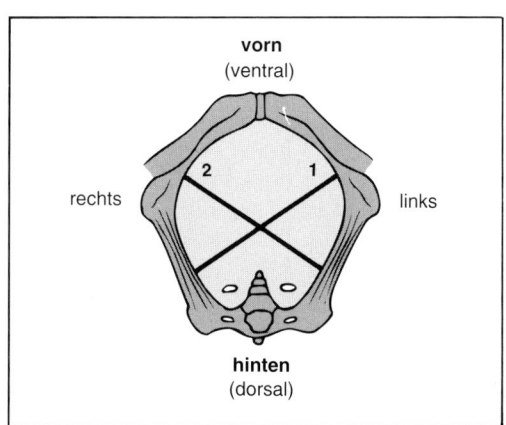

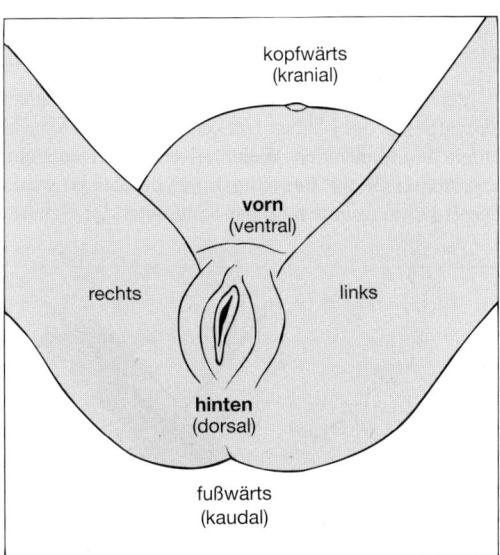

Abb. 5.5 Die schrägen Durchmesser des kleinen Beckens (von unten gesehen).

Abb. 5.6 Die geburtshilflichen Richtungsangaben.

Beckenhöhle. Die Beckenhöhle ist annähernd rund und gibt dem kindlichen Kopf den Platz zur Drehung. Sie wird von den beiden anderen Räumen begrenzt. Die untere Begrenzung bildet die Verbindung zwischen dem unteren Schoßfugenrand und der Steißbeinspitze.

Kommt es beim Durchtritt des Kindes zur Abwinkelung des Steißbeines nach hinten, verläuft die untere Begrenzung zwischen unterem Symphysenrand und Steißbein-Kreuzbein-Gelenk. Von der Seite gesehen zeigt sich die Beckenhöhle als Raum, der von der Symphyse zum Kreuzbein hin breiter wird. Die Maße betragen in allen Durchmessern jeweils 13 cm (Abb. 5.4).

Beckenausgangsraum. Der Beckenausgangsraum folgt der unteren Begrenzung der Beckenhöhle. Nach vorn wird er vom Schambogen (*Arcus pubis*), an den Seiten von den Sitzbeinhöckern und nach hinten von der Steißbeinspitze begrenzt. Diese Begrenzungspunkte ergeben von der Seite gesehen eine dreieckige und von oben gesehen eine längsovale Form. Letztere entsteht durch die seitliche Einengung des *M. levator ani* und die Abwinkelung der Steißbeinspitze.
- Der gerade Durchmesser vom Schambogen zur Steißbeinspitze beträgt 9,5 bis 12 cm (Abb. 5.4).
- Der quere Durchmesser zwischen den Sitzbeinhöckern beträgt 11 cm.

In der Praxis werden die drei Räume kurz bezeichnet als
Beckeneingang = BE
Beckenmitte = BM
Beckenausgang = BA

Die geburtshilflich wichtigen Beckeninnenmaße sind in Tab. 5.1 angegeben.

Tab. 5.1 Die geburtshilflich wichtigen Beckeninnenmaße.

	Durchmesser in cm			Form
	gerader	schräger	querer	
Beckeneingang	11	12,5	13	queroval
Beckenmitte	13	13	13	rund
Beckenausgang	9,5 - 12		11	längsoval

Die Beckenführungslinie

Verbindet man die Mittelpunkte aller geraden Durchmesser des kleinen Beckens und des sich nach unten anschließenden Weichteilweges, so entsteht eine Achse, die als **"Führungslinie"** bezeichnet wird. Dieser Führungslinie folgt das Kind unter der Geburt. Sie beschreibt in der Weiterführung des Weichteilweges einen Bogen um die Symphyse. Dieser Bogen wird auch als "Knie des Geburtsweges" bezeichnet (Abb. 5.7).

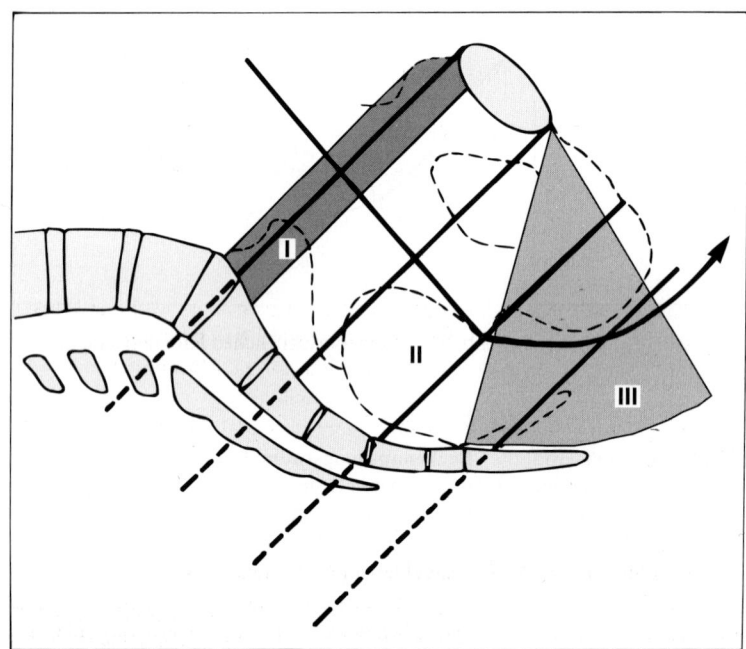

Abb. 5.7 Die drei Etagen des kleinen Beckens mit der Führungslinie.

Konfiguration des Beckens

Durch hormonale Veränderungen in der Schwangerschaft werden die Iliosakralgelenke und die Symphyse aufgelockert. Der Beckengürtel erhält dadurch eine gewisse Beweglichkeit und kann sich unter der Geburt in geringem Grad an das Kind anpassen. Die Beweglichkeit der Iliosakralgelenke kann die Lage der Symphyse beeinflussen (Abb. 5.8):
- Bei gestreckten Beinen wird die Symphyse nach kaudal verschoben, die *Conjugata vera* verlängert sich um bis zu 1 cm. Der Eintritt des kindlichen Kopfes in den Beckeneingang wird erleichtert.
- Bei stark gebeugten Beinen verlagert sich die Symphyse nach kranial, der Längsdurchmesser des Beckenausgangs verlängert sich um bis zu 2 cm. Der Kopfaustritt wird erleichtert.

Untersuchungen haben gezeigt, daß auch ohne Lageveränderungen der Gebärenden die Symphyse durch die Beweglichkeit der Iliosakralgelenke bei Kopfeintritt und -durchtritt entsprechend verschoben wird. Die Körperhaltung kann diese Symphysenverschiebung aber unterstützen, besonders in der Austreibungsphase.

Die Abknickung des Steißbeins unter der Geburt nach hinten ist ein weiterer Vorgang, der zur Vergrößerung des Beckenausgangs führt.

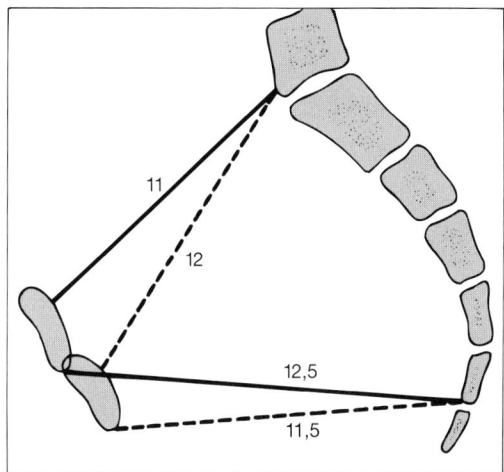
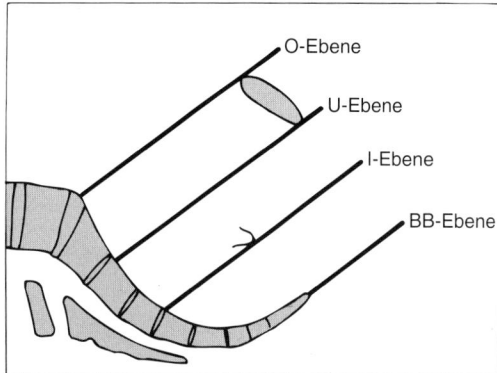

Abb. 5.8 Lageveränderung der Symphyse unter der Geburt.
-------- Verlängerung der *Conjugata vera* bei Eintritt des Kopfes in den BE
———— Verlängerung des Längsdurchmessers des BA bei Austritt des Kopfes

Abb. 5.9 Parallelebenen des Beckens (nach Hodge).
O–Ebene = obere Schoßfugenrandebene
U–Ebene = untere Schoßfugenrandebene
I–Ebene = Interspinalebene
BB–Ebene = Beckenbodenebene

System der Parallelebenen des Beckens (nach Hodge)

Für die Höhenbestimmung des kindlichen vorangehenden Teils ist im deutschsprachigen Raum das in Abb. 5.9 dargestellte System das gebräuchlichste. Dabei wird das kleine Becken in vier parallel verlaufende Ebenen unterteilt. Diese liegen jeweils etwa 4 cm voneinander entfernt und orientieren sich an markanten Knochenstellen:

- obere Schoßfugenrandebene (OSFR); gedachte Ebene in Höhe der Verbindungslinie zwischen Promontorium und oberem Symphysenrand
- untere Schoßfugenrandebene (USFR); gedachte Ebene in Höhe der Verbindung zwischen dem unteren Symphysenrand und dem 2. Sakralwirbel
- Interspinalebene (IE); gedachte Ebene in Höhe der beiden *Spinae ischiadicae*
- Beckenbodenebene (BB); parallele Ebene durch das nichtabgewinkelte Steißbein.

Der weiche Geburtsweg (Weichteilkanal)

Der weiche Geburtsweg wird aus zwei sich übereinanderschiebenden sogenannten "Rohren" gebildet (Abb. 5.10).

Den **inneren Weg** bilden
- das untere Uterinsegment
- die Zervix
- die Vagina
- die Vulva

Diese Anteile werden unter der Geburt durch das Tiefertreten des vorangehenden Teils aufgedehnt und ausgewalzt (Abb. 5.11).

Der **äußere Weg** (Rohr) wird von der Beckenbodenmuskulatur gebildet (s. auch Kap. 3 Anatomie und Physiologie, S. 51). Im Normalzustand hat die Beckenbodenmuskulatur eine Dicke von etwa 4 cm, lediglich unter der Geburt in der Austreibungsperiode wird sie zu einem 15 cm langen Rohr ausgewalzt. Sie besteht aus drei dachziegelartig übereinander gelagerten Schichten:
- Diaphragma pelvis
- Diaphragma urogenitale
- äußere Muskelschicht

Diese normalerweise übereinanderliegenden Muskelschichten werden durch den vorangehenden Teil unter der Geburt so auseinandergeschoben und entfaltet, daß Kante an Kante gegeneinanderliegen (Abb. 5.12).

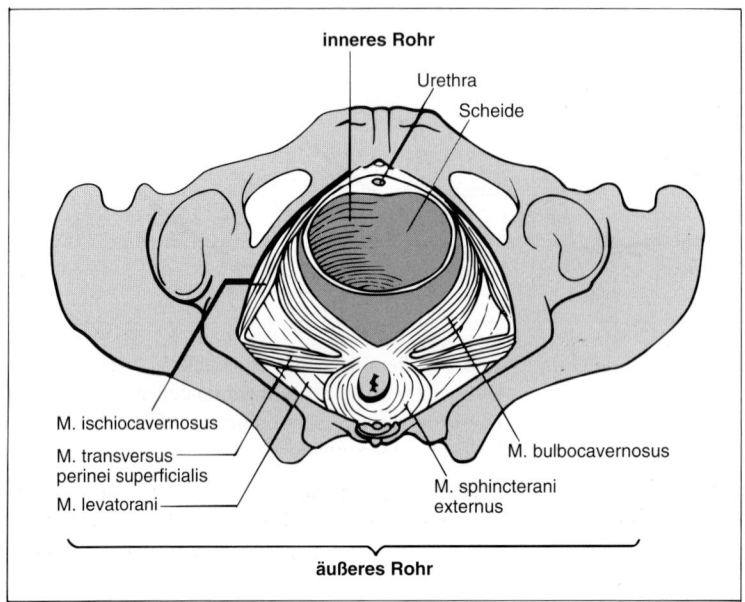

Abb. 5.10 Völlig entfalteter weicher Geburtsweg. Deutlich sichtbar sind die beiden übereinandergeschobenen Weichteilrohre.

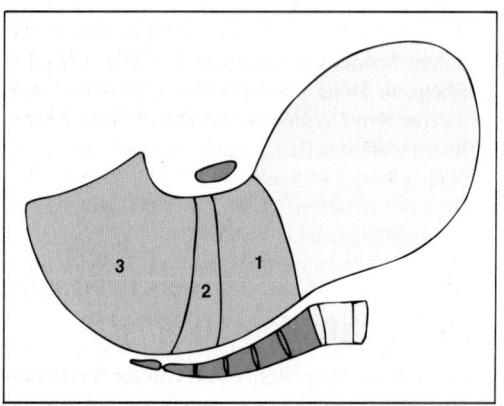

Abb. 5.11 Völlig ausgewalztes inneres Weichteilrohr am Ende der Austreibungsperiode (von innen gesehen).
1 = unteres Uterinsegment
2 = Zervikalkanal
3 = Weichteilansatzrohr (Vagina und Vulva)

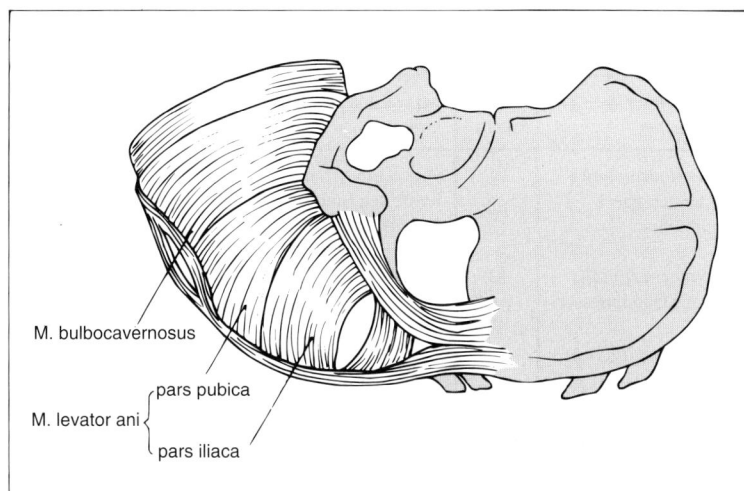

Abb. 5.12 Das äußere Rohr des weichen Geburtsweges völlig entfaltet (von außen gesehen).

Das Kind unter der Geburt

Der kindliche Kopf ist in 96% der Geburten der vorangehende Teil. Da er der größte und zugleich am wenigsten verformbare Teil ist, gilt er als geburtsmechanisch wichtigster Kindsteil. Die Maße des kindlichen Kopfes sind nicht nur als Reifezeichen wichtig, sondern seine Größe im Verhältnis zum mütterlichen Becken ist ausschlaggebend für den Geburtsverlauf.

Der Kopf eines Neugeborenen

Der knöcherne Schädel setzt sich aus dem Gesichtsschädel, der Schädelbasis und dem Gehirnschädel zusammen. Der **Gesichtsschädel und die Schädelbasis** eines Neugeborenen sind verwachsen und daher **nicht verformbar** (nicht konfigurierbar).

Die Schädelknochen des Gehirnschädels sind jedoch noch nicht fest miteinander verwachsen. Durch Nähte und Fontanellen (bindegewebig überdeckte Knochenlücken), die die Schädelknochen miteinander verbinden, ist der kindliche **(Gehirn-)Schädel** unter der Geburt somit **verformbar**.

Der Gehirnschädel setzt sich aus folgenden **Knochen** zusammen (Abb. 5.13):
- 2 Stirnbeinen (*Ossa frontalia*)
- 2 Scheitelbeinen (*Ossa parietalia*)
- 2 Schläfenbeinen (*Ossa temporalia*)
- 1 Hinterhauptbein (*Os occipitale*)

Bei der geburtshilflichen Diagnostik bilden die **Schädelnähte** und **Fontanellen** die Orientierungspunkte und sind daher von großer Bedeutung. Folgende Nähte sind zu unterscheiden (Abb. 5.14):

- **Stirnnaht** (*Sutura frontalis*) zwischen den beiden Stirnbeinen, schließt an die große Fontanelle an.
- **Pfeilnaht** (*Sutura sagittalis*) zwischen den beiden Scheitelbeinen, verläuft zwischen großer und kleiner Fontanelle.
- **Kranznaht** (*Sutura coronalis*) zwischen den Stirn- und Scheitelbeinen, schließt an die große Fontanelle an.
- **Lambdanaht** (*Sutura lambdoidea*) zwischen den Scheitelbeinen und dem Hinterhaupt, schließt an die Pfeilnaht und die kleine Fontanelle an.

Die **Fontanellen** (*Fonticuli*) befinden sich an jenen Stellen, an denen mehrere Nähte aufeinandertreffen. Durch ihre Form gut voneinander zu unterscheiden sind die zwei folgenden Fontanellen:
- große Fontanelle (Stirnfontanelle, *Fonticulus anterior*); sie ist vierzipflig, da hier vier Nähte zusammenstoßen, und zwar die beiden Schenkel der Kranznaht, Stirnnaht und die Pfeilnaht;
- kleine Fontanelle (Hinterhauptfontanelle, *Fonticulus superior*); sie ist dreizipflig, da hier drei Nähte zusammenkommen, und zwar die beiden Schenkel der Lambdanaht und die Pfeilnaht.

5 Regelrechte Geburt
5.1 Faktoren der Geburt

Die wichtigsten Kopfmaße sind in Tab. 5.2 sowie Abb. 5.15 und 5.16 angegeben.

Tab. 5.2 Die wichtigsten Kopfmaße des kindlichen Schädels.

Durchmesser = *Diameter*	Maße in cm	wo werden sie gemessen	Umfänge = *Circumferentia*	Maße in cm	entsprechende Ebene = *Planum*
D. mentooccipitalis großer schräger Durchmesser	14	vom Kinn zur entferntesten Stelle des Hinterhaupts	*C. mentooccipitalis*	39	*P. mentooccipitale*
D. frontooccipitalis gerader Durchmesser	12	von der Glabella zum Hinterhaupt	*C. frontooccipitalis* (Hutmaß)	35	*P. frontooccipitale*
D. Suboccipitobregmaticus kleiner schräger Durchmesser	10	von der Nackenhaargrenze zur großen Fontanelle	*C. suboccipitobregmatica*	33	*P. suboccipitobregmaticum*
D. biparietalis großer querer Durchmesser	9,5	größte Entfernung der Scheitelbeinhöcker			
D. bitemporalis kleiner querer Durchmesser	8,5	weiteste Entfernung zwischen rechtem und linkem Schenkel der Kranzhaut			

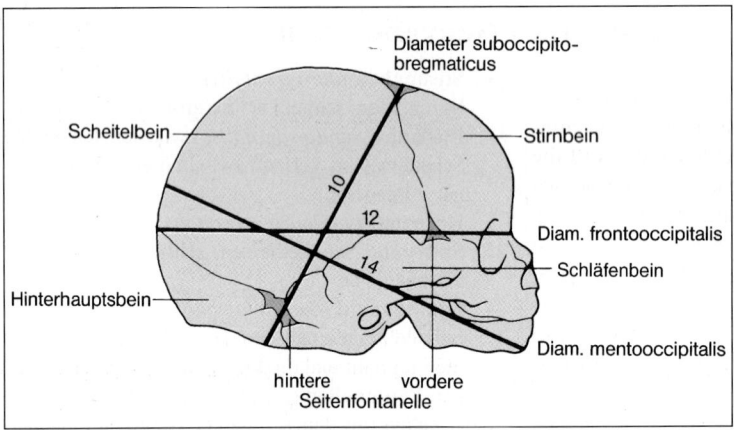

Abb. 5.13 Der kindliche Kopf mit seinen Längsdurchmessern.

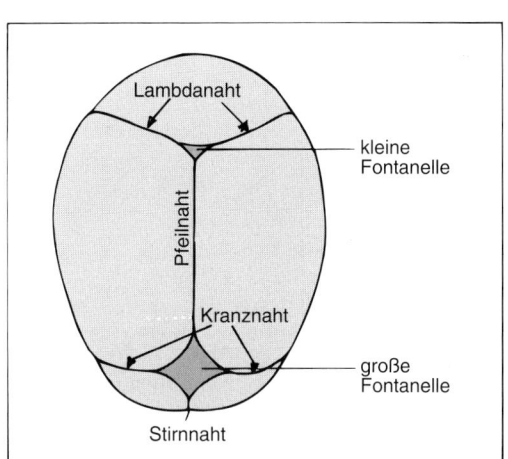

Abb. 5.14 Schädelnähte, kleine und große Fontanelle.

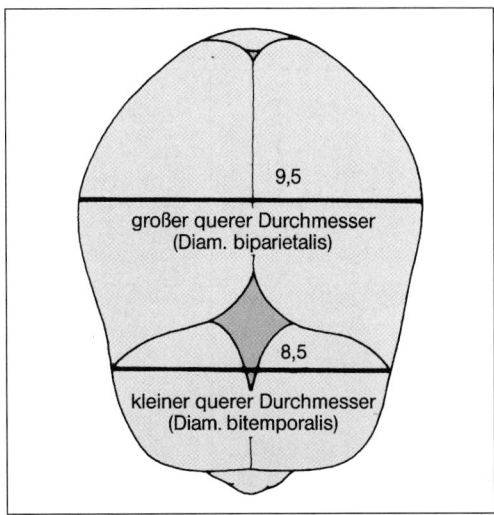

Abb. 5.15 Die beiden queren Kopfdurchmesser.

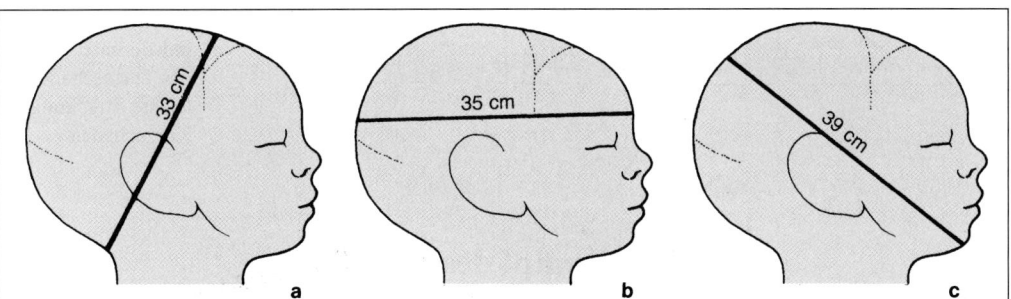

Abb. 5.16 Die Kopfumfänge.
a *Circumferentia suboccipitobregmatica*
b *Circumferentia frontooccipitalis*
c *Circumferentia mentooccipitalis*

Verschiedene Kopfformen

Nach den geburtsmechanischen Gesetzen paßt sich der kindliche Kopf unter der Geburt möglichst dem Geburtsweg an. Die **Kopfform** spielt dabei eine große Rolle. Auf die drei häufigsten morphologischen Varianten des kindlichen Kopfes, die noch als normal anzusehen sind, soll hier eingegangen werden (Abb. 5.17).

- Der **Langschädel** (*Dolichozephalus*) ist die häufigste Kopfform. Er ist lang und schmal und verjüngt sich zum Hinterhaupt hin. Um mit dem kleinsten *Planum* (Fläche) den Geburtsweg zu überwinden, muß er in die Beugung übergehen.
- Der **Kurzschädel** (*Brachyzephalus*). Bei dieser auch als Rundkopf bezeichneten Form sind die hohe Stirn und das flache Hinterhaupt typisch. Der Kurzschädel stellt sich durch eine leichte Streckung mit dem Vorderhaupt ein.
- Der **Turmschädel** (*Turrizephalus*) wird auch als hochköpfig (*hypsizephal*) bezeichnet. Er führt keine Haltungsänderung durch, sondern stellt sich mit dem Scheitel ein und passiert so den Geburtsweg.

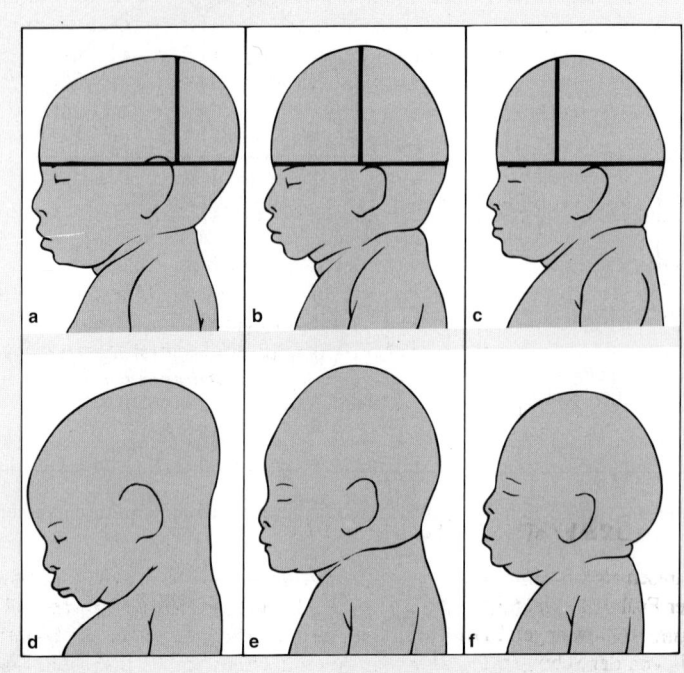

Abb. 5.17 Verschiedene Kopfformen und günstigste Haltungsänderung unter der Geburt.
a Langschädel
b Turmschädel
c Kurzschädel
d Beugung des Langschädels
e indifferente Haltung des Turmschädels
f leichte Streckung des Kurzschädels.

Der Rumpf des Kindes

Der Rumpf des Kindes ist verformbar, er kann sich unter der Geburt zumeist dem Geburtsweg anpassen: der **Schultergürtel** hat einen Umfang von ca. 35 cm und ist sehr stark konfigurierbar, die **Hüfte** mit einem Umfang von ca. 25 cm hat bei der Schädellage wenig Bedeutung.

Anpassungsmöglichkeiten (Adaptation) des Kindes an den Geburtsweg

Konfiguration. Durch den starken Druck, den die Weichteile unter der Geburt auf den kindlichen Kopf ausüben, verschieben sich die Schädelknochen gegeneinander, wobei die Scheitelbeine nach oben ausweichen. Diese Umformung (Konfiguration) führt zu einer Verkleinerung der *Circumferentia frontooccipitalis* um 0,25 bis 0,5 cm.

Bestreben nach Abbiegungsübereinstimmung. Durch die Abbiegbarkeit der kindlichen Wirbelsäule ist eine weitere Anpassungsmöglichkeit gegeben. Jedem Wirbelsäulenteil kommt dabei ein **Biegungsfazillimum** (Richtung der leichtesten Abbiegbarkeit) zu:

- Halswirbelsäule nach hinten
- Brustwirbelsäule seitlich
- Lendenwirbelsäule nach der Seite und nach hinten

Ebenso hat jeder kindliche Teil ein **Biegungsdiffizillimum** (Richtung der schwersten Abbiegbarkeit). Bei der normalen vorderen Hinterhauptslage (VoHHL) geht der gebeugte Kopf beim Austritt aus dem Geburtsweg in eine Streckung über. Auf diese Weise wird das Biegungsfazillimum, die leichteste Abbiegbarkeit, in Anspruch genommen. Die Voraussetzung dafür wird bei der VoHHL dadurch erreicht, daß sich der gebeugte Kopf mit dem Hinterhaupt symphysenwärts dreht. Im umgekehrten Falle, bei der hinteren Hinterhauptslage (HiHHL), muß der Kopf in Richtung der schwersten Abbiegbarkeit, des Biegungsdiffizillimums, austreten.

Haltungsänderung. Durch Haltungsänderung ist der kindliche Körper bestrebt, sich der jeweiligen Form des Geburtsweges anzupassen (Bestreben nach Formübereinstimmung als Ausdruck des "Gesetzes des geringsten Zwanges", s. Geburtsmechanismus, S. 254).

Die Geburtskräfte - die Wehen

Wehen sind in Abständen wiederkehrende Kontraktionen der Uterusmuskulatur in der Schwangerschaft und unter der Geburt. Diese austreibenden Kräfte kann nur das Myometrium erzeugen, daher wird der Uterus auch als "Geburtsmotor" bezeichnet. In Abhängigkeit vom Zeitpunkt ihres Auftretens und ihrer Intensität werden die Wehen eingeteilt in:

- Schwangerschaftswehen
- **Vorwehen** (Alvarez-Wehen, Braxton-Hicks-Kontraktionen, Senkwehen)
- **Geburtswehen** (Eröffnungswehen, Austreibungs- und Preßwehen, Nachgeburtswehen)
- **Nachwehen**

Schwangerschaftswehen

Schwangerschaftswehen treten als unkoordinierte Kontraktionen schon in der Frühschwangerschaft auf und halten während der ganzen Schwangerschaft an. Im allgemeinen werden sie von der Schwangeren nicht oder nur als Spannungsgefühl im Leib wahrgenommen. Der intraamniale Druckanstieg ist nur gering.

Die Aufgabe dieser Wehen besteht zum einen in der Förderung der **Blutzirkulation** im intervillösen Raum, zum anderen unterstützen sie die **Hypertrophie des Myometriums** im Rahmen des Uteruswachstums. Ihr Auftreten variiert, 4 bis 10 Kontraktionen pro Tag sind normal. Man sagt auch "der Uterus trainiert".

Vorwehen

Vorwehen sind Kontraktionen in den letzten Schwangerschaftswochen und -tagen. Sie können durchaus über einige Stunden regelmäßig und in größeren Abständen auftreten, dazwischen liegen Phasen der Unregelmäßigkeit und der Wehenlosigkeit. Da die Schwangere diese Wehen deutlich, mitunter schmerzhaft, spürt, werden sie häufig falsch interpretiert und mit Eröffnungswehen verwechselt.

Den Vorwehen kommt die Aufgabe zu, das **untere Uterinsegment zu entfalten**, eine **Erweichung und Erweiterung der Zervix** herbeizuführen und ein weiteres **Tiefertreten des vorangehenden Teils** in das kleine Becken zu bewirken.

Alvarez-Wellen und Braxton-Hicks-Kontraktionen. In der Spätschwangerschaft zeigen sich im Tokogramm kleine, unregelmäßige Wehen mit geringer Amplitude (unter 1,33 kPa [10 mmHg]), sogenannte **Alvarez-Wellen**. Sie treten ungefähr in Abständen von einer Minute auf, es handelt sich dabei um lokale Muskelkontraktionen. Am Ende der Schwangerschaft nehmen die Alvarez-Wellen in ihrer Frequenz ab, während ihre Intensität auf etwa 1,33 kPa [10 mmHg] steigt.

Dazwischen finden sich vereinzelt Kontraktionen von längerer Dauer und einer höheren Amplitude, denen eine längere Pause folgt, sogenannte **Braxton-Hicks-Kontraktionen**. Zum Ende der Schwangerschaft nehmen sie an Frequenz und Intensität zu. Es handelt sich dabei um Vorwehen, die Ausdruck der zunehmenden Uterusaktivität sind. In den letzten Tagen vor der Geburt unterscheiden sie sich nur durch ihre Unregelmäßigkeit von den Eröffnungswehen, in die sie fließend übergehen (Abb. 5.18).

Senkwehen. Senkwehen treten etwa vier Wochen vor dem Geburtstermin auf. Sie werden von der Schwangeren meist deutlich als Hartwerden des Leibes und Ziehen im Kreuz gespürt. Sie treten in unregelmäßigen Abständen auf und führen zu einem intrauterinen Druckanstieg bis zu 4,0 kPa [30 mmHg].

Sie bewirken die **Dehnung des unteren Uterinsegments und Tiefertreten des vorangehenden Teils**. Der *Fundus uteri*, der in der 36. Schwangerschaftswoche seinen Höchststand erreicht, senkt sich dementsprechend. Bei der Schwangeren löst diese Senkung mehr oder weniger deutlich wahrgenommene Symptome aus.

- Die Atmung wird freier, das Zwerchfell senkt sich.
- Der Druck auf den Magen läßt nach.
- Häufiges Wasserlassen kleinerer Mengen ist die Folge, da durch den tiefer stehenden vorangehenden Teil die Blase weniger Raum hat.

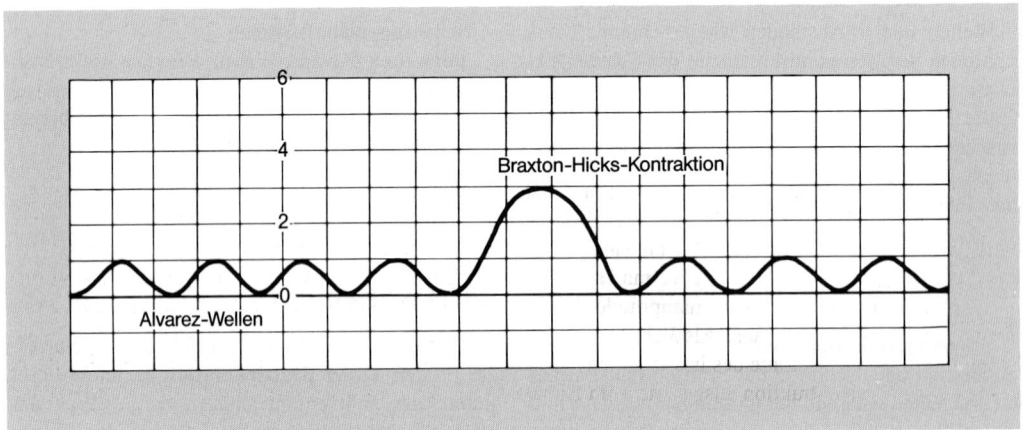

Abb. 5.18 Tokogramm mit Alvarez-Wellen und einer Braxton-Hicks-Kontraktion.

Geburtswehen

Der Übergang von den unregelmäßigen Vorwehen zu den häufiger auftretenden, regelmäßigeren Geburtswehen ist fließend, kann sich aber über Tage hinziehen.

Eröffnungswehen. Dies sind rhythmische Kontraktionen des Myometriums mit zunehmender Frequenz und Dauer. Zu Beginn beträgt die Frequenz etwa 2 bis 3 Wehen in 30 Minuten, mit fortschreitender Eröffnung erhöht sie sich auf 2 bis 3 Wehen in 10 Minuten. Die Dauer einer Eröffnungswehe beträgt 30 bis 60 Sekunden. Der intraamniale Druck steigt auf 6,67 bis 8,0 kPa [50 bis 60 mmHg]. Die Eröffnungswehen werden von der Kreißenden meist als sehr schmerzhaft empfunden. Ihre Aufgabe besteht in der **Eröffnung der Zervix** und dem **Tiefertreten des Kindes** in Richtung des sich öffnenden Muttermundes.

Austreibungs- und Preßwehen. Während der Austreibungsperiode erreichen Wehentätigkeit und Schmerzhaftigkeit ihren Höhepunkt. Es kommt zu einer Zunahme der Wehenfrequenz auf 6 bis 7 Wehen in 15 Minuten. Der Basaltonus des Myometriums steigt auf 1,6 bis 2,13 kPa [12 bis 16 mmHg] an. Der intraamniale Druck steigt bis auf 13,33 kPa [100 mmHg] an, während des Pressens kann ein Druckanstieg bis auf 29,33 kPa [220 mmHg] erreicht werden.

Es ist zu beachten, daß oberhalb eines Druckes von 13,33 kPa [100 mmHg] die Durchblutung des Uterus und damit auch die Sauerstoffzufuhr zum Kind stark eingeschränkt sind. Die Auswirkungen dieser Hypoxämie hängen von der Kompensationsmöglichkeit in der Wehenpause ab.

Steht der vorangehende Teil auf Beckenboden, wird das Mitpressen der Kreißenden infolge reflektorischer Wirkungen über spinale Nervenbahnen zu einem unwiderstehlichen Zwang, der mit jeder Preßwehe stärker wird.

Aufgabe der Austreibungs- und Preßwehen ist die **Weitung des Geburtsweges bis auf Kopfdurchgängigkeit** und das **Hinausschieben des Kindes** mit Hilfe der Bauchpresse.

Nachgeburtswehen. Dies sind die Wehen der **Plazentaperiode** (Geburtsabschnitt, in dem die Plazenta von ihrer Haftfläche gelöst und ausgestoßen wird). Sie setzen wenige Minuten nach der Geburt des Kindes ein und bewirken eine Verkleinerung der Plazentahaftstelle. Durch die Flächenverschiebung kommt es zum Ablösen der Plazenta von der Gebärmutterinnenwand. Die Plazenta wird dann mit Hilfe der Nachgeburtswehen ausgestoßen. Diese Wehen empfinden die Frauen nur als wenig schmerzhaft.

Nachwehen

Nachwehen sind die Kontraktionen nach vollständiger Entleerung der Gebärmutter. Ihre Aufgabe ist die **Blutstillung der Uteruswunde** sowie die Rückbildung der Schwangerschaftsveränderungen an der Gebärmutter durch den Abbau der überschüssigen Muskelfasern (**Involution**). Für Erstgebärende sind die Nachwehen weitgehend schmerzlos, Zweit- und Mehrgebärende dagegen können in den ersten Wochenbettagen über Schmerzen klagen.

Charakteristika der Wehen (Abb. 5.19 und 5.20)

Basaltonus. Als Basaltonus oder Ruhetonus ist jener Druck definiert, den der Uterus in der Wehenpause auf seinen Inhalt ausübt. Der physiologische Basaltonus liegt bei etwa 1,33 kPa [10 mmHg].

Wehenamplitude. Die Wehenamplitude drückt die Intensität einer Wehe aus. Als Wehenamplitude bezeichnet man die Zunahme des intrauterinen Druckes während der Kontraktion ausgehend vom Ruhetonus.

Wehendauer. Bei der Dauer einer Wehe ist zu beachten, daß die objektive Wehendauer durch interne Tokographie gemessen größer ist als die subjektiv durch Palpation erfaßte Wehendauer. Nur Kontraktionen mit einem Druck von mindestens 20 mmHg sind mit der Hand zu ertasten. Kurze Wehen von etwa 20 Sekunden Dauer findet man zu Beginn der Geburt; im weiteren Verlauf der Eröffnungsperiode beträgt die Wehendauer etwa 50 Sekunden und in der Austreibungsperiode zwischen 50 und 90 Sekunden. Diese Werte beziehen sich auf die subjektive Wehenerfassung.

Wehenfrequenz. Die Wehenfrequenz ist die Anzahl der Wehen innerhalb einer bestimmten Zeitspanne. Die Frequenz nimmt im Verlauf der Geburt zu.

Wehenpause. Die Dauer der Wehenpause steht in Abhängigkeit zur Wehenfrequenz. In der Eröffnungsperiode betragen die Pausen zunächst 15 bis 10 Minuten, sie verkürzen sich im Verlauf der Geburt auf 3 bis 2 Minuten. Das Verhältnis Wehe zu Wehenpause sollte 1:2 sein.

Die Wehenpausen spielen unter der Geburt eine große Rolle. Während jeder Kontraktion wird der Zu- und Abfluß des mütterlichen Blutes an die plazentare Austauschfläche vermindert, die Wehenpausen ermöglichen die Normalisierung der **Sauerstoffversorgung des Kindes**. Im Uterus kommt es zur **Wiederherstellung der verbrauchten Energie**, und die Kreißende benötigt diese Pausen, um auszuruhen und **Kräfte zu sammeln**.

Ablauf einer Wehe. Die einzelne Wehe läßt sich in drei Stadien unterteilen:
- das Ansteigen der Wehe = *Stadium incrementi*
- der Höhepunkt der Wehe = *Akme*
- das Abklingen der Wehe = *Stadium decrementi*.

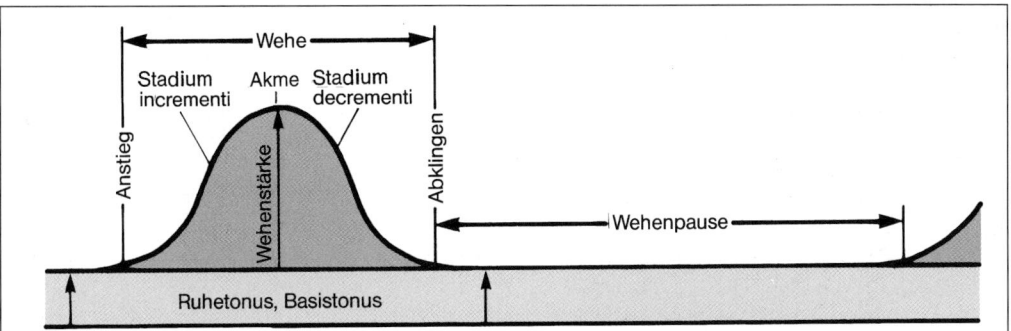

Abb. 5.19 Wehen unter der Geburt.

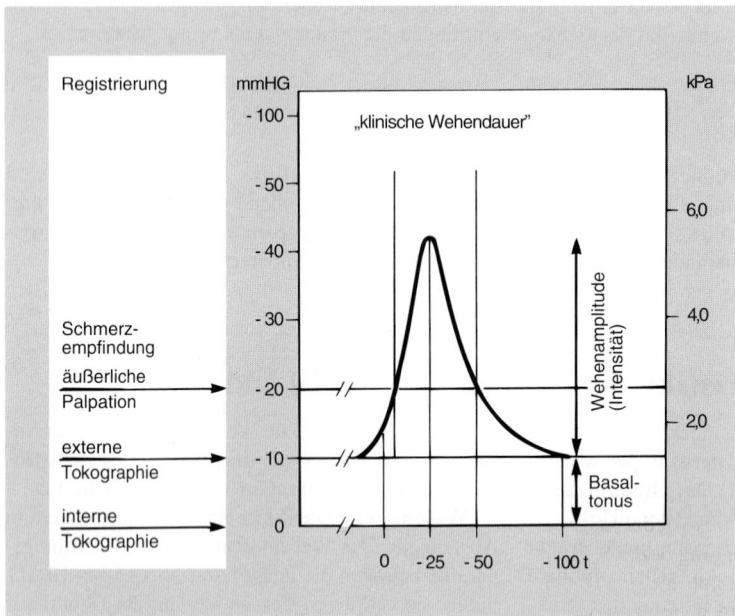

Abb. 5.20 Schematische Darstellung des Wehenablaufs mit Registrierungsmöglichkeiten (links).

Wehentypen

Geht man vom externen Tokogramm aus, lassen sich drei physiologische Wehentypen unterscheiden, und es läßt sich eine gewisse prognostische Aussage über die Effizienz der Wehen machen (Abb. 5.21).

- **Typ I. Langsamer Druckanstieg**, Wehenakme, **steiler Druckabfall**. Die Phase vor der Wehenakme ist länger als danach. Dieser Wehentyp findet sich mit etwa 80% zu **Beginn der Geburt**. Mit fortschreitender Muttermunderöffnung nimmt dieser Typ ab.
- **Typ II**. Wehenanstieg und Wehenabfall verlaufen **symmetrisch**. Die Phasen vor und nach der Wehenakme sind gleich lang.
- **Typ III. Steiler Druckanstieg**, kurze Wehenakme, **langsamer Druckabfall**. Die Phase nach der Wehenakme ist länger als davor. Dieser Wehentyp findet sich bis zu 90% in der **Eröffnungs- und Austreibungsphase**, wobei er langsam an Intensität zunimmt. Er ist im Hinblick auf die Muttermunderöffnung und den Geburtsfortschritt effektiver als die vorher beschriebenen Wehenarten.

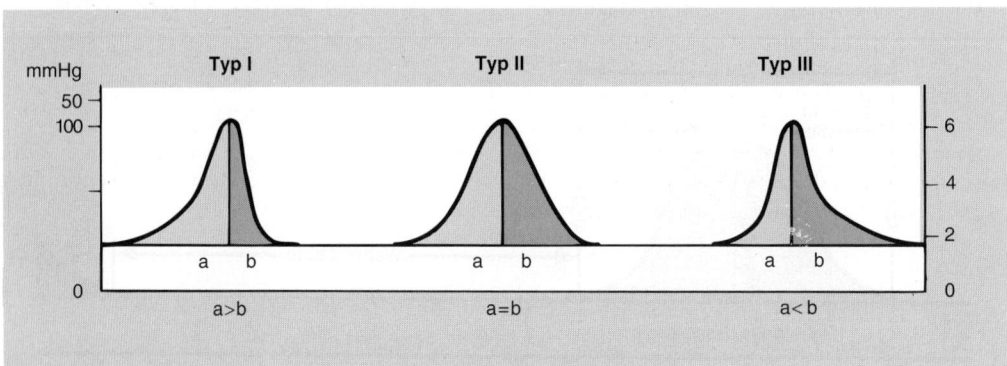

Abb. 5.21 Wehentypen.

Funktionelles Verhalten des Uterus

> Mit Einsetzen der Geburtswehen zeigt sich die durch den unterschiedlichen Aufbau bedingte Zweiteilung des Uterus in einen **oberen aktiven** und einen **unteren passiven** Teil (Abb. 5.22).

> Eine normal koordinierte Wehe wird durch den "dreifach absteigenden Gradienten" gekennzeichnet. Er hat drei Komponenten:
> - Die Kontraktionswelle breitet sich von oben nach unten aus.
> - Die Kontraktionsdauer ist im Bereich von Fundus und Korpus länger als im zervikalen Bereich.
> - Die Intensität der Kontraktion ist in den oberen Uterusanteilen stärker als in den unteren.

Die muskelstarken *Fundus* und *Corpus uteri* bilden den aktiven Teil, der die Wehenarbeit leistet. Der passive Teil, gebildet vom unteren Uterinsegment und der muskelarmen Zervix, wird durch Kontraktion der Korpusmuskulatur aufgedehnt. Am Übergang vom muskelstarken aktiven Teil zum muskelschwachen passiven Teil entsteht eine mitunter äußerlich tastbare Grenzfurche (**Bandl-Furche**, Kontraktionsring).

Die Muskelfasern des *Corpus uteri* kehren nach einer Kontraktion nicht mehr in ihre ursprüngliche Länge zurück, sondern sie bleiben jedesmal etwas kürzer (Abb. 5.23). Diesen Vorgang bezeichnet man als **Retraktion**. Dadurch nimmt das Korpus an Wandstärke zu, und sein Volumen verkleinert sich.

Durch das Verkürzen der Korpusmuskeln wird auf das untere Uterinsegment und die Zervix ein Zug ausgeübt, der diese Teile über den vorangehenden kindlichen Teil nach oben zieht und dabei dehnt. Dieser Vorgang wird als **Distraktion** bezeichnet, er führt zur Eröffnung des Muttermundes. Das Kind wird durch den Druck der Wehen nach unten, durch den passiven Teil hindurch, geschoben. Man kann diesen Vorgang mit dem Anziehen eines Rollkragenpullovers vergleichen. Der Rollkragen, der das passive untere Uterinsegment und die Zervix darstellt, wird beim Überziehen über den Kopf von diesem langsam auseinandergedehnt.

Die Uterusteile sind nicht im gleichen Maße zur gleichen Zeit kontrahiert. Die Wehen zu Beginn der Eröffnungsperiode sind häufig noch unkoordiniert und erhalten erst allmählich eine zunehmende Koordination. Bei den koordinierten Wehen läuft eine Art Kontraktionswelle vom Fundus beziehungsweise von den Tubenecken ausgehend über das Korpus zur Zervix. Der Fundus ist kontrahiert und übt Zug auf die Zervix aus, wenn diese noch nicht von der Kontraktionswelle ergriffen und somit noch ohne Tonus ist.

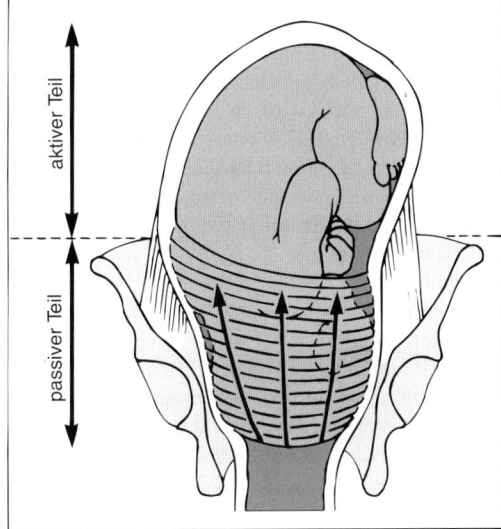

Abb. 5.22 Die funktionelle Zweiteilung des Uterus unter der Geburt in einen oberen aktiven und einen unteren passiven Teil.

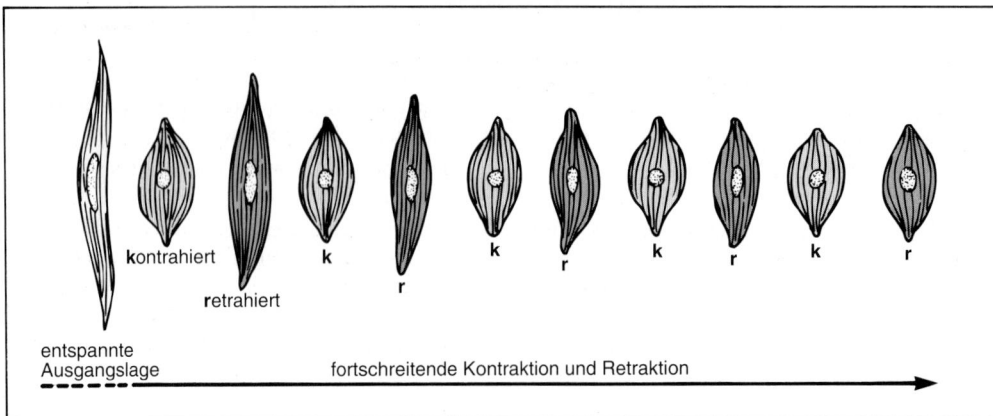

Abb. 5.23 Schematische Darstellung der forschreitenden Verkürzung der Uterusmuskulatur unter der Geburt. Nach jedem Zurückziehen in der Wehe bleibt die einzelne Muskelspindel etwas verkürzt.

Wehenkontrolle

Die Kontrolle und Überwachung der Wehen sind Aufgaben der Hebamme. Hierzu muß sie die Wehentätigkeit einer Gebärenden sicher beurteilen können.

Palpatorische Kontrolle. Die Wehen werden kontrolliert, indem der Gebärenden die flache Hand auf den Leib gelegt wird. In Höhe des Fundus können die Wehen am besten getastet werden. So können das Ansteigen der Wehe, die Wehenstärke, das langsame Abklingen und die Wehenpause erspürt und beurteilt werden. Kriterien für die Beurteilung mit Hilfe einer Uhr sind
- Häufigkeit,
- Regelmäßigkeit,
- Dauer.

Die Beurteilung ist von der Erfahrung der Untersuchenden abhängig. Die Hebamme sollte der Kreißenden immer wieder über längere Zeit (15 bis 20 Minuten) die Hand auf den Bauch legen. Es gibt der Frau zusätzlich das Gefühl der Geborgenheit und Fürsorge.

Neben der palpatorischen Wehenkontrolle besteht bei Bedarf die Möglichkeit einer fortlaufenden Registrierung mittels externer oder interner Tokographie.

Externe Tokographie. Ein abdominaler Wehentaster ermöglicht eine kontinuierliche Wehenregistrierung. Der Wehentaster (Druckabnehmer) registriert die Tonusveränderungen des Uterus durch die Bauchdecken und stellt sie in einer grafischen Kurve dar.

Diese Art der Wehenregistrierung wird durch bestimmte Faktoren beeinflußt, wie z.B. das Aufrichten des Uterus unter der Geburt, die Dicke der Bauchdecken, die Kindsbewegungen und die Position des Wehenabnehmers. Mit dieser Methode können keine Absolutwerte erzielt werden, sie eignen sich aber für die Feststellung der Wehenfrequenz, bis zu einem gewissen Grad auch für die Bestimmung von **Wehendauer** und **Wehentypus**.

Interne Tokographie. Sie erfolgt über einen intraamnialen Katheter und kann deshalb nur bei offener Fruchtblase angewendet werden. Diese invasive Methode liefert **Absolutwerte** über **Basaltonus, Wehenamplitude, Wehenfrequenz** und **Wehendauer**. Da bei der internen Tokographie immer die Gefahr einer intraamnialen Infektion besteht, sollte sie nur bei Risikogeburten Anwendung finden.

Wehenschmerzen

Für die Entstehung und die Intensität jeder Art von Schmerzen sind drei Faktoren von Bedeutung:
- Schmerzreiz,
- Schmerzleitung,
- Schmerzempfindung.

Die Schmerzempfindung steht im Zusammenhang mit der psychischen Konstitution, Situation und Lebensgeschichte eines Menschen. Deshalb wird die Stärke von Schmerzen vom einzelnen unter ähnlichen Bedingungen oft sehr unterschiedlich empfunden.

Trotz der physiologischen Umstände einer Geburt und unabhängig vom unterschiedlichen Schmerzempfinden ist die Bedeutung der Wehenschmerzen mit derjenigen anderer Schmerzen gleichzusetzen und ernstzunehmen. Schmerzen sind ein "biologisches Signal" zum Schutz des Organismus.

Die **Wehenschmerzen der Eröffnungsperiode** werden häufig als dumpfe oder ziehende Schmerzen im Bereich des Kreuzes, der Leistengegend und oberhalb der Symphyse angegeben. Sie sind Folge der uterinen Wandspannung, der Dehnung der Zervix und des Zuges am uterinen Bandapparat. Die Reizleitung erfolgt über das vegetative Nervensystem.

Die **Schmerzen der Austreibungsperiode** dagegen sind heller, schneidender und für die Kreißende besser lokalisierbar. Sie gehen vom Beckenboden und der Vulva aus und entstehen durch die Dehnungsvorgänge beim Tiefertreten des kindlichen Kopfes. Das Ende der Eröffnungsphase und der Übergang in die Austreibungsphase ist für die Kreißende der unangenehmste und schmerzhafteste Abschnitt der Geburt. Die Austreibungsperiode als letzte Phase, in der sie mitpressen kann, wird im allgemeinen besser ertragen, obwohl der Schmerz noch intensiver ist. Die aktive Mitarbeit wird hier als Erleichterung empfunden, hinzu kommt das absehbare Ende der Geburt und damit der Schmerzen.

Geburtsbeginn

Der **Geburtsbeginn** ist durch das Einsetzen von Kontraktionen der Uterusmuskulatur - den Wehen - gekennzeichnet.

Die **Muskulatur des Uterus** hat wie der Herzmuskel die Fähigkeit zur autonomen **Erregungsbildung** und myogenen Leitung der Erregung. Ein nervaler Reiz ist nicht erforderlich. Jede erregbare Zelle besitzt eine bioelektrische Membran, die chemisch, elektrisch und mechanisch in Erregung versetzt werden kann. Im Ruhezustand, dem sogenannten Ruhemembranpotential, ist in der Zelle die Kaliumkonzentration sehr hoch, die Natriumkonzentration dagegen niedrig. Durch einen Reiz wird das Ruhemembranpotential in ein Aktionspotential verändert, indem Natrium in die Zelle einströmt. Für das Zusammenspiel dieses sogenannten kontraktilen Apparates, der die Kontraktion einleitet, ist Kalzium erforderlich.

Der hier stark vereinfacht dargestellte Erregungsprozeß der Muskelfaser wird an der Uterusmuskulatur zusätzlich von Hormonen beeinflußt.

Die Ursachen, die am Ende der Schwangerschaft den Geburtsbeginn auslösen, sind bis heute nicht restlos geklärt. Es ist jedoch bekannt, daß der Geburtsbeginn vom Zusammenspiel einer Reihe von Faktoren abhängt, unter anderem vom Reifegrad des Kindes, von mechanischen und hormonellen Faktoren (Abb. 5.24).

▸ Zum Ende der Schwangerschaft hin wird sowohl die **Ansprechbarkeit der Uterusmuskulatur auf Oxytozin** als auch die **Oxytozinmenge** (direkt und indirekt) gesteigert. Dies geschieht über verschiedene Mechanismen.

- Eine wichtige Rolle spielt Oxytozin, das das Membranpotential senkt und damit die Erregbarkeit des Uterus erhöht. Zum Zeitpunkt der Geburt steigt die Sensibilität der Uterusmuskulatur für Oxytozin an. Dies ist dadurch begründet, daß sich die Zahl der Oxytozinrezeptoren im Myometrium durch die Wirkung der plazentaren Östrogene während der Gravidität vermehrt hat.
- Darüber hinaus wird von der fetalen Hypophyse vermehrt Oxytozin sezerniert.
- Auch nimmt man an, daß das Ingangkommen der Wehen zu Geburtsbeginn vom Verhältnis Oxytozin zu Oxytozinase abhängt. Das (wahrscheinlich in der Plazenta gebildete) oxytozinabbauende Enzym Oxytozinase verhindert in der Schwangerschaft die Stimulation der Uterusmuskulatur durch Oxytozin. Bis zur 36. Schwangerschaftswoche steigt die Konzentration der Oxytozinase stetig an, ab der 36. Woche nimmt ihre Konzentration nur noch geringfügig zu. Mit Ausscheiden der Plazenta nimmt sie wieder ab.
- Im Verlauf der Schwangerschaft steigt die Östrogenproduktion stark an. Östrogene erhöhen die Erregbarkeit des Myometriums für wehenauslösende Wirkstoffe. Eine eigenständige Wehenauslösung kommt den Östrogenen nicht zu. Sie bereiten das Myometrium auf die Geburt vor.

- Oxytozin und Östrogene regen zunehmend auch die **Prostaglandinsynthese** in der Dezidua und im Amnion an. Parallel dazu steigt die **Ansprechbarkeit der Uterusmuskulatur auf Prostaglandine**. Zu Beginn der Schwangerschaft ist Prostaglandin nur in Spuren nachweisbar. Im letzten Trimenon und besonders unter der Geburt erfolgt ein deutlicher Konzentrationsanstieg. Prostaglandine senken wie Oxytozin das Membranpotential.
  - Die Prostaglandine haben eine erweichende Wirkung auf die Zervix. Die hierdurch erleichterte Dehnung der Zervix wiederum führt zur Verstärkung der Oxytozinausschüttung aus dem Hypophysenhinterlappen (**Ferguson-Reflex**).
  - Das in der Plazenta gebildete **Progesteron** steigert das Ruhepotential, inaktiviert Natrium und hemmt somit die Erregbarkeit des Myometriums. Es trägt also zur Erhaltung der Schwangerschaft bei. Progesteron übt hier eine lokale Wirkung im Bereich der Plazentahaftstelle aus. Zum Ende der Schwangerschaft nimmt die Plazentahaftstelle zugunsten der plazentafreien Uterusfläche ab. Das entsprechend vermindert gebildete Progesteron reicht nicht mehr zur Unterdrückung der Wehentätigkeit aus. Der sogenannte **lokale Progesteronblock verliert damit seine Wirkung**.
- Zusätzlich unterliegt der Uterus den überlagernden Einflüssen des **vegetativen Nervensystems**. Eine sympathikotone Reaktionslage, bei Angst oder Streß beispielsweise, hemmt die Wehentätigkeit, eine parasympathikotone begünstigt sie.
- Am Schwangerschaftsende und am Tagesende ist der Parasympathikotonus erhöht. Am Ende der Schwangerschaft führt dies in den Abendstunden zu einer Tonuszunahme im Bereich des Korpus und einer Tonussenkung im Bereich der Zervix (dies erklärt auch, warum bei vielen Frauen die Wehen nachts beginnen).

Hat die Geburt eingesetzt, ist die Wehentätigkeit ein reflektorischer Vorgang, bei dem die Intensität der Wehen durch das Fortschreiten der Geburt (Tiefertreten des vorangehenden Teils) beeinflußt wird.
- Der zunehmende Druck des vorangehenden Teils löst zusätzlich einen Zervixreiz aus, der über einen direkten Reflexbogen über das Rückenmark auf das Myometrium wirkt. Zudem besteht im Myometrium noch eine spontane Reizbildung.

Diese verschiedenen Reizbildungsmöglichkeiten führen gemeinsam zu einer "Selbststeuerung der Wehen" unter der Geburt (Abb. 5.24).

Die zunehmende Dehnung der Uteruswand und der Zervix führt zu einer reflektorischen Oxytozinfreisetzung und damit zu einer Steigerung der Uterusaktivität. Sowohl die Dehnung der Zervix als auch der zunehmende Druck des vorangehenden kindlichen Teils auf das untere Uterinsegment führen zu dieser Steigerung. Sie wird auf direktem myogenen und/oder reflektorischen Weg über die autonome motorische Innervation angeregt (**Ferguson-Reflex**).

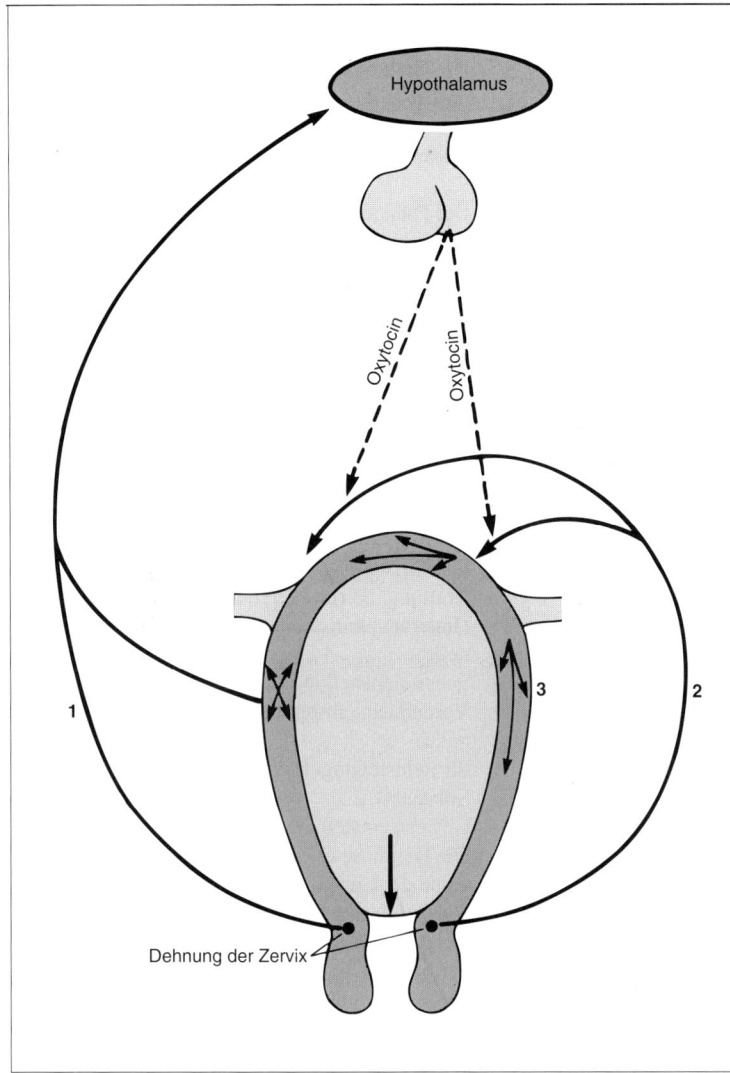

Abb. 5.24 Wehenauslösende Reizbildungsmöglichkeiten am Uterus.
1 = Ferguson-Reflex,
2 = nervaler Wehenreflex,
3 = spontane, autonome Reizbildung.

Geburtsmechanismus

Die Geburt des Kindes mittels der Wehen (Geburtskräfte) ist ein vorwiegend mechanisches Geschehen, bei dem verschiedene physikalische Gesetze zur Anwendung kommen.

Für das Verständnis des Geburtsmechanismus müssen folgende Begriffe bekannt sein:
- Lage des Kindes
- Stellung
- Haltung
- Einstellung.

> Die **Lage** bezeichnet das Verhältnis der Längsachse des Kindes zur Längsachse der Gebärmutter.

Die Feststellung der Lage erfolgt durch:
- das Betrachten der Leibesform,
- den 2. und 3. Leopold-Handgriff,
- die vaginale Untersuchung.

Man unterscheidet:
- die regelrechte **Längslage** (Schädellage, Beckenendlage),
- die regelwidrige **Querlage** oder **Schräglage**.

> Die **Stellung** ergibt sich aus dem Verhältnis des kindlichen Rückens zur Gebärmutterinnenwand. Die Stellung drückt also aus, ob sich der Rücken des Kindes auf der linken oder rechten Seite der Mutter befindet (Abb. 5.25a,b).

- **I. Stellung** = kindlicher Rücken links (Ia bedeutet kindlicher Rücken links *vorn*, Ib bedeutet kindlicher Rücken links *hinten*).
- **II. Stellung** = kindlicher Rücken rechts (IIa bedeutet kindlicher Rücken rechts *vorn*, IIb bedeutet kindlicher Rücken rechts *hinten*).

Die Diagnose erfolgt durch:
- den 2. Leopold-Handgriff,
- die vaginale Untersuchung, der Verlauf der Pfeilnaht und der Fontanellenstand geben hierbei Auskunft über die Stellung.

> Die **Haltung** bezeichnet die Beziehung der kindlichen Teile zueinander. Sie gibt vor allem die Beziehung des Kopfes zum Rumpf an (Abb. 5.26a,b).

Die Haltung des Kopfes kann sein:
- **indifferent** (beide Fontanellen auf gleicher Höhe).
- **gebeugt** (flektiert, kleine Fontanelle führt).
- **gestreckt** (deflektiert, große Fontanelle führt).

Die Diagnose erfolgt durch:
- die vaginale Untersuchung, der Stand der Fontanellen weist auf die Haltung hin.

> Die **Einstellung** ist die Beziehung des vorangehenden Teils zum Geburtsweg. Es ist derjenige Abschnitt des vorangehenden Teils "eingestellt", auf den der Finger bei der vaginalen Untersuchung in Führungslinie stößt, d.h. der führende Abschnitt ist eingestellt (Abb. 5.27a-c).

Die Einstellung des Kopfes richtet sich nach seiner Haltung. Es resultieren also:
- Hinterhaupteinstellung (Leitstelle = kleine Fontanelle),
- Scheiteleinstellung (Leitstelle = Pfeilnaht),
- Vorderhaupteinstellung (Leitstelle = große Fontanelle),
- Stirneinstellung (Leitstelle = große Fontanelle, Stirnnaht),
- Gesichtseinstellung.

Die Diagnose erfolgt durch:
- vaginale Untersuchung, man orientiert sich am Verlauf der Pfeilnaht.

Bei der Beckenendlage können sich einstellen:
- der Steiß alleine,
- die Füße alleine,
- der Steiß und die Füße,
- der Steiß und ein Fuß,
- ein oder beide Knie.

Der führende Abschnitt des vorangehenden Teils, der in der Beckenführungslinie am tiefsten steht, wird als **Leitstelle** bezeichnet.

> In der Praxis faßt man die verschiedenen Begriffe von Lage, Stellung, Haltung und Einstellung zusammen und spricht also beispielsweise von einer vorderen Hinterhauptslage (VoHHL).

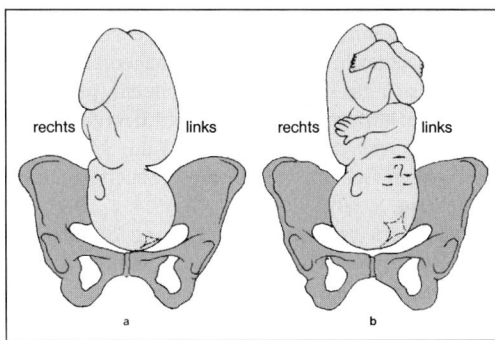
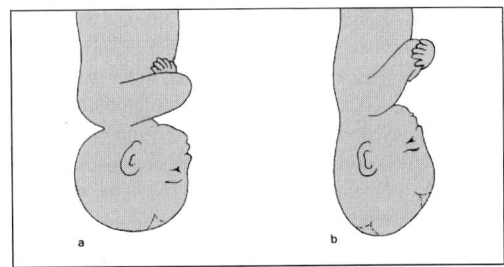

Abb. 5.25
a Ia-Stellung, b IIb-Stellung.

Abb. 5.26
a Indifferente Haltung vor Eintritt ins Becken.
b Beugehaltung bei normaler HHL.

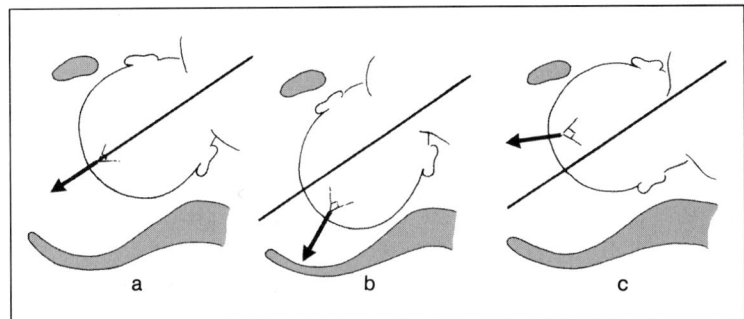

Abb. 5.27
a Synklitische Einstellung des Kopfes im BE.
b Physiologischer vorderer Asynklitismus, Naegele-Obliquität.
c Physiologischer hinterer Asynklitismus, Litzmann-Obliquität.

Geburtsmechanismus am Beispiel der regelrechten vorderen Hinterhauptslage (VoHHL)

Als normale oder regelrechte Geburt wird die am Ende einer Schwangerschaft erfolgende spontane Geburt aus der VoHHL bezeichnet. 94% aller Geburten erfolgen aus dieser Lage. Sie verläuft in 4 Phasen:

- 1. Phase - Eintritt des kindlichen Kopfes in Beckeneingang (BE)
- 2. Phase - Durchtritt durch Beckenmitte (BM)
- 3. Phase - Austritt aus dem Beckenausgang (BA)
- 4. Phase - äußere Drehung.

Eintrittsmechanismus - Eintritt des kindlichen Kopfes in den Beckeneingang

In jeder Etage des Beckens verhält sich der kindliche Kopf so, daß er mit dem geringsten Kraftaufwand am leichtesten hineinpaßt ("Gesetz des kleinsten Zwanges" bzw. **Bestreben nach Formübereinstimmung**). Der Beckeneingang ist queroval, die häufigste Schädelform ist längsoval. Der kindliche Kopf tritt in ungezwungener Haltung quer in den Beckeneingang ein und paßt sich so dessen Form an (Abb. 5.28A). Die Pfeilnaht steht quer. Der geburtsmechanisch wichtige Umfang ist hierbei die *Circumferentia frontooccipitalis* mit durchschnittlich 35 cm.

Nicht bei allen Geburten steht beim Eintrittsmechanismus die Pfeilnaht quer (**synklitisch**) direkt in der Mitte zwischen Symphyse und Promontorium (Abb. 5.27a).

- So findet das hintere Scheitelbein am vorspringenden Promontorium einen etwas größeren Widerstand als das vordere an der Symphyse, wodurch, auch bei normalen Becken, das hintere Scheitelbein mitunter für kurze Zeit zurückgehalten wird und das vordere anfangs allein tiefer tritt. Die Pfeilnaht ist dem Promontorium genähert, das vordere Scheitelbein hat die Führung übernommen (**physiologischer vorderer Asynklitismus, Naegele-Obliquität**, Abb. 5.27b). Diesen Eintrittsmechanismus findet man häufiger, da der Kopf in der Kreuzbeinhöhle eine Ausweichmöglichkeit findet.

- Während der Schwangerschaft und zu Geburtsbeginn kann besonders bei Erstgebärenden die Pfeilnaht leicht der Symphyse genähert sein, dann stellt sich das hintere Scheitelbein ein (**physiologischer hinterer Asynklitismus, Litzmann-Obliquität**, Abb. 5.27c) (vgl. auch Kap. 9.2, Regelwidriger Geburtsmechanismus, Scheitelbeineinstellung, S. 609).

Durch die ungezwungene Haltung des Kopfes beim Beckeneintritt kann hier noch nicht von einer Hinterhauptseinstellung gesprochen werden, sondern nur ganz allgemein von einer Schädellage. Bei Erstgebärenden nimmt der Kopf diese Einstellung bereits in den letzten Schwangerschaftswochen ein, bei Mehrgebärenden oft erst zu Wehenbeginn.

Durchtrittsmechanismus - Durchtritt durch die Beckenmitte

Durch die stärker werdende Wehentätigkeit weicht der Kopf in Richtung des geringsten Zwanges aus: er tritt tiefer, nimmt dabei zunehmend eine Beugehaltung ein und dreht sich mit dem Hinterhaupt um 90° symphysenwärts (Abb. 5.28B).

Der Kopf führt beim Durchtritt durch die Beckenhöhle somit drei Bewegungen gleichzeitig aus:
- Tiefertreten (Progressivbewegung) = Höhenstandsänderung
- Beugung (Flexion) = Haltungsänderung
- Drehung (Rotation) = Stellungsänderung.

Die Beckenhöhle ist rund und wird nach unten von der Beckenbodenmuskulatur abgeschlossen. Der Kopf muß von Beckeneingang bis Beckenboden eine Strecke von etwa 12 cm zurücklegen. Um sich diesem runden Raum anzupassen, beugt er sich beim Tiefertreten, und das Hinterhaupt übernimmt die führung, d.h. "es geht voran". Die kleine Fontanelle wird als tiefster Punkt zur **Leitstelle**, und der Kopf tritt so mit seinem kleinsten Planum, dem *Planum suboccipitobregmaticum* (Umfang 33 cm), durch das Becken.

Die Drehung des Kopfes um 90° mit dem Nacken zur Symphyse (Drehung der Pfeilnaht als Orientierungspunkt) erfolgt je nach Stellung aus dem queren über einen schrägen in den geraden Durchmesser:
- bei der I. VoHHL über den I. schrägen Durchmesser,
- bei der II. VoHHL über den II. schrägen Durchmesser.

Nach dem **"Gesetz des kleinsten Zwanges"** muß der Kopf eine Haltung einnehmen, in der er am leichtesten durch die runde Beckenhöhle paßt. Die starke Beugehaltung ermöglicht dem Kopf, die Beckenhöhle mit seinem kleinsten und zugleich kreisrunden Planum, dem *Planum suboccipitobregmaticum*, zu passieren.

Die Beugung erfolgt durch Kräfte und Widerstände der Weichteile im kleinen Becken. Sie haben bei dem am häufigsten auftretenden Langkopf im Bereich des breiten und flacheren Vorderhauptes eine größere Angriffsfläche, wodurch das Vorderhaupt stärker zurückgehalten wird, so daß das Hinterhaupt vorangehen kann.

Zusätzlich kommt bei der Beugung das Hebelgesetz zur Anwendung. Vom Schädelgelenk der Halswirbelsäule als Drehpunkt ausgehend ist der hintere Schädelteil der kürzere Hebelarm und der vordere Schädelteil der längere Hebelarm. An letzterem wird durch den austreibenden Druck die Beugung bewirkt.

Der Kopf trifft quer auf die Levatorenschenkel. Diese bilden eine nach vorn geneigte schiefe Ebene, die im geraden (sagittal gerichteten) Levatorenspalt endet. Während sich der Kopf auf der schiefen Ebene in Richtung Levatorenspalt bewegt, wird er zur Rotation um 90° und zum Übergang in den tiefen Geradstand gezwungen.

Die größere Breite des Schädels hat bei der Beugehaltung das Vorderhaupt. Der Kopf ist bestrebt, sich mit dieser größeren Fläche nach hinten zu drehen, da in der Kreuzbeinhöhle mehr Platz ist. Das schmalere Hinterhaupt dreht sich nach vorn, um sich in den schmalen Levatorenspalt einzupassen.

Damit ist der Kopf in der einzig möglichen Ausgangsstellung, um die notwendige Abbiegung im Knie des Geburtsweges durchführen zu können.

	frontal	seitlich	von unten
A			
B			
C			
D			
E			
F			

Vorherige Seite:
Abb. 5.28 Die Geburtsmechanik vom Eintritt des Kopfes in das kleine Becken bis zur Geburt der Schultern.
A **Eintrittsmechanismus**. Der Kopf tritt quer oder leicht schräg in den BE ein. Die Pfeilnaht verläuft entsprechend quer oder mit einer leichten Neigung zum I. schrägen Durchmesser. Die Haltung des Kopfes ist noch ungezwungen.
B **Durchtrittsmechanismus**. Die drei Bewegungen, die der Kopf beim Durchtritt durch die Beckenhöhle gleichzeitig ausführt, sind deutlich zu erkennen: **Tiefertreten, Beugung** und **Drehung**.
C **Austrittsmechanismus**. Beginn der Austrittsbewegung. Um auszutreten muß sich der Kopf im Bogen um die Symphyse herumbewegen (Abbiegung im Knie des Geburtsweges). Das tut er mit einer **Streckbewegung (Deflexion)**. Die Gegend der Nackenhaargrenze (Hypomochlion = Stemmpunkt) stemmt sich am unteren Symphysenrand an, und der Kopf führt aus der Beugehaltung heraus die Deflexionsbewegung durch. Die Pfeilnaht verläuft im geraden Durchmesser, die Schultern treten quer oder leicht schräg in den BE ein.
D **Vollendung der Austrittsbewegung, Geburt des Kopfes**. Mit Hilfe des Dammschutzes werden nacheinander Hinterhaupt, Vorderhaupt, Stirn und Gesicht über den Damm geboren. Die Streckbewegung um die Symphyse herum unter Führung der kleinen Fontanelle ist vollendet.
E **Beginn der äußeren Drehung des Kopfes**. Während des Kopfaustritts haben sich in der Beckenhöhle die Schultern aus dem queren über einen schrägen in den geraden Durchmesser des BA gedreht. Äußerlich dreht sich der Kopf dabei um 90° in *seine Ausgangsstellung zurück* (**äußere Drehung**). Die vordere Schulter wird unter dem Schambogen sichtbar.
F **Vollendung der äußeren Kopfdrehung**. Bei der I. Stellung dreht sich das Gesicht des Kindes zum rechten Oberschenkel der Mutter. Bei der II. Stellung dreht sich das Gesicht des Kindes zum linken Oberschenkel der Mutter. Die hintere Schulter wird über den Damm geboren.

Austrittsmechanismus - Austritt aus dem Beckenausgang

Der Kopf steht nun auf Beckenboden, die Pfeilnaht verläuft im geraden Durchmesser, die kleine Fontanelle hat die Führung übernommen (Abb. 5.28C).

Um das Geburtsknie zu überwinden und aus dem Geburtsweg auszutreten, muß sich der Kopf um die Symphyse herumbewegen. Das tut er mit einer Streckbewegung (**Deflektion**). Er stemmt sich hierbei mit der Nackenhaargrenze (als Hypomochlion = Drehpunkt) am unteren Symphysenrand an und führt aus der Beugehaltung heraus die Deflektion durch.

> Die Austrittsbewegung ist eine reine Streckbewegung und somit lediglich eine Haltungsänderung (Abb. 5.28D).

> Die Symphyse wird als Stemmpunkt benutzt, um den herum die Drehbewegung erfolgt. Nacheinander werden Hinterhaupt, Vorderhaupt, Stirn, Gesicht und Kinn über den Damm geboren.

Äußere Drehung des Kopfes - Rückdrehung

Der Kopf wird mit gerader Pfeilnaht geboren, unmittelbar nach der Geburt dreht er sich um 90° in seine Ausgangsstellung zurück (Abb. 5.28E). Das bedeutet:
- bei der I. Stellung dreht sich das Gesicht des Kindes zum rechten Oberschenkel der Mutter,
- bei der II. Stellung dreht sich das Gesicht des Kindes zum linken Oberschenkel der Mutter.

Diese äußere (Rück-)Drehung erfolgt, da der kindliche Körper während der Beckenpassage die entgegengesetzten Rotationsbewegungen ausführt wie der Kopf. Bei Austritt des Kopfes tritt die Schulter quer in den Beckeneingang ein, in Beckenmitte dreht sie sich dann um 90°, um im geraden Durchmesser erst mit der vorderen und dann mit der hinteren Schulter geboren zu werden (Formanpassung der Schulter über die Abbiegung der Wirbelsäule zur Seite, Abb. 5.28F).

Der Rumpf des Kindes folgt zwanglos nach, die Hüfte stellt mit einem Umfang von ca. 25 cm kein geburtshilfliches Problem dar.

Geburtsgeschwulst (*Caput succedaneum*)

Unter der Geburt entwickelt sich bei fast jeder Schädellage, vor allem nach frühem Blasensprung, über der Leitstelle eine Geburtsgeschwulst. Diese teigige Schwellung ist ein Stauungsödem der Kopfschwarte, das sich durch die gegeneinanderwirkenden Kräfte unter der Geburt an der tiefsten Stelle des Kopfes bildet. Die Wehen pressen den Kopf Richtung Vulva, durch den umschnürenden Muttermundsaum wird er zurückgehalten.

Das Ausmaß der Kopfgeschwulst hängt von zwei Faktoren ab: von der Geburtsdauer und von der Wehenstärke. Nach der Geburt bildet sich die Geburtsgeschwulst innerhalb der ersten Lebenstage vollständig zurück. Für die Hebamme hat sie zweifache Bedeutung:

- Bei der Höhenstandsdiagnose darf die Kopfgeschwulst nicht einbezogen werden, die Höhenstandsdiagnose bezieht sich lediglich auf den knöchernen Schädel.
- Die Geburtsgeschwulst kann zur retrospektiven Kontrolle des Geburtsmechanismus dienen.

Lokalisation der Geburtsgeschwulst bei der regelrechten VoHHL
- I. VoHHL: rechtes Hinterhaupt, rechtes Scheitelbein und Umgebung der kleinen Fontanelle.
- II. VoHHL: linkes Hinterhaupt, linkes Scheitelbein und Umgebung der kleinen Fontanelle.

Literatur

Goeschen K. Kardiotokographie-Praxis. 5. Aufl. Stuttgart, New York: Thieme 1997.

Käser O, Friedberg V, Ober KG, Thomsen K, Zander J, Hrsg. Gynäkologie und Geburtshilfe. Bd II. Stuttgart: Thieme 1967.

Kyank H, Schwarz R, Frenzel J. Geburtshilfe. 5. Aufl. Leipzig: Thieme 1987.

Martius G, Hrsg. Hebammenlehrbuch. 6. Aufl. Stuttgart, New York: Thieme 1995.

Pschyrembel W, Dudenhausen JW. Praktische Geburtshilfe. 18. Aufl. Berlin, New York: de Gruyter 1994.

Schmidt-Matthiesen H, Hepp H. Gynäkologie und Geburtshilfe. 9. Aufl. Stuttgart, New York: Schattauer 1998.

5.2 Betreuung und Leitung der regelrechten Geburt

Christine Mändle

Zur Betreuung und sicheren Leitung der Geburt gehört ein fundiertes Wissen über den Geburtsmechanismus, über die notwendigen Untersuchungen und alle pflegerischen Maßnahmen. Ebenso wichtig ist es, daß man der Gebärenden die Zuwendung gibt, die sie braucht, um entspannt und weitgehend angstfrei gebären zu können.

Die Hebamme sollte sich von dem Gedanken leiten lassen, die Frau nicht zu entbinden, sondern, soweit es die geburtshilfliche Situation zuläßt und es den Geburtsvorstellungen der Frau entspricht, gebären zu lassen. Der Partner sollte soweit wie möglich in das Geburtsgeschehen einbezogen werden. Er ist für die Gebärende oft der einzige vertraute Mensch in der meist fremden Umgebung der Geburtsklinik.

Die Arbeit im Kreißsaal, insbesondere die Geburtsarbeit der Gebärenden, wird von der im Kreißsaal herrschenden Atmosphäre geprägt. Gegenseitige Akzeptanz schafft Vertrauen und die Basis für einen ruhigen, harmonischen Ablauf der Geburt.

Der Verlauf der regelrechten Geburt wird in drei Phasen eingeteilt:
- Die **Eröffnungsperiode**. Sie ist die Zeit vom Beginn regelmäßiger, zervixwirksamer Wehen bis hin zur vollständigen Erweiterung (10 cm) des Muttermundes. Der Beginn der Eröffnungsperiode ist manchmal schwer zu erkennen; der Übergang von Vorwehen zu Eröffnungswehen erfolgt meist fließend.
- Die **Austreibungsperiode, Geburtsphase**. Sie ist der Geburtsabschnitt zwischen der vollständigen Erweiterung des Muttermundes und der Geburt des Kindes. Der Beginn der Austreibungsperiode darf nicht mit dem Einsetzen der Preßwehen gleichgesetzt werden. Die Preßwehen setzen zwar oft gleichzeitig mit der vollständigen Muttermunderöffnung, häufig jedoch auch erst etwas später ein. So unterscheidet man innerhalb der Austreibungsperiode zwischen der frühen Austreibungsphase und der fortgeschrittenen Austreibungsphase, also der aktiven Preßphase.
- Die **Nachgeburtsperiode**. Sie wird auch Plazentaperiode genannt und beinhaltet die Ablösung der Plazenta von der Gebärmutterinnenwand und die Ausstoßung der gelösten Plazenta mit ihren Eihäuten.

Vorboten der Geburt

Die letzten Schwangerschaftswochen bis zum Beginn regelmäßiger, zervixwirksamer Wehen werden als **Vorgeburtsperiode** bezeichnet. Sie werden von vielen Vorboten der nahenden Geburt begleitet.
- Unter dem Einfluß von Senkwehen senkt sich der Fundusstand, der Querdurchmesser des Uterus nimmt zu und der Längsdurchmesser ab (**Leibessenkung**). Bei Erstgebärenden nimmt der Kopf meist 3 bis 4 Wochen vor dem Geburtstermin Beziehungen zum kleinen Becken auf. Subjektiv empfindet die Schwangere dies als Erleichterung, da sie wieder besser durchatmen kann.
- Als Folge der Vorwehen kommt es zur **Reifung des Zervix**. Sie verlagert ihre Position von der Kreuzbeinhöhle in die Führungslinie, verkürzt sich und wird weicher. Der äußere Muttermund öffnet sich auf Fingerdurchgängigkeit.
- Der blutig tingierte Zervixschleimpfropf wird ausgestoßen. Man bezeichnet dies als "**erstes Zeichnen**". Die Blutbeimengungen stammen von dezidualen Gefäßen, welche bei der Ablösung des unteren Eipoles vom inneren Muttermund einreißen.
- Wenige Tage vor der Geburt kann häufig eine Gewichtsabnahme als Folge einer vermehrten Urinausscheidung beobachtet werden.
- Der Druck auf Blase und Mastdarm nimmt zu, die Schwangerschaftsobstipation verschwindet und kann sogar in eine leichte Diarrhö übergehen.

- Die Kindsbewegungen lassen nach, bedingt durch die Abnahme der Fruchtwassermenge und die damit verbundene Verringerung des intrauterinen Raumes.
- Darüber hinaus sind psychische Labilität, nervöse Unruhe und Schlaflosigkeit Symptome dieser Phase.

Aufnahme einer Gebärenden

Meist geht die Schwangere in ein Krankenhaus, wenn sie glaubt, daß die von ihr wahrgenommenen Wehen den Geburtsbeginn anzeigen. Die Differenzierung von Vorwehen zu zervixwirksamen Eröffnungswehen ist subjektiv schwierig.

Hilfreich können folgende Kriterien sein:

Vorwehen
- Sie sind meist unregelmäßig in Frequenz, Stärke und Dauer, halten nur eine gewisse Zeit an und hören dann wieder auf.
- Im Liegen oder beim Baden lassen sie meist nach oder hören auf.
- Die Schmerzen sind vorwiegend in der Leiste und werden mit Menstruationsschmerzen verglichen. Kreuzschmerzen sind selten.

Eröffnungswehen
- Die Wehenabstände werden zunehmend kürzer und die Wehen kommen in rhythmischen Abständen.
- Wehenstärke und Wehendauer nehmen zu (bis zu 60 Sekunden).
- Die Wehen sind nicht unterdrückbar, halten auch im Liegen oder beim Baden an.
- Die Schmerzen nehmen an Intensität zu, oft in Verbindung mit Kreuzschmerzen.
- Verhaltensänderung: Die Frauen werden ruhiger und konzentrieren sich auf das Geschehen. Sie sind mehr bei sich. Das Drumherum wird weniger wahrgenommen.

Die psychische Verfassung ist individuell unterschiedlich. Für viele junge Frauen bedeutet die Geburt zugleich auch der erste Aufenthalt in einem Krankenhaus. Unabhängig davon, ob sie das erste Kind erwarten oder schon Geburtserfahrung haben, fühlen sie sich oft unsicher, sind aufgeregt und besorgt, aber auch neugierig, was sie erwarten wird. Es ist daher sehr wichtig, daß die Hebamme die Schwangere mit ihrem Partner oder einer anderen ihr vertrauten Person in einer Weise aufnimmt, bei der beide das Gefühl haben, menschlich und auch fachlich gut aufgehoben zu sein.

Die Anamnese und die Aufnahmeuntersuchungen sollen möglichst rasch, präzise und vollständig erfaßt werden.

Fragen zur **jetzigen Anamnese** sind:
1. Grund des Kommens
2. Parität
3. Schwangerschaftsverlauf
4. Geburtstermin

Lassen die Antworten auf einen bisher normalen Verlauf schließen, empfiehlt sich eine bestimmte Reihenfolge im weiteren Vorgehen. Nach dem Einblick in den Mutterpaß folgt die **Aufnahmeuntersuchung**.

1. **Allgemeinuntersuchung**: Feststellung von Größe, aktuellem Gewicht, Gewichtszunahme zur Einschätzung von mütterlichen und kindlichen Proportionen und zur eventuellen Gabe notwendiger Medikamente. Kontrolle des Mittelstrahlurins mittels Teststreifen (qualitative Methode) auf Eiweiß, Zucker und Nitrit sowie Überprüfung der Vitalzeichen (Temperatur, Puls, Blutdruck).
2. Es schließt sich die **äußere geburtshilfliche Untersuchung** an:
    - Leopold-Handgriffe
    - Beckenmaße
    - Leibesumfang
    - Beurteilung der Michaelis-Raute
    - Betrachtung des Leibes auf Form, *Striae gravidarum*, Nabel, Schambehaarung und Narben.

Der erhobene äußere Befund gibt der Hebamme Auskunft über die geburtshilflichen Gegebenheiten. Eine relativ zuverlässige Schätzung des Kindsgewichts ist bei etwas Übung möglich.

Die Kontrolle auf Varizen und Ödeme vervollständigt das Bild. Gleichzeitig ist eine Kontrolle der Wehentätigkeit mit der Hand möglich.

3. **Auskultation der kindlichen Herztöne**.
4. **Erhebung des vaginalen Befundes** und orientierende **Beckenbeurteilung**.
5. **Aufnahme-CTG** zur Beurteilung der momentanen fetalen Situation. Während der in der Regel 30minütigen Aufzeichnung ist Zeit für die Erhebung der **allgemeinen und geburtshilflichen Anamnese** unter Zuhilfenahme des Mutterpasses.

Vorbereitung zur Geburt

Reinigung des Darmes

> In den letzten Jahren ist in Deutschland die Diskussion aufgekommen, ob der routinemäßige Einlauf noch seine Berechtigung hat. In vielen Kliniken wurde dazu übergegangen, statt des Einlaufs mittels Irrigator ein Klistier mit niedrigem Volumen zu verabreichen.

Aufgrund von Studien englischer Hebammen ist wahrscheinlich auch die routinemäßige Verabreichung eines Klistiers nicht gerechtfertigt. Eine die Geburtsdauer beeinflussende Wirkung wurde nicht nachgewiesen. Auch die Hypothese, daß das Klistier das Infektionsrisiko senke, konnte nicht bestätigt werden, obwohl ohne diese Maßnahme in der Austreibungsperiode häufiger geformter Stuhl abgegangen ist.

Die Hebamme sollte die Gebärende bei der Aufnahme nach der Darmtätigkeit fragen. Vorwehen am Übergang zu Geburtswehen sind häufig von einer leichten Diarrhö begleitet. Klagt die Frau über Obstipation oder ist der Darm dick gefüllt (vaginale Untersuchung, Beckenaustastung), kann ein Einlauf oder Klistier verabreicht werden. Ein voller Darm kann den Eintritt und das Tiefertreten des kindlichen Kopfes erschweren. Auch empfinden viele Gebärende einen leeren Darm angenehm, denn er nimmt die Scham vor Stuhlentleerungen bei der Geburt. Wird ein Einlauf oder Klistier verabreicht, ist daher nachfolgendes zu beachten:

- mit genügend Zeit und Geduld das Vorgehen erklären
- Verabreichung des Klistiers in der Wehenpause
- Einwände der Gebärenden ernst nehmen (gegebenenfalls Volumen reduzieren), anstatt sie zu verharmlosen oder womöglich negativ zu kommentieren
- darauf achten, daß die Toilette frei ist
- Toilettentür schließen, aber nicht abschließen und vor der Tür warten.

Bei Blasensprung und noch hoch über dem Becken stehendem vorangehenden Teil sollte (vorerst) auf ein Klistier verzichtet werden. Das gleiche gilt für die Kreißende mit schon fortgeschrittener Muttermunderöffnung.

Kürzen der Schamhaare

> Das routinemäßige Rasieren der Schamhaare im Dammbereich ist nicht angezeigt.

Zum einen sind Damm und Hinterdamm in der Regel wenig behaart, zum anderen entstehen durch das Rasieren praktisch immer oberflächliche Hautverletzungen, die das Eindringen von Keimen und hierdurch nachfolgende Hautinfektionen begünstigen.

Daher sind die Haare soweit als möglich zu belassen und nur mit der Schere zu kürzen. Für den Fall einer notwendigen Episiotomie kann unmittelbar vor dem Eingriff rasiert werden.

Bad oder Dusche

Wenn es die geburtshilfliche Situation erlaubt, kann die Hebamme der Kreißenden ein Vollbad zur Entspannung anbieten. Die nach Blasensprung vorhandene potentielle Infektionsgefahr und der positive Effekt des warmen Bades werden unterschiedlich bewertet. Bei noch nicht absehbarer Geburt ist das Duschbad dem Vollbad vorzuziehen. Hat die Geburt begonnen und ist mit einem regelrechten Geburtsverlauf zu rechnen, kann durchaus ein Entspannungsbad empfohlen werden. Ein möglicher Kreislaufkollaps während eines warmen Bades erfordert die Anwesenheit der Hebamme oder des Ehemannes im Badezimmer (vgl. Urteil des Landesgerichtes Heilbronn vom 22.05.1996, AZ 1b 0 3078/94, DHZ Januar 1998, Seite 17-20).

Das Tübinger Badegespräch

Die Frage, warum ein physiologischer Vorgang wie die Geburt schmerzhaft ist, wurde jahrelang gar nicht gestellt. 1933 legte der englische Geburtshelfer **Grantly Dick Read** (1890-1959) erstmalig seine Ideen von der Entstehung des Geburtsschmerzes und von einer natürlichen Geburt der Öffentlichkeit vor. Er verlieh damit seiner Überzeugung Ausdruck, daß der physiologische Vorgang der Geburt an sich ohne Schmerzen verlaufen müsse. Wenn aber beim Menschen die Geburt schmerzhaft ist, so seien hierfür - so Read - in erster Linie psychische Einflüsse verantwortlich.

Dabei maß er der Angst eine bisher nicht gekannte Bedeutung bei: sie war für ihn der Ausgangspunkt vieler seelisch-körperlicher Fehlsteuerungen insbesondere unter der Geburt. Ihre treffendste Formulierung hat diese Erkenntnis in dem sogenannten "**Angst-Spannung-Schmerz-Syndrom**" (Abb. 5.29 und 5.30) gefunden. Er versuchte, die Entstehung der Angst durch Aufklärung der Frauen in der Schwangerschaft und durch geschickte psychologische Führung während der Geburt zu verhindern.

Als die Tübinger Hebammen und Ärzte 1953 die Gedankengänge Reads während eines Besuchs in Tübingen aufnahmen, schienen die Schwierigkeiten, die psychologische Geburtserleichterung in die klinische Geburtshilfe einzugliedern, fast unüberwindlich. Trotzdem wurden Konzepte erarbeitet und Geburtsvorbereitungskurse eingerichtet. Schon nach kurzer Zeit war der Fortschritt, den die Read-Konzeption für die Geburtshilfe bedeutet, evident und bald danach aus der Geburtshilfe nicht mehr wegzudenken.

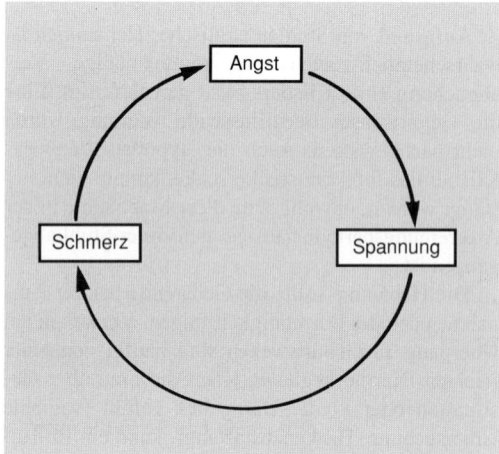

Abb. 5.29 Das Angst-Spannung-Schmerz-Syndrom.

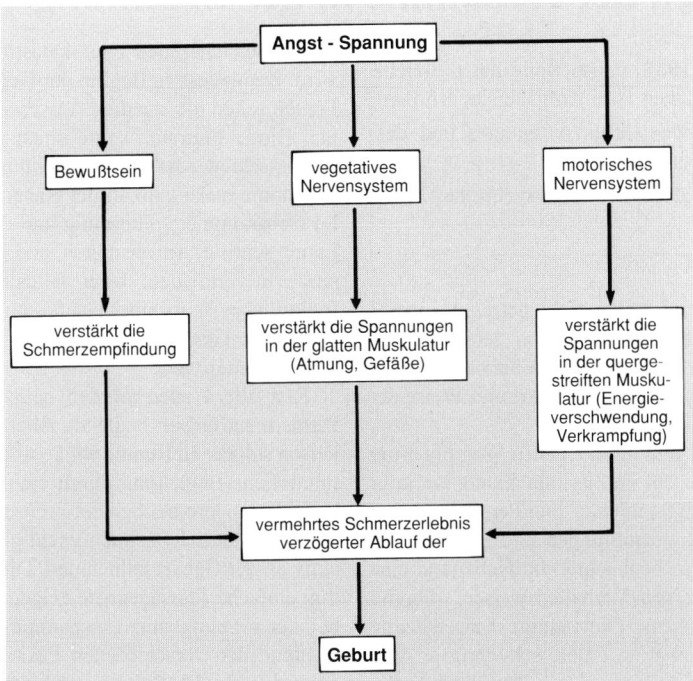

Abb. 5.30 Die Read-Idee von der Entstehung des Geburtsschmerzes.

Die Kurzvorbereitung

Trotz aller Bemühungen von seiten der Hebammen und Geburtshelfer gelang es nicht, alle werdenden Mütter rechtzeitig für eine Read-Geburtsvorbereitung zu gewinnen. Die bewährte Methode der Kurse sollte jedoch alle Kreißenden erreichen. Es entstand das Konzept des sogenannten Badegesprächs. Die günstigste Gelegenheit für eine ruhige und ungestörte Unterhaltung ist die Zeit, in der die Kreißende ein Vollbad nimmt. Hier ist sie wenig abgelenkt, daher aufnahmefähiger; das warme Wasser fördert die Entspannung und durch die relative Schwerelosigkeit im Wasser sind die Wehenschmerzen erträglicher.

Inhalt des Gespräches ist die Geburtssituation und das psychische Befinden: Hat die Kreißende Angst und wovor? Hat sie eine Vorstellung über den Geburtsverlauf? Hat sie bei früheren Geburten gute oder schlechte Erfahrungen gemacht? Daraus entwickelt sich die Aufklärung über den Geburtsvorgang. Auch die verschiedenen Atemformen werden erklärt und geübt. Lob und positive Äußerungen schaffen schnell eine Vertrauensbasis und vermitteln der Gebärenden das Gefühl der Sicherheit und Zutrauen in die eigene Leistungsfähigkeit.

Aufgaben der Hebamme in der Eröffnungsperiode

Während der Eröffnungsperiode hat die Hebamme im wesentlichen zwei Aufgaben zu erfüllen:
- Überwachung des Geburtsvorganges und des Kindes
- pflegerische Maßnahmen und psychische Unterstützung

Beide Aufgaben können nicht getrennt voneinander gesehen werden. Jede Aktion der Hebamme ruft eine Reaktion der Gebärenden hervor. Die Reaktion wird abhängig sein von der Art und Weise der Aktion.

Jede Gebärende geht ihren eigenen Weg unter der Geburt, und dieser steht im Zusammenhang mit ihrer persönlichen Lebensgeschichte, ihrer Persönlichkeitsstruktur und ihren Vorstellungen und Erwartungen über die Geburt. So beobachtet die Hebamme eine ungeheure Vielfalt von Verhaltensweisen während des Geburtsgeschehens. Die richtige Einschätzung der psychischen Situation ist die schwierigste Aufgabe. Ernstnehmen der Frauen mit allen ihren Äußerungen, eingehendes und trotzdem distanziertes Beobachten, Sensibilität für Stimmungen, all dies hilft der Hebamme herauszufinden, welche Zuwendung die Gebärende und ihr Partner brauchen.

Möglicherweise hat die Gebärende das Bedürfnis nach einer helfenden Mutter, nach Nähe und Kontakt, unter Umständen nach einer starken führenden Person oder nach einem gleichberechtigten freundschaftlichen Verhältnis. Es ist ein breites Spektrum von Beziehungen zwischen Hebamme und der Gebärenden beziehungsweise dem Paar möglich. Diese Beziehungen sind mit ausschlaggebend, ob die Geburt zu einem bereichernden oder katastrophalen Erlebnis wird. Zumindest zu Beginn der Geburt brauchen die Frauen selten die ständige Anwesenheit der Hebamme. Dieser Freiraum sollte ihnen gelassen werden. Bei fortschreitender Eröffnung wünschen sie sich die Hebamme meist ganz in der Nähe. Die Atmosphäre im Gebärzimmer sollte ruhig und entspannend sein. Laute schrille Anweisungen und unnötige Hektik sind zu vermeiden. Über Blickkontakt oder ein freundliches Wort, über Hautkontakt kann die Hebamme die Gebärende loben, was sie zur weiteren Mitarbeit motiviert.

Fast alle Frauen werden heutzutage von ihren Partnern zur Geburt begleitet. Aber auch jede andere Person soll der Hebamme willkommen sein. Die kontinuierliche Begleitung durch eine vertraute Person ist insbesondere bei Schichtwechsel und hohem Arbeitsanfall der Hebammen wichtig. Der Partner soll aktiv an der Geburt teilnehmen. Die Hebamme kann ihm einfache Massagegriffe zeigen, ihn zur Mithilfe bei der Atmung und Entspannung anleiten. Auch während den verschiedenen Positionen und Bewegungen in der Eröffnungs- und Geburtsphase ist der Partner aktiv gefordert und kann festen Halt und Stütze geben.

Obwohl viele Frauen mit fortschreitender Geburt zunehmend müder werden, meist liegen wollen und die Augen geschlossen halten, sind sie wach und nehmen wahr, was mit ihnen und ihrem Körper geschieht. Auch in der Situation der Geburt hat die Frau ein Selbstbestimmungsrecht. Alle Befunde und Maßnahmen sind ihr und ihrem Partner in verständlicher Weise zu erklären. Ihre Meinung muß bei Entscheidungen berücksichtigt werden. Dies verlangt auch das ethische Verständnis des Hebammenberufes.

Kontrolle des Geburtsfortschrittes

In Abhängigkeit von der Wehentätigkeit und der Parität ist der Geburtsfortschritt etwa alle zwei Stunden zu überprüfen. Der vaginalen Untersuchung soll eine äußere Befunderhebung vorangehen. Beides zusammen gibt der Hebamme ein genaues Bild über die geburtshilfliche Situation.

Die äußere Untersuchung

> Eine gewisse Aussage über die **Höhenstandsdiagnose** des vorangehenden Teiles läßt auch die äußere Untersuchung zu. Dies erfordert neben Fingerspitzengefühl ein wenig Übung und Erfahrung, aber damit läßt sich manche vaginale Untersuchung vermeiden.

Falls der Kopf als vorangehender Teil beim 3. Leopold-Handgriff noch ballotiert, so bedeutet dies, daß er noch **frei beweglich über dem Beckeneingang** steht. Führt man den 4. Leopold-Handgriff durch, so kann man die Fingerspitzen zwischen Kopf und Beckeneingang schieben. Auch die weitere Kontrolle über das Tiefertreten läßt sich auf diese Weise mit dem 3. und 4. Leopold-Handgriff durchführen.

Nimmt der Kopf Beziehung zum Becken auf, so ist beim 3. Leopold-Handgriff der Kopf zu einem großen Teil durch die Bauchdecken noch gut tastbar. Er läßt sich **im Beckeneingang** schwer bewegen. Beim 4. Leopold-Handgriff hat man nicht mehr das typisch breite Kopfgefühl, denn der Kopf beginnt sich zu beugen und zu drehen. Man tastet jetzt den noch oberhalb der Symphyse stehenden Teil wesentlich schmäler.

Tritt der Kopf im weiteren Verlauf der Geburt tiefer und steht **fest im Beckeneingang**, kann mit dem 4. Leopold-Handgriff noch der untere Teil der Stirn, das Gesicht, das Kinn und auf der Gegenseite der untere Teil des Hinterhauptes getastet werden.

Ist der Kopf **tief und fest in das Becken eingetreten**, befindet sich der tiefste Punkt unterhalb der unteren Schoßfugenrandebene (vgl. S. 270). Beim 4. Leopold-Handgriff sind nur noch wenige oder gar keine Anteile des kindlichen Kopfes zu tasten. Der Kopf ist flektiert und rotiert. Bei der Drehung über den I. schrägen Durchmesser sind auf der rechten Seite noch Anteile der Stirn zu tasten, das Hinterhaupt ist auf der linken Seite nicht mehr zu tasten.

Für die weiteren Kontrollen des Geburtsfortschrittes durch die äußere Untersuchung stehen der Hebamme noch zwei weitere Handgriffe, der Schwarzenbach- und der De-Lee-Handgriff, zur Verfügung. Sie werden im Rahmen der Austreibungsperiode vorgestellt (siehe S. 278).

Der Geburtsfortschritt ist auch durch das **"Wandern" der kindlichen Herztöne** zu erkennen. Zu Beginn der Eröffnungsperiode befinden sich die Herztöne in der Regel links oder rechts unterhalb des Nabels, um dann im Verlauf der Geburt bogenförmig in Richtung Symphyse zu wandern. In der Austreibungsperiode sind die Herztöne dicht oberhalb der Symphyse am deutlichsten zu hören (siehe Abb. 5.31).

Auch anhand der **Veränderung des Aussehens und des Verhaltens der Gebärenden** läßt sich ein Geburtsfortschritt erkennen. Gegen Ende der Eröffnungsperiode werden fast alle Frauen unruhig, die Atmung wird schneller, sie beginnen zu schwitzen, wobei die Extremitäten oft kühl bleiben. Unabhängig von der Parität und von der Dauer der Eröffnungsperiode verlieren viele Gebärende in dieser Phase oft den Mut, sie wollen aufgeben, sie glauben, keine Kraft mehr zu haben. Dies alles deutet auf das Ende der Geburt hin.

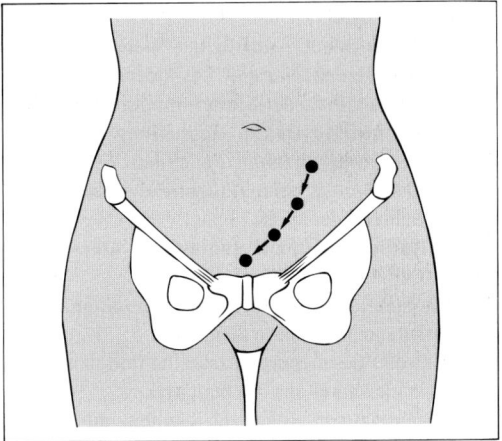

Abb. 5.31 Das "Wandern" der kindlichen Herztöne.

Die innere Untersuchung

> Die vaginale Untersuchung ist ein routinemäßiger Eingriff zur Kontrolle des Geburtsfortschritts. Trotz der Normalität, die der Untersuchung unter der Geburt zukommt, ist das Betasten der Scheide bei der vaginalen Untersuchung ein Vorgang, der intimen Charakter hat. Diesen Aspekt darf die Hebamme nicht außer acht lassen.

Ein zeitlicher Abstand von etwa zwei Stunden ist während der Eröffnungsphase im Durchschnitt meist ausreichend. Aus Neugierde oder Ungeduld sollten keine Untersuchungen durchgeführt werden. Man kann sich unter Umständen auch von der Frage leiten lassen: Hat das Ergebnis der Untersuchung Einfluß auf das weitere Vorgehen? Mit der Frequenz der Untersuchungen steigt auch die Infektionsgefahr.

Die Dauer der Untersuchung muß angemessen sein (nicht länger als 2 Minuten). Um wesentliche Einzelheiten nicht zu vergessen, soll die Hebamme ruhig und besonnen untersuchen. Die Untersuchung soll zart und mit leichter Hand durchgeführt werden, sie soll nicht schmerzen. Nach jeder Untersuchung muß der erhobene Befund mit der Gebärenden besprochen werden.

Die Untersuchung soll in der Wehenpause vorgenommen werden. Nur eine besondere Indikationsstellung (Beurteilung des Muttermundes während der Wehe bei Zervixdystokie, Beurteilung des Tiefertretens des vorangehenden Teiles bei Verdacht auf ein relatives Mißverhältnis) rechtfertigt die Untersuchung während der Wehe.

Die **Indikationen zur vaginalen Untersuchung** sind:
- Erfassung der geburtshilflichen Situation bei der Aufnahme der Gebärenden
- Kontrolle des Geburtsfortschritts und damit auch der Wirksamkeit der Wehentätigkeit
- Erkennung von Regelwidrigkeiten, um je nach Befund die notwendigen Maßnahmen einleiten zu können
- wenn nach Blasensprung bei noch hochstehendem vorangehenden Teil ein Nabelschnurvorfall droht oder pathologische Herzfrequenzmuster aufgetreten sind
- vor Anlegen der Kopfschwartenelektrode, um die Elektrode richtig plazieren zu können
- immer, wenn eine akute geburtshilfliche Situation entstanden ist, die ein rasches Handeln notwendig macht.

Vorbereitung und Vorgehen. Für die Untersuchung werden ein Schälchen mit handwarmer Schleimhautdesinfektionslösung, ein steriler Handschuh (untersuchende Hand) und ein unsteriler Handschuh (assistierende Hand) benötigt. Vor der Untersuchung sind die Hände zu desinfizieren.

Die Gebärende ist über die Notwendigkeit der Untersuchung zu informieren. Während der Untersuchung soll sie vor Blicken anderer, nicht unmittelbar beteiligter Personen geschützt werden. Sie liegt oder sitzt in der Regel halbaufrecht im Bett, die Beine sind aufgestellt und hüftbreit gespreizt. Die Hebamme setzt sich auf das Bett. Die Gebärende kann den rechten Fuß auf den Oberschenkel der Hebamme stellen. Dies erleichtert die Befunderhebung in Führungslinie. Andere Positionen der Kreißenden (wie Vierfüßlerstand, Seitenlage) sind jedoch möglich.

Vor dem Untersuchen betrachtet man den Scheideneingang auf mögliche Kondylomata, Varizen und Fluor und beurteilt den Damm (hoch, niedrig, narbig). Mit der linken Hand werden die großen Labien gespreizt, mit der rechten Hand wird der Scheideneingang mit in die Desinfektionslösung getauchten Wattetupfern dreimal von vorne nach hinten abgewischt. Es wird mit Zeige- und Mittelfinger untersucht, Ringfinger und kleiner Finger werden eingezogen. Der Daumen wird locker abgespreizt, um die Klitoris nicht zu berühren. Fortgeschrittene Untersucher beschränken sich auf das Einführen des Zeigefingers. Beim Einführen wird leichter Druck auf den Damm ausgeübt, um in Führungslinie zu untersuchen.

> Folgende Faktoren sind bei der **Befunderhebung** zu beurteilen:
> - Portio
> - Weite und Beschaffenheit des Muttermundes
> - Zustand der Vorblase
> - Art des vorangehenden Teiles
> - Höhenstand des vorangehenden Teiles
> - Haltung, Einstellung und Poleinstellung des vorangehenden Teiles
> - Raumangebot und Weite des knöchernen Beckens (Beckenausstattung)
> - Beschaffenheit, Konsistenz der Weichteile
> - Beurteilung des knöchernen Beckenausganges (Schambogenwinkel).

Portiobefund. Man beurteilt
- die Länge: vollständig erhalten (3 cm), verkürzt (1 bis 2 cm), völlig aufgebraucht
- die Position: sakral, mediosakral, zentral

- die Konsistenz: rigide, aufgelockert, weich.

Mit zunehmender Wehenbereitschaft rückt die Portio mehr und mehr aus der Kreuzbeinhöhle in die Führungslinie des Beckens (von sakral nach zentral), sie wird weicher, verkürzt und erweitert sich. Man spricht von der **"Reifung" der Portio**. Die Beurteilung dieses Kriteriums ist geburtsprognostisch von großer Bedeutung. Als Maßstab für die Oxytozinansprechbarkeit bei der Geburtseinleitung gilt der Prognoseindex nach Bishop (siehe S. 576) unter Berücksichtigung von Portio, Muttermund und Höhenstand des vorangehenden Teiles. Eine Punktzahl über 10 verspricht eine rasche Muttermundöffnung bei spontaner Wehentätigkeit.

Weite und Beschaffenheit des Muttermundes. Die Angabe der erreichten Muttermundsweite wird stets in Zentimetern (1 bis 10 cm) angegeben. Gegen Ende der Eröffnungsperiode ist es für die Verständigung jedoch manchmal besser, die Breite des noch stehenden Muttermundsaumes anzugeben. Ein dünnsäumiger, weicher, wenig berührungsempfindlicher Muttermund läßt eine rasche Eröffnung erwarten. Hingegen ist bei einem dicksaumigen, wulstig-straffen, bei Berührung schmerzhaften Muttermund eher mit einem langsamen Fortschritt der Geburt zu rechnen. Normalerweise legt sich der Muttermund während der Wehe als Folge der Retraktion dem Kopf an, die Konsistenz bleibt unverändert oder wird geringfügig straffer. Hingegen läßt ein blendenartiger Verschluß während der Wehe auf einen spastischen Muttermund schließen.

Neben der Beurteilung des Muttermundes ist der unterschiedliche Portiobefund bei Erst- und Mehrgebärenden zu berücksichtigen. Bei der Erstgebärenden verkürzt sich die Zervix in den letzten Schwangerschaftswochen von oben her, der innere Muttermund beginnt sich zu öffnen. Der äußere Muttermund öffnet sich erst dann, wenn die Zervix mehr oder weniger aufgebraucht ist. Bei der Mehrgebärenden laufen diese Vorgänge nicht nacheinander, sondern nebeneinander, so daß sich innerer und äußerer Muttermund gleichzeitig öffnen. Die Portio ist deshalb bei Wehenbeginn und in der frühen Eröffnungsperiode noch als wulstiger Rand zu tasten (Abb. 5.32a,b).

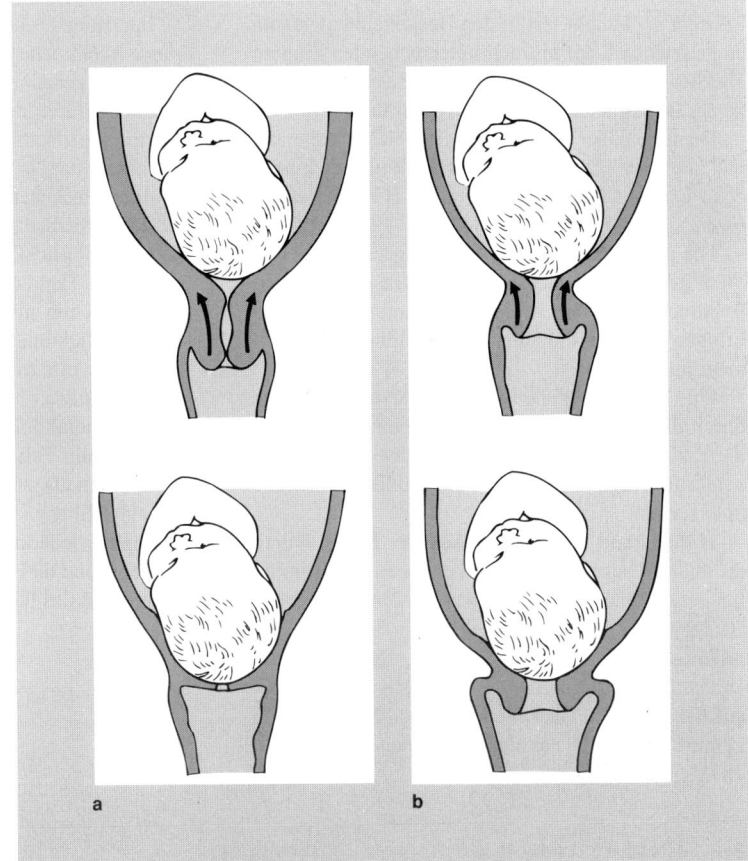

Abb. 5.32
a Eröffnung des Muttermundes bei der Erstgebärenden.
b Eröffnung des Muttermundes bei der Mehrgebärenden.

Zustand der Vorblase. Bei der vaginalen Untersuchung kann nicht immer sicher beurteilt werden, ob die Fruchtblase noch steht oder schon gesprungen ist, dies gilt vor allem, wenn wenig Vorwasser vorhanden ist und die Eihäute deshalb fest am Kopf anliegen.

Eine gut gefüllte Vorblase wird als "weiches Kissen" oder Polster vor dem vorangehenden Teil getastet. Eine nicht fühlbare Vorblase darf nicht mit einem Zustand nach Blasensprung verwechselt werden. Unter Umständen ist während der Wehe zu untersuchen, denn durch die intraamniale Druckerhöhung kann auch eine wenig gefüllte Vorblase tastbar werden (hier ist allerdings besondere Behutsamkeit geboten, um keinen Blasensprung zu induzieren). Weitere Hilfsmittel, eine stehende Vorblase zu diagnostizieren, sind die fehlende Geburtsgeschwulst und die nicht vorhandene Konfiguration des Kopfes.

Art des vorangehenden Teiles. Die Diagnose erfolgt aufgrund der unterschiedlichen Konfiguration von Kopf und Steiß. Ein harter, großer, runder Kindsteil mit glatter Oberfläche spricht für einen Kopf. Ganz sicher kann man sein, wenn man zusätzlich Nähte und Fontanellen tastet. Weiter kann man bei dem noch nicht fest in den Beckeneingangsraum eingetretenen Kopf mit den untersuchenden Fingern Nickbewegungen auslösen (Knebel-Zeichen) als Folge der Beweglichkeit der Halswirbelsäule.

Demgegenüber ist der Steiß als weicher, schmaler und unebener Teil zu tasten, auf der Seite des kindlichen Rückens kann die rauhe Linie (*Crista sacralis media*) getastet werden.

Die palpatorische Differenzierung von Kopf und Steiß gelingt aber auch beim Geübten nicht immer. Eventuell kann der 3. Leopold-Handgriff Klarheit bringen (Steißgefühl über der Symphyse, Ballotement im Fundus).

Die Unterscheidung von Gesicht und Steiß ist durch das Tasten der Augenbögen beziehungsweise der rauhen Linie möglich. Wegen der Verletzungsgefahr für Auge und Anus ist mit großer Vorsicht zu untersuchen.

Höhenstand des vorangehenden Teiles. Durch die äußere Untersuchung kann eine gewisse Vorstellung vom Höhenstand gewonnen werden. Die genaue Beurteilung des Höhenstandes ist geburtsprognostisch wichtig und zugleich recht schwierig. Deshalb wird empfohlen, die Höhenstandsdiagnostik auf die parallelen Beckenebenen nach Hodge (Hugh Lennok Hodge, Gynäkologe in Philadelphia, 1796-1873) zu beziehen.

Die Beckenebenen sind gedachte Linien, die sich an markanten Knochenstellen orientieren. Nach Hodge können in das kleine Becken gedanklich vier parallele Ebenen gelegt werden.

- Die obere Schoßfugenrandebene: gedachte Ebene in der Höhe der Verbindungslinie vom Promontorium zum oberen Rand der Symphyse. Der vorangehende Teil hat bei diesem Höhenstand noch keine Beziehung zum Beckeneingangsraum, er steht noch beweglich über dem kleinen Becken. Die Hinterwand der Symphyse kann folglich noch vollständig abgetastet werden.

(Terminalebene: sie verläuft parallel zur oberen Schoßfugenrandebene und entspricht in ihrer Höhe den seitlichen Abschnitten der Bogenlinie. Sie wird oft mit der oberen Schoßfugenrandebene gleichgesetzt.)

- Die untere Schoßfugenrandebene: gedachte Ebene (parallel zur oberen Schoßfugenrandebene) vom unteren Schoßfugenrand zur Rückwand des Kreuzbeines etwa in Höhe des 2. Sakralwirbels. Bei diesem Höhenstand des vorangehenden Teiles ist die Hinterwand der Symphyse nur noch teilweise abzutasten.

- Die Interspinalebene: gedachte Ebene in Höhe der *Spinae ischiadicae*, wiederum parallel zu den beiden oberen genannten Ebenen. Das Erreichen dieser Ebene durch den vorangehenden Teil ist geburtsprognostisch von besonderer Bedeutung, denn damit hat der Kopf mit seinem größten Umfang den Beckeneingang überwunden. Das Auffinden der Sitzbeinstachel ist gelegentlich schwierig. Eine Möglichkeit ist, mit den Fingern der äußeren freien Hand den oberen Darmbeinstachel zu tasten und nun mit der inneren untersuchenden Hand in Richtung der äußeren Hand zu gehen. Auf diese Weise trifft die innere Hand auf die *Spinae ischiadicae*.

Die Kreuzbeinhöhle kann bei diesem Höhenstand nur noch zum Teil abgetastet werden.

- Die Beckenausgangs- oder Beckenbodenebene: gedachte Ebene, durch das nicht abgebogene Steißbein wiederum parallel zu den oberen Ebenen gelegen. Die Untersuchende kann bei diesem Höhenstand das federnde Steißbein noch tasten.

Der Höhenstand des vorangehenden Teiles wird in vielen Kliniken in Zentimeterabständen angegeben (nach De Lee). Dies läßt die Befunde verschiedener Untersucher leicht vergleichen und vereinfacht die Dokumentation. Die **Interspinalebene** ist die sogenannte **Nullebene** (Höhenstandsangabe ± 0). Davon ausgehend wird der Höhenstand oberhalb der Interspinalebene mit minus und unterhalb mit plus definiert. Die Wegstrecke vom oberen Schoßfugenrand (-8) zum unteren Schoßfugenrand beträgt anatomisch etwa 4 cm, vom unteren Schoßfugenrand (-4) zur Interspinalebene ebenso 4 cm und zum Beckenboden (+4) nochmals 4 cm (vgl. Abb. 5.9).

Die Geburtsgeschwulst muß bei der Höhenstandsdiagnose unberücksichtigt bleiben, denn sie täuscht einen Tiefstand des Kopfes vor. Für den Geburtsmechanismus ist lediglich der knöcherne Schädel von Bedeutung. Die Größe der Geburtsgeschwulst kann bei der Beurteilung der Wehentätigkeit und des Geburtsfortschrittes von Bedeutung sein. Ist sie bei verzögertem Geburtsverlauf und guter Wehentätigkeit sehr ausgeprägt, so deutet dies auf ein geburtsmechanisches Hindernis hin. Das Fehlen einer leichten Geburtsgeschwulst bei fehlender Vorblase spricht für eine unzureichende Wehentätigkeit.

Von der Diagnose des Höhenstandes hängt oft das weitere Vorgehen ab. Deshalb kommt der Untersuchung in der Führungslinie des Geburtsweges so viel Bedeutung zu. Für die weniger erfahrene Hebamme mag es hilfreich sein, wenn sie den untersuchenden Finger sanft dammwärts drückt, um einen falschen Tiefstand durch zu symphysennahes Touchieren zu vermeiden.

Da die geburtshilfliche Terminologie bezüglich des Höhenstandes des vorangehenden Teiles in Deutschland nicht einheitlich ist, soll auch eine zweite ebenfalls häufig angewandte Methode hier dargestellt werden.

Das Tiefertreten des Kopfes wird nicht in Zentimetern angegeben, sondern es wird der Stand des Kopfes in den Beckenräumen beschrieben. Bei dieser Form der Höhenstandsdiagnose wird nach dem **Höhenstand des größten Umfanges des Kopfes** gefragt. Jedoch ist es nicht möglich, mit dem untersuchenden Finger direkt den größten Kopfumfang abzutasten. Man tastet also auch hier primär nur die Leitstelle (tiefster Punkt des vorangehenden Teiles) und leitet daraus den Höhenstand des größten Kopfumfanges ab.

- Hat der Kopf mit seinem größten Umfang die Terminalebene überschritten, "steht er tief und fest im Beckeneingang". Die Leitstelle des vorangehenden Teiles liegt hier in der Interspinalebene (3. Parallelebene nach Hodge).
- Steht der Kopf mit seinem größten Umfang in der Beckenmitte, d.h. in Höhe der Mitte der Symphysenhinterwand beziehungsweise in Höhe des 2. Kreuzbeinwirbels, "so steht er in der Beckenmitte".

Die Leitstelle des vorangehenden Teiles liegt weit unterhalb der Interspinalebene, die *Spinae ischiadicae* sind nicht mehr zu tasten.

- Sitzt der Kopf fest auf der Beckenbodenmuskulatur auf, "so steht er auf dem Beckenboden". Bei der Untersuchung kann der Finger fast nicht mehr zwischen Kopf und Beckenbodenmuskulatur geschoben werden.

Haltung, Einstellung und Poleinstellung des vorangehenden Teiles. Die Diagnose der Einstellung des Kopfes erfolgt anhand der Pfeilnaht, die des Steißes anhand der *Crista sacralis media*. Der Verlauf der Pfeilnaht ändert sich unter der Geburt, da der Kopf seine Einstellung und Haltung ändern muß, um die unterschiedlich geformten Beckenräume zu passieren.

Physiologischerweise verläuft die Pfeilnaht:
- im Beckeneingang quer
- in der Beckenmitte der Stellung des Rückens entsprechend im schrägen Durchmesser
- auf Beckenboden gerade oder fast gerade

Von Bedeutung sind hierbei die geburtshilflichen Richtungsbezeichnungen:
- Vorn ist symphysenwärts (**ventral**).
- Hinten ist kreuzbeinwärts (**dorsal**).
- Oben ist kopfwärts (**kranial**).
- Unten ist fußwärts (**kaudal**).

Rechts und links werden immer in bezug auf die Gebärende angegeben. Demzufolge verläuft der **I. schräge Durchmesser** von links vorne nach rechts hinten und der **II. schräge Durchmesser** von rechts vorne nach links hinten.

Für den Anfänger klingt das erst verwirrend und schwierig, daher kann der folgende Merksatz helfen: Verläuft die Pfeilnaht wie der Aufstrich der Zahl 1, so verläuft die Naht im I. schrägen Durchmesser. Der II. schräge Durchmesser wird dadurch ebenfalls definiert (Abb. 5.33a,b).

Über die **Haltung** des kindlichen Kopfes und die notwendige **Haltungsänderung** unter der Geburt geben uns die Fontanellen Aufschluß. Stehen die Fontanellen auf gleicher Höhe, spricht man von einer indifferenten Haltung des Kopfes. Ist die kleine Fontanelle in Führung zu tasten, handelt es sich um eine Beugehaltung (Flexion). Führt die große Fontanelle, handelt es sich um eine Streckhaltung (Deflexion) des Kopfes.

Um dies sicher zu beurteilen, muß man die Fontanellen zuverlässig voneinander unterscheiden können. Die kleine Fontanelle oder Hinterhauptsfontanelle (*Fonticulus posterior*) ist "dreizipflig", denn es treffen drei Nähte aufeinander: die Pfeilnaht und die beiden Schenkel der Lambdanaht. Die große Fontanelle oder Vorderhauptsfontanelle (*Fonticulus anterior*) ist "vierzipflig", vier Nähte treffen aufeinander: die Pfeilnaht, die Stirnnaht und die beiden Schenkel der Kranznaht. Die Fontanellen unterscheiden sich also in der Form, Dreieck oder Raute, und in der Anzahl der sie bildenden Nähte.

Es empfiehlt sich, die Pfeilnaht zu suchen und in ihrem Verlauf abzutasten, bis man auf eine Fontanelle stößt. Tastet man über die Fontanelle hinweg eine weitere Naht, so handelt es sich um die Stirnnaht. Die getastete Fontanelle kann dann nur die große Fontanelle sein.

Beim Tasten der Fontanellen muß behutsam vorgegangen werden, da der tief in die Vagina eindringende Finger bei der Gebärenden Schmerzen verursachen kann.

Raumangebot und Weite des knöchernen Beckens (Beckenaustastung). Bei der Aufnahmeuntersuchung ist es ratsam, im Anschluß an die vaginale Untersuchung das Becken auszutasten und die Weichteile zu beurteilen, um Anomalien rechtzeitig erkennen und die eventuell notwendigen Maßnahmen einleiten zu können. Auch hier wird empfohlen, nach einem bestimmten Schema vorzugehen.

- **Promontorium.** Erreicht der Mittelfinger das Promontorium leicht, so liegt mit ziemlicher Wahrscheinlichkeit eine hochgradige Verengung des geraden Durchmessers des Beckeneinganges vor.
- **Linea terminalis.** Man geht mit dem tastenden Finger zu den Seiten. Bei normal weitem Becken kann man die seitlichen und die hinteren Anteile der Bogenlinie nicht erreichen.
- **Symphyse.** Die tastenden Finger gehen nun nach vorne und tasten die Rückwand der Symphyse ab, deren normale Höhe 3 bis 4 cm beträgt. Die Oberfläche ist in der Regel glatt und leicht konvex gewölbt. Finden sich Knochenvorsprünge (Exostosen), würde dies eine Deformierung des Beckeneingangs bedeuten.
- **Kreuzbeinhöhle.** Die Untersuchende dreht die Finger kreuzbeinwärts (der Handrücken kommt nach vorne) und tastet die Kreuzbeinhöhle ab. Sie sollte konkav gewölbt sein. Auf Knochenveränderungen ist zu achten.
- **Steißbein.** Das Steißbein soll beweglich sein, es soll "federn". Ein unbewegliches oder gar in den Gebärweg hineinragendes Steißbein bedeutet eine Verengung des geraden Durchmessers des Beckenausganges.
- **Sitzbeinstachel.** Ragen die *Spinae ossis ischii* nach innen, bedeutet dies eine Verengung des queren Durchmessers der Beckenmitte. Dies kann eine Behinderung des Geburtsvorganges darstellen.

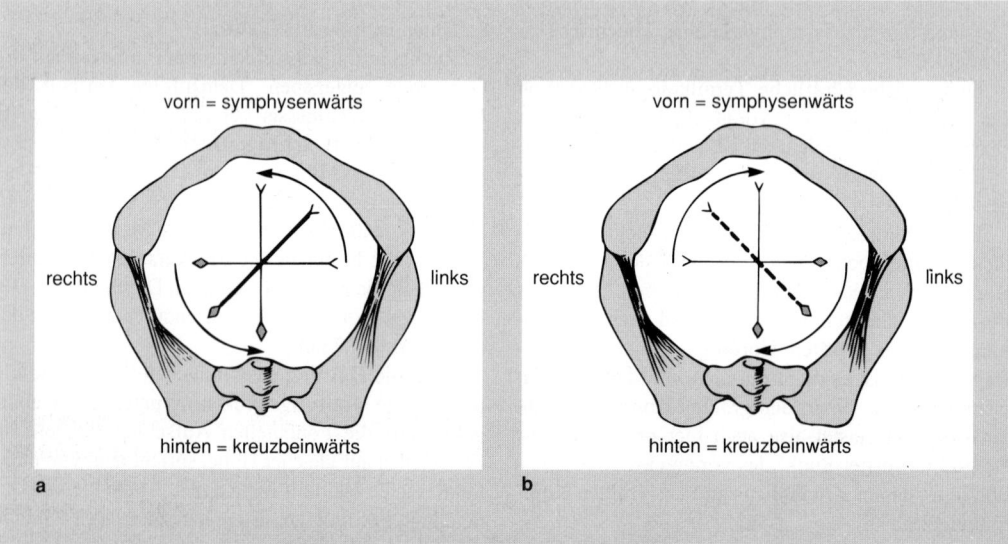

Abb. 5.33a Der I. schräge Durchmesser. b Der II. schräge Durchmesser.

Beschaffenheit, Konsistenz der Weichteile

Im Anschluß an die Beckenaustastung ist es sinnvoll, die Weichteile zu beurteilen. Man achtet auf die Elastizität beziehungsweise Nachgiebigkeit der Beckenbodenmuskulatur und ob Narben von vorausgegangenen Geburten vorhanden sind.

Bei späten Erstgebärenden (≥35 Jahre) wird immer wieder die höhere Rigidität der Weichteile diskutiert. Radivojevic untersuchte in einer EDV-gestützten Datenerhebung (1986), inwieweit diese Annahme tatsächlich stimmt und welchen Einfluß sie auf den Geburtsverlauf hat.

Erwartungsgemäß fand sich bei den späten Erstgebärenden eine wesentlich höhere Rate an operativen Entbindungen im Vergleich zur Kontrollgruppe (18- bis 34jährige Erstgebärende). Sehr aufschlußreich war jedoch die Tatsache, daß bei der vaginalen Entbindung die Kriterien, die für eine erhöhte Rigidität sprechen (Dauer der Geburt, Bishop-Score, Höhenstand des vorangehenden Teiles, Frequenz der Dammrisse und Episiotomien) keine Unterschiede zeigten. Der Verbrauch an Schmerzmitteln, die Art der Anästhesie und der Zustand des Neugeborenen waren in beiden Gruppen gleich.

Beurteilung des Schambogenwinkels. Bei normal geformten Becken bilden die beiden Schambeinäste einen rechten Winkel (90 Grad) miteinander. Um dies zu prüfen, legt man die Daumen beider Hände auf den Rand des Schambogens und beurteilt diesen Winkel (Abb. 5.34).

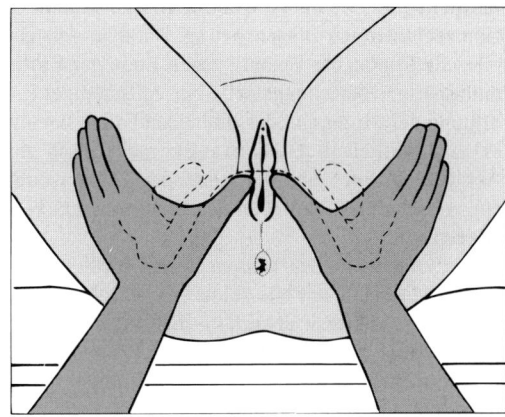

Abb. 5.34 Beurteilung des Schambogenwinkels.

Wehenkontrolle, Wehenanregung

Die Wehenkontrolle erfolgt heute häufig mit Hilfe der **Tokographie** (siehe S. 210f und S. 250). Die **palpatorische Wehenkontrolle** durch die Hebamme mit der flach auf den Uterus aufgelegten Hand ist aber weiterhin unersetzlich. Sie kontrolliert die Häufigkeit, die Dauer und die Stärke der Wehen sowie den Grundtonus der Gebärmutter in der Wehenpause. Bei exakter Beobachtung lassen sich auch so frühzeitig Wehenstörungen erkennen. Die sichere Beurteilung der Wehentätigkeit gehört mit zu den wichtigsten Aufgaben der Hebamme. Dies kann nur durch wache Beobachtung und durch tägliche Übung sicher erlernt werden. Die äußere Tokographie kann die erfahrene Hand der Hebamme nicht ersetzen.

Wehenanregung durch Bewegung und Umhergehen ist sicherlich für den Geburtsfortschritt förderlich, doch ist auf Ausgewogenheit und ausreichend Ruhepausen zu achten.

Stundenlanges Treppensteigen bewirkt das Gegenteil, die Kräfte der Gebärenden sind bald erschöpft. Die Anwendung von Wärme kann wehenunterstützend wirken (warmes Bad, Wärmflasche, feuchtwarme Umschläge). Andere Möglichkeiten der Wehenanregung, wie z.B. Akupunktur, Fußreflexzonenmassage, Homöopathie, können ebenfalls zur Anwendung kommen.

Blasensprung, Amniotomie

Unter einem **Blasensprung** versteht man die Ruptur der Eihäute (Amnion und Chorion) und den damit verbundenen Abgang von Fruchtwasser.

In den letzten Schwangerschaftstagen kommt es möglicherweise durch die Vorwehen zur Ablösung der Fruchtblase im Bereich des inneren Muttermundes von der Gebärmutterinnenwand. Mit zunehmender Wehentätigkeit und fortschreitender Muttermundöffnung erfolgt diese Ablösung auch in den unteren Abschnitten der Gebärmutter. Die beweglich gewordene Vorblase schiebt sich unter dem Einfluß der Wehen und des sich öffnenden Muttermundes sozusagen keilförmig durch diesen in die Scheide vor. Die Vorblase springt spontan, wenn die Wandspannung der Eihäute größer wird als deren Bruchspannung. Die Bruchspannung beträgt für das Amnion 50 kg/cm² und für das Chorion 10 kg/cm².

Geschieht dieses Ereignis nach dem Einsetzen regelmäßiger Wehen, d.h. während der Eröffnungsperiode, so spricht man von einem **frühzeitigen Blasensprung**. Bei 60 bis 70% aller Geburten kommt es zum **rechtzeitigen Blasensprung**. Darunter versteht man die Ruptur der Eihäute gegen Ende der Eröffnungsperiode beziehungsweise bei vollständiger Eröffnung des Muttermundes. In beiden Fällen kommt es nach Abfließen des Vorwassers meist rasch zur Abdichtung durch den tiefertretenden Kopf, womit ein vollständiges Abfließen des Fruchtwassers vermieden wird.

Der Nachweis des Blasensprungs bietet in der großen Mehrzahl der Fälle keine Schwierigkeiten. Er ergibt sich aus den anamnestischen Angaben und dem Befund. Bei der Inspektion ist die Vorlage feucht, mehr oder weniger vollgesogen mit Fruchtwasser, also schwer, und riecht nicht nach Urin; man kann den Geruch von Fruchtwasser mit leicht süßlich und fade umschreiben. Normalerweise ist das Fruchtwasser farblos oder milchig-trübe infolge der Beimengungen von Vernixflocken, geringe Beimengungen von Blut verfärben es leicht rosa. Die Menge der abgegangenen Flüssigkeit ist sehr unterschiedlich. Häufig geht das Fruchtwasser im Schwall ab.

In unsicheren Fällen kann die Lackmusprobe den Blasensprung verifizieren. Kommt rotes Lackmusindikatorpapier mit Fruchtwasser in Kontakt, so färbt es sich blau. Lackmus ist ein blauer Farbstoff, der durch Säure rot gefärbt wird. Durch alkalische Substanzen wie Fruchtwasser (pH 7 bis 7,5) verfärbt er sich wieder blau. Ein weiteres diagnostisches Verfahren stellt der Amni-Check® dar. Ein Eiweißindikator wird mit Scheidensekret in Verbindung gebracht, bei Vorhandensein von Fruchtwasser wird eine farbige Reaktion angezeigt. Falsch positive Reaktionen sind - besonders bei Kontakt mit Blut (Zeichenblutung) - möglich.

Klinisch ist zu beobachten, daß es nach Blasensprung in der Eröffnungsperiode vorübergehend zum Nachlassen der Wehentätigkeit kommt. Durch den zunehmenden Druck des tiefertretenden Kopfes auf die Zervix kommt es dann zu einer Vermehrung der Ausschüttung von Oxytozin aus der Hypophyse; die nachfolgenden Wehen sind koordinierter und kräftiger (Ferguson-Reflex). Somit hat der Blasensprung in der Eröffnungsperiode oft eine **geburtsbeschleunigende Wirkung**.

In seltenen Fällen springt die Blase erst einige Zeit nach vollständiger Eröffnung des Muttermundes. Man nennt dies den **verspäteten Blasensprung**. Springt die Blase nicht und wird sie auch nicht eröffnet, so wird das Kind mit intakten Eihäuten, der sogenannten Glückshaube, geboren.

Die Anwendung der **Amniotomie** (Fruchtblaseneröffnung) während der Eröffnungsperiode oder zur Geburtseinleitung wird unterschiedlich diskutiert. Das Eröffnen der Fruchtblase ist bei richtiger Indikationsstellung meist ein komplikationsloser Eingriff.

Indikationen sind:
- noch erhaltene Fruchtblase in der Austreibungsperiode
- hypokinetische Wehenstörung (durch die Fruchtblaseneröffnung Verstärkung des Ferguson-Reflexes)
- Fruchtblaseneröffnung zur Kompressionsbehandlung (Blutstillung) bei tiefem Sitz der Plazenta beziehungsweise bei *Placenta praevia marginalis* und *partialis*

Gegenindikationen sind:
- hochstehender oder fehlender vorangehender Teil
- Frühgeburt
- zu erwartende Geburtsbeendigung durch Kaiserschnitt

Nach sorgfältiger vaginaler Befunderhebung wird das Amniotom vorsichtig zwischen den beiden untersuchenden Fingern in die Scheide eingeführt. Die freiliegenden Eihäute werden angeritzt oder zart aufgestochen. Hierdurch entsteht eine kleine Öffnung in der Vorblase und das Fruchtwasser kann langsam abfließen. Unter Umständen ist es hilfreich, wenn die Hebamme den kindlichen Kopf von außen in das Becken schiebt (Fundusdruck in Führungslinie oder Vorgehen wie beim 4. Leopold-Handgriff).

Zeichnen

Die gegen Ende der Eröffnungsperiode erfolgende leichte vaginale Blutung, welche mit reichlich Schleim versetzt sein kann, wird als "**zweites Zeichnen**" bezeichnet. Die Blutung stammt aus verletzten kleinen Zervixgefäßen als Folge der Muttermundsdilatation ("erstes Zeichnen" siehe S. 261).

Blasenentleerung

Während der Eröffnungsperiode soll die Gebärende etwa alle zwei Stunden zur Toilette gehen und die Blase entleeren. Eine volle Harnblase wirkt sich wehenhemmend aus und behindert gleichzeitig den Eintritt oder das Tiefertreten des vorangehenden Teiles.

Wegen der Infektionsgefahr beim **Katheterismus** ist die Indikation streng zu stellen. Vorher sollten alle physikalischen Maßnahmen ausgeschöpft werden wie:
- die Kreißende aufstehen und zur Toilette gehen lassen, Hebamme oder Begleitperson warten vor der unverschlossenen Tür
- eventuell einen Nachtstuhl benutzen
- auf die Bettpfanne setzen, Bettpfanne eventuell mit warmem Wasser füllen
- Wasser "plätschern" lasssen
- Hände der Kreißenden in warmes Wasser tauchen

Katheterismus
Bei tiefstehendem Kopf ist das Katheterisieren gelegentlich schwierig. Der weiche, bewegliche Plastikkatheter wird wie ein Bleistift gehalten und äußerst vorsichtig in die Urethra und um den kindlichen Kopf herum in die Blase eingeführt. Es ist für die Frauen sehr unangenehm und Verletzungen sind leicht möglich.

Nahrungsaufnahme

Auf Nahrungsaufnahme ist in Anbetracht der verzögerten Entleerung des Mageninhaltes sowie der Brechneigung bei Wehentätigkeit weitgehend zu verzichten. Zudem muß immer mit der Notwendigkeit einer Allgemeinnarkose gerechnet werden. Dies klingt restriktiv, doch eine kreißende Frau hat meist keinen Hunger, andererseits befindet sich eine hungrige Frau meist noch nicht unter der Geburt. Das Durstgefühl dagegen ist meist wesentlich stärker. Gegen ein Glas Wasser, eine Tasse Tee mit Traubenzucker oder Eiswürfel ist im Normalfall nichts einzuwenden. Muß der Gebärenden auch dies verwehrt werden, hat die Hebamme darauf zu achten, daß der Flüssigkeitsausgleich und die Kalorienzufuhr, durch intravenöse Infusionen gewährleistet sind (immer nach Rücksprache mit dem Arzt). Bei längerer Geburtsdauer ist dies von Bedeutung, um Austrocknung, Erschöpfung, Hypoglykämie und auch Wehenschwäche vorzubeugen. Das Legen eines intravenösen Zuganges durch den Arzt hat darüber hinaus den Vorteil, durch den Zugang zum Blutkreislauf jederzeit rasch Medikamente verabreichen zu können.

Vitalfunktionen

Zur Überwachung der Kreißenden gehört die regelmäßige Kontrolle der Vitalzeichen. Die **Blutdruckveränderungen** unter der Geburt sind gering (während der Eröffnungswehen Anstieg des systolischen Wertes um etwa 5 bis 10 mmHg). Fehlen mütterliche Risikofaktoren, reicht im Normalfall die zweistündliche Blutdruckkontrolle aus. Bei klinischem oder anamnestischen Anhalt für Störungen sind häufigere Kontrollen notwendig.

Die **Pulskontrolle** ist ebenso in zweistündigen Abständen vorzunehmen. Bei Tachykardien unklarer Genese muß kurzfristig kontrolliert werden, gegebenenfalls ist ein kontinuierliches Monitoring notwendig.

Nach **Periduralanästhesie** zur Geburtserleichterung ist eine **strengere Kontrolle der Vitalfunktionen** notwendig. Der Blutdruck soll je nach Ausgangswert und Verlauf alle 10 bis 15 Minuten gemessen werden. Das gleiche gilt für die Pulsfrequenz, sofern kein Monitor für die kontinuierliche Überwachung vorhanden ist (siehe auch Kap. 13 Anästhesie und Schmerzerleichterung).

Die **Körpertemperatur** kann infolge des gesteigerten Energieumsatzes bis auf 38°C ansteigen, höhere Werte sind jedoch als Symptom einer Infektion zu werten. Die Kontrolle der Körpertemperatur erfolgt bis zum Blasensprung beziehungsweise Blaseneröffnung in vierstündlichen, danach in zweistündlichen Abständen.

Position, Lagerung

Verläuft die Geburt normal und ergeben die CTG-Kontrollen keine Besonderheiten, kann die Gebärende fast jede **Position** einnehmen, die ihr ein gutes Verarbeiten der Wehen ermöglicht. Frauen, die in Geburtsvorbereitungskursen die verschiedenen Positionen kennengelernt und geübt haben, finden meist selbst eine Haltung, die ein entspanntes Körpergefühl zuläßt. Andernfalls kann die Hebamme Hilfestellung geben, eine bequeme Position zu finden. Einige Positionen, die für die Frauen unter der Geburt hilfreich sein können, sind in Kap. 5.3 dargestellt. Oft sind die Wehenschmerzen, insbesondere jene im Rücken, auf diese Weise leichter zu ertragen. In allen Positionen ist eine gleichzeitige Massage der Kreuzbeingegend möglich.

Unabhängig von der Position hat die Hebamme auf die Haltung des Rückens sowie die Stellung der Füße und Beine zu achten. Der runde Rücken vermeidet Verspannungen, die durch ein Hohlkreuz entstehen. Die **Kyphosierung der Lendenwirbelsäule** durchbricht den Spannung-Schmerz-Reflex, der als Reaktion auf die Wehenschmerzen auftritt und bewirkt eine direkte Entspannung des Beckenbodens und der Adduktoren der Oberschenkel. Durch den runden Rücken kippt das Becken nach vorne, die Geburtsachse wird "begradigt", und das Tiefertreten des Kopfes wird erleichtert. Die Fußsohlen sollen immer einen guten Kontakt zum Boden haben, und die Fußzehen sollen nach vorne gerichtet sein. Die Kniegelenke müssen entspannt sein, das Körpergewicht ruht auf den Füßen. Durchgestreckte Beine und steife Knie bewirken wie das Hohlkreuz die indirekte Anspannung der Beckenbodenmuskulatur.

Die Beweglichkeit des Beckenringes - Ileosakralgelenke und Symphyse - kann für die "Weitstellung des Beckens" genutzt werden. In der **Hocke** vergrößert sich der gerade Durchmesser des Beckeneingangs um 0,5 cm, der des Beckenausganges um 1,5 cm. Die Drehung des kindlichen Kopfes wird dadurch wesentlich erleichtert.

In der **aufrechten Position** ist die Effizienz der Uteruskontraktionen erhöht, was zu einer Verkürzung der Geburtsdauer führt. Die Schwerkraft des Kindes wird hierbei optimal genutzt, und der ins Becken drängende Kopf fördert die Entfaltung der Zervix. Es ist verständlich, da sich der Muttermund bei gleichmäßigem Druck während und zwischen den Wehen leichter öffnet als bei einer liegenden Gebärenden, bei der der Druck nur während der Wehen und dann nicht zentriert auf den Muttermund wirkt. Gelingt es durch entsprechende Haltungen und Positionen von Wehenbeginn an, den Spannung-Schmerz-Reflex zu unterbinden und kann die Kreißende optimal entspannen, so wird der Muttermundsdehnung ein Minimum an Widerstand entgegengesetzt.

In aufrechter Haltung bleiben die Lungen der Kreißenden ganz entfaltet. Durch die effektivere Atmung wird das Kind besser mit Sauerstoff versorgt. Beckenkreisen erleichtert die innere Dehnung und Einstellung des Kopfes.

Mit der Telemetrie können auch Risikogeburten lückenlos überwacht werden.

Die Rotation und Flexion des vorangehenden Teiles bis zum physiologischen tiefen Geradstand kann durch **Lagerung** nach der allgemeinen Lagerungsregel unterstützt werden. Die Regel besagt: **Die Gebärende wird auf die Seite des vorangehenden Teiles gelagert, der tiefertreten und die Führung übernehmen soll.**

▸ **Beispiel**
Sollen bei der regelrechten vorderen Hinterhauptslage Beugung und Drehung unterstützt werden, so lagert man auf die Seite der kleinen Fontanelle, die tiefertreten, nach vorne kommen und die Führung übernehmen soll. Bei der I. Stellung bedeutet dies also Lagerung auf die linke Seite, bei der II. Stellung Lagerung auf die rechte Seite.

Vorstellung über den Wirkungsmechanismus: Bei Lagerung auf die linke Seite sinkt der Uterus mit dem Fundus nach links. Die Fruchtachse verläuft jetzt von oben links nach unten rechts. Während der Wehe wird nun der Kopf mit dem Vorderhaupt gegen die rechte Beckenseite gedrängt, damit kommt das Hinterhaupt von der linken Beckenseite frei und kann dem Druck folgen und tiefertreten.

Die **Rückenlage** ist von allen Lagerungsarten die ungünstigste und sollte wegen der Gefahr des *Vena-cava*-Kompressions-Syndroms vermieden werden. Die **leichte Linksseitenlagerung** mit einem Neigungswinkel von etwa 15 Grad läßt die Kompression der *Vena cava* vermeiden, da hierbei die Gebärmutter auf der Wirbelsäule oder links davon zu liegen kommt. Weiterhin ist auf die Plazentalokalisation zu achten: eine **Lagerung auf der Gegenseite der Plazenta** ist empfehlenswert. So kann eine rein mechanisch bedingte Minderdurchblutung der Plazenta vermieden werden. Bei der **wechselnden Seitenlagerung** wird die Gebärende nach jeweils 2 bis 3 Wehen umgelagert, was für sie eine spürbare Belastung bedeutet und daher nur begrenzt lange angewandt werden sollte.

Überwachung des Kindes

Viele Jahre war das Abhören der kindlichen Herztöne mit dem Holzstethoskop nach Pinard (Adolphe Pinard, Gynäkologe in Paris, 1854-1934) die Grundlage der fetalen Überwachung während der Schwangerschaft und der Geburt. Beim Abhören des mütterlichen Abdomens können damit **ab der 20.-22. Schwangerschaftswoche sechs verschiedene Geräusche** wahrgenommen werden.

Von seiten des Kindes:
1. Die **Herztöne** sind in der normalen Frequenz zwischen 120 bis 160 Schlägen pro Minute als regelmäßige kräftige Doppelschläge zu hören. Beim Auszählen wird der Doppelschlag als ein Schlag gezählt.
2. Das **Nabelschnurgeräusch** ist ein schabendes Geräusch, das in der Frequenz der kindlichen Herztöne zu hören ist. Wahrscheinlich entsteht es durch Strömungshindernisse in der Nabelschnur, wie diese bei Umschlingungen, falschen oder echten Nabelschnurknoten möglich sind. Nabelschnurgeräusche sind wie Herztöne selbst ein sicheres Zeichen menschlichen Lebens.
3. Die **Kindsbewegungen** sind als kurze, ruckartige, "klopfende" Geräusche zu hören.

Von seiten der Mutter:
1. Das **Aortengeräusch** ist als klopfendes Geräusch in der Frequenz des mütterlichen Pulses zu hören.
2. Das **Uterinageräusch** ist dem Aortengeräusch in Frequenz und Klang sehr ähnlich un daher leicht zu verwechseln. Es ist am deutlichsten an den Seitenkanten des Uterus zu hören, hat jedoch in der Praxis keine Bedeutung.
3. Die **Darmgeräusche** entstehen durch die Darmmotilität. Die Geräusche sind sehr verschiedenartig und als kollernd, gurrend, zischend zu hören.

Die Herztöne sind in Abhängigkeit vom Schwangerschaftsalter und der Lage des Kindes *in utero* an unterschiedlichen Stellen am deutlichsten zu hören. Bis zur 28. Schwangerschaftswoche sind die Herztöne dort am besten zuhören, wo die Bauchdecken vom graviden Uterus am stärksten vorgewölbt werden, in der Regel in der Mittellinie oberhalb der Symphyse. Später sind sie an den Stellen zu finden, wo aufgrund der festgestellten Lage des Kindes das Herz der Uteruswand am nächsten ist. Bei der regelrechten Hinterhauptslage ist dies die Seite des Rückens, bei den Deflexionslagen die Brustseite. Hier befindet sich jeweils am wenigsten Fruchtwasser, so daß die Herztöne mit Hilfe des geburtshilflichen Stethoskops an diesen Stellen am besten zu hören sind (Abb. 5.35).

Findet die Herztonüberwachung mit dem Stethoskop statt, so soll die kindliche Herzfrequenz
- in der Eröffnungsperiode mindestens alle 10 bis 15 Minuten,
- bei starker und hochfrequenter Wehentätigkeit nach jeder Wehe,
- nach Blasensprung sofort und mehrmals hintereinander und
- in der Austreibungsperiode abermals nach jeder Wehe

abgehört werden. Dabei empfiehlt es sich, gleichzeitig den Radialispuls der Mutter zu fühlen, welcher im Normalfall nur halb so schnell ist, um kindlichen und mütterlichen Puls sicher unterscheiden zu können. Die Herztöne müssen mindestens über 15 Sekunden gezählt und dann mit vier multipliziert werden.

Diese traditionelle Methode ist jedoch unter dem Aspekt einer sicheren kontinuierlichen Überwachung weitgehend verlassen worden. Selbst bei einer Auskultationsfolge von 5 Minuten über jeweils 15 Sekunden sind nur 5% des zu erfassenden Zeitraums kontrolliert. Auch nach sorgfältiger Schwangerenvorsorge und komplikationsloser Schwangerschaft besteht unter der Geburt immer die Möglichkeit einer Gefährdung des Kindes. Die stethoskopische Überwachung ist intermittierend und läßt nur erkennen, ob Herztöne vorhanden sind. Die Vorteile der Kardiotokographie liegen in der **kontinuierlichen Registrierung der fetalen Herzfrequenzkurve** sowie ihrer **zeitlichen Zuordnung zur Wehenaktivität** und zu den Kindsbewegungen.

Gleichwohl sollte jede Hebamme im Abhören der kindlichen Herztöne sicher sein. Gerade in extremen Notfallsituationen verliert man kostbare Zeit mit dem sonographischen Suchen der Herztöne, dem technisch aufwendigen Anlegen einer Kopfschwartenelektrode etc. Der rasche und zuverlässige stethoskopische Nachweis der kindlichen Herztöne durch eine erfahrene Hebamme kann im Notfall von großer Bedeutung sein. (Kardiographische Überwachung des Kindes und Fetalblutanalyse, s. Kap. 4 Besondere Überwachungsmethoden in der Schwangerschaft und unter der Geburt).

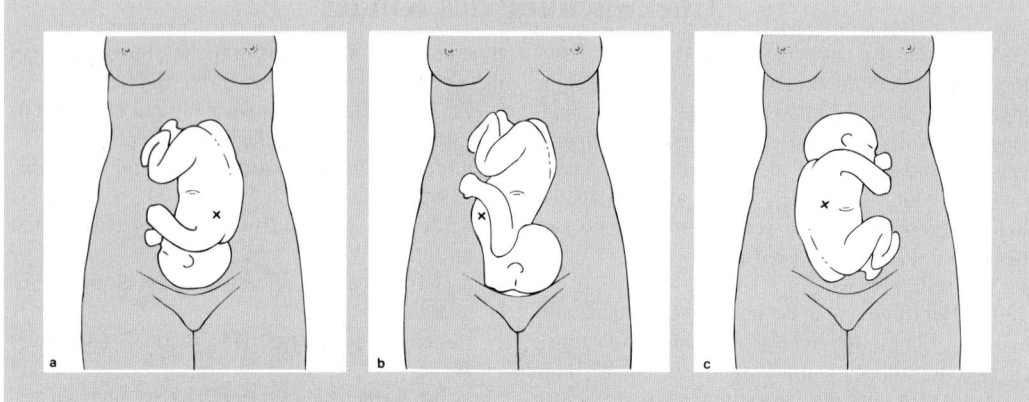

Abb. 5.35 Das Auffinden der Herztöne bei regelrechter (a) und bei regelwidriger Haltung (b) und Einstellung (c).

Geburtsphase - Austreibungsperiode

Fast in allen geburtshilflichen Abteilungen wird heute über Gebärpositionen diskutiert. Unterschiedliche Gebärpositionen werden auch zunehmend praktiziert. Damit verbunden ist unweigerlich eine veränderte Vorgehensweise in der Austreibungsperiode. Bei der aktiven Leitung steht das eher forcierte, von der Hebamme geleitete Vorgehen im Vordergrund, während bei der sogenannten physiologischen Leitung der normale Ablauf der Geburt durch Ausnutzung der körpereigenen Geburtsmechanismen gefördert wird.

Bei den Vorgehensweisen liegen unterschiedliche Erfahrungen und Einstellungen zur Geburt zugrunde. Im folgenden wird die aktive Leitung der Austreibungsperiode dargestellt. Die physiologische Leitung ist in Kap. 5.3 Die aufrechten Gebärhaltungen nachzulesen.

Übergangsphase

Der Übergang von der Eröffnungs- und Austreibungsperiode ist gekennzeichnet durch das "Zeichnen", eventuell durch den rechtzeitigen Blasensprung sowie durch den unwillkürlich empfundenen Drang zum Mitdrücken. Die Wehenschmerzen verändern sich und werden von der Gebärenden als besonders heftig und unkontrollierbar erlebt. Dies ist wahrscheinlich die Folge des Kopfdurchtrittes durch den Muttermund. Wenn sich der Muttermund ganz über den vorangehenden Teil retrahiert (zurückgezogen) hat, tritt der Kopf infolge der Wehenkraft, aber noch ohne Betätigung und Unterstützung der Bauchpresse, tiefer.

Die Übergangsphase ist für die Gebärende der Übergang von der passiven Eröffnungsperiode in die aktive Geburtsphase. Dieser Prozeß kann zeitlich individuell stark variieren und wird auch davon bestimmt, inwieweit sich die Gebärende auf das Geburtsgeschehen einlassen kann.

Die Wehen in der Austreibungsperiode

Mit Beginn der aktiven Phase ändert sich auch der Schmerzcharakter der Wehen. Als Folge der Druckwirkung des Kopfes strahlen die scharfen, reißenden Schmerzen häufig in die Beine aus. Durch mangelnde Entspannung in den Wehenpausen kann es zu Wadenkrämpfen kommen, welche gewöhnlich durch

Beinmassage und Strecken der Beine verschwinden. Trotz des heftigen Schmerzerlebnisses empfinden die meisten Gebärenden diese Phase aufgrund der möglichen aktiven Mitarbeit als Erleichterung. Zudem bedeutet das Wissen um das bald erreichte Ziel eine immense Motivation, alle noch vorhandenen Kräfte zu mobilisieren.

Die Wehentätigkeit erreicht in der Austreibungsperiode ihr Maximum. Die Wehenamplitude beziehungsweise der intraamniale Druck erreicht Werte bis zu 13,3 kPa [100 mmHg], die sich direkt auf den kindlichen Kopf, die Plazenta und die Nabelschnur auswirken. Die Uterusdurchblutung steht in direktem Zusammenhang zum Amniondruck. Bei Werten über 13,3 kPa [100 mmHg] sistiert der Perfusionsdruck und eine Sauerstoffversorgung ist unmöglich. Die hypoxische Gefährdung des Kindes hängt unter anderem von der Kompensationsfähigkeit der Plazenta ab. Ist diese gestört (z.B. Gefäßbettveränderungen in der Plazenta), so muß mit einer kindlichen Azidose gerechnet werden.

Die Zahl der Preßwehen sollte etwa vier in 10 Minuten, das Verhältnis von Wehenpause zu Wehenpause sollte 2:1 betragen. Dies ist für eine ausreichende Sauerstoffversorgung des Feten erforderlich. Andernfalls wird eine medikamentöse Regulierung der Wehentätigkeit (durch Oxytozininfusion beziehungsweise Tokolyse) in Absprache mit dem Arzt durchgeführt.

Die Dauer der aktiven Austreibungsphase soll bei einer Erstgebärenden 30 Minuten und bei einer Mehrgebärenden 20 Minuten nicht überschreiten. Die gesamte Austreibungsperiode soll möglichst zwei Stunden nicht überschreiten.

Einschneiden und Durchschneiden des Kopfes

Mit Hilfe der Preßwehen wird der vorangehende Teil immer weiter in die sich entfaltende Vagina geschoben, der Kopf ist während der Wehe in der Vulva sichtbar, weicht aber in der Wehenpause zurück. Dies wird als sogenanntes **"Einschneiden des Kopfes"** (Abb. 5.36) bezeichnet. Die Dehnung des Dammes beginnt und der Anus öffnet sich. Äußerlich ist über der Symphyse nur noch die vordere Schulter tastbar. Bleibt der Kopf schließlich auch in der Wehenpause in der Vagina stehen, spricht man vom sogenannten **"Durchschneiden des Kopfes"** (Abb. 5.37). Die Geburt ist dann mit wenigen Wehen beendet.

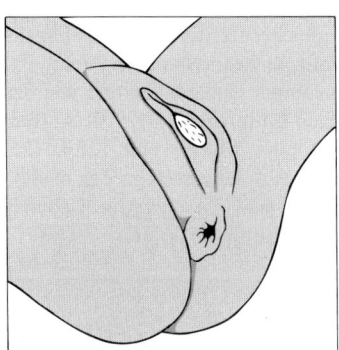

Abb. 5.36 Das Einschneiden des Kopfes.

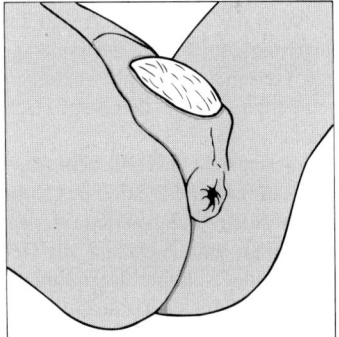

Abb. 5.37 Das Durchschneiden des Kopfes.

Aufgaben der Hebamme in der Austreibungsperiode

Diese Aufgaben umfassen:
- Beachtung der Vorbedingungen zur aktiven Mitarbeit
- sorgfältige Überwachung des Kindes (siehe Kap. 4 "Besondere Überwachungsmethoden in der Schwangerschaft und unter der Geburt")
- Anleitung zum Mitdrücken, Mitschieben
- Dammschutz sowie Entwicklung des Kopfes und der Schultern
- Erstversorgung des Neugeborenen mit Abtrocknen, Absaugen, Abnabeln (siehe Kap. 7 "Das gesunde Neugeborene")

Vorbedingungen zur aktiven Mitarbeit

Bevor die Gebärende zur Mitarbeit motiviert wird, müssen verschiedene Bedingungen erfüllt sein:
- der Muttermund muß vollständig geöffnet sein
- der vorangehende Teil muß auf dem Beckenboden stehen
- der Kopf als vorangehender Teil muß regelrecht eingestellt sein (Pfeilnaht gerade, kleine Fontanelle in Führung)
- die Harnblase muß leer sein
- die Fruchtblase sollte offen sein (eine noch stehende Blase wird zu diesem Zeitpunkt geöffnet).

Ist der kindliche Kopf noch nicht vollständig rotiert und maximal gebeugt, kann dies durch Lagerung entsprechend der allgemeinen Lagerungsregel (siehe S. 276) unterstützt werden. Die Rotation erfolgt unterschiedlich rasch, bei Mehrgebärenden manchmal während einer Wehe. Bei verzögertem Tiefertreten und mangelnder Rotation des Kopfes wirkt sich die wechselnde Seitenlagerung günstig aus. Ein nochmaliges Aufstehen und kreisende Beckenbewegungen während der Wehen helfen oftmals, den Kopf rasch tiefertreten zu lassen.

Das zu frühe Mitdrücken stellt ein Risiko für Mutter und Kind dar. Die Rotation und Flexion des Kopfes wird behindert, die Austreibungsperiode verzögert sich durch den Schräg- und Querstand, die Gefahr der Hypoxie beim Feten ist höher. Dazu kommt die frühzeitige Erschöpfung der Gebärenden, die Gefahr des Einklemmens der vorderen Muttermundslippe (wenn dieser noch nicht vollständig geöffnet ist) und wahrscheinlich die Überbelastung des Halteapparates der Gebärmutter, so daß das Risiko eines späteren *Descensus genitalis* (Senkung) des Uterus und der Vagina zunimmt.

Zur Beurteilung des Höhenstandes stehen der Hebamme neben der vaginalen Untersuchung zwei Handgriffe zur Verfügung.
- Der **Schwarzenbach-Handgriff**. Drückt man mit den Fingerspitzen einer Hand in die Gegend zwischen Steißbeinspitze und After (Hinterdamm), so fühlt man den 1 bis 2 Querfinger über dem Beckenboden stehenden Kopf als harten Widerstand.
- Der **De-Lee-Handgriff** (Joseph Bolivar de Lee, Gynäkologe in Chicago, 1869-1942). Hier drückt man mit zwei Fingern seitlich der großen Schamlippen in die Tiefe und fühlt den harten Kopf, sofern er auf dem Beckenboden steht (Abb. 5.38).

Ein weiteres Zeichen für einen tiefstehenden Kopf ist, daß der Anus beginnt, sich zu dehnen und zu öffnen. Meist spürt die Frau den Druck des kindlichen Köpfchens und möchte dem Drang nachgeben. Sind die oben genannten Vorbedingungen nicht erfüllt, leitet die Hebamme die Frau an, im Moment des stärksten Druckes zu schwingen, d.h. die Frau nimmt einen kurzen Atemzug und atmet kurz und mehrmals auf "hahaha" aus. Durch diese Atemform wird der Druck des Zwerchfells auf den Bauchraum vermindert. Sinnvoll ist gleichzeitig die Knie-Ellenbogen-Position. Die eigentliche Geburtsphase erfordert oftmals viel Geduld von der Gebärenden und von der Hebamme. Zu frühes "Mitpressen" oder die Aufforderung dazu erschöpfen Mutter und Kind. Der Kristeller-Handgriff, das Anlegen von großen mediolateralen Episiotomien und die operative Geburtsbeendigung sind dann häufig die Folge.

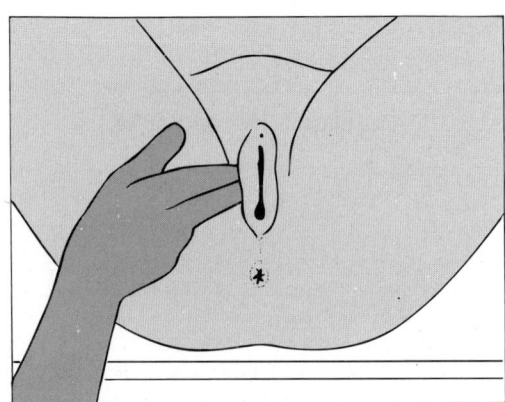

Abb. 5.38 Der De-Lee-Handgriff.

Anleitung zur aktiven Mitarbeit

Zu Beginn der Geburtsphase ändert die Gebärende oft willkürlich ihre **Position**. Sie wählt Stellungen, die ihr aus der Geburtsvorbereitung vertraut sind. Für welche Position sie sich entscheidet, ist letztlich unbedeutend, entscheidend ist, in welcher Lage oder Position sie ihr Kind am besten gebären kann. Bereits während der Eröffnungsperiode soll die Hebamme die verschiedenen Gebärpositionen ansprechen und der Gebärenden die Möglichkeit geben, diese auszuprobieren. In fast allen Gebärzimmern sind heute Matten, Bälle, Hängevorrichtungen und Gebärhocker vorhanden. Die Frau soll ermutigt werden, ihre Position zu finden, um aus eigener Kraft ihr Kind gebären zu können (vgl. Kap. 5.3, Die aufrechten Gebärhaltungen, S. 295ff).

Wählt sie die **halbsitzende Position**, so ist das Kopfteil des Gebärbettes so zu stellen, daß es zur horizontalen Ebene einen Winkel von 45 bis 90 Grad bildet. Die Beine sind aufgestellt und hüftbreit gespreizt, die Fußsohlen haben einen guten Kontakt zur Unterlage. Um den Geburtsmechanismus zu unterstützen, ist darauf zu achten, daß die Geburtslinie begradigt ist. Als Reaktion auf die Dehnungsschmerzen gehen manche Frauen unwillkürlich in eine Hohlkreuzhaltung, die Lendenwirbelsäule ist dann lordotisch gekrümmt. Die Haltung führt zu einer stärkeren Krümmung der Geburtslinie und damit zu einer verstärkten Belastung des Beckenbodens, der Durchtritt des kindlichen Kopfes wird erschwert. Eine starke Flexion und Abduktion der Beine ist zu vermeiden. Gerade bei Frauen mit ausgeschalteter Schmerzempfindung durch die Periduralanästhesie droht die Gefahr von Schädigungen im Bereich der Symphyse und des Leistenkanals.

Eine für Frauen gute Position ist die **Seitenlage**, insbesondere dann, wenn das Mitschieben in aufrechter Haltung nicht den gewünschten Erfolg bringt. Das Kopfteil des Bettes ist nur wenig hochgestellt, die Beine sind angewinkelt und weit geöffnet. Das oben liegende Bein kann vom Partner gehalten werden. Die Hebamme steht auf der Rückseite der Frau.

Wenn das Köpfchen den Beckenboden erreicht hat, setzt reflektorisch über spinale Nervenbahnen der Drang zum Mitschieben ein. Verspürt die Kreißende diesen Drang, so wird sie zum aktiven Mitschieben in Richtung Beckenausgang beziehungsweise zum Herausschieben ihres Kindes aus dem Geburtsweg ermuntert. Die Kraft der uterinen Wehen wird unterstützt durch die ebenfalls reflektorisch arbeitende Bauchpresse. Manche Frauen schieben auch ohne Anleitung effizient mit, und die Hebamme motiviert die Gebärende lediglich durch positive Äußerungen wie "ja, gut, schön, das Köpfchen folgt gut". Andere brauchen eine konkrete Anleitung. Setzt die Wehe ein, kann die Hebamme die Gebärende bitten, kurz einzuatmen und ihr Kind aus sich herauszuschieben. Das Mitschieben kann von einem Ton begleitet sein. Nach etwa 5 bis 10 Sekunden erfolgt die Ausatmung mit geöffnetem Mund, die durchaus von einem kräftigen "aah"-Laut begleitet sein darf. Nach erneuter Einatmung wird das Schieben fortgesetzt. Innerhalb einer Wehe kann dieser Vorgang meist zwei- bis dreimal wiederholt werden. Anzumerken ist, daß sowohl die Dauer des Mitschiebens als auch die Häufigkeit individuell verschieden ist. In der Wehenpause ist auf eine entspannte, tiefe Bauchatmung - nach unten zum Kind hin - zu achten.

Durch das kurze tiefe Einatmen beim Pressen senkt sich das Zwerchfell, und der Bauchraum wird verkleinert. So entsteht ein Widerstand, gegen den die Frau nach unten schieben kann. Wird sie dagegen aufgefordert, tief Luft zu holen, den Atem anzuhalten, den Mund zu schließen und nach unten zu pressen, bläht sich lediglich der Brustraum auf und die ganze Kraft wird unter Umständen in den Hals oder Kopf verschwendet. Es fehlt das Luftkissen, das man wie einen Stempel nach unten schiebt und damit die Kraft der Wehe durch richtige Mitarbeit positiv beeinflußt.

Bei zu starken oder zu häufigen Wehen kann es je nach Herzfrequenzkurve sinnvoll sein, während einer Wehe mitzuschieben und die nächste Wehe zu veratmen. Ebenso verfährt man, wenn man Zeit zur Vorbereitung für die vaginal-operative Entbindung gewinnen will. Das Tempo des Kopfdurchtrittes kann durch die Kurzatmung oder Schwingen verlangsamt beziehungsweise besser gesteuert werden.

Schließlich sei vermerkt, daß nur wenigen Frauen kräftemäßig mehr als 8 bis 10 Wehen zugemutet werden können. Steigt der Kopf trotz effektiver Arbeit nicht, so sollte die Hebamme den vaginalen Befund nochmals kontrollieren. Nicht selten wird dabei entdeckt, daß anstatt der kleinen Fontanelle die große, anstatt der geraden Pfeilnaht eine schräge oder gar quere Pfeilnaht tastbar ist, was bedeutet, daß die Haltung oder Einstellung nicht regelrecht vollzogen wurde.

Hat die Hebamme den Eindruck, daß die straffe Beckenbodenmuskulatur und die übrigen Weichteile Ursache der Geburtsverzögerung sind, so können diese Anteile manuell gedehnt werden. Es ist ineffektiv und traumatisierend, wenn dazu der Zeigefinger scheibenwischerartig in der Scheide hin und her bewegt wird. Die Scheide platzt oft auf, was Blutungen zur Folge hat, beziehungsweise wird wundgescheuert, was Wundschmerzen im Wochenbett verursachen kann. Effektiv und atraumatisch ist das Einlegen der Zeigefinger beider Hände in die Scheide und das seitliche Wegdrücken der Weichteile bei 16 und 20 Uhr.

Dammschutz

Ist bei der Erstgebärenden der Kopf sichtbar oder bei der Mehrgebärenden der Muttermund vollständig geöffnet, bereitet sich die Hebamme auf die Geburt des Kindes und den Dammschutz vor. Sie wäscht ihre Hände mit Wasser und Seife und desinfiziert sie anschließend (hygienische Händedesinfektion, vgl. auch Kap. 2). Zu diesem Zeitpunkt sollte alles Weitere zur Geburt des Kindes schon vorbereitet sein:
- Lösung zur Desinfektion des äußeren Genitales
- sterile Handschuhe
- das Instrumentarium mit 3 oder 4 Peanklemmen, 1 Nabelschnurschere, 1 Episiotomieschere
- 2 sterile Tücher, 2 Dammschutztücher
- Schleimabsauger für das Neugeborene
- warme Molton- oder Frotteehandtücher zum Abtrocknen des Neugeborenen
- Reanimationseinheit (auf ihre Funktion überprüft)
- eingeschaltete Wärmeeinheit, eventuell ein Wärmebettchen

> Der Dammschutz hat zwei Aufgaben zu erfüllen:
> 1. Es soll dem Kind damit ermöglicht werden, in einer günstigen Haltung auszutreten. Bleibt der Kopf flektiert, bis das Hinterhaupt geboren ist, tritt er mit dem *Planum suboccipitobregmaticum* von 32 bis 33 cm aus.
> 2. Der Dammschutz dient dazu, das Austrittstempo durch kontrolliertes Herausgleitenlassen des kindlichen Kopfes zu regulieren. Dadurch wird die Gefahr einer Hirnblutung durch plötzliche Druckentlastung, insbesondere bei Frühgeburten, vermieden. Das langsame Durchschneiden schützt die Beckenbodenmuskulatur vor Verletzungen.

Der Dammschutz beginnt beim Durchschneiden des Kopfes (Abb. 5.39). Die linke Hand liegt mit 4 bis 5 Fingern flach auf dem schon geborenen Teil des austretenden Kopfes und dirigiert das Tempo. Zugleich hat sie dafür zu sorgen, daß der Kopf mit der kleinstmöglichen Ebene durchschneiden kann. Dazu wird die Stirn mit den Fingerspitzen zurückgehalten, bis das Hinterhaupt unter der Symphyse erscheint und die Nackenhaargrenze als Stemmpunkt (**Hypomochlion**) dienen kann (Abb. 5.40). Das Zurückhalten der Stirn soll die vorzeitige Deflexion des Kopfes verhindern.

Ist der Stemmpunkt erreicht, geht der Kopf von der Beugung in die Streckung über. Die Temporegulierung der linken Hand muß nun auf eine größere Fläche verteilt werden. Handballen und Fingerspitzen liegen dem kindlichen Kopf an. Die rechte Hand wird stark gespreizt an den Damm gelegt. Durch den gespannten Damm kann man die Stirnbeinhöcker des kindlichen Kopfes tasten. Falls notwendig, kann man somit den Kopf fassen und ihn der linken, oberen Hand entgegenschieben. Zum Dammschutz benutzt die Hebamme ein steriles Tuch, welches zugleich den Anus bedeckt. Es ist darauf zu achten, daß damit der Damm nicht vollständig abgedeckt wird. Es muß ein etwa 1 cm breiter Rand sichtbar bleiben, um das dem Einreißen vorausgehende "Blaßwerden des Dammes" rechtzeitig zu erkennen.

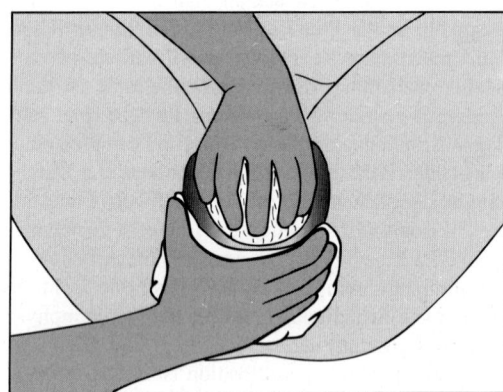

Abb. 5.39 Mit dem Durchschneiden des Kopfes beginnt der Dammschutz.

Mit der beschriebenen Technik hält die Hebamme den Kopf zwischen ihren Händen und kann je nach Situation das Durchschneiden verlangsamen oder unterstützen.

Während der Kopf geboren wird, treten die Schultern im queren Durchmesser ins Becken ein. Die innere Drehung der Schultern überträgt sich über die Halswirbelsäule auf den schon geborenen Kopf, der sich zur Seite dreht. Die **äußere Drehung des Kopfes**, nämlich **zurück in die Ausgangsposition**, wird somit in die vom Kind angezeigte Richtung unterstützt. Sie ist auch von der Stellungsdiagnose ableitbar: das Gesicht wendet sich bei der I. Hinterhauptslage dem rechten, bei der II. Hinterhauptslage dem linken Oberschenkel der Mutter zu (Abb. 5.41).

Nach erfolgter Drehung wird **immer zuerst die vordere Schulter** entwickelt. Dazu wird der Kopf mit beiden Händen flach über den Scheitelbeinen gefaßt (die kleinen Finger sind dem Schultergürtel zugewandt) und dammwärts gesenkt, bis die vordere Schulter bis zur Mitte des Oberarmes unter der Symphyse erscheint (Abb. 5.42). Nun wird der Kopf vorsichtig symphysenwärts angehoben, bis die hintere Schulter über dem Damm geboren ist (Abb. 5.43). Diese Bewegungen sind langsam und ohne Zug durchzuführen. Die weitere Entwicklung des Rumpfes erfolgt in Führungslinie, um die Symphyse herum auf den Bauch der Mutter. Sie verläuft in den meisten Fällen problemlos. Kopf, Schultern und Rumpf müssen nicht mit einer einzigen Wehe vollständig geboren werden. Bei gutem Herzfrequenzmuster kann nach der Geburt des Kopfes der Beginn der Selbstdrehung abgewartet werden.

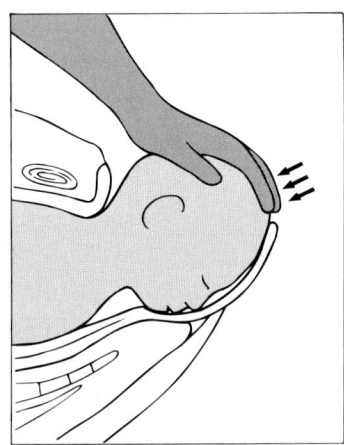

Abb. 5.40 Die Stirn wird zurückgehalten, bis die Nackenhaargrenze unter der Symphyse erscheint.

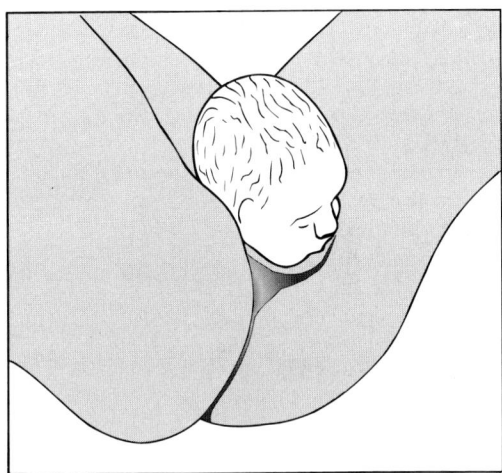

Abb. 5.41 Das Gesicht dreht sich entsprechend dem Geburtsmechanismus der Schultern zur Seite.

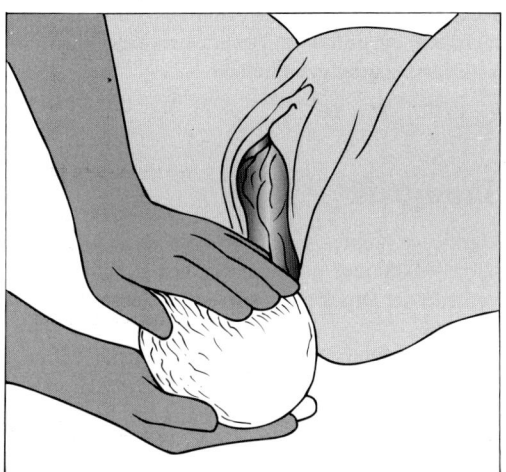

Abb. 5.42 Schulterentwicklung.

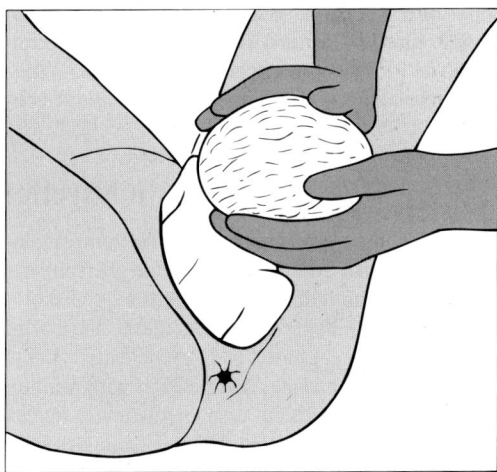

Abb. 5.43 Der Kopf wird angehoben, die hintere Schulter wird über den Damm geboren.

Besteht eine straffe Nabelschnurumschlingung, so wird man versuchen, diese zu lockern oder über die Schultern zurückzustreifen. Gelingt das nicht, muß doppelt abgeklemmt und durchtrennt werden.

Als unterstützende Maßnahme oder bei Schwierigkeiten der Rumpfentwicklung kann mit den kleinen Fingern oder mit den Zeigefingern in die Axillarfalte gefaßt werden, um den Zug auf den kindlichen Hals und den Druck auf die Halsgefäße und die Nervenstränge zu reduzieren (Abb. 5.44).

Durch fehlerhafte Entwicklung der hinteren Schulter kommt es nicht selten zu Dammrissen 3. Grades. Die Ursache liegt oft darin, daß sich die Hebamme bei der Entwicklung nicht ausschließlich auf das Anheben des Schultergürtels beschränkt, sondern einen Zug gegen die Führungslinie ausübt und das meistens noch zu schnell. Hinzu kommt, daß der Schultergürtelumfang bei schweren Kindern größer als der Kopfumfang sein kann, so daß die Schulterentwicklung gleichviel Behutsamkeit erfordert wie die Kopfentwicklung.

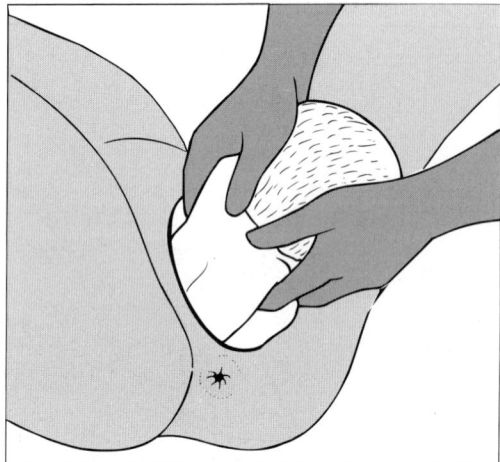

Abb. 5.44 Zur weiteren Entwicklung der Schultern kann die Hebamme ihre beiden Zeigefinger vom Rücken her in die Axillarfalte führen und das Kind in Führungslinie entwickeln.

Der Ritgen-Hinterdammgriff

Verzögert sich die Austrittsphase ungewöhnlich lange oder soll der Kopfdurchtritt beschleunigt werden, kommt der **Ritgen-Hinterdammgriff** (Ferdinand von Ritgen, Gynäkologe in Gießen, 1787-1867) zur Anwendung. Man versucht, mit den Fingerspitzen der rechten Hand durch das Gewebe zwischen Anus und Steißbein (Hinterdamm) hindurch das Kinn zu fassen, um es mit kräftigem Druck der oberen linken Hand entgegenzuschieben.

Kristeller-Handgriff

Unter Umständen wird gleichzeitig zum Ritgen-Hinterdammgriff durch eine zweite Person der **Kristeller-Handgriff** (Samuel Kristeller, Gynäkologe in Berlin, 1820-1900) durchgeführt. Dabei wird der *Fundus uteri* abgetastet und gegebenenfalls in die Führungslinie gebracht. Anschließend wird mit beiden Händen, die flach auf dem Uterusfundus liegen, **während** der Wehe und **nach** dem Beginn des selbständigen Pressens der Kreißenden ein kräftiger Druck in Richtung Beckenausgang ausgeübt. Die geburtshilfliche Situation ist dabei zu beachten: Beim regelrechten tiefen Geradstand muß der Druck in Führungslinie ausgeübt werden, während bei noch nicht vollständig erfolgter Flexion und Rotation des kindlichen Kopfes, z.B. beim 1. tiefen Schrägstand, der Uterusfundus nach rechts oben geschoben und von dort der Druck nach links unten ausgeführt werden muß.

Der **Mechanismus** ist folgendermaßen: Der durch den Kristeller-Handgriff verursachte Fundusdruck überträgt sich auf die kindliche Längsachse und auf die Kopf-Hals-Verbindung, d.h. die Beugung oder Streckung wird durch den Druck beeinflußt. Über die dadurch gewonnene Haltungsänderung wird auch die Drehung des Kopfes erreicht.

Der Kristeller-Handgriff hat also die Aufgabe, die physiologische Kraft der Wehe zu verstärken (zusätzliche Erhöhung des Innendruckes der Gebärmutter).

Der Handgriff kann in ernsten Notsituationen sehr hilfreich sein. Er darf aber immer nur gleichzeitig mit der Wehe ausgeführt werden. In der Wehenpause ist er nicht nur wirkungslos, sondern auch gefährlich.

Die ohnehin schon beachtliche Kompression des kindlichen Kopfes wird verstärkt, fetomaternale Transfusionen, eine vorzeitige Plazentalösung, Blutungen in die mütterliche Bauchdecke und Schockzustände können dadurch ausgelöst werden. Die Anwendung sollte niemals routinemäßig zur Beschleunigung der Austreibungsperiode angewandt werden, sondern besonderen geburtshilflichen Situationen wie z.B. der Beckenendlagenentwicklung, der Schulterdystokie (vgl. Kap. 9.2 Regelwidriger Geburtsmechanismus, S. 593) oder schwierigen vaginal-operativen Eingriffen vorbehalten sein.

Erstversorgung des Neugeborenen

Die Erstversorgung des Neugeborenen nach der Geburt, die Feststellung der Vitalität und die Bestimmung der Reifezeichen werden ausführlich in Kap. 7.1 Erstversorgung des Neugeborenen im Kreißsaal, S. 473 beschrieben.

Nachgeburtsperiode

Der Lösungsmechanismus der Plazenta

Nach der Geburt des Kindes produziert die Nachgeburt sofort größere Mengen an Prostaglandinen, die zur Dauerkontraktion führen. Der Lösungsmechanismus beruht auf eben dieser Kontraktion und Retraktion der Gebärmutter und der daraus resultierenden **Flächenverschiebung**. Mit jeder Lösungswehe verkleinert sich die Oberfläche der Plazentahaftstelle. Die Plazenta, die sich nicht kontrahieren kann, wird deshalb von der Gebärmutterinnenwand abgeschert. Die Ablösung erfolgt im Bereich der *Decidua basalis* und hier wiederum innerhalb der Schicht, die am lockersten aufgebaut ist und somit den geringsten mechanischen Widerstand bildet, nämlich innerhalb der Spongiosaschicht. Ein Teil der *Decidua basalis* verbleibt an der Uteruswand, der andere Teil verbleibt an der mütterlichen Seite der Plazenta und ist bei der Inspektion der Plazenta als grauer Belag sichtbar. Die Unversehrtheit dieser äußersten, von der Mutter stammenden Gewebsschicht spricht für die Vollständigkeit der Nachgeburt.

Lösungsmodus nach Schultze

(Bernhard Schultze, Gynäkologe in Jena, 1827-1919) Bei 80% aller Geburten beginnt die Ablösung der Plazenta in der Mitte (**zentrale Lösung**). Dabei werden die dort verlaufenden Gefäße aufgerissen, und es blutet in den freien Raum zwischen Uteruswand und der von ihr schon abgehobenen Plazenta. So bildet sich das **retroplazentare Hämatom**, das sich durch nachfließendes Blut selbst unterhält und die weitere Ablösung von zentral nach peripher verursacht. Nach vollständiger Ablösung wird die Plazenta durch weitere Nachgeburtswehen in die Scheide geboren. Bei diesem Lösungsmodus erscheint die Insertionsstelle der Nabelschnur beziehungsweise die fetale Seite der Plazenta zuerst in der Vulva. Die Eihäute werden ebenfalls als Folge der Flächenverschiebung von der Gebärmutterinnenwand abgehoben und durch die nach unten drängende Plazenta wie eine "Tapete" abgezogen und geboren.

Bei der Inspektion ist das retroplazentare Hämatom meist deutlich zu erkennen, so daß auch im Nachhinein auf den Lösungsmodus geschlossen werden kann (Abb. 5.45).

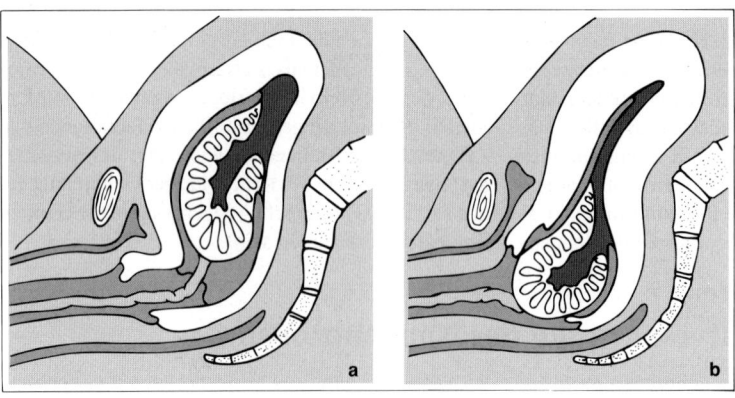

Abb. 5.45 Lösungsmodus nach Schultze.

Lösungsmodus nach Duncan

(James Duncan, Gynäkologe in Edinburgh, 1826-1890) Bei etwa 20% aller Geburten beginnt die Ablösung der Plazenta am unteren Rand (laterale oder exzentrische Ablösung). Die Lösung setzt sich von unten nach oben fort. Deshalb beobachtet man in diesen Fällen während des ganzen Verlaufs der Ablösung eine geringfügige Blutung, was den Blutverlust gegenüber der Ablösung nach Schultze erhöht. Bei der Lösung nach Duncan erscheint zuerst eine Kante der mütterlichen Seite der Nachgeburt in der Vulva (Abb. 5.46).

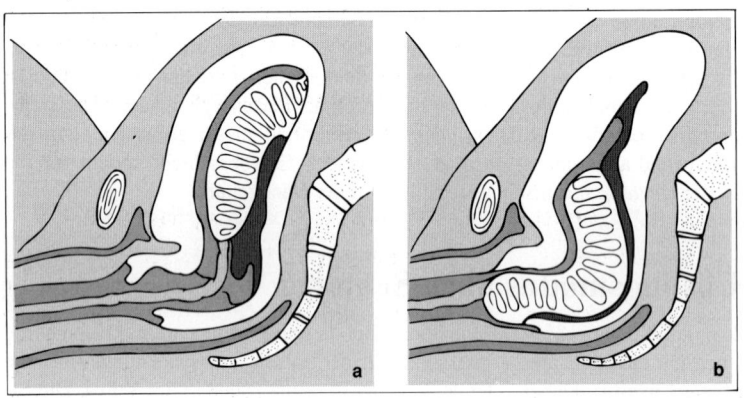

Abb. 5.46 Lösungsmodus nach Duncan.

Lösungszeichen

Zur Überprüfung der Ablösung der Plazenta von der Gebärmutterinnenwand und meist auch für deren Geburt in die Scheide hinein stehen der Hebamme verschiedene Handgriffe zur Verfügung.
- **Lösungszeichen nach Schröder** (Karl Schröder, Gynäkologe in Berlin, 1838-1887). Dieses Lösungszeichen kann durch vorsichtiges Betasten des Uterus, häufig allein schon durch Inspektion, überprüft werden. Die gelöste Plazenta liegt hierbei vollständig im unteren Uterinsegment. Der Uterus ist über die Plazenta hinweg nach oben rechts gestiegen und steht zwei bis drei Querfinger über dem Nabel. Er fühlt sich kugelig und hart an. Zu sehen ist die typische Achter- und Sanduhrform.
- **Lösungszeichen nach Küstner** (Otto Küstner, Gynäkologe in Breslau, 1849-1931). Drückt man oberhalb der Symphyse mit der Kleinfingerseite einer Hand zart die Bauchdecken ein, so zieht sich bei gelöster Plazenta die Nabelschnur nicht mehr zurück (Abb. 5.47).
- Ist die Plazenta gelöst, ist gleichzeitig zu den oben beschriebenen Lösungszeichen das **Kollabieren der Nabelschnurgefäße** zu beobachten. Außer-

dem gibt die Frau erneut einen Druck auf den Darm an, welcher durch die im unteren Uterinsegment oder in der Scheide liegende Plazenta verursacht wird. Man nennt dies die "**Afterbürde**".

▸ Nicht unerwähnt bleiben soll das **Strassmann-Nabelschnurzeichen**. Dabei wird die Nabelschnur locker zwischen zwei Fingern gehalten und mit der freien Hand werden leichte Klopfbewegungen auf den Fundus ausgeübt. Sitzt die Plazenta noch fest, übertragen sich diese Klopfbewegungen auf die Nabelschnur.

▸ **Lösungszeichen nach Ahlfeld** (Friedrich Ahlfeld, Gynäkologe in Marburg, 1843-1929). Unmittelbar nach der Geburt des Kindes wird an der aus der Vulva heraustretenden Nabelschnur eine Klemme angebracht. Bei gelöster Plazenta rückt die Klemme tiefer, der Abstand zwischen Vulva und Klemme beträgt dann 10 cm.

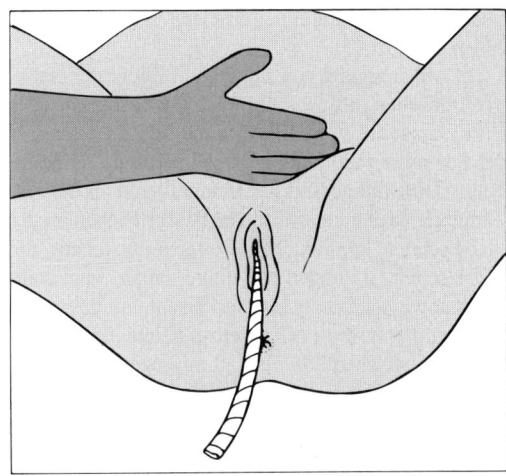

Abb. 5.47 Küstner-Lösungszeichen.

Leitung der Nachgeburtsperiode

Die Leitung der Nachgeburtsperiode hat sich an der zeitgerechten und vollständigen Gewinnung der Plazenta und an der Vermeidung übermäßiger Blutverluste zu orientieren.

Es gibt zwei Möglichkeiten, die Plazentaperiode zu leiten. Bei der **physiologischen Methode** soll die Ablösung der Nachgeburt möglichst ungestört von äußeren Einflüssen durch die physiologische Wehentätigkeit erfolgen. Hingegen wird bei der **aktiven Leitung** die Ablösung medikamentös stimuliert und mechanisch unterstützt.

Physiologische Leitung der Nachgeburtsperiode und Gewinnung der Plazenta

Unter Kontrolle der Blutungsstärke und vorsichtiger palpatorischer Überwachung des Fundusstandes und des Kontraktionszustandes wird das Positivwerden eines der Lösungszeichen abgewartet. Eine vertikale Position (z.B. Sitzen, Ausnutzen der Schwerkraft) und erstes Anlegen unterstützen ebenfalls die rasche Ablösung der Plazenta. Scheint die Plazenta gelöst zu sein, kann man die Frau zur Ausstoßung mitschieben lassen. Befindet sich die Frau in der Hocke, so wird die Geburt der Plazenta schon allein durch diese Stellung unterstützt.

Eine andere Möglichkeit, die gelöste Plazenta zu gewinnen, ist die "**Cord-Traction-Methode**" nach Brandt-Andrews. Dabei liegt die linke Hand der Hebamme flach und ohne zu drücken auf dem Uterusfundus und kontrolliert dessen Kontraktionszustand. Bei der nächsten fühlbaren Kontraktion wird diese Hand im Bereich des unteren Uterinsegments aufgelegt und schiebt unter leichtem Eindrücken der Bauchdecken oberhalb der Symphyse den Uterus nach hinten oben. Sie bringt damit die Gebärmutter in Führungslinie.

Die Nabelschnur wird, je nach Länge, ein- bis zweimal um die rechte Hand gewickelt, dann wird ein leichter kontinuierlicher Zug in Richtung Führungslinie ausgeübt. So wird in den meisten Fällen die Nachgeburt problemlos gewonnen. Der Zug an der Nabelschnur erfodert einige Übung, doch bekommt man sehr bald ein Gefühl dafür, ob sich die Plazenta mühelos gewinnen läßt oder nicht.

Die Eihäute folgen im allgemeinen ohne weiteres nach, da sie durch das Tiefertreten der Plazenta von der Uteruswand abgezogen werden. Folgen die Eihäute nur schwer nach oder drohen sie abzureißen, werden sie mit zwei Klemmen aufsteigend gefaßt und nach und nach herausgezogen. Eine andere Möglichkeit, das Abreißen der Eihäute zu verhindern, besteht darin, die Plazenta mit beiden Händen zu fassen und so lange zu drehen, bis die Eihäute zu einem "**festen Strick**" torquiert sind (Abb. 5.48). Erst dann kann vorsichtig in der Führungslinie gezogen werden, ohne daß die Gefahr des Abreißens besteht. Unmittelbar nach der Gewinnung der Plazenta liegt der Uterus wieder in der Mittellinie zwischen Nabel und Symphyse (Abb. 5.49).

In Abhängigkeit von Stärke und Dauer der Nachgeburtswehen beansprucht die Nachgeburts- oder Plazentaperiode 10 bis 30 Minuten. Bis ein Lösungszeichen positiv ist, läßt man den Uterus am besten in Ruhe. Durch ungeduldiges Manipulieren an der Gebärmutter beziehungsweise verstärktes Ziehen an der Nabelschnur können Teillösungen entstehen, die nicht selten Blutungen zur Folge haben. Man steht dann unter Zeitdruck, um die Plazenta zu gewinnen und den Blutverlust in Grenzen zu halten, der normalerweise zwischen 200 bis 350 ml liegen sollte. Das Maximum des physiologischen Blutverlustes liegt bei 500 ml. Es ist ratsam, eine Schale unter das Gesäß der Entbundenen zu schieben, um den realen Blutverlust bestimmen zu können. Geschätzter und tatsächlicher Blutverlust stimmen selten überein. Der Verlust wird fast regelmäßig unterschätzt.

Mit zunehmendem Blutverlust und nachfolgender Anämie steigt die Infektionsanfälligkeit; der **posthämorrhagische Schock** ist immer noch **eine der häufigsten mütterlichen Todesursachen**.

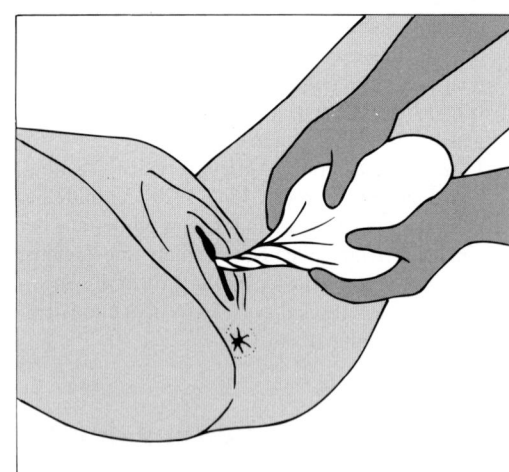

Abb. 5.48 Gewinnung der Eihäute durch Torquieren.

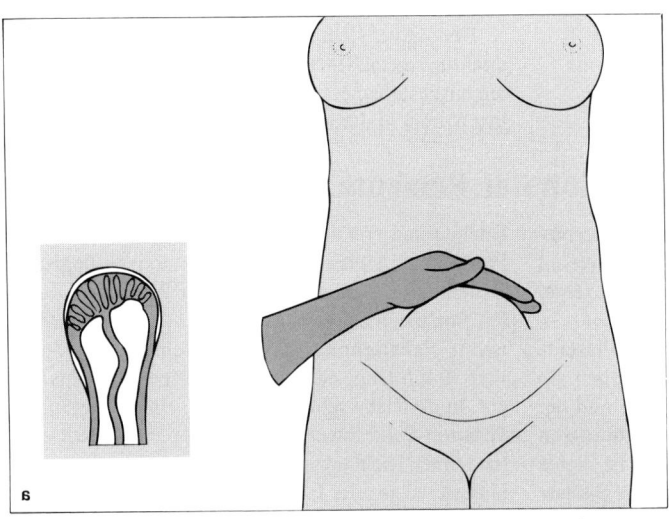

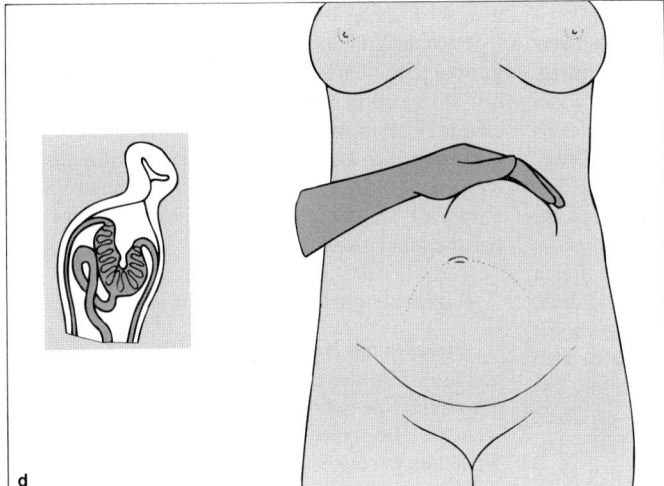
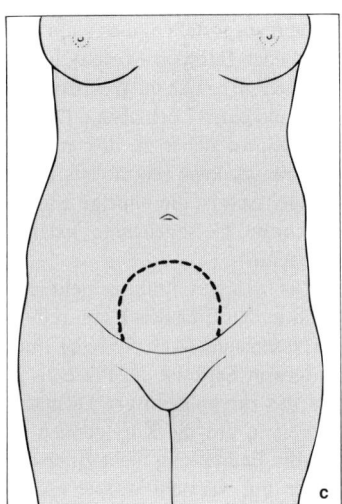

Abb. 5.49 Stand des *Fundus uteri*: a vor Lösung der Plazenta, b nach Lösung der Plazenta, c nach Ausstoßung der Plazenta.

Aktive Leitung der Nachgeburtsperiode

Darunter versteht man die Verabreichung von Kontraktionsmitteln bei der Entwicklung der vorderen Schulter oder unmittelbar nach der Geburt des Kindes. Dieses auch Blutungsprophylaxe genannte Vorgehen wird in den meisten Kliniken heute nicht mehr an eine bestimmte Indikation gebunden, sondern generell vorgenommen. Es dient der raschen Ablösung und Gewinnung der Plazenta und hat die Limitierung des Blutverlustes zum Ziel. Dazu werden heute üblicherweise 3 IE Oxytozin intravenös verabreicht.

Bei der ersten Nachgeburtswehe wird die Lösung der Plazenta durch Zug an der Nabelschnur (Cord-Traction-Methode, s.o.) unterstützt. Folgt die Plazenta nicht, so wartet man eine oder zwei Wehen ab und wiederholt den Handgriff. Bei diesem Vorgehen wird auf das Positivwerden eines oder mehrerer Lösungszeichen verzichtet.

Erfolgt in einer Klinik keine routinemäßige Blutungsprophylaxe, so wird die Indikation zur Verabreichung von Wehenmitteln bei aktiver Leitung dennoch großzügig gestellt. Es zählen hierzu:

- Störungen der Plazentaperiode bei früheren Geburten

- Vorausgegangene Aborte
- Überdehnung der Gebärmutter bei Hydramnie
- Riesenkind und Mehrlinge
- Uterine Hypoaktivität unter der Geburt

Bei aktiver Leitung der Nachgeburtsperiode sind erfahrungsgemäß 90% aller Plazenten nach 10 Minuten ausgestoßen oder zumindest gelöst. Der Blutverlust beträgt in der Regel weniger als 200 ml.

Inspektion der Plazenta

Eine der wichtigsten Aufgaben in der Plazentaperiode ist die sorgfältige Prüfung der Plazenta auf Vollständigkeit, da das Zurückbleiben eines Plazentarestes schwerwiegende Folgen haben kann.

Zur Inspektion der fetalen Seite wird die Plazenta an der kurz gefaßten Nabelschnur hochgehoben. So lassen sich die herunterhängenden Eihäute und der Nabelschnuransatz beurteilen. Bei **unvollständigen Eihäuten**, aber vollständiger Plazenta, ist keine Nachtastung erforderlich. Die verbliebenen Eihäute werden in der Regel in den ersten Wochenbettagen spontan ausgestoßen (dies kann durch Kontraktionsmittel noch gefördert werden), in seltenen Fällen verursachen sie jedoch im Wochenbett erhöhte Temperaturen und einen Lochialstau. Das Zurückbleiben von Eihäuten ist daher zu dokumentieren. Der Nabelschnuransatz kann zentral, lateral oder marginal sein. Gelegentlich ist die **häutige Einpflanzung der Nabelschnur**, die sogenannte *Insertio velamentosa*, zu beobachten.

Zur weiteren Prüfung geht man mit der freien Hand in den Eihautsack ein, reißt ihn auf und dreht die Plazenta um (Abb. 5.50a,b). Zur Besichtigung der **maternen Seite** ist die Plazenta flach auszubreiten und das **retroplazentare Hämatom** vorsichtig abzustreifen, um die Kotyledonen nicht zu verletzen und die Beurteilung nicht zu erschweren. Nach Abspülen mit warmem Wasser erkennt man den perlmuttartigen Glanz der Dezidua, deren Intaktheit das sicherste Zeichen für die **Vollständigkeit der Plazenta** ist. Bei der nach Duncan gelösten Plazenta ist die mütterliche Seite meist stark zerklüftet. Hier ist besonders zu prüfen, ob sich die Kotyledonen zwanglos aneinanderlegen lassen. **Fehlt ein** mehr als bohnengroßes **Stück**, muß grundsätzlich vom Arzt oder der Ärztin nachgetastet werden, gleichgültig, ob eine verstärkte Blutung vorliegt oder nicht, und unabhängig vom Kontraktionszustand der Gebärmutter.

Des weiteren ist die Plazenta auf **Infarkte** zu prüfen. Der weiße oder alte chronische Infarkt ist scharf abgegrenzt und besitzt eine derbe Konsistenz.

Dann nimmt man die Eihäute Stück für Stück hoch und besichtigt sie am besten gegen einen hellen Hintergrund. Ein abgerissenes Gefäß deutet auf eine **Nebenplazenta** hin. Weiter ist auf sogenannte **aberrierende** (vom normalen Verlauf abweichende) **Gefäße** zu achten, welche von der Plazenta weg in die Eihäute und von dort wieder auf die Oberfläche der Plazenta zurücklaufen. Sie sind ohne pathologische Bedeutung (Regelwidrigkeiten der Plazenta, s. Kap. 9.4 Notfälle in der Geburtshilfe, S. 662). Letztendlich ist die **Nabelschnur** zu prüfen. Sie ist durchschnittlich 50 cm lang, der Durchmesser beträgt 1 bis 2,5 cm. In der Nabelschnur verlaufen, eingebettet in die Wharton-Sulze, zwei Arterien und die an ihrem weiten Lumen leicht erkennbare Vene. Auch auf Knotenbildung, echte oder falsche Nabelschnurknoten ist zu achten. Das Fehlen eines Gefäßes muß vermerkt werden, der Pädiater ist zu verständigen.

Nach der gründlichen Inspektion wird die Plazenta gewogen. Sie hat gewöhnlich ein Gewicht von 500 bis 700 g und ist eine 2 bis 4 cm dicke Scheibe mit einem Durchmesser von 16 bis 20 cm. Größe und Gewicht stehen in direkter Beziehung zum kindlichen Körpergewicht (Gewichtsverhältnis Plazenta : Kind etwa 1:6). Das Ergebnis der Inspektion ist im Geburtsbericht zu dokumentieren.

Regelwidrigkeiten der Plazenta sind:

Plazenta mit Nebenplazenta (*Placenta succenturiata*): Von der Hauptplazenta getrennte Nebenplazenten, die von Gefäßen versorgt werden, die von der Hauptplazenta aus frei über die Eihäute verlaufen (Nebenbefund sind abirrende Gefäße).

Geteilte Plazenta (*Placenta bipartita/bilobata*): Geteilte Plazenta (mehr oder weniger ausgeprägt). Der Nabelschnuransatz kann manchmal als häutige Einpflanzung (*Insertio velamentosa*) zwischen den Hälften oder den Teilen der Plazenta zu sehen sein.

Häutchenförmige Plazenta (*Placenta membranacea*): Dünn ausgezogene Plazenta, die die normale Dicke von 2 bis 3 cm aufgrund von Endometriumstörungen nicht erreicht. Um diesen Mangel zu kompensieren, ist die Plazenta breitflächig angelegt.

Gefensterte Plazenta (*Placenta fenestrata*): Die Plazenta weist eine oder mehrere gewebsfreie Stellen auf.

Umwallte Plazenta (*Placenta circumvallata*): Siehe S. 661, Kap. 9.4, Abb. 9.63.

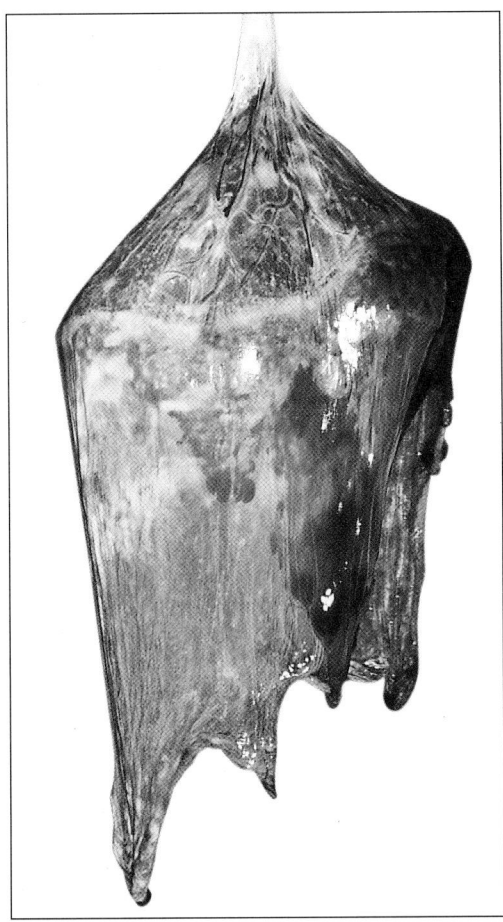
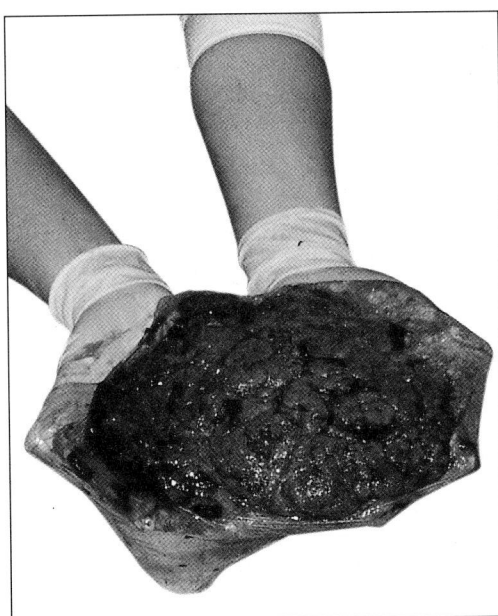

Abb. 5.50a,b Inspektion der Plazenta.

Die Postplazentarperiode

> Die Postplazentarperiode umfaßt die **ersten zwei Stunden nach Ausstoßung der Plazenta**. In dieser Zeit, in der die meisten postpartalen Blutungen auftreten, bedarf die Frischentbundene einer intensiven Überwachung.

Sie bleibt zwei Stunden lang in der Obhut der Hebamme im Kreißsaal. Um die Blutung nach außen gut beobachten zu können, wird die Entbundene für etwa 30 Minuten **nach Fritsch gelagert**. Dazu legt man eine große Vorlage vor die Vulva, deren hinteres Ende unter das Gesäß geschoben wird. Die Beine werden gestreckt, die Unterschenkel übereinandergeschlagen und die Gesäßbacken nach unten gestrichen. So kann eine stärkere Blutung sofort erkannt werden, da sich das austretende Blut im Dreieck zwischen Vulva und Oberschenkel ansammelt (Abb. 5.51).

Gefährlich ist jedoch nicht nur die starke, sondern auch die anhaltende schwache Blutung. Der Kontraktionszustand und der Fundusstand der Gebärmutter sind daher alle 15 Minuten zu prüfen. Es ist zu beobachten, daß die Konsistenz der Gebärmutter infolge der rhythmischen Nachwehen wechselt. Durch frühzeitiges Anlegen des Kindes, am besten gleich nach der Geburt, werden die Uteruskontraktionen angeregt.

Der Füllungszustand der Blase ist regelmäßig zu überprüfen, denn eine **volle Harnblase hemmt die Nachwehen und begünstigt eine stärkere Blutung** (auch hier gilt: volle Blase = Wehenbremse). Nach einer normalen Geburt kann die Frischentbundene durchaus aufstehen und in Begleitung der Hebamme zur Toilette gehen. In der Regel ist eine Spontanentleerung ohne Probleme möglich. Die Indikation zum Katheterismus soll wegen der Infektionsgefahr äußerst streng gestellt werden. Vorher sind alle anderen physikalischen Maßnahmen, die eine Spontanentleerung bewirken können, anzuwenden (siehe S. 352f).

Nach der Entleerung der Blase und der anschließenden Kontrolle des Fundus- und Kontraktionszustandes der Gebärmutter und der Vitalzeichen können während der Eröffnungsperiode gelegte venöse Zugänge entfernt werden. Durch die Nahrungskarenz unter der Geburt sind die meisten Frauen hungrig und durstig. Bei normalem Verlauf der Nachgeburtsperiode ist gegen Essen und Trinken nichts einzuwenden.

Vor der Verlegung auf die Wochenstation wird die Frischentbundene ganz gewaschen und mit frischer Wäsche versorgt. Bei Wohlbefinden kann sie ein Duschbad nehmen. Nach den Strapazen der Geburt empfindet die Wöchnerin eine mit Sorgfalt vorgenommene Körperreinigung als angenehm und wohltuend.

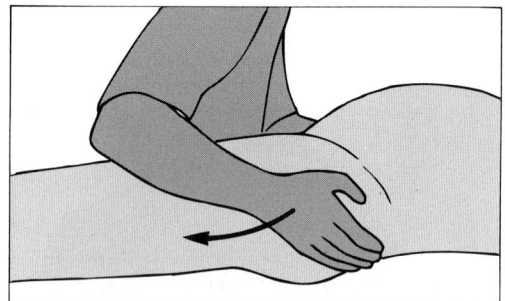

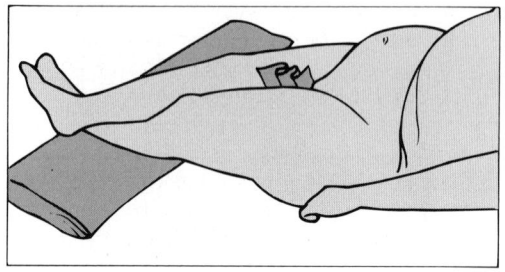

Abb. 5.51a,b Lagerung nach Fritsch.

Die Geburtsdauer

Der **Beginn der Geburt** ist nicht immer exakt bestimmbar, denn der Übergang von Vorwehen zu Geburtswehen ist meist fließend. Die Angaben der Frau über das Einsetzen der Wehentätigkeit oder den Geburtstermin sind subjektiv und werden von ihrer seelischen Verfassung, ihrer Einstellung zum Kind, zum Geburtsvorgang und schließlich von Art und Umfang der Geburtsvorbereitung mitbestimmt.

Die **Geburtsdauer** wird von einer Vielzahl von Faktoren beeinflußt. Dazu gehören die Wehentätigkeit (normoton, hypoton, hyperaktiv), die Weichteilbeschaffenheit und die Parität. Weiter sind Form und Weite des knöchernen Beckens, Größe des Kindes, die geburtsmechanische Situation, die psychische und physische Kondition der Gebärenden zu nennen. Schließlich ist noch die Geburtsleitung zu erwähnen, da sie die Geburtsdauer günstig beeinflussen kann.

Schon durch die Vielzahl dieser Faktoren ist es erklärbar, daß die Geburtsdauer auch unter normalen Verhältnissen eine große Variationsbreite aufweist. Im Einzelfall ist es schwierig, zu Beginn der Geburt eine Prognose zu stellen. Auch auf die manchmal drängenden Fragen der Gebärenden sollte man zurückhaltend reagieren. Entspricht die von der Hebamme genannte Geburtsdauer nicht den Vorstellungen, sind die Gebärenden häufig nur noch schwer zur weiteren Mitarbeit zu motivieren.

Die Psychoprophylaxe der heutigen Geburtshilfe umfaßt intensive Schwangerenvorsorge und Geburtsvorbereitung sowie eine möglichst entspannte, den individuellen Bedürfnissen angepaßte Geburtsleitung. Dies hat sicherlich dazu beigetragen, daß sich die Geburtsdauer im Vergleich zu früheren Zeiten verringern ließ.

Literatur

Bergstrom L, Roberts J, Skillmann L, Seidel J. Vaginal Examination During Second Stage of Labour. Birth 1992; 19:10-9.

Cassidy P. The first stage of labour: physiology and early care. Management of the first stage of labour. In: Myles Textbook for Midwives. 12. ed. Bennet RV, Brown LK. eds. Edingburgh, London, Madrid, Melbourne, New York, Tokyo: Churchill Livingstone 1993.

Drayton S, Rees C. Is anyone out there still giving enemas? In: Midwives, Research and Childbirth. Vol. I. Robinson S, Thomson AM, eds. London, New York: Chapman and Hall 1989.

Flint C. Continuity of care provided by a team of midwives – the know your midwife scheme. In: Midwives, Research and Childbirth. Vol. II. Robinson S, Thomson AM, eds. London, New York, Tokyo, Melbourne, Madras: Chapman and Hall 1991.

Harding JR, Elbourne DR, Prendville WJ. Gegenüberstellung von aktiver und physiologischer Leitung der Plazentaperiode. Deutsche Hebammenzeitschrift 1990; 8:304-6.

Kirchhoff H. Die Gebärhaltung der Frau: Horizontal oder vertikal? Deutsche Hebammenzeitschrift 1983; 2:33-5.

Kirkham M. Midwives and information giving during labour. In: Midwives, Research and Childbirth. Vol. I. Robinson S, Thomson AM, eds. London, New York; Chapman and Hall 1989.

Kitzinger S. Episiotomy and the second stage of labour. 2nd ed. Seattle: Pennypress 1986.

Logue M. Putting research into practice: perineal management during delivery. In: Midwives, Research and Childbirth. Vol. II. Robinson S, Thomson AM, eds. London, New York, Tokyo, Melbourne, Madras: Chapman and Hall 1991.

Lukas KH. Die psychologische Geburtserleichterung. 2. Aufl. Stuttgart, New York: Schattauer 1968.

Martius G. Bemerkungen zum Kristeller-Handgriff. Die Hebamme 1991; 1:24-9.

Molinski H. Emotionale und interpersonale Aspekte der Geburt. Gynäkologie 1989; 22:96-8.

Pschyrembel W, Dudenhausen JW. Praktische Geburtshilfe. 17. Aufl. Berlin, New York: De Gruyter 1991.

Radivojevic K. Zur Frage der erhöhten Weichteilrigidität bei älteren Erstgebärenden. Die Hebamme 1988; 1:142-4.

Silverton L. The Art and Science of Midwifery. London. Prentice Hall Europe 1993.

Simkin P. The birth partner. Everything you need to know. Boston. Harvard Common Press 1989.

Sleep J, Roberts J, Chalmers I. The second stage of labour. In: A Guide to Effective Care in Pregnancy and Childbirth. Enkin M, Keirse M, Chalmers I, eds. Oxford, New York, Tokyo, Toronto: Oxford University Press 1990.

Springer-Kremser M, Ringler M, Eder A. Patient Frau – Psychosomatik im weiblichen Lebenszyklus. Wien, New York: Springer 1991; 185-93.

5.3
Die aufrechten Gebärhaltungen
Karin Brenner

Aktives Gebären

> Es wird nicht empfohlen, daß die Schwangere während der Wehen und der Geburt in die Steinschnittlage gebracht wird. Während der Wehen soll sie zum Gehen ermutigt werden, und jede Frau muß frei entscheiden, welche Position sie während der Geburt einnimmt.
> Weltgesundheitsorganisation 1985

Dabei ist die Geburt in Rückenlage eine relativ neue Erfindung. Bis vor 200 Jahren waren die aufrechten Gebärhaltungen auch im europäischen Raum üblich. Die Geburt in Rückenlage im "lit de misère" (Elendsbett) kam erst in Mode, als die Geburtshilfe anstelle von Frauen (Hebammen) zunehmend von Männern (Ärzten) übernommen wurde.

Aktives und aufrechtes Gebären wird von Frauen gefordert und von immer mehr Hebammen, Geburtshelferinnen und Geburtshelfern unterstützt.

Die Bezeichnung "**aktives Gebären**" wurde 1982 von Janet und Arthur Balaskas geprägt. Aktiv gebären bedeutet, daß die Gebärende die Freiheit hat, sich in jeder Phase der Geburt so zu bewegen, wie es ihren Bedürfnissen entspricht. Sie kann sitzen, knien, stehen oder umhergehen. Sie findet selbst die ihr während der Wehen und der Geburt angenehmen und schmerzerleichternden Haltungen. Die Gebärende folgt intuitiv den Impulsen ihres Körpers und wird nicht von außen bestimmt oder kontrolliert.

Aufgabe der Hebamme ist es, der Gebärenden zu ermöglichen, ihre Geburt **selbst zu gestalten**. Eingriffe von außen und routinemäßige Intensivüberwachung bei normalem Geburtsverlauf stören das ideal aufeinander abgestimmte Zusammenspiel von Wehenkraft und dem daraus entstehenden Einnehmen von aufrechten Gebärhaltungen.

In vielen Kliniken ist es heute üblich, daß Frauen in der Eröffnungsphase alle möglichen Haltungen ausprobieren können. Zur Austreibungsphase müssen sie aber dann ins Bett und in die Rückenlage. Dadurch werden sie gezwungen, eine passive Rolle einzunehmen.

Der Umgang mit aufrechten Gebärhaltungen ist für die heutigen Hebammen, Geburtshelferinnen und Geburtshelfer noch nicht selbstverständlich.

Die Abschaffung der weitverbreiteten Gebärstühle wurde außerdem stark beeinflußt vom französischen Geburtshelfer Mauriceau (1637-1709). Für Mauriceau war die Geburt auf einem Gebärstuhl unbequem und störend, denn die Gebärende mußte nach der Geburt ins Bett getragen werden. Zur gleichen Zeit kam auch die Geburtszange auf. Eingriffe mit der Zange oder die innere Wendung des Kindes konnten nur ausgeführt werden, wenn die Frau auf dem Rücken lag.

Das Mißtrauen gegenüber den körperlichen Vorgängen während der Geburt und das große Vertrauen in die ärztlichen Eingriffe führten schließlich dazu, daß auch Gebärende mit normalem Geburtsverlauf in die Rückenlage gebracht wurden. Die Vorteile der aufrechten Gebärhaltungen gerieten dadurch in Vergessenheit.

Darstellungen von aufrechten Gebärhaltungen gibt es jedoch seit über zweitausend Jahren (Abb. 5.52). Sie dokumentieren, daß in allen Kulturen aufrechte Gebärhaltungen üblich waren. Die Gebärende wurde von Frauen begleitet und in der von ihr selbst gewählten Gebärhaltung unterstützt. Dank der Forschungsarbeit von Liselotte Kuntner (1985, 1991) ist das Wissen über traditionelles Gebärverhalten und dessen Auswirkungen auf den Geburtsverlauf wieder zugänglich.

Eine verbindliche Definition der aufrechten Gebärhaltungen gibt es bis jetzt nicht. Als aufrecht werden in diesem Kapitel alle nicht liegenden Haltungen verstanden. Die liegenden Haltungen (Rückenlage, halbe Rückenlage, Seitenlage, Bauchlage) werden nicht besprochen. Die Rückenlage als Gebärposition ist noch weit verbreitet. Sie wird in diesem Artikel lediglich unter dem Blickwinkel der Wirkungen verschiedener Gebärhaltungen erwähnt.

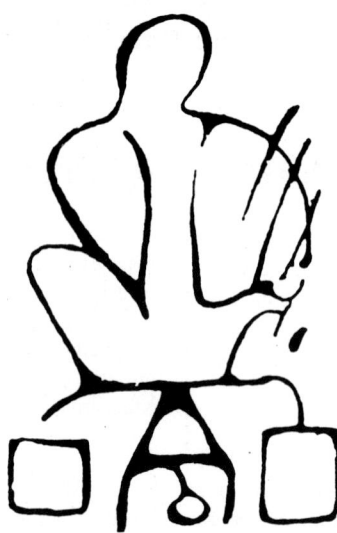

Abb. 5.52 Geburt im Hocken auf Gebärsteinen (Ägypten, etwa 1000 v.Chr.).

Wirkungen der aufrechten Gebärhaltungen

Aktivität

In aufrechter Haltung ist die Gebärende **wach** und **aktiv**. Sie kann sich selbständig im Raum orientieren und, wenn sie will, einen anderen Platz suchen. Sie selbst entscheidet, wem sie sich wann zuwendet. Ihr Kontakt mit anderen ist gleichberechtigt.

Atmung

Verglichen mit der Rückenlage erhöht sich das **Lungenvolumen** in den aufrechten Haltungen um etwa 10%, und die Vitalkapazität nimmt zu. Die Atemreserven der Gebärenden und die Zwerchfellfunktionen sind voll einsetzbar. Die **Sauerstoffversorgung für das Kind** ist dadurch besser. In aufrechter Haltung wird der Schulterbereich entlastet, wodurch die Atemmuskulatur besser zum Einsatz kommen kann (Kuntner 1985).

Durchblutung

In aufrechter Haltung ist der Druck auf die *Vena cava* und die Aorta geringer als in Rückenlage. Die **Gebärmutter** wird **besser durchblutet**. Der Druck auf die Plazenta ist geringer. Dadurch verringert sich die Gefahr einer kindlichen Asphyxie.

In verschiedenen Untersuchungen wurden die APGAR-Werte und der Nabelschnur-pH bei aufrechten Gebärhaltungen und in der Rückenlage verglichen. Die Werte bei den aufrechten Geburten waren teilweise besser, jedoch nie schlechter, als bei Geburten in Rückenlage (Enkin et al. 1989).

Lendenwirbelsäule und Becken

In aufrechter Haltung bilden die Lendenwirbelsäule und das Becken der Mutter einen gestreckten Geburtsweg (Abb. 5.53). Wenn die Frau aufrecht gebiert, kann das Kind leicht **nach unten**, um das Geburtsknie, gleiten.

Wenn die Frau liegt, geht der Weg für das Kind "**bergauf**" (Abb. 5.54). Die Geburt ist für Mutter und Kind mit wesentlich mehr Anstrengung verbunden.

In den aufrechten Haltungen ist das **Becken beweglich**. Die Gebärende kann das Becken hin- und herwiegen oder mit dem Becken kreisen. Die **Rotation des Köpfchens** im Becken wird durch die Beweglichkeit des Beckens in den aufrechten Haltungen gefördert.

Die Iliosakralgelenke sind, vor allem in der Hokke, frei beweglich, und der Beckenausgang wird größer. In der Hocke **erweitert sich der Beckenausgang** in der transversalen Achse um 1 cm und in der anterior-posterioren Achse um 2 cm. Die durchschnittliche **Zunahme der Fläche des Beckenausgangs** von der Rückenlage zur Hocke beträgt, radiologisch erfaßt, 28% (Russell 1969).

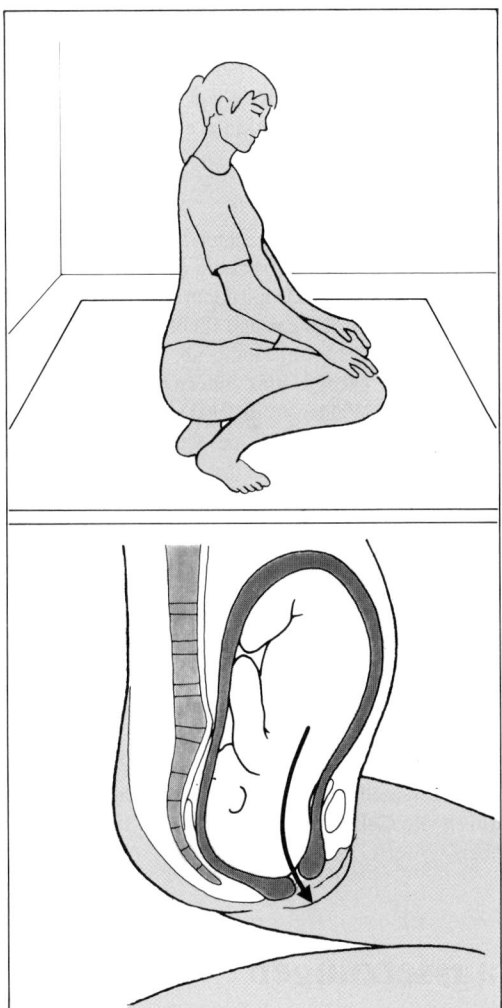

Abb. 5.53 Der Geburtsweg in aufrechter Haltung. Das Kind wird mit der Schwerkraft nach unten geboren.

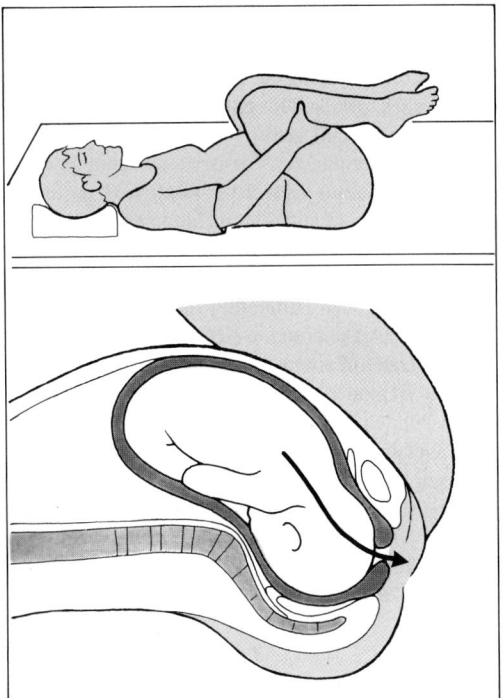

Abb. 5.54 Der Geburtsweg in der Rückenlage. Das Kind wird um das Schambein herum bergauf geboren.

Beckenboden

Der Beckenboden besitzt zwei einander entgegengesetzte Funktionen: er bildet den Abschluß des Beckens nach unten und gibt den Beckenorganen Halt, und er ist für Ausscheidung und Geschlechtsverkehr nachgiebig. Durch das **Wechseln der Haltungen** während der Wehen und der Geburt **entspannen sich Beckenboden- und Oberschenkelmuskulatur** gleichmäßig. Als Folge davon werden weniger Schmerzmittel und Periduralanästhesien verabreicht (Enkin et al. 1989).

Wehen

Wenn die Gebärende aufrecht ist, werden die Wehen durch die Schwerkraft unterstützt. Die Längsachse des kindlichen Körpers ist senkrecht. Dadurch drückt das Köpfchen konstant auf den inneren Muttermund. Durch den konstanten Druck auf den Muttermund wird die körpereigene Oxytozinausschüttung ausgelöst und gefördert. Verglichen mit der Rückenlage **steigert die aufrechte Haltung die Wehenstärke und senkt die Wehenhäufigkeit** (Enkin et al. 1989; Stewart 1991). In aufrechter Haltung werden weniger Medikamente zur Wehenförderung gegeben.

In aufrechter Haltung **bleibt das Köpfchen in der Wehenpause stehen** und gleitet nicht mehr, wie bei der Rückenlage, zurück. Dadurch nehmen die Geburtsdauer und die Zahl vaginal operativer Entbindungen tendenziell ab (Enkin et al. 1989).

Zusammenfassung

Die Ergebnisse der wissenschaftlichen Untersuchungen über die Wirkungen der aufrechten Gebärhaltungen sind mitunter widersprüchlich. Dies liegt zum Teil an methodischen Problemen: halbliegende Positionen, die wegen des Drucks auf Kreuz- und Steißbein dieselben Nachteile haben wie die Rückenlage, werden zu den aufrechten Gebärhaltungen gerechnet (Sleep et al. 1989). Außerdem läßt sich eine zufällige Zuordnung zur Versuchs- beziehungsweise Kontrollgruppe nur schwer verwirklichen, da es für aktives Gebären in aufrechten Haltungen charakteristisch ist, daß die Frau ihre Haltung selbständig wählt und wechselt.

Es wurden auch Hilfsmittel für aufrechtes Gebären untersucht. Dabei stellte sich heraus, daß **bei längerem Sitzen auf einem Gebärstuhl** ein Vulvaödem und eine Behinderung des venösen Rückflusses entstehen können. In der Hocke oder im Knien besteht diese Gefahr nicht, auf einem Gebärhocker nur in geringem Maße. Ein weiterer Nachteil der aufrechten Gebärhaltungen soll der **mögliche höhere Blutverlust** sein. Ob der beobachtete höhere Blutverlust tatsächlich durch die aufrechte Haltung verursacht wird, ist schwer zu entscheiden. Möglicherweise ist er dadurch bedingt, daß bei aufrechten Haltungen das Blut aus der Gebärmutter vollständig abfließt und aufgefangen wird, und die Menge dadurch exakt gemessen werden kann. In Rückenlage fließt das Blut aus der Gebärmutter nicht vollständig ab, und die im Bett versickernde Menge wird unterschätzt (Levy und Moore 1985, Waldenström 1991). Auch ein Vulvaödem und die Behinderung des venösen Rückflusses kommen in Verbindung mit den Geburtsverletzungen als mögliche Ursache für einen höheren Blutverlust in Betracht (Enkin 1995). Die Geburt auf dem Gebärhocker bedeutet für Mutter und Kind kein erhöhtes Risiko. Der Gebärhocker gilt als sichere Alternative zur Geburt in der Rückenlage (Kafka et al. 1994).

> Die einzigen konkreten Nachteile der aufrechten Gebärhaltungen, die des Vulvaödems und der Behinderung des venösen Rückflusses bei zu langem Sitzen **auf einem Gebärstuhl**, stehen also sämtliche genannten Vorteile sowie die **eindeutige Bevorzugung durch die Gebärenden** (Enkin et al. 1989) gegenüber.

Räumliche Voraussetzungen

> Schwangere werden in hohem Maße von der für ihre Entbindung arrangierten Einrichtung gelenkt, und sie nehmen die Haltung ein, die durch diese Einrichtung vorgegeben wird. (Rigby 1857)

Der Ort der Geburt muß ein geschützter und sicherer Raum sein, der der Gebärenden Intimität und Autonomie ermöglicht. Er muß sie dazu einladen, sich frei zu fühlen und verschiedene Gebärhaltungen auszuprobieren.

Die Frau wird beim Gebären mit Emotionen und Verhaltensweisen konfrontiert, die sie bei sich in dieser Heftigkeit vielleicht noch nie erlebt hat. Damit sie diese Emotionen und Verhaltensweisen zulassen und ausdrücken kann, braucht sie einen geborgenen, sicheren Raum. Aufgabe der Hebamme ist es, für diesen geschützten Raum zu sorgen.

Wichtig ist, daß **niemand ohne ausdrückliche Erlaubnis der Frau den Raum betritt** und daß nur die Menschen anwesend sind, die die Frau bei sich haben möchte. Die Frau darf von ihrer Geburtsarbeit nicht abgelenkt oder darin gestört werden. Nur dann kann sie sich ganz auf sich konzentrieren, ihre Körperempfindungen und Bewegungsimpulse gut spüren und ihnen folgen.

In der Klinik

> Der Ort der Geburt soll eine Atmosphäre haben, wie der Ort für einen schönen Liebesakt.
> (Kitzinger 1988)

Die Gebärräume in den Kliniken waren und sind oft noch ausschließlich funktionale Räume. Sie erinnern mehr an Operationssäle als an einen Ort, der dem Akt der Geburt gerecht wird. In manchen Kliniken hat der Wunsch der Gebärenden nach mehr Atmosphäre, nach einer Umgebung wie zu Hause, bereits zu Veränderungen geführt.

In einem Gebärzimmer in der Klinik muß es möglich sein, das Bett an die Wand zu stellen und Matte, Hocker und Seil in den Raum zu integrieren (Tab. 5.3). Der Raum muß so gestaltet sein, daß jede Art von Störung oder Konfrontation mit unbekannten oder unerwarteten Situationen vermieden wird und keine Geräusche von außen eindringen können (Lepori 1991).

Akustisch durchlässige Wände oder bloße Trennvorhänge zwischen den Gebärräumen machen emotional freies und aktives Gebären unmöglich.

Tab. 5.3 Ausstattung für einen Gebärraum.

- Breites und niedriges Gebärbett
- Gebärhocker
- Pezzi-Ball
- Seil oder Tuch an der Decke
- 1 bis 2 rutschfeste, weiche Matten
- Kuschelecke mit Sitzsack oder Polster
- viele Kissen
- Decken
- Vorhänge oder Jalousien an den Fenstern
- Dimmer, um das Licht zu dämpfen
- 1 bis 2 bequeme Stühle
- Sitzkissen für die Hebamme
- ein kleines Tischchen
- Radio mit Kassettenrekorder
- eventuell eine Sprossenwand

Zu Hause

Zu Hause fällt es der Gebärenden leicht, sich während der Wehen zu bewegen. Sie muß keine Sorge haben, daß Fremde sie stören. Es ist ihre eigene, vertraute Wohnung. Die Menschen, die bei ihr sind, möchte sie bei der Geburt ihres Kindes dabeihaben.
Zu Hause gibt es Wände, Tische, Stühle und Fensterbänke, an die sie sich anlehnen oder auf die sie sich setzen kann. Es ist ihr eigenes Bett, auf das sie sich zum Ausruhen legt. Es gibt Zimmer, durch die sie gehen kann. Sie kann sich aussuchen, in welchem der Räume sie ihr Kind zur Welt bringen möchte. Sie ist in nichts festgelegt. Falls sie sich an einem Tuch oder Seil festhalten will, kann an der Decke dafür ein Haken befestigt werden. Die Geburt zu Hause bietet alle Möglichkeiten für aktives, aufrechtes Gebären.

Im Geburtshaus

Seit etwa 10 Jahren gibt es von Eltern und Hebammen gemeinsam organisierte Geburtshäuser. Das Geburtshaus entspricht eher einer Wohnung als einer Klinik. Die Geburt wird dort als gesunder, natürlicher Vorgang betrachtet. Aktives Gebären und aufrechte Gebärhaltungen werden dort selbstverständlich unterstützt. Die Gebärräume sind entsprechend wohnlich eingerichtet. Matte, Hocker und Seil sind vorhanden. In der außerklinischen Geburtshilfe (zu Hause und im Geburtshaus) gebären 85% der Frauen ihre Kinder in einer aufrechten Haltung (Tabellenband zur außerklinischen Geburtshilfe 1998).

Materialien

Mittlerweile gibt es eine Vielzahl von Produkten, die aufrechte Gebärhaltungen erleichtern. Jede Hebamme sollte die Materialien auswählen, mit denen sie sicher und gut arbeiten kann. Grundsätzlich ist darauf zu achten, daß das Produkt eine stabile und sinnvolle Unterstützung gibt. Entscheidend ist nicht das Design, sondern eine möglichst einfache und gute Form, die der Gebärenden Sicherheit und Halt vermittelt. Es ist wichtig, daß die Gebärende mit ihren Füßen auf dem Boden steht.

Alle Materialien müssen vor der Beschaffung darauf geprüft werden, ob sie der Gebärenden Bewegungsfreiheit ermöglichen oder sie zur Passivität verurteilen. Die Gebärende darf durch die Materialien auch nicht in eine halbliegende Position gebracht werden. Eine Auswahl empfehlenswerter Hilfsmittel ist am Ende dieses Kapitels verzeichnet.

Das Erlernen des Umgangs mit den aufrechten Gebärhaltungen

Anschauungsmaterial in Form von Lehrfilmen über die aufrechten Gebärhaltungen ist im Anhang aufgeführt. Zur praktischen Aneignung ist eine Weiterbildung bei erfahrenen Kolleginnen sehr zu empfehlen. Der Schwerpunkt sollte dabei auf dem eigenen Erspüren der aufrechten Gebärhaltungen liegen. Durch das Ausprobieren der verschiedenen Haltungen nimmt die Hebamme an sich selbst wahr, wie unterschiedlich die Wirkungen sein können.

Zur Vertiefung der eigenen Körperwahrnehmung eignen sich auch alle Formen sanfter Körperarbeit und Körpertherapie, die in entsprechenden Kursen erlernt werden können. Die so erlebte Selbsterfahrung stärkt das Vertrauen in die eigene Körperwahrnehmung und fördert deren Zuverlässigkeit.

Praxis der aufrechten Gebärhaltungen

Indikation und Kontraindikation

> Vorgehensweisen, die in Anbetracht der vorliegenden Daten aufgegeben werden sollten: die Einschränkung der Position der Schwangeren während der Wehen und der Geburt. (Enkin et al. 1995)

Eine Indikation im eigentlichen Sinne für aufrechte Gebärhaltungen gibt es nicht. Aufrechtes Gebären kann nicht verordnet werden. Aufrechte Gebärhaltungen sind immer dann zu empfehlen, wenn die beschriebenen Wirkungen (s.S. 296-298) erwünscht sind. Kontraindiziert sind aufrechte Gebärhaltungen, wenn eine spontane vaginale Geburt unmöglich ist.

Medikation

Es gibt bisher nur wenig Erfahrungen über aufrechtes Gebären unter Medikation (Analgesie, Leitungsanästhesie). Als vorläufige Richtschnur kann gelten, daß die Gebärende kreislaufstabil sein muß. Eine Periduralanästhesie muß soweit abgeklungen sein, daß die Sensomotorik in den Beinen wieder vorhanden ist. Eine Mischung aus Betäubungs- und Schmerzmitteln (z.B. Naropin®) verringert die motorischen Nebenwirkungen. Kreislaufstabilität und der Erhalt der Sensomotorik gewährleisten das Wechseln der Haltung (Shermer, Raines 1997).

Sexueller Mißbrauch

> "Der Verlauf einer Geburt hängt vom Verlauf des gesamten Lebens einer Frau ab. Frauen mit Inzest- oder anderer Mißbrauchserfahrung haben auf einer tiefen Ebene gelernt, Opfer zu sein. Das wirkt sich gerade bei der Geburt aus, bei der es darum geht, die Einheit mit dem Prozeß herzustellen und sich nicht zum Opfer des Körpers zu machen" (Northrup 1994).

Für Frauen mit sexuellen Gewalterfahrungen (sexuellem Mißbrauch, Inzest, Vergewaltigung) ist die Möglichkeit zum aktiven aufrechten Gebären besonders wichtig. Eine Geburt in Rückenlage mit dem Erleben von Passivität und Ausgeliefertsein läßt das Trauma mit großer Wahrscheinlichkeit wieder aufleben. In einem geschützten und sicheren Raum muß sich die Gebärende jederzeit frei nach ihren Empfindungen bewegen dürfen. Die Hebamme achtet darauf, daß die Gebärende Kleidung tragen kann, die sie schützt und nicht unnötig entblößt (Friedrich 1998). Die Gebärende muß die Möglichkeit haben, sich jederzeit zuzudecken. Nur die Personen, die von der Gebärenden ausdrücklich gewünscht sind, dürfen anwesend sein. Wünscht die Gebärende ihre Haltung zu verändern, ermöglicht ihr die Hebamme die Haltungsänderung. Der Geburtsfortschritt läßt sich normalerweise gut am Verhalten der Frau erkennen. Ist eine vaginale Untersuchung nötig, wird sie in der Haltung durchgeführt, die von der Gebärenden gewünscht wird. Die Hebamme erklärt dabei einfühlsam und genau, was sie wann macht. Wenn die Gebärende es wünscht, wird die Untersuchung sofort beendet. Die Hebamme ermutigt die Gebärende und nimmt sie in ihren Bedürfnissen ernst (Westerlund 1992, Northrup 1994, Eichbaum 1998).

Geburtsvorbereitung

Jede Schwangere sollte in der Geburtsvorbereitung die verschiedenen aufrechten Gebärhaltungen kennenlernen. Aufgabe der Hebamme ist es, ihr die verschiedenen Gebärhaltungen zu zeigen und das Erspüren der Wirkungen anzuleiten.

In der Geburtsvorbereitung lernt die Schwangere, sich während der Geburt von ihrem Körper und ihren intuitiven Fähigkeiten leiten zu lassen. Sie erlebt, wie sie sich mit den Wehen aktiv bewegen und in den Wehenpausen erholen kann. Durch das Einüben der verschiedenen Haltungen findet die Schwangere heraus, in welcher Haltung sie den Beckenboden am besten entspannen kann.

In einem Partnerkurs lernt der begleitende Partner, wie er die Gebärende in den unterschiedlichen Haltungen abstützen oder halten kann, damit sie sich sicher fühlt.

Eröffnungsphase

> Ungehinderte Wehen sind von Ruhelosigkeit gekennzeichnet. Die Gebärende geht umher, steht, hockt, kniet, legt sich hin und bewegt ihren Körper frei, um die angenehmste und bequemste Haltung zu finden. Eine wehende Frau, die ihren eigenen Instinkten folgt, kann für eine gesunde, natürliche Geburt keine starre Position einnehmen. Denn Geburt ist aktiv, sie beinhaltet eine Folge von wechselnden Positionen und ist keine passive Entbindung. (Balaskas und Balaskas 1982)

Die Eröffnungsphase ist die Phase der Orientierung. In der Eröffnungsphase probiert die Gebärende die ihr aus der Geburtsvorbereitung bekannten Haltungen und Bewegungen und wählt die für sie passenden aus. Jede Gebärende empfindet die Wehenkraft anders, jede Gebärende bewegt sich in der Eröffnungsphase so, wie es für sie angenehm und erleichternd ist. Die Eröffnungsphase ist für die Gebärende nicht nur Entspannung, sondern auch Arbeit (das englische Wort für Wehe "labour" bedeutet gleichzeitig Arbeit).

In der Eröffnungsphase erlebt die Frau das Wachsein, Sichhingeben und Sichöffnen im Augenblick der Wehenkraft. Sie erlebt, was in ihrem Körper durch die Wehenkraft geschieht. Die Eröffnungsphase gibt der Frau Zeit, in diesen Prozeß der Körperwahrnehmung und Selbsterfahrung hineinzuwachsen. Sie findet Vertrauen in ihren Körper und in den Wechsel zwischen Wehe und Wehenpause. Sie lernt, sich bei **Wehenbeginn zu bewegen** und **in der Wehenpause auszuruhen**. Das Ausruhen kann auch im Liegen stattfinden. Günstig ist dabei die Seitenlage.

Meistens wird die Frau vom Vater des Kindes, ihrem Partner, begleitet. Indem die Gebärende verschiedene Haltungen und Bewegungen ausprobiert, ermöglicht sie ihm, sich mit in den Geburtsprozeß hineinzufinden. Der Partner erfährt, wie er sie während der Wehen und der Geburt unterstützen und entlasten kann.

Auch für die Hebamme ist die Eröffnungsphase die Zeit der Orientierung. Gebärende und Hebamme lernen sich oft erst jetzt kennen. Beide brauchen Zeit, damit das notwendige Vertrauen zwischen ihnen entstehen und wachsen kann. Wie die Gebärende probiert die Hebamme in der Phase der Eröffnung aus, welcher Platz und welche Haltung bei dieser Geburt für sie stimmen.

Die Geburtsbegleitung in der Eröffnungsphase besteht aus Zustimmung, Ermutigung und Unterstützung. Die Hebamme sorgt dafür, daß die Gebärende nicht eingeschränkt oder gestört wird und bietet ihr Materialien an. Nur wenn die Gebärende von selbst keine angenehme Haltung herausfindet oder wenn die Gebärende es wünscht, schlägt die Hebamme eine Haltung vor. Die Gebärende entscheidet dann selbst, ob die Haltung ihr gut tut.

Austreibungsphase

In der Eröffnungsphase hat die Gebärende die Kraft und die Wirkung der Wehe kennengelernt.

In der Austreibungsphase spürt die Gebärende, daß die Wehen sich verändern. Sie lösen jetzt einen spontanen Druck aus, der gleichzeitig die Bauchpresse aktiviert.

In den aufrechten Haltungen wird die Bauchpresse ideal eingesetzt. Sie ist vergleichbar mit dem Drücken beim Stuhlgang. Auch dabei unterstützt uns die Bauchpresse. Und für diesen Vorgang sitzen oder hocken wir ganz selbstverständlich. Niemand würde sich hinlegen, um seine Notdurft zu verrichten.

In der Austreibungsphase wählt die Frau eine **Haltung, in der sie dem Druck des Köpfchens am besten nachgeben kann**. Sie kann auch zwischen verschiedenen Haltungen wechseln. Dadurch wird die Durchblutung angeregt und einseitige Belastungen werden vermieden.

Wenn die Frau aufrecht gebiert, sind Anweisungen zum Pressen überflüssig. Die Gebärende spürt, in welcher Haltung der Beckenboden am besten entspannen und dadurch dem Druck des Köpfchens nachgeben kann. Sie spürt selbst, wann der Druck der Wehe ihr Kraft zum Mitschieben gibt.

Die Gebärende atmet so, wie sie es braucht. Sie kann stöhnen, schreien oder die Luft herausblasen. Ein- und Ausatmung erfolgen reflektorisch, ohne daß "kommandiert" werden muß. In den aufrechten Haltungen kommt es nicht vor, daß sie beim Mitschieben in den Kopf drückt. Sie schiebt intuitiv nach unten mit.

In der Austreibungsphase gibt es Wehen, die der Erholung von Mutter und Kind dienen und nicht zum Schieben anregen. Durch diese Erholungswehen teilt sich der Körper seine Kraftreserven ein. Auch das Kind braucht diese Pausen, um in dieser letzten Phase ausreichend mit Sauerstoff versorgt zu werden. Die Frau schiebt in diesem Moment nur ein- oder zweimal leicht und kurz mit, oder sie spürt gar keinen Drang mitzuschieben. Die kräftigeren Wehen dagegen geben ihr die Kraft, länger und stärker mitzuschieben (Enkin 1995).

Wenn die Frau selbst keine Haltung findet, in der sie dem Druck am besten nachgeben kann, schlägt ihr die Hebamme eine Haltung vor und bietet entsprechende Materialien oder Unterstützung an.

Die Hebamme unterstützt die Gebärende in der Austreibungsphase durch liebevolle und ermutigende Worte (Tab. 5.4). Sie achtet dabei auf die Empfindungen der Frau. Die Frau gebiert ihr Kind aktiv durch eigene Kraft. Die Hebamme erleichtert die Geburt, anstatt ihre Entbindung zu leiten (Bergström 1997).

Tab. 5.4 Liebevolle Ermutigungen in der Austreibungsphase.

- "Gut so."
- "Ja, schieben Sie, wie Sie es spüren."
- "Ihr Kind hilft mit."
- "Spüren Sie den Druck?"
- "Nicht ganz so stark drücken."
- "Langsam, langsam."
- "Schieben Sie, wenn das Köpfchen drückt."
- "Ihre Scheide dehnt sich gut."
- "Möchten Sie das Köpfchen anfassen?"
- "Wunderbar."
- "Ja."
- "Gut."
- "Prima."
- "Weiter so."

Die aufrechten Gebärhaltungen

Jede der aufrechten Gebärhaltungen hat bestimmte Vorteile. Meistens findet die Gebärende durch Ausprobieren während der Wehen von selbst heraus, welche Haltung sie bevorzugt und zur Geburt einnehmen möchte. Die Hebamme bestärkt und unterstützt die Gebärende darin, sich vom Wehenrhythmus leiten zu lassen und ihrem Körper zu vertrauen. Sie schlägt der Gebärenden mögliche Haltungen vor, ohne ihr dabei Vorschriften zu machen oder sie in ihren Wahlmöglichkeiten einzuschränken.

Hocken

Die Hocke wird von vielen Gebärenden in Eröffnungs- und Austreibungsphase intuitiv eingenommen. In der **Hocke** ist das **Becken am weitesten geöffnet**. Wenn die Oberschenkel in den Hüftgelenken gebeugt und gespreizt werden, dehnt sich die Schambeinfuge. Die Sitzbeinhöcker bewegen sich dadurch ebenfalls etwas auseinander. Die Iliosakralgelenke sind frei beweglich, wodurch sich der Beckenausgang vergrößert (Abb. 5.55).

Beim Hocken ist es für viele Frauen wichtig, daß sie sich festhalten können. Die Gebärende kann sich oben, vorne oder seitlich festhalten oder abstützen.

Sie kann sich an ihren Partner (Abb. 5.56) oder einen Sitzsack anlehnen.

Als Unterlage für die Hocke empfiehlt sich eine weiche, rutschfeste Matte. Eine saugfähige Unterlage wird zusätzlich direkt unter die Scheide gelegt.

Längeres Hocken ist in unserer Kultur nicht üblich. Deshalb kann es vorkommen, daß der Gebärenden in der Hocke die Beine einschlafen. Zur Vorbeugung kann sie in der Wehenpause eine andere Haltung einnehmen oder sich kurz auf die Seite legen.

In der Hocke kann sich die Gebärende, wie in allen anderen aufrechten Gebärhaltungen, vom Geburtsfortschritt selbst überzeugen. Sie kann das Köpfchen mit der Hand berühren und dabei fühlen, wie weit es schon geboren ist. Dies ist für sie eine Bestätigung, daß die Geburt vorangeht, und gleichzeitig Motivation weiterzumachen.

Die Hebamme kniet oder hockt vor der Frau. Sie kann auch auf einem niedrigen Hocker oder Sitzkissen sitzen.

Der Damm der Gebärenden ist für sie so gut sichtbar. In der Hocke ist der Abstand zwischen Scheidenausgang und Boden sehr gering. Deswegen besteht keine Gefahr, daß das Kind bei der Geburt auf den Boden fallen könnte.

Die Entwicklung des Kindes ist wie üblich möglich. Das Kind wird auf ein warmes Tuch vor die Frau gelegt. Die Frau setzt sich nach der Geburt auf die Matte, begrüßt ihr Kind und nimmt es selbst hoch (s. auch Bonding). Die Hebamme hilft der Mutter nur dann, ihr Kind hochzunehmen, wenn sie darum gebeten wird oder wenn die Gefahr besteht, daß es fällt.

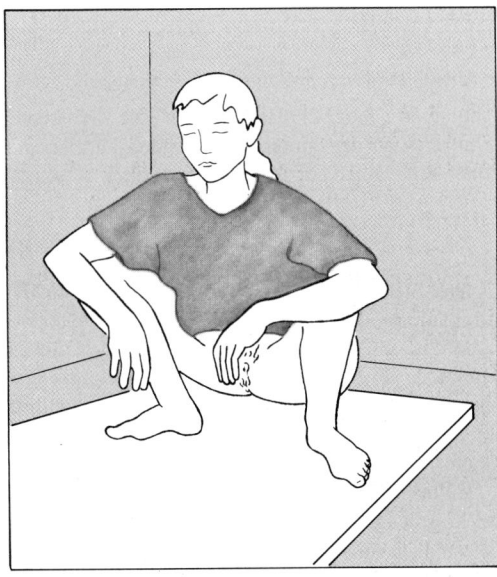

Abb. 5.55 Hocken. Die Füße stehen auf dem Boden. Das Becken hängt an den Oberschenkeln.

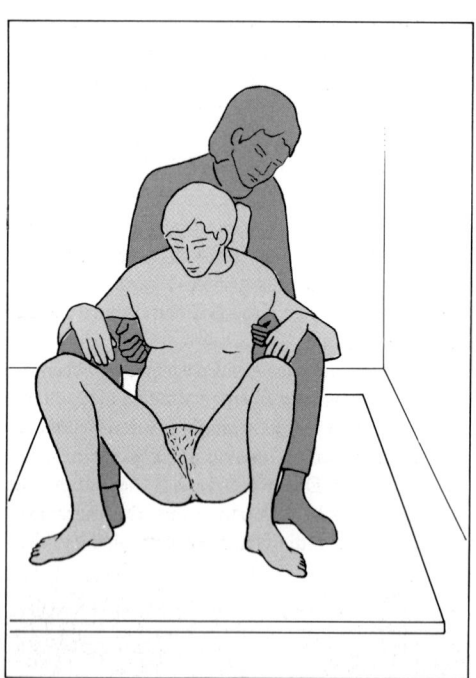

Abb. 5.56 Angelehntes Hocken. Die Gebärende lehnt sich an den hinter ihr sitzenden Partner und stützt sich seitlich auf seine Oberschenkel.

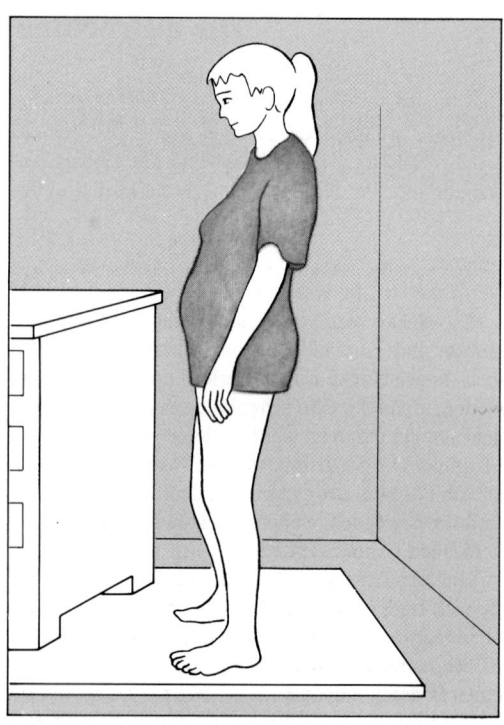

Abb. 5.57 Stehen. Die Füße stehen auf dem Boden. Das Becken ist höher als die Knie.

Stehen

Das Stehen eignet sich sowohl **für die Eröffnungsphase als auch für die Geburt**. Der Beckenboden ist im Stehen, aufgrund seiner natürlichen Funktion, der Stabilisierung der Beckenorgane, gespannter als im Sitzen oder Hocken. Deswegen tritt im Stehen das Köpfchen langsamer durch und der Damm wird geschont.

Beim Stehen ist darauf zu achten, daß die Knie leicht gebeugt sind. Dadurch wird der Beckenboden bestmöglich entlastet, und das Becken ist nach vorne gebeugt (Abb. 5.57).

Die Gebärende hält sich im Stehen oben an einem Seil oder vorne an einer Stange oder an ihrem Partner fest. Der Partner kann sie auch von hinten halten.

Zum Ausruhen in den Wehenpausen sollten ein Hocker oder ein Stuhl zum Sitzen und eine Matte zum Liegen vorhanden sein.

Die Hebamme steht vor oder hinter der Frau, je nachdem, wie es zur Beobachtung des Damms und zur Entwicklung des Kindes erforderlich ist. Eine Hand deckt den Anus mit einem Tuch ab, da das Gesicht des Kindes bei der Geburt nach hinten schaut. Die andere Hand kann das Köpfchen abbremsen. Im Stehen wird **zuerst die vordere Schulter** dammwärts (nach hinten) entwickelt.

Der Abstand zwischen Scheidenausgang und Boden ist im Stehen ziemlich groß. Die Hebamme muß deshalb darauf achten, daß sie das Kind sicher in Empfang nehmen kann.

Steht die Hebamme hinter der Frau, reicht sie ihr das Kind zwischen den Beinen nach vorne durch. Steht sie vorne, gibt sie es ihr direkt in die Arme.

Die Hebamme kann die Frau auch bitten, nach der Geburt langsam in die Knie zugehen und sich auf die Matte zu setzen. Die Hebamme legt das Kind dann auf ein warmes Tuch vor sie hin (Bonding).

5.3 Die aufrechten Gebärhaltungen

Sitzen

Das Sitzen eignet sich zum Ausruhen in der Eröffnungsphase und für die Geburt. Verglichen mit der Hocke oder dem Stehen ist das Sitzen weniger anstrengend, da der größte Teil des Körpergewichts von der Unterlage getragen wird.

Bei längerem Sitzen besteht die Gefahr einer Behinderung des venösen Rückflusses, die ein Vulvaödem und höheren Blutverlust verursachen kann. Die Gebärende sollte deswegen in der Eröffnungsphase **nicht zu lange** sitzen. Die Hebamme sollte sie dazu anregen, ihre Haltung öfters zu wechseln.

Zur Geburt sollte sich die Frau erst dann setzen, wenn das Köpfchen in Beckenmitte oder bereits in der Scheide sichtbar ist.

- Auf dem **Pezziball**: Das Sitzen auf dem Pezziball (Abb. 5.58) eignet sich ausschließlich für die Eröffnungsphase. Durch das Rollen wird die Beweglichkeit im Becken gefördert. Die Gebärende kann sich alleine mit dem Ball bewegen, oder sie wird von vorne oder hinten von ihrem Partner oder der Hebamme gestützt.

- Auf dem **Gebärhocker**: Der Gebärhocker eignet sich zum Ausruhen und Abstützen in der Eröffnungsphase und für die Geburt. Das Sitzen auf dem Gebärhocker ist ein unterstütztes Hocken: die weite Öffnung des Beckens ist kombiniert mit der Entlastung durch den Hocker. Bei einem Gebärhocker ist darauf zu achten, daß er den Beckenboden frei läßt, und daß Kreuz- und Steißbein in den Iliosakralgelenken frei beweglich sind. Der Gebärhocker steht direkt auf dem Boden. Davor liegt eine weiche und rutschfeste Matte. Auf der Matte liegt eine saugfähige Unterlage.

Der Partner sitzt hinter der Frau auf einem Stuhl. Der Partner muß sich anlehnen können und bequem und aufrecht sitzen, damit er die Gebärende gut halten und stützen kann. Im Sitzen kann die Gebärende sehen, wie das Kind geboren wird. Sie kann das Köpfchen auch mit der Hand berühren und fühlen, wie es langsam kommt (Abb. 5.59).

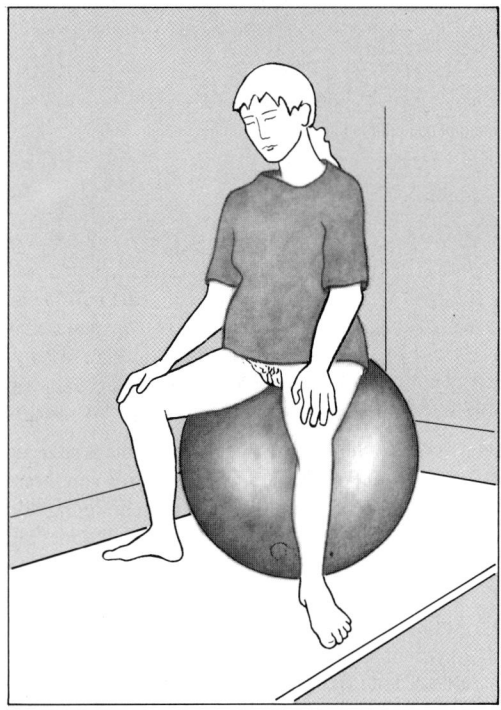

Abb. 5.58 Sitzen auf dem Pezzi-Ball. Die Füße stehen auf dem Boden. Das Becken ruht auf der Unterlage.

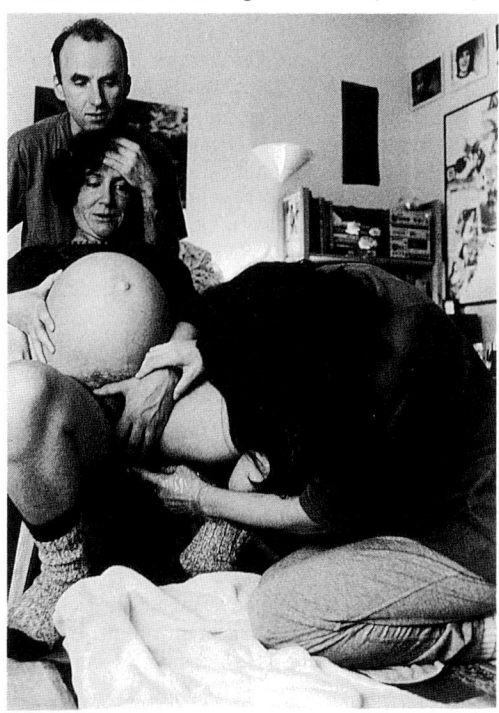

Abb. 5.59 Geburt auf dem Gebärhocker. Eine Hand der Gebärenden liegt auf dem Köpfchen; sie spürt, wie es herauskommt. Die Hand der Hebamme liegt auf der Hand der Frau und reguliert das Durchtreten des Köpfchens. (Mit freundlicher Genehmigung von Jutta und Kai Loges)

5.3 Die aufrechten Gebärhaltungen

Die Hebamme sitzt oder kniet seitlich vor der Gebärenden, entweder auf einem Hocker, einem Kissen oder auf der Matte. Der Damm ist für sie so gut sichtbar. Die Entwicklung des Kindes ist wie üblich möglich.

Beckenendlagengeburt auf dem Gebärhocker: Wird der Gebärenden mit dem Befund einer Steißlage das aktive aufrechte Gebären ermöglicht, ergeben sich Vorteile bezüglich der Geburtsdauer und dem Wohlbefinden der Gebärenden. Als einziger Nachteil wird eine leicht erhöhte Anzahl von Labienrissen genannt. Beim Kind ist der Apgar-Wert höher als bei Geburten aus Beckenendlage in Rückenlage (Burger, Safar 1996).

In der Eröffnungsphase nimmt die Gebärende jede ihr angenehme Haltung ein. Zur eigentlichen Geburt wird der Gebärhocker (Modell Birth-Mate) ausnahmsweise auf das Gebärbett gestellt. Das Kopfende des Bettes steht senkrecht. Der untere Teil des Bettes wird abgeschoben (Querbett). Die Fußstützen können aufgestellt werden, damit sich die Gebärende, wenn sie es braucht, beim Schieben festhalten kann. Der Partner sitzt hinter der Gebärenden (Abb. 5.60). Die Hebamme und die Ärztin oder der Arzt sitzen vor der Gebärenden. Die entsprechende Manualhilfe und der Dammschutz werden wie üblich vorgenommen. Die Hebamme ermutigt die Frau, ihr Kind zu berühren und es selbst hoch und in die Arme zu nehmen. Die Geburt der Plazenta kann auf dem Hocker abgewartet werden. Ist die Geburt beendet, wird das untere Bettteil vorgeschoben, die Frau abgestützt und der Hocker entfernt.

Bei einer **schwierigen Schulterentwicklung** wird die Gebärende ermutigt, sich nach vorne zu beugen und sich so in den Vierfüßlerstand zu begeben. Der Hocker wird entfernt. Alternativ dazu kann die Gebärende auch in die tiefe Hocke gehen. Von zwei Hilfspersonen seitlich abgestützt, nimmt sie die Hockstellung ein. Steht nur eine Hilfsperson zur Verfügung, stützt sie diese von hinten ab. Die Gebärende dehnt die Oberschenkel maximal auseinander. Dadurch wird der Beckeneingang erweitert und die Schulter kann in das Becken eintreten. Das Neugeborene wird auf ein warmes Tuch vor die Mutter gelegt, und die Mutter setzt sich zu ihrem Kind auf die Matte. Sie nimmt es selbst hoch.

▸ Auf dem **Gebärstuhl**: Der Gebärstuhl wird in der Eröffnungsphase zum Ausruhen und Abstützen und für die Geburt eingesetzt. Beim Sitzen auf dem Gebärstuhl ist das Becken nicht ganz so weit geöffnet wie auf dem Gebärhocker, da Gebärstühle höher sind. Der Gebärstuhl steht direkt auf dem Boden. Davor liegt eine weiche Matte, auf dieser liegt eine saugfähige Unterlage. Auf dem Gebärstuhl muß der Beckenboden frei sein und die Iliosakralgelenke müssen beweglich bleiben. Wegen der Gefahr eines höheren venösen Rückstaus und höheren Blutverlustes ist zu beachten, daß die Gebärende nicht zu lange auf dem Gebärstuhl sitzt. Wenn sie sich zur Geburt hinsetzt, muß das Köpfchen in Beckenmitte oder bereits in der Scheide sichtbar sein. Der Damm ist auf einem Gebärstuhl gut zu beobachten. Die Hebamme kniet oder sitzt davor. Die Entwicklung des Kindes entspricht der auf dem Gebärhocker. Das gleiche gilt für eine schwierige Schulterentwicklung. Die Frau bleibt nach der Geburt des Kindes auf dem Gebärstuhl sitzen, oder sie setzt sich zu ihrem Kind auf die Matte (s. Gebärhocker).

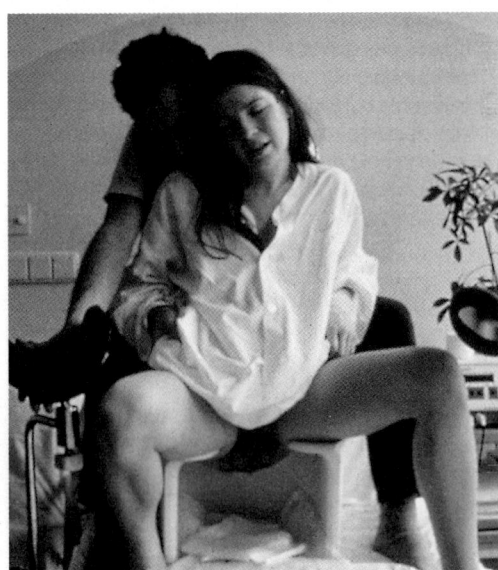

Abb. 5.60 In der eigentlichen Geburtsphase sitzt die Gebärende auf dem Gebärhocker und wird von ihrem Partner gestützt. (Mit freundlicher Genehmigung von OA Dr. Burger, Abteilung für Frauenheilkunde und Geburtshilfe, Krankenhaus Korneuburg, Österreich)

▸ Auf dem **Gebärbett**: Das Sitzen auf dem Bett ist in jedem Kreißsaal möglich und leicht zu praktizieren. Jede Hebamme kann dadurch die Wirkungen des aufrechten Gebärens und die damit verbundenen Veränderungen in der eigenen Arbeit, vor allem während der Austreibungsphase kennenlernen. Die meisten Gebärbetten sind heute so konstruiert, daß der untere Teil nach unten verschiebbar und das Kopfteil in der Höhe verstellbar ist. Zum Sitzen wird der untere Teil des Betts tiefergedreht. Die Gebärende stellt ihre Füße darauf ab. Es ist darauf zu achten, daß die Matratze nicht gegen den Beckenboden und dadurch gegen das Köpfchen drückt. Sollte das der Fall sein, muß die Gebärende weiter nach vorne rutschen oder sich ins Bett hocken. Auch um Risse nach vorne, zur Klitoris hin, zu vermeiden, ist es wichtig, daß kein Gegendruck durch die Bettunterlage entsteht.

Der Partner kann sich mit in das Bett setzen und die Gebärende von hinten unterstützen. Wenn die Gebärende auf einem schmalen Gebärbett sitzt, dann steht die Hebamme neben dem Bett oder sie sitzt auf einem Stuhl daneben. Ist das Gebärbett groß genug, z.B. ein Doppelbett, kann sie sich mit darauf setzen oder knien.

> Das Sitzen auf dem Bett darf nicht mit der halbliegenden Position (halbe Rückenlage) verwechselt werden. Diese hat dieselben Nachteile wie die Rückenlage.

Die Fußhaltung

Die Fußhaltung wird bestimmt durch die Haltung, die die Frau einnimmt. Hochgezogene Fersen können durch verkürzte Achillessehnen der Frau auftreten. Der Beckenboden bleibt hierbei nachgiebig.

Hochgezogene Fersen können aber auch darauf hinweisen, daß die Oberschenkel- und die Gesäßmuskulatur angespannt sind.

Steht die Gebärende nur auf den Vorderfüßen, steht sie weniger stabil und braucht Unterstützung und Halt (s.u. Festhalten, Abstützen, Anlehnen).

Knien

Das Knien (Abb. 5.61) eignet sich für Eröffnungs- und Austreibungsphase. Gebärende, bei denen **Eröffnungs- und Austreibungsphase** rasch verlaufen, bevorzugen das Knien. Sie haben die Beine weit gespreizt und stützen sich mit den Händen vorne (Partner, Stuhl) oder auf den Oberschenkeln ab. Eine weiche, rutschfeste Matte dient als Unterlage.

Je nachdem, wie die Gebärende kniet, befindet sich ihr Becken knapp über dem Boden oder entsprechend höher. Je nach Höhe und Haltung des Beckens ist der Damm besser oder schlechter sichtbar.

Die Hebamme kniet, hockt oder sitzt hinter der Gebärenden. Der Anus wird von einer Hand mit einem Tuch abgedeckt. Mit der anderen Hand wird das Köpfchen reguliert. Die vordere Schulter wird zuerst entwickelt, indem die Hebamme sie nach hinten und dann nach vorne beugt.

Nach der Geburt wird das Kind der Mutter zwischen den Beinen durchgereicht und vor ihr auf die Matte gelegt.

Die Mutter kann in den Vierfüßlerstand oder in den Fersensitz gehen und ihr Kind betrachten, bevor sie es zu sich nimmt.

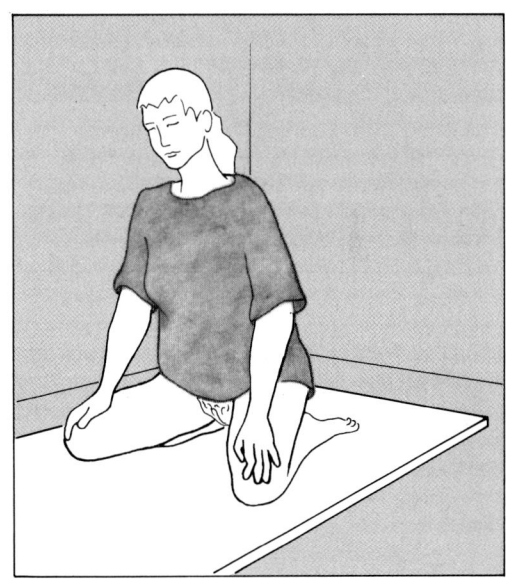

Abb. 5.61 Knien. Die Unterschenkel liegen auf der Unterlage.

Vierfüßlerstand

Der Vierfüßlerstand nimmt, wie die Knie-Ellbogen-Lage, unter den aufrechten Gebärhaltungen eine Sonderstellung ein. Der Rumpf ist nicht vertikal wie bei den vorher beschriebenen Haltungen. Der Aspekt der Aufrichtung und Aktivität entsteht durch die Aufrichtung der Oberschenkel und der Arme.

Der Vierfüßlerstand eignet sich für Eröffnungs- und Austreibungsphase (Abb. 5.62).

Für Gebärende, die die Wehen hauptsächlich im Rücken spüren oder bei denen eine Deflexionslage (s.u.) vorliegt, ist der Vierfüßlerstand sehr angenehm. Sie können in dieser Haltung ihre Aufmerksamkeit ganz nach innen richten und werden von der Umgebung weniger abgelenkt.

Die Gebärende nimmt den Vierfüßlerstand auf einer weichen und rutschfesten Matte am Boden oder auf einem breiten Bett ein. Die Hebamme kniet am besten hinter oder neben der Frau. Der Anus wird mit einem Tuch abgedeckt (Abb. 5.63a-c).

Das Neugeborene wird zwischen den Beinen der Mutter nach vorne gelegt (Abb. 5.64). Sie kann in den Fersensitz gehen und ihr Kind anschauen.

- **Bei schwieriger Schulterentwicklung.** Es ist günstig, Gebärende mit der Diagnose Schulterdystokie oder sonstiger schwieriger Schulterentwicklung den Vierfüßlerstand einnehmen zu lassen. Der sagittale Durchmesser (der Abstand zwischen Kreuzbein und Schambein) kann sich in dieser Haltung um 1 bis 2 cm mehr erweitern als in der Rückenlage (Meenan et al. 1991). Zur Lösung umfaßt die Hebamme zuerst die dorsal gelegene, vordere Schulter und bringt sie durch eine schraubenartige Drehung nach hinten (Abb. 5.65). Dadurch löst sich die vordere Schulter vom Schambein. Eventuell muß der Vorgang in der Gegenrichtung wiederholt werden, um die zweite Schulter zu lösen. Mit einer weiteren Schraubenbewegung wird das Kind nach außen geführt (Davis 1992) (vgl. auch Schulterdystokie, S. 611ff).
- **Bei Deflexionslage.** Bei einer Deflexionslage wird die Gebärende üblicherweise dazu angeleitet, die Wehe zu überatmen, um den Preßdrang zu verringern. In der Rückenlage ist es für die Gebärende sehr schwierig, dem Preßdrang zu widerstehen. Ermutigt die Hebamme die Gebärende dazu, in den Vierfüßlerstand oder in die Knie-Ellenbogen-Lage zu gehen, wird der Druck auf den Muttermund geringer, und der starke Preßdrang läßt nach.

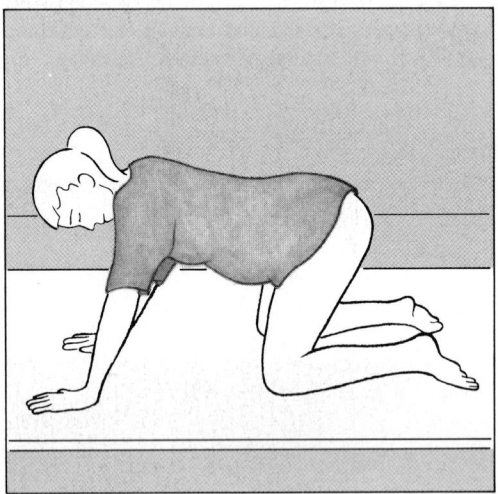

Abb. 5.62 Vierfüßlerstand. Hände und Unterschenkel sind auf dem Boden.

5 Regelrechte Geburt
5.3 Die aufrechten Gebärhaltungen

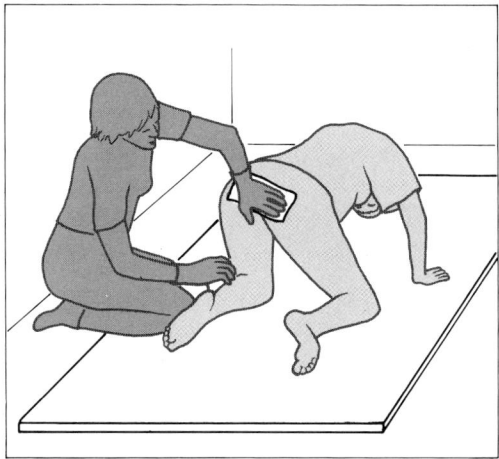
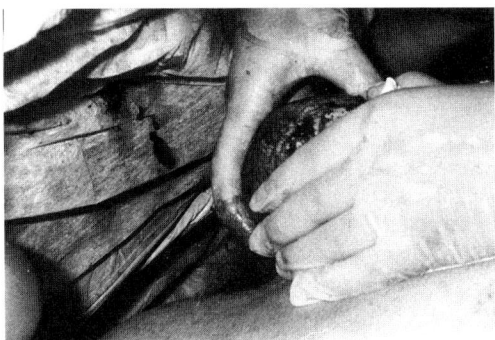

a Die Hebamme kniet links hinter der Frau; mit der linken Hand hält sie ein Tuch zum Abdecken des Anus, mit der rechten Hand reguliert sie das Durchtreten des Köpfchens.

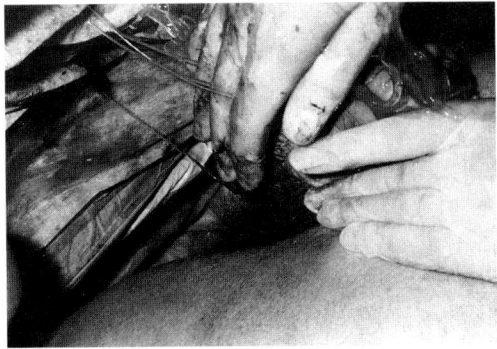

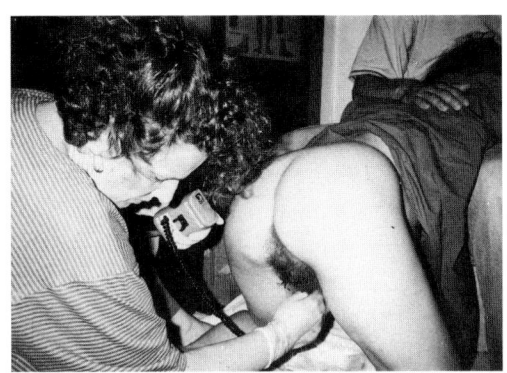
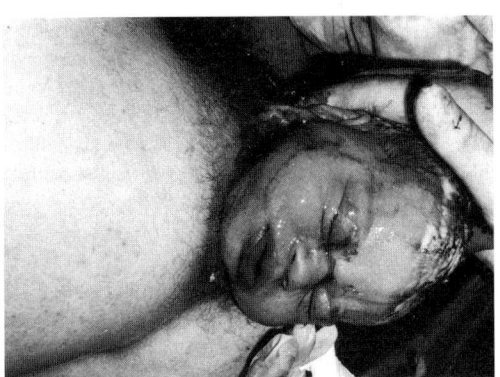

b Abhören der kindlichen Herztöne.

c Geburt des Köpfchens.

Abb. 5.63 Geburt im Vierfüßlerstand.

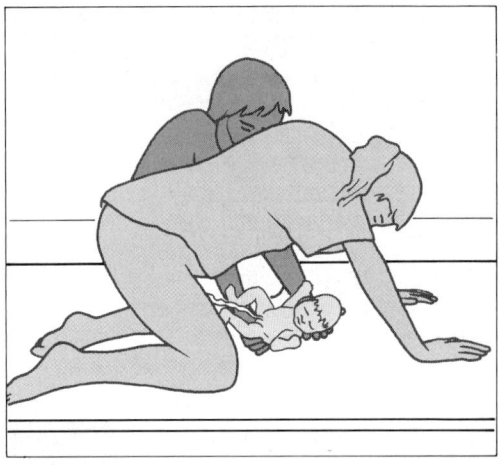

Abb. 5.64 Die Hebamme gibt das Kind zwischen den Beinen der Mutter nach vorne durch.

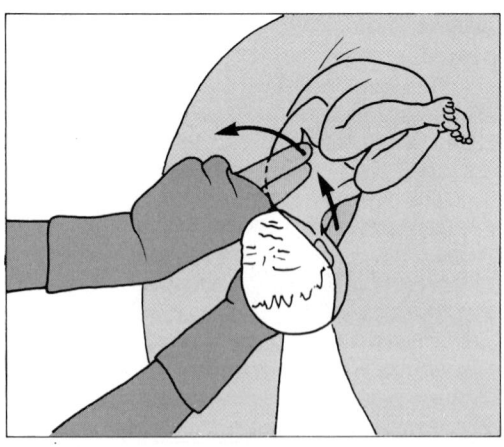

Abb. 5.65 Lösung einer Schulterdystokie im Vierfüßlerstand (Beschreibung im Text).

Knie-Ellenbogen-Lage

In der Übergangsphase nehmen viele Frauen intuitiv die Knie-Ellenbogen-Lage (Abb. 5.66) ein. Ihre Aufmerksamkeit richtet sich dadurch nach innen, und sie sammeln Kräfte für die Geburt. Kräftige Wehen werden in der Knie-Ellenbogen-Lage leichter "veratmet".

Gebärende wechseln in der Eröffnungs- und Austreibungsphase oft zwischen Vierfüßlerstand, Knie-Ellenbogen-Lage und Knien. Die Gebärende nimmt die Knie-Ellenbogen-Lage auf einer weichen, rutschfesten Matte oder auf dem Bett ein. Dammschutz und Entwicklung des Kindes entsprechen dem Vorgehen beim Vierfüßlerstand.

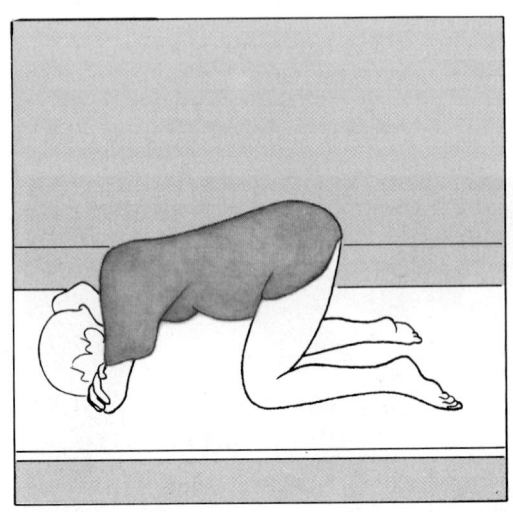

Abb. 5.66 Knie-Ellenbogen-Lage. Unterarme und Unterschenkel sind auf dem Boden.

Festhalten, Abstützen, Anlehnen

Gebärende suchen oft intuitiv nach etwas, an dem sie sich festhalten, abstützen oder anlehnen können.

Zum **Festhalten oben** dient ein an der Decke befestigtes Seil oder Tuch, das die Gebärende gut greifen kann (Abb. 5.67). Die Gebärende ist dadurch unabhängig von anderen Personen und kann selbst entscheiden, wie hoch sie greifen will. Durch den Zug nach oben werden Beckenboden, Oberschenkel und Knie optimal entlastet. Die Bauchpresse und dadurch die Kraft zum Mitschieben werden verstärkt (Kuntner 1989).

5 Regelrechte Geburt
5.3 Die aufrechten Gebärhaltungen

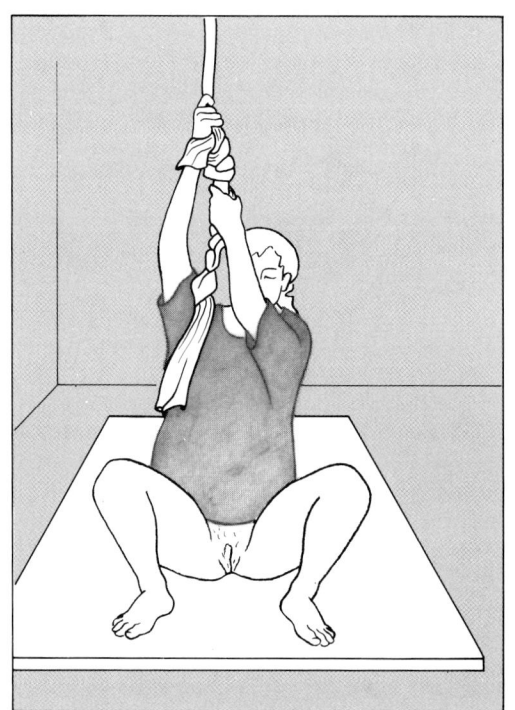

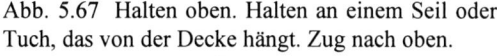

Abb. 5.68 Festhalten vorne. Festhalten an Stange, Griff oder Person. Hände sind auf Schulterhöhe und greifen nach vorne. Zug nach vorne.

Abb. 5.67 Halten oben. Halten an einem Seil oder Tuch, das von der Decke hängt. Zug nach oben.

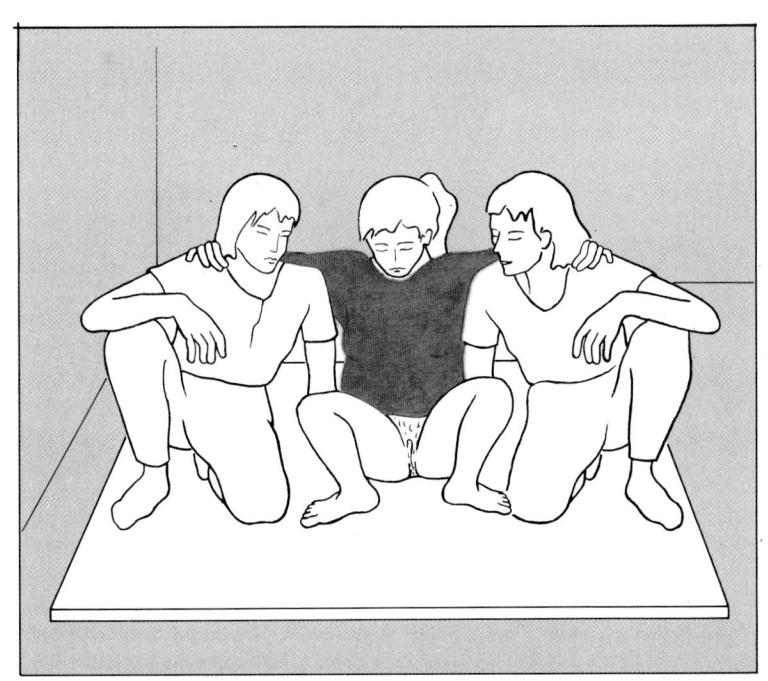

Abb. 5.69 Abstützen seitlich. Abstützen an Griffen oder Person(en). Arme auf Schulterhöhe.

5.3 Die aufrechten Gebärhaltungen

Das Festhalten oder Hängen an einem Seil ist im Stehen, Hocken, Knien oder Sitzen möglich.

Die Frau kann sich aber auch **vorne**, z.B. an einer Stange am Bett (Abb. 5.68) oder einer Sprossenwand **festhalten**. Die Gebärende kann sich auch an zwei seitlich neben ihr knienden (Abb. 5.69) oder stehenden Personen **abstützen**. Dadurch kann sie ihr Gleichgewicht besser halten und hat mehr Kraft zum Mitschieben.

Im Stehen stützt sich die Frau oft vorne ab (Abb. 5.70), zum Beispiel an der Wand, ihrem Partner oder einer Fensterbank. Das **Abstützen vorne** eignet sich besonders gut zur Wehenverarbeitung in der Eröffnungsphase. Die Durchblutung der Gebärmutter und des Mutterkuchens ist in dieser Haltung begünstigt (Kuntner 1989).

Verglichen mit dem Halten und Abstützen ist das **Anlehnen** eine etwas passivere Form der Entlastung (Abb. 5.71). Wenn sich die Frau **hinten anlehnt** auf dem Gebärhocker, dem Gebärbett (Abb. 5.71a,b) oder im Stehen, wird sie meistens von ihrem Partner gestützt. Dabei ist es wichtig, daß der Partner gut und sicher auf seiner Unterlage sitzt oder steht. Die Gebärende fühlt beim Anlehnen mögliche Anspannungen oder Unsicherheiten des Partners und wird dadurch von ihrer Geburtsarbeit abgelenkt.

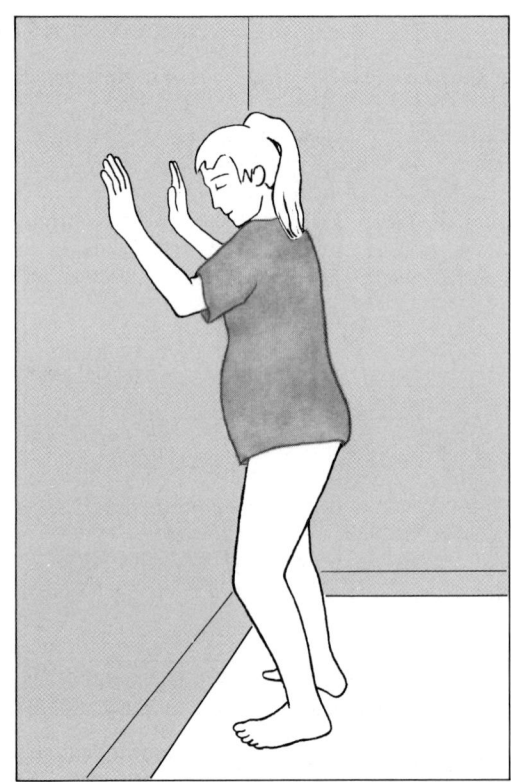

Abb. 5.70 Abstützen vorne. Abstützen an einer Wand oder einem stabilen Gegenstand.

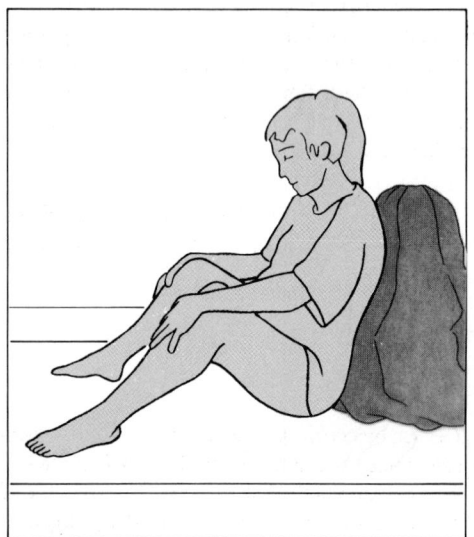

Abb. 5.71a Anlehnen hinten. Der Rücken wird von hinten gestützt.

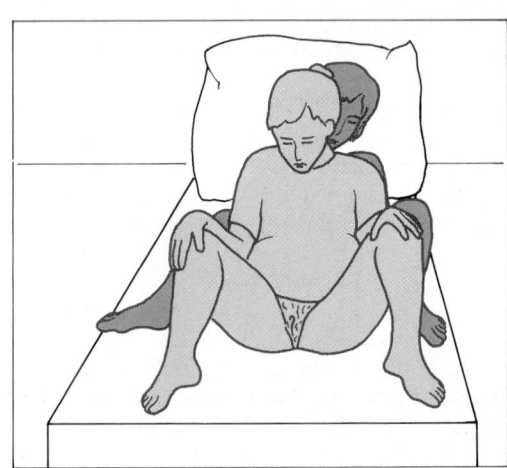

Abb. 5.71b Angelehntes Sitzen auf dem Gebärbett. Die Frau lehnt sich an den hinter ihr sitzenden Partner ("Schoßgeburt").

Die Haltung der Hebamme

Die Hebamme sitzt, steht, hockt oder kniet neben oder vor der Frau, möglichst so, daß sie mit ihr in Blickkontakt bleibt. Die Haltung der Hebamme ergibt sich aus der von der Frau gewählten Haltung. Die Hebamme trägt bequeme Kleidung, die es ihr erlaubt, den Haltungen und Bewegungen der Gebärenden zu folgen. Hocken, Knien oder Sitzen auf dem Boden sind für viele Hebammen zunächst ungewohnt und gewöhnungsbedürftig. Zur Entlastung von Beinen und Rücken wechselt die Hebamme häufiger ihre Haltung.

Für die Hebamme extrem ungünstige Positionen oder auch solche, bei denen die Gefahr besteht, daß das Kind nicht entsprechend entwickelt werden kann, sollten gemeinsam mit der Gebärenden verändert werden.

Herztonüberwachung

Mit modernen CTG-Geräten ist es unproblematisch, die Herztöne des Kindes in allen beschriebenen Positionen abzuleiten. Bei telemetrischer (drahtloser) CTG-Ableitung oder mit extralangen Kabeln kann sich die Frau weitgehend frei bewegen.

Bei einer normalen Geburt mit unauffälligen Herztönen genügt es, die Herztöne in regelmäßigen Abständen in der Wehenpause abzuhören (Herbst 1994).

Ist die externe Überwachung mit den üblichen CTG-Gurten zu ungenau, sollte die Hebamme eine innere Ableitung der Herztöne mit Kopfschwartenelektrode wählen. Auch bei sehr dicken Frauen kann die innere Ableitung notwendig sein.

Wird eine kontinuierliche Überwachung notwendig, ist dies kein Grund, die Frau in ihrer Bewegungsfreiheit einzuschränken. Die Hebamme muß immer daran denken, daß durch Bewegung und Haltungsänderungen die Sauerstoffversorgung des Kindes verbessert und das Wohlbefinden der Frau gefördert wird.

Vaginale Untersuchung

Üblicherweise wird die Gebärende in der halbliegenden Position vaginal untersucht. Diese Praxis kann beibehalten werden, wenn die Frau sich dadurch nicht eingeschränkt fühlt und die vaginale Untersuchung in Rückenlage nicht als schmerzhaft empfindet.

Grundsätzlich kann auch in jeder aufrechten Gebärhaltung ein vaginaler Befund erhoben werden. Im Stehen kann die Frau ein Bein auf einen Stuhl oder den Gebärhocker stellen, im Hocken kann sie sich zur vaginalen Unterstützung kurz anlehnen.

Der Geburtsfortschritt läßt sich am Verhalten der Frau und an den körperlichen Veränderungen gut ablesen. Die Gebärende stöhnt, sie hält sich während der Wehen stärker fest, der Anus klafft, und sie geht häufig spontan in die Hocke, weil der Druck zum Mitschieben da ist.

Wenn die Hebamme diese Zeichen aufmerksam wahrnimmt, sind häufige vaginale Untersuchungen überflüssig.

Dammschutz

Durch die aufrechte Haltung der Gebärenden verändert sich auch der Dammschutz. In den aufrechten Haltungen wird der Damm schon dadurch geschützt, daß die Gebärende selbst dosierter, und zwar entsprechend dem Druck des Köpfchens, schiebt.

Der Damm dehnt sich in den aufrechten Haltungen langsamer, dadurch wird er gleichmäßiger in alle Richtungen geweitet. Er dehnt sich also leichter und schonender als in der Rückenlage. In allen aufrechten Haltungen ist es meist nur nötig, mit einer Hand den Durchtritt des Köpfchens zu regulieren, um Risse **nach vorne**, Richtung Klitoris, zu vermeiden.

Die Hebamme kann die Gebärende auch dazu anregen, während des Schiebens ihre Hand auf das Köpfchen zu legen und dort zu lassen. Dadurch spürt sie unmittelbar, wie sie ihr Kind gebiert, und kann es bei der Geburt selbst in ihre Hände nehmen. Die Hebamme legt dabei ihre Hand auf die Hand der Frau und begleitet das Köpfchen beim Durchschneiden.

Ist der Kopf des Kindes geboren, ist eine aktive Schulterentwicklung durch die Hebamme meistens nicht nötig. Die Schwerkraft und das Mitschieben der Mutter helfen dem Kind, vollends geboren zu werden. Die Hebamme hält das Neugeborene beim Hinausgleiten und achtet darauf, daß es nicht auf den Boden fällt.

Für die Hebamme ist die Entwicklung des Kindes beim aufrechten Gebären nicht immer bequem. Je nach Haltung der Gebärenden muß sie knien oder sich manchmal sogar hinlegen.

Geburten ohne den üblichen Dammschutz zeigen die Filme "Birth in the Squattering Position" von Moyses und Claudio Paciornik sowie "Gebären aus eigener Kraft" und "Mit den Füßen auf dem Boden" von Saskia van Rees (s. Medien, S. 317). Mit eigenen Augen zu sehen, wie Frauen ohne den üblichen Dammschutz gebären, überzeugt auf einer ganz anderen Ebene als wissenschaftliche Ergebnisse.

Dammriß und Dammschnitt

Ein Riß ist bei jeder Geburt ein natürliches Risiko. Er heilt in der Regel gut. Die vorliegenden wissenschaftlichen Untersuchungen zeigen, daß bei aufrechten Gebärhaltungen der Damm häufiger intakt bleibt. Die Dammschnittrate ist geringer, die leichten Geburtsverletzungen kommen aber dafür häufiger vor. Mittelschwere Dammverletzungen sind ebenfalls seltener (Klein-Tebbe 1996).

Bei allen beschriebenen Haltungen läßt sich ein Dammschnitt, falls nötig, durchführen.

Die Geburt des Mutterkuchens (Plazentarphase)

Die Geburt des Mutterkuchens wird in aufrechter Haltung abgewartet und beendet. Alle beschriebenen Haltungen sind dafür geeignet. In aufrechter Haltung unterstützt die Bauchpresse das Herausschieben des Mutterkuchens genauso wie vorher die Geburt des Kindes. Die Hebamme braucht nach den Lösungszeichen nur wenig an der Nabelschnur zu ziehen, um das Herausgleiten zu unterstützen. Häufig ist nicht einmal das nötig, da die Frau den Mutterkuchen aus eigener Kraft herausdrückt. Wird der Mutterkuchen von der Frau aktiv geboren, wird er von ihr spontan auch angeschaut und beachtet. Die Gebärende erlebt durch die Geburt des Mutterkuchens aktiv den Abschluß der Geburt ihres Kindes.

Eine zusätzliche Gabe von Wehenmitteln für die Geburt der Plazenta ist in aufrechter Haltung nicht nötig, es sei denn, ein großer Blutverlust macht dies erforderlich (Prendiville und Elbourne, 1989).

Die Geburt der Familie (Bonding)

Zwischen Mutter und Neugeborenem beginnt unmittelbar nach der Geburt eine intensive und sensible Zeit. Es ist sehr wichtig, daß die Eltern Zeit haben, um ihr neugeborenes Kind anzusehen, es zu berühren und zu streicheln (Abb. 5.72). Die Mutter entscheidet selbst, wann sie ihr Kind aufnehmen und in die Arme nehmen will.

Damit die Beziehung zwischen Eltern und Kind entstehen und wachsen kann, sind im Geburtsraum gedämpftes Licht, Ruhe und Geduld wichtig. Die Hebamme sorgt dafür, daß diese Bedingungen vorhanden sind. Mütter, die in den ersten 16 Stunden nach der Geburt ausreichend Kontakt zu ihren Kindern hatten, konnten schneller Vertrauen in ihre Rolle als Mutter fassen und fanden früher Sicherheit im Umgang mit ihnen als Mütter, die weniger Kontakt hatten (Klaus und Kennell 1983).

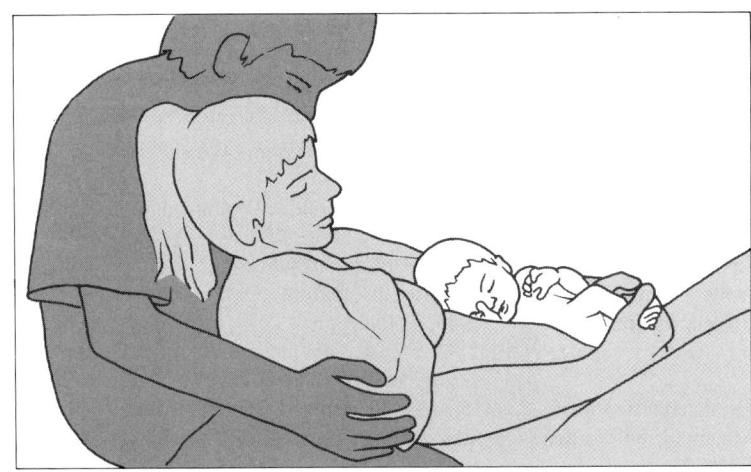

Abb. 5.72 Nach der Geburt. Bonding.

Schlußbemerkung

> "Damit wir als wirkliche Hebammen praktizieren, damit wir lernen, Frauen nahe zu sein und uns in sie einzufühlen, müssen wir zuerst die Frau kennen- und liebenlernen, die uns am nächsten steht – uns selbst." (Flint 1986)

Die Diskussion über die aufrechten Gebärhaltungen ist kontrovers. Die Ergebnisse der wissenschaftlichen Untersuchungen über die Wirkungen des aufrechten Gebärens werden unterschiedlich beurteilt. Die Frauen bevorzugen überwiegend aufrechte Gebärhaltungen (Enkin et al. 1995). Wir Hebammen müssen uns in dieser Auseinandersetzung für das einsetzen, was die Frauen wollen. Die Interessen der Frauen haben Vorrang vor den Interessen der in der Geburtshilfe tätigen Berufsgruppen (Tew 1993).

Es braucht Zeit, Mut und Geduld, sich mit den aufrechten Gebärhaltungen vertraut zu machen. Jede Frau, der wir aktives und aufrechtes Gebären ermöglichen, hilft uns, in diesem Lernprozeß zu wachsen. Von uns werden dabei nicht nur körperliche Beweglichkeit und teilweise ungewohnte Haltungen, sondern auch innere Beweglichkeit gefordert.

Beim aktiven Gebären ist die Frau nicht mehr die passive Patientin, mit der die Geburt gemacht wird, sondern sie ist die Handelnde, die aus eigener Kraft ihr Kind zur Welt bringt. Diese andere innere Haltung im Alltag einer Klinik zu verwirklichen, stößt auf Widerstände - nicht nur bei den Ärztinnen und Ärzten, sondern auch unter Hebammen. Auch uns Hebammen fällt es nicht leicht, bei der Geburt in den Hintergrund zu treten, den Fähigkeiten der Frau zu vertrauen und die Geburt geschehen zu lassen.

Hebammen müssen dem vertrauen, was sie bei der Geburt wahrnehmen, fühlen und mit der Gebärenden zusammen erleben. Hebammen sollten ihr professionelles Wissen nur dann einsetzen, wenn es wirklich notwendig ist. Bei einer aktiven Geburt ist es nicht nur die Gebärende, sondern auch die Hebamme, die ihrer Intuition und ihren Gefühlen vertraut. Frauen beim aktiven aufrechten Gebären begleiten heißt, unserer eigenen Beweglichkeit und Standfestigkeit vertrauen.

Literatur

Balaskas J, Balaskas A. Active Birth Manifesto. In: New Active Birth. A Concises Guide to Natural Childbirth. Balaskas J. London: Unwin Hyman 1989: 201-3.

Bergström L. I gotta push. Please let me push. Social interactions during the change from first to second stage of labour. Birth 1998; 24:173-80.

Burger M, Safar P. Geburt aus Beckenendlage am Gebärhocker. Gynäkol Rundsch 1996; 36:69-74.

Davis E. Das Hebammen-Handbuch: Ganzheitliche Schwangerschafts- und Geburtsbegleitung. München: Kösel 1992. (Originalausgabe: Heart & Hands: A Midwife's Guide to Pregnancy & Birth. Berkeley, CA: Celestial Arts 1987.)

Eichbaum J. Geburt und sexueller Mißbrauch. Eine persönliche Erfahrung. DHZ 1998; 50:504-12.

Enkin M, Keirse MJNC, Chalmers I. A Guide to Effective Care in Pregnancy and Childbirth. Oxford: Oxford University Press 1989.

Enkin M, Keirse MJNC, Renfrew MJ, Neilson JP. A Guide to Effective Care in Pregnancy and Childbirth. 2 ed. Oxford: Oxford University Press 1995.

Enkin M, Keirse MJNC, Renfrew MJ, Neilson JP. Effektive Betreuung während Schwangerschaft und Geburt. Ein Handbuch für Hebammen und Geburtshelfer. Wiesbaden: Ullstein Medical 1998.

Flint C. Sensitive Midwifery. Oxford: Butterworth-Heinemann 1986.

Friedrich J. Betreuung von schwangeren und gebärenden Frauen, die sexuell traumatisiert worden sind. Die Hebamme 1998; 11:85-7.

Herbst A, Ingermasson I. Intermittet versus continuous electronic monitoring in labour: a randomised study. Eur J Obstet Gynaecol reprod biol 1994; 56:103-6.

Kafka M, Riss P, Trotsenburg von M, Maly Z. Gebärhocker, ein geburtshilfliches Risiko? Geburtshilfe Frauenheilkd 1994; 54:529-31.

Kitzinger S. Die natürliche Alternative. Warum Hausgeburt? München: Deutscher Taschenbuch-Verlag 1988.

Klaus MH, Kennell JH. Mutter-Kind-Bindung: Über die Folgen einer frühen Trennung. München: Kösel 1983. (Originalausgabe: Maternal-Infant-Bonding: The Impact of Early Separation or Loss on Family Development. St. Louis: Mosby 1976.)

Klein-Tebbe A et al. Aufrechte Gebärpositionen - mehr Geburtsverletzungen? Zentralblatt für Gynäkologie 1996; 118:448-52.

Kluge S. In die Hand der Mutter geboren werden. Deutsche Hebammenzeitschrift 1993; 45: 328.

Kuntner L. Die Gebärhaltung der Frau: Schwangerschaft und Geburt aus geschichtlicher, völkerkundlicher und medizinischer Sicht. 3. Aufl. München: Marseille 1991.

Kuntner L. Neue Erkenntnisse und Ansichten über die Gebärhaltung: Der Gebärhocker Maia. 2. Aufl. München: Marseille 1991.

Lepori D. Gebären. Gestern, heute und morgen. Eine Arbeit über die Orte der Geburt, für Architekten und Raumgestalter, Spitalverwalter, Ärzte und Hebammen, werdende Eltern und Frauen. Adliswil: Selbstverlag der Verfasserin 1991.

Levy V, Moore J. The midwife's management of the third stage of labour. Nursing Times 1985; 81(5):47-50.

Meenan AL, Gaskin IM, Hunt P, Ball CA. A New (Old) Maneuver for the Management of Shoulder Dystocia. Journal of Family Practice 1991; 32:625-9. (MIDIRS Midwifery Digest 1992; 2:306-10.)

Northrup C. Frauenkörper - Frauenweisheit. München: Zabert 1994.

Prendiville W, Elbourne D. Care during the third stage of labour. In: Effective Care in Pregnancy and Childbirth. Chalmers I, Enkin M, Keirse MJNC, eds. Oxford: Oxford University Press 1989; 1145-69.

Rigby E. What is the natural position of a woman during labour? Medical Times and Gazette 1857; 15:346-6. (Roberts J. Maternal position during the first stage of labour. In: Effective Care in Pregnancy and Childbirth. Chalmers I, Enkin M, Keirse MJNC, eds. Oxford: Oxford University Press 1989; 891.)

Russell JGB. Moulding of the pelvic outlet. J of Obstet Gynaecol Brit Commonw 1969; 76: 817-20.

Shermer RH, Raines DA. Positioning during the second stage of labour. Moving back to basics. JOGNN 1997; 26(6):727-34.

Sleep J, Roberts J, Chalmers I. Care during the second stage of labour. In: Effective Care in Pregnancy and Childbirth. Chalmers I, Enkin M, Keirse MJNC, eds. Oxford: Oxford University Press 1989; 1129-44.

Stewart P. Influence of posture in labour. Contemp Rev Obstet Gynaecol 1991, 3:152-7.

Tabellenband des Zentrums für Qualitätsmanagement Hannover. Qualitätssicherung in der außerklinischen Geburtshilfe. Ergebnisse der bundesweiten Erhebung der außerklinischen Geburten 1.7.1996-30.6.1997. Hannover 1998.

Tew M. Der Bericht des Gesundheitsausschusses des britischen Unterhauses über die Geburtshilfe in Großbritannien. Einführung von Marjorie Tew. Deutsche Hebammenzeitschrift 1993; 45: 14-5.

Waldenström U, Gottvall KA. A randomized trial of birthing stool or conventional semirecumbent position of second stage of labour. Birth 1996; 18:5-10.

Westerlund E. Women's Sexuality after Childhood Incest. New York, London: Norton 1992.

World Health Organisation. Appropriate Technology for Birth. Lancet 1985; 2:436-7.

Leseempfehlungen

Albrecht-Engel J, Hrsg. In Wellen zur Welt. Das traditionelle Wissen über Schwangerschaft und Geburt. Augsburg: Midena 1997.

Balaskas J. Aktive Geburt. Ein praktischer Ratgeber für junge Eltern. München: Kösel 1993. (New Active Birth. A Concise Guide to Natural Childbirth. London: Unwin Hyman 1989.)

Gélis J. Das Geheimnis der Geburt: Rituale, Volksglauben, Überlieferung. Freiburg: Herder 1992.

Odent M. Geburt und Stillen. Über die Natur elementarer Erfahrungen. München: Beck, 1993. (The Nature of Birth and Breastfeeding. New York: Greenwood 1992.)

Robertson A. Teaching Active Birth: A handbook for childbirth educators and midwives. Forest Lodge: ACE Graphics 1988.

Schiefenhövel W, Sich D, Hrsg. Die Geburt aus ethno-medizinischer Sicht: Beiträge und Nachträge zur IV. Internationalen Fachkonferenz der Arbeitsgemeinschaft Ethnomedizin über traditionelle Geburtshilfe und Gynäkologie in Göttingen, 8. bis 10. Dezember 1978. 3. Aufl. Braunschweig: Vieweg & Sohn 1994. (CURARE Sonderband)

Gebären: Vertikale Geburt, erster Kontakt, Einfluß von Wasser, Komplikationen. Heythuysen: Stichting Lichaamstaal 1987. Bezugsadresse: Gesellschaft für Geburtsvorbereitung e.V., Dellestraße 5, 40627 Düsseldorf.

Medien

Van Rees S. Mit beiden Beinen auf der Erde. Video (VHS, PAL); 35 Minuten.

Van Rees S. Gebären aus eigener Kraft. Video (VHS, PAL); 17 Minuten.

Gebären, aufrechte Gebärhaltungen. 33 Dias. Bezugsadresse für Videos und Dias: Gesellschaft für Körpersprache, Stichting Lichaamstaal, Scheyvenhofweg 12, NL-6093 PR Heythuysen. Tel.: +31/4956/51735.

Paciornik M, Paciornik C. Birth in the Squatting Position. Video (VHS, NTSC); Film (16 mm); 10 Minuten. Boston: Polymorph Films. (Achtung: Das Video ist in der amerikanischen NTSC-Norm und muß in die PAL-Norm transkodiert werden.) Bezugsadresse: Polymorph Films, 118 South Street, Boston MA 02111, USA.

Baumgarten K, Tuchtenhagen G. Das Leben geschenkt. Video; 89 Minuten. Bezugsadresse: Elwin Staude Verlag, Versandbuchhandlung, Postfach 510660, 30636 Hannover, Tel.: +49/511/651003, Fax: +49/511/651788, E-mail: Elwin.Staude.Verlag@t-online.de.

Berghammer K. Gebären & geboren werden. Ein Film über die Physiologie der Geburt. Video; 45 Minuten. Geburten in aufrechter Haltung in einer Klinik. Gut für Schülerinnen, da er Realbilder und 3-D-Computeranimationen über den physiologischen Verlauf der Geburt zeigt. Bezugsadresse: Schattauer Verlag, Lenzhalde 3, D-70192 Stuttgart, Tel.: +49/711/22987-0, Fax: +49/711/22987-50, E-mail: info@schattauer.de.

Informiert entscheiden. Aufrechte Gebärhaltung. Aktive Geburt. Bezugsadresse: Bund Deutscher Hebammen. Postfach 1724, D-76006 Karlsruhe. Tel. +49/721/98189-0.

Kirchhoff H, Uhlig H. Geburt im Knien (Zulu, Südafrika). Video (VHS, PAL); Film (16 mm); 18,5 Minuten. Göttingen: Institut für den Wissenschaftlichen Film 1975. Bestell-Nr. E 2151. Begleitpublikation von Horst Uhlig. Bezugsadresse: Institut für den Wissenschaftlichen Film (IWF), Postfach 2351, D-37013 Göttingen. Tel.: +49/551/2020.

Kuntner L. Das Gebärverhalten der Frau (Faltblatt). Herausgegeben von der Arbeitsgemeinschaft für Gynäkologie und Geburtsvorbereitung im Deutschen Zentralverband für Krankengymnastik/Physiotherapie und vom Bund Deutscher Hebammen. Karlsruhe: Bund Deutscher Hebammen 1992. (Informationsblatt über aufrechte Gebärhaltungen; von der WHO empfohlen.) Bezugsadresse: Bund Deutscher Hebammen, Postfach 1724, D-76006 Karlsruhe. Tel.: +49/721/98189-0.

Materialien

Maia-Gebärhocker. Vertrieb für Deutschland: Medela Medizintechnik, Postfach 1148, D-85378 Eching. Tel.: +49/89/319759-0, Fax: +49/89/319759-99. Vertrieb für die Schweiz und andere Länder: Betten-Minder, Limmatquai 78, CH-8001 Zürich. Tel.: +44/1/2517510.

Wethener Gebärhocker und Wethener Hocker für die Hebamme, nach G. Steffen, Hebamme. Bezugsadresse: G. Steffen, Probsteiweg 13, D-79112 Freiburg/Waltershofen. Tel.: +49/7665/972527, Fax: +49/7665/972531.

Holländischer Gebärhocker. Geburtshaus Amsterdam, Genestetstraat 3, NL-1054 AW Amsterdam. Tel.: +31/20/6831806.

Natalie-Gebärstuhl. Hufer GmbH, Eyller Straße 54, D-47506 Neukirchen-Vluyn/Rayen. Tel.: +49/2845/33433.

Sitzkissen für Hebamme und Gebärende (mit abwaschbarem Überzug) Bezugsadresse: Der Betten Laden. A. Müller, Hohenheimer Straße 52, D-70184 Stuttgart. Tel.: +49/711/246550, Fax: +49/711/246560.

Maia-Matte (siehe Maia-Gebärhocker)

AIREX-Matten. Fa. Gaukler & Lutz oHG, Habsburger Straße 12, 73432 Aalen. Bezug nur über den Fachhandel.

Geburtstuch/Seil. Bezugsadresse: Didymos, Solitudestraße 37, D-71638 Ludwigsburg. Tel.: +49/7141/921924, Fax: +49/7141/921026.

Birth-mate Gebärhocker. Vermeulen Medische Instrumente en Disposables. Kerkhoflaan 14, NL-6718 Ede. Tel.: +31/318/619119, Fax: +31/318/653487.

Körperorientierte Methoden

Klawitter-Kreis Arbeit, Entdecken und Einklang - Forum zur Selbstfindung. Uta Klawitter, Hauptstraße 17a, D-89716 Unterschleißheim, Tel.: +49/89/3173663, Fax: +49/89/37488201.

Feldenkrais-Methode, Deutsche Feldenkrais-Gilde, Schleißheimer Straße 74, 80797 München, Tel.: +49/89/52310171, Fax: +49/89/52310172.

Atemarbeit nach Middendorf, Middendorf Institut, D-64743 Beerfelden. Tel.: +49/130/860066 (gebührenfrei).

5.4
Hausgeburt
Andrea Wehling

Allgemeines zur Hausgeburt

Seit 1960 ist die Zahl der Kinder, die zu Hause geboren werden, kontinuierlich zurückgegangen. Wurden 1960 noch 42,6% der Kinder in den alten Bundesländern zu Hause geboren, waren es 1997 nur noch 0,9%. Aus welchen Gründen sich die Geburtshilfe in die Klinik verlagert hat, ist schwer nachvollziehbar; entscheidend war wohl der gesellschaftliche Wandel, daß Geburt und auch Tod aus dem häuslichen Milieu verbannt wurden. Nach 1945 wurden die Geburten im Krankenhaus von den Krankenkassen bezahlt, was vorher nur bei Komplikationen der Fall war. Fortschritt und Technik in der Geburtshilfe in der Klinik wurden als Errungenschaften der Moderne angesehen und gerne in Anspruch genommen. Gewiß hat auch der enge Kontakt zu den Vereinigten Staaten eine Rolle gespielt, die keine Hebammenhilfe in unserem Sinne kennen, und wo schon in den 60er Jahren quasi 100 % der Kinder in Kliniken geboren wurden. Aus Tab. 5.5 geht hervor, wie die Hausgeburtshilfe seit 1960 kontinuierlich zurückgegangen ist.

Der Wunsch nach einer Hausgeburt sollte grundsätzlich von der Schwangeren und ihrem Partner ausgehen, nicht von der Hebamme. Die Gründe dafür müssen eingehend besprochen werden. Das Paar sollte die Entscheidung zur Hausgeburt gemeinsam treffen.

Die Voraussetzung für eine **geplante Hausgeburt** ist dann gegeben, wenn das Paar auf Risiken und die Besonderheiten sowie den organisatorischen Ablauf hingewiesen wurde.

Von der geplanten Hausgeburt ist die **ungeplante Hausgeburt** zu unterscheiden. Sie kann sich aus der Situation ergeben, z.B. wenn beim Eintreffen der betreuenden Hebamme ein so großer Geburtsfortschritt vorliegt, daß eine Fahrt in die Klinik nicht mehr möglich ist, oder wenn die Frau beziehungsweise das Paar sich erst unter der Geburt - mit Einverständnis der Hebamme - zu einer Hausgeburt entschließt.

Tab. 5.5 Geburtenstatistik für Westdeutschland im Zeitraum von 1960 bis 1997 (errechnet aus den Angaben des Statistischen Bundesamtes zu Klinikgeburten und Geburten insgesamt).

Jahr	Hausgeburten	Klinikgeburten	Geburten insgesamt	Prozentanteil der Hausgeburten
1960	412 872	556 757	968 629	42,62
1965	179 270	865 058	1 044 328	17,17
1970	36 326	768 492	810 808	4,48
1975	7 145	580 760	600 512	1,19
1980	4 402	607 073	620 657	0,71
1985	6 927	575 313	586 155	1,18
1990	6 082	714 481	727 199	0,84
1991	5 895	716 355	722 250	0,82
1992	3 773	808 001	811 774	0,46
1993	5 192	795 722	800 914	0,64
1994	6 464	768 252	772 716	0,83
1995	8 535	760 091	768 626	1,11
1996	8 758	790 830	799 588	1,10
1997	7 779	807 904	815 683	0,95

Qualifikation der Hebamme

Die Hebamme, die Geburtshilfe leistet, sollte über folgende **Qualifikationen** verfügen:
- Berufserfahrung von mindestens zwei Jahren in einer geburtshilflichen Klinik mit Gelegenheit zu selbständigem und eigenverantwortlichem Arbeiten.
- Erfahrungen mit Risikosituationen, deshalb ist eine mehrjährige Tätigkeit in einer Klinik mit 800-1000 Geburten im Jahr zu empfehlen.
- Kenntnisse in der Reanimation von Neugeborenen.
- Vertrautheit mit Hausgeburten, die am besten durch Kooperation mit einer hierin erfahrenen Kollegin erworben wird.
- Kritisches Bewußtsein der eigenen Fähigkeiten, um die eigenen Grenzen erkennen und respektieren zu können.
- Regelmäßige Fortbildungen, um die fachliche Qualität der Arbeit zu sichern.

Entscheidet sich eine Hebamme, Hausgeburtshilfe anzubieten, muß sie sich darüber im klaren sein, daß sie viele Entscheidungen **ganz alleine** treffen muß. Das Wissen über geburtshilfliche Komplikationen sollte immer präsent und auf dem neuesten Stand sein, um entsprechend handeln zu können. Traditionelles und modernes medizinisches Fachwissen sind die optimale Kombination für die Hausgeburtshilfe.

Erreichbarkeit der Hebamme

Ein Eurofunk oder ein Cityruf ist Mindestvoraussetzung, wenn Hausgeburtshilfe angeboten wird. Ein Anrufbeantworter muß ebenfalls vorhanden sein (s. auch "Bürobedarf" in Kap. 6.3 Das häusliche Wochenbett, S. 366). Günstig wäre das Vorhandensein einer kooperierenden Klinik, die die Funktion der Zentrale übernehmen kann.

Technische Ausstattung

Für das **Neugeborene**:
- Notfallkoffer mit Sauerstoff
- Ambubeutel mit Masken verschiedener Größe (durchsichtig)
- Absauggerät mit Zubehör
- Intubationsbesteck, verschiedene Tubi (2,0 bis 3,5 mm)
- Silberfolie
- Kinderstethoskop
- Federwaage
- Zentimetermaßband
- Thermometer
- 2-ml-Spritzen
- Kanülen für subkutane Injektionen
- Silbernitrataugentropfen (1 %)
- Nabelklemmen oder Nabelbändchen
- Kompressen
- Konakion®-Tropfen

Für die **Frau**:
- Einmalunterlagen (60 x 90 cm)
- Blutdruckmeßgerät und Stethoskop
- Nabelbesteck und Nahtbesteck in einer Sterilbox
- Steriles Nahtmaterial
- Urindiagnostik-Stix
- Dopton, Kontaktgel und Ersatzbatterie
- Irrigator, Darmrohr und Vaseline
- Einmalblasenkatheter
- Sterile Untersuchungshandschuhe, einzeln verpackt
- Sterile OP-Handschuhe
- Folioplast® oder andere sterile Unterlage für die Naht
- Edelstahlschüssel für Desinfektionslösung
- Haut- und Schleimhautdesinfektionsmittel
- Desinfektionsmittel für Geräte und Oberflächen
- Spritzen (2 ml, 5 ml und 10 ml) und Kanülen
- Verweilkanüle für einen venösen Zugang
- Stauschlauch
- Mundkeil
- Blutröhrchen für Blutgruppenbestimmung aus der Nabelschnur
- 100 g Verbandzellstoff
- Sterile Tupfer für Injektion und Naht
- Medikamente:
  Oxytozinampullen (z.B. Orasthin®)
  Ergometrinampullen (z.B. Methergin®)
  Lokalanästhetikum (z.B. Scandicain® 1%)
- Wochenbettpackung (Zusammensetzung siehe Kap. 6.3 Das häusliche Wochenbett)

Häusliche Voraussetzungen

Die Wohnung, in der die Hausgeburt stattfinden soll, sollte heizbar und trocken sein. Darüber hinaus sollten mehrere Räume (Rückzugsmöglichkeit für Partner) sowie Toilette und Badezimmer vorhanden sein. Die Wohnung muß mit der Tragbahre erreichbar sein, falls in einem akuten Notfall eine Verlegung in die Klinik erforderlich ist.

Die Gestaltung des **Gebärbettes** kann wie folgt sein: Die Matratze wird mit einem Leinentuch bezogen, dieses wird mit einer Plastikfolie beziehungsweise einer Wachsdecke abgedeckt, darüber kommt noch ein Bettuch. Einmalunterlagen können dann auf dieses Bettuch gelegt werden, so daß nach der Geburt die oberste Lage abgezogen werden kann. Es sollten genügend Kissen vorhanden sein, die als Lagerungshilfen genutzt werden können. Es ist von Vorteil, wenn die Hebamme eine Vorrichtung zur Beckenhochlagerung mitbringt. Hier sei z.B. der sogenannte **Kölner Keil** empfohlen.

Falls ein **Gebärhocker** angeboten wird, ist es nötig, den Boden mit Unterlagen abzudecken. Es sollte eine Decke auf den Boden gelegt werden, damit die Mutter einen warmen Untergrund unter den Füßen hat. Auf diese Decke kann auch wieder ein Wachstuch gelegt werden, das mit einem Bettuch abgedeckt wird. Der Gebärhocker wird dann auf eine Einmalunterlage gestellt.

Es ist ferner wichtig, daß der Partner auf dem Bett oder, wenn dieses nicht die richtige Höhe hat, auf einem bequemen Stuhl hinter der Frau sitzen kann.

Das Gebärzimmer sollte eine **Temperatur von etwa 25°C** haben, wenn die aktive Phase der Geburt beginnt. Es ist für die meisten Frauen auch sehr angenehm, wenn sie während der Geburt nur leicht bekleidet beziehungsweise nackt sind.

Die Nachbarn sollten informiert werden, um bei schlechter Schalldämmung Störungen durch Rückfragen zu vermeiden.

Indikationsstellung

Unter folgenden Voraussetzungen kann ein Paar eine Hausgeburt durchführen:
- Der Wunsch nach einer Hausentbindung muß grundsätzlich vom Paar ausgehen.
- Es dürfen keine schwerwiegenden chronischen Erkrankungen der Mutter vorliegen.
- Die Schwangerschaft verlief problemlos.
- Entbindungen dürfen **nicht vor** SSW 38/1 und **nicht nach** SSW 42/1 vorgenommen werden.
- Geschwisterkinder sollten eine Betreuungsperson haben, wenn sie bei der Entbindung im Haus sind.
- Die Anwesenheit einer weiteren Person, abgesehen vom Partner, wäre wünschenswert.
- Es muß geklärt sein, welches die nächstliegende Klinik ist, die im Notfall angefahren werden kann.
- Telefonnummern von Rettungswagen, Säuglingstransport und nächstliegender Klinik müssen bereit liegen.
- Die häuslichen Bedingungen **müssen** der Hebamme vertraut sein.
- Die Vorsorge muß bei der Hebamme oder beim Arzt regelmäßig wahrgenommen worden sein.
- Die Hebamme muß vor Wehenbeginn über die aktuelle Lage des Kindes informiert sein.
- Für eine Dammnaht sollte die Hebamme entweder selbst über die nötige Kenntnis und Erfahrung verfügen oder mit einem Gynäkologen zusammenarbeiten, der zur Naht ins Haus kommt.

Kontraindikationen für eine Hausgeburt

- Beckenendlage
- Mehrlingsschwangerschaft
- Gestose, SIH (Schwangerschaftsinduzierter Hypertonus)
- Regelwidrigkeiten der Plazentalokalisation, z.B. *Placenta praevia totalis*, *partialis* und *marginalis*
- Verdacht auf Plazentainsuffizienz mit Verdacht der fetalen Retardierung
- Verdacht auf Riesenkind
- Diabetes in der Schwangerschaft und andere Stoffwechselerkrankungen der Mutter
- Schwere Allgemeinerkrankungen der Mutter
- Nikotin- und Alkoholabusus, Drogenabhängigkeit
- Frühgeburtlichkeit/Übertragung
- Blutungen in der Früh- oder Spätschwangerschaft
- Schwere Komplikationen bei früheren Geburten

Betreuung während der Schwangerschaft

Kontaktaufnahme und Beratung

Die Schwangere sollte zwischen der 12.-20. SSW Kontakt mit der Hebamme aufnehmen. Schon beim ersten Telefongespräch sollte die Hebamme auf folgende Termine und wichtigen Punkte hinweisen:
- Freies Wochenende
- Urlaubsplanung
- Mögliche Vertretung durch eine Kollegin
- Anzahl der Geburten, die pro Monat angenommen werden
- Zusammenarbeit mit Gynäkologen und Kinderärzten

Es ist notwendig, schon im ersten Gespräch die individuellen Grenzen deutlich zu machen, um der Schwangeren die Möglichkeit zu geben, sich mit den Bedingungen, unter denen eine Hebamme arbeitet, vertraut zu machen. So ist es wichtig, wenn man freie Wochenenden hat, dies der Frau auch direkt mitzuteilen. Wenn eine Kollegin ebenfalls Hausgeburten betreut, sollte die Frau auch mit ihr Kontakt aufnehmen. Ist eine Zusammenarbeit mit einer Klinik gegeben, sollte die Schwangere darauf hingewiesen werden. Falls die Hebamme mit einem Gynäkologen zusammenarbeitet, der das Angebot macht, bei der Geburt dabei zu sein, muß die Frau auf diese Möglichkeit aufmerksam gemacht werden. Entscheidet sich dann die Schwangere beziehungsweise das Paar, die Begleitung der Hebamme in Anspruch zu nehmen, müssen die wichtigsten **Daten** aufgenommen werden. Dies sind:

- Name und Vorname
- Adresse mit Telefonnummer
- Behandelnder Gynäkologe
- Krankenkasse
- Voraussichtlicher Geburtstermin

Diese Daten kann die Hebamme in eine Karteikarte eintragen, in der alle Gespräche und Termine dokumentiert werden.

Erster persönlicher Kontakt in der Praxis der Hebamme

Schon im ersten persönlichen Gespräch mit dem Paar sollte, nachdem die Motivation für eine Hausgeburt erörtert wurde, über die Kontraindikationen gesprochen werden. Es sollte auf mögliche Komplikationen hingewiesen werden.

Jedes Paar muß sich auf jeden Fall vorsorglich für eine geburtshilfliche Klinik entscheiden, insbesondere dann, wenn sich im Verlauf der Schwangerschaft Regelwidrigkeiten ergeben sollten oder wenn das Paar unsicher geworden ist und vielleicht doch in der Klinik entbinden will.

Auch ist es wichtig, dem Paar deutlich zu machen, daß auch eine Hebamme nur eine begrenzte Kapazität hat, so daß es also durchaus passieren kann, daß die Hebamme bei einer anderen Entbindung hilft oder anderweitig nicht verfügbar ist.

Inhalt des ersten Aufklärungsgespräches
- Motivation für die Hausgeburt
- Mögliche Kontraindikationen zur Durchführung der Hausgeburt
- Mögliche Schwangerschaftskomplikationen
- Alternative: Klinikentbindung/ambulante Geburt
- Nichtverfügbarkeit der Hebamme

Weitere Beratungsgespräche

Im Verlauf der Schwangerschaft sollte möglichst jeden Monat ein Beratungsgespräch mit dem Paar geführt werden. Die Termine können in der Praxis der Hebamme stattfinden oder in der Wohnung des Paares. Im Rahmen dieser Gespräche kann sich die betreuende Hebamme über den Schwangerschaftsverlauf informieren; daneben können organisatorische Fragen abgeklärt und eventuelle Ängste vor der Geburt besprochen werden. Es sollte auch ein Gespräch mit den Personen stattfinden, die bei der Geburt eventuell anwesend sind. Die Geschwisterkinder sollten ebenfalls die Hebamme vorher kennenlernen. Sind die Kinder bei der Entbindung voraussichtlich zu Hause, müssen sie in Gesprächen mit den Eltern auf das Geburtsgeschehen vorbereitet werden. Geeignete Bücher sind im Literaturverzeichnis angegeben.

Etwa sechs Wochen vor dem Entbindungstermin sollte dann ein umfassendes, aufklärendes Gespräch über die Geburt stattfinden. Dabei sollte die betreuende Hebamme klar und deutlich auf nicht vorhersehbare Komplikationen hinweisen. Auch sollte die Hebamme ansprechen, mit welcher Methode das Ungeborene während der Geburt überwacht wird (Pinard-Stethoskop, Dopton oder CTG-Gerät). Außerdem muß das Paar wissen, daß bei Unregelmäßigkeiten der kindlichen Herztöne eine differenzierte Untersuchung, wie beispielsweise die Mikroblutanalyse, nicht möglich ist, und eventuell eine Klinikeinweisung notwendig wird. Eine Orientierungshilfe für das Gespräch können die nachfolgend vorgestellten Formblätter sein (Abb. 5.73a-c). Die Einverständniserklärung sollte von der Schwangeren und ihrem Partner sowie von der Hebamme unterschrieben werden. Hebammen haben die Pflicht zur Aufklärung. Die Benutzung eines Bogens kann aus forensischen Gründen nur empfohlen werden.

Ebenfalls muß offen darüber gesprochen werden, daß Kinder geboren werden können, die schwere oder nicht mit dem Leben vereinbare Erkrankungen aufweisen.

Daß durch die bessere medizinische Ausstattung der Klinik die Startbedingungen für das Neugeborene dort möglicherweise besser sind, muß den Partnern bei ihrer Entscheidung bewußt gemacht werden.

Bei diesem Gespräch werden auch die letzten organisatorischen Dinge abgeklärt.

Folgendes muß das Paar besorgen:
- Fließwindeln, die in den ersten Tagen wie Binden benutzt werden.
- 1 Paket Einmalunterlagen 60 x 90 cm
- Gekörnte Brühe
- Alle wichtigen Telefonnummern (sie sollten am besten im Mutterpaß stehen).

Geburtsvorbereitung

Es gibt die Möglichkeit der Paarvorbereitung, die beim Wunsch nach einer Hausgeburt die empfehlenswerte Form der Geburtsvorbereitung ist.

In der Geburtsvorbereitung haben die Hebamme und die werdenden Eltern die Möglichkeit, sich gegenseitig kennenzulernen. Bei einer Hausgeburt ist es sehr wichtig, daß sich alle Beteiligten akzeptieren, um die Basis für eine entspannte, vertrauensvolle Atmosphäre zu schaffen. Treten Probleme und Beschwerden im Verlauf der Schwangerschaft auf, muß die Hebamme auf jeden Fall informiert und die Entscheidung zur Hausgeburt gemeinsam überdacht und neu entschieden werden.

Nachfolgende Seiten
Abb. 5.73a-c Aufklärungsbogen für Hausgeburten. (Mit freundlicher Genehmigung des Elwin Staude Verlags, Hannover)

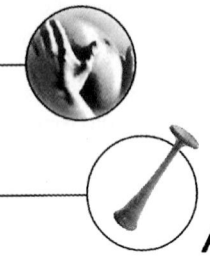

Aufklärungsbogen für Hausgeburten

Sie möchten Ihr Kind zuhause zur Welt bringen und wir wollen Sie in Ihrem Wunsch unterstützen. Das eigene Zuhause ist der Ort, an dem sich die Geburt am ungestörtesten vollziehen kann: im Eingebundensein in eine heimische Umgebung, in der Wahrung einer intimen Atmosphäre und der Begleitung durch vertraute und kompetente Menschen – Ihrem „Geburtsteam". Diese Möglichkeiten tragen dazu bei, daß Eltern das Erlebnis der Geburt, den manchmal auch mühevollen Weg des Gebärens, als überaus positiv empfinden. Die Geburt zuhause fördert das Zusammenwachsen der Familie von Anfang an ohne Trennung.

Grundsätzlich ist eine Geburt ein natürlicher Vorgang, der keiner besonderen medizinischen Hilfe bedarf. Dennoch gibt es manchmal Situationen während der Geburt, in denen wir Frauen in eine Klinik weiterleiten müssen. Dies betrifft etwa jede 13.* Frau, bei Erstgebärenden jede 5.* Frau. Meistens veranlassen wir eine Verlegung vorsorglich, selten als Notfall. Die häufigsten Gründe für eine Weiterleitung während der Geburt sind der vorzeitige Blasensprung (30%)*, eine ungünstige Lage des Kindes (20%)* und auffällige kindliche Herztöne (16%)*, nach der Geburt das Nichtablösen des Mutterkuchens und mütterliche Blutungen (1%)*. In etwa 6%* der Geburten muß das Kind mit der Saugglocke, Zange oder durch Kaiserschnitt geboren werden.
1%* der Kinder müssen innerhalb der ersten 24 Stunden in eine Klinik verlegt werden, hauptsächlich wegen Atemschwierigkeiten. Probleme und Risiken können bei *jeder* Geburt, *unabhängig vom Ort*, auftreten.

Die Geburt zuhause stellt in Notsituationen insofern ein erhöhtes Risiko dar, als die Fahrt ins nächstgelegene Krankenhaus einen Zeitverlust mit sich bringt, der lebensrettende Maßnahmen verzögern und dadurch unter ungünstigen Umständen zu dauerhaften Schädigungen führen kann.

Auf der nächsten Seite werden wir Ihnen erklären, in welchen Fällen ein medizinisches Eingreifen notwendig ist, was wir tun können und wann wir Sie in eine Klinik weiterleiten müssen.

Wenn Sie aus persönlichen Gründen keine nähere Aufklärung wünschen, bitten wir Sie hier zu unterschreiben.

(Ort, Datum)   (Unterschrift Schwangere/ Partner und Hebamme, ggf. Ärztin/Arzt)

*Die Zahlen basieren auf der Auswertung der Perinatalerhebung für Hausgeburten in Baden-Württemberg 1992-1995 bei 1230 Geburten

Darüber müssen wir reden

1. Allgemeine Probleme und Risiken:
a. Erschöpfung der Mutter, zu starke Wehenschmerzen
b. Blutdruckerhöhung (Gestose), selten zentrale Krämpfe.

2. In der Eröffnungs- und Austreibungsphase
a. vorzeitiger Blasensprung mit der Gefahr einer aufsteigenden Infektion
b. Wehenstörungen (zu starke/ zu schwache Wehen)
c. Geburtsstillstand über längere Zeit
d. Sauerstoffmangel des Kindes, der sich zeigt in einer deutlichen Veränderung der kindlichen Herztöne und verursacht wird durch:
- verminderte Durchblutung des Mutterkuchens und der Nabelschnur
- selten durch plötzlich auftretende Blutungen, vorzeitige Placentalösung
- Nabelschnurkomplikationen, selten Einreißen der Gebärmutter*
- sehr selten durch Blasensprung mit Nabelschnurvorfall*
- erschwertes Entwickeln des Kindes, dadurch auftretende Geburtsverletzungen bei Mutter und Kind und Sauerstoffmangel beim Kind

3. Nach der Geburt:
a. schwere Atemstörungen des Neugeborenen
b. krankes Kind
c. Nichtablösen des Mutterkuchens, unvollständiger Mutterkuchen
d. durch mangelhaftes Zusammenziehen der Gebärmutter starke Blutungen mit der Gefahr eines Kreislaufschocks

Besonderes persönliches Risiko:

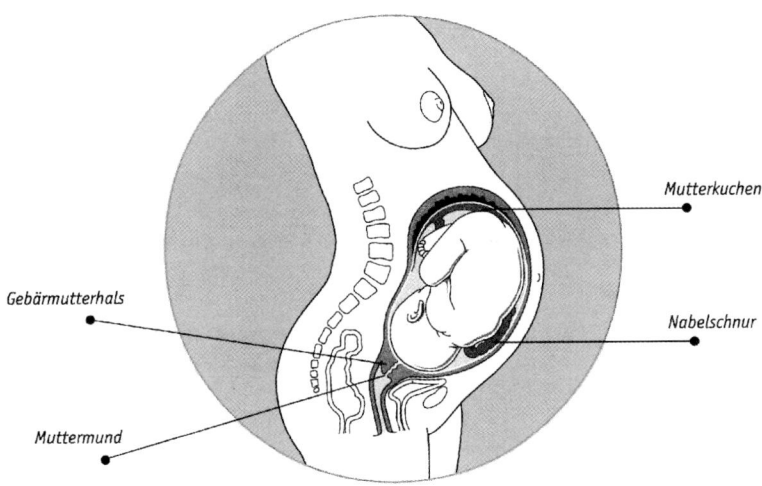

* Über die Häufigkeit dieser Komplikationen liegen uns in der Hausgeburtshilfe (noch) keine Zahlen vor, da seit der Erfassung unserer Statistik kein Fall aufgetreten ist. In der Klinikgeburtshilfe liegt die Häufigkeit jeweils bei 0,1-0,3% (Perinatalerhebung Baden-Württemberg)

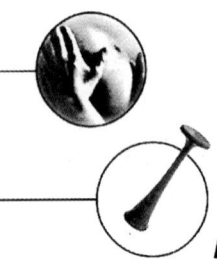

Einverständniserklärung

Ich bin/wir sind darüber aufgeklärt worden, daß im Einzelfall, unvorhersehbar und plötzlich, medizinische Risiken auftreten können, die eine Gefahr für Mutter und Kind mit sich bringen können. Darüber und über die damit zusammenhängenden, eventuellen Folgen wurde heute in einem abschließenden Gespräch mit mir/uns gesprochen und wir konnten alle offenen Fragen klären. Wenn neue Fragen auftreten, habe ich/haben wir jederzeit die Möglichkeit, mich/uns an meine/unsere Hebamme, bzw. Ärztin/Arzt zu wenden.

Ich bin damit einverstanden, daß die Hebamme, bzw. die Ärztin oder der Arzt bei Bedarf alle mit der Schwangerschaft und der Geburt zusammenhängenden Eingriffe, entsprechend ihrer beruflichen Kompetenz, wie z.B. den Dammschnitt, durchführen dürfen.

Bei auftretenden Gefahren bin ich bereit, sofort die nächstgelegene Klinik aufzusuchen, wenn die Hebamme oder die/der hinzugezogene Ärztin/Arzt dies für notwendig halten. Wenn ich mich zuhause nicht mehr sicher fühle, kann ich jederzeit entscheiden, in die Klinik meiner Wahl zur Entbindung zu fahren.

- Mein/e behandelnde/r Ärztin/Arzt, bzw. ihre/seine Vertretung wird zur Geburt gerufen.*
- Es wird eine 2. Hebamme zur Geburt gerufen.*

   * Nichtzutreffendes bitte streichen

Ich/wir habe/n folgende besondere Wünsche :

(Ort, Datum)   (Unterschrift der Schwangeren und ihres Partners)

(Unterschrift der aufklärenden Hebamme, ggf. Ärztin/Arzt)

Die normale Hausgeburt

Erste Schritte nach dem Eintreffen der Hebamme

Mit Einsetzen regelmäßiger Wehentätigkeit oder bei Blasensprung setzt sich die Schwangere mit der Hebamme in Verbindung.

Beim Eintreffen erkundigt sich die Hebamme nach dem Befinden der Frau, wie intensiv sie die Wehen spürt, ob Schleim oder Fruchtwasser abgegangen ist. Es ist wichtig, sich ein Bild von der Gesamtsituation zu verschaffen. Dann wird ein Vaginalbefund erhoben, die Herztöne des Kindes werden kontrolliert, und die Wehentätigkeit der Gebärenden wird beurteilt. Je nach Befund wird eventuell ein Einlauf beziehungsweise Klistier angeboten. Der Geburtsraum kann gemeinsam vorbereitet werden.

Sind Geschwister bei der Geburt zu Hause, so muß für sie eine Bezugsperson zugegen sein, die ihre Betreuung übernehmen kann, da der Vater in der Regel seine Partnerin unterstützen muß. Sind noch weitere Personen in der Wohnung anwesend, liegt es im Ermessen des Paares, wo diese sich aufhalten sollen.

Eröffnungsphase

Normalerweise wird maximal alle zwei Stunden vaginal untersucht. Die Herztöne des Kindes sollten jede halbe Stunde, während einer Wehe sowie nach der Wehe, per Dopton oder Holzstethoskop kontrolliert werden.

Während der Eröffnungsphase kann die Schwangere sich frei bewegen und kann das tun, was ihrem Bedürfnis entspricht und ihr Wohlbefinden unterstützt.

Die Gebärende darf auch etwas zu sich nehmen, wenn sie möchte. Sind die Wehen sehr heftig und schmerzhaft, kann der Mann seine Partnerin im Kreuzbeinbereich massieren. Eine Wärmflasche für den Rücken kann ebenfalls gute Dienste leisten. Wenn ein Pezziball im Haus ist, kann die Gebärende darauf sanfte kreisende Bewegungen des Beckens vornehmen und leicht hin und her kippen. Die Eröffnungsphase ist zu Hause eine ruhige und entspannte Phase, in den Wehenpausen kann sich das Paar mit den Anwesenden oft noch unterhalten. Idealerweise sollte - von Hebamme und Gebärender abgesehen - während der Wehen nicht gesprochen werden, damit sich die Frau ganz auf ihre Gebärarbeit konzentrieren kann.

Folgt die Schwangere ihrem eigenen Rhythmus, ist der Geburtsfortschritt an ihrem veränderten Verhalten und Atmen erkennbar. Eine vaginale Untersuchung ist oft nicht notwendig. Äußert sie das erste Mal Druck auf den Enddarmbereich, sollte sie untersucht werden. Meist suchen sich die Gebärenden intuitiv eine Position, in der sie möglicherweise ihr Kind gebären wollen. Hat die Frau Probleme, eine günstige Stellung zu finden, kann die Hebamme, je nach Geburtsbefund, mögliche Positionen vorschlagen.

Austreibungs- beziehungsweise Geburtsphase

Der Gebärhocker hat sich bei der aktiven beziehungsweise eigentlichen Geburtsphase sehr bewährt. Die Frau sitzt an die Beine ihres Partners gestützt und kann aktiv ihr Kind "hinausschieben". Die Gebärenden haben ein deutliches Gefühl für die Richtung, in die sie "schieben" oder pressen müssen. Steht die Fruchtblase zu Beginn der Austreibungsperiode noch, wartet man für gewöhnlich, bis sie von alleine springt. Ist sie in der Vulva sichtbar, kann sie mit einer Klemme geöffnet werden.

Während der gesamten aktiven Geburtsphase sollten nach jeder Wehe die Herztöne mittels Dopton kontrolliert werden, um den Zustand des Kindes zu beurteilen.

Es ist durchaus möglich, die **Gebärposition** während der Austreibungsperiode zu wechseln. Häufig brauchen die Frauen Zeit, die für sie geeignete Position zu finden. Die Hebamme sollte die Frau ermutigen, so lange zu atmen, wie es ihr möglich ist, bevor sie anfängt, aktiv "mitzuschieben". Die Frauen "schieben" oder pressen in der Regel erst mit, wenn der Kopf die Interspinalebene passiert hat. Bei einer schweren Schulterentwicklung erweist sich der Hocker als günstig, weil hierbei nach hinten mehr Raum gegeben ist. Weitere mögliche Positionen sind die Seitenlage, der Vierfüßlerstand und die Rückenlage.

Die stehende Position ist nur dann möglich, wenn vorher ein Seil als Haltehilfe an der Decke festgemacht wurde.

Sobald der Kopf beginnt, langsam zu steigen und einzuschneiden, fällt die Entscheidung, ob ein **Dammschnitt** angebracht ist. Dies hängt davon ab, wie elastisch der Damm ist und ob ein kleiner Dammriß in Kauf genommen werden kann. In meiner eigenen praktischen Erfahrung aus 250 Hausgeburten hatte ich nur etwa 10 % Dammschnitte und ca. 60 % Dammrisse (1. bis 2. Grades), die sich unproblematisch zu Hause versorgen ließen.

Ist das Kind geboren, haben die Eltern erst einmal Zeit, es anzusehen, es zu berühren und sanften Kontakt mit ihm aufzunehmen. Das Neugeborene wird in der Regel erst abgenabelt, wenn die Nabelschnur keine Pulsation mehr aufweist. Bei Müttern mit negativem Rhesusfaktor wird dagegen zur Vermeidung einer fetomaternalen Transfusion schnell abgenabelt. Während das Kind zwischen den Beinen beziehungsweise auf dem Bauch der Mutter liegt, wird der erste Apgar-Wert (nach einer Minute) erhoben. Die Herzfrequenz erspürt die Hebamme über die Nabelschnur; die anderen **Vitalzeichen** sind exakt zu beobachten und zu beurteilen. Wenn die Eltern ihr Kind "begrüßt" haben, sollte es mit vorgewärmten Handtüchern auf dem Bauch der Mutter zugedeckt werden, damit es nicht auskühlt.

Nachgeburtsphase

Die **Plazenta** muß eine halbe Stunde nach der Geburt des Kindes geboren sein. Die Lösung der Plazenta wird dadurch unterstützt, daß das Neugeborene an der Brust trinkt und so die Oxytozinausschüttung bei der Mutter angeregt wird. Nach der Erfahrung vieler Hausgeburtshebammen verspürt die Gebärende drei Nachwehen, dann ist die Plazenta gelöst. Selbstverständlich ist auf alle bekannten Lösungszeichen zu achten. Es ist günstig, wenn die Frau für die Geburt der Plazenta in die Hocke geht, weil dann die Plazenta einfach hinausgedrückt werden kann. Die abgelöste Plazenta wird sehr genau auf ihre Vollständigkeit hin untersucht.

Die Beseitigung der Plazenta unterliegt dem Gesetz der Abfallentsorgung. Da es sich um menschliches Gewebe handelt, kann sie nicht einfach in die Mülltonne geworfen werden. Sie kann von der Hebamme in der Klinik abgegeben werden. Vielerorts ist es Tradition, die Nachgeburt in einem Plastikbeutel zu vergraben und einen Baum darauf zu setzen. Dies ist allerdings nur in Gegenden möglich, die nicht als Wasserschutzgebiet ausgewiesen sind.

Nach dem Ablösen der Plazenta wird der Kontraktionszustand der Gebärmutter kontrolliert.

Versorgung des Dammschnittes beziehungsweise -risses

Nach der Kontrolle der Plazenta werden **Damm** und **Scheideneingang** exakt inspiziert, und mögliche Verletzungen werden versorgt.

Dazu wird die Entbundene halbsitzend gelagert, und ihre Beine werden aufgestellt. Zur Unterstützung kann ein Handtuch in einer Schlinge um den Oberschenkel der Frau gelegt werden, so daß die Frau die beiden Handtuchenden dann mit den Händen hält. Es ist notwendig, eine gute Lichtquelle zu haben. In der Regel findet sich in jedem Haushalt eine gute Steh- beziehungsweise Klemmlampe mit einer Glühbirnenleistung von mindestens 60 bis 100 Watt. Andernfalls muß eine Lampe für die Geburt besorgt werden. Der Wundbereich kann mit Schleimhautdesinfektionsmittel abgespült werden. Unter das Gesäß wird eine sterile Einmalunterlage gelegt, auf der das restliche sterile Material abgelegt werden kann. Der Damm kann mit 1% Scandicain®-Lösung örtlich betäubt werden.

Nach dem Einstechen in den Wundbereich ist immer zu aspirieren, damit kein Lokalanästhetikum direkt in die Blutbahn gelangt. Es reichen bei einem Dammriß 2. Grades in der Regel 10 ml 1% Scandicain®-Lösung. Scheide und Damm werden von innen nach außen mit resorbierbarem Nahtmaterial genäht.

Bei eventuellen Labienrissen ist eine **lokale Betäubung** mit Anästhesiespray sehr günstig, weil eine Schwellung vermieden wird, die eine Versorgung der Labienrisse schwierig machen würde. Schürfungen im Labien- und Dammbereich heilen aus Erfahrung sehr gut, auch wenn sie nicht genäht werden. Die Frau sollte aber darauf hingewiesen werden, daß das Wasserlassen die ersten Male schmerzen kann. Es ist deshalb günstig, unter fließendem Wasser die Blase zu entleeren.

Ist der Dammbereich versorgt, wird nochmals der Fundusstand geprüft. Die Frau nimmt dabei eine Fließwindel vor die Vulva, um den Wochenfluß auffangen zu können. Dann kann das Kind an die Brust gelegt werden.

Versorgung des Neugeborenen und der Mutter

Das Neugeborene wird von oben nach unten untersucht (U1). Dabei werden auch die Reifezeichen bestimmt (s. Kap. 7 Das Neugeborene im Kreißsaal). Die Daten werden in das gelbe Untersuchungsheft, in den Mutterpaß und die Unterlagen der Hebamme eingetragen.

Dann kann das Kind gebadet werden. Anschließend wird es warm angezogen und zur Mutter ins Bett gelegt beziehungsweise dem Vater gegeben.

Ist das Kind versorgt, werden bei der Mutter
- der Blutdruck,
- die Temperatur und
- der Puls

gemessen. Fühlt sich die Mutter gut, kann sie, in Begleitung, zum Duschen ins Badezimmer gehen. Das Duschen ist kreislaufanregend und wirkt erfrischend auf die Frauen. In dieser Zeit haben der Vater oder eine andere Person das Bett neu bezogen.

Sie sollte darüber hinaus ermuntert werden, nach Bedarf etwas zu trinken und zu essen.

Die Hebamme weicht ihr Besteck in einer Desinfektionslösung ein, in der es mindestens eine Stunde liegen sollte. Nach der Geburt wird die Geburtsmeldung ausgefüllt, mit der die Eltern das Kind innerhalb von sieben Werktagen beim zuständigen Standesamt anmelden müssen.

Komplikationen

> Unter Geburtskomplikationen versteht man Regelwidrigkeiten, die während und nach der Geburt auftreten können.

Die häufigsten Komplikationen sind Blutungen und eine Verschlechterung der kindlichen Herztöne, Geburtsstillstand in der Eröffnungs- und/oder Austreibungsperiode, Plazentalösungsstörungen, nicht aushaltbare Schmerzen, akute Verschlechterung des Allgemeinzustandes des Neugeborenen nach der Geburt (Anpassungstörung). Grundsätzlich sollte die Klinik, in die die Frau verlegt werden soll, von der Hebamme telefonisch über die zu erwartenden Komplikationen informiert werden, damit notwendige Vorbereitungen in die Wege geleitet werden können.

Eine Verlegung sollte nur mit dem Rettungswagen (RTW) vorgenommen werden. Ein Notarzt ist in der Regel nicht erforderlich. Im ländlichen Bereich kann es häufig länger dauern, bis der Rettungswagen kommt. Somit kann es in dieser Situation ausnahmsweise angebracht sein, die Frau mit dem eigenen Wagen zu verlegen.

Komplikationen in der Eröffnungsphase

- Nichttolerable Schmerzen
- Herzfrequenzabfall während der Eröffnungsphase
- Geburtsstillstand in der Eröffnungsphase
- Blutungen in der Eröffnungsphase

In der Eröffnungsphase muß sich die Frau das erste Mal mit dem Wehenschmerz auseinandersetzen. In einigen Fällen fühlen sich die Frauen von den Wehen so überrannt, daß die medikamentenfreie Schmerzlinderung nicht mehr greift. In diesen Fällen ist es angezeigt, in die Klinik zu fahren und dort die Geburt weiterzubegleiten.

Eine andere Komplikation ist die Verschlechterung der Herztöne. Als Beckeneintrittsphänomen kann es in der Eröffnungsperiode manchmal zu Herzfrequenzabfällen kommen; die erfahrene Hebamme kann eine solche Situation jedoch klar von pathologischen Dezelerationen unterscheiden. Kommt es in der Eröffnungsphase aber häufiger zu Herzfrequenzabfällen, ist es angezeigt, sofort in die Klinik zu fahren.

Auch ein Geburtsstillstand kann in der Eröffnungsperiode auftreten. Wenn über einen längeren Zeitraum hinweg kein Geburtsfortschritt zu verzeichnen ist, muß die Geburt in der Klinik beendet werden.

Fallbeispiel 1. Frau H., eine 36jährige IV-Gravida III-Para, wollte ihr viertes Kind wie die vorausgegangenen Kinder zu Hause gebären. Sie meldete sich am 29.07. um 18.00 Uhr mit fraglichem Blasensprung und ohne Wehentätigkeit bei mir. Sie war in der 39. SSW, also am Termin.

Der Muttermund war 1 cm eröffnet, der Kopf des Kindes stand im Beckeneingang, und es ging wenig klares Fruchtwasser ab. Wir beschlossen, die Wehentätigkeit abzuwarten. Frau H. sollte alle vier Stunden die Temperatur kontrollieren, um eine beginnende Infektion rechtzeitig zu erkennen. Am nächsten Morgen, es waren 12 Stunden vergangen, war noch immer keine Wehentätigkeit eingetreten. Wir versuchten, die Wehen mit einem homöopathischen Medikament in Gang zu bringen.

Am Nachmittag ging Frau H. in die Klinik, weil trotz Wehen kein wesentlicher Geburtsfortschritt zu erkennen war. Trotz Wehentropf kam es nicht zu einem entscheidenden Geburtsfortschritt, so daß nach 36 Stunden eine Sectio bei Geburtsstillstand in der Eröffnungsphase gemacht wurde. Das Kind, das lebensfrisch zur Welt kam, hatte eine dreifache Nabelschnurumschlingung um den Hals, so daß es nicht tiefer treten konnte. Es zeigten sich während der gesamten Zeit keine pathologischen Herzaktionen beim Kind.

Blutungen in der Eröffnungsphase müssen abgeklärt werden. Es muß immer an eine vorzeitige Lösung der Plazenta gedacht werden.

Fallbeispiel 2. Im Rahmen meiner Tätigkeit als Hebamme wurde ich morgens von einer Schwangeren, die ihr zweites Kind erwartete, gerufen. Sie meldete sich mit einem Blasensprung und einer ungewöhnlich starken Zeichenblutung. Ich bat sie, liegenzubleiben und fuhr direkt zu ihr. Etwa 15 Minuten nach ihrem Anruf traf ich ein. Ich hörte die kindlichen Herztöne, die auskultatorisch unauffällig waren. Auf der Vorlage fand sich eine verstärkte Zeichenblutung. Da ich aus dem Schwangerschaftsverlauf wußte, daß die Plazenta normal lokalisiert war, untersuchte ich vaginal. Es bestand eine Muttermundsöffnung von 5 cm. Als vorangehenden Teil tastete ich zwei Füßchen im Beckeneingang, d.h. Verdacht auf vollkommene Fußlage. Das Kind hatte schon während der Schwangerschaft häufiger die Position gewechselt. Ich benachrichtigte den Krankenwagen und die nächste Klinik mit dem Hinweis auf die vollkommene Fußlage sowie die Blutung. Während des Verlegens mit dem RTW achtete ich auf die Hochlagerung des Beckens. Dies erwies sich als recht schwierig. Die Frau konnte nur in einem Stuhl transportiert werden, da die Sanitäter mit der Liege nicht durch das enge Treppenhaus gelangten. Während des Transports hörte ich ohne Unterbrechung die Herztöne des Kindes mittels Dopton. Beim Eintreffen in der Klinik wollte der Arzt zunächst nochmals untersuchen; er nahm aber aufgrund der zunehmenden Stärke der Blutung Abstand davon und die Frau kam direkt in den Operationssaal. Sie wurde zehn Minuten später von einem lebensfrischen Neugeborenen entbunden; die Plazenta hatte sich fast in der ganzen Fläche gelöst.

Komplikationen in der Austreibungsphase

- Geburtsstillstand
- Wehenschwäche
- Herzfrequenzveränderungen in der Austreibungsperiode

Die häufigste Komplikation in der Austreibungsperiode ist der **Geburtsstillstand**. Es ist angebracht, nicht länger als 30 bis 45 Minuten aktiv eine Geburtsphase zu Hause zu begleiten. Ist in dieser Zeit kein eindeutiger Geburtsfortschritt zu verzeichnen, sollte die Geburt zu Hause abgebrochen und in der Klinik beendet werden. Es ist immer eine Sache der klinischen Erfahrung und der individuellen Toleranz, wie lange die Austreibungsperiode zu Hause dauern kann. Hat das Kind immer stabile Herztöne und zeigt es keinerlei Anzeichen für eine hypoxische Gefährdung, kann eine längere Austreibungsperiode durchaus tolerabel sein. Es ist aber immer zu bedenken, daß ein Vakuumextraktions-Gerät oder die Zange nicht verfügbar sind.

Herzfrequenzabfälle während der Wehen sind in der Austreibungsphase durchaus physiologisch und akzeptabel, wenn der Kopf mit seinem größten Durchmesser zwischen den Spinae hindurchtritt. Reagiert ein Kind heftig mit Dezelerationen während der Wehe, auch wenn der Kopf schon in Beckenmitte ist, und erholt es sich nach jeder Wehe nur langsam, so ist das ein eindeutiger Grund, in die Klinik zu fahren. Es muß oberste Regel für Hebamme und Eltern sein, lieber eine Hausgeburt früher abzubrechen und ein vitales Kind in Empfang zu nehmen, als falschen Ehrgeiz zu entwickeln, die Geburt auf jeden Fall zu Hause zu beenden und dadurch die Gesundheit des Kindes zu gefährden.

Selten gibt es die Situation, daß eine Wehenschwäche auftritt, die mit Fußreflexzonenbehandlung, Brustwarzenstimulation und homöopathischer Therapie nicht zu beeinflussen ist. Auch in diesem Fall muß die Hausgeburt abgebrochen werden, um die Möglichkeiten der allopathischen Therapie in der Klinik zu nutzen. Es ist verboten, zu Hause Oxytozin zu geben, weil dadurch heftige und unkontrollierte Wehen entstehen können, die unter Umständen eine starke Gefährdung für das Kind bedeuten.

Fallbeispiel 3. Frau A. war eine 33jährige I-Gravida 0-Para, die zu Hause entbinden wollte. Der Schwangerschaftsverlauf war unauffällig. Zehn Tage nach dem errechneten Termin bekam sie Wehen und informierte mich, nachdem die Wehen intensiv und regelmäßig waren. Bei meinem Eintreffen um 17.45 Uhr war der Muttermund auf 4 cm geöffnet, der Kopf des Kindes stand tief und fest im Beckeneingang, und die Fruchtblase stand noch. Die kindliche Herzfrequenz lag bei 150 spm. Um 22.30 Uhr war der Muttermund vollständig geöffnet, die Fruchtblase sprang von alleine, das Fruchtwasser war klar. Die Herzfrequenz des Kindes lag zwischen 145 bis 150 spm. Nachdem der Muttermund eröffnet und der Kopf in Beckenmitte war, folgte Frau A. ihrem Bedürfnis mitzuschieben. Sie hatte allerdings immer 10 Minuten Pause zwischen jeder Wehe. Alle zuvor genannten Maßnahmen zur Wehenanregung halfen nicht, die Wehenabstände zu verkürzen und die Intensität der Wehen zu verbessern. Aufgrund der langen Pausen zwischen den einzelnen Wehen wartete ich 1½ Stunden, bis ich die Entscheidung traf, in die Klinik zu fahren. Die Wehentätigkeit verringerte sich immer mehr, und ich war mit meinen Möglichkeiten am Ende. Das Kind war nach Herztönen und Mobilität die ganze Zeit über vital. Wir fuhren in die Klinik, mit der ich regelmäßig zusammenarbeite.

In der Klinik wurde mit einem Wehentropf versucht, die Wehen anzuregen. Die Geburt wurde nach einer Wartezeit von weiteren vier Stunden wegen Geburtsstillstand auf Beckenmitte und Wehenschwäche per Vakuumextraktion beendet. Das Kind kam mit einem Geburtsgewicht von 4150 g zur Welt. Der Apgar-Wert war 10/10/10 und der ph-Wert 7,28. Wegen der Wehenschwäche trat post partum eine verstärkte Nachblutung auf, die mit einem hochdosierten Wehentropf schnell zum Stillstand kam.

Komplikationen in der Nachgeburtsphase

- Regelwidrigkeiten der Lösung der Plazenta
- Verstärkte Lösungsblutung
- Verstärkte Nachblutung
- Atonie

Ist die Plazenta nach 30 Minuten nicht gelöst, muß man in die Klinik fahren, um Folgekomplikationen zu vermeiden. Bei rund 250 Hausgeburten, die ich bisher begleitet habe, sind Komplikationen in der Nachgeburtsphase nur einmal aufgetreten.

Fallbeispiel 4. Frau R. war eine 31jährige I-Gravida 0-Para und hatte zunächst eine Geminischwangerschaft. In der 28. SSW starb ein Kind wegen eines Hydrothoraxes ab. Die Schwangerschaft blieb intakt und das lebende Kind entwickelte sich zeitgerecht.

Der errechnete Termin war der 18. Mai. In der Nacht rief mich Frau R., die in der Klinik entbinden wollte, an, um mir mitzuteilen, daß sie seit zwei Stunden Wehen hätte und nicht einschätzen könne, ob sie nun fahren solle oder nicht. Als ich bei ihr eintraf, war der Muttermund vollständig geöffnet und der Kopf des Kindes auf Beckenboden. Da eine Geburt im Rettungswagen wesentlich ungünstiger ist als zu Hause, blieben wir für die Geburt des Kindes, das 10 Minuten nach meinem Eintreffen lebensfrisch geboren wurde, zu Hause. Nachdem 30 Minuten keine Lösungsblutung aufgetreten war und alle Lösungszeichen immer noch negativ waren, fuhren wir mit dem Krankenwagen in die Klinik. Das Neugeborene wurde mitverlegt. In der Klinik wurde ein Oxytozintropf angelegt. Nachdem sich die Plazenta nach weiteren 30 Minuten nicht gelöst hatte, wurde sie durch eine manuelle Lösung vollständig gewonnen. Durch das lange Warten war der Blutverlust letztendlich doch sehr hoch, Frau R. hatte am nächsten Morgen einen Hb-Wert von 7,0. Sie mußte einige Tage in der Klinik bleiben, ehe sie entlassen werden konnte.

Kindliche Komplikationen

- Anpassungsstörungen
- Atemnotsyndrom
- Asphyxie

Sind unter der Geburt die Herztöne unauffällig, kann in der Regel die Geburt eines vitalen Kindes erwartet werden. Nur sehr extreme Geburtssituationen können ein gesundes Neugeborenes so stressen, daß es in einem sehr schlechten Zustand zur Welt kommt. Trotzdem sollte man für den Extremfall optimal ausgestattet sein. Es ist notwendig, einen Notfallkoffer mitzuführen (siehe S. 320). Ebenfalls sollte die Telefonnummer der nächsten Kinderklinik bekannt sein, die über einen Transportinkubator verfügt. Es gibt mittlerweile größere Kinderkliniken, die eine mobile Intensiveinheit für die Verlegung von gefährdeten Neugeborenen haben. Nur so kann ein Kind unter günstigen Bedingungen verlegt werden.

In den ganzen Jahren, in denen ich Hausgeburten betreue, habe ich nur zwei Kinder direkt nach der Geburt verlegt. Eines dieser Kinder wies zwei Stunden nach der Geburt Anpassungsstörungen auf, die einer klinischen Behandlung bedurften. Es war nur unter Sauerstoffgabe rosig und nicht dyspnoisch.

Fallbeispiel 5. Die andere Verlegung lief unter sehr dramatischen Bedingungen ab. Es handelte sich um eine ungeplante Hausgeburt. Zu diesem Zeitpunkt besaß ich noch keinen Notfallkoffer, da ich gerade mit der Hausgeburtshilfe begonnen hatte. Die Frau rief mich zur Geburt, weil sie Preßdrang hatte. Ich traf eine Viertelstunde nach dem Telefonanruf bei ihr ein, das Köpfchen des Kindes war schon in der Vulva sichtbar. Ich ermutigte die Frau, ihr Kind herauszulassen. Nach zwei Wehen kam ein schlaffes, weißasphyktisches Neugeborenes zur Welt. Die Herzaktion lag um 100 spm. Das Kind zeigte keine Spontanatmung. Ich versuchte, es durch Rücken- und Fußsohlenreiben zu stimulieren. Es kam zu vereinzelten Atemzügen, die Herzfrequen lag aber nach wie vor bei 100 spm.

Auch Wechselbäder mit kaltem und warmem Wasser verbesserten den Zustand nicht. Während ich mit Mund-zu-Mund-Nase-Beatmung anfing, rief der Vater auf meine Anweisung hin den Notarzt. Ich führte bei dem Kind bis zum Eintreffen des Notarztes Herzmassage und Beatmung im Wechsel durch. Als der Notarzt eintraf, übernahm er das Kind und intubierte es oral mit meiner Assistenz. Unter der Beatmung verbesserte sich der Zustand. Da der Notarzt Chirurg war, fühlte er sich nicht in der Lage, einen venösen Zugang zu legen, weil er keine Erfahrung mit Säuglingen hatte. Während sich der Arzt und die Sanitäter weiter um das Kind kümmerten, konnte ich mich der Frau widmen. Die Plazenta war schon geboren und vollständig. Es war kein Dammriß zu versorgen, und die Gebärmutter war gut kontrahiert. Wir wickelten dann das Kind in Silberfolie, so daß es für den Transport halbwegs warm verpackt war. Da kein Transportinkubator zur Verfügung stand, mußte das Kind auf dem Arm liegend transportiert werden. Es kam in einem stabilen, aber insgesamt schlechten Zustand in der Kinderklinik an. Dort wurde es nun nasal intubiert und mit Infusionen versorgt. Gleichzeitig wurden Laborwerte abgenommen.

Das Neugeborene war sehr ausgekühlt und mußte mit hoher Sauerstoffkonzentration beatmet werden. In dieser Nacht war ich pessimistisch, was die Prognose für dieses Kind betraf. Es hat sich aber sehr gut erholt und ist heute mit seinen fünf Jahren ein neurologisch unauffälliges, lebhaftes Kind. Direkt nach diesem Ereignis habe ich mir einen Notfallkoffer zugelegt.

Hinzuziehung des Arztes

Es ist angebracht, mit Gynäkologen und Kinderärzten zusammenzuarbeiten. In den Sprechzeiten ist es jedoch schwierig, einen Gynäkologen zu finden, der bereit ist, die Praxis zu verlassen und zu einer Hausgeburt zu eilen.

Treten unter der Geburt **Komplikationen** auf, ist es immer günstiger, eine **Klinik** aufzusuchen, auch weil dort die erforderliche Ausstattung vorhanden ist. Nur in absolut akuten Situationen kann es angezeigt sein, eine Not-Vakuumextraktion beziehungsweise eine Zangenentbindung zu Hause durchzuführen.

Wenn ein großer Dammschnitt beziehungsweise -riß (3. Grades) vorliegt, sollte ein Gynäkologe hinzugezogen werden, der die Wundversorgung zu Hause durchführt. Für die Frau ist es sehr unangenehm, nach einer erfolgreichen Entbindung nur zur Versorgung der Naht in die Klinik fahren zu müssen.

Treten Komplikationen im Wochenbett auf, muß der Gynäkologe ebenfalls hinzugezogen werden. Bei Schwierigkeiten mit dem Neugeborenen, z.B. Neugeborenenikterus, muß ein Kinderarzt hinzugezogen werden. Bei Stillschwierigkeiten, Sekundärheilung der Dammnaht etc. kann der Arzt eine Weiterbetreuung durch die Hebamme empfehlen.

Transport zum Krankenhaus

Beim Hausbesuch vor der Entbindung kann die Hebamme sich mit den baulichen Gegebenheiten des Hausflures und der Wohnung vertraut machen, um bei einer möglichen Verlegung in die Klinik schon im Vorfeld abschätzen zu können, welche Schwierigkeiten auftreten können. Es gibt so enge Hausflure, daß es unmöglich ist, die Frau auf einer Trage aus der Wohnung zu bringen. In der Regel ist in diesem Fall die Verlegung nur mit einem Stuhl möglich.

Die Hebamme sollte wissen, wie lange der RTW zum Einsatzort braucht.

Ist im Einzugsgebiet der Hebamme eine Kinderklinik mit einer mobilen Intensiveinheit vorhanden, sollte diese Möglichkeit zur Verlegung eines Neugeborenen genutzt werden. Die normalen Rettungswagen sind für die Verlegung von Neugeborenen nicht ausreichend ausgestattet.

Eine Gebärende sollte möglichst nicht im eigenen PKW verlegt werden, da es wichtig ist, ungehindert und möglichst schnell in die Klinik zu kommen. Juristisch spricht nichts gegen den Transport im eigenen Pkw, allerdings sollte die Hebamme dann eine Insassenversicherung haben. Die Hebamme muß sich während der Verlegung um das Wohlergehen von Mutter und Kind kümmern und ist somit nicht in der Lage, den Wagen zu fahren. Der Vater ist in der Regel so aufgeregt, daß er nicht mehr konzentriert und sicher fahren kann.

Formales

Die **Dokumentation** ist in der Hausgeburtshilfe genauso wichtig wie im Kreißsaal (s. Kap. 15 Dokumentation).

Alle Leistungen, die im Rahmen der Hebammenhilfe erbracht werden, können im Rahmen der Hebammengebührenordnung abgerechnet werden.

Qualitätssicherung in der Hausgeburtshilfe

Es ist unser Anliegen, einen hohen Qualitätsstandard in der Hausgeburtshilfe zu erreichen. Dies ist allerdings nur möglich, wenn Hebammen, die Hausgeburtshilfe leisten, auch als verantwortungsvolle Partnerinnen ernst genommen werden. Es ist sehr wichtig, daß regelmäßig Fortbildungen besucht werden. Hebammen, die Geburtshilfe leisten, sollten sich regelmäßig treffen, damit ein Erfahrungsaustausch stattfinden kann. Darüber hinaus wäre es wünschenswert, daß in den Kliniken nicht mehr ablehnend auf Kolleginnen reagiert wird, die Hausgeburten in der Klinik beenden, weil es aus medizinischen Gründen nicht zu verantworten wäre, weiter zu Hause zu bleiben. Es muß versucht werden, miteinander ins Gespräch zu kommen, um die Berührungsängste zu verlieren und die Arbeitsweise aller Parteien, pro und kontra Hausgeburt, transparenter zu machen.

Seit einiger Zeit arbeiten beide Berufsverbände (Bund Deutscher Hebammen e.V. [BDH] und Bund freiberuflicher Hebammen Deutschlands e.V. [BfHD]) an einer **bundesweit einheitlichen Erhebung von außerklinischen Geburten** (Hausgeburten, Geburten in einem Geburtshaus, Praxisgeburten). Das Ziel ist, alle außerklinischen Geburten statistisch zu erfassen, auch solche Geburten, die zu Hause begonnen und wegen eines pathologischen Verlaufes in die Klinik weitergeleitet wurden. Alle Hebammen in der außerklinischen Geburtshilfe sind aufgerufen, sich an der Erhebung zu beteiligen. In einigen Bundesländern ist die Pflicht zur Teilnahme an der Perinatalstudie in der Hebammenberufsordnung niedergeschrieben. Das Engagement der beiden Berufsverbände hinsichtlich der Qualitätssicherung ist für den Berufsstand der Hebammen von großer Bedeutung. Es setzt ein Zeichen in Sachen Qualitätsbewußtsein und -management und stärkt die Hebammen in ihrer Arbeit. Das Ziel ist die Dauererhebung. Die außerklinische Geburtshilfe verbessert die Chancen einer Schwangeren auf eine spontane, invasionsarme Geburt und auf ein positives fetal-outcome, auch bei einer Verlegung, durch professionelles Zeitmanagement und durch qualifizierten Umgang mit Risiken.

Im Januar 1998 wurde mit einer Vorlaufstudie begonnen, und ab diesem Zeitpunkt erfolgt auch die Auswertung der Erhebungsbögen durch das Zentrum für Qualitätssicherung im Gesundheitswesen in Hannover. Ab Januar 1999 wird ein neuer einseitiger Bogen (Abb. 5.74a,b) verwendet. Diese Bögen sind gegen Einsendung eines Verrechnungsschecks von 10,00 DM pro Bogen (neue Bundesländer 8,60 DM) bei den Geschäftsstellen oder bei den Landeskoordinatorinnen (jedes Bundesland hat eine Koordinatorin) erhältlich. Für alle Hebammen, die Mitglied im Bund Deutscher Hebammen e.V. sind, ist Hebamme Anke Wiemer, Elisabethenstraße 1, 63579 Freigericht, Tel. 06055/5781 die Ansprechpartnerin. Hebammen im Bund freiberuflicher Hebammen Deutschlands e.V. können sich an Hebamme Brigitte Okon, Alte Schanze 78, 47057 Duisburg, Tel. und Fax 0203/6692694 wenden. Dort sind auch die zuständigen Landeskoordinatorinnen zu erfragen.

Die Hebamme soll die ausgefüllten Bögen regelmäßig (z.B. alle 2 bis 3 Monate) an die Landeskoordinatorin senden. Bei der Erstellung der Gebührenrechnung wird der Betrag von 10,00 DM beziehungsweise 8,60 DM dann von der Krankenkasse mit dem neuen Gebührenpunkt 21 - Perinatalerhebung - zurückbezahlt.

Literatur

Ackermann-Liebrich U. Haus- oder Spitalgeburt. Nationalfond Studie. Bern 1993. Zu beziehen über Schweizer Hebammenverband, Flurstraße 26, CH-3000 Bern 22.

Knobloch-Neubehler R. Aufklärungsbogen für Hausgeburten. In: Deutsche Heabmmenzeitschrift 1998; 8:383-6.

Korporal J, Holthaus E. Außerklinische Geburtshilfe in Hessen. Wie modern ist Hebammengeburtshilfe. Bd. 2. Hamburg: E.B.-Verlag 1997.

Neumeyer E. Qualitätssicherung in der außerklinischen Geburtshilfe. Kommentierung der bundesweiten Erhebung außerklinischer Geburten 1996-1997. Berlin 1998. Zu beziehen über Bund Deutscher Hebammen e.V., Steinhäuserstraße 22, 76135 Karlsruhe oder Bund freiberuflicher Hebammen Deutschlands e.V., Am alten Nordkanal 9, 41748 Viersen.

Wiemer A, Wagener F. Einheitliche Erhebung von außerklinischen Geburten. In: Deutsche Hebammenzeitschrift 1998; 1:21.

5 Regelrechte Geburt
5.4 Hausgeburt

Dokumentationsbeleg für die außerklinische Geburtshilfe

Identifikation der Hebamme	Name der Frau (nur auf Deckblatt)
1. Hebammen- / Einrichtungsnummer	
2. Laufende Geb.-Nummer d. Heb./Inst.	

Schwangere

3. Geburtsjahr der Schwangeren
4. Postleitzahl (nur die ersten zwei Stellen)
5. vorausgeg. Schwangerschaften
   davon: Lebendgeb. — EU
   Totgeburten — Cürettagen
6. Information über außerklinische Geburtshilfe erhalten durch
   Hebammenkontakte/Kurse ○ Persönliches Umfeld ○
   Arzt/Ärztin/Geburtskliniken ○ Öffentliche Medien ○
   Sonstiges ○
7. Motivation der Frau zur außerklinischen Geburt
   Sicherheitsbedürfnis ○ Vertraute Hebamme ○
   Selbstbestimmung ○ außerklinische Geb.-Erfahrung ○
   klinische Geb.-Erfahrung ○ Sonstige ○

Vorsorge/Schwangerschaft

8. Berechneter, ggf. korr. Geburtstermin
9. Hebammenerstkontakt in SSW (tel. oder persönlich)
10. Anzahl persönlicher Kontakte insgesamt (ohne Kurse)
    davon: Hebammen-Vorsorgeuntersuchungen
11. Ärztliche Schwangerschaftsvorsorge Ja ○ Nein ○
12. Ultraschalluntersuchung nach der 30. SSW Ja ○ Nein ○
13. Schwangerschaftsbefunde (lt. Katalog A/B) Ja ○ Nein ○
    wenn ja, welche
14. Entfernung zur nächstgelegenen Klinik (km)

Geburt

15. Erster Ruf zum Geburtsbeginn
    Datum: __.__.____ __:__ Uhr
16. Beginn der kontinuierlichen Anwesenheit der Hebamme
    Datum: __.__.____ __:__ Uhr
17. Herztonkontrolle Dopton Ja ○ Nein ○
                      CTG   Ja ○ Nein ○
                      Hörrohr Ja ○ Nein ○
18. Blasensprung Ja ○ Nein ○ Amniotomie Ja ○ Nein ○
    Datum: __.__.____ __:__ Uhr
19. Wehenbeginn am: __.__.____ __:__ Uhr
20. Geburtsrisiken (lt. Katalog C) Ja ○ Nein ○
    wenn ja, welche
21. Zweite Hebamme gerufen Ja ○ Nein ○
    wenn ja, zur normalen Geburt ○ wegen Komplikationen ○
    Zweite Hebamme eingetroffen Ja ○ Nein ○
    wenn ja, vor Geburt ○ zur Geburt ○ nach Geburt ○
22. Arzt gerufen Ja ○ Nein ○
    wenn ja, zur normalen Geburt ○ wegen Komplikationen ○
    Arzt eingetroffen Ja ○ Nein ○
    wenn ja, vor Geburt ○ zur Geburt ○ nach Geburt ○
23. Weitere anwesende Personen
    Keine ○ Fam.-Angehörige ○
    Freunde/Bekannte ○ Andere ○
24. Lage des Kindes regelrechte Schädellage ○
                     Beckenendlage ○
                     regelwidrige Schädellage ○
    wenn ja, welche (lt. Katalog C)
25. Begleitende Maßnahmen sub partu Ja ○ Nein ○
    wenn ja, welche Analgetika/Spasmolytika ○ Homöopathika ○
                     Naturheilkunde ○ Massagen ○
                     Akupunktur/-pressur ○ Sonstiges ○
26. Geburtsmodus Spontan ○
                  Kristellerhilfe ○
                  Vaginal-operativ ○

27. Dauer des aktiven Mitschiebens
    kleiner als 15 Minuten ○ 15 bis 60 Minuten ○ größer als 60 Minuten ○
28. Geburtsverletzungen Ja ○ Nein ○
    wenn ja, DR I° ○ DR II° ○ DR III° -IV° ○
              Episiotomie ○ andere nahtpflichtige Risse ○
29. Mütterliche Problematik p.p. Ja ○ Nein ○
    wenn ja, welche Blutung >1000ml ○
                     Plazentalösungsstörungen/unvollst. Plazenta ○
                     komplizierte Geburtsverletzung ○
                     Sonstiges ○
30. Naht Ja ○ Nein ○
    wenn ja, versorgt von Hebamme ○ Arzt ○ Klinik ○

Verlegung während und nach der Geburt

31. Entschluß zur Verlegung durch Hebamme Ja ○ Nein ○
    wenn ja, Datum: __.__.____ __:__ Uhr
32. Gebärende verlegt Ja ○ Nein ○
33. Transportbeginn __.__.____ __:__ Uhr
34. Hauptverlegungsgrund s. p. (lt. Katalog C/E)
35. Transportmittel Privatfahrzeug ○ Rettungsfahrzeug ○
36. Transport in Klinik in Ruhe ○ als Notfall ○
37. Gefahrene Kilometer zur Klinik ca.
38. Übergabe in Klinik __.__.____ __:__ Uhr
39. Geburtsmodus in Klinik Spontan ○ Kristellerhilfe ○
                            Vaginal-operativ ○ Sectio ○
40. Geburt beendet durch dieselbe Heb. ○ andere Heb. ○
41. Mutter verlegt p.p. Ja ○ Nein ○
    wenn ja, innerhalb 24 Stunden ○ innerhalb 7 Tagen ○
42. Verlegungsgrund p.p. (lt. Katalog E)
43. Mutter verstorben Ja ○ Nein ○

Kind (unabhängig vom Geburtsort)

44. Tag der Geburt __.__.____ __:__ Uhr
45. Geburtsgewicht ____ g
    Länge ___ cm Kopfumfang ___ cm
46. Geschlecht männlich ○ weiblich ○
47. APGAR 1' __ 5' __ 10' __
48. Reanimationsmaßnahme Ja ○ Nein ○
    wenn ja, Maske ○ Intubation ○ O2-Dusche ○
             Mund-zu-Mund-Beatmung ○ Sonstige ○
49. Kinderarzt / ärztlichen Notdienst gerufen Ja ○ Nein ○
50. Morbidität des Kindes (lt. Katalog D)
51. Kind in Kinderklinik verlegt Ja ○ Nein ○
    wenn ja, innerhalb 24 Stunden ○ innerhalb 7 Tagen ○
52. Verlegungsgründe (lt. Katalog D)
53. Kind verstorben Ja ○ Nein ○
    wenn ja, vor Geburt ○ unter Geburt ○ nach Geburt ○
54. Todesdatum __.__.____ __:__ Uhr
55. Todesursache (lt. Katalog D), auch Totgeburten
    Todesursache unbekannt ○

Geburtsort

56. Geplanter Geburtsort (bei abgeschlossener 37. SSW)
    Hausgeburt ○ Geburtshaus ○ Arztpraxis ○
    Entbindungsheim ○ Hebammenpraxis ○ Klinik ○
    noch unklar ○
57. Tatsächlicher Geburtsort
    Hausgeburt ○ Geburtshaus ○ Arztpraxis ○
    Entbindungsheim ○ Hebammenpraxis ○ Klinik ○
58. Die Geburt wurde geplant außerklinisch beendet ○
                     ungeplant außerklinisch beendet ○
                     verlegt ○

Deckblatt verbleibt bei der Hebamme
Durchschlag bitte an die Landeskoordinatorin schicken
© Copyright BDH e.V. und BfHD e.V.

Bitte jede begonnene Geburt dokumentieren

Abb. 5.74a Dokumentationsbeleg für die außerklinische Geburtshilfe.

5 Regelrechte Geburt
5.4 Hausgeburt

Katalog A (zu Zeile 13)
Anamnese und allgemeine Befunde
(identisch mit Mutterpaß)

01 Familiäre Belastung (Diabetes, Hypertonie, Mißbildungen, genetische Krankheiten, psychische Krankheiten)
02 Frühere eigene schwere Erkrankungen (z. B. Herz, Lunge, Leber, Nieren, ZNS, Psyche)
03 Blutungs-/Thromboseneigung
04 Allergie
05 Frühere Bluttransfusionen
06 Besondere psychische Belastung (z. B. familiäre oder berufliche) (648.4)
07 Besondere soziale Belastung (Integrationsprobleme, wirtsch. Probleme) (648.9)
08 Rhesus-Inkompatibilität (bei vorangeg. Schwangersch.) (656.1)
09 Diabetes mellitus (648.0)
10 Adipositas
11 Kleinwuchs
12 Skelettanomalien
13 Schwangere unter 18 Jahren
14 Schwangere über 35 Jahren (659.-)
15 Vielgebärende (mehr als 4 Kinder)
16 Zustand nach Sterilitätsbehandlung
17 Zustand nach Frühgeburt (vor Ende der 37. Ss-Woche)
18 Zustand nach Mangelgeburt
19 Zustand nach 2 oder mehr Aborten/Abbrüchen
20 Totes/geschädigtes Kind in der Anamnese
21 Komplikationen bei vorausgegangenen Entbindungen
22 Komplikationen post partum
23 Zustand nach Sectio (654.2)
24 Zustand nach anderen Uterusoperationen (654.2)
25 Rasche Schwangerschaftsfolge (weniger als 1 Jahr)
26 Andere Besonderheiten
54 Zustand nach HELLP
55 Zustand nach Eklampsie
56 Zustand nach Hypertonie

Katalog B (zu Zeile 13)
Besondere Befunde im Schwangerschaftsverlauf
(identisch mit Mutterpaß)

27 Behandlungsbedürftige Allgemeinerkrankungen (648.-)
28 Dauermedikation
29 Abusus (648.-)
30 Besondere psychische Belastung (648.4)
31 Besondere soziale Belastung (648.9)
32 Blutungen vor der 28. Sswo. (640.-)
33 Blutungen nach der 28. Sswo. (641.-)
34 Placenta praevia (641.-)
35 Mehrlingsschwangerschaft (651.-)
36 Hydramnion (657)
37 Oligohydramnie (658.0)
38 Terminunklarheit (646.9)
39 Placenta-Insuffizienz (656.5)
40 Isthmozervikale Insuffizienz (654.5)
41 Vorzeitige Wehentätigkeit (644.-)
42 Anämie (648.2)
43 Harnwegsinfektion (646.6)
44 Indirekter Coombstest positiv (656.1)
45 Risiko aus anderen serologischen Befunden
46 Hypertonie (Blutdruck über 140/90) (642.-)
47 Eiweißausscheidung über 1‰ (entsprechend 1000 mg/l) oder mehr (646.2)
48 Mittelgradige - schwere Ödeme (646.1)
49 Hypotonie (669.2)
50 Gestationsdiabetes (648.0)
51 Lageanomalie (652.-)
52 Andere Besonderheiten (646.9)
53 Hyperemesis

Katalog C (zu Zeilen 20, 34, 42)
Indikationen zur Geburtseinleitung und operativen Entbindung, Geburtsrisiken

60 Vorzeitiger Blasensprung (658.1)
61 Überschreitung des Termins (645)
62 Mißbildung (655)
63 Frühgeburt (644.1)
64 Mehrlingsschwangerschaft (651.-)
65 Plazentainsuffizienz (Verdacht auf) (656.5)
66 Gestose/Eklampsie (642.5)
67 RH-Inkompatibilität (656.1)
68 Diabetes mellitus (648.0)
69 Zustand nach Sectio oder anderen Uterusoperationen (654.2)
70 Plazenta praevia (641.-)
71 Vorzeitige Plazentalösung (641.2)
72 Sonstige uterine Blutungen (641.9)
73 Amnion-Infektionssyndrom (Verdacht auf) (658.4)
74 Fieber unter der Geburt (659.2)
75 Mütterliche Erkrankung (648.-)
76 Mangelnde Kooperation der Mutter
77 Pathologisches CTG oder auskultatorisch schlechte kindliche Herztöne (656.3)
78 Grünes Fruchtwasser (656.3)
79 Azidose während der Geburt (festgestellt durch Fetalblutanalyse) (656.3)
80 Nabelschnurvorfall (663.0)
81 Verdacht auf sonstige Nabelschnurkomplikationen (663.9)
82 Protrahierte Geburt/Geburtsstillstand in der Eröffnungsperiode (662.0)
83 Protrahierte Geburt/Geburtsstillstand in der Austreibungsperiode (662.2)
84 Absolutes oder relatives Mißverhältnis zwischen kindlichem Kopf und mütterlichem Becken (653.4)
85 Drohende/erfolgte Uterusruptur (660.8/665.1)
86 Querlage/Schräglage (652.2)
87 Beckenendlage (652.3)
88 Hintere Hinterhauptslage (660.3)
89 Vorderhauptslage (652.5)
90 Gesichtslage/Stirnlage (652.4)
91 Tiefer Querstand (660.3)
92 Hoher Geradstand (652.5)
93 Sonstige regelwidrige Schädellagen (652.8)
94 Sonstiges
95 HELLP
96 intrauteriner Fruchttod (656.4)
97 pathologischer Dopplerbefund
98 Schulterdystokie

Katalog D (zu Zeilen 50, 53, 55)
Postpartale Krankheiten/Störungen, Verlegungsgründe, Diagnose bei Verstorbenen

01 Unreife/Mangelgeburt (765)
02 Asphyxie/Hypoxie/Zyanose (768)
03 Atemnotsyndrom/kardiopulmonale Krankheit (769)
04 andere Atemstörungen (770)
05 Schockzustand (785)
06 Ikterus (774)
07 hämolytische Krankheit (Rh-, ABO-Isoimmunisierung etc.) (773)
08 hämatologische Störung (Anämie, Polyglobulie etc.) (776)
09 Stoffwechselstörung (mütterl. Diabetes, Hypoglykämie, Hypokalzämie, Elektrolytstörung) (775)
10 hereditäre Stoffwechseldefekte, Aminosäuren (270), Galaktose, Fruktose (271), AGS (255), Mukoviszidose (277)
11 Schilddrüsenstörungen, Hypothyreose (243), Struma (246)
12 Blutungskrankheiten (Darm/Nabel) (772)
13 intrakranielle Blutungen
14 Krämpfe, Encephalopathie (Apathie, Hyperexzitabilität, Hemisyndrom) (779)
15 gastrointestinale Störungen (Erbrechen/Durchfall), Ernährungsprobleme (777)
16 Verletzungen/Frakturen/Paresen (767)
17 generalisierte Infektion, TORCH etc. (771), Sepsis (038), Meningitis (320)
18 umschriebene Infektion (Schälblasen, Konjunktivitis etc.) (771)
19 zur Beobachtung
20 Sonstiges

25 Chromosomenanomalie (DOWN-, PÄTAU-, EdWARDS-Syndrom etc.) (758)
26 (andere) multiple Mißbildungen (759)
27 Anenzephalus (740)
28 Neuralrohrdefekt (Spina bifida, Zelen) (741)
29 Hydrozephalus, Mikrozephalie, andere zerebrale Anomalien (742)
30 Anomalie Auge (743), Ohr/Hals (744)
31 Anomalie Herz/große Gefäße (745-747)
32 Anomalie Respirationstrakt (Nase bis Lunge) (748)
33 Gaumen- und Lippenspalten (749)
34 Anomalie Ösophagus/Magen (750)
35 Anomalie Darm/Leber/Pankreas (751)
36 Anomalie Niere/Blase/Urethra (753)
37 Anomalie Genitalorgane (752)
38 Anomalie Knochen/Gelenke/Muskeln (755, 756)
39 Zwerchfellmißbildung (7566)
40 Gastroschisis/Omphalozele (75671)
41 Anomalie Körperdecke (Nävi, Ichthyosis etc.) (757)
42 Hernien (550-553)
43 biomechanische Verformung (d. Lage-, Haltungsanomalie, Hüftdysplasie, Hüftluxation) (754)
44 andere Anomalie

Katalog E (zu Zeilen 34, 42)
Verlegung der Mutter sub partu

100 Auf Wunsch der Mutter

Verlegung der Mutter post partu

101 Blutungen >1000ml
102 Placentalösungsstörungen/unvollst. Placenta
103 Komplizierte Geburtsverletzungen
104 Nahtversorgung von Episiotomie / Dammrissen
105 Sonstiges

Abb. 5.74b Ziffernkatalog für den Dokumentationsbeleg (Abb. 5.74a).

6
Regelrechtes Wochenbett

6.1
Physiologie des Wochenbetts

6.2
Pflege im Wochenbett

6.3
Das häusliche Wochenbett

6.4
Wochenbett- und Rückbildungsgymnastik

6.5
Laktation und Stillen

6.6
Die Praxis des Stillens

6.7
Die Ernährung mit Muttermilchersatzprodukten

6.8
Die Rückkehr der Fruchtbarkeit nach der Geburt

6.1
Physiologie des Wochenbetts
Christine Mändle

> Das **Wochenbett** oder **Puerperium** ist ein körperlicher und seelischer Umstellungsprozeß, der die Rückbildung der schwangerschafts- und geburtsbedingten Veränderungen, aber auch eine neue Lebenssituation der Frau mit sich bringt.

Es beginnt mit der Geburt der vollständigen Plazenta und umfaßt den darauffolgenden Zeitraum von 8 Wochen, in dem
- sich Rückbildungsvorgänge am gesamten Organismus der Frau abspielen,
- die Geburtswunden heilen,
- die Milchbildung in Gang kommt und aufrechterhalten wird,
- zum Ende hin die Ovarialtätigkeit wieder einsetzt.

Eine Unterteilung in ein Früh- und Spätwochenbett ist von einigen Autoren vorgenommen worden. So umfaßt das Frühwochenbett die ersten 10 Tage *post partum*; das Spätwochenbett schließt sich daran an. Im **Frühwochenbett** ereignen sich die größten Veränderungen. Es ist jene Phase, in der sich auch die meisten Komplikationen ereignen. Sinnvoll wäre daher eine durchgehende Begleitung durch eine Hebamme über den ganzen Zeitraum von Schwangerschaft, Geburt und Wochenbett. Dies ist jedoch nur in manchen Organisationsformen (Beleghebamme, Hausgeburtshilfe, ambulante Geburt) möglich. Das **Spätwochenbett** fällt in die Phase, in der sich die Frau zu Hause an die neue Familiensituation gewöhnt und die Beziehung zum Kind festigt. Manchmal erfolgt erst jetzt der selbständige Umgang mit dem Neugeborenen. In einigen wenigen Fällen erfolgt unmittelbar nach dem achtwöchigen Mutterschutz die Wiederaufnahme der Berufstätigkeit, womit die Mehrfachbelastung der Frau beginnt.

Endokrine Umstellung

Dem Hormon **Oxytozin** kommt auch nach der Geburt eine besondere Bedeutung zu.

▸ **Es wirkt am muskulären Gewebe der Brust**. Bei jedem Anlegen kommt es zur reflektorischen Freisetzung von Oxytozin, das den Milchfluß anregt.

▸ **Es wirkt an der Gebärmuttermuskulatur**. Durch die uterinen Kontraktionen
- wird eine Nachblutung verhindert,
- wird die Rückbildung der Gebärmutter gefördert,
- kommt es rasch zur Verkleinerung der Plazentahaftstelle.

Mit der Ausstoßung der Plazenta kommt es zum raschen **Absinken aller plazentaren Hormone** (HCG, HPL, Östrogene und Progesteron) in Blut und Harn. Die in der Schwangerschaft hormonell beeinflußten Organe reagieren auf den Entzug und bilden sich zurück. Der Abfall des Östrogens führt zur Bildung und Sekretion von **Prolaktin** und setzt somit die Laktation in Gang. Bei stillenden Frauen bleibt der Prolaktinspiegel durch die bei jedem Stillvorgang provozierte Hormonausschüttung auf einem hohen Niveau. Die Wiederaufnahme der Ovarialfunktion wird dadurch gehemmt (s. Kap. 6.8 Die Rückkehr der Fruchtbarkeit nach der Geburt).

Bei nichtstillenden Frauen dagegen fällt der Prolaktinspiegel innerhalb von 2 bis 3 Wochen *post partum* ab. Dadurch kommt es zum Anstieg der follikelstimulierenden Hormone (FSH, LH) im Hypophysenvorderlappen, und der Menstruationszyklus kommt wieder in Gang.

Involution

Unter Involution wird die **Rückbildung** der mütterlichen Organe verstanden, die durch Schwangerschaft und Geburt eine Veränderung hinsichtlich ihrer Lage, Größe, Form und Beschaffenheit durchgemacht haben.

Die **genitale Involution** betrifft:
- Uterus
- Uterusligamente
- Vagina

Die **extragenitale Involution** erfaßt:
- Darm
- Blase
- Beckenboden
- Bauchmuskulatur
- Beckenring
- Herz-Kreislauf-System
- Haut
- Gewicht
- Körpertemperatur

Die genitale Involution

Gebärmutter. Unmittelbar nach der Geburt wiegt die Gebärmutter etwa 1000 g. Sie ist 15 bis 17 cm lang und 10 bis 12 cm breit. Ihre Tiefe beträgt 8 bis 10 cm. Die Wandstärke der Korpusmuskulatur beträgt 3 bis 5 cm. Die Wundfläche der Plazentahaftstelle hat einen Durchmesser von etwa 12,5 cm. Der Uterusfundus ist von außen zwei Querfinger breit unterhalb des Nabels zu tasten. Die Zervix ist nicht formiert, die Gebärmutter ist spitzwinklig anteflektiert (Abb.6.1).

Die Rückbildung vollzieht sich schnell; am Ende der 1. Woche wiegt die Gebärmutter noch 500 g, nach 6 Wochen dagegen nur noch 60 g (16fache Reduktion). Die rasche Rückbildung der Gebärmutter beruht überwiegend auf dem Wegfall der Plazentahormone. Die dadurch verminderte uterine Durchblutung führt zum Gewebsabbau. Dieser Prozeß wird durch die oxytozinbedingten Nachwehen unterstützt. Da durch das Stillen die Oxytozinausschüttung ständig stimuliert wird, vollzieht sich die Rückbildung bei stillenden Frauen schneller als bei nichtstillenden.

Bei den **Nachwehen** unterscheiden wir drei Arten:
- Dauerkontraktion
- spontane, rhythmische Kontraktionen
- Reizwehen

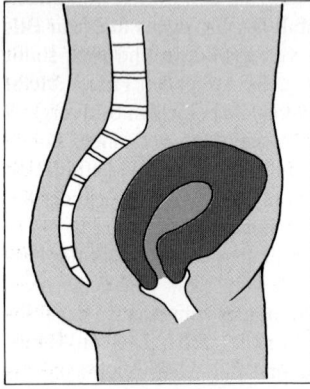 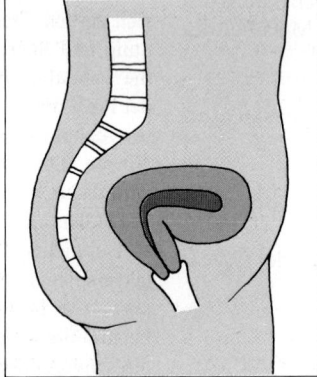 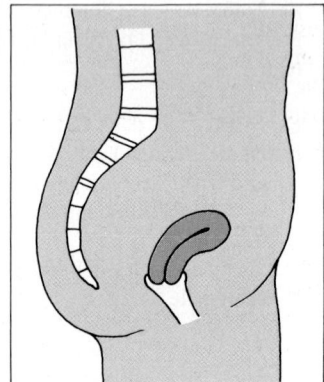

Abb.6.1
Links: Topographie des puerperalen Uterus in der 1. Woche post partum: der Uterus ist anteflektiert, die Zervix nicht formiert.
Mitte: Topographie des puerperalen Uterus nach dem 10. Wochenbettag: der Uterus ist spitzwinkelig anteflektiert, die Zervix ist weitgehend formiert, der äußere Muttermund nimmt noch einen Finger auf.
Rechts: Topographie des Uterus am Ende der Rückbildung: der Uterus befindet sich in Anteflexionsstellung, die Zervix ist formiert, der geschlossene Muttermund erscheint als querverlaufender Spalt.

6 Regelrechtes Wochenbett

6.1 Physiologie des Wochenbetts

Die für die Blutstillung wichtige **Dauerkontraktion** erfolgt nach Ausstoßung der Plazenta und bewirkt auch eine rasche Engstellung des inneren Muttermundes. Diese im Wochenbett physiologische Wehenform wird als "tonische Retraktion" bezeichnet und hält etwa 4 bis 5 Tage an. **Die spontanen, rhythmischen Kontraktionen** sind der Dauerkontraktion gewissermaßen aufgesetzt. Sie beginnen einige Stunden nach der Geburt, treten anfangs in kürzeren und später in immer länger werdenden Abständen auf, bis sie am 2. oder 3. Wochenbettag ganz aufhören. Im weiteren Verlauf des Wochenbetts treten nur noch dann rhythmische Kontraktionen auf, wenn Reize gesetzt werden, die sogenannten **Reizwehen**. Sie können durch Massage, Gymnastik, Bewegung oder durch die Berührung der Mamille ausgelöst werden. Die beim Stillvorgang ausgelösten, gelegentlich schmerzhaften Reizwehen nennt man auch Laktations- oder Stillwehen. Die durch Wehenmittel ausgelösten Nachwehen zählen ebenfalls zu den Reizwehen.

Die **Nachwehen** bewirken:
▸ Blutstillung der Uteruswunde
▸ Minderung der Durchblutung

Durch die Kontraktion der Uterusmuskulatur werden die in die Haftstelle mündenden Gefäße komprimiert (lebende Ligaturen). Es kommt zur Thrombosierung dieser Gefäße und damit zum Verschluß der noch offenen Lumina. Nachwehen führen am gesamten Uterus zur Verminderung der Blutversorgung und des Zellstoffwechsels (Uterusischämie). Die Folge ist eine Hypotrophie der durch die Schwangerschaft in der Länge um das 10fache und in der Dicke um das 5fache gewachsenen Muskelfasern.

Die Rückbildung der Gebärmutter kann anhand des **Fundusstandes** verfolgt werden. Unmittelbar nach der Geburt der Plazenta ist der Uterusfundus zwei Querfinger breit unterhalb des Nabels zu tasten. Innerhalb des ersten Tages steigt der Uterusfundus in Nabelhöhe oder geringfügig darüber an. Die Ursache dafür liegt im Nachlassen der Uteruskontraktion (postpartale Gabe von Wehenmitteln) sowie der Lageveränderung und dem zunehmenden Füllungszustand von Blase und Darm. Danach sinkt der Fundus täglich um eine Querfingerbreite.

Üblicherweise befindet sich der Fundus am
1. Tag *p.p.* 1 Querfinger unterhalb des Nabels
2. Tag *p.p.* 2 Querfinger unterhalb des Nabels
5. Tag *p.p.* zwischen Nabel und Symphyse
8. Tag *p.p.* 2 Querfinger über der Symphyse
10. Tag *p.p.* etwa in Symphysenhöhe oder wenig darüber.

Am Ende der 2. Woche ist der Uterus nicht mehr durch die Bauchdecke zu tasten (Abb.6.2).

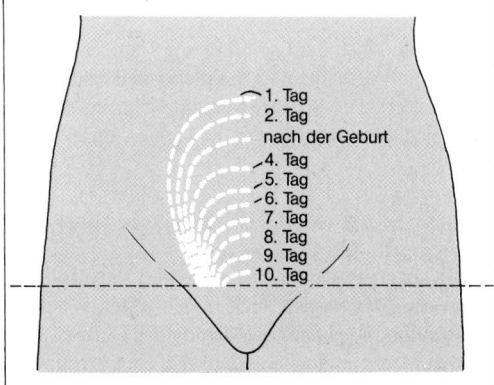

Abb.6.2 Der Fundusstand im Wochenbett.

Zervix. Nach der Geburt hängt die Zervix mit dicken ödematösen Rändern noch nicht formiert am *Corpus uteri*. Durch die Dauerkontraktion entwickeln das untere Uterinsegment und die Zervix trotz des geringen Anteils an Muskulatur schon wenige Stunden nach der Geburt einen gewissen Tonus. Schon 24 Stunden *post partum* beginnt die Zervix sich zu formieren; der Muttermund verengt sich stetig. Am 3. Tag ist die Form der Zervix nahezu wiederhergestellt, der Muttermund aber noch für zwei Finger passierbar. Etwa am 8. Tag nach der Geburt ist der innere Muttermund nahezu verschlossen, während der äußere noch für einen Finger passierbar bleibt. Vier Wochen *post partum* ist die Zervixrückbildung abgeschlossen, die Portio hat jetzt eine eher plumpe Form angenommen. Der äußere Muttermund, der vor der ersten Geburt grübchenförmig war, zeigt sich jetzt als querverlaufender Spalt.

Uterusligamente. Nach der Geburt sind die Uterusligamente schlaff und aufgelockert. Dies hat eine auffällige Beweglichkeit des Uterus zur Folge. Die Parametrien gewinnen nur langsam ihren vorherigen Tonus zurück, und so bleibt die erhöhte Beweglichkeit von Zervix und Uterus in der ersten Woche erhalten. Nach etwa 6 Wochen haben die Ligamente ihren normalen Tonus weitgehend zurückgewonnen und der Uterus nimmt seine ursprüngliche anteflektierte Position wieder ein. Bei vielen Frauen bleibt aber eine gesteigerte Mobilität des Uterus zurück (Disposition zum Deszenzus).

Vagina. Nach der Geburt ist die Vagina stark erweitert, die Vaginalhaut ist möglicherweise ödematös und lazeriert. Die Scheide verengt sich schnell wieder, bleibt aber weiter als vor der Geburt. Im weiteren Verlauf des Wochenbetts nimmt die Auflockerung des Scheidengewebes ab und die Spannung des Muskelgewebes zu. Nach etwa 6 bis 8 Wochen weist das Scheidengewebe wieder seine normale Beschaffenheit auf. Bei stillenden Frauen ist die Scheide infolge des relativen Östrogenmangels zunächst trocken. Die durch die Geburt veränderten Hymenalreste werden nun als *Carunculae hymenales myrtiformes* (myrtenblattförmige Reste des zerstörten Hymens) bezeichnet. Die Vagina weist *post partum* eine stark veränderte **Keimflora** auf. Es kommt zu einer Zunahme von meist apathogenen Keimen, während die Döderlein-Flora abnimmt. Die geburtsbedingte Keimbesiedlung geht bis zur 3. Woche langsam zurück und normalisiert sich bis zur 6. Woche. Der im Wochenbett alkalische pH-Wert wechselt in den sauren Bereich.

Die extragenitale Involution

Die schon in der Schwangerschaft **verminderte Darmmotilität** besteht auch in den ersten Wochenbettagen fort. Die Lageveränderung des Darmes nach der Geburt, die anfängliche Bettruhe, eine verminderte Nahrungsaufnahme und eine vermehrte Flüssigkeitsausscheidung sowie eine reflektorische Hemmung der Darmentleerung (Schmerzen im Bereich der Episiotomie) begünstigen eine Obstipation. Um den 2. bis 3. Wochenbettag herum wirkt sich der fallende Progesteronspiegel positiv aus: der Tonus normalisiert sich, die Peristaltik nimmt zu, die Darmentleerung kommt in Gang. Innerhalb der nächsten 2 bis 4 Wochen normalisieren sich die Darmfunktion und die intestinale Topographie (Lageverhältnisse des Darms) wieder vollständig.

Der Tonus der **Harnblase** war in der Schwangerschaft ebenfalls herabgesetzt, die Blasenkapazität war erheblich vergrößert, der Miktionsdrang vermindert. So kann die Blase bis zu 1 Liter Harn enthalten, es kann eine sogenannte "Überlaufblase" (unwillkürliche, tröpfchenweise erfolgende Harnabgabe) entstehen. Bei gleichzeitig vermindertem Tonus der Harnleiter besteht somit eine Disposition zur aufsteigenden Harninfektion. **Harnentleerungsstörungen** werden häufiger nach protrahierten Geburtsverläufen und vaginal-operativen Geburten beobachtet, wobei sich durch den übermäßigen Druck des kindlichen Kopfes Ödeme und Sugillationen (flächenhafte Gewebsblutungen) in der Blasenwand entwickeln können. Quetschungen und Ödeme im Bereich des Blasenhalses verursachen auch Miktionsstörungen, ebenso Schmerzen, die durch die Episiotomie und/oder die mit Naht versorgten Risse hervorgerufen werden. Mit zunehmender Tonisierung der Blasenmuskulatur (die progesteronbedingte Erschlaffung der Muskulatur läßt nach) und Heilung der Geburtswunden normalisieren sich die Funktionen. Die **Harnproduktion** ist in der ersten Woche wesentlich erhöht und kann bis zu 3 Liter pro Tag betragen. Die gesteigerte Diurese ist durch die Ausschwemmung der extrazellulären und intravasalen Flüssigkeiten verursacht. Nach etwa 3 bis 4 Wochen arbeiten die Nieren wieder mit normaler Funktion.

Auch der **Beckenboden** ist überdehnt und schlaff, häufig finden sich Ödeme und Sugillationen im perinealen Gewebe. Die Resorption erfolgt gewöhnlich rasch. Etwa 6 bis 8 Wochen nach der Geburt hat der Beckenboden eine ausreichende Spannung erreicht. Als Folge von Schwangerschaft und Geburt bleiben oft eine Schwächung des *Diaphragma urogenitale* und eine Verbreiterung des *Hiatus genitalis* (Levatorspaltes) zurück. Eine gezielte Gymnastik unter fachkundiger Anleitung fördert die Tonisierung und beugt einer Beckenbodenschwäche vor. Die durch das Größenwachstum der Gebärmutter stark gedehnte **Bauchmuskulatur** tonisiert sich im Wochenbett nur langsam und meist unvollkommen. Die Rückbildung hängt weitgehend vom Grad der Überdehnung der Bauchdecke ab. Häufig bleibt eine Rektusdiastase zurück. Die aufgelockerten Knorpelverbindungen des **Beckenringes** gewinnen infolge der raschen Abnahme der Plazentahormone ihre Festigkeit wieder.

Tab.6.1 Hämatologische Durchschnittswerte.

Parameter	bei Nicht-Schwangeren	bei Schwangeren	3-5 Tage *post partum*	6 Wochen *post partum*
Hämatokrit (g/dl)	37-44	34-41	35,5	39,5
Hämoglobin (g/dl)	12-16	11-13,5	11,1	13
Thrombozyten (G/l)	200	275	500	200
Fibrinogen (g/l)	2,8	4,0	4,5	2,8

Bei der gesunden Wöchnerin braucht der **Kreislauf** 2 bis 3 Wochen zur Normalisierung. Durch den Wegfall der Plazentahormone (insbesondere des Östrogens) geht die schwangerschaftsbedingte Hypervolämie kontinuierlich durch Verminderung der Plasmamenge zurück. Die Erythrozytenzahl im Blut steigt und mit ihr auch der Hämoglobinwert. Bei der Nachuntersuchung 6 Wochen *post partum* liegen die Werte bei etwa 130 g/l [13 g/dl]. Die Schwangerschafts- und Geburtsleukozytose (bis 20 G/l [20 000/mm^3]) gleicht sich zum Ende der 2. Woche *post partum* wieder aus. Die Thrombozytenzahl steigt kurz nach der Geburt nochmals kräftig an, auf 500 G/l [500 000/mm^3], normalisiert sich jedoch in der 2. Woche wieder. Der Fibrinogengehalt des Blutes ist in der 1. Woche *post partum* noch erhöht (4,5 g/l beziehungsweise 450 mg/dl, s. Tab.6.1). Durch die zusätzlich verlangsamte Blutzirkulation in den Bein- und Beckenvenen besteht ein erhöhtes Thromboembolierisiko.

Venenerweiterungen sind in der Schwangerschaft häufig zu finden. Davon sind insbesondere die Venen der Beine, des Genital- und Analbereichs betroffen. Die Involution dauert mehrere Wochen. Häufig ist die Rückbildung unvollständig. Die Gefäßwandschwäche nimmt mit jeder weiteren Schwangerschaft zu. So haben etwa 50 bis 60% aller Frauen, die geboren haben, mehr oder weniger ausgeprägte **Varizen**.

Nach der Geburt nimmt das **Herz** wieder seine normale Lage ein. Die durchschnittliche Herzfrequenz beträgt 60 bis 80 Schläge/min und ist somit nicht verändert. Auch die **Atmung** wird wieder leichter. Die Verdrängungserscheinungen durch den schwangeren Uterus fallen weg und die Atmung kehrt von der mehr kostalen zur überwiegend abdominalen Atemform zurück. Unterstützend wirkt die Tonuszunahme des Zwerchfells.

Die bläulich-roten **Schwangerschaftsstreifen** (entstanden durch Risse in der Lederhaut) bilden sich in weißglänzend-perlmuttfarbene Narben um. Die vermehrte Pigmentierung im Gesicht (*Chloasma uterinum*) und an der Brustwarze verliert sich rasch und vollständig. Die pigmentierte *Linea fusca* wird allmählich wieder zur *Linea alba* (Medianlinie der Bauchwand). Pigmentierte Narben verblassen nur langsam.

Das **Körpergewicht** nimmt durch die Geburt um etwa 5 kg ab. Während der ersten Puerperalwoche kommt es durch Ausscheidungen der in der Schwangerschaft zusätzlich gebundenen Flüssigkeitsmenge zu einer weiteren Gewichtsabnahme von 3 bis 5 kg.

Normalerweise ist die **Körpertemperatur** im Wochenbett nicht erhöht (36,5 bis 37,0°C). Nach Absinken des Progesterons fällt seine thermogene Wirkung auf den Organismus zwar weg, aufgrund der verstärkten Stoffwechselaktivität (Resorptionsvorgänge) kann die Temperatur dennoch in den ersten Tagen auf Werte zwischen 37,1 und 37,9°C ansteigen. Beim Milcheinschuß kommt es durch die verstärkte Durchblutung ebenfalls zu einem leichten Anstieg der Körpertemperatur.

Wundheilung

Die Uterusinnenfläche

Nach Ausstoßung der Plazenta und der Eihäute stellt die **Gebärmutterinnenwand eine riesige Wundfläche** dar. Im Bereich der Eihauthaftstellen ist die Uterusinnenfläche nahezu glatt. Dagegen ist die Haftstelle der Plazenta eine rauhe, unebene Wundfläche mit einem Durchmesser von 12,5 cm. Ihre Oberfläche ist mit Thromben, nekrotisierenden Drüsenresten und Haftzottenstümpfen bedeckt. Granulozyten, Lymphozyten und Phagozyten wandern in das Wundgebiet ein. Sie lösen die Gewebereste auf und phagozytieren sie. Zusammen mit Fibrin bilden sie den sogenannten **Wundschutzwall** oder **Leukozytenwall**, der einen Schutz vor pathogenen Keimen darstellt. Unterstützt durch die Nachwehen wird das nekrotische Gewebe ausgeschieden, und die Wunde kann abheilen.

Bereits zwei Wochen *post partum* hat sich die Plazentahaftstelle auf einen Durchmesser von etwa 5 cm verkleinert. In der 3. Woche *post partum* beginnt die Epithelisierung. Die **Regeneration** ist nach 6 bis 8 Wochen beendet, wenn die gesamte Wunde epithelisiert ist.

Die Lochien

Als **Lochien** oder **Wochenfluß** wird das Wundsekret der Gebärmutter bezeichnet. Lochialsekret enthält unter anderem zahlreiche Keime, meist Anaerobier und gramnegative Keime, die jedoch apathogen sind. Die Lochien sind nur dann infektiös, wenn sie eitrig sind und einen hohen Gehalt an pathogenen Keimen aufweisen (z.B. *Staphylococcus aureus* oder β-hämolysierende Streptokokken der Gruppe A).

Mengenmäßig variieren die im gesamten Blutungszeitraum ausgeschiedenen Lochien stark, es können 200 ml, aber auch 500 ml sein (vgl. Menstruation: insgesamt nur 50 bis 80 ml). Menge und Farbe der Lochien verändern sich mit der Abheilung der plazentaren Wundfläche (Tab.6.2). Man bezeichnet die Lochien daher auch als **"Spiegel der Wundheilung"**.

Tab.6.2 Stadien des Wochenflusses.

Zeitraum *post partum*	Bezeichnung	Menge/Farbe/Konsistenz	Geruch	Uterusinnenfläche	Bestandteile der Lochien
1.-3. Tag	Lochia rubra (ruber=rot)	reichlich, rot, flüssig	süßlich-fade	Blutstillung noch unvollkommen, Plazentahaftstelle etwa 12,5 x 12,5 cm groß	Lochien bestehen im wesentlichen aus Blut, Eihautresten, Dezidua, Vernixflocken, Lanugohaare und Mekonium können beigemischt sein
Ende der 1. Woche	Lochia fusca (fuscus =braun)	anfangs reichlich, im Verlauf nachlassend, bräunlich, dünnflüssig		Gefäße werden zunehmend komprimiert, Gefäßenden werden durch Thromben verschlossen	Lochien enthalten Serum, Lymphe und Granulozyten
Ende der 2. Woche	Lochia flava (flavus =gelb)	wenig, schmutziggelb, rahmig		plazentare Wundfläche 5 x 5 cm groß	Abstoßung von verflüssigtem, nekrotischem Gewebe, vermischt mit Bakterien und Schleim
Ende der 3. Woche	Lochia alba (albus =weiß)	gering, weißlich, schmutzigweiß, wäßrig-serös		beginnender Aufbau des Endometriums	
4.-6. Woche		allmähliches Versiegen der Lochien	geruchlos	Regeneration der Eihauthaftstellen ist etwa nach der 4. Woche abgeschlossen, die der plazentaren Wundfläche nach etwa 6-8 Wochen	

*Dezidua = Schleimhaut des corpus uteri während SS (sonst Funktionalis des Endometriums)

*Nekrose = Zell- o. Gewebeveränderung nach „Zelltod"

Verletzungen des Geburtsweges und des Muttermundes

Oberflächliche Schürfungen heilen schnell und problemlos. Gewebsläsionen werden rasch durch Granulationsgewebe verschlossen. Ödeme im perinealen Bereich werden gewöhnlich schnell resorbiert, ebenso kleine Haut- oder Schleimhautblutungen. Die Episiotomiewunde und/oder Rißverletzungen müssen durch Naht versorgt werden (s. S. 762f).

Psychische Veränderungen im Wochenbett

Psychologisch wird die Zeit nach der Geburt in **drei Phasen** eingeteilt.
- Die **sensible Anpassungsphase** ist geprägt vom ersten körperlichen Kontakt mit dem Neugeborenen und der beginnenden Mutter-Kind-Beziehung. In dieser Phase besteht eine hohe Sensibilität der Mutter für das Kind, aber auch des Kindes für die Mutter (**Hautkontakt**). Die Mutter sollte das Neugeborene gleich nach der Geburt auf den Bauch oder auf die Brust legen. Zeigt das Kind die Bereitschaft zum Saugen, wird das erste Anlegen unterstützt.
- **Die Wochenbettperiode** umfaßt die Identifizierung und Auseinandersetzung mit der neuen Rolle sowie die Übernahme der Verantwortung für das Kind.
- **Die Reintegrationsphase**. Die junge Mutter löst sich aus der Einengung, die durch die Geburt und das Neugeborene entstanden ist, und kehrt im Rahmen des Möglichen wieder zur früheren Lebensweise und den alten Kontakten zurück. Mitunter muß eine neue, veränderte Beziehung zum Partner aufgebaut werden.

Das Erleben all dieser Prozesse ruft **nicht immer nur positive Gefühle** hervor. Es kann auch zu seelischem Aufruhr, zu Verzweiflung, Angstzuständen und depressiver Verstimmung führen. Die Anfälligkeit für psychische Störungen in dieser Zeit ist wesentlich höher als zu anderen Zeiten im Leben einer Frau.

Bei den psychischen Störungen im Wochenbett unterscheidet man:
- die kurzfristigen Verstimmungen (Baby-Blues, Heultage)
- die postpartale Depression
- die postpartale Psychose (Wochenbettpsychose)

Diese Gemütszustände können durchaus fließend ineinander übergehen, d.h., ein kurzes Stimmungstief kann in eine Depression übergehen und eine Depression kann sich zur Psychose entwickeln.

Baby-Blues. Ungefähr 50 bis 80% aller Mütter sind davon betroffen. Das Stimmungstief tritt zwischen dem 3. und 10. Tag nach der Geburt auf.

Symptome
- Traurigkeit, Schwermütigkeit, häufiges Weinen
- Rapider Stimmungswechsel von hemmungslosem Weinen zu herzlichem Lachen
- Ruhe- und Schlaflosigkeit
- Ängstlichkeit, Reizbarkeit, Pessimismus
- Müdigkeit, Erschöpfung, Konzentrationsschwierigkeiten u.a.

Am wichtigsten ist das aufklärende Gespräch über diesen vorübergehenden physiologischen Zustand. Der Partner, die Familie und andere nahestehenden Personen sollten mit einbezogen werden. Eine medikamentöse Behandlung ist meist nicht erforderlich. Auf der Mutter-Kind-Station sollte ein **herzliches, aufgeschlossenes Klima** selbstverständlich sein. Die Bedürfnisse der jungen Mutter und ihres Kindes sollten im Mittelpunkt stehen und nicht der reibungslose Ablauf der pflegerischen Tätigkeiten. Jede Wöchnerin braucht Mitgefühl, Geduld und Verständnis in ihrer neuen Situation.

Zieht sich die seelische Verstimmung länger als zwei Wochen hin, kann sich daraus eine **postpartale Depression** entwickeln. Dies zu erkennen, erfordert von der Hebamme viel Einfühlungsvermögen und Wachsamkeit. Auch das Auftreten einer **Wochenbettpsychose** fällt in den gleichen Zeitraum.

Postpartale Depression (PPD), postnatale Depression (PND). Hierbei handelt es sich um einen Zustand, der sich innerhalb der ersten drei Monate nach der Geburt entwickeln und seinen Anfang im Baby-Blues haben kann. Etwa 10 bis 20% aller Wöchnerinnen sind davon betroffen. Die Verlaufsform ist sehr unterschiedlich und kann leichte bis schwere Ausmaße annehmen.

> **Symptome**
> - Niedergeschlagene Grundstimmung, Traurigkeit, häufiges Weinen
> - Konzentrationsschwäche, ständige Müdigkeit
> - Desinteresse an allgemeinen Dingen
> - Erschöpfung, Schlafstörungen
> - Angst, Sorge um das Kind, ambivalente Gefühle gegenüber dem Kind, Schuldgefühle
> - Körperliche Beschwerden wie Kopfschmerzen, Antriebsmangel, Kreislaufschwäche, das Gefühl des "Krankwerdens"

Gelegentlich nehmen die subjektiven Beschwerden ein Ausmaß an, das an eine organische Krankheit denken läßt. Hier ist über die im vorigen Abschnitt genannten Punkte hinaus eine **verständnisvolle Begleitung** durch das Klinikpersonal und die nachsorgende Hebamme erforderlich. Unter Umständen kann die Wöchnerin Hilfestellung in einer Selbsthilfegruppe bekommen (Schatten & Licht - Krise nach der Geburt e.V., Postfach 1106, 67355 Lingenfeld).

Die **postpartale Psychose (Wochenbettpsychose)** ist die schwerste Form postpartaler psychischer Veränderungen und tritt innerhalb der ersten 6 bis 8 Wochen nach der Geburt auf, wobei der Gipfel zwischen dem 10. und 20. Tag liegt. Sie kommt mit einer Häufigkeit von 0,2% vor.

> **Symptome**
> - Massive Verwirrtheit, mangelnde Orientierung (zeitlich, räumlich, persönlich), starke innere und äußere Unruhe, Antriebssteigerung, geringes Schlafbedürfnis, Größenwahn (manische Form)
> - Extreme Angstzustände, Teilnahmslosigkeit, Antriebs- und Bewegungslosigkeit, schwere Schlafstörungen, ausdrucksloses Gesicht (depressive Form)
> - Wahnvorstellungen, sich selbst oder dem Kind etwas anzutun (beziehungsweise antun zu müssen), Halluzinationen (schizophrene Form)

Da die Wöchnerin zu diesem Zeitpunkt bereits entlassen ist, fällt es in die Kompetenz der Hebamme, diese schwere Form nachgeburtlicher Reaktionsformen zu erkennen. Die Wöchnerin braucht im Falle einer Psychose immer eine **stationäre nervenärztliche Behandlung**.

Gründe und Ursachen
- Die **körperlichen Veränderungen** sind gewaltig und werden **häufig unterschätzt**. Als Auslöser für ein kurzes Stimmungstief bis hin zur Depression wird vor allem die **hormonelle Umstellung** gesehen.
- Frauen, die von ihrer **Grundstimmung** her eher **pessimistisch** und traurig sind, sind häufiger betroffen.
- Frauen, die in psychischen **Streßsituationen** und/oder einschneidenden Lebenssituationen massive psychische Einbrüche durchgemacht haben, haben ein höheres Risiko.
- Das **Erleben von Schwangerschaft und Geburt** hat auf die Entstehung der postpartalen psychischen Störungen Einfluß. Frauen mit einem negativen Geburtserlebnis sind stärker gefährdet. Eine lange Geburtsdauer, schmerzvolle Wehen, Schmerzmittelgabe, Geburtsbeendigung durch Saugglocke, Zange oder Kaiserschnitt lassen unter Umständen wenig Raum für Freude über die geleistete Arbeit. Anstelle von Zufriedenheit tritt tiefe Enttäuschung. Es kommt das Gefühl auf, versagt zu haben.
- Der **fehlende Kontakt zwischen Mutter und Kind**, z.B. bei Verlegung des Kindes in die Kinderklinik, begünstigt die Entwicklung einer postpartalen psychischen Störung.
- **Frühgeburt, Geburt eines kranken oder behinderten Kindes oder Totgeburt** gelten als Risikofaktoren für postpartale psychische Entgleisungen.
- **Stillprobleme** können den Frauen das Gefühl von Unfähigkeit und persönlichem Versagen geben.
- **Abruptes Abstillen** aus medizinischen Gründen begünstigt eine psychische Störung, wenn das Stillen als liebevolle Beziehung erlebt wurde.
- Mit der Geburt eines Kindes verändert sich die **Beziehung zum Partner**. Besonders bei Paaren, die in allem Tun nur füreinander da waren, kann der Beginn der Elternschaft erschwert sein. Das Kind kann als Konkurrent erlebt werden.
- Geburt bedeutet auch **Abschied von** einer als schön erlebten **Schwangerschaft**, Abschied von **der eigenen Kindheit**, Abschied oder Einschränkungen im **Berufsleben**; oder umgekehrt, wenn die Frau lieber bei ihrem Kind zu Hause bleiben möchte.
- Es besteht häufig eine von der Gesellschaft geprägte **hohe Erwartungshaltung** der jungen Mutter an sich selbst. Die Mutter soll demnach die Bereitschaft haben, schrankenlos alles für ihr Kind zu tun, und zudem die Gabe besitzen, alle Ansprüche und Änderungen mühelos zu meistern.
- Mit der Mutterschaft kommt es unter Umständen zur **Auseinandersetzung mit der eigenen Erziehung**. Eigene ungelöste Eltern-Kind-Konflikte können wieder aufbrechen.

Wie die eingangs genannten Zahlen zeigen, sind viele Frauen von nachgeburtlichen psychischen Störungen betroffen. Dies erfordert, daß alle Personen, die mit den betroffenen Frauen in Kontakt kommen, mit den verschiedenen Formen vertraut sind.

Durch die Frühentlassung aus dem Krankenhaus sind es vor allem die freiberuflich tätigen Hebammen, die damit konfrontiert werden. Durch die täglichen Hausbesuche hat die Hebamme die Chance, eine offene Atmosphäre zu schaffen, ein Vertrauensverhältnis aufzubauen, welches der Frau ermöglicht, sich auch im emotionalen Bereich zu öffnen. In diesem aufgeschlossenen Klima kann leichter über Stimmungsschwankungen, Ängste, Sorgen und körperliche Beschwerden gesprochen werden.

Da viele Frauen, häufig gemeinsam mit ihren Partnern Geburtsvorbereitungskurse besuchen, bietet sich die Möglichkeit, bereits hier über die körperlichen Vorgänge im Wochenbett, das Leben mit dem Neugeborenen und die Veränderungen in der Partnerschaft zu sprechen. Stimmungsschwankungen im Wochenbett, der Baby-Blues, aber auch die schwerere Form, die postnatale Depression, sollten Themen in diesen Kursen sein. Dies trägt nicht dazu bei, die postpartalen psychischen Störungen zu verhindern, aber das Wissen um diese möglichen Entwicklungen erleichtert es den Frauen, die Hebamme als Ansprechpartnerin zu suchen. Die Hebamme wiederum soll sich nicht als Therapeutin verstehen, sie muß ihre Grenzen sehen und im Interesse der Frau fachkundige Hilfe und Begleitung hinzuziehen.

6.2
Pflege im Wochenbett
Christine Mändle

Pflegerische Maßnahmen halten sich im Idealfall mit lehrenden, beratenden und anleitenden Tätigkeiten die Waage. In der Regel sind Wöchnerinnen gesunde Frauen. Einige brauchen im Wochenbett mehr pflegerische Betreuung, so etwa Frauen, die einen Kaiserschnitt, einen großen Blutverlust oder eine komplikationsreiche Schwangerschaft beziehungsweise Geburt hinter sich haben.

Die Aufgaben der Hebamme im Wochenbett
- Überwachung und Förderung des körperlichen Wohlbefindens von Mutter und Kind
- Beratung und Anleitung bei der Ernährung und Pflege des Neugeborenen
- Förderung des Mutter-Kind-Kontaktes
- Hilfestellung bei der Wiederaufnahme des Alltagslebens
- Förderung des Selbstvertrauens der Mutter, besonders im Hinblick auf ihre spezielle Familiensituation, die durch Herkunft, Kulturkreis, Religion u.a. geprägt ist
- Einbeziehung des Vaters und der engsten Familienangehörigen in die Betreuung von Mutter und Kind

Die tägliche Wochenbettvisite der Hebamme

Mindestens einmal pro Tag, am besten morgens, sollte die Hebamme die Wöchnerin besuchen. Es muß Zeit für ein Gespräch vorhanden sein. Auf die Frage "Wie geht es Ihnen?" erhält die Hebamme in der Regel eine Vielzahl von Informationen. Wöchnerinnen sind meist mitteilsam, haben viele Fragen und brauchen eine geduldige und erfahrene Zuhörerin.

Mit diesem Gespräch sollten Kontrolluntersuchungen von Brust, Involution und Wundheilung verbunden sein. Das Neugeborene wird von der Hebamme täglich nackt untersucht. Es ist sinnvoll, den Wochenbettbesuch zu strukturieren, um nichts Wesentliches zu übersehen.

1. Zu erfragen
- Wohlbefinden bei Mutter und Kind
- Schmerzen
- Ausscheidungen: Urin, Stuhlgang, Schweiß

Hintergrund
- Braucht die Wöchnerin spezielle Pflege, Unterstützung, Anregungen oder Tips?
- Mögliche Infektion, schlechte Wundheilung, Störungen des physiologischen Ablaufs
- Harnverhaltung, Infektionen, Obstipation, Diarrhöen

2. Zu prüfen - Wöchnerin
- Blutdruck
- Puls
- Temperatur
- Varikosen
- Rückgang der Ödeme
- Rektusdiastase
- Fundusstand
- Lochien
- Dammnaht
- Brust

Hintergrund
- Kreislaufstabilität
- Anzeichen einer Infektion, Thrombose
- Anzeichen einer Infektion
- Thrombophlebitis, Thrombose, Hämorrhoiden
- Zustand der Bauchmuskulatur (einmalige Kontrolle am 1. Wochenbettag), Gymnastik
- Rückbildungsstörungen
- Wundheilungsstörung, Lochialstauung
- Wundheilungsstörung, Hämatom, Entzündung
- Ingangkommen der Laktation, Brustwarzen, Milchstau, Stillschwierigkeiten, Stillhindernisse

3. Zu prüfen - Neugeborenes	Hintergrund
▸ Allgemeinzustand	▸ Vitalität, Ernährungszustand, Atmung
▸ Temperatur	▸ Unterkühlung, Überhitzung, Anzeichen einer Infektion
▸ Muskeltonus	▸ Vitalität, schlaffer oder überhöhter Muskeltonus
▸ Haut	▸ Neugeborenenikterus, Exantheme, Milien, Kreislaufsituation, Temperaturverhalten
▸ Augen	▸ Neugeborenenikterus, lokale Infektion
▸ Mund	▸ Soorinfektion, Zungenbändchen, Zähne, Munddreieck bei Anstrengung (Zyanose)
▸ Nabel	▸ Mumifizierungsprozeß, Abheilungsstörungen, Infektion
▸ Ausscheidungen	▸ Harnverhalten, Stuhl entsprechend der Ernährung, Beimengungen
▸ Skelett	▸ Anzeichen für Hüftdysplasie, Fehlhaltungen (Hals, Arme, Füße)
▸ Gewicht	▸ physiologische Gewichtsab- und -zunahme
▸ Trinkverhalten	▸ korrektes Anlegen, korrekte Saugtechnik, Störungen und Saugverwirrungen erkennen

Einzelheiten zu Punkt 3, Neugeborenes werden in den Kapiteln 6.5, 6.6, 6.7, 7.2 und 7.3 ausführlich beschrieben.

Wohlbefinden, Schmerzen

Das **psychische Wohlbefinden** der Wöchnerin hängt sehr stark vom Wohlbefinden des Kindes ab. Wenn das Neugeborene gesund ist, die klinischen Kontrollen unauffällig sind, das Stillen beziehungsweise die Ernährung in Gang kommt, fühlen sich die Frauen meist wohl und betrachten Schmerzen oder Beeinträchtigungen im perinealen Bereich als "lästiges Übel". **Schlaf und Schlafbedürfnis** sind individuell sehr verschieden. Viele Frauen sind in den ersten Tagen müde, subjektiv fühlen sie sich jedoch gut. Wöchnerinnen mit einer beginnenden Infektion und anämische Frauen fühlen sich hingegen schwach und kraftlos.

Kopfschmerzen in der Stirngegend können ein Hinweis auf eine mögliche Lochialstauung sein. Bei einer Endometritis sind **Schmerzen** in der Mitte des Unterleibes, bei Adnexitis seitliche Beschwerden typisch. Brennen beim Wasserlassen und Blähungen sind häufige Begleiterscheinungen in den ersten Wochenbettagen. **Nachwehen** sind Schmerzen, die vom Rücken nach vorne ziehen. Insbesondere Mehrgebärende klagen über schmerzhafte Nachwehen. Eine Erstgebärende nimmt sie kaum oder nur wenig schmerzhaft wahr. Die Erfahrung zeigt, daß warme Duschbäder (Vorsicht - Kreislauf!) oder Eiskompressen auf dem Bauch über die gelegentlich heftigen Nachwehen der ersten Tage hinweghelfen können. Auch die Bauchlage hilft, daß die Nachwehen erträglicher empfunden werden. Bei stark beeinträchtigenden Nachwehen können homöopathische Medikamente oder spasmolytische Suppositorien verabreicht werden. Sind bei der Gewinnung der Plazenta Eihautreste zurückgeblieben, muß sich der Uterus häufiger und kräftiger kontrahieren, um den "Fremdkörper" auszustoßen.

Ruhe und Besuch

Viele Frauen befinden sich nach der Geburt in einem freudig erregten bis euphorischen Zustand. Die Begeisterung über die geleistete Geburtsarbeit und das Kind ist so groß, daß sie Mühe haben, ihrem Körper und Geist die notwendige Ruhe und Erholung zu gewähren. Bewußte Entspannung, wie dies in der Geburtsvorbereitung geübt worden ist, kann helfen, Schlaf zu finden. Beruhigungs- oder sogar Schlafmittel sind im allgemeinen nicht erforderlich. Andere Frauen dagegen sind müde und erschöpft, sie brauchen Schlaf, die Geburt hat ihr Äußerstes an körperlicher und seelischer Kraft gefordert.

Auf Erholungsbedürfnisse wird häufig wenig Rücksicht genommen. Die ständige Reizüberflutung durch Pflegebetrieb und Besucher erschwert die Erholung der Wöchnerin. Mutter und Kind brauchen Zeit, sich kennenzulernen und die Stillbeziehung aufzubauen. Die Frauen können ermutigt werden, das Neugeborene mit ins Bett zu nehmen. Die Sorge vor einer Infektion ist unbegründet. Der Vater sollte jederzeit willkommen sein. Geschwisterkinder sollten das Neugeborene bestaunen dürfen. Verwandte und Freunde sollten angesprochen werden, damit die Besuche eingeschränkt werden können.

Frühaufstehen und Mobilisation

Das psychische und physische Wohlbefinden der Wöchnerin hängt von einer frühzeitigen Mobilisierung ab. Sie bewirkt eine Verminderung der venösen Stauung in den unteren Extremitäten und ist daher die beste Thromboseprophylaxe. Des weiteren fördert das Aufstehen die spontane Blasenentleerung und die Normalisierung der Darmfunktion. Kreislauf und Stoffwechselfunktionen werden angeregt und stabilisiert. Bewegung erleichtert den Abfluß der Lochien und unterstützt die uterine Rückbildung. Frühes Aufstehen - etwa zwei Stunden nach einer komplikationslosen Geburt - unter Aufsicht der Hebamme hat sich allgemein durchgesetzt. Eine Episiotomienaht stellt keine Kontraindikation dar. Bei Wöchnerinnen mit starker Varizenbildung ist vor dem Aufstehen das Wickeln der Beine oder das Anlegen von Kompressionsstrümpfen zu empfehlen. Nach Periduralanästhesie wird mit dem Aufstehen bis zum Abklingen der Anästhesie gewartet. Eine Kreislaufmobilisation im Bett ist aber problemlos durchzuführen. Sie ist gerade bei Frauen mit langen Liegephasen (z.B. PDA, Kaiserschnitt, protrahierte Geburt) wichtig.

Am Tag nach der Entbindung kann die Wöchnerin schon selbständig zur Toilette gehen und ihr Kind im Rooming-in-Zimmer unter Anleitung der Hebamme oder Kinderkrankenschwester versorgen. Auf ausreichende Bettruhe ist zu achten, um die perineale Wundheilung nicht zu verzögern und eine Überbelastung der noch geschwächten Bauch- und Beckenbodenmuskulatur zu vermeiden. Nach jedem Stillen sollte die Wöchnerin für 15 bis 30 Minuten flach auf dem Bauch liegen (Abb.6.3). Dadurch wird die Uterusanteflexion begünstigt. Zur Schonung des Beckenbodens, ob mit oder ohne Episiotomie, empfiehlt es sich, den Beckenboden vor dem Aufstehen bewußt anzuspannen und mit geschlossenen Beinen aus dem Bett zu kommen. Das Stillen im Liegen entlastet den Beckenboden.

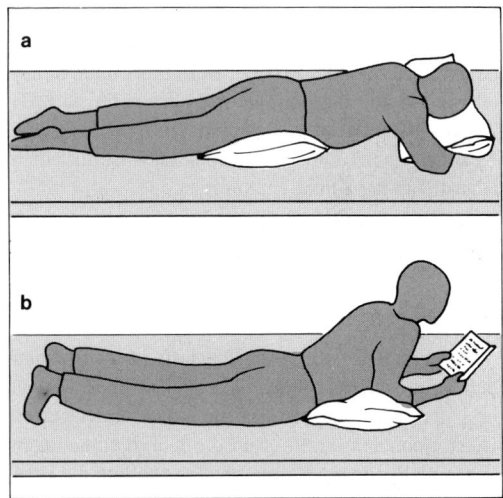

Abb. 6.3
a Die richtige Bauchlage: Kissen unter die Hüften, die Bauchdecke ist entlastet.
b Die falsche Bauchlage: Durch das Kissen unter dem Bauch und das Abstützen auf den Ellbogen kommt es zum Hohlkreuz, die Bauchmuskeln werden gedehnt.

Kontrolle der Vitalfunktionen

Normalerweise liegt die **Körpertemperatur** einer Wöchnerin zwischen **36,5 und 37°C**. Die Körpertemperatur ist zweimal täglich zu kontrollieren. Bei einer axillaren Messung könnte ein Temperaturanstieg mit der vermehrten Durchblutung der Brust beim Milcheinschuß zusammenhängen. Ein Frösteln unmittelbar nach der Geburt ist bei fehlender Temperaturerhöhung durch Wärme- und Blutverluste zu erklären. Zusätzliche Decken können Abhilfe bringen. Am ersten oder zweiten Wochenbettag sowie nach Kaiserschnittentbindung sind **subfebrile Temperaturen** zwischen **37,1 und 37,9°C** häufig zu beobachten. Dieses **aseptische Resorptionsfieber** entsteht durch körpereigene Abbauprodukte, z.B. durch die Resorption von verletztem Gewebe, Hämatomen oder Wundsekreten. Da anhand der erhöhten Temperatur nicht eindeutig feststellbar ist, ob ein Resorptionsfieber oder eine beginnende Endometritis vorliegt, sollten die genitalen Involutionsvorgänge (zeitgerechte Rückbildung, Menge, Farbe und Geruch der Lochien) genau überprüft werden. Ab 38°C spricht man im Wochenbett von **Fieber**. Fieber hat meist eine genitale Ursache: Infektion der Geburtswunden mit nachfolgender Adnexitis, Parametritis, bis hin zur Puerperalsepsis (Wochenbett- beziehungsweise Puerperalfieber, vgl. Seite 604 ff). Bei Fieber ohne Schüttelfrost ist an eine extragenitale Infektion wie z.B. Zystitis, Angina oder Bronchitis zu denken (Fieber im Wochenbett). Die Körpertemperatur ist mit einem Blaustift in der Kurve einzutragen.

Der **Puls** ist zweimal täglich zu kontrollieren. Die normale Frequenz liegt zwischen 60 bis 80 Schlägen pro Minute. Beim Zählen achtet man auf die Qualität des Pulses (z.B. gefüllt, stolpernd). Pulsschwankungen, sowohl Bradykardien als auch Tachykardien, sind bei Wöchnerinnen häufig zu beobachten. Sie sind im allgemeinen ohne Bedeutung. Die Bradykardie kann mit der Bettruhe und der Erleichterung nach der überstandenen Geburt zusammenhängen. Tachykardien sind mitunter Ausdruck von psychischer Labilität (Freude, Aufregung, Sorge etc.). Jedoch kann ein Anstieg der Pulsfrequenz auch ein Hinweis auf eine Blutung oder eine sich entwickelnde Infektion sein. Bei einer beginnenden Puerperalsepsis ist der Puls weich, leicht unterdrückbar und zunächst wenig beschleunigt. Steigt der Puls ohne entsprechende Temperaturerhöhung treppenförmig an, ist dies als Frühsymptom einer Thrombose zu werten (Kletterpuls = Mahler-Zeichen). Die Ergebnisse der Pulsmessung werden mit einem Rotstift in der Kurve notiert.

Nach einer normalen Geburt genügt es, den **Blutdruck** einmal täglich zu messen. Bei belastender Anamnese, z.B. bei einem schwangerschaftsinduzierten Hochdruck, nach verstärkter Blutung *post partum*, nach vaginalen Eingriffen oder nach einem Kaiserschnitt sind in Abhängigkeit von der Ursache und nach Anordnung des Arztes engmaschige Kontrollen vorzunehmen (½stündlich bis 3mal täglich). Bei Blutdruckabfall in Verbindung mit erhöhter Pulsfrequenz muß an eine Blutung gedacht werden.

Überwachung der Miktion

Regelmäßige Blasenentleerung ist im Wochenbett sehr wichtig. Viele Frischentbundene können nach der Geburt problemlos die Harnblase entleeren. Diese Spontanmiktion ist in die Kurve einzutragen. Während der ersten Wochenbettage sollten die Frauen ermutigt werden, die Harnblase in 4stündlichen Abständen zu entleeren. Dies fördert die Rückbildung und vermeidet eine Überdehnung, bei der zudem Zystitisgefahr besteht. Die Hebamme muß nicht nur auf regelmäßige Entleerung, sondern auch auf den Zustand der Harnblase achten. Eine größere Restharnmenge kann durch sorgfältiges Abtasten des Abdomens erkannt werden und macht das Messen der Restharnmenge erforderlich. Einer erhöhten Diurese im Wochenbett steht die erschwerte Spontanmiktion mit der Neigung zur Harnverhaltung gegenüber.

Gelegentlich ist der Miktionsreflex aus Angst vor Schmerzen blockiert. In diesen Fällen sind eventuell Spasmolytika und Spasmoanalgetika angezeigt. Um den Blasentonus zu erhöhen, eignen sich Kontraktionsmittel beziehungsweise Blasentonika (Doryl®). Erst wenn alle konservativen Maßnahmen, dazu gehören eventuell auch Fußreflexzonenmassage und Akupunktur, nicht zum Ziel führen, ist der **Katheterismus** angebracht. Dabei ist mit allergrößter Sorgfalt vorzugehen: die Regeln der Asepsis sind unbedingt zu beachten. Mehrfaches Katheterisieren ist selten notwendig und zu vermeiden. Vor der Entlassung sollte ein Mittelstrahlurin auf eine eventuell vorhandene asymptomatische Infektion hin untersucht werden. Harnstatus und Sediment geben gleichzeitig Aufschluß über die Funktion der Nieren.

Maßnahmen
- Die Wöchnerin zur Toilette begleiten (gleichzeitig Frühmobilisation).
- Der Wöchnerin genügend Zeit lassen; vor der Tür warten.
- Leitungswasser "plätschern" lassen.
- Steckbecken anwärmen, mit warmem Wasser füllen.
- Das äußere Genitale mit warmem Wasser abspülen.
- Hände der Wöchnerin in warmes Wasser tauchen.
- Brennessel-Tee oder Kaffee zu trinken geben.

Überwachung der Darmtätigkeit

Die Darmfunktion kommt meist am 2. oder 3. Wochenbettag spontan in Gang. Die Scheinobstipation ist bedingt durch die geringe Nahrungsaufnahme während der Geburt, den vorher verabreichten Einlauf sowie die hormonell- und lagebedingte Tonusänderung des Darmes. Um die Bildung oder Verschlechterung von Hämorrhoiden zu vermeiden, ist für **regelmäßige Darmentleerung** und weichen Stuhlgang zu sorgen. Beim Stuhlgang nicht mit angehaltenem Atem pressen, sondern ausatmend schieben.

Sind **Abführmittel** notwendig, eignen sich pflanzliche Laxanzien. Kontraindiziert sind salinische Abführmittel, da sie dem Körper Wasser entziehen und die Stilleistung herabsetzen können. Hämorrhoidalbeschwerden können mit kalten Kompressen oder Eiskrawatten gelindert werden. Auch das alte Hausmittel Quarkauflagen hat sich bewährt. Unter Umständen müssen gleichzeitig Schmerzmittel und abschwellende Medikamente gegeben werden.

Maßnahmen und Häufigkeit der Stuhlentleerung sind in der Kurve einzutragen.

Maßnahmen
- Ausgewogene, ballaststoffhaltige Ernährung: Müsli, Vollkornprodukte, Vollwertprodukte.
- Linderung der Blähungen durch Gabe von rohem Fenchel, Kümmel, Kümmel- und Fencheltee.
- Reichliches Trinken, 2 bis 3 Liter/Tag.
- Leinsamen, über Nacht eingeweichtes Trockenobst.
- Schokolade, weißes Brot und andere stopfende Nahrungsmittel vermeiden.

Kontrolle der Varizen

Aufgrund der im Wochenbett anhaltenden **Thrombosegefährdung** sollten die Beine der Wöchnerin nach druckempfindlichen Stellen abgetastet werden (Abb.6.4). Klagt die Wöchnerin über Schmerzen in den Beinen, muß an eine oberflächliche Thrombophlebitis oder eine tiefe Thrombose gedacht werden.

Vorbeugende Maßnahmen
- Frühe Mobilisation
- Thrombosegymnastik
- Entstauende Lagerung
- Salbenverbände
- Kompression der Venen bei belastender Anamnese

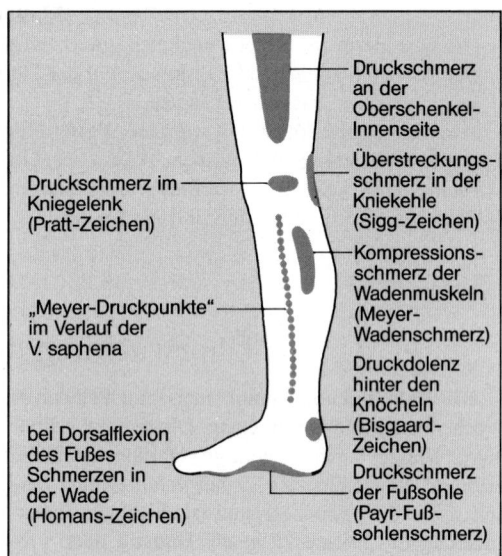

Abb.6.4 Druckpunkte bei tiefer Venenthrombose der Beine (nach Wuppermann). (Aus: Juchli L. Krankenpflege. 6. Aufl. Stuttgart, New York: Thieme 1991)

Kontrolle der Ödeme

Der Rückgang der schwangerschaftsbedingten Wassereinlagerungen ist 1- bis 2mal während des Krankenhausaufenthalts zu kontrollieren. Ein stetiger Rückgang spricht für einen gesunden Stoffwechsel und eine gute Nierenfunktion. Nach etwa 3 bis 4 Wochen haben sich die Flüssigkeitsvolumina normalisiert.

Kontrolle der Rektusdiastase

Nach der Geburt hat jede Wöchnerin eine mehr oder weniger ausgeprägte **Rektusdiastase**. Nach der ersten Geburt mag diese Diastase nur zwei bis drei Querfinger breit sein, nach mehreren Geburten kann die Lücke aber durchaus bis zu vier Querfingern betragen. Zur Kontrolle legt sich die Frau flach auf den Rücken. Die Hebamme legt die Hand auf den Bauch, in Höhe des Nabels, dann hebt die Wöchnerin den Kopf an. Dabei spannen sich die geraden Bauchmuskeln an und das Auseinanderweichen wird als Querfingerbreite meßbar.

Vorbeugende Maßnahmen
- Über die Seite aufstehen (Abb.6.5). Aufrichten aus der Rückenlage bedeutet am Ende der Schwangerschaft und im Wochenbett einen starken Druck für die Bauchmuskeln.
- Gymnastik zur Stärkung der schräg- und querverlaufenden Bauchmuskulatur.

Kontrolle von Fundusstand und Lochien

Fundusstand und Lochien müssen täglich kontrolliert werden. Die **Lochien** sind in Kap. 6.1 Physiologie des Wochenbetts, S. 344, erläutert. Abweichungen vom regelrechten **Fundusstand** müssen noch kein Hinweis auf eine Subinvolution sein. Der Befund kann und darf in gewissen Grenzen variieren, individuelle Schwankungen sind normal. Bei stillenden Wöchnerinnen geht die Rückbildung infolge der Reiz- oder Stillwehen schneller. Als Ursachen für einen Fundusstand, der höher ist als von der Zeit her zu erwarten wäre, kommen folgende Faktoren in Frage:

- Gefüllte Harnblase und/oder Stuhlverhalten lassen den Fundus höher steigen und täuschen eine verlangsamte Rückbildung vor. Deshalb ist die Kontrolle nach dem Entleeren von Blase und Darm vorzunehmen.
- Der Uterus kann durch nicht abfließende Lochien und/oder Blut vergrößert sein.
- Überdehnter Uterus bei Mehrgebärenden.
- Riesenkinder oder Mehrlingsgravidität.
- Schnittentbindung. Der Uterus nimmt eine gestreckte Haltung ein, nach Spontangeburten ist er anteflektiert.

Die Kontrolle erfolgt bei der flach auf dem Rücken liegenden Wöchnerin. Die Arme liegen seitlich neben dem Körper, die Beine sind ausgestreckt. Die Hebamme legt ihre Hand flach auf den Bauch, tastet mit den Fingern den Uterusfundus und setzt seine Höhe in Relation zum Nabel oder zur Symphyse (Abb. 6.6). Der Befund ist auf der Kurve zu notieren.

Bsp.: N/2 = 2 Querfinger unterhalb des Nabels
2/S = 2 Querfinger oberhalb der Symphyse

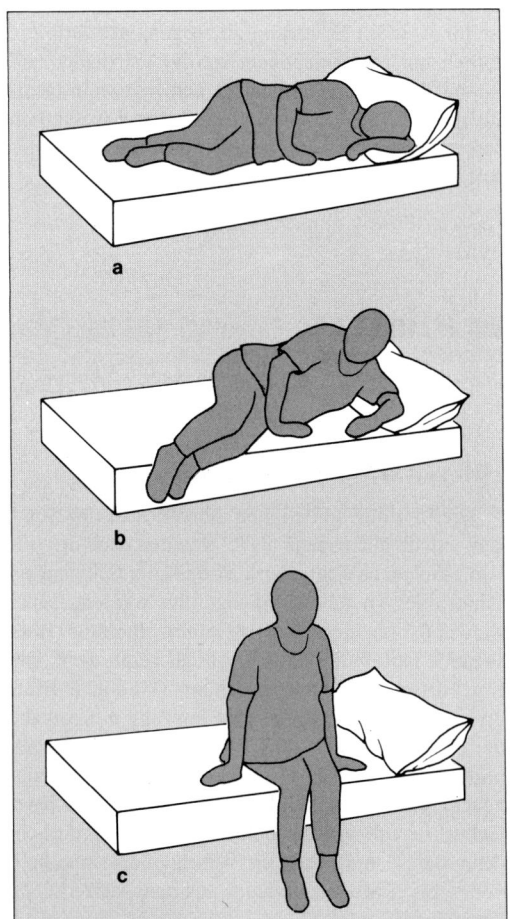

Abb. 6.5 Richtiges Aufrichten aus der Rückenlage.
a Zuerst auf die Seite drehen, die Schultern rund machen, die Knie anziehen.
b Mit dem Oberarm abstützen, Beine von den Hüften aus über die Bettkante schwenken.
c Gesäß und Beckenboden anspannen, Beine in fließender Bewegung an der Bettseite entlang schwingen.

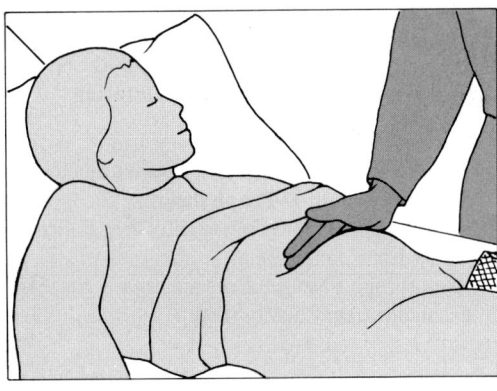

Abb. 6.6 Prüfen des Fundusstandes.

Pflege der Episiotomie

Eine sorgsame Vulva- und Dammhygiene kann Beschwerden lindern und Komplikationen reduzieren. Unmittelbar nach der Geburt und in den ersten Wochenbettagen können kalte Auflagen, z.B. mit Johanniskrautöl getränkte Slipeinlagen aus dem Tiefkühlfach, helfen, Schmerzen und Ödeme zu reduzieren. Die kalten Auflagen sollten sich auf den Dammbereich beschränken.

Das tägliche **Sitzbad**, ab dem 3. Wochenbettag (10 min.) empfinden viele Frauen als wohltuend und schmerzlindernd. Der routinemäßige Gebrauch von Badezusätzen zur Linderung von Schmerzen oder Förderung der Wundheilung ist nicht notwendig.

Maßnahmen
- Mehrmals täglich die Naht mit warmem Wasser abspülen.
- Vorlagenwechsel mehrmals täglich.
- Kalte Auflagen (Eiskrawatten).
- Anfangs die Naht wenig belasten (Sitzringe).
- Mehrmals täglich die Bauchlage einnehmen.

In einem Großversuch wurden 1800 Frauen nach normaler Geburt zufällig einem von drei 10-Tage-Badeprogrammen (Zusatz von Sagrotan®, von kristallinem Speisesalz oder kein Zusatz) zugewiesen. Es wurde die Linderung der perinealen Schmerzen untersucht. Die Ergebnisse zeigten, daß hinsichtlich der Schmerzen zwischen den drei Gruppen weder 10 Tage noch 3 Monate *post partum* statistisch signifikante Unterschiede bestanden. Beim Verlauf der Wundheilung ergaben sich in den drei Gruppen ebenfalls kaum Unterschiede (Sleep, 1988).

Bestehen Anzeichen für eine Infektion, werden antiseptische Lösungen, z.B. Rivanol®, ins Badewasser gegeben. Eine anschließende Rotlichttherapie fördert die Wundheilung. Der Abstand der Rotlichtlampe zur Wunde sollte 60 bis 80 cm betragen. Ihre Wärme (10 Minuten Bestrahlung) fördert die Durchblutung, erhöht den Stoffwechsel und sorgt für eine schnellere Wundheilung. Starke Wundschmerzen können lokal durch Auflegen von Gazestreifen, die mit geeigneten Salben oder Lösungen getränkt sind, gelindert werden. Bei der Pflege eines Dammrisses 3. Grades sind alle genannten Punkte zu beachten. Es ist für weichen Stuhlgang zu sorgen, Abführmittel sollten nur oral verabreicht werden. Sitzbäder und Wärmetherapie sind zweimal täglich angezeigt. Heutzutage sind Nahttechnik und Nahtmaterial wesentlich besser, daher sind die Komplikationen bei der Wundheilung erheblich zurückgegangen.

Kontrolle der Brust

Die tägliche Untersuchung der Brust sowie die Überprüfung der Laktation werden in Kap. 6.5 Laktation und Stillen ausführlich beschrieben.

Anti-D-Prophylaxe

Um die Sensibilisierung einer **rhesusnegativen Mutter** gegen die rhesuspositiven Erythrozyten des Neugeborenen zu verhindern, muß eine Rhesusprophylaxe mit Anti-D-Gammaglobulin erfolgen.

Voraussetzungen für die Durchführung einer Anti-D-Prophylaxe
- Rhesusnegative Mütter mit negativ ausgefallenem indirektem Coombs-Test
- Rhesuspositive Neugeborene mit negativ ausgefallenem direktem Coombs-Test

Die Impfung sollte innerhalb von 8 bis 36 Stunden, jedoch nicht später als 72 Stunden nach der Geburt (auch nach Fehlgeburt, ektopischer Schwangerschaft oder Totgeburt) durchgeführt werden. Dabei werden 0,3 mg eines Anti-D-Gammaglobulins (Rhesogam®, Partobulin®) intramuskulär verabreicht. Die Ergebnisse der Blutuntersuchung (kindliche Blutgruppe, Coombs-Test) und die Impfung mit Angabe der Chargennummer sind im Mutterpaß einzutragen und auch in der Kurve zu dokumentieren. In jeder neuen Schwangerschaft beziehungsweise nach jeder Geburt ist eine erneute Immunisierung erforderlich, denn das Gammaglobulin verschwindet innerhalb von 4 bis 6 Monaten wieder aus dem mütterlichen Kreislauf.

Röteln-Impfung

Die Röteln-Impfung sollte bei allen Frauen im Wochenbett durchgeführt werden, bei denen kein Titer oder ein Titer unterhalb der Richtwerte vorliegt beziehungsweise bei denen die Immunität nicht sicher nachgewiesen werden kann. Die aktive Immunisierung tritt nach etwa 3 Wochen ein und hält 5 bis 10 Jahre an. Deshalb wird für Frauen im fertilen Alter alle 5 Jahre eine Auffrischimpfung empfohlen. Das Anti-Röteln-Hyperimmunglobulin wird intramuskulär verabreicht. Die Impfung ist Aufgabe des Arztes. Sie muß im Mutterpaß und in der Kurve dokumentiert werden.

Beratung der Wöchnerin

Ernährung

Die Ernährung der Wöchnerin soll den für die Schwangerschaft aufgestellten Richtlinien entsprechen. Auch im Wochenbett ist **Frischkost** in jeder Form von großer Bedeutung, eine spezifische Diät ist aber nicht erforderlich. Um der Obstipation vorzubeugen, empfiehlt sich eine ballaststoffreiche Kost mit Vollkornprodukten, Schrot und Rohkost.

Relativ häufig wird stillenden Müttern der Genuß von **Obst** verboten, weil er für Blähungen, Erbrechen, Durchfall und Windeldermatitis verantwortlich gemacht wird. Es stimmt zwar, daß die Ernährung der stillenden Mutter einen wesentlichen Einfluß auf die Zusammensetzung der Muttermilch hat; wissenschaftliche Untersuchungen haben jedoch gezeigt, daß selbst reichlicher Verzehr von Obst keinen nachhaltig ungünstigen Einfluß auf das Wohlbefinden der Säuglinge haben muß (Callensee, Harzer, 1988). Außerdem ist der Genuß von Obst in Maßen wegen der Vitamine für Mutter und Kind nur von Vorteil. **Blähende Substanzen** aus der Nahrung können in die Muttermilch übergehen und beim Neugeborenen unter Umständen Blähungen verursachen. Ein generelles Verbot von Kohl, Hülsenfrüchten, Zwiebeln u.ä. ist jedoch auch hier nicht angebracht, da jedes Kind individuell reagiert. Die Lebensmittel sollten am besten vorsichtig einzeln ausprobiert werden.

Der durch das Stillen erhöhte Flüssigkeitsverbrauch der Mutter wird durch Trinken ausgeglichen. Eine stillende Wöchnerin soll mindestens 2 bis 3 Liter **Flüssigkeit** pro Tag zu sich nehmen. Geeignete Getränke sind Milch, Milchbildungstee und Mineralwasser. Der bei Wöchnerinnen oft zu beobachtende **Eisenmangel** kann durch eine geeignete Ernährung ausgeglichen werden. Rote Bete als Gemüse oder Saft, grünes Blattgemüse, Fleisch und Getreideprodukte sind gute Eisenspender.

Fünf kleine Mahlzeiten sind besser als drei große Hauptmahlzeiten. Während der Stillzeit ist auf eine Reduktionsdiät zu verzichten, **Hungerzustände sollten vermieden werden**. Eine geringe Nahrungsaufnahme verringert das Milchvolumen. Darüber hinaus wird bei geringer Energiezufuhr der Abbau von Fettdepots verstärkt und die im Fettgewebe gespeicherten Schadstoffe werden über die Muttermilch an das Kind weitergegeben. Nikotin und Alkohol sind zu vermeiden, ebenso der unkritische Verbrauch von Medikamenten. Gegen Kaffee und Tee in Maßen (2 bis 3 Tassen pro Tag) ist ebensowenig einzuwenden wie gegen ein gelegentliches Glas Bier, Wein oder Sekt.

Hygiene

Sorgfältige Hygiene ist die Grundlage zur Vorbeugung von Infektionen des Genitalbereichs oder der laktierenden Mamma. Die Wöchnerin ist über die Infektionsmöglichkeiten zu informieren. Zur Körperhygiene im Wochenbett gehören **Spülungen** des äußeren Genitales mit klarem Wasser nach jeder Blasen- und Darmentleerung. Das reinigt, ohne die Haut zu reizen und erfrischt. Ersatzweise sind auch Waschungen auf dem Bidet möglich. Tägliches Duschen zur Körperreinigung und Erfrischung ist erlaubt und wird von den meisten Frauen als wohltuend empfunden. Die Vorlagen zum Aufsaugen der Lochien brauchen nicht steril zu sein. Nach jedem Kontakt mit dem Wochenfluß sind aber die Hände zu waschen, während des Klinikaufenthaltes sind sie auch zu desinfizieren. Da Wöchnerinnen mitunter stark schwitzen (die schwangerschaftsbedingten Wassereinlagerungen werden zu einem Drittel über die Haut ausgeschieden), ist häufiger Wäschewechsel angebracht.

Sexualberatung

Eine Wöchnerin sollte ohne ausführliche Beratung über Rückkehr der Menstruation, Sexualität und Empfängnisverhütung nicht entlassen werden. Aufgrund der außergewöhnlichen Beziehung zu den Frauen ist die Hebamme besonders dazu geeignet, umfassende Beratung anzubieten (s. dazu Kap. 6.8 Die Rückkehr der Fruchtbarkeit nach der Geburt).

Körperliche Belastung

Trotz der Vorteile der frühen Mobilisation sind der Wöchnerin tägliche Ruhestunden zu empfehlen. Schweres Heben und Tragen oder langes Stehen sind zu vermeiden. Beim Bücken und Heben soll möglichst in die Knie oder in die Hocke gegangen werden. Beim Tragen ist die Rückverlagerung des Körpers mit Bildung eines Hohlkreuzes zu vermeiden.

Mit sportlichen Aktivitäten sollte erst 6 bis 8 Wochen nach der Geburt begonnen werden. Gut geeignet ist der Besuch einer Rückbildungsgruppe. Schwimmen ist zudem ein gutes Training für die Bauch- und Rückenmuskulatur.

Hebammenhilfe, Soziales

Derzeit liegt der postpartale Aufenthalt in einer Klinik nach einer normalen Geburt zwischen 2 und 6 Tagen. Die weitere Betreuung der Wöchnerin und des Neugeborenen durch eine freiberufliche Hebamme ist unerläßlich. Die in der Klinik tätigen Hebammen und das Pflegepersonal sollten die Frauen sofort nach der Geburt auf diese gesetzliche Regelleistung der Krankenkassen hinweisen und gegebenenfalls bei der Suche nach einer freiberuflichen Hebamme behilflich sein. Die Frauen sollten motiviert werden, bei allen Problemen (Brust, Fieber, Blutungen, Schmerzen oder Probleme mit dem Neugeborenen) die nachbetreuende Hebamme heranzuziehen. Die Wöchnerinnen sind auch über das Mutterschutzgesetz sowie die Möglichkeiten, diverse Leistungen (Haushaltshilfe, Erziehungsgeld etc.) zu bekommen, aufzuklären. Unter Umständen ist im Einzelfall eine Beratung durch eine Sozialarbeiterin angezeigt.

Betreuung der Wöchnerin in besonderen Situationen

Nach einer Frühgeburt

Kommt es schon vor der 37. Schwangerschaftswoche zur Geburt des Kindes, tritt dieses Ereignis meist überraschend und unvorbereitet ein. Dies beeinflußt nicht nur das Erleben der Geburt, sondern auch die Zeit danach. Im Vordergrund steht die Angst um die Gesundheit des zu früh geborenen Kindes. Daneben ist die Wöchnerin durch quälende Schuldgefühle belastet, wie z.B. versagt zu haben, etwas Falsches getan oder etwas Richtiges unterlassen zu haben, was die Frühgeburt ausgelöst haben könnte. Erschwerend kommt hinzu, daß die junge Mutter Pflege und Ernährung ihres Kindes meist der Schwester überlassen muß.

Tips zur Betreuung

- Sofern es die räumlichen Gegebenheiten zulassen, sollte ein enger und ständiger Kontakt zwischen der Mutter beziehungsweise den Eltern und ihrem Kind ermöglicht werden.
- Gegebenenfalls wird die junge Mutter zu ihrem Kind begleitet, so daß sie es sehen und streicheln kann, denn gerade für das Frühgeborene sind taktile Reize "lebenswichtig".
- Ist das Frühgeborene in einer entfernten Kinderklinik, sind Fotos oft die einzige Kontaktmöglichkeit.
- Will die Mutter stillen, braucht sie Hilfestellung beim Abpumpen. Die Hebamme muß die Mutter über den Umgang mit der Muttermilch aufklären, der Vater könnte den Transport in die Kinderklinik übernehmen (Kühlkette beachten etc., vgl. S. 449f).
- Die Mutter sollte während des Klinikaufenthalts ihres Kindes mit dem Stillen und der Pflege vertraut gemacht werden.
- Die Eltern sind darauf hinzuweisen, daß auch nach der Entlassung des Säuglings aus der Klinik noch Anspruch auf Hebammenhilfe besteht.
- Die Eltern sollten Hinweise auf Beratungsstellen zur Früherkennung von Entwicklungsstörungen bekommen.

Mit einem kranken Kind

Ist die Geburt an sich schon eine Ausnahmesituation im Leben einer Frau, so wird die Geburt eines kranken Kindes zu einem Ereignis, das die betroffenen Eltern, aber auch die Hebamme und den Arzt, vor eine schwierige Aufgabe stellt. Die Reaktionen der Eltern, aber auch der Betreuenden, hängen zum großen Teil von Art und Schwere der Mißbildung beziehungsweise der Krankheit ab. Folgende Überlegungen können dabei helfen, das Ausmaß der psychischen Belastung einzuschätzen:

- Ist die Mißbildung sichtbar oder nicht?
- Ist sie teilweise, vollständig oder nicht korrigierbar?
- Ist die Erkrankung lebensgefährlich?
- Wie sind die zukünftigen Entwicklungschancen des Neugeborenen?

Abhängig von der Art der Erkrankung erfordert die Geburt eines kranken Kindes eine intensive Auseinandersetzung mit der Thematik "Geburt - Krankheit - Sterben - Tod". Der **Umgang mit den betroffenen Eltern** hängt wesentlich von der ganz persönlichen Lebensgeschichte der Betreuenden ab. Häufig finden sich zwei Extreme: der Kontakt mit den Frauen wird gemieden oder sie werden mit übertriebener Fürsorge betreut. Teilweise werden Entscheidungen über die Köpfe der Eltern hinweg getroffen.

Es gibt **keine Patentlösung**, wie mit Eltern, die den Verlust eines Kindes betrauern, umzugehen ist. Sie brauchen sicherlich Mitgefühl, vielleicht auch Schutz und Hilfe. Die Eltern müssen ihren Kummer zulassen und offen zeigen können. Die Betreuenden müssen ihnen beistehen und dürfen sie nicht meiden. Außerdem müssen sie den Gefühlen der Eltern mit Achtung begegnen. Sie brauchen das Gespräch, vielleicht sogar eines mit der ganzen Familie. Des weiteren brauchen sie Unterstützung und Hilfe von Fachleuten und anderen Betroffenen (Selbsthilfegruppen).

Die Pflege beziehungsweise die Betreuung der Wöchnerin nach der Geburt eines kranken Kindes wird von **emotionalem Beistand** geprägt. Läßt es die Erkrankung zu, sollte der Mutter das Rooming-in angeboten werden. Wurde das Kind in eine Kinderklinik verlegt, ist eventuell eine Frühentlassung der Wöchnerin und eine Nachbetreuung durch die Hebamme zu erwägen.

Die Entlassungsuntersuchung

Bevor die Wöchnerin das Krankenhaus verläßt, muß eine ausführliche Untersuchung erfolgen. Die Brust wird auf Entzündungszeichen hin kontrolliert. Außerdem werden die Rückbildungs- und Wundheilungsvorgänge geprüft. Die Wöchnerin ist über den weiteren Verlauf des Wochenbettes, die Lochien und die Wundheilung aufzuklären. Weiterhin sind Blutbild und Urin zu kontrollieren sowie die Vitalzeichen zu bestimmen. Alle Untersuchungen sind im Mutterpaß einzutragen.

Die Wöchnerin soll sich spätestens 6 bis 8 Wochen nach der Geburt in der Frauenarztpraxis zur **Nachuntersuchung** vorstellen. Die Rückbildungsprozesse sind dann weitgehend abgeschlossen. Zeigt die Untersuchung einen nicht zufriedenstellenden Verlauf der Rückbildungsprozesse, muß eine Behandlung eingeleitet werden. Eventuell muß eine in der Schwangerschaft erstmals aufgetretene Erkrankung (Diabetes, Hypertension) fachärztlich untersucht werden.

Organisationsformen der Wochenstation

In der Bundesrepublik Deutschland ist immer noch die **klassische Dreiteilung Kreißsaal, Wochenstation, Neugeborenenzimmer** und somit die Trennung von Geburt, Wöchnerin und Neugeborenem üblich. Das bedeutet in der Praxis verschiedene Pflegepersonen für an sich nicht voneinander zu trennende Bereiche. Dieses System birgt täglich erlebbare Versorgungslücken in sich und ist nicht mit dem Anspruch einer ganzheitlichen Pflege und Betreuung vereinbar. Die in der Schwangerschaft begonnen Symbiose von Mutter und Kind beziehungsweise Eltern und Kind kann unter diesen Umständen nach der Geburt nur unter erschwerten Bedingungen fortgesetzt werden.

In einigen geburtshilflichen Abteilungen wird mittlerweile der Versuch gemacht, der Ganzheitlichkeit gerecht zu werden. So wurde beispielsweise im Vinzenz-Pallotti-Hospital in Bensberg 1991 das Projekt der "Ganzheitlichen Familienbetreuung im Wochenbett" begonnen. Wöchnerinnen und Neugeborene werden nach der Idee der Gruppenpflege zusammen auf einer **Mutter-Kind-Station** betreut. Das zugrundeliegende Konzept stützt sich auf die Anerkennung, daß Mütter grundsätzlich über die erforderliche Kompetenz verfügen, ihr Neugeborenes zu versorgen. Daneben sollte die Betreuung im Krankenhaus der häuslichen Wochenpflege durch die Hebamme angeglichen werden.

Die Abteilung ist so organisiert, daß die Frauen und ihre Neugeborenen während einer Schicht von einer Hebamme, einer Krankenschwester oder einer Kinderkrankenschwester im **24-Stunden-Rooming-in** betreut werden. Alle anfallenden Tätigkeiten, unabhängig davon, ob sie die Mutter oder das Kind betreffen, werden von dieser Pflegeperson selbständig übernommen. Auf der Bensberger Familienstation werden auch Neugeborene, die einer besonderen Überwachung und Beobachtung bedürfen, von der jeweils zuständigen Pflegeperson versorgt. Die Eltern werden in die Betreuung und Pflege mit einbezogen. Die Stationsärztin nimmt an der Mittagsübergabe (Schichtwechsel) teil. Die routinemäßigen täglichen Visiten entfallen, im Einzelfall, zum Beispiel nach einer Sectio, wird die Wöchnerin von der Ärztin und der Pflegeperson besucht.

In besonderen Fällen, wenn zum Beispiel ein längerer Klinikaufenthalt nötig ist oder nach Zwillingsgeburten, können der Vater und die Geschwisterkinder in einem sogenannten "Familienzimmer" mit aufgenommen werden. Die Betreuung des Kindes/der Kinder kann so von beiden Elternteilen übernommen werden.

Ein ähnliches Konzept wurde 1994 im Zentralkrankenhaus Bremen-Nord in die Praxis umgesetzt.

Diese ganzheitliche Pflegeform erfordert strukturelles Umdenken bei allen Beteiligten und respektvolles Umgehen mit anderen Berufsgruppen. Berührungsängste gegenüber der jeweils anderen Berufsgruppe sind zu überwinden, regelmäßige Teambesprechungen erforderlich. Weiterhin muß die Bereitschaft vorhanden sein, daß sich alle auf der Familienstation Tätigen regelmäßig in allen Bereichen des Wochenbettes und der Neugeborenenbetreuung und -pflege fortbilden.

Der Hebamme ist gesetzlich nicht nur die Geburtshilfe, sondern auch die Wochenbettpflege vorbehalten. Damit steht den Klinikverwaltungen der Weg offen, auf Wochenstationen vermehrt Hebammen einzusetzen. Durch gemeinsame Anstrengungen können Strukturen geschaffen werden, die den Anforderungen einer zeitgemäßen Betreuung der Frauen nach Geburten und der jungen Familie gerechter würden.

Üblich ist heute in allen geburtshilflichen Abteilungen das **Rooming-in-System**. Im **Voll-Rooming-in** ist das Kind 24 Stunden bei der Mutter im Zimmer, sie versorgt es weitgehend selbständig. Diese Form kommt den Müttern entgegen, die Wert darauf legen, das Neugeborene auch während der Nacht bei sich zu haben. Beim **Tages-Rooming-in** sind die Mütter tagsüber mit ihren Kindern zusammen, nachts werden die Neugeborenen im zentralen Kinderzimmer betreut.

Zur rechtlichen Situation hinsichtlich der Betreuung und der fachlichen Präsenz der Mitarbeiter gibt Prof. Dr. Horschitz, der Justitiar des Bundes Deutscher Hebammen e.V., folgende Hinweise:

"Beim Rooming-in liegt die Verantwortung für das Kind bei der Mutter, es sei denn, die Hebamme oder anderes Klinikpersonal beschäftigt sich gerade aktiv mit dem Kind. Das Kind kann ohne weiteres in der Verantwortung der Mutter überlassen werden, es sei denn, diese ist aus körperlichen oder geistigen Gründen offensichtlich nicht in der Lage, ihr Kind zu versorgen. Solch eine Situation könnte unmittelbar nach einer Sectio gegeben sein. Sollte dem Kind etwas zustoßen, während die Mutter schläft oder mit ihrem Kind einen Spaziergang unternimmt, haftet jeweils die Mutter, es sei denn, der Hebamme, dem Arzt oder der Schwester hätte auffallen müssen, daß die Mutter aus körperlichen oder geistigen Gründen offensichtlich nicht in der Lage war, ihr Kind zu versorgen. Für die Klinik genügt es, der Mutter beziehungsweise den Eltern allgemeine Hinweise insbesondere zur erhöhten Infektions- und Unfallgefahr zu geben, die das Problembewußtsein der Eltern wecken und vertiefen. In diese allgemeinen Hinweise sollte unbedingt auch die Bitte um peinliche Sauberkeit und Vorsicht im Umgang mit dem Kind aufgenommen werden (vgl. Urteil des Oberlandesgerichtes Düsseldorf vom 10.07.1997, DHZ 1998, S.185). Wie immer empfiehlt es sich auch hier, die Aufklärung schriftlich abzufassen und zu Dokumentationszwecken von den Eltern unterschreiben zu lassen" (aus: Persönliche Mitteilung 1998. Bund Deutscher Hebammen e.V. Karlsruhe. Rechtsstelle. Prof. Dr. Harald Horschitz).

Das Rooming-in stellt für viele Wöchnerinnen eine **wesentliche Bereicherung** dar. Sie lernen unter fachlicher Anleitung die Säuglingspflege, das Wickeln, Waschen, Baden und die Nabelpflege sowie auch die Beurteilung von Häufigkeit und Beschaffenheit der Ausscheidungen. Sie lernen den Umgang mit Muttermilch und/oder Flaschenmahlzeiten. Rooming-in bietet gute Bedingungen für eine zufriedene Stillbeziehung. Der frühe und ständige Kontakt gibt den Eltern von Anfang an die Gelegenheit, ihr Kind richtig kennenzulernen, seine Mimik zu beobachten, seine Lebensäußerungen und sein Schreien zu verstehen.

Der von Kritikern befürchtete Anstieg der **perinatalen Infektionsrate** durch das Rooming-in ist nicht beobachtet worden. Die Beschränkung der Neugeborenenpflege auf wenige Personen senkt die Infektionsgefährdung. Die meisten Erreger nosokomialer Infektionen werden ohnehin durch die Hände des Pflegepersonals übertragen.

Literatur

Ball JA. Physiology, psychology and management of the puerperium. In: Myles. Textbook for Midwives. 12th ed. Bennet RV, Brown LK, eds. Edinburgh: Churchhill Livingstone 1993.

Callensee W, Harzer G. Wirkt sich der Verzehr von Obst bei stillenden Müttern ungünstig auf das Befinden des Säuglings aus? Die Hebamme 1988; 1:19-21.

Enkin M, Keirse M, Renfrew M, Neilson J. A Guide to Effective Care in Pregnancy and Childbirth. 2nd ed. Oxford, New York, Tokyo, Toronto: Oxford University Press 1995; 365-71.

Frick-Bruder V. Bewußtes und unbewußtes Erleben von Abort und perinatalem Kindstod. Pro Familia Magazin 1992; 6:12-3.

Hirsch HA. Episiotomie und Dammriß. Stuttgart, New York: Thieme 1989.

Juchli L. Krankenpflege. 8. Aufl. Stuttgart, New York: Thieme 1998.

Käser O, Friedberg V, Ober KG, Thomsen K, Zander J. Gynäkologie und Geburtshilfe. Bd. II Teil 2: Schwangerschaft und Geburt 2. 2. Aufl. Stuttgart, New York: Thieme 1981.

Knörr K. Geburtshilfe und Gynäkologie: Physiologie und Pathologie der Reproduktion. 3. Aufl. Berlin, Heidelberg, New York: Springer 1989.

Lothrop H. Gute Hoffnung – jähes Ende. 6. Aufl. München: Kösel 1998.

Mergeay C. Zur ganzheitlichen Betreuung von Mutter und Kind im Wochenbett - Konzept der Wochenstation im Zentralkrankenhaus Bremen-Nord. Kongreßband Bund Deutscher Hebammen e.V.. 1998; 106-10. Zu beziehen über: Bund Deutscher Hebammen e.V., Steinhäuserstr. 22, 76135 Karlsruhe.

Nispel P. Mutterglück und Tränen. Depressionen nach der Geburt verstehen und überwinden. Freiburg: Herder 1996.

Polleit H. Die Familienabteilung - Neue Ansätze einer ganzheitlichen Betreuung von Mutter und Kind auf der Wochenstation. Die Hebamme 1998; 1:9-12.

Pschyrembel W, Dudenhausen JW: Praktische Geburtshilfe. 17. Aufl. Berlin, New York: De Gruyter 1991.

Schmidt-Matthiesen H, Hepp H. Gynäkologie und Geburtshilfe. 9. Aufl. Stuttgart, New York: Schattauer 1998.

Sleep J. Perineal care: a series of five randomized controlled trials. In: Midwives, Research and Childbirth. Vol. II. Robinson S, Thomson AM, eds. London: Chapman and Hall 1991; 222-9.

Springer-Kremser M, Ringler M, Eder A. Patient Frau – Psychosomatik im weiblichen Lebenszyklus. Wien, New York: Springer 1991.

6.3
Das häusliche Wochenbett
Andrea Wehling

Organisatorische Voraussetzungen

Nach dem bestandenen Examen kann jede Hebamme in der häuslichen Wochenbettbetreuung tätig werden, freiberuflich oder auch als angestellte Hebamme mit Nebentätigkeitserlaubnis.

Im folgenden Kapitel wird auf die organisatorischen Voraussetzungen eingegangen, die zu erfüllen sind, wenn eine Hebamme freiberuflich tätig werden möchte. Eine unabhängige Unternehmensberatung kann wichtige Hinweise für die Organisation einer Praxis geben, u.a. zu der Frage, welche Versicherungen abgeschlossen werden müssen und welche Gesellschaft die günstigsten Angebote hat. In großen Städten gibt es mittlerweile auch Unternehmensberatungen von Frauen für Frauen.

Da das örtliche **Gesundheitsamt** die für Hebammen zuständige Aufsichtsbehörde ist, muß sich die Hebamme vor Beginn ihrer freiberuflichen Tätigkeit formlos beim jeweiligen Gesundheitsamt melden. Es sollte eine Kopie der "Erlaubnis zur Berufsausübung" beigelegt werden.

Bevor die freiberufliche Tätigkeit aufgenommen werden kann, muß sich die Hebamme bei der Berufsgenossenschaft für Gesundheitsdienst und Wohlfahrtspflege, Pappelallee 35-37, 22089 Hamburg, Tel. 040/202070, anmelden, um gegen Arbeitsunfälle und Berufskrankheiten versichert zu sein. Der Beitrag für die **Berufsgenossenschaft** wird mit 2% aus dem Nettoeinkommen der selbständigen Tätigkeit berechnet.

Wenn eine Hebamme neben der Angestelltentätigkeit Geburtsvorbereitung und/oder Nachsorge anbieten möchte, muß sie beim Arbeitgeber eine **Nebentätigkeitsgenehmigung** beantragen. Laut BAT besteht grundsätzlich der Anspruch auf eine Nebentätigkeitserlaubnis, es sei denn, die hauptberufliche Tätigkeit in der Klinik leidet darunter. In der Regel werden Nebentätigkeiten von bis zu 8 Stunden in der Woche von der Verwaltung genehmigt. Bei Kliniken mit kirchlichem Träger besteht dieser grundsätzliche Anspruch nicht.

Versicherungen
Berufshaftpflicht

Für eine teilweise beziehungsweise volle freiberufliche Tätigkeit muß jede Hebamme eine Berufshaftpflichtversicherung abschließen, um gegen eventuelle Regreßansprüche abgesichert zu sein. Bei Mitgliedschaft im Bund Deutscher Hebammen (BDH und BfHD) ist es möglich, eine günstige Gruppenhaftpflichtversicherung abzuschließen. Informationen sind über die jeweiligen Geschäftsstellen der Berufsverbände zu bekommen.

Rechtsschutz

Es ist sinnvoll, eine Rechtsschutzversicherung für Strafrechts-, Sozialrechts-, Arbeitsgerichts- und Beleghebammenrechtsfälle abzuschließen. Mitglieder des BDH sind über den Verband obligatorisch rechtsschutzversichert. Für diese Versicherung gibt es keine Anmeldung oder Bestätigung. Besteht keine Mitgliedschaft im Berufsverband, muß mit einer Versicherungsgesellschaft eigener Wahl eine Rechtsschutzversicherung abgeschlossen werden.

Kranken-, Renten- und Pflegeversicherung

Seit 1988 besteht für freiberuflich tätige Hebammen genau wie für andere Selbständige keine Krankenversicherungspflicht mehr. Zuvor hatte es hierzu eine Sonderregelung für Hebammen gegeben. Es besteht jedoch weiterhin eine Rentenversicherungspflicht bei der BfA (Bundesversicherungsanstalt für Angestellte). Soweit kein anderweitiger Krankenversicherungsschutz vorliegt, sei es durch ein Angestelltenarbeitsverhältnis oder durch Mitversicherung über den Ehepartner, ist eine freiwillige Mitgliedschaft bei einer Krankenversicherung jedoch unbedingt zu empfehlen.

Eine Pflegeversicherungspflicht besteht auch für Selbständige. Bei teilzeitbeschäftigten und gleichzeitig freiberuflich tätigen Hebammen hängt die Zahlungsweise dieser Beträge - über den Arbeitgeber oder aus den freiberuflichen Einkünften - davon ab, welche Tätigkeit überwiegt.

Kontaktaufnahme zu den Krankenkassen

Um Rechnungen von den Krankenkassen problemlos bezahlt zu bekommen ist es sinnvoll, den Hauptgeschäftsstellen der großen Krankenkassen eine Kopie der "Erlaubnis zur Berufsausübung" zuzuschicken. Die Kopie der "Erlaubnis zur Berufsausübung" kann aber auch erst auf Anfrage der einzelnen Krankenkassen zugeschickt werden.

Um die Abrechnung mit den Krankenkassen zu erleichtern, muß ein **Institutionskennzeichen** (IK) bei der Arbeitsgemeinschaft Institutionskennzeichen, Alte Heerstraße 111, D-53757 St. Augustin, Tel. 02241/23101 beantragt werden. Das IK wird kostenlos vergeben. So kann auf jeder Rechnung das IK angegeben werden, und die Abrechnung geht zügig vonstatten.

Finanzamt

Die Hebamme ist zur **Einkommensteuererklärung** über die Einkünfte aus der freiberuflichen Tätigkeit verpflichtet. Das Finanzamt kann auch nach §37 Einkommensteuergesetz (EstG) - aufgrund einer Schätzung des Einkommens vom Vorjahr - eine Vorauszahlung der zu erwartenden Einkommensteuer erheben. Das kann eintreten, wenn die Einkommensteuererklärung nicht rechtzeitig abgegeben wird. Die Vorauszahlung wird dann nach erfolgter Einkommensteuererklärung mit der Steuerschuld verrechnet.

Bis Ende Mai muß die Einkommensteuererklärung des Vorjahres eingereicht werden. Es ist sinnvoll, die Hilfe eines Steuerberaters in Anspruch zu nehmen.

Fachzeitschriften

Die Berufsverbände (s. Kap. 1 Der Beruf der Hebamme) haben beide eine Verbandszeitschrift.

Außerdem erscheint im Enke-Verlag die Zeitschrift **Die Hebamme**. Im englischsprachigen Raum gibt es eine reiche Auswahl an Fachzeitschriften für Hebammen. Hier sei nur **MIDWIFERY** und der Informations- und Quellenservice **MIDIRS** erwähnt, die auch per Abo von deutschen Hebammen bezogen werden können. Für Hebammen relevante Forschungsergebnisse können auch über die Datenbank von Cochrane Database abgerufen werden (s. Kap. 17 Wissenschaftliches Arbeiten durch Hebammen).

Ausstattung für die freiberufliche Tätigkeit
Hebammenkoffer/-tasche

Für den Transport der benötigten Utensilien ist es sinnvoll, einen Hebammenkoffer oder eine Hebammentasche anzuschaffen. Bewährt haben sich Taschen, die innen eine Aufteilung zum Verstauen von Kanülen, Spritzen u.ä. haben. Außen sollte ein separates Fach für Papiere vorhanden sein. Es empfiehlt sich, einen gewissen Vorrat an Utensilien auf Lager zu haben.

Für den **Wochenbettbedarf** sollten in der Tasche vorhanden sein:
- Nabelkompressen (5x5 cm)
- Zange zur Entfernung der Nabelklemme (Zehennagelzange gut geeignet)
- Konakion®-Tropfen
- Calendula-Essenz
- Stillhütchen
- Ikterometer (z.B. Minolta Transkutan Bilimeter)
- Sterilisationskasten mit feiner Pinzette und Fadenschere zum Lösen der Fäden der Dammnaht
- Sterile Einmalhandschuhe
- Homöopathische Apotheke

Die Instrumente für eine Geburt sind in Kap. 5.4 Hausgeburt aufgelistet.

Wochenbettpackung

Die Wochenbettpackung in der aufgeführten Zusammenstellung bekommen die Frauen nach einer ambulanten Geburt oder einer Hausentbindung, die Kosten dafür übernimmt die Krankenkasse. Es ist sinnvoll, mindestens eine Wochenbettpackung auf Lager zu haben.

- 5 x 2 Päckchen Nabelkompressen (5x5 cm)
- Wecesin®-Puder von Weleda für den Nabel
- Milchbildungsöl® (Weleda) oder 10%ige Mercurialis-perennis-Salbe (Weleda) bei Milcheinschuß und Milchstau zur Massage der Brust geeignet
- Garmastan®-Salbe oder Lansinoh® (hochgereinigtes Wollfett)
- Weleda Kinderbad, für Spülungen der Dammnaht, 4 x täglich eine Verschlußkappe auf 1 l Wasser geben
- Tannolact® für Sitzbäder oder zum Spülen des Dammbereichs
- 50 g Frauenmanteltee zur Rückbildung der Gebärmutter: 3 x 1 Tasse täglich trinken. Zur Zubereitung einen Teelöffel auf eine Tasse (¼ l) Wasser geben und nicht länger als 3-5 Minuten ziehen lassen, weil sonst zuviel Gerbsäure frei wird, die stopfend wirkt.
- Stillteemischung: 50 g Anis, 50 g Fenchel, 50 g Kümmel, 25 g Brennesselblätter. Zur Zubereitung 4 Teelöffel der Mischung mit 1 l kochendem Wasser übergießen und 10 Minuten ziehen lassen. Es sollte nicht mehr als ein Liter am Tag getrunken werden. Dieser Tee wirkt milchbildend und blähungstreibend. Er kann in der gesamten Stillzeit getrunken werden. Besteht ein Allergienrisiko, sollte auf die Brennesselblätter verzichtet werden. Zur Zeit des Milcheinschusses ist es empfehlenswert, den Milchbildungstee abzusetzen.
- 50 ml Johanniskrautöl für die Dammnaht: Eine Portion Johanniskrautöl auf eine Slipeinlage geben und diese zum Gefrieren ins Tiefkühlfach legen. Die gefrorene Slipeinlage ist direkt vor die Naht zu legen, auch bei Hämatomen im Dammbereich ist sie sehr gut geeignet.
- Stilleinlagen aus Wolle und Seide: sehr bewährt, da luftdurchlässig. Wolle und Seide sind Eiweißprodukte und somit schlechte Nährböden für Keimwachstum.
- Calendula-Kinderöl für die Pflege von trockener Haut beim Neugeborenen und zur Bauchdecken-Zupfmassage bei der Wöchnerin

Praxisbedarf

Im Haus der Hebamme beziehungsweise in der Hebammenpraxis sollten darüber hinaus die im folgenden aufgeführten Utensilien vorrätig sein.
- Milchhandpumpe, evtl. eine elektrische Pumpe
- Desinfektionsmittel zur Instrumenten- und Hautdesinfektion
- Orasthin® zur Injektion
- Methergin® zur Injektion
- Silicea colloialis comp. Salbe® zur Behandlung bei Rhagaden an den Brustwarzen geeignet
- Achillea comp. Dilution von Weleda, bei Hämorrhoiden 3 x 15 Tropfen täglich oral einnehmen
- Einmalunterlagen (60 x 90 cm)
- Sterile Op.-Handschuhe
- Testkärtchen und Begleitscheine für das Neugeborenen-Screening
- Überweisungsscheine
- Briefumschläge zum Versand an die jeweiligen Landesuntersuchungsämter
- Lanzetten
- Tupfer
- Pflasterstreifen
- Screening-Testkarten

Bürobedarf

Ein **Stempel** mit Name, Anschrift, Telefonnummer und Berufsbezeichnung ist empfehlenswert, weil auf Rechnungen, Überweisungsscheinen und dergleichen ein Stempelabdruck die Korrespondenz erleichtert.

Telefon und Anrufbeantworter sind wichtig, um jederzeit erreichbar zu sein.

Bietet die Hebamme Geburtsbegleitung zu Hause oder in der Klinik an, benötigt sie einen **Eurofunk oder Cityruf**. Natürlich ist auch ein **mobiles Telefon** eine Möglichkeit, jedoch ist es wesentlich teurer als ein Cityruf.

Kalender sind für eine gute Planung und Organisation unerläßlich. Mit einer guten Organisation ist übersichtliches Arbeiten möglich; das Risiko, zu viele Anmeldungen anzunehmen, wird dadurch vermieden. Nur so ist qualitativ gutes Arbeiten möglich.

Karteikarten beziehungsweise Nachsorgebögen (s. Kap. 15 Dokumentation) sind auch über den Elwin Staude Verlag, Fuchsrain 18 A, 30636 Hannover zu beziehen.

Die **gelben Untersuchungshefte für Kinder** können bei der AOK angefordert werden, die **Mutterpässe** bei den Kassenärztlichen Landesverbänden oder bei den Berufsverbänden.

Kassenbuch

Ein Kassenbuch im klassischen Sinne ist nicht notwendig. Es ist sinnvoll, eine Heftmappe für die Rechnungen beziehungsweise Einnahmen anzulegen und eine weitere für die Ausgaben, auch Betriebskosten genannt. Es sollten für **alle** Praxisausgaben Belege gesammelt werden, wie Benzinrechnungen, Bewirtungskosten, Bürobedarf usw.

Am Jahresende müssen dann Einnahmen und Ausgaben aufgeführt und dem Finanzamt vorgelegt werden. Diese Aufgabe kann einem Steuerberater übertragen werden. Hilfe und Beratung bei der Steuererklärung gibt es auch direkt beim Finanzamt.

Konto

Am besten sollte für die Einnahmen und Ausgaben aus der freiberuflichen Tätigkeit ein separates Konto eröffnet werden. Wenn eine volle freiberufliche Tätigkeit besteht, sollte das Thema Kontoführung mit einem Steuerberater besprochen werden.

Visitenkarten können beispielsweise in Arztpraxen oder Kliniken hinterlegt werden, um auf die eigene Tätigkeit aufmerksam zu machen. Sie können auch jederzeit an interessierte Personen weitergegeben werden.

Räumlichkeiten

Wenn Geburtsvorbereitung, Schwangerenvorsorge und Beratungsgespräche angeboten werden, ist es zweckmäßig, einen separaten Raum zur Verfügung zu haben. Wenn es möglich ist, kann ein Raum der eigenen Wohnung als Praxis- beziehungsweise Büroraum genutzt werden. Ansonsten kann versucht werden, Räume bei der Gemeinde, in Arztpraxen oder ähnlichen Einrichtungen anzumieten. Es besteht auch die Möglichkeit, Praxisräume gemeinsam mit Kolleginnen zu mieten.

In diesem Raum sollte eine **Liege** für Untersuchungen vorhanden sein; ansonsten kann der Raum durchaus wohnlich gestaltet werden.

Das Hauptarbeitsfeld der freiberuflichen Hebamme ist jedoch die Wohnung der zu betreuenden Frauen.

Auto

Bei einer freiberuflichen Tätigkeit ist ein Wagen meist erforderlich, da die zu betreuenden Frauen oft auf das gesamte Stadtgebiet beziehungsweise Umland verstreut wohnen. Da häufig Wochenbettbedarf und dergleichen mitgeführt werden, ist auch aus diesem Grund ein Auto praktischer. Die berufliche Nutzung des Wagens kann steuerlich geltend gemacht werden.

Kooperation
Zusammenarbeit mit Kolleginnen

Ein regelmäßiger Austausch mit Kolleginnen ist empfehlenswert, besonders dann, wenn ausschließlich freiberuflich gearbeitet wird. Häufig finden sich einige Kolleginnen, deren Arbeitsstil dem eigenen ähnlich ist und mit denen dann auch eine fruchtbare Zusammenarbeit möglich ist. So sind Wochenendregelungen mit anderen Kolleginnen eine mögliche Form der Zusammenarbeit, den Variationsmöglichkeiten sind keine Grenzen gesetzt. Hebammenstammtische bieten Gelegenheit, Kontakt zu angestellten Kolleginnen zu bekommen. Durch persönliche Besuche in den jeweiligen Kreißsälen kann ebenfalls eine konstruktive Zusammenarbeit mit den angestellten Hebammen geschaffen werden.

Kliniken

Wenn die Zusammenarbeit mit Krankenhäusern gewünscht wird, können durch Vorstellungsbesuche beim Chefarzt und dem Kreißsaalpersonal Kontakte hergestellt werden. Oft besteht bereits eine Zusammenarbeit mit dem Haus, in dem die Hebamme vor der freiberuflichen Tätigkeit angestellt war. Kooperationsmöglichkeiten lassen sich auch über Fortbildungsveranstaltungen der Berufsverbände vertiefen. Zu klinikinternen Weiterbildungsveranstaltungen werden oft auch die freiberuflichen Hebammen eingeladen.

Fachärztinnen und Fachärzte für Gynäkologie und Pädiatrie

Grundsätzlich ist eine gute Zusammenarbeit mit den genannten Fachgruppen wünschenswert. Es wäre gut, wenn diese Zusammenarbeit von beiden Seiten gepflegt werden würde.

Kolleginnen, die schon länger freiberuflich tätig sind, können Ärzte benennen, die gerne mit Hebammen zusammenarbeiten.

Kontakt zum betreuenden Arzt kann auch beim Auftreten medizinischer Probleme im Verlauf der Schwangerenbetreuung hergestellt werden. Zu Beginn der freiberuflichen Tätigkeit kann schon ein Informationsblatt beziehungsweise eine Anzeige in der Tageszeitung auf den Wunsch nach einer Kooperation hinweisen.

> Beispiel für eine Anzeige:
> "Ich habe meine Praxis in [Stadt] in der [Straße] eröffnet. Ich freue mich auf eine kollegiale Zusammenarbeit mit den Kolleginnen, Gynäkologinnen und Gynäkologen. [Adresse und Telefonnummer]"

Selbsthilfegruppen und andere Institutionen

Mit der Zeit entwickelt sich fast automatisch Kontakt zu Elterninitiativen und Selbsthilfegruppen, weil die betreuten Eltern zu der einen oder anderen Gruppe gehen. Die Hebamme kann aber auch direkt bei den Gruppen über Visitenkarten oder Informationsblätter auf ihre Tätigkeit hinweisen. Mit der Zeit kann eine Kartei mit den Adressen der Selbsthilfegruppen, Elterninitiativen und wichtigen Institutionen (wie z.B. Institut zur Frühförderung u.a.) angelegt und den Eltern bei Bedarf mitgeteilt werden. Selbsthilfegruppen bieten Informationsabende an, um ihr Tätigkeitsfeld vorzustellen; im Rahmen dieser Veranstaltungen können Kontakte geknüpft und die Art der Zusammenarbeit besprochen werden.

Familienhebamme

In einigen Großstädten gibt es mittlerweile Hebammen, die beim Gesundheitsamt als sogenannte Familienhebammen angestellt sind. Diese Kolleginnen betreuen Schwangere in sozial schwierigen Umständen oder Frauen mit besonderen gesundheitlichen Problemen in der Schwangerschaft, im Wochenbett und darüber hinaus bis zum Ende des ersten Lebensjahres des Kindes. Eine Zusammenarbeit von freiberuflicher Hebamme und Familienhebamme ist bei schwierigen sozialen und familiären Verhältnissen auf jeden Fall empfehlenswert, auch weil die Familienhebamme eng mit Sozialamt und Jugendamt zusammenarbeitet.

Gesetzliche Regelungen und Leistungen

Hebammen müssen in der Lage sein, die Frauen über die ihnen gesetzlich zugesicherten Rechte zu informieren.

Nach §195 ff der Reichsversicherungsordnung (RVO) ist der Anspruch der Hebammenhilfe für jede Wöchnerin bis zum 10. Tag nach der Geburt gesichert. Treten nach Ablauf des 10. Wochenbettages Probleme auf, können bis zur 8. Lebenswoche des Kindes weitere 8 Besuche in Anspruch genommen werden. Auf ärztliche Anordnung hin sind darüber hinaus zusätzliche Besuche möglich. Seit dem 1. Juli 1998 ist die Stillberatung durch eine Hebamme bis zum Ende der Stillzeit möglich. Es können zwei Besuche und zwei telefonische Beratungen abgerechnet werden.

Mutterschutzgesetz

Durch das Mutterschutzgesetz (MuSchG) sollen alle berufstätigen Frauen in lohnabhängigen Arbeitsverhältnissen besonders geschützt werden. Sollte in Betrieben das Mutterschutzgesetz mißachtet werden, ist es möglich, die zuständige Gewerbeaufsichtsbehörde einzuschalten, damit der Arbeitgeber zur Einhaltung des Mutterschutzgesetzes angehalten wird. Alle Frauen, sowohl Deutsche als auch Ausländerinnen, haben Anspruch auf Mutterschutz. Der Mutterschutz für Beamtinnen wird vom Beamtenrecht geregelt. Studentinnen und freiberuflich arbeitende Frauen unterliegen nicht dem Mutterschutzgesetz. Das Mutterschutzgesetz beinhaltet darüber hinaus Schutzvorschriften für Mutter und Kind, außerdem wird auf verbotene Arbeiten hingewiesen. Auch der **Kündigungsschutz** ist im Mutterschutzgesetz geregelt, ebenso das Recht auf eine Haushaltshilfe.

Im Rahmen des Mutterschutzgesetzes wird die Frau 6 Wochen vor dem errechneten Geburtstermin von der beruflichen Tätigkeit freigestellt; sie darf aber auf Wunsch bis zur Geburt des Kindes arbeiten. Darüber hinaus ist sie für eine **Schutzfrist** von 8 Wochen nach der Geburt von der Arbeit freigestellt. Diese Schutzfrist beträgt 12 Wochen bei Frühgeburt und Mehrlingsgeburten. Die **Schutzfrist nach der Geburt** muß von der Frau eingehalten werden.

Stillzeiten

Der Arbeitgeber muß stillenden Frauen auf ihr Verlangen die zum Stillen erforderliche Zeit, mindestens zweimal täglich eine halbe Stunde oder einmal täglich eine Stunde, freigeben.

Durch die Gewährung der Stillzeit darf kein Zeit- oder Verdienstausfall entstehen.

Mutterschaftsgeld

Anspruch auf Mutterschaftsgeld haben alle Frauen, die im Zeitraum vom 10. bis zum 4. Monat vor der Entbindung mindestens 12 Wochen Mitglied in einer gesetzlichen Krankenkasse waren beziehungsweise in einem Arbeitsverhältnis standen.

Während der gesetzlichen Schutzfristen bekommen die Frauen Mutterschaftsgeld von der Krankenkasse (derzeit DM 25,00/Tag). Arbeitnehmerinnen erhalten vom Arbeitgeber den bisherigen Nettoverdienst abzüglich des Mutterschaftsgeldes der Krankenkasse. Es zählen hierzu Frauen, die zu Beginn der Schutzfrist in einem Arbeitsverhältnis stehen, in Heimarbeit beschäftigt sind oder deren Arbeitsverhältnis vom Arbeitgeber auf zulässige Weise gelöst worden ist (wenn z.B. ein befristetes Arbeitsverhältnis bestand). Privatversicherte erhalten einmal ein Mutterschaftsgeld von derzeit etwa DM 450,00.

Werdende Mütter, die ohne Anspruch auf Krankengeld bei ihrer Krankenkasse versichert sind, erhalten ein einmaliges Entbindungsgeld von derzeit DM 150,00. (Weitere Regelungen können dem Mutterschutzgesetz oder dem vom Bundesminister für Gesundheit veröffentlichten Leitfaden für Mutterschutz entnommen werden.)

Erziehungsgeld

Erziehungsgeld kann jede Mutter oder jeder Vater (Pflege- und Adoptiveltern eingeschlossen), die das Kind versorgen, beantragen. Die Antragstellerinnen und -steller müssen ihren Wohnsitz in Deutschland haben. Das Erziehungsgeld wird nicht auf Sozialhilfe, Arbeitslosengeld, Wohngeld oder BaföG angerechnet. Erziehungsgeld wird entsprechend der Bedürftigkeit von der Geburt des Kindes bis zum Ende des 2. Lebensjahres gezahlt. Der Anspruch und die Höhe des zu erhaltenden Betrages sind von der Höhe des Familieneinkommens abhängig. Bis zur 8. Woche wird bei Arbeitnehmerinnen das Mutterschaftsgeld angerechnet. Die Arbeitszeit darf während des Bezuges von Erziehungsgeld 18 Stunden in der Woche nicht übersteigen.

Der Antrag auf Erziehungsgeld wird je nach Bundesland bei unterschiedlichen Behörden gestellt (z.B. für Nordrhein-Westfalen beim Versorgungsamt). Die jeweils zuständige Stelle kann bei Krankenkassen und Arbeitsämtern erfragt werden. Der Antrag auf Erziehungsgeld sollte **spätestens im 2. Lebensmonat** des Kindes gestellt werden, da es nur für zwei Monate rückwirkend gezahlt wird.

Erziehungsurlaub

Erziehungsurlaub kann nach dem Ablauf der gesetzlichen Mutterschutzfrist bis zum 36. Lebensmonat des Kindes genommen werden. Eltern (Verheiratete und Unverheiratete) können sich den Erziehungsurlaub aufteilen. Sie können sich insgesamt dreimal abwechseln. Eine Teilzeitbeschäftigung von höchstens 18 Stunden pro Woche während des Erziehungsurlaubs ist möglich. Der Antrag auf Erziehungsurlaub muß spätestens 4 Wochen vor Beginn beim Arbeitgeber eingereicht werden. Dies kann sowohl schriftlich als auch mündlich erfolgen.

Im Erziehungsurlaub gilt derselbe Kündigungsschutz wie während der Mutterschutzfrist. Wird die Berufstätigkeit nach dem Erziehungsurlaub nicht mehr aufgenommen, besteht zum Ende des Erziehungsurlaubs eine verkürzte Kündigungsfrist von 4 Wochen.

Kindergeld

Eltern, die im öffentlichen Dienst tätig sind, beantragen das Kindergeld beim **Arbeitgeber**, der es dann auch auszahlt. Ansonsten wird der Kindergeldantrag beim örtlichen **Arbeitsamt** eingereicht. Die Kindergeldkasse zahlt das Geld an die Eltern aus. Die Höhe des Kindergeldes ist einkommensunabhängig.

Seit dem 1.1.1999 werden für das erste und zweite Kind je 250,00 DM, für das dritte Kind 300,00 DM und ab dem vierten je 350,00 DM gezahlt. Nach Antragsstellung wird nur zwei Monate rückwirkend gezahlt.

Praktische Betreuung im Wochenbett

Bei der häuslichen Betreuung im Wochenbett handelt es sich um eine medizinische und psychische Betreuung in der Wohnung der Wöchnerin. Aufgabe der Hebamme ist es, den Wochenbettverlauf zu beobachten, zu beurteilen und Regelwidrigkeiten zu erkennen, das Neugeborene zu betreuen und Beratung und Hilfestellung beim Stillen zu geben. Daneben kann mit Gesprächen und Ratschlägen der Frau und ihrer Familie bei der Bewältigung der neuen Lebenssituation geholfen werden.

Nach einer Hausgeburt

Bei der Betreuung nach einer Hausgeburt sind der Hebamme die Familien- und Lebensverhältnisse bekannt, weil sie die Wöchnerin und deren Familie schon in der Schwangerschaft und während der Geburt betreut hat. Es besteht in der Regel ein intensives Vertrauensverhältnis, was die Betreuung oft erheblich erleichtert.

Prinzipiell unterscheiden sich die Betreuung nach Hausgeburt und nach Entbindung in der Klinik jedoch nicht. Im folgenden wird die Wochenbettbetreuung exemplarisch nach einer ambulanten Entbindung in der Klinik dargestellt.

Nach ambulanter Entbindung

Es wird dann von einer ambulanten Entbindung gesprochen, wenn die Frau 2 bis 24 Stunden nach der Entbindung nach Hause geht. Wenn die Frau vormittags entlassen wird, kann sie noch am Entlassungstag von der Hebamme besucht werden, ansonsten am darauffolgenden Tag. Günstigerweise spricht die Hebamme mit der Wöchnerin einen Zeitrahmen ab, in dem sie voraussichtlich bei der Wöchnerin vorbeischaut. Es ist für die Familie angenehm, wenn sie Zeit für Spaziergänge und Erledigungen zur Verfügung hat und nicht den ganzen Tag auf die Hebamme warten muß.

Vorbesuch

In der Regel besucht die betreuende Hebamme die Familie vor der Entbindung einmal (siehe Kap. 5.4 Hausgeburt, S. 322). Der Kontakt zu einem Kinderarzt, der die zweite Vorsorgeuntersuchung (U2) zu Hause vornimmt, sollte ebenfalls schon vor der Entbindung aufgenommen werden. Beim Vorbesuch werden Personalien und Anamnese aufgenommen.

Eine Empfehlung an die Eltern kann sein, in der ersten Woche nach der Geburt möglichst keinen oder nur wenig Besuch zu empfangen, um genügend Zeit für die Eingewöhnung in die neue Lebenssituation zu haben. Über die Krankenkassen können Möglichkeiten zur Kostenerstattung für eine Haushaltshilfe in den ersten sechs Werktagen nach der Geburt erfragt werden. Es ist aber auch möglich, daß der Vater unbezahlten Urlaub nimmt und die Kasse dann den Lohnverlust ausgleicht.

Die Frau sollte Fließ- beziehungsweise Flockenwindeln besorgen, die anstelle von Binden benutzt werden können, da sie größer sind und somit mehr Flüssigkeit aufnehmen können. Der andere Wochenbettbedarf wird durch das Wochenbettpaket, das die Hebamme beim ersten postpartalen Besuch mitbringt, abgedeckt.

1. Tag p.p.

Der erste Tag steht ganz unter dem Eindruck des Geburtserlebnisses, das beim Besuch der Hebamme nochmals besprochen wird. Auf diese Art und Weise erfährt die Hebamme etwas über die Besonderheiten bei der Entbindung, wenn sie nicht selbst dabei war, und kann sich einen Eindruck von der psychischen Verfassung der Frau machen. Die Frauen sind an diesem Tag häufig "aufgekratzt" und finden nur schwer Ruhe. Sie haben das Bedürfnis, ihr Kind die ganze Zeit anzuschauen, und möchten andere an ihrem Glück teilhaben lassen. Wenn die Wöchnerin berichtet hat, kann die Hebamme den Inhalt des Wochenbettpakets erläutern. Die Zubereitung der verschiedenen Tees kann auf die jeweilige Packung geschrieben werden.

Die Reihenfolge der Beurteilung von Mutter und Kind ist davon abhängig, ob das Kind gerade schläft oder wach ist.

Wenn das **Kind** wach ist, wird es zuerst in Augenschein genommen. Es wird einmal ganz ausgezogen und betrachtet. Nach der Entfernung des Nabelverbands wird der **Nabel** begutachtet. Ich bevorzuge eine offene Nabelpflege (d.h. es wird nur eine Kompresse mit Klemme um den Nabel gelegt). Schon an der Art und Dicke der Nabelschnur kann erkannt werden, ob der Nabelrest früher oder später abfällt.

Den Eltern kann dabei erklärt werden, daß das Aussehen des Nabels abhängig vom Nabelschnuransatz (z.B. Hautnabel) ist. Viele Eltern denken nämlich auch heute noch, daß die Art des Abnabelns Einfluß auf die spätere Form des Nabels hat.

Dann wird auf eventuelle hormonell bedingte Veränderungen wie z.B. Brustdrüsenschwellung, Schleim- und Blutausfluß aus der Scheide usw. beim Neugeborenen hingewiesen (s. Kap. 7 Das gesunde Neugeborene).

Hautbeschaffenheit und **Hautfarbe** müssen bei Tageslicht beurteilt werden. Hat das Kind eine sehr trockene Haut, kann es mit Calendula-Kinderöl eingerieben werden. Für die Haut ist es grundsätzlich besser, wenn das Kind nicht täglich gebadet wird; 1- bis 2mal pro Woche genügen.

Die Mutter wird nach der **Anlegehäufigkeit** gefragt. Ich empfehle den Frauen, die Kinder auf jeden Fall nach 3 bis 4 Stunden zu wecken und dann anzulegen. Fordern die Kinder häufiger Nahrung, können sie natürlich öfter angelegt werden (s. Kap. 6.5 Laktation).

Wenn das Kind gewickelt wird, kann die Menge der **Ausscheidungen** beurteilt werden. Den Eltern kann gezeigt werden, wie sie das Baby baden können. Zum **Baden** sind warmes Wasser und eine Babyseife zu bevorzugen. Nach Stuhlgang kann die Haut immer unter fließendem warmem Wasser gereinigt werden. Dann wird das Kind wieder angekleidet. Zum Wickeln sollte den Eltern ein Heizstrahler über dem Wickelplatz empfohlen werden. Die Zimmertemperatur sollte in den ersten Tagen bei 22 bis 24°C, später bei 20 bis 22°C liegen. Es ist günstig, die Kinder immer in eine Wolldecke einzuwickeln, weil sie noch nicht so gut die eigene Wärme halten können. Insbesondere nachts empfiehlt es sich, den Kindern ein Mützchen aufzusetzen (s. auch Kap. 7.1 Erstversorgung des gesunden Neugeborenen und 7.3 Pflegerische Aspekte).

Nach der Untersuchung kann das Kind an die Brust gelegt werden. Die Hebamme ist dann in der Lage, in der aktuellen Situation Hilfestellung zu geben. Es kann beurteilt werden, wieviel Warze mit Vorhof das Kind im Mund hat und wie es an der Brust trinkt. Es ist sehr wichtig, sich einen eigenen Eindruck vom Trinkverhalten des Kindes zu verschaffen.

Wenn der Säugling gestillt ist, kann nun die **Mutter** untersucht werden. Beim Stillvorgang konnte schon die **Brust** begutachtet und abgetastet werden. Dann wird der Höhenstand der **Gebärmutter** beurteilt, indem der Fundus- und Kontraktionszustand ertastet werden. Beim Betrachten der **Dammnaht** kann auch die Vorlage begutachtet werden, um Farbe, Menge und Geruch der Lochien beurteilen zu können. Außerdem sollte die Frau nach der **Intensität des Wochenflusses** befragt werden. Es ist angebracht, dessen Stärke mit dem Regelfluß zu vergleichen, oder zu erfragen, wie häufig die Vorlage gewechselt wird. Zur Pflege der Dammnaht werden regelmäßige Spülungen mit klarem Wasser empfohlen. Viermal täglich kann die Naht auch mit Weleda-Kinderbad gespült werden. Es pflegt die Naht, und die Frauen mögen den frischen Geruch. Die Wöchnerin wird nach ihren **Ausscheidungen** gefragt und ob sie Probleme beim Wasserlassen hat.

In der Regel ist es nicht nötig, **Blutdruck**, **Temperatur** und **Puls** zu messen. Zur Sicherheit können diese drei Parameter in den ersten Tagen genutzt werden, um den Gesamteindruck über das Befinden der Frau zu vervollständigen. Berufsanfängerinnen ist dies grundsätzlich zu empfehlen. Bei Frauen mit einer Hypertonie in der Vorgeschichte ist es dagegen notwendig, den Blutdruck zu messen. Wenn die Frauen Beschwerden äußern oder sich sehr matt fühlen, sollte ebenfalls die Temperatur gemessen werden. Die Eltern sollten ermutigt werden, die Fragen, die sich im Laufe des Tages stellen, aufzuschreiben, so daß sie beim Besuch der Hebamme besprochen werden können.

2. Tag p.p.

Die erste Nacht mit dem Neugeborenen ist vorüber, und die Hebamme erkundigt sich, wie diese verlaufen ist. Es wird auch nach dem Befinden der Frau gefragt. Wenn die Nacht sehr unruhig war, sollte der Wöchnerin Bettruhe am Tag empfohlen werden.

Die **Nabelklemme** kann entfernt werden, wenn der Nabelrest trocken ist. Es wird abermals nur eine Kompresse um den Nabelschnurrest gelegt. Bei Tageslicht wird die Hautfarbe des Kindes beurteilt, weil innerhalb der ersten 5 Lebenstage die Gefahr eines Ikterus besteht. Außerdem muß die Hebamme nachfragen, wie häufig das Kind **getrunken** hat, wie oft die Windeln gewechselt wurden und ob es Urin ausgeschieden hat. Die Eltern sollten darauf hingewiesen werden, daß das Kind alle vier Stunden einnässen sollte. Ist die Windel nach diesem Zeitraum noch nicht feucht, kann nach dem Anlegen zuckerfreier Fencheltee gegeben werden. Außerdem wird erfragt, ob das Kind Mekonium beziehungsweise Stuhl abgesetzt hat.

Dann wird wieder die **Brust** der Frau begutachtet; häufig äußern die Frauen, daß die Brust schwerer geworden ist. Es ist auch auf beanspruchte Warzen zu achten, und gegebenenfalls sind Pflegehinweise zu geben. Wenn die Brustwarzen beim Ansaugen schmerzen, ist es empfehlenswert, die Milch und den Speichel nach dem Stillen trocknen zu lassen. Die Wolle-Seide-Stilleinlagen pflegen die Warzen ebenfalls. Sind die Warzen sehr empfindlich, können sie auch mit Lansinoh® oder Garmastan®-Salbe im Wechsel behandelt werden, die immer nur sparsam aufgetragen werden sollten. Es kann von den Frauen als angenehm empfunden weden, wenn sie nun einen Still-BH tragen. Sie sollten es aber aus ihrem Gefühl heraus entscheiden, ob sie ihn tragen möchten oder nicht.

Konsistenz und Höhenstand der **Gebärmutter** werden erneut beurteilt. Die Dammnaht wird begutachtet, und die Frau wird gefragt, ob sie abgeführt hat. Wenn Probleme mit der **Verdauung** auftreten, kann Joghurt mit geschrotetem Leinsamen oder Kleie Abhilfe schaffen. Natürlich sollte auch Obst gegessen werden. Ausreichendes Trinken unterstützt ebenfalls das Abführen. Oft hält die Angst, daß die Naht wieder aufgehen könnte, die Frauen davon ab, auf die Toilette zu gehen. Sie müssen durch die Hebamme die Sicherheit vermittelt bekommen, daß die Dammnaht sich durch das Drücken beim Stuhlgang nicht öffnet. Die Frauen sollten darüber hinaus dazu angehalten werden, sich täglich eine halbe Stunde auf den Bauch zu legen, so daß die **Rückbildung** der Gebärmutter unterstützt wird. Außerdem wird die Rückbildung der Gebärmutter durch Frauenmanteltee unterstützt. Er kann dreimal täglich getrunken werden.

Mit der Befunderhebung werden häufig schon die Fragen, die sich angesammelt haben, beantwortet. Es kann für die Wöchnerin hilfreich sein, daß die Hebamme sich dann trotzdem nochmals Zeit für weitere Fragen nimmt. Die Frau kann dabei schon auf den bevorstehenden Milcheinschuß vorbereitet werden, mit dem in den nächsten 24 bis 48 Stunden zu rechnen ist. Das Angebot, jederzeit bei größeren Problemen die Hebamme anrufen zu können, gibt den Frauen Sicherheit, und erfahrungsgemäß wird nur im Notfall davon Gebrauch gemacht.

3. Tag p.p.

Dieser Tag steht vor allem unter dem Eindruck des **Milcheinschusses**. Außerdem haben die Frauen alle "nahe am Wasser gebaut". Sie brechen leicht in Tränen aus und sind selber über ihre Empfindlichkeit erstaunt. Die Brust ist häufig sehr viel größer als im normalen Zustand, die Milchdrüsen sind geschwollen und extrem berührungsempfindlich. Durch eine Brustmassage mit Milchbildungsöl oder 10%igem Mercuralis perennis kann Erleichterung geschaffen werden. Auch das Ausstreichen der Brust unter der warmen Dusche lindert die Beschwerden, der Wöchnerin sollte daher die Ausstreichtechnik gezeigt werden. Es kann auch sehr hilfreich sein, wenn der Partner zur Brustmassage angeleitet wird.

Wenn der Milcheinschuß intensiv ist, sollte der Milchbildungstee für einige Tage nicht mehr getrunken werden. Ist die Brust extrem geschwollen, kann auch ein Quarkumschlag mit hohem Fettgehalt Linderung verschaffen. Die Brustwarzen sollten dabei aber ausgespart bleiben. In den Tagen um den Milcheinschuß ist den Frauen viel Ruhe zu empfehlen.

Am dritten Tag kann auch die erste Übung für den **Beckenboden** gezeigt werden (s. Kap. 6.4 Wochenbett- und Rückbildungsgymnastik).

An diesem Tag kann der physiologische **Ikterus** der Kinder sichtbar werden. Mit dem Ikterometer kann der Bilirubinwert bei etwas Erfahrung recht sicher geschätzt werden. Eine gute Ikterusprophylaxe ist, die Kinder am geschlossenen Fenster ans Tageslicht zu stellen. Im Tageslicht sind die sogenannten Blaulichtstrahlen enthalten, die den Bilirubinabbau beschleunigen. Sie dringen durch die Scheibe. Es ist wichtig, die Vitalität der Kinder zu beurteilen.

Auch Wärme und häufiges Anlegen fördern den Bilirubinabbau. Gegebenenfalls kann die Muttermilch zusätzlich mit dem Löffel oder dem Becher gefüttert werden.

Ein schlappes und trinkfaules Kind sollte zum Kinderarzt überwiesen werden, damit dieser einen genaueren Bilirubinwert abnehmen kann. Allerdings muß der Wert schnell ermittelt werden. Häufig bieten auch Kinderkliniken dies als ambulanten Dienst an.

4. Tag p.p.

Die Stillintervalle werden häufig etwas größer, die Frauen kommen langsam zur Ruhe. Es ist eine gewisse Sicherheit im Umgang mit dem Kind entstanden. Die Entwicklung des Ikterus wird verfolgt. Abermals werden Brust, Gebärmutter und Naht begutachtet. Die Frauen spüren die Naht mitunter schmerzhafter als an den Vortagen, da die Fäden anfangen zu spannen. Die Wöchnerinnen sollten nochmals dazu aufgefordert werden, eine Mittagsruhe von zwei Stunden einzuhalten. Aus der Erfahrung heraus neigen die Frauen nämlich häufig dazu, sich zu überfordern, da so schnell wie möglich die Alltagsroutine wieder einkehren soll.

5. Tag p.p.

An diesem Tag wird Blut für das **Neugeborenen-Screening** aus der Ferse des Kindes abgenommen. Häufig fällt an diesem Tag auch der Nabelschnurrest ab. Der **Nabel** wird mit verdünnter Calendula-Essenz oder Alkohol gereinigt. Dann kann etwas Wecesin®-Puder in den Nabelgrund gestreut werden. Die Eltern werden darauf hingewiesen, daß der Nabel durchaus nochmals leicht bluten kann. Oft können die Blutreste mit Muttermilch entfernt werden. Es reicht, den Nabel einmal am Tag zu pudern.

Die Hautfäden der **Dammnaht** können gelöst werden, wenn die Frauen ein starkes Spannungsgefühl im Dammbereich spüren. Das kann etwas unangenehm sein, deshalb sollte die Frau darauf hingewiesen werden. Da für alle Dammnähte in der Regel resorbierbares Nahtmaterial verwendet wird, ist das Lösen der Fäden nur bei Beschwerden notwendig. Nach dem Lösen der Fäden fühlt sich die Frau häufig wie befreit, sie kann dann wieder richtig sitzen. Allerdings können die Fäden nur gelöst werden, wenn es sich um Einzelknopfnähte und nicht um eine fortlaufende Naht handelt.

Jetzt ist auch der passende Zeitpunkt gekommen, neben den ersten **Übungen** für den Beckenboden auch weitere für den Bauch zu zeigen. Es ist nicht wichtig, viele unterschiedliche Übungen anzubieten. Einige wenige effektive Übungen sind meist sinnvoller. Wenn die Frauen sich gut fühlen, kann nun auch der erste Spaziergang mit dem Kind unternommen werden. Eine halbe bis ganze Stunde reicht in der Regel aus.

6. Tag p.p.

An diesem Tag kann das Kind unter Anleitung der Hebamme gebadet werden. Wenn es entkleidet ist, wird es auch gewogen; so kann die Gewichtsentwicklung beurteilt werden. Es reicht, bei guter Ausscheidung (alle 3 bis 4 Stunden eine nasse Windel), die Kinder einmal in der Woche zu wiegen. Da die Kinder anders als in der Klinik täglich von der gleichen Hebamme gesehen werden, ist ein häufigeres Wiegen nicht nötig. Während und nach dem Abtrocknen des Säuglings kann nochmals die gesamte **Pflege** gezeigt und besprochen werden.

War der Wochenbettverlauf bis zu diesem Zeitpunkt unauffällig, reicht es, nur den Uterusstand zu beurteilen. Außerdem werden die Fragen besprochen, die sich gestellt haben.

7. bis 10. Tag p.p.

In diesen Tagen kommen die Fragen, die sich auf die **Zukunft** mit dem Kind beziehen. Das Thema **Verhütung** wird häufig von Frauenseite angesprochen, es kann aber auch von der Hebamme ins Gespräch gebracht werden, was die meisten Paare sehr dankbar annehmen (siehe Kap. 14 Familienplanung). Auch stellen Paare oft die Frage nach dem möglichen Zeitpunkt für den ersten Geschlechtsverkehr. Es ist wichtig, dem Paar Mut zu machen, damit so lange zu warten, bis sich die Frau wieder mit ihrem Körper vertraut gemacht hat. Wenn die Paare wissen, daß dies Zeit braucht und daß gemeinsame Gespräche zu diesem Thema weiterhelfen, kann eventuellen Mißverständnissen vorgebeugt werden. Der Verlauf des Gesprächs zum Thema Sexualität und Verhütung ist immer auch von der eigenen Selbstsicherheit der Hebamme abhängig. Im Laufe der Jahre bekommt sie die nötige Souveränität, diese Gespräche zu führen.

Ein weiteres wichtiges Thema sind die **Drei-Monats-Koliken**, von denen alle jungen Eltern gehört und vor denen sie meist Angst haben. Wenn die Eltern wissen, daß diese Koliken in den ersten drei Lebensmonaten mehr oder weniger dazugehören und daß eigentlich "kein Kraut dagegen gewachsen" ist, arrangieren sie sich mit den Blähungen bei ihrem Kind. Oft ist es für die Eltern wichtig, kleine Tips zu bekommen, wie die Zeit mit den Blähungen bewältigt werden kann. Wenn die Kinder getragen werden, der Bauch massiert wird oder die Babys auf eine Wärmeflasche gelegt werden, haben die Eltern wenigstens das Gefühl, etwas für ihr Kind tun zu können.

Viele Alltagsprobleme werden in diesen Tagen erneut angesprochen. Am letzten Tag können die Mütter nochmals darauf hingewiesen werden, daß sie innerhalb der ersten acht Lebenswochen des Kindes noch immer Rat und Besuch der Hebamme in Anspruch nehmen können.

8. bis 12. Woche p.p.

Gründe der erneuten Kontaktaufnahme mit der betreuenden Hebamme sind oft Unsicherheiten im Umgang mit dem Kind. Unruhe des Kindes, besonders in den Abendstunden und sobald das Kind nicht mehr auf dem Arm der Eltern ist, führt häufig zur Vermutung, daß das Kind Blähungen hat. Die Eltern haben auch oft Ängste, daß das Kind nicht satt wird.

Zunächst muß den Eltern erklärt werden, daß das Schreien für das Kind die effektivste Art ist, sich bemerkbar zu machen. Es drückt damit seine Bedürfnisse aus. Alle Eltern haben die Kompetenz, in dieser Situation intuitiv richtig zu handeln. Das Kind wird auf den Arm genommen, umhergetragen und geschaukelt oder die Mutter legt es an die Brust. Verunsicherungen kommen oft von außen, die Eltern befürchten, ihr Kind zu sehr zu verwöhnen.

Wenn Eltern ihr Kind nicht beruhigen können und die Schreiphasen andauern, beginnen sie sich zu sorgen und haben Angst, etwas falsch zu machen. In diesen Krisen kann die Hebamme eine Hilfe sein. Gespräche und praktische Tips können die Bewältigung des Alltags erleichtern. Die Hebamme begleitet die Eltern in die neue Lebensphase. Sie sollte erklären, daß ein Kind auch auf dem Arm der Eltern schreien darf, und daß die Ursachen hierfür vielfältig sein können. Häufige Gründe sind jedoch Blähungen, da der kindliche Darm – wie viele andere Organe – noch unreif ist. Begünstigend ist auch die eingeschränkte motorische Aktivität des Säuglings. In der Regel sind die Blähungen unabhängig von der Ernährung der Mutter.

6.3 Das häusliche Wochenbett

Praktische Tips bei Blähungen
- Bauchmassage im Uhrzeigersinn mit Windsalbe oder verdünntem Kümmelöl (1 Eßlöffel Sonnenblumenöl und fünf Tropfen Kümmelöl)
- das Kind kann auf eine Wärmflasche gelegt werden
- ein warmes Kirschkernsäckchen am Bauch bringt Erleichterung
- das Herumtragen im Fliegergriff (mit dem Bauch auf dem Arm desjenigen, der es trägt, der Kopf liegt in der Armbeuge, s. Abb. 6.7) löst Blähungen
- den Kindern tut es gut, eng in eine Decke gehüllt zu sein, so daß sie deutlich ihre Begrenzungen spüren
- das Kind in liegender Position im Tragetuch tragen (deutliche Begrenzung und Wiegen beim Umhergehen)
- ein gemeinsamer Spaziergang mit dem Kinderwagen kann Entspannung für die gesamte Familie bedeuten
- in sehr schwierigen Fällen können homöopathische Mittel weiterhelfen

Werden die Kinder nach der Geburt in einem Tuch vor dem Bauch getragen, fühlen sie sich in den uterinen Zustand zurückversetzt und werden ruhig. In vielen Kulturen werden Kinder aus dieser praktischen Erwägung heraus immer getragen. Die spätere Selbständigkeit wird dadurch nicht negativ beeinflußt.

Hat das Kind die emotionale Sicherheit, daß die Eltern für es da sind, wird sein Urvertrauen im ersten Lebensjahr geprägt und gestärkt, und es entwickelt später viel leichter seine Selbständigkeit. Die Anpassung an die neue Lebenssituation dauert meist drei Monate, und die Hebamme soll den Eltern Mut machen, sich auf ihr Kind einzulassen und ihm viel Nähe und Liebe zu geben.

Durch den Kontakt zu Eltern in derselben Lebenssituation relativieren sich die Probleme häufig, weil alle Eltern von ähnlichen Schwierigkeiten berichten. Da die meisten jungen Eltern heute keine oder nur sehr wenig praktische Erfahrungen im Zusammenleben mit einem Säugling haben, ist die Hebamme eine Begleiterin in dieser schwierigen Lebensphase.

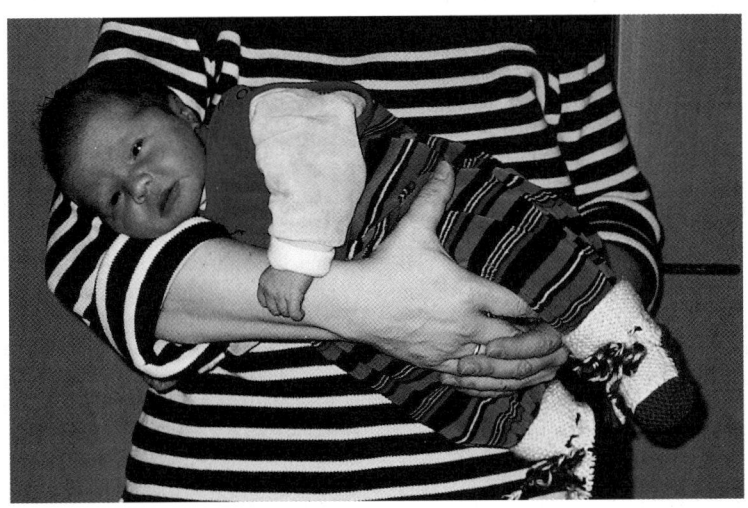

Abb. 6.7 Fliegergriff.

Betreuung nach stationärem Aufenthalt

In der Regel erstreckt sich die Verweildauer in der Klinik bis zum 3. oder 4. Tag nach der Geburt des Kindes. Das bedeutet, daß die Frauen noch 6 bis 7 Tage Anspruch auf die Betreuung durch die Hebamme haben. Für die Frauen beginnt nach der Entlassung die Eingewöhnung zu Hause, der Partner beginnt jetzt erst, sein Kind intensiv zu erleben. Die Mütter müssen nun den Alltag mit dem Kind ohne das Klinikpersonal bewältigen.

Fragen und Unsicherheiten, die bei den Frauen nach ambulanter Entbindung bereits in den ersten Tagen geklärt wurden, treten hier jetzt erst auf. Die

Erwartung, daß der Alltag wie vor der Geburt abläuft, setzt die Frauen oft unter einen hohen Leistungsdruck, der ihnen von der Hebamme erst einmal genommen werden muß. Es muß den Frauen deutlich gesagt werden, daß das Wochenbett nun einmal 6 Wochen dauert, in denen ihr Körper eine große Umstellung zu bewältigen hat. Sich diese Zeit zu gönnen, sollte der Grundsatz jedes jungen Elternpaares sein. Es ist wünschenswert, die Gespräche zu diesem Thema gemeinsam mit dem Partner der Frau zu führen.

Häufig haben die Frauen nach einem Klinikaufenthalt mehr Probleme beim Stillen, weil viele Krankenhäuser noch kein 24-Stunden-Rooming-in anbieten. Auch das Zufüttern wird noch zu oft praktiziert. So ist die Stillberatung ein Schwerpunktthema in der Betreuung von Müttern, die einen Klinikaufenthalt hinter sich haben.

Ansonsten verläuft die Betreuung wie nach einer ambulanten Entbindung oder Hausgeburt.

Besondere Situationen im Wochenbett

Auch im häuslichen Wochenbett treten Regelwidrigkeiten auf. In diesem Kapitel soll darauf eingegangen werden, welche Möglichkeiten die Hebamme hat, auf die Abweichungen vom Normalen zu reagieren. Es ist wünschenswert, für solche Fälle mit Gynäkologen und Kinderärzten zusammenzuarbeiten.

Probleme im Wochenbett

In manchen Fällen kommt es beim Milcheinschuß zum **Fieberanstieg**. Die Frauen müssen dann zur Bettruhe angehalten werden, Quarkumschläge und häufiges Anlegen beseitigen das Problem meist schon innerhalb von 24 Stunden. Die Temperatur steigt in der Regel nicht über 38,5°C.

Grundsätzlich sollten bei Fieber im Wochenbett immer Brust, Gebärmutter und Naht begutachtet werden. Tritt Fieber auf und die Gebärmutter ist druckempfindlich oder die Lochien fließen nicht, sollte ein Arzt hinzugezogen werden. Mit viel Erfahrung können Regelwidrigkeiten im Wochenbett homöopathisch behandelt werden. Dafür ist allerdings eine homöopathische Ausbildung Voraussetzung.

Wunde Brustwarzen sind ein häufiges Problem im Wochenbett. Als erstes sollte die Saugtechnik des Kindes begutachtet werden, da wunde Warzen oft durch eine falsche Trinktechnik entstehen. Die Dauer des Saugens sollte 10 Minuten nicht überschreiten, wenn Rhagaden an den Warzen aufgetreten sind. Muttermilch und der Speichel des Kindes sind die natürliche Pflege für die Warzen. Ansonsten sind Salben und/oder Tinkturen in geringen Mengen gut für zusätzliche Pflegemaßnahmen. Durch Wolle-Seide-Stilleinlagen kommt mehr Luft an die wunden Warzen, was ein Abheilen unterstützt. Wie weitere Probleme mit dem Stillen bewältigt werden können, kann in Kap. 6.5 Laktation nachgelesen werden.

Sekundärheilung der Dammnaht ist ein weiteres Problem, das auftreten kann. Ein- bis 3mal täglich durchgeführte Sitzbäder mit Eichenrindebad unterstützen eine Sekundärheilung. Klafft die Naht sehr weit auf, kann zur Beschleunigung der Wundheilung Traubenzucker in die Wunde gegeben werden. Auch diesen Frauen ist Bettruhe zu empfehlen. Je weniger die Frauen auf der Naht sitzen, desto schneller kann sie heilen.

Heftiger psychischer Streß kann einen **Milchstau** auslösen. Auch wenn Mütter sich leistungsmäßig überfordern, kann ein Milchstau auftreten. In dieser Situation ist es sehr wichtig, sich Zeit zu nehmen und im Verlauf eines Gesprächs herauszufinden, wie die letzten Tage verlaufen sind. Auf diese Art lernen die Frauen, das Bedürfnis nach Ruhe wahrzunehmen und sich auch mehr Ruhe zuzugestehen. Ein Milchstau kann mit Fieber einhergehen; hier helfen Ruhe, häufiges Anlegen und physikalische Therapie.

Auch zu Hause kann eine **Wochenbettpsychose** auftreten. Es ist immer sehr schwierig, eine tiefe Depression beziehungsweise Psychose zu erkennen. Häufig sind die Frauen extrem antriebsarm oder im Gegensatz dazu extrem betriebsam und unruhig. Sie können auffällige Verhaltensweisen entwickeln, große und diffuse Ängste äußern und teilweise paranoide Züge entwickeln. Ein Gespräch mit dem Partner zeigt sehr häufig, daß dieser seine Frau nicht wiedererkennt. Sollte sich der Verdacht auf eine Psychose verstärken, muß auf jeden Fall ein Arzt hinzugezogen werden. Es wäre von Vorteil, wenn bereits Kontakt zu einem Psychiater besteht, der die Frau beurteilen kann. Glücklicherweise begegnet man einer richtigen Psychose nur sehr selten.

Bei besonderen Situationen im Wochenbett sollte jede Hebamme ihre **Grenzen** kennen und erkennen. Es ist oft notwendig, zur gemeinsamen Betreuung einen Arzt hinzuzuziehen oder die Frau zur Behandlung in die Klinik zu überweisen. Die Entscheidungen sollen immer im Interesse der betreuten Frau getroffen werden.

Besonderheiten beim Neugeborenen

Mitunter tritt eine therapiebedürftige **Hyperbilirubinämie** auf. Es gibt mittlerweile Hebammenpraxen, die eine Fototherapielampe für zu Hause anbieten können. In diesem Fall ist aber ein kooperierender Kinderarzt unentbehrlich. Das Kind muß täglich einer Bilirubinkontrolle unterzogen werden. Kinderkliniken können die Werte ambulant bestimmen, wenn der Kinderarzt eine Überweisung ausstellt. Bei einer Fototherapie im Hause der Eltern sind mindestens zwei Besuche täglich notwendig. Auch der Kinderarzt sollte regelmäßig Hausbesuche durchführen. Wichtig ist, daß die Kinder reichlich trinken. Die Erfahrungen mit der Fototherapie zu Hause sind in der Regel gut.

Es gibt geburtshilfliche Abteilungen, die bei einer stationären Behandlung die stillenden Mütter mit den Kindern aufnehmen. Andernfalls müssen die Kinder in die Kinderklinik verlegt werden. Auch hier ist die Mitaufnahme der Mutter möglich.

Bleibt die Mutter zu Hause, muß sie Unterstützung beim Abpumpen der Milch bekommen. In diesem Fall kann über Rezept eine elektrische Pumpe beschafft werden. Die Mütter sollten ermutigt werden, regelmäßig abzupumpen und ihren Kindern die Milch in die Klinik zu bringen.

Ganz allgemein: **Tritt bei den Kindern Fieber auf, werden sie schlapp und trinkfaul, ist immer der Kinderarzt hinzuzuziehen.**

Betreuung mit ärztlichem Attest

Wenn frühgeborene Kinder aus der Klinik entlassen werden und die Mütter Unterstützung beim Stillen benötigen, kann der Kinderarzt mit einem Attest die Notwendigkeit einer Betreuung durch eine Hebamme bescheinigen. So können Mutter und Kind auch nach einem längeren stationären Aufenthalt noch in den Genuß der Hebammenhilfe kommen. Gerade wenn Kinder ein niedriges Geburtsgewicht hatten und weiterhin Probleme mit der Gewichtszunahme bestehen, können die betroffenen Mütter durch die regelmäßigen Besuche einer Hebamme Sicherheit im Umgang mit ihrem Kind bekommen.

Es gibt Situationen, in denen die Frau noch Hilfe der Hebamme benötigt, aber die gesetzlich gesicherte Hebammenhilfe schon voll ausgenutzt hat. Wenn z.B. eine Sekundärheilung der Naht weitere Betreuung erfordert, kann dies der behandelnde Gynäkologe mit einem ärztlichen Attest verordnen.

Darüber hinaus können für die Eltern Adressen von Elterninitiativen, Stillgruppen und anderen Selbsthilfegruppen von Nutzen sein.

Abrechnungsfragen

Die Hebammenleistungen sind gesetzlich verankert. Die **Gebühren** der Hebammenhilfe werden aufgrund der Reichsversicherungsordnung vom Gesundheitsminister des Bundes im Gebührenverzeichnis festgelegt. Die Privatgebührenordnung wird von den Sozialministerien der Länder aufgestellt.

Hebammen rechnen direkt mit den gesetzlichen Krankenkassen ab. Privatpatientinnen bekommen die Rechnungen zugeschickt. Es gibt vom Elwin Staube Verlag Rechnungsformulare, die in zweifacher Form ausgestellt werden. Ein Beleg wird an die zuständige Geschäftsstelle der Krankenkasse geschickt, das zweite Exemplar ist für die Unterlagen der Hebamme bestimmt. Mittlerweile gibt es auch gute Abrechnungsprogramme für Computer. Es ist sinnvoll, sich die **Versicherungsnummer** der Frauen geben zu lassen, weil die Abwicklung dadurch erleichtert wird. Auf den Karteikarten muß notiert werden, wann die jeweiligen Frauen besucht wurden. Auch die Ausgaben für Wochenbettmaterial sollten auf den Karteikarten vermerkt werden. Telefonische Beratungen sind ebenfalls zu dokumentieren. Wenn die Leistungen direkt aufgeschrieben werden, können sie nicht vergessen werden. Es ist ratsam, die **Abrechnung** mit den Krankenkassen regelmäßig durchzuführen.

Möchte man die Abrechnung nicht selber übernehmen, kann die Arbeit einer Abrechnungszentrale übergeben werden. Diese behält einen bestimmten Prozentsatz der Rechnungsbeträge als Honorar ein (vgl. Horschitz H. Das Krankenkassengebührenrecht der Hebamme. Hannover: Staude 1994).

Hygiene

Natürlich gelten auch bei der Hausbetreuung die Hygienevorschriften (s. Kap. 2 Hygiene). Aus praktischer Sicht ist folgendes zu beachten:

Bei jeder Frau sollte sich die Hebamme die Hände mit Seife waschen. Sie sollte außerdem ein eigenes Handtuch zur Verfügung haben. Eine Hautdesinfektion ist nicht notwendig.

Die Eltern sollten auf die einfachen Hygienegrundsätze hingewiesen werden: Am wichtigsten ist **Händewaschen** vor der Versorgung des Neugeborenen, insbesondere vor der Nabelpflege und vor dem Stillen.

Leben Tiere im Haushalt, sollten diese in der ersten Zeit dem Kinderzimmer und dem Säugling fernbleiben.

Die Eltern sollten angehalten werden, die Wohnung regelmäßig zu lüften. Auch Spaziergänge in wiederkehrenden Abständen sind zu empfehlen.

Die Wöchnerinnen können duschen. Ein Vollbad ist, solange der Wochenfluß blutig ist, nicht empfehlenswert.

Fazit

Das häusliche Wochenbett ist ein weiteres Tätigkeitsfeld für die Hebamme. Diese Aufgabe kann sie neben ihrer angestellten Tätigkeit übernehmen, oder sie kann ganz freiberuflich in diesem Bereich arbeiten. Es wäre wünschenswert, daß in Zukunft jede entbundene Frau die ihr vom Gesetz her zustehende Hebammenhilfe im Wochenbett in Anspruch nehmen würde. Da die meisten jungen Familien durch unsere gesellschaftliche Situation auf sich alleine gestellt sind und so die neue Lebenssituation mit dem Kind mehr oder minder alleine bewältigen müssen, kommt der sie betreuenden Hebamme die wichtige Aufgabe zu, Beraterin in medizinischen und alltäglichen Fragen rund um die Mutterschaft zu sein. Dadurch, daß sie Einblick in den häuslichen Bereich der Familie hat, kann sie gezielt frühzeitig auf verschiedene Hilfsangebote aufmerksam machen. Die Hebamme hat somit eine wichtige Aufgabe im Rahmen der präventiven Arbeit des Gesundheitswesens.

Literatur

Cramer B. Frühe Erwartungen. Unsichtbare Bindung zwischen Mutter und Kind. München: Kösel 1991.

Dornes M. Der kompetente Säugling. Die präverbale Entwicklung des Menschen. Frankfurt: Fischer 1993.

Marshall HK, Kennell JH, Phyllis HK. Der erste Bund fürs Leben. Die gelungene Eltern-Kind-Beziehung und was Mütter und Väter dazu beitragen können. Hamburg: Rowohlt 1997.

Mahler MS, Pine F, Bergmann A. Die psychische Geburt des Menschen. Symbiose und Individuation. Frankfurt: Fischer 1994.

Zimmer K. Warum Babys und ihre Eltern alles richtig machen. Über die ungeahnten Fähigkeiten, die ihnen die Natur in die Wiege gelegt hat. München: Goldmann 1997.

6.4
Wochenbett- und Rückbildungsgymnastik

Andrea Wehling, Heike Hesterberg-Kern

Die Aufgabe der Wochenbettgymnastik ist es, den Frauen nach der Schwangerschaft und Geburt wieder ein gutes Körpergefühl zu geben und sie "fit" für den Alltag zu machen. Direkt nach der Geburt spüren viele Frauen eine Leere in ihrem Bauch, der Beckenboden ist überdehnt und vielleicht durch Dammrisse oder Episiotomie verletzt. Eine vorsichtige und schonende Gymnastik und Aufklärung über ein den Beckenboden schonendes Verhalten sind in den ersten Tagen nach der Geburt angezeigt.

Zusammen mit der anschließenden Rückbildungsgymnastik soll der Körper vor langfristigen, **negativen Folgeerscheinungen** bewahrt werden. Häufige Folgeerscheinungen sind:
- Scheiden-, Blasen- und/oder Gebärmuttersenkungen, möglicherweise verbunden mit Streßinkontinenz
- Kreislaufprobleme
- ausgeprägte schwangerschaftsbedingte Varikosis
- Becken- und/oder Wirbelsäulenfehlhaltungen
- chronische Rückenschmerzen im Kreuzbein- und Beckenbereich

Beckenbodenschonung nach der Geburt

Nach der Geburt eines Kindes befindet sich die Frau in einer sehr körperoffenen Haltung. Beim Stillen geht die Frau automatisch wieder in diese Haltung, bei der die Grundspannung reduziert ist. Diese Haltung ist beim Stillen durchaus angebracht, weil es eine entspannte Position ist. Damit eine unnötige Belastung des Beckenbodens vermieden wird, ist folgendes zu beachten:
- Schon in der Schwangerschaft sollten Frauen dazu angeleitet werden, immer über die Seite aufzustehen. Vor dem Aufstehen den Beckenboden anspannen und mit geschlossenen Beinen und geradem Rücken aus dem Bett kommen. In den ersten Tagen überwiegend im Liegen stillen, das entlastet den nach der Geburt stark beanspruchten Beckenboden.
- Sitzt die Frau gemütlich auf dem Sofa oder auf einem Sessel, sollte sie zuerst auf die Kante rutschen, um dann mit geradem Rücken aufzustehen.
- Die Mutter sollte niemals mit dem Kind auf dem Arm von der liegenden in die aufrechte Position gehen, sondern ohne Kind über die Seite aufstehen und dann den Säugling nehmen.
- Bei allen stehenden Tätigkeiten, zum Beispiel beim Wickeln und auch bei der Hausarbeit, soll die Frau in Schrittstellung stehen. Das vordere Bein kann dabei gestreckt sein, das zurückgestellte Bein ist leicht angewinkelt. Das vordere Bein ist das tragende Bein, das Gewicht sollte auf dem gesamten Fuß verteilt sein. Der Rücken ist gerade (kein Hohlkreuz, kein Rundrücken). Wenn sich die Frau in dieser Haltung nach vorne beugt, entsteht eine gute Spannung im Beckenboden, und er festigt sich von selbst. Ermüdet das tragende Bein, wird die Position der Beine gewechselt (s. Abb. 6.8).

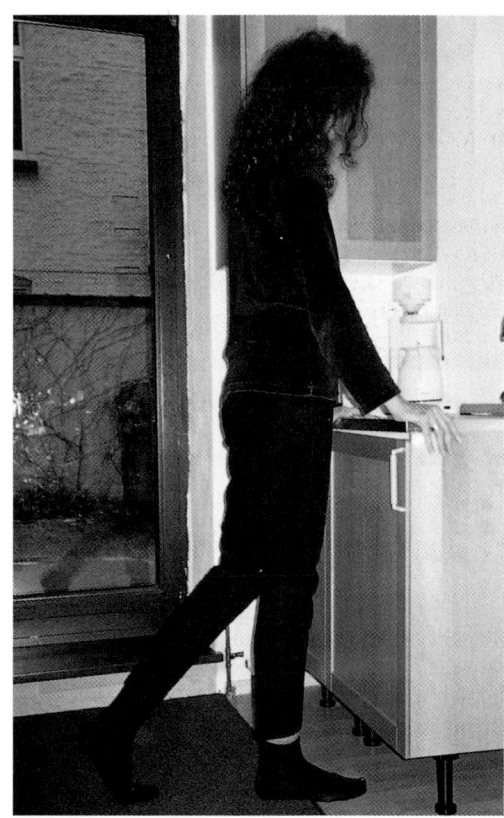

Abb. 6.8 Schrittstellung zur Beckenbodenentlastung.

- In dieser Schrittstellung kann das Kind auch aus dem Bettchen gehoben werden, wobei das Baby nahe am Körper getragen wird.
- Das Hochheben von schweren Gegenständen oder von größeren Geschwisterkindern sollte von den Frauen so lange vermieden werden, bis sie wieder ein gutes Gefühl für die Spannung im Beckenboden haben. Die Frau, der es schwer fällt um Hilfe zu fragen, sollte von der Hebamme ermutigt werden, bestimmte Tätigkeiten zu delegieren, denn in den ersten Wochen nach der Geburt ist der Beckenbodenwiderstand noch sehr gering. Zum Hochheben soll die Frau in die Hocke gehen und auch so mit geradem Rücken wieder hochkommen. Einen schweren Korb soll sie in der Hocke zuerst auf die Oberschenkel stellen, nahe an den Körper nehmen und gerade hochgehen (s. Abb. 6.9a,b). Bei geradem Rücken ist reflektorisch die Grundspannung erhöht. Alles was weiter weg vom Körper entfernt und unterhalb des Nabels getragen wird, belastet den Beckenboden.

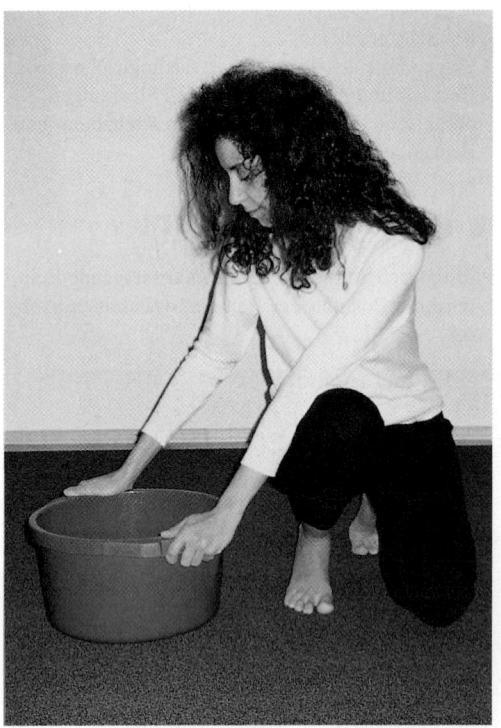 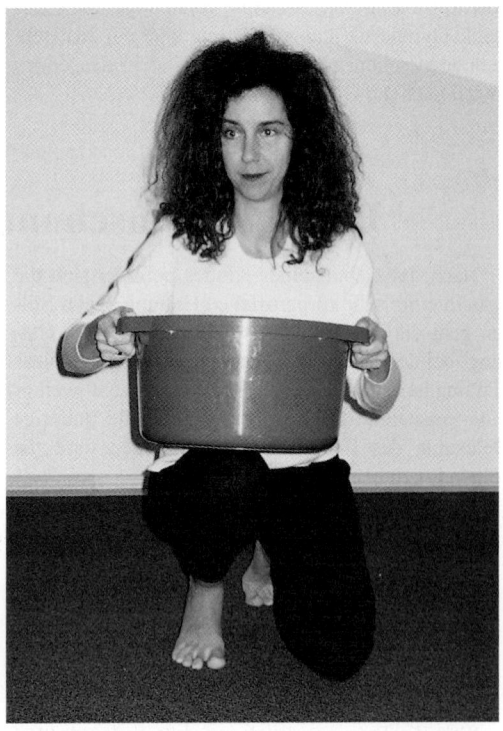

a b

Abb. 6.9a,b Heben eines schweren Gegenstandes mit Entlastung des Beckenbodens.

Übungen im Wochenbett

In den ersten Tagen nach der Geburt ist die Frau von der neuen Lebenssituation mit dem Kind sehr in Anspruch genommen. Sie hat wenig Raum, um sich auf sich selbst zu konzentrieren. Nachwehen, Wundschmerz an der Dammnaht und die Veränderungen an der Brust fordern zudem ihre Aufmerksamkeit. Schon im Kreißsaal sollte die Frau auf beckenbodenschonendes Verhalten hingewiesen werden. Die Bauchdecke ist sehr gedehnt. Die Frauen spüren ihren Bauch nur vage. Durch eine Zupfmassage am Bauch bekommen sie wieder ein Gefühl für ihren Bauch.

Bauchlage

Die Frau sollte mindestens 30 bis 60 Minuten am Tag auf dem Bauch liegen (s. Abb. 6.10). Für viele Frauen ist die Bauchlage eine bevorzugte Schlafposition, die sie gerne wieder einnehmen, wenn sie dazu ermutigt werden. Durch die Bauchlage wird ein leichter Druck auf die Gebärmutter ausgeübt und der Wochenfluß fließt stärker. Es ist angenehm, ein oder zwei Kissen unter den Bauch zu legen. So wird der Rücken entspannt, und eine Dammnaht oder vorhandene Hämorrhoiden werden entlastet. Die Brust liegt entspannt über dem Kissen und wird nicht gedrückt. Werden zwei Keilkissen (40x40x10-1) gegengleich aufeinandergelegt, ist dies genau die richtige Höhe, um sich entspannt auf den Bauch zu legen (Keilkissenskizze, Abb. 6.11). Eine Frau nach einer Sectio kann ab dem 4. bis 5. Tag ermutigt werden, sich auf den Bauch zu legen. Sie sollte es nach ihrem eigenen Empfinden entscheiden.

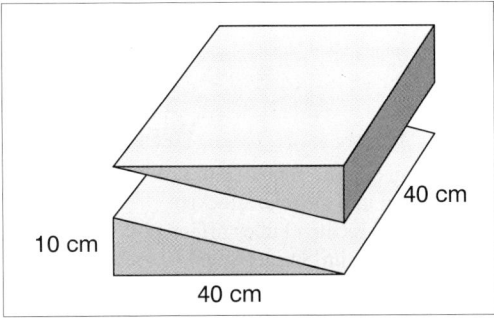

Abb. 6.11 Keilkissen.

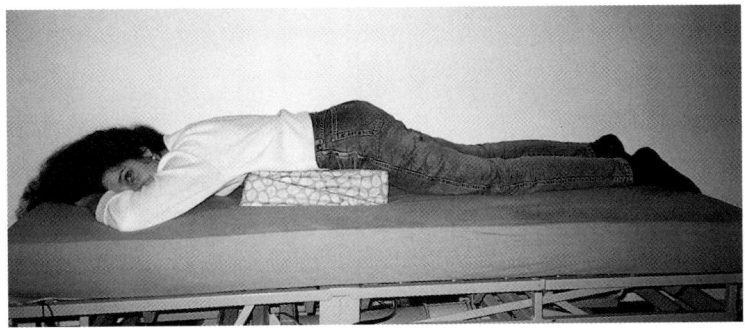

Abb. 6.10 Entspannte Bauchlage auf Keilkissen.

Bewußte Bauchatmung

Nach der Geburt hat die Frau ein Leeregefühl im Bauchraum. Der Atemwiderstand ist plötzlich ganz anders als vor der Geburt. Die Frau wird dazu angeleitet, bewußt und langsam in den Bauch zu atmen. Durch die ausgeprägte Bewegung der Bauchdecke bei der bewußten Bauchatmung wird die Bauchmuskulatur wieder gestärkt, Darm und Gebärmutter werden stimuliert.

Kreislaufmobilisierende Übungen für die Beine

Im Rahmen des Gebärens in aufrechter Position sind die meisten Frauen nach der Geburt kreislaufmäßig sehr stabil. In vielen Kliniken ist es für die Frau möglich, während und nach der Entbindung zu essen und zu trinken, außerdem kann sie nach der Geburt duschen, was kreislaufanregend ist. Durch das Rooming-in wird die Mobilität der Frauen gefördert.

Nach Entbindungen mit langen Liegephasen und Komplikationen wie
- Zangen- und Saugglockengeburten
- Geburten mit hohem Blutverlust
- protrahierten Geburtsverläufen
- Sectio

benötigen die Frauen kreislauffördernde Übungen vor dem Aufstehen.

Beinkreisen in Rückenlage

Rückenlage, die Beine sind gestreckt und leicht abgespreizt, die Fußspitzen berühren sich nicht, wenn beide Füße nach innen gedreht sind. Langsam werden beide Füße im Sprunggelenk kreisförmig bewegt:

- 10mal nach innen rotieren
- 10mal nach außen rotieren

Die Füße sollen so langsam und deutlich bewegt werden, daß die Bewegung bis in die Oberschenkel zu spüren ist.

Wippen mit den Füßen und Zehen

Rückenlage, die Beine sind hüftbreit aufgestellt, rechtes Bein in Kniehöhe strecken:
- Zehen des rechten Fußes öffnen und schließen
- rechten Fuß im Sprunggelenk anziehen und ausstrecken
- rechten Fuß kreisen lassen
- lockern

Anschließend die Beine wechseln (s. Abb. 6.12).

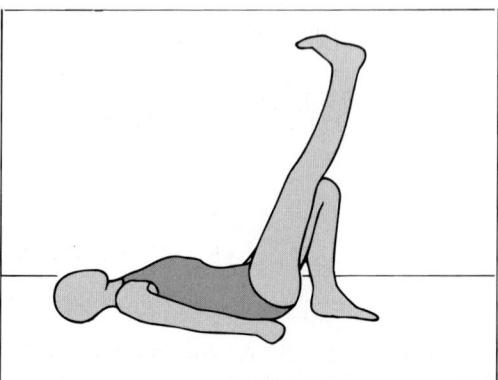

Abb. 6.12 Wippen mit den Füßen und Zehen.

Das Gespür für den Beckenboden wiederfinden
Tick-Tack-Übung

Schon in den ersten Tagen nach der Geburt kann die Frau ihren Beckenboden mit der Tick-Tack-Übung stimulieren. Bei Tick wird angespannt, bei Tack entspannt. In jeder Position kann sie versuchen, sanft ihre Scheide und den After in sich hineinzuziehen und wieder loszulassen. Durch das sanfte Anspannen und Lockerlassen wird die Durchblutung im Vaginalbereich gefördert und die Wundheilung einer vorhandenen Naht unterstützt. Die Tick-Tack-Übung kann in verschiedenen Positionen geübt werden:

- im Liegen mit angestellten Beinen
- mit geradem Rücken auf der Bettkante sitzend
- im Stehen

Im Verlauf der ersten Wochen nach der Geburt sollte die Häufigkeit der Übungen gesteigert werden, bis die Frau sie 120mal am Tag macht. Sie kann es sich in drei Etappen zu je 40mal aufteilen. Die Frau sollte grundsätzlich darauf hingewiesen werden, diese Übung nicht während des Stillens zu machen.

Beckenwippen

Durch regelmäßiges Beckenwippen in aufrechter Position wird die Darmtätigkeit angeregt. Wenn die Frau aufsteht und umhergeht, kann sie fünf- bis zehnmal das Becken kippen und wieder aufrichten. Diese Übung regt die Darmperestaltik an.

Nach 5 bis 7 Tagen p.p. können noch zwei weitere Übungen für das Wochenbett angeboten werden (Baumstammübung und Beckenbodenspannung mit bewußter Atmung).

Baumstammübung

Die Baumstammübung kann im Bett oder auf einer Matte auf dem Boden geturnt werden. Es sollte eine harte, aber warme Unterlage sein.

In Bauchlage auf die beiden Keilkissen legen, Arme nach oben übereinanderlegen und den Kopf auf den Händen entspannt ablegen, die Schultern bewußt lockerlassen.
- Beine übereinanderlegen, den unteren Fuß im Sprunggelenk beugen und zum Körper anziehen (auf die Zehenspitzen gehen), die Knie strecken und die Beine so anspannen, daß sie gerade wie ein "Baumstamm" sind.
- 10 ruhige Atemzüge die Spannung in den Beinen halten (s. Abb. 6.13).

Diese Übung fünfmal mit jedem Bein im Wechsel wiederholen. Sie kann beliebig oft am Tag wiederholt werden, allerdings sollte das eigene Wohlbehagen und nicht der Ehrgeiz im Vordergrund stehen.

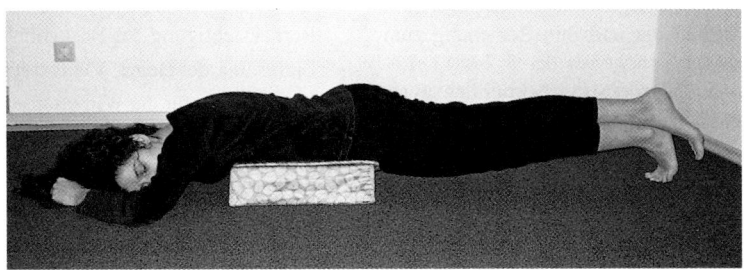

Abb. 6.13 Baumstammübung.

Beckenbodenspannung mit bewußter Atmung

Rückenlage mit angestellten Beinen, die Hände liegen entspannt auf dem Bauch:
- den Atem durch die Nase in den Bauch fließen lassen, und beim Ausatmen die Scheide und den After in sich hineinziehen
- bei der nächsten Einatmung Spannung halten
- mit jeder Ausatmung die Spannung in der Beckenbodenmuskulatur so kräftig wie möglich steigern
- nach dem 5. Atemzug wieder entspannen

Diese Übung zehnmal wiederholen.

Viele Frauen finden in den ersten Wochen nur wenig Gelegenheit, Übungen zu machen. Sie sollten von der Hebamme aber ermutigt werden, sich für sich selbst ein wenig Raum zu nehmen. Die Gymnastik ist hierfür eine Möglichkeit. Allerdings kann auch eine Stunde in Bauchlage der Frau Entspannung geben, und der Beckenboden wird in dieser Zeit gut entlastet. Ehrgeizige Frauen können die oben genannten Übungen so häufig am Tag machen, wie es ihrem Bedürfnis entspricht.

Rückbildungsgymnastik

In den ersten drei Monaten nach der Geburt befinden sich Mutter und Kind in einer sogenannten Totalpartnerschaft (symbiotische Beziehung). Das bedeutet, daß das Kind absolut von der Mutter abhängig ist. Gerade beim ersten Kind hat die Mutter oft keinen Raum für andere Dinge, weil sie sich instinktiv auf die Grundbedürfnisse ihres Kindes einstellt. Sie ist körperlich und seelisch absolut offen für ihr Baby. Alle Bauchmuskel und Beckenboden kräftigenden und verschließenden Übungen sind störend und kontraproduktiv für die Frau und ihre Beziehung zum Kind. Eine Frau sollte nicht vor der 8. bis 12. Lebenswoche des Kindes zu einem Rückbildungsgymnastikkurs gehen. Die gezielte Rückbildungsgymnastik sollte die Wochenbettgymnastik nach entsprechender Ruhezeit ablösen. Der Körper der Frau sollte nicht vorzeitig belastet werden, denn er braucht Zeit für die Rückbildung. Der psychosoziale Umstellungsprozeß ist in der Regel nach 12 Wochen so weit fortgeschritten, daß die Frau mit ihrer Familie einen neuen Alltagsrhythmus gefunden hat und das Stillen ohne Probleme abläuft. Jetzt hat sie auch wieder Zeit und Lust, etwas für sich zu tun.

> **Ziele und Inhalte der Rückbildungsgymnastik** sind:
> - Beckenbodensensibilisierung und Stärkung der Muskulatur
> - Kräftigung der schrägen Bauchmuskulatur unter Berücksichtigung des Beckenbodens
> - Entlastung der Beine, Venentraining
> - Entspannung für die Wirbelsäule und den Schultergürtel
> - stärkende und entspannende Übungen für die Brustmuskulatur
> - allgemeine Entspannung
> - Gespräche

Organisatorischer Aufbau der Rückbildungsgymnastik

Es gibt unterschiedliche Organisationsformen, in denen Rückbildungsgymnastikkurse angeboten werden können. Die notwendigen Räumlichkeiten entsprechen denen eines Geburtsvorbereitungskurses (s. S. 182).

Abends ohne Kinder

Die Möglichkeit, einmal in der Woche ein bis eineinhalb Stunden für sich alleine zu haben, ist für viele Frauen sehr attraktiv. Wenn die Kinder gut betreut sind, kann sich die Frau endlich entspannt ihrem Körper widmen. In Gesprächen können sich die Frauen über Fragen und Probleme austauschen und ein wenig vom Alltag abschalten.

Abends oder am Wochenende mit Säuglingen und Vätern in Verbindung mit Babymassage

Diese Variante bietet den Vätern die Möglichkeit, sich in der Zeit, in der die Partnerin Gymnastik macht, mit dem Baby intensiv zu beschäftigen und gleichzeitig mit anderen Vätern auszutauschen. Dieses Kursangebot muß allerdings von zwei Hebammen, oder einer Hebamme und einer Person angeboten werden, die die Babymassage gelernt hat. Es muß zwei getrennte Räume geben. Bei dieser Kursform sind die Mütter sehr nahe, wenn ein Kind gestillt werden muß.

Vormittags mit Säuglingen

Diese Kursform gibt Frauen mit mehreren Kindern die Möglichkeit, mit ihren Kindern die Rückbildungsgymnastik zu besuchen. Häufig sind die Säuglinge vormittags ruhiger, so daß die Frauen gut zu den Übungen kommen. Für alleinerziehende Frauen ist diese Kursform oft günstiger, obwohl es einer alleinerziehenden Mutter gewiß auch sehr gut tun kann, wenn sie mal eine Stunde nur für sich hat. So ist eine andere mögliche Variante, eine Kinderbetreuung für den Vormittag zu organisieren. Die Kosten könnten auf die Kurskosten aufgeschlagen werden. Unabhängig davon, ob ein Kurs mit oder ohne Kindern angeboten wird, gibt es vom zeitlichen Ablauf her zwei Kursvariationen.

Fortlaufende Kurse

Der Vorteil fortlaufender Kurse ist, daß die Frauen etwas flexibler sind und gegebenenfalls auch mal ein oder zwei Termine verschieben können. Die Kurse dauern 60 bis 90 Minuten, es sind 10 Termine vorgesehen. Von Nachteil kann sein, daß der Trainingsstand der Frauen sehr unterschiedlich ist. Die Kursleiterin muß gut darauf achten, daß die Frauen unterschiedlich lange für die einzelnen Übungen brauchen. Um einen Überblick über die Anzahl der Kursteilnehmer zu behalten, ist es sehr wichtig, daß die 10 Kursstunden in einem vorgegebenen Zeitrahmen genommen werden müssen, zum Beispiel innerhalb von 11 bis 13 Wochen.

Feste Kurse

Der Vorteil eines festen Kurses ist (10mal à 60 bis 90 Minuten), daß die Frauen sich im Rahmen der 10 Wochen besser kennenlernen können. Sie haben auch die Möglichkeit, nach Beendigung des Kurses selbst weitere Treffen zu organisieren. Kann eine Frau aber wegen irgendwelcher Gründe mehrere Kurstermine nicht wahrnehmen, kann sie die versäumten Stunden nicht nachholen.

Vorteile der Rückbildungsgymnastik durch die Hebamme

Viele Frauen gehen gerne zur Hebamme in die Rückbildungsgymnastik, weil sie die Hebamme schon aus der Zeit vor oder nach der Geburt kennen. Die Frauen haben die Möglichkeit, Fragen zum Stillen und zur Beikost zu stellen. Allgemeine Fragen zur Pflege des Kindes und andere Probleme werden besprochen. Aufgrund ihrer fachlichen Kompetenz, die die Hebamme durch Aus- und Weiterbildungen erlangt hat, kann sie diese Fragen beantworten.

Auch gibt es für die Frauen die Möglichkeit zum Austausch untereinander. Die Hebamme kann in Gesprächen den Frauen helfen, sich von "Schönheitsklischees" zu lösen. Ebenfalls können sie erfahren, daß Attraktivität nicht mit straffen und durchtrainierten Körpern gleichzusetzen ist.

Strukturierung der einzelnen Rückbildungsgymnastikstunde

- Aufwärmphase   ca. 10 bis 15 Minuten
- Hauptteil/Gymnastik   ca. 30 bis 45 Minuten
- Entspannung   ca. 10 bis 15 Minuten

In der Aufwärmphase werden Körper, Geist und Seele auf die bevorstehenden Übungen eingestimmt. Mit einfachen Aufwärm-, Lockerungs- und Koordinationsübungen sowie leichten Dehn- und Atemübungen wird der Organismus aufgewärmt.

Aufwärmen kann in verschiedenen Formen angeboten werden. Dauer und Art hängen von den nachfolgenden Übungen ab, d.h. Dauer und Intensität nehmen mit der Dauer des Kurses zu. Werden nur leichte Übungen angeboten, können die Frauen bei ruhiger Musik ihren Körper durch eigene Berührungen spüren und sich bewußt machen. Zum Beispiel sitzen die Frauen im Kreis, und die Hebamme benennt den Körperteil, welcher mit der Hand berührt wird. So können die Frauen aufgefordert werden, mit der linken Hand in Richtung rechte Schulter zu gehen, und mit der Hand von der Schulter bis zu den Fingern zu streichen. Dann folgt die Bewegung auf der anderen Seite. So wird jeder Körperteil ausgestrichen, massiert oder beklopft. Die Frauen bekommen ein Gespür für jeden Bereich ihres Körpers, es ist eine sanfte Form des Aufwärmens und gleichzeitig Entspannung, zur Ruhe kommen, bei "sich ankommen". Aufwärmübungen können auch aktiv gestaltet werden, zum Beispiel im Stehen, durch Gehbewegungen mit Beteiligung der Arme oder einfache Tanzschritte. Die Musik wird entsprechend ausgewählt. Es gibt speziell für den Gymnastikbereich professionell zusammengemischte Musikkassetten, die in jedem gut sortierten Fachhandel erhältlich sind. Eine andere Form des Aufwärmens und des Dehnens bieten Übungen, die dem Tai Ji, dem Qi-Gong und dem Yoga entnommen sind.

Im **Hauptteil** kann die Kursleiterin verschiedene Schwerpunkte setzen. Beispielsweise Mobilisierung und Stabilisierung des Beckens, Stärkung der Bauch- und Rückenmuskulatur, Mobilisierung der Schultern, Hals und Nacken, Beckenbodenarbeit in verschiedenen Positionen, Stärkung von Hüft-, Po- und Beinmuskulatur, Übungen für die Brust und die Arme. Geübt werden kann

- im Stand
- in Rückenlage
- in Seitenlage
- in Bauchlage
- im Vierfüßlerstand
- in Knie-Ellenbogen-Lage
- mit dem Hocker
- mit dem Pezziball

Daneben bringen Paarübungen und Übungen mit den Säuglingen viel Lebendigkeit in die Gruppe und werden von den Frauen gerne angenommen.

Im letzten Teil der Stunde – der **Entspannungsphase** – kommt der Körper wieder zur Ruhe. Es bieten sich Dehnübungen an, aber auch Entspannungsübungen, Phantasiereisen und Partnerinnenmassagen.

Exemplarischer Aufbau einer Kursstunde
Aufwärmphase

Aufwärmen im Stehen (s. Abb. 6.14):
- Arme kreisen, heben, senken und pendeln, insgesamt 10mal
- Schultern kreisen, vor-, zurück-, hoch- und runterschieben, insgesamt 10mal
- das linke Knie und den rechten Ellenbogen in Bauchnabelhöhe zusammenbringen, Knie und Ellenbogen wechseln, insgesamt 10mal

Die Übungen dauern etwa 10 bis 15 Minuten und können mit Musik gemacht werden.

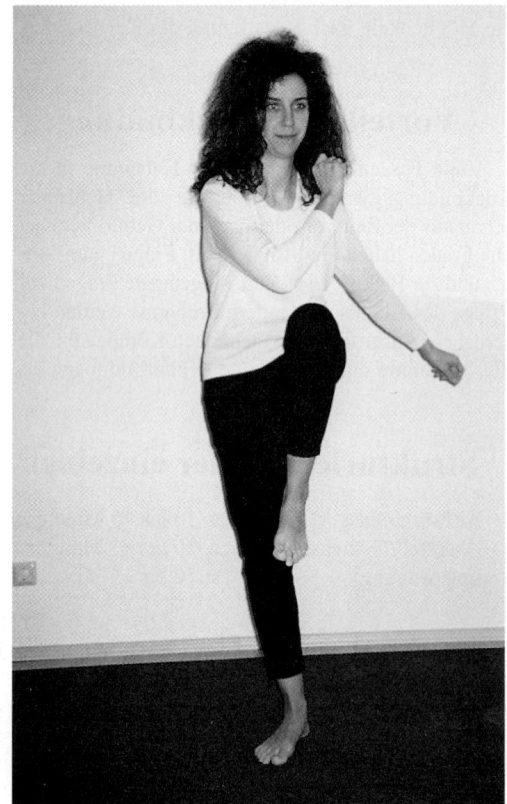

Abb. 6.14 Aufwärmübung im Stehen.

Hauptteil

Schwerpunkt Beckenstabilisierung, konzentrierte Beckenbodenarbeit in verschiedenen Positionen und isometrische Bauchmuskelübungen. Bei allen Übungen in Bauch- oder Rückenlage sollten die Frauen für die bessere Lagerung Keilkissen benutzen. In Bauchlage werden die Keile wie bei der Baumstammübung genutzt. Es kann aber auch nur ein Keil unter das Becken gelegt werden, so daß der Rücken rund ist.

Baumstammübung mit bewußter Anspannung der Beckenbodenmuskulatur:
- Grundstellung der Baumstammübung (s. Wochenbettgymnastik, S. 383, s. Abb. 6.13)
- Wenn die Beine in Position gebracht und angespannt sind, bewußt die Scheide und den After in sich hineinziehen.
- Beim Ausatmen die Spannung halten.
- Bei der nächsten Einatmung die Spannung so weit verstärken, bis die Frau die Spannung in den Sitzbeinhöckern spürt. Kurz vor diesem Punkt im Spannungsaufbau verharren.
- Die Spannung beim Ausatmen halten.
- Beim nächsten Einatmen die Spannung so intensiv aufbauen, daß die Sitzbeinhöcker zueinandergeschoben werden.
- Die Frau spürt die Spannung im Gesäß und in den Oberschenkeln.
- Sieben Atemzüge die Spannung halten.

Bei dieser Übung ist darauf zu achten, daß die Frau die Schultern nach dem Spannungsaufbau des Beckenbodens bewußt locker läßt. Häufig kann die Frau ihre Schultern erst richtig entspannen, wenn die Kursleiterin ihr die Anspannung durch Berührung bewußt macht. Diese Beckenbodenübung wird fünfmal im Wechsel der Beine wiederholt. Nach jedem Spannungsaufbau bewußt zur Entspannung auffordern. Wird diese Übung mit zu starker Spannung im Nacken- und Schulterbereich gemacht, klagen die Frauen anschließend häufig über Kopfschmerzen. Insgesamt dauert die Übung 10 bis 15 Minuten.

Beinabspreizen in Bauchlage und Seitenlage zur Beckenbodenstärkung (s. Abb. 6.15):
- In Bauchlage so auf dem Keil liegen, daß das Becken hochgelagert ist.
- Den Beckenboden in sich "hineinsaugen".
- Die Armhaltung ist wie bei der Baumstammübung.
- Das rechte Bein gestreckt nach oben heben, die Beckenschaufel wird nicht angehoben.
- Das Bein langsam absenken.
- Die gesamte Zeit die Spannung im Beckenboden halten.
- Viermal wiederholen, danach erst den Beckenboden entspannen.
- Die Übung mit dem linken Bein machen.

Diese Übung mit jedem Bein fünfmal wiederholen. Die gleiche Übung in Seitenlage:
- Die Frau dreht sich auf die rechte Seite.
- Den Beckenboden in sich hineinsaugen, und das Bein gespannt nach oben strecken. Hüfte und Kopf bilden eine gerade Linie.
- Das Bein langsam abwärts bewegen, kurz vor dem Ablegen halten und wieder strecken, insgesamt viermal strecken.
- Das Bein ablegen und bewußt entspannen.

Die gesamte Zeit die Spannung im Beckenboden halten. Die Übung fünfmal in rechter Seitenlage und fünfmal in linker Seitenlage machen. Sie dauert ca. 10 Minuten.

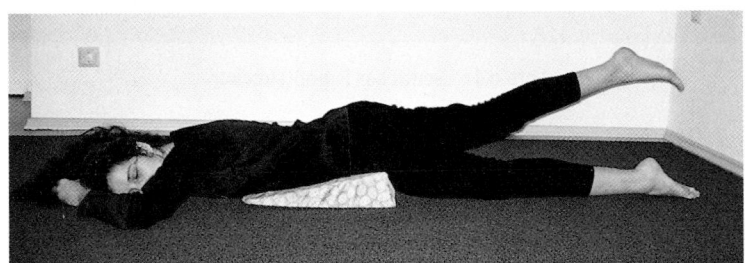

Abb. 6.15 Abspreizen der Beine in Bauchlage.

Beckenbodenübung im Vierfüßlerstand:
- Die Frau begibt sich in den Vierfüßlerstand.
- Schultern und Hüfte sind in gleicher Höhe.
- Der Kopf und die Wirbelsäule sind gerade.
- Die Frau konzentriert sich wieder auf ihren Beckenboden und saugt die Scheide und den After beim ersten Atemzug in sich ein.
- Beim Ausatmen Spannung halten.
- Mit dem nächsten Atemzug die Spannung so weit steigern, daß die Frau kurz vor den Punkt kommt, wo sie die Spannung in den Sitzbeinhöckern spürt.
- Beim dritten Atemzug, die Spannung so weit aufbauen, daß die Sitzbeinhöcker von innen zueinander gebracht werden.
- Beim vierten Einatmen die Spannung verstärken.
- Das Becken kippen (Kick), das Schambein in Richtung Kinn bewegen.
- Der Rücken wird im Bereich der Lendenwirbelsäule rund.
- Das Gespür auf Scheide und After richten und nachspannen.
- Die Spannung beim nächsten Atemzug halten. Langsam mit Beckenbodenspannung den Rücken wieder gerade machen.
- Spannung halten, wieder den Kick machen.
- Scheide und After nachspannen.
- Den gesamten Ablauf wiederholen.

Bei dieser Übung kann es für die Frau unterstützend sein, wenn eine andere Frau ihre Hand auf die Sitzbeinhöcker legt, um den Spannungsaufbau zu kontrollieren. Für viele Frauen ist es so einfacher, ein Gespür für den Beckenboden zu entwickeln. Auch diese Übung kann fünfmal wiederholt werden. Sie dauert 10 bis 15 Minuten.

Es ist für die Frauen hilfreich, zwischendurch die Übungen zu reflektieren, um eventuell weitere Hilfestellungen zu erhalten. Die Frauen werden auf diese Weise auch bestärkt, daß sie die Übungen richtig machen.

Seitlicher Rumpfstrecker für die quere Bauchmuskulatur (s. Abb. 6.16):
- Rückenlage, das rechte Bein aufstellen, die Hände liegen abgewinkelt und ausgestreckt neben dem Körper.
- Das hochgestellte Knie wird über das liegende Bein gerollt.
- Fuß und Hüfte lösen sich vom Boden.
- Mit dem rechten Knie sollte versucht werden, den Boden zu berühren.
- Die rechte Schulter bleibt am Boden.
- Nach dem Auftippen wird das Knie langsam zurückgerollt und wieder abgelegt.
- Entspannung.

Die Übung viermal wiederholen, dann die Beine wechseln. Sie dauert 7 Minuten.

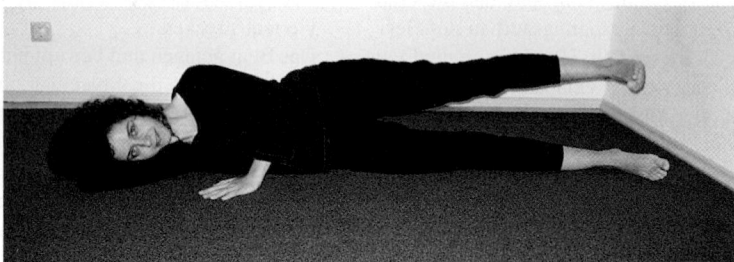

Abb. 6.16 Seitlicher Rumpfstrecker.

Beckenrollen für die quere Bauchmuskulatur (s. Abb. 6.17):
- Die Beine sind im Liegen angestellt.
- Die Arme liegen abgespreizt vom Körper.
- Die Oberschenkel stehen senkrecht, Füße und Knie sind fest zusammengepreßt.
- Die Beine im großen Bogen auf die rechte Seite gleiten lassen.
- Über die Gerade auf die linke Seite gleiten lassen.

Diese Übung kann mit und ohne Beckenbodenspannung gemacht werden. Es ist günstig, beide Varianten üben zu lassen. So kann deutlich der Unterschied erspürt werden. Wird der Beckenboden beim Aufrichten der Beine bewußt angespannt, und die Beine aus dem gespannten Beckenboden heraus aufgerichtet, ist die Arbeit viel effektiver. Diese Übung fünfmal wiederholen. Sie dauert 7 Minuten.

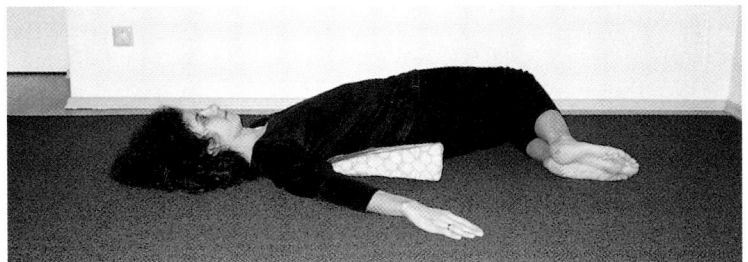

Abb. 6.17 Beckenrollen.

Der Aufbau einer Stunde sollte so gestaltet sein, daß sich jede Frau wohlfühlt. Dieser Kursaufbau wird von sportlichen Frauen und auch von weniger sportlichen Frauen gleichermaßen angenommen. Im Verlauf der Stunde können Übungen häufiger gemacht werden. Jede Frau kann für sich entscheiden, ob sie mitmacht oder sich einfach eine Pause gönnt. Es gibt Frauen, die ein hohes Bewegungsbedürfnis haben und auch etwas für ihre Fitness tun möchten. Sportarten wie Tennis, Joggen, Trampolinspringen und intensive Bauchmuskelübungen sind für den Beckenboden zu belastend. Schwimmen, Radfahren und Inliner fahren sind gut für die Kondition und schonen den Beckenboden.

Entspannung und Ausklang

Zum Ausklang einer Gymnastikstunde können verschiedene Formen der Entspannung angeboten werden. Als Beispiel seien hier das autogene Training, Übungen aus dem Yoga, gegenseitige Massagen mit Tennis- oder Igelbällen, Streich- und Klopfmassagen genannt. Phantasiereisen sind eine schöne Möglichkeit, die Stunde enden zu lassen. Die Frauen nehmen eine bequeme Position ein und schließen die Augen. Durch bewußtes, angeleitetes Atmen kommen sie zur Ruhe, um dann von der Hebamme aus dem Alltag "entführt" zu werden und für eine kurze Zeit auf eine Reise oder einen Spaziergang zu gehen. Übungen dieser Art genießen die Frauen sehr und lassen sie frisch und entspannt nach Hause gehen. Die Entspannungszeit kann von ruhiger Instrumental- oder auch ruhiger klassischer Musik begleitet sein.

Abrechnung der Rückbildungsgymnastik durch die Hebamme

Die Abrechnung der Rückbildungsgymnastik ist im Rahmen der Hebammengebührenordnung möglich. Allerdings sind nur 10 Stunden à 60 Minuten abzurechnen. Die Hebamme hat aber die Möglichkeit, privat Kosten für längere Kursstunden geltend zu machen. Wird Kinderbetreuung angeboten oder ist die Kursdauer auf 90 Minuten festgesetzt, kann zusätzlich Geld von den Frauen gefordert werden.

Literatur

Cantieni B. Tiger Feeling. Berlin: Verlag Gesundheit 1997.
Gotved H. Beckenboden und Sexualität. Stuttgart: Trias Hippokrates 1989.
Lippens F. Wochenbettbetreuung, Babymassage, Rückbildungsgymnastik: Eine Arbeitshilfe für Hebammen. 3. Aufl. Hannover: Staude 1998.
Kitchenham-Pec S, Bopp A. Beckenbodentraining. Stuttgart: Trias Thieme 1995.
Sill B. Ganzheitliches Beckenbodentraining für Frauen aller Altersstufen. Maintal: Bärbel Sill 1996/97.

6.5
Laktation und Stillen

Margit Lutz

Die Muttermilch ist die ursprüngliche und artgerechte Ernährung des neugeborenen Kindes und Säuglings, das Stillen der dazugehörige, natürliche Vorgang. In unserer Gesellschaft ist diese Ernährungsweise keine Selbstverständlichkeit mehr. Stillen wird oftmals als "alternative" Verhaltensweise verstanden. Es besteht die Annahme, sich ohne Vorbehalte zwischen Stillen und Flaschenernährung, Muttermilch und Muttermilchzusatzprodukten entscheiden zu können.

Weltgesundheitsorganisation, Ernährungskommission der Deutschen Gesellschaft für Kinderheilkunde und Nationale Stillkommission empfehlen allen Frauen, ihre Kinder zu stillen.

Der Hebamme kommt hierbei folgende Aufgabe zu:
- die Frauen (Eltern) noch während der Schwangerschaft über die Bedeutung der Muttermilch und des Stillens sowie die dabei eventuell auftretenden Krisenzeiten zu informieren;
- ihnen bei der individuellen Entscheidungsfindung mittels objektiver Aufklärung ohne ideologische Verkrampftheit zu helfen und
- sie während der Stillzeit mit Rat und Tat zu unterstützen.

Die ernährungsphysiologische und immunologische Sicht

Wissenschaftliche Untersuchungen zeigen, daß die Muttermilch hinsichtlich der **Nährstoffzusammensetzung**, der **Resorbierbarkeit** und der **Schonung** der noch unreifen kindlichen **Stoffwechselorgane** und vor allem der **immunologischen Wirkung** hochspezifisch auf die Bedürfnisse des menschlichen Neugeborenen zugeschnitten ist (Abb. 6.18).

So ist die Milch von Müttern, die vorzeitig entbinden (**PRETERM-Milch**) um bis zu 30% eiweißreicher, enthält 2- bis 3mal mehr mittelkettige Fettsäuren und größere Mengen an Natrium, Chlorid, Magnesium, Zink und Eisen als die Milch von Müttern, die termingerecht entbinden (**TERM-Milch**). Der Energiegehalt (Kaloriengehalt) der Preterm-Milch zeigt mit 58 bis 70 kcal/dl höhere Werte als die Term-Milch mit 48 bis 64 kcal/dl. Die erhöhten Konzentrationen der Preterm-Milch bleiben in den ersten Stillwochen bestehen.

Im **Verlauf der Laktationsphase** verändert sich die Nährstoffzusammensetzung sowie der Gehalt an Abwehrstoffen. Das **Kolostrum** (Vormilch) ist die Milch, die dem Neugeborenen nach der Geburt zur Verfügung steht. Es ist besonders eiweiß- und mineralstoffreich, aber relativ fett- und kohlenhydratarm. Das macht die sogenannte Vormilch kalorienarm und leicht verdaulich. Sie sichert dem Neugeborenen trotz geringer Mengen von 10 bis 100 ml/Tag den Proteinbedarf und die wichtigen Abwehrstoffe gegen Krankheiten.

In der **transitorischen Frauenmilch** (Übergangsmilch), die 30 bis 40 Stunden nach der Geburt für etwa 14 Tage abgesondert wird, nehmen Protein- und Mineralstoffgehalt ab, Fett- und Kohlenhydratgehalt aber zu.

Spätestens 14 Tage nach der Geburt des Kindes wird die **reife Frauenmilch** sezerniert. Diese hat einen Proteingehalt von 0,8 bis 1,2%, einen Fettgehalt von 3,5 bis 5%, einen Milchzuckergehalt von 6,9 bis 7,0% und einen Mineralstoffgehalt von etwa 0,2%. Der Nährwert beträgt 250 bis 320 kJ/100 ml. Zum **Zeitpunkt des Krabbelalters**, etwa zeitgleich mit der Einführung der Beikost, ähnelt die Milch in ihrem Gehalt an immunologischen Faktoren der des Kolostrums. Somit wird das Kind, das in seiner oralen Erkundungsphase langsam von der Milch seiner Mutter entwöhnt wird, ebenso geschützt wie die Brust in ihrer Rückbildungsphase. Die Brust neigt in der Abstillphase zur Stauungsmastitis, die immunologischen Faktoren schützen die Brust vor einer Infektion. IgA, IgG und IgM steigen in ihrer Konzentration zwischen dem 6. und 15. Lebensmonat des Kindes langsam an, ab dem 15. bis 24. Lebensmonat ist ein steiler Anstieg der Immunglobuline zu verzeichnen. Der Lysozymgehalt zeigt zwischen dem 6. und 15. Lebensmonat des Kindes einen steilen Anstieg. Diese Veränderungen der Abwehrstoffe in der Muttermilch während der Laktationsphase begründen neben den psychologischen Aspekten die empfohlene Stilldauer der *Innocenti-Deklaration*: 4 bis 6 Monate ausschließliches Stillen, danach geeignete Beikost anbieten, und zusätzlich bis zum Alter von zwei Jahren und länger weiterstillen. Aus Tab. 6.3 geht die unterschiedliche Zusammensetzung von Kuhmilch und Frauenmilch in ihren verschiedenen Phasen hervor.

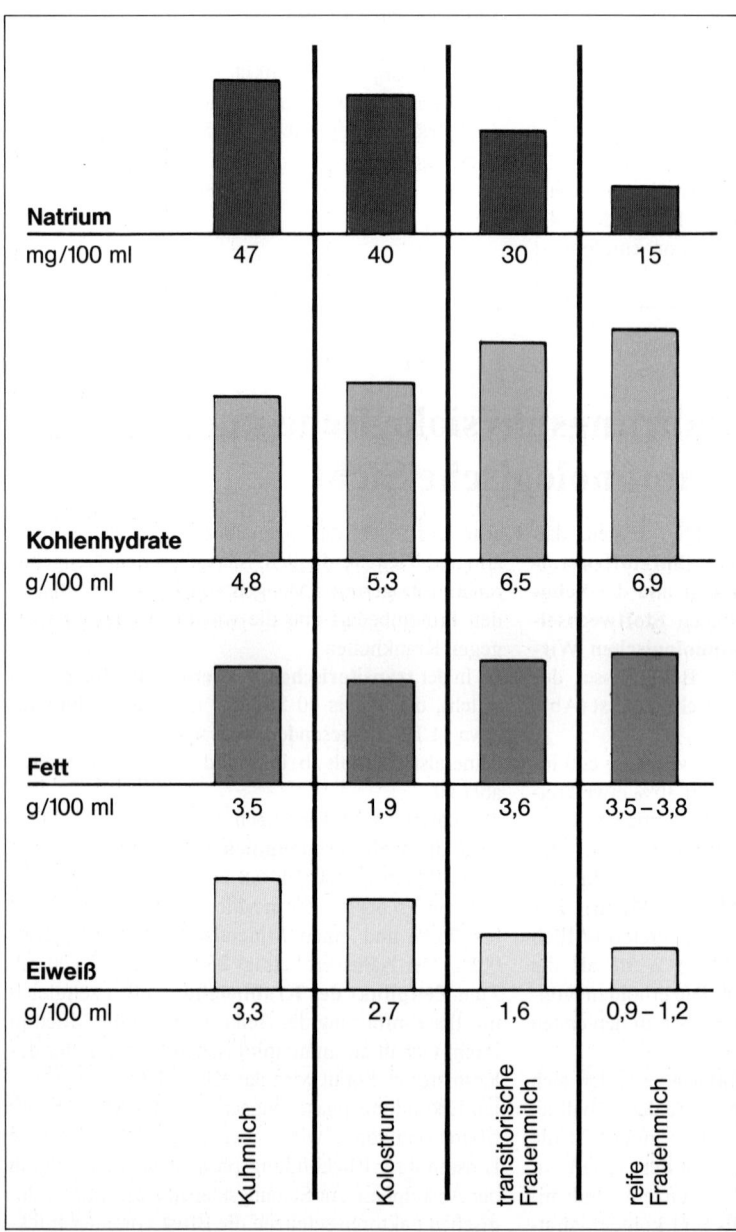

Abb. 6.18 Nährstoff- und Natriumgehalt der Frauenmilch im Verlauf der Laktationsphase.

Im **Verlauf eines Stilltages** verändern sich der Fettgehalt sowie der Gehalt an Spurenelementen, Vitaminen und Enzymen. Normalerweise sind die Konzentrationen am späten Vormittag und am frühen Nachmittag am höchsten.

Während einer **Brustmahlzeit** wird dem Kind quasi ein "3-Gänge-Menü" angeboten: Vordermilch, Hauptmilch und "gemischte Milch". Das Kind erhält zunächst die wäßrige, fettarme und durstlöschende **Vordermilch**. Nach Auslösung des Milchflußreflexes, etwa 3 bis 5 Minuten nach dem Anlegen, wird sie von der sogenannten **Hinter- oder Hauptmilch** abgelöst. Diese ist reichhaltiger an Fett und Kalorien und stellt die "Hauptmahlzeit" dar. Wird das Kind bei derselben Mahlzeit auch an der zweiten Brust angelegt, trinkt es dort die sogenannte **gemischte Milch**, den "Nachtisch". Die zwischen den Mahlzeiten - in den großen Milchgängen und den *Sinus lactiferi* - angesammelte kalorienarme Vordermilch ist mit der reichhaltigen Hintermilch vermischt.

Das Kind kann somit bei jeder Brustmahlzeit durch Saugdauer und -intensität die aufgenommene Kalorienmenge und den Sättigungsgrad selbst bestimmen.

Tab. 6.3 Zusammensetzung von Frauenmilch (FM) im Vergleich zur Kuhmilch.

		Kolostrum	trans. FM	reife FM	Kuhmilch
Protein	g/100 ml FM	2,7	1,6	1,2	3,3
Fett	g/100 ml FM	1,9	3,6	3,5 - 3,8	3,5
Kohlenhydrat	g/100 ml FM	5,3	6,5	6,9	4,8
kcal / kJ	100 ml FM	54 / 226	62 / 259	67 / 280	66 / 276
Eisen	mg/dl FM	0,1	-	0,1 - 1,8	Spuren
Natrium	mg/100 ml FM	40	30	15	47
Kalzium	mg/100 ml FM	32	34	34	120
Kalium	mg/100 ml FM	75	65	55	150
Phosphor	mg/100 ml FM	15	17	20	95

Die Nährstoffzusammensetzung im Vergleich zur Kuhmilch

Die **Kuhmilch** ist im frischen Zustand für den neugeborenen Menschen unverträglich. Sie muß, um als Säuglingsnahrung Verwendung zu finden, erheblich verändert werden. Aus dem "Rohprodukt" Kuhmilch werden heute hochwertige Muttermilchersatzprodukte hergestellt. Biochemische Analysen der Frauenmilch (FM) zeigen aber, daß eine Volladaptation der "Kuhmilch"-Nahrungen an sie nicht möglich ist.

Die Hauptkalorienträger – Eiweiß – Fett – Kohlenhydrate

Das **Eiweißangebot** in der Muttermilch ist mit durchschnittlich 1,15 g/100 ml niedrig. Mit dieser geringen Proteinmenge gedeiht der Säugling optimal. Die Aminosäuren werden vom Körper des Kindes fast vollständig aufgenommen; es fallen wenig Eiweißabbauprodukte an. Die sogenannte **renale Molenlast**, d.h. das Angebot an auszuscheidenden Substanzen an die Niere, ist bei keiner Nahrung so niedrig wie bei der Muttermilch. Die sich noch in funktioneller Ausreifung befindlichen Organe werden auf diese Weise beim Brustkind geschont. Besondere Bedeutung findet diese Schonung dann, wenn durch Krankheit zusätzliche Wasserverluste auftreten. Die Stoffwechselorgane "entgleisen" weniger schnell.

Die **Proteine** in der Frauenmilch bestehen hauptsächlich aus **Kasein** (knapp 35%) und **Alpha-Laktalbumin** (knapp 65%). Der hohe Molkeanteil (Alpha-Laktalbumin) sorgt für einen weichen Magenbrei, dies verkürzt die Entleerungszeit des Magens und erleichtert die Verdauung von Muttermilch. Bei der Kuhmilch beträgt das Kasein-/Beta-Laktalbumin-Verhältnis 80 zu 20. Das Laktalbumin (Molke) ist ein feinmolekulares Eiweiß. Das Kasein dagegen ist ein grobflockiges, leicht gerinnendes Eiweiß. Es ist schwerer verdaulich und wird bei der Ernährung mit Muttermilchersatzprodukten trotz der Anhebung des Kasein-/Laktalbumin-Verhältnisses auf 40 zu 60% für die Entstehung von Blähungskoliken verantwortlich gemacht. Im Gegensatz zu dem **arteigenen Alpha**-Laktalbumin in der Frauenmilch handelt es sich bei den Kuhmilchproteinen der Ersatznahrung um das für den menschlichen Säugling **artfremde Beta**-Laktalbumin. Dieses entfaltet innerhalb der Kuhmilchproteine die höchste allergene Wirkung.

Die Frauenmilch enthält Immunglobuline, Laktoferrin und Lysozym. Diese Proteine werden als imprägnierende Substanzen bezeichnet, da sie den Säugling in erheblichem Maße vor dem Eindringen von Krankheitserregern schützen.

Das **Laktoferrin** ist während der gesamten Stillzeit in der Muttermilch verfügbar. Es kommt in der Kuhmilch kaum vor und wird durch Erhitzen zerstört. Laktoferrin bindet Eisen und entzieht es damit den Darmbakterien, die es für ihr Wachstum brauchen. Damit kommt ihm eine starke **bakteriostatische Wirkung** – besonders auf Staphylokokken und *Escherichia coli* - zu. Eine **fungistatische Wirkung** auf *Candida albicans* konnte ebenfalls nachgewiesen werden.

Die **Immunglobuline** IgM, IgG, IgE, IgD und IgA sind in der Proteinfraktion enthalten. Dem IgA kommt eine besondere Bedeutung zu. Das sekretorische IgA passiert ungespalten den kindlichen Magen und entfaltet seine Wirkung im Darm. Es überzieht die Schleimhautoberfläche mit einem Schutzfilm, in etwa vergleichbar mit einem Sprühverband, wodurch ein Eindringen von Mikroorganismen in den kindlichen Organismus erschwert wird. Das IgA ist auch in der Lage, von Mikroorganismen produzierte Giftstoffe zu neutralisieren und die Heftigkeit krankmachender Eigenschaften von Mikroben zu reduzieren.

Die **Makrophagen** ("Freßzellen") halten gemeinsam mit dem IgA **nutritive Antigene** (Nahrungsmittelallergene) von der Darmwand fern und eliminieren sie. Dies ist von besonderer Bedeutung für Säuglinge aus allergiebelasteten Familien.

Das **Lysozym** wirkt **bakteriostatisch** gegen Enterobakterien (gramnegativ) und grampositive Bakterien. Untersuchungen zeigen, daß sich Lysozym reichlich im Stuhl von brusternährten Kindern, jedoch nicht von Flaschenkindern findet.

Die **Komplementfaktoren C3 und C4** sind ebenfalls in den Muttermilchproteinen enthalten. Sie sind bekannt für ihre Fähigkeit, Antikörper und Bakterium miteinander zu verbinden.

Die Konzentrationen der genannten Bestandteile sind im Kolostrum sehr hoch, nehmen jedoch in der reifen Milch ab, um in der Rückbildungsphase (mit Beginn des physiologischen Abstillens) wieder anzusteigen (s. Tab. 6.4). Da aber die geringeren Konzentrationen der reifen Muttermilch durch eine hohe Menge an Milch ausgeglichen werden, bleibt die tägliche Zufuhr der Bestandteile für das Kind über die gesamte Laktationszeit mehr oder weniger konstant. Schätzungsweise erhält ein vollgestillter Säugling (volles Stillen heißt: der Säugling erhält außer Muttermilch keine andere feste oder flüssige Nahrung) 0,5 g sekretorisches IgA pro kg Körpergewicht pro Tag.

Die **Fette** sind mit einem Anteil von 30 bis 55% am Gesamtnährwert die **wesentlichen Energiespender** für das Kind. Die Konzentration an Fett schwankt zwischen 3,5 und 4,6 g pro 100 ml Frauenmilch. Mit etwa 3,5 g/100 ml Fettgehalt ist die Kuhmilch der Frauenmilch zwar quantitativ ähnlich, nicht aber qualitativ.

Die **menschliche Milch** ist charakterisiert durch ihren hohen Gehalt an leicht resorbierbaren ungesättigten Fettsäuren sowie deren Folgeprodukten, den **langkettigen, mehrfach ungesättigten Fettsäuren** (LCP = long chain polyunsatured fatty acid). Diese letztgenannten Fettsäuren sind wichtige Vorstufen der E-Prostaglandine (PGE), von denen insbesondere das PGE1 für die regelrechte Reifung der Immunzellen im Thymus erforderlich ist (Abb. 6.20).

Diese Bedeutung der **Linolsäure-Stoffwechselprodukte** für die Prostaglandinsynthese und die regelrechte Entwicklung des Immunsystems könnte erklären, warum die Muttermilchernährung einen Schutz gegen die Manifestation atopischer Erkrankungen darstellt (Mellnik 1990 und 1992, Schroten 1992). Die allergieprotektive Wirkung der essentiellen Fettsäuren ist von besonderer Wichtigkeit bei Neurodermitikern. Bei ihnen wird ein Defekt der Delta-6-Desaturase, dem Schlüsselenzym des essentiellen Fettsäurestoffwechsels, vermutet. Die Delta-6-Desaturase wandelt Linolsäure in Gamma-Linolsäure um (Abb. 6.19).

Tab. 6.4 Verteilung der löslichen Abwehrstoffe in Kolostrum und Muttermilch.

Löslicher Abwehrstoff Gehalt in mg/d	in den ersten Tagen nach der Geburt	1. bis 2. Woche nach der Geburt	3. bis 4. Woche nach der Geburt	nach der 4. Woche
IgG	50	25	25	10
IgA	5000	1000	1000	1000
IgM	70	30	15	10
Lysozym	50	60	60	100
Laktoferrin	1500	2000	2000	1200

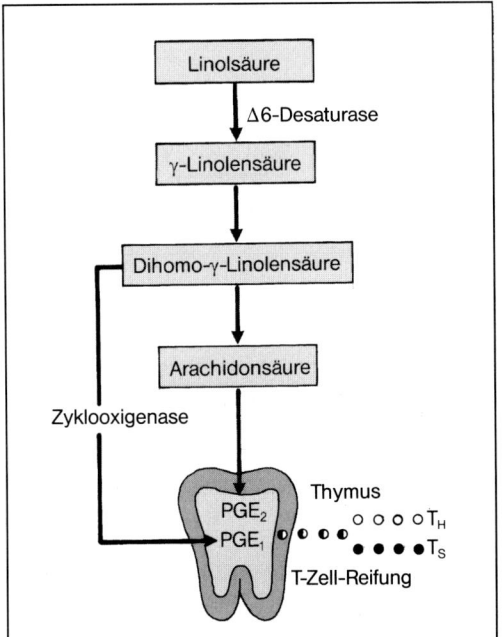

Abb. 6.19 Umwandlung der Linolsäure in ihre Stoffwechselprodukte und deren Funktion. Die Helfer-T-Lymphozyten (T_H) und Suppressor-T-Lymphozyten (T_S) reifen im Thymus heran, wozu die Anwesenheit von essentiellen Fettsäuren und E-Prostaglandinen (PGE) erforderlich ist. (Mit freundlicher Genehmigung von Dr. med. B. Melnik, Hautarzt und Allergologe, Gütersloh und der Arbeitsgemeinschaft Allergiekrankes Kind in Herborn)

Die Muttermilch ist deshalb nach heutigem Erkenntnisstand das günstigste Nahrungsmittel für das atopische beziehungsweise atopie- und neurodermitisgefährdete Kind (Mellnik 1990, 1992).

Die Frauenmilch besitzt einen Linolsäureanteil, der etwa 5 bis 6% des gesamten Nährwertes ausmacht, und weist damit einen etwa 5mal höheren Linolsäuregehalt auf als die Kuhmilch. Die essentielle Linolsäure fördert das Wachstum, schützt vor Hautentzündungen und spielt bei der Aktivierung der Immunabwehr des Säuglings eine wesentliche Rolle. Darüber hinaus haben die Triglyzeride in der Frauenmilch eine besondere Struktur. Dies erklärt die günstigere Resorption des Milchfettes der Frauenmilch (90%) gegenüber jenen der Kuhmilch (70%).

Frauenmilch und Kuhmilch enthalten als wesentliches **Kohlenhydrat** Milchzucker. Dieser liegt in beiden Fällen als ein 40:60-Gemisch von Alpha-Laktose und Beta-Laktose vor. In der Kohlenhydratfraktion der Muttermilch findet sich aber im Vergleich zur Kuhmilch ein hoher Anteil an Oligosacchariden (ca. 20% in der Muttermilch und etwa 5% bei der Kuhmilch). Von ihnen weiß man bisher nur, daß sie als unspezifische Hemmfaktoren gegen Grippeviren dienen und wachstumsstimulierend auf das *Bifido bacterium bifidum* wirken. Somit sind sie verantwortlich für die Bildung der charakteristischen milchsauren Darmflora. Dieser sogenannte **Bifidusfaktor**, der eine Ansiedlung von Kolibakterien, Streptokokken und anderen Krankheitserregern verhindert, fehlt bei der Kuhmilchernährung. Unterstützt wird die Entwicklung des typisch sauren und kolifeindlichen Milieus durch die Laktose der Frauenmilch, die offensichtlich langsamer gespalten wird als die Laktose der Kuhmilch. Kleine Mengen ungespaltener Beta-Laktose gelangen beim gestillten Kind in den Dickdarm, lösen dort Gärungsprozesse aus und säuern den Stuhl an. Diese Besonderheit des Milchzuckers wird auch als Grund dafür angenommen, daß gestillte Kinder flachere **Glukose- und Insulinkurven** aufweisen als Flaschenkinder.

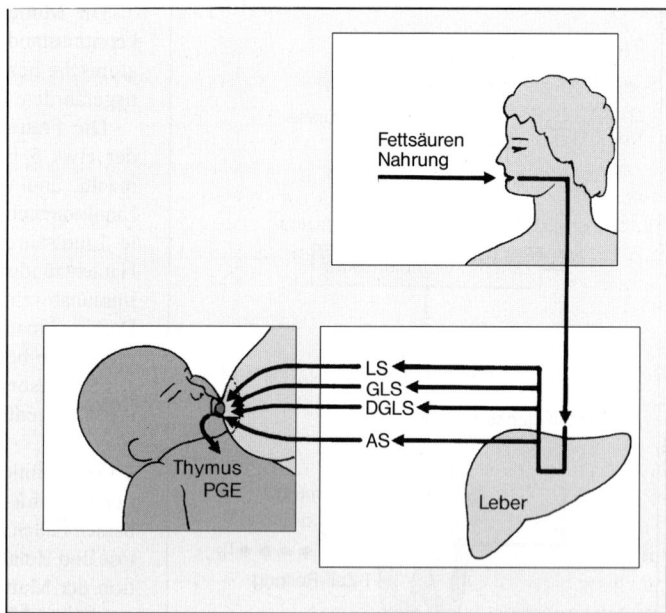

Abb. 6.20 Die Zufuhr der langkettigen, essentiellen Fettsäuren durch die Frauenmilch. Die von der stillenden Mutter mit der Nahrung aufgenommenen essentiellen Fettsäuren werden zur Linolsäure (LS) Gamma-Linolensäure (GLS), Dihomogamma-Linolensäure (DGLS) und Arachidonsäure (AS) verstoffwechselt und dem Säugling in beträchtlichen Mengen direkt mit der Muttermilch angeboten. (Mit freundlicher Genehmigung von Dr. med. B. Melnik, Hautarzt und Allergologe, Gütersloh und der Arbeitsgemeinschaft Allergiekrankes Kind in Herborn)

Die Mineralstoffe, Spurenelemente und Vitamine

Sie sind speziell auf die Verwertungsmöglichkeiten des kindlichen Organismus zugeschnitten.

Der Gehalt der Frauenmilch an **Mineralstoffen** ist gering und weist – wie auch der Fettgehalt – Tagesschwankungen auf. Mangelzustände werden bei Brustkindern dennoch kaum beobachtet. Anämien, bedingt durch **Eisenmangel**, sind selten, ebenso **neonatale Hypokalzämien** (eventuell mit Krämpfen und Tetanien verbunden). Die als **Zinkmangel-Erkrankung** erkannte *Acrodermatitis enteropathica* kommt gar nicht vor. Für das Mineral Zink gibt es einen spezifischen, die Resorption fördernden Faktor in der Frauenmilch, der in der Kuhmilch fehlt. Für die Resorption von Eisen wird ebenfalls ein solcher spezifischer Faktor angenommen.

In der Frauenmilch werden die für das Gedeihen des Kindes notwendigen **Vitamine** fast immer in ausreichender Konzentration angeboten. Da der Gehalt an fettlöslichen Vitaminen analog der Fettkonzentration und -zusammensetzung durch die Ernährung der Mutter beeinflußt wird, kann die Menge der Vitamine sehr unterschiedlich sein. Die Frau sollte deshalb während der Stillzeit in ihrer Ernährung Obst, Gemüse und hochwertige Pflanzenfette berücksichtigen.

Der **Vitamin-D-Gehalt** der Frauenmilch reicht in der Regel aus, um eine Rachitis bei vollgestillten Kindern zu verhindern. Die Ernährungskommission der Deutschen Gesellschaft für Kinderheilkunde empfiehlt für unsere Breiten (= geringe Sonnenbestrahlung, Luftverschmutzung) dennoch Vitamin D bei Brustkindern in der halben Dosierung zuzuführen wie bei Flaschenkindern.

Vollgestillte Neugeborene zeigen eine erhöhte Gefahr des **Vitamin-K-Mangels** mit dem Risiko lebensbedrohlicher Blutungen, sofern sie kein oder nur unzureichende Mengen von Kolostrum oder Hintermilch erhalten. Die Ernährungskommission für Kinderheilkunde empfiehlt generell eine dreimalige Gabe von Vitamin K (s. Kap. 7.4 Vorsorgeuntersuchungen, Screening, Prophylaxen).

Die Wachstumsfaktoren

Der Aminosäure **Taurin** werden wachstumsfördernde Eigenschaften zugeschrieben. Im Tierexperiment kam es beim Fehlen dieser essentiellen Aminosäure zu Schädigungen der Netzhaut. Bei Affen mit Taurinmangel wurde eine Verzögerung des Wachstums nachgewiesen. Bei Kindern mit zu niedrigen Plasmakonzentrationen an Taurin konnte ebenfalls eine Schädigung der Retina nachgewiesen werden. Taurin spielt vermutlich eine wichtige Rolle als Schutzfaktor für Netzhaut oder Zellmembranen, Wachstumsfaktor für Gehirngewebe, Neuromodulator.

Taurin wird in niedrigen Konzentrationen der industriell hergestellten Säuglingsmilchnahrung zugesetzt. Nachweislich haben mit Ersatzmilch ernährte Kinder trotz dieser Zufuhr bei weitem niedrigere Plasmakonzentrationen an Taurin.

Die Schutzfaktoren

Zahlreiche Studien sehen bei gestillten Kindern gesundheitliche Vorteile gegenüber nichtgestillten Kindern. Bei der Aussage "Gestillte Kinder werden seltener krank" herrscht Einigkeit bezüglich der Drittweltländer. Bei den Ländern mit hohem sozioökonomischem Standard wird die Frage, ob die Muttermilchernährung das Risiko für Erkrankungen erheblich reduziert, kontrovers diskutiert.

Alle Untersuchungen stimmen aber darin überein, daß die **immunologischen Schutzfaktoren** der Frauenmilch nicht industriell herstellbar sind.

Das Immunsystem des neugeborenen Kindes benötigt nach der Geburt einige Monate Reifung, bis es sich adäquat mit fremden Keimen auseinandersetzen kann. Nach dem wohlorganisierten Schutz des Föten im Mutterleib kann dieser Zeitraum durch die passive Immunisierung mittels der Immunglobuline der Muttermilch überbrückt werden.

Die Immunfaktoren bieten Schutz gegen fast alle Infektionen aus der mütterlichen Umgebung. Besonderen Schutz erhalten muttermilchernährte Säuglinge gegen Infektionen des Magen-Darm-Traktes und der Atemwege.

Zusätzlich ist die Muttermilch - vor allem das Kolostrum - reich an **Leukozyten**. 90% dieser Leukozyten sind **Makrophagen**. Sie besitzen die Fähigkeit zur Phagozytose von Mikroorganismen (Bakterien, Pilze) und die Möglichkeit zur Produktion von Komplement (C3, C4), Lysozym und Laktoferrin. Außerdem sind sie in der Lage, die T-Lymphozyten zur stärkeren Aktivität anzuregen. Die restlichen 10% der Leukozyten sind die T- und B-Lymphozyten. Letztere produzieren IgA und antivirales Interferon und übertragen die mütterlichen Abwehrstoffe gegen Krankheitskeime, welche die Mutter im Laufe ihres Lebens gebildet hat, auf das Kind (**broncho-enteromammäres System**).

Die **Weitergabe von Antikörpern** (AK) gegen bestimmte Erreger durch die Frauenmilch an das Kind ist unterschiedlich:

- Einen **guten Schutz** findet man bei Diphtherie, Tetanus, Salmonella-H, Staphylokokken, Röteln, Mumps, Polio und Masern.
- Eine **weniger gute AK-Weitergabe** besteht bei Pertussis, Shigellose, Hämophilus.
- **Keine AK-Weitergabe** ist festzustellen bei Lues, *Escherichia coli* und einzelnen Salmonellosen und Shigellosen.
- Bei Streptokokken wird je nach Literatur ein geringer bis guter AK-Übertritt angegeben.

> Zur Allergieprophylaxe wird empfohlen, alle Kinder mit positiver Familienanamnese von Anfang an mindestens 6-8 Monate lang voll zu stillen und vor allem auch in den ersten Lebenstagen kein Fremdeiweiß (adaptierte Ersatzmilchprodukte) zuzuführen.

Das Risiko, daß Kinder aus allergiebelasteten Familien die Veranlagung erben, ist sehr hoch (Abb. 6.21). Aus diesem Grund ist dem Allergieschutz durch Stillen die volle Aufmerksamkeit zu schenken. Die Erhebung einer umfassenden Familien-Allergieanamnese mit anschließender Beratung ist bereits in der Schwangerschaft erforderlich.

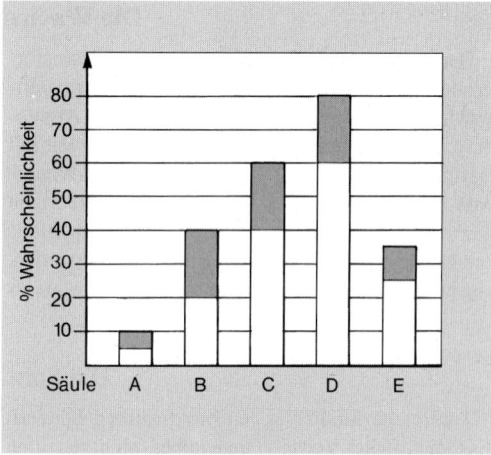

Abb. 6.21 Vorhersage des Allergie-Risikos bei der Erstellung der Familienanamnese. Die weißen Säulen zeigen die geringste prozentuale Wahrscheinlichkeit, die schwarzen Säulen die höchste prozentuale Wahrscheinlichkeit für den Säugling an, eine atopische Erkrankung zu entwickeln oder vererbt zu bekommen. (A) kein Risiko in der familiären Vorgeschichte, (B) ein Elternteil allergisch, (C) beide Eltern allergisch, (D) beide Eltern an der identischen Allergie erkrankt, (E) ein Geschwisterteil allergisch.

Die sozialpsychologische Sicht

Das Stillen ist gekennzeichnet durch den intimen körperlichen Kontakt zwischen Mutter und Kind. Die dabei entstehenden Interaktionsmöglichkeiten gehen weit über die Nahrungsgabe hinaus. Sie spielen beim **Aufbau des kindlichen Urvertrauens** eine große Rolle und fördern Enstehen und Wachsen der Mutter-Kind-Beziehung. In den ersten Stunden und Tagen nach der Geburt gibt es eine besondere Stimmung und Sensibilität der Mutter, vielleicht sogar des Vaters, für das Erleben ihres Kindes.

Bei der Befriedigung des Wunsches nach Nähe und Kontakt kommt neben dem **Blickkontakt** dem frühen **Hautkontakt** ein Höchstmaß an Bedeutung zu. Dem Kind kann, noch bevor die Funktionen der anderen Sinnesorgane differenziert ausgebildet sind, über die Haut Liebe und Geborgenheit vermittelt werden. Der frühe Hautkontakt fördert die spontane Beziehung der Mutter zum Kind und ihre Pflegebereitschaft. So ist zu beobachten, daß selbst Frauen, die sich in der Schwangerschaft gegen das Stillen entschieden haben, nach intensivem Blick- und Hautkontakt das Bedürfnis haben, das Kind an die Brust zu nehmen. Der ununterbrochene Hautkontakt während der ersten Lebensstunden fördert auch das effektive kindliche Suchen und Saugen an der Brust. Stillprobleme treten seltener auf (Righard und Alade 1992).

Bevor der Säugling seine persönliche Bindung zur Mutter aufgebaut hat, vermittelt ihm das **Saugen** beruhigende Signale, die ihm Geborgenheit anzeigen. Der **Lippenkontakt** scheint hierbei eine besondere Wirkung zu haben. Das "Erfassenkönnen" der Brustwarze mit den Lippen signalisiert dem Kind die Anwesenheit der Mutter und hat eine angststillende, beruhigende Wirkung. Die "Berührungsbehaglichkeit" beim Stillen scheint darüber hinaus eine große Bedeutung für die Entwicklung von Zuneigung und die Sozialentwicklung zu haben.

Der **Saugdrang** ist ein eigenständiger Antrieb, der unabhängig von der Nahrungsaufnahme gestillt werden muß. Das Bedürfnis des Kindes, möglichst bald nach der Geburt an die Brustwarze zu gelangen und diesen Saugdrang zu befriedigen, zeigt sich in seinen instinktiven "Rooting-Reaktionen" schon wenige Minuten *post partum*. Der Such- und Saugreflex des neugeborenen Menschen ist innerhalb der ersten 45 Lebensminuten auf seinem ersten Höhepunkt.

Neben der oralen Kontaktaufnahme kommt es beim Stillen zu der schon beschriebenen visuellen Kontaktaufnahme. Der Anblick des mütterlichen Gesichtes wird mit der positiven Erfahrung assoziiert und vermittelt Sicherheit. Das Kind lernt an der Brust seine nähere Umwelt kennen und gelangt über das kutane Erlebnis zu einer Objektbeziehung.

Dieser Signalaustausch zwischen Mutter und Kind hat entscheidenden Einfluß auf die Laktationsphysiologie. Die angeborenen Verhaltensmuster - Belecken und Einsaugen der Brustwarze - lösen bei der Mutter über einen Reflexbogen die Ausschüttung des für die Milchbildung verantwortlichen Hormons Prolaktin und des für die Milchausscheidung zuständigen Hormons Oxytozin aus. Des weiteren besteht die Annahme, daß nicht nur das Saugen, sondern auch der Haut- und Blickkontakt sowie das Riechen und Hören des Kindes die Anbahnung und Aufrechterhaltung der Laktation positiv beeinflussen.

Außerdem wird dem hohen Niveau der beiden Stillhormone während der Stillphase ein positiver Einfluß auf das mütterliche Verhalten zugeschrieben. Die Tierverhaltensforschung fand heraus, daß stillende Weibchen größere Anstrengungen unternahmen, um zu ihren Jungen zu kommen und weitaus streßunempfindlicher waren als ihre nichtstillenden Artgenossinnen (Pasch und Schwerdt-Böttcher 1984).

Stillen allein bietet jedoch noch keine Garantie für eine gute Mutter-Kind-Beziehung und eine gute kindliche Entwicklung. Ein Kind, das von seiner - wahrscheinlich zum Stillen überredeten - Mutter nur widerwillig und aus einem Pflichtgefühl heraus gestillt wird, erhält ebensowenig wie die Mutter psychologische Vorteile aus der Brusternährung.

Auch ist die Befriedigung der kindlichen und mütterlichen Bedürfnisse und die Entwicklung eines guten Mutter-Kind-Kontakts nicht nur durch eine positive Stillbeziehung zu erreichen. Bei der **Flaschenernährung** können Mutter und Vater dem Kind - wenn sie sich bewußt darauf einstellen und darum bemühen - ebenfalls die für die emotionale und soziale kindliche Entwicklung so wichtigen taktilen, visuellen, akustischen und kinästhetischen Stimulationen geben. Die Bedingungen, die sich beim Stillen ganz von selbst ergeben, müssen nachgeahmt werden, z.B. die Haltung des Kindes beim Füttern muß den Blickkontakt gewährleisten; der Hautkontakt muß dem Kind geboten werden; der Vater und die Mutter müssen die Bezugspersonen sein usw.

Die ökologische und ökonomische Sicht

- Muttermilch steht kostenlos zur Verfügung, während bei der Ersatzmilch neben dem Kaufpreis für Nahrung, Sauger und Flaschen auch die Kosten für Wasser (Mineralwasser) und Stromverbrauch anfallen.
- Muttermilch ist jederzeit in der richtigen Temperatur und normalerweise auch in der benötigten Menge verfügbar. Dies macht Stillen für die Mutter bequem, praktisch und zeitsparend. Sie ist dadurch überall und jederzeit in der Lage, das Nahrungsbedürfnis des Kindes zu stillen. Mit der Flaschenfütterung ist dies aus rein technischen und hygienischen Gründen nicht immer möglich.
- Muttermilch muß nicht unter hohem, kostenintensivem Energieaufwand hergestellt werden. Um künstliche Babynahrung für das erste Lebensjahr eines Kindes herzustellen, müssen etwa 438 Liter Kuhmilch (Nehlsen 1990) verarbeitet werden. Zu bedenken sind hier neben dem Energieaufwand und dem Wasserverbrauch bei der Herstellung auch die anfallenden Umweltbelastungen durch den Transport.
- Muttermilch hat ihre natürliche, hübsche und gute Verpackung. Kuhmilchpräparate müssen in Dosen oder Tüten aus Aluminium oder Plastik verpackt werden. In den USA wurde errechnet, daß ein Flaschenkind etwa 150 Dosen "Kunstmilch" verbraucht (Nehlsen 1990).

Die medizinische Sicht

- Stillen beschleunigt die Gebärmutterrückbildung. Durch Ultraschalluntersuchungen konnte nachgewiesen werden, daß sich die Verkleinerung des Gebärmutterinnenraumes und die Abnahme der Gebärmuttermuskelwandstärke bei stillenden Frauen in den ersten Wochenbettagen weitaus schneller vollzog als bei nichtstillenden (Werner 1992).
- Stillen hat einen empfängnisverhütenden Effekt. Die nachgeburtliche Schwangerschaftsrate von 5% in 6 Monaten belegt, daß stillende Frauen deutlich besser geschützt sind als nichtstillende Mütter (15%) (Vorherr 1982). In vielen Entwicklungsländern stellt Stillen auch heute die einzig mögliche Methode der Geburtenkontrolle dar.
- Stillen mindert das Brustkrebsrisiko. Diese Behauptung wird kontrovers diskutiert. Gesichert scheint nur die schützende Wirkung einer Schwangerschaft vor späterer Brustkrebsentstehung. Die Wahrscheinlichkeit, an Brustkrebs zu erkranken, wurde um so geringer, desto jünger die Frauen bei der ersten Schwangerschaft waren und je mehr Schwangerschaften ausgetragen wurden, nach denen auch gestillt wurde.

- Stillen formt den Unterkiefer des Kindes, schützt vor Zahnfehlstellungen, beeinflußt die Zungen-, Kiefer- und Gesichtsmuskel-Entwicklung günstig und trägt zu einem korrekten Schluckverhalten bei.

Die Flaschenernährung des Säuglings und das durch diese Ernährungsform geförderte Daumenlutschen wird als eine der Ursachen für die Entstehung von myofunktionellen Störungen im Kieferbereich angesehen. Sie treten häufig gepaart mit einem Sigmatismus (Lispeln) auf. Beim Nähren mit der Flasche "trinkt" das Kind, anstatt zu saugen. Die Lippen liegen inaktiv um den Sauger, und die Zunge schiebt sich nach vorne bis unter die Lippen, die Massetermuskeln (Kaumuskeln) bleiben untätig, während der Mentalismuskel (Flügelmuskel) hyperaktiv ist. Die Speichelproduktion wird weniger angeregt, das Saugbedürfnis bleibt unbefriedigt, das Kind "greift" zum Daumen. Das Daumenlutschen verändert fortwährend die Form des Kiefers sowie der Zahnreihe und verkleinert den Mundraum "künstlich", wodurch eine falsche Zungenruhelage entsteht. Auch bei Kindern, die als Säugling nur vier Monate und kürzer gestillt wurden oder deren Mütter von zu starkem Milchfluß berichteten, konnten Schluckstörungen nachgewiesen werden (Kittel und Jenatschke 1984).

Deshalb werden eine Stilldauer von mindestens 6 Monaten und (bei sehr starkem Milchfluß) ein Ausstreichen der Brust vor dem Anlegen und das Anlegen gegen die Schwerkraft (Brunnensaugen) empfohlen.

Bei der Flaschenfütterung sollten die Eltern (Pflegepersonen) die Flasche auf keinen Fall dem Kind alleine überlassen und sie immer entgegen der Saugkraft leicht nach außen ziehen.

Die Rückstände in der Muttermilch

Beim Stillen werden vom Kind nicht nur die wertvollen Inhaltsstoffe der Milch, sondern auch die in ihr enthaltenen Schadstoffe aufgenommen. Medikamente, Drogen und Genußmittel erreichen so über die Mutter das Kind. Auch ist die Frauenmilch als letztes Glied der Nahrungskette mit Rückständen aus der chemischen Industrie (Umweltgifte) belastet: **"Schadstoffbelastung der Muttermilch"**.

Die Medikamente

Fast jedes Medikament, das die Mutter während der Stillzeit einnimmt, geht - in unterschiedlicher Menge - in die Muttermilch über. In welchen Konzentrationen ein Medikament über die Milch zum Kind übergeht, hängt im wesentlichen von dessen **Milchgängigkeit** ab. Eine besonders gute Milchgängigkeit haben Medikamente mit guter Fettlöslichkeit, geringem Molekulargewicht, alkalischer Reaktion und/oder niedriger Eiweißbindung.

Einen großen Einfluß auf den **Übergang des Medikaments auf das Kind** haben zusätzlich dessen Dosierung, Applikationsart, Resorbierbarkeit aus dem kindlichen Darm und Halbwertszeit sowie der Zeitabstand zwischen Einnahme und nächster Stillmahlzeit.

Bei der **Risikoabschätzung** der medikamentösen Therapie während der Stillzeit spielen die Medikationsdauer und das Alter des Säuglings eine entscheidende Rolle. Ein Medikament, das ein drei Monate alter Säugling gut verträgt, kann für ein Neugeborenes mit seinen noch unreifen Stoffwechselorganen gefährlich sein.

> Bei der Einnahme von Medikamenten in der Stillzeit ist die gleiche Vorsicht geboten wie in der Schwangerschaft.
>
> Insgesamt kann davon ausgegangen werden, daß im dringenden Bedarfsfall aus fast jeder Medikamentengruppe mindestens ein Medikament auch in der Stillzeit gegeben werden kann.
>
> Ist ein Medikament für die Behandlung von Säuglingen und Kleinkindern zugelassen, darf es auch in der Stillzeit verabreicht werden.
>
> **Neuere Medikamente sollten gemieden werden!**

Medikamentenlisten, in denen die bislang bekannten Daten zu Arzneimitteln, Milchgängigkeit sowie Risiken für den gestillten Säugling aufgeführt sind, können über den Fachbuchhandel bezogen werden.

Die medikamentöse Behandlung der stillenden Frau muß immer mit einem ausführlichen **Beratungsgespräch** durch den Arzt oder die Ärztin verbunden sein. Die Interessen der Mutter und die Schwierigkeiten, die ein plötzliches Abstillen hervorrufen können, müssen immer mit angesprochen werden.

In den seltensten Fällen erfordert eine Medikation das **Abstillen**. Ein für den Säugling weniger gefährliches, aber ebenso wirksames Medikament steht oft als Alternative zur Verfügung. Ist das Ausweichen auf ungefährlichere Präparate nicht möglich, muß die Muttermilch während der Behandlung abgepumpt und verworfen werden. Dieses vorübergehende Aussetzen oder gar ein durch Langzeittherapie notwendig werdendes Abstillen macht eine einfühlsame Begleitung durch die Hebamme erforderlich.

Die Gabe von Medikamenten kann auch einen unerwünschten Nebeneffekt auf die Milchprodukte haben (z.B. Rückgang der Milchproduktion).

Die Sucht- und Genußmittel

Nikotin ist fettlöslich und gelangt in hohen Konzentrationen in den kindlichen Organismus. Die vom Kind aufgenommene Menge ist (bedingt durch die kurze Halbwertszeit des Nikotins) abhängig von der Zahl der kurz vor dem Stillen gerauchten Zigaretten. Eine Gesundheitsschädigung des Kindes ist bei einem Konsum von mehr als 20 Zigaretten am Tag nicht mehr auszuschließen. Beim Säugling können Unruhe, Durchfall und Erbrechen auftreten. **Die Vorteile des Stillens können gegenüber der Nikotinbelastung in den Hintergrund treten.** Bei derartigem Abusus geht gleichzeitig die Milchmenge zurück. Bevor ein Stillverbot wegen zuviel Nikotins ausgesprochen wird, ist zu bedenken, daß die Mutter auch vor der Geburt geraucht hat und nach dem Abstillen weiterrauchen wird. Das Kind ist der Gesundheitsgefährdung des Passivrauchens weiter ausgesetzt, während ihm gleichzeitig der Infektions- und Allergieschutz der Muttermilch entzogen werden. Die Vor- und Nachteile müssen abgewogen und es muß eine individuelle Entscheidung mit den Eltern getroffen werden.

Rauchen Mutter, Vater oder beide Elternteile, sollte frühzeitig, am besten in der Schwangerschaft, ein Beratungsgespräch über die Gefahren des aktiven und passiven Rauchens stattfinden. Es müssen Ihnen Wege aufgezeigt werden, wie sie - sollten sie das Rauchen nicht einstellen können - das Kind so gering wie möglich belasten (z.B. nie in Anwesenheit des Kindes rauchen; Raucherzimmer einrichten; nie in geschlossenen Räumen und auf keinen Fall im Auto rauchen; nie während des oder kurz vor dem Stillen rauchen).

Alkohol trinkt das Kind mit. "Leichte Alkoholika" wie Bier, Wein und Sekt sollten deshalb in der Vollstillzeit eine Ausnahme bleiben und ausschließlich nach dem Stillen getrunken werden. In den ersten Tagen des Stillens, z.B. beim Anstoßen auf die Geburt, sollte das Gläschen Sekt höchstens ein Schnapsgläschen sein. Ein kritischer Blick auf die geringe Kolostrummenge und die häufigen Anlegezeiten macht deutlich, daß ein Glas schnell zuviel sein kann. Alkohol in geringen Mengen fördert zwar den Milchausscheidereflex, kann aber die kindlichen Stillreflexe negativ beeinflussen. Größere Mengen Alkohol, besonders "harte" Getränke beeinflussen den Milchfluß negativ und schaden dem Kind. Die Konzentrationen des Alkohols liegen in der Muttermilch nur geringfügig niedriger als im Blut der Mutter.

Wie beim Rauchen besteht häufig schon in der Schwangerschaft eine Alkoholabhängigkeit. Deshalb muß im Verdachtsfall der Säugling schon bei der Geburt auf die Symptome eines Alkoholembryopathie-Syndroms hin untersucht werden. Bei Alkoholabusus ist Stillen kontraindiziert.

Die Industrierückstände, Umweltchemikalien und die Schadstoffbelastung

Seit einigen Jahrzehnten ist bekannt, daß Industrierückstände und Umweltchemikalien über die Nahrungskette in die Muttermilch gelangen. Die Kontamination der Frauenmilch mit diesen Fremdsubstanzen ist gemeint, wenn wir von der **Schadstoffbelastung der Frauenmilch** sprechen. Dank immer besserer Nachweisverfahren werden heute unzählig viele dieser unerwünschten - für die Gesundheit eventuell bedenklichen oder gefährlichen - Fremdsubstanzen in der Frauenmilch festgestellt.

Die Konzentration dieser Rückstände oder Schadstoffe in der Frauenmilch ist immer noch hoch, höher als in vielen anderen Nahrungsmitteln. Leider kann sie im Gegensatz zu den Genußmitteln und Medikamenten **von der einzelnen Frau - durch eine entsprechende Lebensführung - nicht beeinflußt werden.**

Die für Deutschland relevanten Schadstoffe in der Muttermilch sind in der Reihenfolge ihrer gesundheitlichen Bedenken aufgeführt:
1. Chlorierte Kohlenwasserstoffe (persistente **Organochlorverbindungen**)
2. Organochlor**pestizide**:
   - **DDT** und seine Metaboliten
   - **Dieldrin**
   - **Aldrin**
   - **Lindan** = HCH (Hexachlorcyclohexan)
   - **HCB** = Hexachlorbenzol
3. Polychlorierte **Biphenyle** = PCB
4. Polychlorierte Dibenzo**dioxine** und Dibenzo**furane** = PCDD und PCDF
5. **Schwermetalle**:
   - Blei
   - Quecksilber
   - Cadmium
6. **Nitrate** (Nitrit und Nitrosamine)
7. **Nitromoschusverbindungen**

Viele dieser Verbindungen kommen in der Natur nicht vor. Einmal in die Umwelt eingebracht verteilen sie sich weit über ihre Einbringungsorte hinaus. Ihr Transport erfolgt über Wasser, Regen, Schnee, Pflanzen, Tiere, Nahrungs- und Futtermittel. Es gibt bisher kein eigenes - von der Natur entwickeltes - schnellwirksames Abwehrsystem zum Schutz der Lebewesen. Deshalb und infolge ihrer chemischen Eigenschaften
- **hohe Fettlöslichkeit**
- **geringe Wasserlöslichkeit**
- **hohe chemische Stabilität**
- **hohes Anreicherungsvermögen**
- **hohe Persistenz**

konzentrieren sich die genannten Substanzen von Glied zu Glied der Nahrungskette. Im menschlichen Körper angekommen werden sie bevorzugt im Fettgewebe, in Drüsen und im Nervengewebe **gespeichert** und über längere Zeiträume hinweg **angereichert**. Die Ausscheidung über den Körper kann nur über Fettabbau und Fettausscheidung geschehen. Beim Abbau der Fettzellen wie zum Beispiel bei einer Abmagerungskur, Fasten oder Krankheit werden die Schadstoffe zwar freigesetzt, aber nicht ausgeschieden. Sie konzentrieren sich auf die verbleibenden Fettzellen.

In der Stillzeit werden die Fettdepots der Frau mobilisiert. Die dabei freigesetzten hochgradig fettlöslichen Schadstoffe können jetzt über das Milchfett ausgeschieden werden. Ein Teil der mütterlichen - jahrelang im Körperfett angereicherten Schadstoffe - erreicht so das wirklich letzte Glied der Nahrungskette, das Neugeborene. Die Muttermilch zählt zu den am stärksten belasteten Nahrungsmitteln.

In der Kuhmilch und damit auch in den Ersatzmilchprodukten werden hingegen wesentlich geringere Konzentrationen der genannten Schadstoffe nachgewiesen. Diese Tatsache ist bedingt dadurch, daß der Mensch am Ende der Nahrungskette steht und bei ihm die Anreicherungsphase bis zur Abgabe der Milch wesentlich länger dauert.

Stillen stellt quasi einen Entgiftungsprozeß für die Mutter dar. Die Muttermilch mit ihren meßbaren Schadstoffkonzentrationen wird somit zum **Bioindikator** für die Belastung der gesamten Bevölkerung mit Umweltgiften, denn nicht nur im weiblichen Fettgewebe werden Schadstoffe eingelagert.

Die biologische Halbwertszeit vieler dieser Schadstoffe beträgt Jahre. Dies bedeutet selbst bei einem Einbringungsverbot (DDT - verboten in der BRD seit 1971, Dieldrin - verboten in der BRD seit 1966) müssen stillende Mütter und Säuglinge mit den Belastungen leider heute und zunächst auch weiterhin leben.

Trotz allgemeiner Schadstoffbelastung sind die Schadstoffkonzentrationen nicht bei jeder stillenden Mutter gleich, sie hängen von verschiedenen Einflußfaktoren ab. Die folgenden Einflußfaktoren beziehen sich auf die - am bedenklichsten einzustufenden - Belastungen mit den chlorierten Kohlenwasserstoffen (CKW).

Den größten Einfluß auf die Schadstoffgehalte in der Frauenmilch haben die **persönlichen Umstände**:
- Mit steigender Zahl der gestillten Kinder nimmt der Schadstoffgehalt ab.
- Mit steigendem Alter der Mutter nimmt der Schadstoffgehalt zu.
- Mit steigender Anzahl der Stillwochen nehmen die Schadstoffwerte ab.

Eventuell ist die Höhe des Schadstoffgehaltes auch davon abhängig, ob die Frauen als Säuglinge selbst mit Muttermilch ernährt wurden.

Auswirkungen des Körpergewichts (untergewichtige Frauen weisen höhere Werte auf) auf die Schadstoffhöhe haben sich nicht eindeutig bestätigen lassen.

Eine signifikante Beeinflussung des Schadstoffgehaltes durch den **Wohnort** konnte, sofern dieser in den **alten Bundesländern** lag, nicht festgestellt werden. Die Untersuchungen der Frauenmilchproben (geringe Probenzahl) aus den **neuen Bundesländern** zeigten annähernd die selben Belastungswerte wie die Proben aus den alten Bundesländern. Der Gehalt an polychlorierten Biphenylen lag dabei in den neuen Bundesländern im Mittel niedriger. Die DDT-Werte waren jedoch erhöht.

Die Milchproben von **Müttern, die nicht in der Bundesrepublik aufgewachsen sind**, spiegeln die Belastungssituation der Herkunftsländer wider. Die Pestizidwerte bei Westeuropäerinnen liegen in durchaus vergleichbarer Größenordnung, während sie z.B. bei vietnamesischen Frauen wesentlich höher ausfallen. Die PCB-Werte sind in wenig industrialisierten Ländern dagegen deutlich niedriger als in Westeuropa.

Die Dioxinwerte in den Milchproben der Frauen, die **in unmittelbarer Nachbarschaft von Müllverbrennungsanlagen, Mülldeponien, metallverarbeitenden und chemischen Betrieben** wohnen, liegen erstaunlicherweise im selben Bereich wie von Müttern, die nicht in der Nähe dieser "Dioxinhersteller" leben. Dies liegt vermutlich daran, daß die tägliche Dioxinaufnahme zu über 90% mit der Nahrung erfolgt. Da wir heutzutage "normalerweise" keine Selbstverbraucher mehr sind, also unsere verzehrten Lebensmittel nicht nur aus der näheren Umgebung unseres Wohnortes beziehen, muß verständlicherweise mit einer nahezu ubiquitären (flächendeckenden) Verteilung der Dioxinbelastung gerechnet werden. Die Aufnahme über Luft oder Wasser kann in der Regel vernachlässigt werden.

Bei der Auswertung der **Verzehrgewohnheiten** der Mütter ergab sich kein signifikanter Unterschied in der Belastungshöhe. In der Milch von **Lactoovovegetarierinnen** (geringe Probenzahl) lagen die Werte an Dioxin, Furan und PCB allerdings geringfügig höher als bei Frauen, die sich mit Mischkost ernähren. Milchproben von **Aktiv- und Passivraucherinnen** weisen erstaunlicherweise niedrigere Schadstoffkonzentrationen auf als die von Nichtraucherinnen. Eindeutige Erklärungen dafür gibt es nicht. Diese Ergebnisse dürfen aber nicht dazu führen, die bekannten Gesundheitsschädigungen des Rauchens – gerade in der Schwangerschaft und Stillzeit – gegen den vermeintlichen Vorteil der geringfügig niedrigeren Konzentrationen an Organochlorverbindungen aufzurechnen.

Bewertung für das Stillen und die Stillberatung

Das Bundesgesundheitsamt, die Weltgesundheitsorganisation und die Kommission der Deutschen Forschungsgemeinschaft sowie führende Toxikologen haben seit Jahren übereinstimmend zum vollen Stillen in den ersten 4 bis 6 Lebensmonaten des Kindes angeraten.

> Die Kommission für Umweltfragen der Akademie für Kinderheilkunde und Jugendmedizin befürwortet seit 1996 **Stillbeschränkungen**, die aus toxikologischen und umweltmedizinischen Aspekten abgeleitet werden, **vollständig aufzuheben**.

Eine Reihe von Überlegungen verdeutlicht diese Empfehlung:
- Viele Untersuchungen belegen die Vorteile des Stillens und der Muttermilch. Bisher gibt es **keine** konkreten, ernsthaften Hinweise, daß aufgrund der etwa seit 15 Jahren bestehenden CKW-Konzentrationen in der Muttermilch Schäden einträten (BGA 1992, Mühlendahl 1996).
- Die Milchdrüse besitzt spezielle Eigenschaften, welche die Konzentrationen von toxischen Substanzen reduzieren. Die Muttermilch stellt somit einen Schutzfaktor gegen **Ökotoxine** dar (Staudt-Spychalowicz 1996).
- Der Kontakt mit den Schadstoffen beginnt für das Kind nicht erst im extrauterinen Leben. Chlorierte Kohlenwasserstoffe werden schon diaplazentar weitergegeben und sind auch im Sperma des Mannes sowie im Fettgewebe Neugeborener nachweisbar (Becker 1987, Schmidt 1992).
- Die als tolerierbar angestrebten Aufnahmemengen beziehen sich jeweils auf eine lebenslange Aufnahme. Eine sechsmonatige Stillphase umfaßt aber weniger als 1% der üblichen Lebenserwartung (BGA 1992).
- In den letzten 5 bis 9 Jahren sind die Dioxinkonzentrationen in der Frauenmilch um etwa 40% geringer geworden. Seit 15 Jahren nehmen die gemessenen CKW-Werte deutlich ab (Fürst 1992, Mühlendahl 1996).
- Die umweltpolitischen Maßnahmen - die Anwendungsverbote für bestimmte Pflanzenschutzmittel, die Maßnahmen zur Emissionsminderung (bleifreies Benzin), der Ersatz von Chlorbleiche durch umweltverträglichere Verfahren - zeigen erste Wirkungen. Die Ergebnisse von Frauenmilch-Untersuchungen der letzten Jahre belegen abnehmende Schadstoffgehalte. Diese Schadstoffreduzierungen müssen in Zukunft mit allen Mitteln weitergeführt werden.

Bei der **Stillberatung** kann generell empfohlen werden:
- **Das volle Stillen bis zum vollendeten 4. bis 6. Lebensmonat** (8. bei Allergiegefahr). Danach allmähliche Reduktion der Milchmenge durch Beikostgaben. Daneben Weiterstillen - bei Wunsch bis ins 3. Lebensjahr.
- Das Anbieten einer **Muttermilchuntersuchung** bei Frauen, die deutlich über 30 Jahre alt sind und ihr erstes Kind stillen, **sofern die Angst vor einer Schadstoffbelastung dem Stillerfolg im Wege steht**. Als Untersuchungszeitpunkt bietet sich der dritte Stillmonat an, da ein viermonatiges Voll-Stillen in jedem Falle anzustreben ist (Fürst et al. 1992). Die kostenintensiven Untersuchungen auf Dioxine und Schwermetalle werden nicht in allen Bundesländern durchgeführt. Interessierte Frauen können an das jeweilig zuständige chemische Landesuntersuchungsamt, Gesundheitsamt oder Umweltministerium verwiesen werden. Dort sind aktuelle Informationen über Schadstoffbelastung, Untersuchungs- und Kostenregelungen erhältlich.
- **Diäten oder Abmagerungskuren** dürfen während der Stillzeit auf keinen Fall durchgeführt werden. Die Muttermilch würde noch stärker mit Schadstoffen angereichert werden.
- Die Frau hat während der Stillzeit einen durchschnittlichen **Mehrbedarf** von ca. 2700 kJ pro Tag. Dieser sollte bei der Ernährung berücksichtigt werden. Der genaue Wert läßt sich allerdings für die einzelne stillende Frau nicht einfach ermitteln. Hält die Frau aber in der Stillzeit ihr Gewicht konstant, die normale Gewichtsabnahme im Wochenbett abgerechnet, kann von einer Bedarfsdeckung ausgegangen werden.

Für die in der **Stillberatung** tätige Hebamme ist es von großer Bedeutung, sich immer wieder neu mit der Schadstoffproblematik auseinanderzusetzen. Für die Bewertung der in aktuellen wissenschaftlichen Schadstoffberichten dargestellten Daten gibt es ein definiertes Vokabular:
- **NOAEL (NOEL)**: **N**o **O**bserved **A**dverse **E**ffekt **L**evel = **an Tieren** ermittelte Fütterungsmenge eines Fremdstoffes **ohne** schädliche (allgemeine, allergische oder toxische) Wirkung bei **lebenslanger Zufuhr**
- **SF**: **S**icherheits**f**aktor = die bei der **empfindlichsten Tierart** ermittelte NOEL-Zufuhrmenge wird mit Sicherheitsfaktoren versehen. Der SF kann zwischen **10 und 1000** liegen. Je maximal 10 für:
   - Unterschied **Mensch/Versuchstier**
   - Unterschied in der **Empfindlichkeit des Menschen**
   - lückenhaftes Datenmaterial (**Langzeitfolgen**, die theoretisch aus der Belastung resultieren können; Beeinflussung der Fertilität, der Immunabwehr, Manifestation von atopischen Krankheiten)
- **TDI**: **T**olerable **D**aily **I**ntake
- **TDA**: **T**äglich **d**uldbare **A**ufnahme der NOEL mit SF versehen
- **Richtwerte**: Ergebnis **wissenschaftlicher** Diskussionen
- **Grenzwerte**: Ergebnis **politischer** Entscheidungsprozesse

Die Anatomie der Brust und die Physiologie des Stillens

Der natürliche Vorgang der Muttermilchernährung wird in unserer Muttersprache **Stillen** genannt. Das Synonym macht die Bedeutung deutlich: An der Brust der Mutter wird das Kind genährt - befriedigt - beruhigt, seine Bedürfnisse werden umfassend **gestillt**.

Die Mutter wird von ihrem Kind **Mama** genannt. Mamma ist auch die lateinische Bezeichnung für die weibliche Brust, deren von der Natur vorgesehene Funktion die Bereitstellung der **Muttermilch** ist. Die Feststellung liegt nahe:

Die Mamma (Mama) kann die kindlichen Bedürfnisse umfassend stillen.

Lage und Aufbau der Brust bei der geschlechtsreifen Frau

Die Brust ist entwicklungsgeschichtlich ein Hautanhangsgebilde (Hautorgan), das sich von den Schweißdrüsen ableitet. Eine rudimentäre Form ist bei Kindern und Männern vorhanden.

Die Brust besteht aus der Brustwarze (Mamille) einschließlich des Warzenhofs (Areola), dem Drüsen-, Fett- und Bindegewebe sowie der darüberliegenden Haut.

Das Drüsengewebe ist vollständig von einer oberflächlichen und einer tiefen Schicht der superfizialen Faszie des *Musculus pectoralis major* eingehüllt. Zwischen Drüsengewebe und Haut liegt wie ein Polster das Unterhautfettgewebe. Dieses ist durchzogen von bindegewebigen Septen, den **Cooper-Ligamenten**. Sie entspringen zwischen den Drüsenabschnitten und gehen teilweise unter Aufspaltung in die Subkutis ein, um von dort zur Faszie des *Musculus pectoralis major* zu ziehen. Damit erfüllen sie ihre Aufgabe: die Verankerung des Brustdrüsengewebes im Unterhautfettgewebe und an der Unterlage, dem *Musculus pectoralis major*.

In der Mitte der voll entwickelten, halbkugeligen Brust befindet sich der 1,5 bis 2,5 cm große, bei der Nullipara rosa bis bräunlich pigmentierte **Warzenhof** (*Areola mammae*). Die **Brustwarze** (Mamille oder Papille) in der Mitte des Warzenhofs hebt sich einige Millimeter von der Oberfläche ab. Auf dem ganzen Warzenhof verteilt zeigen sich kleine, flache Erhebungen von individueller Anzahl. In ihnen liegen unmittelbar unter der Haut in der schmalen subkutanen Gewebsschicht die apokrinen Drüsen, *Glandulae areolares Montgomery*, kurz Montgomery-Drüsen genannt. Sie haben die Funktion, die Haut der Brustwarze geschmeidig zu halten. Ihre Ausführungsgänge münden in der Oberfläche der Areola und in die großen Milchausführungsgänge.

Der Hauptteil der Brustwarze enthält glatte **Muskulatur**, die die großen Milchausführungsgänge umschließt. Auch im Subkutangewebe des Warzenhofs sind zirkulär und radiär glatte Muskelfasern angeordnet. Sie bewirken die Erektion der Brustwarze und werden durch humorale Faktoren erregt.

Areola und Mamille besitzen zahlreiche sensible **Nervenendigungen**. Diese entstammen den 2. und 6. lateralen und medianen interkostalen Nerven sowie den supraklavikulären Nerven des 3. und des 4. zervikalen Plexus.

Etwa 8 bis 15 **Milchausführungsgänge**, die sogenannten **Milchporen**, enden in der Brustwarzenoberfläche. Sie kommen von den teils schon in der Mamille, teils erst unterhalb der Brustwarzenbasis liegenden *Sinus lactiferi* (Milchsäckchen oder -seen).

Die Milchseen, in denen sich die Muttermilch ansammeln kann, setzen sich in die radiär von der Brustwarze und vom Warzenhof zur Thoraxwand verlaufenden **Milchgänge** fort. Dabei teilen sie sich nach kurzer Strecke in 15 bis 20 Hauptmilchgänge, die jeweils eine variable Anzahl von kleinen Milchgängen abgeben. An deren Endigungen führen die terminalen, kapillaren Milchgänge zu den abschließenden Azini.

Ein Hauptmilchgang mit seinen Untereinheiten wird als **Milchlappen** (*Lobus*) bezeichnet. Jeder davon abgehende kleinere Milchgang mit den terminalen, kapillaren Milchgängen und den anschließenden Azini - in der Gravidität und Laktation Alveolen genannt - heißt Milchläppchen (*Lobulus*).

Die **Alveolen** (Abb. 6.22) sind die eigentlichen funktionellen Einheiten der Brustdrüse zur Zeit der Laktation. Sie sind von einer einfachen Schicht milchsezernierender Zellen ausgekleidet und von einem Netz myoepithelialer, kontraktiler Zellen umgeben. Die Myoepithelzellen finden sich nicht nur um die Alveolen, sondern auch speziell um die terminalen und intralobulären Milchgänge herum. Sie dienen der Milchejektion. Ihre Kontraktion kommt nicht über Nervenfasern, sondern humoral über das Hormon Oxytozin zustande.

An das Myoepithel der Azini oder Alveole grenzt unmittelbar das subepitheliale, intralobuläre Bindegewebe, auch intralobuläres **Mantelgewebe** genannt. Es ist durchzogen von Nerven, Blut- und Lymphgefäßen und dient der Ernährung des Drüsengewebes. Für die Physiologie und Pathologie des Brustdrüsengewebes kommt diesem Gewebe entscheidende Bedeutung zu. Hormonelle Zyklusveränderungen – Schwellungszustände durch Wassereinlagerungen und proliferative Wachstumsvorgänge – spielen sich im Mantelgewebe ab. Auch Entzündungsreaktionen (wie bei der Mastitis) gehen von ihm aus.

Drüsen- und Mantelgewebe werden wiederum umhüllt vom interlobären **Bindegewebe**, das vom Cooper-Ligament, dem Stütz- und Halteapparat der Brust, durchzogen ist (Abb. 6.23a,b).

Die **Durchblutung** der Brust ist während Schwangerschaft und Stillzeit erheblich gesteigert. Die Venenzeichnung ist deutlich erkennbar. Die Brustdrüse wird zu 60% über die *Arteria mammaria interna* mit Blut versorgt. Von der *Arteria thoracica lateralis* kommen 30%. Die restlichen 5 bis 10% kommen über die Interkostalarterien oder aus der *Arteria thoracodorsalis* und der *Arteria thoracoacromialis*. Der Abtransport des Blutes erfolgt über die oberflächlichen Venen und nach deren Zusammenfluß mit den tieferliegenden Venen durch die *Venae thoracicae internae* oder die Halsvene in die *Vena jugularis* und lateral in die *Vena axillaris*.

Das **Lymphsystem** der Brust entspringt dem interlobulären Mantelgewebe. Mehrere Lymphkapillaren vereinigen sich zu größeren Gefäßen. Diese münden in Lymphknoten. Die Lymphbahnen der oberen und seitlichen Drüsenabschnitte ziehen dabei zu den Achsellymphknoten und den Lymphknoten der seitlichen Thoraxwand, die Lymphgefäße der mittleren Drüsenquadranten erreichen die interklavikulären und retrosternalen Lymphknoten. Lymphbahnverbindungen bestehen auch zur anderen Brust und zum *Musculus rectus abdominis*.

Form und Größe der Brust sind von Frau zu Frau unterschiedlich. Alter, Vererbung und durchgemachte Schwangerschaften spielen eine Rolle. Der Fettgewebeanteil der Brust variiert von Frau zu Frau beträchtlich, während der Drüsengewebeanteil relativ konstant ist. Die linke Brust ist meist geringfügig größer als die rechte. Als normale Größe der Brustdrüse wird ein Gewicht oder Volumen von 150 bis 400 g im nichtgraviden Zustand angegeben; am Ende der Gravidität liegen die Werte bei 400 bis 600 g, während der Laktation um 600 bis 800 g. Das Gewicht der Brustdrüse nimmt mit der ersten und zweiten Schwangerschaft zu. Form- und Größenveränderungen der Brust sind in erster Linie eine Folge der Schwangerschaft(en), nicht des Stillens.

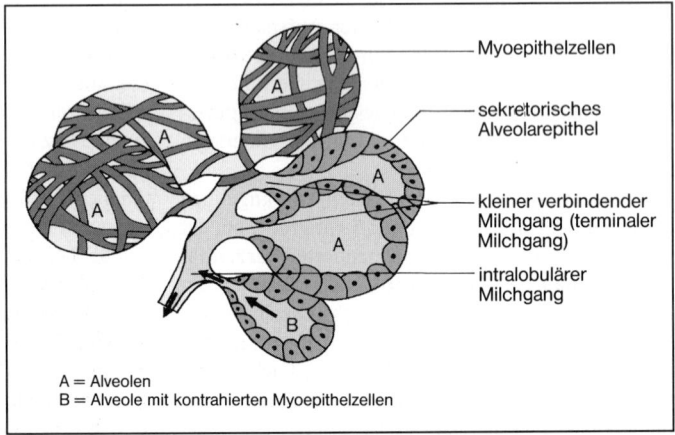

Abb. 6.22 Schematische Darstellung der funktionellen Einheit der Brustdrüse, dem Lobulus, mit sekretorischen Alveolen und Myoepithelzellen. (A) Alveolen während Produktion und Sekretion von Milch. (B) Alveole und intralobulärer Milchgang im kontrahierten Zustand.

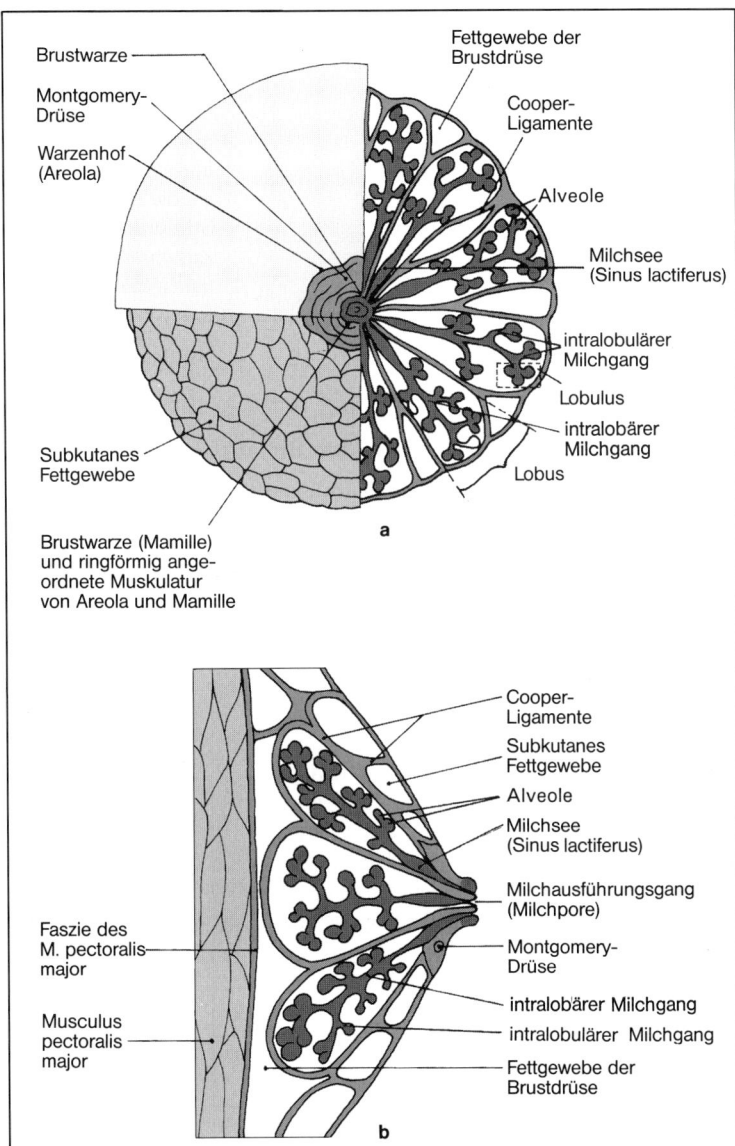

Abb. 6.23 Schematische Darstellung der "Architektur" der Brustdrüse. Vorderansicht (a) und Sagittalschnitt (b).

Die Entwicklung der Brustdrüse und die Physiologie der Laktation

Laktation im eigentlichen Sinne bedeutet das Ingangkommen und die Aufrechterhaltung der Milchproduktion sowie die Abgabe der Muttermilch durch die weibliche Brustdrüse im Anschluß an die Schwangerschaft.

Oft werden aber unter dieser Definition alle Phasen der Brustdrüsenentwicklung und -funktion zusammengefaßt und in fünf Abschnitte unterteilt:

1. **Mammogenese:** ovarielle Phase der Brustentwicklung; Fetalzeit - Ruhephase in der Kindheit - Pubertät.
2. **Laktogenese:** plazentare Phase der Laktationsvorbereitung; Schwangerschaft.
3. **Galaktogenese:** hypophysäre Phase der Laktationsaufnahme; postpartal.
4. **Galaktopoese:** adenohypophysäre Phase der Laktationserhaltung; postpartal.
5. **Galaktokinese:** neurohypophysäre Phase der Laktationserhaltung; postpartal.

Diese Einteilung der Laktationsvorgänge verleitet leicht dazu, die Laktationsaufnahme und -erhaltung "ausschließlich" als endokrines Geschehen zu betrachten. Bei dieser Betrachtungsweise tritt das harmonische Zusammenspiel zwischen den mütterlichen und kindlichen Stillreflexen sowie ihren Wirkungen auf die Hormonausschüttung in den Hintergrund. Die Stillförderung muß jedoch immer das reibungslose Zusammenspiel dieser Faktoren im Auge behalten, um zu einer befriedigenden Stillbeziehung zu verhelfen.

Die Entwicklungsphase der Brust (Mammogenese und Laktogenese)

In der 5. Woche der **Embryonalentwicklung** bildet sich beim Embryo eine 2- bis 4schichtige Epithelverdichtung an der seitlichen Rumpfwand, aus der sich die Milchleiste formiert. Ab der 7. Woche beginnt die zunächst hormonunabhängige Differenzierung der Brustdrüsenanlage. Die Entwicklung der Mamma in die männliche oder weibliche Richtung scheint davon abzuhängen, ob in einer bestimmten Phase Androgene wirksam werden. Sie hemmen die weibliche Brustdrüsenentwicklung, wohingegen die Östrogene intrauterin anscheinend keine Bedeutung für die Brustdrüsenentwicklung haben. Die Mamma differenziert sich offenbar nach dem - aus der Säugetierentwicklung bekannten - Prinzip der "basic femaleness" stets als weibliches Organ, es sei denn, die Androgene nehmen eine männliche Prägung vor.

Ab der 9. Embryonalwoche stimuliert beim männlichen Embryo das HCG die Androgenproduktion aus dem embryonalen Hoden. In der 14. Entwicklungswoche liegen beim Embryo **Milchganganlagen** vor. Um den 85. Tag herum sind 15 bis 25 Milchganganlagen in der Brustknospe nachweisbar, die sich ca. zwei Wochen später kanalisiert haben.

Etwa zu diesem Zeitpunkt (17. SSW) konzentriert sich die Brustentwicklung auf den sogenannten **Milchhügel** unterhalb der oberen Extremitäten, also auf die eigentliche Brust. Die überschüssigen Milchdrüsenanlagen werden zurückgebildet. Dabei können unvollkommene Rückbildungen entlang der Milchleiste als überzählige Brustwarzen (**Polythelie**) oder Drüsenanlagen (**Polymastie**) persistieren (Abb. 6.24).

Die Polythelie kommt mit einer Frequenz von 1 bis 5% bei Männern und Frauen vor. Sie bereitet keine Probleme, während die Polymastie unangenehm werden kann. Im Lauf der Schwangerschaft können die akzessorischen (überzähligen) Drüsenanlagen zur Milchbildung fähige *Mammae* von geringer Größe bilden. Wenn diese keine (Abfluß-)Warze haben, können sie zum Zeitpunkt des Milcheinschusses sehr schmerzhaft sein. Durch Kühlen läßt sich der Schmerz jedoch mildern, und es kommt innerhalb kurzer Zeit zur Stauungsinvolution.

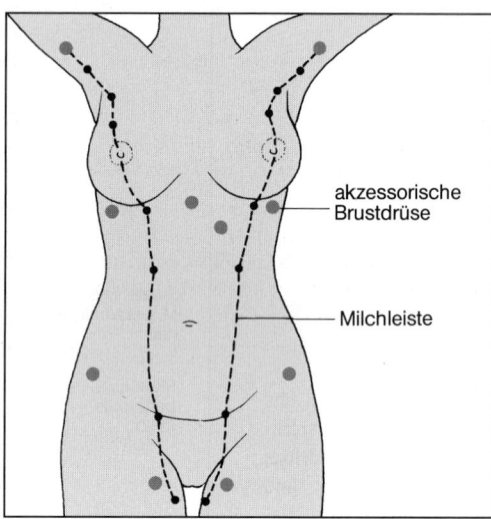

Abb. 6.24 Milchleiste und akzessorische Brustdrüsen.

Zum Zeitpunkt der **Geburt** haben männliche und weibliche Neugeborene Brustdrüsen mit Milchgängen, aber ohne Azini. Bei ca. 10% der Neugeborenen (Jungen und Mädchen) liegt zu diesem Zeitpunkt bei der Geburt eine Schwellung der Brustdrüse (Hyperplasie) vor. Das Mantelgewebe, das die Milchgänge umgibt, ist ödematös. Diese Zeichen der Hyperplasie und die bei einigen Neugeborenen am 2. oder 3. Lebenstag auftretende Sekretion der in den Milchgängen gebildeten sogenannten "Hexenmilch", bilden sich von allein zurück (in den ersten 2 bis 4 Lebenswochen). Sie sind Hinweise darauf, daß das Kind schon in der Fetalzeit auf endokrine Reize anspricht. In seltenen Fällen kann es – durch Manipulation an der geschwollenen Brustdrüse – zu einer echten *Mastitis neonatorum* kommen.

In der **Kindheit** befindet sich die Brust in einem charakteristischen Ruhestadium. Sie wächst nur isometrisch. Die angelegten Strukturen zeigen keine qualitativen Veränderungen. Die eigentliche Mammogenese beginnt mit der **Thelarche** (8. bis 12. Lebensjahr). Die Ovarien beginnen unter dem Einfluß der Gonadotropine mit der Follikelreifung, was sich in ansteigenden Östrogenkonzentrationen widerspiegelt. Die Brustdrüse reagiert auf diesen Östrogenstimulus mit einem Wachstum des Gangsystems. Die Milchgänge nehmen an Länge zu, die Epithelauskleidungen falten sich ein und beginnen am Ende der Milchgänge Knospen auszubilden. Sie bilden so die Vorstufen der zukünftigen Drüsenläppchen. Ovulationen und Menstruationen finden zu dieser Zeit noch nicht statt.

Mit Einsetzen der **Menarche** (etwa 1 bis 2 Jahre später) ist die zweite Entwicklungsphase der Brustdrüse gekommen. Unter dem Einfluß von Progesteron beginnt die Ausbildung des Läppchensystems. Das Mantelgewebe der Gänge und Läppchen nimmt an dieser Proliferation teil und wird volumenmäßig größer. Die Brustwarze beginnt sich unter dem gemeinsamen Einfluß von Progesteron und Östrogen zu pigmentieren. Eine optimale Brustgewebsstruktur entwickelt sich nur bei einem ausgewogenen Synergismus von Östrogenen und Progesteronen (Abb. 6.25).

Nach Abschluß der Pubertät bis zur ersten Schwangerschaft ruhen die Wachstumsvorgänge der Brustdrüse, die aber den hormonellen Reizen des Menstruationszyklus unterliegt.

Die Entwicklung der Brustdrüse zum Sekretionsorgan vollzieht sich in der **Schwangerschaft**. Die funktionellen Anteile der Brustdrüse unterliegen dann Ausdifferenzierungs- und Wachstumsprozessen. Diese werden in erster Linie von den plazentaren Hormonen – Östrogen, Progesteron, humanes Plazentalaktogen (HPL) – und dem adenohypophysären Prolaktin gesteuert. Weitere Stoffwechsel- und Wachstumshormone unterstützen die Proliferations- und Differenzierungsprozesse.

Unter dem Einfluß von Östrogen, Progesteron und Prolaktin kommt es zu einer starken duktalen, lobulären und alveolären **Größenzunahme**. Die Proliferationsvorgänge führen dazu, daß das Drüsengewebe zum großen Teil das Fett- und Bindegewebe verdrängt. In der zweiten Schwangerschaftshälfte vollzieht sich unter dem Einfluß von Prolaktin und HPL die **Drüsendifferenzierung**. Die alveolären Zellen entwickeln sich zu dem für die Milchbildung notwendigen präsekretorischen Epithel. Ab der Mitte des 2. Trimenons bildet das Drüsenepithel bereits geringe Mengen Kolostrum, das bei manchen Frauen auch austreten kann (einige Tropfen).

Die vollständige Ausdifferenzierung des Alveolarepithels in aktive, milchbildende und -ausscheidende Drüsenzellen wird durch die antagonistische Wirkung der Steroidhormone – insbesondere durch das Progesteron – verhindert.

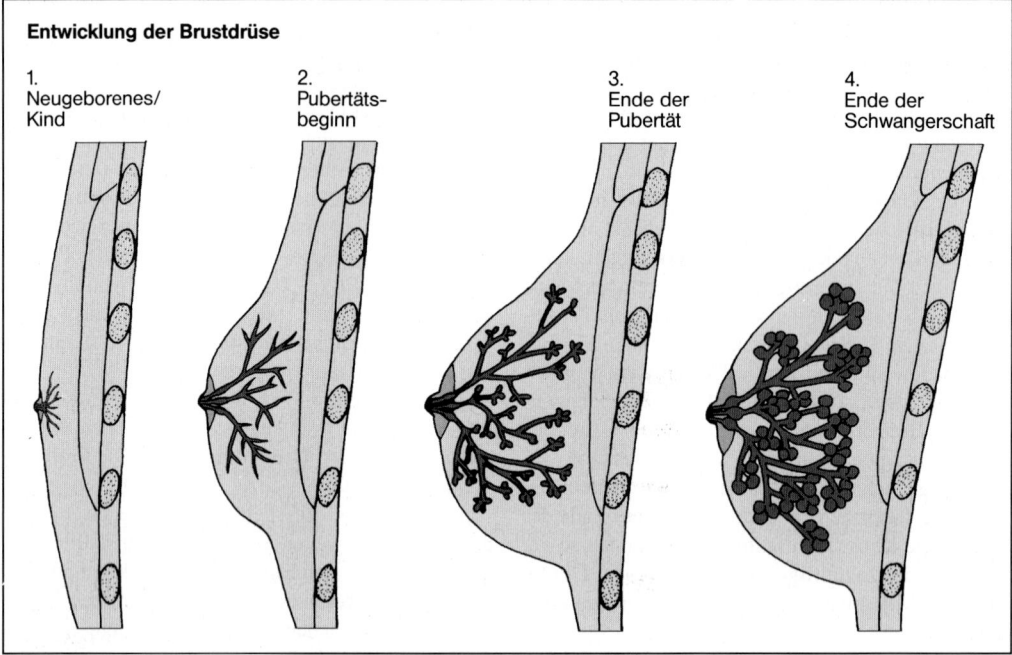

Abb. 6.25 Schematische Darstellung der Brustdrüsenentwicklung. (Mit freundlicher Genehmigung von Carla Ehlers, Hildesheim)

Das Ingangkommen der Laktation (Galaktogenese)

Das Ingangkommen der Laktation ist ein **ausschließlich hormonelles Geschehen** und wird vom Milchbildungshormon Prolaktin gesteuert.

Mit der vollständigen Geburt der Plazenta kommt es zu einem Entzug der plazentaren Hormone. Der bisher durch diese Hormone gebremste Effekt von Prolaktin auf das alveoläre Drüsenepithel kommt nun voll zum Tragen. Daraufhin werden die alveolären Zellen von präsekretorischen in aktiv milchbildende und -freisetzende Drüsenzellen umgewandelt.

Der durch das Prolaktin angestoßene Prozeß der Milchbildung benötigt von der Auslösung bis zur vollen Wirksamkeit etwa 30 bis 40 Stunden. Während dieser Zeit wird vom Drüsenepithel Kolostrum gebildet.

Der Beginn einer Milchproduktion macht sich bei vielen Frauen durch ein Spannungs- und Stauungsgefühl bemerkbar. Die Haut zeigt deutliche Venenzeichnung und erscheint gespannt und "heiß", der Drüsenkörper darunter knotig und die Brustwarze flach ausgezogen. Bei manchen Frauen kann es zu diesem Zeitpunkt auch zu subfebrilen Temperaturen kommen, die eine nichtentzündliche Reaktion auf den Übertritt von Milcheiweiß ins mütterliche Gewebe sind. Diese Symptome, die auch als "**Milcheinschuß**" bezeichnet werden, sind die Folge der Milchansammlung in den Alveolen und kleinen Milchgängen, der Venen- und Lymphstauungen und der dadurch bedingten Brustgewebsödembildung. Die Alveolen und die kleinen Milchgänge können wegen der Elastizität des Brustgewebes bis zu 48 Stunden die gebildete Milch speichern. Danach geht die Milchproduktion zurück.

Die Aufrechterhaltung der Milchproduktion (Galaktopoese und Galaktokinese)

Die Aufrechterhaltung der Milchproduktion ist ein Zusammenspiel von mechanischen, neuronalen und hormonalen Steuerungsmechanismen. Mütterliche und kindliche Stillreflexe spielen dabei die Hauptrolle. Sie sind für ausreichende Produktion und Abgabe der Stillhormone verantwortlich. Die für den Laktationsprozeß notwendigen **Stillhormone** sind:
- **Prolaktin**, auch Milchbildungshormon genannt; Induktion (Veranlassung) der Milchsynthese und -freisetzung in den Alveolen und kleinen Milchgängen.
- **Oxytozin**, auch Milchspendehormon genannt; Induktion der Milchabgabe aus den Alveolen und den kleinen Milchgängen in die größeren *Ductus* (Gänge) und *Sinus lactiferi*.

Die für den Laktationsprozeß notwendigen **kindlichen Stillreflexe** sind:
▸ der Such- oder Rootingreflex,
▸ der Saugreflex und
▸ der Schluckreflex.

Beim termingerecht geborenen Kind sind diese Reflexe voll ausgereift. Das Kind entwickelt in utero die Fähigkeiten zu schlucken (ca. 16. SSW), zu saugen (ca. 18. bis 24. SSW) und zu suchen (ca. 32. SSW). Gezielte und koordinierte Aktivitäten reifen erst ab der 34. SSW heran.

Der kindliche Such- und Saugreflex, der 20 bis 45 Minuten nach der Geburt seinen ersten Höhepunkt erreicht, löst bei der Mutter eine Reihe wichtiger Stillreflexe aus. Diese für den Laktationsprozeß notwendigen **mütterlichen Stillreflexe** sind:
▸ der Milchbildungsreflex,
▸ der Milchflußreflex, auch Milk-let-down-Reflex, Milchspende- oder Milchausschüttungsreflex genannt und
▸ der Brustwarzenaufrichtungs- oder Brustwarzenerektionsreflex.

Der **Milchbildungsreflex** sorgt über das Milchbildungshormon Prolaktin für die Milchsynthese und -freisetzung (Galaktopoese). Der Serumprolaktinspiegel fällt in den ersten Wochenbettagen zunächst parallel zu den sinkenden Östrogen-, Progesteron- und HPL-Konzentrationen. Aber der durch den Stillvorgang ausgelöste Milchbildungsreflex läßt den Prolaktinspiegel im Serum wieder steigen, und zwar über folgenden Mechanismus: Lecken und/oder Saugen an der Brustwarze lösen einen mütterlichen neurohormonalen Reflexbogen aus. Über die afferenten Nerven der Mamille und Areola gelangen Impulse zum Hypothalamus, die die PIF-Ausschüttung (Prolactin-Inhibiting-Factor) kurzzeitig unterdrücken. Damit ist dieser Hemmfaktor der Prolaktinfreisetzung ausgeschaltet, und es kommt zu einem kurzfristigen (ca. 60 Minuten dauernden) Prolaktinanstieg. Etwa 15 bis 20 Minuten nach dem Anlegen des Kindes ist die maximale Prolaktinkonzentration erreicht (Abb. 6.26).

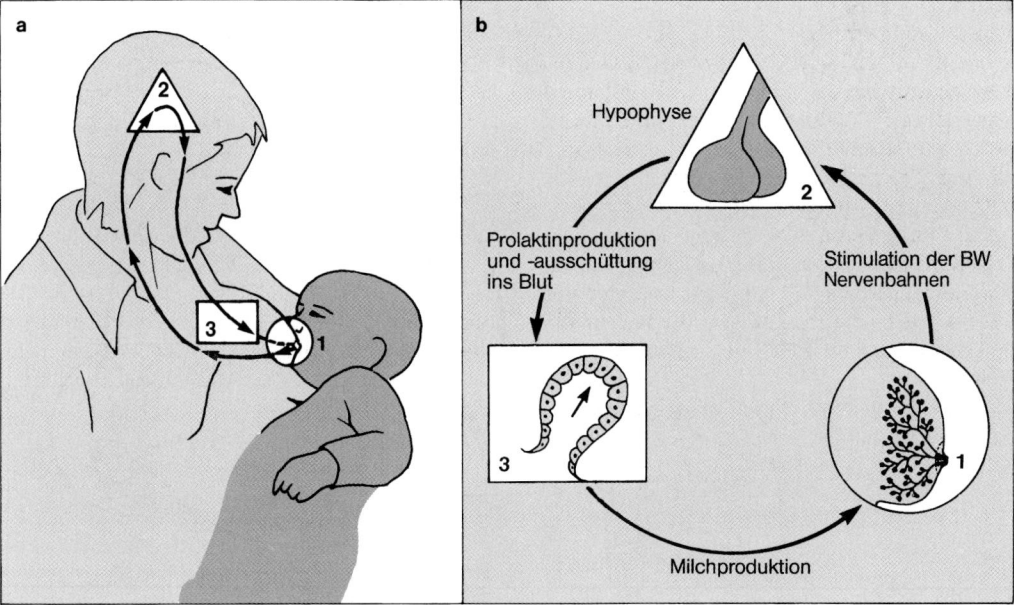

Abb. 6.26a,b Der Milchbildungsreflex.

6.5 Laktation und Stillen

Die milchsezernierenden Zellen der Alveolen benötigen für den Milchbildungsprozeß von der Prolaktinausschüttung bis zur Bereitstellung der Muttermilch ("gefüllte Brustdrüse") mehrere Stunden. Experimentelle Daten verweisen auf eine Latenzzeit von etwa 8 Stunden (Peters 1987). Je häufiger das Kind angelegt wird, um so höher bleiben die Prolaktinkonzentrationen im Serum.

> Das Kind regelt über den Milchbildungs- und den Milchflußreflex die Milchproduktion nach dem Prinzip von Angebot und Nachfrage.

Der Milchflußreflex sorgt gemeinsam mit dem Milchabgabehormon Oxytozin für die optimale Entleerung (Galaktokinese) der Brustdrüse.

Die regelmäßige und ausreichende Entleerung der Brust ist ein wesentlicher Faktor für die Aufrechterhaltung der Laktation. Ist dieser Faktor nicht erfüllt, reduziert sich die Milchsynthese durch eine sogenannte "Stauungsinvolution": Die milchgefüllten Alveolen und Milchgänge drosseln den kapillaren Blutstrom und unterbinden somit die Zufuhr der für die Milchbildung wichtigen Aufbau- und Energiestoffe.

Die optimale Entleerung der Brust erfolgt regelrecht über den Saugvorgang des Kindes. Die für das korrekte Saugen typischen Zungenbewegungen des Kindes (s.S. 433) und das in der Mundhöhle entstehende Saugvakuum ermöglichen die Milchentnahme aus den hinter der Areola liegenden großen Milchgängen und den *Sinus lactiferi*. Um die gebildete Muttermilch aus der mehrere Zentimeter entfernten Drüsenperipherie (Alveolen und kleine Milchgänge) herauszuholen, reicht das aber nicht aus. Hierfür bedarf es des **Milchflußreflexes**: Die Lippen und der Unterkiefer des Kindes fassen beim Saugen die "erigierte" Brustwarze sowie einen Großteil der Areola und lösen durch diesen Berührungsreiz einen neurohumoralen Reflex aus. Über die afferenten Nervenendigungen der Mammille und Areola werden Impulse zum Hypothalamus geleitet. Hier wird die Freisetzung des in der Neurohypophyse (HHL = Hypophysenhinterlappen) gespeicherten Oxytozins veranlaßt. Das in den Blutkreislauf abgegebene Oxytozin stimuliert das Myoepithel der Alveolen und der kleinen Milchgänge zur Kontraktion; die Muttermilch wird in die größeren Milchgänge und die Milchseen gepreßt.

Die Ausschüttung des Oxytozins erfolgt über den gesamten Stillvorgang hinweg in 2- bis 3minütigen Intervallen.

Der Milchflußreflex wird im Verlauf der Stillzeit zu einem konditionierten Reflex. Er kann dann über akustische, optische, olfaktorische (über den Geruchssinn vermittelte) und visuelle Stimulanz oder durch intensives Denken an das Kind ausgelöst werden. Diese unspezifischen Reize können bei Frauen, die ihr zweites oder drittes Kind stillen, von Beginn der Stillbeziehung an Auslösefaktoren sein.

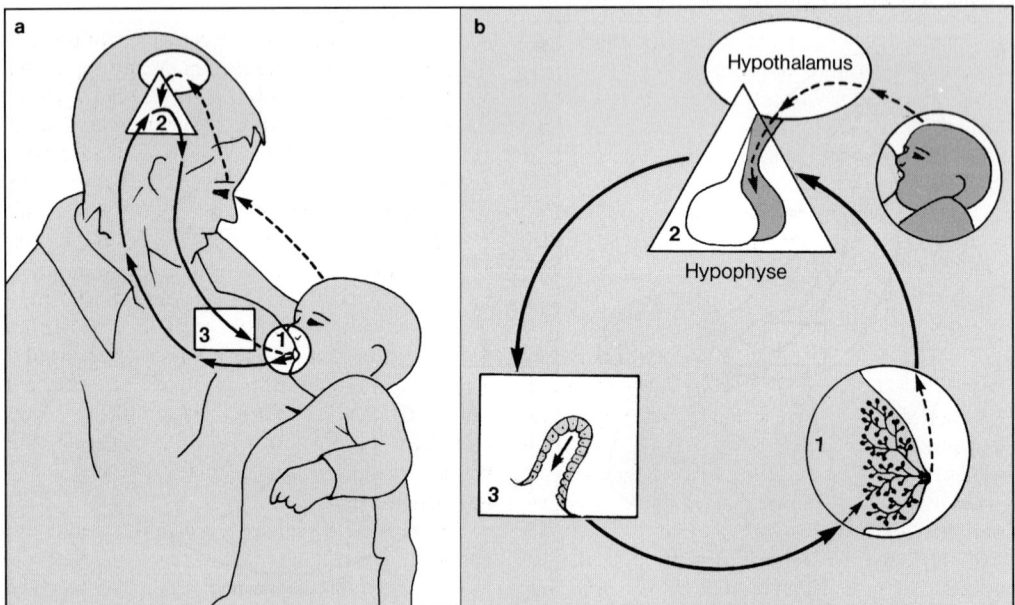

Abb. 6.27a,b Der Milchflußreflex.

Bei der Erstgebärenden ("Erststillenden") ist die reflektorische Oxytozinausschüttung zunächst noch von der spezifischen Reizsetzung – Berührung der Brustwarze – abhängig (Abb. 6.27a,b).

Zu Beginn der Stillbeziehung kann es bis zu 5 Minuten und länger dauern, bis der Milchspendereflex ausgelöst wird.

Der **Brustwarzenerektionsreflex** ermöglicht dem Kind das bessere Fassen der Brustwarze. Die sensiblen Nervenendigungen der Brustwarze reagieren auf Berührung, Kälte und Erregung; die Warze wird größer und fester.

Faktoren, die die Milchproduktion beeinflussen

Die komplexen und nach dem Prinzip von Angebot und Nachfrage funktionierenden Regelmechanismen sichern dem Kind unter normalen Bedingungen die für sein Gedeihen notwendigen Milchmengen.

Nur in wenigen Fällen kann dieses Prinzip nicht funktionieren. Am häufigsten handelt es sich um die **Hypogalaktie** (verminderte Milchproduktion), seltener um die **Polygalaktie** (übermäßiges Angebot).

Die frühzeitig oder von Stillbeginn an verminderte Milchsekretion ist in der Regel eine Folge von Störungen innerhalb des Laktationssystems. Selten sind anatomische Besonderheiten, individuelle Brustdrüsenformen oder endokrine Faktoren die Auslöser. Die größte Bedeutung kommt Störelementen zu, die den reibungslosen Ablauf der Stillreflexe beeinträchtigen. Diese **Störungen der kindlichen und mütterlichen Stillreflexe** können nachhaltige Konsequenzen haben. Werden jene und besonders der äußerst störanfällige Milchspenderreflex durch einen oder mehrere Faktoren in ihrer vollen Entfaltung behindert, setzt sich ein *Circulus vitiosus* in Gang: geringe Milchabgabe, schlechte Saugleistung und mangelnde Milchproduktion. Wird er nicht rechtzeitig unterbrochen, kann er letztlich zum Ende der Stillbeziehung führen (Abb. 6.28).

Das kindliche Suchen und Saugen an der Brustwarze ist das "grüne Licht" für die weiteren Vorgänge im Laktationssystem.

Jedes Neugeborene kommt mit einem individuellen endogenen Rhythmus des Nahrungsverlangens auf die Welt. Bei einer **Nichtbeachtung dieser "inneren Uhr" durch rigide Stillzeiten** – starre 4-Stunden-Perioden – wird schon die erste Stufe des Laktationssystems behindert (Abb. 6.29). Bei einem nicht zur Nahrungsaufnahme bereiten, eventuell aus seiner Schlafphase gerissenen Säugling ist das Such-, Saug- und Schluckverhalten weniger organisiert und effektiv. Die Brust wird nur mangelhaft entleert. Verunsichert und gestreßt versucht die Mutter währenddessen, ihr Kind zum Trinken zu motivieren. Das Stillen wird zur reinen Nahrungsgabe reduziert, der Signalaustausch zwischen Mutter und Kind ist gestört, die wichtige Synchronisation zwischen beiden kann sich nicht aufbauen.

Auch **allgemeine Unruhe** sowie eine unzureichende Privat-/Intimsphäre in der näheren Umgebung von Mutter und Kind (z.B. Besucherströme, Routinearbeiten im Stationsalltag) können das Kind von einem organisierten und effektiven Saugen ablenken und die Mutter verunsichern.

Unsicherheit, Streß, Angst, innere Unruhe oder Schmerzen der Mutter führen durch Adrenalinfreisetzung zu einer direkten Störung des Milchspenderreflexes. Dieses "Streßhormon" bremst einerseits zentral die Oxytozinfreisetzung und blockiert andererseits peripher durch Vasokonstriktion das Ankommen des Oxytozins am Zielort. Die Brust kann somit nicht ausreichend geleert werden und das Kind in der Folge schlechter saugen. Die Milchproduktion geht infolge Stauungsinvolution und mangelnder kindlicher Reizsetzung zurück.

In der Lernphase können also rigide "Stillpläne" – Wiegekarten, geplante Stillzeiten, Anpassung an den Kliniktagesablauf – den Milchspendereflex nachhaltig stören. Einen ebenso ernstzunehmenden Einfluß hat aber auch die **Einstellung der betreuenden Hebamme oder Pflegekraft**. Empirische Untersuchungen belegen, daß die "Stilleistung" der Frauen, die mit Zuversicht und Ruhe beraten und betreut wurden, weitaus besser waren als derjenigen, die mit Zweifeln oder gar negativen Kommentaren durch die betreuende Person konfrontiert wurden. Selbstverständlich spielt hierbei auch das Verhalten der eigenen Familie, insbesondere des **Partners**, eine ganz entscheidende Rolle. Die stillende Frau benötigt gerade in der Lernphase (bis zur 8. bis 10. Stillwoche) die volle Unterstützung und das uneingeschränkte Verständnis ihrer Bezugspersonen.

Das uneingeschränkte Vertrauen der Frau in ihre Fähigkeit, das Kind mit ihrer eigenen Milch versorgen zu können, ist die Voraussetzung für das erfolgreiche Stillen. Die Erklärung für dieses Phänomen bietet die Sensibilität des Milchflußreflexes.

Für die tägliche routinemäßige Beratungs- und Betreuungspraxis bedeutet dies einerseits, nicht an starren Stillstandards festzuhalten, andererseits sind aber die gemeinsam erarbeiteten Absprachen von allen Betreuenden einzuhalten.

Auch andere Faktoren können den Laktationskreislauf negativ beeinflussen. Störungen, die zu einer verminderten Milchsekretion führen, beruhen häufig auf einer **Unkenntnis der Laktationsvorgänge**.

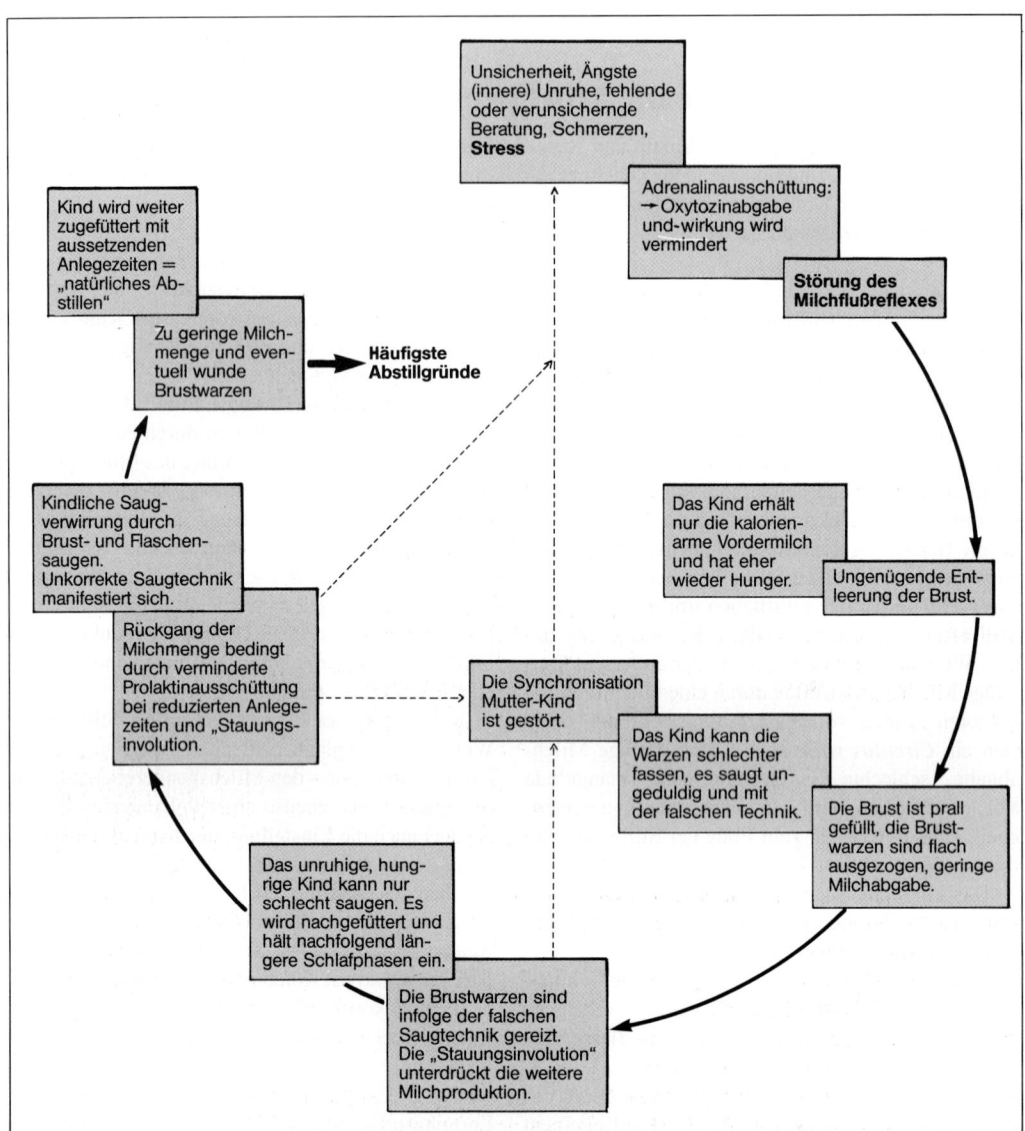

Abb. 6.28 Der gestörte Laktationskreislauf.

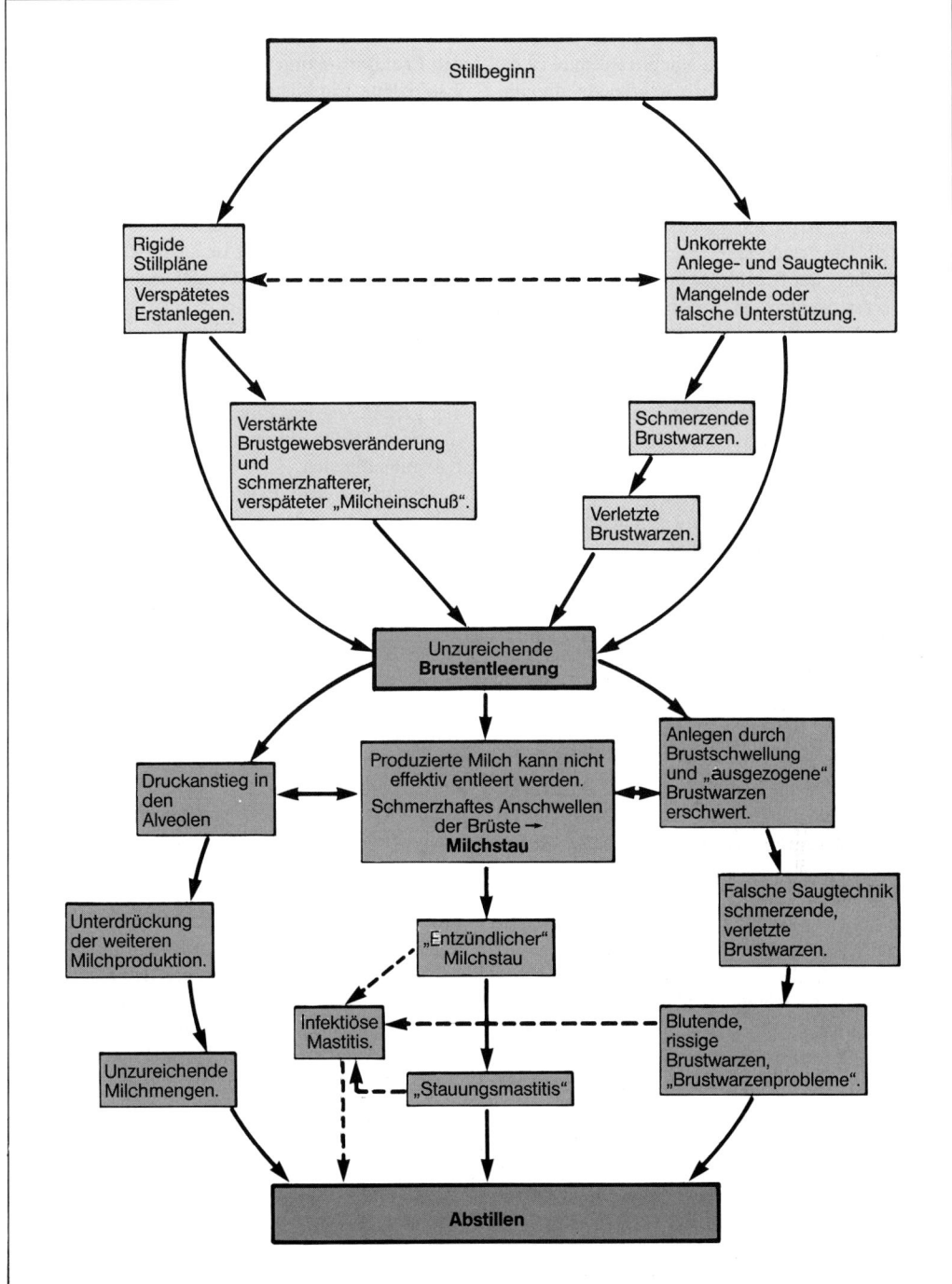

Abb. 6.29 Mögliche Konsequenzen von unkorrekten kindlichen Saugtechniken, rigiden Stillplätzen sowie mangelnder Unterstützung der Stillenden in der Lernphase (Modifiziert nach Inch und Renfrew 1990).

Den Grundvoraussetzungen der Milchentleerung und der Signalwirkung des guten Saugreizes wird zu wenig Beachtung geschenkt. Nur ein Beispiel ist das heute gelegentlich immer noch praktizierte **alternierende Anlegen** zu Beginn der Stillbeziehung, das zur idealen Füllung und Schonung der Brustwarzen beitragen soll. Die zum Teil stundenlangen Stillpausen und die anschließend prall gefüllten Brüste mit ausgezogenen Brustwarzen bewirken aber genau das Gegenteil. Die gewünschte optimale Entleerung und ideale Füllung der Brustdrüse und die Schonung der Brustwarzen werden durch doppelseitiges Anlegen bei jeder Stillmahlzeit, zumindest bis die Milchproduktion optimal eingestellt ist (erste Stillwochen) erreicht. Beim Anlegen an beiden Brüsten darf die Anlegezeit an der ersten Brust keinesfalls zu kurz sein (mindestens 10 Minuten, s. S. 438).

Weiterhin hat der **Ernährungs- und Allgemeinzustand** der Frau Einfluß auf die Milchproduktion. Die quantitative Unterernährung – in unseren reichen Industriestaaten eher eine Rarität – führt eindeutig zu einem Milchvolumenrückgang. Qualitative Veränderung der Nahrung hat hingegen kaum Einfluß auf die Milchmenge. Nachgewiesen ist aber, daß bei anhaltender Hypoglykämie der Mutter die Milchproduktion stark zurückgeht. Dies ist vor allem im Klinikalltag ein Problem. Beobachtungen zeigen, daß mit der Einführung einer Spätmahlzeit weniger Stillprobleme auftreten (Schurz 1985).

Schwere Allgemeinerkrankungen im Zusammenhang mit **Schwangerschafts- und Geburtskomplikationen** können ebenso wie länger anhaltendes Fieber mit einer mangelhaften bis fehlenden Milchproduktion gekoppelt sein.

Suchtmittel und Medikamente zeigen zum Teil deutliche Wirkungen auf die Milchproduktion. Nikotinabusus senkt den Prolaktinspiegel und reduziert die Saugkraft des Kindes. Größere Mengen niedrigprozentigen Alkohols oder stärkere Alkoholika reduzieren die Oxytozinsekretion und die Saugkraft des Kindes. Zu den eine Hypogalaktie auslösenden **Medikamenten** zählen auch die oft prophylaktisch im Wochenbett eingesetzten Uterotonika. Bei Präparaten wie Methergin® ist ein laktationshemmender Effekt zu erwarten. Sie sind schwache Dopaminagonisten und chemisch verwandt mit dem zum Abstillen eingesetzten Bromocriptin (Pravidel®).

In den seltensten Fällen sind **endokrine Störungen** für eine verminderte Milchsekretion verantwortlich. Da das Prolaktin das wichtigste Hormon der Milchsekretion ist, korreliert natürlich ein bestehender **Prolaktinmangel** immer mit einer Laktationsinsuffizienz. Ein Mangel oder ein vollständiger Ausfall der Prolaktinproduktion besteht bei der partiellen oder kompletten Unterfunktion des Hypophysenvorderlappens, wie sie beim **Sheehan-Syndrom** vorliegt. Bei diesem Syndrom handelt es sich um eine postpartale, ischämische Nekrose des Hypophysenvorderlappens. Diese Neurose kann sich nach Geburten mit schweren Blutungen oder septischem Schock entwickeln und kommt heute vorwiegend in unterentwickelten Ländern vor. Eine zu geringe Prolaktinproduktion, die durch eine Störung der Stillreflexe eintritt, kann nicht zu den endokrin bedingten Störungen gezählt werden. Eine **Schilddrüsenunterfunktion** in der Stillzeit bringt ebenfalls eine zu geringe Laktation mit sich.

Östrogene und Progesteron behindern in der Schwangerschaft das Ingangkommen der Laktation. Im Verlauf der Stillzeit haben sie aber, sofern sie in niedrigen Konzentrationen in der Zirkulation vorliegen, bei der Wiederaufnahme der ovariellen Östrogenproduktion wenig Einfluß auf die Stilleistung. Hohe Östrogenkonzentrationen zu Beginn der Stillphase jedoch beeinflussen das Ingangkommen der Laktation oder reduzieren später die Milchmenge. So verhindern postpartal verbleibende Plazentareste das Ingangkommen der Laktation. Ebenfalls reduzieren in der Stillzeit verabreichte orale Kontrazeptiva mit hohem Gestagen- und Östrogengehalt die Milchmenge (Freundl 1992, Peters 1987).

Die **individuelle Morphologie der Brustdrüse** wird zwar von vielen Frauen als wichtige Einflußgröße gesehen, spielt aber eine eher untergeordnete Rolle. Während die **Größe der Brust** im nichtgraviden Zustand nicht mit der postpartalen Fähigkeit zur Milchproduktion gleichgesetzt werden kann, hängt die Brustdrüsenentwicklung in der ersten Schwangerschaft durchaus mit der Milchproduktion zusammen. Eine gute Zunahme des Brustvolumens (Wachstum der funktionellen Anteile) in der Gravidität läßt somit auf eine gute postpartale Milchproduktion schließen. Bei dieser Volumenzunahme spielt das Lebensalter der Frau eine Rolle. Je älter die Frau bei der ersten Schwangerschaft ist, desto geringer kann die schwangerschaftsbedingte Entwicklung der Brustdrüse sein. Auch fibrös-zystische Mastopathien können mit einer verminderten Milchsekretion einhergehen.

Mütterliche und kindliche Stillhindernisse und Kontraindikationen der Muttermilchernährung

Unter der Bezeichnung Stillhindernisse werden die Situationen zusammengefaßt, die das Stillen ver- und behindern, sowie die Ereignisse, die das Nähren mit Muttermilch ganz oder vorübergehend verbieten. Es kann hierbei differenziert werden zwischen **absoluten** und **relativen** (vorübergehenden) **Stillhindernissen**.

Stillhindernisse und -schwierigkeiten können von mütterlicher oder von kindlicher Seite ausgehen.

Die mütterlich bedingten "Stillhindernisse"

Anomalien der **Brustdrüse** wie Amastie, Mikromastie oder Mikrothelie sind äußerst selten. Stilleistungen können hier – in aller Regel – nicht erwartet werden. Bei den **Brustwarzen** kann nur die äußerst seltene **Hohlwarze** – das Fehlen der eigentlichen Brustwarze - zu echten Stillhindernissen führen. Dies entscheidet sich im Einzelfall. Die Babys saugen an der Brust (Brustwarzenvorhof) und nicht an der Warze. Die fehlende Warze bringt Anreizprobleme, ein effektvolles Stillen ist aber dennoch möglich. Der Stillerfolg ist im wesentlichen vom kindlichen Saugverhalten und vom mütterlichen Stillwillen abhängig. Vom primären Abstillen sollte Abstand genommen werden. Besondere Warzenformen wie Flach- oder **Schlupfwarzen** (eingestülpte Warzen) stellen keine Stillhindernisse dar, können aber anfänglich zu Schwierigkeiten führen.

Operative Eingriffe an der Brust sind kein generelles Stillhindernis. Die Entscheidung ist aber immer von der individuellen Situation abhängig. Während nach einer **Probeexzision** vor oder während der Schwangerschaft im allgemeinen kein Stillhindernis besteht, kann nach einer **plastischen Mammachirurgie** ein psychisches Stillhindernis vorliegen, obgleich von der physischen Seite her die Laktation möglich wäre. Nach einer **Augmentationsplastik** (Vergrößerung) spricht grundsätzlich nichts gegen eine erfolgreiche Laktation. Bei der **Reduktionsplastik** hängt es davon ab, wieviele Milchgänge unversehrt erhalten werden konnten und wie intakt die Nervenversorgung der Mamille geblieben ist. Bei mangelnder Sensibilität der Brustwarze ist auch der neurohumorale Reflexbogen in Frage gestellt (Bellmann und Voss 1992, Bolte 1980).

Blutbeimengungen in der Muttermilch oder blutige Absonderungen in der Schwangerschaft sind in der Regel gutartig (Bellmann und Voss 1992). Die Ursache liegt wahrscheinlich in der verstärkten Durchblutung und kleinen Gefäßrupturen. Ätiologisch wird eine empfindliche Alveolarwand angenommen (Peters 1987). Die blutende Mamille stellt kein Stillhindernis dar, kann aber für 24 bis 48 Stunden zum Anlegehindernis werden (s. S. 453). Das Abstillen wird erst bei persistierenden Blutabsonderungen empfohlen, um mit entsprechenden diagnostischen Mitteln bösartige Prozesse sicher ausschließen zu können (Peters 1987).

Bei Frauen, die in der Schwangerschaft oder im Wochenbett an einem Mammakarzinom erkranken, besteht ein absolutes Stillverbot (Bellmann und Voss 1992, Peters 1987).

Puerperale Mastitiden (Brustdrüsenentzündungen) in der Anamnese sind auch bei Abszeßinzision kein Hindernis. Die Stilleistungen sind in diesem Fall ebensowenig vermindert wie die Neigung zum erneuten Auftreten einer Mastitis erhöht ist (Peters 1987). Auch ist die akute puerperale Mastitis kein absolutes Stillhindernis. Je nach Ausprägung der Erkrankung – Keimzahl über 10^3/ml Milch (Peters 1987) – darf evtl. vorübergehend an der kranken Brust nicht angelegt werden, dann besteht eine passagere Kontraindikation für die Muttermilchgabe. Das genaue Vorgehen wird in Tab. 6.12 auf S. 453ff besprochen.

In den seltensten Fällen sind **Erkrankungen der Mutter**, die sich in der Stillphase einstellen oder bereits vor oder während der Schwangerschaft bestanden haben, ein Grund, vom Stillen abzuraten. Kontraindikationen für die Gabe der Muttermilch ergeben sich oftmals erst durch die zur Behandlung notwendigen Medikamente. Stillverbot und Kontraindikation sind dann auf die Zeit der Pharmakotherapie begrenzt.

Lebensbedrohliche Erkrankungen oder Komplikationen, die infolge der Schwangerschaft oder der Geburt auftreten können (wie Gestose oder Gerinnungsstörungen), machen eine intensivmedizinische Betreuung der Frau (oft auch des Kindes) notwendig. Das Stillen rückt in den Hintergrund. Häufig setzt hier die Laktation gar nicht erst ein, oder die Begleitmedikation verbietet das Anlegen und die Verwendung der Muttermilch. Mit Verbesserung des mütterlichen Allgemeinzustandes kann aber das Stillen oder die Muttermilchernährung aufgenommen werden.

Der *Diabetes mellitus* ist heute keine primäre Abstillindikation mehr. Bei den Kindern der diabetischen Mutter ist postpartal aber häufig eine kurze intensivmedizinische Betreuung notwendig. Die Trennung von Mutter und Kind bringt dann Schwierigkeiten mit sich, die einer intensiven Stillförderung bedürfen. Epidemiologische Studien liefern Hinweise, daß Diabetikerinnen-Kinder, die voll gestillt wurden, in ihrer Kindheit seltener diese Krankheit entwickeln als solche, die nicht gestillt wurden.

Frauen, die an einer **Epilepsie** erkrankt sind und medikamentös behandelt werden, können stillen. Allerdings bringt die sedierende Wirkung der Medikamente Stillschwierigkeiten mit sich, die eine zeitintensive Stillermutigung und die sorgfältige Beobachtung des Kindes notwendig machen. Natürlich muß das Krankheitsbild (unvorhergesehene Krampfanfälle) der Mutter immer im Sinne der kindlichen Sicherheit bedacht werden.

Entwickelt eine Frau eine **Psychose im Wochenbett**, muß bei der Entscheidung, ob ein weiteres Stillen möglich ist, die Sicherheit des Kindes ebenso berücksichtigt werden wie die mütterliche Medikation. Die endgültige Entscheidung müssen die behandelnden Ärztinnen und Ärzte tragen. Bei der Behandlung depressiver Frauen wird heute vorgeschlagen, Mutter und Kind nicht völlig voneinander zu trennen (Akre 1993). Läßt sich die eingesetzte Medikation mit dem Stillen vereinbaren, und möchte die Frau stillen, spricht dem nichts entgegen. Gleichwohl muß das Stillen, wie jeder andere Kontakt zwischen Mutter und Kind, überwacht werden. Das Gefühl, das Kind mit der eigenen Milch selbst versorgen zu können - auf diesem Gebiet nicht versagt zu haben - kann für die Genesung der Frauen von Bedeutung sein (Lawrence 1986).

Infektionserkrankungen der Mutter führen häufig zum "überschnellen" Abstillen, obgleich die meisten Infekte vorübergehende und keine absoluten Stillhindernisse darstellen. Ob und wie lange eine Stillpause eingelegt werden muß, ist abhängig vom Erreger (Viren, Bakterien, Einzeller), dem Infektionsweg (Luft, Körperflüssigkeiten, Muttermilch), dem Erkrankungszeitpunkt der Mutter, der jeweiligen medikamentösen Therapie und natürlich vom mütterlichen Befinden. Kann der Erreger in der Muttermilch nicht nachgewiesen werden, ist in manchen Fällen zwar die Notwendigkeit einer Isolierung von Mutter und Kind gegeben, die abgepumpte Muttermilch kann - sofern keine infektiösen Hautläsionen an der Brust oder Brustwarze vorliegen - aber verfüttert werden.

Bei der Viruserkrankung **Windpocken** kann sofort nach der Geburt angelegt werden, wenn die Frau länger als eine Woche (7 Tage) vor der Entbindung erkrankt ist. Hier kann von einem ausreichenden Leih-Antikörpertiter des Kindes ausgegangen werden. Tritt die Erkrankung jedoch erst 2 bis 4 Tage vor der Entbindung auf, müssen Mutter und Kind voneinander isoliert werden. Die Milch darf, da Varizella-zoster-Viren nicht über die Muttermilch übertragen werden, dem sofort nach der Geburt mit Varizellen-Hyperimmunglobulinen und eventuell prophylaktisch mit Aciclovir® (Virusstatika, Spielmann 1998) passiv geimpften Neugeborenen alternativ gefüttert werden. Die infektiösen Hautläsionen dürfen allerdings in diesem Falle nicht auf der Brustwarze liegen. Die üblichen Hygienemaßnahmen zum Abpumpen von Frauenmilch sind peinlichst genau einzuhalten. Sobald die infektiösen Hautläsionen bei der Mutter verschwunden sind, kann die Isolierung aufgehoben werden.

Kommt es im Verlauf der Stillzeit zu einer **Virusinfektionserkrankung (Windpocken, Masern, Röteln, Mumps)**, ist der Säugling, bedingt durch den engen Kontakt zwischen Mutter und Kind, zum Zeitpunkt der Diagnosestellung mit hoher Wahrscheinlichkeit bereits infiziert. Eine Isolation von Mutter und Kind ist unnötig, und die Stillunterbrechung aufgrund der Krankheitserreger kontraindiziert (Akre 1993, Spielmann 1998). In diesen Fällen erhält das Kind durch die spezifischen antiinfektiösen Eigenschaften der Muttermilch zunächst einen allgemeinen und bald auch einen spezifischen Infektionsschutz. Obwohl sich diese Kinder meistens infiziert haben, entwickeln sie selten Krankheitszeichen.

Viele dieser "Kinderkrankheiten" verlaufen aber im Erwachsenenalter heftig, so daß in der akuten Krankheitsphase der Allgemeinzustand der Mutter zu kurzfristigen oder sporadischen Stillpausen führen kann. Die Brust muß trotzdem sorgfältigst per Hand oder Pumpe entleert werden. Die Muttermilch kann dann alternativ gefüttert werden. Die **Mumpserreger** können in der Brustdrüse zusätzlich zum üblichen Krankheitsbild eine schmerzhafte Entzündung (Mastitis) verursachen.

Das **Zytomegalievirus** wird über die Muttermilch,

den Speichel und Zervikalschleim der Mutter ausgeschieden. Wird bei der Mutter das Zytomegalievirus diagnostiziert, ist dies aber kein Abstill- oder Isolationsgrund. Die Mutter gibt dem Kind beim Stillen gleichzeitig einen spezifischen Antikörper des CMV weiter.

Bei **Scharlach** und anderen bakteriellen Infektionen kann nach initialer Antibiotikatherapie in der Regel (wieder) gestillt werden.

Herpes-simplex-Infektionen sind kein Grund, ein Stillverbot auszusprechen. Die Herpes-simplex-Läsionen dürfen sich allerdings nicht auf der Brustwarze befinden. Ist die Brustwarze selbst betroffen, muß der Säugling bis zum Abklingen Flaschennahrung oder Spendermilch erhalten. Bei allen lokalen Herpes-simplex-Infektionen müssen allgemeine Hygienemaßnahmen konsequent durchgeführt und der direkte Kontakt zwischen Baby und dem erkrankten Hautareal vermieden werden (eventuell Mundschutz tragen).

Besteht eine **Luesinfektion** im ersten Stadium mit Hautaffektionen (sowie im zweiten Stadium), muß primär abgestillt werden.

Bei einer **geschlossenen Tuberkulose** kann die Mutter stillen. Die Medikation muß entsprechend eingestellt werden.

Bei der **offenen Tuberkulose** besteht eine hohe Ansteckungsgefahr für den Säugling. Die Übertragung in der Neugeborenenzeit ist eine Folge des engen Kontaktes und erfolgt fast ausnahmslos über das infektiöse Sputum der Mutter. *Eine Infektion über die Muttermilch ist eine ausgesprochene Seltenheit* (Spielmann 1998).

Wurde die Infektion in der Schwangerschaft erkannt und behandelt, können die neugeborenen Kinder ohne Einschränkung gestillt werden. Die Medikation muß in der Schwangerschaft auf die Verträglichkeit während der Stillzeit überprüft werden. Wird die **offene Lungentuberkulose** der Mutter erst nach oder während der Geburt festgestellt, sollte der weitere direkte Kontakt zwischen Mutter und Kind vermieden werden (Spielmann 1998). Die BCG-Impfung des Kindes wird empfohlen. Ob Muttermilch verfüttert werden kann, muß im Einzelfalle entschieden werden. Bei der Entscheidungsfindung sollte der Aspekt einfließen, daß die erst um oder kurz nach der Geburt diagnostizierte Tuberkulose am häufigsten Frauen betrifft, die aus sozioökonomischen Randgruppen kommen. Hier darf die ernährungsphysiologische Wertigkeit und der allgemeine Infektschutz der Muttermilch nicht vernachlässigt werden. Bei den in der Regel bestehenden engen Wohnungs- und Lebensverhältnissen sind Empfehlungen wie Isolation oder Vermeidung des direkten Kontakts während der Ansteckungsgefahr (ca. 6 Wochen) oftmals kaum praktikabel. Kann die Vermeidung des engen Kontakts im familiären Umfeld während der Ansteckungsgefahr nicht gewährleistet werden, stellt ein Stillverbot unter Umständen nur ein zusätzliches Risiko dar.

Bei einem Ausbruch von **Hepatitis B** vor oder kurz nach der Geburt sind 50% der Kinder Hepatitis-B-Antigen-positiv. Die Übertragung des Virus erfolgt transplazentar oder im Zusammenhang mit der Geburt. Das Kind sollte deshalb direkt nach der Geburt mit Hepatitis-B-Hyperimmunglobulin passiv und gleichzeitig mit Hepatitis-B-Vakzin aktiv immunisiert werden. Die aktive Impfung muß nach 4 Wochen und nach 6 Monaten wiederholt werden. Eine postpartale Isolation des Kindes ist dann nicht notwendig. Die Mutter kann ihr Kind bei sich haben und trotz Hepatitis-B-Antigen-Positivität stillen. Als sinnvoll hat sich deshalb bei Frauen aus Risikogruppen die Austestung hinsichtlich des Ag-Ak-Status in der Schwangerschaft erwiesen.

Erkrankt die Mutter während der Stillzeit an **Hepatitis A**, besteht aufgrund des engen Körperkontaktes ein erhöhtes Infektionsrisiko für das Kind. Bedingt durch die Ansteckungsgefahr während der Inkubationszeit und dem engen Zusammenleben, hat sich das Kind aber meistens zum Zeitpunkt der Diagnosestelung schon angesteckt. Eine Übertragung der Krankheit durch die Muttermilch ist in der Literatur nicht beschrieben. Eine Stillunterbrechung wäre kontraindiziert. Spielmann empfiehlt eine Behandlung des Kindes mit dem gut wirksamen Standardimmunglobulin. Nach dieser passiven Immunisierung darf der Säugling bei mütterlicher Hepatitis-A-Erkrankung gestillt werden (Spielmann 1998).

Ist die Mutter chronisch oder akut an **Hepatitis C** erkrankt, darf sie ihr Kind stillen. Aus Sicherheitsgründen muß aber ein Stillverbot (Muttermilchverbot) ausgesprochen werden, wenn im mütterlichen Serum hohe Konzentrationen von Anti-HCV-Antikörper nachgewiesen werden können (der Übertritt der Viren in die Muttermilch scheint von der Höhe der Anti-HC-Viren im mütterlichen Serum abzuhängen, Spielmann 1998). Hepatitis C hat einen ähnlichen Übertragungsweg wie Hepatitis B und HIV. Blutprodukte, Körperflüssigkeiten und Injektionsnadeln sind die wichtigsten Infektionsquellen. Deshalb sind Drogenabhängige nicht selten gleichzeitig mit Hepatitis B, C und HIV infiziert. Bei gleichzeitig vorliegender HIV-Infektion sollte nicht gestillt werden.

Ungefähr zwei Millionen Kinder dieser Welt waren im Jahr 1995 **HIV-1** positiv. 60% der Kinder von HIV-infizierten Müttern bekommen AIDS. Die Übertragung des Virus erfolgt in utero, sub partu oder post partum. Das HIV ist in der Muttermilch nachweisbar. Die postpartale Ansteckung über die Muttermilch ist möglich. Derzeit wird eine möglicherweise günstige Wirkung der Muttermilch auf den Verlauf einer perinatal erworbenen Erkrankung diskutiert; klare Beurteilungen liegen aber noch nicht vor. Die WHO/UNICEF empfiehlt, infizierten Müttern in den Industrieländern vom Stillen abzuraten.

Suchterkrankungen der Mutter wie Drogenabhängigkeit und Alkoholismus sind dauerhafte Kontraindikationen. Im Einzelfall ist zu entscheiden, ob ein anfängliches Stillen mit schrittweisem Abstillen ab der 2. Lebenswoche – wegen der langsamen Entwöhnung des Kindes – oder ein sofortiges Abstillen anzuraten sind. Übermäßiger Nikotingenuß – über 20 Zigaretten am Tag – läßt sich dauerhaft nicht mit Stillen vereinbaren.

Die kindlich bedingten "Stillhindernisse"

Ein absolutes und dauerhaftes Stillhindernis und eine Kontraindikation zur Verabreichung von Muttermilch bestehen von kindlicher Seite nur dann, wenn eine angeborene **Stoffwechselstörung** mit Milchunverträglichkeit vorliegt (s. Kap. 11 Das kranke und gefährdete Neugeborene, S. 749).

Kindern mit **angeborenen Entwicklungsstörungen** sollte die Muttermilch ebensowenig vorenthalten werden wie denjenigen, deren regelrechte Entwicklung durch eine zu frühe Geburt unterbrochen wurde. Der Entschluß zum Stillen oder zur Muttermilchernährung ist immer eine kritische Einzelentscheidung, die nach einem ausführlichen Beratungsgespräch zwischen den Eltern und dem Kinderarzt gefällt werden muß. Generell bestehen keine dauerhaften Stillhindernisse. Die Muttermilchgabe ist in allen Fällen empfehlenswert, im Einzelfall muß mit Stillschwierigkeiten gerechnet werden.

So bei **Frühgeborenen**. Bei der Entscheidung zum "versuchsweisen" Anlegen an die Mutterbrust spielen das Geburtsgewicht und die klinische Reife eine entscheidende Rolle. Der Saug- und Schluckreflex entwickelt erst jenseits der 34. bis 35. Schwangerschaftswoche seine volle Funktion. Der Stillvorgang selbst stellt oftmals eine unabschätzbare Belastung für das unreife Kind dar. Diesen Kindern muß häufig vorübergehend die Muttermilch per Sonde und/oder alternativen Fütterungsmethoden (eventuell Flasche) zugeführt werden. Individuell muß bei starker Unreife des Frühgeborenen auch entschieden werden, ob der erhöhte Eiweiß- und Mineralstoffbedarf des Kindes allein über die Muttermilch abgedeckt werden kann. Eventuell müssen zusätzlich speziell für die Bedürfnisse dieser stark unreifen Frühgeborenen zusammengesetzte Zusatzprodukte geführt werden (s. S. 447ff).

Ähnlich verhält es sich bei Kindern mit **zyanotischen Herzfehlern**. Die Muttermilchgabe wird empfohlen, da bei ihnen wegen der gestörten gastrointestinalen Absorptionsverhältnisse die Verwertung der zugeführten Nahrungsstoffe erschwert ist. Der Stillvorgang kann aber (je nach Allgemeinzustand des herzkranken Säuglings) vorübergehend zu schwierig sein.

Sowohl die **Gaumenspalte** als auch die **Lippen-Kiefer-Gaumenspalte** erschweren das Stillen, verhindern es aber nicht generell. Der Stillerfolg hängt vom Grad der Spaltbildung ab. Es gibt Kinder, die gut an der Brust trinken. Die sachkundige Still- und Ernährungsberatung (Hebamme, die sich zu diesem Spezialgebiet fortgebildet hat oder Hebamme und Laktationsberaterin) erhöht die Chance, an der Brust trinken zu können, für das Baby erheblich. Empfehlenswert ist es, den betroffenen Elternpaaren sofort nach der Geburt den Kontakt mit der Wolfgang Rosenthal Gesellschaft e.V., einer Selbsthilfevereinigung zur Förderung der Behandlung von Lippen-, Kiefer-, Gaumen- und Segelspaltträgern, zu ermöglichen.

Kinder mit **komplexem Mißbildungssyndrom** (z.B. Morbus Down) können gestillt werden. Ohne Zweifel ist das Stillen mit großen Anstrengungen verbunden und entscheidend von der Einstellung der Eltern zu ihrem Kind abhängig. Die Muttermilchgabe ist für diese Kinder mit ihrer typischen Infektanfälligkeit die ideale Ernährungsform. Weiterhin ist die Förderung der kindlichen Gesichtsmuskulaturentwicklung und Zungenmotorik durch den Stillvorgang hier besonders wichtig. Da das "Krankheitsbild" häufig mit zyanotischen Herzfehlern gekoppelt ist, muß im Einzelfall entschieden werden, ob das Stillen das Kind überfordert.

Das Stillen oder die Gabe abgepumpter Muttermilch ist sehr schwierig und bedarf des überzeugten **"Stillwillens"** der Frau und ihrer Bezugspersonen. Überredungen zu dieser Ernährungsform führen zwangsläufig zu Problemen und sollten unterbleiben.

Umfassende, fachkompetente Stillförderung, -ermutigung und Begleitung müssen immer während der gesamten Stillphase angeboten werden.

Peri- und postnatal erworbene Erkrankungen, wie Hyperbilirubinämie, zerebrale Bewegungsstörungen, Hirnblutungen, Pneumonie, Sepsis und Rhinitis, sind keine absoluten Stillhindernisse oder Kontraindikationen der Muttermilchgabe. In Einzelfällen kann es aber Gründe für eine temporäre Unterbrechung des Stillens oder der Muttermilchgabe geben.

Im Zusammenhang mit dem **Neugeborenenikterus** muß immer bedacht werden, daß sich ein stillförderndes Verhalten positiv auf den Bilirubinspiegel auswirkt, da alle Maßnahmen, die das Stillen fördern, die Entwicklung eines Neugeborenenikterus vermindern. Dazu zählen:

- frühzeitiges erstes Anlegen des Neugeborenen
- häufiges Anlegen, wenigstens 6x täglich, bei beginnendem Ikterus auch häufiger
- immer ad libitum-Fütterung
- keinerlei Supplementierungen mit Glukose, Tee oder Wasser

> Deshalb ist unabhängig vom Ausmaß des Neugeborenenikterus - egal ob physiologischer **Neugeborenenikterus** oder früher **Brustmilchikterus (BMI)** - ein Aus- oder Absetzen der Muttermilchernährung in der ersten Lebenswoche nicht gerechtfertigt.

Da jede Erhöhung des Bilirubinspiegels bei Neugeborenen die potentielle Gefahr der Bilirubintoxizität birgt, ist es selbstverständlich, daß jeder Anstieg über den physiologischen Bereich hinaus der diagnostischen Überprüfung und der indikationsgerechten therapeutischen Behandlung bedarf. Hierbei ist zunächst die Ätiologie (Zusammenhang mit der Muttermilch oder nicht) völlig unbedeutend. Deshalb ist bei der **frühen Form des (vermuteten) BMI** in Diagnostik und Therapie keine Unterscheidung zum physiologischen (normalen) Neugeborenenikterus notwendig.

Der **frühe Brustmilchikterus (early onset brest milk jaundice)** ist in der Regel auf einen Mangel an Muttermilch zurückzuführen, wobei wahrscheinlich die kalorische Unterversorgung - sie führt zum Anstieg des unkonjungierten Bilirubins - verantwortlich ist. Zusätzlich wird bei jedem Neugeborenen durch die enterohepatische Rezirkulation - unkonjungiertes Bilirubin wird im Darm aus dem Mekonium rückresorbiert - die Hyperbilirubinämie begünstigt. Die β-Glukuronidase in der Muttermilch (sie spaltet das konjugierte zu unkonjungiertem Bilirubin im Darm) ist deshalb ein weiterer möglicher Faktor der erhöhten Ikterusneigung (früher BMI) bei gestillten Kindern. Da dieser letztbeschriebene Weg durch die Art, Menge und Häufigkeit der Nahrungsaufnahme beeinflußbar ist, muß neben der möglicherweise notwendigen Therapie auch immer die Stillförderung im Vordergrund stehen, das heißt:

- Steigerung der Stillfrequenz auf eventuell 8 bis 12x täglich (Erhöhung der Darmmotilität = häufige Ausscheidung des bilirubinreichen Mekoniums/Darminhalts, Erhöhung der Milchmenge)
- keine Supplementierung der Muttermilch (Erhöhung der Milchproduktion, Gabe von hochkalorischer, eiweißreicher Nahrung)
- keine Trennung von Mutter und Kind (Beeinflussung der Milchproduktion und -abgabe)
- eventuell nach dem Stillen die per Hand entleerte kalorienreiche Hintermilch alternativ zufüttern

Übrigens müssen bei "gelben" Kindern, die nicht gestillt werden, diese Faktoren auch berücksichtigt werden, d.h. Ernährung ad libitum, albuminreiche und hochkalorische Nahrung, kein Tee, Glukose oder Wasser. Bilirubin benötigt Albumin zum Bluttransport, kalorische Unterversorgung führt zur Steigerung von unkonjungiertem Bilirubin.

Generell basiert der frühe BMI auf den physiologischen, anpassungsbedingten Stoffwechseleigenarten der Neugeborenen, die zusätzlich durch die Besonderheiten der Muttermilch verstärkt werden können. Deshalb verhält sich dieser "physiologische" Ikterus (BMI) entsprechend der Verläufe der "normalen" Hyperbilirubinämie beim Neugeborenen.

Der **späte BMI (late onset brest milk jaundice)**, bekannter unter der Bezeichnung **Ikterus prolongatus**, ist gekennzeichnet durch seinen verspäteten Beginn und seine verzögerte Abklingzeit (s. Tab. 6.5). Als verantwortliche Faktoren werden die Besonderheiten der Muttermilch vermutet:

- erhöhter Pregnandiol-Gehalt
- gesteigerte Anzahl freier Fettsäuren
- erhöhte Aktivität des Enzyms Lipoprotein-Lipase

> **Der Brustmilchikterus ist kein Grund abzustillen**. Es gibt in der Literatur keinen einzigen Fall einer Bilirubinenzephalopathie, der auf das Stillen oder die Muttermilchernährung zurückgeführt werden konnte (Meisel, Springer 1990).

Die Diagnosestellung kann aber eine **kurzfristige Stillunterbrechung** (24 bis 48 Stunden) notwendig machen. Ein deutlicher Abfall der Bilirubinwerte innerhalb dieser Stillpause bestätigt die Diagnose und ist zugleich Therapie. Das Stillen kann danach unbesorgt fortgesetzt werden. Ein möglicher Wiederanstieg des Bilirubins bleibt meist unter den Ausgangswerten und ist nicht besorgniserregend. In der Zeit der Stillunterbrechung kann statt Formula auch die abgepumpte, zuvor 15 Minuten auf 56°C erhitzte

Muttermilch oder Spendermilch verwendet werden. Da aber jede Unterbrechung das Stillen negativ beeinflussen kann, müssen die diagnostischen und therapeutischen Maßnahmen gut überlegt und abgewogen werden. Beim reifen, gesunden Neugeborenen mit hohen Bilirubinwerten gehen heute die Empfehlungen dahin, abzuwarten und das Stillen zu fördern.

Bleibt der späte BMI über lange Zeit bestehen, klingt er nur sehr langsam ab, oder werden Werte von 300 bis 340 µMol/l überschritten, kann die oben beschriebene Stillunterbrechung notwendig werden. Für die temporäre Stillpause sprechen die zu erhaltende Sicherheit der Mutter und des betreuenden Personals (s. Tab. 6.5).

Tab. 6.5 Kennzeichen des physiologischen Neugeborenenikterus und des brustmilchinduzierten Ikterus (nach Lascari; aus Meisel P. Die Hebamme 1990; 3:97-100).

	Beginn Lebenstag	Bilirubinmaximum		Normalisierung des Bilirubinspiegels Lebenstag	Häufigkeit
		Einheit µMol/l	Lebenstag		
Physiologischer Neugeborenenikterus	am 1. - 3.	100 - 200	am 3. - 4.	am 8. - 14.	50% aller Neugeborenen
Früher Brustmilchikterus	am 3. - 4.	170 - 340	am 4. - 5.		25% der gestillten Neugeborenen
Später Brustmilchikterus	am 4. - 5.	170 - 500	am 10. - 15.	am 20. - 90.	2 - (30)% * der gestillten Neugeborenen

*) Nach statistischen Vergleichen sollen nur 2% aller gestillten Neugeborener das echte Syndrom eines späten BMI aufweisen, jedoch können bis zu 30% aller gestillten Kinder über längere Zeit eine leichte Bilirubinämie aufweisen.

Literatur

Die Literatur zu Kap. 6.5 bis 6.8 findet sich am Ende von Kap. 6.8 auf S. 467ff.

6.6
Die Praxis des Stillens
Margit Lutz

Stillbereitschaft, Stillverhalten und Stillförderung

"Muttermilch ist die ideale Nahrung für den Säugling. Sie stellt eine einzigartige Gabe der Natur dar und ist von entscheidender Bedeutung für das Überleben der Menschheit gewesen. Sie ist es noch immer für die meisten der mehr als 120 Millionen Kinder, die jedes Jahr geboren werden. Sie ist völlig gleich für alle, ob arm oder reich. Muttermilch ist, von wenigen Ausnahmen abgesehen, das qualitativ hochwertigste Nahrungsmittel. An der biologischen Fähigkeit der Mutter zur Produktion von Milch hat sich nichts geändert. Es ist eine Tragödie und eine der schlimmsten Auswirkungen der westlichen Kultur auf die traditionelle Gesellschaft, daß durch die Auseinandersetzung mit dieser Kultur die Grundlage für den Fortbestand einer jahrtausendealten, lebensbewahrenden Gewohnheit gefährdet ist." (Vahlquist 1977)

In unserer Gesellschaft und Kultur muß heutzutage für die selbstverständlichste – jahrhundertelang lebensbewahrende – Ernährung(sform) geworben werden, die Vorteile aufgeführt und belegt werden, und auch der artgerechte Vorgang muß erst wieder gelehrt und gelernt werden. Diese Entwicklung vom selbstverständlichen Stillen über die fast vollständige Aufgabe der Muttermilchernährung bis zur nun wieder spürbaren Rückkehr der Stillbereitschaft nach jahrelanger Stillförderung ist ein Spiegel der Lebensbedingungen in den industrialisierten Ländern.

Während in den frühen 70er Jahren in der Bundesrepublik eine stillende Frau fast schon als exotisch galt, setzte in den 80er Jahren eine Tendenz zur Stillfreudigkeit ein: 1977 beabsichtigten 70% aller Frauen zu stillen, nur 53% fingen aber damit an. Eine im Auftrag des Bundesministeriums für Jugend, Familie, Frauen und Gesundheit durchgeführte Untersuchung über das **Stillverhalten deutscher Frauen** in den Jahren 1983 bis 1985 (Brunn et al. 1986) ergab, daß damals etwa 95% aller werdenden Mütter stillen wollten. Tatsächlich blieben aber nur 83% bei ihrem Vorhaben, und davon wiederum stillten nur zwei Drittel voll. 30% dieser Mütter beendeten ihre Stillbeziehung schon nach 1 Monat, 56% nach 3 Monaten. Die durchschnittliche Stillzeit betrug in diesen Jahren statt der empfohlenen 4 bis 6 Monate lediglich 9,1 Wochen.

"Betrachtet man die gegenwärtige Stillsituation in der Bundesrepublik Deutschland, so läßt sich feststellen, daß wieder mehr und länger gestillt wird: im Durchschnitt erhalten unsere Babys rund 17 Wochen lang Muttermilch, fast 10 Wochen beträgt die Zeit des vollen Stillens." (Brunn 1992)

Diese Zahlen zeigen, daß die Stillförderung die Frauen erreicht hat, andererseits verdeutlichen sie aber auch die Diskrepanz zwischen Stillwillen und tatsächlichem Stillverhalten. Betrachtet man die Zahlen objektiv, wird noch immer "**zu wenig und zu kurz gestillt**" (Brunn 1992).

Die **Ursachen** für diesen unbefriedigenden Zustand sind vielschichtiger Natur. Klar ist, daß die psychologischen und sozialen Faktoren viel mehr auf das Stillverhalten der Frau einwirken als die physiologischen Bedingungen. Die aktuelle Lebenssituation der Frau, ihre individuelle Lern- und Entwicklungsgeschichte, ihr Informationsverhalten, der Geburts- und Wochenbettverlauf und nicht zuletzt die Einstellung ihrer Familie, ihres Partners und der Betreuenden zum Stillen sowie das Verhältnis der Frau zum eigenen Körper spielen eine wesentliche Rolle.

Die umfassende und ganzheitliche "**Geburtsvorbereitung**" darf nicht mit der Geburt des Kindes enden. Sie schließt die Elternschaft und das Leben mit dem Kind (Ernährung und Pflege des Kindes) mit ein. Auch Stillförderung gehört dazu.

Mangelnde Vorbilder können dazu führen, wenig Vertrauen in die eigenen Fähigkeiten zu entwickeln. Andererseits verleiten sie auch leicht dazu, sowohl das Stillen als auch die Geburt und das Elternsein zu idealisieren, zu verklären und Praktiken aus anderen Kulturen unreflektiert zu übernehmen. Die Realität bringt dann häufig herbe Enttäuschungen. Ein umfassendes **Beratungsgespräch** sollte die Wünsche und Vorstellungen der Frauen berücksichtigen, aber auch darauf hinweisen, daß die Stillbeziehung, wie jede andere Beziehung auch, Krisenzeiten durchzustehen hat. Wichtig ist immer, daß die Beraterin oder der Berater zuvor die eigenen Einstellungen, Wünsche und Erfahrungen kritisch überprüft hat, um nicht eigene (unrealistische) Wunschvorstellungen auf die zu Beratenden zu projizieren.

Beratungsstellen und Adressen für die Zeit des Wochenbettes müssen schon in der Schwangerschaft vermittelt werden. Sinnvoll ist es, die örtlichen **Stillgruppen** in die Beratungsstunden zu integrieren und die Frau dazu anzuregen, ihre Nachsorgehebamme schon in der Schwangerschaft zu kontaktieren. Die Erfolge einer in die Geburtsvorbereitung integrierten Stillförderung sind belegt: Kursteilnehmerinnen stillen deutlich häufiger und länger. Auch das Wissen um Stillgruppen korreliert positiv mit der Stilldauer (Brunn et al. 1986).

Stillhäufigkeit und Stilldauer hängen auch mit der **beruflichen Stellung** und dem **Bildungsstand** der Frau zusammen. Während in einer Studie von Brunn et al. (1986) die Nichtstillquote bei Beamtinnen fast 0% beträgt, liegt sie in der Gruppe der Arbeiterinnen ohne Gesellenbrief bei 36%. Deutliche Unterschiede zeigen sich auch in der Stilldauer. Nur 25% der Arbeiterinnen mit oder ohne Gesellenbrief stillen nach 3 Monaten noch, indessen ernähren mehr als doppelt so viele höhere und leitende Angestellte und Beamtinnen ihre Kinder nach 3 Monaten noch mit der Brust. Die Vermutung, daß diese Diskrepanz unter anderem ein Zeichen von Informations- und Beratungsmangel ist, liegt nahe. Dieser Eindruck wird durch die Ergebnisse der Aktion Familienhebamme bestärkt. Sie machen deutlich, daß die präventiven Angebote in der Schwangerschaft gerade Frauen aus sozial schwächeren Bevölkerungsgruppen häufig nicht erreichen. In den Familien fehlen Informationen zur Vorsorge und gesunden Lebensführung ebenso wie praktisch umsetzbare Ernährungs-, Entwicklungs- und Sozialkenntnisse.

Sicherlich ist es für Hebammen und andere Gesundheitsfachleute schwierig, diejenigen Frauen zu erreichen, die nicht in die Vorbereitungskurse kommen. Eine enge Kooperation mit den freipraktizierenden Fachärztinnen und -ärzten für Gynäkologie und das Angebot praktisch umsetzbarer, an die Schwangerschaftsvorsorgemaßnahmen gekoppelten Beratungen und Anleitungen bieten sich als Abhilfe an.

Hindernisse im Klinikalltag sind die traditionelle und strikte **Trennung von Wochenstation und Kinderzimmer** sowie die straff organisierten Tagesabläufe. Die Aufteilung der "Pflege" von Mutter und Kind in zwei voneinander getrennte Fach- und Kompetenzbereiche ist wenig stillfreundlich. Auch – oder vielleicht gerade – beim "Rooming-in" führt das häufig zu Verunsicherung bei der Mutter. Gute Zusammenarbeit und Kooperation zwischen den Fachbereichen sowie gemeinsam erarbeitete Stillrichtlinien können die Gefahr widersprüchlicher Beratung zwar vermindern, vollständig verhindern kann dies aber nur eine gemeinsame Pflege von Mutter und Kind durch denselben Personenkreis (Zimmer-/Gruppenpflege).

Auch die **Werbung für die "künstliche" Babynahrung** hat ihren Einfluß auf Stillhäufigkeit und -dauer. In den Industriestaaten hat die "künstliche" Babymilch bereits Tradition, und viele Frauen kennen aus dem eigenen Erfahrungsbereich die Flaschenernährung besser als das Stillen. Dennoch oder vielmehr gerade deshalb darf der Einfluß der Werbung nicht unterschätzt oder verharmlost werden. Eine in Montreal durchgeführte Studie (Bergevin et al. 1983) zeigte, daß vor allem Frauen mit geringerer Schulbildung, Erstgebärende und kranke Mütter stark von der Werbung beeinflußt werden. Beliebte Werbepraktiken sind Werbeplakate, geschmückte Flure, Firmennamen auf Namensschildern und Kugelschreiber. Diese durch die Stillberaterinnen und -berater oftmals unbewußt und/oder indirekt durchgeführte Werbung für die entsprechenden Hersteller und ihre Produkte können bei den Frauen leicht eine medizinische Empfehlung suggerieren. Dies sollte allen in der Stillberatung Tätigen bewußt sein. Auch ist die materielle und finanzielle Unterstützung der Firmen, z.B. bei medizinischen Fachtagungen, eine Form von Werbung.

In diesem Zusammenhang sollte dem in der Stillberatung und Geburtshilfe tätigen Personal der 1981 verabschiedete **WHO-Kodex** ("Internationaler Kodex zur Vermarktung von Muttermilchersatzprodukten", erstellt von WHO und UNICEF) vertraut sein. Dessen Zielsetzung ist "... zur Gewährleistung einer sicheren und angemessenen Ernährung für Säuglinge beizutragen, und zwar durch den Schutz und die Förderung des Stillens sowie durch Vorsorge für die sachgemäße Verwendung von Muttermilchersatznahrung, wo solche gebraucht wird, auf der Grundlage entsprechender Aufklärung und durch geeignete Vermarktung und Verteilung" (Aktionsgruppe Babynahrung 1985). (Der Kodex kann unter anderem bei der Aktionsgruppe Babynahrung, Bismarckstraße 119, 52066 Aachen, bezogen werden.)

Darüber hinaus ist das erfolgreiche Stillen nicht allein durch die "natürlichen" Voraussetzungen garantiert. Es ist abhängig von Fertigkeiten, die Mutter und Kind nicht instinktiv mitbringen, sondern erst im Verlauf der Stillbeziehung erlernen müssen. **Fehlende oder inkompetente Hilfestellung** in dieser Lernphase können daher – wie verschiedene Untersuchungen belegen – nachhaltige Folgen haben.

Das richtige Anlegen und Saugen an der Brust stehen in direktem Verhältnis zur Milchmenge (Righard, Alade 1992). Unter den Gründen, die zur frühzeitigen Beendigung des Stillens führen, rangiert zu geringe Milchbildung an erster Stelle. Betrachtet man beide Untersuchungsergebnisse, wird die Verbindung zwischen gekonntem Stillen, ausreichender Milchmenge und langer Stillzeit verständlich. Somit muß die optimale Stillförderung einhergehen mit effektiver Unterstützung - Beratung, Hilfestellung, Korrektur - während des Lernprozesses, vor allem in den ersten Stilltagen. Fehlt den Frauen diese kompetente Hifestellung und Anlaufstelle und werden rigide Stillpläne eingehalten, kann es zu den Anfangsproblemen (Sorge um zu geringe Milchmenge, Warzenprobleme, Milchstau) kommen, die letztlich die Ursachen für ein frühzeitiges Abstillen darstellen. Hieraus ergibt sich die Forderung nach einer präventiven, umfassenden und wirkungsvollen Stillförderung.

Zum Schutz und zur Förderung des Stillens wurden wiederholt neue Projekte entwickelt, Programme und Deklarationen verabschiedet. Die WHO hat in ihr Programm "Gesundheit für Alle bis zum Jahr 2000" dieses Thema aufgenommen (WHO 1985). Im Jahre 1989 verabschiedete die **UNO** (Vereinte Nationen) in der Generalversammlung die **Konventionen über die Rechte von Kindern**. Hier wird das Stillen explizit erwähnt. Daraufhin veröffentlichte die WHO eine Erklärung, welche die verantwortliche Rolle des Gesundheitspersonals bei der Erhaltung und – wenn nötig – Wiedereinführung einer Stillkultur hervorhebt. In der WHO/UNICEF-Erklärung "Stillen - Schutz, Förderung und Unterstützung. Die besondere Rolle des Gesundheitspersonals" werden erstmals die 10 Schritte zum erfolgreichen Stillen festgeschrieben (s. Tab. 6.6). Im Jahre 1990 wurde eine weitere weltweite Initiative, die Innocenti-Deklaration in Florenz verabschiedet. Teilnehmer waren UN-Organisationen, Regierungsorganisationen und andere Organisationen.

Tab. 6.6 WHO/UNICEF-Initiative "Zehn Schritte zum erfolgreichen Stillen". Fünf wesentliche, miteinander verbundene Elemente sind hervorgehoben.

	Schritte zum erfolgreichen Stillen
Schritt 1	Die Mütter müssen richtig beraten und befähigt werden, Entscheidungen nach Information zu treffen und durchzuführen.
Schritt 2	Der Kontakt zwischen Mutter und Kind darf nicht eingeschränkt werden.
Schritt 3	Die Kinder sollen immer gestillt werden, wenn sie ein Verlangen nach Nahrung zeigen.
Schritt 4	Neugeborene brauchen in der Regel weder Flüssigkeiten noch sonstige Nahrung zusätzlich zur Muttermilch, nicht einmal Wasser.
Schritt 5	Die Mütter müssen während der Wochenbettzeit unterstützt werden.

Die **Innocenti-Deklaration** über Schutz, Förderung und Unterstützung des Stillens.

Stillen ist ein einzigartiger Vorgang.
- Es bietet Säuglingen eine ideale Nahrung und trägt dazu bei, daß sie sich gesund entwickeln und gedeihen.
- Es vermindert die Häufigkeit und Schwere von Infektionskrankheiten bei Säuglingen und senkt damit auch ihre Erkrankungs- und Sterblichkeitsziffer.
- Es dient der Gesundheit der Frauen, da es das Risiko von Brust- und Eierstockkrebs herabsetzt und den Zeitabstand zwischen den Schwangerschaften vergrößert.
- Es bringt der einzelnen Familie und dem gesamten Volk soziale und wirtschaftliche Vorteile.
- Es vermittelt den meisten Frauen ein Gefühl von Befriedigung, wenn sie erfolgreich stillen können.

Weltweites Ziel der Initiative

Für die bestmögliche Gesundheit und Ernährung von Mutter und Kind sollten alle Frauen in die Lage versetzt werden, voll zu stillen und ihre Säuglinge in den ersten 4 bis 6 Monaten ausschließlich mit Muttermilch zu ernähren, danach ihren Kindern eine geeignete Beikost anzubieten und daneben aber bis zum Alter von zwei Jahren oder länger zu stillen.

Praktische Zielsetzungen für die Regierungen
- Nationalen Stillkoordinator ernennen
- Nationalen Stillausschuß bilden (Regierungsvertreter, nichtstaatliche Organisationen, Berufsverbände aus dem Gesundheitsbereich)
- Dafür Sorge tragen, daß in allen Entbindungseinrichtungen alle 10 Schritte zum erfolgreichen Stillen erfüllt werden
- WHO-Kodex verwirklichen
- Gesetze zum Recht des Stillens der berufstätigen Frau erarbeiten

In der Bundesrepublik wurde 1994 die **Nationale Stillkommission** gebildet. Ihre Aufgabe ist es, eine nationale Stillkultur zu schaffen. Der Bund Deutscher Hebammen e.V. hat eine **Bundesstillbeauftragte** ernannt, die Länderverbände berufen eine Landesstillbeauftragte. Ihre Aufgabe ist es, berufspolitisch die Stillförderung fest zu verankern, Fort- und Weiterbildungen anzubieten und in kollegialer Beratung zur Seite zu stehen.

Die Bundesregierung verabschiedete 1994 das **Gesetz über die Werbung für Säuglingsanfangsnahrung und Folgenahrung** (Säuglingsnahrungswerbegesetz – SNWG). Obwohl wesentliche Empfehlungen des WHO-Kodexes fehlen, ist hiermit ein wichtiger Schritt der Bundesregierung in Richtung Stillförderung getan.

Die 1991 von der WHO und UNICEF gestartete Aktion **"Baby-Friendly-Hospital-Initiative"** – BFHI (BRD: Initiative Stillfreundliches Krankenhaus) basiert auf der Innocenti-Deklaration und den Grundsätzen der WHO/UNICEF-Erklärung. Der Grundgedanke ist, die Stillerziehung und die Stillförderung in den letzten Wochen der Schwangerschaft und den ersten Tagen im Krankenhaus zu verbessern.

Die Erfolge der Stillförderung sind deutlich. Eine umfassende, wirkungsvolle Stillförderung muß bis weit über das Wochenbett hinausgehen. Diese Forderung wird in der **Hebammengebührenordnung** honoriert. Seit dem 1.7.1998 ist die Stillberatung durch die Hebamme bis zum Ende der Stillzeit möglich.

Vorbereitung auf die Stillzeit

Die Stillvorbereitung hat immer zwei Komponenten, die körperliche und die psychische. Am Anfang jeder Beratungs- und Betreuungsarbeit steht zunächst die Erkundung des Wissenstands sowie der Vorstellungen, Ansichten und Erfahrungen der Frauen. Diese "Anamneseerhebung" zeigt die Stillbereitschaft der Frau und ermöglicht eine der Persönlichkeit der Frau entsprechende Beratung. Die **Hauptziele** der psychischen und körperlichen Vorbereitung sind:
- die Entwicklung von Vertrauen in die eigenen Fähigkeiten,
- der Ausbau des vertrauten, ungezwungenen Umgangs mit der Brust,
- die seelische Einstimmung auf das spätere Stillen.

Informationen zur Bedeutung der Muttermilchernährung gehören ebenso zum Kursprogramm wie die vereinfachte Darstellung der Laktationsphysiologie. Besonders wichtig sind das Durchspielen von Anlegetechniken und Stillpositionen sowie das Demonstrieren von Massagetechniken und dem Entleeren der Brust per Hand (Abb. 6.30 und 6.31). Auch der sachgemäße Umgang mit Ersatzmilchprodukten sollte thematisiert werden.

Dem **regelmäßigen Massieren und Entleeren des Kolostrums per Hand** in der Schwangerschaft werden Vorteile für das spätere Stillen zugeschrieben. Es gibt die Theorie, daß durch diese Übungen die Brust dehnungsfähiger und das spätere Fassungsvermögen höher wird; Verklebungen an der Warze sollen sich lösen, Milchgänge geöffnet und die Kolostrumproduktion angeregt werden. Andererseits können eine zu intensive (und eventuell unsachgemäße) Maßnahmen in der Schwangerschaft zu heftigen Brustreizungen führen. Bei vielen Frauen ist die Brust in dieser Zeit so empfindlich, daß jegliche Berührung als unangenehm empfunden wird.

Es empfiehlt sich deshalb,
- die Brustmassage und das Entleeren in den Kursen mittels Demonstration vorzustellen (s.Abb.6.33),
- die Anwendung aber erst im Wochenbett (idealerweise zum Zeitpunkt des Milcheinschusses) mit den Frauen einzuüben.

Jegliche "übertriebene" **körperliche Vorbereitung der Brust** ist unnötig. Zur "Abhärtung" oder Einstimmung von Brust und Brustwarzen auf die ungewohnte Beanspruchung bieten sich folgende Maßnahmen an:
- Zeitweise keinen BH tragen oder bei sehr schweren Brüsten im Bereich der Brustwarzen kleine Löcher in den BH einschneiden. Die Brustwarzen werden so durch die Reibung der Kleidung sanft "abgehärtet".
- Wechselweises Duschen mit warmem und lauwarmem Wasser.
- Die Brustwarze und den Warzenhof nicht mit Seife oder seifenähnlichen Produkten waschen (Austrocknung).
- Anschließend Brust und Brustwarze mit der flachen Hand und einem weichen Handtuch sanft abfrottieren.
- Die Brust möglichst oft der Luft aussetzen.

Jede Frau sollte immer die für sie angenehmste Methode auswählen. Immer ist es sinnvoll, die Frauen darauf hinzuweisen, daß zu Beginn der Stillbeziehung das Saugen des Kindes überraschend heftig und durchaus unangenehm sein kann. Eine einfühlsame und erfreuliche Vorbereitung darauf kann das sanfte Liebesspiel sein.

6.6 Die Praxis des Stillens

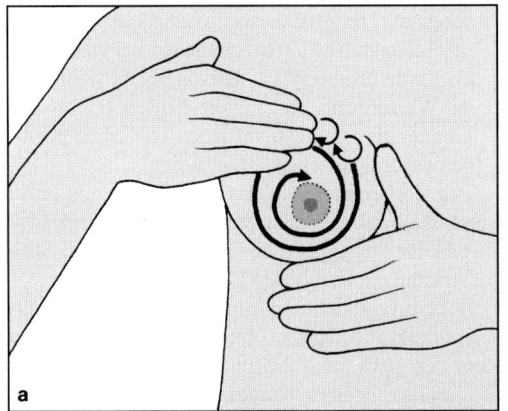 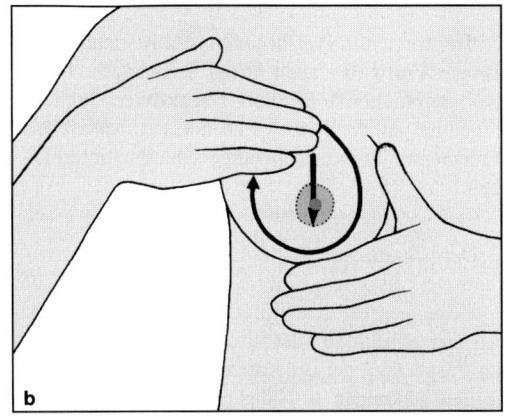

Abb. 6.30a,b Massieren der Brust. Die untere Hand hält die Brust. Mittel- und Zeigefinger der freien Hand bewegen sich auf einer gedachten Spiralfigur zur Brustwarze hin. Sie kreisen dabei mit sanftem Druck in Richtung Brustkorb und verweilen jeweils einige Sekunden auf derselben Stelle. Zum Abschluß "streicheln" vier Finger der freien Hand mit sanftem Druck vom Brustansatz über die Brustwarze, rund um die Brust (pro Seite etwa 5 Minuten). Zum Abschluß der Massage beugt sich die Frau vornüber, umfaßt je eine Brust mit der Hand und schüttelt sie vorsichtig hin und her (Milchshake).

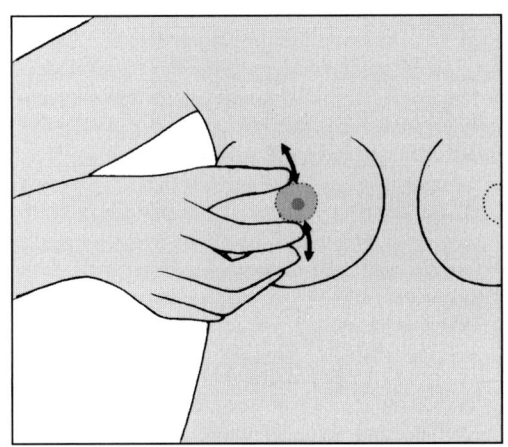

Abb. 6.31 Entleeren der Brust per Hand. Wichtig ist, daß das Brustgewebe oder die Brustwarze beim Entleeren nicht gequetscht, gezogen oder gekniffen wird. Beim Entleeren der rechten Brust werden die Finger so angelegt, daß der Daumen *über* dem Warzenhof, Zeigefinger und Mittelfinger *unter* dem Warzenhof liegen. Die Milchseen befinden sich dann zwischen den Fingern. Zunächst drücken die Finger sanft in Richtung Brustkorb und rollen dann zur Brustwarze hin ab. Diese rhythmische Bewegung wird mehrmals wiederholt. Finger und Daumen wandern mit diesen Bewegungen rund um die Brustwarze, damit alle Milchkammern erreicht werden. Mit wiederholter Massage wird ein Zeitraum von etwa 15 bis 20 Minuten benötigt.

Der Partner als "Vorbereiter" der Brustwarzen auf das Stillen bietet sich auch an, wenn die Frau aufgrund von Schlupf-, Flach- oder Hohlwarzen den Stillerfolg in Frage stellt. Er kann ihr am einfühlsamsten beweisen, wie gut es sich an der Warze, dem Warzenvorhof saugen läßt, und bereitet dabei die Warze auf die "ungewohnte" Beanspruchung vor.

Bei **Hohlwarzen** empfiehlt sich das stundenweise Tragen von Brustschildern, ca. 8 bis 10 Wochen vor dem Entbindungstermin. Diese **Brustschilder** sind zwei gewölbte, durchsichtige Plexiglasschalen. Die untere, auf der Brust aufliegende Schale hat ein kreisrundes Loch für die Warze. Die obere Schale hat ein oder mehrere Luftlöcher. Durch den beim Tragen im BH entstehenden Druck sollen die "Warzen" leicht herausgedrückt werden.

Bei **Hohl-, Flach und Schlupfwarzen** können die Warzen auch durch Reiben, Herausziehen und Drehen der Brustwarze oder mit der **Hoffman-Übung** trainiert werden. Die Übungen an der Warze können ab der 20. Schwangerschaftswoche 1- bis 2mal täglich 5- bis 10mal durchgeführt werden (Abb. 6.33).

> Bei forcierten Berührungen und Reizungen der Brustwarze wird - auch in der Schwangerschaft - der neurohumorale Reflexbogen aktiviert. Jegliche Übungen an der Brustwarze müssen deshalb bei Frauen mit Problemschwangerschaften unterbleiben.

Der Einsatz dieser Hilfsmittel und Übungen wird kontrovers diskutiert. Einerseits werden Brustschilder und Übungen für den Stillerfolg fördernd beschrieben, andererseits wird der Erfolg angezweifelt. Schon die "Inspektion" der Brustwarze soll eventuell negative Auswirkungen auf das spätere Stillen haben (Alexander 1992). Für die Stillberatung, deren oberste Ziele die Vermittlung von Sicherheit und die Bestärkung der Frau in ihrer Stillfähigkeit sind, ergeben sich daraus folgende Konsequenzen:
- Die Frau keinesfalls durch weitere kontroverse Informationen zu verunsichern.
- Den Einsatz der Maßnahmen individuell zu entscheiden. Die Anamneseerhebung kann eine Entscheidungshilfe bieten. So können bei einer Frau, die davon überzeugt ist, daß die bei ihr vorliegende Warzenform das spätere Stillen erschweren könnte, die Übungen auf jeden Fall einen positiven psychologischen Effekt haben.

Die Vorbereitung auf das Stillen sollte ein fester Bestandteil in der pränatalen Hebammenarbeit sein. Es gibt für Hebammen einige Möglichkeiten, Stillvorbereitungen anzubieten (s. Abb. 6.32).

Die Stillvorbereitung könnte in den Geburtsvorbereitungskurs integriert sein oder als eigenständiger Kurs von etwa 3mal 2 Stunden angeboten werden. Mit entsprechenden Kursbezeichnungen kann die Hebamme die Frauen dafür gewinnen:
- Stillen – Pflicht oder Kür?
- Stillen – eine Beziehung will gelernt sein!

Daneben kann sie als Einzelbetreuung in der Schwangerenberatung angesiedelt sein (z.B. Frauen mit vorzeitigen Wehen oder sehr empfindlichen, schmerzhaften Brustwarzen).

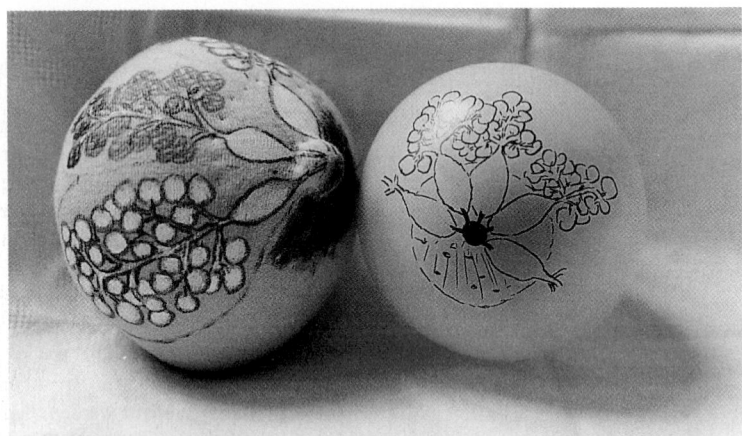

Abb. 6.32 Demonstrationsmaterialien für die Stillvorbereitung und Stillbegleitung. An Stoffbrust und Luftballonbrust (Bastelanleitung über die Autorin zu beziehen) können Frauen die Massage und das Entleeren per Hand schon in der Schwangerschaft üben. Für die Hebamme bieten die Hilfsmittel für die Anleitung im Wochenbett eine wertvolle Hilfe; sie erlauben das Zeigen und das sofortige Umsetzen, d.h. die Hebamme zeigt am Modell, die Frau hat ihre Hände an der eigenen Brust.

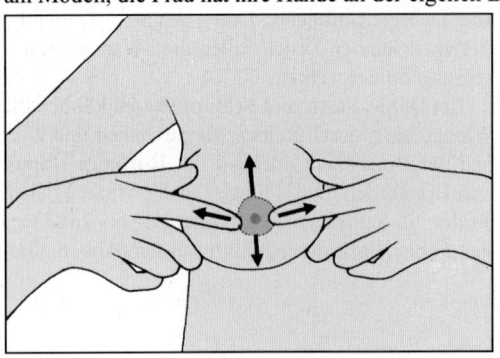

Abb. 6.33 Die Hoffman-Technik. Die Zeigefinger beider Hände werden seitlich der Mamille auf die Areola gelegt. Mit leichtem Druck wird in Pfeilrichtung gezogen. Danach werden die Finger umgesetzt, und die gleiche Bewegung wird auch in horizontaler Richtung ausgeübt.

Stillfördernde Praktiken – korrekte Stilltechniken

Einfache, korrekte sowie für die Mutter leicht erlern- und umsetzbare Stilltechniken und die Unterstützung der richtigen Such- und Saugtechnik des Kindes sind die wesentlichen Voraussetzungen einer erfolgreichen Stillbeziehung. Diverse Untersuchungen belegen, daß durch sie die häufigsten Anfangsprobleme vermieden werden können (Inch und Renfrew 1990, Righard und Alade 1992).

Vier Erfolgskriterien in Tab. 6.7 sind aufgeführt.

Die Frau muß zunächst die für sie bequemste **Stillposition** herausfinden (s. Abb. 6.34a-e). Nach der Geburt kann es oftmals - bedingt durch den Dammschnitt - für die Frauen recht schwierig sein, eine entspannte Haltung zu finden. Hier sind Stützhilfen wie Kissen, Knierollen, Fußbänke und Sitzkeile (auch zum Schutz des Beckenbodens) ebenso nützlich wie die zuversichtliche Hilfestellung der Beraterin.

Tab. 6.7 Kriterien für ein erfolgreiches Stillen.

Kriterien	Auswirkungen
• Korrekte Stillposition des Kindes an der mütterlichen Brust. • Korrekte Saugtechnik des Kindes an der Brust. • Kind bestimmt Häufigkeit und Dauer des Saugens. • Stillen in ruhiger, entspannter Atmosphäre.	• Förderung des wirkungsvollen Saugens und damit optimale Anregung des Milchbildungs- und Milchflußreflexes. • Verhinderung von Brustwarzenproblemen. • Förderung der ungestörten Wirkung der mütterlichen Reflexe.

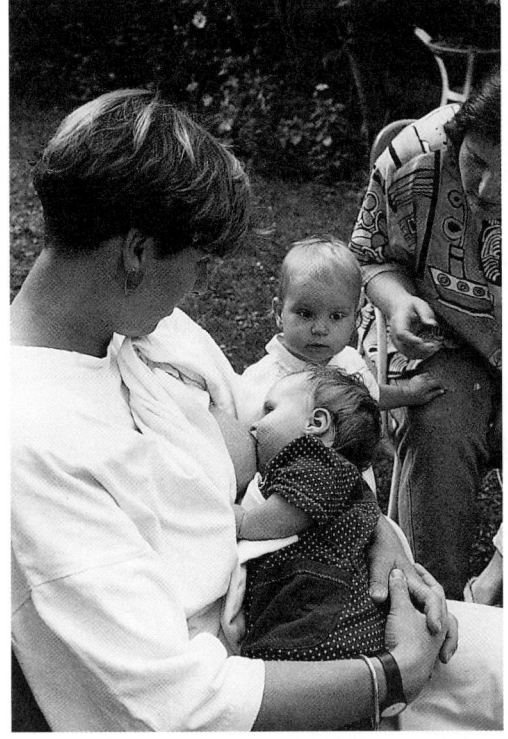

Abb. 6.34a Wiegeposition.

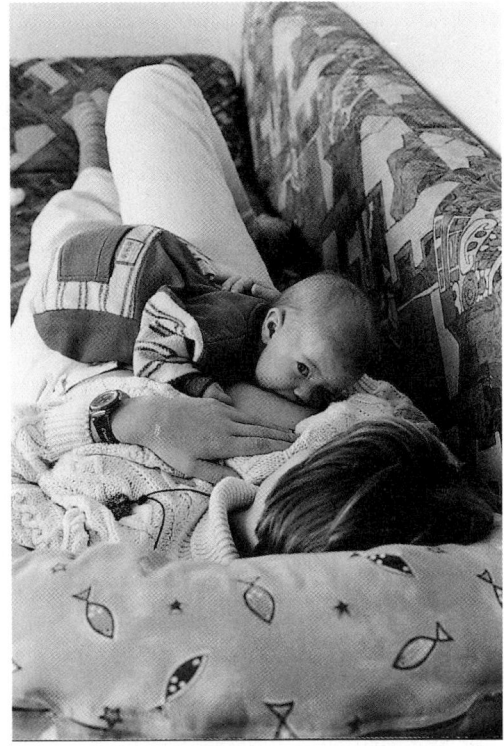

Abb. 6.34b Rückenlage, günstige Position auf dem Kreißbett oder nach Kaiserschnitt.

Abb. 6.34a-e Stillpositionen. (Mit freundlicher Genehmigung von Tina Löwe und Henrike Magnanimo)

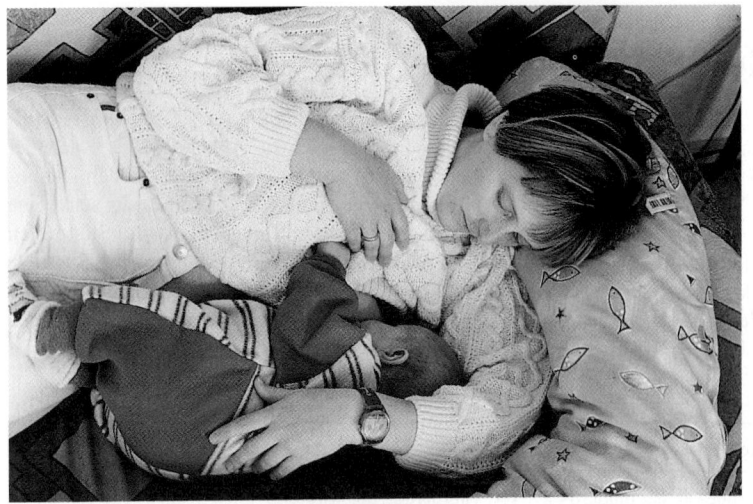

Abb. 6.34c Seitenlage, untere Brust.

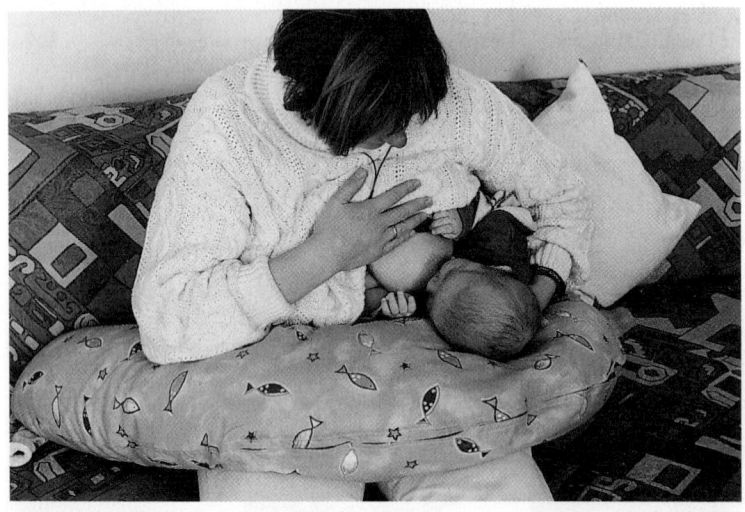

Abb. 6.34d Stillen im Sitzen, Fußballhaltung (Footballgriff).

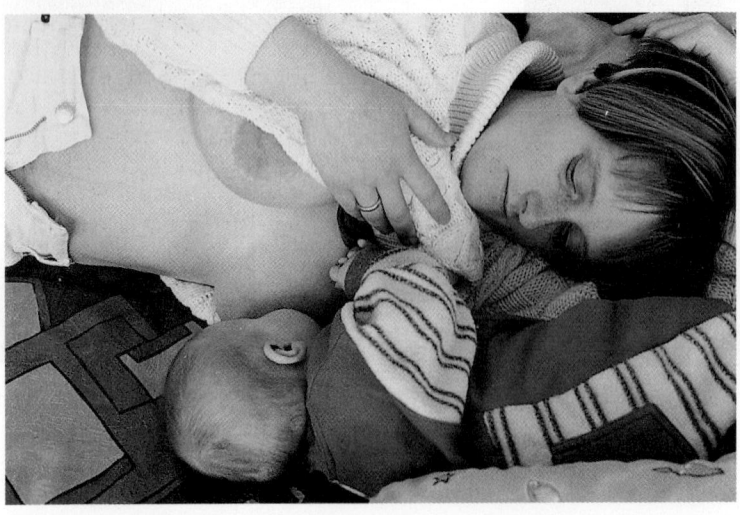

Abb. 6.34e Rücklingsstillen im Liegen, bei Stauungsproblematik, Schonung der Brustwarzen.

Bei der **sitzenden Stillposition** empfiehlt es sich, zur Abstützung feste Kissen hinter den Rücken der Frau zu plazieren. Zur Entlastung der Beine eignet sich eine Knierolle (im Bett sitzend) oder eine Fußbank (auf dem Stuhl sitzend). Der Arm, der das Kind hält, kann auf einer Lehne oder auf einem Kissen Halt finden. Der Oberkörper der Mutter neigt sich hierbei leicht dem Kind zu und ist nicht starr zurückgelehnt.

Beim **Sitzen im Schneidersitz**, der in der ersten Zeit im Wochenbett nicht empfehlenswert ist, schafft die Frau eine natürliche Wiege für den Körper ihres Kindes; auch hier sind Kissen zur Unterstützung hilfreich.

Das **Stillen im Liegen** (in den ersten Tagen empfehlenswert, auch zum Schutz des Beckenbodens) finden viele Frauen in den ersten Tagen oder nachts sehr angenehm; ob Rücken- oder Seitenlage ist völlig egal, die Abstützung mit Kissen ist auch hier hilfreich.

Das **Stillen im Stehen** oder **Gehen** wird häufiger in der späteren Stillphase Anwendung finden und ist bei unruhigen Kindern sehr hilfreich.

Generell sind alle Variationen möglich, die der Mutter gut tun, ihr ein entspanntes Stillen ermöglichen und die **korrekte Position des Kindes** an der Brust gewährleisten.

Das Kind sollte so gehalten werden oder liegen, daß sein Gesicht, seine Brust und je nach Lage auch sein Bauch und seine Knie dem Körper der Mutter ganz zugewandt sind und nicht nur sein Gesicht der Brust entgegengestreckt ist. Ohr, Schulter und Hüfte bilden eine Linie. Die Lippen des Kindes sind bei dieser Haltung in unmittelbarer Nähe der Brustwarze, wodurch der Suchreflex des Kindes stimuliert wird. Es öffnet den Mund weit und streckt die Zunge aus, um die Brustwarze zu fassen. Dieser "oral searching reflex" (Righard und Alade 1992) ist scheinbar ein leitender Vorgang zur Entwicklung einer korrekten Saugtechnik (Abb. 6.35). Das Köpfchen des Kindes darf allerdings nicht zu starr fixiert oder zu fest an die Brust gedrückt werden. Der Suchreflex könnte eingeschränkt werden, oder das Kind wendet sich von der Brust ab.

Wird das Kind beim Anlegen im Arm gehalten, ruht sein Kopf in der mütterlichen Armbeuge, sein unterer Arm liegt um die mütterliche Taille. Die Hand der Mutter, die das Baby hält, (um)faßt Po oder Oberschenkel und kann das Kind so leicht zur Brustwarze hinleiten. Mit der freien Hand hält die Mutter die Brust. Diese muß richtig angeboten werden, damit das Kind die Brustwarze samt Warzenhof umfassen kann (Abb. 6.36a). Wird die Brust falsch angeboten, wird das Kind zwangsläufig zu einer ineffektiven Saugtechnik animiert (Abb. 6.36b).

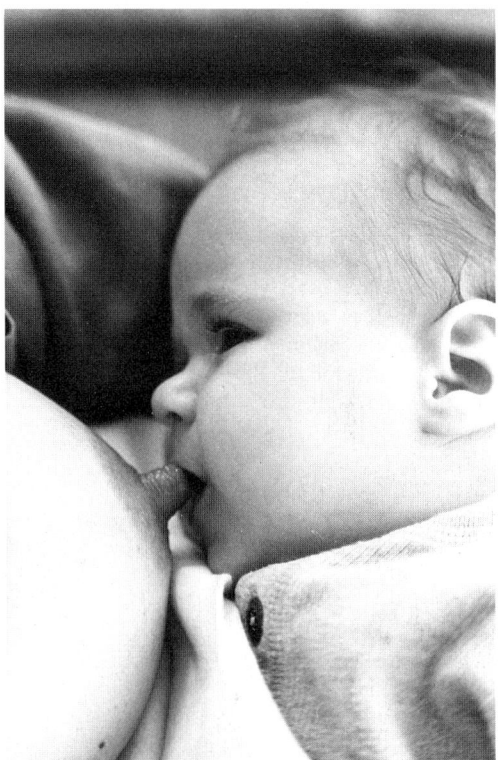

Abb. 6.35 Der Suchreflex. Carla bereit zum Stillen. (Mit freundlicher Genehmigung von Henrike Magnanimo)

Das Kind erhält in der richtigen Haltung reichlich **Atemraum**. Das Eindrücken der Brust in Höhe der kindlichen Nase ist nicht notwendig, zumal bei diesem Griff die Gefahr besteht, die Brustwarze unbemerkt ganz oder teilweise aus dem Mund des Kindes zu ziehen. Das Kind würde damit nur zum falschen Saugen animiert werden. Besteht trotz richtigem Halten des Kindes der Eindruck, die Nase sei nicht frei, kann dem Kind etwas mehr Raum gegeben werden, indem die den Po des Kindes haltende Hand sich etwas senkt, hebt oder nach außen dreht. Auch kann mit der brustunterstützenden Hand die Brust etwas angehoben werden.

Abb. 6.36 Das richtige und falsche Anbieten der Brust. (Mit freundlicher Genehmigung von Gabi Beck, Hildesheim)

Richtig (a): Mit der freien Hand stützt die Mutter die Brust von unten mit den Fingern, der Daumen liegt oberhalb der Brust. Finger und Daumen sollen den Warzenhof nicht berühren. Es ist günstig, wenn die Warze dabei leicht nach oben zeigt. Das Kind geht dann mit der Zunge leichter unter die Warze und formt sie besser.

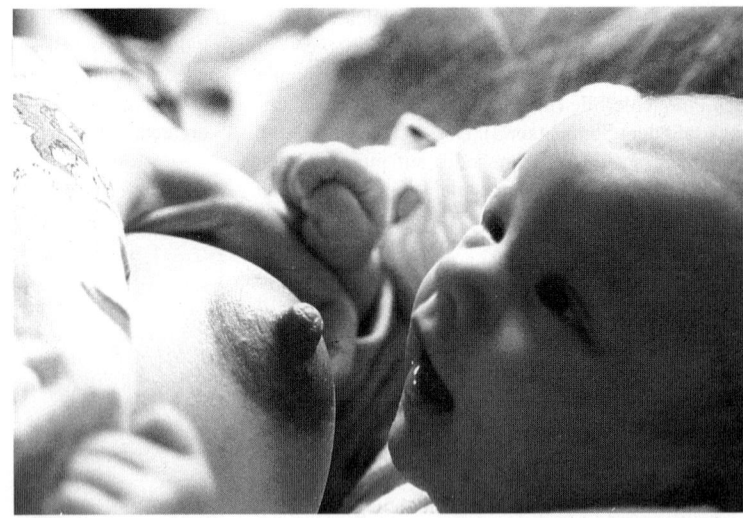

Falsch (b): Die Mutter bietet dem Kind die Brustwarze an, indem sie mit Daumen und Zeigefinger den Warzenhof faßt und leicht zusammendrückt, so daß die Brustwarze hervortritt. Das Kind kann bei der so "angebotenen" Brust nur den "Nippel" fassen und wird zur unkorrekten Saugtechnik animiert.

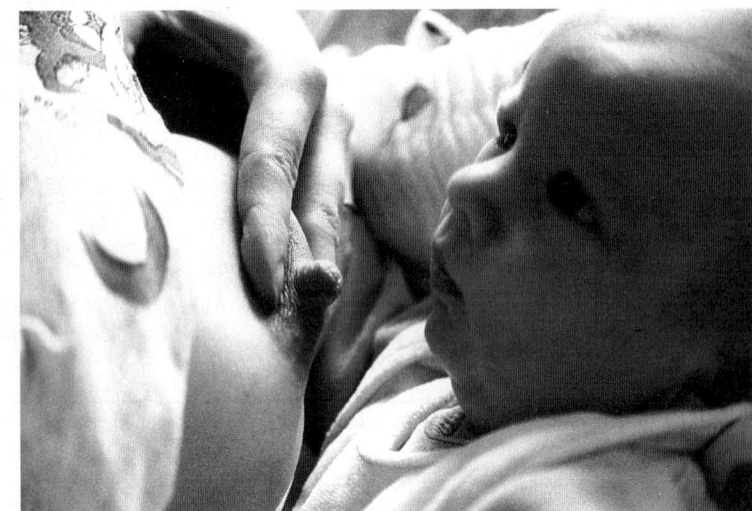

Die korrekte Saugtechnik:

- Der Mund des Kindes ist beim Anlegen weit geöffnet.
- Die Zunge des Kindes befindet sich unterhalb des Warzenhofs.
- Die Zahnleiste des Kindes liegt beim Saugen hinter der Brustwarze auf dem Warzenhof.
- Die Lippen des Kindes drücken leicht auf die Brust, um sie festzuhalten.
- Das Kinn des Kindes liegt an der mütterlichen Brust an.
- Die Milch wird vom Kind langsam herausgepreßt, es erfolgt ein gründliches, effektives Saugen: Die Brustwarze und große Teile des Brustwarzenhofs reichen so weit in den Mund des Kindes, und die Zahnleisten des Kindes drücken beim Saugvorgang auf den Warzenhof und die sich dahinter befindenden Milchseen. Das Auspressen und Herausstreifen der Milch erfolgt durch die wellenartigen Bewegungen der Zunge, wobei sich ihr vorderer Teil nach vorne über die untere Zahnleiste zu den Lippen schiebt, während der hintere Zungenteil die Brustwarze gegen den Gaumen drückt (Abb. 6.37, 6.38 und 6.39).

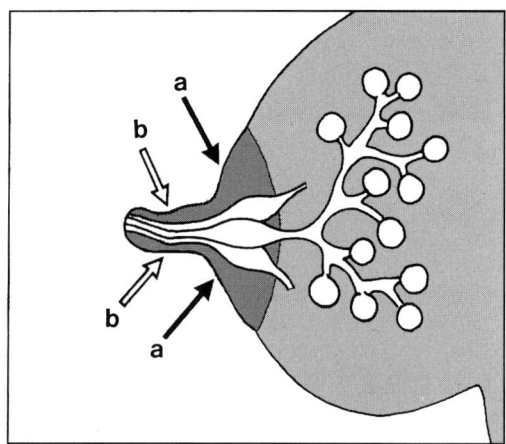

Abb. 6.37 Druckpunkte des kindlichen Kiefers bei der korrekten (a) und bei der unkorrekten (b) Saugtechnik.

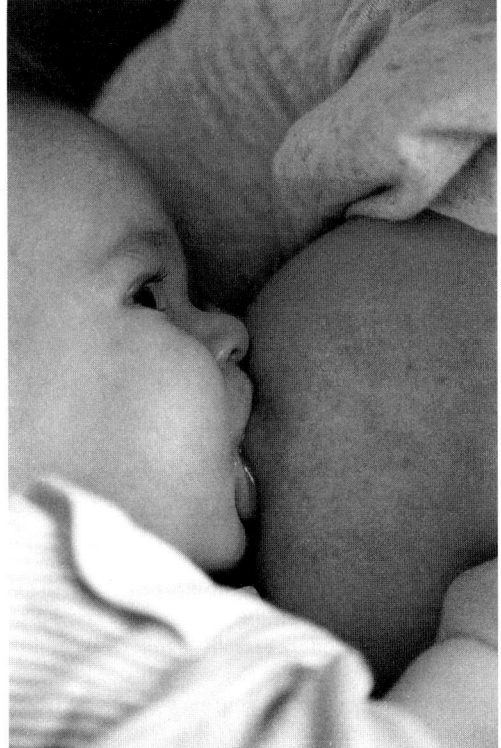

Abb. 6.38 Korrekte Saugtechnik. (Mit freundlicher Genehmigung von Henrike Magnanimo)

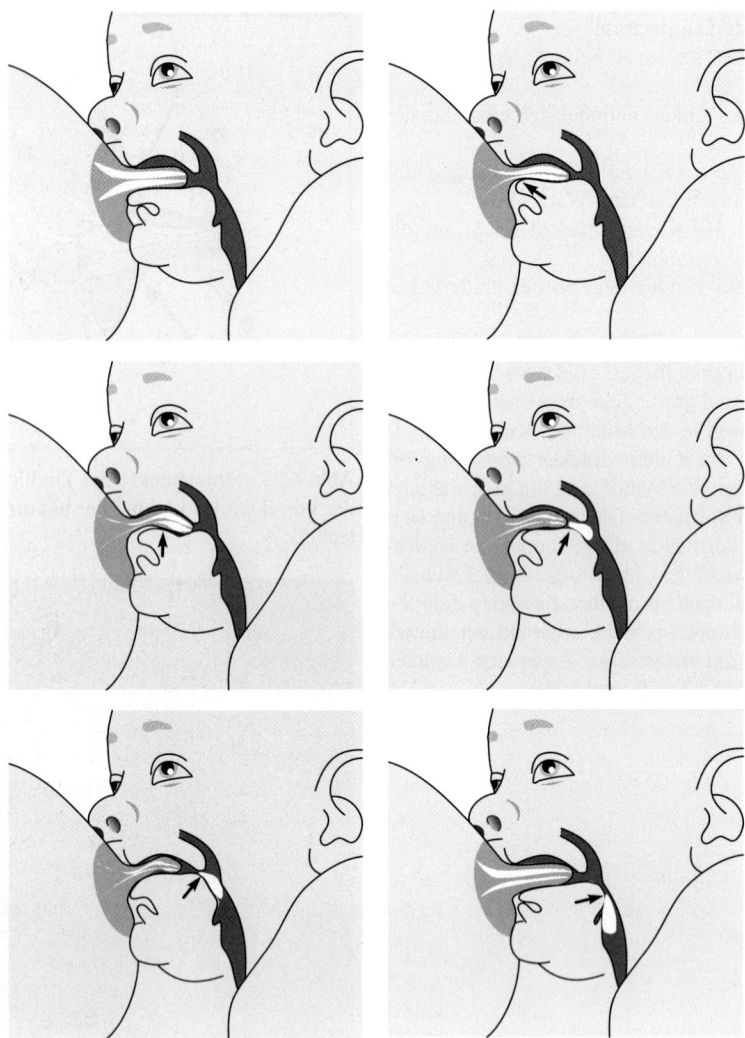

Abb. 6.39 Die richtigen Zungenbewegungen des Kindes (Pfeil) beim Saugen an der Brust.

Die **unkorrekte Saugtechnik**:
Das Kind saugt an der Brustwarze wie an einem Schnuller oder Flaschensauger. Beim Flaschensaugen reichen die Schwerkraft des Flascheninhalts und der beim Saugvorgang entstehende Unterdruck aus, um die Milch zum Fließen zu bringen. Das Kind muß weder Zahnleiste noch Lippen oder Zunge aktiv einsetzen. Beim Stillen ergibt sich das folgende Bild:
- Der Mund des Kindes ist beim Anlegen nur wenig geöffnet.
- Die Zunge preßt entweder nach oben zum Gaumen oder liegt passiv im Zungengrund. Mitunter schiebt das Kind auch die Zunge vor die Lippen (dadurch versucht es beim Flaschensaugen, den oft zu starken Milchfluß zu verringern). Dabei kann es unbeabsichtigt die Brustwarze aus dem Mund schieben.
- Die Zahnleiste des Kindes liegt auf der Brustwarze.
- Das Kinn des Kindes liegt nicht an der mütterlichen Brust.
- Das Kind saugt oberflächlich und ineffektiv, eben gerade so, wie es beim Flaschensaugen ausreicht (Abb. 6.37 und 6.40).

Die unkorrekte Saugtechnik kann durch falsches Anlegen und Halten des Kindes provoziert werden. Auch kann sie sich durch die Bekanntschaft mit

Schnullern und Flaschensaugern ergeben. Untersuchungen belegen, daß die falsche Saugtechnik meistens parallel zur gelegentlichen Flaschenfütterung, dem Gebrauch von Beruhigungssaugern oder Brusthütchen beginnt. Die Kinder müssen mit zwei unterschiedlichen Saugtechniken fertig werden. Sie sind dann "verwirrt" und verfallen auch beim Brustsaugen in die leichtere, aber falsche Saugart. Wird ihnen nun erlaubt, sich an diese zu gewöhnen, ist es äußerst schwierig, sie wieder zu der anstrengenderen, aber effektiveren Form zu "überreden". Obwohl die meisten der reifen Neugeborenen (ca. 90%) keine Schwierigkeiten mit dem Wechsel zwischen Brust, Flasche und Schnuller haben, kommt ein kleiner Teil mit den unterschiedlichen Saugtechniken nicht zurecht. Die daraus entstehenden Still- und Saugprobleme nennt man **Saugverwirrung**. Mit einer regelmäßigen Beobachtung der kindlichen Saugtechnik und einer gegebenenfalls **rechtzeitig** einsetzenden Richtigstellung ist es möglich, das "falsche Saugen" an der Brust erfolgreich zu korrigieren. Mit Blick auf die weitaus geringeren Stillprobleme bei der korrekten Saugtechnik wird deshalb in der 1992 veröffentlichten Studie der Einsatz einer entsprechend ausgebildeten Hebamme auf allen Wochenstationen empfohlen (Righard und Alade 1992).

Die Korrektur eines bestehenden Fehlverhaltens ist immer betreuungs- und zeitintensiv. Die Behebung des Problems dauert meist doppelt so lange wie ihr Bestehen. Nicht selten wird ein **Saugtraining**, verbunden mit der Fingerfütterung, notwendig (s. S. 441f), Besondere Beziehung zu Beginn der Stillsituation).

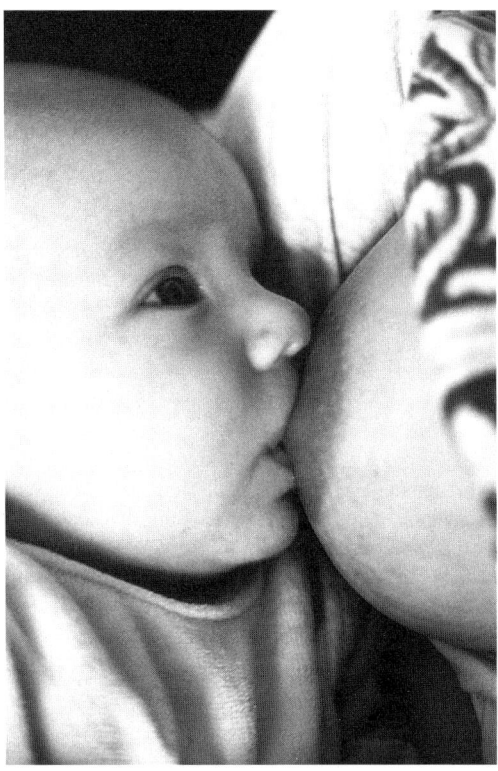

Abb. 6.40 Unkorrekte Saugtechnik. (Mit freundlicher Genehmigung von Gabi Beck)

> Das **Saugtraining** ist eine manuelle Therapie, die nur nach spezieller Einweisung (Fortbildung) mit praktischer Anleitung angewendet werden darf.
> - Vor dem Saugtraining erfolgt immer eine Sauguntersuchung, die Saugbereitschaft und Saugverhalten beurteilt und eventuelles Fehlverhalten charakterisiert.
> - Die bei der Saugverwirrung typische falsche Zungenbewegung und/oder Zungenhaltung kann durch gezielte Druckpunktarbeit auf der kindlichen Zunge korrigiert werden.
> - Das Saugtraining ist auch für Kinder mit unkoordiniert verlaufendem Such-/Saugreflex oder unkontrolliertem, zu schwachem Saugverhalten, d.h. bei Frühgeborenen, Behinderungen, Fehlbildungen (LKG) förderlich.

Im Hinblick auf die möglichen Schwierigkeiten muß die Betonung auf der **Prophylaxe der Saugverwirrung** liegen. Dazu gehören in erster Linie bei einer notwendigen Zufütterung in der "Brusttrinklernphase" (ersten 6 bis 8 Lebenswochen) andere, **alternative Fütterungsmethoden** (Becher, Löffel, Fingerfütterung, s. S. 442).

Bei der **Beendigung des Saugvorgangs** muß die Schonung der Brustwarze beachtet werden. Dazu wird der Finger sachte in den Mundwinkel des Kindes geschoben, das Saugvakuum wird somit unterbrochen, das Kind kann ohne Probleme von der Brust genommen werden. Dieser Handgriff sollte auch dann Anwendung finden, wenn das Kind nicht mehr saugt, denn das Baby fängt meist wieder an zu saugen, wenn ihm die Warze unvermittelt weggenommen wird.

Natürlich sind die beschriebenen Stilltechniken und das Anlegen nach Bedarf auf das **gesunde, wache Neugeborene** zugeschnitten. Es versteht sich von selbst, daß kranke Kinder, Mangel- oder Frühgeborene, Neugeborene mit Fehlbildungen, müde oder hyperaktive Kinder nicht immer auf die beschriebene Art und Weise an die Brust gehen. Ebenso ist auch das Stillen nach Bedarf nicht immer möglich. In diesen speziellen Fällen können dann der Fütterungsmodus und die Anlegetechniken den Bedürfnissen entsprechend geändert werden.

> Stillen ist eine individuelle Situation, die von Mutter und Kind bestimmt wird, allgemein gültige rezeptartige Anweisungen gibt es nicht. Mit einer phantasievollen, offenen und zuversichtlichen Unterstützung kann der Frau aber immer geholfen werden. Meistens findet sich durch gemeinsames Engagement ein gangbarer Weg.

Stillfördernde Praxis in den ersten Tagen

Die ersten Tage der Stillbeziehung stellen eine **Weichenstellung** für den Stillerfolg dar. Den Hebammen und dem Pflegepersonal kommt deshalb eine Schlüsselstellung im Hinblick auf den Aufbau einer soliden Stillbeziehung zu. Die folgenden Ausführungen konzentrieren sich ganz auf diese Zeit. Hebammen, die in der Stillberatung auch spätere Phasen abdecken möchten, sei das zusätzliche Studium entsprechender Fachliteratur empfohlen (s. S. 467ff).

Der Beginn der Stillbeziehung

Mutter und Kind befinden sich in den ersten Stunden nach der Geburt in einer besonders sensiblen Phase der Kontaktbereitschaft. Nach der physiologischen Geburt und bei gesunden, reifen Neugeborenen darf diese Phase nicht durch Routineabläufe behindert werden. Mutter und Kind muß das **ungestörte Kennenlernen in der ersten Lebensstunde** ermöglicht werden. Äußert die Mutter keine anderen Wünsche, wird das Baby nach der Geburt in Herzhöhe auf den Bauch der Mutter gelegt und bei suchenden Hin- und Herbewegungen des Kopfes an die Brustwarze angelegt. Beim ersten Anlegen hören die Kinder nach einiger Zeit von allein auf zu saugen und schlafen meistens zufrieden mit der Brustwarze im Mund ein. Dieses erste Stillerlebnis hat entscheidenden Einfluß auf den weiteren Stillverlauf. Kinder, denen erst nach der Erstuntersuchung ein ungestörter Hautkontakt und das Saugen an der Brust erlaubt war, entwickelten weitaus häufiger falsche Saugtechniken. Bei ihren Müttern traten häufiger Stillprobleme auf als bei den Müttern, deren Kinder in der Kennenlernphase nicht von ihnen getrennt worden waren (Righard und Alade 1992). Weitere **Vorteile des frühen Erstanlegens** im Kreißsaal sind:
- Förderung des Aufbaus der Mutter-Kind-Beziehung.
- Ausnutzung der großen Saugbereitschaft, die erst etwa 24 bis 48 Stunden später wieder eine ähnlich hohe Funktionsfähigkeit erreicht.
- Schnelleres Ingangkommen der Milchsekretion (Kolostrum geht bei frühzeitigem Anlegen schon nach 36 bis 48 Stunden in transitorische Frauenmilch über). Dadurch verringern sich Heftigkeit und Schmerzhaftigkeit des Milcheinschusses.
- Weitergabe des wertvollen Kolostrums (seine Menge entspricht ca. 2 Eßlöffeln) und damit Anregung des kindlichen Verdauungstraktes zur Ausscheidung des mit Bilirubin angereicherten Mekoniums. Kolostrum wird, sofern es nicht abgetrunken wird, vom Körper der Mutter resorbiert.
- Physiologische Unterstützung der Plazentalösung durch die Ausschüttung von Oxytozin.
- Verringerung der Nachblutung aus den Haftstellen der Plazenta, da Oxytozin die Dauerkontraktion des Uterus unterstützt.

Das Erstanlegen des Kindes wird von den **Wünschen und Bedürfnissen der Mutter** mitbestimmt. Möchte die Mutter auf keinen Fall das Kind nackt und ungewaschen auf dem Bauch haben, darf sie nicht überrumpelt oder "sozialem" Druck ausgesetzt werden. Eine aufgezwungene Handlung bringt weder Mutter noch Kind einen Vorteil.

Auch ist der Zeitpunkt des Erstanlegens vom **mütterlichen und kindlichen Allgemeinzustand** abhängig. Nach protrahierten oder operativen Geburten können kindliche und mütterliche Erschöpfung das sofortige Erstanlegen be- oder verhindern. Zeigen Mutter und/oder Kind keine Still- oder Saugmotivation, sollte kein "krampfhaftes" Anlegen versucht werden. Die Förderung des Hautkontakts und ein gemeinsames Schmusen reichen dann aus. Mit guter Beobachtung und Einfühlung kann dann später der geeignete Zeitpunkt für den Beginn der Stillbeziehung gefunden werden.

Organisatorische Zwänge dürfen nicht der Grund sein, das Anlegen auf einen späteren Zeitpunkt zu verschieben. Die hohe Bedeutung dieser Phase sollte Hebammen, Ärztinnen und Ärzte dazu motivieren, gemeinsam Konzepte zu entwickeln, die einerseits den ununterbrochenen Kontakt von Mutter und Kind bis nach dem ersten Saugen und andererseits notwendige nachgeburtliche medizinische Versorgungen (Nähen der Episiotomie und die U1) gewährleisten.

Die **Geburtsleitung** ist für den Stillbeginn nicht unbedeutend. Während der Geburtsphase verabreichte Analgetika können nachgeburtlich die kindlichen Reflexe beeinflussen. Vor ihrem Einsatz sollte deshalb der momentane Nutzen gegen die eventuelle postpartale Störung abgewogen werden. Als Entscheidungshilfe kann die präpartal erhobene "Anamnese" über Stillwunsch und -motivation der Mutter dienen.

Mutter und Kind werden, sofern sie nach der Geburt in der Klinik bleiben, nach etwa 2 Stunden auf die Wochenstation verlegt. Die weitere Stillbetreuung und -beratung der Frau geht dann in den meisten Häusern von der Hebamme in die Hände des Pflegepersonals der Wochenstation oder des Kinderzimmers über. Deshalb sollten Erkenntnisse, die sich beim ersten Stillkontakt ergaben, Stillvoraussetzungen, Stillmotivation und stillbezogene Besonderheiten **schriftlich festgehalten** werden.

Die Weiterentwicklung der Stillbeziehung

Organisatorische und personelle Voraussetzungen

Eine **gute Teamarbeit** innerhalb des betreuenden Personenkreises mit gemeinsamen Stationsbesprechungen und Dienstübergaben und einem **einheitlichen Stillkonzept** ist ebenso wichtig für den Stillerfolg wie das "**offene 24-Stunden-Rooming-in**". Bei dieser Organisationsform werden Mutter und Kind nicht voneinander getrennt. Die Mutter hat aber jederzeit die Möglichkeit, das Kind in ein zentrales Kinderzimmer zu bringen. Diese Form der Unterbringung gleicht am ehesten der häuslichen Atmosphäre. Für die Pflegekräfte und Hebammen bedeutet dieses Modell (häufig) eine Umstellung ihres Berufsverständnisses, da die Aufgaben auf der Wochenstation und damit in der Stillberatung und -unterstützung eher pädagogischer als pflegerischer Natur sind.

Sinnvoll ist bei der "großzügig angelegten Besuchszeitregelung" die Einrichtung eines **Stillzimmers**. Dort kann sich die Mutter mit ihrem Kind jederzeit zurückziehen und in Ruhe und – falls nötig – unter Anleitung stillen. Auch **Hinweisschilder** "Stillzeit, bitte später wiederkommen" haben sich als sinnvoll erwiesen.

Praktische Hinweise: Rooming-in von Anfang an

Nach der gemeinsamen Verlegung von Mutter und Kind aus dem Kreißsaal erfolgt der erste **Wochenbettbesuch** durch die zuständigen weiterbetreuenden Pflegepersonen. Bei einer Aufteilung der Verantwortlichkeiten und Aufgabenbereiche in zwei verschiedene und unabhängige Fachbereiche (Kinderzimmer und Wochenstation) ist es günstig, diesen Besuch (Übernahme) gemeinsam vorzunehmen. Wünsche, Vorstellungen und Erfahrungen der Mutter werden erfragt und – je nach Bedarf – die organisatorischen und räumlichen Gegebenheiten der Station dargelegt. Die Ergebnisse der Untersuchung und des Gesprächs werden schriftlich fixiert und entscheiden, ob das Kind bei der Mutter verbleibt oder kurzfristig im Kinderzimmer beaufsichtigt wird. Ergeben sich bei der Mutter z.B. Kreislauflabilität oder Schlafbedürfnis, ist es sinnvoll, das Kind mit ins Kinderzimmer zu nehmen.

Stillrhythmen und Anlegepraktiken

Den Termin der Nahrungsaufnahme bestimmt das Kind selbst, sogenanntes **self demand feeding**. Die Säuglinge halten dabei einen endogenen zentralnervösen Rhythmus ein, der in den ersten Lebenswochen zwischen 90 Minuten und 5 Stunden liegen kann. Ab der 4. Lebenswoche hat sich der sogenannte zirkadiane Rhythmus eingespielt; die endogen gesteuerte, sämtliche biologische Funktionen betreffende Rhythmik des kindlichen Organismus hat sich an periodische Zeitgeber, insbesondere Tag-Nacht-Wechsel, synchronisiert. Die Zeitintervalle des Nahrungsverlangens umfassen jetzt etwa 4 Stunden. Individuelle Intervalldauern von 2½ bis 4 Stunden sind durchaus normal. Im Laufe der Entwicklung im ersten Lebensjahr ändern sich die Trinkrhythmen immer wieder. Die meisten Kinder halten, sobald die Milchproduktion voll im Gange ist, eine längere Schlafpause von 4 bis 5 Stunden ein, die aber nicht in der Nacht sein muß. Meistens liegt diese Phase in den Vormittags- oder frühen Nachmittagsstunden. Säuglinge schlafen weitaus weniger als von ihnen erwartet wird. Nach der Geburt schlafen die Neugeborenen in den ersten 24 bis 36 Stunden sehr viel, nach dieser Erholung sind sie über den Tag verteilt oft schon 8 bis 12 Stunden wach.

Die meisten termingerecht geborenen Säuglinge halten ein der Milchförderung entsprechendes Grundmuster ein:

- 1. Lebenstag (ersten 24 Lebensstunden): nach dem ersten Stillen (direkt nach der Geburt) verlangt das Neugeborene üblicherweise noch 3mal Nahrung
- 2. Lebenstag (zweiten 24 Lebensstunden): 4 bis 6 Stillmahlzeiten
- 3. Lebenstag (nach der 48. Lebensstunde): meistens zeitgleich zum initialen Milcheinschuß beginnt das intensive Saugbedürfnis des Babys mit einem Stillverlangen von 8 bis 12mal am Tag, also alle 2 bis 3 Stunden

Nach den ersten 24 (bis 48) Stunden sollte der Säugling **mindestens 5 bis 6 Mahlzeiten** an der Brust nehmen. Hierauf ist trotz Stillens nach Bedarf zu achten. Es gibt in der ersten Zeit der Adaptation durchaus Kinder, die sich nicht von allein melden. Sie schlafen sehr viel, werden dann hypoglykämisch und dadurch noch schlaffer und schläfriger. Es ist sinnvoll, Kinder in den ersten Tagen genau zu beobachten, um die sanftesten Anzeichen zur Saugbereitschaft, z.B. Rooting-Reflex, sofort wahrzunehmen. Dies ist natürlich nur durch die Mutter im Rooming-in zu leisten. Zeigen die Kinder keinerlei Zeichen einer Wachphase, empfiehlt es sich, sie nach maximal 4 bis 5 Stunden sanft zu wecken. Entscheidungskriterien, ob ein Kind geweckt werden soll oder nicht, sind immer: die Vorgeschichte, das bisherige Stillverhalten von Mutter und Kind und das allgemeine Verhalten des Kindes.

Ein **gehäuftes Nahrungsverlangen** (Zyklusdauern, die über längere Zeit kürzer als 2 Stunden sind) kann Mutter und Kind erschöpfen. Hier sollte überprüft werden, warum sich das Kind so oft meldet und, je nach Ursache, eventuell versucht werden, die Intervalle etwas auszudehnen.

Nachtpausen hält das Kind in den ersten Lebenswochen nicht ein. Es ist durchaus möglich, daß das Kind in der ersten und zweiten Lebensnacht eine längere Schlafpause von 5 bis 6 Stunden einhält. Danach wird es auch nachts alle 2 bis 4 Stunden zum Stillen kommen. Ein gutgemeintes Überbrücken des Nachtstillens (Schonung der Frau mit Tee, Glukose- oder Wassergaben), wie es oftmals außerhalb des Rooming-ins praktiziert wird, hat den gegenteiligen Effekt. Stillende Frauen müssen deshalb geweckt werden, wenn sich das Kind meldet.

Das **Anlegen** des Kindes erfolgt in den ersten Tagen immer **an beiden Brüsten**. Dabei wird wechselweise zuerst auf der rechten oder der linken Seite begonnen. Hat das Kind z.B. an der rechten Seite seine letzte Nahrungsaufnahme beendet, wird diese "Nachspeise"-Seite bei der nächsten Mahlzeit zuerst angelegt. Bei der **Anlegezeit** ist zu beachten, daß bis zum Auslösen des Milchflußreflexes eine Zeitspanne von 2 bis 5 Minuten notwendig ist, d.h. das Kind erhält in den ersten Stillminuten nur die fettarme "Vorspeise". Ist der Milchflußreflex ausgelöst, kann - bei gut fließender Milch und unauffälligen Warzen - das Kind etwa 15 Minuten auf jeder Seite angelegt werden. Nach den ersten Stilltagen kann es an der zweiten Brust auch so lange verbleiben, bis es nur noch wenig oder gar nicht mehr saugt (oft schlafen die Kinder auch an der Brust ein). Dies kann noch einmal 20 bis 30 Minuten dauern.

Generell sind **häufigere, kürzere Anlegephasen** den langen, aber selteneren vorzuziehen, zumal 80 bis 90% der Milchmenge schon in den ersten 10 Minuten getrunken werden.

Stillverhalten des Kindes

Das Stillverhalten des Kindes (Häufigkeit und Dauer der Nahrungsaufnahme, Erfassen der Brustwarze) ist natürlich auch geprägt vom Temperament und Allgemeinzustand des Säuglings (s. Tab. 6.8).

Die Beobachtung des kindlichen Verhaltens und die darauf abgestimmte Beratung und Handling sind notwendig, denn den meisten Kindern ist es nur begrenzt möglich, ihr Verhalten umzustellen, und die Mutter kann das (nicht erträumte) Temperament ihres Kindes nicht immer sofort annehmen. Den offensichtlichen Versuch, sein Verhalten zu ändern, wird der Säugling mit Wut, Geschrei und Ablehnung beantworten. Die wiederholte Störung seines Stillverhaltens in der ersten Lernphase kann zur Ablehnung der Brust (Brustverweigerung) oder zur mangelnden Trinkmenge und Milchproduktion führen.

Tab. 6.8 Als Orientierung für die Beobachtung und Beratung kann die Einteilung in verschiedene Stilltemperamente hilfreich sein.

Stilltemperament	Stillverhalten	Ausdruck
Zauderer	verhalten	In den ersten Tagen wenig Interesse am Saugen oder an der Brust. Muß immer wieder zum Stillen aktiviert werden. Meist trinken sie nach dem Milcheinschuß gut und zielstrebig.
Feinschmecker und Genießer	spielerisch	Lecken, ansaugen, probieren, loslassen ... erst nach diesem Spiel fangen sie an, richtig zu trinken. Werden sie in der Spielphase gedrängt, protestieren sie laut und wütend.
Träumer	langsam, verträumt	Gutes Ansaugen, Schlucken, Pause, ruhen sich mit der Brustwarze im Mund aus, erneutes Saugen usw. Sie lassen sich durch nichts bedrängen. Aufmunterungen werden mit konsequenten Trinkpausen quittiert; kaum lautstarker Protest.
Erfolglose Hektiker	aufgeregt	Wenig zielstrebiges Verhalten, suchen und schnappen hektisch nach der Warze, verlieren sie gleich wieder, um mit Geschrei zu protestieren. Müssen erst beruhigt werden, bevor sie erneut angelegt werden.
Barrakudas	kräftig, gierig	Erfassen die Brustwarze schnell und "überfallartig" und beenden nach kurzer Zeit (10 bis 20 Minuten) die Mahlzeit.

Trinkmengen und Gewichtsverhalten

Eine genaue Festlegung der **Trinkmenge** pro Mahlzeit erübrigt sich. Das Kind trinkt bei jedem Anlegen so viel wie es mag – Ernährung *ad libitum*. Es hält dabei im allgemeinen von selbst die Faustregeln über die üblichen Tagestrinkmengen ein.

Als **Orientierung** dienen in den ersten Lebenstagen die durch die Finkelstein-Formel errechneten Richtwerte. Vom 8. Lebenstag bis zum 4. Lebensmonat werden diese über das Körpergewicht des Säuglings ermittelt und betragen ca. 1/6 des Körpergewichts. Geringfügige Über- oder Unterschreitungen sind normal, denn kein Kind hält sich an starre Regeln. Rechenbeispiele und genaue Zahlen können der Tab. 6.9 entnommen werden.

Beim vollgestillten, nach Bedarf genährten Kind werden diese Richtwerte normalerweise nicht benötigt. Die Milchmengen sind ausreichend, wenn

- das Kind 6 bis 8 nasse Windeln am Tag hat,
- die Milch gut fließt,
- das Kind in den ersten Tagen nach der Mahlzeit 90 Minuten bis 2 Stunden durchschläft und
- die kindliche Gewichtszunahme im ersten Halbjahr etwa 150 bis 200 g wöchentlich beträgt.

Der gesunde Säugling hat sein Geburtsgewicht nach dem 5. Lebensmonat etwa verdoppelt.

In den ersten 3 bis 4 Lebenstagen verlieren die Neugeborenen an Gewicht (s. Kap. 7.3 Die Pflege des gesunden Neugeborenen, S. 501). Der tolerierbare Gewichtsverlust beträgt in den ersten 3 bis 4 Lebenstagen 5,8% ± 3,2% bezogen auf das Geburtsgewicht. Meistens folgt dann ein eintägiger Gewichtsstillstand und daraufhin die regelmäßige Gewichtszunahme. Das Geburtsgewicht wird vom gesunden, reifen Neugeborenen am 10. bis 14. Lebenstag wieder erreicht.

In der Regel werden bei den Säuglingen, die nach Bedarf gefüttert werden, geringere Gewichtsabnahmen beobachtet als bei Kindern, die nach festen 4-Stunden-Zeitplänen angelegt werden. Ein Wiegen vor und nach dem Stillen, die sogenannte "**Stillprobe**", ist nicht nötig, zumal es einen Leistungsdruck erzeugen und den Milchspendereflex blockieren könnte. Untersuchungen belegen, daß sich der Stillerfolg ohne Kontrolle viel besser und schneller einstellt. Zur **Gewichtskontrolle** reicht es völlig aus, das gesunde, reife Neugeborene in den ersten 10 bis 14 Lebenstagen 1mal täglich nackt und zur selben Tageszeit zu wiegen. Danach kann 1- bis 2mal wöchentlich kontrolliert werden.

Vollgestillten Neugeborenen, deren anfänglicher Gewichtsverlust die tolerierbare Grenze überschreitet, muß allerdings besondere Aufmerksamkeit geschenkt werden. Jede Stillmahlzeit muß genau beobachtet werden. Die Erstellung eines **Tagesprofils** über die tatsächlich getrunkene Stillmenge kann für die weitere Entscheidung (Nachfüttern mit kalorienreicher Hintermilch, Tee-Glukose-Mischungen oder Muttermilchersatzprodukten) hilfreich sein: Das Kind wird mit der gleichen Kleidung (Windel) vor und nach der Brustmahlzeit gewogen (Stillprobe). Die Differenzen werden schriftlich fixiert und ergeben nach 24 Stunden aufsummiert die Tagestrinkmenge des Kindes.

Kriterien zur Beurteilung einer Gedeihstörung bieten auch folgende Anhaltspunkte. Das Kind
- ist apathisch oder weint viel,
- hat einen schlaffen Muskeltonus,
- hat einen schlechten Hautturgor,
- hat weniger als 5 bis 6 nasse Windeln am Tag,
- hat einen konzentrierten Urin,
- hat selten und spärlich Stuhlgang,
- nimmt weniger als 5 bis 6 Mahlzeiten zu sich,
- hat oft sehr kurze Stillphasen.

Ein weiteres Kriterium ist ein bei Beobachtung nicht erkennbarer Milchspendereflex.

Tab. 6.9 Orientierungswerte und Beispiele für die Tagestrinkmengen in den ersten 4 Lebensmonaten ab dem 3. Lebenstag.

	3.-8. Lebenstag	2. Lebenswoche - 4. Lebensmonat
Die allgemeinen Regeln für die **Säuglingsernährung** stellen nur Orientierungswerte dar. Muttermilch wird dem gesunden Neugeborenen immer *ad libitum* angeboten.	Tägliche Trinkmenge in bezug auf die **Finkelstein-Regel**: (Lebenstag - 1) x 70 = Trinkmenge in ml.	Tägliche Trinkmenge in bezug auf das **Körpergewicht**: 1/6 bis 1/5 des Körpergewichts = Trinkmenge in ml
Auch Regeln, die eine tägliche Steigerung der Milchmenge errechnen, dürfen nicht starr gehandhabt werden, sie stellen nur **Orientierungswerte** dar.	Der Säugling ist 5 Tage oder 120 Lebensstunden alt. (5 Tage - 1) x 70 = 280 ml. Der Säugling darf danach etwa 280 ml pro Tag trinken.	Der Säugling wiegt am 8. Lebenstag 3500 g. 1/6 von 3500 g = ca. 580 ml Wird 1/6 als Berechnungsgröße zugrunde gelegt, darf der Säugling etwa 580 ml täglich trinken.

Nach- und Zufütterung oder Tee-Glukose- sowie Ersatzmilchgaben

Vom Zeitpunkt der Geburt bis zur vollen Verfügbarkeit der transitorischen Frauenmilch besteht eine sogenannte "**Ernährungslücke**" (Voss 1992). In dieser Zeit erhält das Neugeborene die mengenmäßig offensichtlich genau auf die begrenzte Aufnahmefähigkeit seines noch unreifen Magens abgestimmten Kolostrumgaben. Ihre besondere Zusammensetzung (doppelt soviel Eiweiß wie reife Frauenmilch) gleicht - trotz der geringen Mengen - die anfänglichen Proteinverluste aus (Voss 1992). Zudem verfügt das gesunde Neugeborene nach der Geburt auch über ein Glykogendepot (das 10 bis 20 Stunden vorhält) und über ausreichende Fettreserven für 2 Wochen. Es ist also ganz gut zur Überbrückung der Ernährungslücke vorbereitet, die bei einer optimalen Stillförderung und einem frühzeitigen Erstanlegen längstens 36 bis 48 Stunden dauert. **Auf eine Zufütterung jeglicher Art kann daher meistens verzichtet werden.**

Fehlen aber die optimalen Stillvoraussetzungen oder liegen Stillschwierigkeiten vor, kann sich die Phase des Ingangkommens der Laktation verlängern und somit den Milcheinschuß verzögern. Die "Anfangs-Milchmengen" können dann eventuell für die volle Energieversorgung des Neugeborenen nicht ausreichen. In den ersten 72 Stunden werden für solche Fälle unter anderem Glukoselösungen zur Nachfütterung empfohlen. Da diese Lösungen bei der Verstärkung der Neugeborenengelbsucht eine nicht unwesentliche Rolle spielen, und jede Supplementierung einen Eingriff in das Laktationsgeschehen darstellt, ist dieser Schritt gut abzuwägen. Immer sollte zunächst versucht werden, den Energieverlust des Kindes möglichst gering zu halten (kein unnötiges Schreienlassen, Wärmeregulation unterstützen, viel Hautkontakt bieten) und die Energieversorgung durch Zufütterung mit kalorienreicher Hintermilch zu decken (nachdem das Kind an der Brust getrunken hat, wird per Hand oder manueller Pumpe die verbliebene Hintermilch gewonnen, diese wird dem Kind dann mit dem Löffel oder Becher angeboten).

Meistens muß eine Energiesubstitution - bei anhaltender Gewichtsabnahme des gesunden Kindes - aber erst nach den ersten 72 Lebensstunden begonnen werden. Sie kann mit dem Ingangkommen der ausreichenden Milchproduktion sofort enden.

Ist der Gewichtsverlust des gesunden Kindes über den 3. Lebenstag hinaus sehr hoch und das Ingangkommen der Milchproduktion verzögert, muß im Einzelfall als Übergangslösung die ergänzende Gabe eines **Muttermilchersatzpräparates** in Erwägung gezogen werden. Bei einer belasteten Allergie-Familien-Anamnese sollte dieses immer eine allergenarme (hypoallergene) Erstnahrung sein. Sie stellt bei der Gefahr der Allergisierung gegen Kuhmilchproteine eine echte Ernährungsalternative dar. Dem Kind wird bei dieser **Zwiemilchernährung** (Gabe von Mutter- und Ersatzmilch) immer erst nach dem beidseitigen Anlegen Nahrung *ad libitum* angeboten. Zur Zufütterung bietet sich hier der Einsatz eines Brusternährungssets (Lact-aid®) an. Das Kind trinkt die Zusatznahrung während es an der Brustwarze saugt und die Milchproduktion weiter anregt. Zur Prophylaxe von Saugverwirrungen ist es immer notwendig, die alternativen Fütterungsmethoden der herkömmlichen Flaschen-Sauger-Fütterung vorzuziehen.

Alternative Zufütterung zum Stillen

Das Saugverhalten an der Brust ist im Gegensatz zum Saugreflex eine durch Lernen weiterentwickelte Fähigkeit. Deshalb kann es leicht zu Fehlprägungen kommen. Diese behindern dann das effektvolle Saugen an der Brust und können zu mangelnder Milchproduktion, Gedeihstörungen, Brustwarzen- und/oder Brustproblemen führen. Unterstützt wird die Entstehung eines fehlerhaften Saugverhaltens, wenn das Baby in der Prägungsphase mit unterschiedlichen Saugtechniken konfrontiert wird. Die Folgen des Zufütterns mit der Flasche oder des Schnullers zeigen sich erst nach Tagen. Im Frühwochenbett werden sie selten beobachtet.

Die größte Gefahr einer Saugverwirrung besteht in den ersten 4 bis 8 Lebenswochen. Haben die Säuglinge das richtige, effektvolle Saugmuster an der Brust "verinnerlicht", werden sie bei der Begegnung mit einem anderen Saugvorgang nicht mehr irritiert. Das heißt, bei älteren Säuglingen darf bei Bedarf auch mal die Flasche oder der Beruhigungssauger angeboten werden.

Für die wenigen Situationen, in denen reife, gesunde Neugeborene zusätzlich zur Muttermilch andere Nahrung oder Flüssigkeiten benötigen, bieten sich die alternativen Fütterungsmethoden an.

Bei Frühgeborenen oder mit Fehlbildungen geborenen Kindern ist die Gefahr der Saugverwirrung ungleich höher als bei reifen Kindern, zumal die Stillreflexe nach der Geburt bis zur vollen Entfaltung häufig noch mehrere Wochen benötigen. Auch reicht bei diesen Kindern das Stillen selten zur ausreichenden Nahrungs- und Energieaufnahme. Nach- oder Zufüttern ist die Regel und nicht die Ausnahme. Auch hier werden alternative Fütterungsmethoden in der Literatur empfohlen. Bei der Wahl der geeigneten Methode müssen verschiedene Faktoren beachtet werden (s. Tab. 6.10).

Die ausführliche Dokumentation über
- die Methode und Menge der Zufütterung,
- das Nahrungsmittel,
- das Trink-/Saugverhalten (Dauer, Kraft, Rhythmus, Zungenbewegung),
- die Veränderungen im Verhalten des Kindes (Reaktionen, Aufmerksamkeit),
- die eventuellen Schwierigkeiten,
- das Verhalten der Mutter/des Vaters

ist in der klinischen Betreuung dringend notwendig, bei Hausbesuchen erwünscht.

Tab. 6.10 Alternative Fütterungsmethoden.

Methode	Becherfütterung (Bechern)	Fingerfütterung (Fingerfeeding)	Stillhilfe/ Brusternährungsset
Material	Tasse, Becher, Medikamentenschiffchen, SoftCup™-Spezialtrinkbecher	20 ml Spritze mit Silikonfütteraufsatz (finderfeeder) oder einem Sondierschlauch/ Infusionsschlauch	lact-aid® oder eine selbst gefertigte Stillhilfe, Perfusorspritze mit langem Infusions- oder Sondierschlauch
Zielsetzung	Vermeidung von Flaschenfütterung, Prophylaxe von Saugverwirrungen, erwünschter Saugentzug (Saugdeprivation)	Vermeidung von Flaschenfütterung, Prophylaxe und Behandlung von Saugverwirrung, Saugbefriedigung auch bei Abwesenheit der Mutter oder temporärem Anlegeverbot	Vermeidung von Flaschenfütterung, Prophylaxe von Saugverwirrungen, Steigerung der Milchproduktion, Behandlung von Milchspendeproblemen
Situationen	Frühgeborene, Notwendigkeit des Nachfütterns von hochkalorischer Hintermilch, Saugprobleme bei angewachsenem Zungenbändchen, sonstige Anlegeschwierigkeiten .	Saugpobleme - Saugverwirrung, unkoordiniertes Saugen, mangelnde Koordination von Such- und Saugreflex, orale Fehlbildungen, Kind kann vorübergehend nicht angelegt werden - Verfüttern von abgepumpter Muttermilch, anfängliche Anlegeschwierigkeiten bei besonderer Brustwarzenform (Hohl-, Flach-, Schlupfwarze)	Zufütterungsnotwendigkeit trotz Anlegen und Stillen, saugschwache Kinder, orale Fehlbildungen, Frühgeborene, bei Müttern mit verzögertem initialen Milcheinschuß, bei geschwächten Müttern nach Problemschwangerschaften und -geburten, bei Allgemeinerkrankungen
Vorteile	keinerlei Gefahr der Saugverwirrung, schnell und effektiv, leicht erlernbar, Hilfsmittel billig, in jedem Haushalt vorhanden, leicht zu reinigen, Methode strengt das Baby nicht an, von beiden Elternteilen durchführbar, Möglichkeit der unproblematischen Nachfütterung bei Saugschwäche	kaum Gefahr durch Saugverwirrung, schnell, effektiv, leicht erlernbar, Hilfsmittel kostengünstig und leicht zu reinigen, Saugbedürfnis wird befriedigt, kann zum Saugtraining herangezogen werden (= korrektes Saugen bringt Nahrung), beide Elternteile (oder andere Bezugsperson) können das Kind bei der Nahrungsaufnahme umfassend befriedigen	keinerlei Gefahr der Saugverwirrung, zeitsparend, da die Zusatznahrung während des Stillens gegeben wird, entspricht der ursprünglichen Stillsituation - Baby liegt an der Brust und regt die Milchbildung an, Saugbedürfnis und Hautkontakt wird umfassend befriedigt
Nachteile	befriedigt nicht das Saugbedürfnis (Indikationsstellung), ausführliche Anleitung notwendig, Effektivität benötigt Übung, Methode bedarf einer ruhigen Atmosphäre und darf nie unter Zeitdruck angewandt werden	einige Babys gewöhnen sich an das Fingersaugen, der gewählte Finger muß die Größe der Brustwarze haben, ansonsten Gefahr von nachfolgendem Anlegestreik, ausführliche Anleitung notwendig	einige Babys gewöhnen sich an den leichten Milchfluß, Hilfsmittel sind teuer (Ausnahme Eigenmodell), genaue Anleitung notwendig, anfangs nur mit fachlicher Begleitung, umständlich zu reinigen

Brustpflege, Kontrolluntersuchungen der Brust und Beobachtung der Stillmahlzeit

Das **Ziel** der **Brust- und Brustwarzenpflege** ist:
- Vermeidung von Wundwerden und Rhagadenbildung im Bereich der Brustwarzen.
- Gewährleistung der optimalen Entleerung der Brust und Ausschaltung der wichtigsten Eintrittspforte für die Krankheitskeime der Brustdrüsenentzündung.

> Richtige Praktiken, d.h. korrektes Anlegen und Positionieren, Unterstützung der Ausreifung des effektiven Saugverhaltens, fördern das erfolgreiche Anbahnen und Aufrechterhalten des Stillens. Sie stellen wesentliche "pflegerische" Elemente zur Vorbeugung von Brustwarzen- und Brustproblemen dar.

Viele Mutter-Kind-Paare wissen instinktiv vom ersten Anlegen an, wie es richtig gemacht wird. Generelle Anleitungen und Anweisungen verwirren mehr als sie nützen. Die Stärkung der mütterlichen Kompetenz und des Selbstvertrauens der Frau stehen hier im Vordergrund der "Pflege". Andere Frauen wiederum benötigen rechtzeitig einsetzende und häufig wiederkehrende Anleitung und Hilfestellung zur Vermeidung von Still- und Brustproblemen. Die **erste Stillmahlzeit** nach dem Erstanlegen im Kreißsaal muß deshalb von fachkompetentem Personal begleitet werden. In den folgenden Stilltagen sollte dann täglich eine Stillbeobachtung stattfinden.

Bei empfindlichen Brustwarzen empfiehlt es sich, die Stillposition (Haltung des Kindes während des Stillens) im Verlauf des Stilltages mehrmals zu wechseln. Dabei wird durch den jeweils unterschiedlichen Druckpunkt des kindlichen Kiefers auf den Warzenhof dessen punktuelle Beanspruchung verhindert.

Zur weiteren **Pflege der Brustwarze und der Brust** reichen folgende Maßnahmen:
- Tägliches Duschen oder Waschen mit lauwarmem, "seifenfreiem" Wasser (Seife, übertriebene Desinfektions-Abwaschungen und prophylaktische Salbenanwendungen verändern das natürliche Hautmilieu).
- Verteilen der letzten Tropfen Muttermilch auf der Warze und dem Warzenhof. Diese mit Speichelresten des Kindes und dem Sekret der Talgdrüsen vermischte Muttermilch bietet einen ausreichenden natürlichen Schutz für gesunde Brustwarzen und ist eine hervorragende natürliche "Heilsalbe" für gereizte Brustwarzen.
- Lufttrocknen der Brustwarze nach dem Stillen.
- Anschließendes Abdecken der Brustwarzen mit trockenen Stilleinlagen. Ratsam ist der Gebrauch von gewaschenen Baumwolleinlagen (für zu Hause auch Seiden- oder Wolleinlagen). Die häufig eingesetzten Zellstoffeinlagen haben eine geringe Saugkraft und verkleben leicht mit den Brustwarzen. Auch sind Zellstoffeinlagen meistens gebleicht; deshalb können sie zusätzliche lokale Hautreaktionen auslösen. Auf längere Zeit gesehen sind sie zudem teuer und unökologisch.
- Die Trockenheit der Stilleinlagen ist besonders wichtig, da feuchte Kammern die Brustwarzen aufweichen und gute Keimansiedlungsorte darstellen. Ein regelmäßiger Wechsel, eventuell auch zwischen den Stillzeiten, ist zu empfehlen.
- Das Tragen eines Still-BHs empfinden die meisten Frauen als sehr angenehm. Es ist aber nicht unbedingt notwendig. Ein einfacher, einige Nummern größerer Sport-BH oder ein Bustier erfüllen denselben Zweck und sind billiger. In jedem Fall muß aber darauf geachtet werden, daß der BH nirgendwo einschneidet. Er würde sonst die optimale Entleerung der Brust behindern und den Milchstau fördern.

Die Ziele der Brust- und Brustwarzenkontrolluntersuchung sind
- Früherkennung von mütterlichen Stillproblemen,
- Früherkennung von Pflegefehlern (Anlegefehler) und somit
- Verringerung oder Vermeidung von Folgeproblemen.

Die Inspektionen sollten vom Anfang der Stillbeziehung bis zum 10. Wochenbett-Tag mindestens einmal täglich durchgeführt werden. Die Kombination mit der **Beobachtung einer Stillmahlzeit** ist sinnvoll.

Die nachfolgende Checkliste (Tab. 6.11) zeigt die einzelnen Punkte, auf die geachtet werden muß. Sie kann auch als Stillverlaufsbogen in den ersten Wochenbett-Tagen geführt werden.

Tab. 6.11 Checkliste zur Beobachtung einer Stillmahlzeit.

Stillphase	Kind	Mutter	Beobachtung Tag 1	Hilfestellung
Stillbedürfnis	Signalsendung Wie meldet sich das Kind; suchend, schmatzend, nukkelnd, jammernd, schreiend?	Signalaufnahme und Verwertung Wann und wie reagiert die Mutter; hilfesuchend, unsicher, souverän?		
Stillbereitschaft I Stillposition	Wie sucht das Baby, und welche Saugbereitschaft zeigt es? Beleckt es die Brustwarze... Öffnet es seinen Mund weit genug ... Schiebt es seine Zunge weit genug nach vorne ...	Wie hält die Mutter das Kind? Hat sie Blickkontakt beim Anlegen? Hat die Mutter es bequem? Hat das Kind es bequem? Engt die Kleidung ein? Wie bietet die Mutter die Brustwarze an? Wie liegt das Kind, Schulter-Ohr-Linie?		
Stillbereitschaft II Anlegen	Wie saugt das Kind an? Vergleiche Anhaltspunkte im Abschnitt Korrektes Saugen, S. 433ff.	Wie legt die Mutter an? Wie wird das Kind zur Brust geführt? Wartet die Mutter, bis das Kind den Mund weit öffnet? Welche Stillposition nimmt die Mutter nach dem Anlegen ein?		
Stillbefriedigung	Bekommt das Kind Milch, und wie saugt es weiter? Arbeitsgeräusche - Schlukken hörbar? Milchrinnsal? Aufstoßen?	Setzt der Milchspendereflex ein? Nachwehen, Blutung, Kribbeln in der Brust, Entspannung, Schläfrigkeit, Unkonzentriertheit, Vergeßlichkeit, Durst		
Stillzufriedenheit	Ist das Kind satt? Schläft an der Brust ein, entspannt, löst sich von selbst von der Brust.	War die Milchspende störungsfrei? Mutter entspannt und hungrig, Brustdrüse weich, locker, Brustwarze schmerzfrei und rosig.		

Besondere Situationen zu Beginn der Stillbeziehung
Die Kaiserschnittentbindung

Nach einem Kaiserschnitt kann erfolgreich gestillt werden. Diese Entbindung bringt jedoch oft anfängliche Schwierigkeiten mit sich. Deren Grad wird im wesentlichen durch folgende Faktoren bestimmt:
- Indikation zur Operation.
- Präoperative seelische Vorbereitung.
- Wahl des Narkoseverfahrens.
- Postoperative Begleiterscheinungen.

Die Gründe und Indikationen für einen Kaiserschnitt haben einen nicht zu unterschätzenden Einfluß auf das anschließende Stillen.

Bei der **geplanten (primären)** *Sectio caesarea* hat

die Frau genügend Zeit, sich mit Hilfe von Hebamme und Geburtshelfern auf die neue Situation einzustellen. Zudem zählt das Einüben von Stillfertigkeiten zu den pflegerischen präoperativen Vorbereitungen. Die Hebamme spielt dabei mit der Schwangeren u.a. das postoperative Anlegen (z.B. mütterliche Stillposition und Haltung des Kindes) durch. Diese erlangt dadurch die Zuversicht, trotz der Operation die nachgeburtliche Zeit mit ihrem Kind fast genauso erleben zu können wie bei einer Spontangeburt. So auf die Operation vorbereitet, haben die Frauen geringere Streßbelastungen als unvorbereitete. Diejenigen, die eine **notfallmäßige** Kaiserschnittentbindung erleben, haben die stärksten (seelischen) Belastungen.

Das Ausmaß der Stillschwierigkeiten infolge des Narkoseverfahrens ergibt sich im wesentlichen aus dem Stillbeginn. Bei der **Kaiserschnittentbindung unter Periduralanästhesie** erlebt die Frau die Geburt des Kindes bewußt mit. Weder sie noch das Kind sind durch Medikamente beeinflußt. Beide können den Zeitpunkt des ersten Anlegens, das sofort nach Beendigung der Geburt möglich ist, selbst mitbestimmen.

Bei der **Intubationsnarkose**, die in der Regel bei der "Notfalloperation" durchgeführt wird, bestimmen dagegen oft neben dem Allgemeinzustand der Frau die Narkosemedikamente oder deren Nachwirkungen auf Mutter und Kind den Erstanlegetermin. In der Regel ist zwar auch hier das Stillen direkt postoperativ möglich. Die Stillbereitschaft der Mutter und die Saugmotivation des Kindes sind allerdings häufig niedriger. Beide sind oft noch schläfrig und schlapp und brauchen erst einmal eine Erholungsphase. Viele Frauen wollen ihr Kind auch erst "kennenlernen", mit ihm schmusen und es beobachten, bevor sie es anlegen.

Durch die **postoperative Immobilität** (Schmerzen, Infusionen, Drainagen und Kreislauflabilität) ist die Frau körperlich kaum in der Lage, das Kind selbst zu versorgen oder anzulegen. Eine besondere Stillmotivierung und gezielte Unterstützung durch das Betreuungspersonal sind erforderlich. Die Anwesenheit des Kindes bei der Mutter und das Stillen bei Bedarf sind auch hier die wesentlichen Elemente der Förderung. Der Partner und die Familienangehörigen sollten deshalb nach vorheriger Anleitung bei der Pflege des Kindes aktiv beteiligt werden.

In den ersten 2 bis 3 Tagen ist es für die operierten Frauen schwierig, eine schmerzfreie, einigermaßen bequeme Stillstellung zu finden. Beim **Erstanlegen direkt nach der Operation** wird von den meisten Frauen die (flache) Rückenlage bevorzugt. Das Kind wird von der Hebamme quer auf den Brustkorb der Frau gelegt. Seine Vorderseite ist dabei ganz dem mütterlichen Körper zugewandt. Sein Mund liegt direkt vor der Brustwarze. Die Mutter kann eventuell ihren (infusionsfreien) Arm auf den Rücken des Kindes legen. Sein Köpfchen ruht dann in der mütterlichen Armbeuge, sein Po in ihrer Handfläche. Bei dieser "Austria-Haltung" liegt das Kind nicht auf dem Wundbereich oder in dessen Nähe. Dennoch kann diese Position für Frauen, die postoperativ sehr berührungsempfindlich oder ängstlich sind, unangenehm sein. Sie verspannen sich, sobald das Kind unmittelbar auf oder an ihrem Körper liegt. Hier ist es sinnvoll, das Kind "umgedreht" anzulegen: Bei diesem sogenannten "Rückengriff" liegt der Kopf des Kindes direkt vor der mütterlichen Brust. Sein Körper und seine Beine werden unter dem mütterlichen Arm durchgeführt und ruhen seitlich, eventuell auf einem Kissen. Die Mutter kann dann den Rücken des Kindes mit der einen Hand und den Hinterkopf mit der anderen Hand stützen. Bei schmerzunempfindlicheren Frauen kann auch das "Rücklingsstillen" in Seitenlage Anwendung finden. Ist die Mutter schon beweglicher, ist das **Stillen in Seitenlage** meist am bequemsten (Abb. 6.41). Bei relativ flacher, extremer (linker) Seitenlage der Mutter (Unterstützung durch eine Knierolle) wird das Kind auf ein dickes Kissen links neben die Mutter gelegt. Sein Gesicht, Bauch und Knie sind der Mutter dabei ganz zugewandt, der Mund liegt direkt vor der rechten Brustwarze. Die Mutter kann ihren rechten Arm stützend um das Kind legen, ihre Hand hält dann den kindlichen Po. Nach dem Leertrinken der rechten Brust kann das Kind in derselben mütterlichen Stellung an die linke Brust angelegt werden. Dabei muß das Kind lediglich vom dicken Kissen genommen werden, und die Mutter muß sich von der extremen Seitenlage in eine normale Seitenlage drehen. Auch hier kann die Nähe der kindlichen Beine zur Bauchwunde zu Verspannungen der Frau führen. Es ist dann sinnvoll, das Kind einfach umgedreht anzulegen, mit den Füßen zum Kopf der Mutter zeigend.

In den ersten Tagen nach Kaiserschnitt muß bei **jedem** Anlegen Hilfestellung angeboten werden.

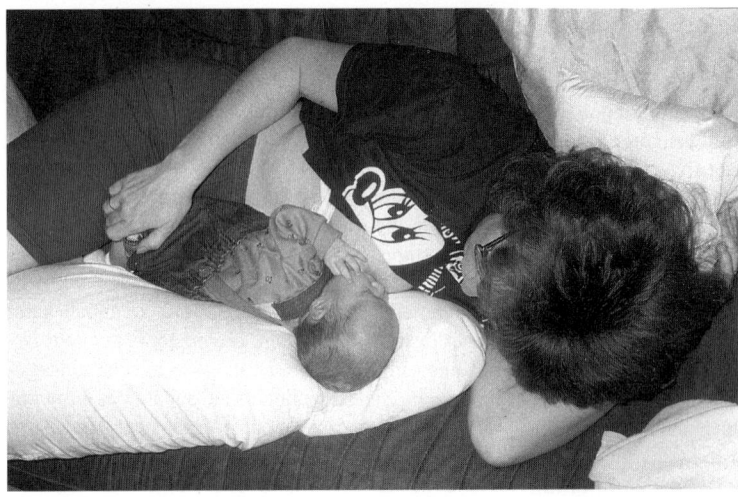

Abb. 6.41 Das Anlegen in linker Seitenlage mit Stillen an der rechten Brust.

Die Mehrlingsgeburt

Reif geborene Zwillinge können erfolgreich gestillt werden. Für die Zwillingsmutter können sich aber **anfängliche Schwierigkeiten** ergeben. Im einzelnen sind dies:
- Brustwarzen-Mehrbeanspruchung.
- Sorge um die Milchmenge für zwei Kinder.
- Technik des Anlegens.
- Stillrhythmus oder Stillen nach Bedarf.
- Organisation des Tagesablaufs.

Die **Brustwarzen** werden natürlich von zwei Kindern mehr strapaziert als von einem. Eine gute Vorbereitung, Warzenpflege und vor allem die korrekte Anlegetechnik sind darum beim Stillen von Zwillingen besonders wichtig.

Ferner können sich Zwillingsmütter und ihre Umgebung meist nicht vorstellen, daß die **Milchmenge** für zwei Kinder ausreicht. Dabei regt nach dem Prinzip von Nachfrage und Angebot das vermehrte Saugen zweier Kinder die Milchbildung ausreichend an (Milchbildungsreflex, S. 411). Das Vertrauen der Mutter auf diesen Mechanismus ist allerdings unbedingt notwendig. Um dennoch eventuell auftretende Schwierigkeiten (z.B. bei Wachstumsschüben) etwas abzufangen, kann in Zeiten guter Milchproduktion etwas Milch abgepumpt und eingefroren werden. Sie braucht dann bei Bedarf nur noch erwärmt werden.

Zwillinge können sowohl gemeinsam, an jeder Brust ein Kind, als auch nacheinander gestillt werden. Die **Technik des Anlegens** ist einfach und die Mutter bekommt schnell Übung darin, beide Kinder gleichzeitig zu versorgen. Dennoch ist es angebracht, am Anfang die Kinder einzeln zu stillen. Es ist für die Mutter übersichtlicher. Zudem kann sie auf diese Weise die Stilltechniken leichter erlernen und die individuelle Persönlichkeit ihrer Kinder besser kennenlernen.

Auch mag es in den ersten Tagen ratsam sein, zunächst einen gewissen **Rhythmus** zu finden, statt beide Kinder ausschließlich nach Bedarf zu stillen. Es ist folglich zweckmäßig, vorübergehend zuerst denjenigen zu stillen und zu versorgen, der sich spontan meldet und dann den anderen zum Stillen zu wecken. Zusätzlich erhält die Mutter bei diesem Vorgehen längere Erholungsphasen. Nachts ist es angenehm, den zweiten Zwilling erst zu wickeln (dadurch wird er auch richtig wach) und dann anzulegen. So kann die Mutter sogar mit dem Kind an der Brust einschlafen. Später kann es aus zeitlichen und organisatorischen Gründen oftmals günstiger sein, beide Kinder gleichzeitig zu stillen. Auch gibt es immer wieder gemeinsame Schreizeiten, die dies notwendig machen. Bequeme **Stillhaltungen** dafür sollten deshalb der Mutter schon in der Klinik gezeigt werden. Beim gleichzeitigen Anlegen sind Kissen eine große Hilfe. Im Prinzip werden die gleichen Stellungen wie beim Stillen eines Kindes eingenommen.

Eine sehr bequeme Position im Sitzen ist die "Fußballhaltung" (Abb. 6.42): Die Kinder werden hierbei mit den Füßen nach hinten unter dem jeweiligen rechten und linken Arm durchgeschoben, so daß ihre Köpfe jeweils vor der rechten beziehungsweise linken Brust der Mutter liegen. Ihre Körper sind dabei dem mütterlichen Körper zugewandt. Kopf und Rücken der Kinder werden von der Frau mit der jeweils rechten oder linken Hand gestützt. Ein Kissen auf dem Schoß der Mutter unterstützt die Lage der

Kinder. Der mütterliche Oberkörper ist zum Stillen leicht nach vorne gebeugt, so daß die Kinder die Brustwarzen leicht erreichen können. Ein stabilisierendes Kissen im Rücken und eine Rolle in den Kniebeugen der Stillenden fördern die Entspannung.

In den ersten Wochen bedeutet das Stillen von Zwillingen immer eine vermehrte Anstrengung für die Mutter. Die Kinder nehmen sie voll in Anspruch. Der Tagesablauf muß vollständig neu geregelt werden. Hierfür braucht die Frau genügend Zeit und Ruhe. In den ersten Wochen sind deshalb gute Ernährung und ausreichende Unterstützung durch die Familienangehörigen ebenso notwendig wie die Bereitstellung einer verläßlichen Hilfe für die Hausarbeit.

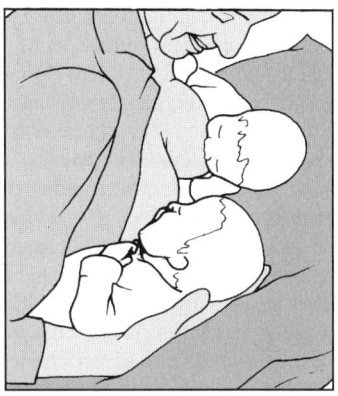

Abb. 6.42 Günstige Stillpositionen beim gleichzeitigen Anlegen von Zwillingen.

Wegen Frühgeburt oder Krankheit in andere Kliniken verlegte Kinder

Ist ein Kind unreif oder krank, bedarf es in der Regel einer Intensivüberwachung in der Kinderklinik. Die – häufig völlig überraschende – Trennung von Mutter und Kind bringt erhebliche praktische, aber vor allem psychische Stillprobleme mit sich. Intensive Stillberatung und optimale Stillunterstützung, in die immer auch der Partner der Frau integriert werden sollte, sind notwendig. Die Kooperation aller Beteiligten, einheitliche Beratungsinhalte, guter Informationsfluß und eine intensive Zuwendung sind die Grundvoraussetzungen für das Anbahnen der Stillbeziehung als auch des Bondings.

Das Frühgeborene

Bei der Wahl des Nahrungsmittels sind die **besonderen Ernährungsbedürfnisse** (Entwicklungsrückstand der Organe und schnelles Wachstum) der Frühgeborenen ebenso zu berücksichtigen wie ihre noch **nicht ausgereiften Fähigkeiten**.

Die **Preterm-Muttermilch** ist anders zusammengesetzt als die Muttermilch bei termingerechter Geburt. Der **Eiweißgehalt** ist bis zu 30% höher. Die Anteile an essentiellen Aminosäuren wie zum Beispiel Taurin sind hoch. Diese Proteinkonzentrationen entsprechen in der Regel dem Bedarf der Kinder mit einem geringen Geburtsgewicht (1500 bis 2000 Gramm). Die sehr kleinen Frühgeborenen benötigen Zusätze an Protein.

Der **Fettgehalt** der Preterm-Milch ist der Term-Milch ähnlich, die Zusammensetzung der Fettsäuren ist unterschiedlich. Die Frühgeborenen erhalten mehr ungesättigte und mittelkettige Fettsäuren, die leicht resorbierbar sind. Die Muttermilch enthält zudem Lipase, dadurch wird die Fettresorption erleichtert.

Die **Mineralien und Spurenelemente** passen sich teilweise dem Bedarf an. Magnesium, Natrium, Chlorid, Eisen und Zink sind in größeren Mengen vorhanden als in der Term-Milch. Da aber oft ein Zinkmangel bei Frühgeborenen vorliegt, wird eine Ergänzung empfohlen. Auch eine Eisenergänzung wird nach Verdoppelung des Geburtsgewichts empfohlen. Für den erhöhten Bedarf eines Frühgeborenen können Kalzium und Phosphat, die in gleicher Menge wie in der reifen Frauenmilch vorhanden sind, nicht ausreichend sein (Knochenwachstum im letzten Schwangerschaftsdrittel).

Die Vitamine A, B und C sind für den erhöhten Bedarf nicht ausreichend. Dies trifft besonders auf das Vitamin C zu, wenn Proteine zugeführt werden müssen.

Die Frühgeborenen mit einem geringen Gewicht zwischen 1500 bis 2000 g (**Low birth weight - LBW**) können mit der Milch der eigenen Mutter ernährt werden. Die Kinder mit einem sehr geringen Gewicht zwischen 1000 bis 1500 g (**Very low birth weight - VLBW**) oder äußerst geringem Geburtsgewicht unter 1000 g (**Extremely low birth weight - ELBW**) benötigen zunächst eine spezielle Nahrung, die Muttermilch alleine reicht in Nährwert und Menge nicht aus. Sinnvollerweise wird hier die Milch der eigenen Mutter mit den notwendigen Substanzen angereichert. Die generellen Vorteile der Muttermilch - Immunschutz, Wachstumsfaktoren, Hormone, bessere Verdaulichkeit, Allergieschutz, Unterstützung der Resorption von Mineralien, schnellere Magenentleerung - bleiben dem Kind so erhalten. Allerdings betrifft dies nur die Kinder, die eine enterale Nahrungsaufnahme tolerieren.

Bei den **ganz kleinen Frühgeborenen** (vor der 32. Woche oder V/ELBW) steht die parenterale Ernährung zunächst im Vordergrund. Wird die enterale Ernährung (Sonderernährung) möglich, kann die mit den notwendigen Zusätzen angereicherte Muttermilch angeboten werden. Fangen die Kinder an zu suchen oder zu lecken, kann die Mutter/der Vater die Muttermilch zum Ablecken am Finger anbieten (hygienische Richtlinien beachten). Der Vorteil ist die Prägung auf den Geschmack der Muttermilch und die positive Unterstützung des unreifen Verdauungssystems durch die Aktivierung der Zungenlipase. Wichtig ist hier, der Mutter den korrekten und hygienischen Umgang mit Pumpen und der Muttermilch zu vermitteln.

Frühgeborene, die zwischen der 32. und 34. Woche geboren werden, können die Milch der eigenen Mutter erhalten. Sie können entsprechend dem Reifegrad ihrer Fähigkeiten angelegt werden. Werden sie vor der 34. SSW geboren, sind ihre angeborenen Fähigkeiten zur Stillbereitschaft in der Regel noch nicht ausgereift. Sie können suchen, saugen und schlucken, aber mit der Koordination haben sie oftmals große Probleme. Sie ermüden schnell, haben einen schlechteren Muskeltonus und kühlen schneller aus als reife Neugeborene. Der Mund ist im Verhältnis zur Brustwarze oft sehr klein und der Energiebedarf sehr hoch. Der Nahrungsbedarf kann allein mit dem Stillen kaum gedeckt werden. Alternative Fütterungsmethoden bieten sich hier an (auf einer neonatologischen Intensivstation in England wurde durch Einführung der Tassenfütterung die Stillrate von 1% auf 58% gesteigert, Jonas 1994).

Kinder, die jenseits der 34. Woche geboren werden, beherrschen alle Fertigkeiten, die zum erfolgreichen Stillen notwendig sind. Trotzdem wird das "volle" Stillen eine Seltenheit sein. Die Unterstützung mit Stillhilfen und Nachfüttern ist die Regel. Auch wenn das Vollstillen Frühgeborener selten ist, die ausschließliche Ernährung mit abgepumpter Muttermilch ist in den meisten Fällen gegeben. Wichtig ist es, die Kinder, sobald es ihr Allgemeinzustand zuläßt, an die Brust anzulegen, auch wenn die Milch durch die Nasensonde fließt. Das Nuckeln an der Brust und das Nachfüttern mit Becher und Fingerfütterer ist der Ernährung mit der Flasche immer vorzuziehen. Die Vorteile sind:

- Beim Anlegen an die Brust verhalten sich die Körpertemperatur und Sauerstoffaufnahme des Kindes stabil, bei der Flaschenfütterung und einige Minuten danach fallen Blutsauerstoff und Temperatur ab (Meier 1988).
- Enterale Fütterung regt den Fluß der Gallenflüssigkeit an und fördert die Reifung der Darmschleimhaut.
- Bei der oralen Nahrungsaufnahme hilft die Zungenlipase bei der Fettverdauung.
- Das Nuckeln beschleunigt die Entleerung des Magens und verbessert die Verdauung.
- Der Aufbau der Mutter-Kind-Beziehung wird erleichtert.
- Die Milchproduktion wird angeregt.
- Mütter können das mögliche Gefühl an der Frühgeburt "schuld" zu sein besser verarbeiten.

Bei den (ersten) Stillversuchen müssen immer Hebamme, Kinderkrankenschwester oder -pfleger während der ganzen Zeit anwesend sein. Die Begleitperson hat die Aufgabe, die Mutter praktisch und psychisch zu unterstützen und das Verhalten des Kindes intensiv zu beobachten. Eine gemütliche, vor Blicken abgeschirmte Nische und eine bequeme Sitzgelegenheit mit genügender Kissenzahl müssen vorhanden sein. Die Anregung des Milchflusses vor dem Anlegen durch Massage und Wärmeanwendungen ist hilfreich.

Es sollte eine Stillposition gewählt werden, bei der das "Frühchen" mit seinem meist noch unkoordinierten Saug- und Schluckverhalten **so aufrecht wie möglich** gehalten werden kann. Mit einer solchen Haltung, z.B. im "Hoppe-Reiter-Sitz" kann die Gefahr des Einatmens von Muttermilch gemindert werden. Der Körper des Kindes muß dabei sehr eng an der Mutter anliegen und der Kopf stabil in der richtigen Lage gehalten werden. Nun kann es seine Kräfte voll auf das Saugen konzentrieren (Abb. 6.43a-d).

Das Kind wird im Hoppe-Reiter-Sitz angelegt. Sein Kopf wird dabei mit der linken Hand der Mutter stabil in der richtigen Lage gehalten (a). Beim Anbieten der Brust wird die gewohnte Handposition zunächst so verändert, daß Finger und Daumen seitlich des Warzenhofs ruhen. Die ganze Hand schiebt sich dann etwas nach vorne, bis die Brust nur noch von drei Fingern gehalten wird. Der freie Zeigefinger wird dabei leicht gekrümmt (b). Der so freigewordene Daumen und der Zeigefinger formen ein "U". Mit dem Handspann zwischen Daumen und Zeigefinger wird das Kinn des Kindes gestützt (c). Daumen und Zeigefinger halten dabei die Wangen des Kindes. Als Übergang zur normalen Stillhaltung kann die Kinnstütze gewählt werden (d).

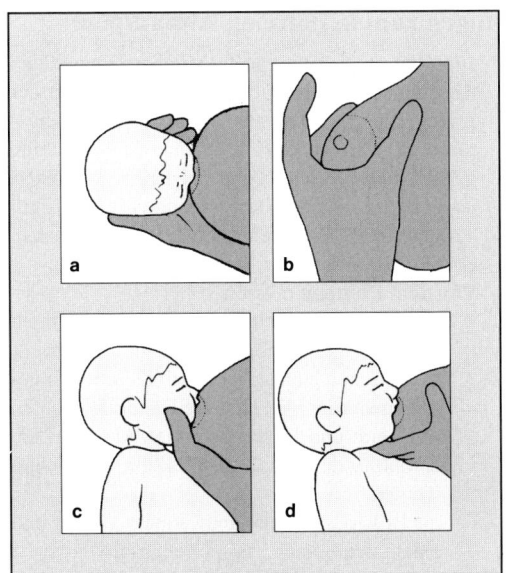

Abb. 6.43 DAN-CER-Haltegriff des frühgeborenen Kindes beim Stillen. Dieses besondere "Handling" wurde von Danner SC und Cerutti R entwickelt. (Mit freundlicher Genehmigung von Erika Nehlsen, Laktationsberaterin, Porta Westfalica)

Die Handhabung des Milchspendens für das eigene Kind und des Transports der Muttermilch zur Kinderklinik

Die Gewinnung der Muttermilch ist über das **Entleeren per Hand** oder **Abpumpen** (manuell oder elektrisch) möglich. Bei kurzfristigen Umgehungen des Saugvorgangs oder bei mangelhafter Entleerung der Brust finden die Entleerung per Hand und manuelles Abpumpen Verwendung. Beim langfristigen Spenden ist der Einsatz der elektrischen Pumpe notwendig.

Das frühzeitige, häufige oder gar alleinige Abpumpen bringt für die Mutter (meist) zusätzliche psychologische Probleme. Eine positive Beziehung zu der Milchpumpe, die bei den Müttern ganz natürlich Assoziationen zur Tierwelt auslösen kann und eine ständige Leistungskontrolle beinhaltet, ist nicht möglich. Die **Motivierung** der Mutter zum Pumpen muß über die Bezugspersonen (Partner, Personal) erfolgen und wird maßgeblich durch den frühen und häufigen Kontakt zum Kind gefördert. Die Mutter sollte deshalb von Anfang an die Gelegenheit haben, ihr Kind zu sehen, zu streicheln und bei der Versorgung zu helfen. Aktuelle Fotos und eventuell eine kleine Haarsträhne, ein zweites Namensbändchen etc., die in der Nähe der Milchpumpe aufgestellt werden, helfen oft, die anfängliche Hemmschwelle oder Ablehnung gegenüber dieser Technik zu überwinden.

Vor dem Pumpen ist es sinnvoll, die Brust zu massieren und mit feuchtwarmen Wickeln zu lockern. Milchflußfördernde Rückenmassagen sind ebenfalls sehr hilfreich. **Während des Pumpens** braucht die Frau Ruhe und Entspannung. Festgelegte (Pump-)Zeiten können dabei sehr sinnvoll sein. Beim Entspannen helfen oft leise Hintergrundmusik, eine bequeme Haltung und bereitstehende Getränke sowie die **Vermeidung von Störungen** (z.B. durch Arztvisiten oder Besucher).

Wehrt sich die Mutter aber innerlich so stark, daß die einfachen Tricks nicht weiterhelfen, kann eventuell der **Einsatz eines Syntocinon®-Nasensprays** zum gewünschten Ergebnis (gutes Fließen der Milch) führen.

Da anfänglich die Muttermilchmengen sehr gering sind und die "Pumperei" diese allzu deutlich macht, muß die Mutter in dieser Zeit liebevoll motiviert und immer wieder auf die besondere Wertigkeit ihrer Muttermilch aufmerksam gemacht werden.

Mit dem Abpumpen sollte schon bald nach der Geburt des Kindes begonnen werden (spätestens nach 5 bis 6 Stunden). Die Mutter wird dazu bei den ersten 2 bis 3 Versuchen angeleitet und unterstützt. Bis zum Ingangkommen der Laktation wird so oft abgepumpt, wie das Baby gestillt würde, also **alle 3 bis 4 Stunden ohne Nachtpause, jede Seite jeweils 10 bis 15 Minuten**. Günstig ist ein Doppelpumpset, es erspart Zeit und steigert den Serumprolaktinspiegel. Nach dem Milcheinschuß richten sich Häufigkeit und Menge des Pumpens nach dem **Bedarf des Kindes**. Den erfährt die Mutter von den betreuenden Kinderschwestern oder -pflegern der Kinderstation. (Stets ist ein regelmäßiges tageszeitunabhängiges Abpumpen notwendig.)

Hygienische Richtlinien und Empfehlungen zum keimfreien Abpumpen

Die in den Alveolen gebildete Muttermilch ist **steril**. Auf ihrem Weg aus den Milchdrüsen, durch die Milchgänge und vor allem beim Austritt aus den Milchporen der Mamille wird sie aber mit den resistenten oder passager vorkommenden Keimen der physiologischen mütterlichen Hautflora kontaminiert. Diese Keime stellen für das Kind keine Infektionsgefahr dar. Sie haben in der Regel eine geringe Aggressivität und sind meistens nur in geringer Keimzahl vorhanden; 100 bis 1000 Keime/ml (Thomas 1992). Zudem erhält das Kind über die Schutzfaktoren der Muttermilch eine Abwehrfront gegen Krankheitserreger aus dem mütterlichen Umfeld mitgeliefert.

Muß die Muttermilch abgepumpt, gelagert, transportiert und per Flasche/Sonde verfüttert werden, können sich bei falscher Handhabung die geringen Keimzahlen explosionsartig vermehren. Daneben kann die Milch auf diesem Weg mit fremden Bakterien oder Krankheitserregern kontaminiert werden. Enthält die abgepumpte Frauenmilch nachweislich pathogene Keime, z.B. β-hämolysierende Streptokokken der serologischen Gruppe A und B, koagulasepositive Staphylokokken oder Enterokokken, darf sie nicht mehr verfüttert werden. Eine Verwerfung der Muttermilch wird empfohlen, wenn eine Gesamtkeimzahl von **über 1000 Keimen/ml** abgepumpter Frauenmilch überschritten wird; in 1 ml dürfen nicht mehr als 150 Sporenbildner und Kaseolyten gefunden werden, und in 0,1 ml dürfen keine grampositiven Keime wie Enterokokken oder *Staphylococcus aureus* wachsen.

Wird die Milch unter sterilen Kautelen abgepumpt und unter Einhaltung der Kühlkette (4°C) gelagert und transportiert, enthält sie nicht mehr Keime als die direkt an der Brust getrunkene. Der Keimarmut beim Abpumpen, Lagern und dem Transportieren der Frauenmilch muß also besondere Aufmerksamkeit von seiten des Pflegepersonals zukommen - nicht zuletzt deshalb, weil das Nichtfüttern der unter Mühen abgepumpten Milch wegen zu hohen Keimgehalts eine massive Frustration für die Frauen darstellt. Im Wiederholungsfall können solche Situationen letztlich zum Abstillen führen.

Empfehlungen für **Keimarmut beim Abpumpen und Transport**:

- **Alle Pumpteile müssen zu jedem Pumpvorgang steril sein.** Deshalb sind nach dem Pumpen die benutzten Teile zu entfernen, zu reinigen und einer abschließenden Sterilisation zuzuführen. Neue, sterile Pumpteile sind sofort für den nächsten Pumpvorgang bereitzulegen. Die Pumpteile aus Glas oder Kunststoff (Milchauffanggefäße, Absaughaube), aus Gummi (Gummipfropfen der Auffangflasche) und aus Metall (Verbindungsröhrchen) werden bei 90°C in einer Spülmaschine gereinigt und anschließend bei 120°C sterilisiert und entsprechend den Bestimmungen für Sterilgut aufbewahrt. Die sterilen Aufbewahrungsflaschen erhält die Frau von der Kinderklinik.
- **Vor dem Pumpen** müssen
  - die Hände mit Seife gewaschen, mit einem Einmalhandtuch abgetrocknet und einem alkoholischen Händedesinfektionsmittel eingerieben werden. Werden die Hände 5 Minuten mit Seife und Bürste gereinigt, kann auf die alkoholische Händedesinfektion verzichtet werden,
  - die Brustwarzen mit handwarmem Wasser und einem keimarmen Tupfer gereinigt werden,
  - die ersten Tropfen im Sinne der "Keimfreiheit" per Hand ausgedrückt und verworfen werden; anschließend muß die Brustwarze mit einem keimarmen Tupfer abgerieben werden.
- **Während des Pumpens** darf die Innenseite der Absaugschale nicht mit den Fingern berührt oder die Schale unachtsam irgendwo abgelegt werden.
- **Nach dem Pumpen** muß die Milch sofort in die sterilen Kunststofflaschen (Glasflaschen vermindern die Abwehrstoffe der Muttermilch) umgefüllt werden.
  - Dabei darf die Aufbewahrungsflasche weder am Flaschenrand noch auf der Deckelinnenseite angefaßt werden.
  - Die Milch darf nicht über die Absaugschale ausgegossen werden. Diese Schale sitzt nämlich direkt auf der – auch nach der Reinigung mit Wasser noch – "keimbesetzten" Brustwarze.
  - Die Flasche umgehend dicht verschließen, mit einem Etikett versehen, das Familiennamen des Kindes, Uhrzeit und Datum des Spendens enthält, und im Kühlschrank lagern. Auf jeder Station sollte sich ein ausschließlich für die Lagerung von Muttermilch genutzter Kühlschrank befinden, da beim gehäuften Öffnen der Kühlschränke die notwendigen Kühltemperaturen (4°C) leicht überschritten und dadurch ein Keimwachstum begünstigt werden kann. Unter diesen Bedingungen kann die Milch über 24 bis 48 Stunden gelagert werden. Bei einer konstanten Lagertemperatur von -8°C werden in der Literatur auch 72 Stunden Haltbarkeit angegeben.

- Der **Transport** der gesammelten Milchportionen erfolgt mindestens einmal am Tag. Die Transportmodalitäten sollten auf jeder Station klar und fest geregelt sein. Daneben muß auf dem Weg der Milch von der Wochenstation zur Kinderstation beachtet werden, daß
  - die Flaschen aufrecht stehend in einer Kühltasche (mit ausreichenden, tiefgefrorenen Kühlelementen) direkt auf die betreuende Station des Kindes gebracht werden und
  - das Eintreffen der Milchflaschen sofort der betreuenden Kinderschwester mitgeteilt wird.

Zur **Überprüfung von Keimzahl und -art** sollte eine regelmäßige bakteriologische Untersuchung erfolgen. Empfohlen werden für die ersten 3 Tage der Muttermilchgabe tägliche und anschließend – bei unauffälligen Befunden – wöchentliche Untersuchungen. Die Mutter ist über das Ergebnis der Untersuchung aufzuklären.

Probleme beim Stillen

Die wesentlichen mütterlichen Probleme beim Stillen, ihre Ursachen, Symptome und Lösungsmöglichkeiten sind in Tab. 6.12 dargestellt.

Das Abstillen

Die empfohlene Stilldauer und das natürliche Abstillen

Nach 6monatigem vollen Stillen ist aus ernährungsphysiologischer Sicht ein ausschließliches Stillen nicht mehr ratsam, **Beikost** sollte eingeführt werden.

Das bedeutet logischerweise nicht das sofortige Abstillen, sondern nur den schrittweisen Ersatz der Brustmahlzeiten durch feste Kost. Das Kind reduziert dabei die gebildete Milchmenge entsprechend den Mengen, die es zusätzlich ißt. Folglich werden die produzierten Milchmengen zunehmend weniger. Mutter und Kind stillen sich natürlich ab, entsprechend ihren Bedürfnissen. Oftmals trinkt das Kind selbst dann noch morgens und abends oder nach Streßsituationen sein "Trosttröpfchen" an der Brust, wenn es schon selbstverständlich seine Mahlzeiten ißt und aus der Tasse trinkt. Diese natürliche Art des Abstillens stellt für Mutter und Kind eine schonende endgültige Abnabelung dar.

Frauen, die **früher abstillen** möchten, z.B. zum Ende des Mutterschutzes, bietet sich ebenfalls das natürliche Abstillen an. Jedes Zufüttern mit der Flasche sättigt dabei das Kind und reduziert seine Saugaktivitäten. Diese Nachfrageverringerung resultiert in einer automatischen Reduktion der Milchproduktion. Frauen, die pünktlich zur 8. Woche abgestillt haben wollen, sollten etwa in der 4. Stillwoche mit dem Ersetzen einer Stillmahlzeit durch eine adaptierte Ersatzmilch beginnen. Hierbei ist es zweckmäßig, anfangs die Mittags-Stillmahlzeit zu ersetzen, dann eine Woche später die Nachmittags-Mahlzeit, usw. Mit der Nachtmahlzeit oder dem Stillen am frühen Morgen sollte die Frau das Abstillen dann abschließen. Sicherlich können – falls erforderlich – pro Woche auch zwei Stillmahlzeiten durch Flaschennahrung ersetzt werden. Immer ist aber das langsamere und schonendere "Überwechseln" dem allzu raschen Abstillen vorzuziehen.

> **Unterstützende Maßnahmen:**
> - Festen BH tragen, vorübergehend auch nachts,
> - Physikalische Maßnahmen wie kalte Umschläge (Quarkwickel) auf der Brust,
> - Einschränkungen der täglichen Trinkmenge
> - Trinken von Salbeitee (wirkt sich negativ auf die Milchproduktion aus).
>
> Stillt die Mutter natürlich ab, sollte sie ihre Brust genau auf Symptome eines Milchstaus beobachten. Das vorsichtige Entleeren per Hand – niemals Abpumpen – überflüssiger Milch kann ebenfalls prophylaktisch angewandt werden.

Tab. 6.12 Stillprobleme in den ersten Stilltagen.

Problem	Symptome, Unterscheidungskriterien	Mögliche Ursachen	Lösungs- und Behandlungsmöglichkeiten

Wunde, schmerzende Brustwarzen, blutende Einrisse an der Brustwarze, Rhagaden, Schrunden
 	
Allgemeine Fragen und Beobachtungen zeigen die mögliche Ursache.
 	
Diese mütterlichen Stillprobleme sind überwiegend in der **frühen Lernphase** anzutreffen, können sich aber auch am Ende der Totalpartnerschaft und mit Beginn des Zahnens einstellen.
 	
Die Folgen von Brustwarzenproblemen können **Milchstau** und **Mastitis puerperale** sein.
	• Schmerzen beim Ansaugen und Stillen oder nach dem Stillen
	• Rötung der Haut
	• Weiße Beläge nach dem Stillen (erscheinen oft wie derbe Blasen oder aufgeweichte Hornhaut)
	• Oberflächliche Hautläsionen
	• Einrisse, Schrunden
	• Blutende Einrisse oder Schrunden
	
	Die Stelle der Wunden verweist auf die Ursache:
	• Zwischen Warzenhof und Warze - unten, rechts, links, oben -
	• Brustwarzenunterseite
	• Brustwarzenspitze
	
	Die ersten Anzeichen treten meistens am 2. bis 3. Stilltag auf. Werden die ersten Zeichen nicht beachtet, sind die Symptome nach 48 Stunden auf dem Höhepunkt.
		Häufigste Ursachen sind Positions- und/oder Anlegefehler sowie Fehlverhalten beim Saugen:
		• Einseitige mechanische Beanspruchung
		• Unterlippe ist eingestülpt
		• Brustwarze nicht weit genug im Mund
		• Saugverwirrungen (Einsatz von Brusthütchen, Beruhigungssauger oder Flaschensaugen, aber auch angewöhntes fehlerhaftes fetales Saugen am Finger)
		• Vakuum wird vor dem Abnehmen des Kindes nicht gelöst, oder während des Stillens wird die Position verändert
		
		Weitere, mögliche Ursachen:
		• **Saugprobleme**
		  • Zungenbändchen
		  • Besondere Brustwarzenformen
		• **Milchspendeprobleme**
		  • Ungeduldiges, zerrendes Saugen
		  • Ausgezogene Brustwarze
		  • Streßauswirkungen
		• **Pflegefehler**
		  • Seife, Desinfektionsmittel oder Deodorant schädigen das Hautmilieu
		  • Einmalstilleinlagen begünstigen feuchte Kammern
		  • BH drückt Brustwarze ab
		  • Salben, Cremes weichen die Haut auf
			Herausfinden und Beheben der Ursache.
			Sind die Ursachen beseitigt, heilen auch die Verletzungen oder beruhigen sich die Reizungen. Schlüsselcharakter hat dabei:
			• Das richtige Positionieren und Anlegen sowie das korrekte Saugverhalten - beobachten, fördern, korrigieren
			
			Weitere unterstützende Maßnahmen sind:
			• **Vor dem Anlegen** Milchfluß anregen und fördern:
			  Wärme, Massage, evtl. Analgesie der schmerzenden Stelle
			  Ruhige Umgebung, Sichtschutz, warme Getränke, Hintergrundmusik, liebevolle Begleitung und Hilfestellung
			  Warze mit Hilfsmittel formen und anregen
			• **Während des Stillens**
			  Weniger schmerzende Stelle zuerst anlegen
			  Stillposition wählen, die mechanische Entlastung für die Brustwarze bringt
			  Beruhigungssaugen an der Brust unterlassen
			  Vor dem Abnehmen des Kindes von der Brust Vakuum lösen
			  Möglichst auch jetzt keine Saughütchen verwenden - sie bringen keine Heilung, nur subjektive Schmerzverringerung, besser alternierend anlegen und die schmerzende Seite per Hand entleeren
			  Bei starken Schmerzen absolute Stillpause einlegen (12 bis 24 Stunden). Brust per Hand entleeren. Pumpen würde ebenfalls eine mechanische Reizung an der Wunde setzen
			  Das Kind alternativ mit abgepumpter Milch füttern (Fingerfeeder zur Saugberuhigung einsetzen; letzte Mahlzeit vor Beendigung der Stillpause bechern)

(Fortsetzung nächste Seite)

Problem	Symptome, Unterscheidungskriterien	Mögliche Ursachen	Lösungs- und Behandlungsmöglichkeiten
(Fortsetzung)		**Nach 12 Wochen** Kind wird aufmerksam gegenüber seiner Umwelt, dreht sich mit der Brustwarze im Mund weg und faßt erneut und falsch nach **Zahnen** Das Kind beißt versehentlich zu, da es die Wirkung der Zähne noch nicht kennt - fast immer zum Ende der Stillmahlzeit, wenn die Warze aus dem Mund rutscht	**Nach dem Anlegen** • Luft, Sonne, Rotlicht (Entfernung!), Muttermilch auf die Brustwarze • Brustwarzenpunktmassage mit Muttermilch • Brustwarze trocken halten (Warzenschutz mit Teesieb oder Brustwarzenschalen) • Warzenschutz durch Wolle-Seide-Stilleinlagen oder Baumwolle, keine Zellstoffeinlagen • BH weit genug tragen • Heilungsfördernde Salben oder Tinkturen sparsam einsetzen • Kindliche Saugprobleme erkennen und je nach Ursache behandeln, evtl. Saugtraining oder Durchtrennung des Zungenbändchens
Hohl-, Schlupf- und Flachwarzen Entsprechend der Ausprägung der Warze können mehr oder weniger starke Stillschwierigkeiten auftreten. **Folge** dieser Warzenvarianten können gereizte, wunde Brustwarzen sein. Ebenso kann es durch die erschwerte Saugtechnik zu einer mangelhaft entleerten Brustdrüse kommen. Diese kann einen Milchstau nach sich ziehen.	Bei den **Hohlwarzen** fehlen die eigentlichen Brustwarzen. Drückt man die seitlich der Mamille auf der Areola liegenden Daumen und Zeigefinger zusammen, tritt die Mamille nicht hervor. Bei den **Schlupfwarzen** sind die Warzen nur eingestülpt und treten hervor, wenn Zeigefinger und Daumen, die seitlich der Brustwarze auf dem Warzenhof liegen, zusammengedrückt werden. Bei den **Flachwarzen** befinden sich die Warzen im Hautniveau der Areola.	Anatomisch bedingte Formvarianten	Besondere Anleitung und Unterstützung beim Anlegen in der Lernphase, am besten durch eine Bezugsperson (Zimmergruppenpflege). **Vor dem Anlegen:** • Den Milchflußreflex durch Stimulation der Warze anregen. Die Warze wird mit Daumen und Zeigefinger sanft heruntergedrückt und einige Sekunden festgehalten (10- bis 20mal wiederholen). Eventuell hilft auch ein kurzes Anpumpen mit der Handpumpe. Es kann auch ein Oxytozin-Nasenspray verwendet werden. Die Brust wird zur Anregung des Milchflusses nach Wärmeanwendung massiert. **Beim Anlegen:** • Häufiges, kurzes Anlegen (alle 2 bis 3 Stunden etwa 10 bis 15 Minuten pro Seite) • Die Still- beziehungsweise Anlegeposition sollte regelmäßig gewechselt werden

(Fortsetzung nächste Seite)

6 Regelrechtes Wochenbett
6.6 Die Praxis des Stillens

Problem	Symptome, Unterscheidungskriterien	Mögliche Ursachen	Lösungs- und Behandlungsmöglichkeiten
(Fortsetzung)			Zwischen den Mahlzeiten Brustwarzenformer tragen. Beim Anlegen können eventuell auch Saughütchen aus Silikon verwendet werden. Allerdings beeinflussen diese bei längerer Anwendung das kindliche Saugverhalten ähnlich dem Schnullergebrauch. Sie stehen auch im Verdacht, die Milchmenge bei längerem Gebrauch nachhaltig zu reduzieren (s. Milchflußstörung durch wunde Brustwarzen).
Brustwarzen-Soorinfektion Probleminformation: Soorinfektionen werden in den ersten zehn Tagen selten beobachtet Folgegefahr: Wunde Brustwarzen	Erste Anzeichen können sein: • Die Brustwarzen jucken • Die Brustwarzen werden empfindlicher • Die Areola wird rosa und schuppig • Brennende, stechende Schmerzen im Bereich der Milchseen (Infektion der Milchgänge) Spätere Anzeichen können sein: • Die Brustwarzen werden wund oder bleiben anhaltend wund • Beim Kind werden Symptome einer Soorinfektion sichtbar (Mundschleimhaut, Po)	Infektionserkrankung	Die korrekte Brustwarzenpflege ist äußerst wichtig. Zusätzlich können zwischen den Stillmahlzeiten Brustschalen getragen werden. Das oberste Gebot ist das Trockenhalten der Areola und Warze. Dazu müssen die Stilleinlagen alle 1 bis 2 Stunden erneuert werden. Zellstoffeinlagen sollten nicht verwendet werden. Der letzte Tropfen Muttermilch darf in diesem Fall nicht auf der Warze verstrichen werden. Die Warze sollte nach dem Stillen mit einem sterilen Tuch gereinigt werden, entweder mit warmem Wasser oder mit einer Lösung aus Haushaltsnatron (1 Teelöffel Natron auf 1 Tasse Wasser). Eine verschreibungspflichtige antimykotische Salbe wird auf die Brustwarze aufgetragen. Auch sollte die Mundschleimhaut des Kindes mit einer antimykotischen Lösung oder Salbe behandelt werden.

(Fortsetzung nächste Seite)

6 Regelrechtes Wochenbett
6.6 Die Praxis des Stillens

Problem	Symptome, Unterscheidungskriterien	Mögliche Ursachen	Lösungs- und Behandlungsmöglichkeiten
Milchstau, Milchstau mit Entzündungszeichen und **Stauungsmastitis** stellen die gleiche Erkrankung mit unterschiedlichem Schweregrad dar. Diese Stillprobleme treten in der Lernphase des Stillens (4 bis 8 Wochen p.p.) und gehäuft in Kombination mit wunden Brustwarzen auf. Vom Milchstau bis zur Stauungsmastitis bestehen fließende Übergänge. **Die Anfangssymptome sind gleich.** Die Unterscheidung erfolgt über die Höhe der Temperatur und den Leukozytengehalt in der Milch. Beide fördern zudem die Entstehung der infektiösen *Mastitis puerperale*. Diese hat die gleichen Symptome, aber andere Ursachen.	**Milchstau- oder generelle Anfangssymptome** • Allmählich oder plötzlich auftretende strangartige Indurationen oder Knoten • Allmählich oder plötzlich auftretende Schmerzen • Rötung der Haut, gleichzeitig oder vorangehend • Allgemeines Unwohlsein • Kopf- und Gliederschmerzen (Grippesymptome) • Übelkeit • Subfebrile Temperaturen **Milchstau mit Entzündungszeichen** • Schüttelfrost mit Temperaturen >38 Grad; der Leukozytengehalt liegt bei <10⁶/ml Milch; die Keimzahl ist ähnlich wie bei der normalen Milch und liegt bei <10³/ml Milch **Stauungsmastitis** • Der Leukozytengehalt liegt bei >10⁶/ml Milch, die Keimzahl liegt weiterhin bei <10³/ml Milch	**Milchflußbehinderungen** durch • Störung der Milchspende, wobei Streßsituationen die häufigsten Auslöser sind • Mechanische Behinderungen • Milchgänge werden durch beengende Kleidung abgedrückt • Versprengtes Drüsengewebe **Mangelnde Entleerung der Brust** • Kind trinkt zu wenig, z.B. nach Wachstumsschüben (initialer Milcheinschuß), Beikosteinführung • Kind schläft durch • Anlegefehler, bestimmte Bezirke der Brust werden anhaltend nur unzureichend entleert • Wunde Brustwarzen, Anlegefehler durch Schonhaltung Jegliche **Stauungsinvolution** begünstigt eine Keimvermehrung. **Brustwarzenverletzungen** ermöglichen den leichten Keimübertritt.	Die Therapie ist um so umfangreicher, je eher sie beginnt. Die Ursache muß erkannt und behoben werden. **Generelle Maßnahmen:** • Ruhigstellung • Absolute Bettruhe • Ständige Pflege • Besucheinschränkung • Zuversichtliche und einfühlsame Betreuung • Vitaminreiche, leicht verdauliche Mahlzeiten, verteilt auf 5 bis 6 Portionen **Spezifische Maßnahmen:** **Anregung des Milchflusses, Beheben der Behinderungen** • Anlegen beobachten, korrigieren und genau erklären - alle 2 Stunden, ohne Nachtpause • Vor dem Anlegen Brustwarze formen und mit der Hand soviel entleeren, daß das Kind die Warze und Warzenhof optimal erfassen kann • Gestaute Stelle zum Unterkiefer des Kindes anlegen • Erst für etwa 5 Minuten die gesunde Seite anlegen (um den Milchspendereflex anzuregen) **Leerhalten der Brust = Milchproduktion drosseln** • Nach dem Anlegen Restmilch per Hand (notfalls mit der Pumpe) entleeren • Salbeitee 2 bis 3 Tassen pro Tag (reduziert die Milchproduktion) **Zusätzliche physikalische Unterstützung** • Vor dem Anlegen evtl. Wärme (je nach Körpertemperatur der Mutter) und Massage • Nach dem Anlegen kühle Umschläge (mindestens 30 Minuten - höchstens bis 20 Minuten vor dem erneuten Anlegen) - Retterspitzwickel, Kohlblätter, Quarkkompressen (nur Magerquark trocknet ein, Vorsicht: nicht kühlschrankkalt verwenden, sondern mit der Wärmflasche handwarm erwärmen, Brustwarze freilassen)

(Fortsetzung nächste Seite)

Problem	Symptome, Unterscheidungskriterien	Mögliche Ursachen	Lösungs- und Behandlungsmöglichkeiten
(Fortsetzung)			**Zusätzliche medikamentöse Therapie** • Homöopathische Therapie (z.B. Phytolacca) • Milchflußfördernd kann die Gabe von Syntocinon®-Nasenspray sein (nur kurzfristig einsetzen) • Zur Reduktion der Milchmenge werden Dopaminagonisten empfohlen. Die Nebenwirkungen sind hoch, oftmals stehen erhoffte Wirkung und eintretende Nebenwirkungen in keinem Verhältnis • Methergintropfen zur Reduktion der Milchmenge • Fiebersenkende Mittel können am ersten Fiebertag verabreicht werden • Bei anhaltendem Fieber über 24 bis 36 Stunden hinaus muß von einer Infektion ausgegangen werden und ein staphylokokkenwirksames Antibiotikum (z.B. Cephalosporin) verabreicht werden
Infektiöse Mastitis Die Differenzierung zur Stauungsmastitis erfolgt anhand des Leukozyten- und Bakteriengehalts in der Milch. Zeigt sich nach konservativer Therapie (24 bis 36 Stunden) keine Besserung, ist auch ohne Milchuntersuchung von einer infektiösen Mastitis auszugehen. Die Entzündungen treten überwiegend einseitig und im oberen oder unteren äußeren Quadranten der Brust auf. Sie können nach 1 bis 2 Tagen spontan abklingen, einige Tage anhalten oder auch zu einem Abszeß einschmelzen.	Der Leukozytengehalt liegt bei >10^6/ml Milch; die Keimzahl liegt bei >10^3/ml Milch.	Krankheitskeime, in erster Linie *Staphylococcus aureus*, aber auch E. coli, Streptokokken, Proteus, Klebsiellen oder *Bacteriodes fragilis* sind mögliche Verursacher. Die Inkubationszeit liegt bei 6 Stunden bis 3 Tage. Die Kontamination erfolgt über das Kind. Über seine infizierte Mundschleimhaut und den Rachen gelangen die Keime zur Brustwarze. Das Kind wiederum hat die Keime aus der Umgebung (Krankenhaus), überwiegend vom Pflegepersonal der Mutter. Die Keimbesiedlung der Brust erfolgt entweder entlang der Milchgänge (parenchymatöse Mastitis) über das Drüsenparenchym zum umliegenden Bindegewebe oder entlang der Lymphspalten mit den Rhagaden als Eintrittspforte (interstitielle Mastitis).	Das Weiterstillen zusammen mit der Antibiotikatherapie bringt eine 96%ige Heilungschance. Das Anlegen an der kranken Seite ist vom Keimgehalt der Milch abhängig. Werden Keimzahlen von 10^3/ml Milch überschritten, muß so lange abgepumpt werden, bis wieder tolerable Werte vorliegen. An der gesunden Seite kann aber mit einem "stillfreundlichen" Antibiotikum (Cephalosporin) weitergestillt werden. Einige Autoren erachten die Stillunterbrechung trotz Keimzahlen >1000 beim gesunden Kind für nicht notwendig. Die Entscheidung muß im Einzelfall getroffen werden, bedacht werden wollte hierbei immer der übliche Kontaminationsweg: kindlicher Rachen, mütterliche Brust, Muttermilch, Kind. Oft verweigert das Kind aber das Trinken an der gesunden Brust. Dies liegt am Natriumgehalt der Milch, der bei einer Mastitiserkrankung stark erhöht ist. Diese geschmackliche Veränderung der Milch wird vom Kind abgelehnt.

(Fortsetzung nächste Seite)

Problem	Symptome, Unterscheidungskriterien	Mögliche Ursachen	Lösungs- und Behandlungsmöglichkeiten
Abszeßbildung Die Häufigkeit der Abszeßbildung bei einer infektiösen oder einer Stauungsmastitis korreliert zeitlich mit dem Beginn der Therapie. Bei früh einsetzender Behandlung wird die Häufigkeit mit 4% angegeben, bei Ausbleiben einer Behandlung liegt sie bei 11%.	Der Verdacht einer Abszeßbildung ergibt sich: • bei persistierenden, lokalen Entzündungszeichen • bei nachweisbaren Indurationen in unveränderter Größe (länger als eine Woche) • bei gespannter, bläulich verfärbter Haut • bei tastbarem fluktuierendem Bezirk Die ärztliche Diagnosesicherung erfolgt über Sonographie und/oder Punktion.	Fortbestehende oder mangelhafte Entleerung der Brust und verspätetes Einsetzen einer medikamentösen (Prolaktinhemmer und/oder Antibiotika) Therapie.	Die Abszeßinzision mit der anschließenden täglichen Spülung der Abszeßhöhle hat eine Heilungsdauer von 6 bis 8 Wochen. Möchte die Frau trotz der Operation weiterstillen, so ist dies abhängig von der Abszeßlokalisation und -größe. Es muß nach der Inzision weiterhin möglich sein, das Kind an die Warze (sobald die Keimzahlen wieder reduziert sind) anzulegen oder die Pumpe anzusetzen. Die individuelle Entscheidung müssen der/die behandelnde Arzt/Ärztin und die Frau gemeinsam treffen. Sollte die Frau abstillen, kann ihr die Relaktation nach Abheilen der Wunde vorgeschlagen werden.
Eine bilaterale Mastitis erfordert ein sofortiges Stillverbot, da sie meist durch beta-hämolysierende Streptokokken ausgelöst wird.			

Das primäre und sekundäre Abstillen

Es wird unterschieden zwischen dem primären und sekundären Abstillen, obgleich das primäre Abstillen gar kein Abstillen im eigentlichen Sinne darstellt. Bei dieser Maßnahme wird die Laktation noch vor Ingangkommen gehemmt. Beim sekundären Abstillen hingegen wird die bestehende Laktation unterdrückt.

Das primäre Abstillen wird notwendig, wenn eine Frau nicht stillen möchte oder stillen kann (Tod des Kindes). Das plötzliche sekundäre Abstillen wird notwendig, wenn Krankheiten des Kindes oder der Mutter ein Weiterstillen erschweren oder verhindern.

Während bis in die 70er Jahre hinein vorwiegend mit synthetischen Steroiden abgestillt wurde, werden heute überwiegend Prolaktinhemmstoffe eingesetzt. Letztere imitieren pharmakologisch die Wirkung des als Prolactin-Inhibiting-Factors (PIF) angesehen Dopamins. Es kommt somit zu einer Hemmung der Prolaktinsekretion in der Adenohypophyse. Im klinischen Gebrauch stehen die Prolaktinhemmer Bromocriptin (Pravidel®), Lisurid (Dopergin®) und Carbogoin (Dostinex®) zur Verfügung. Wegen kardiovaskulärer Nebenwirkungen bei der Mutter ist in den USA im Jahre 1995 die Zulassung von Bromocriptin (Pravidel®) zum Abstillen widerrufen worden. In der Bundesrepublik ist eine **routinemäßige** Verordnung von Bromocriptin oder anderen Prolaktinhemmstoffen zum Abstillen nicht zulässig.

Unabhängig von der Indikation bietet sich immer das Abstillen mit physikalischen Methoden an. Ist eine Medikation bei einer Mastitis unumgänglich, weil physikalische Maßnahmen keine Wirkung zeigen, sollte kurzfristig und niedrigdosiert behandelt werden (Schäfer 1998).

Literatur

Die Literatur zu Kap. 6.5 bis 6.8 findet sich am Ende von Kap. 6.8 auf S. 467ff.

6.7
Die Ernährung mit Muttermilchersatzprodukten
Margit Lutz

Die ersten Versuche, die für den jungen Säugling unphysiologische Kuhmilch für seine Ernährung geeignet zu machen, waren einfache Verdünnungsrezepte. Die Kuhmilch wurde zur Halb- oder Zweidrittelmilch verdünnt, angesäuert und mit Kohlenhydraten angereichert. Diese frühen "Milchmischgetränke" entsprachen der Muttermilch kaum. Mit zunehmender Kenntnis der Zusammensetzung der Muttermilch ist es aber gelungen, ernährungsphysiologisch hochwertige Ersatzmilchprodukte herzustellen. Entsprechend ihres Angleichungsgrades lassen sie sich in drei Gruppen einteilen: die **adaptierten**, die **teiladaptierten** und die **Folgemilchprodukte**. Bei dieser Einteilung rangieren die adaptierten Säuglingsmilchprodukte ernährungsphysiologisch gesehen vor den teiladaptierten und den Folgeprodukten. Während die beiden erstgenannten dem Kind schon direkt nach der Geburt angeboten werden dürfen, eignet sich die Folgemilch nicht für die Ernährung in den ersten 4 Lebensmonaten.

Nach den EU-Richtlinien werden die Muttermilchersatzprodukte seit 1993 **nicht mehr entsprechend ihres Angleichungsgrades** bezeichnet. Seitdem werden gemäß EU-Bestimmung die adaptierten und die teiladaptierten Milchprodukte zusammengefaßt und als "Säuglingsanfangsnahrungen" ausgezeichnet. Die Adaptation bezieht sich nur noch auf die Proteinangleichung.

Säuglingsanfangsnahrungen deutscher Hersteller lassen sich aber auch weiterhin in adaptierte und teiladaptierte einteilen.

Die (voll-)adaptierte Säuglingsnahrung

Die Angleichung (Adaptation) der Kuhmilch an die Muttermilch umfaßt mehrere Schritte. Vereinfacht dargestellt sind dies:
- Eiweißreduktion, besonders des Kaseins. Der notwendige Gesamtproteingehalt wurde auf eine Höhe von 1,5 bis 2 g/dl festgelegt.
- Partieller Fettaustausch. Das Butterfett wird gegen pflanzliches Fett ausgetauscht. Infolgedessen wird das Muttermilchfett im Hinblick auf den Gehalt an essentiellen, mehrfach ungesättigten Fettsäuren und vor allem die lebenswichtige Linolsäure möglichst treffend nachgeahmt. Einigen Ersatzmilchprodukten wird seit kurzem auch das essentielle Stoffwechselprodukt Gammalinolensäure zugesetzt.
- Kohlenhydratzusatz (Laktose).
- Vitaminzusätze entsprechend der physiologischen Dosis.
- Senkung des Gehalts an Mineralien.

Die so veränderte Nahrung gilt als **(voll-)adaptierte Ersatzmilch**. Es bleiben jedoch Unterschiede zur Muttermilch:
- Artfremdes Protein.
- Kein Laktoferrin oder Lysozym.
- Keine Immunglobuline.
- Schnellere Verdaubarkeit der zugesetzten Laktose (Bifidusflora kann nicht gebildet werden).
- Keine Wachstumsfaktoren.
- Meist keine Stoffwechselprodukte der Linolsäure.

Trotz dieser Mängel ist diese adaptierte "Kuhmilch" die **einfachste und sicherste Ernährung** für den nichtgestillten Säugling.

Empfehlungen gehen dahin, das Kind – analog zur Muttermilchernährung – in den ersten vier Lebensmonaten nur mit dieser Nahrung *ad libitum* zu füttern. Natürlich kann diese Nahrung auch bis zur Einführung der Vollmilch im 6. Lebensmonat verabreicht werden. Wie auch die Muttermilch kann adaptierte Milch zusammen mit der Beikost im 2. Lebenshalbjahr eingesetzt werden. Die Trinkmengen entsprechen den in Tab. 6.9 auf S. 440 angegebenen Werten. Adaptierte Nahrungsmittel enthalten als einziges Kohlenhydrat Milchzucker und haben dadurch eine ähnliche Beschaffenheit wie die Muttermilch (dünnflüssig). Sie sättigen daher weniger stark, so daß bis zu sechs Mahlzeiten pro Tag notwendig sein können. Auch bieten sie sich aus diesem Grund für die Zwiemilchernährung an.

Die hypoallergene Nahrung

Die hypoallergene Nahrung ist eine **adaptierte Anfangsnahrung** zur Ernährung von nicht- oder teilgestillten Neugeborenen mit einer allergiebelasteten Familienanamnese.

Nichtgestillte Säuglinge aus Allergiefamilien wurden mit hypoallergener Nahrung gefüttert. Dabei konnten signifikant seltenere allergische Manifestationen bis zum 7. Lebensmonat nachgewiesen werden als bei vergleichbar allergiegefährdeten Kindern, die herkömmliche, industriell hergestellte Säuglingsnahrung erhielten (Voss 1992).

Die hypoallergenen Nahrungspräparate entsprechen in ihrer Nährstoffzusammensetzung den adaptierten Nahrungsmitteln, weisen aber eine **hydrolysierte Eiweißkomponente** auf. Diese Erstnahrung enthält somit nur noch Spuren intakter Kuhmilch-Proteine. Bei einer nachgewiesenen Kuhmilcheiweiß-Allergie ist ihr Einsatz deshalb ebenso kontraindiziert wie die herkömmlichen Produkte. Auch darf sie nicht verfüttert werden bei Laktose-Intoleranz, Galaktosämie, Glukose-Galaktose-Malabsorption und bei Frühgeborenen.

Die teiladaptierten Milchprodukte

Bei den **teiladaptierten Milchprodukten** besteht der **Kohlenhydratzusatz nicht ausschließlich aus Milchzucker**. Es sind auch verschiedene Di-, Oligo- und Polysaccharide enthalten. Ferner beschränkt sich ihre Eiweißreduktion meist auf eine rein quantitative Verringerung **ohne besondere Kaseinreduktion**.

Die geringen Stärkeanteile verleihen ihr einen sämigen Charakter und geben ihr eine **längere Sättigungsdauer**. Die Folge: Die Zahl der täglichen Mahlzeiten sinkt. Für die Zwiemilchernährung, die nur vorübergehend sein sollte, ist dieser Effekt ungünstig. Manche Mütter setzen aber gerade wegen dieser Wirkung diese Milch gerne ein. Sie wollen so ihre Kinder zum "Durchschlafen" bewegen. Ein umstrittenes Argument, bedenkt man den biologischen Reifungsprozeß des Kindes und die Gesetzmäßigkeiten der Zirkadianperiodik (vgl. S. 438).

Es ist somit angebracht, diese Ernährungsform **nicht vor Ablauf der 6. Lebenswoche** des Kindes einzuführen. Ein weiterer Grund dafür ist, daß teiladaptierte Nahrungsmittel nicht nach Bedarf gefüttert werden sollten, da hierbei ein größeres Überfütterungsrisiko besteht als bei adaptierten Nahrungen. Weiterhin müssen die Dosierungsanweisungen peinlich genau beachtet und das kindliche Gewichtsverhalten regelmäßig beobachtet werden (Tab. 6.9, S. 440).

Die Folgemilchprodukte

Die Folgemilch darf erst ab dem 4. Lebensmonat verfüttert werden. Sie zählt zwar auch zur Gruppe der angepaßten Ersatznahrungen, enthält aber mehr Eiweiß und Kohlenhydrate, ist kalorienreicher und demzufolge weniger angeglichen als die Säuglingsanfangsnahrungen. Auch hier müssen die Dosierungsangaben auf der Verpackung peinlich genau eingehalten werden.

Die Beratung der Mutter beziehungsweise der Eltern

Um Unsicherheiten zu vermeiden, kann der Mutter empfohlen werden, mit einer volladaptierten Ersatzmilch zu beginnen und diese ebenso wie die Muttermilch *ad libitum* zu füttern. Es sollte immer darauf hingewiesen werden, daß diese Nahrung, die am ehesten den physiologischen Bedürfnissen gerecht wird, bis zum Einsetzen der Beikost angeboten werden kann. Danach ist es ratsam, die adaptierte Nahrung schrittweise durch feste Nahrung zu ersetzen.

Auch sollte jede Ernährungsumstellung vor dem 4. Lebensmonat mit einem Besuch beim Kinderarzt gekoppelt sein.

Während des Krankenhausaufenthaltes wird der Mutter, die primär abgestillt hat, der sachgemäße Umgang mit den Muttermilchersatzprodukten vermittelt. Auch einer Frau, die - aus welchen Gründen auch immer - nur teilweise stillend die Klinik verläßt, muß ein solcher "Kurzlehrgang" angeboten werden.

Seine **Inhalte** und mögliche **Methoden** können sein:
- Einführung in die sachgemäße Lagerung, Dosierung und fachkompetente Zubereitung der Nahrungsprodukte: Information, Demonstration und Einübung.
- Einführung in den hygienischen Umgang mit Flaschen und Saugern (Reinigung, Desinfektion, Lagerung): Information, Demonstration und Einübung.
- Darlegung der umwelthygienischen Aspekte bei der Zubereitung von Ersatznahrung (Trinkwasser-Mineralwasser-Benutzung): Information.
- Darlegung des Zubereitungszeitpunktes und der Lagerungsmöglichkeiten der zubereiteten Nahrung (z.B. auf Reisen): Information.
- Halten des Kindes beim Füttern und Aufstoßen-Lassen (Haut-Blick-Kontakt): Information und Demonstration.
- Halten der Flasche beim Füttern und Größe des Saugerlochs (Saugdrang): Information, Demonstration und Einübung.

Hebammen, die hauptsächlich in der Beratung der Wöchnerinnen tätig sind, wird das Studium spezieller Literatur empfohlen.

Eine Liste der industriell hergestellten Säuglingsanfangsnahrungen und Folgemilchprodukte mit Einteilung in adaptiert und teiladaptiert und ihre Wertigkeit kann beim Forschungsinstitut für Kindernahrung in Dortmund bezogen werden.

Literatur

Die Literatur zu Kap. 6.5 bis 6.8 findet sich am Ende von Kap. 6.8 auf S. 467ff.

6.8
Die Rückkehr der Fruchtbarkeit nach der Geburt

Margit Lutz

Die Rückkehr zur Fruchtbarkeit ist ein weiterer biologischer Prozeß nach der Geburt des Kindes. Zur Laktation bestehen enge Beziehungen. Seit Jahrhunderten ist bekannt, daß Stillen die Fruchtbarkeit beeinflußt. Generationen von Frauen haben dieses Wissen zur Empfängnisverhütung eingesetzt. Dem Stillhormon Prolaktin kommt dabei eine zentrale Rolle zu. Alle zugrundeliegenden Mechanismen sind aber auch heute noch nicht vollständig geklärt.

Die Wirkungsweise der endokrinen Umstellung

Während der Schwangerschaft synthetisiert die **Plazenta** in ihrer Funktion als endokrines Organ – zum Teil in Zusammenarbeit mit dem Fetus als fetoplazentare Einheit – in hohen Mengen die Steroidhormone Östrogen und Progesteron. Daneben werden in ihr auch die Proteohormone **h**umanes **P**lazenta**l**aktogen (HPL) (auch **h**umanes **C**horion-**S**omatomammatropin (HCS) genannt) und **h**umanes **C**horion**g**onadotropin (HCG) gebildet. Ihr Einfluß auf die einzelnen Glieder des **hypothalamisch-hypophysär-ovariellen Regelkreises** bewirkt, daß es während der Schwangerschaft zu keiner erneuten Follikelreifung und Ovulation kommt (Abb. 6.44a,b).

Dieses Ergebnis wird im einzelnen erreicht durch:
- **Hohe Steroidspiegel in der Schwangerschaft**. Sie veranlassen über eine negative Rückkopplung die Unterdrückung der adenohypophysären Gonadotropinsekretion (FSH = **f**ollikel**s**timulierendes **H**ormon und LH = **l**uteotropes **H**ormon) sowie der GnRH-Ausschüttung (**G**o**n**adotropin-**R**eleasing-Hormon, releasing = freisetzend) im Hypothalamus.
- **Hohe Östrogenspiegel in der Schwangerschaft**. Sie hemmen auch den prolaktininhibierenden Faktor (PIF) im Hypothalamus. Weiter stimulieren sie in der Adenohypophyse (**H**ypophysen**v**orderlappen HVL) die Prolaktinsynthese (hPRL = **h**umanes **Pr**olaktin) sowie auch die Prolaktinsekretion. In der Schwangerschaft steigt deshalb der Serumprolaktinspiegel erheblich an. Dieser führt ebenfalls zu einer antigonadotropen und antiovariellen Aktion.
- **Hohe Mengen an HCG** führen zu einer Abstumpfung der ovariellen Sensibilität gegenüber Gonadotropinen.

Nach der **vollständigen Geburt der Plazenta** kommt es sehr rasch – innerhalb der ersten postpartalen Woche – zum Schwund der Plazentahormone. Obwohl damit auch ihr Einfluß auf die Hypothalamus-Adenohypophyse-Ovar-Achse wegfällt, besteht über 3 bis 4 Wochen dennoch eine sogenannte puerperale Infertilität. Folgende Faktoren spielen eine Rolle:
- Die Ovarien und die gonadotropinbildenden Zellen der Hypophyse sind während der ersten drei Wochen nach der Geburt refraktär gegenüber physiologischen Reizen, d.h. sie können noch nicht auf die Reize ansprechen.
- Die schwangerschaftsbedingte Hypertonie und Hyperplasie der laktotropen Zellen – sogenannte Schwangerschaftszellen – der Hypophyse bewirken auch bei der nichtstillenden Wöchnerin bis zur vollständigen Involution eine Hyperprolaktinämie (bis zu 30 ng/ml).
- Die in den ersten Wochen bestehenden hohen Serumprolaktinspiegel beeinflussen die hypothalamisch-hypophysär-ovariellen Funktionsabläufe.

Die für diese Nachwirkungen hauptsächlich verantwortliche nachgeburtlich erhöhte Prolaktinproduktion kehrt bei der nichtstillenden Wöchnerin innerhalb der ersten drei postpartalen Wochen – entsprechend der Involution der Schwangerschaftszellen – zur Norm zurück (10 ng/ml).

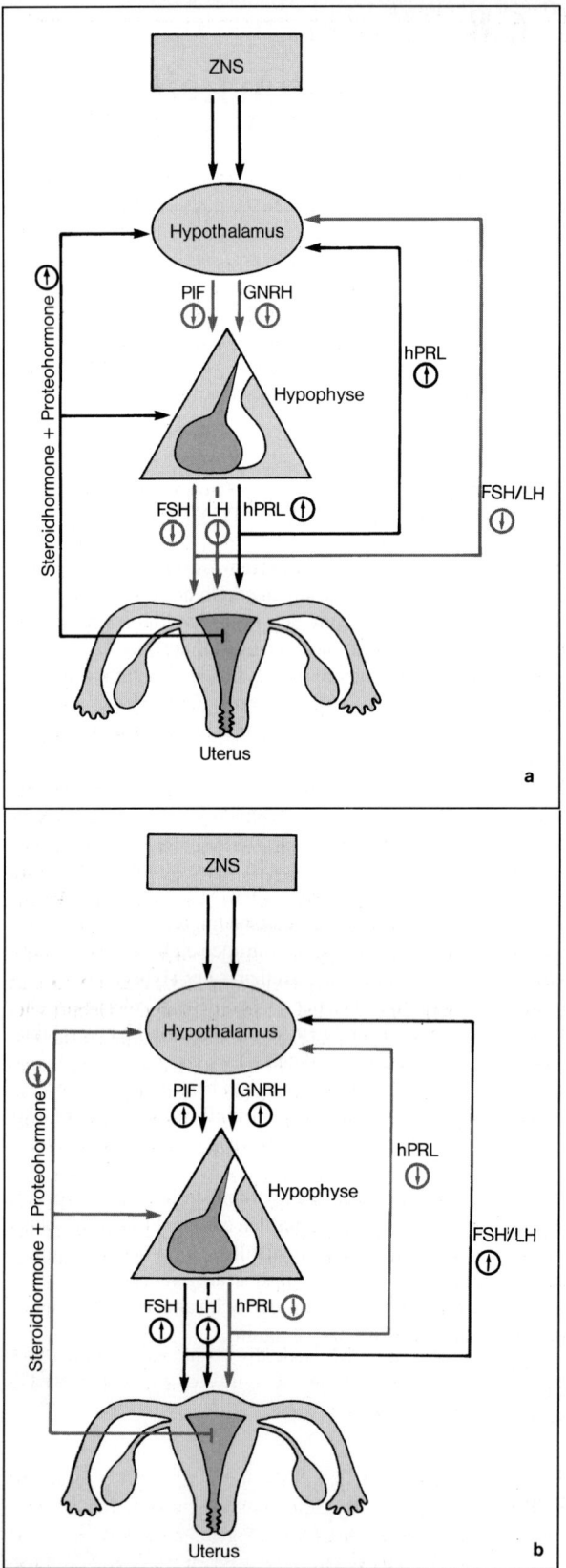

Abb. 6.44 Der hypothalamisch-hypophysär-ovarielle Regelkreis vor und nach der Geburt (↑ steigender Serumspiegel, ↓ fallender Serumspiegel).
a Die effektorischen Hormone der Plazenta wirken über eine kurze Rückkopplungsschleife auf die Gonadotropine (hPRL und FSH/LH) der Adenohypophyse sowie über die lange Rückkopplungsschleife auf den Prolactin Inhibiting Factor (PIF) und die Gonadotropin Releasing Hormone (GnRH) im Hypothalamus.

b Nach der Geburt der Plazenta entfällt die Wirkung der Plazentahormone auf Hypophysenvorderlappen und Hypothalamus.

Das "Zykluserwachen" bei der nichtstillenden Frau

Nach der Normalisierung der Prolaktinzellhypertrophie kann die Hypophyse mit der Wiederaufnahme der gonadotropen Funktion beginnen. Es kommt zunächst zu einer **Zunahme der FSH-Sekretion**. In der Regel haben die Ovarien zu diesem Zeitpunkt auch ihre Sensibilität gegenüber den gonadotropen Hormonen wieder erreicht, so daß sie mit **Follikelreifung** reagieren. Die damit verbundene anlaufende Östrogenproduktion führt zu einer **Proliferation des Endometriums**. Somit kann es bei nichtstillenden Frauen schon im Wochenbett (nach 6 bis 8 Wochen) zu einer **Rückkehr der Fruchtbarkeit** kommen: Nichtstillende Frauen menstruieren in der Mehrzahl innerhalb der ersten 3 Monate, frühestens 4 Wochen post partum. Bei ungefähr 50% der Frauen ist die erste Menstruation bereits wieder ovulatorisch. Ovulationen treten jedoch frühestens 25 bis 35 Tage post partum auf (Vorherr 1981).

Das "Zykluserwachen" bei der stillenden Frau

Bei stillenden Frauen bleibt der Serumprolaktinspiegel im Plasma – trotz der eintretenden Involution der Schwangerschaftszellen – während der Zeit der Laktation erhöht. In diesem Zusammenhang ist zu beachten, daß die Anzahl der Stillepisoden die Höhe des Serumprolaktinspiegels bestimmt. Dies bedeutet: **Je häufiger das Kind angelegt wird, desto höher sind die Serumprolaktinspiegel**.

Diese **Hyperprolaktinämie** hat einen hemmenden Einfluß auf die reproduktiven Funktionen: Wenn innerhalb der hypothalamisch-adenohypophysären Achse die Prolaktinsekretion begünstigt wird, ist die **FSH/LH-Sekretion** immer vermindert (Abb. 6.45). In der Stillzeit kommt es zwar zu einer Normalisierung der FSH-Werte, die die Reifung des Follikels und die Proliferation des Endometriums bewirken. Der LH-Spiegel aber bleibt niedrig. Daher werden der Follikelsprung und die nachfolgende Sekretion des Endometriums verhindert. Allerdings kann schon eine einmalige Nachtpause im Stillen zu einer rapiden Erhöhung des LH-Spiegels führen und somit den Eisprung veranlassen. Die laktationsbedingte Hyperprolaktinämie führt also zu einer relativen Infertilität und zur sogenannten **Laktationsamenorrhö**. Es besteht somit eine physiologische Kontrazeption.

Für das Einsetzen oder Ausbleiben der Fruchtbarkeit nach der Geburt kommt somit dem Stillen und der Produktion von Prolaktin eine zentrale Rolle zu. Dabei steht die Stillhäufigkeit in direktem Zusammenhang mit der empfängnisverhütenden Wirkung. Laut einer in der Bundesrepublik durchgeführten Studie zur Wiederkehr der Fertilität *post partum* (Sottong et al. 1993) haben **Dauer** des vollen Stillens, **Häufigkeit** des täglichen Anlegens, **Alter** der Stillenden und **Anzahl** der gestillten Kinder einen Einfluß auf den Zeitpunkt der Wiederkehr der Fertilität.

Ohne Zweifel übt auch das **Zentralnervensystem** (insbesondere das limbische System) einen übergeordneten Einfluß auf das hierarchische System des hypothalamisch-hypophysär-ovariellen Regelkreises aus. Der neuronal beeinflußbare Hypothalamus stellt hierbei das Bindeglied dar. Auf diesem Weg können umfeldbedingte Einflüsse – psychische wie auch somatische Faktoren – die Ovarialfunktion beeinflussen.

Das Stillverhalten in den ersten Lebenstagen, der Zeitpunkt des ersten Anlegens sowie die Umstände der Geburt spielen keine Rolle, sofern die Frau nach diesen ersten Tagen voll und ausschließlich stillt (Sottong et al. 1993). Als **frühester Zeitpunkt für die Rückkehr der Fruchtbarkeit** wird bei mindestens achtwöchigem vollem Stillen die 15. Woche *post partum* angegeben. 19% der Frauen erreichen innerhalb der ersten 6 Monate nach der Geburt wieder die volle Fruchtbarkeit. Auf normale Zyklusverhältnisse müssen die Frauen im Durchschnitt 8 Monate warten. 55% der Frauen haben vor Wiedereintritt der Fruchtbarkeit keine Regelblutung, d.h. der erste Zyklus ist schon biphasisch. Mit größer werdendem zeitlichen Abstand zur Entbindung wird dies sogar immer häufiger der Fall. Dies bedeutet, daß die Frauen, die erst relativ spät wieder voll fruchtbar sind, durch keine vorausgegangene Menstruationsblutung gewarnt werden.

> Stillen als Methode der Empfängnisverhütung ist zu unsicher, um es als einziges Instrument der Familienplanung einzusetzen.

Da jede Abnahme der Stillintensität eine Zunahme der Fertilität bedeutet, muß spätestens mit Einsetzen einer Nachtpause (physiologisch zwischen der 7. und 14. Lebenswoche) eine zusätzliche Methode angewandt werden. Die beraterische Aufgabe der Hebamme liegt darin, die Frauen und Paare umfassend über die antikonzeptionelle Methode Stillen sowie ihre Fehlerquoten und -quellen aufzuklären. Den Paaren sind frühzeitig alternative Methoden anzubieten. Es empfiehlt sich, diese Beratung immer in Zusammenarbeit mit der behandelnden Fachärztin (oder dem Facharzt) für Gynäkologie durchzuführen oder die Paare an beratende Kolleginnen beziehungsweise Kollegen zu verweisen.

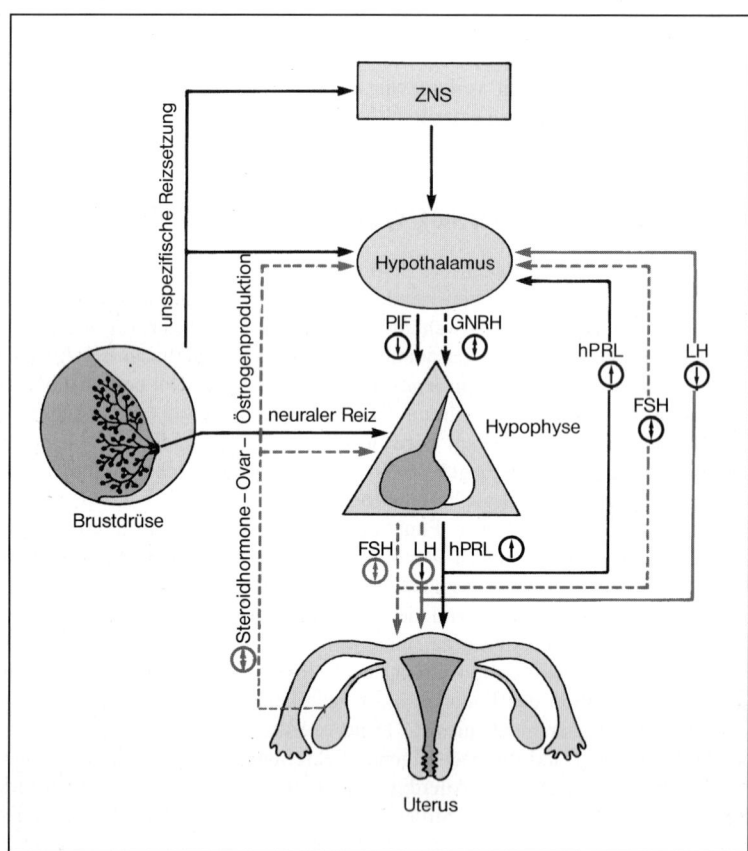

Abb. 6.45 Wirkung des Stillens auf die Ausschüttung der gonadotropen Hormone der Adenohypophyse sowie auf PIF und GnRH im Hypothalamus: ↑ steigender Serumspiegel, ↓ fallender Serumspiegel.

Die Sexualität der Wöchnerin

Sexuelles Verhalten und Erleben nach der Schwangerschaft sind weitgehend **unabhängig von den hormonellen Umstellungsprozessen** nach der Geburt.

Die **Hyperprolaktinämie** kann zwar zu Libidoverminderungen führen, das Stillen bringt jedoch (meist) eine Steigerung des psychosomatischen Wohlbefindens und stellt somit einen Ausgleich dar. Der relativ niedrige **Östrogenspiegel** kann bei der stillenden Frau zu einer **Kolpatrophie** und in der Folge zu einem schmerzhaften Koitus führen. Schmerzen können auch durch geburtstraumatische Verletzungen ausgelöst und/oder verstärkt werden. Auch kann es bei einer Kohabitation, ausgelöst durch den Ferguson-Reflex, zu einer **Oxytozinausschüttung** kommen. Bei der laktierenden Frau führt dies dann zu einer – oft allzu überraschenden – Milchejektion. Von manchen Frauen oder Männern wird dieser Effekt als störendes (Körper-)Erlebnis empfunden.

Der Einfluß von psychologischen Faktoren auf das nachgeburtliche sexuelle Verhalten und Erleben ist aber von größerer Bedeutung. Es wurde festgestellt, daß das sexuelle Interesse bei etwa der Hälfte der Frauen – ob stillend oder nichtstillend – erniedrigt ist. In einer Studie hatten sogar noch ein Jahr nach der Geburt die Hälfte der Frauen und etwa 20% der Männer ein herabgesetztes sexuelles Interesse mitgeteilt (Watson und Elliot 1985).

Als **Gründe** werden von den Frauen (Paaren) hauptsächlich Müdigkeit, Schwäche, Schmerzen beim Verkehr und vaginaler Ausfluß angegeben. Weiterhin geben die meisten Frauen (Paare) auch Ängste an. Sie befürchten, ein zu früh wieder aufgenommener Sexualkontakt könnte zu dauerhaften Schäden führen. Nicht zuletzt spielt auch die zeitliche Einschränkung durch den Familienzuwachs eine Rolle. Bedeutend sind aber vor allem die **psychischen Verarbeitungs-, Lern- und Umstellungsprozesse.** Häufig steht am Anfang einer Störung die vorübergehende Zentrierung (der Frau) auf das Kind und eine eventuell hieraus resultierende gefühlsmäßige Verunsicherung des Partners. Nicht zuletzt deshalb hängt die Sexualität sehr stark von der Bewältigung der genannten Faktoren ab. Eine harmonische Paarbeziehung, Neufindung der Elternrolle/Partnerrolle und die Identifikation mit der neuen Frauenrolle sind sicherlich die notwendigen Voraussetzungen für eine neue, befriedigende Sexualität.

Die nach der Geburt bestehenden Verunsicherungen und Ängste vieler Paare, ob und wann sie wieder Geschlechtsverkehr haben können (dürfen), kann auch an allzu strengen Festlegungen, wie sexuelle Abstinenz bis 8 Wochen nach der Geburt oder Abwarten des vollständigen Versiegens des Wochenflusses, liegen. Solche pauschalen Empfehlungen können Schaden anrichten. Es spricht klinisch nichts dagegen, nach normalen Geburten relativ bald wieder sexuellen Kontakt aufzunehmen.

Die Frage der nachgeburtlichen Enthaltsamkeitsdauer sollte sich deshalb immer nach der individuellen, körperlichen und psychischen Situation der Frau richten.

Die beraterische Aufgabe der Hebamme liegt darin abzuklären, warum sich manche Frauen (Paare) längere Pausen wünschen. Außerdem sollte sie bestehende, eventuell unrealistische Bedenken zerstreuen und ein gegenseitiges Verständnis der Partner für die jeweilige Situation und die Wünsche des anderen wecken.

Literatur

Akre J, Arbeitsgemeinschaft Freier Stillgruppen (AFS). WHO. Die physiologischen Grundlagen der Säuglingsernährung. Karlsruhe 1994. Bezug: Büro für Öffentlichkeitsarbeit, Weltgesundheitsorganisation. 1211 Genf 27.

Aktionsgruppe Babynahrung (AGB), Hrsg. Der Internationale Kodex für die Vermarktung von Muttermilchersatzprodukten (Deutsche Übersetzung). Göttingen 1985.

Aktionsgruppe Babynahrung (AGB), Hrsg. Stillen, Schutz, Förderung und Unterstützung: Die besondere Rolle des Gesundheitspersonals. Eine gemeinsame Erklärung von WHO und UNICEF. Aachen 1990.

Alexander JM, Grant AM, Campbell MJ. Randomised controlled trial of breast shells and Hoffmann's exercises for inverted and nonprotractile nipples. MIDRIS Midwifery Digest 1992: 2/4:453.

Arbeitsgemeinschaft Freier Stillgruppen (AFS), Hrsg. Stillen. Informationsbroschüre. 5. Aufl. Karlsruhe 1992.

Arbeitsgemeinschaft Freier Stillgruppen (AFS), Hrsg. Stillen – eine Anleitung für Hebammen, Krankenschwestern und Kinderkrankenschwestern. Karlsruhe: Hammerstiel Druck 1990.

Arbeitsgemeinschaft Freier Stillgruppen (AFS), Hrsg. Stillen und Stillprobleme. Bücherei der Hebamme. Stuttgart: Enke 1998.

Arbeitsgemeinschaft Freier Stillgruppen (AFS), Hrsg. Die physiologischen Grundlagen der Säuglingsernährung. 1. Aufl. Karlsruhe 1994.

Arbeitsgruppe Stillen im Hebammenverband Hamburg und Behörde für Arbeit, Gesundheit und Soziales. Stillen, der beste Start ins Leben. Behörde für Arbeit, Gesundheit und Soziales, Amt für Gesundheit. Tesdorpfstraße 8, 20148 Hamburg. Hamburg 1995. Bezug kostenlos über den Bund Deutscher Hebammen e.V.

Becker S. Schadstoffbelastung der Muttermilch – Ursachen und Hintergründe. Verbraucherinformation. Berlin: Wissenschaftsladen – Umweltbereich 1987.

Bergevin Y, Dougherty C, Kramer MS. Do infant formula samples shorten the duration of breast feeding? Lancet 1983; 1:1148-51.

BGA Pressedienst, Referat Presse und Öffentlichkeitsarbeit, Hrsg. "BGA rät zum Stillen". Bonn: Bundesgesundheitsamt 1992.

Bieselt-Hubral D, Lothrop H. Wie man stillwilligen Frauen helfen kann. Kinderarzt 1977; 10/11:1345-9.

Brunn S, Drähne, Stephan, Werner C. Stillverhalten deutscher Mütter. Pre- und postnatale Determinanten des Stillverhaltens. Longitudinal-Studie. Bonn: Bundesminister für Jugend, Familie, Frauen und Gesundheit 1986.

Brunn S. Anregungen zur Förderung des Stillens. In: Stillen und Muttermilchernährung. Voss H von, Grützenmacher A, Pfahl B, Hrsg. Bonn: Bundesministerium für Gesundheit 1992; 202-6.

Bundesgesetzblatt. Jahrgang 1994. Nr. 64. Referat Presse und Öffentlichkeitsarbeit. Bonn.

Chetley A, Allain A. Schützt die Gesundheit unserer Kinder. Ein Handbuch für medizinisches Personal. Deutsches Komitee für Unicef e.V., Höringer Weg 104, 50969 Köln. IBFA/IOCU 1985.

Collatz J, Rohde JJ, Hrsg. Ergebnisse der Aktion Familienhebamme im Überblick – Evaluation eines Modellversuchs zur Verbesserung der medizinischen Versorgung und gesundheitsdienlicher Lebensweisen in der Schwangerschaft und im Säuglingsalter. BPT-Bericht 12/86. München: Gesellschaft für Strahlen- und Umweltforschung 1986.

Daschner F. Forum hygienicum. 2. Aufl. Braunschweig: MMV-Medizin 1989.

Deutscher Bundestag. Entwurf eines Gesetzes zu den Übereinkommen vom 20. November 1989 über die Rechte des Kindes. Pressestelle des Bundes. Referat Presse und Öffentlichkeitsarbeit Bonn. Drucksache 12/42. 16. 1989.

Ernährungskommission der Deutschen Gesellschaft für Kinderheilkunde: Empfehlungen zum Stillen in den ersten Lebenstagen. Sozialpädiatrie in Praxis und Klinik 1989; 11:579.

Ernährungskommission der Deutschen Gesellschaft für Kinderheilkunde. Ratschläge für Eltern zur Säuglingsernährung in der Bundesrepublik Deutschland. Schmidt E, Hrsg. Düsseldorf 1991.

Frantz K. Stilltechniken, die funktionieren. Informationsblatt. München: La Leche Liga 1988.

Friedrich J. "Die Initiative babyfreundliches Krankenhaus" - dargestellt an Beispielen aus Hamburg. Abschlußarbeit im Studiengang Sozial- und Gesundheitsmanagement. Hochschule für Wirtschaft und Politik. Hamburg 1994.

Friedrich J. Gegen die Stille um das Stillen. Eine Fragebogenuntersuchung. Hausarbeit Kontaktstudium Sozial- und Gesundheitsmanagement. Hochschule für Wirtschaft und Politik. Hamburg 1994.

Fürst P, Fürst C, Wilmers K. Bericht über Untersuchungen von Frauenmilch auf polychlorierte Dibenzodioxine, Dibenzofurane, Biphenyle sowie Organchlorpestizide 1984-1991. Münster: Chemisches Landesuntersuchungsamt Nordrhein-Westfalen 1992.

Gebert G, Thomas C. Endokrines System. Bd 5. Grundlagen der klinischen Medizin. Anatomie, Physiologie, Pathologie, Mikrobiologie, Klinik. Thomas C, Hrsg. Stuttgart, New York: Schattauer 1992.

Graf F. Ganzheitliches Wohlbefinden - Homöopathie für Frauen. 6. Aufl. Freiburg: Herder 1998.

Gyr T. Mastitis puerperalis: diagnostische und therapeutische Aspekte. Schweizer Hebamme 1989; 11:75-7.

Hahnen U, Brügmann J, Petsch M, Czerwiniski C. Milchstau und Mastitis - kein Grund zum Abstillen. Gynäkologische Praxis 1988; 12:461-3.

Hebammengemeinschaftshilfe e.V. (HGH), Hrsg. Erfolgreiches Stillen. HGH Schriftenreihe 5. 1. Aufl. Hannover 1995.

Inch S, Renfrew MJ. Common breastfeeding problems. In: Effective Care in Pregnancy and Childbirth. Vol 2. Childbirth. Part VI-X. Chalmers I, Enkin M, Keirse MJNC eds. Oxford: Oxford University Press 1990; 1375-89.

Innocenti-Deklaration. On the Protection: Promotion and support of Breastfeeding. Unicef Nutrition Cluster (H-8F). Florenz 1990. Deutsches Komitee für Unicef e.V., Höringer Weg 104, 50969 Köln.

Jonas E. Breastfeeding in the preterm infant. Modern Midwife 1994; 1:22-6. In: Midris Midwifery Digest 1994; 42:220-5.

Keil U. Sozialmedizinische Probleme der Krankheitsverhütung. In: Sozialmedizin. Blohmke M, Hrsg. 2. Aufl. Stuttgart: Enke 1986; 89-102.

Kitchenhem-Pec S, Bopp A. Beckenbodentraining: die weibliche Basis erspüren, schützen, kräftigen. Stuttgart: Enke 1997.

Kittel AM, Jenatschke F. Myofunktionelle Therapie (MFT) bei Dysfunktionen der Zungen-, Kiefer- und Gesichtsmuskulatur. Stimme – Sprache – Gehör 1984; 8:113-6.

Kockott G. Weibliche Sexualität: Funktionsstörungen erkennen – beraten – behandeln. Stuttgart: Hippokrates 1988.

Kries R von, Göbel U. Empfehlung der Deutschen Ernährungskommission der Deutschen Gesellschaft für Kinderheilkunde. Dtsch Hebammenzschr 1993; 3:94-5.

La Leche League International, Hrsg. Die Marmet-Technik. Informationsblatt Nr. 27. München: La Leche Liga 1988.

Lawrence R. Breastfeeding: A guide for the medical profession. 4. Aufl. Missouri: Mosby 1994.

Lawrence RA. Can we expect greater intelligence from human milk feeding. (Commentary on: Breast milk and subsequent intelligence quotient in children born preterm. Lucas A et al, eds. Lancet 1992; 339:261-4) Birth 1992; 19/2:105-6.

Meisel P. Brustmilchikterus als Begleitsymptom des Stillens. Die Hebamme. Heft 3. Stuttgart: Enke 1990.

Meitz Maher S. Lösungsmöglichkeiten für Saug- und Stillprobleme. La Leche League International, Hrsg. München: La Leche Liga 1990.

Mellnik BC. Bedeutung der essentiellen Fettsäuren für die Behandlung und möglicherweise Prophylaxe der Neurodermitis. AAK Infoblatt 15. Herborn: Arbeitsgemeinschaft allergiekrankes Kind (AAK) – Hilfe für Kinder mit Asthma, Ekzem oder Heuschnupfen 1990; 14-8.

Mellnik BC. Neurodermitisbehandlung mit Gammalinolensäure. Eine therapeutische Alternative? Therapiewoche 1992; 1436-41.

Mühlendahl KE. Die Schadstoffbelastung der Frauenmilch. Der Kinderarzt 1996; 1:16-21.

National Research Council. Pesticides in the diets of infants and children. Washington: National Academy Press 1993.

Nehlsen E. Ökologischer Vorteil des Stillens. Rundbrief 2. Karlsruhe: Arbeitsgemeinschaft Freier Stillgruppen 1990; 17-8.

Nehlsen E. Stillen von Kindern mit LKG (Lippen-Kiefer-Gaumenspalte). Spaltträger Forum Wolfgang Rosenthal Gesellschaft 1991; 2:8-13.

Nehlsen E, Abstoss R. Anleitung zur erfolgreichen Laktation – Anleitungsmappe Porta Westfalica 1997.

Nehlsen E, Abstoss R, Hrsg. Lactation Consultant Services. Instruktionen zur Fingerfütterung eines Babys. Porta Westfalica 3/1994.

Odent M. Geburt und Stillen: Über die Natur elementarer Erfahrungen. München: Beck 1993.

Ogra PL et al. Immunology of brest milk: materal and neonatal interactions. In: Freier S, Eiderman AL. Human milk. Is biological and social value. Amsterdam: Excerpta medica 1980; 115.

Pasch H, Schwerdt-Böttcher E. Die Bedeutung des Stillens. Historische und aktuelle Beschreibung und Analyse des Stillverhaltens – Erwachsenbildnerische Konsequenzen für Konzepte im Rahmen von Geburtsvorbereitung und Stillberatung. Diplomarbeit 1984, Universität Aachen.

Peters F. Laktation und Stillen: Physiologie, Klinik und Pathophysiologie der Brustfunktion. Mastitis. In: Bücherei des Frauenarztes. Bd 26. Martius G (Hrsg.). Stuttgart, New York: Enke 1987.

Reinwein D, Benker G. Klinische Endokrinologie und Diabetologie. 2. Aufl. Stuttgart, New York: Schattauer 1992.

Righard L, Alade MO. Sucking Technique and Its Effect on Success of Breastfeeding. Birth 1992; 19/4:185-8.

Riorden J, Auerbach K. Breastfeeding and Human Lactation. Jones and Bartlett 1993.

Saadeh R, Akre J. Zehn Schritte zum erfolgreichen Stillen. Deutsche Hebammenzeitung 1997; 5:222-6.

Schmidt E. Vorteile des Stillens aus pädiatrischer Sicht. In: Stillen und Muttermilchernährung: Voss H von, Grützenmacher A, Pfahl B, Hrsg. Bonn: Bundesministerium für Gesundheit 1992; 12-21.

Schmidt-Matthiesen H, Hepp H. Gynäkologie und Geburtshilfe. 9. Aufl. Stuttgart, New York: Schattauer 1998.

Schöch G. Immunologische und ethologische Aspekte des Stillens. In: Die Ernährung des Säuglings und Kindes. Schmidt E, Schöch G, Hrsg. Bonn: Bundesministerium für Gesundheit 1992; 172-5.

Schöch G, Kersting M, Zempleni S. Empfehlungen zur Ernährung von Säuglingen aus dem Forschungsinstitut für Kindernahrung Dortmund. Dortmund: Fördergesellschaft für Kinderernährung 1992.

Schroten H. Stillen und Allergien. In: Stillen und Muttermilchernährung. Voss H von, Grützenmacher A, Pfahl B, Hrsg. Bonn: Bundesministerium für Gesundheit 1992: 172-5.

Schurz AR. Das Stillen und die Ernährung des Neugeborenen aus praktischer Sicht. Speculum 1985; 4:19-24.

Spielmann H, Steinhoff H, Schäfer CH, Bunjes R. Arzneiverordnung in Schwangerschaft und Stillzeit. 5. Aufl. Stuttgart: Gustav Fischer 1997.

Springer S. Die Hyperbilirubinämie des Neugeborenen. Tagungsbericht. 2. Aachener Stillkongress 1994, 72-6. Hrsg: Aktiongruppe Babynahrung e.V. Aachen. Aachen: Klenkers 1994.

Spiess H, Hrsg. Prophylaxen in der Schwangerschaft. Stillen und Kinderernährung. Marburg: Deutsches Grünes Kreuz 1988.

Staudt-Spychalowicz G. Physische und psychische Entwicklung bei Muttermilchernährung von Säuglingen in einer ökologisch stark belasteten Umwelt. Sozialpädiatrie und Kinderärztliche Praxis 18 3:155-7. In: Hebammen Literaturdienst 4. Ausgabe 8. Beilage der Deutschen Hebammen Zeitung. Hannover: Staude 1996.

Storm W. Muttermilchernährung und Ikterus des Neugeborenen. Kinderkrankenschwester 1990; 9:52-3.

Unicef. Progress Report of BFHI in Europe. New York: Unicef-WHO Genf 1994.

Vahlquist B. Internationale Entwicklungstendenzen zur Häufigkeit und Dauer des Stillens. Kinderarzt 1977; 3:370-6.

Vorherr H. Physiologie und Pathologie der Laktation. In: Gynäkologie und Geburtshilfe. Bd II/2. Schwangerschaft und Geburt 2. Käser O, Friedberg V, Ober KG, Thomsen K, Zander J, Hrsg. Stuttgart, New York: Thieme 1981; 17.18-17.29.

Voss H von. Zur Deutung einer allergenarmen (hypoallergenen) Säuglingsernährung bei bekanntem familiären Allergie- und Atopierisiko. In: Stillen und Muttermilchernährung. Voss H von, Grützenmacher A, Pfahl B, Hrsg. Bonn: Bundesministerium für Gesundheit 1992; 176-84.

Voss H von, Grützenmacher A, Pfahl B, Hrsg. Stillen und Muttermilchernährung. Bonn: Bundesministerium für Gesundheit 1992.

Weltgesundheitsorganisation. Einzelziele für "Gesundheit 2000". Regionalbüro Europa. Kopenhagen: Unicef-WHO Genf 1985.

Werner C. Vorteile des Stillens aus der Sicht des Gynäkologen. In: Stillen und Muttermilchernährung. Voss H von, Grützenmacher A, Pfahl B, Hrsg. Bonn: Bundesministerium für Gesundheit 1992; 34-8.

WHO. Guidelines for drinking-water quality. Vol 1. Recommendations. 2nd ed. Geneva: WHO 1993.

WHO/UNICEF. Global Programme on AIDS. Consensus statement from the WHO/Unicef Constitution on HIV Transmission and Breastfeeding. Weekly Epidemiol Res 1992; 67:177-84.

Wiese. Die ambulante Phototherapie. Deutsche Hebammen Zeitung 1997; 7. Hannover: Staude.

Zipfel W, Radtke K-D. Lebensmittelrecht: Schadstoff-Höchstmengenverordnung vom 23.03.1988. Bd 1 (Stand Januar 1994). Beck: München 1994.

Anschriften der wichtigsten Stillorganisationen in Deutschland

Aktionsgruppe Babynahrung (AGB), Bismarckstraße 119, 52066 Aachen.

Arbeitsgemeinschaft Freier Stillgruppen (AFS), Postfach 11 12, 76141 Karlsruhe.

Bund Deutscher Laktationsberaterinnen (IBCLC), Delpweg 14, 30457 Hannover.

La Leche Liga (LLL), Postfach 98, 80999 München.

Nationale Stillkommission, Prof. Dr. Bergmann, geschäftsführender Leiter, Robert-Koch-Institut, Postfach 65 02 80, 13302 Berlin.

Stillbeauftragte des BDH (Bund Deutscher Hebammen), Geschäftsstelle des BDH, Steinhäuserstraße 22, 7600 Karlsruhe, Sabine Koopmann, Rendsburg.

7
Das gesunde Neugeborene

7.1
Erstversorgung des Neugeborenen im Kreißsaal

7.2
Physiologie des Neugeborenen

7.3
Pflegerische Aspekte

7.4
Vorsorgeuntersuchungen, Screening, Prophylaxen

7.5
Das Reflexverhalten des Neugeborenen

7.1
Erstversorgung des Neugeborenen im Kreißsaal

Bärbel Kolmer-Hodapp

Immer mehr Eltern möchten ihr Kind in einer freundlichen und wohnlichen Umgebung gebären, ohne jedoch auf Sicherheit zu verzichten. Unsere Aufgabe als Hebammen ist es nun, diesen Wünschen entgegenzukommen und alle beeinflussenden Faktoren (z.B. Temperatur, Geräusche, Licht usw.) zu berücksichtigen.

Unser ständiges Bestreben muß dahin gehen, daß wir auf alle Eventualitäten zielgerichtet reagieren können und nichts dem Zufall überlassen.

Freimachen der Atemwege

Grundsätzlich ist das routinemäßige Absaugen des Schleims im Rachenraum des Neugeborenen nicht erforderlich, da das vitale Neugeborene durchaus in der Lage ist, die oberen Atemwege durch Husten und Niesen selbständig freizumachen.

Das Absaugen empfiehlt sich unmittelbar nach der Geburt des Kopfes. Jetzt ist nämlich der Brustkorb im Geburtskanal und wird komprimiert. Dabei wird Schleim ausgepreßt. Wird dieser gleich aus dem Rachenraum entfernt, gelangt er mit dem ersten Atemzug nicht zurück in die Atemwege. Zum Absaugen wird ein Einmalmundabsauger beziehungsweise ein mechanischer Absauger verwendet.

Die Hebamme bestimmt beim Einmalabsauger mit dem Mundstück die Sogstärke. Das Absaugen erfolgt durch Einführen der dünnen, weichen Sonde in Nasenöffnungen und Mund.

Wird beim Absaugen zu aggressiv vorgegangen, kann es leicht zu Schleimhautverletzungen kommen. Unnötiges tiefes Absaugen unmittelbar nach der Geburt führt häufig zu Bradykardie beim Neugeborenen. Auch ein Laryngospasmus kann als Reaktion auf unachtsame Behandlungsweise auftreten; er beeinträchtigt den Saugreflex erheblich. Mechanisches tiefes Absaugen ist nur bei grünem Fruchtwasser angezeigt.

Für die spätere Dokumentation muß die genaue Uhrzeit der Geburt und auch die Stellung festgehalten werden. Mit Hilfe einer Stoppuhr läßt sich exakt die Zeit für die in vorgegebenen Minutenabständen durchzuführende Bewertung nach dem Apgar-Schema (Tab. 7.1) nehmen.

Abtrocknen, Warmhalten, Apgar-Werte

Sofort nach der Geburt wird das Neugeborene sorgfältig abgetrocknet. Dabei kann das Geschlecht des Kindes festgestellt werden. Ein Auskühlen des Kindes ist zu vermeiden, was durch eine über dem Entbindungsbett angebrachte Wärmelampe am leichtesten zu erreichen ist. Am besten ist es aber, das Neugeborene sofort mit direktem Hautkontakt auf den mütterlichen Körper zu legen und es nach dem Abtrocknen mit vorgewärmten Tüchern zu bedecken. Auch das Köpfchen muß bedeckt sein, da seine Wärmeabstrahlung beachtlich ist.

Nach der Geburt in vertikaler Gebärhaltung wird das Neugeborene häufig vor der Mutter liegen gelassen. Man wartet, bis diese bereit ist, selbst ihr Kind zu sich hoch zu nehmen. Um bei dieser Vorgehensweise ein Auskühlen des Neugeborenen zu vermeiden, ist eine Wärmeunterlage unbedingt notwendig. Die feuchten Tücher sollten regelmäßig gegen warme und trockene Moltontücher ausgetauscht werden.

Der erste **Apgar-Wert** wird 1 Minute *post partum* bestimmt. Von dessen Ergebnis ist das gesamte weitere Vorgehen abhängig.

Das kontinuierliche Warmhalten des Neugeborenen ist wichtig, damit es nicht auskühlen kann.

Das **Kennzeichnen** des Neugeborenen mittels eines um das Handgelenk gebundenen Namensbändchens ist im Klinikbetrieb sinnvoll und soll vor dem Abnabeln erledigt werden.

Es wird Zeit für die **Bestimmung des zweiten Apgar-Werts**. Die Vitalitätsbeurteilung des Neugeborenen erfolgt in den meisten geburtshilflichen Abteilungen seit 1953 durch das Punktesystem nach

7.1 Erstversorgung des Neugeborenen im Kreißsaal

Apgar (Virginia Apgar, Anästhesistin, New York, 1909-1974). Bewertet werden dabei: Hautfarbe, Atmung, Herzschlag, Muskeltonus und Reflexe mit 0 bis 2 Punkten je Merkmal. Die Maximalpunktzahl ist 10.

Tab. 7.1 Apgar-Schema.

Apgar	pHA				pHV
Punkte	0	1	2	Summe	Kontrolle
Aussehen	Blau oder Weiß	Stamm rosig, Extremität blau	Rosig		
Puls-Herzfrequenz	Keine	Unter 100	100 und mehr		
Gesichtsbewegungen	Keine	"Grimassen"	Husten oder Niesen		
Aktivitäten (Tonus)	Schlaff, keine Bewegungen	Mittel, träge Reaktionsbewegungen	Gut, Spontanbewegungen		
Respiration	Keine	Schnappatmung unregelmäßig	Regelmäßig, Kind kräftig schreiend		
			Asphyxie-Index (Punktzahl)		
Besserung			Zeitpunkt/min		
Verschlechterung			Kontrolle nach min		

Der 1. Wert wird 1 Minute *post partum* ermittelt. Je nach erreichter Punktzahl erfolgt die 2. Bewertung nach 3 oder 5 Minuten und die letzte Kontrolle nach 10 Minuten. Das gesamte weitere Vorgehen hängt von der Erstpunktzahl ab (eventuell Reanimation).

Zehn bis 7 Punkte sprechen für ein lebensfrisches Neugeborenes.
Sechs bis 4 Punkte entsprechen einer mäßigen Depression.
Unter 3 Punkte befindet sich das Neugeborene in einem schweren Depressionszustand.

Abnabeln

In den vergangenen Jahren kam es zu vielen Diskussionen über den richtigen Zeitpunkt zum Abnabeln des Neugeborenen. Dabei war den Verfechtern des **späten Abnabelns** das "Bonding" (s. S. 314) wichtig.

Liegt das Kind tiefer als die Plazenta, kommt es zu einer postnatalen Transfusion des in der Plazenta befindlichen Bluts (ca. 150 ml in den ersten drei Minuten *p.p.*). Da dies aber zum Anstieg des Bilirubinspiegels führt, besteht die Gefahr eines verstärkten *Icterus neonatorum*.

Der Vorgang kehrt sich um, wenn das Kind nicht abgenabelt auf dem Bauch der Mutter und damit höher als das Plazentaniveau liegt. Dies ist hinsichtlich des Gesamtblutvolumens des Neugeborenen von erheblicher Bedeutung. Uterusinnendruck und kindlicher Gefäßwiderstand spielen ebenfalls eine Rolle (Kuhn, 1983). Bei einem vitalen Neugeborenen kann trotzdem bezüglich des Abnabelungszeitpunktes auf die Wünsche und Vorstellungen der Eltern eingegangen werden. In den meisten Fällen, die ein ruhiges, umsichtiges und gelassenes Vorgehen zulassen, dürften dadurch auch keine Beeinträchtigungen entstehen.

Die **Nabelschnurblutabnahme** aus der Nabelschnurarterie für die Bestimmung des pH-Wertes kann jetzt in aller Ruhe erfolgen.

Vorgehen. Es wird zunächst eine Nabelklemme ca. 10 cm vom Nabel des Kindes entfernt gesetzt. Danach wird eine der Nabelarterien in Richtung Plazenta punktiert. Es genügen 2 bis 3 ml Blut zur Messung des pH-Wertes. Falls die Blutgruppe des Kindes bestimmt werden muß, sind nochmals ca. 8 ml Blut zu entnehmen. Die Nabelvene kann punktiert werden; dies geht einfacher und ist ergiebiger. pH-Werte:

> 7,30 = Normalwert
7,20 - 7,29 = leichte Azidität
7,10 - 7,19 = mäßige Azidität
7,00 - 7,09 = fortgeschrittene Azidität
< 7,00 = schwere Azidität

Vorläufiges Abnabeln

Nach dem Ausstreichen zur Plazenta hin wird die zweite Nabelklemme mit ca. 3 cm Abstand zur ersten in Richtung Plazenta gesetzt, und die Nabelschnur wird mit der Nabelschere zwischen den beiden Klemmen durchtrennt. Die Nabelschnur sollte dabei in der hohlen linken Hand liegen. Die Spitze der Schere muß in Richtung Handinnenfläche geführt werden, um eine Verletzung des Neugeborenen zu vermeiden. Das Durchschneiden der Nabelschnur kann auch von den Eltern durchgeführt werden.

Die Klemme mit dem plazentaren Nabelschnurteil wird der Frau in die Leistenbeuge gelegt, und zwar so, daß die Nabelschnur straff gespannt ist und nicht wie eine Girlande um den Anus hängt.

Bereitzustellendes Material für Blutentnahme und Abnabelung:

- 1 x 2 ml Spritze mit 0,2 ml Argentum nitricum und Familiennamen-Etikett
- 1 x 1er-Kanüle
- 1 x 10 ml Monovette mit Namensetikett
- 1 x 1er-Kanüle und Namensetikett
- 2 sterile Nabelklemmen (in manchen Häusern 4, je nach Methode)
- 1 sterile Nabelschere

In einigen Kliniken wird das "Kurz"-Abnabeln mittels einer Einmalnabelklemme nach der Geburt durchgeführt. Dadurch ändert sich der Ablauf des vorläufigen Abnabelns nur insofern, daß die Klemme ca. 2 cm hinter dem Hautnabel angebracht wird und die Nabelschnur nach der Blutentnahme 1 cm über der Klemme durchtrennt wird.

Vorbereitet werden hierfür eine Einmalnabelklemme und eine Nabelklemme.

Endgültiges Abnabeln

Nach vorheriger Händedesinfektion sterile Handschuhe anziehen. Die Einmalnabelklemme ca. zwei Finger breit über dem Hautnabel anbringen. Es ist darauf zu achten, daß die Zähnchen der Klemmspange richtig einrasten und die Klemme nicht mehr aufgehen kann. Danach wird ca. 1 cm über der Klemme der Nabelschnurrest abgeschnitten. Der Abstand ist notwendig, damit beim Eintrocknen des Nabelschnurstumpfes die Klemme nicht abrutschen und eine Blutung aus den Nabelschnurgefäßen auslösen kann (Abb. 7.1). Mit einer Kompresse werden Wharton-Sulze und Blutreste aus den Gefäßen gedrückt. Danach wird unter der Klemme eine Kompresse so um den Nabelschnurrest herumgeschlungen,, daß die beiden Kompressenenden über die Klemme gelegt und fixiert werden können (Abb. 7.2). Bei der Fixierung dieses Verbands mit einem Netz oder einer Nabelbinde ist darauf zu achten, daß der Nabelstumpf nach links oben gelegt wird, um einen Druck auf den Leberrand zu vermeiden (Abb. 7.3).

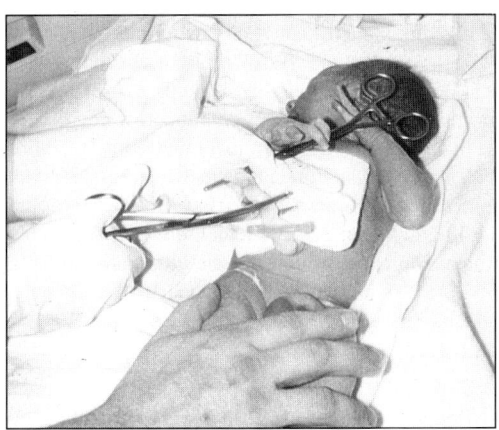

Abb. 7.1 Endgültige Abnabelung. Die Einmalklemme wird ca. 2 Finger breit über dem Hautnabel angesetzt. Der Nabelschnurrest wird 1 Finger breit über der Nabelklemme in der hohlen Hand abgeschnitten.

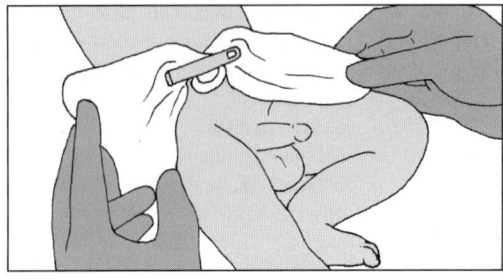
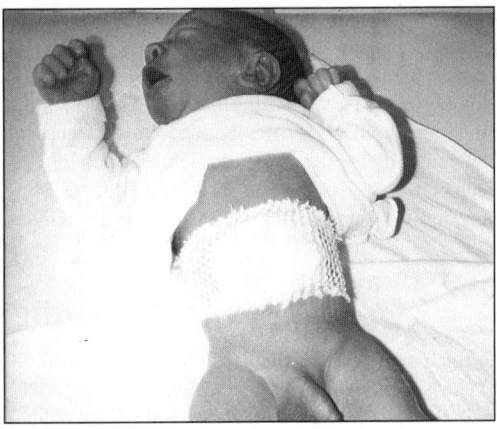

Abb. 7.2 Anbringen des Nabelverbandes. Die Kompresse wird unter der Nabelklemme durchgezogen und überkreuzt. Die Kompressenenden werden aufgefaltet und von beiden Seiten über die Nabelklemme gelegt.

Abb. 7.3 Anschließend Fixation mit einem Netzverband.

Prophylaxen

Falls die **Credé-Augenprophylaxe** (Karl Siegmund Credé, Gynäkologe, Leipzig 1819-1892) durchgeführt werden muß, ist jetzt der richtige Zeitpunkt dafür. Das Einträufeln je eines Tropfens 1%iger Silbernitratlösung in die Augen des Neugeborenen dient der Vorbeugung gegen Gonoblennorrhö. Diese wird von Gonokokken hervorgerufen, die von infizierten Müttern auf dem Geburtsweg übertragen werden. Da diese Infektionen heute nicht mehr so häufig vorkommen, kann die Behandlung - nach vorheriger Aufklärung - von den Eltern abgelehnt werden. Bei Neugeborenen, die ohne vorherigen Blasensprung durch Kaiserschnitt entbunden werden, wird sie in den meisten Kliniken nicht mehr durchgeführt.

Vorgehen. Die Einmalpipette öffnen (ohne Druck an der hierfür vorgesehenen Lasche). Einen Tropfen der Flüssigkeit in den Bindehautsack des geöffneten Auges tropfen, abwarten, bis die Flüssigkeit milchig wird. Danach mit einem Tupfer nach außen abwischen, damit die Mündung des Tränenkanals nicht verätzt und verklebt wird. Anschließend das zweite Auge behandeln.

Bereitzustellendes Material:
- 1 Pipette mit Argentum nitricum
- 2 Tupfer aus Zellstoff oder gepreßter Watte

In verschiedenen Geburtskliniken wird heute nicht mehr 1% $AgNO_3$ zur Gonoblennorrhöprophylaxe verwendet, sondern es werden Gentamicin-Augentropfen zur Verhinderung einer Chlamydienkonjunktivitis verabreicht. Diese Maßnahme wird jedoch unter Kinderärzten sehr unterschiedlich diskutiert.

Die Maßnahmen zur **Vitamin-D- und Vitamin-K-Prophylaxe** werden im Kap. 7.4 Vorsorgeuntersuchungen, Screening, Prophylaxen, S. 505, erläutert.

Erstes Anlegen

Beim Neugeborenen ist in den ersten 30 bis 180 Minuten der Saugreflex am stärksten ausgeprägt. Wir sollten auf die Signale des Kindes eingehen und es unmittelbar anlegen, da es uns selbst zeigen kann, wann es bereit ist für diese neue Erfahrung.

Vorgehen. Je nach Lage der Mutter muß das Neugeborene so an die Brust gelegt werden, daß der Kopf nicht gedreht wird. Es genügt schon die Berührung der kindlichen Lippen mit der Brustwarze, damit das Neugeborene den Mund weit öffnet, Brustwarze und

Warzenhof aufnimmt und zu saugen beginnt. Die Saugbewegungen sind meist recht kräftig und rhythmisch. Das Anlegen sollte an beiden Brüsten erfolgen und zeitlich nicht zu lange ausgedehnt werden, um ein unnötiges Strapazieren der Brustwarzen zu vermeiden. Solange sich jedoch Mutter und Kind dabei behaglich fühlen, sollte diese intensive Kontaktaufnahme nicht gestört werden.

Erstes Bad

Zu welchem Zeitpunkt das Neugeborene das erste Mal gebadet wird, hängt allein von seinem Wohlbefinden ab. Da nach meiner Erfahrung das Element Wasser von den meisten Kindern als beruhigend und angenehm empfunden wird und mehr der Entspannung und Durchblutungsförderung als der Reinigung dient, werden Zeitpunkt und Dauer immer der jeweiligen Situation und dem Befinden des Kindes angepaßt. Für den Vater ist es meist ein schönes Erlebnis, wenn er sein Kind mit Unterstützung der Hebamme selbst baden kann.

Vorbereitung:
1. Wärmestrahler über der Wickeleinheit rechtzeitig einschalten.
2. Badetuch und Wäsche anwärmen.
3. Badewasser einlassen, 37°C.
4. Einmalnabelklemme, Nabelschere und sterile Handschuhe sowie 2 bis 3 sterile Kompressen für die endgültige Abnabelung bereitlegen.

Vorgehen. Auf der Wickeleinheit wird zunächst das Gesichtchen des Kindes gesäubert, danach wird es mit seinem Körper so in die Arme (des Vaters) gedreht, daß das Köpfchen in der linken Armbeuge fest und sicher zu liegen kommt. Die linke Hand umfaßt den linken Oberarm des Kindes unter der Achselhöhle hindurch, um so ein Abrutschen zu verhindern. Die rechte Hand greift zwischen den Beinen unter das Gesäß (Abb. 7.4). Nun wird das Kind langsam in das Badewasser gelegt. Man gibt ihm Gelegenheit, sich an den Eindruck zu gewöhnen, indem man leise und ruhig mit ihm spricht. Zeigt das Neugeborene Wohlbehagen, kann die rechte Hand entfernt werden, und das Kind wird am Kopf beginnend (falls dies nötig ist) sanft mit einem kleinen Tuch von oben nach unten gewaschen. Ansonsten läßt man es einfach im Wasser schwimmen und achtet darauf, daß die Füßchen immer wieder Kontakt mit dem Wannenrand bekommen, da es für das Neugeborene wichtig ist, eine Begrenzung zu spüren. Es ist schön zu sehen, wie es sich immer wieder mit den Füßchen abstößt und die Bewegung im Wasser genießt. Manche Kinder zeigen aber auch deutlichen Unwillen, auf den man eingehen und sie aus dem Wasser nehmen soll.

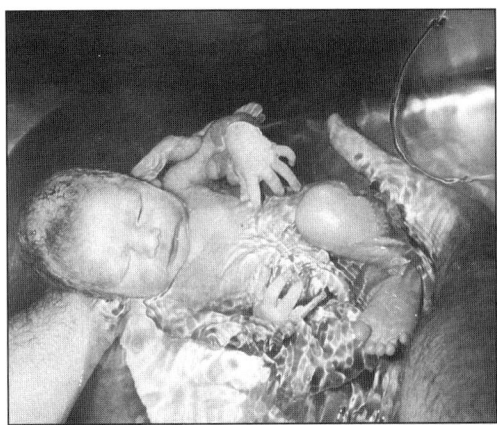

Abb. 7.4 Das erste Bad. Langsames Eintauchen in das Badewasser und richtiges Halten während des Badens.

Nach dem Baden wird das Kind auf das angewärmte Badetuch gelegt und sorgfältig abgetrocknet. Besondere Beachtung finden dabei die Hautfalten an Hals, Achselhöhle, Leiste und Kniekehle. Nabelversorgung wie beschrieben.

Die fortlaufende Beurteilung der Vitalität

Das gesunde Neugeborene weist sehr bald nach der Geburt eine **rosige Hautfarbe** auf (vor dem Termin Geborene sind dunkelrot, nach dem Termin Geborene blaß). Leichte Blaufärbung an den Extremitäten (Akrozyanose) unmittelbar nach der Geburt ist aufgrund der noch unzureichenden peripheren Durchblutung häufiger zu sehen und kein Grund zur Besorgnis, da sich mit zunehmender Kreislaufstabilisierung auch die periphere Durchblutung verbessert und die Hautfarbe auch dort rosig wird. Ein blaues Munddreieck ist immer ein erster Hinweis auf Atemnot und Sauerstoffmangel und bedarf entsprechender Maßnahmen. Anzeichen von Atemnot siehe Beurteilungs-Schema (Abb. 7.5).

Die **Atmung** ist in kurzen Abständen zu kontrollieren. Sie soll regelmäßig und kräftig sein und ca. 40 Atemzüge/Minute betragen. Leichte kostale und sternale Einziehungen, Beben der Nasenflügel und gelegentliches Stöhnen in den ersten Stunden sind möglich; eine intensive Beobachtung ist unerläßlich.

Der **Herzschlag** beschleunigt sich nach der Geburt oft erheblich (bis zu 180 Schlägen in der Minute), um sich dann im Laufe der ersten 24 Stunden auf ca. 130 Schläge/Minute einzupendeln.

Der **Muskeltonus** des vitalen Neugeborenen läßt gute Spontanbewegungen zu. Dabei wird manchmal eine leichte Hypertonie beobachtet. Bei länger anhaltendem Zittern ist eine orale Glukosegabe angezeigt, da es sich hierbei um Anzeichen einer Hypoglykämie handeln kann.

Die **Gelenke** sind passiv, bei geringem Widerstand leicht beweglich.

Der **Temperaturunterschied** von intrauterin zu extrauterin beträgt bis zu 15°C. Es ist stets auf ausreichende Wärme zu achten, um das Absinken der Körpertemperatur unter 36,5°C zu verhindern.

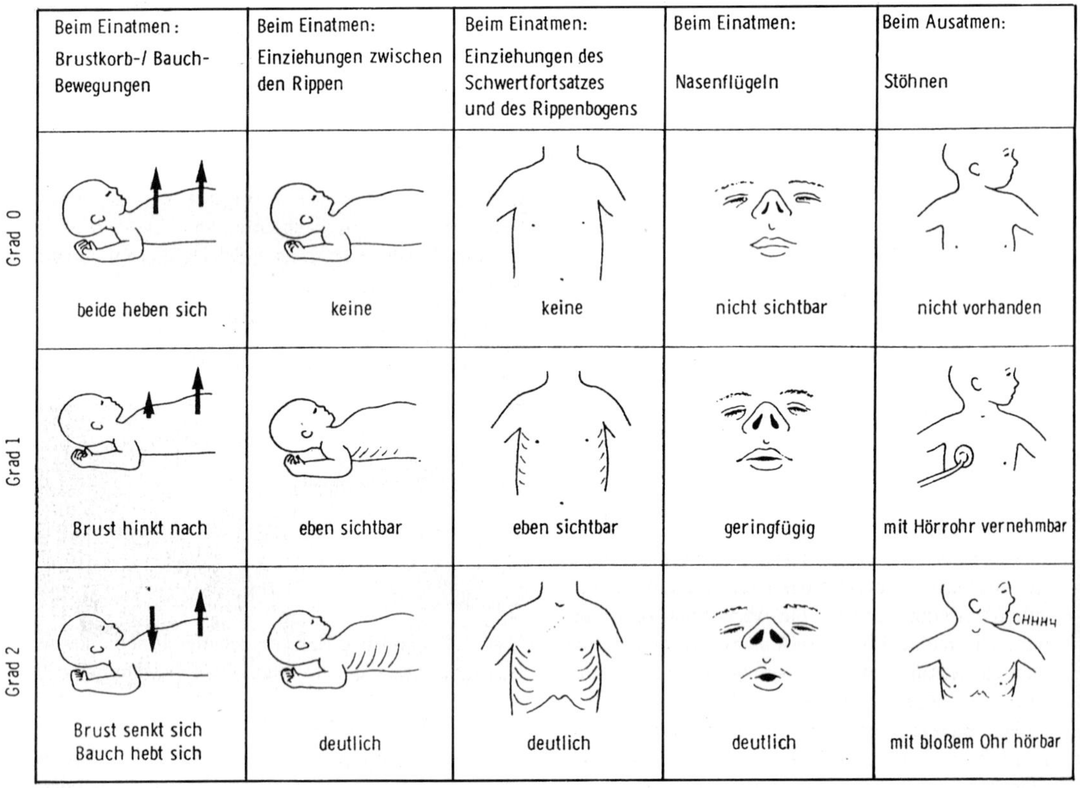

	Beim Einatmen: Brustkorb-/Bauch-Bewegungen	Beim Einatmen: Einziehungen zwischen den Rippen	Beim Einatmen: Einziehungen des Schwertfortsatzes und des Rippenbogens	Beim Einatmen: Nasenflügeln	Beim Ausatmen: Stöhnen
Grad 0	beide heben sich	keine	keine	nicht sichtbar	nicht vorhanden
Grad 1	Brust hinkt nach	eben sichtbar	eben sichtbar	geringfügig	mit Hörrohr vernehmbar
Grad 2	Brust senkt sich Bauch hebt sich	deutlich	deutlich	deutlich	mit bloßem Ohr hörbar

Abb. 7.5 Silverman-Schema zur Quantifizierung der Atemnot: Grad 0 = 0 Punkte, Grad 1 = 1 Punkt je Anzeichen, Grad 2 = 2 Punkte je Anzeichen. Insgesamt mehr als drei Punkte sind pathologisch. (Aus: Martius G, Heidenreich W. Hebammenlehrbuch. 6. Aufl. Stuttgart, New York: Thieme 1995)

Reflexe, Reaktionen

Unmittelbar nach der Geburt kann beim Neugeborenen ein ausgeprägtes Reflexverhalten beobachtet werden. Unnötige zusätzliche Reize wie laute Geräusche, grelles Licht sowie hastiges, unkontrolliertes Hantieren sind jedoch tunlichst zu vermeiden. Die erste Abwehrreaktion zeigt das Neugeborene beim Absaugen in Form von Grimassen, Wegdrehen des Köpfchens und Abwehrbewegungen mit den Armen.

Der **orale Suchreflex** fällt bald nach der Geburt auf, denn sobald die Mundregion Kontakt durch Berührung bekommt, öffnet das Neugeborene den Mund. Diese Reaktion gilt als Vorläufer des Saugreflexes.

Der **Handgreifreflex** läßt sich einfach und ohne großen Aufwand testen. Man streicht dabei leicht mit dem Zeigefinger entlang des Unterarmes in die

Handinnenfläche und übt einen kleinen Druck auf diese aus. Die Finger des Kindes schließen sich und halten unseren Finger fest. Dabei kann die Intensität des Festhaltens einen Hinweis auf einen Plexusparese oder eine Klavikulafraktur geben. Hält man die Füßchen von oben fest und drückt im Bereich der Fußsohle mit dem Daumen dagegen, so krallt das Kind die Zehen, was dem **Greifreflex** ähnlich ist.

Auch der **Fluchtreflex** läßt sich in Bauchlage prüfen, ohne daß das Neugeborene vom Körper der Mutter genommen werden muß. Es genügt ein leichter Druck gegen die Fußsohlen, und schon zieht das Kind die Beine unter den Körper nach oben.

Außerdem kann das Neugeborene **den Kopf in der Bauchlage** einige Zeit **heben**, was besonders auf dem Oberkörper der Mutter gut beobachtet werden kann; es sieht so aus, als ob das Kind Blickkontakt mit der Mutter aufnehmen möchte.

Der **Moro-Reflex** kann beim Eintauchen des Kindes in das Badewasser beobachtet werden.

Diese Verhaltensweisen sind Parameter, um den Zustand des Neugeborenen einzuschätzen. Sie ergeben sich zwanglos bei der Versorgung des Neugeborenen im Kreißsaal. Nicht immer sind sie alle zu beobachten. Eine systematische Erläuterung sämtlicher Reflexe findet sich im Kap. 7.5 Das Reflexverhalten der Neugeborenen.

Bestimmung der Reifezeichen

Da es zwischen der Tragzeit und der intrauterinen Entwicklung Differenzen von bis zu 3 Wochen geben kann, ist die Reifebeurteilung des Neugeborenen von großer Bedeutung. Sie gibt erste Hinweise auf eventuelle Anpassungsstörungen und soll in der ersten Lebensstunde vorgenommen werden. Dabei werden objektive (meßbare) und subjektive (nicht meßbare) Kriterien beurteilt.

Meßbare Reifezeichen

Zu den meßbaren Reifezeichen des Neugeborenen zählen:
- Körpergewicht,
- Körperlänge,
- Kopfumfang.

Das **Körpergewicht** beträgt bei einer regelrechten intrauterinen Entwicklung am Ende der 40. Schwangerschaftswoche zwischen 3000 und 4000 g, Mittelwert 3500 g. Da das Gewicht mit einer geeichten (häufig elektronischen) Spezialwaage ermittelt wird, ist es das am präzisesten zu messende Reifezeichen.

Die **Körperlänge** beträgt zwischen 48 und 54 cm, Mittelwert 51 cm. Die Körperlänge wird mit einem Meßband gemessen, das bündig an der Ferse und der Knie- und Hüftbeugung folgend bis zum Schädeldach angelegt wird (Abb. 7.6).

Niemals soll das Kind an den Füßen hängend gemessen werden. Jede Streckung im Hüftgelenk kann die Gelenkkapsel schädigen und dadurch die Ursache für eine Hüftdysplasie werden.

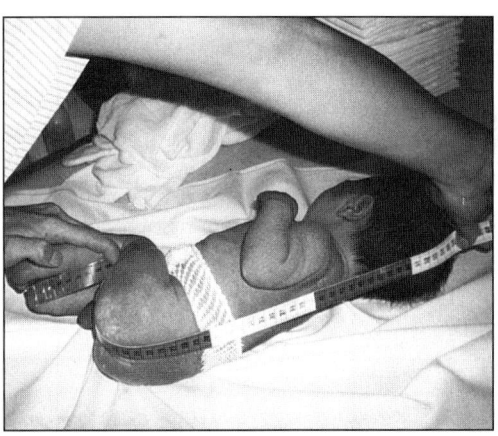

Abb. 7.6 Messung der Körperlänge.

Der **Kopfumfang** beträgt zwischen 33 und 37 cm, Mittelwert 35 cm. Das Maßband wird über Augenbrauen und Hinterhaupt herumgelegt.

Bei einer intrauterinen Mangelversorgung ist zuerst die Gewichtsentwicklung verzögert, später auch das Längenwachstum. Äußerst selten kommt es zu einer Beeinträchtigung des Schädelwachstums.

Nichtmeßbare Reifezeichen

Bei den nichtmeßbaren Reifezeichen handelt es sich um mehr oder weniger deutlich sichtbare Merkmale, die als einzelnes gesehen kaum eine Aussagekraft haben. Wenn man sie jedoch gemeinsam betrachtet, ergeben sie ein deutliches Bild vom Reifegrad des Neugeborenen. Diese Kriterien wurden in unterschiedlichen Tabellen geordnet und bewertet. Beurteilt werden dabei die in Tab. 7.2 und Tab. 7.3 genannten Parameter.

Tab. 7.2 Schätzung des Gestationsalters nach Ballard anhand der neuromuskulären Reife, bei deren Prüfung das Kind weder munter zu sein braucht noch kräftig schreien muß. (Aus: Niessen KH. Pädiatrie. 3. Aufl. Weinheim: VCH Verlagsgesellschaft 1993)

Punkte	0	1	2	3	4	5
Haltung						
Winkel bei passiver Handbewegung	90°	60°	45°	30°	0°	
Rückfedern der Arme	180°		100°–180°	90°–100°	<90°	
Kniewinkel bei passivem Beinbeugen	180°	160°	130°	110°	90°	<90°
"Arm zum Schal"-Manöver						
Fersen-Ohr-Versuch						

Tab. 7.3 Nichtmeßbare Reifezeichen. Die Beurteilung der körperlichen Reife erfolgt aus der Summe der Punktzahlen der Tabellen 7.2 und 7.3. (Aus: Niessen KH. Pädiatrie, 3. Aufl. Weinheim: VCH Verlagsgesellschaft 1993)

Punkte	0	1	2	3	4	5
Haut	Gallertartig, rot, durchsichtig	Glatt rosa, sichtbare Venen	Oberflächl. Schuppung und/oder Ausschlag, wenig Gefäße	Rissig, blasse Bereiche, vereinzelt Gefäße	Pergamentartig, tiefe Risse, keine Gefäße	Ledrig, rissig, runzelig
Lanugo	Nicht vorhanden	Reichlich vorhanden	Spärlich werdend	Kahle Stellen	Vorwiegend kahl	
Plantare Hautfalten	Keine Falten	Schwache rote Streifen	Nur querverlaufende vordere Falte	Falten vord. 2/3	Falten an der gesamten Fußsohle	
Brust	Kaum erkennbar	Flache Areola, keine Knospe	Getüpfelte Areola, 1 bis 2 mm Knospe	Erhab. Areola, 3 bis 4 mm Knospe	Volle Areola, 5 bis 10 mm Knospe	
Ohr	Ohrmuschel flach, bleibt gefaltet	Leicht gekrümmte Ohrmuschel, weich mit langsamem Rückfedern	Gut gekrümmte Ohrmuschel, weich, jedoch rasches Rückfedern	Ausgebildet und fest mit sofortigem Rückfedern	Dicker Knorpel, Ohr steif	
Genitalien, männlich	Skrotum leer, keine Falten		Hoden deszendiert, wenig Falten	Hoden unten, gute Fältelung	Hoden pendeln, tiefe Falten	
Genitalien, weiblich	Vorspringende Klitoris und kleine Labien		Große und kleine Labien gleich weit vorspringend	Große Labien groß, kleine Labien klein	Klitoris und kleine Labien vollständig bedeckt	

Berechnung der Reife:

Score	Wochen
5	26
10	28
15	30
20	32
25	34
30	36
35	38
40	40
45	42
50	44

U1
(Erstuntersuchung zum Ausschluß von Mißbildungen und Geburtsverletzungen)

Die Erstuntersuchung des Neugeborenen dient dazu, eventuelle Fehlbildungen oder Geburtsverletzungen zu erkennen. Damit hierbei nichts übersehen wird, ist systematisches Durchchecken von Kopf bis Fuß sinnvoll. Alle dabei festgestellten Abweichungen von der Norm sind zu dokumentieren und weiter zu beobachten. Gegebenenfalls sind die notwendigen Maßnahmen einzuleiten.

- Der **Kopf** ist nach einer Hinterhauptslage meist etwas in die Länge gezogen, andere Lagen weisen entsprechende Deformierungen auf. Sie gleichen sich alle in den ersten Lebenstagen aus.
- Die **Schädelknochen** sind je nach Einstellung und Platzverhältnissen unter der Geburt mehr oder weniger übereinander geschoben (konfiguriert), ansonsten liegen sie beweglich nebeneinander. Klaffende Nähte findet man im Zusammenhang mit einem vergrößerten Kopfumfang (Hydrozephalus).

- Die **große Fontanelle** liegt leicht unter Hautniveau und ist je nach Konfiguration der Pfeil- und Kranznaht 1,5 bis 2,5 cm groß. Sie ist weich und pulsiert beim Betasten. Eine Vorwölbung der großen Fontanelle findet man bei Hirndrucksteigerungen, eine eingesunkene Fontanelle als Folge von Turgorverlust bei Überreife oder dystrophen Kindern. Die große Fontanelle verschließt sich bis zum Ende des 2. Lebensjahres.
- Die **kleine Fontanelle** ist meist infolge der geburtsmechanischen Bedingungen im Bereich der Lambdanaht stark konfiguriert und nicht mehr zu tasten; sie schließt sich bis zum Ende der 12. Lebenswoche.
- Die **Geburtsgeschwulst** (*Caput succedaneum*) findet sich als schwammige, diffuse Schwellung im Bereich des Hinterhauptes zum rechten oder linken Scheitelbein hin, je nach Einstellung des Kopfes, und ist nicht durch die Schädelnähte begrenzt. Manchmal weist sie feine Punktblutungen und damit eine bläuliche Verfärbung auf. Sie ist direkt nach der Geburt am größten und geht binnen 1 bis 2 Tagen zurück.
- Die **Augen** sind überwiegend geschlossen. Der Augenabstand sollte nicht zu eng und nicht zu weit sein (weiter Augenabstand bei Trisomie 21 und Kindern mit Alkoholembryopathie). Die Lidachsenstellung ist annähernd waagrecht (nach außen oben gezogen bei Trisomie 21). Eine Hautfalte vom Oberlid zum inneren Augenwinkel, *Epikanthus* genannt, ist meist eine bedeutungslose Erscheinung und verschwindet mit dem Aufrichten und Wachsen des Nasenskeletts (Differentialdiagnose: Mongolenfalte bei Trisomie 21). Bei geöffneten Augen ist die dunkelgraublaue Farbe der Iris zu sehen. Die Pupille verengt sich bei Lichteinfall. Die im Bereich der Skleren gelegentlich sichtbaren "Blutfähnchen" sind subkonjunktivale Blutungen als Folge der Preßstauung. Sie verschwinden innerhalb der ersten 8 Tage. Die Augenbewegungen sind meist noch unkoordiniert, und die Tränenbildung ist selten. An der Stelle zwischen den Augenbrauen (Glabella) befindet sich häufig eine kleine Gefäßerweiterung ("Storchenbiß"), die auch auf den Augenlidern vorkommen kann.
- Die **Nase** weist manchmal als Folge des Platzmangels leichte Deformitäten auf. Die Nasenflügel sind aufgerichtet und lassen die Atmung im allgemeinen störungsfrei zu. Dies läßt sich im Zweifelsfall durch das Davorhalten eines Wollfadens gut demonstrieren, womit eine *Choanalatresie* (membranöser oder knöcherner Verschluß der hinteren Nasenöffnung) ausgeschlossen werden kann. Auf dem Nasenrücken sind häufig Milien sichtbar.
- Ein einseitig hängender **Mund**winkel ist bei einer Fazialislähmung, meist nach Zangenentbindung, zu beobachten. Die Lippenoberfläche sieht manchmal wie mit Platten bedeckt aus. Eine Spaltbildung der Oberlippe kann ein- und doppelseitig sein. Einseitige Spaltbildung tritt meist isoliert auf, bei doppelseitiger Spaltbildung sind Kiefer und Gaumen in den Defekt mit einbezogen. Zur Verletzung der Schleimhaut kann es bei aggressivem Absaugen oder Intubieren kommen. Äußerst selten ist schon vor der Geburt ein Zahndurchbruch erfolgt.
- Die **Zunge** liegt der unteren Zahnleiste an; *Makroglossie* fällt durch das Unvermögen auf, den Mund zu schließen. Häufig ist an der Unterseite ein verkürztes Zungenbändchen (*Ankyloglossum*) zu sehen, das sich im Säuglingsalter spontan dehnt. Eine Therapie ist daher nicht notwendig.
- Die Knorpelfestigung der **Ohr**muscheln ist am Termin soweit erfolgt, daß das Ohr nach Umklappen elastisch zu seiner Form zurückkehrt. Sein Ansatz sollte seitengleich sein und nicht zu tief (zu tiefer Sitz: Hinweis auf Trisomie 21, Alkoholembryopathie). Der äußere Gehörgang ist gut sichtbar. Manchmal sind bindegewebige oder knorpelige Hautanhängsel zu sehen, die den Verdacht auf Nierenmißbildung zulassen, aber auch bei Kindern diabetischer Mütter beobachtet wurden. Meist sind sie jedoch harmlose Launen der Natur.
- Bei operativen Entbindungen kann es zu verschiedenen **Kopfverletzungen** kommen: nach Zangengeburt zu Druckmarken der Zangenlöffel, nach Vakuumextraktion zu starker Ansammlung von Gewebswasser an der Glockenansatzstelle und Ablederung der oberen Hautschicht, nach Kaiserschnitt zu kleineren Schnittverletzungen.
- Im vorderen **Hals**bereich kann eventuell eine Vergrößerung der Schilddrüse (Neugeborenenstruma) zu tasten sein. Der hintere Bereich sollte leicht nach vorn gewölbt erscheinen (Lordose der Halswirbelsäule). Ein sogenannter Stiernacken findet sich im Zusammenhang mit der Trisomie 21. Befindet sich im Nacken unter dem Haaransatz ein Feuermal, verblaßt es zwar mit der Zeit, bleibt aber im allgemeinen erhalten.

Eine stark erschwerte Entwicklung des Rumpfes (Schulterdystokie, großes Kind) führt des öfteren zu Schiefhals und rechts- oder linksseitigen Verletzungen der Halsmuskulatur (*Musculus sternocleidomastoideus*). Außerdem kann es zum Bruch des Schlüsselbeins (Klavikulafraktur) kom-

men. Da dabei fast immer die Knochenhaut unverletzt bleibt, ist die Heilung meist problemlos.
- In der Rückenlage fällt die leicht tonnenartige Form des **Rumpfes** auf. Der Bauch (Abdomen) wölbt sich seitlich gegenüber dem Brustkorb (Thorax) etwas vor. Die Brustdrüsen sind seitengleich angelegt, der Warzenhof (Areola) hat einen Durchmesser von ca. 10 mm und ist leicht erhaben. Das **Brustbein** (Sternum) ist gut zu tasten, seine Spitze (Xiphoidspitze) ragt manchmal etwas vor. Kostale und sternale Einziehungen sind Zeichen einer Atemnot. Der **Bauch** ist weich, mit geringem Widerstand beim Betasten. Ein **Nabelbruch** (Omphalozele) ist von außen erkennbar; man sieht einen Bruchsack, der oberhalb des Nabels vorgewölbt ist.
- Beim **Mädchen** ist das **äußere Geschlechtsteil** so weit entwickelt, daß die großen Labien die kleinen Labien überwiegend bedecken. Hier würde auch eine Vergrößerung der Klitoris (Klitorishypertrophie) auffallen. Das Hymen wölbt sich bei manchen Neugeborenen glasig weißlich vor (*Hymen carnosus*).
- Beim **Knaben** sind die **Hoden** (*Testes*) meist im Hodensack (*Skrotum*) zu tasten. Sie sind beidseits beweglich angeordnet. Bei einer Hydrozele (Flüssigkeitsansammlung im Hodensack) ist das Hodensäckchen prall und transparent. Die **Harnröhrenmündung** befindet sich zentral auf der Eichel. Eine Verlagerung nach hinten (Hypospadie) ist sehr selten. Die Vorhaut (Präputium) ist dabei auf der Unterseite gespalten. Die Verengung oder Verklebung der Vorhaut (Phimose) ist im Neugeborenenalter physiologisch. Sie reguliert sich fast immer bis zum 3. Lebensjahr. Eine Harnröhrenspaltung (Epispadie) an der Penisoberseite kann in unterschiedlichem Ausprägungsgrad vorhanden sein.
- Die **Arme** lassen sich nur zögernd im Ellenbogengelenk strecken und gehen sofort in die Beugehaltung zurück. Ihre Beweglichkeit muß beidseitig vorhanden sein; fällt eine Schonhaltung des gesamten Arms oder nur des Unterarms auf, kann dies durch eine Verletzung des Schlüsselbeins oder durch eine Lähmungserscheinung (Plexusparese) bedingt sein. Das bedarf der Abklärung.
- Die **Handflächen** zeigen eine deutliche Linienzeichnung (nach Übertragung Waschfrauenhände); bei Trisomie 21 ist fast immer eine Vierfingerfurche zu sehen. Überzählige Finger (*Polydaktylie*) oder zusammengewachsene Finger (*Syndaktylie*) sind äußerst selten.
- Die **Beine** fallen im Hüftgelenk etwas nach außen. Sie sind im Kniegelenk leicht angewinkelt. Der Unterschenkel hat häufig eine physiologische O-Bein-Haltung. Um die Länge zu vergleichen, sollten die Beine mit der flachen Hand im Bereich des Kniegelenks aneinandergelegt werden. Niemals an den Füßen geradeziehen!
- Eine Abknickung des **Fußes** nach innen, so daß man die Fußsohlen aneinander legen kann, bezeichnet man als **Kletterfuß**. Beim **Hakenfuß** ist der Fuß zum Schienbein hin abgeknickt, wie wenn das Kind auf der Ferse gehen würde. Beide Defekte der Fußhaltung sind lage- und haltungsbedingt. Meist reicht eine gezielte Massage über längere Zeit, um sie zu regulieren. Eine halbmondförmige Krümmung des Fußes in seiner gesamten Länge, Zehen und Fersen einwärts, ist das Charakteristikum eines **Sichelfußes**. Der **Klumpfuß** zählt zu den schwerwiegendsten Fußdeformitäten. Sichelfuß und Klumpfuß müssen behandelt werden. Überzählige Zehen oder zusammengewachsene Zehen zählen zu den selteneren Abnormitäten.
- Der Verlauf der **Wirbelsäule** ist gut zu sehen und abzutasten. Spaltbildungen der Wirbelsäule (*Spina bifida*) sind unter Umständen im Lenden- (lumbalen) und im Kreuzbein- (sakralen) Bereich zu finden. Zeigt sich dort eine Behaarung, kann dies ein Anzeichen für einen überhäuteten Wirbelspalt (*Spina bifida occulta*) sein. In der Kreuzbeingegend findet sich auch der Mongolenfleck (vermehrt bei Kindern mit südländischem Elternteil), ein dunkler Pigmentfleck von unterschiedlicher Größe ohne Bedeutung, der bis zum Ende des 4. Lebensjahrs vollkommen verblaßt.
- In der **Analfalte** oberhalb des Anus zeigt sich häufig eine kleine, grübchenförmige Einziehung. Sie liegt über der Steißbeinspitze und könnte eine Öffnung (Porus) haben; auf Sekretabsonderung achten. Ein Analverschluß (Analatresie) ist bei Abgang von Mekonium ausgeschlossen.
- Symmetrisch verlaufende **Oberschenkelfalten** bei geschlossenen Beinen sind ein Zeichen für den richtigen Sitz des Hüftgelenks in der Hüftpfanne (Kontrolle mittels Hüftultraschall).

Die Abweichungen von der Norm sind vielfältig, zum Glück aber auch selten. Es werden immer wieder neue beschrieben, so daß man damit ein ganzes Buch füllen könnte. Weitere Mißbildungen und Krankheiten werden im Kap. 11 Das kranke Neugeborene ausführlich behandelt.

7.2 Physiologie des Neugeborenen

Bärbel Kolmer-Hodapp

Verläuft eine Schwangerschaft komplikationslos und ohne schädigende Einflüsse, wird die intrauterine Entwicklung und Reifung in der Regel auch störungsfrei und zeitgerecht erfolgen.

Entwicklungsphasen

Von der Befruchtung bis zur Geburt durchläuft das Ungeborene viele Entwicklungsstufen, die wie folgt unterteilt werden:

- **Pränatal** ist die Zeit von der Befruchtung bis zum Ende der 40. Schwangerschaftswoche.
- **Perinatal** umfaßt die Zeit von der 28. Schwangerschaftswoche bis einschließlich 7. Lebenstag.
- **Neonatal** ist die Zeit vom 1. bis einschließlich 28. Lebenstag.
- Von **Säuglingszeit** wird ab dem 29. Lebenstag bis zur Vollendung des 1. Lebensjahres gesprochen.

Terminierung

Termingeborene werden in der 38. bis 42. Schwangerschaftswoche zwischen dem 260. und 293. Tag geboren. Vor dem Termin Geborene (**Frühgeborene**) kommen nach weniger als 37 Schwangerschaftswochen oder 259 Tagen zur Welt. **Übertragene Kinder** werden erst nach der 42. Schwangerschaftswoche oder 294 Tagen geboren.

Termingeborene werden außerdem noch nach dem Gewicht klassifiziert:
- **hypotroph**: untergewichtig < 2500 g
- **eutroph**: normalgewichtig > 2500 g und < 4500 g
- **hypertroph**: übergewichtig > 4500 g

Als *"small for date"* oder Mangelkind wird ein Kind bezeichnet, das zu klein für die Schwangerschaftsdauer ist. Diese Erscheinung hängt mit einer unzureichenden Versorgung des Ungeborenen zusammen, die meist durch eine Plazentainsuffizienz bedingt ist.

Lunge und Atmung

Intrauterin. Gegen Ende der 24. Schwangerschaftswoche ist die Lunge so weit entwickelt, daß der Atemgaswechsel möglich ist. Der Fetus beginnt nun mit unregelmäßigen Atembewegungen, er "trainiert" seine Atemmuskulatur. Die Frequenz hängt vom Aktivitätszustand ab, sie schwankt zwischen 30 bis 70 Atemzügen pro Minute. Dabei wird Fruchtwasser hin und her bewegt. Erst ab der 35. Schwangerschaftswoche ist eine ausreichende Konzentration des oberflächenaktiven Antiatelektasefaktors vorhanden. Dieses "**Surfactant**" ist ein Gemisch aus Phospholipiden (insbesondere Lezithin) und Proteinen, das das Kollabieren der Alveolen in Luft verhindert. Die Alveolarstabilität kann durch den Anstieg der Lezithine im Fruchtwasser gemessen werden.

Extrauterin. Der erste Atemzug erfolgt innerhalb 20 Sekunden p.p. Bei der vaginalen Entbindung wirkt sich die Kompression des Thorax unterstützend aus. Dabei werden ca. 15 ml Flüssigkeit aus den Atemwegen gepreßt (Absaugen des Rachenraumes nach der Geburt des Kopfes), beim Entwickeln des Körpers gelangt durch Dekompression das gleiche Quantum Luft in die Atemwege (fehlt bei Sectio und BEL-Geburten).

Zwischen extrauteriner und intrauteriner Atmung besteht eigentlich nur hinsichtlich des Mediums ein Unterschied: Luft statt Flüssigkeit. Die Resorption der Flüssigkeit über Lymphweg und Lungenkreislauf ist die Voraussetzung für eine vollständige Belüftung der Lunge. Sie ist meist eine Stunde nach der Geburt abgeschlossen.

Die Atmung ist zunächst hochfrequent und eher unregelmäßig, von kurzen Schreien begleitet. Die Ausatmung kann anfangs von leichten Stöhnlauten begleitet sein.

Beim gesunden Neugeborenen liegt die **Atemfrequenz** zwischen 35 und 45 Zügen pro Minute. Damit ist eine ausreichende Sauerstoffversorgung gewährleistet.

Herz- und Kreislauffunktion

Intrauterin. Der Großteil des Blutes in der Lungenschlagader gelangt über den *Ductus arteriosus* in die Aorta (s. Kap. 4.1 Physiologische Entwicklung der Schwangerschaft, S. 96f). Ursache dafür ist der physiologische pulmonale Widerstand. Dieser entsteht durch lokal wirksame vasopressorische Amine, die aufgrund der niedrigen Sauerstoffkonzentration des Blutes ausgeschüttet werden.

Extrauterin. Sobald Sauerstoff in die Atemwege gelangt, ändert sich dies schlagartig: Der pulmonale Gefäßwiderstand fällt; die Lungendurchblutung steigt, die Kapillaren werden gefüllt, die Aveolen stabilisiert und der Gasaustausch wird ermöglicht. In den linken Vorhof gelangt mehr Blut, es kommt zu einer Drucksteigerung. Das *Foramen ovale* schließt sich (*Septum primum* wird gegen *Septum secundum* gedrückt).

Der Druck im kleinen Blutkreislauf wird gegenüber dem großen Kreislauf geringer, d.h. der Druck in der *Arteria pulmonalis* sinkt, der Kurzschluß über den *Ductus arteriosus* verschließt sich. Die Endothelzellen des *Ductus arteriosus Botalli* haben für kurze Zeit eine Quelleigenschaft. Die Gefäßinnenschicht quillt mit einsetzender Atmung im Sauerstoffmilieu des aortalen Blutes auf, und das Lumen verengt sich immer mehr, so daß der *Ductus* nach ca. 24 Stunden verschlossen ist.

Das Neugeborene hat dann einen getrennten großen und kleinen Blutkreislauf.

Funktionell **schließen sich die Nabelarterien** wenige Minuten nach der Geburt. Erst danach verschließen sich Nabelvene und *Ductus venosus Arantii*. Verantwortlich sind thermale, mechanische und chemische Reize.

Die **Herzfrequenz** ist unmittelbar nach der Geburt hoch (140 bis 170 Schläge pro Minute) und während der ersten Stunden sehr variabel. Zwei bis 4 Stunden nach der Geburt kann sie beim schlafenden Kind 100 Schläge pro Minute unterschreiten. Nach 6 Stunden haben reife Neugeborene in Ruhe eine Frequenz um 120/Minute.

Der **Blutdruck** beträgt beim Termingeborenen systolisch etwa 8,7 kPa [65 mmHg]. Er steigt in den ersten Lebenstagen (systolisch und diastolisch) um ca. 0,67 bis 1,33 kPa [5 bis 10 mmHg] an. Das Blutvolumen beträgt 80 ml pro kg Körpergewicht. Es ist abhängig vom Abnabelungszeitpunkt und vom Lagerungsniveau (± 10%); z.B. per Sectio geborene Kinder haben eine Hypovolämie (geringeres Blutvolumen), unter Plazentaniveau geborene dagegen eine Hypervolämie (vermehrtes Blutvolumen) in Verbindung mit einer Polyglobulie (Erhöhung der Erythrozytenzahl) (Tab. 7.4).

Trotz Absinkens der Vitamin-K-abhängigen und der anderen Gerinnungsfaktoren ist die **Blutgerinnung** nicht verzögert. Die Thrombozytenfunktion ist eingeschränkt; dennoch ist die Blutungszeit nicht pathologisch verlängert.

Tab. 7.4 Physiologisches Blutbild in den ersten Lebenswochen (nach Avery GB). (Aus: Niessen KH. Pädiatrie, 3. Aufl. Weinheim: VCH Verlagsgesellschaft 1993)

Alter	Hb (g/l)	Erythrozyten (Mill./µl)	HK (Vol.%)	Leukozyten pro µl	Segmentkern. %	Stabkern. %	Eosinophile %	Basophile %	Lymphozyt. %	Monozyt. %
1 Tag	190 ± 22	5,14 ± 0,7	61 ± 7,4	18000 (9000 - 30000)	52	9	2,2	0,6	31	5,8
3 Tage	187 ± 34	5,11 ± 0,7	62 ± 9,3		39	6	4,1	0,4	41	9,1
7 Tage	179 ± 85	4,86 ± 0,6	56 ± 9,4	12200 (5000 - 21000)						
3 Monate	113 ± 9	3,7 ± 0,3	33 ± 3,3	9100 (6000 - 17500)						

Gastrointestinaltrakt und Verdauung

Intrauterin. Im Aufbau und enzymatischer Ausstattung ist der Magen-Darm-Kanal schon lange vor dem Termin seiner Aufgabe gewachsen. Mit dem Fruchtwasser werden Salz, Aminosäuren und Glukose aufgenommen. Verschluckte Lanugohaare und abgeschilferte Hautpartikel bilden mit Darmepithelien, Sekretrückständen und Gallenfarbstoff das Mekonium oder Kindspech.

Extrauterin. Das Kindspech wird meist unmittelbar nach der Geburt das erste Mal ausgeschieden. In den folgenden 3 Tagen kommt es zu weiteren Ausscheidungen. Nach der Geburt muß der Magen-Darm-Trakt in steigender Menge Nahrung aufnehmen. Die Peristaltik der Darmmuskulatur muß einsetzen, damit die Nahrung weitertransportiert und mit den Verdauungssekreten vermischt werden kann. Milch stellt gegenüber Fruchtwasser wesentlich höhere Anforderungen an die Verdauungsleistung. Die Verweildauer im Magen und Dünndarm ist dadurch länger (4 bis 6 Stunden); die Gesamtpassagezeit beträgt etwa 8 Stunden.

Leber

Intrauterin. Wie alle wachsenden Gewebe ist die Leber reich an Enzymen, die für den Aufbau von DNA und Proteinen sowie für die Energiegewinnung aus Glukose notwendig sind. Sie ist jedoch nur gering mit Enzymen für Glukoneogenese, Fettsäuresynthese und Entgiftungsleistung (*Cave:* Medikamente in der Schwangerschaft) ausgestattet.

Extrauterin. Weitere Enzyme und Stoffwechselwege werden mit unterschiedlicher Geschwindigkeit entwickelt und ausgebaut.

Alle Prozesse, die dem Aufbau von Körpersubstanzen dienen, sind bei der Geburt schon verfügbar. Abbau- und Entgiftungsfunktionen entwickeln sich hingegen langsam. Die Induktion mancher Enzyme entwickelt sich erst bei Bedarf, d.h. bei Vorhandensein der zu verarbeitenden Substanz. Die noch mangelnde Aktivität der Glukuronyltransferase führt um den 3. Lebenstag herum zum *Icterus neonatorum* und wird in der Gelbfärbung von Haut und Skleren des Neugeborenen deutlich sichtbar.

Nieren

Intrauterin. Obwohl der Fetus schon Urin ausscheidet, sind die Nieren am Geburtstermin noch unreif.

Extrauterin. Die **erste Urinausscheidung** erfolgt **unmittelbar nach der Geburt** oder in den ersten 12 Stunden. Danach kann es bis zu 2 Tagen dauern, bis die nächste Urinausscheidung erfolgt (physiologische Anurie); sie hängt auch von der Flüssigkeitszufuhr ab.

Die Filtrations- und Konzentrationsleistungen der Nieren sind noch stark eingeschränkt. Bei salzreicher Nahrung (Kuhmilch) oder Infusionen kann es zu Ödemen kommen. Der Harn kann reichlich Urate enthalten, wobei in der Windel rotbraun gefärbte Ränder entstehen.

Körpersubstanz und Energiehaushalt

Intrauterin. Der Gesamtkörperwassergehalt nimmt im letzten Drittel der Schwangerschaft ab (von 85% auf 70%). Der Proteinbestand nimmt leicht zu, der Fettanteil am Gesamtkörpergewicht nimmt deutlich zu (von 1% auf 16%). Die Glykogenreserven bleiben weiterhin sehr gering (~ 1%).

Extrauterin. Das Neugeborene greift zur Energiegewinnung zunächst auf seine Glykogenreserven zurück; Energiespender sind vor allem das braune Fett im Nacken und das Wangenfett. Sie sind jedoch bei einer Asphyxie rasch erschöpft und bei Hypotrophen oder Frühgeborenen nur in geringem Ausmaß vorhanden.

Neugeborene sind auf die Zufuhr von energieliefernden Substanzen angewiesen. Außerdem ist eine ausreichende Flüssigkeitszufuhr notwendig, da es sonst zu Durstfieber kommt. Der Erhaltungsbedarf des Neugeborenen beträgt in 24 Stunden ca. 190 bis 210 kcal/kg. Er steigt bis zum 10. Lebenstag, um sich dann auf etwa 520 kcal/kg in 24 Stunden einzupendeln. Nach der Geburt nehmen alle Neugeborenen ab. Harn und Mekonium werden ausgeschieden, die Haut trocknet etwas ein, und auch durch Abatmen kommt es zu einem Flüssigkeitsverlust. Die Nahrungsaufnahme kann anfangs nur relativ langsam gesteigert werden. Der Gewichtsverlust liegt im Mittel um 5 bis 7% und ist bis zum 10. Tag wieder ausgeglichen.

Wärmehaushalt

Intrauterin. Beim **Ungeborenen** ist die **Körpertemperatur stets gleichbleibend.** Es gibt keinen Wärmeverlust.

Extrauterin. Das **Neugeborene** wird mit einer durchschnittlichen Körpertemperatur von 37,8°C geboren. Es **verliert rasch Wärme.** Die Temperatur sinkt durch die Verdunstungskälte in den ersten Minuten bis auf 36,5°C ab. Kälteexposition und Wärmeverlust lassen sich kaum verhindern. Es muß jedoch alles daran gesetzt werden, diese auf ein Minimum zu reduzieren.

Die körpereigene Wärmeproduktion erfolgt in den ersten Tagen aufgrund ungenügender Reife des Temperaturzentrums nur zögernd. Die Umgebungstemperatur sollte in den ersten Tagen ca. 22 bis 24°C betragen, bei Frühgeborenen 32 bis 36°C.

Zentrales Nervensystem und Sinnesorgane

Intrauterin. Ab dem 5. Schwangerschaftsmonat beginnt das Zentralnervensystem des Fetus mit einem intensiven Reifungs- und Differenzierungsprozeß, der bis ins 2. Lebensjahr anhält. Das Ungeborene reagiert schon im Uterus auf Reize. Schmerzsinn, Tastsinn, Hörvermögen, Tiefensensibilität sind frühzeitig entwickelt.

Extrauterin. Das Zentralnervensystem übernimmt *post partum* eine wichtige Funktion: Es steuert Atmung und Temperaturverhalten und reguliert viele Anpassungsvorgänge.

Das Neugeborene sieht, riecht und schmeckt. Es lernt entsprechende Reize rasch zu unterscheiden und kann Unlustgefühl mit Schreien kundtun. Es reagiert auf beruhigende Worte und Gesten und kennt das

Gefühl der Geborgenheit. Bei Reizüberflutung reagiert es zum Glück meist mit Schlaf, trotzdem ist diese konsequent zu vermeiden. Das Neugeborene bringt seinen eigenen Schlaf-Wach-Rhythmus mit – wir sollten uns darauf einstellen. Eine Umgewöhnung muß langsam und behutsam erfolgen.

Haut und Hautanhangsgebilde

Intrauterin. Im letzten Schwangerschaftsdrittel sind Haut und Unterhaut einer sichtbaren Veränderung unterzogen und werden daher in die Reifebeurteilung einbezogen.

- Die **Farbe** ist am Termin rosig, beim Frühgeborenen rot, bei Übertragung weiß.
- Die **Käseschmiere** (*Vernix caseosa*) ist ein natürlicher Hautschutz zwischen der 33. und 40. Schwangerschaftswoche. Sie ist in der 36. Schwangerschaftswoche am stärksten ausgeprägt und wird umso geringer, je weiter die Schwangerschaft fortschreitet. Am Termin kommt sie in allen Hautfalten, vor allem der Leiste, vor. Beim Frühgeborenen findet man sie überall, beim Übertragenen fehlt sie ganz.
- Die **Lanugobehaarung** (Wollhaare) überzieht etwa ab der 30. Woche den ganzen Körper, nur Nase, Hände und Füße bleiben frei. Die Lanugodichte nimmt bis zum Termin immer stärker ab.
- Die **Fingernägel** erreichen ab der 32. bis 34. Schwangerschaftswoche die Fingerkuppen und sind als Reifemerkmal relativ ungeeignet.
- Die **Zehennägel** sind zunächst nur dürftig entwickelt.

Extrauterin. Der **Hautturgor** ist **beim reifen Neugeborenen** fest und elastisch. Hebt man eine Hautfalte ab, so glättet sie sich beim Loslassen sofort wieder. Er läßt mit dem Gewichtsverlust zwangsläufig nach. Die oberste Schicht der Epidermis trocknet ein; sie schält sich in kleineren oder größeren Lamellen schuppend ab (Neugeborenenschuppung).

- Die **Lanugobehaarung** findet sich beim Termingeborenen nur noch an Schultern, Oberarmen und Rücken, bei Frühgeborenen je nach Tragzeit am gesamten Körper.
- Der **Nabelschnurrest** mumifiziert. Er fällt meist bis zum 7. Lebenstag reizlos ab (frühestens 3., spätestens 21. Lebenstag).
- Die **Kopfbehaarung** variiert bei Neugeborenen stark. Die Kopfhaare können völlig fehlen oder auch schon zu einem dichten Schopf entwickelt sein. Ist eine Kopfbehaarung vorhanden, so ist sie beim reifen Neugeborenen an Stirn und Schläfe deutlich abgegrenzt. Die Haartextur ist beim Frühgeborenen wollig, beim Termingeborenen seidig.
- Die **Milien** (verstopfte Ausführungsgänge der Talgdrüsen) finden sich häufig auf der Nase, seltener auf Jochbein und Kinn. Sie verschwinden im Laufe der Zeit von allein.
- Die **Gefäßerweiterungen** (Teleangiektasien, Storchenbiß) auf der Nasenwurzel verblassen bereits nach Wochen, auf den Augenlidern nach Monaten, im Nacken sind sie am längsten sichtbar, manchmal für immer.
- Die **Feuermale** (*Naevi flammei*) sind angeborene, scharf abgegrenzte hellrote Flecken, die sehr bizzare Formen aufweisen. Sie nehmen zum Teil ganze Hautabschnitte ein und verblassen im Gegensatz zum Storchenbiß nicht.
- Das **Hämangiom** ist eine gutartige Blutgefäßgeschwulst (Blutschwamm) und bildet sich je nach Größe bis zum 5. Lebensjahr spontan zurück. Es ist nur bei 20% der Neugeborenen unmittelbar nach der Geburt zu sehen und tritt bei weiteren 70% bis zum Ende des ersten Lebensmonats auf; in den restlichen Fällen entwickelt es sich bis zum Ende des ersten Vierteljahres.
- Das *Erythema toxicum* tritt als unregelmäßige fleckige Rötung – oft mit weißen oder gelblichen zentralen Knötchen – in den ersten Lebenstagen, manchmal auch schon nach Stunden auf und verschwindet in den ersten 2 bis 3 Tagen wieder. Die Ursache dieser harmlosen Erscheinung ist unbekannt.

Hormonale Reaktionen

Brustdrüsenschwellung

Etwa bei der Hälfte der Neugeborenen kommt es (um den 10. Lebenstag herum) zu einer **Anschwellung der Brustdrüsen** und manchmal zur Absonderung von Flüssigkeit (Hexenmilch). Im allgemeinen ist eine Behandlung der Schwellung nicht notwendig. Die geschwollenen Brustdrüsen sind aber druckempfindlich und sollten mit einem Wattestreifen geschützt werden. Die Rückbildung der Schwellung kann sich über Wochen hinziehen.

Acne neonatorum

Im Gesichtsbereich kommt es, meist bei Knaben, zur Bildung von gröberen Komedonen, die sich bei Infektion zu **Aknepusteln** entwickeln. Diese Hautreaktionen klingen nach ca. 4 Wochen ab.

Scheidenblutung

Sie tritt bei manchen Mädchen gegen Ende der ersten Lebenswoche auf. Die Absonderung ist sehr gering und dauert nur wenige Tage. Die Blutung entstammt dem hypertrophierten Uterus. Eine Behandlung ist nicht notwendig. Außerdem kommt es häufiger zur Entleerung von klebrigem, grauweißem Schleim. Es handelt sich bei dieser Absonderung um die physiologische *Vulvovaginitis desquamativa*.

Für diese Erscheinungen in der Neugeborenenzeit wurden bisher mütterliche, durch transplazentaren Übertritt in den Neugeborenenorganismus gelangte Östrogene verantwortlich gemacht. Sensitivere radio- und enzymimmunologische Tests zeigten, daß es sich bei diesen Vorgängen um kindliche Hormonvorgänge handelt. Postpartale Hypophysenaktivitäten mit deutlichen Geschlechtsunterschieden in der Hormonproduktion (bei Knaben vermehrt Testosteron, bei Mädchen vermehrt Östrogene) führen zu diesen pubertätsähnlichen Reaktionen.

Literatur

Amato M. Manual der Neonatologie. 1. Aufl. Stuttgart, New York: Thieme 1992.

Dick W, Stopfkuchen H, Brockerhoff P. Primäre Neugeborenenreanimation. 2. Aufl. Berlin, Heidelberg, New York: Springer 1993.

Haupt H. Das Neugeborene. 3. Aufl. Stuttgart, New York: Thieme 1982.

Hoehl M, Kullik P. Kinderkrankenpflege und Gesundheitsförderung. Stuttgart, New York: Thieme 1998.

Kuhn K. Der Einfluß des Abnabelungszeitpunktes auf die Hyperbilirubinämie des Neugeborenen unter besonderer Berücksichtigung des Mutter-Kind-Kontaktes. Inaugural-Dissertation. Tübingen 1983.

Niessen KH. Pädiatrie. 3. Aufl. Weinheim: VCH Verlagsgesellschaft 1993.

Pschyrembel W. Klinisches Wörterbuch. 257. Aufl. Berlin, New York: De Gruyter 1994.

Schönberger W. Kinderheilkunde. Stuttgart, Jena: Fischer 1992.

Schulte FJ, Spranger J. Lehrbuch der Kinderheilkunde. 27. Aufl. Stuttgart, Jena, New York: Fischer 1993.

7.3 Pflegerische Aspekte
Christine Mändle

Die Hebamme soll die Eltern bei der Annäherung an ihr Kind begleiten und sie mit der Pflege vertraut machen. Das Verhalten des Neugeborenen und die an Atmung, Körpertemperatur und Ausscheidungen ablesbaren Anpassungsvorgänge an das extrauterine Leben müssen sorgfältig beobachtet und dokumentiert werden.

Versorgung des Neugeborenen
Ausstattung, Bekleidung

Die **Wäsche** sollte möglichst aus Naturfasern, atmungsaktiv, saugfähig und pflegeleicht sein und muß vor dem ersten Gebrauch gewaschen werden, wobei gründliches Spülen wegen der empfindlichen Haut des Neugeborenen wichtig ist. Auf Weichspüler ist zu verzichten (Allergiegefährdung).

Wickelkommode oder **Wickeltisch** sollten so gestaltet sein, daß ein bequemes Arbeiten möglich ist. Für die Pflege sind nur wenige Utensilien notwendig. Ein naturbelassenes Öl ohne Zusatzstoffe (Duftstoffe, Parfüm, ätherische Öle) reinigt und pflegt zugleich. Auch Wasser und eine milde Kinderseife eignen sich gut zur **Reinigung**. Je nach der Hautbeschaffenheit ist außerdem eine Babycreme für die Gesäßpflege notwendig. Badezusätze, Körpermilch u.ä. sind für ein Neugeborenes absolut nicht erforderlich (Allergieprophylaxe, Zerstörung des ökologischen Systems der Haut).

Das **Kinderbett** sollte kippsicher und stabil sein, ohne scharfe Ecken und Kanten. Die Lackierung muß giftfrei und kratzfest sein. Die Gitterstäbe müssen senkrecht stehen und dürfen nicht mehr als 7,5 cm Zwischenraum haben. Die Matratze soll dem Baby eine feste, ebene Liegefläche bieten. Ein Kopfkissen ist unnötig, bis zum Alter von 2 Jahren liegen Kinder am besten ganz flach. Statt dessen legt man eine Windel in Höhe des Kopfes quer und schlägt sie seitlich unter der Matratze ein. Als Decke eignet sich eine gesteppte Naturfaserdecke, die am Fußende fixiert werden kann. Für ältere Säuglinge empfiehlt sich ein Schlafsack, der vor Bloßstrampeln und Auskühlung schützt. Die Kinder sollten möglichst bald (mit etwa 3 Monaten) an den Schlafsack gewöhnt werden, denn zu einer späteren Zeit wird seine Enge nur noch schwer toleriert. Das **Kinderzimmer** sollte hell, sonnig und gut zu belüften sein. Die Temperatur sollte tagsüber 18 bis 21°C, nachts 15 bis 18°C betragen; die relative Luftfeuchtigkeit sollte bei 50% liegen. Während der Heizperiode sind Verdunstungsgefäße mit Wasser aufzustellen, da durch die trockene Heizungsluft die oberen Luftwege sonst leicht austrocknen. Kindgerechtes Mobiliar trägt das DIN-Zeichen, die TÜV-Plakette oder das GS-Symbol für geprüfte Sicherheit.

Industriell hergestellte Säuglingsnahrung und auch Tees sollten erst bei Bedarf und nicht auf Vorrat besorgt werden, um die für das Kind geeignete Nahrung (abhängig von Alter, Gewicht, Reife) einzukaufen. Für die Herstellung von Babytees eignen sich auch Samen oder Blätter (Fenchel, Anis, Kümmel, Melisse). Will oder kann die Frau nicht stillen, müssen die Utensilien für eine Ernährung mit Industriemilch vorbereitet werden:
- Babyflaschen mit Milch- und Teesauger,
- Flaschenbürste,
- Wassertopf zum Auskochen von Flaschen und Sauger oder Vaporisator.

Verhütung von Infektionen und Unfällen

Im Rooming-in-Zimmer sollten aus Gründen der Infektionsverhütung für jedes Neugeborene eigene Pflegeutensilien bereitstehen. Wickelauflage, Waschschüssel und Badewanne sollten nach jedem Benutzen mit einem milden Mittel gereinigt und desinfiziert werden. Scheuersand macht die Oberfläche porös und würde einer Keimbesiedlung Vorschub leisten. Die Badetemperatur von 37°C soll vor dem Eintauchen des Kindes immer mittels Badethermometer oder Ellenbogen (nur für Erfahrene) geprüft werden. Bei Flaschenernährung oder Teegabe muß vor der Fütterung die Temperatur der Nahrung auf dem

Handrücken oder der Innenseite des Unterarmes geprüft werden.

Neugeborene und Säuglinge sollten niemals, und sei es auch nur für einen Augenblick, unbeaufsichtigt auf dem Wickeltisch oder auf dem Bett der Wöchnerin liegen. Für den Weg vom und zum Kinderzimmer sollte wegen der Stolpergefahr stets ein fahrbares Bettchen benutzt werden.

Trockenlegen und Wickeln

Richtiges und regelmäßiges Trockenlegen schützt das Neugeborene vor Wundwerden. Der gesunde Säugling bekommt etwa 5- bis 7mal am Tag frische Windeln. Bei besonders empfindlicher Haut oder Wundsein ist häufigeres Wickeln angezeigt. Trockenlegen nach der Mahlzeit hat den Vorteil, daß der während der Nahrungsaufnahme gelassene Urin oder Stuhl häufig noch in der alten Windelpackung aufgefangen wird. Säuglinge dagegen, die nach der Mahlzeit zum Spucken oder Erbrechen neigen, sollten vor dem Füttern trockengelegt werden, da bei ihnen Erschütterungen nach der Nahrungsaufnahme vermieden werden müssen. Man kann auch während der Mahlzeit oder des Stillens trockenlegen, beispielsweise vor dem Anlegen an die zweite Brustseite. Gerade trinkfaule Kinder werden dann wieder wach und trinken anschließend nochmals kräftig bis zum Ende der Mahlzeit. Bei diesem Vorgehen ist auf Sauberkeit und Händedesinfektion zu achten, um keine Infektionen zu provozieren.

Vorbereitung

Da alle Pflegemaßnahmen (Wickeln, Baden, Waschen, Nabelpflege) mit einem Wärmeverlust für das Neugeborene verbunden sind,
- ist auf geschlossene Fenster und Türen zu achten (keine Zugluft),
- soll die Raumtemperatur etwa 22 bis 24 °C betragen,
- sollte der Wickelplatz durch eine Wärmelampe vorgewärmt sein.

Verwendet man Stoffwindeln, wird das Windelpaket folgendermaßen vorbereitet:
- Auf die Wickelfolie kommt eine Mullwindel, die zu einem Dreieck gefaltet wird, die Spitze des Dreiecks schaut nach unten.
- Aus einer zweiten Mullwindel faltet man einen ca. 11 cm breiten und 35 cm langen Windelstreifen, der auf die Mitte des Windeldreieckes gelegt wird (Abb.7.7a).

Weiteres Vorgehen

- Zunächst wird das alte Windelpaket geöffnet.
- Das Kind bleibt noch auf der alten Windel liegen; mit einer sauberen Ecke, einem Zellstofftuch oder Mulläppchen, die mit Öl oder Wasser und Seife getränkt sind, werden Gesäß und alle Hautfalten von Cremeresten und Stuhl gereinigt und getrocknet. Das Abwaschen des Gesäßbereiches mit einem kühlen Waschlappen fördert die Durchblutung der Haut, macht sie widerstandsfähiger und beugt dem Wundwerden vor.
- Alle beschmutzten Wäscheteile werden entfernt.
- Das Neugeborene wird so auf die Mitte des Windeldreiecks gelegt, daß der obere Rand der äußeren Windel 2 Querfinger unterhalb der Achsel liegt, Hemdchen und Jäckchen sind hochgeschlagen.
- Zur Gesäßpflege kann dünn Creme aufgetragen werden.
- Die Windelstreifen werden hochgeschlagen, die beiden mittleren Zipfel der Dreieckswindel zwischen den Beinchen durchgezogen und über die Leisten in die Flanke gelegt (Abb.7.7b).
- Die seitlichen Anteile der Dreieckswindel werden um den Rumpf geschlagen (Abb.7.7c).
- Die Wickelfolie wird um den Rumpf geschlagen und auf dem Bauch geknotet (Abb.7.7d). Anstatt einer Folie kann auch ein Windelhöschen aus gewalkter Baumwolle angezogen werden.
- Hemdchen und Jäckchen werden über der Windel glatt gezogen und um den Leib geschlagen. Die Enden werden ineinander verschränkt (Abb.7.7e).
- Nun werden Strampelhose oder Strampelsack übergezogen.
- Wird statt dessen eine große Moltonwindel benutzt, muß zwischen Füßchen und Umschlag etwa eine Handbreite Raum für die Bewegungsfreiheit gelassen werden.

Strickwindeln beziehungsweise Bindewindeln aus naturbelassener Baumwolle stellen eine gute Alternative zur Mullwindel dar. Als Windeleinlagen eignen sich Moltonstoffe, speziell bei wunden Kinderpopos auch Seideneinlagen.

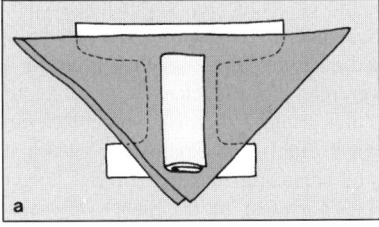
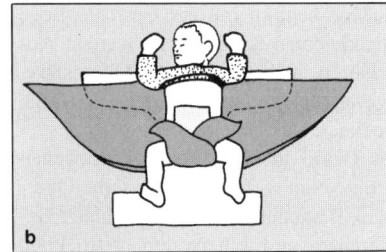
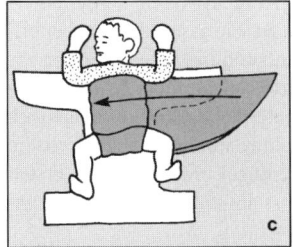
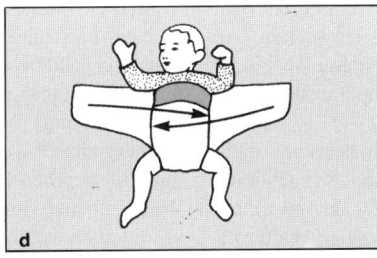
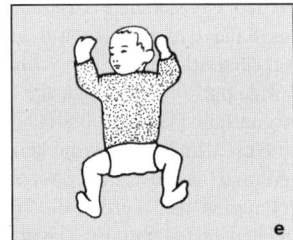

Abb. 7.7a-e Wickeln eines Neugeborenen mit Mullwindel und Wickelfolie.

Wichtig beim Wickeln

- Zur Prophylaxe von Hüftgelenksdysplasien ist die Breitwickelmethode von Anfang an angezeigt. Die im Handel angebotenen Einmalwindeln und die oben beschriebenen Möglichkeiten mit Mullwindeln kommen dieser Forderung nach.
- Die Beinchen des Kindes dürfen nicht durch eine zu enge Windelpackung aneinandergepreßt sein, sondern müssen in Abduktionsstellung liegen.
- Die Kniekehlen müssen frei bleiben; dies garantiert Bewegungsfreiheit für die Beinchen und unterstützt die Entwicklung des Hüftgelenkes.
- Solange Mekonium zu erwarten ist, ist das Gesäß mit Vaseline einzufetten, denn Mekonium läßt sich mit Wasser und Öl nur schwer entfernen.

Pflege bei Wundsein

Bei Wundsein ist die Haut gerötet und verursacht Schmerzen. Gegebenenfalls muß in 2stündlichem Rhythmus eine frische Windelpackung angelegt werden. Dabei sind hautverträgliche Stoffwindeln zu bevorzugen. Windeleinlagen aus Seide unterstützen die Heilung. Das Gesäß kann mit Eichenrindenlösung gewaschen und muß anschließend gut getrocknet werden. Neben Pflanzensalben (z.B. Calendula, Beinwell) mit Lebertranextrakt hat sich auch Muttermilch als Heil-"Salbe" gut bewährt. Die Säuglinge nackt an einem warmen Platz in Bauchlage strampeln zu lassen, trägt auch zur schnelleren Heilung bei.

Waschen

Waschen bedeutet für den Organismus des Neugeborenen fast immer einen Wärmeverlust. Deshalb ist eine sorgfältige Vorbereitung notwendig, um die Pflege rasch und behutsam vornehmen zu können.

Utensilien:
- Badetuch, Waschläppchen, frische Wäsche vorwärmen.
- Pflegeutensilien.
- Waschschüssel mit 37°C warmem Wasser.

Vorgehen. Man beginnt mit der Gesichtspflege beim noch angekleideten Kind. Zuerst werden Augen, Gesicht, Ohren, insbesondere die Ohransätze, und der Kopf gewaschen und in gleicher Reihenfolge wieder abgetrocknet. Das Neugeborene wird ausgezogen und das Gesäß in der schon beschriebenen Weise vorgereinigt. Nun werden nacheinander Oberkörper, Ärmchen, Beinchen, Rücken und zuletzt Gesäß und Genitalien gewaschen und getrocknet. Schlecht getrocknete Hautfalten neigen zum Wundwerden. Bei Bedarf kann die Haut mit Öl eingerieben werden. Um stärkeres Auskühlen zu vermeiden, wird das Kind vor der Nabelpflege mit Hemdchen und Jäckchen bekleidet. Zum Schluß werden eine frische Windelpackung angelegt, die Strampelhose angezogen und die Haare gebürstet.

Ohren und Nase brauchen normalerweise nicht gereinigt zu werden. Wenn das Neugeborene Schnupfen hat, werden die Nasenlöcher mit einem angefeuchteten, mit den Fingern gedrehten Watteröllchen gereinigt. Bei Benutzung von Wattestäbchen kann es leicht zu Verletzungen der sehr zarten Schleimhaut kommen. Im Bereich der Ohren werden lediglich die Ohrmuscheln mit einem Watteröllchen gereinigt. Bei Mädchen ist darauf zu achten, daß die Vulva grundsätzlich von vorne nach hinten gereinigt wird. Stuhl- und Cremereste zwischen den Labien sind vorsichtig zu entfernen. Bei Jungen ist die Vorhaut noch fest mit der Eichel verwachsen. Diese sogenannte "physiologische Phimose" (Vorhautverengung) löst sich in der Regel von selbst im 3. Lebensjahr, bei manchen Jungen dauert dies bis zum Schulalter. Manuelles Zurückstreifen sollte unterbleiben, dies führt nur zu Einrissen mit Narbenbildung und bakterieller Entzündung. Die so verursachte echte Phimose erfordert meist eine Zirkumzision (Beschneidung). Normalerweise können Jungen im Strahl urinieren, was sie meist beim Windelwechseln tun. Die weichen Fingernägel brechen in den ersten Wochen meist von selbst ab und brauchen nicht geschnitten zu werden.

Baden

Zum Baden des Neugeborenen gibt es unterschiedliche Meinungen. Manche geburtshilflichen Schulen befürworten es, andere lehnen es ab, da Keime im Badewasser den Nabel infizieren könnten. Zwei bis drei Bäder in einer Woche werden allgemein als ausreichend angesehen. Das Bad dient beim Neugeborenen weniger der Reinigung als dem Wohlbefinden. Es fördert die Blutzirkulation und entspannt. Es sind die gleichen Vorbereitungen zu treffen wie beim Waschen. Die Badewanne soll einen festen Stand haben und zu etwa 3/4 mit 37°C warmem Wasser gefüllt sein. Zusätze sind überflüssig, es sei denn, sie sind vom Hautarzt verordnet.

In der Klinik werden die Neugeborenen aus organisatorischen Gründen morgens gewaschen oder gebadet. In der häuslichen Pflege sollte man sich nach dem Befinden des Kindes richten; der Badetermin sollte zwischen den Mahlzeiten beziehungsweise eine Stunde nach der Mahlzeit liegen. Manche Kinder sind durch das Bad müde und erschöpft und schlafen danach lange und tief. Bei anderen wirkt es erfrischend und mobilisierend. Selbstverständlich sind nach dem Bad alle benutzten Gegenstände gründlich zu reinigen, in der Klinik auch zu desinfizieren.

Nabelpflege

Die Versorgung des Nabels wird in den letzten Jahren viel freier gehandhabt. Die Hebamme oder Schwester hat den Eltern die Notwendigkeit der sorgfältigen Nabelpflege zu erklären und sie auf die Beachtung der Hygieneregeln hinzuweisen.

Durch die Nabelpflege soll das Eintrocknen (die Mumifizierung) begünstigt und eine Infektion der Nabelwunde verhindert werden. Bei der sogenannten offenen Nabelpflege werden Nabelschnurrest und Nabelklemme nicht mit einer Nabelbinde fixiert. Der Nabelschnurrest wird bei jedem Windelwechsel mit einer adstringierenden (d.h. einer die Austrocknung fördernden) Lösung vorsichtig abgetupft und gepudert. Um die Klemme wird ein Tupfer geschlagen, er verhindert Druckstellen auf der Haut und kann mit dem Jäckchen festgehalten werden. In Abhängigkeit von der Länge und Dicke des Nabelschnurrestes ist der Nabel nach 24 bis 48 Stunden soweit eingetrocknet, daß die Klemme entfernt werden kann. Normalerweise fällt der Nabelstumpf zwischen dem 5. und 10. Lebenstag ab. Zur Vermeidung einer feuchten Kammer ist es sinnvoll, die Windeln bis unter den Nabel einzuschlagen, so daß die Plastikfolie der Windelpackung den Nabel nicht bedeckt. Trotz haftendem Nabelschnurrest darf das Neugeborene gebadet werden. Untersuchungen haben gezeigt, daß die Mumifizierung dadurch nicht beeinflußt wird und eine Infektion nicht befürchtet werden muß.

Beim Abfallen des Nabelschnurrestes kann eine minimale Blutung auftreten, die in der Regel unbedenklich ist und sofort wieder versiegt. Die zurückbleibende Wunde muß weiterhin auf Absonderungen oder Entzündungszeichen geprüft werden. Zur Pflege wird Nabelpuder in die Wunde gestreut. Nach etwa 3 bis 4 Wochen ist die Wunde überhäutet und bedarf keiner weiteren Pflege mehr. Innerhalb der ersten 3 Wochen kann der Nabel noch geringfügig nachbluten. Er kann dann mit Muttermilch oder Calendulaessenz gereinigt und anschließend gepudert werden.

Die häufigste Störung im Abheilungsprozeß des Nabels ist das **Nabelgranulom**, das Erbsengröße erreichen kann. In diesem Fall näßt die Nabelwunde. Es kommt leicht zu Blutungen und aus dem Nabelgrund wuchert rotglasiges Gewebe. Die Behandlung mit homöopathischen Medikamenten ist meist erfolgreich. In wenigen Fällen ist ein Verätzen mit Silbernitrat (Höllensteinstift) notwendig (s. Kap. 11, S. 732).

Lagerung und Handling

Da das Neugeborene die längste Zeit des Tages liegend verbringt, ist die korrekte Lagerung wichtig. Säuglinge sollen abwechselnd in Rücken-, linker und rechter Seitenlage liegen. Die flache Rückenlage ist nach den Mahlzeiten nicht gut, denn Aufgestoßenes beziehungsweise Erbrochenes könnte aspiriert werden. Die Seitenlage soll durch eine kleine Tuchrolle im Rücken stabilisiert werden, um ein Zurückdrehen in die Rückenlage zu verhindern.

Ob es einen Zusammenhang zwischen der Bauchlage und dem plötzlichen Kindstod gibt, wird seit einiger Zeit diskutiert. Aufgrund von Studien hat sich der Verdacht erhärtet, daß die Bauchlage als zusätzlicher Risikofaktor für die Entstehung des plötzlichen Kindstodes anzusehen ist. Es wird daher inzwischen empfohlen, Babies im ersten Lebensjahr nicht in Bauchlage schlafen zu lassen. In den Wachphasen können die Kinder auf dem Rücken liegend die Umgebung besser beobachten. Die Bauchlage regt zu mehr Mobilität an (Anheben des Kopfes). Unabhängig davon, welche Lagerung der Säugling bevorzugt, soll er immer genügend Bewegungsfreiheit haben. Das richtige Halten in Bauchlage ist in Abb. 7.8 dargestellt.

Bei allen Pflegemaßnahmen muß auf korrektes Handling geachtet werden. Durch einfache, leicht zu erlernende Handgriffe ist eine ruhige und symmetrische Arbeitsweise möglich, die die physiologischen Bewegungen des Neugeborenen unterstützt. Das Auslösen von Reflexen (z.B. Fußgreif-, Handgreif- oder Moro-Reflex) soll vermieden werden.

Beim **Hochnehmen aus der Rückenlage** werden beide Schultern umfaßt, die Ärmchen nach vorne geführt. Der Säugling wird über die Seite auf den Arm (der hochnehmenden Person) gedreht. Die Fingerspitzen stützen den Kopf vom Rücken her. Die zweite Hand liegt zwischen den Beinen. In dieser Haltung man das Kind in den Arm hoch. Zum Tragen rutscht die Hand von der Schulter zum Gegenbein (Abb.7.9a-e). Zum **Hochnehmen aus der Bauchlage**, z.B. aus dem Bettchen heraus, werden von der Achselhöhle her eine Schulter und von der Innenseite her das Gegenbein umfaßt, Ärmchen und Beinchen werden nach vorne geführt, der Säugling wird aufgerichtet und in den Arm hochgenommen (Abb.7.10). Getragen wird das Kind wie oben beschrieben.

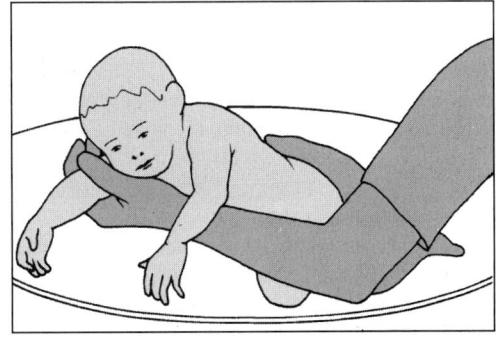

Abb.7.8 Richtiges Halten in Bauchlage. Beim Umdrehen ist darauf zu achten, daß das Neugeborene zum Haltenden hin- und nicht weggedreht wird, damit es nicht vom Arm abrutschen kann.

7 Das gesunde Neugeborene
7.3 Pflegerische Aspekte

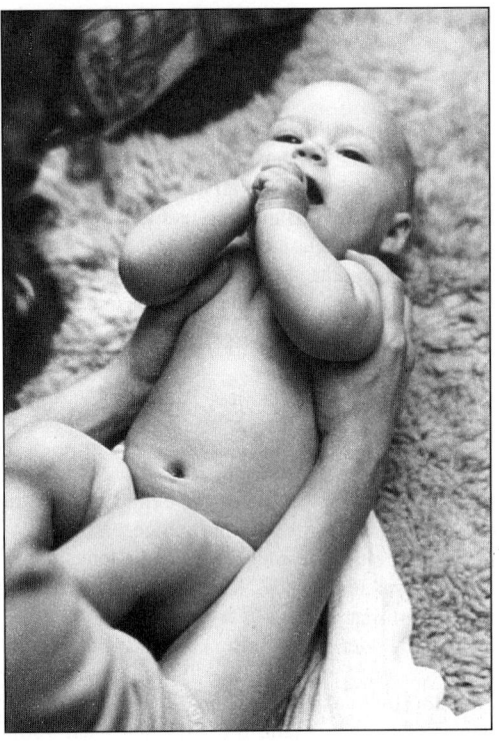

(a)

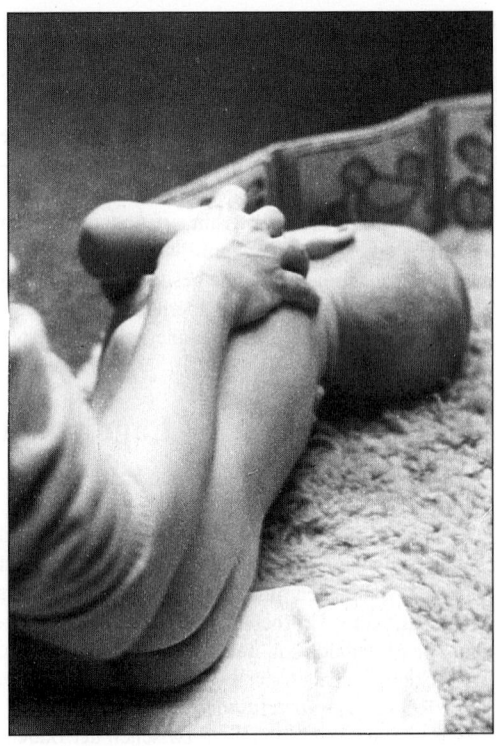

(b)

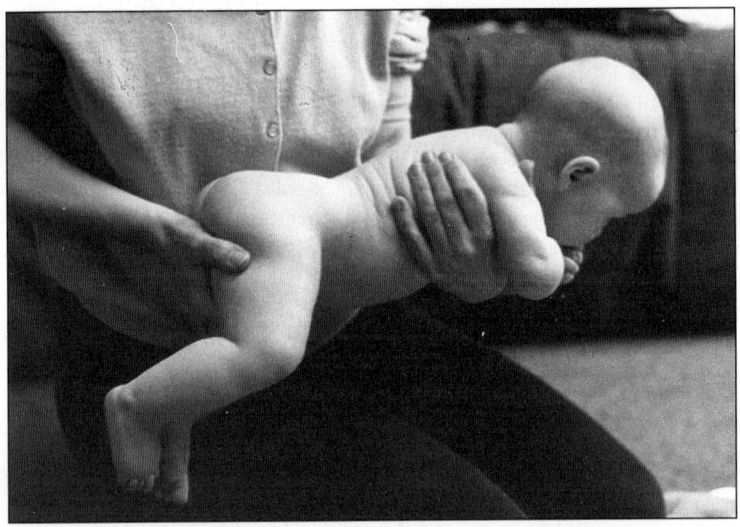

(c)

Abb. 7.9a-c Hochnehmen des Säuglings aus der Rückenlage.

7 Das gesunde Neugeborene
7.3 Pflegerische Aspekte

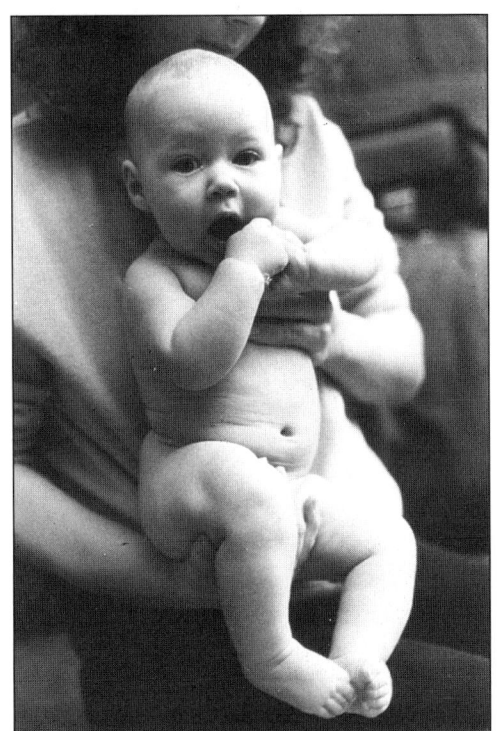 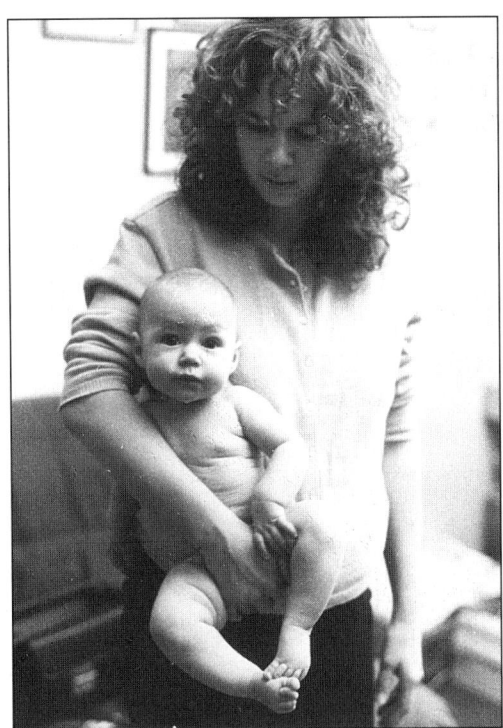

(d) Abb. 7.9d,e Hochnehmen des Säuglings aus der Rückenlage (Fortsetzung). (e)

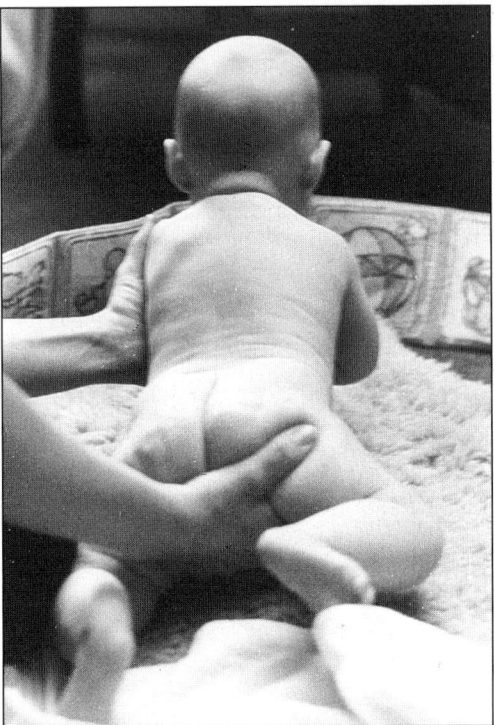

Abb. 7.10 Hochnehmen des Säuglings aus der Bauchlage.

Wird der Säugling auf den Wickeltisch oder ins Bettchen gelegt, wird sein innerer Arm vor die Brust genommen. Die Mutter dreht das Kind von sich weg. Die zweite Hand unterstützt dabei das Gesäß. Mit hochgehobenem Arm wird das Kind auf die Seite gelegt und auf den Rücken gerollt (Abb.7.11). Beim **Drehen aus der Rückenlage in die Bauchlage**, z.B. beim Wickeln und Anziehen, wird eine Hand breit zwischen die Beine des Kindes gelegt. Der abgespreizte Daumen beugt das eine Bein hoch, während die Kleinfingerseite das andere Bein gestreckt hält (Abb.7.12). Durch eine Drehbewegung der Hand dreht sich das Kind mit auf die Seite. Mit der freien Hand wird ein leichter Druck auf das Gesäß ausgeübt und dadurch dreht sich das Kind von selbst weiter auf den Bauch. Die meisten Säuglinge genießen das **Tragen in Bauchlage**. Dazu wird der Arm zwischen die kindlichen Beine gelegt. Der kindliche Bauch liegt dabei auf der Hand. Die zweite Hand liegt quer unter dem kindlichen Brustkorb (Abb.7.13). Das sichere **Tragen in Rückenlage** ist in Abb.7.14 dargestellt.

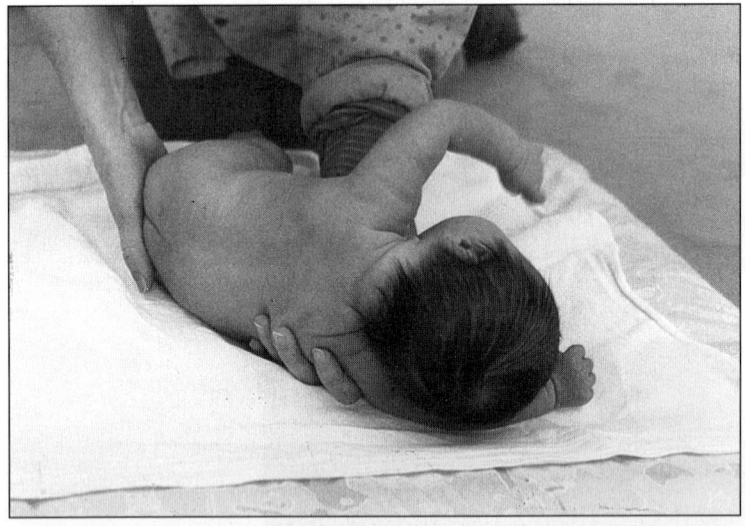

Abb.7.11
Umbetten vom Arm auf den Wickeltisch oder ins Bettchen.

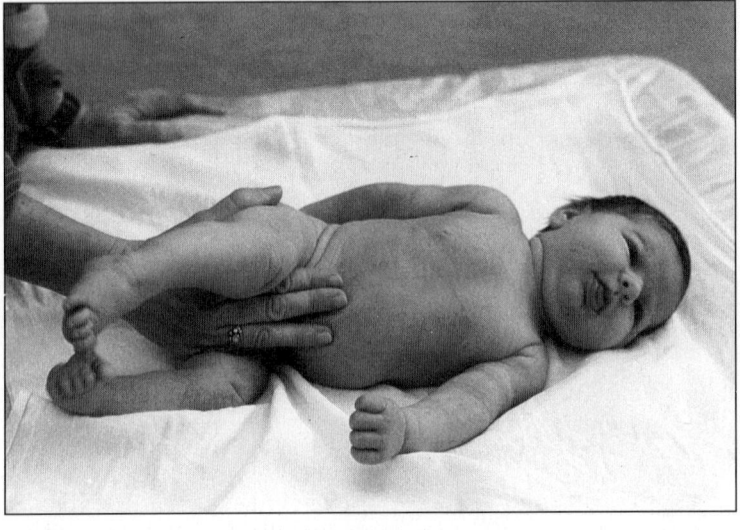

Abb.7.12
Drehen des Säuglings aus der Rückenlage in die Bauchlage.

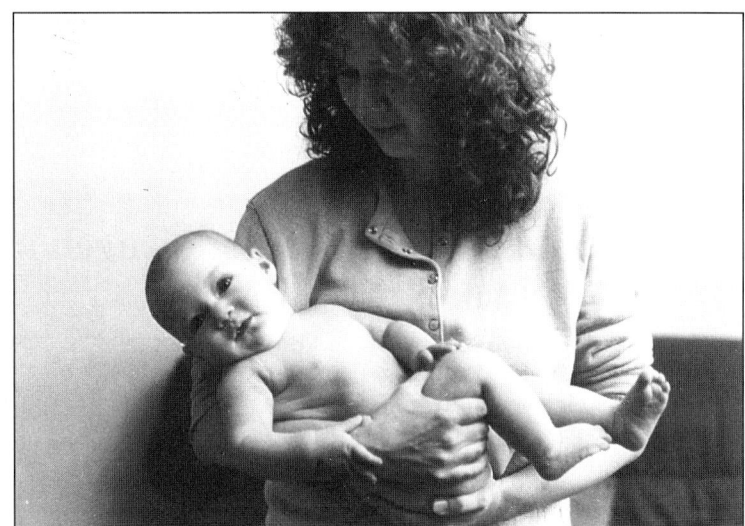

Abb. 7.13
Tragen in Rückenlage.

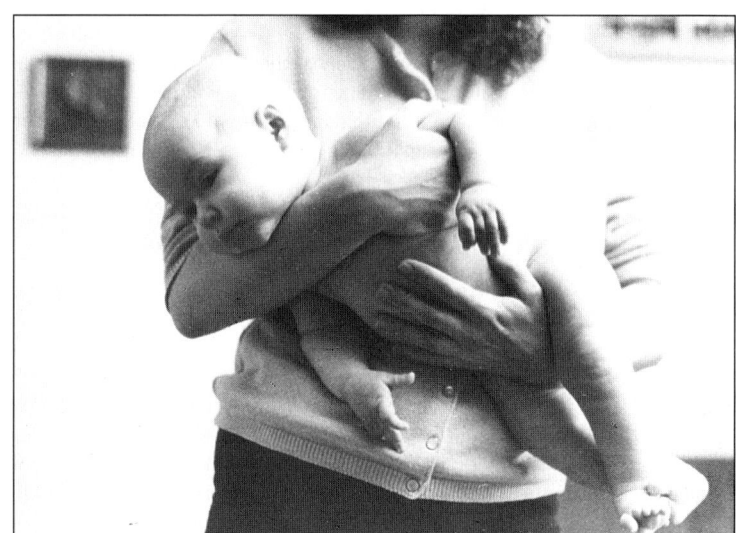

Abb. 7.14
Tragen in Bauchlage.

Die Informationen über das korrekte Hochnehmen und Hinlegen sollte den Eltern bereits im Krankenhaus oder bei der häuslichen Betreuung durch die Hebamme ausführlich und verständlich erklärt und, soweit möglich, mit ihnen geübt werden. Das genaue Beobachten der Haltung und der Bewegungsmuster des Neugeborenen läßt frühzeitig Fehlhaltungen erkennen, die möglicherweise einer Therapie bedürfen.

Wenig Aufmerksamkeit wird bisher den sogenannten **KISS-Kindern** geschenkt. Darunter versteht man **K**opfgelenk-**i**nduzierte **S**ymmetrie**s**törungen, also Abweichungen von der Haltung in Mittelstellung nach links oder rechts oder auch massives Durchstrecken nach hinten. Neugeborene nach schweren Geburten durch Vakuum- oder Forcepsextraktion, Beckenend- und Querlagen sowie auch Zwillinge können davon betroffen sein. Die Kinder zeigen u.a. eine Schiefhaltung des Kopfes, eine Kopfhalteschwäche oder ausgeprägte Kopfrückbeuge. Sie bevorzugen eine einseitige Schlafhaltung, die Bewegung von Armen und Beinen kann asymmetrisch sein. Auch andere Symptome wie Schlafstörungen, häufiges nächtliches Weinen (Schreibabies) können hinzukommen. Trinkstörungen bemerkt die Mutter meist selbst, wenn das Neugeborene z.B. eine Brustseite bevorzugt und die andere ohne Grund verweigert. Die Diagnose KISS wird durch eine Röntgenuntersuchung erhoben. Die Behandlung besteht in einer sanften Manipulation der oberen Halswirbel, die ausschließlich einem erfahrenen Therapeuten/Chiropraktiker vorbehalten sein muß.

Beobachtungen in der Neugeborenenzeit
Atmung

Die normale Atemfrequenz beträgt beim Neugeborenen zwischen 35 und 45 Atemzüge pro Minute. Während des Schlafs und in Ruhe ist die Atmung seitengleich und regelmäßig. Bei rosiger Hautfarbe und sonst normalem Allgemeinbefinden kann die Schlafatmung relativ oberflächlich sein. Im Wachzustand, ganz besonders bei Erregung (z.B. beim Schreien), variiert die Atmung ganz erheblich. Frequenz und Amplitude steigen an, der Atemrhythmus kann zeitweise etwas unregelmäßig sein, flachere Atemzüge können einer Reihe tiefer Atemzüge folgen. Diese physiologischen Unregelmäßigkeiten dürfen nicht mit einer Atemstörung verwechselt werden, die auch in Ruhe fortbesteht und fast immer gemeinsam mit anderen pathologischen Symptomen auftritt (Abb.7.15).

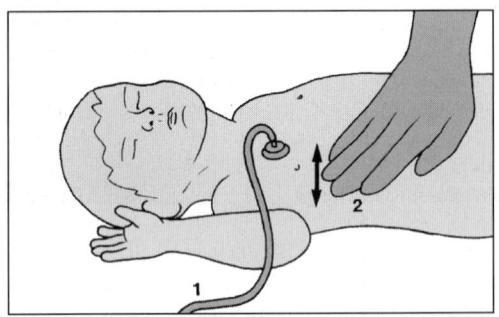

Abb.7.15 Verschiedene Möglichkeiten der Frequenzzählung: Abhören des Thorax mit dem Stethoskop (1), Beobachten oder Abtasten der Bewegungen von Bauchdecke und Thorax (2).

Ausscheidungen

Stuhl. Der erste Stuhl wird innerhalb der ersten 24 Stunden abgesetzt, hat eine schwarzgrüne Farbe und ist von zählklebriger Konsistenz. **Mekonium** oder "Kindspech" besteht aus Darmepithelien, Verdauungssekreten, eingedickter Galle, verschluckten Amnionzellen, Lanugohaaren und Vernixflocken. Gemeinsam mit dem Mekonium geht manchmal ein grauweißer Schleimpfropf ab (Mekoniumpfropf). Das Mekonium ist wie der Magen-Darm-Trakt anfänglich noch steril und wird erst nach 2 bis 4 Tagen von Bakterien besiedelt. Ab dem 2. bis 4. Tag wird das Mekonium durch die **Übergangsstühle** abgelöst. Sie sehen grünlich-gelblich aus und können ziemlich dünn sein. Es handelt sich um Mischstühle aus Mekoniumresten und inzwischen aufgenommener Nahrung. Nach dem 5. Tag verändert sich der Stuhl in Farbe und Konsistenz in Abhängigkeit von der Nahrung.

Der **Brustmilchstuhl** zeichnet sich durch die gold- bis grüngelbe Farbe und seinen säuerlich-aromatischen Geruch aus (pH 4,5 bis 6,0). Die Konsistenz kann sehr unterschiedlich sein. Die Häufigkeit kann zwischen 2- bis 6mal in 24 Stunden variieren. Manche Brustkinder setzen nur jeden 3. oder 4. Tag Stuhl ab; in extremen Fällen sogar nur 1- oder 2mal in 14 Tagen. Diese sogenannte Scheinverstopfung (Pseudoobstipation) ist unbedenklich, wenn vorher Mekonium abgegangen ist. Sie erklärt sich aus der knappen Ernährung während der ersten Tage und der restlosen Verwertung der schlackenarmen Muttermilch. Gegen Ende der ersten und Anfang der zweiten Lebenswoche kann die Stuhlbeschaffenheit dünnflüssig bis krümelig und mit Schleim vermengt sein. Man spricht von einem sogenannten "**Übergangskatarrh**". Solche Stühle sind beim Brustkind tolerierbar, sofern sie das Gedeihen nicht beeinträchtigen.

Der **Kunstmilchstuhl** unterscheidet sich ganz wesentlich vom Brustmilchstuhl. Er ist hellgelb bis lehmbraun, pastenartig oder schon geformt und leicht fäkal riechend. Alle Abweichungen sind kritisch zu bewerten. Grüne, dünne Stühle mit Schleimbeimengungen, knollenartige, feste Stühle oder eine Obstipation können Zeichen für eine behandlungsbedürftige Darmstörung sein.

Die Ursache von Blutbeimengungen im Stuhl muß in jedem Fall abgeklärt werden. Verschlucktes Blut aus einer wunden Brustwarze kann zu Stühlen führen, die wegen ihrer teerartigen Farbe auch Teerstühle genannt werden. Bei dunkel- oder hellrotem frischem Blut im Stuhl handelt es sich meist um Darmblutungen (*Melaena vera*), deren Ursache in passagerem Vitamin-K-Mangel liegen kann. Die Windeln sind jedenfalls so lange aufzubewahren, bis sie vom Arzt begutachtet sind.

Urin. Viele Neugeborene entleeren bald nach der Geburt ihre Harnblase. Dies zeigt, daß die harnableitenden Wege durchgängig sind. Anschließend kann es zu einer vorübergehenden Anurie kommen (bis zu 24 Stunden), die mit Flüssigkeitsmangel und geringer Flüssigkeitszufuhr zusammenhängt. Mit Beginn der Nahrungsaufnahme näßt das Neugeborene dann auch 10- bis 20mal (insgesamt etwa 200 ml) in 24 Stunden ein. Der Harn hat gewöhnlich eine strohgelbe Farbe. In der ersten Woche kann der Urin durch harnsaure Salze (Urate) dunkel gefärbt sein, welche die Windeln rötlich anfärben. Diese Salze werden wegen ihrer Farbe auch als "Ziegelmehl" bezeichnet. Auch für verdächtige Urinabsonderungen gilt, daß die Windeln bis zur ärztlichen Inspektion aufbewahrt werden müssen. Durch Wiegen der trockenen und der nassen Windel läßt sich die Urinmenge annähernd bestimmen.

Spucken, Erbrechen. Am Tag der Geburt spucken und würgen viele Kinder verschlucktes Fruchtwasser oder Schleim aus. Spucken, Erbrechen und Herauslaufenlassen der Nahrung sind häufige Erscheinungen beim Neugeborenen. Die Ursache kann hastiges, gieriges Trinken sein, wobei viel Luft mitgeschluckt wird. Der Verschlußmechanismus des Magenmundes ist noch unzureichend entwickelt, was das Spucken besonders bei vollem Magen begünstigt (physiologischer Reflux). Solange das Neugeborene zunimmt und auch im seinem sonstigen Verhalten unauffällig ist, ist Spucken nicht behandlungsbedürftig und hört im allgemeinen nach etwa 8 Wochen auf. Manchmal hilft hier die Hochlagerung des Oberkörpers oder die flache Bauchlage direkt nach der Nahrungsaufnahme. Nach etwa 30 Minuten sollen die Kinder dann in eine stabile Seitenlage gebracht werden. Da Erbrechen aber das Erstsymptom einer Erkrankung sein kann, müssen die betroffenen Neugeborenen sorgfältig beobachtet werden.

Symptome bei pathologischem Erbrechen
- Herauslaufenlassen jeder zugeführten Nahrung, Schaum vor dem Mund, Schnorcheln
- Pathologische Beimengungen im Erbrochenen wie frisches oder geronnenes Blut (Kaffeesatz), (nicht mit erbrochenem Tee zu verwechseln, der oft fadenförmige dunkle Partikel enthält, die an Blut erinnern)
- Stuhlverhaltungen oder pathologische Beimengungen in Mekonium und Stuhl
- Bauchsymptome und Kreislaufabfall

Nasenabsonderungen. Vermehrte Schleimabsonderung und Borkenbildung ist oft die Folge von Schnupfen. Er behindert die Nasenatmung und verursacht Trinkschwierigkeiten. Bei starker Beeinträchtigung sind Nasentropfen vor der Mahlzeit angezeigt. Besser geeignet sind physiologische Kochsalzlösung und Muttermilch. Blutiges Nasensekret findet man bei Staphylokokkeninfektion, Diphtherie und Lues.

Körpergewicht

In den ersten Lebenstagen fällt die Gewichtskurve ziemlich geradlinig ab. Der durchschnittliche Gewichtsverlust beträgt in den ersten Lebenstagen etwa 6%. Der Tiefpunkt wird zwischen dem 3. und 5. Lebenstag erreicht. Nach einem meist eintägigen Gewichtsstillstand nimmt das Neugeborene wieder zu und erreicht normalerweise zwischen dem 10. und 14. Tag sein Geburtsgewicht wieder. Die Ursache der Gewichtsreduktion ist in Wasserverlust (über Stuhl, Urin, Feuchtigkeit der Atemluft, unsichtbares Schwitzen) bei meist nur geringer Nahrungs- und Flüssigkeitszufuhr zu sehen. Der Verlauf der Gewichtskurve ist einer der wesentlichen Indikatoren für das Gedeihen des Kindes. Die tägliche Gewichtszunahme im 1. Quartal des 1. Lebensjahres beträgt 25 bis 30 g. Ab dem 2. Quartal beträgt die tägliche Zunahme etwa 20 g, und am Ende des 1. Lebensjahres lediglich 10 g/Tag. Als Faustregel kann gelten, daß ein Säugling bis zum Ende des 5. Lebensmonats sein Geburtsgewicht verdoppelt und im Alter von einem Jahr verdreifacht hat. Bis eine regelmäßige Gewichtszunahme erkennbar ist, ist tägliches Wiegen sinnvoll. Das Wiegen sollte immer unter gleichen Bedingungen stattfinden, am besten nackt vor der Mahlzeit. Danach genügen bei unauffälligem Verhalten wöchentliche Kontrollen sowie die Vorsorgeuntersuchungen.

Körpertemperatur

Das Messen der Temperatur erfolgt in den ersten Lebenstagen mindestens einmal täglich und ausschließlich rektal. Dazu liegt das Kind in Rückenlage und die Beine werden nach oben gehalten (Abb. 7.16). Die andere Hand führt die eingefettete Thermometerspitze vorsichtig in den After. Die Beine müssen bis zum Ende der Messung festgehalten werden. Wegen der Verletzungsgefahr sollten keine Quecksilberthermometer, sondern elektronische Thermometer benutzt werden. Die Rektaltemperatur beträgt im Säuglingsalter zwischen 36,5 und 37°C. Sowohl Fieber als auch Untertemperatur können das erste Symptom einer Infektion sein. Flüssigkeitsmangel kann Fieber verursachen. Dieses meist bei heißer Außentemperatur oder überheizten Räumen auftretende Durstfieber ist durch Teegabe leicht zu lindern. Andernfalls muß der Fieberursache nachgegangen werden.

Überhitzung und Unterkühlung bringen eine hohe Stoffwechselbelastung mit sich und sind zu vermeiden. Als Wärmespender können Gummiwärmflaschen benutzt werden. Sie werden mit warmem Wasser (40°C) halb gefüllt, in ein Tuch gewickelt und auf der Rückenseite des Neugeborenen ins Bettchen gelegt. Der Verschluß muß dicht sein und sicherheitshalber zum Fußende hin zeigen. Angewärmte Kirschkernsäckchen sind eine gute Alternative zur Wärmflasche. Bei längerfristig benötigter Wärmezufuhr ist ein Wärmebettchen mit Thermostatsteuerung vorzuziehen.

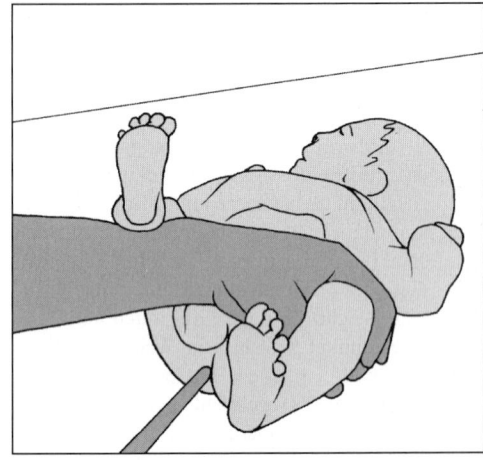

Abb. 7.16 Richtiges Halten bei der täglichen Messung der Körpertemperatur.

Haut

Die Haut ist das größte Organsystem des menschlichen Körpers. Nach der Geburt ist sie vielen neuen Einflüssen ausgesetzt (Licht, Luft, Wärme, Kälte, Bakterien, Gase, Pflegeutensilien etc). Darüber hinaus ist sie sensitiv und die Art der Berührung kann positive oder negative Empfindungen hervorrufen. Die für die Neugeborenenphase typischen Hautveränderungen werden im Kap. 7.2 Physiologie des Neugeborenen, S. 489, dargestellt.

Im Schlaf ist das Neugeborene meist etwas blasser als im Wachzustand. Ständige Blässe kann die Folge von mangelhafter Hautdurchblutung oder Anämie sein. Marmorierte Extremitäten sind bei sonst unauffälligen Kindern belanglos und auf Abkühlung zurückzuführen. Eine isolierte Zyanose des Gesichtes ist meist auf eine Stauung des vorangehenden Teiles unter der Geburt zurückzuführen. Eine stärkere oder eine in den ersten Lebensstunden zunehmende Zyanose erfordert immer die Hinzuziehung eines Arztes. Punktförmige Hautblutungen (Petechien), vor allem im Bereich der isolierten Gesichtszyanose, sind meist Folge einer traumatisierenden Geburt, wenn der Rumpf dem schon geborenen Kopf relativ spät folgt. Aber auch nach Zangengeburten können Druckstellen mit Petechien beobachtet werden, ebenso am Steiß nach Steißlage. Gewöhnlich sind sie ohne Bedeutung. Bei ausgedehnten Blutungen bedürfen die Kinder einer sorgfältigen Überwachung, da mit einer verstärkten Gelbsucht gerechnet werden muß. Bei einem Teil der völlig gesunden Neugeborenen kommt es zur Gelbfärbung der gesamten Haut und der Bindehaut des Auges. Ein Ikterus innerhalb der ersten 24 Lebensstunden ist als pathologisch anzusehen und erfordert diagnostische und therapeutische Maßnahmen (s. Kap. 11 Das kranke und gefährdete Neugeborene, S. 727ff).

Literatur

Amato M. Manual der Neonatologie. Stuttgart, New York: Thieme 1992.

Biedermann H. KISS-Kinder. Ursachen, (Spät-)Folgen und manualtherapeutische Behandlung frühkindlicher Asymmetrie. Stuttgart: Enke 1996.

Gladtke E, Lüders D, Schaub J. Lehrbuch für Kinderkrankenschwestern. Das gesunde Kind und theoretischer Teil. Bd. I., 11. Aufl. Stuttgart: Enke 1990.

Hertl M. Kinderheilkunde und Kinderkrankenpflege für Schwestern. 7. Aufl. Stuttgart, New York: Thieme 1989.

Hoehl M, Kullik P. Kinderkrankenpflege und Gesundheitsförderung. Stuttgart, New York: Thieme 1998.

Montagu A. Körperkontakt. 9. Aufl. Stuttgart: Klett-Cotta 1997.

Niessen K-H. Pädiatrie. 3. Aufl. Weinheim: VCH Verlagsgesellschaft 1993.

Schulte FJ, Spranger J. Lehrbuch der Kinderheilkunde. 27. Aufl. Stuttgart, Jena, New York: Fischer 1993.

Simon C. Pädiatrie. 7. Aufl. Stuttgart, New York: Schattauer 1995.

Turner TL, Douglas J, Cockburn F. Craig's Care of the Newly Born Infant. Edinburgh, London, Melbourne, New York: Churchill Livingstone 1988.

Voss H von. Stillen und Muttermilchernährung bei kranken Neugeborenen. In: Stillen und Muttermilchernährung. Hrsg. Bundesministerium für Gesundheit;. Referat Öffentlichkeitsarbeit. Postfach 20 01 29, Bonn.

7.4
Vorsorgeuntersuchungen, Screening, Prophylaxen

Christine Mändle

Vorsorgeuntersuchungen

Zur Früherkennung von Krankheiten oder Entwicklungsstörungen gibt es in der Bundesrepublik Deutschland seit 1971 Vorsorgeuntersuchungen. Zwei davon fallen in die Neugeborenenphase. Gerade in den ersten Lebensjahren lassen sich bei frühzeitig einsetzender Therapie einige Entwicklungsstörungen beheben. Die Untersuchungen werden in regelmäßigen Abständen anhand eines vorgegebenen Untersuchungskataloges von einem Arzt durchgeführt.

Erste Vorsorgeuntersuchung U1. Die U1 erfolgt unmittelbar nach der Geburt im Kreißsaal. Sie kann von der Hebamme, dem Geburtshelfer oder einem Pädiater durchgeführt werden. Sie wird ausführlich beschrieben in Kap. 7.1 Das Neugeborene im Kreißsaal, S. 481ff.

Zweite Vorsorgeuntersuchung U2. Die U2 erfolgt durch den Kinderarzt zwischen dem 3. und 10. Lebenstag. Wichtig ist es, sich vom entkleideten Neugeborenen einen Gesamteindruck zu verschaffen. Die manuelle Untersuchung sollte nach einem bestimmten Schema erfolgen:
- Untersuchung der Organe: Herz, Lunge, Bauch- und Geschlechtsorgane, Sinnesorgane.
- Beurteilung des Bewegungsapparates: Kopf, Hals, Brustkorb, Wirbelsäule; vor allem müssen hierbei eine Dislokation der Hüftgelenke (Ortolani-Zeichen) und Fehlstellung der Füße erkannt werden.
- Beurteilung der Hautfarbe: Blässe, Zyanose, Ikterus.
- Neurologische Untersuchung: Körperhaltung, Muskeltonus, Motorik, Reflexe (s. Kap. 7.5 Das Reflexverhalten des Neugeborenen).

Dritte Vorsorgeuntersuchung U3. Die dritte Vorsorgeuntersuchung soll zwischen der 4. und 6. Lebenswoche durchgeführt werden. Vor einer gründlichen körperlichen Untersuchung ist eine **Anamnese** zu erheben. Sie soll Aufschluß darüber bringen, ob die Ernährung altersgerecht ist und ob die Rachitis- und Kariesprophylaxe begonnen bzw. fortgeführt wurden. Die **körperliche Entwicklung** läßt sich anhand von Körpergröße, Gewicht und Kopfumfang überprüfen. Die Ergebnisse sind im Perzentilendiagramm des Kindervorsorgeheftes einzutragen. Brust-, Bauch- und Geschlechtsorgane müssen abgehört bzw. abgetastet werden. Der Schädel ist hinsichtlich einer auffälligen Kopfform als Folge einseitiger Lagerung und des Spannungszustands der Fontanellen zu untersuchen. Beim Skelettsystem ist auf Fehlhaltungen, Dysplasie- oder Luxationszeichen zu achten. Das **Sehvermögen** ist über die Pupillenreflexe und das **Gehör** anhand des akustischen Blinzelreflexes zu testen. Die Überprüfung der **Motorik** und des **Nervensystems** ist während des ersten Lebensjahres von großer Bedeutung. Jetzt festgestellte Bewegungseinschränkungen können oft ausgeglichen werden, wenn das Kind eine gezielte Therapie erhält.

Das Köpfchen kann in Bauchlage mehrere Sekunden lang um etwa 45° angehoben werden. Dabei schwankt es noch nach beiden Seiten. Auch im Sitzen ist schon eine kurze Kopfbalance möglich. Im Schlaf sind die Hände noch immer zu Fäusten geballt; diese Handhaltung wird jedoch immer häufiger unterbrochen und die Hände sind leicht geöffnet. Die Reaktion auf Geräusche, z.B. eine Spieluhr, wird differenzierter, das Verhalten drückt eine Art Lauschen aus. Die Kinder beginnen jetzt auch, einen beweglichen Gegenstand, der sich in einem Abstand von ca. 40 bis 50 cm vor ihren Augen befindet, für kurze Zeit zu fixieren. Während das sog. "Engelslächeln" der Neugeborenen noch rein zufällig ist, beginnt das Kind jetzt, auf liebevolle Zusprache hin zu lächeln.

Vierte Vorsorgeuntersuchung U4. Die vierte Untersuchung sollte zwischen dem 3. und 4. Lebensmonat durchgeführt werden. Auch hier wird zunächst eine Anamnese erhoben. Die Untersuchung konzentriert sich auf somatische Störungen und daneben auf die motorische und soziale Entwicklung. Der körperlichen Untersuchung folgt auch hier die Überprüfung der Motorik und des Nervensystems.

Das Kind kann seinen Kopf immer besser unter Kontrolle halten. Beim Hochziehen zum Sitzen hebt es den Kopf kurz mit an, denn Hals- und Nackenmuskulatur sind stärker geworden. Jedoch reicht die Kraft noch nicht aus, den Kopf bis zur Sitzhaltung mitzunehmen. Wenn das Kind sitzt, versucht es zunehmend, den Kopf aufrecht zu halten. Es beginnt, die eigenen Hände zu erforschen und zu greifen. Spielzeug kann schon kurze Zeit in der Hand festgehalten werden. Bewegt man einen Gegenstand vor dem Gesicht des Kindes hin und her, folgt es mit den Augen bis zu den Augenwinkeln, meist wird der Kopf mitgedreht. Hört es ein Geräusch, versucht es zu erkunden, woher es kommt. Die Stimme der Mutter wird nun differenzierter wahrgenommen, und auf einen ernsten Tonfall reagiert es mit Befremden und Erstaunen. Das Lächeln ist nun fester Bestandteil des Verhaltens geworden. Die Lautäußerungen verändern sich, das Kind gibt schon aneinandergereihte Laute von sich, die sich wie Gurgeln oder Gurren anhören.

Fünfte Vorsorgeuntersuchung U5. Dieser Untersuchungstermin sollte zwischen dem 6. und 7. Lebensmonat liegen.

In Bauchlage kann sich das Kind schon problemlos in die Rückenlage drehen und in beiden Positionen schaukeln, ohne sich abstützen zu müssen. Das Köpfchen wird interessiert nach allen Seiten mitgedreht. Manche Kinder wollen schon sitzen, geben sich aber noch keine Mühe, das Umfallen zu verhindern. Stellt man das Kind hin, streckt es die Beine durch und stellt sich auf die Zehen, die sich in die Unterlage einkrallen. Spielzeug kann jetzt schon für längere Zeit festgehalten werden und wechselt von einer Hand in die andere. Das Erforschen der Gegenstände mit dem Mund spielt eine große Rolle. Das Gehör wird feiner, es kann auch schon leise Geräusche wahrnehmen und unterscheidet zwischen unangenehmen und angenehmen Geräuschen. Das Kind lächelt nicht mehr alle Personen an, Fremde werden zunächst aufmerksam beobachtet. Manche Säuglinge fangen schon an, Silbenketten zu bilden oder einsilbige Worte zu lallen.

Sechste Vorsorgeuntersuchung U6. Die sechste Vorsorgeuntersuchung sollte gegen Ende des 1. Lebensjahres, also im 10. bis 12. Lebensmonat, durchgeführt werden. Bei der Untersuchung ist auf die altersgerechte körperliche Entwicklung zu achten; daneben müssen wieder die Sinnesfunktionen sowie die motorische und geistige Entwicklung überprüft werden. Die Eltern sind nach der Entwicklung und dem Verhalten in der häuslichen Umgebung zu befragen.

Im Alter von etwa 11 Monaten entwickelt das Kind die Fähigkeit, allein von der liegenden in die sitzende Position zu kommen. Dazu dreht es sich vom Rücken auf den Bauch, geht dann in die Krabbelhaltung und setzt sich schließlich auf. Typisch ist das Sitzen mit geradem Rücken und gestreckten Beinen. Das Kind fängt außerdem an zu robben, es schaukelt auf seinen Händen und Knien und geht schließlich zum Krabbeln über. Die Kinder krabbeln auf Möbel zu, ziehen sich zum Stehen hoch und lernen so auch meist, die ersten Schritte zu wagen. Hinsichtlich des Zeitpunkts, zu dem ein Kind stehen und gehen kann, sind die individuellen Unterschiede sehr groß. In sitzender Haltung kann ein Kind schon über geraume Zeit ohne Unterstützung spielen. Das Zusammenspiel der Hände untereinander und die Koordination mit den Augen werden dabei immer besser. Es greift mit Zeigefinger und Daumen nach Gegenständen (Pinzettengriff). Das Trinken aus der Tasse braucht nur noch wenig Unterstützung, und Brotrinden oder ähnliches kann das Kind schon allein aus der Hand essen. Auch sehr feine Töne, wie das Tikken einer Uhr oder das Rascheln von Papier, werden nun aufmerksam verfolgt. Das Sprechverhalten hat sich weiterentwickelt, unter Umständen können schon kurze zweisilbige Wörter (Mama, Papa) nachgeplappert werden.

Siebte bis neunte Vorsorgeuntersuchung U7-U9. Die siebte Untersuchung sollte im Alter von 19 bis 24 Monaten vorgenommen werden, bei der achten sollte das Kind zwischen 3½ und 4 Jahre und bei der neunten ca. 5 Jahre alt sein. Auch bei diesen späten Untersuchungen steht der motorische, statomotorische und seelisch-geistige Entwicklungsstand im Vordergrund. Bei der U8 wird vor allem die Koordination von Auge und Hand sowie die Fingerfertigkeit beurteilt. Die Gleichgewichtssicherheit wird durch Einbeinstand und Hüpfen überprüft. Das Gespräch zwischen Kinderarzt und dem kleinen Probanden gibt Aufschluß über Sprachentwicklung und allgemeines Verhalten. Die derzeit letzte Untersuchung, die U9, wurde im Oktober 1989 in das Vorsorgeprogramm aufgenommen. Sie soll den Zeitraum zwischen der U8 und der Einschulungsuntersuchung verkürzen. Hier festgestellte Störungen oder Erkrankungen können nämlich bis zum Beginn der Schule schon therapiert und spätere Lernbehinderungen möglicherweise vermieden werden. Der Schwerpunkt liegt hierbei auf der Überprüfung der Sinnesorgane, insbesondere durch Seh- und Hörtests. Auch die Prüfung des Nervensystems und der motorischen Fähigkeiten des Kindes sollte mit einbezogen werden.

Neugeborenen-Screening

Das Neugeborenen-Screening ist eine Reihenuntersuchung zum Ausschluß von angeborenen Stoffwechselerkrankungen. Ziel der Untersuchung ist die vollständige und frühzeitige Erfassung aller Neugeborenen mit behandelbaren endokrinen und metabolischen Erkrankungen. Eine Kommission der zuständigen wissenschaftlichen Fachgesellschaften (Pädiatrische Endokrinologie, Deutsche Gesellschaft für Kinderheilkunde und Jugendmedizin, Deutsche Gesellschaft für Neugeborenenscreening u.a.m.) hat für das Neugeborenen-Screening die "Richtlinien zur Organisation und Durchführung des Neugeborenen-Screenings auf angeborene Stoffwechselstörungen und Endokrinopathien in Deutschland" herausgegeben. Die darin festgeschriebenen Standards zum Umfang, Zeitpunkt, Probengewinnung und -versand, Befundrücklauf und Dokumentation sind auch für die Hebamme bindend.

Die Hebamme, die die Geburt geleitet hat, oder das Krankenhaus, in welchem die Geburt stattgefunden hat, sind verantwortlich für die Organisation der Screeninguntersuchungen und auch für die Einleitung von therapeutischen Maßnahmen bzw. Überweisungen zum Kinderarzt bei positiven Befunden. Die Hebamme muß sicher sein, daß die Blutprobe das Labor erreicht hat, und sie muß den Rücklauf der Ergebnisse kontrollieren.

Umfang des Screenings: In allen Bundesländern wird derzeit die Früherkennung der Phenylketonurie (PKU), Galaktosämie und Hypothyreose durchgeführt. In einigen Bundesländern wird zusätzlich die Früherkennung des Biotinidasemangels und Adrenogenitalen Syndroms (AGS) durchgeführt. Einige Labore bieten den Einsendern darüber hinaus noch die Untersuchung auf die Ahornsirup-Krankheit oder die Homozystinurie an. Die Entwicklung in der Medizintechnik wird es in Kürze ermöglichen, eine größere Anzahl von Krankheitssyndromen durch neue hochempfindliche Tests früh zu entdecken.

Zeitpunkt des Screenings. Routinemäßig wird die Probeentnahme zwischen dem 4. bis maximal 7. Lebenstag vorgenommen. Bei einer Probeentnahme innerhalb der ersten 48 Lebensstunden *muß* ein Zweitscreening durchgeführt werden. Bei einer Probeentnahme zwischen 48 und 72 Stunden wird ein Zweitscreening *empfohlen*.

Probengewinnung und -versand: Es dürfen nur Filterpapiertestkarten des untersuchenden Labors benutzt werden (die Testkarten können Hebammen von den Laboren kostenlos beziehen). Geeignet ist Kapillarblut aus der Ferse oder auch venöses Blut (EDTA-Blut ist nicht geeignet). Die Blutstropfen müssen die markierten Kreise vollständig ausfüllen, und auch die Rückseite der Filterkarte muß innerhalb der markierten Fläche vollständig durchtränkt sein. Die Testkarten müssen vor dem Versand gut getrocknet sein, allerdings ohne äußere Wärmezufuhr. Sie müssen noch am Tag der Blutabnahme an das Labor weitergeschickt werden. Das Sammeln von Blutproben ist unzulässig. In Einzelfällen, z.B. vor Feiertagen oder am Wochenende, mag es günstiger sein, die Karte bis zum bestmöglichen Transportzeitpunkt im Kühlschrank zu lagern, denn hohe Lagerungstemperaturen (z.B. Wärmeeinwirkung durch sonnenbestrahlte Briefkästen) sollten vermieden werden. Die Testkarten und das Begleitschreiben müssen folgende Daten enthalten:

- Stammdaten des Kindes
- Datum und Uhrzeit der Geburt
- Datum und Uhrzeit der Blutabnahme
- Adresse und Telefonnummer der Mutter
- Adresse und Telefonnummer der einsendenden Hebamme bzw. des Krankenhauses
- Ernährungsstörungen, z.B. fehlende Zufuhr von Milch
- Frühgeburten (mit Angabe der Schwangerschaftswoche)
- Kennzeichnung von Mehrlingen

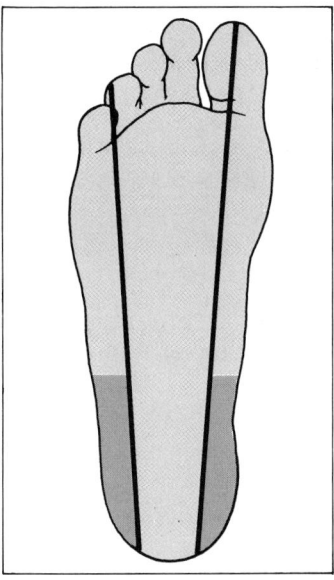

Abb. 7.17 Korrekte Punktionsstellen zur Entnahme von Fersenblut (dunkel gerastert).

Material für die Entnahme von Fersenblut
- Lanzette
- Tupfer
- Hautdesinfektionsmittel
- Testkarte
- Pflasterstreifen

Vorgehen
- Die Ferse soll warm und gut durchblutet sein, ein warmes Fußbad erleichtert die Blutentnahme.
- Die Mutter kann ihr Neugeborenes auf den Arm nehmen (vertikale Position).
- Leichtes Stauen der Ferse.
- Nach Desinfektion mit einem kurzen Einstich die Ferse punktieren, dabei auf die korrekte Punktionsstelle achten (Abb.7.17), die Lanzette rechtwinklig zur punktierenden Fläche halten (Abb. 7.18 a,b).
- Den ersten Tropfen Blut abwischen (Desinfektionsmittelrückstände).
- Das Blut auf die Testkarte tropfen lassen.
- Punktionsstelle kurz komprimieren, Blutreste abwischen, mit einem Pflaster bedecken.
- Zur Beruhigung des Neugeborenen kann es kurz angelegt werden.

Befundrücklauf und Dokumentation: Die Hebamme muß - ebenso wie das Krankenhaus - die Blutabnahme, den Versand und den Befundrücklauf dokumentieren. Normalerweise werden alle normalen Befunde innerhalb einer Woche der einsendenden Stelle mitgeteilt. Bei positiven Befunden informiert der Laborarzt den Einsender telefonisch. Damit nichts übersehen werden kann, muß die Hebamme auch die negativen Befunde dokumentieren und gegebenenfalls die fehlenden Ergebnisse vom Labor anfordern. Die Eintragungen sind in der Karteikarte der Hebamme und im gelben Kindervorsorgeheft vorzunehmen.

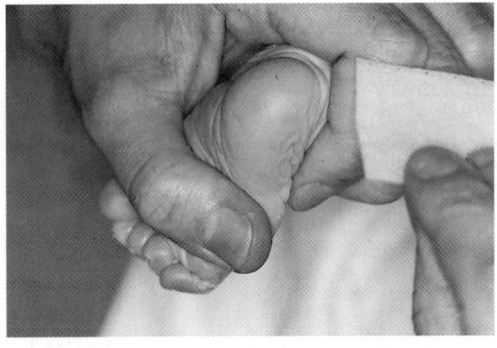
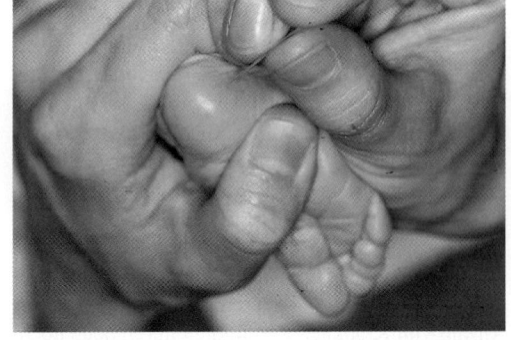

a) b)

Abb. 7.18 a,b Korrektes Halten von Ferse und Lanzette bei der Punktion.

Prophylaxen

Vitamin-K-Prophylaxe. Die Maßnahmen zur Verhütung einer späteren **Vitamin-K-Mangelblutung** werden immer noch kontrovers diskutiert. Die Eltern sind über die Prophylaxemaßnahmen aufzuklären und können sich dann per Unterschrift einverstanden erklären. Menge und Form der Vitamin-K-Verabreichung sind im gelben Kindervorsorgeuntersuchungsheft einzutragen. Von 1986 bis 1992 haben aufgrund einer Empfehlung der Ernährungskommission der Deutschen Gesellschaft für Kinderheilkunde alle Neugeborenen parenteral Vitamin K erhalten (s.c. oder i.m.). Dadurch konnten mit an Sicherheit grenzender Wahrscheinlichkeit spätere Vitamin-K-Mangelblutungen verhindert werden. Im Sommer 1992 wurde allerdings eine britische Studie veröffentlicht, die einen Zusammenhang zwischen intramuskulärer Vitamin-K-Prophylaxe und Krebs im Kindesalter sah. Weitere Studien kommen zu widersprüchlichen Ergebnissen. Bis dieser Punkt geklärt ist, empfiehlt die Kommission:

- Alle Neugeborenen erhalten weiterhin Vitamin K zur Prävention einer späteren Vitamin-K-Mangelblutung.
- Alle gesunden Neugeborenen erhalten am 1. Lebenstag eine orale Dosis von 1 mg Konakion® (1 Tropfen). Bei der U2 und U3 erfolgt die zweite und dritte orale Gabe von jeweils 1 mg Vitamin K.
- Insbesondere ausschließlich mit Muttermilch ernährte Säuglinge haben ein höheres Risiko, an einer späten Vitamin-K-Mangelblutung zu erkranken. Es handelt sich dabei häufig um Hirnblutungen mit überwiegend letalem Verlauf. Industriell hergestellte Säuglingsnahrung ist mit Vitamin K supplementiert (3 bis 6 mg/100ml). Muttermilch enthält im Gegensatz dazu eine um den Faktor 10 bis 20 niedrigere Vitamin-K-Konzentration (0,3 mg/100ml).
- Kranke Neugeborene, bei denen eine orale Gabe nicht möglich ist, sollen bei der Geburt Vitamin K parenteral verabreicht bekommen (100 bis 200 mg Vitamin K = 0,05-0,1 ml Konakion® i.m. oder s.c.). Weitere Vitamin-K-Gaben sind notwendig und erfolgen in Abhängigkeit vom klinischen Zustand des Neugeborenen.

Vitamin-D-Mangel-Prophylaxe. Zur Vorbeugung gegen die **Vitamin-D-Mangelrachitis** ist eine orale Substitution mit **Vitamin D_3** angezeigt. Jedes Neugeborene erhält im ersten Lebensjahr (und eventuell auch im 2. Winter) von der 2. Lebenswoche an täglich 500 IE Vitamin D_3. Die in der Muttermilch und Säuglingsnahrung enthaltene Menge an Vitamin D_3 reicht nicht aus, um den Mindestbedarf (die Deutsche Gesellschaft für Ernährung empfiehlt für Säuglinge die tägliche Zufuhr von 10 µg Vitamin D_3 pro Tag) zu decken.

Das über die Nahrung aufgenommene Vitamin D_3 wird im Darm resorbiert. In Leber und Niere entstehen aus dem Vitamin wirksamere Folgeprodukte, die im Darm für eine verstärkte Kalziumresorption sorgen. Vorstufen des Vitamins D_3 können auch im Körper selbst hergestellt werden, müssen aber erst in der Haut durch den UV-Anteil des Tageslichts in Vitamin D_3 umgewandelt werden. Bei Lichtmangel (vor allem im Winter) entsteht zu wenig körpereigenes Vitamin D_3, und so kann es ohne zusätzliche Vitamin-D_3-Gabe zu Kalziummangel kommen. Dieser wiederum führt zu einer mangelhaften Verknöcherung der Knorpelsubstanz des Knochengerüsts und damit zu den für die Rachitis typischen Knochenverformungen.

Vitamin D_3 soll bei Milchernährung erst 2 Stunden nach der Nahrungsaufnahme verabreicht werden. Die Gabe erfolgt oral, am besten wird die Tablette zuvor zerdrückt und in etwas Tee aufgelöst.

Die Rachitisprophylaxe wird heute meist mit einer **Kariesprophylaxe** kombiniert. Dafür gibt es Vitamin-D-Präparate, die 0,25 mg Fluorid pro Tablette enthalten (z.B. D-Fluoretten®, Fluor-Vigantoletten®). Die Kariesprophylaxe wird kontrovers diskutiert. Zahnärzte sprechen sich für eine generelle Prophylaxe ab der 2. Lebenswoche bis zum 6. Lebensjahr aus. Es ist zu beachten, daß wir über Trink- und Mineralwasser sowie über Nahrungsmittel (z.B. Süßwaren, Gummibärchen, Gelatine) Fluor aufnehmen. In jedem Fall sollten die Eltern über vorbeugende Verhaltensmaßnahmen aufgeklärt werden: zuckerarme Ernährung, keine gesüßten Tees als Einschlafhilfen, keine Teeflaschen als Tröster, frühzeitige Zahnpflege mit fluorierter Zahncreme.

Impfungen

Impfungen im Säuglingsalter sollen vor Infektionskrankheiten und deren möglichen Komplikationen schützen. Das Ziel ist eine alle Kinder umfassende Durchimpfung, um die Ausbreitung von Infektionskrankheiten einzuschränken bzw. zu verhindern. Die Impfungen werden von immer mehr Fachpersonen und auch von den Eltern in Frage gestellt. Die Abwägung des Nutzens gegen mögliche Impfkomplikationen ist schwierig und kann meist nur im Einzelfall gelöst werden. Derzeit gibt es in Deutschland keine gesetzliche Grundlage für das Impfen, die Teilnahme an den Impfungen ist freiwillig.

Die **Tuberkuloseimpfung** kann schon in der ersten Lebenswoche erfolgen. Da die Infektionsrate in der Bundesrepublik gering ist, wird heute nur noch bei besonderer Tuberkulosegefährdung eine Schutzimpfung durchgeführt. Dazu zählen Kinder, die unter schlechten hygienischen Lebensbedingungen oder in Regionen mit hoher Tuberkuloserate aufwachsen, ferner Kinder, in deren Lebensraum Tuberkulosekranke sind oder deren Kontaktpersonen mit Tbc-Material oder -Patienten arbeiten. Die Impfung erfolgt mit apathogenen Tuberkelbakterien (**B**acille **C**almette-**G**uérin, BCG) und muß streng intrakutan verabreicht werden. Die Impfstelle liegt gewöhnlich im oberen äußeren Drittel des linken Oberschenkels. Die Aufklärung und die Durchführung der Impfung obliegen grundsätzlich dem Arzt. Bis zu sechs Wochen nach der Impfung muß ein Kontakt mit ansteckungsgefährdeten Personen unterbleiben. Als erste Reaktion zeigt sich nach etwa vier Wochen an der Impfstelle ein braunrotes Knötchen, das aufbrechen und nässen kann. Es heilt langsam ab, und zurück bleibt eine etwa stecknadelkopfgroße weiße Narbe. Nach ungefähr drei Monaten erfolgt die Tuberkulinprüfung. Falls sie negativ ausfällt, muß die Impfung wiederholt werden. Ist der Tuberkulintest aber positiv, ist für etwa acht Jahre ein Schutz vorhanden. Die Impfung darf nur mit dem Einverständis der Eltern durchgeführt werden und muß im Impfpaß dokumentiert werden.

Ab dem 3. Lebensmonat erfolgen die **Impfungen nach den Empfehlungen der Ständigen Impfkommission** (STIKO, Impfkalender für Kinder und Jugendliche) des Robert-Koch-Institutes in Berlin (Bundesinstitut für Infektionskrankheiten und nichtübertragbare Krankheiten). Die Impftermine sind zu verschieben, wenn das Kind erkältet ist oder eine andere akute Erkrankung durchmacht. Sind Infektionskrankheiten in der Familie bzw. im Lebensraum des Impfkindes aufgetreten, ist auch dies dem Arzt vor der Impfung mitzuteilen. Der durch diese Verschiebung größere Abstand zwischen den Impfterminen wirkt sich in der Regel nicht negativ auf die Immunität aus.

Das **Impfen von allergiekranken Kindern** stellt ein besonderes Problem dar. Schutzimpfungen sollten nicht während des akuten Schubes durchgeführt werden, sondern im allergiefreien Intervall. Diphtherie- und Tetanusimpfung sowie die Polioschluckimpfung werden im allgemeinen gut vertragen. Masern-, Mumps- und Rötelimpfung erweisen sich als problematisch, wenn beim Impfkind eine Hühnereiweißallergie vorhanden ist. Vor dem Impfen sollte immer geprüft werden, auf welcher Basis die Impfstoffe beruhen. Impfstoffe auf Eiweißbasis sollten vermieden werden. Die BCG-Impfung beim Neugeborenen kann auch bei bekannten allergischen Erkrankungen in der Familie durchgeführt werden, da ein Neugeborenes noch nicht allergisch reagiert.

7.5
Das Reflexverhalten des Neugeborenen

Christine Mändle

Die Neugeborenenbasisuntersuchung (U2) umfaßt einen körperlichen und einen neurologischen Teil. Auch wenn diese zweite Vorsorgeuntersuchung von einem Kinderarzt durchgeführt wird, sollte die Hebamme über Notwendigkeit, Aussagefähigkeit und Verlauf der Untersuchung informiert sein. Der Arzt sieht die Neugeborenen nur während der täglichen Visiten. Die Hebamme oder die Kinderkrankenschwester dagegen kennen jedes einzelne Kind sehr viel besser, und so kommt ihren Beobachtungen große Bedeutung zu. In der Wochenbettnachsorge nach einer ambulanten Geburt ist es vor allem die Hebamme, die Auffälligkeiten erkennen und gegebenenfalls die kinderärztliche Untersuchung einleiten muß. Das Erkennen eines von der Norm abweichenden Verhaltens ist somit von erheblicher praktischer Bedeutung, und so sollen hier die dafür wesentlichen Körperhaltungen und Reflexe der Neugeborenenphase beschrieben werden.

Allgemeine Untersuchungsbedingungen

- Die Untersuchung sollte in einem relativ warmen (26 bis 28 °C), aber nicht zu warmen Raum vorgenommen werden, damit die kindlichen Reaktionen nicht durch Temperaturreize beeinflußt werden; z.B. würde ein Heizkörper in unmittelbarer Nähe das Neugeborene schläfrig machen. Darüber hinaus sollte der Raum hell, aber ohne irritierendes Licht sein.
- Die Handgriffe bei den verschiedenen Tests sollten standardisiert sein, um reproduzierbare Ergebnisse zu bekommen.
- Es müssen zuerst jene Tests durchgeführt werden, die den Zustand des Kindes am wenigsten beeinflussen. Reflexe, die das Kind zum Weinen bringen könnten, werden erst zum Schluß ausgelöst.
- Wenn es nicht zwingend notwendig ist, sollte die neurologische Untersuchung nicht vor dem 3. Lebenstag durchgeführt werden. Das Verhalten wechselt in den ersten Lebenstagen sprunghaft zwischen ruhigem Schlaf und voller Aktivität. Die Reaktionen werden außerdem noch stark von der physiologischen Anpassung an das extrauterine Leben beeinflußt; mitunter wirken Medikamente und Narkosemittel nach.
- Der optimale Untersuchungszeitpunkt liegt etwa zwei Stunden nach der Fütterung. Dann ist die Wahrscheinlichkeit am größten, daß das Kind wach bleibt und nicht vor Hunger schreit.
- Der Untersucher sollte sich zuvor eingehend über die Vorgeschichte des zu untersuchenden Neugeborenen informieren: allgemeines Verhalten, Art und Menge der aufgenommenen Nahrung, Beschaffenheit der Stühle, eventuelle Neigung zum Erbrechen, Körpertemperatur, Bilirubingehalt, Medikamente während der Schwangerschaft und Geburt, Schwangerschafts- und Geburtsverlauf, Asphyxie, Apgar- und pH-Werte.

Untersuchungsverlauf

Die neurologische Untersuchung besteht aus zwei Teilen:
- Beobachtung im Schlaf- und Wachzustand
- Aktive Untersuchung, Überprüfung der Reflexe

Im **Schlaf** reagiert das gesunde Neugeborene auf leichte Reize mit ungezielten Bewegungen, durch stärkere Reize ist es weckbar. Es nimmt die typische Ruhehaltung ein: die Oberarme sind leicht abduziert, die Unterarme halb flektiert und die Händchen meistens zur Faust geschlossen (Abb.7.19). Die Beine sind in Hüft- und Kniegelenk leicht flektiert und in Rückenlage leicht abduziert (Abb.7.20a). Nach Beckenendlage ("extended legs") sind die Beine in den Kniegelenken gestreckt und in den Hüftgelenken verstärkt gebeugt.

Diese Haltung des schlafenden Neugeborenen ist auch im **Wachzustand** zu sehen, sofern die äußeren Reize gering sind. Häufige, kleine Spontanbewegungen der Extremitäten werden bei Erregung zunehmend stärker, zum Teil sind rhythmische Bewegungen der Extremitäten, des Kopfes und der Gesichtsmimik zu beobachten. Das gesunde Neugeborene schreit mit kräftiger Stimme, nicht selten mit einem feinschlägigen Tremor (unwillkürliches Zittern).

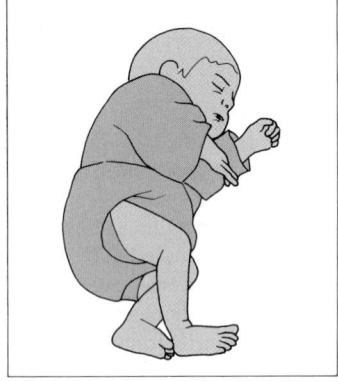

Abb. 7.19 Schlafhaltung eines gesunden, reifen Neugeborenen.

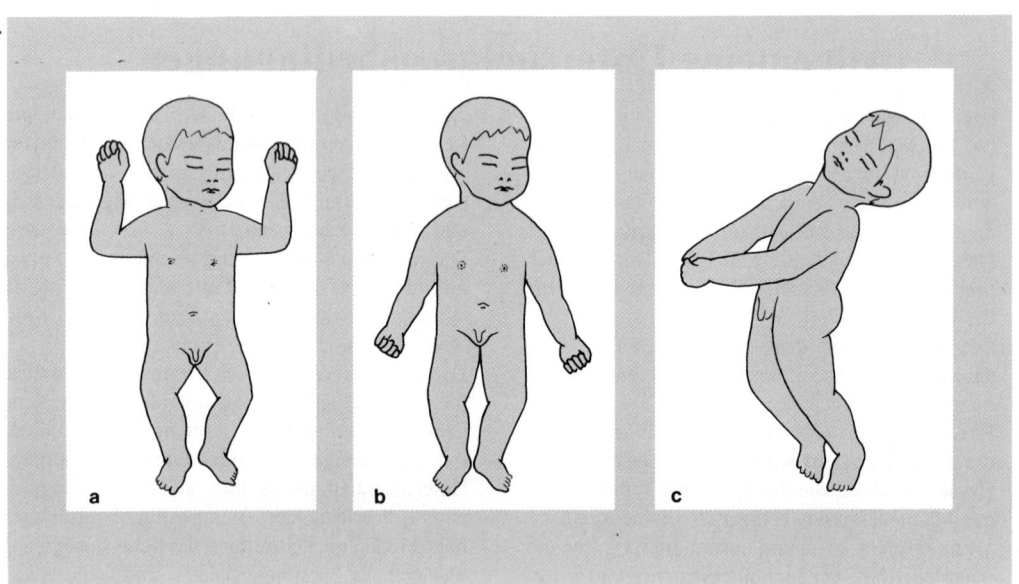

Abb. 7.20a Haltung bei Normotonie, b Haltung bei Hypotonie, c Haltung bei Hypertonie.

Ein **somnolentes** (d.h. krankhaft schläfriges) Kind reagiert vermindert und verlangsamt, ist bewegungsarm und schlaff, sein Blick wirkt starr und der Gesichtsausdruck gequält. Es schreit schwach, stöhnt oder wimmert. Neugeborene mit erhöhter Reizempfindlichkeit und Reflexübererregbarkeit (**Hyperexzitabilität**) schreien dagegen schrill oder klirrend. Langsamer Tremor mit hoher Amplitude kann Ausdruck einer Krampfbereitschaft sein.

Die Körperhaltung und der Widerstand gegen passive Bewegungen ergeben Aufschluß über den **Muskeltonus**. Beim Hochziehen an den Armen in die Sitzhaltung bleiben bei **normalem Muskeltonus** die Arme in den Ellenbogengelenken leicht gebeugt, der Kopf kann nur einige Sekunden aufrecht gehalten werden. Bei **hypotonem Muskeltonus** bleiben die Arme gestreckt, die Halsmuskulatur ist schlaff (Abb.7.20b). Die Gelenke sind dabei oft hyperflexibel (überbeweglich), die spontanen Bewegungen reduziert oder verlangsamt. Beim **hypertonen Muskeltonus** ist beim Hochziehen eine stärkere Flexion in den Ellenbogengelenken zu beobachten, gleichzeitig ist die Rumpfmuskulatur überstreckt. Eine leichte Opisthotonushaltung (durch Hypertonus der Rumpfmuskulatur verursachte starke Körperbeugung nach hinten) ist auch in den ersten Lebenstagen nach einer Geburt aus Deflexionslage zu beobachten (Abb.7.20c).

Muskeltonus und Motorik können auch durch das **"Zurückfedern der Arme"** überprüft werden. Das Kind ist dabei wach und in Rückenlage. Nach dem Strecken beider Arme in den Ellenbogengelenken wird plötzlich losgelassen. Bei normalem Tonus werden die Arme rasch flektiert, bei Hypotonus ist diese Reaktion nur schwach oder gar nicht vorhanden, bei einem Hypertonus ist das Zurückfedern besonders kräftig. Schließlich sei noch die **"Haltung in Schwebelage"** erwähnt. Das Kind liegt hier auf dem Bauch, wird mit beiden Händen am Brustkorb umfaßt und in die Schwebe gehoben. Bei normalem Tonus kann der Kopf für einige Sekunden gehalten werden: die Extremitäten sind tonisiert. Bei Hypotonie aber hängen Kopf und Extremitäten schlaff herab, bei Hypertonie dagegen ist eine verstärkte Streckhaltung bis hin zum Opisthotonus zu beobachten. Auch auf Asymmetrien in Körperhaltung und Bewegung ist zu achten. Sie können ein Hinweis auf Lähmungen und Frakturen sein.

Reflexe

Fußgreifreflex
- Ausführung: Wachzustand, symmetrische Rückenlage, der Untersucher drückt die Daumen gegen die Fußballen.
- Reaktion: Alle Zehen werden plantar (zur Fußsohle hin) gebeugt (Abb.7.21).
- Bedeutung: Diese Reaktion fehlt bei Rückenmarksverletzungen.

Babinski-Reflex
- Ausführung: Rückenlage, der Untersucher streicht mit dem Fingernagel von der kleinen Zehe zur Ferse hin. Der Reiz muß ein Kratzen (kein Drücken!) sein.
- Reaktion: Dorsalflexion der großen Zehe (d.h. sie wird zum Fußrücken hin gebeugt) und Spreizen der übrigen Zehen (Abb.7.22).
- Bedeutung: Man achte auf Asymmetrien, der Reflex fehlt bei Rückenmarksläsionen und schwer apathischen Kindern.

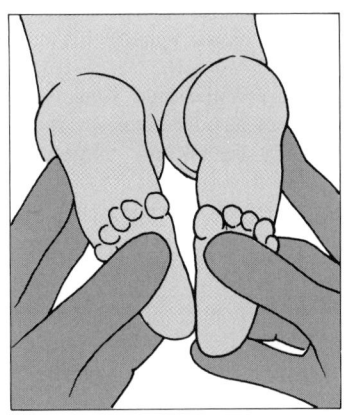

Abb.7.21 Fußgreifreflex.

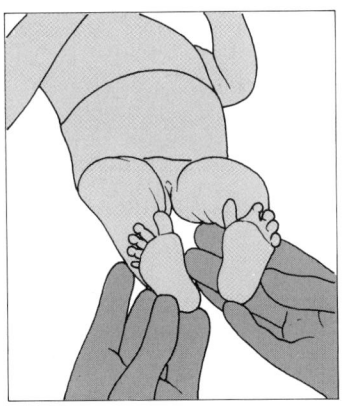

Abb.7.22 Babinski-Reflex.

Fluchtreflex

- Ausführung: Ruhiger Wachzustand, Rückenlage, leichtes Kratzen an der Fußsohle mit dem Fingernagel oder einem Holzspatel.
- Reaktion: Fluchtartiges Zurückziehen des Beines mit Beugung in der Hüfte, im Knie und im Sprunggelenk (Abb.7.23a,b).
- Bedeutung: Bei Steißlagen kann der Reflex fehlen, ebenso bei Spina bifida und anderen Rückenmarksläsionen.

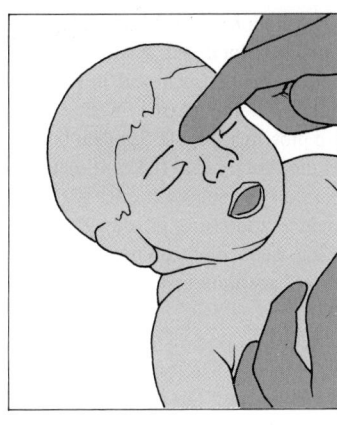

Abb.7.24 Glabella-Reflex.

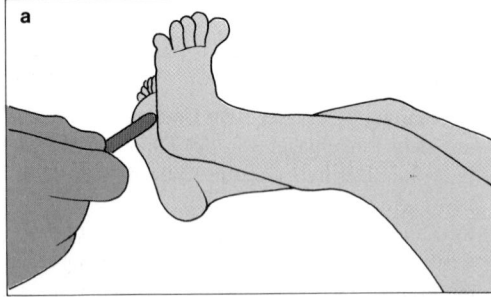

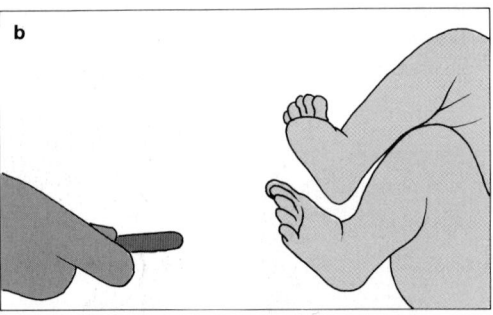

Abb.7.23 Fluchtreflex: a Reizung, b Reaktion.

Galant-Reflex

- Ausführung: Symmetrische Bauchlage, mit dem Fingernagel streicht man parallel zur Wirbelsäule über die Rückenhaut, von der Schulter bis zum Beckenkamm.
- Reaktion: Biegung der Wirbelsäule, Konkavität (Wölbung nach innen) auf der gereizten Seite; häufig wird sogar der Kopf mitgedreht (Abb.7.25a,b).
- Bedeutung: Bei Defekt des Rückenmarks hört die Reaktion in Höhe der Läsion auf.

Glabella-Reflex

- Ausführung: Rückenlage, das Kind darf nicht weinen, leichter Schlag mit dem Finger auf die Glabella (die unbehaarte Stelle zwischen den Augenbrauen).
- Reaktion: Rasches, nur kurz dauerndes Zukneifen der Augen (Abb.7.24).
- Bedeutung: Bei Fazialisparesen kommt es zu asymmetrischen Reaktionen, bei apathischen Kindern zu abgeschwächten oder ganz fehlenden Antworten.

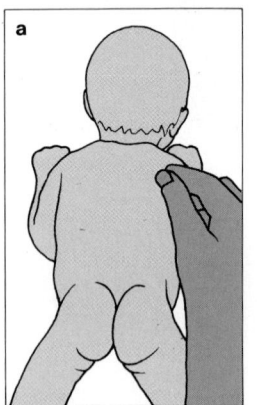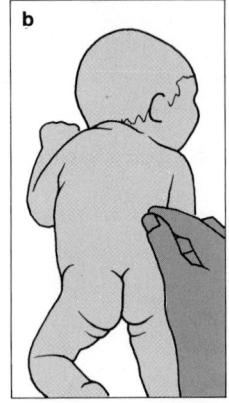

Abb.7.25 Galant-Reflex. a Reizung, b Reaktion.

7.5 Das Reflexverhalten des Neugeborenen

Optischer Blinzelreflex
- Ausführung: Bei geöffneten Augen einen Lichtstrahl auf je ein Auge richten.
- Reaktion: Die Lider werden rasch geschlossen.
- Bedeutung: Reaktion fehlt bei Kindern mit gestörter Lichtwahrnehmung.

Stehbereitschaft
- Ausführung: Man hält das Kind unter den Schultern und um die Brust fest, der Kopf wird im Nakken mit dem Daumen gestützt, dann führt man das Kind so an den Rand einer Tischplatte, daß der Fußrücken sie berührt.
- Reaktion: Das Bein wird hochgezogen und der Fuß flach auf die Unterlage gesetzt (Abb. 7.26a,b).
- Bedeutung: Bei Kindern mit Hypotonie oder Lähmungen nicht auslösbar.

Akustischer Blinzelreflex
- Ausführung: In einigem Abstand vom kindlichen Kopf kräftig in die Hände klatschen.
- Reaktion: Die Augen werden rasch geschlossen.
- Bedeutung: Reaktion fehlt bei hörgeschädigten Kindern.

Schreitbewegungen
- Ausführung: Das Kind wird wie bei der Kontrolle der Stehbereitschaft gehalten, die Füße berühren den Untersuchungstisch. Beginnt das Kind zu schreiten, unterstützt man diese Bewegungen langsam.
- Reaktion: Das Kind beginnt zu laufen (abwechselnde Schreitbewegungen beider Beine) (Abb. 7.27a,b).
- Bedeutung: Fehlt bei Kindern nach Beckenendlage, bei apathischen und schlaffen Neugeborenen.

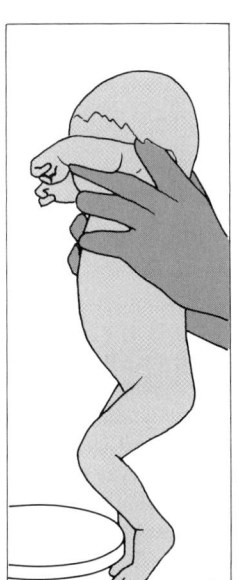 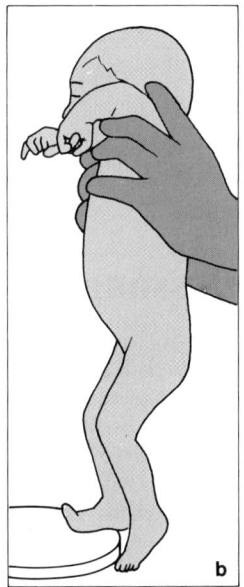 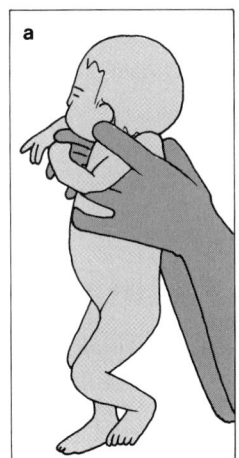 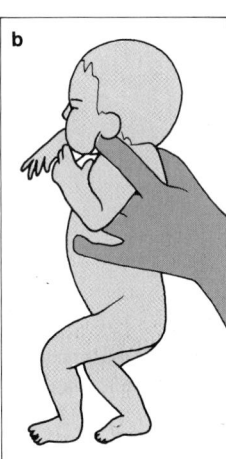

Abb. 7.26 Stehbereitschaft. a Auslösung, b Reaktion im rechten Bein.

Abb. 7.27a,b Phasen der Schreitbewegungen.

Moro-Reaktion
- Ausführung: Rückenlage, Hände vor oder neben der Brust, Kopf genau in der Mittellinie. Der Untersucher hält das Kind hoch und löst den Reflex durch rasches Zurückfallenlassen aus.
- Reaktion: 1. Phase: Abduktion der Arme in den Schultern, 2. Phase: Streckung der Arme in den Ellenbogengelenken, 3. Phase: Beugung der Arme, die dadurch wieder in die Ruhehaltung gebracht werden (Umklammerung) (Abb.7.28a,b).
- Bedeutung: Es ist auf Asymmetrien zu achten, die durch Klavikulafraktur (Schlüsselbeinbruch) oder Plexusschädigung (Nervenverletzung) verursacht sein können. Übererregbare Kinder haben eine sehr starke Reaktion, evtl. mit Klonus. Im allgemeinen gilt, daß ein schwacher oder fehlender Moro-Reflex ein Zeichen neurologischer Dysfunktion ist.

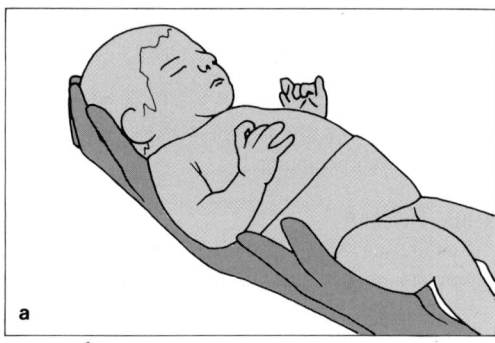

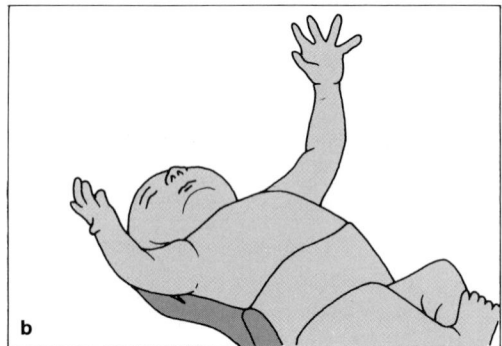

Abb.7.28 Moro-Reaktion. a Haltung, b Reaktion.

Zusammenfassung

Am Ende der neurologischen Untersuchung ist der beobachtete Zustand des Nervensystems präzise zu dokumentieren. Mit der Untersuchung werden jene Kinder ausfindig gemacht, deren weitere Entwicklung besonderer Aufmerksamkeit und Nachsorge bedarf. Ein als pathologisch eingestufter neurologischer Befund besagt nicht, daß das Kind auch wirklich geschädigt ist. Die Befunde sind immer wieder zu kontrollieren. Oft entwickelt sich ein Kind im weiteren Verlauf unauffällig. Die Kompensationsfähigkeit des Nervensystems ist individuell sehr verschieden, die Schwankungsbreiten sind groß und lassen keine neurologische Langzeitprognose zu. Je eher jedoch das neurologisch auffällige Kind eine Frühtherapie erhält, desto größer sind die Chancen einer Heilung.

Literatur

Enkin M, Keirse M, Renfrew M, Neilson J. A Guide to Effective Care in Pregnancy and Childbirth. 2nd edition. Oxford, New York, Tokyo, Toronto: Oxford University Press 1995; 331-48.

Michie M. The Normal Baby. In: Myles Textbook for Midwives. Bennet VR, Brown LK, eds. 12th ed. Edinburgh, London, Madrid, Melbourne, New York, Tokyo: Churchill and Livingstone 1993.

Niessen K-H. Pädiatrie. 3. Aufl. Weinheim: VCH Verlagsgesellschaft 1993.

Prechtl H, Beintema D. Die neurologische Untersuchung des reifen Neugeborenen. 2. Aufl. Stuttgart: Thieme 1976.

Simon C. Pädiatrie. 7. Aufl. Stuttgart, New York: Schattauer 1995.

8
Regelwidrige Schwangerschaft

8.1
Störungen in der Frühschwangerschaft

8.2
Schwangerschaftsspezifische Erkrankungen

8.3
Krankheit und Schwangerschaft

8.4
Infektionen in der Schwangerschaft

8.5
Blutgruppenunverträglichkeit

8.6
Pathophysiologie in der zweiten Schwangerschaftshälfte

8.1
Störungen in der Frühschwangerschaft
Christine Mändle

Schwangerschaft ist ein besonderer Zustand im Leben einer Frau, der physiologische Veränderungen mit sich bringt und zu besonderen Belastungen ihres Organismus führt. Er kann zu Erkrankungen führen, die therapiebedürftig sind.

Sowohl durch schon vor der Schwangerschaft bestehende als auch durch neu auftretende Erkrankungen können zusätzliche Risiken für Mutter und Kind entstehen. Davon betroffene Schwangere bedürfen einer besonderen Betreuung und Überwachung.

Nach der Definition der WHO muß die Hebamme im Rahmen ihrer Berufsausübung jederzeit die Warnzeichen anomaler oder anomal erscheinender Befunde, die die Hinzuziehung eines Arztes erfordern, erkennen können. In Notfällen muß sie außerdem bis zum Eintreffen des Arztes helfen können.

Beim Auftreten von Regelwidrigkeiten erhöht sich die psychische Belastung der Frauen, was eine besonders sensible Begleitung durch Arzt und Hebamme erforderlich macht.

Trophoblasterkrankungen

Unter dem Begriff "Trophoblasterkrankungen" werden alle Anlage- und Entwicklungsstörungen des Trophoblasten zusammengefaßt. Genaugenommen handelt es sich um eine Erkrankung beziehungsweise Entartung der Chorionzotten.

Häufigkeit. Trophoblasterkrankungen treten in Europa und Amerika im Verhältnis von 1 Mole auf 2000 Geburten auf. In Asien liegt die Häufigkeit mit 1:125 wesentlich höher.

Ursachen. Die Ätiologie ist unbekannt. Es werden Infektionen, wie z.B. Toxoplasmose und chromosomale Anomalien, diskutiert.

Blasenmole - *Mola hydatidosa*

Bei der Blasenmole kommt es zur blasenartigen Degeneration der Chorionzotten. Die Veränderungen können sich auf Teile der Plazenta beschränken oder den gesamten Trophoblasten erfassen. Im Gegensatz zur normalen Entwicklung entartet der Zottenbaum: Die Zottenäste verdicken sich, es kommt zu blasigen Auftreibungen der Zotten, die Kirschkern- bis Bohnengröße annehmen können. Derartig veränderte Zotten können ihre eigentliche Funktion nicht wahrnehmen. Der Embryo wird nicht mehr ernährt, er stirbt ab und wird resorbiert.

Klinische Symptome:
- Das führende klinische Symptom sind Blutungen, die an einen *Abortus imminens* denken lassen.
- Bei der vaginalen Untersuchung ist der Uterus auffallend weich und deutlich größer als von der Schwangerschaftswoche her zu erwarten wäre.
- Die Ovarien können vergrößert sein.
- Mit der Doppler-Sonographie lassen sich keine fetalen Herzaktionen nachweisen.
- Bei der Ultraschalluntersuchung finden sich keine embryonalen oder fetalen Strukturen. Stattdessen dominiert ein diffus flockiges Bild, das sogenannte "Schneegestöber-Sonogramm".
- Die HCG-Ausscheidung ins Serum ist als Folge der gesteigerten hormonellen Aktivität des Molengewebes abnorm hoch.
- In seltenen Fällen kommt es zum Abgang von Bläschen.

Therapie: Ist die Diagnose gesichert, soll der Uterus umgehend entleert werden.

Bei bereits in Gang gekommenem Abortgeschehen (Blutung, Abgang von Bläschen) erfolgt das Absaugen der Mole mittels Vakuumtechnik. Die Ausräumung ist außerordentlich gefährlich, denn die weiche, dünne Uteruswand ist leicht perforierbar. Die Gefahr einer massiven Blutung aus den Uterusgefäßen ist groß.

In allen Fällen wird folgendermaßen vorgegangen:
- Intravenöser Zugang; Blutentnahme für Kreuzprobe, Blutbild, Titerbestimmungen von Gerinnungsfaktoren und Serumelektrolyten.
- Infusion von Prostaglandin, z.B. Nalador®, gegebenenfalls ergänzende Wehenmittelgabe.

- Nach Spontanausstoßung sorgsame Kürettage bei vorheriger Verabreichung von Kontraktionsmitteln.
  Oder (z.B. beim Versagen der vorherigen Methode):
- "Cervix-softening" mittels Prostaglandinapplikation.
- Anschließend behutsame Dilatation und Saugkürettage bei gleichzeitiger Kontraktionsmittelgabe. Die histologische Untersuchung des Abortmaterials ist unabdingbar. Da eventuell zurückgebliebenes Molengewebe maligne entarten kann, ist die Patientin über 1 bis 2 Jahre hinweg streng zu überwachen. Drei bis 4 Wochen nach der primären Abrasio erfolgt eine erneute Kürettage mit histologischer Untersuchung des Materials. HCG-Bestimmungen sind während der ersten drei Monate wöchentlich vorzunehmen, im weiteren Verlauf der Nachbetreuung in vierwöchentlichen Abständen. Bleibt der Test positiv oder steigt das HCG sogar wieder an, spricht das für die Entwicklung eines Chorionepithelioms.

Chorionepitheliom - Chorionkarzinom

Beim Chorionepitheliom handelt es sich um einen **malignen Trophoblasttumor**, der sich
- bei Resten einer Blasenmole häufiger,
- nach Abort oder Extrauteringravidität
- und (wenn auch selten) nach einer normalen Schwangerschaft

entwickeln kann.

Chorionepitheliome sind nicht einheitlich. Man unterscheidet Low-risk- und High-risk-Fälle. Vor allem bei letzteren können sich die karzinogenen Wucherungen in kurzer Zeit ausbreiten. Sie haben eine metastasierende Tendenz mit oft tödlichem Ausgang. Die Behandlungsmöglichkeiten sind sehr eingeschränkt, lediglich die Zytostatikatherapie kann die Erkrankung eindämmen oder heilen. (Bei Low-risk-Fällen ist die Methotrexatgabe Mittel der Wahl. Bei High-risk-Karzinomen kommen Kombinationsschemata mit Actinomycin D u.a. zur Anwendung.)

Destruierende Blasenmole

Hierbei handelt es sich um eine Trophoblasterkrankung im Sinne einer Blasenmole, die sich jedoch weitaus invasiver ausbreitet als die *Mola hydatidosa*. Diese Form zeigt ein ähnliches Krankheitsbild wie das Chorionkarzinom, jedoch mit dem entscheidenden Unterschied, daß die Erkrankung gutartig verläuft. Die Therapie entspricht der des Chorionkarzinoms.

Fehlgeburt

Die **medizinische Definition** der Fehlgeburt lautet folgendermaßen: Kommt es vor der 28. Woche zum vorzeitigen Ende der Schwangerschaft, wird dies als Fehlgeburt oder Abortus bezeichnet.

Diese Definition ist veraltet und längst korrekturbedürftig. Durch die Fortschritte in der Neonatologie ist die Überlebensfähigkeit von Kindern, die zwischen der 24. und 28. Schwangerschaftswoche geboren werden, gestiegen. Das **Personenstandsgesetz** wurde 1994 dieser neuen Situation angepaßt: Ausgehend von der darin festgehaltenen Meldepflicht für Totgeborene von mehr als 500 Gramm ist jede Geburt eines toten Kindes bis zu 500 Gramm eine Fehlgeburt. Sie unterliegt nicht der Meldepflicht beim Standesamt.

Kommt es jedoch (unabhängig von Schwangerschaftswoche und Geburtsgewicht) zur Geburt eines Kindes, das eines der Lebenszeichen Herzschlag, Nabelschnurpulsation oder natürliche Lungenatmung aufweist, ist es eine Lebendgeburt, die dem Standesamt gemeldet werden muß.

Klinisch wird zwischen
- Frühabort (bis zur 16. Woche) und
- Spätabort (von der 16. bis zum Beginn der 28. Woche)

unterschieden. Weiterhin wird zwischen einem spontanen, d.h. ohne aktives Eingreifen der Schwangeren oder dritter Personen eintretenden, und einem artifiziellen (künstlichen) Abort, der legal oder illegal induziert sein kann, unterschieden.

Häufigkeit: Klinisch erfaßte Spontanaborte machen 10 bis 20% aller Schwangerschaften aus. Berücksichtigt man auch sehr frühzeitige Aborte, die ohne auffallende Symptome unbemerkt und ohne Kenntnis über die bestehende Schwangerschaft abgehen, so erhöht sich die Zahl schätzungsweise auf 30 bis 40% aller Schwangerschaften.

Ursachen: In den meisten Fällen bleibt die Ursache für eine Fehlgeburt unbekannt. Jedoch ist dieses Ereignis für die Frauen und ihre Partner, die sich das Kind gewünscht haben, ein tiefgreifendes, mit einer massiven Enttäuschung verbundenes Erlebnis. Bei den Frauen kann es die weibliche Identität und das Selbstwertgefühl belasten. Schuldgefühle und die Empfindung des "Versagthabens" können zu seelischen Konflikten führen. Die Angst vor Wiederholung ist meist groß und bedeutet oft eine erhebliche Belastung für die Partnerbeziehung. Es braucht Zeit, dieses Ereignis zu verarbeiten. Dies erfordert von den Behandelnden ein gewisses Maß an Sensibilität.

Da, je nach Abortursache, eventuell gewisse Möglichkeiten für eine vorbeugende Therapie im Hinblick auf spätere Schwangerschaften bestehen, sollte man stets eine Ursachenklärung anstreben. Meist gelingt sie aber nur zum Teil. Gewisse Rückschlüsse lassen sich aus dem Zeitpunkt der Fehlgeburt ziehen (s. Tab. 8.1).

Tab. 8.1 Beziehung zwischen Zeitpunkt und Ursache von Aborten. (Aus: Schmidt-Matthiesen H, Hepp H. Gynäkologie und Geburtshilfe. 9. Aufl. Stuttgart, New York: Schattauer 1998).

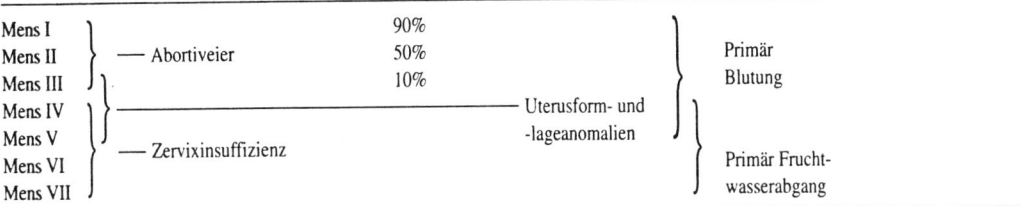

Als Ursachen kommen in Frage:
- **Immunologische Faktoren.** Ein Mangel von schwangerschaftsschützendem Faktor, dem sogenannten Early Pregnancy Factor (EPF), kann zum Spontanabort führen. Daneben wird noch eine Reihe anderer immunologischer Faktoren diskutiert.
- **Endokrine Faktoren.** Einem Großteil der habituellen Aborte liegt eine schon vor der Schwangerschaft bestehende *Corpus-luteum*-Insuffizienz zugrunde. Bei Schwangerschaften nach Sterilitätsbehandlung liegt die Abortrate ebenfalls höher.
- **Chromosomenanomalien.** Chromosomale Aberrationen sind in mehr als 50% der Fälle die Ursache für Entwicklungsstörungen der Frucht, die dann in einem Abort enden.
- **Infektionen.** Bakterielle (z.B. Toxoplasmose, Listeriose) und virale (z.B. Zytomegalie) Infektionen können zum intrauterinen Fruchttod führen.
- **Erkrankungen der Mutter.** Stoffwechselstörungen, wie z.B. *Diabetes mellitus* oder Hypothyreose, werden unter anderem für eine erhöhte Abortneigung verantwortlich gemacht. Auch psychische Faktoren werden mit dem Abortgeschehen in Verbindung gebracht. Insbesondere beim habituellen Abort ist die psychische Belastung groß, so daß Ursache und Wirkung nicht klar voneinander zu trennen sind.
- **Genitale Faktoren.** Angeborene oder erworbene Anomalien des Uterus sind häufig die Ursache für eine Fehlgeburt. Dazu zählen:
  - Mißbildungen wie *Uterus septus, Uterus bicornis,*
  - *Uterus myomatosus,*
  - Hypoplasie des Myometriums,
  - intrauterine Adhäsionen durch vorausgegangene Kürettagen,
  - Zervixinsuffizienz.
- **Andere Faktoren.**
  - Umwelteinflüsse wie chemische Substanzen in der häuslichen beziehungsweise beruflichen Umgebung der Schwangeren.
  - Gesundheitsbeeinflussende Lebensgewohnheiten, z.B. Alkohol- und Tabakkonsum, Mangelernährung, ungesunde Lebensführung.

Bei der Ursachenklärung ist behutsam vorzugehen und eine Schuldzuweisung an einen der Partner möglichst zu vermeiden. Selbst bei Aufdeckung einer Ursache heißt das nicht immer, daß es keine weiteren Störfaktoren gibt. Die Zusammenhänge sind komplex. Falls eine abstellbare Ursache zugrunde liegt, sollte dies erläutert und der Weg zur Therapie aufgezeigt werden (z.B. Uterusoperationen, Cerclage, Diabeteseinstellung).

Einteilung der Aborte

Der Frühabort kündigt sich mit einer Blutung als wichtigstem Symptom an. Der Spätabort (17. bis 28. Woche) entspricht in seinem Ablauf einer Geburt: es setzen Wehen ein, es kommt zur Dehung des Gebärmutterhalses und zum Blasensprung, zur Geburt des Feten und zur vollständigen oder unvollständigen Ausstoßung der Plazenta.

Abortivei

Beim Abortivei handelt es sich um eine nicht entwicklungsfähige Fruchtanlage, wobei der Embryoblast in den ersten Wochen zugrunde geht. Bei 50% der Abortiveier sind genetisch bedingte Schäden die Ursache. Daneben werden exogene Faktoren wie Sauerstoffmangel, Intoxikationen und Strahlenschäden als mögliche Ursachen diskutiert.

Klinische Symptome:
- Anfänglich verläuft die Schwangerschaft normal, der Schwangerschaftstest ist positiv.
- Die Patientin geht meist wegen Blutungen zum Arzt.
- Bei der vaginalen Untersuchung ist der Uterus beim Tasten kleiner als von der Schwangerschaftswoche her zu erwarten wäre.
- Mittels Ultraschalluntersuchung lassen sich keine embryonalen Herzaktionen und Bewegungen nachweisen.

In der Regel kommt es zum spontanen Frühabort oder zum verhaltenen Abort (s. S. 524).

Drohender Abort - *Abortus imminens*

Der drohende Abort ist durch folgende **Symptome** charakterisiert:
- Leichte bis mäßig starke, meist schmerzlose Blutung.
- Der Zervikalkanal ist geschlossen (s. Abb. 8.1).
- Die Uterusgröße entspricht dem Schwangerschaftsalter.
- Gelegentlich klagen die Frauen über Kreuz- und Unterleibsschmerzen.

Therapie:
- Stationäre Aufnahme.
- Bettruhe, bis die Blutung sistiert.
- Die Hormontherapie mit Progesteron wird unterschiedlich diskutiert, ein Nachweis über die Wirksamkeit hat sich nicht erbringen lassen.
- Die Wehenhemmung mit Betamimetika ist erst nach der 16. bis 18. Woche indiziert, wenn die Schwangerschaft normal und zeitgerecht entwickelt ist.

Eine gute **Prognose** für das Fortbestehen der Schwangerschaft ist dann gegeben, wenn die Blutung sistiert, die subjektiven Beschwerden nachlassen, die Sonographie regelrechte Befunde aufweist (fetale Lebensäußerungen) und die quantitativen HCG-Bestimmungen im Normbereich liegen.

In Gang befindlicher Abort - *Abortus incipiens*

Der in Gang befindliche Abort weist folgende **Symptome** auf:
- Mittelstarke bis starke Blutung, unter Umständen Abgang von Blutgerinnseln.
- Fortgeschrittene Eröffnung des Zervikalkanals (Abb. 8.1).
- Im Zervikalkanal sind Gewebeteile sichtbar, bei beginnendem Spätabort eventuell die Fruchtblase.
- Zunehmende Unterleibsschmerzen mit wehenartigem Charakter.

Therapie: Bestehen noch Chancen auf den Erhalt der Schwangerschaft, ist ein konservatives Vorgehen wie beim *Abortus imminens* angezeigt. Aufgrund der meist starken Schmerzen können Analgetika und Spasmolytika verabreicht werden. Das Abortgeschehen ist nicht mehr aufzuhalten, wenn die Blutung weiter anhält oder Gewebeteile abgehen. Nach Spontanausstoßung erfolgt eine vorsichtige Nachkürretage. Dabei sind wegen der weichen Konsistenz des abortierenden Uterus Perforationen häufiger als bei diagnostischen Ausschabungen.

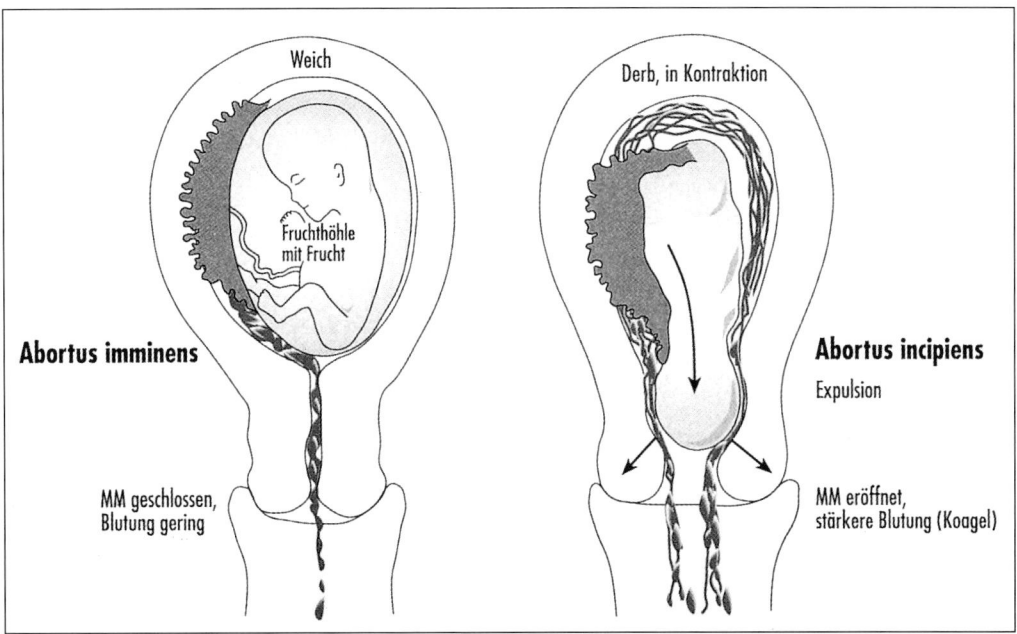

Abb. 8.1 Schematische Darstellung der Befunde beim *Abortus imminens* (links) und beim *Abortus incipiens* (rechts). (Aus: Schmidt-Matthiesen H, Hepp H. Gynäkologie und Geburtshilfe. 9. Aufl. Stuttgart, New York: Schattauer 1998)

Abgelaufener Abort

Wenn die Frucht vollständig ausgestoßen wird oder Gewebeteile abgehen, lassen die Schmerzen vorübergehend nach und die Fehlgeburt kann als abgelaufen angesehen werden.

Es wird zwischen dem ein- und zweizeitig verlaufenden Abort unterschieden. Beim Frühabort kann die Fehlgeburt **einzeitig** verlaufen, d.h. der Embryo wird mit Amnionsack und Chorionhülle komplett (*in toto*) ausgestoßen. In späteren Schwangerschaftswochen geht meist zuerst die Frucht ab, während die Nachgeburt zunächst ganz oder teilweise zurückbleibt – **zweizeitiger** Abort.

Vollständiger Abort – *Abortus completus*

Für den *Abortus completus* sind folgende **Symptome** typisch:
- Vollständig ausgestoßene Fruchtanlage, beim Spätabort zweizeitiger Abgang von Fetus und kompletter Plazenta.
- Die Blutung sistiert.
- Die Schmerzen lassen nach.
- Der Uterus ist gut kontrahiert.

Therapie: Da eine Unterscheidung, ob es sich um einen vollständigen oder unvollständigen Abort handelt, in der Praxis oft Schwierigkeiten macht und eine nur vermeintlich komplette Entleerung gefährliche Folgen haben kann, ist bis zur 20. Woche die instrumentelle Ausräumung mit der Kürette notwendig. Nach der 20. Woche kann auf die Nachkürettage verzichtet werden, wenn die ab dieser Zeit besser beurteilbare Plazenta sicher vollständig erscheint, die Blutung sistiert, der Zervikalkanal wieder verschlossen und der Uterus gut kontrahiert ist. Der Befund ist durch vaginale Sonographie zu verifizieren. Bei unsicherem Befund muß das Uteruscavum mit der stumpfen Kürette ausgeräumt werden (Cave: Perforationsgefahr).

Unvollständiger Abort – *Abortus incompletus*

Fehlt der Beweis für die Vollständigkeit eines Abortes (s.o.), so muß der Uterus in jedem Fall instrumentell ausgeräumt werden. Generell ist dafür Sorge zu tragen, daß das spontan abgegangene oder bei der Kürettage gewonnene Gewebe histologisch untersucht wird, um vielleicht Hinweise auf die Ursache der Störung zu finden.

Verhaltener Abort – Missed Abortion

Hierbei handelt es sich um eine abgestorbene, aber nicht ausgestoßene Frühschwangerschaft.
Klinische Symptome:
- Diskrepanz zwischen Uterusgröße und dem nach dem Schwangerschaftsalter zu erwartenden Befund.
- Eventuell bräunlich-schwarzer Ausfluß.

Eine **zweifelhafte Diagnose** ist gegeben, wenn
- auch bei mehrfachen Kontrollen eine Größenzunahme des Uterus ausbleibt,
- mittels Ultraschall keine Lebensäußerungen nachweisbar sind,
- die HCG-Ausscheidung im Urin negativ ist beziehungsweise die HCG-Konzentrationen im Blut absinken.

Therapie: Vor der instrumentellen Ausräumung des Uteruscavums erfolgt ein Zervix-Softening durch intrazervikale Applikation von Prostaglandin-E_2-Gel.

Febriler Abort

Von einem febrilen Abort spricht man, wenn
- die Temperatur auf 38°C und höher steigt,
- die Laborparameter (Leukozyten, CRP) einen entzündlichen Prozeß anzeigen.

Die Frauen klagen über ein allgemeines Krankheitsgefühl mit Kopfschmerzen und Erbrechen; gelegentlich kommt Schüttelfrost dazu.

Beim **unkomplizierten fieberhaften Abort** ist die Infektion auf den Uterus beschränkt, Adnexe und Peritoneum sind nicht befallen. Breitet sich die Infektion auf Adnexe, Parametrium und Pelveoperitoneum aus, spricht man von einem **komplizierten fieberhaften Abort** (*Abortus complicatus febrilis*).

Jeder zögernd abgelaufene Spontanabort vermag sich zu einem febrilen Abort zu entwickeln, was aber selten ist. Das Krankheitsbild findet sich jedoch häufiger nach induzierten illegalen Aborten.

Therapie: Die Behandlung des fieberhaften Abortes wird unterschiedlich gehandhabt. Läßt die Blutung es zu, kann eine konservative Therapie mit Antibiotika und gegebenenfalls Wehenmitteln zur Unterstützung der Spontanausstoßung angezeigt sein. Die Nachkürettage erfolgt, nachdem die Patientin fieberfrei ist. In manchen Kliniken wird unabhängig von der Blutung die sofortige Entleerung des Uterus mittels Kürette oder Vakuum-Aspiration vorgenommen.

Septischer Abort

Beim septischen Abort handelt es sich um ein äußerst ernstzunehmendes Krankheitsbild, das durch die massive Überschwemmung des gesamten Organismus mit Toxinen (bakteriellen Giftstoffen) ausgelöst wird. Es handelt sich überwiegend um die Toxine von *Escherichia coli*, Staphylokokken, Streptokokken u.a.

Klinische Symptome:
- Schwerste Beeinträchtigung des Allgemeinbefindens.
- Unruhe.
- Hohes Fieber mit Schüttelfrost.
- Tachypnoe.
- Pulsanstieg mit Blutdruckabfall.
- Zentralisation des Kreislaufs (kalte Extremitäten).
- Disseminierte intravasale Gerinnung.
- Ausfall der Nierenfunktion (Oligurie, Anurie).
- Bewußtseinsstörungen.
- Metabolische Azidose.

Der bakterielle Schock nach septischem Abort ist eine lebensbedrohliche Erkrankung mit schlechter Prognose. Die Patientin braucht Intensivüberwachung. Die **Therapie** orientiert sich an den einzelnen Symptomen des Krankheitsbildes:
- Schockbehandlung, Volumensubstitution.
- Bekämpfung der Infektion, hochdosierte Antibiotikagaben.
- Überwachung und gegebenenfalls Behandlung der Gerinnung.

- Sauerstoffzufuhr, gegebenenfalls Intubation mit Beatmung.
- Behandlung des Nierenversagens.
- Beseitigung des Infektionsherdes, Kürettage, unter Umständen Hysterektomie.

> Jede Frau mit Anzeichen eines febrilen oder gar septischen Abortes muß unverzüglich in die Klinik eingewiesen werden.

Habitueller Abort

Ein habituelles Abortgeschehen liegt vor, wenn drei aufeinanderfolgende Schwangerschaften in einem Abort enden. In der Mehrzahl der Fälle findet die Fehlgeburt vor der 12. Woche statt. Das Wiederholungsrisiko steigt mit der Zahl der Fehlgeburten. Dauert eine weitere Schwangerschaft über das 1. Trimenon hinaus an, ist das Risiko der Frühgeburt höher als sonst.

Die **Ursachen** sind oft unklar (vgl. S. 521). Es wird jedoch angenommen, daß eine Reaktion mit HLA (Human Leucocyte Antigen), einem erblichen Autoantikörper, bei dem Abort in vielen Fällen eine erhebliche Rolle spielt.

Prophylaktische Maßnahmen bei erneuter Schwangerschaft:

- Körperliche Schonung (Herausnehmen aus dem Arbeitsprozeß).
- Gesunde Lebensweise, adäquate Ernährung.
- Kohabitationsverbot. *Beischlaf/GV*
- Gegebenenfalls stationäre Aufnahme und psychische Begleitung.
- Die prophylaktische Cerclage ist umstritten.

Die psychische Belastung ist gerade bei Paaren mit dringendem Kinderwunsch groß. Ein ausführliches Gespräch über die Chancen auf eine gesunde Schwangerschaft ist für die persönliche Lebensplanung des Paares notwendig. Frauen mit habitueller Abortneigung sollten mit ihrem Partner in der Chromosomensprechstunde einer humangenetischen Beratungsstelle vorstellig werden.

Rh-Prophylaxe

Bei allen rhesusnegativen Frauen ist nach einer Fehlgeburt oder einer ektopischen Schwangerschaft Anti-D-Immunglobulin zu verabreichen. Die Impfung sollte so bald wie möglich, spätestens nach 72 Stunden erfolgen.

Extrauteringravidität

> Unter einer **Extrauteringravidität** (EUG) beziehungsweise ektopischen Schwangerschaft versteht man eine Schwangerschaft, bei der sich die befruchtete Eizelle außerhalb der Gebärmutterhöhle ansiedelt. Die Implantation kann an vielen Stellen der Genitalorgane und sogar in der freien Bauchhöhle erfolgen.

Je nach dem Ort der Implantation wird unterschieden zwischen

▸ Tubargravidität, wobei die Einnistung im ampullären, isthmischen oder interstitiellen Teil des Eileiters erfolgen kann,
▸ Ovarialgravidität und
▸ Abdominalgravidität.

Auch die selten vorkommende zervikale Ansiedlung des Eis zählt zu den Extrauteringraviditäten.

Auf 100 Schwangerschaften kommen derzeit zwei Extrauteringraviditäten.

Ursachen der Extrauteringravidität

Hat die befruchtete Eizelle das Blastozystenstadium erreicht, beginnt sie mit der Implantation. Beim normalen ungestörten Ablauf des Eitransportes ist zu diesem Zeitpunkt längst die Gebärmutterhöhle erreicht, denn die Entwicklung des Eis und der Transport durch die Tube sind zeitlich aufeinander abgestimmt. Kommt es zu Störungen, nistet sich die Blastozyste an der Stelle ein, an der sie sich gerade befindet. Diese Situation kann unter folgenden Bedingungen auftreten:

- Die Eiaufnahme durch den Fimbrientrichter ist behindert.
- Die Tubenpassage des befruchteten Eis ist verzögert.
- Die zurückzulegende Wegstrecke ist verlängert.

Die genannten Störungen können folgende Ursachen haben:

- Verklebungen oder vollkommener Verschluß der Tuben durch vorausgegangene Entzündungen der Adnexe.
- Verwachsungen durch vorausgegangene extragenitale Entzündungen, wie z.B. Peritonitis, Appendizitis.
- Verengung oder Verschluß des Tubenlumens durch Endometriose.
- Funktionelle Störung des Eitransportes, wie z.B. beim hypoplastischen Uterus mit seinen abnorm langen Eileitern, mäßig entwickelter Muskulatur und dementsprechenden Einschränkungen in der Tubenperistaltik.
- Mechanisch wirksame Kontrazeptiva wie das Intrauterinpessar begünstigen die Entstehung einer Extrauteringravidität.

Folgen der ektopischen Einnistung

Durch das fehlende Eibett sind die Ernährungsbedingungen für die Blastozyste dermaßen reduziert, daß die Entwicklung gestört ist und fast immer zum Absterben der Frucht führt. Zum anderen lassen die räumlichen Gegebenheiten eine unbeschränkte Entwicklung der Frucht nicht zu. Nur in wenigen Fällen wurde von einer ausgetragenen Extrauteringravidität berichtet.

Tubargravidität

Die Tubargravidität ist mit 95% bis 99% die häufigste Form der ektopischen Schwangerschaft. Die klinischen Symptome und der Verlauf der Tubargravidität sind abhängig vom Ort der Implantation.

Tubarruptur

Erfolgte die Implantation im engen isthmischen oder interstitiellen Anteil der Tube, ist die Symptomatik akut und durchaus lebensbedrohlich. In diesem uterusnahen Tubenabschnitt ist der Raum für die Entwicklung des Eis äußerst begrenzt. Die Zotten dringen durch die Muskelwand der Tube bis zur Serosa vor. Das weitere Wachstum der Frucht führt alsbald zur Ruptur des Eileiters (äußerer Fruchtkapselaufbruch, Abb. 8.2). Die Ruptur erfolgt meist plötzlich und geht mit heftigsten Unterleibsschmerzen einher. Durch die Eröffnung größerer Gefäße kommt es zu schwerwiegenden inneren Blutungen, die schnell zum akuten Abdomen mit posthämorrhagischem Schock führen können.

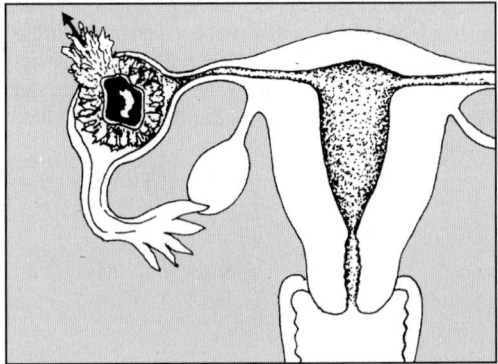

Abb. 8.2 Ruptur des Eileiters.

Klinische Symptome:
- Blasse, kaltschweißige Patientin mit kalten Extremitäten.
- Heftigste Unterleibsschmerzen, die in den Oberbauch ausstrahlen.
- Enorme Schmerzen bei der vaginalen Untersuchung, insbesondere bei Betastung der Zervix (Portio-Schiebe-Schmerz).
- Kleiner beschleunigter, kaum fühlbarer Puls.
- Blutdruckabfall.
- Eventuell Bewußtseinstrübung.
- Lufthunger.
- Erhebliche Unruhe und Angst.

Die sofortige Laparoskopie ist unumgänglich.

Tubarabort

Hat die Implantation im ampullären Tubenteil stattgefunden, endet die Schwangerschaft in den meisten Fällen im sogenannten Tubarabort, der zumindest anfänglich meist weniger dramatisch verläuft. Die Symptome entwickeln sich langsam und oft nicht so eindeutig, was die Diagnose erschwert.

Der ampulläre Tubenanteil hat ein weites Lumen. Die Fruchtanlage kann sich zunächst ausdehnen, bis schließlich ein weiteres Wachstum nicht mehr möglich ist und die Fruchtkapsel sich in den Tubentrichter entleert (innerer Fruchtkapselaufbruch, Abb. 8.3). Die dabei eröffneten Gefäße führen zu Blutungen in die Tubenwand und das Tubenlumen (tubares Hämatom). Wehenartige Kontraktionen der Tubenwand führen dazu, daß das Hämatom durch die ampulläre Öffnung in die Bauchhöhle entleert wird. Das Blut und eventuell auch die ausgestoßene Fruchtanlage sammeln sich im Douglas-Raum. Die Blutungen sind meist nicht akut lebensbedrohlich, das Abortgeschehen kann sich über mehrere Tage hinziehen.

Befunde und Verdachtsdiagnose: In der Mehrzahl der Fälle kommen die Frauen wegen einer geringen Blutung nach Amenorrhoe und Schmerzen in die Frauenarztsprechstunde. Die eingehende **Anamnese** gibt dann oft die ersten Hinweise:
- Amenorrhoe von 5 bis 7 Wochen.
- Subjektive Schwangerschaftszeichen.
- Geringe Schmierblutung, die sich in wechselnder Stärke über längere Zeit hinziehen kann.
- Mit der Blutung einsetzende, einseitige, wehenartige Unterleibsschmerzen.

Fakultativ:
- Vorausgegangene genitale Entzündungen.
- Vorausgegangene Sterilitätsbehandlung.
- Liegendes Intrauterinpessar.

Die **Untersuchung** ergibt weitere Befunde zur Verifizierung der Verdachtdiagnose:
- Der Urin-Schwangerschaftstest ist positiv.
- Der Serum-HCG-Test ist positiv, jedoch sind die Werte niedriger als von der Zeit her zu erwarten wäre.
- Druckschmerzempfindlichkeit des Unterbauches.
- Die Spiegeleinstellung zeigt die livid verfärbte Portio, möglicherweise mit Blutung aus dem Muttermund.
- Bei der Palpation ist der Uterus aufgelockert, im Wachstum nicht der Zeit entsprechend.
- Bewegungen der Portio lösen Schmerzen aus (Portio-Schiebe-Schmerz).
- Gegebenenfalls Schmerzempfindlichkeit des Douglas-Raums und des befallenen Eileiters.
- In akuten Fällen Abwehrspannung der Bauchdecken (Défense musculaire bei Tubarruptur mit starker intraabdominaler Blutung).
- Bei der Sonographie findet sich keine Fruchtanlage im Uteruscavum.

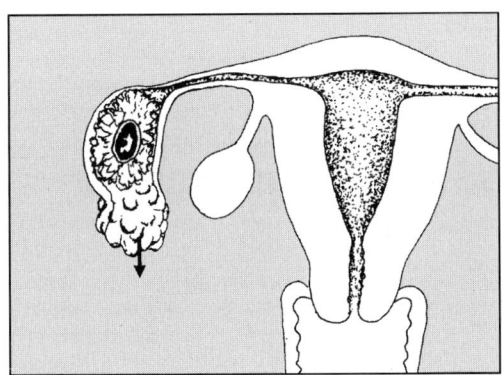

Abb. 8.3 Tubarabort.

Folgende **Zusatzmerkmale** stärken den Verdacht auf eine Extrauteringravidität:
- Afebriles Krankheitsbild.
- Blutsenkungsgeschwindigkeit meist normal.
- Hinweise auf Blutverlust (Schwindel, Müdigkeit, Blässe) oder gar Schocksymptomatik bei Ruptur.

Das Vorgehen bei der Diagnosesicherung hängt von der individuellen Situation ab. Die Laparoskopie gilt heute als eine gute Möglichkeit, die extrauterine Implantation und die intraabdominale Blutung zu verifizieren. In akuten Fällen ist die primäre Laparotomie angezeigt. Ob die Tube erhalten werden kann, hängt vom Zustand des betroffenen Eileiters ab. Ist die Tube nicht zu rekonstruieren, muß sie exstirpiert werden. Bei organerhaltender Operation ist in 10 bis 20% der Fälle später wieder mit einer Extrauterinschwangerschaft zu rechnen.

Ovarialgravidität

Die Ovarialgravidität ist ein sehr seltenes Ereignis. Die klinischen Symptome und Befunde gleichen denen der Tubargravidität. Das therapeutische Vorgehen ist identisch.

Abdominalgravidität

Die primäre Bauchhöhlenschwangerschaft ist ebenso ein extrem seltenes Ereignis. Das befruchtete Ei implantiert sich auf der Serosa und entwickelt sich in die freie Bauchhöhle hinein. Das klinische Bild der Abdominalgravidität ist außerordentlich vielgestaltig, was die Diagnostik erschwert. Ausgetragene Abdominalgraviditäten gehören zu den Raritäten in der Geburtshilfe.

8.2
Schwangerschaftsspezifische Erkrankungen
Sonja Opitz-Kreuter

> Schwangerschaftsspezifische Erkrankungen haben ihre Ursache in der Gravidität selbst und kommen demzufolge nur in der Schwangerschaft vor.

Die Erkrankungen werden unter dem Begriff "Gestose" zusammengefaßt. Man unterscheidet zwischen
- **Frühgestose**:
  - *Emesis gravidarum*,
  - *Hyperemesis gravidarum*, und
  - *Ptyalismus gravidarum*.
- **Spätgestose**: Hochdruckerkrankungen in der Schwangerschaft.

Frühgestosen

Morgendliche Übelkeit und Erbrechen sowie häufiges, uncharakteristisches Erbrechen sind eine Anpassungsstörung des mütterlichen Organismus an die Schwangerschaft. Die in ihrer Schwere unterschiedlichen Verlaufsformen können fließend ineinander übergehen. Die Erkrankung beginnt meistens in der 6. bis 8. Woche nach der Konzeption und verschwindet gewöhnlich in der 12. bis 16. Woche. In seltenen Fällen kann die Störung bis über die 20. Woche hinaus bestehenbleiben.

Etwa 30 bis 60% aller Schwangeren klagen über Übelkeit und leichtes Erbrechen, hingegen tritt die *Hyperemesis gravidarum* seltener auf (1 Erkrankung auf 200 Schwangere).

Die **Ursachen** von Emesis und Hyperemesis sind nicht sicher geklärt. Als mögliche disponierende Faktoren werden diskutiert:

- **Psychische und soziale Faktoren**. Ambivalenz gegenüber Schwangerschaft und/oder Mutterschaft, Ablehnung des Kindes und/oder des Kindsvaters, soziale Konflikte in der Familie und im Beruf, unbewältigte Probleme aus früheren Schwangerschaften.
- **Endokrine Veränderungen**. Das zeitliche Auftreten steht sehr eng mit dem Höhepunkt der HCG-Produktion im ersten Schwangerschaftsdrittel in Verbindung.
- Auseinandersetzung des mütterlichen Organismus mit dem zum Teil "fremden" Protein von Trophoblast und Embryo.
- Veränderungen im Stoffwechsel.
- Neurovegetative Labilität.

Übelkeit, *Emesis gravidarum*

Die leichten Formen des Schwangerschaftserbrechens äußern sich in verstärkter Übelkeit und leichtem Erbrechen morgens vor oder direkt nach dem Aufstehen. Das körperliche Wohlbefinden ist meist nur zu Beginn des Tages gestört. Veränderungen in der Geschmacksempfindung, leichte Schwindelgefühle und gelegentliche Müdigkeit sind Begleiterscheinungen der Emesis.

Die Therapie ist einfach und trotzdem wirkungsvoll:
- Vor dem Aufstehen etwas Warmes trinken (warme Milch, Tee o.ä.).
- Das Frühstück im Bett einnehmen.
- Kreislaufmobilisation vor dem Aufstehen.
- Häufige kleine Mahlzeiten während des Tages.
- Fettarme Kost.
- Wunschkost.

Der Brechreiz kann durch ärztlich verordnete Antiemetika gemildert werden. Aromatherapie, Akupunktmassage, homöopathische Medikamente, Bachblütengabe und andere Verfahren können, je nach Bedürfnis der Schwangeren, ebenfalls zur Behandlung eingesetzt werden. Die Schwangere ist regelmäßig zu betreuen. Außer den üblichen Beratungsmaßnahmen sind besonders Puls, Blutdruck und Gewichtsverlauf zu verfolgen sowie der Urin auf Ketonkörper zu kontrollieren.

Hyperemesis gravidarum

> Wenn die Übelkeit den ganzen Tag über besteht und das Erbrechen an Stärke und Häufigkeit zunimmt, spricht man von *Hyperemesis gravidarum*. Nahrungs- und Flüssigkeitsaufnahme sind gefährdet. Es kommt schnell zur Entwicklung eines schweren Krankheitsbildes.

Die **Folgen** der obengenannten Symptome sind:
- Ausgeprägte Gewichtsabnahme.
- Flüssigkeits- und Salzverlust (trockene Schleimhäute, Hautfalten).
- Hämokonzentration sowie Hypovolämie.
- Temperaturanstieg in Form des Durstfiebers.
- Hypotonie und flacher, hochfrequenter Puls infolge Kaliummangels.
- Der Kohlenhydratmangel führt zu einer metabolischen Ketoazidose mit dem charakteristischen Azetongeruch beim Atmen.
- Im Urin lassen sich Azetonkörper nachweisen (Ketonurie).

In schweren Fällen:
- Oligurie durch Nierenschädigung beim Salzmangelsyndrom.
- Gefahr des Ikterus durch Störungen des Gallenflusses bei Leberproblemen.
- Störungen im Zentralnervenstystem bis hin zu Somnolenz und Delir.

Therapie: Die *Hyperemesis gravidarum* erfordert die stationäre Aufnahme. Im Vordergrund steht die Beseitigung der Dehydratation, der Elektrolytstörung und des Hungerzustandes.
- Während der ersten Tage des Klinikaufenthaltes soll auf orale Nahrungszufuhr verzichtet werden.
- Intravenöse Flüssigkeitszufuhr von täglich 3000 ml und mehr.
- Parenterale Ernährung durch Kohlenhydrat- und Aminosäurelösungen von 8400 bis 10500 kJ (2000 bis 2500 kcal).
- Korrektur der Elektrolytbilanz durch Infusion isotonischer Kochsalzlösung.
- Korrektur des Blut-pH.

Daneben hat sich folgende Ergänzungstherapie als zweckmäßig erwiesen:
- Antiemetika (z.B. Vomex A®-Suppositorien) und Sedativa.
- Vitamingaben (Vitamin-B-Komplex, Vitamin C).
- Eventuell Therapie der Hypotonie.

Eine Bilanzierung der Stoffaufnahme und -abgabe ist zwingend erforderlich. Die Vitalzeichen, insbesondere der Blutdruck, sind mehrmals täglich zu kontrollieren. Der Gewichtsverlauf sowie das kindliche Wachstum müssen überwacht werden. Der Verlauf der Erkrankung ist durch spezifische Laboruntersuchungen zu verfolgen.

Unter der Therapie kommt es im allgemeinen nach 2 bis 3 Tagen zur Besserung, so daß die Schwangere wieder leichte Kost zu sich nehmen kann. Vorzugsweise sollten Tee, Zwieback oder Kekse angeboten werden. Vermeiden sollte man Fleisch und Fette, mit Ausnahme von Hühner- und Kalbfleisch sowie Butter. Das Essen darf gut gesalzen und insgesamt schmackhaft sein.

Aufgrund der vermuteten psychischen Komponente ist in indizierten Fällen eine psychotherapeutische Behandlung angezeigt. In besonderen Fällen kann auch die Sozialarbeiterin mit zum therapeutischen Team gehören. Da eine Spannungssituation im häuslichen Bereich oft eine ursächliche Rolle spielt, sollte die Entlassung aus der Klinik nicht zu früh erfolgen (Rezidivgefahr). Es empfiehlt sich, die Schwangere vor der endgültigen Entlassung nur stundenweise, z.B. für den Nachmittag oder über das Wochenende, zu beurlauben.

Spätgestosen

In der Schwangerschaft kommt es bei 5 bis 10% aller Frauen zur Ausbildung von Ödemen (E - Edema), einer Proteinurie (P) sowie eines Hypertonus (H). Dieser Symptomenkomplex wurde bisher als **EPH-Gestose** bezeichnet. Sie wurde je nach Ausbildung eines oder mehrerer Symptome in eine mono- oder polysymptomatische EPH-Gestose eingeteilt. Der bei der Anamneseerhebung oft angegebene Begriff "Schwangerschaftsvergiftung" entspricht der EPH-Gestose.

Diese Benennungen wurden verlassen und durch den Begriff **"schwangerschaftsinduzierter Hypertonus"** ersetzt, da als Leitsymptom einer Spätgestose primär ein Hypertonus angesehen wird. Eine Gestationsproteinurie kann als zusätzliche Störung auftreten. Eine physiologische Proteinurie von bis zu 3 g/l und Tag kann bestehen. Tritt die Proteinurie zusammen mit dem Hypertonus auf, ist die Prognose für die weitere Entwicklung der Schwangerschaft ungünstig.

Ödeme werden nur dann als weiterer Risikofaktor gewertet, wenn sie generalisiert, plötzlich oder als Zeichen einer pathologischen Gewichtszunahme auftreten.

Besteht bereits vor Eintritt der Schwangerschaft eine Hypertonie, wird diese präexistente chronische Hypertonie oder Nierenerkrankung von der schwangerschaftsbedingten Hypertonie abgegrenzt. Dies trifft auch für latent bestehende Erkrankungen zu, wenn sich durch die Schwangerschaft eine Manifestation oder Verschlechterung einstellt. In diesem Fall findet auch der Begriff "**Pfropfgestose**" Anwendung.

Einteilung. Die Notwendigkeit für eine Einteilung der Gestosen in klinische Schweregrade wird unterschiedlich diskutiert. Maßgeblich dafür sollten die steigende Gefährdung und die damit verbundene Therapie sowie individuelle Besonderheiten sein (Tab. 8.2).

Tab. 8.2 Versuch einer Gestoseeinteilung durch Erfassung und Gewinnung verschiedener Parameter (Friedberg, Gille, Goecke). (Aus: Schmidt-Matthiesen, H, Hepp H. Gynäkologie und Geburtshilfe. 9. Aufl. Stuttgart, New York: Schattauer 1998.

Gestoseindex		0	1	2	3
RR systolisch	[mmHg]	< 140	140-160	160-180	> 180
RR diastolisch	[mmHg]	< 90	90-100	100-110	> 110
Proteinurie-Teststreifen		0 - (+)	+ - + +	+ + +	+ + + +
Proteinurie g/l 24-Stunden-Urin		< 0,3	0,3 - 1	> 1 - 3	> 3

Wertung der Indexsumme aus systolischem Blutdruck, diastolischem Blutdruck und Urinbefund (Streifenbefund oder quantitativer Befund): 1-3 leichte, 4-6 mittelschwere und 7-9 schwere Gestose.

Schwangerschaftsinduzierte Hypertonie (SIH)

- RR: 140/90 mmHg (19/12 kPa), leichte Hypertonie beziehungsweise Gestoseindex 0. Das Verhalten des diastolischen Blutdrucks ist von maßgeblicher Bedeutung. Zusätzlich kann eine Proteinurie bestehen.
- RR: 160/110 mmHg (21/25 kPa), schwere Hypertonie, Gestoseindex 1 bis 3. Zusätzlich besteht meist eine Proteinurie.

Kommen zu diesen Hypertonieformen, insbesondere der schweren Hypertonie, weitere Symptome hinzu, wird dieser Zustand als **Präklampsie** bezeichnet:
- Zunehmende Verschlechterung des Allgemeinzustandes (AZ).
- Bewußtseinstrübungen, Verwirrtheitzustände, Somnolenz.
- Hyperreflexie, motorische Unruhe.
- Verminderte Harnausscheidung (Oligurie unter 400 ml/24 h oder unter 40 ml/h).
- Zunehmende Einlagerungen, d.h. massive Ödembildung, vor allem im Gesicht und an den Extremitäten.
- Seh- und Hörstörungen; Ohrensausen, Augenflimmern, Gesichtsfeldeinschränkung durch Netzhautödeme, Schwerhörigkeit, Doppeltsehen, Kopfschmerzen als Folge eines Gefäßspasmus.
- Oberbauchbeschwerden beziehungsweise epigastrische Beschwerden, Schmerzhaftigkeit des (rechten) Oberbauchs, Magendruck, Völlegefühl.
- Laborchemische Veränderungen:
  - Hämokonzentration, d.h. Hämatokrit-(HK)-Anstieg.
  - Anstieg des Serumbilirubins (als Zeichen der Hämolyse).
  - Thrombozytenabfall (Thrombozytopenie).
  - Anstieg der Leberenzyme (Transaminasen), vgl. HELLP-Syndrom (s. S. 535).
  - Anstieg der Harnsäurewerte, Kreatinin- und Rest-N-Bestimmung bei Verdacht auf oligurische Nierenschädigung.
  - Abfall des Gesamteiweiß (Hypoproteinämie).
  - Elektrolytverschiebungen als Zeichen der gestörten Osmose und Diffusion (Kalium, Natrium).
  - Im Urinsediment/24-Stunden-Sammelurin Nachweis der Glukos- und Proteinurie.

Der Übergang vom präklamptischen in einen eklamptischen Zustand kann in diesem Stadium ohne Vorwarnung erfolgen. Als **Prodromalzeichen** werden die genannten Symptome oder deren akute Verschlechterung bezeichnet. Auch kann einem eklamptischen Anfall eine Art Aura vorausgehen, bei der sich die Patientin in einem starren, nicht mehr ansprechbaren Stadium befindet. Manchmal werden die Hände zum Gesicht geführt, um sich das Gesicht oder die Nase zu reiben. In der Folge treten leichte, nicht mehr kontrollierbare Zuckungen der Gesichtsmuskulatur auf. Als Folge der Gefäßspasmen kommt es zu **tonisch-klonischen Krämpfen**, die etwa eine Minute anhalten. Ihre Dauer, Intensität und Häufigkeit beeinflussen die Prognose. Bei den tonischen Krämpfen tritt eine Muskelstarre auf; sie wird abgelöst durch klonische Krämpfe, d.h. von Zuckungen der Mundpartien, der Extremitäten und des Körperstamms. Der tonisch-klonische Krampfzustand bringt meist sowohl eine **Zyanose** als auch einen **Atemstillstand** mit sich, der Sekunden bis Minuten dauern kann. Nach dem Anfall kommt es zu Bewußtseinstrübungen, wobei die Patientinnen selten ansprechbar sind. Durch die Wirkung der verabreichten Notfallmedikamente (Sedierung) ist dieser Zustand unter Umständen nicht mehr eindeutig abgrenzbar.

Bei der Betreuung einer solchen Patientin sollte differentialdiagnostisch an
- epileptische Krämpfe - Epilepsie,
- *Coma diabeticum*,
- Hirnblutung und
- Affektkrämpfe bei Angst- und Schmerzzuständen

gedacht werden.

Mütterliche Komplikationen

Es wird angenommen, daß die Ursache in einer Störung des Thromboxan-A/Prostazyklin-Gleichgewichts liegt. Beide Fettsäuren sind ungesättigt und chemisch eng mit den Prostaglandinen verwandt.

Bildungsstelle des Thromboxan A sind die Thrombozyten. Es wirkt vasokonstriktorisch und fördert die Thrombozytenaggregation.$^{x'}$ Bildungsstelle des Prostazyklins ist das Gefäßendothel. Es wirkt vasodilatatorisch und hemmend auf die Thrombozytenaggregation.

Es wird angenommen, daß es durch die Störung im Gleichgewicht der beiden Substanzen zu Veränderungen der Mikrozirkulation in der Peripherie, aber auch in den Organen und in der Plazenta mit Endothelverletzungen kommen kann. Organschädigungen mit Funktionsausfall sind die Folge. Die zusätzlich meist bestehende Hämokonzentration beeinflußt ihrerseits durch die veränderte Viskosität des Bluts die Entstehung und Ausbreitung der Mikrozirkulationsstörung. Möglicherweise spielen auch immunologische Faktoren im Rahmen eines mütterlichen Abwehrmechanismus gegen die Trophoblastzellen bei der Gestoseentwicklung eine Rolle. In der Regel sind meist folgende Organe primär betroffen:

x' Verklumpung

- **Leber**, besonders beim HELLP-Syndrom (s. S. 535). Erhöhte Leberenzym- und Bilirubinwerte lassen eine Leberschädigung mit Verlust der eiweißaufbauenden Leberfunktion und begleitende Stoffwechselstörungen erkennen. Es kann zu Störungen des Säure-Basen-Haushalts kommen.
- **Niere**. Mikrozirkulationsstörungen beeinträchtigen die Funktion der Glomeruli. Die Folgen sind unter Umständen eine Nierenrindennekrose und eine Verminderung des Urinvolumens durch Filtrationsstörungen (Oligurie).
- **Blutsystem**. Gefäßläsionen und veränderte Viskosität des Bluts bewirken einen Erythrozytenabbau im Sinne einer Hämolyse. Sie beeinträchtigen das Gerinnungssystem, so daß es bei schwerer Ausprägung zu Gerinnungsstörungen kommen kann.
- **Gehirn**. Durch die Endothelschäden kann es zu intrazerebralen Blutungen in Kombination mit epi- und/oder subduralen Hämatomen kommen.
- Zusätzliche geburtshilflich bedingte Komplikationen, z.B. notwendig gewordene Schnittentbindung bei reduzierter Ausgangslage, können das Gesamtbild erheblich beeinträchtigen.

Kindliche Komplikationen

Aufgrund der allgemein reduzierten Ausgangssituation der Mutter finden sich bei den Kindern gehäuft:
- "Small-for-date-babies", dystrophe Kinder, intrauterine Wachstumsretardierungen (IUWR) als Folge der plazentaren Gefäßbettveränderungen und der daraus resultierenden Versorgungssituation.
- Hypoxie- und Asphyxieanfälligkeit.
- Frühgeburtlichkeit (5 bis 15%), die meist Folge einer notwendigen Schwangerschaftsbeendigung ist.
- Bei schweren Gestoseformen oder HELLP-Syndrom intrauteriner Fruchttod.

Kindliche Überwachung

- Ultraschallkontrollen zum Ausschluß der intrauterinen Wachstumsretardierung. Tägliche Kontrolle des Fundusstandes oder Symphysen-Fundus-Abstandes.
- Kontrolle der Herzaktion mittels CTG.
- Funktionskontrolle der fetoplazentaren Einheit durch Doppler-Sonographie, Fruchtwassermenge-Bestimmungen durch Ultraschalluntersuchungen, gegebenenfalls HPL/Östriol-Bestimmung.

Überwachung der schweren Gestose, der Präeklampsie und des HELLP-Syndroms

Bei der Überwachung von schweren Gestosefällen und/oder präeklamptischen Patientinnen wie auch bei der Ausbildung eines HELLP-Syndroms (s. S. 535) ist die Intensivüberwachung unter Berücksichtigung einer individuellen und geburtshilflich orientierten Intensivtherapie **obligatorisch**.

Sie erfolgt auf Anweisung des betreuenden Arztes beziehungsweise des betreuenden Ärzteteams. Neben der klinischen Überwachung muß von seiten der Hebamme die emotionale Bedürfnislage der Patientin beachtet werden.

In der Regel steht neben der Angst und Sorge um die eigene Gesundheit auch das Wohlbefinden des Kindes im Vordergrund. Unsicherheiten hinsichtlich des Geburtsverlaufs, der möglicherweise plötzlich notwendigen operativen Entbindung sowie der ungewohnten Umgebung der Intensiveinheit im Kreißsaal bringen Unwägbarkeiten und psychische Belastungen mit sich. Die Hebamme ist daher gefordert, sich nicht nur auf die Überwachung und Kontrolle zu beschränken, sondern auch das Selbstwertgefühl der Frau zu stärken und ihren Bedürfnissen entgegenzukommen.

Anamneseerhebung. Die sorgfältige Erhebung der Anamnese und die Frage nach vorhergegangenen Ereignissen ist unerläßlich. Sie gibt Aufschluß über Unwohlsein, Erbrechen, epigastrische Beschwerden, Seh- und Hörstörungen u.a. Sie schafft eine Ausgangsbasis für das weitere Vorgehen.

Kontrolle des Herz-Kreislauf-Systems:
- Blutdruckkontrolle, gegebenenfalls Monitoring. Auf einen plötzlichen Blutdruckabfall ist ebenso zu achten wie auf Bluthochdruckkrisen. Als optimal gilt eine Reduzierung des Blutdrucks um jeweils 10 mmHg/Stunde.
- Puls.
- Beurteilung der peripheren Durchblutung: Marmorierung, Blässe und Kühle der Extremitäten.
- Halbseitenlage unter Zuhilfenahme von Lagerungshilfen verbessern die uteroplazentare Durchblutung und den venösen Rückstrom. Die Seitenlage erleichtert zudem die Atmung.
- Beurteilung der Ödeme hinsichtlich ihrer Lokalisation und ihres Ausmaßes. Lokales oder generalisiertes Auftreten, zunehmende Einlagerungstendenzen müssen dabei erkannt werden.
- Kontrolle des Hämatokritwertes: Die Zunahme des interstitiellen* Plasmavolumens zuungunsten des intravasalen Volumens führt zur Hypovolämie und dadurch zu einem Hämatokritanstieg.

Kontrolle der Nierenfunktion:
- Stündliche Kontrolle der Ausscheidung mittels Dauerkatheter und Stundenmesser; Analyse des Urins auf Eiweiß, Zucker und Blut.
- Die Ausscheidung sollte nicht unter 40 ml/h liegen, da sonst die Nierenfunktion stark beeinträchtigt sein kann. Unter anderem kann ein oligurisches Nierenversagen die Folge sein.

Kontrolle der laborchemischen Parameter:
- Hb- und Hk-Bestimmung
- Elektrolytbestimmung
- Gesamteiweiß
- Kreatinin, Harnsäure
- Transaminasen (GOT, GPT)
- Thrombozytenzählung, Retikulozyten, Haptoglobin
- Gerinnungsparameter, Fibrinogen- und Fibrinogenspaltprodukte (D-dimer)
- Bilirubin
- freies Hämoglobin (Hämolysezeichen)
- Sediment

Kontrolle des Zentralnervensystems:
- Beobachtung von Bewußtseinsveränderungen, Lethargie, Bewußtseinstrübungen, Wahrnehmungsstörungen und Verwirrtheitszuständen, Seh- und Hörstörungen.
- Hyperreflexie (PSR-Patellarsehnenreflex).

*im Zwischengewebe liegend

- Bei einer i.v. Magnesiumtherapie, die zur Dämpfung der neuromuskulären Erregbarkeit dient, ist eine exakte Atem- und Vitalzeichenkontrolle zwingend erforderlich. Die Anzahl der Atemzüge darf nicht unter 12 bis 14 pro Minute absinken. Im Falle einer Überdosierung können Lähmungen, Atemstillstand und Herztod die Folge sein. Das Antidot* Kalzium muß bei einer i.v. Magnesiumtherapie vorhanden sein.
- Die Überwachung der Atmung auf Stridor, Dyspnoe beziehungsweise Tachypnoe, Zyanose und das Auftreten blutig-schaumigen Sputums ist zur Früherkennung eines Lungenödems, einer Embolie oder einer pulmonalen Komplikation stündlich durchzuführen.

Kontrolle des fetalen Zustands:
- CTG-Überwachung, gegebenenfalls Daueüberwachung
- Ultraschall

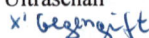
*' Gegengift

Kontrolle von Blutungstendenzen:
- Intra- und postpartal muß eine sorgfältige Messung des Blutverlustes erfolgen.
- Es ist auf blutige Beimengungen im Urin, im Erbrochenen und im Sputum sowie auf auftretende Haut- und Schleimhautblutungen zu achten.

Insgesamt erfordert die Überwachung einer schwer gestosekranken Frau eine sorgfältige Krankenbeobachtung und eine exakte Dokumentation. Die Information des zuständigen Arztes ist auch bei geringfügigen Abweichungen vom bisherigen Status unbedingt erforderlich.

Die Grenze zwischen den einzelnen Krankheitsbildern ist fließend, die Gefahr einer plötzlichen Verschlechterung bis hin zum eklamptischen Anfall immer gegeben.

Therapie

Im Vordergrund steht die Entscheidung, ob die Frau ambulant oder stationär betreut werden muß. Sie richtet sich nach dem Schweregrad und der progredient ansteigenden Gefährdung für Mutter und Kind.

Blutdrucktherapie mit oralen oder intravenös verabreichten Antihypertensiva, wobei Methyldopa (Presinol®), β_1-Rezeptorenblocker (Beloc®) und Dihydralazin (Nepresol®) u.a. zur Anwendung kommen.

Eine Zusatztherapie mit niedrigdosierter **Azetylsalizylsäure** wirkt auf den Prostaglandinstoffwechsel (Thromboxangenese) und kann so die Hypertonie beziehungsweise deren Ursache günstig beeinflussen.

Diätetische Maßnahmen:
- Eiweißreiche Kost zur Eiweißsubstitution.
- Ballaststoffreiche Kost.
- Vitamin- und spurenelementreiche Kost.
- Die früher übliche Reduktion der Salzzufuhr (salzarme und eiweißreiche Kost) wird heute nicht mehr als sinnvoll angesehen.

Stationäre Ruhigstellung mit Herausnahme aus dem Alltagsgeschehen. Körperliche Schonung, Einhaltung der Bettruhe mit seitlicher Lagerung, diätetische Maßnahmen (s.o.), Atemübungen, Kreislaufgymnastik und Hinwendung zum Kind.

Eklamptischer Anfall

Im Stadium der Präeklampsie ist jederzeit mit einem eklamptischen Anfall zu rechnen. Daher sollte die Hebamme folgende Vorsichtsmaßnahmen treffen beziehungsweise für die Bereitstellung nötiger Utensilien Sorge tragen:
- Das Bett sollte von mindestens drei Seiten aus zugänglich sein.
- Für den Fall einer Beatmung/Intubation sollte der Kopf frei zugänglich sein.
- Entfernung von verletzungsgefährdendem Mobiliar (z.B. Nachttisch mit Blumenvasen und Gläsern).
- Weitgehende Reizausschaltung
  - Ruhiges, abgedunkeltes Zimmer; falls ein Telefon vorhanden ist, sollte es auf die leiseste Stufe gestellt oder ausgesteckt sein.
  - Beschränkung des Besuchs mit vorheriger Meldepflicht bei der betreuenden Hebamme; unter Umständen ist an der Zimmertür ein entsprechender Vermerk anzubringen.
  - "Durchgangsverkehr" ist auszuschließen.
- Notfallglocke/Rufanlage muß vor einem eventuellen Ernstfall auf ihre Funktionstüchtigkeit hin kontrolliert werden.
- Bereitstellung von Notfallmedikamenten oder eines "Eklampsiekastens", in dem benötigte Medikamente, Mundkeil- bzw. Guedel-Tubi, Intubationsbestecke, Masken u.a. bereitliegen. Sedativa (10 mg Diazepam) sollten in der Spritze aufgezogen, d.h. gebrauchsfertig, vorhanden sein.

HELLP-Syndrom

Als HELLP-Syndrom wird eine schwere Begleiterscheinung der Präeklampsie mit Leberbeteiligung, Hämolyse und Thrombozytopenie bezeichnet. Ihre Prognose ist ungünstig.

1982 wurde der Begriff des HELLP-Syndroms erstmals geprägt (Weinstein et al.). Die charakteristischen Symptome wurden bereits 1954 als Begleitkomplikation einer schweren Präeklampsie von J.A. Pritchard beschrieben.

Die Häufigkeit eines HELLP-Syndroms wird in der Literatur mit 9,7 bis 12% angegeben, wenn eine schwere gestotische Grunderkrankung vorhanden ist. Die perinatale Mortalitätsrate der betroffenen Kinder wird mit 8 bis 60% beziffert, das Mittel liegt bei etwa 24,2%. Haupttodesursachen sind vorzeitige Plazentalösung, Asphyxie und Unreife der Kinder.

Neben mehr oder weniger ausgeprägten Präeklamsiesymptomen treten verstärkt Schmerzen im rechten Oberbauch und/oder Epigastrium auf, die vermutlich auf eine Dehnung der Leberkapsel zurückzuführen sind. Außerdem stehen die laborchemischen Veränderungen mit rapider Verschlechterung des Allgemeinzustandes im Vordergrund (s. Abb. 8.4). Differentialdiagnostisch muß auch an Hepatitis, Cholezystitis, Hernien oder gastritische Veränderungen gedacht werden.

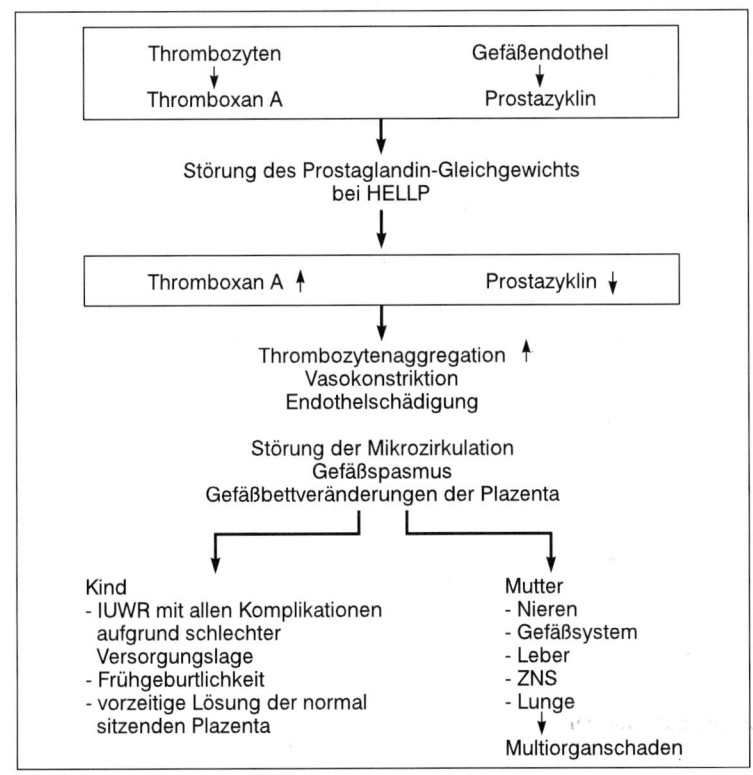

Abb. 8.4 Entstehungsmechanismus und Folgen beim HELLP-Syndrom. (IUWR: intrauterine Wachstumsretardierung, engl. IUGR)

Symptome des HELLP-Syndroms

H **h**emolysis (Hämolyse),
E **e**levated
L **l**iver enzymes (erhöhte Transaminasen),
L **l**ow
P **p**latelets (niedrige Thrombozytenzahl; Thrombozytopenie).

Hämolyse. Als Zeichen der Hämolyse können die Serumbilirubinwerte ansteigen, der Urin verfärbt sich braun. Nötige Laboruntersuchungen:
- Hb/Hk-Kontrolle,
- Bestimmung von freiem Hämo-/Haptoglobin.

Erhöhte Transaminasen. Durch Mikrozirkulationsstörungen und Gewebsausfall steigen
- GOT (Normalwert 15 U/l), neue Bezeichnung AST, und
- GPT (Normalwert 17 U/l), neue Bezeichnung ALT,

deutlich an.

Thrombozytopenie. Thrombozytenabfall bis weit unter 100 G/l (100000/mm^3).

Weitere Komplikationen sind fortschreitende Thrombozytopenien mit Fibrinogenabbau und Anstieg der Fibrinogen-Fibrin-Abbauprodukte im Serum (D-dimer). Dadurch kann es zur Ausbildung einer disseminierten intravasalen Gerinnungsstörung (DIG) und Hyperfibrinolyse kommen.

Die Therapie entspricht im wesentlichen der der Präeklampsie; aufgrund der hohen Morbiditäts- und Mortalitätsraten ist meist eine sofortige Schwangerschaftsbeendigung angezeigt.

Die Patientin ist intensivpflichtig und muß in einer geburtshilflichen Intensiveinheit überwacht und entbunden werden.

Hauterkrankungen

Die physiologische Umstellung des Organismus in der Schwangerschaft macht sich auch an der Haut bemerkbar: verstärkte Pigmentierung, Lichtempfindlichkeit, Neigung zu Sonnenbrand, *Chloasma uterinum* (schmetterlingsförmige Hyperpigmentierung von Wangen, Stirn und Nasenrücken, die über den Oberlippenbereich bis zum Kinn gehen kann). Bestehende Hauterkrankungen können sich durch die Schwangerschaft verbessern oder verschlechtern.

Pruritus

In der Schwangerschaft besteht eine Disposition zum Juckreiz. Pruritus ist eine schwangerschaftsspezifische Hauterkrankung, die sich ohne ersichtliche Ursache im Leitsymptom Juckreiz äußert. Etwa 20% der Schwangeren sind davon betroffen. Die Erkrankung beginnt meistens im 3. Schwangerschaftsmonat und steigert sich langsam bis zur Geburt. Puder, Lotios und entsprechende Badezusätze können den Juckreiz mildern. Eine sorgfältige Allergieanamnese muß erhoben werden, um Allergene weitgehend auszuschließen. Ebenso müssen parasitäre Erkrankungen (Skabies u.a.) bedacht werden.

Lokaler Pruritus

Der Juckreiz ist meist auf den Genitalbereich (Vulva und Analregion) oder auf die unteren Extremitäten beschränkt. Die Ursache können der in der Schwangerschaft stärkere vaginale Fluor, Entzündungen der Scheide (z.B. Soorkolpitis) sowie Vulvavarizen und Hämorrhoiden sein. Für Juckreiz im Bereich der Beine sind oft Varizen verantwortlich. Selten sind Allergien, z.B. auf Intimspray, Slipeinlagen, Seifen u.ä. die Ursache.

Die **Therapie** richtet sich nach der Ursache. Vaginale Infektionen müssen antibiotisch behandelt werden.

Pruritus gravidarum

Der Juckreiz befällt den ganzen Körper, nimmt in der Regel nachts an Stärke zu und hält die ganze Schwangerschaft über an. Er wird von der Schwangeren als quälend erlebt, führt zu einer starken Beeinträchtigung des Wohlbefindens und kann von Übelkeit, Brechreiz und Erbrechen begleitet sein. Der starke Juckreiz verleitet zum Kratzen, wodurch Hautverletzungen entstehen können.

Die Ursache für den *Pruritus gravidarum* ist eine schwangerschaftsspezifische Lebererkrankung (intrahepatische Schwangerschaftscholestase). Daher kann er von einem Ikterus begleitet sein.

Differentialdiagnostisch müssen ein *Diabetes mellitus*, andere Lebererkrankungen oder Gallenerkrankungen ausgeschlossen werden.

Zur Linderung des Juckreizes können Körperpuder und Emulsionen zur Anwendung kommen. Bei erfolgloser Anwendung sind unter Umständen Sedativa oder Psychopharmaka notwendig.

Alle Symptome klingen 1 bis 2 Tage p.p. ab. Bei einer weiteren Schwangerschaft kommt es wahrscheinlich zum Rezidiv.

8.3
Krankheit und Schwangerschaft

Sonja Opitz-Kreuter

Durch die Verbesserung der Therapiemöglichkeiten chronischer Erkrankungen und das zunehmend höhere Lebensalter beim Eintritt der Schwangerschaft treten immer häufiger Erkrankungen auf, die ursächlich nichts mit der Schwangerschaft zu tun haben. Nachfolgend sind einige Krankheitsbilder beschrieben, die bei einer Koinzidenz von Schwangerschaft und Erkrankung eine besondere Betreuung und Überwachung erfordern.

Erkrankungen der Schilddrüse

Gemäß der Definition der WHO wird die Bundesrepublik Deutschland als mittelschweres Jodmangelgebiet (mit regionaler Abstufung) bezeichnet, wobei Mangelzustände vorwiegend in Süd- und Mitteldeutschland auftreten.

Der normale Tagesbedarf für Erwachsene liegt bei ca. 150 bis 200 µg. Die tatsächliche Zufuhr liegt wesentlich niedriger, wenn jodhaltige Nahrungsmittel wie Meeresfisch und jodiertes Speisesalz nicht konsequent in ausreichender Menge zugeführt werden. In der Zeit der Schwangerschaft wird zur Prävention von Jodmangelzuständen eine Jodzufuhr von 200 µg pro Tag empfohlen. Dieser Bedarf kann nicht ausschließlich über die Nahrungszufuhr gedeckt werden.

Bei einigen Schwangeren kann daher eine Größenzunahme der Schilddrüse beobachtet werden, wobei in der Regel keine Schilddrüsenüberfunktion besteht. Durch die Entwicklung eines sogenannten euthyreoten Strumas versucht der Organismus, den zusätzlichen Bedarf zu decken.

Hypo- und hyperthyreote Erkrankungen werden durch die Bestimmung des thyreotropen Hormons (TSH = thyreostimulating hormone) erfaßt. Auch eine Messung der Schilddrüsenhormone (T_3/T_4-Bestimmung) wird durch den ärztlichen Geburtshelfer und den Internisten veranlaßt.

Als Folge des mütterlichen Jodmangels wird bei 6% aller Neugeborenen (2) ein angeborenes Struma beobachtet. Weiterhin fallen diese Kinder durch verlängerten Ikterus, Trinkschwäche und Trägheit auf. Bleibt dieser Zustand untherapiert, können sich in der weiteren Entwicklung des Kindes Zeichen der körperlichen und geistigen Retardierung einstellen.

Zur Prävention eines Jodmangels wird daher vom Arbeitskreis Jodmangel (Deutsche Gesellschaft für Endokrinologie) die medikamentöse Zufuhr des Tagesbedarfs empfohlen.

Diabetes mellitus

Der *Diabetes mellitus* ist eine Stoffwechselerkrankung mit einem mehr oder weniger ausgeprägten Mangel an Insulin. Er wird von der Weltgesundheitsorganisation (WHO) als Erkrankung im Sinne einer "gestörten Glukosetoleranz" bezeichnet. Die Wirkung des Insulins liegt vor allem in der Senkung des Blutzuckerspiegels, der Förderung anaboler und der Hemmung kataboler Stoffwechselvorgänge.

Nach den Richtlinien der WHO wird der Diabetes in verschiedene Typen eingeteilt:
- **Diabetes Typ 1**. Durch Insulinmangel verursachter jugendlicher insulinabhängiger Diabetes. Manifestation erfolgt meist vor dem 10. Lebensjahr.

Eine Klassifikation schwangerer Diabetikerinnen (mit präexistentem Diabetes) und eine Einschätzung der fetalen Überlebenserwartung erfolgt durch das sogenannte White-Schema.
- **Diabetes Typ 2**. Altersdiabetes ohne (Typ 2a) oder mit Übergewicht (Typ 2b). Relativer Insulinmangel; aufgrund einer meist noch bestehenden Restinsulinproduktion ist in den ersten Jahren der Erkrankung meist keine Insulintherapie notwendig.
- **Diabetes Typ 3**. Gestationsdiabetes; betrifft 2 bis 3% aller Schwangerschaften. Als Folge der besonderen Stoffwechselsituation und der Belastung durch die plazentaren Hormone (besonders in der zweiten Schwangerschaftshälfte) fällt der Glukosetoleranztest pathologisch aus. Der Nüchternblut-

zuckerwert ist meist unauffällig. Es besteht eine mehr oder weniger stark ausgeprägte Glukosurie. Nach den Mahlzeiten ist der Blutzuckerspiegel erhöht. Diese Diabetesform verschwindet nach der Schwangerschaft wieder, wobei allerdings in Langzeitstudien bei 50% aller Gestationsdiabetikerinnen im Verlauf von 10 bis 15 Jahren ein manifester Diabetes festgestellt wurde.

- **Diabetes Typ 4**. Sekundärdiabetes nach Erkrankungen oder Operationen des Pankreas oder als Begleiterscheinung anderer Erkrankungen, z.B. Cushing-Syndrom, Hyperthyreose, Akromegalie, Hyperprolaktinämie.

Diagnose: Folgende Symptome und Risikofaktoren sollten an einen Diabetes denken lassen:
- Diabetes in der Familie der Schwangeren.
- Anamnestisch belastende geburtshilfliche Risiken:
  - gehäuft auftretende Aborte
  - Riesenkind (über 4000 g)
  - intrauteriner Fruchttod
  - Gestationsdiabetes
  - fetale Mißbildungen
  - Hypertonie
  - Schwangere über 35 Jahre alt.
- Vorhandene allgemeine Diabetes-Symptomatik:
  - Glukosurie (Urinstix positiv)
  - Azetonurie (Urinstix positiv)
  - Feststellung einer fetalen Makrosomie oder Ausbildung eines Hydramnions im Ultraschall-Screening.
- Allgemeinsymptomatik:
  - große Urinmengen
  - stark vermehrter Durst
  - Abgeschlagenheit, verminderte Leistungsfähigkeit, depressive Verstimmtheit
  - rezidivierende Infektionen - Pilzerkrankungen, Harnwegsinfektionen
  - Juckreiz, Furunkulose, Karbunkel
  - Gewichtsabnahme bei Appetitsteigerung.

Liegen Verdachtsmomente auf einen Diabetes mellitus vor, wird das Blutzuckertagesprofil bestimmt und ein oraler Glukosetoleranztest (oGTT) durchgeführt. Im Anschluß an die Bestimmung des Nüchternblutzuckerwerts wird nach einer oralen Gabe von 50 bis 75 g Glukose jeweils 30, 60, 90 und 120 Minuten später eine Blutzuckerbestimmung durchgeführt.

Der Blutzuckerspiegel sollte nach einer Stunde unter 200 mg/dl und bei der 120-Minuten-Bestimmung nicht über 140 mg/dl liegen (Normalwerte 60 bis 110 mg/dl).

Liegt der Blutzuckerspiegel über 180 mg/dl, scheidet die Niere einen Teil der Glukose aus (Glukosurie), die per Urinstix nachweisbar wird. Nicht bei jedem Nachweis von Glukose muß ein pathologischer Hintergrund vorliegen - meist klärt die Frage nach dem Frühstück die Sachlage (Marmeladenbrot, zuckerhaltige Getränke). Der Zucker nimmt aus osmotischen Gründen eine Menge Wasser mit sich, es kommt zur Polyurie und über die vermehrte Flüssigkeitsausscheidung zu starkem Durstgefühl. Kann die Glukose nicht mehr verwertet werden, müssen (vor allem in der Schwangerschaft) zur Deckung des Energiebedarfs Fettdepots in verstärktem Maße abgebaut werden. Als Stoffwechselabbauprodukt entsteht verstärkt Azeton, das gleichfalls mittels Urinstix nachgewiesen werden kann.

Je nach Dauer der Erkrankung können Komplikationen auftreten, die unter Umständen den Verlauf von Schwangerschaft, Geburt und Wochenbett beeinflussen.

- **Diabetische Nephropathie**. Kapillarveränderungen führen zur sogenannten Kimmelstiehl-Wilson-Niere, die durch Glomerulosklerose mit Proteinurie, Ödembildung und Hypertonie gekennzeichnet ist. Zusätzliche Nierenschädigungen werden als Folge von rezidivierenden Nierenbeckenentzündungen relativ häufig beobachtet.
- **Diabetische Retinopathie**. Die Schädigung des Augenhintergrundes führt zu einem allmählichen Sehverlust.
- **Diabetische Gangrän**. Durch Makro- und Mikroangiopathien kann es bei geringfügigen Verletzungen und falsch oder mangelhaft ausgeführter Hand- und Fußpflege zu Infektionen kommen, die sich gangränös entwickeln.
- **Diabetische Neuropathie**. Sensibilitätsstörungen, die sich meist socken- oder handschuhförmig bemerkbar machen, können durch direkte Schädigung der Nerven oder mikroangiopathische Veränderungen (schlechte Stoffwechsel- und Durchblutungssituation) auftreten. Je nach Schwere und Dauer der Erkrankung umfaßt das Symptomenspektrum auch Lähmungen, Muskelschwund u.a.

Komplexe Wechselwirkungen der einzelnen Symptome und Regelmechanismen erschweren besonders in der Schwangerschaft Diagnose und Therapie erheblich. Möglicherweise macht eine schlecht eingestellte Stoffwechsellage oder eine drohende Entgleisung ein geburtshilfliches Eingreifen notwendig, das seinerseits (z.B. bei vorzeitiger Schwangerschaftsbeendigung) ein Risiko für Mutter und Kind darstellt.

Mütterliche Risiken bei einer diabetischen Schwangerschaft

- Verschlechterung der diabetischen Stoffwechselsituation.
- Anfälligkeit gegenüber Infekten (insbesondere Harnwegsinfekte, die 30% aller diabetischen Schwangeren aufweisen).
- Ausbildung einer Gestose oder Pfropfgestose auf der Basis einer rezidivierenden Pyelonephritis *1 (6%) oder eines Gefäßschadens.
- Entwicklung einer geburtshilflichen Risikosituation, z.B. Riesenkind mit geburtsmechanisch ungünstiger Prognose (Mißverhältnis, Dystokien, Sectio).

*1 Oberer Harnwegsinfekt mit Beteilig. d. Niere

Kindliche Risiken bei diabetischen Schwangeren

Risiken für das Kind können durch die mütterliche Stoffwechselsituation entstehen oder aber auch als Folge der bereits eingetretenen diabetischen Veränderungen (Angiopathie, Nephropathie).
- Störung der Fruchtanlage beziehungsweise -entwicklung; gehäuft auftretende Aborte, erhöhte Mißbildungsrate von ca. 4 bis 10%.
- Ausbildung einer diabetischen Fetopathie (in über 40% aller Fälle) mit folgenden Symptomen:
  - Makrosomie.
  - Retardierung und Unreife von Leber und Lunge, so daß es häufig zu einem postpartalen Atemnotsyndrom (RDS) kommen kann; angeborene Stoffwechselstörungen mit schweren Hypoglykämien als Folge einer erhöhten Insulinproduktion: Hypokalzämie, Hyperbilirubinämie, Hypertrophie des Ventrikelseptums (Kardiomyopathie).
  - Entwicklung eines Hydramnions durch erhöhte osmotische Diurese (erhöhte Harnproduktion des Kindes).
  - Gefäßbettveränderungen der Plazenta (Plazentainsuffizienz).
  - Intrauteriner Fruchttod.

Insgesamt ist die perinatale Morbidität und Mortalität durch die mütterliche Erkrankung und die geburtshilflichen Risiken erhöht (Abb. 8.5).

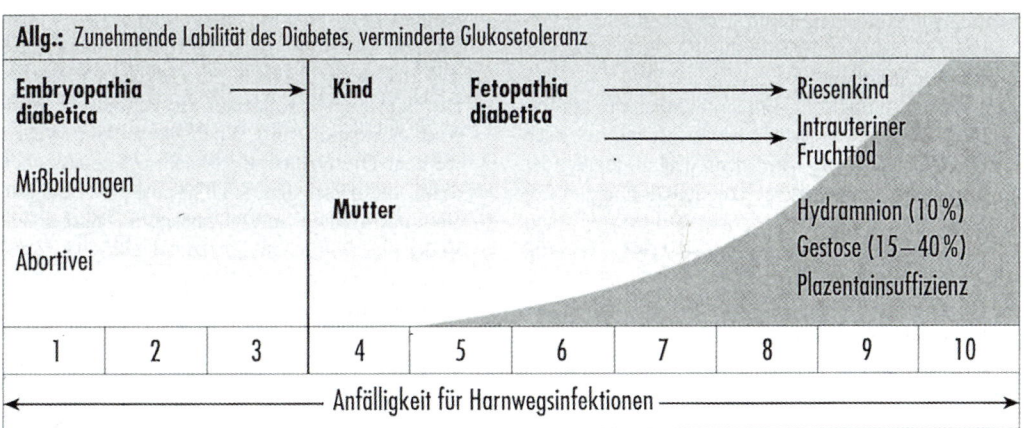

Abb. 8.5 Übersicht der Besonderheiten beim Zusammentreffen von Diabetes und Schwangerschaft. (Aus: Schmidt-Matthiesen H, Hepp H. Gynäkologie und Geburtshilfe. 9. Aufl. Stuttgart, New York: Schattauer 1998)

Führung der diabetischen Schwangeren

Eintritt der Schwangerschaft. Um die Rate der diabetischen Embryo- und Fetopathien zu senken und eine möglichst stabile Stoffwechselsituation als Ausgangslage zu haben, sollte die Konzeption erst **nach** einer optimalen, über drei Monate hinweg konstanten Einstellung der Blutzuckerwerte erfolgen.

Frühschwangerschaft. Jede Störung der Nahrungszufuhr erschwert die Stoffwechseleinstellung und -führung. Die diabetische Schwangere gerät eher in den Zustand der Azetonämie beziehungsweise –urie. Auch bei einer wenig ausgeprägten *Emesis gravidarum* oder anderen Störungen sind eine stationäre Aufnahme, engmaschige Kontrollen und ein fetales Screening anzuraten.

Zweite Schwangerschaftshälfte. Wie bereits erläutert, kann es bei diabetischen Schwangeren häufiger zur Ausbildung eines Hydramnions (10%), zu Gestosen oder Pfropfgestosen (15 bis 40%) und rezidivierenden Pyelonephritiden kommen, die eine stationäre Aufnahme erforderlich machen. Gehäuft treten auch Infektionen der Vulva, Vagina und Harnwege (Zystitis) auf.

Letztes Schwangerschaftsdrittel. Aufgrund der erhöhten Stoffwechselbelastung, der kindlichen Makrosomie und den zunehmenden Gefäßbettveränderungen der Plazenta kommt es in den letzten Wochen der Schwangerschaft zu einem deutlichen Risikoanstieg für Mutter und Kind. Der Zeitpunkt der stationären Aufnahme oder Beendigung der Schwangerschaft wird individuell bestimmt.

Die Behandlung sollte immer interdisziplinär (Gynäkologie - Innere Medizin) erfolgen. Je nach Schwangerschaftsalter wird der Zustand des Kindes engmaschig mittels Ultraschalluntersuchung, CTG, Doppler-Sonographie, Wehenbelastungstests, unter Umständen Hormonbestimmungen (HPL, Östriol) und Screening kontrolliert.

Beratung. In der Regel wissen diabetische Schwangere aufgrund jahrelanger Erfahrung mit ihrer Erkrankung umzugehen. Insgesamt ist auf folgendes zu achten:
- Ausführliche Darlegung des Vorsorgeprogrammes je nach Diabetestyp:
  - Terminbestimmung
  - Frühultraschall
  - Besprechung der BZ-Einstellung anhand geführter Tagesprotokolle
  - Pränatale Diagnostik (Organscreening).
- Gute Stoffwechselführung, d.h. starke Schwankungen im Blutzuckerspiegel, sollten vermieden werden (ein schneller, hoher Blutzuckeranstieg benötigt eine hohe Insulinkonzentration).
- Der Urin soll glukose- und azetonfrei sein.
- Der Blutzuckerspiegel wird mehrfach täglich, in der Regel durch die Patientin selbst, kontrolliert.
- Frühzeitige Vorstellung in der Geburtsklinik, wobei eine interdisziplinäre Zusammenarbeit von Gynäkologie und Innerer Medizin von größter Bedeutung ist.
- Augenärztliche Kontrolluntersuchungen werden einmal pro Trimenon durchgeführt.
- Motivierung der Patientin, insbesondere während der Schwangerschaft eine speziell für sie ausgearbeitete faserreiche und diabetikerorientierte Diät einzuhalten; durch diese Diät weden höhere Toleranzgrenzen für den Blutzuckerspiegel erzielt. Leere Kohlenhydrate wie Zucker oder Weißmehlprodukte, die rasch ins Blut aufgenommen werden, sollten vermieden werden.
- Sportliche Betätigung im Rahmen der individuellen Möglichkeiten ist jeder diabetischen Schwangeren anzuraten. Jedoch muß sie darauf achten, daß plötzliche Anstrengung (hoher Energieverbrauch) den Blutzuckerspiegel rasch senken kann. Durch Mehrverbrauch von Glukose wird bei kontrollierter Bewegung oder sportlicher Betätigung Insulin eingespart.
- Genußmittel wie Alkohol und Tabak sollten unbedingt vermieden werden.
- Saunabesuche und Massagen (Cave: Kreislaufsituation) verbessern das Körpergefühl und können dadurch unterstützend auf die Psyche wirken.
- Die Schwangere sollte auf die veränderte Stoffwechselsituation im Wochenbett hingewiesen werden: Die postpartal vermehrte Urinausscheidung, die gesteigerte Sekretion, die Kreislaufinstabilität können unter Umständen fälschlicherweise als Anzeichen für eine Unterzuckerkrise gewertet werden. Der Blutzuckerspiegel muß daher postpartal immer den Anforderungen entsprechend neu eingestellt werden (vgl. Abb. 8.6). Zusätzlich ist auf die gute Heilung von Dammschnitten, Rissen oder Operationsfeldern zu achten.
- Streß, Operationen oder Infektionen sollte die Schwangere möglichst vermeiden, da diese eine Mehrbelastung bedeuten und den Insulinbedarf erhöhen. In den Zeiten erhöhter Infektanfälligkeit (Winter, Übergangswetter) sollte sie daher verstärkt um ihren Schutz bemüht sein. Die Lebensführung sollte so gestaltet werden, daß Streß, Hektik und ein anstrengendes Alltagsleben weitgehend fehlen.

- Die medikamentöse Einstellung sollte in enger Zusammenarbeit mit den ärztlichen Geburtshelfern und den Internisten erfolgen. Falls notwendig, wird von oralen Antidiabetika auf Subkutan-Insulinpumpe umgestellt, um eine exakte, kontinuierliche Insulinzufuhr zu gewährleisten. *Sub partu* wird in der Regel aufgrund des steuerbaren schnellen Wirkungseintritts Altinsulin dem Depotinsulin vorgezogen. Der Nüchternblutzucker sollte 95 mg/dl und der postprandiale Wert (2 Stunden nach Nahrungsaufnahme) 120 mg/dl nicht übersteigen.
- Motivierung der Schwangeren, an Diabetikertreffen teilzunehmen. Vielleicht besteht schon eine Schwangerengruppe, vielleicht führt der betreuende Arzt oder die Klinik eine Adressenliste mit gleichfalls Betroffenen. Informationen können außerdem über folgende Adressen eingeholt werden:
  - Deutscher Diabetiker Bund e.V., Danziger Weg 1, 58511 Lüdenscheid
  - Arbeitsgemeinschaft Diabetes und Schwangerschaft, Zentrum für Diabetes, Graf-Moltke-Straße 63, 28211 Bremen.

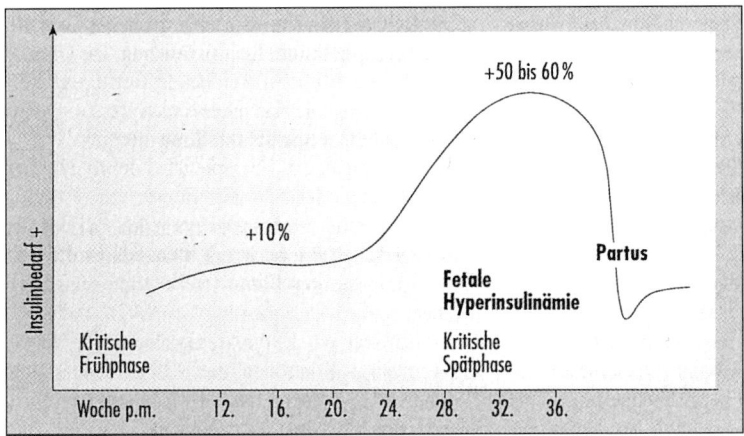

Abb. 8.6 Tendenz des Insulinbedarfs in den verschiedenen Phasen der Schwangerschaft. *Cave*: große individuelle Schwankungen. (Aus: Schmidt-Matthiesen H, Hepp H. Gynäkologie und Geburtshilfe. 9. Aufl. Stuttgart, New York: Schattauer 1998)

Lungenerkrankungen

Tuberkulose

Die Tuberkulose ist eine weltweit verbreitete Infektionskrankheit, deren Erreger *Mycobacterium tuberculosis* ist.

Seit Beginn der tuberkulostatischen Therapie hat die Tbc ihren Seuchencharakter (Schwindsucht) weitgehend verloren. Dennoch liegt die Zahl der Neuerkrankungen in Deutschland bei etwa 30 pro 100000 Einwohnern und Jahr, 1994 wurden beispielsweise 13000 Neuerkrankungen bundesweit gemeldet. Bei ca. 1 bis 2% der Schwangeren ist mit dem Auftreten einer inaktiven, bei ca. 0,1 bis 0,8% aller Schwangeren mit einer aktiven Tbc zu rechnen. Die Diagnose erfolgt durch mikroskopischen und kulturellen Nachweis des Erregers oder durch den Nachweis erregerspezifischer DNA.

Die Übertragung erfolgt fast ausschließlich über eine Tröpfcheninfektion. Die diaplazentare Infektion des Kindes ist ab der zweiten Schwangerschaftshälfte wegen der dann vorhandenen Plazentagängigkeit des Bakteriums möglich, aber extrem selten. In der Regel infizieren sich die Neugeborenen postpartal durch den Mutter-Kind-Kontakt. Daraus ergibt sich die Notwendigkeit einer Trennung mit Stillverbot, bis die Impfung des Kindes mit **B**acillus-**C**almette-**G**uérin (BCG) durchgeführt ist und der Tuberkulinhauttest positiv ausfällt.

Therapie: Gabe von 3-Fach-Tuberkulostatika (Ethambutol, Isomiazid, Rifampicin u.a.), Betreuung in Lungenheilstätten mit gynäkologisch-geburtshilflicher Vorsorge- und Entbindungsmöglichkeit.

Komplikationen: Durch die erhöhte körperliche Belastung besteht während der Schwangerschaft, insbesondere im Wochenbett, die Gefahr des Wiederaufflackerns oder der akuten Verschlechterung der Erkrankung (5 bis 15% aller Tbc-Kranken oder jemals an Tbc Erkrankten).

Für die betreuende Hebamme gilt bei der Betreuung, daß infektionspräventive Maßnahmen und Desinfektionsmaßnahmen zum Selbst- und Fremdschutz zu beachten sind (vgl. Kap. 2 Einführung in die Hygiene).

Asthma bronchiale

> Als *Asthma bronchiale* wird eine anfallsartige heftige Luftnot bezeichnet, die durch eine krampfartige, meist allergisch bedingte Verengung der Bronchiolen ausgelöst wird.

Bei einem exogen ausgelösten Asthmaanfall verursachen verschiedene Antigene (Hausstaub, Tierhaare, Zigarettenrauch, Pollen, Mehlstaub) Spasmen der glatten Muskulatur. Auch andere antigen wirkende Substanzen (Medikamente) wie auch Überanstrengung können Auslöser sein. Mischformen treten häufig auf, eine sorgfältige Anamneseerhebung ist daher wichtig.

Die Spasmen führen zu erschwerter Ein- und Ausatmung. Eine Verschlechterung eines bestehenden *Asthma bronchiale* ist in der Schwangerschaft meist nicht zu beobachten. Möglicherweise kann es aber auch gegen Ende der Schwangerschaft durch den erhöhten Raumbedarf des Kindes zu Luftnot kommen.

Therapie: Vermeidung der Noxen bei allergisch bedingter Disposition. Das Einüben bestimmter Atemtechniken (gezielte Ausatmung) in der Geburtsvorbereitung, gesunde Lebensführung, psychische Ausgeglichenheit und ausreichende Bewegung können dazu beitragen, daß Schwangerschaft, Geburt und Wochenbett angstfrei erlebt werden.

Die medikamentöse Therapie wird durch den ärztlichen Geburtshelfer und den Internisten festgelegt (z.B. Theophyllin, Aerosolsprays u.a.). Bei der Geburtseinleitung muß beachtet werden, daß Prostaglandine das Asthma verschlimmern können.

Herzerkrankungen

Die bereits in Kap. 4.1 (Physiologische Abläufe im mütterlichen Körper während der Schwangerschaft) beschriebenen Anpassungsleistungen des mütterlichen Organismus an die Schwangerschaft (Steigerung des Herzminutenvolumens, Vergrößerung und Lageveränderung des Herzens) können unter Umständen zu bestimmten klinischen Symptomen führen. Die Frauen geben oft eine veränderte Pulsfrequenz, Herzklopfen oder hypotonische Zustände an. Diese immer wieder genannten Herzrhythmusstörungen oder Herzfrequenzveränderungen sind als Adaptions- und Regulationsmechanismus zu verstehen. Bei länger bestehenden oder schweren Tachykardien (Frequenz über 100/min) sollte die Ursache, eventuell per EKG, genauer analysiert werden. Diese Störungen können auch im Rahmen einer Anämie oder einer Karditis vorkommen. Bradykardien (Frequenz unter 60/min) werden seltener beobachtet, in der Regel fast nur bei Leistungssportlerinnen oder bei Erkrankungen des Herzens im Sinne einer Atrioventrikularblockade (AV-Block). Die atrioventrikuläre Überleitungsstörung ist meist eine Komplikation einer primären Herzerkrankung. Eine Schweregradeinteilung (Grad I bis III) ist je nach Einschränkung (organische Erkrankung ohne Symptome bis hin zur Dekompensation im Ruhezustand) üblich.

Als Herzerkrankungen, die Schwangerschaft, Geburt und Wochenbett beeinflussen können, kommen in Frage:
- Kongenitale Vitien, z.B. Vorhofdefekt.
- Erworbene Vitien, z.B. Mitralklappeninsuffizienz nach rheumatischem Fieber oder bakterieller Endokarditis.
- Akute Entzündungen.
- Herzrhythmusstörungen.

Abhängig vom Schweregrad der Erkrankung wird die betroffene Frau in Zusammenarbeit mit dem betreuenden Internisten einer speziellen Schwangerenberatung und Betreuung zugeführt, um Verschlechterungen und Dekompensationszustände zu erkennen.

Die Geburtsleitung erfolgt in Absprache mit dem betreuenden Internisten, je nach Schweregrad und Vitalität. Den besonderen Belastungen *sub partu* wird durch großzügige Indikationsstellung zur vaginal-operativen beziehungsweise operativen Entbindung Rechnung getragen. Eine peripartale Antibiotikaprophylaxe wird individuell durchgeführt.

Erkrankungen der Niere und ableitenden Harnwege

Präexistente Nierenerkrankung

Bereits vor der Schwangerschaft bestehende oder früher durchgemachte Nierenerkrankungen können die Entstehung einer Pfropfgestose begünstigen (s. S. 531). Sind in der Frühschwangerschaft Zeichen einer zunehmenden Niereninsuffizienz (Hochdruck, Proteinurie, erhöhte Kreatinin-Werte) feststellbar, ist die Prognose für den weiteren Verlauf der Schwangerschaft schlecht.

Pyelonephritis gravidarum

Eine *Pyelonephritis gravidarum* kommt bei 1 bis 5% aller Schwangeren vor. Fünf bis 10% aller Schwangeren haben eine symptomlose und afebrile Bakteriurie. Wird diese in der Frühschwangerschaft nicht erkannt, kommt es nicht selten im letzten Schwangerschaftsdrittel zur Manifestation der *Pyelonephritis gravidarum*. Deshalb ist die Routinekontrolle des Urins (Urinstix auf Nitrit) in der Schwangerenvorsorge von großer Bedeutung.

Der Haupterreger ist *Escherichia coli*, seltener sind im Harn Enterokokken, Streptokokken und *Proteus vulgaris* nachweisbar.

Prädisponierende Faktoren:
- Frühere Harnwegserkrankungen.
- Hormonell (durch Progesteron) bedingte Ureteratonie und verminderte Ureterflexibilität und verminderte Durchflußgeschwindigkeit des Urins.
- Mechanische Kompression der ableitenden Harnwege durch die Gebärmutter, die immer mehr Raum beansprucht.
- Schwangerschaftsglukosurie, Albuminurie, *Diabetes mellitus*, Anämie.
- Anomalien der Harnwege und der Niere, Nierensteine.

Symptome: Die akute Pyelonephritis tritt meist einseitig, vorwiegend auf der rechten Seite mit Schmerzen im Nierenlager auf. Sie werden von
- Fieberschüben mit Schüttelfrost,
- Pollakisurie (Drang zur häufigen Harnentleerung),
- Nykturie (häufiges nächtliches Wasserlassen) und
- Dysurie (tropfenweises schmerzhaftes Wasserlassen)

begleitet. Es besteht eine deutliche Leukozytose, die Blutsenkungsgeschwindigkeit und das CRP sind stark erhöht. In der Urinkultur sind Erreger nachweisbar, und der Urinstix zeigt Nitrit an.

Immer häufiger werden asymptomatisch verlaufende Pyelonephritiden beobachtet. Die Frauen klagen lediglich über völlig uncharakteristische Symptome wie
- Kopfschmerzen,
- Müdigkeit,
- Rückenschmerzen und
- Appetitstörungen.

Bleibt diese Form unentdeckt und unbehandelt, kann sie eine chronische Pyelonephritis zur Folge haben.

Diagnose: Zur Sicherung der Diagnose müssen bei entsprechender Symptomatik eine Urinkultur aus Katheterurin angesetzt, Keimzahl, Erreger, Resistenz und Urinsediment analysiert werden. Zum Screening in der Schwangerenvorsorge wird der Urin mittels Teststreifen untersucht.

Therapie:
- Im akuten Stadium sind stationäre Aufnahme und Bettruhe unumgänglich.
- Hochdosierte Antibiotikatherapie nach Erreger- und Resistenzbestimmung.
- Bei hohem Fieber sofortige Behandlung, z.B. mit Ampicillin.
- Reichliche Flüssigkeitszufuhr (gegebenenfalls Infusionstherapie, Blasen- und Nierentee).
- Schmerztherapie mit krampflösenden Medikamenten (z.B. 20 mg Buscopan® i.v.).
- Feuchtwarme Wickel in der Nierengegend.
- 4stündliche Temperatur- und Pulskontrolle.
- Im weiteren Verlauf Stuhlregulation und Thromboseprophylaxe.

Nach der akuten Phase ist für 4 bis 6 Wochen eine antibiotische Langzeitbehandlung angebracht. Im Anschluß an die Therapie müssen zwei in kurzen Abständen angelegte Urinkulturen negativ sein, um sicherzugehen, daß die Erkrankung ausgeheilt ist. Im weiteren Verlauf der Schwangerschaft sowie sechs Wochen nach der Geburt sind erneute Urinkontrollen notwendig.

Gefahren: Die Infektion begünstigt eine vorzeitige Wehentätigkeit mit dem Risiko der Frühgeburt. Während der stationären Behandlung sind regelmäßige CTG-Kontrollen zur Erfassung des kindlichen Befindens und der uterinen Aktivität notwendig. Für die Mutter besteht die Gefahr der chronischen Manifestation, die zu einem chronischen Nierenversagen führen kann.

Anämien

Eisen, das vom Magen-Darm-Trakt resorbiert wird, wird in das Sauerstofftransportmolekül Hämoglobin eingebaut. Eine Anämie liegt vor, wenn folgende Werte unterschritten werden:
- bei der Frau: Erythrozytenzahl 4 bis 5 T/l (Millionen/mm³), Hämoglobin 13 bis 16 g/dl,
- beim Mann: Erythrozytenzahl 4,5 bis 5 T/l (Millionen/mm³), Hämoglobin 14 bis 17 g/dl.

Anämien können durch Veränderungen folgender Parameter entstehen:
- Erythrozytenzahl
- Erythrozytenform
- Hämoglobinstruktur
- Hämatokritwert.

In der Schwangerschaft ist die Beurteilung eines anämischen Zustandes durch das um 1 bis 2 Liter physiologisch erhöhte Blutvolumen erschwert, da es hier zu einem Verdünnungseffekt kommen kann. Daher wird in der Schwangerschaft ein unterer Wert von 12 g/dl angegeben. Ausmaß und Ursache einer Anämie sind für den Schwangerschaftsverlauf bedeutsam.

Neben einer subjektiven Leistungsminderung (schnelle Ermüdbarkeit, reduzierte Belastungsfähigkeit, Atemnot, schnelleres Erreichen körperlicher Grenzen) stehen objektiv folgende Komplikationen im Vordergrund:
- gesteigerte Infektanfälligkeit
- reduzierte Wundheilungstendenz
- erhöhte Gestosegefahr
- Schockgefährdung bei Blutungen unter beziehungsweise nach der Geburt.

Bei der Feststellung einer Anämie stehen neben der Therapie auch die Suche nach der Ursache und den Möglichkeiten zu ihrer Ausschaltung im Vordergrund:
- Eventuell besteht ein Mehrbedarf an Eisen, wie es in der Schwangerschaft, im Wochenbett und in der Stillzeit der Fall ist.
- Eisen kann verlorengehen, z.B. durch Blutungen, Tumor- oder Ulkusbildung.
- Die Eisenaufnahme kann reduziert sein, unter Umständen durch Fehl- oder Mangelernährung oder durch das Fehlen bestimmter Faktoren, die für die Eisenresorption notwendig sind.

In der Schwangerschaft, unter und nach der Geburt sind folgende Anämieformen von Bedeutung:
- Mangelanämien
  - Eisenmangelanämien
  - Folsäuremangelanämien
  - Vitamin-B$_{12}$-Mangel (perniziöse Anämie)
  - Infektanämie
- Hämolytische Anämie
  - Thalassämie
  - Sichelzellanämie
  - toxisch-hämolytisch bedingte Anämie
- Blutungsanämien
  - akute Blutungsanämie
  - chronische Blutungsanämie.

Aplastische Anämien oder Leukämien werden in der Schwangerenvorsorge nur äußerst selten beobachtet. Diese Anämieformen werden zum Teil mit Zytostatika oder anderen Therapeutika behandelt. Sie spielen aufgrund ihrer Seltenheit im Rahmen der Schwangerenvorsorge eine nachgeordnete Rolle. Hier wird nicht weiter auf sie eingegangen.

Mangelanämien

Eisenmangelanämie

Die Eisenmangelanämie ist die häufigste Form der chronischen Anämie. Sie ist durch einen erhöhten Eisenbedarf in Schwangerschaft, Wochenbett und Stillzeit gekennzeichnet. Des weiteren spielt eine ungenügende Eisenzufuhr durch Mangel- oder Fehlernährung sowie eine nicht ausreichende Resorption von Eisen eine Rolle. Die Frauen klagen ferner über

- spröde, trockene Haut,
- brüchige Nägel,
- Rhagaden und Aphthen der Mundwinkel und
- Brennen der Zungen-, Mund- und Speiseröhrenschleimhaut.

Therapie: Orale oder parenterale Gabe von Eisenpräparaten, z.B. Eryfer®, Ce-Ferro® Forte.

Folsäuremangelanämie

Die Folsäurekonzentration im Körper kann schon nach einigen Wochen folsäurearmer Diät deutlich absinken und zu einer Folsäuremangelanämie führen. Medikamente (Zytostatika) und Alkoholabusus können ebenfalls ursächlich beteiligt sein. Folsäure ist die Ausgangssubstanz für ein wichtiges Übertragermolekül des Stoffwechsels. Ein erhöhter Folsäurebedarf besteht in der Schwangerschaft oder bei hämolytischen Anämien (s.u.).

Therapie: Orale oder intravenöse Gabe von Folsäurepräparaten.

Vitamin-B_{12}-Mangelanämie (perniziöse Anämie)

Vitamin B_{12} wird aus dem Magen-Darm-Trakt resorbiert, wenn der sogenannte Intrinsic-Faktor vorhanden ist. Fehlt dieser, z.B. bei Gastritiden, kann Vitamin B_{12} nicht oder nur ungenügend aus der Nahrung resorbiert werden. Ein Mangel an Vitamin B_{12} ist die Ursache der perniziösen Anämie und ist zum Teil auch an der Entstehung von Leukopenien oder Thrombozytopenien beteiligt. Unter Umständen kann es auch zu neurologischen Symptomen, z.B. Lähmungserscheinungen, Empfindungsstörungen u.a. kommen.

Therapie: Je nach Schweregrad (Vorhandensein neurologischer Ausfälle) und Ursache (z.B. Resorptionsstörungen) kommt neben einer oralen Therapie auch eine parenterale Zufuhr in Frage.

Hämolytische Anämien

Thalassämie, auch als Mittelmeeranämie bekannt. Ihr liegt eine Störung in der Hämoglobinsynthese zugrunde, die je nach genetischer Konstellation mehr oder weniger stark ausgeprägt sein kann. In der Schwangerschaft kann sie zu schweren anämischen Krankheitsbildern führen.

Sichelzellanämie. Hämoglobinopathie, die überwiegend in der schwarzen Bevölkerung vorkommt. Neben der bei niedrigen Sauerstoffkonzentrationen veränderten Form der Erythrozyten (Sichelzellenform) haben die Erythrozyten eine verkürzte Lebensdauer. Als Prophylaxe beziehungsweise Therapie werden in der Schwangerschaft im Hinblick auf die bevorstehende Geburt Transfusionen durchgeführt.

Bei dieser in Europa seltenen Anämieform kommt es zu ernsthaften Komplikationen für Mutter und Kind. Fehlgeburtsraten sind ebenso deutlich erhöht wie Morbiditäts- und Mortalitätsraten.

Toxisch-hämolytische Anämien. Diese können verursacht sein durch:
- bestimmte Krankheitserreger, z.B. *Streptococcus haemolyticus*,
- toxische Chemikalien oder Medikamente,
- Transfusionszwischenfälle,
- Rh-Inkompatibilitäten.

Blutungsanämien

Blutungsanämien kann man in akute und chronische Verlaufsformen einteilen, wobei die chronische Form aufgrund ihrer in der Schwangerschaft kaum vorkommenden Ursachen (Magengeschwüre oder Tumor) zu vernachlässigen ist. Eine akute Blutungsanämie, z.B. nach einer vorzeitigen Lösung der normal sitzenden Plazenta oder nach einer Blutung bei *Placenta praevia*, wird je nach ihrem Ausmaß mit Substitution von Gerinnungsfaktoren, Blut- beziehungsweise Blutersatzmitteln und Hemmfaktoren der Fibrinolyse behandelt. Erst nach einer Volumenauffüllung durch Infusionen oder Transfusionen kann das Ausmaß der Anämie diagnostiziert werden. Im Vordergrund stehen jedoch die Schockbehandlung und die Behandlung beziehungsweise Prophylaxe von Gerinnungsstörungen.

Thrombose und Embolie

Als Thrombose ist eine intravasale Blutpfropfbildung, die die Zirkulation in der arteriellen und venösen Strombahn behindert, zu verstehen (vgl. Abb. 8.7). Sie kann lokal oder durch thrombotische Fernwirkung entstehen. Häufigste Lokalisation ist das venöse Strombahngebiet der unteren Extremitäten, wobei die überwiegende Anzahl (75%) links lokalisiert ist.

Die Thrombosehäufigkeit ist gegenüber nichtschwangeren gleichaltrigen Frauen etwa dreifach erhöht. Nach langen Immobilitätsphasen im Wochenbett, besonders aber nach Kaiserschnitten, kommt eine Thrombose häufig vor. Ein Thrombus entsteht durch lokale Schäden an der Gefäßwand, durch Änderungen der Zirkulationsbedingungen und durch eine veränderte Blutzusammensetzung (Virchow-Trias, vgl. Kap. 10 Das regelwidrige Wochenbett, S. 704).

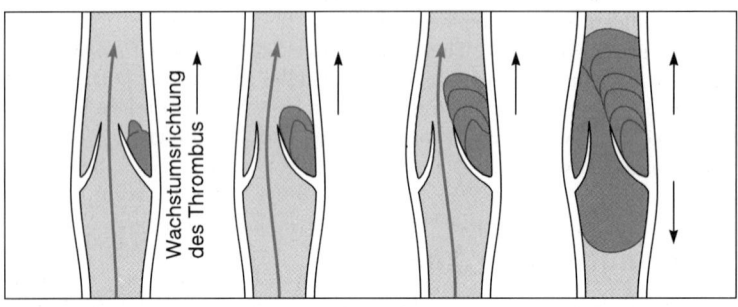

Abb. 8.7 Die Wachstumsrichtung des Thrombus aus einer Venenklappe erfolgt mit der Blutströmung. Nach vollständigem Gefäßverschluß kommt es zum retrograden Wachstum.

Oberflächliche Thrombophlebitis. Sie entsteht meist an den oberen oder unteren Extremitäten als Folge eines Eingriffes (z.B. Verweilkatheter), aber auch nach Insektenstichen oder Verletzungen. Die am häufigsten betroffenen Stellen sind die Arm- oder Kubitalvene, *V. saphena magna* oder ein entzündlich veränderter Varixknoten.

Der betroffene Venenstrang zeigt Zeichen der Infektion (Rötung, Schwellung, Schmerz, gestörte Funktion, Temperatur) und ist deutlich verhärtet tastbar. Bei der oberflächlichen Thrombophlebitis ist **keine Bettruhe** angezeigt.

Prädisponierende Faktoren für eine Thrombose. In der Schwangerschaft bilden sich besonders dann leicht Thrombosen, wenn die Schwangere immobil ist (Stase) und im Bett liegt. Wenn sie schon Varizen hat, bereits Venenthrombosen oder Embolien durchgemacht hat oder wenn eine familiäre Disposition vorliegt, besteht erhebliche Thrombosegefahr. Adipositas (20% über Normalgewicht), Hypertonie oder ein *Diabetes mellitus* sind weitere Risikofaktoren. Durch Zunahme der Konzentrationen von Faktor VII, VIII und X sowie des Fibrinogens und durch die schwangerschaftsbedingte Suppression des fibrinolytischen Systems in den letzten Monaten vor der Geburt werden weitere Voraussetzungen im Sinne einer Virchow-Trias geschaffen. Als ungünstige Faktoren sind darüber hinaus zu bewerten:

- operative Eingriffe
- Steigerung des Venendrucks bei geburtshilflichen Komplikationen (z.B. intrauteriner Fruchttod)
- vaginal-operative oder operative Entbindung
- Fruchtwasserembolie
- Schockzustände.

Diagnose der Thrombose: Einseitige Schwellung der Extremität (Seitenvergleich, d.h. den Umfang messen) und Spannung der Haut, livide Verfärbung, Schmerzen und unter Umständen eine Einschränkung der Beweglichkeit der Fußstreckermuskulatur können die ersten Hinweiszeichen sein. In der Regel besteht eine Tachykardie, unter Umständen ein Kletterpuls. Die Diagnosesicherung erfolgt über Doppler-Sonographie, Thermographie und, falls notwendig, auch über eine Verschlußplethysmographie (Gefäßdarstellung).

Therapie der Thrombose: Sie richtet sich nach Lokalisation, Größe und Alter des Thrombus sowie nach der Situation (Schwangerschaftsalter).

- Heparinisierung (auch prophylaktisch als sogenannte "Low-dose-Gabe" = niedrigdosierte Gabe); Heparin ist nicht plazentagängig, eine Teratogenität war bisher nicht nachzuweisen. Seine Dosierung ist gut steuerbar und die Wirkung durch Protamin antagonisierbar.
- Thrombektomie nach vorausgegangener Verschlußplethysmographie.

- Fibrinolyse mit Streptokinase und Urokinase, wenn aufgrund der Schwere des Krankheitsbildes Heparinisierung allein nicht ausreicht. Dieses Verfahren wird jedoch aufgrund der hohen Komplikationsrate nicht mehr einhellig empfohlen.
- Anschlußbehandlung mit Kumarinen nach dem Ende des Wochenbetts (Kumarin wurde ursprünglich aus Süßklee isoliert; seine Abkömmlinge wirken antikoagulatorisch).
- Dauerbehandlung mit Azetylsalizylsäure (ASS).
- Pflegerische Maßnahmen, Präventivmaßnahmen wie Mobilisierung, Venenpflege, Gymnastik, insbesondere Fußgymnastik zur Anregung der Muskelpumpe. Dadurch wird die Fließgeschwindigkeit des Blutes erhöht, das Rezidivrisiko vermindert und die Rekanalisierung der Gefäße beschleunigt. Spätfolgen werden so vermieden.

In der **Schwangerenberatung** kann die Hebamme Frauen mit bestehender Varikosis folgendes raten (s. auch S. 170 und S. 704):

- Beengende Kleider, Strümpfe, Schuhe vermeiden. Keine Kniestrümpfe tragen, die den Blutfluß behindern oder eine Stauung verursachen können.
- Langes Stehen, Sitzen und Überschlagen der Beine reduzieren, viel spazierengehen.
- Hochlagern der Beine, auch nachts, z.B. mit einem Keilkissen unter der Matratze.
- Eventueller Obstipation entgegenwirken.
- So häufig wie möglich barfuß laufen.
- Lokal wirkende Therapeutika (Wirkung umstritten) wie Arnikasalbe, Roßkastanienextrakt, Heparin- oder Blutegelsalben.
- Keine Sonnenbäder.
- Kalte Umschläge.
- Kalte Fuß-Waden-Duschen in Richtung Herz (Kneipp).
- Stützstrumpfhosen durch den Arzt verschreiben lassen.

Komplikationen: Entstehung eines postthrombotischen Syndroms oder einer Embolie (s. Kap. 10 Das regelwidrige Wochenbett, S. 706). Das **postthrombotische Syndrom** geht einher mit der Ausbildung von Umgehungskreisläufen, Ödembildung und einem Schweregefühl in den Beinen. Des weiteren kommt es zur Hyperpigmentierung der betroffenen Extremität, da Erythrozyten in das Gewebe übertreten, sowie zu einer Atrophie der Haut mit Ausbildung von Ekzemen und Entzündungen, die häufig bakterieller oder mykotischer Natur sind.

Die Neigung zu einer Rezidiv-Thrombose ist deutlich erhöht. Nicht selten kommt es auch zur Ausbildung eines Geschwürs, dem sogenannten *Ulcus cruris*.

Abhängigkeit von Suchtstoffen

Viele Frauen im gebärfähigen Alter sind abhängig von Suchtstoffen wie Alkohol, Drogen und ähnlichem. Liegt eine Abhängigkeit von verschiedenen Suchtstoffen vor (z.B. Alkohol und Drogen), so spricht man von einer "multiple drug depency" oder auch Polytoxikomanie.

Alle Abhängigkeiten bieten bestimmte Risiken für Mutter und Kind, die der Hebamme bekannt sein müssen.

Körperliche und psychische Abhängigkeit sind die zentrale Folgekrankheit des Drogenkonsums.

Drogenabusus

Tritt eine Schwangerschaft ein, muß von seiten des behandelnden Arztes die Frage nach der Substitution des Heroins gestellt werden, wenn ein Entzug zu diesem Zeitpunkt aus verschiedenen Gründen nicht realisierbar ist. Die Krankenkassen sind auf jeden Fall verpflichtet, die Kosten der Substitution während einer Schwangerschaft zu tragen.

Ein sogenannter "kalter Entzug" von Heroin ohne Ersatzmedikation ist außerdem in der Schwangerschaft zu gefährlich, da ab einem bestimmten Zeitpunkt jegliche Zufuhr von Drogen unterbleibt und es dadurch zu massiven Entzugserscheinungen kommen kann.

Die Erfahrung zeigt, daß ein reiner Heroinmißbrauch selten ist. Meist liegt eine Polytoxikomanie mit der Einnahme von anderen Suchtstoffen wie Alkohol, Benzodiazepinen (sogenannte Benzos oder Flummis), Cannabis u.a. vor.

Substitution mit L-Polamidon® (Methadon)

Heroin wird meist während eines stationären Aufenthaltes durch L-Polamidon® (Methadon) in oraler Form ersetzt. Die ambulante Abgabe des Methadons erfolgt durch einen in der Substitution erfahrenen Arzt. Idealerweise wird die Substitution durch psychotherapeutische Verfahren unterstützt.

Zur Vermeidung von Überdosierungen, zur regelmäßigen Urinkontrolle auf Beigebrauchsdrogen und auch zum Beweis der Mitarbeitsbereitschaft und Kontinuität muß sich die Schwangere normalerweise täglich bei dem betreuenden Arzt melden. Hier erhält sie dann auch die Tagesdosis an L-Polamidon® (Methadon).

Vorteile von L-Polamidon®:
- Orale Verabreichung gegenüber oft unsteriler, mit verschmutztem Besteck vorgenommener Selbstinjektion.
- Wegfall der Beschaffungskriminalität beziehungsweise Prostitution.
- Verabreichung einer wirkstoffstabilen, reinen Substanz gegenüber oft gestrecktem, verunreinigtem und starken Wirkungsschwankungen unterworfenem Heroin.
- Gleichbleibender Opiatspiegel durch lange Halbwertszeit (ca. 24 Stunden) gegenüber stets schwankendem Wirkspiegel.
- Möglichkeit der Entkriminalisierung durch Resozialisierung: Änderung der Lebensumstände, Herausnahme aus potentiell krimineller Umgebung.

Die Medikamentendosis der Substitution wird so eingestellt, daß höchstens minimale Entzugserscheinungen auftreten.

Nebenwirkungen von L-Polamidon®:
- Plazentapassage und Übertritt in die Muttermilch.
- Miosis (Pupillenverengung).
- Atemdepression.
- Hypotonie und Bradykardie.
- Verlangsamung und Schläfrigkeit.
- Desinteresse und depressive Verstimmung.
- Hartnäckige Obstipation.

Begleiterkrankungen

Begleiterkrankungen sind durch die Polytoxikomanie sehr häufig und reichen von sexuell übertragbaren und parasitären Erkrankungen bis hin zu chronischen Anämien, Unterernährung und Abszeßneigung beziehungsweise rezidivierenden Thrombophlebitiden. In der Schwangerschaft treten gehäuft Frühgeburtsbestrebungen, Gestosen, kindliche Retardierungen sowie signifikant deutlich erhöht auch ein intrauteriner Fruchttod auf.

Geburtshilfliche Komplikationen ergeben sich meist aufgrund einer verstärkten Entzugssymptomatik. Die betreuende Hebamme hat daher verstärkt auf Blutdruck, Temperatur, Tremor, Unruhe und Agitationstendenzen zu achten. Diese Entzugserscheinungen der Mutter äußern sich beim Kind als CTG-Alterationen im Sinne einer Tachykardie, gesteigerten Motorik und Kindsbewegungen. Die postpartale Entzugssymptomatik äußert sich beim Kind in Unruhe, schrillem Schreien, Tremor und Krämpfen. Auch Trinkunlust, Wechsel zwischen Obstipation und Diarrhö sind fast immer zu beobachten, zusammen mit Icterus praecox und prolongatus.

Kinder drogenabhängiger und alkoholkranker Mütter zeigen insgesamt eine erhöhte Morbidität und häufiger Atemdepressionen, Untergewicht und eine generelle Retardierung.

Meist müssen die Kinder in ausschleichender Dosierung ebenfalls substituiert werden, dies erfolgt mit Luminaletten®.

Betreuung und Begleitung

Die Betreuung von Mutter und Kind erfolgt idealerweise in Zusammenarbeit von Arzt, Hebamme, Kinderarzt, Sozialarbeiter und Drogenberater. Entsprechend den Begleiterkrankungen beziehungsweise dem Entzugswillen der Mutter empfiehlt sich häufig ein primäres Abstillen. Das eigene Kind wird häufig als letzte Chance empfunden, auszusteigen und dem Leben einen neuen Sinn zu geben. Um den Ausstieg aus der Sucht zu ermöglichen, empfiehlt sich unter einer Methadon-Substitution und einem anschließenden Entzug:

- Unterbringung von Mutter und Kind in einer Langzeit-Therapieeinrichtung.
- Besuch von speziellen Mutter-Kind-Drogenprogrammen.
- Kontinuität in der Betreuung.

- Psychosoziale Betreuung während Schwangerschaft, Geburt und Wochenbett sowie in der Zeit danach durch eine spezielle Ambulanz, in der alle Berufsgruppen vertreten sind.

Informationen über Entzugsprogramme sind erhältlich über die toxikologischen Abteilungen der Krankenhäuser, kommunale Selbsthilfezentren, Gesundheits- oder Sozialreferate der Gemeinden oder Städte sowie über andere Einrichtungen (Anonyme Alkoholiker e.V., Al Anon, Con Drops etc.).

Für die Hebammen, die auch mit abhängigen Frauen arbeiten, ist es wichtig zu wissen, daß es bei der Betreuung und Begleitung aufgrund der Abhängigkeitspersönlichkeit zu massiven Problemen kommen kann. Verstrickungen ins Suchtsystem mit Verlagerung der Verantwortung, Lügen und Ausflüchten, häufigem Betreuerwechsel, Notfallanrufen und Distanzlosigkeit sowie häufigen Grenzüberschreitungen mit Kompetenzproblematik kommen fast immer vor. Sinnvoll ist daher eine regelmäßige Team- und Fallbesprechung sowie der Austausch mit erfahrenen Suchttherapeuten.

8.4 Infektionen in der Schwangerschaft

Andrea Wehling

In der Pränatalzeit kann der Embryo oder Fetus hämatogen diaplazentar oder vaginal aufsteigend infiziert werden.

Virusinfektionen während der Organogenese können grundsätzlich zu Mißbildungen oder zum frühzeitigen Absterben der Frucht führen. Kommt es zu Infektionen in der Fetalzeit, kann es zum intrauterinen Fruchttod, zu entzündlichen Veränderungen der Organe und zur Frühgeburt kommen.

Erreger, die den Fetus gefährden, lösen bei der Mutter häufig sehr unspezifisch verlaufende Krankheiten aus.

Vor allem die sogenannten TORCH-Infektionen (vgl. Tab. 8.5, S. 558f) können in der Schwangerschaft die Gesundheit des ungeborenen Kindes gefährden:

- **T** = Toxoplasmose
- **O** = Andere (Other) AIDS, Virushepatitis, Varizellen-Zoster (Windpocken), Masern, Mumps, Listeriose, Parvovirus, Syphilis u.a.
- **R** = Röteln
- **C** = Zytomegalie (engl. Cytomegaly)
- **H** = *Herpes simplex*

Toxoplasmose

Erreger: *Toxoplasma gondii*

Die Protozoeninfektion wird häufig durch rohes Fleisch, rohe Eier, Katzen und besonders durch Katzenkot übertragen. Die Durchseuchung der Bevölkerung liegt bei > 50%. Der Verlauf der Infektion ist sehr unspezifisch. Häufig wird der Krankheitsverlauf als Grippe fehlgedeutet. Eine Lymphadenitis kann auf eine Toxoplasmose hinweisen. Eine Toxoplasmose tritt bei 0,3% aller Schwangerschaften auf. Die Absicherung der Diagnose erfolgt serologisch (Sabin-Feldman-Test, Komplementbindungsreaktion, Titeranstieg um mehrere Stufen im Verlauf der Kontrolle).

Therapie: Bei fraglicher Diagnose hat die Sulfonamid-Therapie prophylaktischen Charakter. Bei klinischer manifester Toxoplasmose kann Pyrimethamin gegeben werden, das wegen seiner eventuell schwerwiegenden Nebenwirkungen erst nach der 12. Schwangerschaftswoche gegeben werden darf. Der Krankheitsverlauf beim Kind wird im Kap. 11, Das kranke und gefährdete Neugeborene, beschrieben.

Andere

Listeriose

Mit einer Infektion durch *Listeria monocytogenes* kann bei etwa 0,05% der Schwangerschaften gerechnet werden. Der Verlauf ist bei der Mutter genauso unspezifisch wie bei Toxoplasmose. Unklare Fieberschübe beziehungsweise fieberhafte Harnwegsinfekte können auf eine Listerioseinfektion hinweisen. Eine Übertragung ist diaplazentar und *sub partu* möglich, s. Kap. 11 Das kranke und gefährdete Neugeborene.

Diagnose: Der Erreger kann in Zervixsekret, Stuhl, Urin, Rachenabstrich und Blut nachgewiesen werden. Ein Antikörper von 1:200 und mehr sowie ein Anstieg um zwei Titerstufen können auf eine Infektion hinweisen.

Therapie: Antibiotische Behandlung mit Ampicillin oder Mezlocillin.

Ringelröteln

Die Infektion der Mutter mit dem Parvovirus B19 kann beim Feten zum *Hydrops fetalis* führen. Besteht der Verdacht einer Infektion mit Ringelröteln, sollten in wöchentlichen Abständen Ultraschalluntersuchungen durchgeführt werden, um das Entstehen eines Hydrops frühzeitig zu erkennen.

Eine Antikörperbestimmung mit Kontrolluntersuchungen nach 7 beziehungsweise 14 Tagen soll ebenfalls durchgeführt werden. Heute ist in Zentren für Ultraschall- und Pränataldiagnostik eine intrauterine Therapie möglich. Wird der erkrankte Fetus nicht intrauterin behandelt, stirbt er in den meisten Fällen ab.

Virushepatitis

Häufigkeit: 3,5 bis 7 pro 10000 Einwohner.

Ätiologie: Man unterscheidet Heptatitis A (HAV) in 12%, Hepatitis B (HBV) in 68%, Hepatitis C bis E in 16% der auf virale Infektion zurückzuführenden Hepatitisfälle (s. Tab. 8.3).

Die Übertragung ist oral-fäkal, durch Intimkontakt und parenteral über Blut und andere Körperflüssigkeiten möglich, je nach Art des Hepatitiserregers. Die Hepatitisviren können die Plazentaschranke überwinden. Allerdings wurden bei Infektion keine vermehrten Mißbildungs- und Abortraten beobachtet. In 16% der Fälle treten häufiger Früh- und Totgeburten auf. Bei einer Infektion im letzten Schwangerschaftsdrittel muß mit einer erhöhten Frühgeburtsrate gerechnet werden. Die Totgeburtsrate liegt bei 9,5%.

Symptome: Im Prodromalstadium subfebrile Temperaturen, allgemeine Schwäche, Appetitlosigkeit, Übelkeit, Juckreiz, Druckschmerz im rechten Oberbauch. Danach Manifestation mit Ikterus, Dunkelfärbung des Urins und entfärbtem Stuhl. Die Leber ist meist vergrößert.

Diagnose: Bei jeder Schwangeren wird in der 32. bis 36. Schwangerschaftswoche eine Hepatitisserologie durchgeführt werden. Die Serumtransaminasen (GOT, GPT) steigen im Prodromalstadium an. Das Serumbilirubin liegt beim Auftreten eines Ikterus bei 5 bis 20 mg/dl.

Für die verschiedenen Formen der Hepatitis gibt es spezielle serologische Diagnosemöglichkeiten. Bei der häufig auftretenden Hepatitis B kann HBs-Ag im Serum nachgewiesen werden. Der Nachweis von Anti-HBs weist auf eine durchgemachte HBV-Infektion (oder -Impfung) hin und schließt eine akute Infektion aus (s. Abb. 8.8).

Bei einer Gesundung der Kranken sinkt der HBs-Ag-Titer, und Anti-HBs kann nachgwiesen werden. Der Hepatitis B kann auch einen chronischen Verlauf nehmen. Das Erkrankungsrisiko des Feten steigt mit zunehmender Schwangerschaftsdauer. Die HBV-Infektion des Neugeborenen verläuft meist asymptomatisch, die Kinder sind zeitlebens HBs-Ag-Träger. Dadurch besteht ein erhöhtes Risiko für Leberzirrhose und Leberzellkarzinom.

Prophylaxe: Um eine HBV-Infektion des Neugeborenen bei einer HBs-Ag-positiven Mutter zu vermeiden, sollte unmittelbar nach der Geburt eine simultane passive und aktive Immunisierung des Kindes durchgeführt werden. Es sollte spätestens 48 Stunden nach der Geburt 200 IE Hepatitis-B-Immunglobulin und 0,5 ml HBV-Vakzine s.c. oder i.m. bekommen. 98% dieser Kinder bilden danach spezifische Antikörper. Bei dieser Form der Immunisierung können die Kinder gestillt werden. Im Rahmen des Bundesseuchengesetzes besteht für alle Formen der Hepatitis Meldepflicht im Erkrankungs- und Todesfall.

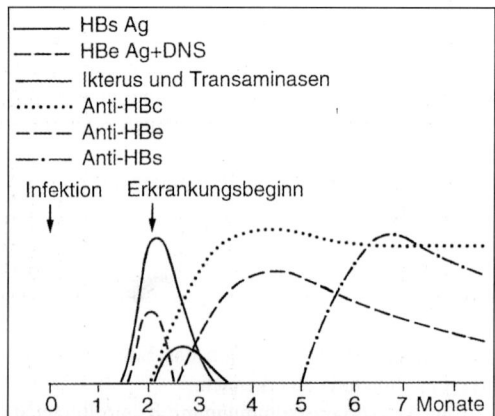

Abb. 8.8 Schema des Verlaufs einer Hepatitis-B-Infektion. (Aus: Klischies R, Gierhartz KH, Kaiser U. Hygiene und Mikrobiologie. 2. Aufl. Stuttgart, New York: Schattauer 1995.)

Tab. 8.3 Hepatitisformen.

Hepatitis-formen	Durch-seuchung	Übertragungs-weg	Inkubationszeit	Labordiagnostik	Therapie	Prophylaxe	Gesetzliche Regelungen
Hepatitis A Virus HAV RNA-Virus	Hohe Durchseuchung	Fäkal-oral über kontaminierte Speisen und Getränke	20 - 40 Tage; 7 - 14 Tage vor Krankheitsausbruch infektiös	Anti-HAV-IgM; HAV-IgG/IgMEIA; Erregernachweis im Stuhl	Keine spezielle Therapie; kein chronischer Verlauf	Aktive Schutzimpfung mit Totvakzine; passive Schutzimpfung mit IgG	Meldepflicht nach dem BSeuchG bei Erkrankung und Tod
Hepatitis B Virus HBV DNA-Virus	Mitteleuropa bis 1%; in anderen Ländern 50 - 100%	Blut- und Sexualkontakt; Übertragung sub partum möglich	2 - 6 Monate	**HBV-Marker**: - Anti-HBe - Anti-HBs - HBS-Antigen - Hbe - Anti-HBe - Anti-HBs quantitativ nach Impfung	Je nach Verlauf (chronisch oder ausgeheilt); meist symptomorientiert; u.U. Lebertransplantation	Aktive und passive Schutzimpfung	Bedeutsam als Berufserkrankung; keine Beschäftigung bei Erkrankung; Meldepflicht nach dem BSeuchG bei Erkrankung und Tod
Hepatitis C Virus HCV RNA-Virus	Mitteleuropa 0,2 - 0,5%; andere Länder	Blutkontakt; fraglich Sexualkontakt; Dialyse	2 - 6 Monate	Anti-HCV (ELISA-Reak.)	Symptomatisch	Noch keine Immunisierung möglich	s.o.
Hepatitis D (Delta-Virus) in Kombination mit Hepatitis B vermehrungsfähig und infektiös	Weltweite Verbreitung außerhalb Europas	Blut- und Sexualkontakt	3 - 4 Monate; Koinfektion bei Hepatitis B	HD-Ag; Anti-HDV; ELISA; PCR	In Kombination mit präexistenter HBV-Infektion 70 - 80% chronische Verläufe; die HBV-Erkrankung verläuft komplizierter	Keine spezielle Impfung, da Begleitinfektion; HAV-Schutzimpfung empfehlenswert	Wie oben, da Begleiterkrankung von HBV; Gefährdung von medizinischem Personal wie bei HBV
Hepatitis E Virus HEV RNA-Virus ehemals Non-A-Non-B-Hepatitis	Epidemische Ausbrüche (warmes Klima)	Fäkal-oral	Bis 40 Tage	Erregernachweis im Stuhl	Symptomatische Therapie; kein chronischer Verlauf	Keine Prophylaxe; keine Immunisierung; "Reisekrankheit" (ähnlich HAV)	Keine
Hepatitis G Virus HGV	Keine epidemiologischen Daten bekannt	Fraglich Blutkontakt (Blutkonserven)	Fraglich (Monate); Koinfektion bei Hepatitis B	In Entwicklung	Wie Hepatitis B	Wie Hepatitis D	Wie Hepatitis D

HIV-positive Schwangere

Erreger: Human immunodeficiency virus (engl.).

Das Virus gehört zur Gruppe der Retroviren und befällt menschliche Lymphozyten, Monozyten und Makrophagen. Die Folge ist eine zelluläre Immunschwäche HIV1 war weltweit verbreitet, HIV2 überwiegend in Westafrika. Beide Typen und die isolierten Subtypen sind mittlerweile weltweit nachweisbar.

Diagnose: Seit Einführung des HIV-Antikörpertests (Anti-HIV1- und Anti-HIV2-Nachweis) ist es möglich, asymptomatische HIV-Trägerinnen zu erfassen. Er wird heute allen Frauen auf freiwilliger Basis angeboten. Frauen, die folgenden Risikogruppen angehören, sollte der HIV-Antikörpertest dringend angeraten werden:
- i.v.-Drogenkonsumentinnen,
- Frauen drogenabhängiger Partner,
- Frauen von Partnern mit substitutionsbedürftiger Bluterkrankheit,
- Frauen oder Frauen von Partnern aus Zentralafrika, der Karibik oder Asien,
- Frauen mit HIV-positiven Partnern.

Infektionsstadien:
1. Inkubationsphase. Vom Zeitpunkt der akuten HIV-Infektion bis zum Auftreten von HIV-Antikörpern vergehen in der Regel 4 bis 12 Wochen. Die Patienten weisen keine oder nur unspezifische Symptome auf (Latenzphase).
2. Lymphadenopathie, Dauer bis zu 3 Jahren. Persistierende generalisierte Lymphknotenschwellung, Gewichtsverlust, Fieberschübe.
3. Manifestes Immunmangelsyndrom - AIDS, Dauer von Monaten bis Jahren (nicht begrenzt). Infekte mit opportunistischen Keimen, Neoplasien, Kaposi-Sarkom, ösophageale, bronchiale oder pulmonale Kandidamykosen, neurologische Erkrankungen wie Demenz, Myelopathie oder periphere Neuropathie. 80% der Patienten mit manifestem Immundefektsyndrom versterben innerhalb von 36 Monaten.

Durch eine Schwangerschaft wird die Immunität einer HIV-positiven Frau negativ beeinflußt; es kommt schon physiologisch zur Abnahme der $CD4^+$-T-Lymphozyten (Helferzellen). Dadurch tritt (auch bei einer gesunden Schwangeren) eine erhöhte Infektanfälligkeit auf. Bei einer HIV-positiven Schwangeren schwächt das HIV die $CD4^+$-T-Lymphozyten und die Makrophagen zusätzlich, und somit nimmt die zelluläre Immunität weiter ab.

Eine Schwangerschaft stellt für eine HIV-positive Frau eine außerordentliche Belastung dar, da der oft existente Kinderwunsch der existentiellen Bedrohung durch die Krankheit gegenübersteht. Eine Entscheidung für oder gegen das Austragen der Schwangerschaft kann erst nach ausführlicher Beratung durch das Team der HIV-Ambulanz an einer geburtshilflichen Klinik gefällt werden.

Um eine Übertragung des HI-Virus von der Mutter auf das Kind (sogenannte vertikale Transmission) auf ein Minimum zu reduzieren, ist eine **Maximaltherapie**, bestehend aus antiretroviralen Medikamenten und einem geplanten Kaiserschnitt (am wehenlosen Uterus), notwendig (s. Tab. 8.4). Diese Maximaltherapie kann die Krankheit beschleunigen, kann Nebenwirkungen und Beeinträchtigungen auslösen und schließt letztendlich die Möglichkeit eines HIV-kranken Kindes nicht gänzlich aus.

Unklar sind bis heute der Zeitpunkt und Mechanismus der HIV-Übertragung von der Mutter auf das Kind. Feststellbar ist, daß bestimmte Faktoren mit einer Erhöhung der **Transmissionsrate** einhergehen:
- Vorhandensein anderer sexuell übertragbarer Krankheiten
- Häufig wechselnde Partner
- Rauchen während der Schwangerschaft
- Existenz bestimmter HLA-Typen (Human lencocyte antigen)
- HIV-Primärinfektion in der Schwangerschaft
- Niedrige $CD4^+$-Zellzahl
- Hohe Viruslast
- Vitamin-A-Mangel
- Stillen

In einer Studie aus dem Jahre 1994 konnte nachgewiesen werden, daß die Absenkung der vertikalen Transmissionsrate signifikant war, wenn die Frauen mit einem antiretroviralen Medikament (Azidothymidin = AZT, z.B. Retrovir) behandelt wurden. AZT bewirkt eine Stabilisierung der Helferzellen und eine Reduktion der Viruslast. Zusätzlich wurde in einer anderen Studie deutlich, daß ein primär durchgeführter Kaiserschnitt die Infektionsrate um 50% senken kann. Die Kombination beider Ergebnisse führte zu einer weiteren Senkung der Transmissionsrate auf 2 bis 4%. Seit 1996 werden u.a. neue antiretrovirale Medikamente (Epivir) mit AZT kombiniert.

Aktuelle Empfehlungen (6/98):
- AZT-Therapie der Mutter ab der 32. SSW
- Primäre Sectio am wehenfreien Uterus in der 38. SSW
- AZT-Sirup-Gabe beim Kind bis 4 Wochen nach der Geburt.

Neueste Ergebnisse einer französischen Studie weisen bei primärer Sectio und AZT-Behandlung sogar nach, daß nur 0,8% der Kinder mit HIV infiziert wurden.

Tab. 8.4 Vertikale HIV-Transmission (modifiziert nach einem Poster von Lutz-Friedrich R, Grubert TA, Kästner R, Wintergerst U, Notheis G).

Vertikale HIV-Transmission (n = 384)			
Geburtsmodus	kein AZT	AZT-Gabe	AZT/Epivir
Spontangeburt	29 %	7%	0%
Sekundäre Sectio Eil-/Notsectio	31,5%	0%	0%
Primäre Sectio 38. Woche	7,2%	1,5%	0%

Syphilis (Lues)

Erreger: *Treponema pallidum*.

Die Übertragung des Bakteriums erfolgt in 95% der Fälle durch Geschlechtsverkehr mit einem infizierten Partner. Die Erkrankung durchläuft je nach Immunitätslage der infizierten Person mehrere Stadien.
- **Primärstadium**. An der Eintrittspforte entsteht ein schmerzloses Geschwür, Anschwellung der Lymphknoten.
- **Sekundärstadium**. Verteilung des Erregers auf hämatogenem Weg im gesamten Organismus. Es kommt zu Hautexanthemen und einer generalisierten Lymphknotenschwellung.
- **Tertiärstadium**. Nach unterschiedlich langer Latenzzeit kommt es zu degenerativen Veränderungen, u.a. im Zentralnervensystem.

Durch den TPHA-Test kann heute schon bei Feststellung einer Schwangerschaft sehr frühzeitig eine Syphilis festgestellt werden. Dieser Suchtest kann jedoch unspezifisch positiv ausfallen, so daß vor dem Beginn einer Penizillintherapie die Diagnose durch weitere Untersuchungsmethoden abgesichert werden sollte.

Therapie: Bei gesicherter Infektion muß ohne Zeitverlust eine hochdosierte Penizillintherapie eingeleitet werden. Die Symptomatik beim Kind kann im Kap. 11 Das kranke und gefährdete Neugeborene, S. 716, nachgelesen werden.

Röteln

Bei jeder Frau wird zu Beginn der Schwangerschaft ein Rötelnantikörpertiter abgenommen. Liegt der Titer unter 1:32 beziehungsweise die Hämolysezone im HIG-Test unter 8, kann sich eine Schwangere mit Röteln infizieren. Hat die Schwangere Kontakt zu Rötelnkranken gehabt, so soll innerhalb von 3 (maximal 7) Tagen Röteln-Immunglobulin appliziert werden. Für eine Erkrankung spricht, wenn es innerhalb von 10 Tagen zu einer 3- bis 4fachen Titersteigerung kommt. Ist das Ergebnis der routinemäßigen Titerbestimmung zu Beginn der Schwangerschaft 1:256, besteht der Verdacht auf eine Infektion. Als sicherer Nachweis gilt der IgM-Antikörpernachweis 2 bis 4 Wochen nach der Infektion oder der Nachweis von spezifischen Antikörpern im fetalen Blut (Nabelschnurpunktion, Plazentazenreste). Erkrankt die Schwangere an Röteln, kann der Embryo durch eine Infektion geschädigt werden. 7 bis 16% der geschädigten Embryonen sterben ab, die übrigen können Mißbildungen entwickeln, die als "Gregg-Syndrom" zusammengefaßt werden (s. Kap. 11 Das kranke und gefährdete Neugeborene, S. 716).

Prophylaxe: Bei negativem Rötelnantikörpertiter drei Monate vor Planung einer Schwangerschaft Aktivimpfung. Alle Mädchen sollten zu Beginn der Menarche getestet und durchgeimpft werden.

Tab. 8.5 TORCH-Infektionen.

Erkrankungen		Erreger	Übertragungsmodus	Symptomatik (Mutter)	Folgen (Kind)	Diagnostik	Therapie/Prophylaxe
T - Toxoplasmose		Toxoplasma gondii (Protozoen)	Verzehr von rohem Fleisch; Kontakt mit infiziertem Katzenkot; transplazentare Übertragung	Grippeähnliche Symptome wie Fieber, Abgeschlagenheit und Durchfälle	Fetale Infektionsrate im 1. Trimenon <20%, im 3. Trimenon ca. 70%; häufig Spontanabort (s. S. 715)	Nachweis von IgG- und IgM-Antikörpern im Blut der Mutter; im Ultraschall intrakranielle Verkalkungen beim Kind	Vor der 16. SSW Spiramycin; ab der 16. SSW Pyrimethamin und Sulfonamid
O - (Other)	Syphilis	Treponema pallidum	Sexualkontakt; transplazentare Übertragung bei Bakteriämie der Mutter	Primärstadium; Sekundärstadium; Tertiärstadium; Osteochondritis; Pemphigus Koryza; makulopapulöses Exanthem	Fetale Infektionsrate im Primär- und Sekundärstadium 80-100%; Spätabort, Früh- oder Totgeburt (s. S. 716)	TPHA-Test; mikroskopischer Erregernachweis (Dunkelfeld)	Hochdosiert Penicillin-G
	Listeriose	Listeria monocytogenes	Schmierinfektion; Verzehr infizierter Nahrungsmittel wie Milch; transplazentare Übertragung; peri- und postnatal	1. Phase: Temperaturerhöhung, Schüttelfrost, Gelenkschwellungen, Pharyngitis, Diarrhoe, schmerzhafte Nierenlager; 2. Phase: nach 14 Tagen erneuter Fieberanstieg, ggf. Amnioninfektionssyndrom	Abort, Totgeburt, Geburt eines septischen Neugeborenen (s. S. 715)	Erregernachweis im Blut, Urin, Stuhl, Liquor, Fruchtwasser und Plazentagewebe	Antibiotikatherapie
	Ringelröteln	Parvovirus B19	Tröpfcheninfektion; Infektion über Blutprodukte; via Plazenta bei Erstinfektion der Mutter	Grippeähnliche Symptomatik mit Fieber und Kopfschmerzen; Exanthem am ganzen Körper; Gelenkschmerzen und Lymphknotenschwellungen	Anämie bis zum Hydrops fetalis; intrauteriner Fruchttod	Nachweis von IgG und IgM im Blut; bei fraglicher Infektion Kontrolle nach 14 Tagen	Intrauterine Transfusion oder postpartale Transfusion

Erkrankungen	Erreger	Übertragungsmodus	Symptomatik (Mutter)	Folgen (Kind)	Diagnostik	Therapie/ Prophylaxe
Vari-zellen	Herpesvirus Varizella-zoster-Virus (VZV) (Windpocken = Erstinfektion; Zoster = Reaktivierung der Infektion)	Tröpfchen- und Schmierinfektion; transplazentare Übertragung	Schwererer Verlauf als bei infizierten Kindern; eventuell Komplikation Pneumonie; Exanthem, Knötchenbildung, Bläschen, Krustenbildung; Fieber, Husten, Kopfschmerz, starker Juckreiz	Bei Primärinfektion der Mutter im 1. oder 2. Trimenon <2% Hautveränderungen, fetale Retardierung, zerebrale Defekte; bei Infektion ab 5. Tag vor Partus Letalität des Neugeborenen 30%	IgG- und IgM-Nachweis; klinisches Bild	Hyperimmunglobulingabe bei fehlenden Antikörpern der Mutter innerhalb von 72 Stunden nach Viruskontakt; postpartal Hyperimmunglobulingabe an das Neugeborene
HIV	Humanes Retrovirus Human Immune Deficiency Virus	Sexuell; transplazentar; perinatal; über Muttermilch	s. S. 556f	Übertragungswahrscheinlichkeit erhöht	positiver HIV-Test	Azidothymidin, AZT, Retrovir
R - Röteln	Rubivirus (Togaviren)	Tröpfcheninfektion; transplazentar während Virämie der Mutter	Temperaturerhöhung, Exanthem, Lymphknotenschwellung, häufig asymptomatisch	Je früher die Infektion in der Schwangerschaft, desto schwerer die Folgen; bis zur 17. SSW Gregg-Syndrom (s. S. 716)	IgG- und IgM-Nachweis; HAH-Test; Erregernachweis in Rachenabstrich, Stuhl und Urin	Immunglobulingabe innerhalb von 8 Tagen nach Kontakt mit Viren; Prophylaxe: Impfung aller Mädchen in der Pubertät
C - Zytomegalie	Herpesvirus Cytomegalievirus (CMV)	Tröpfchen- oder Schmierinfektion; sexuell; transplazentar; über Muttermilch	Symptomlos; unspezifischer grippaler Infekt	Hepatitischer Verlauf: Hepatosplenomaglie und Ikterus; zerebraler Verlauf: Meningoenzephalitis, Krampfanfälle; pulmonaler Verlauf: Pneumonie	IgG- und IgM-Nachweis im mütterlichen Blut; Erregernachweis in Speichel, Urin, Blut und Muttermilch	Keine Therapie in der Schwangerschaft möglich
H - Herpessimplex	Herpes-simplex-Viren Typ 1 und 2 (HSV-1 = Herpes labialis u.a.; HSV-2 = Herpes genitalis)	Tröpfchen- oder Schmierinfektion (HSV-1); sexueller Kontakt; transplazentar; perinatal (HSV-2)	Schmerzhafte Bläschen am äußeren Genitale bzw. am Mund, zusätzlich grippale Symptomatik	Bei Primärinfektion (HSV-2) der Mutter liegt die Infektionsrate des Säuglings bei der Geburt um 50%; die Sterblichkeit liegt bei 60% beim neonatalem Herpes	Erregernachweis aus Bläschen	Lokale Therapie der Mutter; systemische Virustatika; primäre Sectio bei floridor HSV-2-Infektion. Personal muß bei Herpes-Infektionen (z.B. Rezidiv eines Herpes labialis) **Mundschutz tragen!**

Zytomegalie

Erreger: Zytomegalieviren (CMV).

Ansteckungsmodus: Tröpfchen- und Schmierinfektion bei der konnatalen Form über die Plazenta, wenn die Mutter erkrankt ist.

Häufigkeit: Die Durchseuchung im Erwachsenenalter liegt bei 50 bis 60%. Ein Prozent aller Frauen macht irgendwann in der Schwangerschaft eine Primärinfektion durch.

Symptome: Die Erkrankung verläuft in der Regel symptomlos und wird meist als Zufallsbefund diagnostiziert.

Diagnose: Ein Antikörperanstieg um das Vierfache gilt als ausreichend für die Diagnose Zytomegalie.

Therapie: Bei Chorionretinitis Gabe von Ganciclovir, in der Schwangerschaft keine Therapie.

Die Risiken für das Neugeborene sind im Kap. 11 Das kranke und gefährdete Neugeborene, beschrieben.

Herpes-simplex-Infektion

Erreger: Herpes-simplex-Viren vom Typ2 (DNS-Virus). Die HSV-2-Infektion gehört zu den häufig sexuell übertragenen Erkrankungen.

Symptome: Bei einer Primärinfektion sind schmerzhafte Bläschen am äußeren Genitale zu finden. Fieber, Kopf- und Muskelschmerzen treten als Begleitsymptome auf. Nach dem Abheilen der Primärinfektion folgt eine latente Infektionsphase, in der durch verschiedene Einflüsse jederzeit ein Rezidiv auftreten kann.

Diagnose: Typisches klinisches Erscheinungsbild (Bläschen, nässende Pusteln), Erregernachweis im Sekret der Herpesbläschen.

Therapie: Behandlung mit einem Virustatikum.

Risiken für das Neugeborene: Durch das Aufsteigen der Keime kann es nach dem Blasensprung und beim Durchtritt durch den Geburtskanal zu einer Infektion kommen. Bei einer primären Infektion ist das Erkrankungsrisiko des Kindes etwa 50%, bei einem Rezidiv etwa 10%. Frühgeborene und untergewichtige Kinder sind in höherem Maße gefährdet.

Bei der sogenannten disseminierten Herpesinfektion des Neugeborenen sind Haut und Zentralnervensystem betroffen. Sechzig Prozent der erkrankten Kinder sterben, 20% der Säuglinge behalten bleibende Hirnschäden. Wegen des hohen Risikos für das Kind sollte eine primäre Schnittentbindung angestrebt werden.

Genitale Infektionen in der Schwangerschaft

Chlamydieninfektion

Erreger: Zellparasiten, die zur Bakteriengattung Chlamydia gehören. Es gibt drei Arten von Erregern: *Chlamydia trachomatis*, *Chlamydia psittaci* und *Chlamydia pneumoniae*, wobei der erstgenannte Erreger für die Schwangerschaft der bedeutsamste ist.

Die Übertragung erfolgt durch Sexualkontakt und Tröpfcheninfektion, das Neugborene wird beim Durchtritt durch den Geburtskanal infiziert.

Diagnose: Abstrichmaterial aus Zervix und Urethra, Anzüchtung einer Gewebekultur.

Symptome:
- Harnwegsinfektion mit Harndrang, Pollakisurie oder Dysurie.
- Zervizitis/Endometritis mit eitrigem Fluor.
- Salpingitis.

Häufigkeit: Bei Schwangeren etwa 1 bis 8%. Durch eine Chlamydieninfektion kann die Abortrate erhöht werden. Weitere Risiken sind vorzeitiger Blasensprung, Frühgeburtlichkeit, niedriges Geburtsgewicht und erhöhte perinatale Morbidität und Mortalität.

Therapie: Erythromycin. Eine Partnerbehandlung ist wie bei allen Geschlechtskrankheiten angezeigt.

Risiken für das Kind: Unter der Geburt kann es zur Übertragung von Chlamydien auf das Kind kommen. Bei 35 bis 50% kommt es zur Einschlußkörperchen-Konjunktivitis, deren Verlauf symptomarm ist. Bis zu 20% der befallenen Neugeborenen erkranken an einer atypischen Pneumonie. Ebenfalls können Infektionen des Nasopharynx oder eine *Otitis media* (Mittelohrentzündung) auftreten. Die Infektionen treten häufig erst nach einigen Tagen auf, so daß die Erkrankung oft nicht direkt mit der Geburt in Zusammenhang gebracht wird.

Infektion mit hämolysierenden Streptokokken der Gruppe B

Erreger: Die Streptokokken der serologischen Gruppe B (GBS) sind die häufigste Ursache für eine Sepsis beim Neugeborenen. GBS befinden sich in 5 bis 30% der Fälle im Urogenitaltrakt. Die betroffenen Frauen sind in der Regel symptomfrei. Der Nachweis von GBS kann nur durch eine Zellkultur erfolgen. Vierundzwanzig Stunden nach Bebrütung der Kultur mit der Patientinnenprobe ist der Nachweis möglich.

Risiken:
- Vorzeitiger Blasensprung, Frühgeburtlichkeit, Amnioninfektionssyndrom.
- Postpartal besteht bei der Mutter die Gefahr einer Endometritis.

Risiken für das Kind: Meningitis und Neugeborenensepsis. Es gibt zwei Verlaufsformen:
- **"Early onset"**. Die Infektion macht sich ≤ 7 Tage p.p. (im Mittel nach 20 Stunden) bemerkbar. Die Häufigkeit liegt bei 1 bis 4 Fällen auf 1000 lebendgeborenen Kindern. Die Mortalität liegt bei 20 bis 60%. Das Risiko für die Entstehung eines "early onset"-Syndroms wird durch folgende Faktoren beeinflußt:
  - fehlender Immunschutz der Mutter,
  - Blasensprung mit einer Latenzzeit von > 24 Stunden,
  - Frühgeburt,
  - Fieber peri- und postnatal.

Therapie: Ampicillingabe.
- **"Late onset"**. Die Erkrankung beginnt ≥ 7 Tage nach der Geburt, im Mittel nach etwa 24 Tagen. Bei 0,5 bis 1,5 auf 1000 Lebendgeborene tritt das "late onset"-Syndrom auf. Auch hier liegt ein fehlender Immunschutz der Mutter vor. Die Sterblichkeitsrate liegt bei 20 bis 25%. Die Manifestation resultiert zu > 80% in einer Meningitis, mit einer > 50%igen Wahrscheinlichkeit von neurologischen Folgeschäden.

Therapie: Ampicillingabe.

Prophylaxe: Die Empfehlungen gehen dahin, bei jeder Schwangeren, die vor der 37. Schwangerschaftswoche mit Blasensprung oder vorzeitiger Wehentätigkeit zur Aufnahme in die Klinik kommt, von Zervix- und Scheidensekret eine GBS-Kultur anzulegen. Sollte sich nach 24 Stunden ein positiver Befund ergeben, ist die intravenöse Therapie mit Ampicillin angezeigt. Setzen die Wehen vor Erhalt des Befundes ein, sollte prophylaktisch mit der Antibiotikatherapie begonnen werden.

Pilzinfektionen

Erreger: *Candida albicans* – Hefepilz.

Häufigkeit: Bei nichtschwangeren Frauen finden sich bei 10 bis 15% Kandidainfektionen der Scheide. Bei 20 bis 35% der Schwangeren kann *Candida albicans* in der Vagina nachgewiesen werden.

Übertragungsweg: In der Schwangerschaft begünstigt die steigende Östrogenkonzentration das Wachstum des Hefepilzes. Durch die allgemeine Herunterregulierung der Immunabwehr kann dieser sich stärker vermehren. Antibiotikagaben begünstigen durch die Zerstörung der bakteriellen Vaginalflora ebenfalls die Vermehrung und das Wachstum von Candida.

Symptome: Juckreiz, Brennen oder Schmerzen im Scheidenbereich. Es können zudem eine starke Schwellung, Rötung und weiße Beläge im Vulvabereich auftreten.

Diagnose: Gewinnung eines mikroskopischen Präparats, bei negativem Befund Kulturversuch.

Therapie: Lokale Therapie mit Antimykotika wie Polyenen oder Imidazolderivaten.

Risiken für das Neugeborene: Durch eine Infizierung im Geburtskanal kann es bei den Kindern zu Infektionen im Mund- und Analbereich kommen.

Bakterielle Entzündung der Scheide

Erreger: Anaerobe Bakterien und *Gardnerella vaginalis* (s. Tab. 8.6). Durch die Keimbesiedlung kommt es zu einer starken Abnahme der Milchsäurebakterien.

Häufigkeit: Bis zu 20% der sexuell aktiven Frauen erkranken an einer bakteriellen Vaginose.

Symptome:
- Dünnflüssiger, schaumiger, grau-weißer Ausfluß, der einen starken Fischgeruch aufweist.
- Brennen und Jucken im Bereich der Vulva und des Scheideneingangs.

Die Infektion kann auch völlig symptomlos verlaufen.

Diagnose: Durch Zugabe 10%iger Kalilauge auf einen Objektträger mit Scheidensekret wird der Fischgeruch verstärkt (Kalilauge- oder Amintest). Mikroskopische Untersuchung, Döderlein-Milchsäurestäbchen fehlen fast ganz, die weißen Blutkörperchen sind stark reduziert, und es besteht dichtes bakterielles Rasenwachstum auf den Scheidenepithelzellen. Der pH-Wert liegt über 4,5.

Risiken für die Schwangerschaft: Durch eine bakterielle Vaginose werden ein vorzeitiger Blasensprung, vorzeitige Wehen und das Entstehen eines Amnioninfektionssyndroms begünstigt.

Therapie: Lokale und systemische Antibiotikatherapie.

Tab. 8.6 Bakterielle Vaginalinfektionen und die Folgen für das Neugeborene.

Erreger	Vorkommen	Erkrankungsform des Kindes	Therapie
B- oder A-Streptokokken	Geburtswege; Wunden	Sepsis; Meningitis; Pyodermien; Erysipel	Penicillin G
Enterokokken (*Streptococcus faecalis*)	Geburtswege; Darm; infiziertes Fruchtwasser	Sepsis; Meningitis	Ampicillin; Mezlocillin; Piperacillin
Listerien	Geburtswege; intrauterine Infektion	Sepsis; Meningitis; Enteritis	Ampicillin; Piperacillin
Gonokokken	Geburtswege	Gonoblennorrhoe; Rhinitis; Sepsis bei Fruchtwasserinfektion	Cefuroxim; Cefotaxim; Credé-Prophylaxe
Campylobacter	Geburtswege; Darm	Sepsis; seröse Meningitis	Gentamycin und Chloramphenicol
Sporenlose Anaerobier (Bacteroides-Arten, Peptostreptococcus u.a.)	Geburtswege; Darm; infiziertes Fruchtwasser	Pneumonie; Sepsis; Peritonitis (oft Mischinfektion)	Azlocillin; Piperacillin oder Ceftazidim und Tobramycin
Chlamydia trachomatis	Geburtswege	Konjuktivitis; Pneumonie	Erythromycin

8.5
Blutgruppenunverträglichkeit
Andrea Wehling

Zur Blutgruppenunverträglichkeit kann es im AB0-Blutgruppensystem und im Rhesus (Rh beziehungsweise rh)-System kommen. Hat die rhesusnegative Mutter im Laufe ihres Lebens Antikörper gegen den bei ihr nicht vorhandenen Rh-Faktor gebildet, kommt es beim ungeborenen rhesuspositiven Kind zu Antigen-Antikörperreaktionen, die zu dem schweren Krankheitsbild des *Morbus haemolyticus neonatorum* führen können. Diese Antikörperbildung hat meist in vorausgegangenen Schwangerschaften, Geburten, Fehlgeburten oder Bluttransfusionen stattgefunden, und zwar als Reaktion auf den Übertritt fetaler Erythrozyten in das mütterliche Blutsystem. Die so entstandenen Antikörper gelangen in einer späteren Schwangerschaft diaplazentar zum Kind. Sie führen zu einem verstärkten Abbau der kindlichen Erythrozyten.

Fünfzehn Prozent der Bevölkerung Mitteleuropas weisen das Blutgruppenmerkmal rh-negativ auf. Eine typische Rhesuskonstellation - rh-negative Mutter und rh-positiver Vater - ist bei 10% aller Schwangerschaften zu finden.

Antigene sind Substanzen, die im Körper Immunreaktionen in Gang setzen, insbesondere die Produktion von spezifischen Antikörpern. Diese gehen dann eine Bindung mit dem Antigen ein. Antigene sind fast immer Proteine oder Polysaccharide. In über 90% aller Blutgruppeninkompatibilitäten in der Schwangerschaft ist es das rhD-Antigen, das die Antikörperbildung auslöst. Seltener werden Antikörper gegen andere Untergruppen gebildet.

Antikörper sind identisch mit den Gammaglobulinen. Sie setzen sich aus zwei leichten und zwei schweren Molekülketten zusammen, die durch Schwefelbrücken zusammengehalten werden. Die Antikörper können in der Immunelektrophorese getrennt und typisiert werden. Man unterscheidet nach ihrem Molekulargewicht IgG-, IgM-, IgA-, IgD- und IgE-Antikörper.

Das IgG ist von seinem Molekulargewicht her das einzige plazentagängige Immunglobulin; d.h. nur IgG-Antikörper können auf den Feten übertragen werden. Der Fetus erreicht dadurch physiologisch eine Leihimmunität durch die Mutter. Auch bei der Blutgruppenunverträglichkeit kommt es auf diesem Wege zur Antigen-Antikörper-Reaktion, die in diesem besonderen Fall den Feten nicht schützt, sondern massiv gefährdet. Die Risiken und der Verlauf eines *Morbus haemolyticus neonatorum* sind ausführlich im Kap. 11 Das kranke und gefährdete Neugeborene, S. 731, beschrieben.

AB0-Inkompatibilität

Besteht eine Unverträglichkeit im AB0-System zwischen Mutter und Kind, kann es zum Übertritt von IgG gegen die Blutgruppenmerkmale A oder B kommen. Die kindliche Folgeerkrankung verläuft in der Regel milder als bei Unverträglichkeiten im Rhesus-System. Die Schwangerschaft sollte dennoch exakt überwacht werden und die Geburt an einer Klinik erfolgen, die die Möglichkeit der Phototherapie bietet (s. S. 728ff).

Schwangerschaftsüberwachung bei rh-negativer Mutter

Bei der serologischen Erstuntersuchung in der Schwangerschaft ist eine Blutgruppen- und Rh-Faktor-Bestimmung obligatorisch. Außerdem werden irreguläre Antikörper routinemäßig in der Frühschwangerschaft und in der 26. bis 32. Schwangerschaftswoche bestimmt.

Vorgehen bei positivem Antikörpernachweis:
- Titerkontrollen ab der 25. bis 27. Schwangerschaftswoche im Abstand von 2 bis 4 Wochen.
- Bei steigendem Anti-D-Titer (≥ 1:32) sollte eine Amniozentese durchgeführt werden. Die Hämolyseprodukte (Bilirubinoide) sind zum Teil im Fruchtwasser nachweisbar.
- Die Bestimmung der Bilirubinoide per Spektralphotometrie gibt Aufschluß über den Schweregrad der Erkrankung.
- Bei Hämolysezeichen wird durch Nabelschnurpunktion das kindliche HbF bestimmt.

- Sonographische Überwachung der Plazentainsuffizienz aufgrund des sich bildenden Plazentaödems.

Therapie: Ziel der Therapie ist, die Schwangerschaft so lange wie möglich zu erhalten, ohne daß der Fetus irreversible Schäden erleidet oder intrauterin verstirbt. Auch hier ist das Risiko einer medizinisch indizierten Frühgeburt gegenüber möglichen Schäden durch die Erkrankung abzuwägen.

Die Überwachung in der Schwangerschaft umfaßt CTG-Kontrolle, Ultraschalluntersuchungen und Doppler-Sonographie. Bei einer möglicherweise erforderlichen Transfusion wird pränatal Erythrozytenkonzentrat der Blutgruppe 0 rh-negativ (cdecde) in die fetale Bauchhöhle oder die Nabelschnur gegeben. Die Resorption erfolgt über das Bauchfell des Feten.

Prophylaxe:
- **Präpartal**. Bei rh-negativen Schwangeren erfolgt eine prophylaktische Gabe von Anti-D-Immunglobulin in der 28. bis 30. Schwangerschaftswoche. Das Ziel ist, bis zur Geburt eine mögliche Sensibilisierung zu verhindern.
- **Postpartal**. Da eine Sensibilisierung bereits beim Übertritt von 0,05 bis 0,1 ml fetalen Bluts in den mütterlichen Kreislauf möglich ist, ist die Rhesusprophylaxe unbedingt erforderlich. Das gilt nicht nur für die Geburt eines Kindes mit rh-positiver Blutgruppe, sondern auch bei
  - Abort,
  - Interruptio,
  - Amniozentese,
  - Chorionzottenbiopsie und
  - Extrauteringravidität.

Die Gabe von Anti-D-Immunglobulin sollte in allen genannten Fällen innerhalb von 72 Stunden p.p. beziehungsweise nach dem Eingriff erfolgen (s. Kap. 6.2 Pflege im Wochenbett, S. 356).

8.6 Pathophysiologie in der zweiten Schwangerschaftshälfte

Christine Mändle, Sonja Opitz-Kreuter, Andrea Wehling

Die Frühgeburt

> Eine Frühgeburt (*Partus praematurus, praematurus* = vor der Reife, vorzeitig) ist eine Geburt vor der vollendeten 37. Schwangerschaftswoche, d.h. entsprechend der WHO-Definition vor dem 260. Tag *post menstruationem*. Demzufolge wird jedes Neugeborene, das vor dem 260. Tag *post menstruationem* geboren wird, als Frühgeborenes bezeichnet. Die sich am Schwangerschaftsalter orientierende Definition läßt das Geburtsgewicht korrekterweise unberücksichtigt.

Anders ist die rechtliche Definition des Begriffs Frühgeburt. Laut Personenstandsgesetz ist das **Geburtsgewicht** das Kriterium für eine Frühgeburt, d.h. Kinder unter 2500 g werden als Frühgeborene registriert. Da das Geburtsgewicht jedoch nicht immer mit dem Schwangerschaftsalter übereinstimmt, können Kinder mit geringem Geburtsgewicht fälschlicherweise als Frühgeborene registriert werden.

Häufigkeit: Bezogen auf die Tragzeit werden etwa 7% aller Neugeborenen vor der 37. Schwangerschaftswoche, d.h. zu früh, geboren.

Ursachen: Für eine Frühgeburt sind nahezu immer mehrere Faktoren verantwortlich. Lediglich in ca. 50% der Fälle ist die Ursache für die Frühgeburt eindeutig bekannt. Die nachfolgende Aufzählung listet mögliche Ursachen (prädisponierende Faktoren) auf.

- **Psychosoziale Faktoren**
  - Körperliche und psychische Mehrfachbelastung durch Beruf, Familie und Haushalt.
  - Schlechte soziale Verhältnisse.
  - Partnerschaftsprobleme.
  - Ungewollte Schwangerschaft.
- **Anamnestische Warnzeichen**
  - Vorausgegangene Fehlgeburt oder Schwangerschaftsabbruch.
  - Status nach Frühgeburt.
  - Status nach Totgeburt.
  - Status nach Sterilitätsbehandlung.
  - Status nach Konisation.
  - Fehlbildung des Uterus, Myome.
  - Hormonelle Störungen.
  - Alter unter 18 Jahre.
  - Multipara.
  - Schnell aufeinanderfolgende Geburten oder Schwangerschaften.
  - Nikotin- oder Alkoholabusus.
  - Unter- oder Fehlernährung.
  - *Diabetes mellitus*.
- **Schwangerschaftskomplikationen**
  - Vaginale oder intrauterine Infektion.
  - Fieberhafte Allgemeininfektion.
  - Zervixinsuffizienz.
  - Gestose.
  - Hypertonie.
  - Anämien.
  - Lageanomalien.
  - Hormonelle Störungen.
  - Blutungen in der Frühschwangerschaft.
  - *Placenta praevia*.
- **Fetale Ursachen**
  - Infektionen.
  - Mißbildungen.
  - Mehrlingsschwangerschaften.
  - Rhesus-Inkompatibilität.

Je nach Art des Risikofaktors sind präventive Maßnahmen möglich und angezeigt. Gegebenenfalls sollte die Schwangere aus dem belastenden Arbeitsprozeß herausgenommen werden. Eine Haushaltshilfe kann für Entlastung bei der täglichen Hausarbeit sorgen (Caritas, Rotes Kreuz, AWO, Paritätischer Wohlfahrtsverband). Die Schwangere sollte häufige Ruhepausen einhalten. Bei Symptomfreiheit ist eine strenge Bettruhe nicht erforderlich. In der Überwachung der Schwangerschaft und Betreuung der Frau sollten sich Arzt und Hebamme ergänzen.

Diagnostik der Frühgeburt

Die Gefahr einer Frühgeburt muß bereits in der Schwangerenvorsorge erkannt werden. Die sorgfältige Erhebung der Anamnese trägt zur Erkennung der Risikoschwangeren bei. Folgende **Symptome** kündigen eine Frühgeburt an:

- vorzeitige Zervixeröffnung,
- genitale Infektionen,
- subjektiv empfundene Kontraktionen,
- objektiv registrierte Wehentätigkeit.

Vorzeitige Zervixeröffnung

Der vaginale Befund signalisiert eine zunehmende Geburtsbereitschaft: Die normalerweise 3 cm lange Zervix verkürzt und zentriert sich und wird weicher. Der Muttermund beginnt sich zu öffnen. Eventuell ist die Vorblase zu tasten.

Der Beurteilung der Zervix kommt in der Diagnostik der drohenden Frühgeburt eine erhebliche Bedeutung zu. Deshalb sind, insbesondere bei Frauen aus dem Risikokollektiv, kurzfristige Kontrollen durchzuführen.

Genitale Infektionen

Mütterliche genitale Infektionen lösen öfters Frühgeburten aus. Entsprechend den Mutterschaftsrichtlinien wird bei der Erstvorstellung ein Zervixabstrich auf Chlamydien entnommen. Daneben sollte bei den weiteren Vorsorgekontrollen ein Scheidenabstrich erfolgen. Kommt die Schwangere zur Vorsorge zur Hebamme, so kann diese mit einem Lackmus-Indikatorstreifen den Scheiden-pH kontrollieren. Normalerweise ist das Vaginalsekret sauer (pH 4 bis 4,5). Bei Verschiebung des Scheiden-pH-Wertes in den basischen Bereich kann es zu einer lokalen oder aufsteigenden Infektion kommen. Gleichzeitig klagen die Frauen über Fluor vaginalis, welcher ein Leitsymptom für eine Scheideninfektion (Kolpitis) ist.

Ein "Selbst-Vorsorge-Test" wurde bereits entwickelt (Fa. Mast Diagnostica). Den Schwangeren wird empfohlen, ein- bis zweimal wöchentlich den Scheiden-pH mittels Indikatorstreifen zu messen. Bei positivem Befund (pH 4,7 und höher) soll die Frau ihren Frauenarzt aufsuchen. Bei einem Scheiden-pH von >5 ist bei ca. 50% der Betroffenen mit einem vorzeitigen Blasensprung und möglicherweise mit einer Frühgeburt zu rechnen.

Bei vorzeitiger Wehentätigkeit oder Verdacht auf vorzeitigen Blasensprung werden bakterielle Abstriche und besonders ein Abstrich auf hämolysierende Streptokokken der Gruppe B entnommen. Streptokokken der Gruppe B verursachen vor allem einen vorzeitigen Blasensprung. Sie gelangen dann in das Fruchtwasser und infizieren das Kind (s. S. 561). Gegebenenfalls sind prophylaktische Antibiotikagaben erforderlich.

Subjektiv empfundene Wehen

In der 30. bis 32. Woche besteht physiologischerweise eine geringfügig erhöhte Kontraktionshäufigkeit. In der Regel werden die physiologischen Schwangerschaftswehen von der Frau lediglich als Hartwerden des Leibes wahrgenommen. Spürt die Schwangere jedoch zunehmend schmerzhafte oder stärker ziehende Kontraktionen (5 bis 10 oder mehr pro Tag), ist dies ein ernstzunehmendes Signal. Es bedarf der sorgfältigen Abklärung. Das Führen eines sogenannten Wehenkalenders ist nicht zu befürworten. Dies führt zu psychischem Streß (Angst vor der Frühgeburt) und nicht zur notwendigen seelischen Beruhigung. Die Schwangere gerät unter Druck, ständig die Veränderungen ihres Körpers wahrnehmen zu müssen, und kommt zu falschpositiven Aussagen. Andererseits muß erwähnt werden, daß nicht jede Schwangere vermehrte Kontraktionen registriert. So schließt eine negative Aussage der Betroffenen eine vorzeitige Wehentätigkeit nicht aus.

Objektiv registrierte Wehentätigkeit

Die objektive Erfassung von vorzeitigen Wehen erfolgt durch die externe Tokographie und die Palpation. Finden sich
- bis etwa zur 28. Schwangerschaftswoche mehr als 3 Kontraktionen pro Stunde
- und bis zur 30./32. Woche mehr als 5 Kontraktionen pro Stunde

im Tokogramm, ist dies als pathologisch einzustufen. Erst ab der 36. Schwangerschaftswoche ist eine Zunahme der genannten Frequenz (in Abhängigkeit von der Reife und der Größe des Kindes) ohne therapeutische Konsequenz (Senkwehen).

Sind Anzeichen einer drohenden Frühgeburt vorhanden, muß die Schwangere sofort einer intensiven Betreuung zugeführt, d.h. in ein Zentrum für perinatale Medizin eingewiesen werden. Der Transport sollte liegend und mit zervixentlastender Beckenhochlagerung in Begleitung einer Hebamme oder eines Arztes erfolgen.

Notwendige Maßnahmen

Bei einem **Frühgeburtsbeginn mit Wehen** steht die **Ruhigstellung** im Vordergrund:
- Stationäre Aufnahme, allgemeine Schonung, gegebenenfalls strenge Bettruhe und Seitenlagerung (Thromboseprophylaxe beachten), Beckenhochlagerung.
- Ausschluß von genitalen Infektionen durch bakterielle Abstriche, gegebenenfalls Antibiose.
- Sorgfältige Intimhygiene; auf das Tragen von Einlagen sollte verzichtet werden.
- Gewissenhafte Überwachung des Kindes durch CTG-Kontrollen und Ultraschalluntersuchungen.

Bei einem **Frühgeburtsbeginn mit vorzeitigem Blasensprung** sind zusätzlich engmaschige Kontrollen der Entzündungszeichen angezeigt (Temperatur, CRP, Leukozyten, Differentialblutbild). Da der vorzeitige Blasensprung die Gefahr der intrauterinen Infektion mit sich bringt, ist im Einzelfall abzuwägen, ob die Frühgeburt oder das Abwarten das geringere Risiko ist.

Medikamentöse Wehenhemmung

Ist der Einsatz von wehenhemmenden Medikamenten notwendig, kommen als wirksamstes Mittel die Betamimetika zur Anwendung. In Abhängigkeit von Wehentätigkeit und Zervixbefund erfolgt die Applikation peroral oder intravenös. Die Tokolyse erfolgt nach dem an der jeweiligen Klinik vorgegebenen Behandlungsschema.

Die gewünschte relaxierende Wirkung wird jedoch von Nebenwirkungen begleitet, so daß vor Beginn der Tokolyse Voruntersuchungen notwendig sind:
- Genaue Erhebung der Anamnese zur Abklärung von Vorerkrankungen (Herz-, Nieren-, Lungen- und Stoffwechselerkrankungen).
- Ermittlung des internistischen Status.
- Bestimmung der Elektrolytwerte, insbesondere des Kaliums.
- Bestimmung des Blutzuckers.
- EKG-Untersuchung.

Objektiv kommt es unter Tokolyse zu folgenden Reaktionen:
- Pulsanstieg.
- Abfall des diastolischen Blutdrucks, die Systole bleibt unverändert.
- EKG-Veränderungen.
- Absinken des Serumkaliums.
- Anstieg des Blutzuckers.
- Beeinträchtigung der Nierenfunktion (Wasserretention, insbesondere bei zusätzlicher Gabe von Kortikoiden zur Lungenreifebehandlung).
- In seltenen Fällen Lungenödeme.

Subjektiv kommt es zu Beginn der Behandlung zu Begleiterscheinungen, die von der Schwangeren teilweise als sehr unangenehm empfunden werden:
- Herzklopfen.
- Allgemeine Unruhe.
- Übelkeit.
- Schweißausbrüche, Gesichtsrötung, Wärmegefühl.
- Schwindel.
- Muskelzittern.

Die Therapie mit Betamimetika wird von einer gleichzeitigen Magnesiumgabe begleitet. Magnesium bewirkt einerseits eine Tonusminderung der glatten Muskulatur, andererseits vermag es die Nebenwirkungen der Betamimetika zu vermindern (kardioprotektive Wirkung). Daneben läßt sich die Dosis von Betamimetika unter gleichzeitiger Magnesiumgabe deutlich reduzieren, ohne daß es zur Verminderung der wehenhemmenden Wirksamkeit kommt.

Bei vorzeitiger Wehentätigkeit sind auch Erfolge mit homöopathischen Arzneimitteln möglich. Voraussetzung dafür sind jedoch eine umfangreiche Anamneseerhebung, Besuche im häuslichen Milieu und einfühlsame Gespräche.

Neben den medizinischen Maßnahmen zur Vermeidung einer Frühgeburt sollte die **psychische Begleitung** der Schwangeren ein fester Bestandteil der Therapie sein. Der vorzeitigen Wehentätigkeit liegen bei den meisten Fällen mehrere Ursachen zugrunde, die selten allein im somatischen Bereich zu finden sind. Unter dem Krankheitsbild kann auch eine Störung im psychosozialen Befinden der Frau verborgen sein. Welcher Ursachenkomplex nun das größere Gewicht trägt, kann selbst im Einzelfall oft nicht ermittelt werden.

Ist die Diagnose "drohende Frühgeburt" gestellt, beginnt für die Frauen oft ein **Teufelskreis**, aus dem sie ohne psychische Begleitung nur schwer wieder herauskommen. Die Angst vor dem Verlust des Kindes und Schuldgefühle, möglicherweise selbst zur Auslösung der vorzeitigen Wehen beigetragen zu haben, verstärken die psychischen und physischen Spannungen. Dies erhöht die Kontraktionsbereitschaft des Uterus, und die im folgenden vermehrte Wehentätigkeit führt zu weiterer Sorge um Leben und Gesundheit des Kindes. Erschwerend kommt hinzu, daß es unter der tokolytischen Therapie mit Betamimetika zu depressiven Verstimmungen, ängstlichem Grübeln, innerer Unruhe und Weinen kommen kann. Die Behandlung der drohenden Frühgeburt verlangt von Pflegenden, Ärzten und Hebammen ein hohes Maß an Verständnis für die Situation der Schwangeren.

Zu den Belastungen der Therapie kommen die **Probleme der Hospitalisation** hinzu. Fast alle Frauen leiden unter der auferlegten Bettruhe, dem Patientenstatus und der Pflegebedürftigkeit. Das räumlich enge Zusammenleben mit fremden Menschen führt fast immer zum Verlust jeglicher Intimität. Insbesondere bei Langzeittokolysen ist die Beziehung zum Partner einer besonderen Belastung ausgesetzt. Die Schwangerschaft als intimes, dieses Paar betreffende Ereignis kann nicht in der vertrauten Umgebung erlebt werden. Ein liebevoller verbaler und körperlicher Austausch ist im allgemeinen unmöglich. Der Umgang miteinander ist meist von Hilflosigkeit, manchmal auch von Aggression geprägt.

Der Erfolg der Tokolyse kann gefördert werden, indem die Patientin in vollem Umfang über die Art der Therapie, Sinn, Nutzen, Nebenwirkungen und die zu erwartende Therapiedauer informiert wird. Sofern es die Therapie erlaubt, sollte der weitere Besuch des Geburtsvorbereitungskurses ermöglicht werden. Autogenes Training und körperbezogene Entspannungsübungen wirken sich positiv aus. Homöopathische Arzneimittel oder auch Bachblüten können helfen, die psychische Situation zu stabilisieren. Wünschenswert wäre eine psychotherapeutische Begleitung der Schwangeren, z.B. in Gesprächskreisen. In einigen Fällen mag die Einzelbetreuung durch eine geschulte Psychologin vonnöten sein, um die Einstellung zur Schwangerschaft und Bewältigungsmöglichkeiten abzuklären.

Mechanischer Muttermundverschluß - Cerclage

Unter der Cerclage (frz. *cercle* = Kreis) versteht man den operativen Verschluß der Zervix. Es stehen verschiedene Operationsmethoden zur Verfügung (Cerclage nach Shirodkar, McDonald oder Wurm-Hefner).

Diese Behandlungsmethode wird unterschiedlich propagiert. Besonders der Effekt der prophylaktischen Cerclage ist umstritten. Die einzige Indikation zur Cerclage ist die erwiesene isthmozervikale Insuffizienz. Nach Ausschluß einer Infektion (Laborparameter, Zervix- und Scheidenabstriche) erfolgt die Operation in Allgemeinnarkose. Eine präoperative Tokolyse ist außer bei Notcerclage (fortgeschrittene Muttermunderöffnung und prolabierte Fruchtblase) nicht erforderlich. Postoperativ kann es als Folge der Manipulation an der Zervix zur Wehentätigkeit kommen, so daß eine Tokolyse notwendig wird. Die Cerclage wird etwa 10 Tage vor dem errechneten Geburtstermin entfernt. Treten jedoch schon früher Blasensprung oder Wehen auf, muß die Cerclage umgehend gelöst werden.

> Bei der Geburtsleitung muß die Hebamme beachten, daß es nach mechanischem Muttermundverschluß durch die operationsbedingte Vernarbung zu einer langsameren Dehnung der Zervix und somit zu einer verlängerten Eröffnungsperiode kommen kann. Nach der Geburt ist die Inspektion der Zervix angezeigt, da gehäuft Zervixrisse auftreten.

Lungenreifung

Ist trotz Therapie eine Frühgeburt nicht auszuschließen, ist die **fetale Lungenreifebehandlung** zur Prophylaxe des Atemnotsyndroms (Respiratory Distress Syndrom - RDS-Prophylaxe) einzuleiten. Die Behandlung erfolgt mit Glukokortikoiden, die einen stimulierenden Einfluß auf die fetale Lungenreifung haben (gesteigerte Lezithinsynthese, Verbesserung der Filmqualität des Surfactants). Das Behandlungsschema ist nicht einheitlich und richtet sich nach der jeweiligen Situation (zum Beispiel: bis zur vollendeten 34. Woche 2x Betamethason 8 mg im Abstand von 24 Stunden). Die Prophylaxe ist als ausreichend anzusehen, wenn die Behandlung mindestens 24 bis 48 Stunden vor der Geburt erfolgt.

Obwohl die Wirksamkeit der Prophylaxe zur Vermeidung eines RDS (Respiratory Distress Syndrome) unbestritten ist, sind die damit verbundenen **Nebenwirkungen** zu beachten. Bei Schwangeren mit einem zusätzlichen Risiko, wie z.B. schwerer Hypertonie (Präeklampsie), *Diabetes mellitus*, Infektionen und Nierenerkrankungen, kann die Lungenreifebehandlung alternativ mit Ambroxol (Mucosolvan®) durchgeführt werden. Das Präparat hat ebenso eine stimulierende Wirkung auf die fetale Lungenreife.

Leitung der Frühgeburt

Die Geburt sollte unabhängig vom Entbindungsmodus in einer Klinik stattfinden, die an eine Kinderklinik oder eine spezielle neonatologische Einrichtung angeschlossen ist, um optimale Rahmenbedingungen für das Frühgeborene zu schaffen (kurze Wege). Bei der Geburtsleitung ist die besondere Empfindlichkeit des Frühgeborenen (z.B. Infektanfälligkeit, konnatale Infektionen, Gefahr der Hirnblutung, Besonderheiten im Geburtsmechanismus) zu beachten.

Aufgrund des relativ kleinen Kopfes mit meist runder Kopfform ist eine Anpassung an die Beckenräume nicht erforderlich. So kommt es häufig zu **Einstellungs- und Haltungsanomalien** (z.B. Vorderhauptlage, tiefer Querstand). Als Folge einer noch nicht erfolgten Drehung in die Schädellage durch eine noch relativ große Fruchtwassermenge bei kleinem Kind kommt es gehäuft zu **Beckenend- und anderen Lagen**. **Nabelschnurkomplikationen** und das Vorliegen beziehungsweise der **Vorfall kleiner Teile** treten bei Frühgeburten ebenfalls häufiger auf.

Die Geburt sollte für das Kind so schonend und sicher wie möglich verlaufen. Hierzu tragen die folgenden Maßnahmen bei:
- Kontinuierliche kardiotokographische Überwachung, Erkennen von Hypoxie- und Azidosegefährdung.
- Periduralanästhesie: durch die Relaxation von Scheide und Beckenboden wird die Belastung für den kindlichen Kopf vermindert.
- Möglichst keine Gabe von Analgetika oder Opiatabkömmlingen, da sie beim Kind zu postpartalen Atemdepressionen und Temperaturregulationsstörungen führen.
- Möglichst langes Erhalten der intakten Fruchtblase.
- Großzügige Episiotomie zur Verkürzung der Austreibungsperiode und zur Schonung des kindlichen Kopfes.
- Breites Spekulum zur Dehnung des Dammes (Spiegelgeburt nach Bauereisen). Dies verhindert, daß durch die mütterlichen Weichteile zusätzlicher Druck auf den kindlichen Körper ausgeübt wird.

Die **Entscheidung zur *Sectio caesarea*** wird heutzutage bei den folgenden Indikationen relativ großzügig gestellt:
- Frühe Frühgeburt.
- Beckenendlage, Querlage.
- Protrahierter Geburtsverlauf.
- Anzeichen einer fetalen Gefährdung im Kardiotokogramm (Fischer-Score 5 bis 7 Punkte, Hammacher-Score 3 bis 4 Punkte).
- Fetale Hypoxie beziehungsweise Azidose.
- Vorzeitiger Blasensprung und nicht beeinflußbare Wehentätigkeit.
- Amnioninfektionssyndrom.
- Pathologische Doppler-Sonographiewerte.

Aufgaben der Hebamme bei der Leitung einer Frühgeburt:
- Hinzuziehung des Arztes beziehungsweise Einweisung in eine spezielle Klinik mit optimalen Voraussetzungen.
- Benachrichtigung der Kinderklinik und des Neonatologen.
- Sicherung der OP-Bereitschaft.
- Aufmerksame und vorausschauende Geburtsleitung, denn Frühgeburten können sowohl sehr schnell als auch protrahiert verlaufen.
- Überprüfung und Vorbereitung der Reanimationseinheit.
- Vorbereitung zur Intubation, Bereitstellen eines Nabelvenenkatheters, Monitoring (Überwachungs- und Alarmgeräte für Puls, Blutdruck, Atmung, Temperatur, Sauerstoff, EKG).
- Bereitlegung von warmen Tüchern und Wäsche.
- Funktion des Inkubators überprüfen.
- Rechtzeitiges Hinzuziehen des Neonatologen.
- Vorbereitung des Verlegungsbogens.

Aufgrund der Fortschritte in der Versorgung insbesondere der kleinen Frühgeborenen sind **neonatale Mortalität und Morbidität deutlich zurückgegangen**. Für die Erstellung einer Prognose für das frühgeborene Kind sind Tragzeit und Reifezustand von vorrangiger Bedeutung. Gewicht und Größe spielen eine nachgeordnete Rolle. Je unreifer und kleiner das Frühgeborene ist, desto größer ist die Wahrscheinlichkeit von Spätschäden, wie z.B. bronchopulmonaler Dysplasie (Beatmungslunge), körperlichen oder geistigen Entwicklungsstörungen.

Der Blasensprung

Bei einem Blasensprung kommt es zur Ruptur der Eihäute, und Fruchtwasser tritt aus. Der Abgang von Flüssigkeit kann nicht willkürlich kontrolliert werden.

Je nach dem Zeitpunkt des Blasensprungs liegen folgende Arten vor:
- **Vorzeitiger Blasensprung**. Blasensprung vor Beginn der Wehentätigkeit, unabhängig von der Schwangerschaftswoche.
- **Frühzeitiger Blasensprung**. Blasensprung während der Eröffnungsperiode.
- **Rechtzeitiger Blasensprung**. Blasensprung bei vollständig eröffnetem Muttermund.
- **Hoher Blasensprung**. Blasensprung oberhalb des Muttermundes, d.h. der untere Eipol und die Vorblase bleiben erhalten, ein Fruchtwasserabgang kann jedoch nachgewiesen werden (positive Lackmus- oder Amnicheck®-Probe).
- **Doppelter Blasensprung**. Zweizeitiger Blasensprung; nach vorausgegangenem hohen Blasensprung springt die Fruchtblase ein zweites Mal im Bereich des unteren Eipols.

Vorgehen beim Blasensprung

Unabhängig von der Art des Blasensprungs sollten möglichst unmittelbar nach dem Geschehen die kindlichen Herztöne und der geburtshilfliche Befund kontrolliert werden. Trotz Unterscheidung der einzelnen Arten ist nur der vorzeitige Blasensprung von klinischer Bedeutung.

Ursachen. Es kommt zum Blasensprung, wenn der intraamniale Druck, z.B. durch Vorwehen oder Eröffnungswehen, die Bruchspannung der Eihäute übersteigt. Die Ursache dafür ist in vielen Fällen ungeklärt. Als prädisponierende Faktoren kommen in Betracht:

- Genitale Infektionen.
- Infektionen des unteren Eipols (Zervizitis) durch aufsteigende Keime, die Reißfähigkeit der Eihäute wird dadurch erhöht.
- Vorzeitige Wehentätigkeit.
- Mehrlingsschwangerschaften.
- Polyhydramnion.
- Mangelhafte Verschiebbarkeit von Amnion und Chorion.
- Ungenügende Schienung des unteren Eipols bei Zervixinsuffizienz und hochstehendem oder fehlendem vorangehenden Teil.

Diagnostik:
- Inspektion des austretenden Fruchtwassers auf Farbe, Menge, Geruch und Beimengungen.
- Lackmusprobe - Fruchtwasser zeigt eine alkalische Reaktion, das Indikatorpapier verfärbt sich blau.
- Amnicheck® - Nachweis fetaler Enzyme im Fruchtwasser.
- Spekulumeinstellung; das durch den Zervikalkanal abgehende Fruchtwasser ist sichtbar.
- Amnioskopie - es ist keine Vorblase sichtbar, wenn die Fruchtblase im Bereich des unteren Eipols gesprungen ist.

Risiken: Mit der Ruptur der Eihäute sind durch die Eröffnung der Amnionhöhle vielfältige Komplikationen möglich:
- Bei Ruptur der Eihäute weit vor dem Geburtstermin kann Wehentätigkeit einsetzen.
- Aufsteigende Infektionen, insbesondere Amnioninfektionssyndrom.
- Durch fehlende beziehungsweise mangelnde Abdichtung des kleinen Beckens kann es zum Vorfall der Nabelschnur beziehungsweise kleiner Teile kommen.

Vorgehen bei vorzeitigem Blasensprung

Ist der Blasensprung klinisch gesichert, ist die Therapie entscheidend vom Schwangerschaftsalter abhängig. Bei einem unreifen Kind ist eine Tragzeitverlängerung anzustreben, bei einem reifen Ungeborenen ist die Schwangerschaft zur Vermeidung von Infektionen zu beenden.

Therapie bei Blasensprung vor der 35. Schwangerschaftswoche

- Strenge Bettruhe.
- Beckenhochlagerung.
- Wehenhemmung.
- Vaginale und zervikale Abstriche.
- Die Zahl der vaginalen Eingriffe ist auf ein Minimum zu beschränken.
- Regelmäßige Kontrolle des fetalen Befindens (CTG).
- Laborparameter zum Ausschluß einer Infektion (Blutbild, CRP).
- Regelmäßige Temperaturkontrollen (2stündliche Kontrollen).
- Gegebenenfalls Antibiotikaprophylaxe.
- Gegebenenfalls Durchführung der Atemnotsyndromprophylaxe und Wehenhemmung bei negativen Infektionsparametern bis zum Abschluß der Prophylaxe.

Unter diesen Bedingungen ist es möglich, die Tragzeit zu verlängern, was jedoch nicht in allen Fällen gelingt.

Vorgehen nach der 35. Schwangerschaftswoche

Je näher der Blasensprung am errechneten Termin liegt, desto größer ist die Wahrscheinlichkeit, daß sich nach 12 bis 24 Stunden spontan Wehen einstellen. Das Vorgehen wird nicht einheitlich gehandhabt. In manchen Kliniken wird bereits 6 bis 12 Stunden nach dem Blasensprung mit geburtseinleitenden Maßnahmen begonnen, andere Kliniken warten eine Latenzzeit von 24 Stunden ab. Bei folgenden Zusatzrisiken ist eine schnelle Schwangerschaftsbeendigung angezeigt:

- Pathologisches CTG.
- Zeichen einer Infektion (beginnendes Amnioninfektionssyndrom).
- Grünes Fruchtwasser.
- Blutungen.
- Regelwidrigkeit der Lage oder Beckenendlage.

Die Art der Geburtseinleitung beziehungsweise -beendigung ist abhängig vom Gestationsalter und von der Zervixreife.

Intrauterine Wachstumsretardierung

> Von einer intrauterinen Wachstumsretardierung (IUWR) wird gesprochen, wenn das klinisch oder sonographisch feststellbare Größen- und Längenwachstum des Kindes um 10% oder mehr unterhalb der 10-Perzentilen-Marke für das jeweilige Schwangerschaftsalter liegt.

Die Mangelentwicklung kann **harmonisch** proportioniert sein, d.h. alle Körpermaße sind gleichmäßig von der Retardierung betroffen, die meist in der Schwangerschaftsmitte beginnt. Bei einer **disharmonischen** Wachstumsretardierung dagegen entspricht die Körperlänge dem Schwangerschaftsalter. Das Gewicht ist jedoch stark retardiert (Mangel an subkutanem Fettgewebe). Die disharmonische Wachstumsretardierung beginnt meist in den letzten Schwangerschaftswochen.

Diagnose:
- Fehlende Größenzunahme der Gebärmutter.
- Bestehende Diskrepanz von Fundusstand und Schwangerschaftswoche.
- Klinisch kleines Kind.
- Unterdurchschnittliche Gewichtszunahme der Mutter.
- Oligohydramnie (verminderte Fruchtwassermenge).
- Sonographischer Nachweis eines verzögerten Wachstums.

Ursache:
- Gefäßbettveränderungen der Plazenta, z.B. durch bakterielle, virale oder parasitäre Erkrankungen, Plazentarinfarkte, Tumorbildung, verminderte Oberflächenareale (geteilte Plazenta, Hämatome).
- Mütterliche Ursachen
  - Ernährungsmängel oder chronische Erkrankungen, z.B. essentieller Bluthochdruck.
  - Spätgestosen.
  - Bakterielle, virale oder parasitäre Erkrankungen.
  - Sozioökonomische Faktoren.
  - Anämien.
  - Nikotin- oder Alkoholkonsum.
  - Körperliche Belastungen (Lungen- oder Herzerkrankungen, Aufenthalt in größeren Höhen).
- Kindliche Ursachen
  - Chromosomale Aberrationen, z.B. Turner-Syndrom.
  - Intrauterine Infektionen, z.B. Zytomegalie.
  - Mehrlingsschwangerschaften.
  - Zwillingstransfusionssyndrom.
  - Strahlenschädigung.

Therapie: In Abhängigkeit vom Ausmaß der Retardierung werden engmaschige Wachstums- und Funktionskontrollen mittels Kardiotokographie, Ultraschalluntersuchung und Doppler-Sonographie (Beurteilung der Strömungsverhältnisse in der *A. umbilicalis*) durchgeführt.

Bei Infektionen oder Erkrankungen wird, wenn möglich, eine die Ursache beseitigende Therapie (Kausaltherapie) durchgeführt. Herausnahme aus dem Arbeitsprozeß, Bettruhe und die Ausschaltung von Noxen (Alkohol, Nikotin) wirken sich günstig auf das Wachstum des Kindes aus. Eine stationäre Aufnahme ist daher in der Regel unumgänglich.

Ein Oxytozin-Belastungstest (OBT) sowie eine Bestimmung der HPL-Östriol-Werte im Serum beziehungsweise im 24-Stunden-Sammelurin werden im allgemeinen routinemäßig durchgeführt; die Aussagekraft dieser Überwachungsmethoden wird jedoch unterschiedlich diskutiert. Da die Retardierung mit einer deutlich erhöhten Morbiditäts- und Mortalitätsrate einhergeht, ist in Abhängigkeit von der kindlichen Entwicklung, der plazentaren Funktion sowie der klinischen Befunde unter Umständen auch eine vorzeitige Entbindung erforderlich.

Komplikationen. Wie bereits erwähnt, ist die kindliche Komplikationsrate deutlich erhöht. Neben kindlichen Anpassungsstörungen wie Hypoglykämien und Hypothermien, die zum Teil durch den Fettgewebemangel bedingt sind, können eine allgemein erhöhte Infektanfälligkeit, Herz- und Lungenerkrankungen sowie Entwicklungsstörungen auftreten. Häufig führen die für die Wachstumsretardierung verantwortlichen Faktoren auch postnatal zu Komplikationen, so z.B. bei intrauterin erworbenen Infektionen.

Terminüberschreitung, Übertragung

> Der Begriff **Übertragung** bezeichnet die Überschreitung des errechneten Geburtstermins um 14 Tage und mehr. Die Schwangerschaft dauert also länger als 42 vollendete Wochen beziehungsweise 295 Tage *post menstruationem* an. Dagegen spricht man bei einer Schwangerschaft, die im Zeitraum vom 282. bis 294. Tag *post menstruationem* beendet wird, von **verlängerter Tragzeit**.

Häufigkeit: Die Häufigkeit variiert nach den der Terminbestimmung zugrundegelegten Daten. Übertragungen *post menstruationem* sind mit 10% wesentlich häufiger als Übertragungen, die anhand des bekannten Ovulationstermins errechnet wurden (2,5%, "echte Übertragung"). Die Diskrepanz beruht zum Teil auf Fehlern in Tragzeitberechnungen, die sich lediglich auf den 1. Tag der letzten Periode stützen (kein Zykluskalender, ungenaue Angaben über die letzte Periode).

Ursachen: Die Ursache der Übertragung ist unbekannt. Diskutiert werden hormonale oder neurohormonale Störungen, mangelnde Erregbarkeit der Gebärmuttermuskulatur sowie kindliche Faktoren. Es gibt Frauen, die habituell übertragen.

Gefährdung des Kindes

Die Bedeutung der Übertragung liegt in der höheren Gefährdung des Kindes. Die Plazenta ist ein auf begrenzte Zeit angelegtes Organ. Mit zunehmender Überschreitung des Geburtstermins kommt es zu altersbedingten Funktionsstörungen. Es handelt sich dabei um degenerative Vorgänge, die ein reduziertes Sauerstoff- und Nährstoffangebot mit der Gefahr der fetalen Hypoxie zur Folge haben. Besonders groß ist die kindliche Gefährdung bei zusätzlichen Risiken wie *Diabetes mellitus*, schwangerschaftsinduziertem Hochdruck, Nikotin- und/oder Alkoholabusus oder intrauteriner Wachstumsretardierung. Mit zunehmender Überschreitung des Termins wächst die Gefahr der fetalen Hypoxie, die sich unter Wehen manifestieren kann und eine kontinuierliche kardiotokographische Überwachung zwingend erforderlich macht.

Beim Kind führt die Plazentafunktionsstörung zur Entwicklung eines **Überreifesyndroms** (Dysmaturitätssyndrom). Es zeigen sich folgende Symptome, die Clifford schon 1954 in drei Stadien eingeteilt hat:

- **Grad I**. Fehlende Käseschmiere, Waschfrauenhände. Die Haut ist trocken, brüchig, faltig und abschilfernd, die Hautfarbe normal. Lange Fingernägel, wenig subkutanes Fettgewebe. Das Neugeborene sieht alt und ängstlich aus.
- **Grad II**. Neben den Zeichen des I. Grades finden sich zusätzlich Zeichen für fetalen Streß: grünliche Verfärbung von Haut, Eihäuten und Nabelschnur durch Abgang von Mekonium.
- **Grad III**. Wegen des länger zurückliegenden Mekoniumabgangs schmutzig-gelbe oder gelblichgrüne Verfärbung von Haut, Nabelschnur und Eihäuten.

Obgleich die Untersuchungen nach dem errechneten Geburtstermin primär das Kind betreffen, ist bei der Begleitung der Schwangeren auch ihre psychische Situation zu beachten. Die Verlängerung der Tragzeit ohne einen absehbaren Termin für die Niederkunft löst bei vielen Frauen Verunsicherung aus, wie auch ein Gefühl des Unvermögens, die Schwangerschaft "beenden" zu können. Unbewußte Ängste um das Kind treten durch die kurzfristigen Kontrollen und gegebenenfalls vergeblichen Geburtseinleitungen stärker in den Vordergrund. Weiterhin kann die Schwangere durch ungeduldiges Nachfragen ihrer Umgebung unter Leistungsdruck geraten.

Praktisches Vorgehen bei der Überwachung

Zur Überprüfung des errechneten Termins muß die Anamnese sorgfältig kontrolliert werden:
- Genaue Zyklusanamnese; Datum des 1. Tages der letzten Periode, Blutungsstärke und -dauer, Zyklusintervalle.
- Frage, ob orale Kontrazeptiva eingenommen wurden (möglicherweise verspätete Ovulation).
- Erfragen des Konzeptionstermins.

Daneben ist zu prüfen, ob frühere Untersuchungsergebnisse das errechnete Schwangerschaftsalter widerspiegeln:
- Positivwerden des Schwangerschaftstests.
- Frühe Ultraschalluntersuchungen (Durchmesser der Chorionhöhle, Scheitel-Steiß-Länge, Femurlänge, biparietaler Kopfdurchmesser).
- Angaben über die ersten Kindsbewegungen.
- Uteruswachstum (Fundusstand).

Ferner können folgende klinische Zeichen zur Verifizierung des Termins hilfreich sein:
- Form des Nabels (eingezogen, verstrichen, vorgewölbt).
- Zeitpunkt der Leibessenkung (Senkwehen).
- Abnahme des Leibesumfangs.
- Gewichtsstillstand beziehungsweise -abnahme.
- Nachlassen der Kindsbewegungen und zunehmend schmerzhafte Kindsbewegungen (geringere Fruchtwassermenge).

Sprechen die vorliegenden Befunde dafür, daß der **Termin erreicht** ist, so ist die laufende Kontrolle der Plazentafunktion die wichtigste Maßnahme. Mit Überschreiten des Geburtstermins wird laut Mutterschaftsrichtlinien auch eine bis dahin komplikationslose Schwangerschaft als Risikoschwangerschaft eingestuft. Die Betreuung der Risikoschwangeren obliegt dem Arzt. Die Intensivüberwachung kann zunächst in zweitägigem Abstand ambulant erfolgen.

Maßnahmen:
- Ultraschallkontrollen zur Beurteilung der Fruchtwassermenge.
- Doppler-Sonographie zur Beurteilung der fetoplazentaren Hämodynamik.
- Kardiotokographiekontrollen, eventuell in Kombination mit einem Oxytozin-Belastungstest.
- Amnioskopie.
- Vaginale Untersuchung zur Feststellung der Geburtsreife.
- Gewichtskontrolle.
- Kontrolle des Leibesumfanges.

Bei Hinweisen auf eine fetale Gefährdung oder eine beginnende Plazentadysfunktion, spätestens jedoch 10 Tage nach dem errechneten Termin, ist die stationäre Aufnahme und eine noch engmaschigere Kontrolle notwendig.

Geburtseinleitung

Ist eine Schwangerschaftsbeendigung erforderlich, muß die Geburt eingeleitet werden. Es stehen drei Möglichkeiten zur Verfügung. Ausschlaggebend für den Einleitungsmodus ist die **Geburtsreife der Portio** (Tab. 8.7).
- Bei geburtsreifem Portiobefund (Bishop-Score >8) ist mit einer hohen Oxytozinansprechbarkeit zu rechnen, so daß der ärztliche Geburtshelfer die intravenöse Wehenmittelgabe anstreben wird.
- Bei unreifem Portiobefund ist ein "Cervix-Softening" durch Prostaglandinapplikation vorzuziehen (Bishop-Score 5 bis 8: intravaginale Applikation von PGE$_2$-Vaginaltabletten; Bishop-Score <5: intrazervikale Applikation von PGE$_2$-Gel).
- Die Geburtseinleitung mittels Eröffnung der Fruchtblase ist nur dann zulässig, wenn die Geburtsreife vorhanden ist und der vorangehende Kopf fest ins Becken eingetreten ist, so daß das Einsetzen von Wehen und eine Geburt mit hoher Wahrscheinlichkeit zu erwarten sind.

Während der Geburtseinleitung ist eine kontinuierliche Überwachung der Kreißenden und des Kindes unabdingbar. Dystokien, Wehenstörungen und protrahierte Geburtsverläufe sind häufig zu beobachten. Bleibt die Geburtseinleitung ohne Erfolg, kann sie nach nochmaliger Prüfung der Indikation wiederholt werden. In dringlichen Fällen ist die abdominale Schnittentbindung zu erwägen.

Tab. 8.7 Bishop-Score zur Beurteilung der Geburtsreife der Portio für die Wahl des Einleitungsmodus.

Punkte	0	1	2	3
Länge der Portio	4 cm	2 bis 3 cm	1 cm	verstrichen
Position der Portio	sakral	mediosakral	zentriert	
Konsistenz der Portio	derb	mittel	weich	
Öffnung des Muttermundes	geschlossen	1 bis 2 cm	3 bis 4 cm	4 cm
Leitstelle	- 3	- 2	- 1 / 0	+ 1

Literatur

Behrmann RE, Vaughan VC, Nelson WE, eds. Nelson Textbook of Pediatrics. Philadelphia: Saunders 1987; 1193-207.

Berle P. Fehlgeburt. In: Reproduktion - Störungen in der Frühgravidität. Bd. 3. Krebs D, Hrsg. In: Klinik der Frauenheilkunde und Geburtshilfe. Wulf KH, Schmidt-Matthiesen H, Hrsg. München: Urban & Schwarzenberg 1985; 111-61.

Berg D. Operative Therapie der drohenden Frühgeburt. In: Frühgeburt und Mehrlingsschwangerschaften. Bd. 6. Halberstadt E, Hrsg. In: Klinik der Frauenheilkunde und Geburtshilfe. Wulf KH, Schmidt-Matthiesen H, Hrsg. München: Urban & Schwarzenberg 1987; 101-13.

Brockerhoff P. Zur Bedeutung der Cerclage. Die Hebamme 1991; 4:116-9.

Casper F et al. Das HELLP-Syndrom. Der Gynäkologe 1990; 23:29-32.

Gabbe SG et al. Diabetes in Pregnancy. Clin Obstet Gynaecol 1985; 24/1:1-162.

Gabbe S, Schmidt L, Schulkin J. Management of diabetes by obstetrician-gynecologists. Obstet-Gynecol 1998; 5:13-26.

Grospietsch G. Erkrankungen in der Schwangerschaft. Ein Leitfaden mit Therapieempfehlungen für die Klinik und Praxis. In: Edition Gynäkologie und Geburtsmedizin. Schneider J, Weitzel H, Hrsg. 2. Aufl. Stuttgart: Wissenschaftliche Verlagsgesellschaft 1990; 97-149.

Halberstadt E. Pathogenese und Diagnose der Frühgeburt. Geburtsleitung bei Frühgeborenen. In: Frühgeburt und Mehrlingsschwangerschaft. Halberstadt E, Hrsg. In: Klinik der Frauenheilkunde und Geburtshilfe. Wulf KH, Schmidt-Matthiesen H, Hrsg. München, Wien, Baltimore: Urban & Schwarzenberg 1987; 41-73.

Hoyme UB. Chlamydieninfektion in der Schwangerschaft. Die Hebamme 1991; 4:60-4.

Huppke M. Was wird aus unseren Frühgeborenen? Die Hebamme 1993; 1:9-11.

Käser O, Friedberg V, Ober KG, Thomsen K, Zander J. Gynäkologie und Geburtshilfe. Bd. II, Teil 2, Schwangerschaft und Geburt. 2. Aufl. Stuttgart, New York: Thieme 1981; 9.12-28.

Kalke J. Die Vergabe von Methadon durch Apotheken - der Hamburger Weg. Gesundheitswesen 1997; 59:181-5.

Kelly S. Abnormalities of early pregnancy. In: Textbook for Midwives. Bennet VR, Brown LK, eds. 12th ed. Edinburgh, London, Melbourne, New York: Churchill Livingstone 1993; 165-210.

Klieschies R, Gierkartz KH, Kaiser U. Hygiene und Mikrobiologie. 2. Aufl. Stuttgart, New York: Schattauer 1995.

Kemp B et al. Unterschiedliche Implantations- und Plazentationsmuster bei vitaler Tubargravidität und Tubarabort. Arch Gynecol-Obstet 1998; 241/1:43-51.

Klein B, Heyl W, Rath W. Bestimmung der Thrombozytenaktivierung bei Patientinnen mit Praeeklampsie und Hellp-Syndrom sowie deren Neugeborener. Arch Gynecol-Obstet 1998; 261:43-5.

Korge M. Virushepatitis in der Schwangerschaft. Die Hebamme 1988; 1:63-5.

Kucera E et al. Methotrexat als medikamentöse Therapiealternative bei der Extrauteringravidität. Arch Gynecol-Obstet 1998; 241/1:14-7.

Kyank H. Beller FK. Erkrankungen während der Schwangerschaft. 5. Aufl. Stuttgart, New York: Thieme 1990.

Leveno KJ et al. Obstetric emergencies. Clin Obstet Gynecol 1990; 33/3:405-82.

Lutz-Friedrich R, Grubert TA, Kästner R, Wintergerst U, Notheis G, Deutsche Pädiatrische HIV Infektionsstudien-Gruppe (PAAD). Postpräsentation zur 12. World AIDS Conference, 28.6.-3.7.98, Genf, Schweiz.

Lutz-Friedrich R, Grubert TA. Schwangerenbetreuung und Geburtshilfe bei HIV-infizierten Frauen. Münch med Wochenschr; 139:88-93.

Mader U. Mindert Methadon das HIV-Risiko-Verhalten? In: Dtsch Med Wochenschr 1997; 122:7-8.

Martius G. Differentialdiagnose in Geburtshilfe und Gynäkologie. 2. Aufl. Stuttgart: Thieme 1987.

Martius G. Weitere wichtige genitale Infektionen in der Schwangerschaft. Die Hebamme 1991; 4:65-9.

Nowak M. Hrsg. Drogensucht: Entstehungsbedingungen und therapeutische Praxis. 2. Aufl. Stuttgart, New York: Schattauer 1996.

Pape C. Extrauteringravidität. In: Reproduktion - Störungen in der Frühgravidität. Krebs D, Hrsg. In: Klinik der Frauenheilkunde und Geburtshilfe. Wulf KH, Schmidt-Matthiesen H, Hrsg. München: Urban & Schwarzenberg 1985; 221-51.

Rath et al. Die Bedeutung der frühzeitigen Labordiagnostik für das geburtshilfliche Vorgehen bei schweren Gestosen und HELLP-Syndrom. Geburtshilfe Frauenheilkunde 1988; 48:127.

Reister F et al. Topografie und Aktivitätsverhalten von Makrophagen im Plazentabett bei Präeklampsie-Patientinnen. Arch Gynecol-Obstet 1998; 261:43-6.

Rogosch V, Jürgens S, Lorenz U, Weitzel H. Kindliche Lungenreife - Bedeutung der vorgeburtlichen Diagnostik. Die Hebamme 1991; 4:137-40.

Scherbaum N, Heigel-Evers A. Psychodynamische Aspekte der Substitutionsbehandlung Heroinabhängiger mit Methadon. Psychother Psychosom Med Psychol 1996; 46:47-51.

Schmidt-Matthiesen H, Hepp H. Gynäkologie und Geburtshilfe. 9. Aufl. Stuttgart, New York: Schattauer 1998.

Schuhmann R. Medikamentöse Therapie der drohenden Frühgeburt. In: Frühgeburt und Mehrlingsschwangerschaft. Halberstadt E, Hrsg. In: Klinik der Frauenheilkunde und Geburtshilfe. Wulf KH, Schmidt-Matthiesen H, Hrsg. München: Urban & Schwarzenberg 1987; 73-101.

Schulz HD. Zusammenarbeit zwischen Praxis und Klinik zur Verhinderung der Früh- und Mangelgeburt aus der Sicht des niedergelassenen Gynäkologen. In: Frühgeburt und intrauterine Mangelentwicklung. Roemer VM, Hrsg. Stuttgart, New York: Schattauer 1992; 68-76.

Seeds AE et al. Diabetes in Pregnancy. Clin Obstet Gynecol 1985; 28/3:455-568.

Sibai BM et al. Maternal-fetal correlations in patients with the HELLP-Syndrome. Am J Obstet Gynecol 1986; 155:501.

Siegel I. Möglichkeiten und Grenzen einer Substitutionsbehandlung in der ambulanten Praxis. Göttinger Methadon-Studie. Göttingen: Universitätsklinik für Psychiatrie, Abteilung Suchtforschung 1996.

Simon C. Pädiatrie. 7. Aufl. Stuttgart, New York: Schattauer 1995.

Spichtig S, Stoll W. Unerkannter Gestationsdiabetes. Die Hebamme 1993; 3:114-7.

Spitzer D et al. Das HELLP-Syndrom. Der Frauenarzt 1990; 31:637-44.

Stauber M. Psychosomatische Probleme in der Schwangerschaft und im Wochenbett. Gynäkologe 1998; 31:103-18.

Tischendorf FW. Der diagnostische Blick. 6. Aufl. Stuttgart, New York: Schattauer 1998.

Weinstein I. Syndrome of hemolysis, elevated liver enzymes and low platelet count. Am J Obstet Gynecol 1982; 142:159.

Zuspan FP et al. Hypertension and renal disease in pregnancy. Clin Obstet Gynecol 1984; 27/4:797.

9
Regelwidrige Geburt

9.1
Weichteildystokien

9.2
Regelwidriger Geburtsmechanismus

9.3
Management von Mehrlingsgeburten

9.4
Notfälle in der Geburtshilfe

9.5
Intrauteriner Fruchttod

9.6
Sterbe- und Trauerbegleitung von Eltern

9.1 Weichteildystokien

Marie-Luise Heedt

Unter dem Begriff "Weichteildystokien" werden alle Regelwidrigkeiten der Wehentätigkeit und der Muttermundseröffnung verstanden. Sie sind die häufigste Ursache eines gestörten Geburtsverlaufes. Die Ursachen können in anatomischen und funktionellen Störungen des Myometriums und der Zervix liegen, die den Ablauf der Wehen und die Eröffnung des Muttermundes beeinflussen.

Während der Schwangerschaft hat die Gebärmutter die Aufgabe, in einem eher passiven System die Schwangerschaft zu erhalten und dem Ungeborenen Raum und Schutz für ein ungestörtes Wachstum zu geben. Zum Ende der Schwangerschaft muß sich nun der Uterus in ein aktives Organ verwandeln und die Geburt mit seinen eigenen Kräften, den **Wehen**, in Gang bringen. Die Faktoren, die zu den Geburtswehen führen, stellen ein außerordentlich kompliziertes System dar, das wie alle hochentwickelten Vorgänge störanfällig ist.

Faktoren:
- Wehentätigkeit.
- Kind (Passagier).
- Geburtskanal (Passage).

Einteilung der Weichteildystokien
- Hypokinetische Wehenstörung; primäre und sekundäre Wehenschwäche.
- Hyperkinetische Wehenstörung; uterine Hypertonie.
- Diskoordinierte Wehenstörung.
- Zervikale Dystokie.

Hypokinetische Wehenstörung

Eine hypokinetische Wehenstörung liegt dann vor, wenn die Wehen für eine ausreichende Eröffnung des Muttermundes zu schwach sind.

Folgende **Symptome** kennzeichnen eine hypokinetische Wehenstörung (Wehenschwäche):
- **Geringe Wehenamplitude**. Intrauteriner Druckanstieg < 4 kPa [30 mmHg]; beim Betasten ist der Uterus während der Wehe nur mäßig kontrahiert.
- **Niedrige Wehenfrequenz**. Es treten weniger als 3 Wehen in 10 Minuten auf.
- **Kurze Wehendauer**. Die Wehendauer beträgt maximal 30 Sekunden.
- **Niedriger Basaltonus**: Unter 2,6 kPa [20 mmHg].

Die hypokinetische Wehenstörung wird nochmals in die **primäre** und die **sekundäre Hypokinese** unterteilt.

Eine **primäre Hypokinese** liegt vor, wenn die Wehen von Beginn an zu schwach, zu kurz und zu selten auftreten, die Geburt nicht richtig "in Gang" kommt (slow starter) (Abb. 9.1).

Ursachen:
- Schnell aufeinanderfolgende Schwangerschaften.
- Überdehnung des Uterus (Hydramnion, großes Kind).
- Hypoplasie des Myometriums.
- Myome (extramurale, intramurale, subseröse).
- Uterusfehlbildungen (*Uterus duplex, Uterus bicornis*).

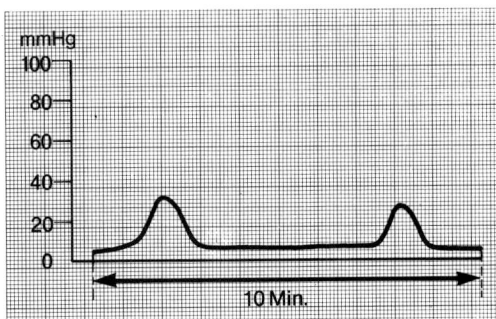

Abb. 9.1 Hypokinetische Wehenstörung mit niedriger Wehenfrequenz. Kontraktionsamplitude und Basaltonus sind niedrig, die Wehendauer ist kurz.

Diagnose: Bei der primären Wehenschwäche ist auffällig, daß die Wehentätigkeit nicht richtig "in Gang" kommt. Entweder bleibt eine Wehentätigkeit völlig aus, oder die Wehen bleiben unkoordiniert, wie es für die Vorwehen typisch ist. Um den Geburtstermin herum treten häufig Wehen auf, die von der Schwangeren als verstärkte Schwangerschaftswehen empfunden werden und sehr schmerzhaft sein können. Ein Übergang zu Eröffnungswehen fehlt, die Wehenfrequenz bleibt unkoordiniert. Die Wehen beginnen im Isthmusbereich, die fundale Dominanz fehlt, eine Eröffnung des Muttermundes bleibt aus.

Therapie:
Medikamentöses Vorgehen. Bei unreifem Muttermundsbefund am Termin bzw. bei vorzeitiger, induzierter Geburtseinleitung wird zunehmend die Zervixreifung durch PGE-Scheidentabletten oder -Gel vorgenommen. Die natürliche oder künstliche Auflockerung und Verkürzung der Zervix (s. Wehenmittel, S. 591) hat sich als ideale Vorbereitung für eine intravenöse Einleitung mit Oxytozin erwiesen (500 ml Trägerlösung + 6 IE Syntocinon®). Bei einem bereits geburtsbereiten Muttermund kann die primäre i.v. Einleitung in Erwägung gezogen werden.

Brustwarzenstimulation. Durch neurohormonale Reflexe kommt es bei Stimulation der Brustwarzen zur Oxytozinausschüttung. Aufgrund der damit erzielbaren Wirkung (Kontraktionen) ist in manchen Kliniken der Oxytozinbelastungstest durch den Brustwarzenstimulationstest abgelöst worden.

Zur Auslösung von zervixwirksamen Wehen ist jedoch zu beachten, daß eine Stimulation erfahrungsgemäß über Stunden hinweg erfolgen muß. Da eventuell eine Überstimulation (hyperkinetische Wehenstörung) eintreten kann, ist eine Herztonkontrolle unverzichtbar.

Geschlechtsverkehr. Oft wird von den Frauen die Frage gestellt, ob sie beim Näherrücken des errechneten Termins noch Verkehr haben dürfen. Die Hebamme kann in diesem Zusammenhang erklären, daß durch den Orgasmus der Frau und das im Sperma enthaltene Prostaglandin die Gebärmutter zu Kontraktionen angeregt wird.

Die Erfahrung zeigt, daß einige Frauen, die sich mit kurzfristiger vorzeitiger Wehentätigkeit im Kreißsaal melden, vorher Verkehr hatten und durch die genannte Wirkung verunsichert wurden.

Gefahren. Infolge einer primären Wehenstörung kann es zu einer Übertragung und zu den damit verbundenen Gefährdungen (Plazentainsuffizienz, hypotrophes Kind) kommen.

Eine **sekundäre Hypokinese** liegt vor, wenn die anfänglich gute Wehentätigkeit im Verlauf der Geburt nachläßt (Ermüdungswehenschwäche). Sie ist nicht zu verwechseln mit einer physiologischen Ruhepause, wie sie nach Blasensprung oder nach Legen einer Periduralanästhesie vorkommen kann.

Ursachen:
- Volle Harnblase.
- Rigide Weichteile, spastisches unteres Uterinsegment.
- Regelwidrigkeiten bei Kopfhaltung und Einstellung.
- Hochstehender oder fehlender vorangehender Teil, z.B. Steiß, ungenügender Druck nach unten und dadurch unzureichende neurohormonale Stimulation (z.B. über Ferguson-Reflex).
- Beckenanomalien

Diagnose: Es können von der Hebamme folgende Symptome festgestellt werden:
- Seltene Wehen, lange Wehenpausen.
- Kurze Wehendauer.
- Niedrige Wehenamplitude.
- Normaler oder geringer Grundtonus des Uterus.

Bei der Palpation ist die Kontraktion nur gering und kurzzeitig tastbar, in der Wehenpause fällt der niedrige Grundtonus auf. Häufig wird der Wehenschmerz als "Ziehen in der Leiste" beschrieben. Die Wehen kommen nur selten "von oben nach unten", wie es für die fundale Dominanz typisch ist. Bei der inneren Untersuchung ist der Muttermund nachgiebig, verändert sich während der Wehe nur unwesentlich und wird kaum als schmerzhaft empfunden. Der Druck des kindlichen Kopfes auf den Muttermund fehlt. Nach erfolgtem Blasensprung entwickelt sich in der Regel keine Geburtsgeschwulst. Unter Umständen ist der vorangehende Teil ohne große Mühe noch aus dem Becken abschiebbar. Das fehlende Tiefertreten des Kopfes dichtet den Geburtskanal nur ungenügend ab, so daß auffallend viel Fruchtwasser abfließt.

Therapie: Sofern geburtsmechanische Anomalien auszuschließen sind (enges Becken, Lage- oder Einstellungsanomalien), kommen folgende Maßnahmen in Frage:

Entleerung der Harnblase. Eine volle Harnblase hemmt die Wehentätigkeit, hindert den vorangehenden Teil am Tiefertreten (Platzproblem) und verursacht während der Wehe einen zusätzlichen, spastischen Schmerz. Die Entleerung der Harnblase sollte spontan erfolgen. Ist dies nicht möglich, muß katheterisiert werden.

Warmes Bad/warme Dusche. Die Schwerelosigkeit im Wasser wird als angenehm erlebt, die durch die Wärme eintretende Entspannung wirkt beruhigend.

Wärmflasche. Wenn die Frau friert, gelangt infolge der kältebedingten Gefäßverengung weniger Oxytozin beziehungsweise Prostaglandin zu den Rezeptoren der Uterusmuskulatur, d.h. die Muskelfasern werden nicht zur Kontraktion angeregt.

Die Kreißende umhergehen lassen. Durch Schwerkraft und aufrechten Gang ändert sich die Führungslinie, und der Reflexbogen wird stärker stimuliert. Wenn eine Dauer-CTG-Überwachung indiziert ist, wird das Kind per Telemetrie überwacht.

Manchmal ist es auch sinnvoll, die Kreißende einige Stunden **schlafen** zu lassen. Meist stellen sich die Wehen anschließend wieder ein. Die Erfahrung zeigt, daß es vielfach nach dieser Erholungsphase in kurzer Zeit zur Geburtsbeendigung kommt.

Vorsichtige Stimulierung der Mamillen regt die Oxytozinausschüttung aus dem Hypophysenhinterlappen an.

Flüssigkeitszufuhr. Intravenöse Substitution mit Nährlösungen, gegebenenfalls Tee mit Traubenzucker oder eingefrorenen Saft in Form von Eiswürfeln anbieten (im Sommer sehr angenehm).

Medikamentöse Therapie. Sollten physikalische Maßnahmen ohne Erfolg bleiben, empfiehlt es sich nach Absprache mit dem Arzt, die Wehenschwäche medikamentös mit Oxytozin, Syntocinon® beziehungsweise Prostaglandinen (PGE$_2$) zu therapieren. Vielfach führt auch der Einsatz von homöopathischen Medikamenten zu einem sehr guten Erfolg.

Eröffnung der Fruchtblase. Das Tiefertreten des vorangehenden Teiles veranlaßt durch den Ferguson-Reflex eine zunehmende Wehentätigkeit. Allerdings muß die Geburt in absehbarer Zeit beendet werden, d.h. aus der Eröffnung der Fruchtblase müssen bei erfolglosem Versuch Konsequenzen (Sectio) gezogen werden.

Gefahren bei einer Wehenschwäche:
- Begünstigung einer aufsteigenden Infektion durch lange Geburtsdauer.
- Gefährdung des Kindes (Asphyxie/Azidose) durch protrahierten Geburtsverlauf.
- Atoniegefahr.
- Im Wochenbett ist der Allgemeinzustand der Wöchnerin deutlich reduziert.
- Rückbildungsstörungen im Wochenbett (Subinvolution) aufgrund mangelhafter Kontraktilität der Gebärmutter.

Hyperkinetische Wehenstörung

> Von einer hyperkinetischen Wehenstörung wird gesprochen, wenn eine uterine Hyperaktivität und/oder eine uterine Hypertonie vorliegen.

Beim Vorliegen einer **uterinen Hyperaktivität** finden sich folgende Symptome:
- Hohe Kontraktionsamplitude, der intraamniale Druck steigt auf 10,6 bis 12 kPa [80 bis 90 mmHg]; Hypertokie (s. Abb. 9.2).
- Die Wehenfrequenz übersteigt 4 Wehen in 10 Minuten (Tachysystolie), s. Abb. 9.3.
- Der Basaltonus ist normal.

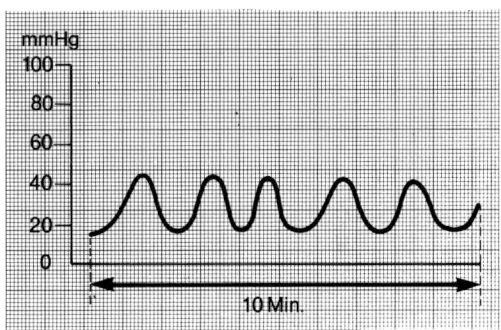

Abb. 9.3 Hyperkinetische Wehenstörung mit hoher Wehenfrequenz. Die Kontraktionsamplitude ist gering, der Basaltonus normal.

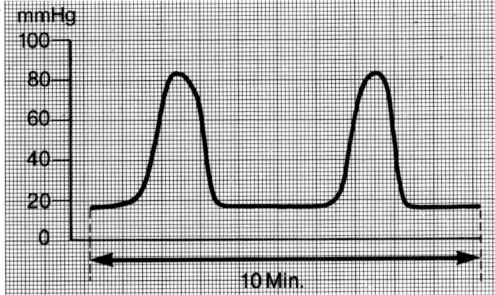

Abb. 9.2 Hyperkinetische Wehenstörung mit hoher Kontraktionsamplitude. Basaltonus und Wehenfrequenz sind normal.

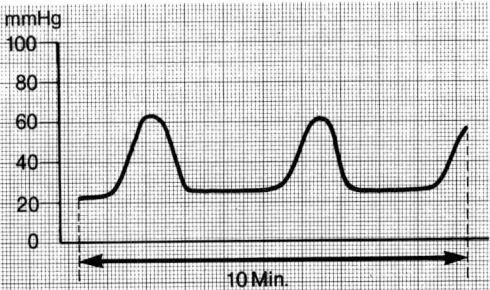

Abb. 9.4 Uterine Hypertonie mit normaler Wehenfrequenz und Wehenamplitude. Der Basaltonus ist erhöht.

Wenn der Basaltonus um mehr als 2 kPa [15 mmHg] erhöht ist und Wehenfrequenz und Wehenamplitude normal sind, liegt eine **uterine Hypertonie** vor (Abb. 9.4).

Ursachen: Bei der hyperkinetischen Wehenstörung muß zwischen **endogenen** und **exogenen Ursachen** unterschieden werden.

Zu den **endogenen Ursachen** zählen:
- spastische Zervixdystokie
- vegetative Fehlsteuerung bei ängstlicher, unruhiger Kreißenden (erhöhte Oxytozin-Ausscheidung)
- hohe Weichteilwiderstände im Geburtskanal
- passive Überdehnung des Myometriums beziehungsweise wenig gedehntes Myometrium (Oligohydramnion, Hydramnion, Gemini)
- geburtsunmögliche Lagen

Eine **exogene Ursache** ist die zu hoch dosierte Gabe eines wehenfördernden Mittels, d.h. eine induzierte Überstimulation.

Diagnose:
- Auftreten der Wehen in kurzen Abständen (4 oder mehr Wehen in 10 Minuten).
- Hohe Kontraktionsamplitude.
- Basaltonus über 2 kPa [15 mmHg], manchmal ist der Basaltonus auch normgerecht.

Neben den Veränderungen im Tokogramm findet sich eine typische klinische Symptomatik:
- Starke Schmerzen während der Wehe mit spastischem Charakter.
- Schmerzen bestehen auch während der Wehenpause.
- Der Muttermund ist bei der inneren Untersuchung schmerzhaft, straff und berührungsempfindlich. Er zieht sich während der Wehe zusammen und weist eine hohe Gewebsspannung auf.

Therapie: Sofern keine geburtsunmögliche Lage beziehungsweise ein Kopf-Becken-Mißverhältnis vorliegt, besteht die Therapie zunächst in der intensiven Betreuung der Kreißenden. Wenn die geburtshilfliche Situation nicht dringlich ist, sollte die Gebärende zu einer entspannten Atmung angeleitet werden. Dabei ist es wichtig, daß die Frau gemeinsam mit der Hebamme die Wehen veratmet. Die Kreißende soll ruhig ein- und ausatmen und den Atem fließen lassen. Dabei soll die Ausatmung etwas länger sein als die Einatmung (Vermeidung einer Hyperventilation).

Entspannend wirkt auch ein warmes Vollbad, die Wassertemperatur sollte nicht höher als 38,0°C sein. Die Kreißende kann je nach Bedarf heißes Wasser hinzulaufen lassen. Entspannung und gleichmäßiges Atmen fallen vielen Frauen im Wasser leichter; die Muskulatur entspannt sich, die Kontraktionen sind nicht mehr krampfartig.

Eine Knie-Ellenbogen-Lage nimmt den Druck des Kopfes auf den rigiden Muttermund. Zudem fällt die Überstimulation des Ferguson-Reflexes weg, die Wehen lassen in der Folge meist nach.

Die Hebamme (oder der Partner) kann der Kreißenden den Rücken massieren. Die Massage des Rückens kann unterschiedlich erfolgen. Die Hebamme kann kreisende Bewegungen mit der Hand, mit dem Daumenballen oder mit den Fingern ausüben. Manche Frauen mögen keine Massagebewegungen; sie ziehen einen dauerhaften Druck an der extrem schmerzenden Stelle des Rückens vor. Die Frau sollte gefragt werden, ob sie Massage mag und wenn ja, welche Art.

Die großzügige Gabe von Spasmoanalgetika macht die Wehenschmerzen erträglich und therapiert zudem die meist gleichzeitig bestehende Zervixdystokie (s. Kap. 13 Schmerzmittel und Anästhesieverfahren, S. 770).

Die Indikation zur Periduralanästhesie kann großzügig gestellt werden, da durch die Periduralanästhesie die Intensität der Wehen nachläßt und das Gewebe relaxiert wird. So wird eine effektive Wehentätigkeit möglich.

Bei Erfolglosigkeit der genannten Maßnahmen oder bei klinischer Dringlichkeit sollten für eine Notfalltokolyse bereitliegen: Fenoterol-Inhalationsspray oder Fenoterol-Infusion. Zur Behandlung reichen häufig 3 bis 10 ml fertiger Lösung pro Stunde für den gewünschten Effekt aus. Die Tropfgeschwindigkeit ist immer individuell abzustimmen.

Gefahren der hyperkinetischen Wehenstörung:
Hypoxie – Azidosegefahr. Die Gefahr eines intrauterinen Sauerstoffmangels ist sehr groß: bei nicht ausreichender Erholung und Durchblutung während der Wehenpause kann der Sauerstoffmangel nicht kompensiert werden. Das Kind gerät so in ein Sauerstoffdefizit, das nach einer gewissen Zeit nicht mehr ausgeglichen werden kann.

Schwere atonische Nachblutungen in der Plazenta- und Postplazentaperiode. Die überbeanspruchte **Uterusmuskulatur** ist p.p. nur noch bedingt in der Lage, durch Gefäßkonstriktion die Plazentahaftstelle zu verkleinern. So kann es zu schweren atonischen Nachblutungen kommen.

Drohende Uterusruptur. Durch die starke Wehentätigkeit und die fehlende Retraktion der Zervix wird das untere Uterinsegment immer weiter ausgezogen: Die Bandl-Furche steigt höher, bis es an der am stärksten belasteten Stelle zur Ruptur kommt.

Dauerkontraktion

> Bei einer **Dauerkontraktion** hält die Wehe mindestens 3 Minuten an.

Sofern nicht exogene Gründe vorliegen (Wehenmittelüberdosierung), entsprechen die Ursachen jenen der hyperkinetischen Wehenschwäche.

Häufig droht noch während der Dauerkontraktion eine fetale Asphyxie, die durch eine fetale Bradykardie gekennzeichnet ist.

Die **Therapie** besteht neben den Maßnahmen zur intrauterinen Reanimation zunächst in einer **Notfalltokolyse**: 0,05 mg (1 ml) Fenoterol und 9 ml NaCl 0,9%; appliziert werden zunächst 2 bis 4 ml i.v.

Diskoordinierte Wehenstörung

> Unter diskoordinierten Wehen werden Uteruskontraktionen verstanden, die weder in der Kontraktionsamplitude noch in Frequenz und Wehendauer eine Gleichmäßigkeit aufweisen; der Basaltonus ist niedrig (Abb. 9.5 und 9.6).

Ursachen:
- Umkehrung des dreifach absteigenden Gradienten (DAG). Einerseits fehlt die fundale Dominanz, die Uteruskontraktionen sind im unteren Uterinsegment stärker und dauern länger an. Andererseits kann die teilweise oder vollständige Umkehrung des DAG zur Folge haben, daß die Kontraktionswellen sich aufsteigend ausbreiten (Abb. 9.7a,b).
- Es entstehen mehrere Erregungszentren, die lokale Kontraktionen hervorrufen. Sie sind zeitlich und örtlich voneinander unabhängig und können sich gegenseitig überlagern (Abb. 9.7c).
- Mechanische Faktoren, wie z.B. ein relatives Mißverhältnis und regelwidrige Kopfeinstellungen, scheinen auch Diskoordinationen zu verursachen.

Diagnose:
- Im Tokogramm finden sich vielfältige Wehenbilder. Typisch sind die sogenannten Mutter-Kind-Wehen oder auch "Kamelwehen", wobei die zweite Kontraktion im *Stadium decrementi* der ersten beginnt und eine geringere Amplitude aufweist.
- Die Eröffnung des Muttermundes bleibt aus oder ist verzögert; die Retraktion der Zervix ist durch die aufsteigende Ausbreitung der Kontraktionswellen gestört.
- Bei der vaginalen Untersuchung fällt eine teigige Zervix auf, die sich auch während der Wehe nicht verändert; der Kopf drängt nicht ins Becken.

Demgegenüber können die ständigen lokalen Kontraktionen zu einer spastischen Veränderung des Muttermundes führen, der sich in der Wehe verschließt. Die Kreißende klagt selbst in der Wehenpause über Schmerzen.

Therapie: Der normale Geburtsfortschritt ist meist erheblich beeinträchtigt. Die Therapie hat auf Anordnung des Arztes zu erfolgen. Die Gebärende braucht eine intensive psychische Betreuung durch die Hebamme.

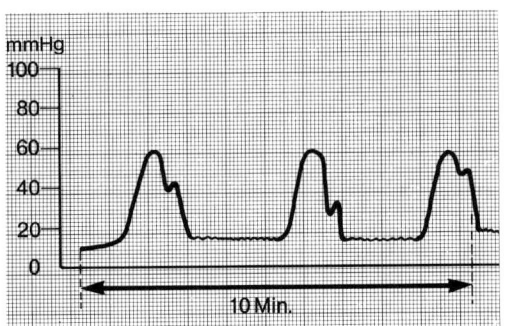

Abb. 9.5 Mutter-Kind-Wehen (oder auch Kamelwehen) bei diskoordinierter Wehenstörung.

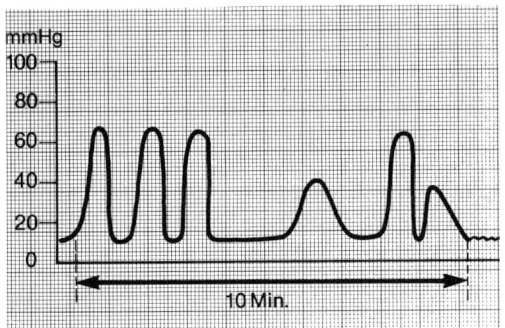

Abb. 9.6 Unkoordinierte Wehentätigkeit mit unterschiedlicher Kontraktionsamplitude, Frequenz und Wehendauer bei niedrigem Basaltonus.

Weitere Maßnahmen sind:
- Verabreichung von Schmerzmitteln, gegebenenfalls Periduralanästhesie.
- Homöopathische Therapie.
- Behandlung der Wehenstörung mit einer niedrigdosierten intravenösen Wehenmittelgabe, unter Umständen in Kombination mit Tokolytika.

- Orale oder intravenöse Flüssigkeitszufuhr zur Verhinderung einer Ketoazidose (Hungerazidose).
- Bei noch stehender Vorblase kann eine Amniotomie von Vorteil sein.

Gefahr bei der diskoordinierten Wehentätigkeit:
- Protrahierter Geburtsverlauf mit allen seinen Risiken.

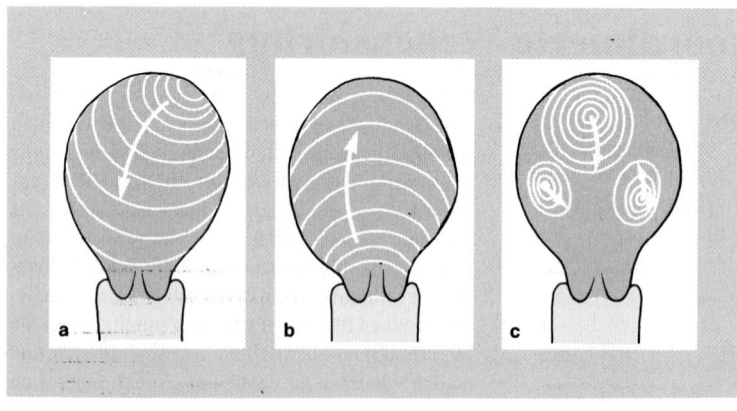

Abb. 9.7 Schematische Darstellung des Erregungsablaufs einer Wehe:
a Normaler Ablauf der Kontraktionswellen.
b Gestörter Ablauf mit nach oben aufsteigender Ausbreitung der Kontraktionswellen.
c Mehrere Erregungszentren verursachen lokale Kontraktionen.

Zervikale Dystokie

Unter einer zervikalen Dystokie werden funktionelle oder anatomische Störungen der Zervix verstanden, die die Dilatation des Muttermundes beeinträchtigen.

Spastische Retraktionsstörung

Eine spastische Retraktionsstörung ist eine funktionelle Störung in Form spastischer Veränderungen der Zervix beziehungsweise des Muttermundes. Sie kann isoliert oder in Verbindung mit hyperkinetischen Wehenstörungen auftreten.

Ursache: Der spastische Muttermund findet sich in der Regel bei Erstgebärenden, die Ursache liegt meist im psychischen Bereich (Angst, Spannungsschmerz).

Diagnose: Bei der vaginalen Untersuchung findet sich ein straffer, schmerzhafter Muttermund, der sich in der Wehe nicht weiter öffnet, sondern krampfartig zusammenzieht.

Therapie:
- Intensive psychische Betreuung der Kreißenden mit dem Ziel, das "Angst-Spannung-Schmerz-Syndrom" zu durchbrechen.
- Wärme, warmes Bad, Anleitung zur Bauchatmung, Zilgrei-Atmung (nach jeder Ein- und Ausatmung Pause von 5 Sekunden), Entspannungsübungen, Massagen.
- Schmerzlinderung durch Spasmoanalgetika, Analgetika, Opiatderivate oder Leitungsanästhesie (Periduralanästhesie).
- Sorgfältige Überwachung des Kindes aufgrund der erhöhten Azidosegefährdung, die sich aus dem meist protrahierten Geburtsverlauf ergibt.

- Alternative Behandlungsmethoden wie Akupunktur und Homöopathie können den gewünschten Erfolg bringen, setzen aber die exakte Beherrschung der Methodik voraus.
- Positionswechsel.

Constriction ring dystocia

Die Constriction ring dystocia ist eine funktionelle Störung in Form einer ringförmigen Stenose am Übergang unteres Uterinsegment/*Corpus uteri*.

Ursachen:
- Hypokinetische Wehenstörung mit spastischer Retraktionsstörung.
- Umkehr des dreifach absteigenden Gradienten.
- Überdosierung von Wehenmitteln.
- Evtl. frühzeitiger Blasensprung oder Amniotomie mit größerem Fruchtwasserverlust (der Uterus schmiegt sich eng an das Kind).

Diagnose:
- Bei der vaginalen Untersuchung ist die Konsistenz der Zervix teigig, der Retraktionseffekt fehlt.
- Durch die spastische Verengung im unteren Uterinsegment wird der Kopf am Tiefertreten gehindert.
- Oft besteht gleichzeitig eine frühzeitige Beugung (Roederer-Kopfhaltung).

Therapie:
- Zu Beginn der Therapie können physikalische Maßnahmen wie Bäder, Massagen etc. eingesetzt werden.
- Die einzige mögliche Behandlung ist die Relaxation der Stenose durch Schmerzmittel, evtl. kombiniert mit Tokolytika und Leitungsanästhesie.
- Führt die Therapie nicht zum Erfolg, ist die *Sectio caesarea* angezeigt.

Konglutination des äußeren Muttermundes

Unter dieser sehr seltenen anatomischen Regelwidrigkeit versteht man eine Verklebung des äußeren Muttermundes mit den Eihäuten der Vorblase (*Conglutinatio orificii externi*).

Ursache: Entzündungen im Zervixkanal.

Diagnose: Die Zervix entfaltet sich unter Wehen vollständig. Der äußere Muttermund bleibt fest verschlossen, die Wände des Zervixkanals sind papierdünn ausgezogen. Der grübchenförmige Muttermund ist oft nur erschwert tastbar. Die dünne Zervixwand liegt eng am tiefstehenden Kopf an und wird oft für die Vorblase gehalten. Es kann der Eindruck entstehen, der Muttermund habe sich schon vollständig eröffnet.

Therapie: Mittels Spekulumeinstellung wird der grübchenförmige Muttermund aufgesucht und anschließend instrumentell oder digital durch den Arzt aufgedehnt. Der unter starkem Zug stehende Muttermund weicht meist rasch zurück und ist oft mit wenigen Wehen eröffnet.

Narbenstenosen

Narbenstenosen sind anatomische Störungen in Form von narbigen Veränderungen der Zervix.

Ursachen:
- Konisation.
- Zustand nach Versorgung von Zervixrissen (Emmet-Plastik).
- Cerclage nach Zervixinsuffizienz.

Diagnose:
- Meist anamnestisch.
- Die narbige Zervix entfaltet sich unter Wehentätigkeit nicht, Zervix und/oder Muttermund bleiben grübchenförmig geschlossen. Es kommt zur hauchdünnen Ausziehung der Muskulatur oberhalb des Hindernisses.

Therapie: Wie bei der Verklebung des Muttermundes. In besonders schwierigen Fällen ist ein Kaiserschnitt unumgänglich.

Protrahierte Eröffnungsperiode

> Von einer protrahierten Eröffnungsperiode wird ausgegangen, wenn die Eröffnungsphase 12 Stunden bei der Erstgebärenden und 8 Stunden bei der Mehrgebärenden überschreitet.

Ursachen: Für die protrahierte Eröffnungsperiode kommen mannigfache Ursachen in Betracht.
- Psychische Ursachen.
- Hypokinetische oder hyperkinetische, funktionell unwirksame Wehenstörung.
- Mangelnde neurohormonale Reflexleitung.
- Rigider, straffer Muttermund (Zervixdystokie).
- Geburtsmechanische Regelwidrigkeiten.
- Beckenanomalien.

Therapie:
Zunächst muß die Kreißende sorgfältig untersucht werden, um die Ursache der Geburtsverzögerung festzustellen. Ist die Ursache der protrahierten Eröffnungsperiode psychischer Art (ängstliche, verspannte Kreißende, die ihr Kind nicht "loslassen" kan), helfen meist ein warmes Vollbad, ein Spaziergang und eine einfühlsame Hebamme, die in der Lage ist, die Frau zu einer aktiven Geburtsarbeit zu motivieren.

Daneben ist die wohl häufigste Ursache für die protrahierte Eröffnungsperiode die primäre oder sekundäre Wehenschwäche, deren Therapie auf S. 582 vorgestellt wurde.

Bei vermuteten Beckenanomalien (s. Kap. 9.2 Regelwidrige Geburtsmechanismen, S. 631ff), regelwidrigen Einstellungen und Haltungen muß durch adäquate Lagerung der Kreißenden versucht werden, diese "Hindernisse" zu überwinden. Art und Ausmaß der Anomalie dürfen allerdings eine Spontangeburt nicht *a priori* in Frage zu stellen und das Abwarten gefährlich machen.

Zunächst bieten sich alle aufrechten Körperhaltungen an. Die Kreißende kann umhergehen, sich in Hockstellung begeben oder auf einem Gymnastikball sitzen. Durch die aufrechte Körperhaltung kann das Gewicht des Kindes (über die Schwerkraft) mithelfen, die Geburtsdauer zu verkürzen. Das Sitzen auf dem Gymnastikball veranlaßt die Frauen, das Becken zu bewegen. Dadurch kann eine optimale Adaptation des kindlichen Köpfchens an das mütterliche Becken erreicht werden.

Der rigide, straffe Muttermund kann gut durch spasmolytische Mittel beziehungsweise Leitungsanästhesie beeinflußt werden.

Die Therapie der Wehenstörungen ist auf S. 582-584 nachzulesen.

Gefahren bei der protrahierten Eröffnungsperiode:
- Fetale Hypoxie/Azidose.
- Aufsteigende Infektionen, Amnioninfektionssyndrom.
- Reduzierte Ausgangssituation im Wochenbett.
- Verstärkte Nachblutungen aufgrund des allgemeinen Tonusmangels.

Ödeme der Muttermundslippe entstehen, wenn durch den kindlichen Kopf die vordere Muttermundslippe zwischen Kopf und mütterlichem Becken komprimiert wird. Hier bietet sich der Vierfüßlerstand an. Der Druck des kindlichen Kopfes auf den Muttermund läßt dadurch nach, das Ödem kann abgebaut werden.

Vulvaödeme entstehen durch eine Abflußbehinderung. Die Hebamme muß darauf achten, daß die Frau nicht zu lange auf dem Gebärhocker sitzt (maximal 30 Minuten).

Druckfisteln, s. Kap. 9.4 Notfälle in der Geburtshilfe, S. 673.

Uterusruptur, s. Kap. 9.4 Notfälle in der Geburtshilfe, S. 663ff.

Protrahierte Austreibungsperiode

Eine protrahierte Austreibungsperiode liegt vor, wenn die aktive Phase bei Erstgebärenden 30 Minuten und 20 Minuten bei Mehrgebärenden überschreitet. Die **gesamte** Austreibungsphase sollte bei der Erstgebärenden 2 bis 3 Stunden und bei der Mehrgebärenden ½ bis 1 Stunde nicht überschreiten. Die Dauer dieses Geburtsabschnitts ist abhängig vom Tiefertreten des vorangehenden Teils. Dieser Vorgang steht wiederum im engen Zusammenhang mit der Kraft der Wehen und den Gegebenheiten des Geburtskanals (Passage) und des Kindes (Passagier).

Ursachen:
- Weichteilwiderstand (muskulöser und rigider Beckenboden).
- Knochenwiderstand (verengter Beckenausgang).
- Wehenschwäche.
- Erschöpfung der Kreißenden.
- Regelwidrigkeiten der Kopfeinstellung, Kopfhaltung und Poleinstellung.

Therapie: Ist eine Wehenschwäche die Ursache für eine protrahierte Austreibungsperiode, kann dies zunächst gut mit physikalischen Mitteln therapiert werden. Die Kreißende kann in Hockstellung oder im Fersensitz u.a. versuchen, die Effektivität der Wehen zu steigern (Ferguson-Reflex). Bleiben die physikalischen Maßnahmen erfolglos oder ist es dringlich, muß medikamentös therapiert werden.

Regelwidrigkeiten der Kopfeinstellung und -haltung sind durch die passende Lagerung der Kreißenden zu korrigieren.

Steht der Kopf bei vollständig erweitertem Muttermund noch im Beckeneingang und liegen keine Regelwidrigkeiten vor, kann eine Periduralanästhesie mit gleichzeitiger Wehenstimulation unter Umständen den gewünschten Geburtsfortschritt bringen.

Bei Knochen- und Weichteilwiderständen kann ebenfalls versucht werden, diese durch entsprechende Lagerung zu überwinden. Es bieten sich die aufrechte Körperhaltung, der Vierfüßlerstand und die Hockstellung an.

Bringen die genannten Maßnahmen keinen Erfolg, muß die Geburt vaginal-operativ beendet werden.

Gefahren bei der protrahierten Austreibungsperiode:
- Akute fetale Hypoxie/Azidose, schlechtes "fetal outcome".
- Intrakranielle Blutungen des Kindes (Kompression/Dekompression des kindlichen Schädels).
- Weichteilverletzungen (Fisteln, Ödeme).
- Atonische Nachblutungen.
- Rückbildungsstörungen im Wochenbett.
- Infektionen im Wochenbett.

Prostaglandine

Prostaglandin ist der Sammelbegriff für zahlreiche hormonähnliche Substanzen, die in fast allen Organen gebildet werden und an vielen Stoffwechselprozessen beteiligt sind. Auch in der Gebärmutter (Endometrium) werden Prostaglandin E und Prostaglandin F gebildet, die gegen Ende der Schwangerschaft durch das Absinken von Progesteron eine aktive Rolle bei der Zervixauflockerung, der spontanen Wehentätigkeit und deren Aufrechterhaltung spielen.

1968 wurden in den USA erstmals Prostaglandine (PGF) über eine intravenöse Dauertropfinfusion zur Wehenindukion angewandt.

Die Weiterentwicklung brachte in der Zwischenzeit mehrere Anwendungs- und Applikationsformen, die jedoch alle einer präzisen und kontrollierten Indikationsstellung bedürfen (Tab. 9.1). Bei der Verabreichung von Prostaglandinen (nur durch den Arzt) sind eine kontinuierliche CTG-Überwachung sowie eine engmaschige Zustandskontrolle der Schwangeren vorzunehmen.

Tab. 9.1 Prostaglandinpräparate und ihr Einsatz in der Geburtshilfe.

Minprostin E$_2$®		
Dinoproston		
Scheidentabletten	3 mg	Zervixvorbereitung beim lebenden Kind
		Auflockerung der kollagenen Zervixfasern
Ampullen	5 mg	Aborteinleitung
Ampullen	0,75 mg	Geburtseinleitung beim lebenden Kind/bei intrauterinem Fruchttod
Vaginalgel	0,5 mg	Zervixvorbereitung, Zervixreifung
	1,0 mg	
	2,0 mg	
Minprostin F$_2$α®		
Dinoprost-Trometamol-Salz		
Ampullen	5 mg	Nur postpartale Anwendung, Atonieprophylaxe, falls indiziert
Cergem®		
Gemeprost		
Vaginalzäpfchen	1 mg	Zervixvorbereitung bei Aborten und Abbrüchen bis zur 12. SSW
Nalador® 100 und 500		
Sulproston 100 µg		
Sulproston 500 µg		
Ampullen	100 µg	Abortinduktion
Ampullen	500 µg	Abortinduktion
		Geburtseinleitung bei intrauterinem Fruchttod
		Atoniebehandlung postpartal

Bei der Anwendung von Prostaglandinen, die immer einer ärztlichen Kontrolle und Indikation bedarf, muß präzise unterschieden werden, ob sie für die Zervixvorbereitung und möglicherweise Geburtseinleitung beim lebenden Kind oder für die Abortinduktion beziehungsweise Geburtseinleitung beim toten Kind gedacht ist.

PGF$_2$α®, Gemeprost und Sulproston sind aufgrund der Nebenwirkungen **nicht** zur Anwendung beim lebenden Kind vorgesehen und vom Hersteller auch nur für Abortinduktionen, Geburtseinleitungen bei IUFT oder postpartalen atonischen Nachblutungen empfohlen.

Kontraindikationen:
- Vorausgegangene Uterusoperationen.
- Leber- und Nierenfunktionsstörungen.
- Hyper- beziehungsweise Hypotonus.
- Krampfleiden, Glaukome, erhöhter Augeninnendruck, bestimmte Anämien u.a.

Das Vorliegen von Kontraindikationen ist bei jeder Anwendung vom Arzt auszuschließen. Je nach Konzentration können folgende Nebenwirkungen auftreten:
- Spasmen, Darmtenesmen.
- Leukozytose.
- Druckanstieg im Bronchopulmonalbereich (Ödemgefahr).
- Gestörte Wasser-/Elektrolytausscheidung u.a.

Unter Umständen kann bei lokaler Applikation von PGE-Tabletten oder -Gelen eine unterschiedliche Resorption auftreten. Somit kann bei mehrfacher Applikation eine Kumulation eintreten, die eine hyperkinetische Wehenstörung mit erhöhtem Basaltonus und Komplikationen mit sich bringen kann.

Hormone. Relaxin ist ein polypeptidisches Hormon, das überwiegend im *Corpus luteum*, der Dezidua und im Chorion gebildet wird. Eine australische Studie zeigt, daß Relaxin ähnlich wie Prostaglandine zur Zervixreifung und zur Induktion von Wehentätigkeit verwendet werden kann. Humanes Relaxin wird dort mittlerweile produziert. Im deutschsprachigen Raum ist es bisher nicht zur Anwendung von Relaxinpräparaten gekommen. Über die zukünftige Bedeutung kann daher noch nichts gesagt werden.

Oxytozin

Oxytozin wird im Bereich des Hypothalamus gebildet und im Hypophysenhinterlappen gespeichert. Die Freisetzung erfolgt über bestimmte Reflexe: z.B. unter der Geburt der Ferguson-Reflex, nach der Geburt der Let-Down-Reflex.

Oxytozin wirkt direkt an der Muskulatur der Gebärmutter und an den Milchdrüsengängen. Die Wirkung ist je nach Schwangerschaftsdauer unterschiedlich. Der Oxytozinspiegel steigt erst am Ende der Schwangerschaft, sobald das Östrogen, welches die Oxytozinsynthese hemmt, stark absinkt. Die Kontraktionswirkung der Gebärmutter wird durch Oxytozin zudem koordiniert, d.h. synchronisiert.

Seit Ende der 50er Jahre wird Oxytozin in der Geburtshilfe eingesetzt, nachdem es 1953 erstmals isoliert werden konnte. Es gab **Nebenwirkungen**, die u.a. auf die Verwendung von Schweineoxytozin, das stark mit Vasopressin verunreinigt sein konnte, zurückzuführen waren. Sie haben seit der synthetischen Herstellung deutlich abgenommen, können aber – insbesondere nach der Gabe von Höchstdosen – trotzdem vereinzelt auftreten:

- Hautausschläge.
- Beeinflussung des Herzrhythmus.
- Stimulation der Prostaglandinsynthese.

Im Gegensatz zu Kombinationspräparaten (Oxytozin + Ergometrin), die vor der Geburt des Kindes kontraindiziert sind, werden Dauerkontraktionen bei Oxytozingabe selten beobachtet.

Verabreichungsformen: Intravenös, intramuskulär, intranasal oder bukkal (Ampullen, Nasenspray, Tabletten) in 3 oder 10 Internationalen Einheiten (IE).

In der Literatur finden sich bezüglich der Dosierung verschiedene Empfehlungen: zur aktiven Geburtseinleitung, in der Nachgeburtsperiode beziehungsweise zur Therapie der primären und sekundären Wehenschwäche 6 bis 10 IE Oxytozin auf 500 ml Trägersubstanz. Als Trägersubstanz empfiehlt sich 5% Glukose.

Begonnen wird mit 10 bis 12 ml/h, alle 20 bis 30 Minuten erfolgt eine Steigerung um jeweils 10 bis 12 ml/h. Die Maximaldosis liegt bei 120 ml/h, wobei Indikationsstellung und Entscheidung beim zuständigen ärztlichen Geburtshelfer liegen (Tab. 9.2).

Tab. 9.2 Indikationen für den Einsatz von Oxytozin.

Diagnostische Zwecke	Therapeutische Zwecke
• Oxytozinbelastungstest • Ausschluß von Atonie/Zervixriß postportal	• Geburtseinleitung • Behandlung der primären und sekundären Wehenschwäche • Aktive Leitung der Nachgeburtsperiode • Subinvolution/Lochialstau • Milchentleerungsstörungen

Da mehrere Faktoren (Schwangerschaftsalter, Zervixreife, Infektionen) die Oxytozinwirkung beeinflussen können, ist das wichtigste Verabreichungskriterium die jeweilige Reaktion der Gebärmutter. Das gilt auch für Dosis, Infusionsgeschwindigkeit und Dauer der Infusion.

Mutterkornalkaloide und Kombinationspräparate

Mutterkornalkaloide sind Substanzen, die aus Mutterkorn (*Secale cornutum*) stammen. Mutterkörner entstehen durch Pilzinfektion der Kornähren und sind an der Schwarzfärbung der betroffenen Körner erkennbar. Der Name "Mutterkorn" leitet sich von der uteruskontrahierenden Wirkung ab. Sie ist aber nur eine von vielen Wirkungen. Als die vorbeugende Behandlung des Getreides noch nicht möglich war, gelangte Mutterkorn über das Mehl in das Brot. Mehr oder weniger schwere **Vergiftungserscheinungen** waren die Folge, die im Mittelalter als sogenannter Veitstanz beschrieben wurden. Diese Wirkung kommt durch die dopamin- und lysergsäureähnliche Struktur des Mutterkornalkaloids zustande.

In den letzten zwei Jahrzehnten sind Mutterkornalkaloid-Präparate weitgehend durch das verträglichere und risikoärmere Oxytozin ersetzt worden. In der Geburtshilfe stehen heute noch folgende **Mutterkornderivate** zur Verfügung:
- **Methergin®** (Ergometrin). Wirkdauer 6 bis 8 Stunden, meist Dauerkontraktionen. Nebenwirkungen: Übelkeit, Erbrechen, Schwindel (infolge der dopaminähnlichen Struktur).
- **Gynergen®**. In der Geburtshilfe nicht mehr angewandt (beträchtliche Nebenwirkungen). Kurze kräftige Wirkung (ca. 15 Minuten): Dauerkontraktionen. Nebenwirkungen: Parästhesien, Ischämien, Gangräne, Kopfschmerzen, Erbrechen, Übelkeit.
- **Kombinationspräparate**: Syntometrin® (Oxytozin (5 IE) + 0,5 mg Methylergometrin). Schnelle (Oxytozin-) und andauernde (Methylergometrin-) Wirkung, meist Dauerkontraktionen, besonders in der Atonieprophylaxe beziehungsweise -therapie. Nebenwirkungen: Tachykardien, Übelkeit, Erbrechen, Diarrhöen, Rhythmusstörungen.

Mutterkornalkaloide und Kombinationspräparate werden wegen ihrer schwer steuerbaren und Dauerkontraktionen hervorrufenden Wirkweise im deutschsprachigen Raum ausschließlich **nachgeburtlich** eingesetzt, d.h. zur Behandlung von Atonien und Subinvolutionen.

9.2
Regelwidriger Geburtsmechanismus
Sonja Opitz-Kreuter

Aufgrund der feststehenden Definitionen für Haltung, Einstellung, Lage, Poleinstellung und Stellung kann es zu regelwidrigen Geburtsmechanismen kommen, d.h. zu Geburtsverläufen, die vom regelrechten Verlauf abweichen.

Diese Abweichungen werden im letzten Drittel der Schwangerschaft, mit Geburtsbeginn, unter der Geburt oder erst im Rahmen eines Notfalls erkannt.

Eine Regelwidrigkeit im Geburtsmechanismus bedeutet nicht zwingend einen ungünstigen Geburtsverlauf, der sich nachteilig auf den Zustand von Mutter und Kind auswirkt. Immer wieder erlebt man, daß ein regelwidriger Geburtsmechanismus diagnostiziert wurde und diese Geburt dennoch ohne Verzögerungen oder Gefährdungen spontan verläuft.

Während der Geburtsbegleitung hat die Hebamme die Entscheidung zu treffen, wann ein regelwidriger Geburtsmechanismus vorliegt. Das Hebammengesetz legt die Zuständigkeit der Hebamme auf die Leitung der regelrechten, "normal verlaufenden" Geburt fest. Liegt eine erkennbare Regelwidrigkeit vor, besteht für die Hebamme die ausdrückliche **Pflicht**, einen ärztlichen Geburtshelfer hinzuzuziehen.

Das Erkennen und Abgrenzen des regelwidrigen vom regelrechten Geburtsverlauf setzen Routine, Präzision und Sicherheit im Umgang mit Untersuchungen und diagnostischen Verfahren sowie geburtshilfliches Wissen voraus. Diese Anforderung legt eine gut durchdachte Strukturierung des Vorgehens nahe, die während der Begleitung der Gebärenden wesentliche Vorteile bietet:

- Grundschemata einer vaginalen Untersuchung.
- Bei zweifelhaften oder suspekten Befunden Ergänzung durch geeignete diagnostische Maßnahmen (Leopold-Handgriffe, Beckenaustastung, Beckenbetrachtung).
- Orientierung an den Bedürfnissen und dem Ist-Zustand von Mutter und Kind.
- Differentialdiagnose.
- Geeignete Maßnahmen zur Beseitigung des regelwidrigen Zustandes, z.B. Lagerung.
- Konsequenzen ziehen.

Bei jeder Regelwidrigkeit ist von der Hebamme auf die Erfüllung folgender **Grundvoraussetzungen** zu achten:
- Sofortige Hinzuziehung eines ärztlichen Geburtshelfers.
- Legen eines intravenösen Zugangs durch den Arzt.
- Kontinuierliche Überwachung der kindlichen Herztöne mittels Kardiotokographie. Die Überwachung mit Doptone oder gar mit Holzhörrohr ist abzulehnen.
- Ist die externe Ableitung erschwert, muß eine Kopfschwartenelektrode durch den ärztlichen Geburtshelfer gelegt werden.
- Exakte schriftliche Dokumentation.
- Vitalzeichenkontrolle der Mutter:
  - Je nach Ausgangswert stündliche Blutdruck- und Pulskontrolle.
  - Wird eine Tokolyse verabreicht, erfolgt die Pulskontrolle in Abhängigkeit von den bisherigen Werten.
  - Temperaturkontrolle 4stündlich, nach erfolgtem Blasensprung 2stündlich.

Regelwidrigkeit der Haltung

Haltung bezeichnet die Beziehung zwischen Kopf und Rumpf des Kindes. Der Kopf kann gebeugt, indifferent oder gestreckt gehalten werden. Haltungsanomalien sind also Regelwidrigkeiten in der Beziehung zwischen Kopf und Rumpf des Kindes, deren Bedeutung u.a. vom Höhenstand der Leitstelle abhängt.

Roederer-Kopfhaltung

Bei der Roederer-Kopfhaltung wird der Kopf im **Beckeneingang** zur Überwindung eines Geburtshindernisses vorzeitig gebeugt. Der geburtsmechanisch wirksame Umfang (*Circumferentia fronto-occipitalis*) ist von 35 cm auf 32 bis 33 cm verringert (*Circumferentia suboccipitobregmatica*).

Häufigkeit. Genaue Angaben sind nicht verfügbar, die Roederer-Haltung ist in der Praxis häufiger zu beobachten (Abb. 9.8 und 9.9).

Ursachen:
- Bei der Mutter:
  - Dystokie des unteren Uterinsegmentes.
  - Allgemein verengtes Becken.
  - Myome, Tumoren.
  - Mißverhältnis zwischen mütterlichem Becken und kindlichem Kopf oder Körper.
- Beim Kind, Behinderung einer indifferenten Haltung durch:
  - Bestimmte ungünstige Kopfformen – z.B. verstärkter Langkopf, der der nötigen Formanpassung an das Becken nicht gerecht wird.
  - Mißbildungen – Anenzephalus.

Diagnostik:
- Anhand der inneren Untersuchung; die kleine Fontanelle hat bereits im Beckeneingang die Führung übernommen.
- Ergänzende Maßnahmen:
  - 3. und 4. Leopold-Handgriff. Anstelle des regelrecht im queren Durchmesser eingestellten Kopfes ist das schmalere Hinterhaupt (bei einer Ia- oder IIa-Stellung) oder das ebenfalls schmalere Gesicht zu tasten.
  - Beckenaustastung zur Feststellung eines engen Beckens.
  - Anatomische und funktionelle Beckendiagnostik.
  - Größenschätzung und Kopfmaße des Kindes anhand der letzten Ultraschalluntersuchung.

Besonderheiten:
- Die Prognose ist im allgemeinen gut.
- Die Roederer-Kopfhaltung kann jedoch oft mit anderen Regelwidrigkeiten kombiniert sein, z.B. einem hohen Geradstand. Auch Haltungswechsel treten auf, denn so kann eine Haltung gefunden werden, in der der Geburtskanal passiert werden kann.
- Verbleibt der Kopf über 2 Stunden trotz guter Wehentätigkeit in dieser Haltung und ist kein Geburtsfortschritt zu verzeichnen, besteht die Indikation für eine sekundäre *Sectio caesarea*.

Therapie:
- Erfüllung der Grundvoraussetzungen.
- Lagerungsregeln beachten: auf die Seite der kleinen Fontanelle beziehungsweise auf die Seite des kindlichen Rückens lagern.
- Ausreichende Analgesie zur Überwindung eines unter Umständen bestehenden Spasmus der Muskulatur (eventuell Periduralanästhesie).
- Vitalzeichenkontrolle bei Mutter und Kind.
- Gegebenenfalls Wehenförderung.

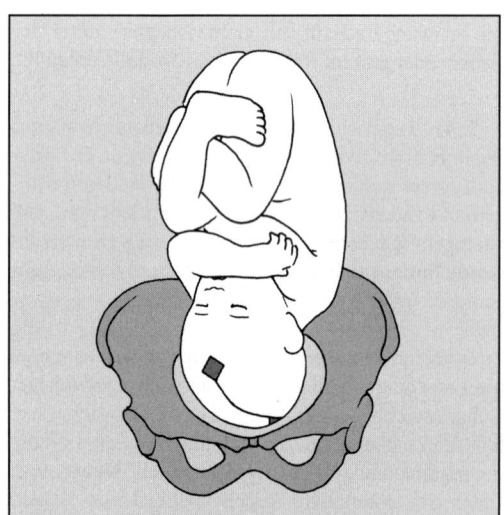

Abb. 9.8 Roederer-Kopfhaltung. Rücken in Ib-Stellung.

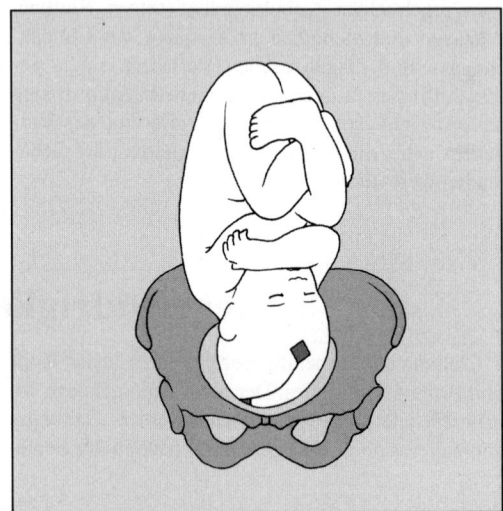

Abb. 9.9 Roederer-Kopfhaltung. Rücken in IIb-Stellung.

Komplikationen: Erweist sich der Beckeneingang als unüberwindliches Hindernis, kann es zu anderen Haltungs- und Einstellungsanomalien kommen.
- Als seltene Komplikation kann ein Nabelschnurvorfall oder ein Vorliegen beziehungsweise Vorfall kleiner Teile auftreten. Grund dafür ist eine nicht optimale Formanpassung im Beckeneingang, der vorangehende Kopf dichtet den Geburtskanal unter Umständen nicht ausreichend ab.
- Fetale Hypoxie.

Regelwidrigkeit der Haltung im Beckenausgang

> Die physiologische Beugung des Kopfes bis zum Ende der zweiten Geburtsphase (der vorangehende Teil befindet sich auf Beckenboden) ist bei einer regelwidrigen Haltung im Beckenausgang ausgeblieben. Befindet sich der Kopf auf Beckenboden in einer indifferenten Haltung oder ist er sogar in eine Streckung übergegangen, wird dies als Streck- oder Deflexionshaltung bezeichnet.

Befindet sich der Kopf schon im Beckeneingang in einer Streckhaltung, liegt nach exakter Definition eine Einstellungsanomalie vor. Im darauffolgenden Geburtsverlauf wird jedoch von Scheitellagen, Gesichtslagen etc. (Tab. 9.3, Abb. 9.10) gesprochen.

Häufigkeit: Die Häufigkeit wird von verschiedenen Autoren mit etwa 1% aller Geburten angegeben.

Ursachen:
- Meist entwickeln sich Regelwidrigkeiten der Haltung aus einer dorsoposterioren Stellung (Ib- und IIb-Stellung, Ausnahme: mentoposteriore Gesichtslage).
- Bestreben nach Abbiegungsübereinstimmung mit dem Ziel, beim Austritt aus der Streckung in die Beugung überzugehen.

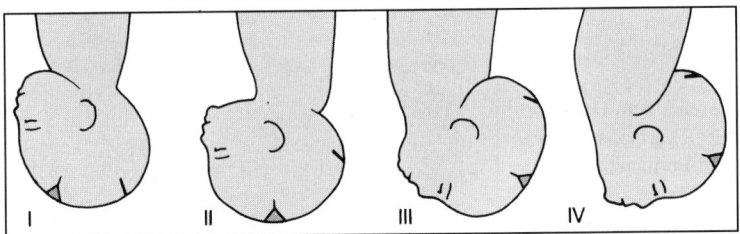

Abb. 9.10 Regelwidrigkeit der Haltung im Beckenausgang. Scheitellage (I. Grad), Vorderhauptslage (II. Grad), Stirnlage (III. Grad), Gesichtslage (IV. Grad).

Tab. 9.3 Normale und regelwidrige Lagen sowie Kopfeinstellungen des Kindes *in utero* in Abhängigkeit vom Schwangerschaftsalter. Vor der 36. Schwangerschaftswoche finden sich vermehrt Querlagen, Schräglagen und Beckenendlagen. Die regelwidrigen Kopfeinstellungen nehmen mit dem Schwangerschaftsalter zu. (Aus: Künzel W. Anatomische Grundlagen der Geburt. In: Wulff KH, Schmidt-Matthiesen H, Hrsg. Klinik der Frauenheilkunde. Bd. 7/1. 2. Aufl. München: Urban & Schwarzenberg 1990; 37)

	Schwangerschaftswochen					
	27-29 (n=88)	30-32 (n=204)	33-35 (n=541)	36-38 (n=4848)	39-41 (n=29982)	42-44 (n=2013)
Normale und regelwidrige Kopfeinstellungen						
Vordere Hinterhauptslage	81,8	73,5	82,6	88,3	91,3	91,8
Hintere Hinterhauptslage	0	0,9	1,5	1,8	2,1	1,9
Vorderhauptslage	0	0	0,6	0,7	0,8	0,9
Gesichts-/Stirnlage	0	0	0,2	0,1	0,2	0,3
Tiefer Querstand	0	0	0	0,2	0,2	0,4
Hoher Geradstand	0	0	0	0,4	1,0	2,4
Regelwidrige Lagen						
Quer-/Schräglage	6,8	3,9	2,0	0,5	0,3	0,2
Beckenendlage	11,4	19,1	12,9	7,6	3,8	1,0
Sonstige regelwidrige Lage	0	2,4	0,2	0,3	0,4	1,0

Diagnostik:
- Bei Geburtsbeginn
  - Bei der äußeren Betrachtung kann unterhalb des Nabels eine stärkere Absenkung des Leibes beobachtet werden (Abb. 9.11 und 9.12). Der möglicherweise noch nicht in Beziehung zum Becken getretene Kopf weicht mit seinem kugeligen Hinterhaupt nach hinten ab (Differentialdiagnose: volle Harnblase).
  - Die Herztöne sind deutlich über der Mittellinie (*Linea fusca*) zu hören, auch flankenaufwärts auf der Seite der kleinen Teile.
  - Bei der Durchführung des zweiten Leopold-Handgriffes ist der Rücken nur schwer zu tasten.
  - Innere Untersuchung: Der Kopf hat in der Regel noch keine Beziehung zum Becken aufgenommen, da noch kein ausreichender Druck von oben erfolgt ist.
- Unter der Geburt
  - Protrahierter Geburtsverlauf auch bei guter Wehentätigkeit, der vorangehende Teil tritt verzögert tiefer.
  - Die Wehen können unkoordiniert sein (Ausbleiben beziehungsweise nicht ausreichende Stimulation des Ferguson-Reflexes).
  - Vaginale Untersuchung: Je nach dem Grad der Deflexionshaltung und der Geburtsphase kann die Annäherung der großen Fontanelle an die Symphyse der erste Hinweis sein.
  - Vermehrter und frühzeitiger Druck auf den Darm - verursacht durch den vom Hinterhaupt auf das Rektum ausgeübten Druck.

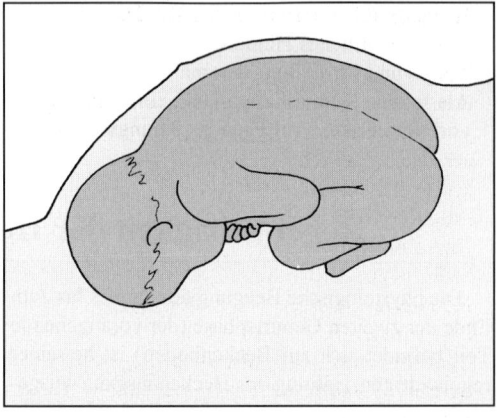

Abb. 9.11 Äußere Betrachtung des Leibes. Dorsoanteriore Schädellage.

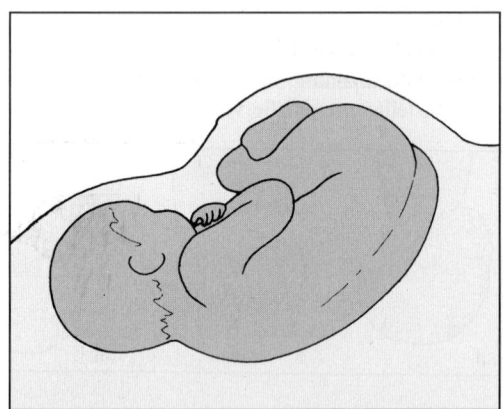

Abb. 9.12 Dorsoposteriore Schädellage mit deutlicher Absenkung des Leibes.

Scheitellage

Bei der Scheitellage ist die physiologische Beugung ausgeblieben, der Kopf befindet sich in indifferenter Haltung. In Führung befindet sich die Pfeilnaht zwischen großer und kleiner Fontanelle. In ca. 15% der Fälle findet sich eine dorsoanteriore Einstellung, d.h. das Gesicht weist nach hinten zum Rücken der Mutter.

In der Regel ist die kleine Fontanelle hinten zu tasten. Da der Kopf auch in dieser Haltung den Beckenboden erreicht, befindet sich die Stirn-Haar-Grenze als Stemmpunkt am Unterrand der Symphyse. Dieses Abstemmen bewirkt eine Beugung – durch das Arretieren der Stirn-Haar-Grenze im Schambogen; das Hinterhaupt kann über den Damm geboren werden.

Das Gesicht wird anschließend durch eine Streckung mit Blickrichtung auf die Symphyse geboren.

Ursachen:
- Kleine Kinder, die keiner Bestrebung zur Abbiegungsübereinstimmung unterliegen; d.h. bei geringerem Kopfumfang und ungünstigen Schädelformen, z.B. kleiner Rundkopf, Kurzkopf, Turmschädel.
- Unreife Kinder – Frühgeburten.
- Mißbildungen, die eine Beugung unmöglich machen (Halstumoren, Struma, *Hygroma colli*).
- Beugungsbehinderungen, die z.B. durch ein Händchen unter dem Kinn verursacht werden, auch durch straffe Nabelschnurumschlingungen.

- Fehlende Eigenspannung des Kindes, z.B. beim intrauterinen Fruchttod.

Besonderheiten:
- Die Pfeilnaht verläuft im entgegengesetzten schrägen Durchmesser: I. Stellung – II. schräger Durchmesser, II. Stellung – I. schräger Durchmesser.
- Starke Auswölbung des Dammes beziehungsweise frühe Ausziehung der Weichteile durch das breite Hinterhaupt.
- Frühzeitiger Preßdrang.

Komplikationen:
- Protrahierter Geburtsverlauf.
- Geburtsstillstand, der eine vaginal-operative oder operative Geburtsbeendigung notwendig macht.
- Hypoxie des Kindes.
- Bei Spontangeburten oder operativ-vaginalen Geburten: Gefahr der mütterlichen Geburtsverletzung durch größere Raumbeanspruchung.

Therapie:
- Intravenöser Zugang.
- Kontinuierliche CTG-Überwachung.
- Exakte Wehenkontrolle, gegebenenfalls Förderung der Wehentätigkeit.
- Beachtung der Lagerungsregeln: Lagerung auf der Seite der kleinen Fontanelle beziehungsweise auf der Seite des Rückens.

Geburtsmechanik (Abb. 9.13a,b): Führender Teil ist der Bereich der Pfeilnaht. Kopfumfang und Durchtrittsplanum (*Circumferentia frontooccipitalis*) betragen 35 cm. Die Beugung ist ausgeblieben.

Hypomochlion: Stirn-Haar-Grenze. Abbiegung durch Beugung und Streckung. Geburtsgeschwulst am rechten Scheitelbein I. Stellung, am linken Scheitelbein II. Stellung.

Dammschutz (Abb. 9.13c-e): Austrittsmechanismus unterstützen, die notwendige Beugung durch vorsichtige Betonung des Vorderhauptes unterstützen (Abb. 9.13c), damit das Hinterhaupt über den Damm geboren werden kann. Dann das Hinterhaupt betonen, um eine Streckung zu ermöglichen (Abb. 9.13d), durch die das Gesicht unter der Symphyse geboren werden kann (Abb. 9.13e).

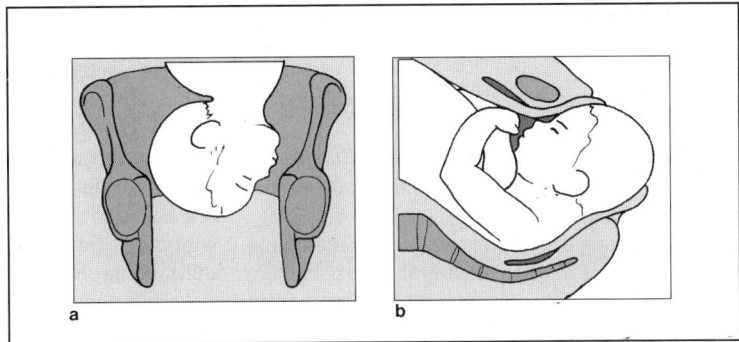

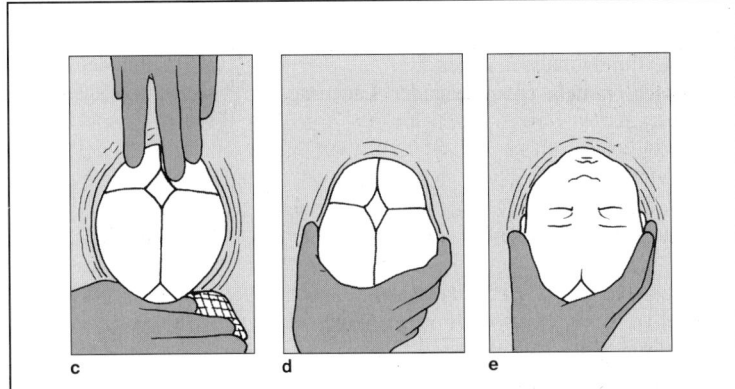

Abb. 9.13 Scheitellage.
a Geburtsmechanik im Beckeneingang,
b Geburtsmechanik im Beckenausgang,
c-e Dammschutz.

Vorderhauptslage

Die Vorderhauptslage stellt den zweiten Grad der Deflexionshaltung dar. Im Gegensatz zur indifferenten Haltung bei der Scheitellage ist bei der Vorderhauptslage eine Streckung eingetreten. Das Hinterhaupt dreht sich nach dem Eintritt ins Becken in die Platz bietende Kreuzbeinhöhle. Die große Fontanelle geht in Führung. Die Pfeilnaht verläuft im entgegengesetzten Durchmesser, d.h. der Stellung des Rückens entgegen. Auf dem Beckenboden stemmt sich die Stirn unter der Symphyse als Hypomochlion an. Es erfolgt eine Beugung, bei der das Vorderhaupt (im Bereich der großen Fontanelle), danach Scheitel und Hinterhaupt über den Damm geboren werden. Durch die anschließende Streckung werden Stirn und Gesicht symphysenwärtsschauend geboren.

Ursachen (Ausbleiben der Abbiegungsübereinstimmung, Beugungsbehinderungen):
- Kleine Kinder.
- Ungünstige Kopfformen – kleine, runde Köpfe, Kurzköpfe.
- Intrauteriner Fruchttod, Kind ohne eigene Körperspannung (Hypotonus der Muskulatur, z.B. bei Trisomie 21).
- Mißbildung.
- Spastizität des unteren Uterinsegmentes, Rigidität des Beckenbodens.

Die **Besonderheiten** und **Komplikationen**, die sich im Geburtsverlauf ergeben können, entsprechen denen der Scheitellage.

Die Belastung des Damms und des Rektums sind bei der Vorderhauptslage noch größer. Das breitere Vorderhaupt beziehungsweise die Stirn findet einen wesentlich ungünstigeren Stemmpunkt als das dem Schambogen (im Sinne der Formübereinstimmung) ensprechende Hinterhaupt.

Therapie:
- Siehe Grundvoraussetzungen.
- Versuch, mittels entsprechender Lagerung die Vorderhauptslage durch Rotation und Beugung in eine regelrechte Hinterhauptslage zu ändern. Die Lagerung erfolgt auf die Seite der kleinen Fontanelle beziehungsweise auf die Seite, an der sich der kindliche Rücken befindet.
- Ist trotz guter Wehentätigkeit und gutem Allgemeinzustand von Mutter und Kind kein Geburtsfortschritt zu verzeichnen – insbesondere dann, wenn der Kopf am beziehungsweise noch über Beckeneingang steht – muß die Schwangere auf der Seite der großen Fontanelle (Seite der kleinen Kindsteile) gelagert werden, um den Durchtritt durch das Becken zu ermöglichen, auch wenn dabei eine Regelwidrigkeit der Haltung (hintere Hinterhauptslage) eintreten kann.
- Kommt es zu einem Geburtsstillstand, so ist je nach Höhenstand und kindlichem Zustand eine operative Geburtsbeendigung angezeigt.

Geburtsmechanik (Abb. 9.14a,b): Führender Teil ist die große Fontanelle. Kopfumfang (*Circumferentia frontooccipitalis*) und Durchtrittsplanum betragen 35 cm.

Hypomochlion: Stirn-Haar-Grenze/Symphyse. Abbiegung durch Beugung und Streckung. Geburtsgeschwulst: Bereich der großen Fontanelle, bei I. Stellung rechts und bei II. Stellung links.

Dammschutz (Abb. 9.14c-f): Im wesentlichen wie bei der Scheitellage. Der Austrittsmechanismus wird durch eine Betonung des Vorderhauptes unterstützt, bis das Hinterhaupt durch die dadurch leichter zu vollziehende Beugung über den Damm geboren ist (vgl. Scheitellage, Abb. 9.13).

Diagnostik (Abb. 9.14g): Innere Untersuchung: Die große Fontanelle befindet sich in Führung, der Bereich der Augenbrauen ist zu tasten. Die Pfeilnaht geht durch den dem Rücken des Kindes entgegengesetzten schrägen Durchmesser.

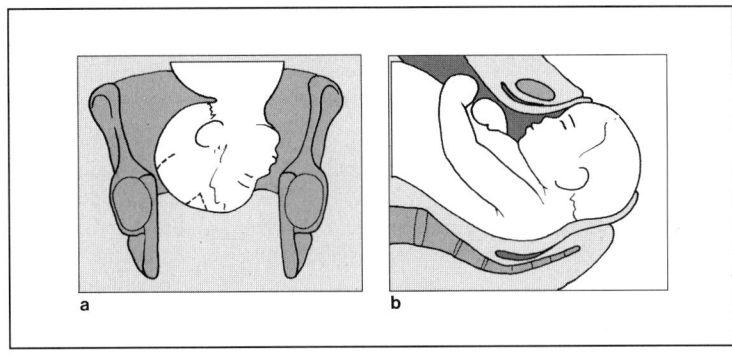

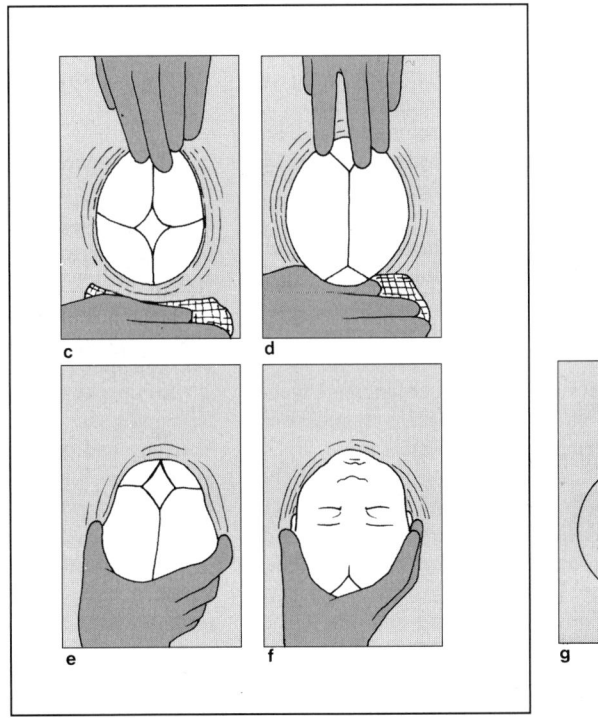

Abb. 9.14 Vorderhauptslage.
a Geburtsmechanik im Beckeneingang,
b Geburtsmechanik im Beckenausgang,
c–f Dammschutz,
g Diagnostik.

Stirnlage

Die Stirnlage stellt die ungünstigste Deflexionslage dar. Die maximale Streckung zur Gesichtslage hin ist ausgeblieben, bei der ein geburtsmechanisch günstigerer Kopfumfang wirksam wäre. Bei der inneren Untersuchung präsentiert sich als vorangehender Teil die Stirn.

Hat die Stirn schon im Beckeneingang die Führung übernommen, liegt eine Regelwidrigkeit der Einstellung vor, man spricht von einer **Stirneinstellung**. Bei der vaginalen Untersuchung kann entsprechend der Pfeilnaht die Stirnnaht, die von der großen Fontanelle Richtung Nase verläuft, als Orientierung dienen. Die Stirnnaht verläuft im entgegengesetzten schrägen Durchmesser, da das Kind eine dorsoposteriore Stellung einzunehmen versucht.

Auf dem Beckenboden stellt sich die Stirn zur besseren Formanpassung in einem schrägen oder annähernd schrägen Durchmesser ein. Hypomochlion ist das Jochbein, wobei das Gesicht mehr Raumausnutzung unter dem Schambogen hat als der Oberkiefer, der ebenfalls als Hypomochlion vorkommen kann.

Der Kopf beugt sich, bis über den Damm das Hinterhaupt geboren werden kann. Es erfolgt eine Strekkung, und das restliche Gesicht wird unter der Symphyse geboren.

Ursachen:
- Ungünstige Kopfformen (Langkopf), die mehr Weichteilwiderstand bieten als das steilere Vorderhaupt.
- Kindliche Mißbildungen, Anenzephalie, *Hygroma colli*, Teratome, ausgeprägte Geburtsgeschwulst an der Stirn.
- Stirneinstellung bereits im Beckeneingang, wobei diese Einstellung während der gesamten Passage beibehalten wird. Die Behinderung der Streckung in eine Gesichtslage kann z.B. durch eine ausgeprägte Geburtsgeschwulst, das Hängenbleiben des Hinterhaupts am Promontorium oder durch eine Nabelschnurumschlingung verursacht sein. Aufgrund der ausgebliebenen maximalen Streckung zur Gesichtslage wird die Stirnlage auch als "unvollkommene Gesichtslage" bezeichnet.

Diagnostik:
- Äußere Betrachtung des Leibes mit ergänzenden Leopold-Handgriffen (2. Leopold-Handgriff – Hinweis auf b-Stellung des Rückens, 3. und 4. Leopold-Handgriff – Hinterhaupt seitlich zu tasten).
- **Innere Untersuchung**: Bei der inneren Untersuchung fällt ein unregelmäßiger, vergleichsweise "eckiger" vorangehender Teil auf. Tastbar sind die Nasenwurzel, die Augenbrauen und möglicherweise der Mund. Ist die Nasenwurzel nicht erreichbar und der Kopf befindet sich in einer definitiven Streckung, liegt eine Vorderhauptslage vor. Die innere Untersuchung ist bei Verdacht auf eine Deflexionslage vorsichtig und mit Umsicht auszuführen. Keinesfalls darf Druck ausgeübt werden, sonst besteht die Gefahr von Augen- beziehungsweise Augenhöhlenverletzungen des Kindes.

Häufigkeit: 1:2000/3000 Geburten.

Besonderheiten: Eine Spontangeburt aus Stirnlage ist sehr selten zu beobachten (u.a. deshalb, weil sich die Stirnlage normalerweise während des Geburtsverlaufes zur Gesichtslage umwandelt). Heute besteht aufgrund der hohen Morbiditäts- und Mortalitätsrate (etwa 33%) eine absolute Sectioindikation.

Komplikationen:
- Protrahierter Geburtsverlauf.
- Hypo- und hyperkinetische Wehenstörungen.
- Geburtsstillstand.
- Kindliche Hypoxie.
- Mütterliche Geburtsverletzungen beim Versuch der vaginalen Geburtsbeendigung bei entsprechender Indikationsstellung (intrauteriner Fruchttod) durch vaginal-operative Methoden.
- Kindliche Geburtsverletzungen, Hirnblutungen, Tentoriumrisse (Abtrennung der *Falx cerebri* oder des *Tentorium cerebelli*) infolge der Kompression und der Hypoxie.
- Nabelschnurvorfall oder Vorfall kleiner Teile bei einem vor- oder frühzeitigen Blasensprung, der durch den kaum abdichtenden vorangehenden Teil (insbesondere im Beckeneingang) provoziert werden kann.

Geburtsmechanik (Abb. 9.15a,b): Führender Teil ist die Stirn. Kopfumfang und Durchtrittsplanum (*Circumferentia maxilloparietale* oder *Circumferentia zygomatico-parietale*) betragen 37 bis 39 cm. Hypomochlion: Oberkiefer- beziehungsweise Jochbein-Symphyse. Abbiegung durch große Beugung und Streckung. Geburtsgeschwulst: über der Stirn, bei I. Stellung rechts, bei II. Stellung links.

Dammschutz (Abb. 9.15c,d): Betonung des Hinterhauptes zur Erleichterung der vorzunehmenden Beugung und der sich daran anschließenden Strekkung (Abb. 9.15c) durch Anwendung des Ritgen-Hinterdammgriffes (s. Kap. 5.2 Betreuung und Leitung der regelrechten Geburt, S. 284).

Äußere Drehung beachten (Abb. 9.15d) – und abwarten, eventuell leichte Unterstützung durch Führung mit flach aufgelegter Hand (vgl. vordere Hinterhauptslage). *Cave*: tiefer Schulterquerstand, wenn zu frühzeitig nach hinten unten geleitet wird. Die Schulter muß sich dabei im tiefen Geradstand befinden.

Diagnostik (Abb. 9.15e): Die Stirn führt, die Nasenwurzel muß tastbar sein, sonst handelt es sich um eine Vorderhauptslage. Der Mund ist unter Umständen erreichbar. Die Gesichtslinie dreht sich durch den dem Rücken des Kindes entgegengesetzten schrägen Durchmesser.

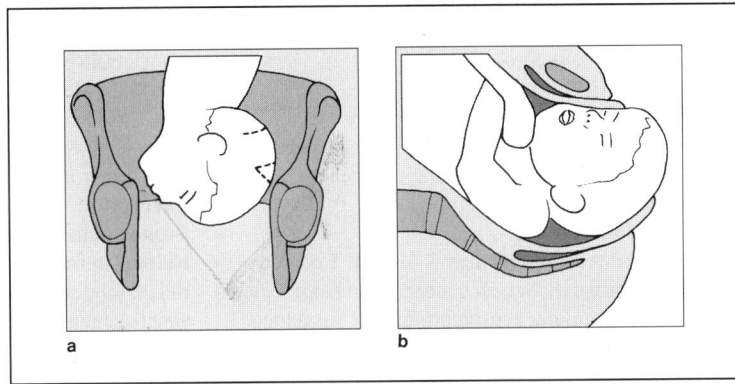

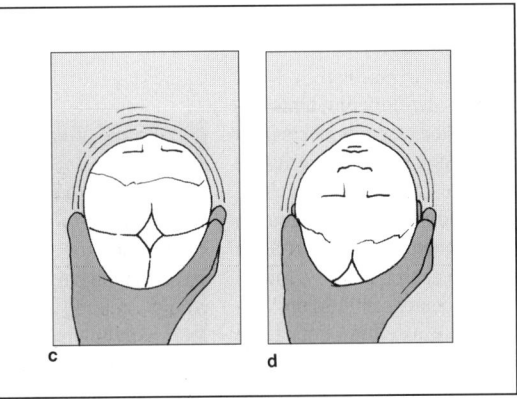 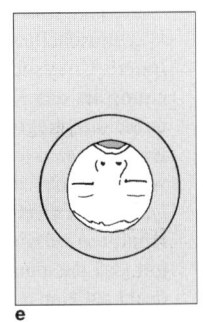

Abb. 9.15 Stirnlage.
a Geburtsmechanik im Beckeneingang,
b Geburtsmechanik im Beckenausgang,
c,d Dammschutz,
e Diagnostik.

Gesichtslage

Der Kopf kann sich bei der Gesichtslage bereits im Beckeneingang in der maximalen Streckung einstellen. Auch aus den vorher beschriebenen Deflexionseinstellungen, vor allem aus der Stirnlage, kann sich im Verlauf des Tiefertretens und der Rotation während der Geburt eine Gesichtslage ergeben.

Das Hinterhaupt des Kindes nähert sich immer mehr der Wirbelsäule, bis eine weitere Streckung unmöglich ist.

Da das Hinterhaupt zusammen mit der Halslinie sehr breit ist, findet die Drehung erst dann statt, wenn das Hinterhaupt am Promontorium vorbei tiefergetreten ist. Erst wenn der vorangehende Teil des Gesichts auf Interspinalebene oder tiefer steht, hat die größte Zirkumferenz (Kopfumfang und Durchtrittsplanum) die engste Stelle im Becken passiert. Die mehr Raum bietende Kreuzbeinhöhle macht dann die notwendige Drehung möglich. Als Orientierung – entsprechend der Pfeilnaht – dient die gedachte Linie von der Stirnnaht über Nase und Mund bis zum Kinn. Auch hier dreht sich diese "Gesichtslinie" durch den jeweils entgegengesetzten schrägen Durchmesser, um eine mentoanteriore Einstellung zu erreichen. Der Kopf erreicht den Beckenboden in einer maximalen Streckhaltung. Hypomochlion ist der Kehlkopfbereich. Durch eine starke Beugung erscheinen nacheinander Kinn, Mund und Nase unter der Symphyse, danach folgen durch die nun wieder mögliche Beugung Stirn, Scheitelbereich und Hinterhaupt.

Häufigkeit: 1:500 Geburten.
Ursachen:
- Im wesentlichen wie bei den vorab beschriebenen Deflexionslagen.
- Anteflexion der Gebärmutter. Bei Mehrgebärenden mit schlaffer Bauchmuskulatur kann sich die Gebärmutter im Sinne einer Anteflexion nach vorne verlagern. Somit wird auch die Achse der Gebärmutter nach vorne verlagert. Der Steiß des Kindes kann nach vorne kommen. Durch eintretende Wehen wird diese Achse verstärkt, durch die Hebelbewegung übernimmt das Kinn leichter als das Hinterhaupt die Führung.
- Beckenanomalien: plattes und männliches (androides) Becken. Das breite Hinterhaupt wird bei

einer b-Stellung leichter am Promontorium in der physiologischen Beugung behindert. Das Gesicht geht daher in eine Streckung über.
- **Kindliche Mißbildung**: Anenzephalie.
- **Polyhydramnie**: Bei einem Blasensprung kann der Kopf infolge des im Schwall abfließenden Fruchtwassers in eine Streckung übergehen.

Diagnostik:
- Äußere Untersuchung
  - Bei der Ausführung des 3. und 4. Leopold-Handgriffes findet sich über dem Kopf des Kindes ein tiefer Einschnitt, unter Umständen kann das Hinterhaupt als harte Kugel getastet werden.
  - Die Herztöne sind sehr deutlich (*Punctum maximum*) in Nabelhöhe oder etwas unterhalb zu hören (Brustseite des Kindes).
  - Ultraschalluntersuchung.
- Innere Untersuchung. Bei der inneren Untersuchung ist das Kinn zu tasten. Ist nur der Mund erreichbar, liegt eine Stirnlage vor. Schwierigkeiten in der exakten Diagnose können sich ergeben, wenn durch die Ausbildung einer Geburtsgeschwulst das Gesicht ödematöser wird und feine Konturen verwischen. Wie auch bei der Stirnlage gilt, daß die innere Untersuchung schon beim Verdacht auf eine regelwidrige Einstellung oder Lage möglichst vorsichtig und schonend ausgeführt wird, um mögliche kindliche Verletzungen zu vermeiden. Differentialdiagnostisch kommen vor allem die Steißlagen in Frage. Stellen sich solche Probleme, ist die Diagnose durch eine Ultraschalluntersuchung zu verifizieren.

Besonderheiten und **Komplikationen**: Die **mentoposteriore Gesichtslage** ist die ungünstigste Schädellage. Eine Spontangeburt ist nicht möglich. Der Kopf befindet sich auf dem Beckenboden, das Kinn ist nach unten zum mütterlichen Rücken hin – dorsal – gerichtet. Bei ohnehin maximal gestrecktem Kopf wäre eine weitere Streckung nötig, um das Knie des Geburtskanals zu überwinden. Da das Hinterhaupt aber bereits fest auf dem kindlichen Rücken anliegt, ist eine weitere Deflexion nicht mehr möglich. Es kommt nur in seltensten Ausnahmefällen zu einer mentoposterioren Gesichtslage.

Komplikationen:
- Stark protrahierte Eröffnungs- und Austreibungsperiode. Wegen der geringgradig möglichen Konfiguration des Gesichtsschädels tritt der Kopf aufgrund der ungünstigen geburtsmechanisch wirksamen Umfänge nur sehr langsam tiefer.
- Kindliche Hypoxie.
- Starke Dehnung des Dammes mit möglichen mütterlichen Geburtsverletzungen bei vaginal-operativen Geburtsbedingungen (Forzeps).
- Kindliche Geburtsverletzungen, s. Stirnlage.
- Gesichtsödeme des Kindes, die sehr stark ausgeprägt sein können. Sie lassen in der Regel 2 bis 3 Tage später nach (Abb. 9.16a,b)

Therapie:
- Grundvoraussetzungen beachten.
- **Keine** Kopfschwartenelektrode anlegen.
- Bei erfolgtem Blasensprung sofortige vaginale Untersuchung zum Ausschluß eines Nabelschnurvorfalls beziehungsweise des Vorfalls kleiner Teile.
- In Abhängigkeit vom fetalen und mütterlichen Zustand großzügige Indikation zur *Sectio caesarea*.

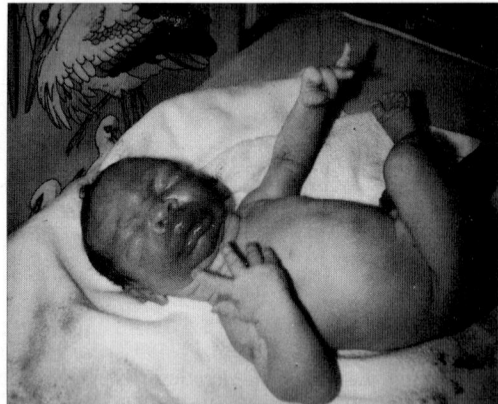

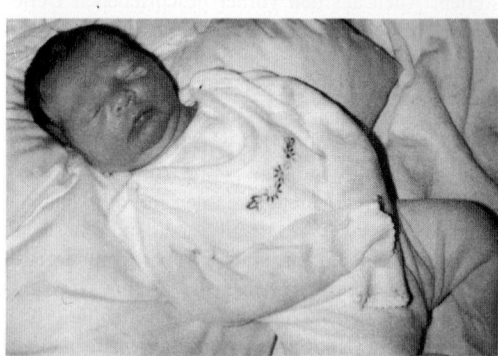

Abb. 9.16
a Kind mit mentoanteriorer Gesichtslage am Tag der Geburt: starkes Hämatom im Bereich des Mundes.
b Am 3. Lebenstag: das Hämatom ist völlig verschwunden.

▸ **Mentoanteriore Gesichtslage.**

Geburtsmechanik (Abb. 9.17a-c): Führender Teil ist das Gesicht. Kopfumfang und Durchtrittsplanum (*Circumferentia tracheloparietale*) betragen 34 bis 35 cm.

Hypomochlion: Hals im Kehlkopfbereich. Abbiegung durch maximale Streckung, Beugung meist nicht mehr möglich. Geburtsgeschwulst bei I. Stellung an der rechten Wange, bei II. Stellung an der linken Wange.

Dammschutz (Abb. 9.17d-e): Wenn möglich Betonung des Hinterhauptes durch den Ritgen-Hinterdammgriff (s. Stirnlage), um die Streckung zu unterstützen (Abb. 9.17d), bis der Stemmpunkt gefunden ist. Zur Optimierung des Stemmpunktes: Tendenz zur Drehung abwarten, vorsichtiges Zurückhalten des Vorderhauptes mit zwei Fingern (Abb. 9.17e). *Cave:* tiefer Schulterquerstand (vgl. Stirnlage). Dann vorsichtige Führung zur entsprechenden Seite (Abb. 9.17f), wenn die Schulterbreite im geraden Durchmesser steht, Leitung nach hinten. (s. S. 282ff).

Diagnostik (Abb. 9.17g): Führender Teil ist das Gesicht. Der Mund ist tastbar, sonst Stirnlage, unter Umständen ist das Kinn tastbar. Gesichtslinien: im entgegengesetzten schrägen Durchmesser.

▸ **Mentoposteriore Gesichtslage**

Geburtsmechanik (Abb. 9.18a,b): Führender Teil ist das Gesicht. Kopfumfang (*Circumferentia tracheloparietale*) beträgt 34 bis 36 cm.

Hypomochlion: Bereich der großen Fontanelle/Symphyse. Weitere Streckung nicht mehr möglich, Spontangeburt nicht möglich.

Diagnostik (Abb. 9.18c): Führender Teil ist das Gesicht, der Mund ist tastbar (sonst Stirnlage), unter Umständen auch das Kinn. Gesichtslinienverlauf im entgegengesetzten schrägen Durchmesser.

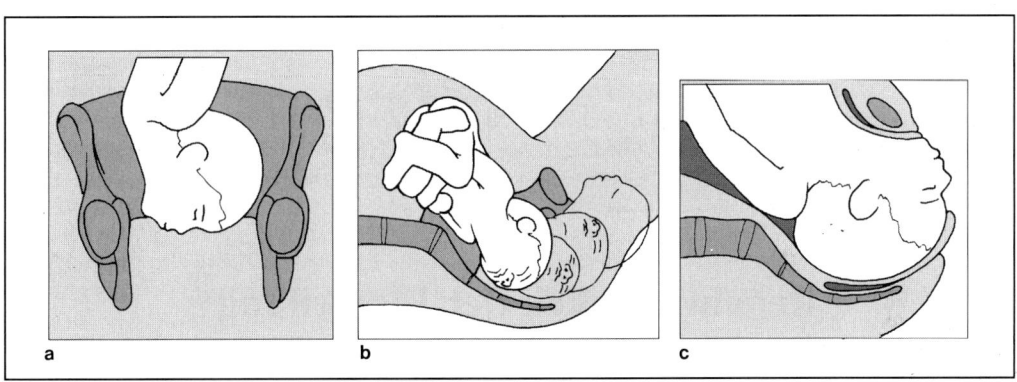

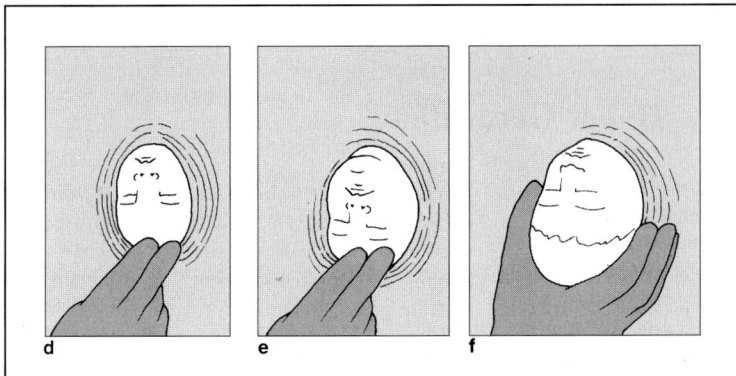 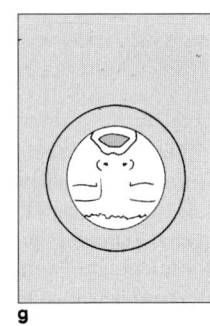

Abb. 9.17 Mentoanteriore Gesichtslage. a-c Geburtsmechanik, d-f Dammschutz, g Diagnostik.

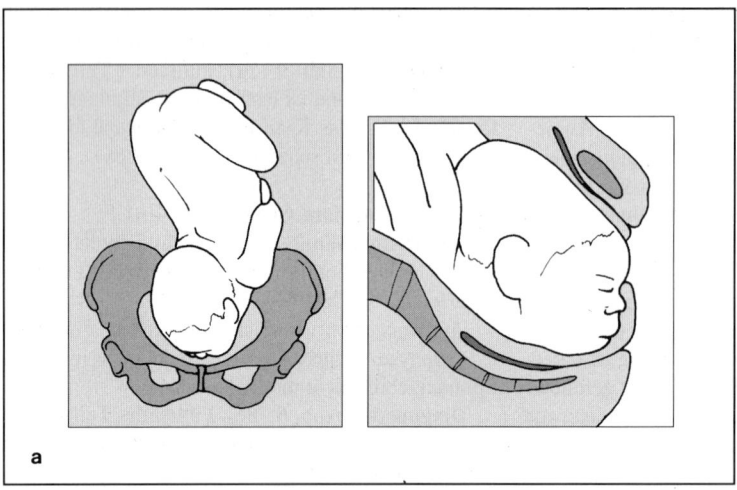

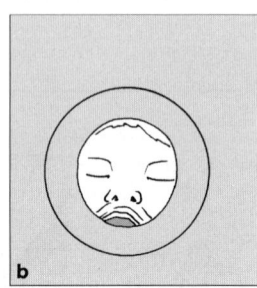

Abb. 9.18 Mentoposteriore Gesichtslage.
a Geburtsmechanik im Beckeneingang,
b Geburtsmechanik im Beckenausgang,
c Diagnostik.

Regelwidrigkeit der Einstellung

Als Einstellung wird die Beziehung des vorangehenden Teils zum Geburtskanal bezeichnet. Die Diagnose erfolgt durch den Verlauf der Pfeilnaht beziehungsweise die Art der getasteten Fontanelle. Einstellungsanomalien sind also Regelwidrigkeiten in der Beziehung des vorangehenden Teils zum Geburtskanal in Abhängigkeit vom jeweiligen Höhenstand.

Hoher Geradstand

Die im Beckeneingang physiologisch quer verlaufende Pfeilnaht steht bei einem hohen Geradstand im geraden Durchmesser. Die durch den im queren Durchmesser eingestellten Kopf normalerweise erfolgte Formanpassung an den querovalen Beckeneingang ist hier nicht erfolgt oder es liegen Ursachen vor, die eine Formanpassung verhindern, z.B. ein steiler Beckeneingang.

Einteilung:
- **Dorsoanteriorer hoher Geradstand** = vorderer hoher Geradstand. Der kindliche Rücken ist nach vorn zum Bauch der Mutter hin gerichtet. Der Kopf ist dem Becken aufgesetzt, die Pfeilnaht verläuft im geraden Durchmesser, das Hinterhaupt – die kleine Fontanelle – ist symphysenwärts gerichtet (Abb. 9.19b). Diese Form des hohen Geradstandes findet sich in zwei Dritteln aller Fälle.
- **Dorsoposteriorer hoher Geradstand** = hinterer hoher Geradstand. Der kindliche Rücken ist nach hinten gerichtet. Der Kopf ist am Becken aufge-

setzt, die Pfeilnaht verläuft im geraden Durchmesser, das Hinterhaupt – die kleine Fontanelle – ist kreuzbeinwärts gerichtet (Abb. 9.19a). Diese Form des hohen Geradstandes findet sich in einem Drittel aller Fälle.

Ursachen:
- Mütterliche Ursachen
  - Spasmus des unteren Uterinsegments.
  - Seltener sind die Ursachen für einen hohen Geradstand in einem tiefen Sitz der Plazenta oder anderen *Placenta-praevia*-Formen zu finden.
  - Tiefsitzende Myome.
  - Beckenanomalien, insbesondere bei einem
    - Kirchhoff-Becken (langes Becken),
    - platten oder einem
    - allgemein verengten Becken.
- Kindliche Ursachen
  - Hydrozephalus.
  - Vorliegen kleiner Teile, im Sinne einer Drehungsbehinderung.

Ein hoher Geradstand kann auch in Kombination mit anderen Regelwidrigkeiten auftreten, wenn es darum geht, daß der Kopf vorübergehend die günstigste Formanpassung an den Beckeneingang zu erreichen versucht. Ein hoher Geradstand kann im Sinne einer Roederer-Kopfhaltung in eine Beugung übergehen.

Diagnostik:
- Äußere Untersuchung
  - Herztöne in der Mittellinie am deutlichsten zu hören (*Punctum maximum*).
  - 3. Leopold-Handgriff und 4. Leopold-Handgriff: im Gegensatz zur breiten Schädelform bei regelrecht verlaufender querer Pfeilnaht ist beim hohen Geradstand das schmale Hinterhaupt (beziehungsweise die Stirn) zu tasten, das möglicherweise zusätzlich die Symphyse überragt (Diagnose durch den Zangenmeister-Handgriff).
  - Ultraschalluntersuchung.
- Innere Untersuchung (Abb. 9.19c,d): Der Kopf befindet sich am Beckeneingang. Der Pfeilnahtverlauf ist gerade, die Unterscheidung zwischen vorderem und hinterem hohen Geradstand durch die kleine Fontanelle (Symphysen- beziehungsweise Kreuzbeinnäherung) zu treffen. Sie befindet sich beim dorsoposterioren hohen Geradstand hinten, beim dorsoanterioren Geradstand vorne.

Therapie:
- Grundvoraussetzungen beachten.
- Kontinuierliche Überwachung der kindlichen Herzfrequenz und der Wehentätigkeit.
- Unter Berücksichtigung der anfangs erwähnten Grundvoraussetzungen kann im allgemeinen abgewartet werden, bis der Kopf eine regelrechte Einstellung angenommen hat und damit die Passage durch den Geburtskanal möglich geworden ist. Dies setzt eine gute Wehentätigkeit voraus sowie die strikte Einhaltung der Lagerungsregel:
  - vorderer hoher Geradstand: Lagerung auf der Seite der kleinen Teile,
  - hinterer hoher Geradstand: Lagerung auf der Seite des Rückens.

Eintragungen im Mutterpaß über die Ergebnisse kürzlich durchgeführter Ultraschallkontrollen beziehungsweise eine Ultraschalluntersuchung unter der Geburt können die Diagnose bestätigen.

Besonderheiten: Das Bestreben nach Formübereinstimmung und die Kraft der Wehen werden in ca. 50% aller Fälle die Passage durch den Geburtskanal ermöglichen, da der Kopf sich den Gegebenheiten anzupassen versucht. Oft kann bei der inneren Untersuchung festgestellt werden, daß der Kopf zur Umfangsverringerung gleichzeitig eine Roederer-Kopfhaltung einnimmt.

Ein Pendeln der Pfeilnaht zwischen geradem und schrägem Durchmesser ist ebenfalls möglich. Die Qualität der Wehen ist exakt zu kontrollieren. Entsteht bei einer inneren Untersuchung der Eindruck, der Kopf würde durch die Wehenkraft geradezu auf den Beckeneingang aufgepreßt, ist nach Absprache mit Ärztin oder Arzt zu überlegen, ob eine Tokolyse mit gleichzeitiger Wechsellagerung (Wechsel der Seitenlage nach jeder zweiten Wehe) über einen Zeitraum von ½ bis 1 Stunde hinweg eine Einstellungsänderung bewirken kann. Die Entscheidung über dieses Vorgehen muß in Abhängigkeit vom jeweiligen Untersuchungsbefund (Tendenz der Pfeilnaht) und vom mütterlichen und kindlichen Zustand getroffen werden.

Besteht ein dorsoposteriorer hoher Geradstand, kann bei erfolgreicher Überwindung des Beckeneingangs eine hintere Hinterhauptslage entstehen (s. S. 606f).

Komplikationen:
- Protrahierter Geburtsverlauf.
- Bei persistierendem hohen Geradstand hypo- oder hyperkinetische Wehenstörung; bei der letztgenannten Form ist die Gefahr der Uterusruptur gegeben.
- Fetale Hypoxie.
- Kindliche Hirnblutung beziehungsweise Drucknekrosen infolge der lang anhaltenden Kopfkompression.
- Vorfall der Nabelschnur oder kleiner Teile, da das Hinterhaupt bei einem vor- oder frühzeitigen Blasensprung nur ungenügend abdichtet.

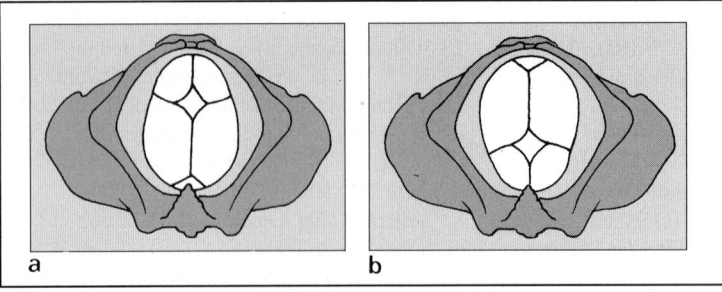

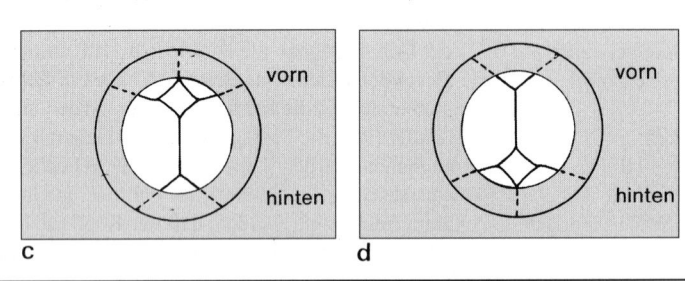

Abb. 9.19 Hoher Geradstand: a dorsoposteriorer hoher Geradstand, von unten gesehen, b dorsoanteriorer hoher Geradstand, von unten gesehen, c,d Diagnostik.

Hintere Hinterhauptslage

Bei einer hinteren Hinterhauptslage erfolgt trotz regelrechter Beugung eine regelwidrige Drehung des Hinterhaupts in die Kreuzbeinhöhle.

Häufigkeit: in 0,5 bis 1% aller Geburten.

Geburtsmechanismus: Bei der hinteren Hinterhauptslage hat sich der Kopf regelrecht gebeugt und tritt tiefer, wobei wie bei der vorderen Hinterhauptslage die kleine Fontanelle die Führung übernimmt (Abb. 9.20a,b). Im Gegensatz zum regelrechten Geburtsmechanismus dreht sich das Hinterhaupt **kreuzbeinwärts**, die Pfeilnaht dreht sich durch den **entgegengesetzten** schrägen Durchmesser:
- Rücken links – II. schräger Durchmesser,
- Rücken rechts – I. schräger Durchmesser.

Die Abbiegung des Kopfes beim Austritt erfolgt in Richtung des Abbiegungsdiffizillimums, d.h. der Kopf muß sich, zusätzlich zu seiner bereits gebeugten Haltung, noch weiter beugen. Am Beckenboden wird durch die maximale Beugung das Hinterhaupt über den Damm geboren; mit der nachfolgenden Streckung werden die Stirn, das Gesicht und das Kinn unter der Symphyse geboren.

Ursachen:
- b-Stellung des Rückens.
- Die Rotation um 135° nach vorne zur Erreichung der dorsoanterioren Einstellung bleibt aus, der Kopf dreht sich um die wesentlich kürzere Distanz von 45° nach hinten.
- Ungünstige Kopfformen:
  - kleiner, runder Kopf
  - ausgeprägter Langkopf
  - großer Kopf – Hydrozephalus.
- Beckenformen (insbesondere das android Becken).
- Rotationsbehinderung verursacht durch
  - Myom
  - Vorliegen eines Armes oder Händchens
  - Nabelschnurumschlingungen.

Diagnostik:
- Äußere Untersuchung:
  - Die Herztöne sind auffällig weit seitlich der Mittellinie am deutlichsten zu hören, auf der Seite der kleinen Teile.
  - 2. Leopold-Handgriff, der kindliche Rücken ist erschwert zu tasten.
  - Ultraschalluntersuchung, nach diagnostizierter b-Stellung des Rückens.
- Innere Untersuchung (Abb. 9.20c,d):
  Die kleine Fontanelle führt, die große Fontanelle kann unter Umständen unter der Symphyse zu tasten sein. Der Pfeilnahtverlauf geht während des Geburtsverlaufs durch den jeweils entgegengesetzten schrägen Durchmesser:

- Rücken links – II. schräger Durchmesser,
- Rücken rechts – I. schräger Durchmesser.

Als Differentialdiagnose zur Scheitellage befindet sich die Geburtsgeschwulst bei der hinteren Hinterhauptslage rechts oder links seitlich der Pfeilnaht am Hinterhaupt.

Therapie:
- Siehe Grundvoraussetzungen.
- Einhaltung der Lagerungsregeln.
- Die Lagerung erfolgt auf der Seite der kleinen Fontanelle, um eine Rotation und ein Tiefertreten nach vorne zu erreichen.
- Bei protrahierter Austreibungsperiode kann auch bei Mehrgebärenden eine Episiotomie sowie eine Vakuum- oder Zangenextraktion erforderlich sein.

Komplikationen:
- Die große Fontanelle ist im Gegensatz zum schmalen Nacken (bei der vorderen Hinterhauptslage) ein ungünstiger Stemmpunkt, der die Austreibungsperiode verlängern kann und den Kopf beim Austrittsmechanismus stark nach hinten unten abdrängt. Daraus ergibt sich eine starke Belastung des Damms, der sich während der Austreibungsperiode stark auswölbt.
- Kindliche Hypoxie.
- Mütterliche Geburtsverletzungen.

Geburtsmechanik (Abb. 9.20a,b): Führender Teil ist die kleine Fontanelle. Kopfumfang und Durchtrittsplanum (*Circumferentia suboccipitobregmatica*) betragen 33 cm.

Hypomochlion: große Fontanelle – Symphyse. Abbiegung durch kleine Beugung und große Streckung. Geburtsgeschwulst am Hinterhaupt: bei I. Stellung rechts, bei II. Stellung links.

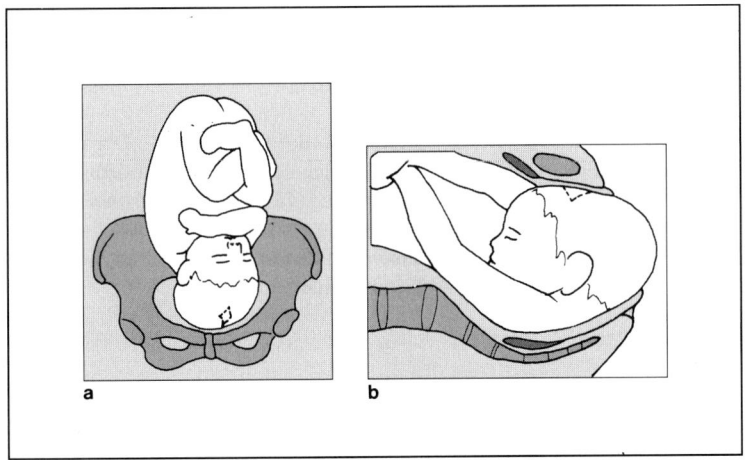

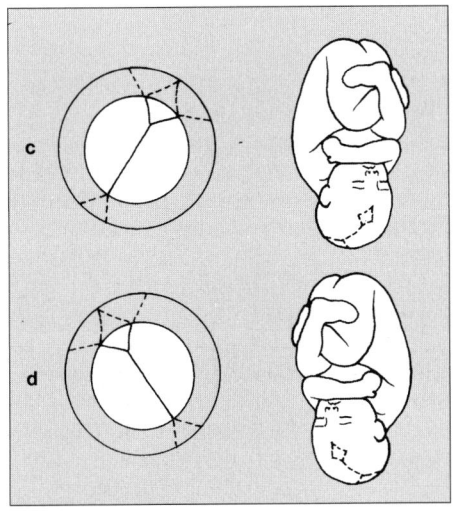

Abb. 9.20 Hintere Hinterhauptslage. a Geburtsmechanik im Beckeneingang, b Geburtsmechanik im Beckenausgang, c Diagnostik: I. schräger Durchmesser, d Diagnostik: II. schräger Durchmesser.

Tiefer Querstand

> Die Pfeilnaht des auf dem Beckenboden stehenden Kopfes verläuft quer, beide Fontanellen befinden sich auf gleicher Höhe, d.h. neben der Einstellungsanomalie besteht gleichzeitig eine Haltungsanomalie. Eine Spontangeburt ist nicht möglich.

Häufigkeit: in 0,5 bis 2% aller Geburten.
Einteilung: I. tiefer Querstand – kleine Fontanelle links, II. tiefer Querstand – kleine Fontanelle rechts.
Ursachen:
- Ungünstige Beckenformen.
- Ungünstige Kopfformen:
  - kleiner, runder Kopf (insbesondere bei Frühgeborenen)
  - großer, breiter Kopf.
- Geringer Weichteilwiderstand:
  - Mehrgebärende
  - Wehenschwäche.
- Drehungs- und Beugungsbehinderung:
  - Vorliegen kleiner Teile oder der Nabelschnur (selten).
  - Fehlende Eigenspannung, z.B. beim intrauterinen Fruchttod.
- Schneller Geburtsverlauf, z.B. bei einer überstürzten Geburt, bei der der Kopf durch das Zusammentreffen von kräftigen Wehen und wenig Weichteilwiderstand möglicherweise kaum Zeit findet, die Beugung und Drehung zu vollziehen.

Therapie:
- Siehe Grundvoraussetzungen.
- Kontinuierliche Überwachung der fetalen Herzschlagfrequenz.
- Exakte Überwachung der Wehentätigkeit, gegebenenfalls Regulation einer hypokinetischen Störung durch eine Oxytozin-Infusion (6 IE auf 500 ml 5% Glukose).
- Beachtung der Lagerungsregeln: Lagerung auf der Seite der kleinen Fontanelle. Ist nach einer halben Stunde kein Geburtsfortschritt zu beobachten, d.h. hat der Kopf die ausgebliebene Beugung und Drehung nicht nachgeholt, ist eine vaginal-operative Geburtsbeendigung angezeigt (Vakuumextraktion, Zangenextraktion).

Komplikationen:
- Geburtsstillstand
- Kindliche Hypoxie.

Geburtsmechanik (Abb. 9.21a-d): Der führende Teil liegt im Bereich der Pfeilnaht auf dem Beckenboden. Kopfumfang (*Circumferentia frontooccipitalis*) beträgt 34 cm.

Hypomochlion: **keines**. Spontangeburt nicht möglich. Abbiegung nicht möglich.

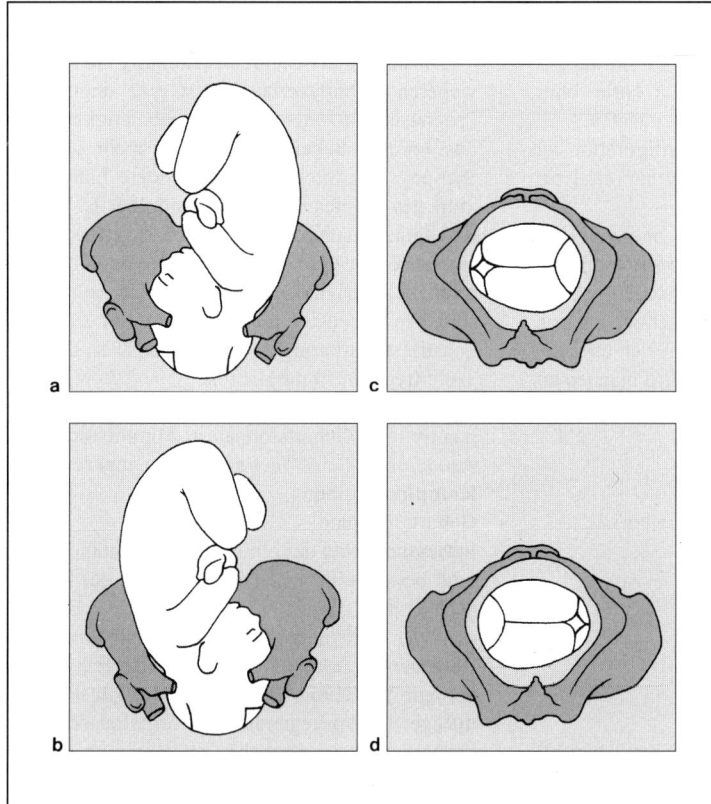

Abb. 9.21 Tiefer Querstand. a Geburtsmechanik beim I. tiefen Querstand, b Geburtsmechanik beim II. tiefen Querstand, c I. tiefer Querstand von unten gesehen, kleine Fontanelle links, d II. tiefer Querstand von unten gesehen, kleine Fontanelle rechts.

Scheitelbeineinstellung

Bei der Scheitelbeineinstellung findet sich eine regelwidrige Einstellung der Pfeilnaht im Beckeneingang. Die Pfeilnaht ist seitlich nach vorne in Richtung Symphyse oder nach hinten in Richtung Kreuzbein abgewichen.

Einteilung:
- Vordere Scheitelbeineinstellung. Naegele-Obliquität oder vorderer Asynklitismus (synklitische Einstellung = in Führungslinie). Die Pfeilnaht ist seitlich nach hinten abgewichen und dem Promontorium genähert. Das **vordere** Scheitelbein ist in Führung gegangen.
- Hintere Scheitelbeineinstellung. Litzmann-Obliquität oder hinterer Asynklitismus. Die Pfeilnaht ist nach vorne abgewichen und der Symphyse genähert. Das **hintere** Scheitelbein ist in Führung gegangen.

Besonderheiten: **Physiologischer Asynklitismus**.

Als physiologischer Asynklitismus wird die vorübergehende seitliche Annäherung der Pfeilnaht an das Promontorium verstanden. Diese Einstellung wird jedoch im weiteren Geburtsverlauf überwunden. Sie dient (wie auch die regelwidrige vordere oder hintere Scheitelbeineinstellung) zur Überwindung des Beckeneingangsraumes, indem der geburtsmechanisch wirksame Umfang verringert wird. Eine Abgrenzung zur regelwidrigen Scheitelbeineinstellung zu treffen, ist nicht einfach. Bei der inneren Untersuchung – ergänzend zu den äußeren Untersuchungen – entsteht häufig der Eindruck, daß sich der Kopf aufgrund des Verhältnisses zum Becken einstellen wird. Ob tatsächlich ausreichend Raum zur Verfügung steht, erweist sich jedoch erst im weiteren Geburtsverlauf.

Eine regelrechte Einstellung sollte sich bei normaler Wehentätigkeit bei der Erstgebärenden zu Beginn, bei der Mehrgebärenden im Verlauf der Eröffnungsperiode ergeben.

Diagnostik:
- Protrahierte Eröffnungsperiode.
- Innere Untersuchung. Das jeweils in Führung gegangene Scheitelbein und die nach vorne oder hinten abgewichene Pfeilnaht sind zu tasten.
- Kontrollieren, ob bereits eine Konfiguration zu tasten ist, die eine Umfangsverringerung (ca. 1 bis 2 cm) mit sich bringt.
- Überprüfen, ob eine Tendenz zu anderen Haltungsanomalien und vielleicht schon eine geringfügige Streckung oder Beugung bestehen.
- Im Anschluß an die innere Untersuchung ist eine Beckenaustastung vorzunehmen, um sich über die räumlichen Voraussetzungen ein Bild machen zu können.

Ursachen:
- Pathologische Beckenformen, z.B.
  - plattes Becken
  - platt-rachitisches Becken (sehr selten)
  - langes Becken.
- Pathologische Kopfformen
  - großer Langkopf
  - Hydrozephalus.

Therapie:
▸ Vordere Scheitelbeineinstellung
- Siehe Grundvoraussetzungen.
- Exakte Überwachung der fetalen Herzfrequenz.
- Kontrolle der Wehentätigkeit
  - hypokinetische Wehen
  - hyperkinetische Wehen.

Bei der vorderen Scheitelbeineinstellung ist es in der Regel möglich, daß der Kopf bei guter Wehentätigkeit im weiteren Geburtsverlauf in die Kreuzbeinhöhle ausweichen kann. Dabei spielt die zunehmende Konfiguration des Schädeldaches eine Rolle. Die vorausgegangene Beckenaustastung kann unter Umständen einen Hinweis auf die räumlichen Gegebenheiten im Becken geben.

Auch die äußere Betrachtung – Michaelis-Raute, Beckenmaße u.a. – wird in die Überlegungen hinsichtlich der Geburtsleitung mit einbezogen.

▸ Hintere Scheitelbeineinstellung
- Voraussetzungen wie oben beschrieben.

Die hintere Scheitelbeineinstellung hat für den weiteren Geburtsverlauf meist eine ungünstige Prognose. Mit zunehmender Wehentätigkeit wird das vordere Scheitelbein immer mehr auf die Symphyse gedrückt, bis eine weitere Lateralflexion des Kopfes nicht mehr möglich ist. Trotz Konfiguration und zunehmender Lateralflexion ist es dem Kopf nicht möglich, den Beckeneingangsraum zu überwinden. Durch das Übereinanderschieben der *Ossa parietalia* verhakt sich der Schädel stufenförmig an der Symphyse, so daß ein Tiefertreten nicht möglich ist.

In der Regel ist der Zangenmeister-Handgriff positiv. Ein Geburtsfortschritt kommt nicht zustande, so daß eine *Sectio caesarea* angezeigt ist.

Komplikationen:
- Geburtsstillstand
- Insbesondere bei der hinteren Scheitelbeineinstellung besteht eine starke Kompression des kindlichen Kopfes, die eine Hypoxie, zerebrale Blutungen oder Drucknekrosen verursachen kann.
- Bei einer hyperkinetischen Wehenstörung ist außerdem die Gefahr der Uterusruptur gegeben, da infolge des vorliegenden Mißverhältnisses eine primär geburtsunmögliche Einstellung vorliegt.
- Bei der hinteren Scheitelbeineinstellung und guter Wehentätigkeit ist **unbedingt** auf das eventuelle Hochsteigen der Bandl-Furche zu achten.

Geburtsmechanik (Abb. 9.22a-d): Vordere Scheitelbeineinstellung: Das vordere Scheitelbein führt, die Pfeilnaht ist dem Kreuzbein/Promontorium genähert. Hintere Scheitelbeineinstellung: Das hintere Scheitelbein führt, die Pfeilnaht ist der Symphyse genähert. Das vordere Scheitelbein ist der Symphyse aufgedrückt, sozusagen verhakt.

Diagnostik (Abb. 9.22e,f): Der vorangehende Teil befindet sich am Beckeneingang. Die Schädelnähte sind mehr oder weniger konfiguriert. Das hintere Scheitelbein führt, die kleine Fontanelle befindet sich rechts = **II. hintere Scheitelbeineinstellung**. Der vorangehende Teil befindet sich am Beckeneingang. Die Schädelnähte sind mehr oder weniger konfiguriert. Das vordere Scheitelbein führt, die kleine Fontanelle befindet sich links = **I. vordere Scheitelbeineinstellung**.

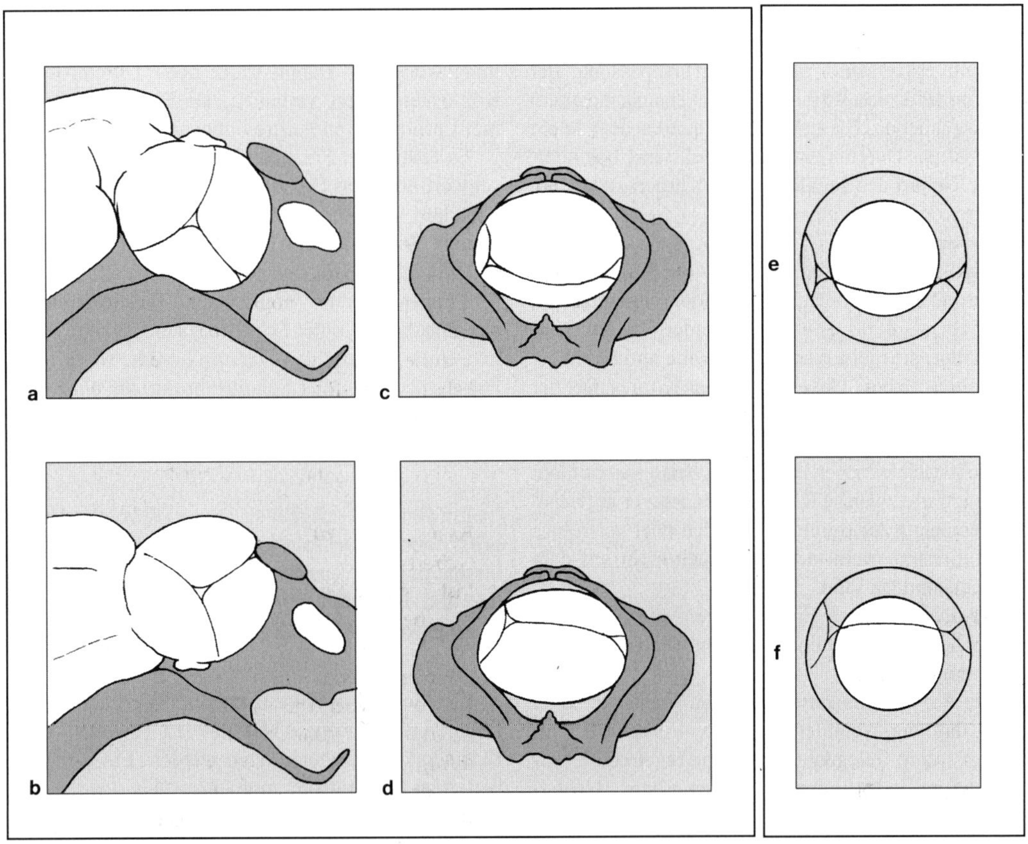

Abb. 9.22 Scheitelbeineinstellung. a Geburtsmechanik bei der vorderen Scheitelbeineinstellung, b Geburtsmechanik bei der hinteren Scheitelbeineinstellung, c II. vordere Scheitelbeineinstellung, von unten gesehen; der Rücken ist rechts, d II. hintere Scheitelbeineinstellung, von unten gesehen, der Rücken ist rechts, e,f Diagnostik.

Schulterdystokien

Bei Schulterdystokien liegt eine regelwidrige Einstellung des Schultergürtels in Abhängigkeit vom Höhenstand vor.

Häufigkeit: in 0,2 bis 3% aller Geburten, in Abhängigkeit vom Geburtsgewicht der Kinder.

Einteilung:

- **Hoher Schultergeradstand**. Beim hohen Schultergeradstand ist die Formanpassung an den Beckeneingang ausgeblieben. Anstatt sich quer, entsprechend der Form des Beckeneingangs, einzustellen, hat sich der Schultergürtel im geraden Durchmesser eingestellt. Das Tiefertreten wird von der Symphyse behindert, da die vordere Schulter von ihr nicht freigegeben wird (Abb. 9.23).

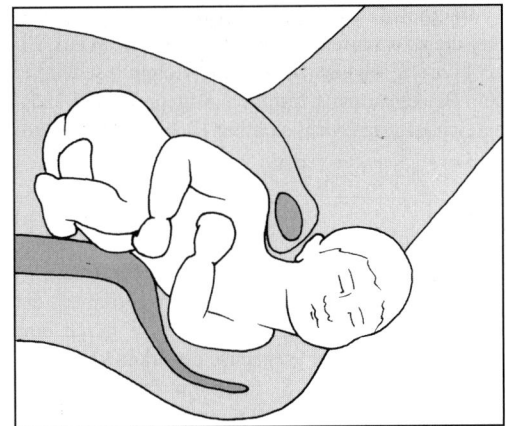

Abb. 9.23 Hoher Schultergeradstand.

- **Tiefer Schulterquerstand.** Bei einem tiefen Schulterquerstand ist die Formanpassung der Schulter an den längsovalen Beckenausgangsraum ausgeblieben. Sie hat sich im queren oder leicht schrägen Durchmesser eingestellt und behindert die Geburt des nachfolgenden Körpers, nachdem der Kopf bereits geboren ist.

Ursachen:
- Die Schulterbreite ist größer als der Kopfumfang; besonders bei großen Kindern oder Riesenkindern (mehr als 4000 g) und bei Kindern diabetischer Mütter, die meist eine Makrosomie aufweisen.
- Erfolgte äußere Überdrehung des Kopfes. Bei der physiologischen äußeren Drehung des Kopfes wurde die Drehungstendenz von der Hebamme nicht nachvollzogen beziehungsweise sie hat nicht abgewartet, welche Richtungstendenz er aufweist.
- Verzögerte Austreibungsperioden oder verfrühtes Mitpressen, wenn der Kopf noch nicht auf dem Beckenboden steht.
- Vaginal-operative Entbindungen, die bei einem noch über Beckenboden stehenden Kopf vorgenommen werden.

Bei den letztgenannten Gründen scheint es so zu sein, daß der Schultergürtel im Verhältnis zum Rumpf wenig Gelegenheit hat, eine regelrechte Einstellung zu finden und sich den jeweiligen Beckenformen anzupassen, wenn forcierte Austreibungsversuche stattfinden.

Besonderheiten: Schulterdystokien treten in der Regel unvorhergesehen auf. Ihre Behandlung verlangt schnelle und koordinierte Abhilfe ohne zusätzlichen Druck auf den bereits geborenen Kopf und die verbliebene Schulter. Der fast zeitgleiche Eintritt einer fetalen Hypoxie kommt erschwerend als Handlungszwang hinzu (s. Komplikationen).

Diagnostik: Der Kopf des Kindes ist bereits geboren, die zu erwartende Drehung bleibt meist aus. Einer Führung folgt der Kopf nicht, vielmehr scheint er dem Beckenausgang förmlich aufgepreßt. Der Halsbereich ist meist nicht sichtbar (Schildkrötenphänomen). In der Regel ist bereits die Entwicklung beziehungsweise der Dammschutz beim Durchtritt des Kopfes erschwert verlaufen, als Fortsetzung einer meist protrahierten Austreibungsperiode.

Es fällt in der Praxis auf, daß schon das Kinn erschwert über den Damm geboren wird. Die Dammhaut läßt sich nur schwer zurückstreifen, da keine weitere Streckung des Kopfes erfolgen kann. Eine beginnende Stauungszyanose tritt meist sofort auf.

Therapie: Erste Voraussetzung für die erfolgreiche Behandlung einer Schulterdystokie ist das Anlegen eines großzügigen Dammschnittes, wenn möglich in mediolateraler Schnittführung, die ohne Verletzung des *Musculus sphincter ani externus* weitergeführt werden kann.

> Ein von oben ausgeübter Druck (Kristeller-Handgriff) oder verstärktes Ziehen am Kopf **ist zu unterlassen**, da diese Manöver wertvolle Zeit verschwenden und die Gefahr einer Uterusruptur beziehungsweise einer kindlichen Verletzung erhöhen.

Eine Schulterdystokie kann durch Verstärkung der Geburtskräfte (kräftiges Mitschieben, Handgriff nach Kristeller) nicht überwunden werden. Ein eventuell laufender Wehentropf muß abgestellt werden, ein kurzfristig wirkender Tokolysebolus kann nach Rücksprache mit dem Arzt gegeben werden.

Das geburtshilfliche Team muß unverzüglich verständigt werden (Gynäkologe, Pädiater, Anästhesist).

> **Sofortmaßnahmen bei Schulterdystokie**
> - Information des geburtshilflichen Teams (einschließlich Facharzt)
> - Anlegen oder Erweiterung eines Dammschnittes
> - Positionswechsel der Mutter zur Stellungsänderung der Symphyse

Positionswechsel der Mutter

Bis zum Eintreffen des geburtshilflichen Teams ist ein Positionswechsel der Mutter durchzuführen, der eine Stellungsänderung der Symphyse durch eine Anhebung der Symphysenachse bewirken kann (vgl. McRoberts-Manöver, S. 614). Im flach gestellten Bett streckt die Frau die Beine gerade aus (s. Abb. 9.24). Dann greift sie in die Kniekehlen (s. Abb. 9.25) und führt beide Beine gestreckt in Richtung Brustkorb, in etwa vergleichbar mit der Stellung beim forcierten, falschen Mitschieben. Falls die Frau dazu nicht in der Lage ist, kann die Hebamme zusammen mit einer Hilfsperson beide Beine gestreckt nach oben führen (s. Abb. 9.26).

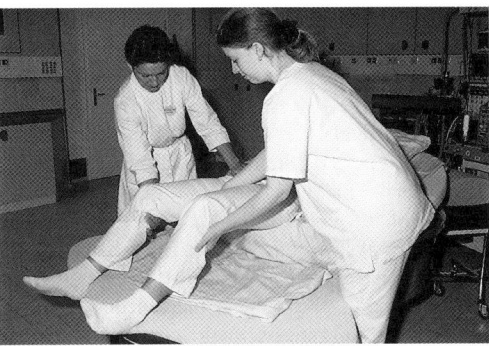

Abb. 9.25

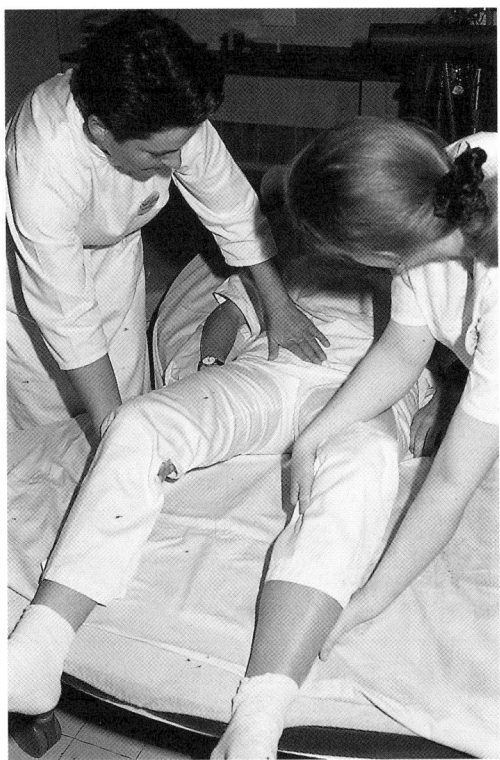

Abb. 9.24

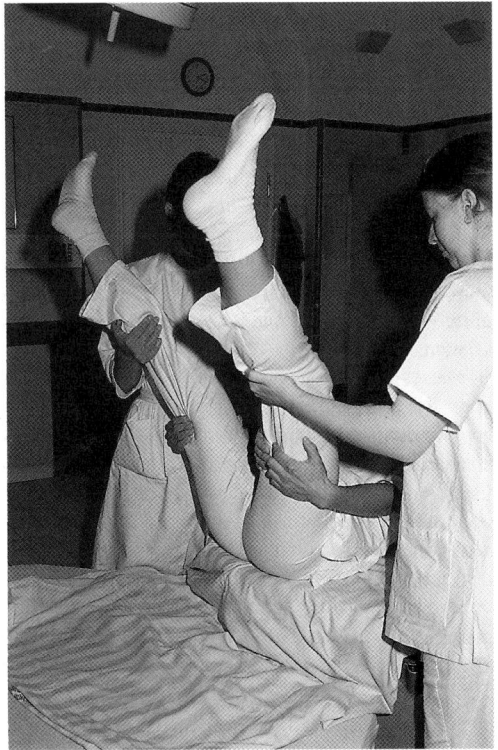

Abb. 9.26

Rubin-Methode (Suprasymphysärer Druck)

Die gerade stehende Schulter ist über der Symphyse zu tasten. Entsprechend der Stellung des Rückens wird versucht, durch Druck der aufgelegten Hand oder des Handballens die Schulter zu einer Rotation um 45° zu bringen. Der Druck kann auch während des Positionswechsels der Mutter – während des Hebens und Senkens der Beine – ausgeführt werden und dient hier als unterstützende Maßnahme, die relativ häufig zum Erfolg führt.

Äußere Überdrehung des Kopfes

Die äußere Überdrehung des Kopfes hat zum Ziel, die notwendige Anpassung an den Beckeneingang nachzuvollziehen. Der Kopf wird bei einer Rückenrechts-Stellung (II. Stellung) nach rechts gebracht, indem die flach aufgelegten Hände den Kopf vorsichtig und ohne Gewaltanwendung in die gewünschte Stellung leiten. Zur Passage des Beckenausgangs ist zu beachten, daß der Kopf, nachdem die Schulter den Beckeneingang überwunden hat, wieder in die ursprüngliche Ausgangsstellung zurückgeführt wird, um einen nachfolgenden Schulterquerstand (hier: tiefer Schulterquerstand) zu vermeiden (Korkenziehermechanismus nach Lee). Die äußere Überdrehung des Kopfes wird seit einiger Zeit von einigen Autoren nicht mehr empfohlen, da sie oft mit einer zu hohen Traumatisierung des Kindes einhergeht. Es ist daher wichtig, über die eventuell doch angewandte äußere Überdrehung des Kopfes ohne jegliche Anwendung von Gewalt oder verstärktem Zug durchzuführen.

McRoberts-Manöver

Beide Beine der Patientin werden ausgestreckt und in dieser Streckung bauchwärts geführt. Diese Methode ist eine Kombination der vorher genannten Einzelschritte.

Durchführung (Abb. 9.27): Zuerst erfolgt parallel zum Abbiegen der mütterlichen Beine eine äußere Überdrehung des Kopfes, gleichzeitig wird Druck auf die über der Symphyse stehende Schulter ausgeübt (nach Rubin). Dann wird der Kopf ohne Gewaltanwendung zurückgedreht, um den Schultergürtel dem längsovalen Beckenraum anpassen zu können.

Dieses Vorgehen verursacht eine leichte Anhebung der Symphysenachse und somit eine Veränderung in der Einstellung der Schulter. Durch zeitgleiche sanfte Drehung des Kopfes kommt die Schulter über die Symphyse frei, so daß das Kind in der Regel ohne großen Zeitverlust geboren werden kann. Obwohl dieses Manöver die Beckenmaße nicht verändert, gibt die Symphyse durch die Verschiebung nach oben die eingekeilte Schulter meist frei. Der Vorteil dieser Methode liegt darin, daß die Verletzungsgefahr des Kindes so gering wie möglich gehalten wird, da keinerlei direkte Manipulationen am Kind erfolgen (vgl. Woods-Methode).

Führt dieses Vorgehen nicht zum gewünschten Erfolg, ist die Methode nach Woods anzuschließen.

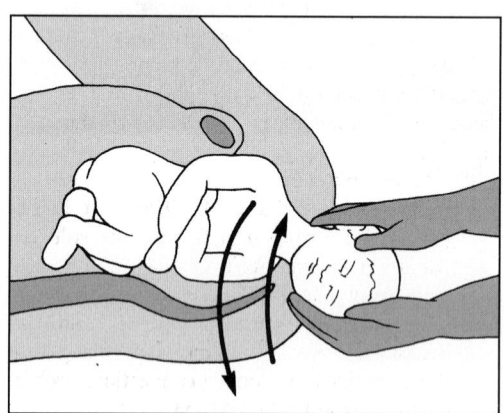

Abb. 9.27 McRoberts-Manöver.

Woods-Methode

Bei dieser Vorgehensweise wird der hintere Arm des Kindes gelöst, so daß der vordere eingekeilte Arm beziehungsweise die Schulter den gewonnenen Raumvorteil ausnutzen und in die Kreuzbeinhöhle ausweichen kann. Zwei Finger beziehungsweise die ganze Hand des Operateurs gehen auf der Seite des kindlichen Rückens ein, wenn möglich bis zur Axilla des Kindes. Nun wird versucht, durch Druck eine Rotation um 45° – in einem schrägen Durchmesser – herbeizuführen. Gelingt die Lösung der vorderen Schulter nicht, so wird versucht, die hintere (in der Kreuzbeinhöhle stehende) Schulter zu drehen.

Von außen kann dieses Vorgehen durch sanfte Führung des Kopfes unterstützt werden. Dieses Vorgehen bietet sich auch beim tiefen Schulterquerstand an, wobei die Schulter hier in einen geraden Durchmesser gebracht wird (vgl. hierzu Kap. 5.3 Die aufrechten Gebärhaltungen, S. 306). **Die Gefahr einer kindlichen Geburtsverletzung (Klavikulafraktur, Humerusfraktur) ist mit dieser Methode sehr groß.**

Beckenendlagen

> Beckenendlagen sind eine Regelwidrigkeit der Pol-Einstellung, wobei sich der Kopf des Kindes am *Fundus uteri* befindet. Der führende Teil sind der Steiß beziehungsweise die Beine des Kindes in verschiedenen Variationen.

Häufigkeit: Die traditionell angegebene Häufigkeit von 3% gilt heute nicht mehr. Der zunehmende Anteil von Früh- und Mehrlingsgeburten mit ihrem spezifisch höheren Anteil an regelwidrigen Poleinstellungen beziehungsweise Lagen hat wesentlich zur Erhöhung der Beckenendlagen-Frequenz beigetragen, so daß die Rate heute bei 4 bis 6% liegt.

Einteilung: Je nach Art des vorangehenden Teils, der im Geburtskanal die Führung innehat, kann die Beckenendlage in verschiedene Kategorien unterteilt werden.
- Einfache Steißlage oder Extended legs.
- Fußlagen, vollkommen/unvollkommen.
- Steißfußlagen, vollkommen/unvollkommen.
- Knielagen, vollkommen/unvollkommen.

Ursachen: In etwa 50% der Fälle kann die Ursache für eine Beckenendlage nicht sicher erkannt werden.

- **Kindliche Faktoren**
  - **Frühgeburten**. Bis zur 32. Woche ist der Fetus im Verhältnis zum Gebärmuttervolumen klein genug, um wechselnde Positionen einzunehmen. Mit zunehmendem Gestationsalter und der entsprechenden Größen- und Gewichtszunahme ist durch das mangelnde Raumangebot ein spontaner Positionswechsel nicht mehr so leicht möglich.
  - **Mehrlingsschwangerschaften**. Hier ist die Möglichkeit besonders groß, daß ein Kind das andere in der notwendigen Drehung oder Rückdrehung behindert.
  - **Oligohydramnie/Hydramnie**. Bei einer von der Norm abweichenden Fruchtwassermenge kann es durch die Drehungsbehinderung zum Zeitpunkt der Geburt ebenfalls zu einer Beckenendlage kommen.
  - **Kongenitale Mißbildungen**. Ein gehäuftes Auftreten von Beckenendlagen findet sich bei kongenitalen Mißbildungen wie *Spina bifida* oder Meningomyelozelen.
  - **Abweichungen von der regelrechten Kopfform**. Beim Hydrozephalus oder der Anenzephalie kann es aus Raumgründen zur Einstellung der Beckenendlage kommen.
  - **Fehlende Eigenspannung**, z.B. beim intrauterinen Fruchttod, und **Skeletterkrankungen** (Glasknochenkrankheit – *Osteogenesis imperfecta*) können dazu beitragen, daß ein rechtzeitiger "Purzelbaum" zur Schädellage ausbleibt oder nicht vollzogen werden kann.
- **Mütterliche Faktoren**
  - **Ungünstige Beckenformen**, und damit verbundene Abweichungen vom regelrechten Auffang- und Eintrittsmechanismus. Die Anpassungs- und Formübereinstimmungstendenzen wirken sich bei einem allgemein verengten Becken meist so aus, daß sich der kindliche Kopf im breiten *Fundus uteri* einstellt, wo ein ausreichendes Platzangebot herrscht. Folgt keine Arretierung des Kopfes infolge der Beckensituation, kann der Steiß durch seinen wesentlich schmaleren Umfang (Hüftumfang 28 cm) versuchen, dieses erste Geburtshindernis zu überwinden. Bestimmte Beckenanomalien, z.B. das platt-rachitische Becken, treten heute nur noch selten auf und spielen eine untergeordnete Rolle.
  - **Genital- und Beckentumoren**, die den Beckeneingang deformieren und unpassierbar machen, so daß auch hier der schmalere Steiß einen Durchtritt versucht.
  - **Uterine Mißbildungen** im Sinne einer Uterusfehlbildung (*Uterus duplex, arcuatus, unicornis* oder *bicornis*).
  - **Tiefer Sitz der Plazenta beziehungsweise Vorliegen einer *Placenta praevia***, wobei das Entdecken einer *Placenta praevia* zeitgleich sein kann mit einer Beckenendlage, die wegen des frühen Gestationsalters noch keinen "Purzelbaum" vollzogen hat.

Einfache Steißlage/Extended legs

Häufigkeit: 66% aller Beckenendlagen. Vorangehender Teil: Steiß. Beine: an der Bauchseite entlang nach oben geschlagen. Geburtsmechanisch wirksamer Umfang: Hüftbreite 28 cm. Unterteilung in I. (Abb. 9.28a) und II. (Abb. 9.28b) einfache Steißlage nach der Stellung des Rückens.

Diagnostik:
- Äußere Untersuchung.
  - 1. Leopold-Handgriff: Anstatt des weichen, runden Steißes am *Fundus uteri* kann unter Umständen der Kopf – härter und größer als der Steiß – getastet werden.
  - 3. Leopold-Handgriff: Der Steiß ist zu tasten, fehlendes Ballottement des Kopfes; Herztöne sind in Nabelhöhe seitlich am besten zu hören (*Punctum maximum*).
  - Eine Ultraschalluntersuchung zur Sicherung der Diagnose ist unerläßlich.
- Innere Untersuchung.
  - Der vorangehende Teil ist der Steiß. Zu Beginn der Eröffnungsperiode kann sich der vorangehende Teil noch über dem Beckeneingang befinden, so daß als erstes das leere kleine Becken auffällt.
  - Die Analfalte (*Rima ani*) ist als Orientierungshilfe der Pfeilnaht gleichzusetzen. Die Stellung des Rückens kann aus der Fortsetzung der Analfurche (*Crista sacralis media*) geschlossen werden.
  - Die innere Untersuchung ist vorsichtig und ohne Druck auszuführen.
  - Im Gegensatz zum Kopf fühlt sich der Steiß weicher und schmaler an, evtl. sind Füße tastbar. Die Verwechslung mit einer ausgeprägten Geburtsgeschwulst ist möglich, aber meist durch eine sorgfältige Untersuchung ausschließbar. Fragliche Befunde müssen immer durch Ultraschalluntersuchung geklärt werden.

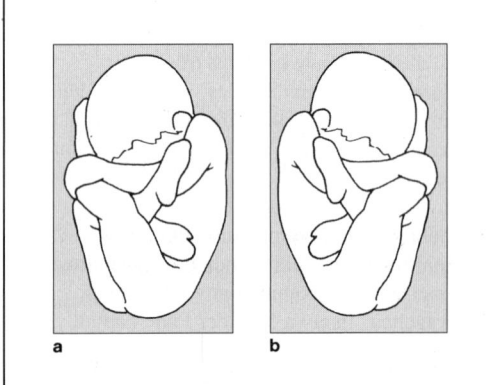

Abb. 9.28
a I. einfache Steißlage.
b II. einfache Steißlage.

Fußlagen

Häufigkeit: 18% aller Beckenendlagen sind Fußlagen.

- Vollkommene Fußlage: Beide Füße führen bei ausgestreckten Beinen. Geburtsmechanisch wirksamer Umfang: 28 cm (Hüftbreite).
- Unvollkommene Fußlage: Ein Fuß führt bei einem hochgeschlagenen Fuß. Geburtsmechanisch wirksamer Umfang: 28 bis 30 cm (Umfangsvergrößerung der Hüftbreite durch den hochgeschlagenen Fuß).

Unterteilung in I. und II. vollkommene oder I. und II. unvollkommene Fußlage (Abb. 9.29) je nach Stellung des Rückens.

Diagnostik: 1. und 3. Leopold-Handgriff.

- **Innere Untersuchung**. Als vorangehender Teil imponieren ein Fuß beziehungsweise beide Füße, die sich möglicherweise in dem mehr oder weniger geöffneten Muttermund befinden.

Differentialdiagnostisch muß ein **Armvorfall** beziehungsweise das **Vorliegen einer Hand** ausgeschlossen werden.

Unterscheidung Fuß/Arm. Im Gegensatz zu Fingern weisen die Zehen annähernd die gleiche Länge auf, sie sind insgesamt kürzer als die Finger. Der große Zeh kann – anders als der Daumen beim "Pinzettengriff" der Hand – nicht in eine gegenüberliegende Stellung zu den Nachbarzehen gebracht werden. Für Ferse und Spann des Fußes gibt es an der Hand nichts Vergleichbares.

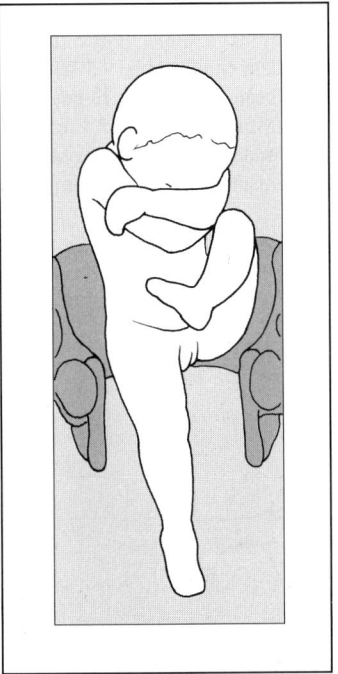

Abb. 9.29 II. unvollkommene Fußlage.

Steißfußlagen

Häufigkeit: 15% aller Beckenendlagen.
- Vollkommene Steißfußlage. Beide Füße führen angewinkelt neben dem Steiß (Abb. 9.30a). Geburtsmechanisch wirksamer Umfang: 33 cm.
- Unvollkommene Steißfußlage. Ein Fuß führt neben dem Steiß, der andere Fuß ist hochgeschlagen. Geburtsmechanisch wirksamer Umfang: 32 cm.

Unterteilung in I. und II. vollkommene beziehungsweise I. und II. unvollkommene Steißfußlage, je nach Stellung des Rückens.

Diagnostik: 1. und 3. Leopold-Handgriff.
- **Innere Untersuchung**. Beide Füße sind in der gleichen Ebene beziehungsweise im gleichen Höhenstand neben dem Steiß zu tasten (Abb. 9.30b).

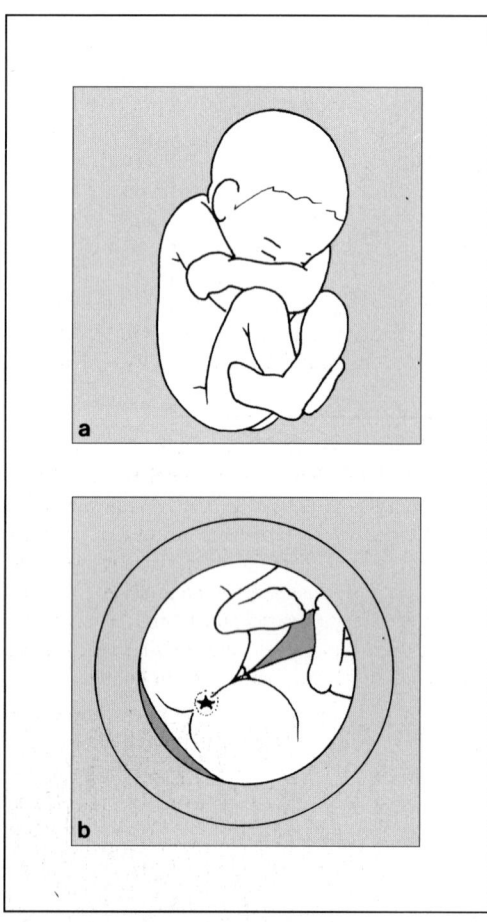

Abb. 9.30 II. unvollkommene Steißfußlage: a Situs, b Diagnostik.

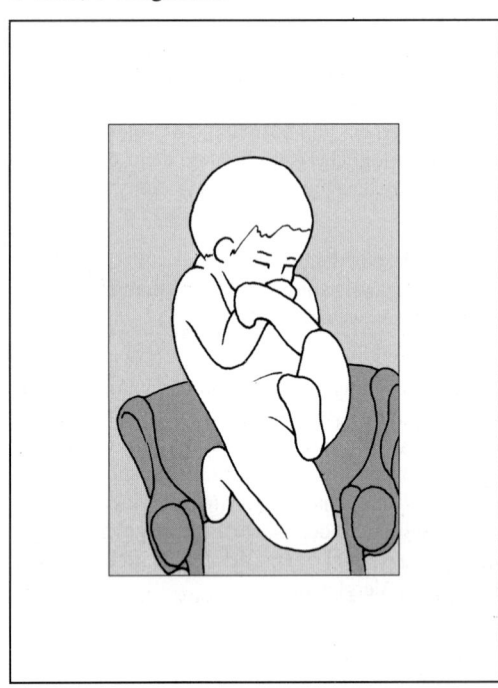

Abb. 9.31 II. unvollkommene Knielage.

Knielagen

Häufigkeit: unter 1%, genauere Angaben nicht verfügbar.
- Vollkommene Knielage. Beide Knie führen. Geburtsmechanisch wirksamer Umfang: 25 cm.
- Unvollkommene Knielage. Ein Knie führt, das andere ist angewinkelt oder hochgeschlagen. Geburtsmechanisch wirksamer Umfang: ca. 27 cm. (Der geburtsmechanisch wirksame Umfang wird wie auch bei den bereits beschriebenen Beckenendlagenformen an der **Hüftbreite** gemessen).

Unterteilung in I. oder II. vollkommene beziehungsweise unvollkommene Knielage, je nach der Stellung des Rückens (Abb. 9.31).

Diagnostik: 1. und 3. Leopold-Handgriff.
- **Innere Untersuchung**. Als vorangehender Teil imponiert ein Knie (oder beide).

Management der Beckenendlagengeburt

Vorgeburtliches Vorgehen. Eine Beckenendlage wird meist während der letzten Schwangerschaftswochen vom Geburtshelfer oder der Hebamme in der Schwangerenvorsorge festgestellt. Eine ausführliche Beratung hinsichtlich der besonderen Risiken vor und während der Geburt und das gemeinsame Abwägen der Vor- und Nachteile einer vaginalen beziehungsweise operativen Geburtsleitung sind angebracht. Gleichzeitig muß die Frau mit der Klinik ihrer Wahl Kontakt aufnehmen, um sich dort vorzustellen und das weitere Vorgehen abzusprechen beziehungsweise zu planen. Wird eine – bei günstigen Voraussetzungen – vaginale Geburtsleitung angestrebt, sollten engmaschige Kontrollen erfolgen; ausführliche Ultraschalluntersuchungen sollten ebenso stattfinden wie u.U. eine Pelvimetrie (Röntgenaufnahmen/unter Umständen Kernspintomographie), um Aussagen über Maße und Gewicht des Kindes und die räumlichen Verhältnisse im knöchernen Becken machen zu können. Die Frau sollte auf die äußere Wendung (etwa ab der 36. Schwangerschaftswoche möglich) hingewiesen werden.

Bis in die 70er Jahre war die **äußere Wendung** ein weitverbreitetes Verfahren, während in den darauffolgenden Jahren eine immer ablehnendere Haltung – aufgrund schwerer Komplikationen und der zunehmenden juristischen Problematik – deutlich wurde.

In den letzten Jahren hat sich die Haltung gegenüber der äußeren Wendung wieder geändert, da viele Autoren zahlreiche Wendungen mit einer nur geringen Komplikationsrate beschrieben haben (Pernoll 1987).

Voraussetzungen:
- Aufklärung der Patientin
- Risikoausschluß mit strenger Indikationsstellung
- Sectiobereitschaft während der Durchführung
- Sonographie
- CTG-Kontrolle
- Kurzzeittokolyse
- Entspannungslage der Frau mit Knierolle

Durchführung: Der mit einer Hand umfaßte Steiß des Kindes wird aus dem unteren Uterinsegment nach oben gedrängt. Gleichzeitig wird mit der anderen Hand der Kopf des Kindes umfaßt und rückwärts gedrängt. Gelingt diese sogenannte "Rolle rückwärts" nicht, wird eventuell eine "Rolle vorwärts" versucht.

Maßnahmen nach der Wendung:
- CTG Kontrolle für ca. eine Stunde
- Weitere CTG-Kontrollen in den nächsten Tagen
- Ultraschallkontrolle
- Anti-D-Prophylaxe bei Rh-negativen Frauen

Komplikationen:
- CTG-Veränderungen in durchschnittlich 20 bis 30% der Wendungsversuche
- Nabelschnurkomplikationen
- Fetomaternale Transfusionen
- Frühgeburten in 1% aller Fälle (Bradley-Watson)
- Vorzeitiger Blasensprung bei 0,6% der Fälle (Bradley-Watson)
- Ein notwendiger Kaiserschnitt nach Wendung aufgrund der oben angegebenen Ereignisse wird von den Autoren mit 1 bis 2% (Martius) bis hin zu 9,5% (Meyenburg) angegeben.

Nichtinvasive Methoden zur äußeren Wendung: Bei der Durchführung der nichtinvasiven Methoden ist eine Einbeziehung des Partners wünschenswert. Manchmal entsteht der subjektive Eindruck, das Kind "sitze eine bestimmte Situation" aus, so daß es auch durch die Änderung der äußeren Umstände zu einer Änderung der "inneren Umstände" kommen kann. Mögliche nichtinvasive Methoden sind:

- **Indische Brücke** (s. Abb. 9.32):
  Die indische Brücke findet im 3. Trimenon Anwendung. Die Frau soll zweimal täglich für 15 Minuten das Becken hochlagern, bequemerweise werden die Unterschenkel auf einem Hocker abgelegt. Die Übung soll in Ruhe in entspannender, störungsfreier Atmosphäre durchgeführt werden. Hilfreich und erfolgserhöhend ist die Einbeziehung des Partners, auf dessen Oberschenkel der Beckenbereich der Frau zu liegen kommt.

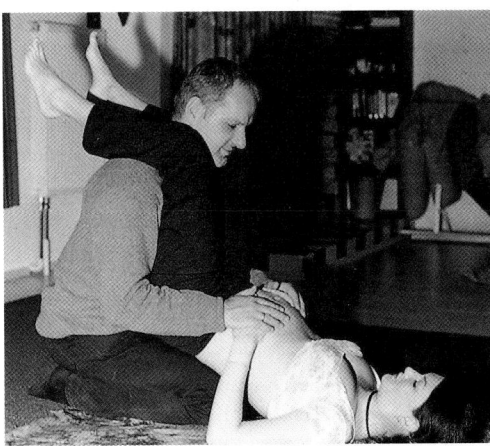

Abb. 9.32 Indische Brücke.

- **Akupunktur** (s. Abb. 9.33):
Der Akupunkturpunkt Zhiyin befindet sich zwischen dem unteren Rand des kleinen Zehennagels und dem Mittelfußknochen. Die Anwendung der Akupunktur wird ab der 35.SSW empfohlen, da durch die Anregung der Uterusmuskulatur vorzeitige Wehen ausgelöst werden können. Die Akupunkturmethode wird in Abständen von einigen Tagen, insgesamt aber höchstens dreimal angewandt.

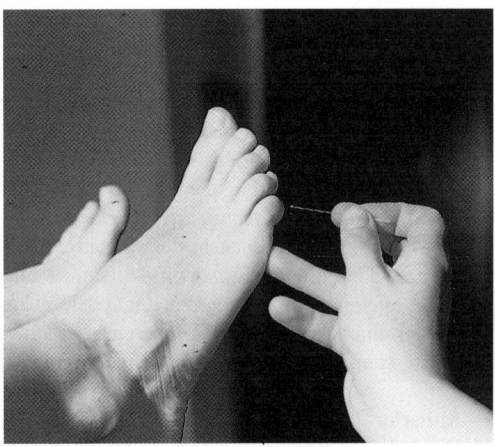

Abb. 9.33 Akupunkturpunkt Zhiyin.

- **Moxibustion**:
Eine Stimulation des oben genannten Punktes kann auch durch thermische Reize erreicht werden. Dazu werden aus Beifußkraut gerollte "Zigarren" entzündet und dicht über den Akupunkturpunkt gehalten.

- **Homöopathie**:
Erfahrene Homöopathen berichten, daß es durch eine exakte Exploration von Mutter und Kind durchaus möglich ist, ein geeignetes homöopathisches Mittel zu finden. Wichtig ist, daß die Mutter in der Lage ist, ihr Kind und dessen Eigenheiten zu beschreiben.

- **Haptonomie** (s. Abb. 9.34 und 9.35):
Entgegen der manchmal mißverstandenen Annahme stellt die Haptonomie keine Technik oder Methode zur Wendung oder Drehung des Kindes dar. Durch die emphatisch-emotionale Beziehungsaufnahme zum ungeborenen Kind kann es eingeladen werden, sich zu drehen.

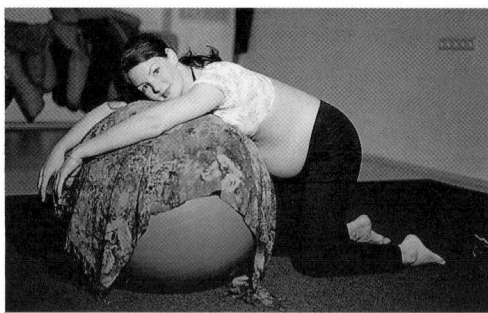

Abb. 9.34 Haptonomie.

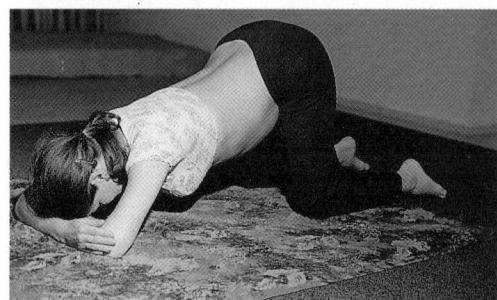

Abb. 9.35 Haptonomie.

Nach wie vor wird die Indikation zur **primären Sectio caesarea** bei Beckenendlage unterschiedlich diskutiert. Während einige Geburtshelfer eine primäre Schnittentbindung empfehlen, geben andere unter Berücksichtigung verschiedener Faktoren (Tab. 9.4) dem vaginalen Versuch (in Sectiobereitschaft) den Vorzug.

Die Indikation – zu welchem Verfahren auch immer – ist vom ärztlichen Geburtshelfer zu stellen. Dennoch muß die Hebamme gemäß der Hebammendienstordnung in der Lage und befähigt sein, eine Geburt aus Beckenendlage selbständig durchzuführen, wenn ein ärztlicher Geburtshelfer nicht erreichbar beziehungsweise noch nicht eingetroffen ist. Trotz der in der aktuellen Literatur beschriebenen Tendenz zur vaginalen Geburtsleitung stellt diese die Ausnahme dar. Der primären Schnittentbindung liegt das Bestreben zugrunde, die kindliche Ausgangslage zu optimieren, während das mütterliche Operationsrisiko noch relativ gering – da einschätzbar und möglicherweise noch therapierbar – ist.

Das **mütterliche Risiko** bei einer Schnittentbindung ist allerdings immer höher als bei einer vaginal verlaufenden Geburt aus Beckenendlage. Zudem garantiert eine primär durchgeführte *Sectio caesarea* keine atraumatische beziehungsweise asphyxiefreie Entbindung. Der betreuende ärztliche Geburtshelfer wird daher jede Beckenendlagengeburt auf ihre möglichen Indikationen beziehungsweise Kontraindikationen hin überprüfen müssen.

Leitung der Geburt. Bei der Aufnahme in die Entbindungsklinik sollte eine Sonographie durchgeführt werden, da sich durch Wehentätigkeit oder vorzeitigen Blasensprung eventuell Veränderungen oder Komplikationen ergeben haben, die eine Schnittentbindung notwendig machen. Anhand der Ergebnisse der vaginalen Untersuchung, des Ultraschallbefundes, der CTG-Kontrolle, der Einschätzung der Wehentätigkeit und des Geburtsfortschrittes wird die Entscheidung bezüglich des Geburtsmodus fallen.

Die Hebamme muß bei einem vaginalen Geburtsversuch **immer einen Notfall einkalkulieren** und die Vorbereitungen dementsprechend vorab treffen beziehungsweise sie im eigenen Interesse kontrollieren.
- Informierung des zuständigen ärztlichen Geburtshelfers.
- Anmeldung der Sectiobereitschaft.
- Informierung des zuständigen Kinderarztes sowie Bereitstellung der Reanimationseinheit.
- Kontinuierliche Kardiotokographie-Kontrolle, bei erschwerter Ableitung auch ECG (direkte Ableitung) möglich, wobei Verletzungen der kindlichen Genitalien, des Perineums und des Anus auszuschließen sind.
- Analgesie- und Anästhesieverfahren werden in Abhängigkeit vom Gesamtzustand empfohlen. Möglicherweise benötigt eine Mehrgebärende außer einer Pudendusblockade in der Austreibungsperiode keine weitere Schmerzerleichterung. Die Austreibungsperiode sollte, falls möglich, mit einer Leitungsanästhesie kombiniert werden. Schmerzfreiheit und die damit verbundene Handlungsfreiheit sind für ein optimales geburtshilfliches Vorgehen und Fetal outcome unerläßlich.
- Exakte Dokumentation.
- i.v.-Zugang.
- Bereitgestellte Bolus- beziehungsweise Notfalltokolyse.
- Bereitstellung und Sichtung der Wendungsschlinge.
- Geburtspäckchen mit einem zusätzlichen Steißtuch versehen; mit diesem etwa gästehandtuchgroßen Stoffstück kann der Steiß durch den Operateur rutschsicher gefaßt werden.

Besonderheiten:
- Die Geburtsleitung bei der vaginal angestrebten Beckenendlagengeburt ist primär konservativ, auf invasive Verfahren (Eröffnung der Fruchtblase als Therapie der sekundären Wehenschwäche oder ähnliches) wird verzichtet. Die Fruchtblase soll so lange wie möglich erhalten bleiben, da sie die Weichteile des Geburtskanals dehnt und einem Nabelschnurvorfall vorbeugt.
- Der bei Beckenendlagengeburten häufig beobachtete Abgang von frischem Mekonium ist eher typisch und nicht als Ausdruck einer Notsituation des Kindes (Sauerstoffmangel) zu werten.
- Die Frau sollte **nüchtern** bleiben, auch wenn sonst Getränke oder kleine Imbisse verabreicht werden. Solange sie unter der Geburt steht, besteht immer die Möglichkeit, plötzlich einen Kaiserschnitt vornehmen zu müssen.
- Der Handgriff nach Kristeller wird bei Beckenendlagengeburten routinemäßig eingesetzt. Mit ihm wird wehensynchron begonnen, sobald der Rumpf geboren wird. Zum einen unterstützt er die Wehenkraft, zum anderen verhindert er eine Deflexion des kindlichen Kopfes unter der Geburt.

Komplikationen:
Hypoxie. Eine hypoxische Gefährdung des Kindes tritt bei Beckenendlage häufiger auf als bei Schädellagen, wobei die Lagevariation eine große Rolle spielt, z.B. Steißfußlage 5%, vollkommene Fußlage 15% (Pernoll 1987).

Zum einen wird die Nabelschnur bei vaginalen Entbindungen durch Rumpf, Schultern und Kopf häufiger und früher als sonst komprimiert. Zum anderen kommt es insbesondere bei Fußlagen gehäuft zu Nabelschnurvorfällen (ca. 15%), als Folge der unregelmäßigen und daher ungenügenden Abdichtung des Beckens durch den vorangehenden Teil.

Kindliche Geburtsverletzungen. Die Häufigkeit von kindlichen Verletzungen liegt bei ca. 6,5% (Pernoll 1987).

Verletzungen des Skelettsystems. Oberarmfrakturen, Lösung der proximalen Humerusepiphyse, Femurfrakturen, Hüftgelenksfrakturen oder -läsionen, Klavikulafrakturen werden häufig beobachtet.

Verletzungen des peripheren Nervensystems. Lähmungen im oberen Bereich der Extremitäten – Erb-Lähmung, seltener Klumpke-Lähmung.

Tab. 9.4 Kriterien für eine vaginale oder operative Geburtsleitung bei Beckenendlage

Vaginale Geburt	*Sectio caesarea*
• Einfache Steißlage • Schwangerschaftsalter von mehr als 34 Wochen • Sonographisch geschätztes Geburtsgewicht von 2000 bis 3000 g • Keine mütterliche/kindliche Indikation für eine *Sectio caesarea* aufgrund von Grunderkrankungen • Adäquat geformtes Becken (mittels Pelvimetrie erkennbar) • Gesicherte fetale Mißbildungen bei einem lebensunfähigen Kind • Spätabort/Frühgeburt bis zur 26. Schwangerschaftswoche (wird unterschiedlich diskutiert) • Mehr-/Vielgebärende • Zustand nach vorausgegangenen Beckenendlagengeburten • Vorausgegangene Geburten mit höherem Geburtsgewicht als dem jetzt sonographisch geschätzten Gewicht	• Geschätztes Gewicht über 3500 g • Beckenmaße nicht im Normbereich • Gestreckte Kopfhaltung des Kindes • Alte Erstgebärende • Vorzeitiger Blasensprung • Protrahierte Eröffnungs-/Austreibungsperiode • Pathologische Herzfrequenzmuster (auch diskrete Veränderungen) • Zustand nach Gebärmutteroperationen, insbesondere Zustand nach *Sectio caesarea* • Zustand nach vorausgegangenen vaginal-operativen Entbindungen • Zustand nach oder Zustand bei Gestosen, SIH beziehungsweise anderen Schwangerschaftserkrankungen • Hinweise auf Wachstumsretardierung beziehungsweise Plazentainsuffizienz vorhanden • Frühgeburtlichkeit (wird unterschiedlich diskutiert, s. Spalte nebenan) • Übertragung

Schädigung des zentralen Nervensystems bei schneller Schädelkompression und -dekompression, Falx- oder Tentoriumrissen (insbesondere nach erschwerter Entwicklung des Kopfes) einschließlich Subduralblutungen. Hypoxisch bedingte Diapedese- und Stauungsblutungen. Rückenmarksverletzungen.

Verletzung innerer Organe – Leber, Milz, Nieren – bei schwierigen manuellen Hilfestellungen, insbesondere bei Armlösungen, wenn Handgriffe nicht sachgemäß ausgeführt werden.

Frühgeburtlichkeit. Bei frühem Schwangerschaftsalter treten Beckenendlagengeburten gehäuft auf (bis zur 32. Woche ca. 25%, bis zur 34. Woche noch etwa 20%, nach Pernoll 1987). Nicht zuletzt wegen dieser hohen Zahl von Beckenendlagengeburten sind Frühgeburten so problematisch, zumal bei vaginaler Entbindung hypoxische oder andere Schädigungen entstehen können.

Ein **Hochschlagen der Arme** behindert die Geburt des nachfolgenden Kopfes, da erst die Arme gelöst werden müssen, um den Durchtritt zu ermöglichen; dies bedeutet, daß Zeitverlust und eine schwere hypoxische Schädigung eintreten können. Die oben genannten Frakturen können als Folge einer Armlösung eintreten.

Deflexion des nachfolgenden Kopfes. Sie wird auch als Extension bezeichnet, wobei sich der Kopf in die Längsachse des Kindes streckt. Eine Deflexion ist bei der Sonographie vor beziehungsweise unter der Geburt auszuschließen. Dennoch kommt es vereinzelt zu spontanen Abweichungen, die eine erschwerte Entwicklung des Kopfes verursachen können: Der Mund liegt hinter der Symphyse beziehungsweise hoch in der Kreuzbeinhöhle und ist für die Finger der Geburtshelfer nicht erreichbar. Somit kann keine Beugung durch einen in die Mundhöhle eingeführten Finger durchgeführt werden.

Insgesamt ist zu sagen, daß neben den erwähnten Komplikationen auch die sich *sub partu* ergebende Notwendigkeit, eine schwierige vaginal-operative Entbindung ausführen zu müssen, einen Einfluß auf das Fetal outcome hat. Zudem spielen Erfahrung und praktisch-technisches Können des geburtshilflichen Operateurs eine große Rolle. Unerfahrenheit kann zu voreiligen Handlungen verleiten und so zu weiteren, nun viel schwierigeren Manövern führen.

Geburtsmechanik (Abb. 9.36). Der Steiß tritt mit schräg verlaufendem Durchmesser in das Becken ein (Abb. 9.36a). Die *Rima ani* als Orientierungslinie entspricht der Stellung des Rückens. Der Steiß steht nun mit schräg verlaufendem beziehungsweise fast geradem Durchmesser auf Beckenboden (Abb. 9.36b). Durch die starke Lateralflexion erscheint die vordere Gesäßhälfte unter der Symphyse (Abb. 9.36c). Im weiteren Verlauf steigt der Steiß steil nach vorne oben auf. Sobald der Steiß geboren ist, stellen sich die Schultern im queren Durchmesser im Beckeneingang ein (Abb. 9.36d). Dies wird erkennbar an der äußeren Rotation des Steißes, wobei sich der kindliche Rücken unter der Symphyse quer einstellt.

Die Schultern haben in Abb. 9.36e in einer Drehung den Beckenboden erreicht, so daß sie im geraden Durchmesser im Beckenausgang stehen. Mit der Schultergeburt dreht sich der Steiß um 90° zurück. Der Kopf nimmt Beziehung zum Becken auf und stellt sich mit querverlaufender Pfeilnaht im queren Durchmesser ein. Als erste wird die vordere Schulter unter der Symphyse durch die Absenkung des Rumpfes geboren (Abb. 9.36f). Der Kopf tritt in das Becken ein, beugt und dreht sich, stemmt sich dann mit dem Nacken gegen den unteren Symphysenrand, wobei nacheinander Kinn, Gesicht, Stirn und Hinterhaupt über den Damm geboren werden.

Besonderheiten. Steiß, Schultergürtel und Kopf werden nacheinander geboren. Da sie – auch einzeln – dem Zwang der Formanpassung unterliegen, müssen sie sich nacheinander einer Drehbewegung unterziehen (dreifacher Schraubenmechanismus, Martius 1990), um den noch nicht geborenen Kindsteil vom queren in den geraden Durchmesser entsprechend Beckeneingangs- und -ausgangsraum zu drehen. Dies ist erkennbar an der Rotation des bereits geborenen Steißes.

Bei der einfachen Steißlage oder durch das hochgeschlagene Bein einer anderen Beckenendlagenvariation wird der Rumpf von den eng anliegenden Extremitäten geschient, so daß er weniger Eigendynamik aufweist und einer starken Haltungsspannung unterliegt (Martius 1990). Demzufolge kann die Eröffnungs- und Austreibungsperiode verzögert sein; dies wird auch dadurch noch gefördert, daß infolge des verminderten Umfangs des vorangehenden Teils die Weichteile weniger gedehnt werden und die neurohormonale Reflexauslösung (Ferguson-Reflex) ungenügend sein kann.

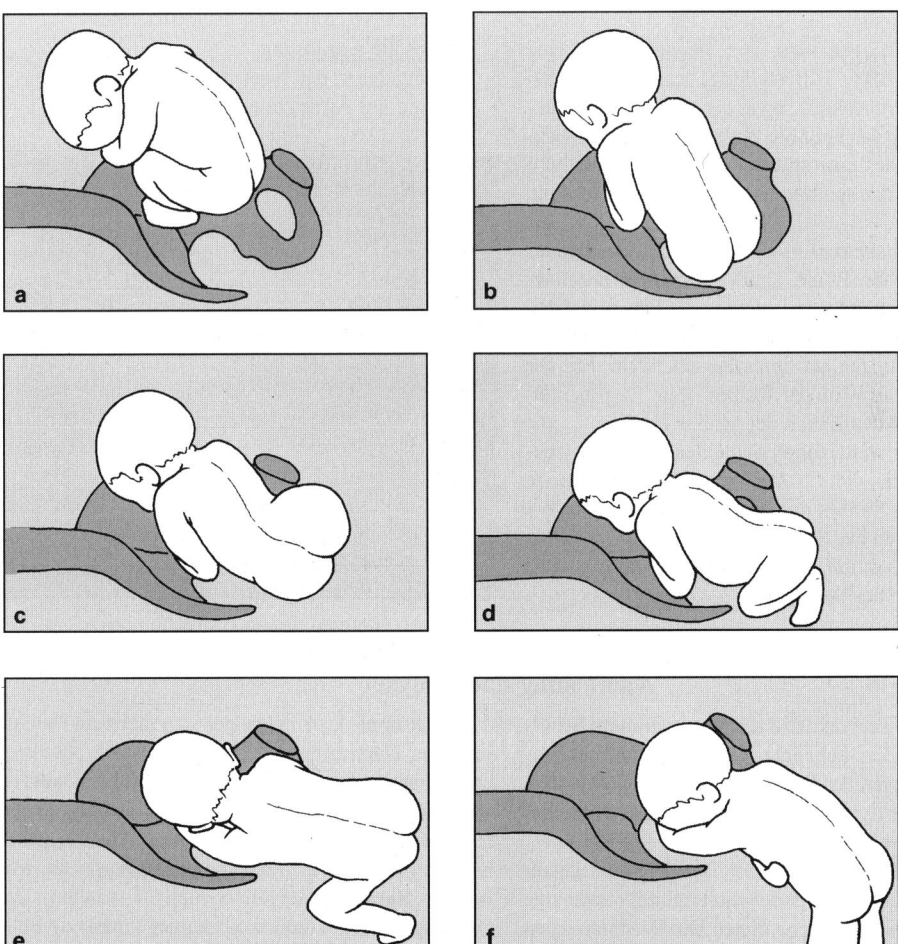

Abb. 9.36a-f Geburtsmechanik der Beckenendlage bei II. unvollkommener Steißfußlage.

Geburtsleitung

- Ist der Muttermund vollständig eröffnet, muß die Harnblase entleert werden (spontan oder durch Katheterismus).
- Schneidet der Steiß ein, muß spätestens jetzt in Steinschnittlage gelagert werden.
- Desinfektion des äußeren Genitales, sterile Unterlage.
- Anleitung der Frau zum koordinierten und effektiven Mitschieben.
- Anlegen einer mediolateralen Episiotomie bei weitgehender Vordehnung.

Manualhilfe nach Bracht

Die Manualhilfe nach Bracht (Abb. 9.37) beginnt mit dem Sichtbarwerden des vorderen unteren Schulterblattwinkels. Bis zu diesem Zeitpunkt sitzt der Geburtshelfer vor der in Steinschnittlage gelagerten Frau und beobachtet das Tiefertreten des Steißes.

Ein vorzeitiges, übereiltes Eingreifen, z.B. durch Zug am Rumpf, insbesondere in der Wehenpause, führt zum Hochschlagen der Arme, da durch den Extraktionsversuch der Kopf an den Armen vorbei nach unten gezogen wird. Die Manualhilfe ist eine weitgehend passive Hilfestellung, bei der unter Ausnützung der Wehenkraft sowie der aktiven und effektiven Mithilfe der Frau die physiologische Entwicklung des Kindes unterstützt wird. Rumpf, Schultern und Kopf werden spontan ohne weitere Hilfestellung geboren.

Der Geburtshelfer umfaßt den Rumpf des Kindes einschließlich der Beine. Um Verletzungen der inneren Organe zu vermeiden, werden die Finger auf den Rücken entlang der Wirbelsäule des Kindes gelegt, die Daumen liegen auf den Oberschenkeln. Mit der nächsten Wehe wird der Rumpf ohne Zug in Führungslinie auf den Bauch der Mutter geleitet.

Die in der weiterführenden Literatur beschriebenen Techniken
- Halten des Steißes mit dem Vakuumextraktor
- Herausleiten des Steißes nach Thiessen
- ganze Extraktion (Extraktion am Fuß, manuelle Extraktion des Steißes)

müssen dem ärztlichen Geburtshelfer vorbehalten bleiben.

Haben sich bei einem Bracht-Versuch beide Arme hochgeschlagen und wird dadurch die weitere Entwicklung des Kindes behindert, ergibt sich die Notwendigkeit zur Armlösung. Hierfür stehen folgende Techniken zur Verfügung:
- Armlösung nach Lövset
- kombinierte Armlösung nach Bickenbach
- klassische Armlösung
- Lösung des in den Nacken geschlagenen Armes
- Lösung des Armes hinter der Symphyse.

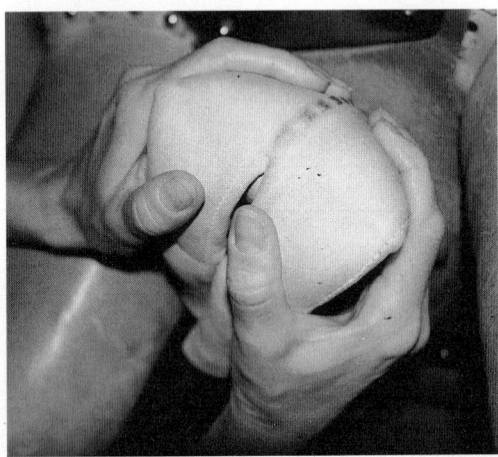

Abb. 9.37 Manualhilfe nach Bracht.

Armlösung nach Lövset

Bei dieser Technik wird die jeweils hintere Schulter in fließenden, hebenden, drehenden und senkenden Bewegungen des Rumpfes unter beziehungsweise neben die Symphyse gebracht. Diese Form der Armlösung ist sehr dynamisch.

Das Kind wird über dem Beckengürtel gefaßt (Abb. 9.38), der neben dem Schultergürtel die einzige feste statische Haltefläche bietet. Die Daumen liegen an der Lendenwirbelsäule, die Finger umfassen den vorderen Beckengürtel einschließlich der Oberschenkel, um so eine lange Hebelachse zu erhalten.

Der Rumpf des Kindes, der sich meist im (leicht) schrägen Durchmesser befindet, wird wie beschrieben umfaßt und maximal nach oben geführt. Dadurch wird die hintere Schulter erreichbar, die durch die Hebelbewegung nach unten kommt. An die Anhebung schließt sich die Drehung des Rumpfes an, wobei der **Nacken** unter die Symphyse wandert. Die Drehung erfolgt in die jeweils entgegengesetzte Stellung: I. Stellung – rechte Seite, II. Stellung – linke Seite.

Die Drehung erfolgt nun um die Symphyse, so daß die vormals hintere Schulter unter der Symphyse erscheint.

In der Regel löst sich der Arm durch die Dynamik der Drehung von allein. Ist dies nicht der Fall, wird das Kind gehalten, der Oberarm lokalisiert und mit sanftem Druck (*cave*: Fraktur) auf den nun an der Brust liegenden Arm nach unten herausgestreift. Unter Schienung des gelösten Armes wird der Rumpf wieder angehoben, der Nacken wie beschrieben in die Gegenrichtung unter der Symphyse durchgeführt und der Körper maximal abgesenkt, so daß die hintere Schulter neben beziehungsweise schräg unter der Symphyse steht.

Sind beide Arme erfolgreich gelöst, wird unter vorsichtigem Anheben der Rumpfachse in Führungslinie mit zugleich ausgeübtem Kristeller-Handgriff zur Erhöhung der Wehenkräfte und Einhaltung der Beugehaltung des Kopfes versucht, den Kopf ohne weitere Hilfestellung über den Damm folgen zu lassen. Gelingt dies nicht sofort, müssen ohne jeden Zeitverlust die Hilfestellungen zur Entwicklung des Kopfes angeschlossen werden.

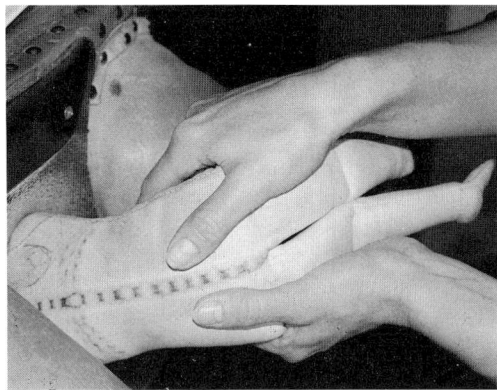

Abb. 9.38 Handgriff nach Lövset.

Kombinierte Armlösung nach Bickenbach

Diese Form der Armlösung ist, wie aus Tab. 9.5 ersichtlich, eine Kombination der klassischen Armlösung und der Armlösung nach Müller (s.u.).

Beide Beine werden mit der der Bauchseite des Kindes entsprechenden Hand im "Hasengriff" (vom Rücken her kommend, Abb. 9.39a) sicher und rutschfest gefaßt. Der Rumpf wird in Führungslinie maximal in Richtung der mütterlichen Leistenbeuge angehoben, so daß die Bauchseite des Kindes zur entsprechenden Seite der Mutter zeigt. Dann wird vorsichtig der in der Kreuzbeinhöhlung liegende Oberarm des Kindes unter sanftem Druck nach vorne über die Brustseite des Kindes herausgestreift, wobei der Daumen den Oberarm im oberen Drittel zur Vermeidung von Frakturen oder Überdehnungen vorsichtig schient.

Durch Absenken der Beine und des Rumpfes (Abb. 9.39b) wird die vordere Schulter unter die Symphyse gebracht, von wo aus der Arm wie oben beschrieben gelöst werden kann.

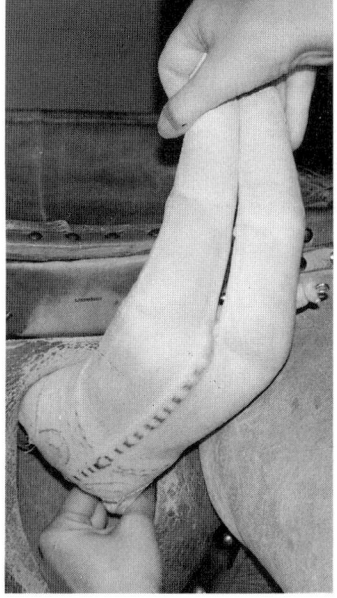

a

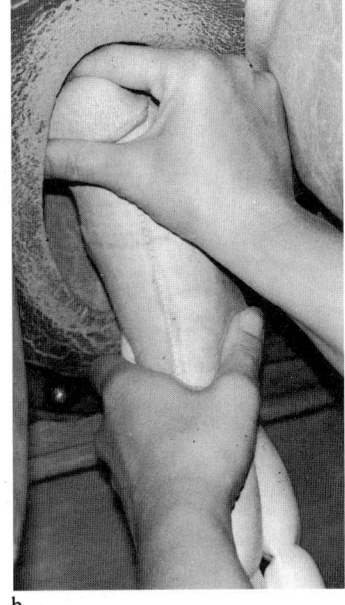

b

Abb. 9.39
a Armlösung nach Bickenbach,
b kombinierte Armlösung nach Bickenbach.

Tab. 9.5 Methoden der Armlösung im Vergleich.

Methode	Reihenfolge der Armlösung - erster Arm ist der ...	wird wo gelöst	Zweiter Arm ist der ...	wird wo gelöst	ausgeführte Bewegung
Armlösung nach **Lövset**	hintere Arm	unter der Symphyse	ursprünglich vordere, dann hintere Arm	unter der Symphyse	Heben, Drehen, Senken
Kombinierte Armlösung nach **Bickenbach**	hintere Arm	Kreuzbeinhöhle	vordere Arm	unter der Symphyse	Heben, Senken
Klassische Armlösung	hintere Arm	Kreuzbeinhöhle	vordere Arm	Kreuzbeinhöhle	Heben, Drehen, Senken
Armlösung nach **Müller**	vordere Arm	unter der Symphyse	hintere Arm	Kreuzbeinhöhle	Senken, Heben

Klassische Armlösung

Bei der klassischen Armlösung (Abb. 9.40) werden beide Arme in der Kreuzbeinhöhle gelöst. Das Verfahren beginnt wie die kombinierte Armlösung nach Bickenbach mit der Lösung des sich in der Kreuzbeinhöhle befindenden Armes. Kann in der zweiten Phase der unter beziehungsweise hinter der Symphyse stehende vordere Arm nicht gelöst werden, so wird der in die Kreuzbeinhöhle gedreht, wo ein größeres Raumangebot vorhanden ist. Hierzu wird das Kind wie in Abb. 9.40 gefaßt, um die Einklemmung von Kopf und Arm und die damit verbundene Unbeweglichkeit des Kindes aufzulösen. Hierzu werden mit kurzen, längsgerichteten Bewegungen die verkeilten Teile nach oben geschoben, um so die bis dahin nicht mögliche Drehung der Schultern in die Kreuzbeinhöhle fortzusetzen.

Der gelöste Arm wird wie in Abb. 9.40 gefaßt. Auf diese Weise versteift und verstärkt er die Übertragungsachse beim Kind. Der nun in der Kreuzbeinhöhle liegende Arm wird auf die gleiche Weise wie der erste Arm gelöst. Dieses Vorgehen ist wie die Armlösung nach Lövset sehr dynamisch und erfordert Kraft, Geschicklichkeit und Erfahrung.

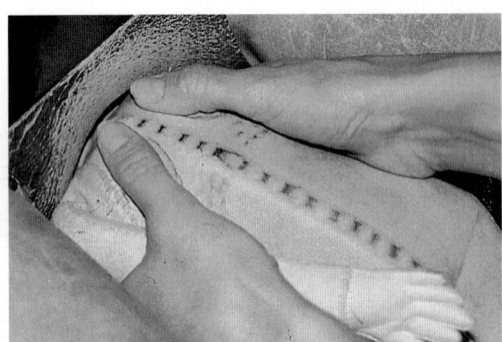

Abb. 9.40 Klassische Armlösung.

Armlösung nach Müller

Bei der Armlösung nach Müller wird wie beim Verfahren nach Lövset der Rumpf am Beckenring gefaßt und unter Zug abgesenkt, bis die vordere Schulter geboren ist und der Arm gelöst werden kann. Durch Anheben des Rumpfes wird die hintere Schulter geboren und somit der hochgeschlagene Arm lösbar. Dieses Verfahren ist heute kaum mehr gebräuchlich, da mit den oben genannten Techniken einfachere, schnellere und für das Kind schonendere Methoden zur Verfügung stehen.

Tab. 9.6 Verschiedene Methoden zur Kopfentwicklung.

Handgriff	Lagerung des Kindes	Gabelförmiges Umgreifen der Schultern	Haltungs- und Einstellungsänderung durch Aufsuchen des Mundes unter Schienung der Kieferäste	Stemmpunkt	Höhenstand des Kopfes	Beendigung
Veit-Smellie	Kind "reitet" auf dem Unterarm des Geburtshelfers: I. BEL – linker Unterarm II. BEL – rechter Unterarm	ja	ja, Beugung	Nacken-Haar-Grenze	• Leitstelle Beckenboden • Pfeilnaht (Gesichtslinie) gerade • Mund erreichbar	
Naujoks	s.o.	ja, mit beiden Händen	nein	Nacken-Haar-Grenze	• Leitstelle über Beckenboden • Gesichtslinie im schrägen Durchmesser • Mund **nicht** erreichbar	nach Veit-Smellie
Wigand-Martin-Winckel (Drei-Männer-Handgriff)	s.o.	ja	ja, Beugung, Drehung	Nacken-Haar-Grenze	• Leitstelle über Beckenboden • Gesichtslinie im schrägen Durchmesser • Mund erreichbar	nach Veit-Smellie
Umgekehrter Veit-Smellie	Kind liegt rücklings auf dem Unterarm des Geburtshelfers: I. BEL – linker Unterarm II. BEL – rechter Unterarm	ja	ja, Beugung	große Fontanelle	• Mund erreichbar	
Umgekehrter Prager Handgriff	s.o. (umgekehrter Veit-Smellie)	ja	nein	Kehlkopf	• Mund **nicht** erreichbar • Gesichtslinie im schrägen oder geraden Durchmesser	vgl. kombinierte Armlösung nach Bickenbach, im "Hasengriff" gefaßte Füße, im weiten Bogen auf den Bauch der Mutter führen

Entwicklung des nicht spontan folgenden Kopfes

Folgt der Kopf den gelösten Armen nicht spontan nach, muß der Kopf mit speziellen Techniken gesondert gelöst werden. Hierfür stehen folgende Techniken zur Verfügung:
- Handgriff nach Veit-Smellie
- umgekehrter Handgriff nach Veit-Smellie
- Wigand-Martin-Winckel-Handgriff (Drei-Männer-Handgriff)
- Handgriff nach Naujoks
- umgekehrter Prager Handgriff.

Der Handgriff nach Veit-Smellie stellt immer den ersten Versuch zur Entwicklung des nicht spontan folgenden Kopfes dar. Variationen des Handgriffes – je nach Höhenstand, Haltungs- und Einstellungsmodus – finden sich beim Drei-Männer-Handgriff sowie beim Handgriff nach Naujoks. Einzelheiten dazu sind in Tab. 9.6 zu finden.

Handgriff nach Veit-Smellie

Ist die spontane Entwicklung des Kopfes verzögert oder erschwert, wird umgehend eine vaginale Untersuchung durchgeführt. Gleichzeitig wird das Kind auf den Unterarm des Operateurs gelegt, das Kind "reitet" auf dem Unterarm: bei I. Beckenendlage (Rücken links) auf dem linken Unterarm, bei der II. Beckenendlage (Rücken rechts) auf dem rechten Unterarm.

Die Untersuchung sollte mit 3 Fingern der Lagerungshand stattfinden; eventuell kann das Kind mit der freien Hand abgestützt werden, um die notwendige Handlungsfreiheit für die Untersuchung zu haben. Mit dem Mittelfinger wird vorsichtig der Mund des Kindes untersucht (Abb. 9.41a). Daumen und Mittelfinger stützen dabei die Äste des Unterkiefers; werden die Unterkieferäste leicht nach unten gedrückt, kann der Mund geöffnet werden, falls sich das Öffnen mit dem Zeigefinger als schwierig erweisen sollte.

Der Zeigefinger dringt bis zum Zungengrund ein, um eine ausreichende Hebelwirkung erreichen zu können und den bei Zug durch die äußere Hand ausgeübten Druck nach unten zu verteilen. Dadurch sowie auch durch die Stützung des Unterkiefers wird erreicht, daß nicht nur der Unterkiefer, sondern auch der gesamte Kopf folgt. Zeige- und Mittelfinger der äußeren Hand umgreifen den Schultergürtel, die restlichen Finger fixieren den Rücken zusätzlich auf dem Unterarm.

Der nun auszuübende Zug nach unten erfolgt durch die äußere Hand, die steil nach unten zieht, bis die Nacken-Haar-Grenze als Stemmpunkt sichtbar wird. Durch optimale Ausnutzung des Stemmpunktes, die Verringerung des Umfangs von 34 auf 32 cm und die nun bogenförmige Anhebung des Rumpfes (Abb. 9.41b) wird der Kopf (Kinn, Gesicht, Hinterhaupt) geboren.

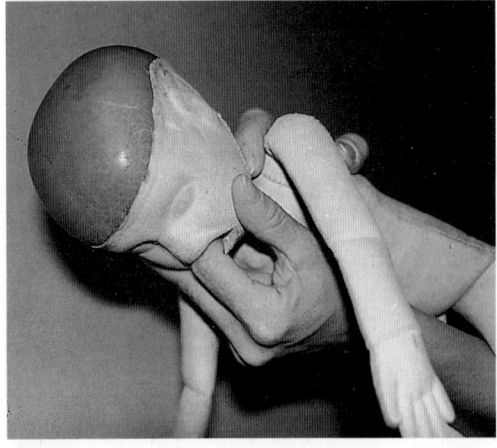
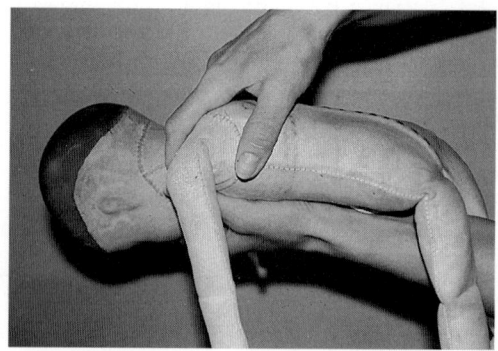

Abb. 9.41a,b Handgriff nach Veit-Smellie.

Umgekehrter Veit-Smellie-Handgriff

In sehr seltenen Fällen befindet sich das Kind in einer dorsoposterioren Einstellung, die die Entwicklung des Kindes schwierig gestalten kann.

Sobald Rumpf und Arme geboren sind, zeigt die innere Untersuchung, ob der Mund **erreichbar** ist. Das Kind wird wie beim Handgriff nach Veit-Smellie auf den Unterarm des Operateurs gelegt, Zeige- und Mittelfinger umfassen den Schultergürtel gabelförmig von hinten her, die restlichen Finger stützen den Oberkörper des Kindes (Abb. 9.42). Mit Daumen, Zeige- und Mittelfinger der freien Hand werden nun Mund und Kieferäste aufgesucht. Die Extraktion erfolgt in gleicher Weise wie beim Handgriff nach Veit-Smellie (s.o.). Anstelle der Nacken-Haar-Grenze dient hier die große Fontanelle beziehungsweise der Bereich der großen Fontanelle als Stemmpunkt.

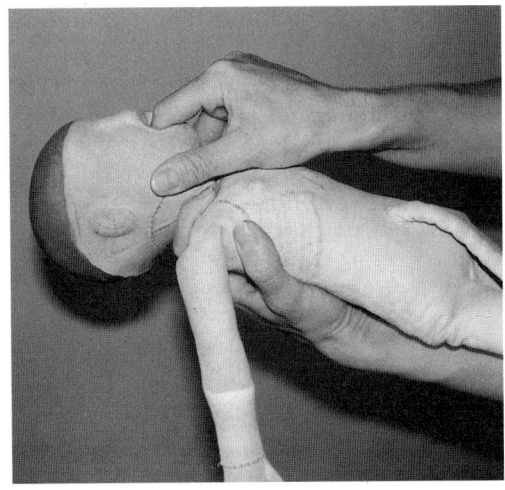

Abb. 9.42 Umgekehrter Veit-Smellie-Handgriff.

Umgekehrter Prager Handgriff

Ist der Mund bei einer eventuellen Deflexion des Kopfes nicht erreichbar, kommt der **umgekehrte Prager Handgriff** zur Anwendung. Die Lagerung erfolgt wie beim Handgriff nach Veit-Smellie. Die freie Hand umgreift vom Rücken her die Füße des Kindes im "Hasengriff" und führt den Körper nach unten zur Erreichung des Stemmpunktes, der im Bereich des Kehlkopfes liegt (Abb. 9.43). Anschließend wird der Körper in einem großen Bogen in Führungslinie auf den Bauch der Mutter geleitet.

Bleibt auch diese Technik ohne Erfolg, muß der ärztliche Geburtshelfer eine Zangenextraktion am Kopf vornehmen, die bei dorsoposteriorer, aber auch dorsoanteriorer Stellung durchgeführt werden kann. Im angloamerikanischen Sprachraum wird diese geburtshilfliche Operation mit der Zange nach Piper durchgeführt, im deutschsprachigen Raum kommt die Shute- beziehungsweise Kjelland-Zange (aufgrund ihrer Drehbeweglichkeit und des Kompressionsschutzes) zur Anwendung.

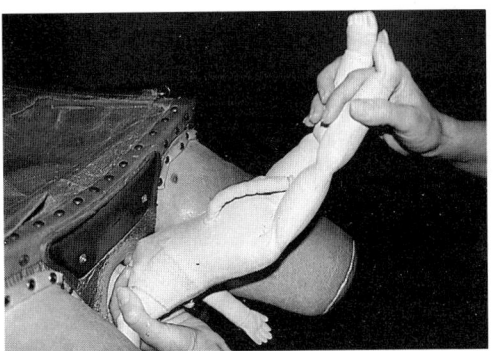

Abb. 9.43 Umgekehrter Prager Handgriff.

Schräglage/Querlage

Bei dieser seltenen geburtshilflichen Regelwidrigkeit bildet die Längsachse des Kindes einen Winkel von bis zu 90° zur Längsachse der Gebärmutter. Diese primär geburtsunmöglichen Lagen kommen bei weniger als 1% der Geburten vor.

Einteilung: Nach der Stellung des Rückens und der Seite des Kopfes werden Querlagen wie folgt eingeteilt:

- I. oder II. dorsoanteriore Querlage – Rücken vorne (zum Bauch der Mutter hin)
- I. oder II. dorsoposteriore Querlage – Rücken hinten (zum mütterlichen Rücken hin)

- I. oder II. dorsosuperiore Querlage – Rücken oben
- I. oder II. dorsoinferiore Querlage – Rücken unten (Abb. 9.44).

Die Schräglage wird anhand der Seite des Kopfes (I. oder II. Schräglage) wie auch nach der Stellung des Rückens definiert, z.B. I. dorsoposteriore Schräglage - Kopf links, die Körperachse verläuft von rechts nach links, der Rücken ist hinten.

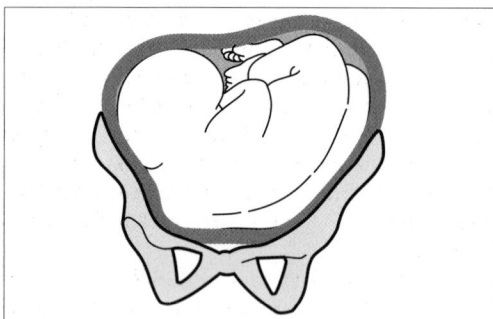

Abb. 9.44

Ursachen: Sie entsprechen weitgehend den Ursachen für eine Beckenendlage (s. S. 615). So ist bei allen Umständen, in denen eine abnorme Beweglichkeit des Kindes, ein großes Raumangebot oder eine Behinderung der Schädellage (Myome, Plazentasitz) vorliegt, die Möglichkeit gegeben, daß sich das Kind eine andere Lage sucht.

Diagnose: Meist werden Schäg- oder Querlagen noch vor Geburtsbeginn durch die Vorsorgeuntersuchung in der Schwangerschaft entdeckt.
- Äußere Untersuchung:
  - Breiter und tiefer als erwartet stehender *Fundus uteri*.
  - Breiter Leib, querovale Fruchtwalze.
  - Leopold-Handgriffe.
  - Ultraschalldiagnostik.
- Innere Untersuchung
  - Das kleine Becken ist leer, ein vorangehender Teil ist nicht zu tasten.
  - Bei einer bimanuellen Untersuchung fällt die erwähnte querovale Fruchtwalze auf.

Therapie: In Abhängigkeit von der Ausprägung der diagnostizierten Lageanomalie, der Wehenbereitschaft, des Muttermundsbefundes u.a. empfiehlt sich einige Zeit vor dem errechneten Termin die stationäre Aufnahme. Bei einsetzender Wehentätigkeit oder einem vorzeitigen Blasensprung soll ein rechtzeitiges Eingreifen gewährleistet sein. Der Versuch, eine Querlage *sub partu* auf den Fuß zu wenden und das Kind durch eine ganze Extraktion zu entwickeln, muß dem ärztlichen Geburtshelfer vorbehalten bleiben. Die Durchführung beschränkt sich aufgrund der hohen Komplikationsrate auf folgende Ausnahmefälle:
- Lagewechsel des zweiten Zwillings nach der Geburt des ersten Kindes.
- Intrauteriner Fruchttod.
- Sehr frühe Frühgeburten vor der 26. Woche, in Abhängigkeit vom kindlichen Zustand.

Naturgemäß ist bei einer Querlage ansonsten eine Sectio durchzuführen.

Handelt es sich um eine **Schräglage**, kann in Operationsbereitschaft versucht werden, die Fruchtachse von außen zu schienen, bis sich unter Wehentätigkeit möglicherweise eine regelrechte Schädellage – durch Ausweichen des Kopfes nach unten unter Druck von oben – einstellt. Unter CTG-Kontrolle wird die Fruchtachse vorsichtig ohne Gewaltanwendung so weit wie möglich in eine Senkrechtachse geschoben. Die so erreichte Achse wird links und rechts mit zwei großen Rollen (Handtücher) geschient und durch einen großen Netzschlauchverband fixiert.

Dieses früher sehr häufig angewandte Verfahren wird jedoch nur dann Aussicht auf Erfolg haben, wenn ausreichend Raum zur Verfügung steht (Mehr- oder Vielgebärende) beziehungsweise das Kind eine gewisse Beweglichkeit aufweist. Liegen erkennbare Gründe für die Schräglage vor (tiefer Sitz der Plazenta, Myome u.a.), darf diese Lageveränderung keinesfalls durchgeführt werden.

Komplikationen. Mit Wehenbeginn und/oder erfolgtem Blasensprung können eintreten:
- Vorfall der Nabelschnur, Vorfall kleiner Teile.
- Präsentation der Schulter – Schulterlage – als vorangehender Teil, der durch die Wehenkraft in das kleine Becken hineingetrieben wird.
- Verschleppte Querlage.
- Drohende Uterusruptur.
- Uterusruptur.

Mißverhältnis

Eine Störung im Geburtsverlauf, die sich als Regelwidrigkeit darstellt, hat meist folgende Ursachen:
- Anomalien der Passage (Geburtskanal)
  - abweichende Beckenformen
  - Widerstände der auskleidenden Weichteile (s. Kap. 9.1 Weichteildystokien und Geburtsstillstand)
- Anomalien des Kindes
  - zu groß (Kopfgröße, gesamte Körpergröße)
  - für die Passage ungünstige Kopfformen
  - Fehlbildungen
- Anomalien der Wehenkräfte
  - hypertone Wehenstörung
  - hypotone Wehenstörung

Einer dieser Faktoren beziehungsweise Wechselwirkungen mehrerer Faktoren können einen protrahierten Verlauf, einen Geburtsstillstand oder eine geburtsunmögliche Situation mit sich bringen. Es kann in jeder Ebene der Passage zu einem Stillstand kommen:
- Beckeneingang – vor der Wehentätigkeit und in der Eröffnungsperiode
- Beckenmitte – Eröffnungsperiode und Austreibungsperiode
- Beckenausgang – Austreibungsperiode.

Das Erkennen einer Ursache für einen protrahierten Verlauf beziehungsweise Geburtsstillstand ist *sub partu* nicht immer leicht. Auch ein sonographisch geschätztes hohes Geburtsgewicht des Kindes muß nicht zu einem Mißverhältnis führen, wenn Beckenform und Wehenkraft eine Passage gestatten. Auch ein allgemein verengtes Becken muß nicht zwangsläufig zu einem Geburtshindernis werden, denn *sub partu* kann es zur Änderung der "absoluten" Maße kommen, und zwar durch Anpassung und Formübereinstimmung des vorangehenden Teils an den zu passierenden Weg
- Konfiguration des kindlichen Kopfes
- Konfiguration des mütterlichen Beckens (in geringem Maße)
- Einnahme von Haltungen und/oder Einstellungen, die zwar vom regelrechten Verlauf abweichen, unter den momentanen Gegebenheiten jedoch oft die einzige Möglichkeit zur Bewältigung des Geburtsweges darstellen.

Anomalien der Passage

Beckenformen

Neben dem typisch weiblichen Becken, das für die Geburt eine optimale Form der Passage bietet, können die gehäuft vorkommenden Abweichungen von der Form in drei Untergruppen eingeteilt werden (Tab. 9.7).

Heute finden sich aufgrund der verbesserten Lebensumstände nur noch selten schwerwiegende Beckenanomalien. Die mögliche Therapie von Knochenerkrankungen, das verbesserte Ernährungsangebot und die zahlreichen Prophylaxen gegen knochenverändernde Erkrankungen (Rheuma, Rachitis) tragen hierzu wesentlich bei.

Das in Abb. 9.45 abgebildete gynoide Becken ist ein normales, weibliches Becken, dessen Maße den Normalmaßen entsprechen. Abb. 9.46 zeigt das gleiche Becken wie Abb. 9.45, nur ist hier der *Arcus pubis* zu sehen. (Die in den Abbildungen gezeigten Becken stammen aus der Beckensammlung der Staatlichen Berufsfachschule für Hebammen, München.)

In Abb. 9.47 ist ein leicht allgemein verengtes und leicht plattes Becken einer normal großen Frau bei Zustand nach Koxitis in der Kindheit dargestellt. Gerader Durchmesser 9 cm, querer Durchmesser 13,1 cm, rechter schräger Durchmesser 11,8 cm, linker schräger Durchmesser 11,9 cm. Abb. 9.48 demonstriert ein schräg verengtes Becken.

Abb. 9.49 zeigt ein quer verengtes Becken, beide Kreuzbeinflügel fehlen. Gerader Durchmesser 11,0 cm, querer Durchmesser 6,1 cm.

Das Becken in Abb. 9.50 ist ein in allen queren Durchmessern verengtes längsovales Becken mit nur 5 Kreuzbeinwirbeln. Gerader Durchmesser 10,1 cm, querer Durchmesser 11,1 cm, rechter schräger Durchmesser 11,6 cm, linker schräger Durchmesser 11,5 cm.

In Abb. 9.51 ist ein leicht allgemein verengtes Becken einer normal großen Frau in der Aufsicht wiedergegeben. Gerader Durchmesser 8 cm, querer Durchmesser 11 cm, rechter schräger Durchmesser 11,2 cm, linker schräger Durchmesser 11,0 cm.

In Abb. 9.52 ist der Beckenausgang des in Abb. 9.51 gezeigten Beckens zu sehen. Gerader Durchmesser 9 cm, querer Durchmesser 10,1 cm.

Abb. 9.53 zeigt die Vorderansicht eines stark rachitisch-platten Beckens, das etwas asymmetrisch ist. Gerader Durchmesser 7,1 cm, querer Durchmesser 14,4 cm, rechter schräger Durchmesser 13,9 cm, linker schräger Durchmesser 13,0 cm.

Ein plattes Becken als Folge einer durchgemachten Osteomalazie ist in Abb. 9.54 dargestellt. Gerader Durchmesser 14,5 cm, querer Durchmesser 12,1 cm, rechter schräger Durchmesser 10,8 cm, linker schräger Durchmesser 11,3 cm. Die Maße ergeben ein sogenanntes Trichterbecken.

Tab. 9.7 Beckenformen im Vergleich.

	weibliches Becken (gynoides Becken)	männliches Becken (androides Becken)	anthropoides Becken	plattes Becken
Häufigkeit	55-60%	15-20%	15-20%	5%
Form des Beckeneingangs	rundlich-queroval	herzförmig	rundlich-längsoval	nierenförmig
Form des Beckenausgangs	rund	eng, da geringe Kreuzbeinkrümmung	eng, da langes, schmales Kreuzbein	weit, da flaches nach hinten abgewichenes Kreuzbein
Schambogenwinkel (Beckenausgang)	90°	<90°, schmaler hoher Beckenausgang	>90°, spitzwinklig	>90°, ausgesprochen weit
Seitenbegrenzung	ausladend	eng und hoch, kräftiger Knochenbau, insgesamt großer Wuchs	querer Durchmesser verkürzt	weit
Einspringende Spinae	nein	ja	nein	nein
Form der Michaelis-Raute	gleichschenklige Rautenform	schmale, hochgestellte Rautenform	je nach Beckenveränderung	abgeflachte Rautenform

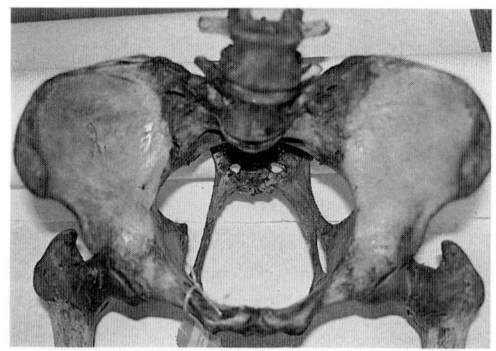

Abb. 9.45 Gynoides Becken. Normales weibliches Becken, dessen Maße den Normalmaßen entsprechen.

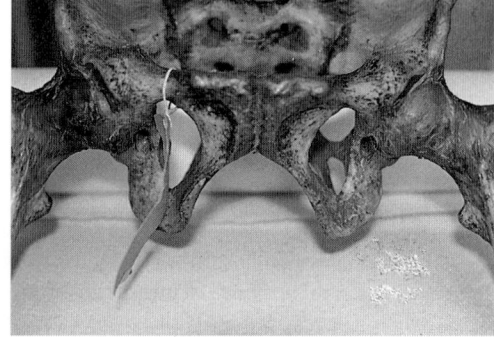

Abb. 9.46 Gynoides Becken, Ansicht des *Arcus pubis*.

9 Die regelwidrige Geburt
9.2 Regelwidriger Geburtsmechanismus

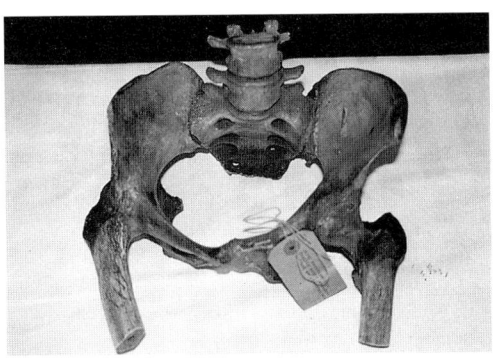

Abb. 9.47 Durch Koxitis schräg verengtes Becken.

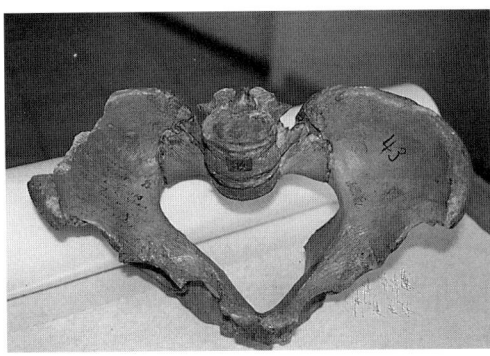

Abb. 9.48 Anthropoides schräg verengtes Becken.

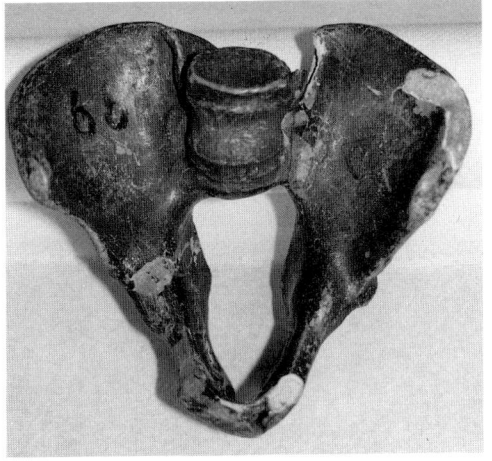

Abb. 9.49 Anthropoides quer verengtes Becken.

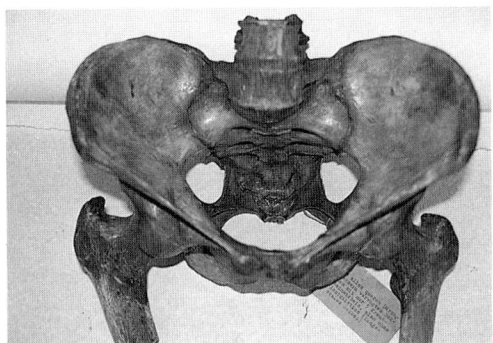

Abb. 9.50 Anthropoides, in allen queren Durchmessern verengtes Becken.

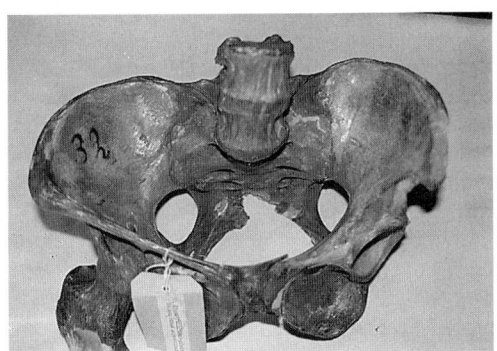

Abb. 9.51 Anthropoides, leicht allgemein verengtes Becken (Aufsicht).

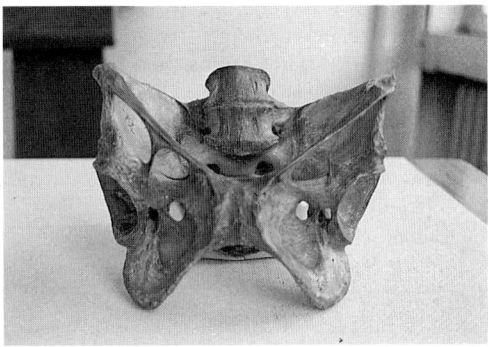

Abb. 9.52 Anthropoides, leicht allgemein verengtes Becken (Beckenausgang).

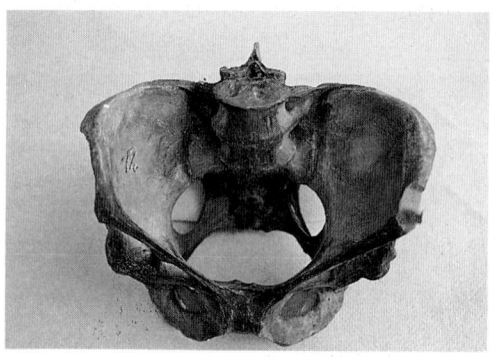

Abb. 9.53 Rachitisch-plattes Becken.

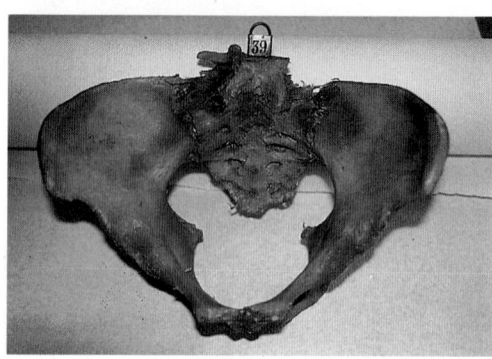

Abb. 9.54 Plattes Becken nach Osteomalazie.

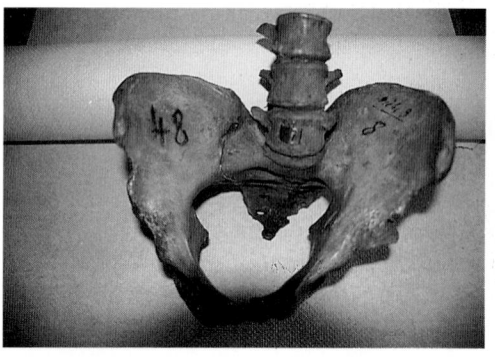

Abb. 9.55 Anthropoides Naegele-Becken.

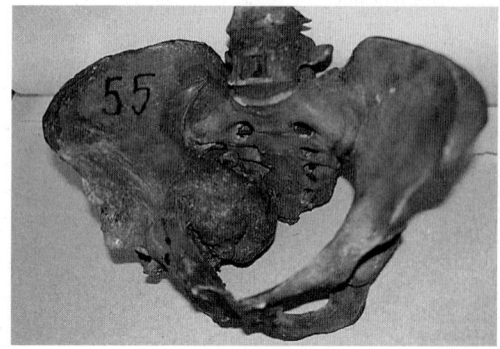

Abb. 9.56 Anthropoides Tumorbecken.

In Abb. 9.55 ist ein schräg verengtes, sogenanntes Naegele-Becken (Fehlen eines Kreuzbeinflügels) wiedergegeben. Gerader Durchmesser 10,1 cm, querer Durchmesser 11,1 cm, rechter schräger Durchmesser 11,5 cm, linker schräger Durchmesser 9,9 cm.

Abb. 9.56 schließlich demonstriert ein sogenanntes Tumorbecken.

Diagnose: Die bei der Aufnahme durchgeführte Diagnostik kann unter Umständen auf eine vorhandene Beckenform- beziehungsweise Beckenanomalie hinweisen:
- Anatomische Beckendiagnostik.
- Äußere Beckenmessung mit dem Beckenzirkel nach Martin.
- Beurteilung der Michaelis-Raute.
- Beckenausstattung, vaginale Untersuchung und die damit feststellbare Relation des vorangehenden Teils zum mütterlichen Becken.
- Gewichts- und Kopfdurchmesserschätzung anhand der zuletzt durchgeführten Ultraschallaufnahme.
- Einschätzung der Wehentätigkeit (über Tokographie und palpatorisch feststellbare Wehenstärke) und deren Effekt auf den vorangehenden Teil.

Von der klassischen anatomischen Beckendiagnostik kann nur bedingt auf das tatsächliche im Becken vorhandene Raumangebot geschlossen werden. Von einigen Autoren wird die Ultraschallmessung zur Bestimmung der *Conjugata vera* sowie zur Differenzerhebung zwischen *Conjugata vera* und biparietalem Durchmesser des kindlichen Kopfes empfohlen.

In der Praxis wird diese Form der Beckenmessung selten durchgeführt. Die Darstellung einer standardisierten Referenzebene ist nicht möglich, da keine objektiven Maße vorhanden sind (Abb. 9.57). Aussagekräftiger ist die röntgenologische Beckenmessung (nach Guthmann) oder die Kernspintomographie (O'Brien 1982).

Bei Wehentätigkeit wird die funktionelle Beckendiagnostik angeschlossen, von deren Ergebnissen die weitere Geburtsleitung bestimmt wird.

Funktionelle Beckendiagnostik:
- Äußere Untersuchung: 3. und 4. Leopold-Handgriff, Zangenmeister-Handgriff.
- Innere Untersuchung: bimanuelle Untersuchung, auch "Maßnehmen des Kopfes" während der Wehe oder Druck nach unten durch die äußere Hand.

Die Durchführung der anatomischen und funktionellen Beckendiagnostik stellt im Arbeitsablauf keine zusätzliche Belastung dar. Durch Übung, Beobachtung und Zuordnung zum Gesamtzusammenhang ist es möglich, alle oben aufgeführten Parameter zu einem Gesamtbild zusammenzufassen.

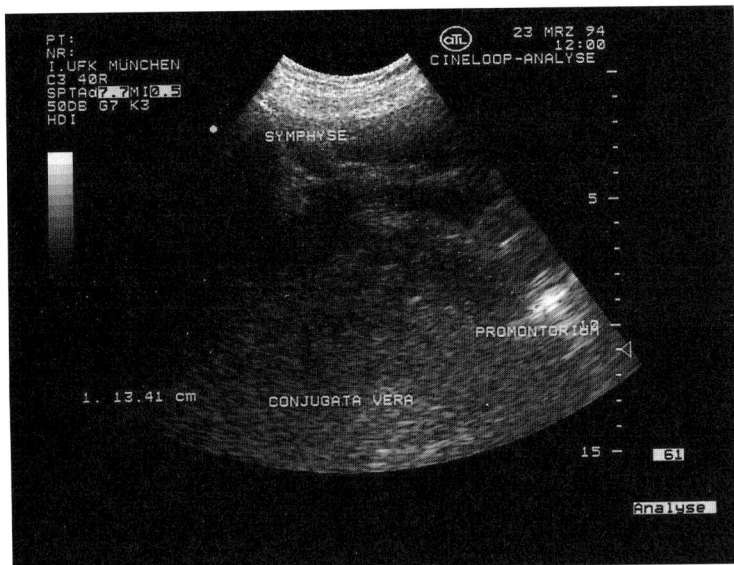

Abb. 9.57 Ultraschallaufnahme des Beckens.

Anomalien des Kindes

Eine über der Norm liegende **Größe** kann verschiedene Ursachen haben. Eine steigende Tendenz des Geburtsgewichtes ist in der Praxis bei Mehr- und Vielgebärenden zu beobachten. Demgegenüber steht die Erfahrung, daß Weichteildystokien hier weniger häufig vorkommen als bei Erstgebärenden, da durch die vorausgegangenen Geburten die Geburtswege gedehnt wurden und die Wehentätigkeit wohl auch effizienter ist.

Sogenannte Riesenkinder (ab 4000 g) finden sich häufig bei diabetischen Müttern als Folge der mangelnden Glukoseverwertung. Auch vererbbare Dispositionen spielen bei der Kindergröße eine Rolle.

Sicherlich spielt die **Kopfform** des Kindes in Relation zu den Beckenverhältnissen eine große Rolle, kann aber wie vorab beschrieben *sub partu* gewissen Veränderungen unterliegen.

Bestimmte **Fehlbildungen** oder Erkrankungen des Kindes können ein primäres Mißverhältnis darstellen:
- Hydrozephalus
- *Hygroma colli*
- polyzystische Veränderungen im Gesichts-, Hals- beziehungsweise Schulterbereich
- Zelenbildung (Omphalozelen u.a.).

Diese Abweichungen werden in der Regel noch vor der Geburt festgestellt, meist durch die Routine-Ultraschalluntersuchungen, so daß die Entscheidung über den Geburtsmodus – primäre Sectio – meist schon vor der Geburt getroffen werden kann.

Fazit

Die Praxis zeigt, daß die Indikation zu einer Sectio aufgrund eines Mißverhältnisses in der Regel auf dem Zusammentreffen mehrerer Faktoren beruht und daß selten ein absolutes Mißverhältnis (z.B. bei einem Frakturbecken) zugrunde liegt.

Im klinischen Alltag bestimmen immer häufiger andere Faktoren die Indikationsstellung, die eine Tendenz zu Präventivhandlungen und zur Absicherung vor forensischen Konsequenzen aufweist. Auswertung von CTG-Verläufen, protrahierte Verläufe, anamnestische Risiken und Erhebung von Funktionswerten *sub partu* (Mikroblutanalysen) stellen die weitaus größere Zahl der sekundären Sectioindikationen als die tatsächlichen echten Mißverhältnisse.

Literatur

Bolte A, Wolff F, Hrsg. Hochrisikoschwangerschaft, Darmstadt: Steinkopf 1989.

Bloomfield MM, Philipson EH. External cephalic version of twins. Obstet Gynecol 1997; 89:814-5.

Brökelmann J. Akut-Entscheidungen in Gynäkologie und Geburtshilfe. Stuttgart, New York: Thieme 1989.

Coltart T, Edmonds DK, al Mufti R. External version at term: a survey of consultant obstetric practice in the UK and Rep of Ireland. Br J Obstet Gynaecol 1997; 104:544-8.

Criukshank D. Danford's Obstetrics. 6. ed. Philadelphia: Lippincott 1990.

Feige A, Krause M. Beckenendlage. München: Urban & Schwarzenberg 1998.

Fenwick L, Simkin PT. Maternal Positioning. Clin Obstet Gynecol 1987; 30/1:83-90.

Gabbe StG, Niebyl JR, Simpson JL, eds. Obstetrics - Normal and Problem Pregnancies. New York: Churchill & Livingston 1986; 453-549.

Goldenberg RL, Nelson KG. The unanticipated Breech Delivery and Presentation in Labor. Clin Obstet Gynecol 1984; 27/1:96-109.

Hayashi RH. Preface. Clin Obstet Gynecol 1987; 30/1:1-3.

Hayashi RH. Labor Management. Clin Obstet Gynecol 1992; 35/3:443-570.

Herbert WN. Complications of Puerperium. Clin Obstet Gynecol 1982; 25/1:219-33.

Killiam A. Amniotic Fluid Embolism. Clin Obstet Gynecol 1985; 28/1:32-7.

Knuppel RA. Septic Shock in Obstetrics. Clin Obstet Gynecol 1984; 27/1:3-24.

Krause M, Fischer T, Feige A. Der Einfluß der Fußlage auf die Art der Entbindung. Z Geburtshilfe Perinatal 1997; 201:128-35.

Künzel W, Wulf KH. Adaption und Erkrankung während der Schwangerschaft. In: Wulf KH, Schmidt-Matthiesen H, Hrsg. Klinik der Frauenheilkunde und Geburtshilfe. Bd 5. 2. Aufl. München: Urban & Schwarzenberg 1986.

Lau TK, Kit KW, Rogers M. Pregnancy outcome after successful external cephalic version for breech presentation at term. Am J Obstet Gynecol 1997; 176:218-23.

Lee Chang Y. Shoulder Dystokia. Clin Obstet Gynecol 1987; 30/1:77-83.

Leveno KJ et al. Obstetric Emergencies. Clin Obstet Gynecol 1990; 33/3:405-93.

Martius G. Geburtshilflich-perinatologische Operationen. Stuttgart, New York: Thieme 1986.

Martius G. Hebammenlehrbuch. 6. Aufl. Stuttgart, New York: Thieme 1995.

Myles M, ed. Textbook for Midwives. 11. ed. Edinburgh: Churchill & Livingston 1989.

Norchi S, Tenore AC, Lovotti M, Merati R, Teatini A, Belloni C. Efficacy of external cephalic version performed at term. Eur J Obstet Gynecol Reprod Biol 1998; 76:161-3.

O'Brien FW, Cetalo RC. Evaluation of X-Ray Pelvimetry and abnormal Labor. Clin Obstet Gynecol 1982; 25/1:57-65.

Pernoll ML, Benson RC. Current Obstetric and Gynecologic Diagnosis and Treatment. 6. ed. East Norwalk: Appleton & Lange 1987.

Pschyrembel W, Dudenhausen JW, Joachim W. Praktische Geburtshilfe mit geburtshilflichen Operationen. 18. Aufl. Berlin, New York: de Gruyter 1994.

Schmidt-Matthiesen H, Hepp H. Gynäkologie und Geburtshilfe. 9. Aufl. Stuttgart, New York: Schattauer 1998.

Seeds JW, Cefalo RC. Breech Presentation - Malpresentation. Clin Obstet Gynecol 1982; 25/1: 145-57.

Silverton L. The Art and Science of Midwifery. Hertfordshire: Prentice Hall Europe 1993.

Simon C. Pädiatrie. 7. Aufl. Stuttgart, New York: Schattauer 1995.

Smale LE, Guico MF, Chalmers L, Ensminger MD. Difficulties in Breech Presentation and Delivery. Clin Obstet Gynecol 1976; 19/3:587-95.

Weiner CP. Vaginal Breech Delivery in the 1990's. Clin Obstet Gynecol 1992; 35/3:559-70.

Wilkinson C, McIlwaine G, Boulton-Jones C, Cole S. Is a rising caesarean section rate inevitable? Br J Obstet Gynaecol 1998; 105:45-52.

9.3
Management von Mehrlingsgeburten
Sonja Opitz-Kreuter

Die Betreuung von Mehrlingen während der Schwangerschaft und der Geburt stellt die Hebamme vor eine Vielfalt besonderer Aufgaben. Durch die Weiterentwicklung der medikamentösen Ovulationsauslöser und der heutigen Reproduktionsmedizin wird die Hebamme in zunehmendem Maße mit Mehrlingsgeburten konfrontiert. Mehrlingsgeburten treten inzwischen häufiger auf als von der Hellin-Regel (Tab. 9.8) her zu erwarten wäre.

Die Entstehung von Mehrlingsschwangerschaften unterliegt einer ethnischen Häufung; z.B. liegt die Zwillingshäufigkeit bei Belgierinnen bei 1:56, bei Chinesinnen aber um die 1:300 (Nelson 1987).

Das Vorkommen von Mehrlingen in der Familie der Frau spielt ebenso eine Rolle wie das erhöhte Auftreten von Mehrlingen bei Mehr- und Vielgebärenden. Im zweiten Fall wird eine mit jeder Schwangerschaft ansteigende Gonadotropinsekretion angenommen. Ein deutlicher Anstieg der Mehrlingsschwangerschaften ist auch bei Gabe von follikelstimulierenden Medikamenten im Rahmen einer Kinderwunsch- oder Sterilitätsbehandlung zu sehen.

Tab. 9.8 Hellin-Regel zur Bestimmung der Häufigkeit spontaner Mehrlingsschwangerschaften.

Zwillinge	$1:85$	Gemini
Drillinge	$1:85^2$	Triplet
Vierlinge	$1:85^3$	Quadruplet

Diagnose der Mehrlingsschwangerschaft

Die frühzeitige Diagnose der Mehrlingsschwangerschaft ist bedeutsam für die weitere Führung und Betreuung der Frau. Komplikationen, die bei Mehrlingsschwangerschaften gehäuft auftreten, können dann erkannt und behandelt werden.

Apparative Diagnostik

In der Regel erfolgt die Diagnose der Mehrlingsschwangerschaft durch eine Ultraschalluntersuchung in der ärztlichen Praxis. Durch den Einsatz der Ultraschalldiagnostik ist der Nachweis über zwei verschiedene Herzfrequenzmuster im Kardiotokogramm zunehmend in den Hintergrund getreten.

Äußere und innere Untersuchung

Bei der Erstuntersuchung und der äußeren Inspektion der mit Mehrlingen schwangeren Frau fallen folgende Untersuchungsbefunde auf:
- Der Fundusstand und die Gebärmutter sind höher als von der Zeit her zu erwarten wäre.
- Bei der Beurteilung der Stellung des Rückens erscheint die Gebärmutter nicht nur größer, sondern auch breiter ausladend als bei Einlingsschwangerschaften; möglicherweise sind mehrere große oder kleine Teile zu tasten.
- Über der Norm liegende Gewichtszunahme ohne Ödembildung und ohne Hinweis auf Stoffwechselerkrankungen beziehungsweise organische Ursachen.
- Nachweis von zwei verschiedenen Herztonfrequenzen mittels Doptone.

Die Hebamme sollte bei Abweichungen von den Erwartungswerten der äußeren oder inneren Untersuchung stets an eine noch nicht erkannte Mehrlingsschwangerschaft denken.

Schwangerschaftsverlauf

Subjektive Schwangerschaftsbeschwerden

Die Rate der subjektiven Schwangerschaftsbeschwerden ist im Verhältnis zu den Einlingsschwangerschaften deutlich erhöht. Die Frauen klagen mit zunehmendem Gestationsalter wegen der Mehrbelastung gehäuft über
- Unwohlsein und Erbrechen
- Harninkontinenz
- zunehmende venöse Stauungen und Varizen
- vorzeitige Kontraktionen
- Kurzatmigkeit (durch den Zwerchfellhochstand bedingt)
- Sodbrennen und Schluckauf
- Bewegungseinschränkungen
- Leistungsminderung, die mit den anderen Faktoren zusammenhängt.

Frauen mit Mehrlingsschwangerschaften sollten – je nach Beschwerden und Bedarfslage – nach der sogenannten **Trimenonregel** zu Kontrolluntersuchungen einbestellt werden:
- im ersten Trimenon alle 3 Wochen,
- im zweiten Trimenon alle 2 Wochen,
- im dritten Trimenon alle 1 bis 2 Wochen.

Komplikationen im Schwangerschaftsverlauf

Komplikationen ergeben sich bei Mehrlingsschwangerschaften deutlich häufiger als bei der Einlingsschwangerschaft. Ursächlich hierfür sind im wesentlichen:
- Mehrbelastung des mütterlichen Organismus
- erschwerte Ausgangssituation bei eventuell bestehenden Anämien, Grunderkrankungen oder anderen Belastungen
- Frühgeburtlichkeit der Kinder als Folge einer vorzeitigen Wehentätigkeit
- Zervixinsuffizienz.

Bei der Mutter treten deutlich häufiger auf:
- *Hyperemesis gravidarum*
- Anämien
- Gestose- beziehungsweise Pfropfgestose-Entwicklung
- Gestationsdiabetes
- psychosoziale Probleme.

Bei den Kindern häufen sich:
- Untergewichtigkeit; im Mittel wiegen Zwillinge ca. 300 bis 500 g weniger als Einlinge im gleichen Gestationsalter
- unterschiedliche Entwicklung beziehungsweise Retardierung eines Mehrlings
- Frühgeburtlichkeit und die damit verbundenen Probleme
- Lage- und Poleinstellungsanomalien.

Besondere Aspekte

Neben der eingehenden Betreuung und Vorsorge sind in einem ausführlichen Beratungsgespräch mit den werdenden Eltern folgende Punkte zu besprechen:
- Kriterien für die Wahl der Entbindungsklinik.
    - Ist eine Kinderklinik angeschlossen?
    - Stehen Frühgeburtenbetten zur Verfügung?
    - Ist bei höhergradigen Mehrlingen (Drillingen, Vierlingen) ausreichend Personal verfügbar?
- Vorzeitiger Klinikaufenthalt.
    - Steht bei einem notwendig werdenden Klinikaufenthalt eine Familienpflegerin zur Versorgung der Familie zur Verfügung?
    - Läßt sich eine Versorgung über Verwandte einrichten?
- Steht eine Nachsorgehebamme zur Verfügung?
- Hinweis auf Selbsthilfegruppen von Mehrlingseltern (Adressen zu beziehen über: Zeitschrift für Mehrlingseltern, Verlag Marion von Gratkowski, Postfach 17 17, 86899 Landsberg am Lech).
- Hinweis auf das Mutterschutzgesetz; Verlängerung des Beschäftigungsverbotes auf 12 Wochen für Mütter von Frühgeborenen oder Mehrlingen.
- Auskunft über das je nach Bundesland unterschiedliche Familiendarlehen oder andere Förderungsmöglichkeiten erteilen das zuständige Jugendamt, die Gemeinden oder das Sozialministerium des jeweiligen Bundeslandes.

Leitung der Entbindung bei regelrechtem Verlauf

Die Geburtsleitung bei Mehrlingen entspricht im wesentlichen der beim Einling, in Abhängigkeit von der kindlichen Haltung, Stellung, Poleinstellung und Lage. Jedoch ist zu beachten, daß bei Mehrlingen gehäuft Regelwidrigkeiten auftreten können, besonders nach der Geburt des ersten Kindes (Tab. 9.9). Diese Abweichungen können sich unter Umständen durch die Raumveränderungen im Uteruscavum ohne vorherige Anzeichen ergeben. So können sich auch aus einer günstigen Ausgangsposition – beide Kinder in Schädellage – Situationen entwickeln, die eine rasche operative Geburtsbeendigung notwendig machen.

Tab. 9.9 Prozentuale Verteilung der geburtshilflichen Situationen bei Zwillingen (Poleinstellung, Lage) (modifiziert nach Chervenak 1986 und Martius 1988).

Beide Kinder in Schädellage	42,5 %
Schädellage und Beckenendlage	26,0 %
Beckenendlage und Schädellage	6,9 %
Beide in Beckenendlage	6,1 %
Schädellage und Querlage/Schräglage	12,4 %
Beckenendlage und Querlage/Schräglage	5,0 %
Beide Kinder in Querlage/Schräglage	0,6 %

Aufnahme in die Entbindungsabteilung

Wird die unter der Geburt stehende Frau aufgenommen, empfehlen sich bei der Vorbereitung des Raumes folgende Maßnahmen:
- Bereitstellung und Funktionsüberprüfung der Reanimationseinheit(en)
- Kopffreiheit für die möglicherweise bei vaginal-operativen Eingriffen notwendige Anästhesie
- Bereitstellung und Überprüfung eventuell notwendiger Instrumente oder Geräte
- Geburtstisch mit einer ausreichenden Menge von Handschuhen, sogenannten "Steißtüchern" für die Entwicklung einer Beckenendlage und Materialien für die Eröffnung der Fruchtblasen bestücken
- Wendungsschlinge
- Absprache über die Identifizierung der Kinder, z.B. 1. Zwilling 2 Klemmen oder Einmalklemmen.

Komplikationen und Besonderheiten während der Geburt
Notwendige Maßnahmen

Bis zur Mitte des zweiten Trimenons wachsen beide Kinder regelrecht, danach nehmen sie weniger an Gewicht zu als ein gleichaltriges Einlingskind. Das durchschnittliche Geburtsgewicht liegt bei 2200 bis 2400 gr, wobei das erste Kind meist um 100 gr schwerer ist. Zusammen mit dem Untergewicht spielt auch die häufig auftretende Dystrophie eine grundlegende Rolle bei der Entwicklung von Anpassungs- und Gedeihstörungen.

Die durchschnittliche Tragzeit von Zwillingen ist ebenfalls reduziert; etwa 50% werden vor der 37. SSW entbunden, 10% vor der 32. SSW. In der Praxis muß daher bei Zwillingen mit Frühgeburtlichkeit und reduziertem Geburtsgewicht gerechnet werden (häufig unterhalb der 5er-Perzentile). Eine erhöhte Morbiditätsrate besteht vor allem für den zweiten Zwilling. Sie ist abhängig von der Dauer des Geburtsintervalls, der Präsens des Kindes und wird von vielen anderen Faktoren mit beeinflußt (Geburtsgewicht, Gestationsalter u.a.).

Während der Geburt können sich besondere Umstände ergeben. An folgendes sollte bei der kontinuierlichen Überwachung gedacht werden:
- Auftreten von hypo- oder hyperkinetischen Wehenstörungen.
- Vermeidung eines *Vena-cava*-Syndroms.

- Nach vorzeitigem Blasensprung
  - zweistündliche Temperaturkontrolle
  - CRP- beziehungsweise Leukozytenkontrolle
  - Abstriche, gegebenenfalls Antibiogramm bei Amnioninfektionssyndrom.
- Frühgeburtlichkeit
  - Benachrichtigung des Kinderarztes
  - Bereitstellung der Frühgeburtenplätze
  - Überprüfung und Bereitstellung von Inkubatoren und Reanimationseinheiten.
- Hinweise und Anzeichen für eine drohende kindliche Asphyxie beachten, insbesondere bei
  - protrahierter Eröffnungs-/Austreibungsperiode
  - suspektem CTG.
- Eintretender Blasensprung.
  - Bei noch nicht in das mütterliche Becken eingetretenem vorangehenden Teil des führenden Mehrlings müssen Vorliegen oder Vorfall der Nabelschnur oder kleiner Teile ausgeschlossen werden.

Geburtsleitung beim ersten Zwilling

Die Geburtsleitung beim ersten Zwilling unterscheidet sich im wesentlichen nicht von der Leitung der Einlingsgeburt. Von vielen Autoren wird nach wie vor empfohlen, Zwillinge, die sich beide in Schädellage befinden, vaginal zu entbinden. Wenn sich entweder beide Kinder oder ein Kind nicht in Schädellage eingestellt haben, raten viele Autoren zwecks Senkung der kindlichen Mortalitäts- und Morbiditätsrate zur primären abdominalen Schnittentbindung.

Leitung:
- Ein intravenöser Zugang muß stets gelegt werden.
- Kontinuierliche Kardiotokographiekontrolle beider Kinder mit sogenanntem Zwillingsgerät (Gemini-CTG) oder zwei Geräten. Ein abwechselndes Dokumentieren sollte zugunsten der fortlaufenden Aufzeichnung beider Herzfrequenzen verlassen werden.
- Während der Entwicklung der Kinder ist die Anwesenheit des Kinderarztes sowie des Narkosearztes unverzichtbar (wenn sie nicht da sind: Organisationsverschulden).
- Auf den Handgriff nach Kristeller sollte bei der Geburt des ersten Zwillings verzichtet werden, um keine vorzeitige Lösung der Plazenta zu verursachen.
- Eine lang abgenabelte Nabelschnur mit ein oder zwei Nabelklemmen (zur Identifikation bei der späteren Beurteilung der Plazenta) läßt sich bei einer eventuellen vaginal-operativen Entwicklung des zweiten Zwillings ohne Behinderung des Operateurs in der Leistenbeuge der Mutter plazieren.

Es folgt die Erstversorgung des ersten Zwillings. Gleichzeitig wird die pH-Wert-Kontrolle des arteriellen Nabelschnurbluts durchgeführt. Die möglicherweise liegende intravenöse Syntocinon®-Infusion (Wehentropf) ist nach der Geburt des ersten Kindes vorübergehend abzuschalten. Der Kontraktionszustand der Gebärmutter ist zu überwachen. Außerdem ist auf möglicherweise eintretende Blutungen zu achten.

Geburtsleitung beim zweiten Zwilling

Aus der kardiotokographischen Verlaufskurve des zweiten Zwillings und der äußeren und inneren Untersuchung nach der Entwicklung des ersten Zwillings ergeben sich Hinweise für die weitere Geburtsleitung. Fragliche Untersuchungsergebnisse oder nicht klar zu definierende Lagen können sofort durch eine **Ultraschalluntersuchung** geklärt werden.

Zeigt das CTG Anzeichen für eine drohende kindliche Asphyxie, ist sofort die Entwicklung des zweiten Zwillings anzuschließen. Die Morbiditätsrate des zweiten Kindes steigt progredient mit der Geburtsdauer. Als optimales, von fast allen Autoren empfohlenes Intervall zwischen erstem und zweitem Kind gilt bei einem guten CTG ein Zeitraum von 15 bis 25 Minuten.

In den meisten Fällen tritt nach der Geburt des ersten Kindes eine Wehenpause ein, wobei es bei einer nicht ausreichend kontrahierten Gebärmutter und dem nun verhältnismäßig großen Raumangebot zu einem spontanen Lage- oder Poleinstellungswechsel des noch ungeborenen Kindes kommen kann.

Folgendes ist zu beachten:
- Der zweite Zwilling weist häufiger eine erhöhte Azidoserate auf.
- Beim zweiten Zwilling ist häufiger eine operative Geburtsbeendigung notwendig.
- Ist schon beim ersten Kind eine Narkose notwendig, soll die Entwicklung des zweiten Kindes ohne weiteres Abwarten gleich anschließend erfolgen.

Leitung (abhängig von der Art des vorangehenden Teils):
- Sofortige vaginale Untersuchung.
- Unter Schienung der Fruchtachse wird die Frau zum vorsichtigen Mitpressen angeleitet, so daß die Hebamme oder der Arzt fühlen kann, inwieweit sich der vorangehende Teil in das kleine Becken einstellt.
- Stellt sich eine zweite Fruchtblase dar, kann unter Schienung der Fruchtachse und unter Sicht die Fruchtblase vorsichtig eröffnet werden, wenn der vorangehende Teil Beziehung zum Beckeneingang aufgenommen hat und ein Nabelschnurvorfall nicht mehr zu erwarten ist.

Schädellage des zweiten Zwillings

Bei bestehender Schädellage des zweiten Kindes wird zunächst eine Spontangeburt angestrebt. Kommt es zur Hypoxie oder macht ein Notfall eine schnelle Entbindung notwendig, wird je nach Höhenstand, Reife und Poleinstellung eine

- Vakuumextraktion,
- Zangenextraktion oder
- *Sectio caesarea* durchgeführt.

Ein problematischer Verlauf kann unter Umständen sogar nach der Spontangeburt des ersten Kinde eine Sectio am zweiten Zwilling notwendig machen.

Beckenendlage des zweiten Zwillings

Tritt der vorangehende Teil des Kindes ohne Probleme mit einem akzeptablen Kardiotokographiemuster in das kleine Becken ein und ohne Komplikationen tiefer, ist die **Manualhilfe nach Bracht** anzuschließen. Besteht der Verdacht auf eine hypoxische Gefährdung, ist die **ganze Extraktion** einer zeitintensiven Manualhilfe vorzuziehen. Als Alternative steht nach intrauteriner Reanimation der Kaiserschnitt zur Verfügung.

Querlage des zweiten Zwillings

Bei der Querlage des zweiten Kindes wird nicht abgewartet, bis sich ein Lagewechsel des Kindes von selbst beziehungsweise durch die Wiederaufnahme der Wehentätigkeit ergibt. Vielmehr wird – durch das noch nicht kontrahierte, daher relativ weite Gebärmuttercavum vereinfacht – eine operative Entwicklung vorgenommen:
- innere Wendung aus der Querlage auf den Fuß und
- ganze Extraktion.

Besonderheiten

Kommt es während der Eröffnungs- beziehungsweise Austreibungsperiode zum Geburtsstillstand oder gibt es bei begonnenen vaginal-operativen Entbindungen erhebliche mechanische Schwierigkeiten ohne erkennbare Ursache, muß die Hebamme an eine **Zwillingskollision** denken. Dieser Oberbegriff bezeichnet eine Behinderung des Austritts durch vorzeitiges Tiefertreten des zweiten Zwillings oder durch die teilweise oder vollständige Einkeilung der Mehrlinge. Die Praxis zeigt, daß vor allem bei Zwillingen, die "sich gegenübersitzen", Behinderungen auftreten können.

Zwillingskollisionen sind sehr selten, bieten aber immer einen dramatischen Verlauf.

Intrauteriner Fruchttod eines Zwillings

Frühschwangerschaft

Die tatsächliche Verlustrate von Mehrlingen in der Frühschwangerschaft ist unbekannt. Nach neuesten Ergebnissen aus Ultraschalluntersuchungen ist davon auszugehen, daß sie weitaus höher ist als angenommen (vanishing twin phenomenon). In der Regel ist in der Frühschwangerschaft die Prognose für die Überlebenden gut.

Manchmal ergeben sich erst nach der Geburt Anhaltspunkte dafür, daß es sich ursprünglich um eine Mehrlingsschwangerschaft gehandelt hat. So kann es

- zur Ausstoßung eines *Fetus papyraceus*, eines sogenannten Steinkindes, beziehungsweise einer "vertrockneten Frucht" oder aber
- zur Ausstoßung eines Fruchtsackes mit komprimierten Überresten eines Embryos (*Fetus compressus*)

kommen (Abb. 9.58). In den meisten Fällen jedoch wird die Fruchtanlage resorbiert, so daß die Mehrlingsschwangerschaft nur durch frühere Ultraschalluntersuchungen nachweisbar ist.

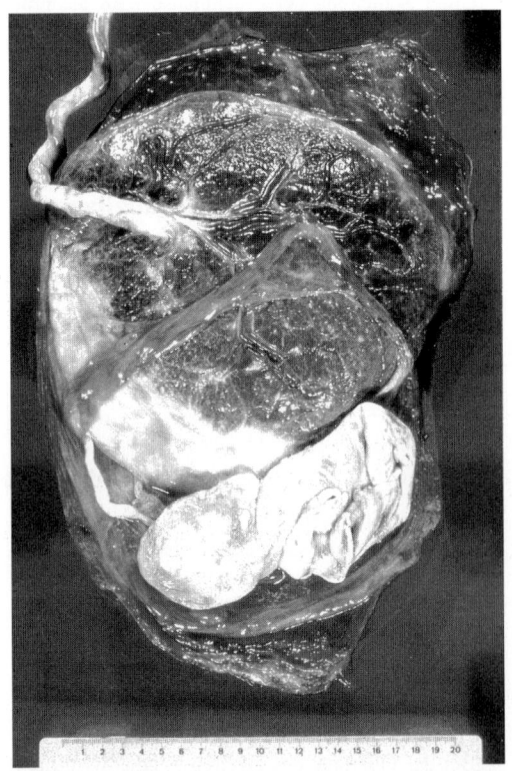

Abb. 9.58 Komprimierter Überrest eines Embryos (*Fetus compressus*) bei einer ursprünglich als Zwillingsschwangerschaft angelegten normal verlaufenen Einlingsschwangerschaft.

Intrauteriner Fruchttod

Kommt es im Verlauf der zweiten Schwangerschaftshälfte zum intrauterinen Fruchttod eines Mehrlings, besteht eine erhebliche Gefährdung für das lebende Kind (oder die überlebenden Kinder) sowie für die Mutter. Bei der Mutter kann es unter Umständen durch Einschwemmung von Mikroemboli oder thromboplastischem Material zur Ausbildung einer disseminierten intravasalen Gerinnungsstörung (DIG) kommen. Die Schwangerschaft bedarf daher der klinischen Intensivkontrolle.

Durch das Absinken des Gefäßwiderstandes im toten Zwilling kann ein Schub vom noch lebenden zum toten Zwilling entstehen. Dieser kann zu einem erheblichen Blutverlust des überlebenden Zwillings führen.

Anastomosenbildung der plazentaren Gefäße

Arterio-arterielle oder venös-venöse Shunts sind in der Schwangerschaft von untergeordneter Bedeutung, da es sich um sauerstoffgleichwertiges Blut handelt. Kommt es jedoch zur Anlage eines arterio-venösen Shunts, tritt in ca. 15% aller Fälle ein sogenanntes feto-fetales Transfusionssyndrom auf (Simon 1995).

Zwischen Geber (Donor) und Empfänger (Akzeptor) bestehen aufgrund des Ungleichgewichts in der Versorgung die in Tab. 9.10 dargestellten Hauptprobleme.

9.3 Management von Mehrlingsgeburten

Tab. 9.10 Feto-fetales Transfusionssyndrom.

Donor	Akzeptor
• Anämie • Hypovolämie (Blutungsschock bei der Geburt durch Anämie und Hypovolämie) • Wachstumsretardierung • kardiale Hypertrophie	• Polyglobulie • Hypervolämie • Wachstumsretardierung • Herzvolumenbelastung

Duplicates

Als Duplicates werden miteinander verbundene Zwillinge bezeichnet, auch "siamesische Zwillinge" im Volksmund genannt. Die Ursache für die Verbindung ist in einer unvollständigen Trennung der Embryoblasten zu suchen.

Die Prognose für solche miteinander verwachsene Zwillinge richtet sich nach der jeweiligen Organsituation und den Möglichkeiten zur operativen Trennung.
Kraniopagen: am Kopf verbunden
Thorakopagen: am Thorax verwachsen (siamesische Zwillinge, s. Abb. 9.59)
Ischiopagen: im Hüftbereich verwachsen
Dizephalus: 2 Köpfe, 1 Körper
Omphalopagen: im Bauchbereich miteinander verwachsen
Thorakopagus parasiticus: im Thoraxbereich angelegter, manchmal rudimentär vorhandener 2. Körper.

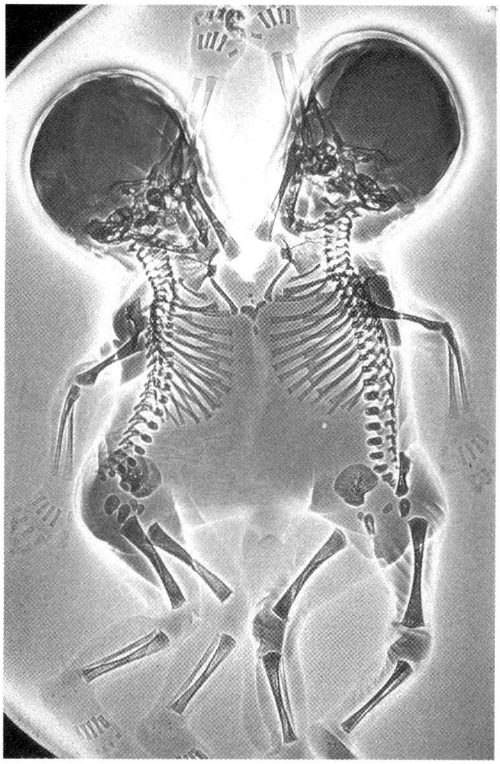

Abb. 9.59 Im Bereich des Thorax verwachsene Zwillinge, sogenannte Thorakopagen.

Bestimmung der Ein- beziehungsweise Zweieiigkeit

Zwei Drittel aller Zwillingskinder sind zweieiig (dizygot). Die Diagnose der Ein- oder Zweieiigkeit ist bedeutsam für die Erforschung von
• Erbanlagen,
• Umwelteinflüssen und
• entwicklungspsychologischen Vorgängen bei Zwillingen beziehungsweise Mehrlingen.

Eine vorgeburtliche sichere Diagnose ist außer über eine Geschlechtsbestimmung mittels genetischer Untersuchung (Karyogramm) nicht möglich. Im Ultraschallbild können manchmal getrennte oder einfach bis doppelt angelegte Eihäute dargestellt werden. Zur sicheren Diagnose einer Ein- beziehungsweise Zweieiigkeit kann diese Methode jedoch nicht herangezogen werden. Erst nach der Geburt der Plazenta kann die Eiigkeit durch die Beurteilung der Eihäute geklärt werden. Zeigt sich bei der Prüfung der Plazenta ein gemeinsames Chorion, dann sind die

Kinder eineiig (monozygot). Ist auch dies nicht sicher möglich, ist die Diagnose später zu stellen durch
- genetische Untersuchung (DNA- und HLA-Typisierung),
- Vergleich der physiognomischen Charakteristika (Formübereinstimmung von Händen, Füßen, Ohren, Zahnanlagen u.a.).

Nachgeburtsperiode

Die Komplikationsrate bei Mehrlingsgeburten ist auch in der Nachgeburtsperiode stark erhöht.
Ursachen hierfür sind:
- Überdehnung der Gebärmuttermuskulatur durch protrahierte Eröffnungs- und Austreibungsperioden, primäre oder sekundäre Wehenschwäche, Multiparität
- notwendig gewordene vaginale Operationen, z.B. Forzeps am zweiten Zwilling.

Die typischen **Komplikationen** sind:
- vorzeitige Lösungen
- verstärkte Lösungsblutungen
- verzögerte Plazentalösungen
- atonische Nachblutungen.

Es empfiehlt sich, vor der Gewinnung der Plazenta die Harnblase zu entleeren, da eine überfüllte Harnblase die Uteruskontraktionen (wohl reflektorisch) erschwert. Damit soll auch der Blutverlust so gering wie möglich gehalten werden.

Das Hauptaugenmerk der Hebamme hat sich auf
- Blutungsstärke und Gerinnbarkeit (Clot-observation-Test),
- Allgemeinzustand und Vitalfunktionen der Mutter sowie den
- Kontraktionszustand der Gebärmutter

zu richten. Eine Atonie kann bei einer überdehnten Gebärmutter beziehungsweise nach operativen Manipulationen auch noch nach Stunden auftreten. Bei einem zweifelhaften Befund ist die Wöchnerin im Kreißsaal zu überwachen.

Literatur

Bennett R, Brown L, eds. Myles-Textbook for Midwives. 11. ed. Edinburgh: Churchill Livingston 1991.

Berkowitz RL. Twin Pregnancies in Obstetrics. Edinburgh: Churchill & Livingston 1986.

Boggess KA, Chisholm CA. Twin delivery. A review of the Literature. Obstet Gynecol Survey 1997; 52:728-35.

Casper F, Seufert P, Brockerhoff P. Die Zwillingsschwangerschaft - ein geburtshilfliches Problem? Die Hebamme 1992; 5:55-7.

Chervenak FA. The Controversy of Mode of Delivery in Twins. Seminars in Perinatology. Philadelphia: Saunders 1986; 10/1:44-50.

Dudley DKL, D'Alton ME. Single Fetal Death in Twin Gestation. Seminars in Perinatology. Philadelphia: Saunders 1986; 10/1:65-73.

Fusi L, Gordon H. Twin Pregnancy complicated by single intrauterine death. Brit J Obstet Gynecol 1990; 97/6:511-7.

Kurzel RB, Claridad L, Lampley EC. Cesarean sektion for the second twin. J Reprod Med 1997; 42:767-70.

Laros RK, Dattel BJ. Management of Twin Pregnancy: The vaginal route is still safe. Am J Obstet Gynecol 1988; 158/6:1330-8.

Martius G. Lehrbuch für Geburtshilfe. 12. Aufl. Stuttgart, New York: Thieme 1988.

Myles M, ed. Textbook for Midwives. 1. ed. Edinburgh: Churchill Livingston 1971.

Naeye RL. Disorders of the Placenta, Fetus and Neonate Diagnosis and Clinical Significance. St. Louis: Mosby 1992.

Nelson WE, Vaughan WE, Behrman RE. Nelson Textbook of Pediatrics. 13. ed. Philadelphia: Saunders 1987; 365-74.

Pernoll M, Benson R. Current Obstetric and Gynecologic Diagnosis and Treatment. Philadelphia: Lange 1987; 321-32.

Porreco RP et al. Twin Gestation. Clin Obstet Gynecol 1990; 33/1:1-102.

Romero R, Duffy TP, Berkowitz RL. Prolongation of a Preterm Pregnancy complicated by Death of a single Twin in utero and DIG. N Engl J Med 1984; 310:772.

Ron-El R, Caspi E, Schreyer P. Triplet and quadruplet Pregnancies and Management. Obstet Gynecol 1981; 57:458.

Schmidt-Matthiesen H, Hepp H. Gynäkologie und Geburtshilfe. 9. Aufl. Stuttgart, New York: Schattauer 1998; 293ff.

Van Geijn HP, Vothknecht S. Training in the management of critical problems: teacher's view. Eur J Obstet Gynecol Reprod Biol 1996; 65:145 -8.

9.4 Notfälle in der Geburtshilfe

Sonja Opitz-Kreuter

In diesem Kapitel wird zunächst auf besondere Notfallsituationen eingegangen und dann getrennt davon auf die Blutungen in der späten Schwangerschaft, unter und nach der Geburt. Jeder Notfall, jede Abweichung vom regelrechten Geburtsverlauf stellt für alle Betroffenen eine Herausforderung oder auch Bedrohung dar. Die klinische Erfahrung zeigt jedoch, daß auch unter erschwerten Bedingungen (regelwidrige Haltungen oder Einstellungen, Vorliegen der Nabelschnur oder kleiner Teile) Komplikationen zumindest teilweise vermieden werden können. Die Voraussetzungen dafür: besonnene Geburtsführung, fundiertes geburtshilfliches Wissen und reflektierte klinische Erfahrung. Bei Blutungen muß unabhängig vom zeitlichen Auftreten sofort gehandelt werden. Oftmals steht nur wenig Zeit für Diagnose, Entscheidungs- und Therapiefindung zur Verfügung.

Blutungen können sehr häufig lebensbedrohliche Ausmaße annehmen. Noch immer steht der Verblutungstod der Mutter einschließlich der Spätfolgen an führender Stelle der Mortalitäts- und Morbiditätsstatistiken. Die Hebamme kann sich hier sehr schnell einer kritischen Situation für Mutter und Kind gegenübersehen, in der schnelles, therapeutisch wirksames und sicheres Handeln oft die einzige Möglichkeit ist, ein katastrophales Ereignis zu verhindern.

Vena-cava-Syndrom

Viele Frauen bevorzugen im letzten Drittel der Schwangerschaft instinktiv die Seitenlage. Eine längere Rückenlage verursacht Übelkeit, Unruhezustände, Schweißausbrüche, begleitet von Blutdruckabfall, Tachykardie und Blässe.

Ursachen: Die Gebärmutter komprimiert in Rückenlage die *Vena cava inferior*. Der venöse Rückstrom zum Herzen wird vermindert, das Herzminutenvolumen reduziert (Schock). Dies löst die mütterlichen Symptome aus. Zugleich kommt es zur Abflußbehinderung der uteroplazentaren Gefäße, d.h. es kommt zur Verminderung der O_2-Versorgung der uteroplazentaren Einheit mit den möglichen Zeichen der akuten hypoxischen Gefährdung des Kindes.

Therapie: Sofortige Linksseitenlage der schwangeren Frau, Anheben der Beine (Trendelenburg-Lagerung), Ausstreichen der Beine in kranialer Richtung oder Linksseitenlagerung mit Anhebung des Beckens. Sauerstoffgabe, falls notwendig.

Aufgaben der Hebamme:
- In der Schwangerenvorsorge die Frauen auf die möglichen Symptome hinweisen und betonen, daß im späteren Schwangerschaftsverlauf die Rückenlage vermieden werden sollte.
- Hinweis auf Übelkeit, Erklärung der Pathophysiologie.
- Mit Hilfe von Kissen, Decken und Matratzen läßt sich eine Halbseitenlage einnehmen und bequem beibehalten, falls die Frau nicht gerne auf der Seite liegt. Ein Stützen des Bauches mit weiteren Unterlagen (z.B. Kissen) ist angenehm und hilfreich.

Intrauteriner Sauerstoffmangel

Voraussetzung für das Erkennen einer hypoxischen Gefährdung des Kindes ist eine lückenlose Herztonüberwachung und -auswertung während der Geburt (CTG). Über die telemetrische Ableitung ist heute eine optimale Überwachung des Kindes auch ohne Bewegungseinschränkung gewährleistet.

Werden die Herztöne des Kindes nach jeder Wehe etwa 1 Minute lang über ein Holzhörrohr oder ein Doptone abgehört, werden de facto nur 5% des gesamten Geburtsverlaufs überwacht. Pathologische Herzfrequenzmuster lassen sich zudem durch solche Stichproben nur sehr schwer erkennen.

Ursachen des O_2-Mangels: An der Aufnahme, Verteilung und Verwertung des Sauerstoffs sind viele Organe und physiologische Mechanismen beteiligt. Daher gibt es eine Vielzahl möglicher Hypoxieursachen. Störungen können bei folgenden Vorgängen auftreten:

- Sauerstoff-Aufnahme in Lunge und Blut
- Transport des Sauerstoffes im Blut
- Diffusion des Sauerstoffs zum Gewebe (beziehungsweise zur Plazenta)
- Verwertung von Sauerstoff im Stoffwechsel.

Störungen in der Sauerstoffversorgung der Mutter:
- Herz-Kreislauf-Störungen
  - Kreislaufschwäche
  - Hypotonie
  - Schock
- Anämien
  - Erythrozytenmangel
  - Hämoglobinmangel (Hb-Wert unter 8 g%)
- Lunge
  - Mangel an gesundem Lungengewebe
  - Behinderung des alveolären Gasaustausches, z.B. beim Lungenödem
- Zu niedriger O_2-Partialdruck in der Einatmungsluft
  - nach längerer Atmung in Plastikhandschuh (wird als Therapie bei Hyperventilation angewandt)
  - Leere O_2-Flaschen bei Narkose oder O_2-Gabe.

Störungen in der Sauerstoffversorgung des Kindes:
- Gestosen, Eklampsie (s. Kap. 8.2 Schwangerschaftsspezifische Erkrankungen)
- Erhöhter Grundtonus der Gebärmutter, Wehensturm, Überstimulation durch Kontraktionsmittel
- Echter, sich zuziehender Nabelschnurknoten, Kompression der Nabelschnur
- Fetale Anämie (fetofetale Transfusion, *Hydrops fetalis*)
- Vorzeitige Lösung der normal sitzenden Plazenta
- *Placenta praevia* – lebensbedrohliche Blutungen aus verletzten Zottengefäßen (selten)
- *Vena-cava*-Syndrom der Mutter.

Überstürzte Geburt

Eine genaue zeitliche Definition der überstürzten Geburt, die auch die Parität mit einbezieht, wird von verschiedenen Autoren unterschiedlich gehandhabt.

> Generell gilt, daß unter einer überstürzten Geburt eine außerordentlich schnell verlaufende Geburt verstanden wird. In den meisten Fällen trifft dies auf Mehrgebärende zu, die kräftige, meist sehr schmerzhafte Wehen sowie wenig Weichteilwiderstand haben.

Komplikationen:
- Eine zu rasche Geburt kann beim Kind u.a. eine Hypoxie oder intrakranielle Blutungen zur Folge haben (also Intensivüberwachung des Neugeborenen veranlassen).
- Weichteilverletzungen durch ungenügende Dehnung des mütterlichen Gewebes.
- Nachblutungen, Atonien. Eine Atonieprophylaxe ist daher anzuraten.

Aufgaben der Hebamme:
- Aufmerksame Betreuung.
- Genaue Beobachtung der Frau, insbesondere dann, wenn die vorausgegangenen Geburten rasch verlaufen sind.
- Vorbereitungen frühzeitig treffen.
- Für eine sichere und ruhige Atmosphäre sorgen.
- Mutter-Kind-Kontaktaufnahme fördern; oft sind beide durch den überstürzten Geburtsverlauf überrascht oder überfordert.

Sturzgeburt

> Die Sturzgeburt ist unabhängig von der Dauer der Eröffnungsperiode oder Austreibungsphase definiert (s. überstürzte Geburt): wesentlich ist, daß **das Kind aus dem Geburtskanal heraus zu Boden fällt.**

Meist ist dies bei Mehrgebärenden der Fall, die nicht mehr rechtzeitig nach einer Hebamme rufen können oder auf dem Weg in die Klinik entbinden. Auch bei Erstgebärenden kann es (wenn auch selten) zu Sturzgeburten kommen. Meist geschieht dies bei Fehlinterpretation des einsetzenden Preßdranges, wenn es zu einem starken Druckgefühl auf den Darm kommt (sogenannte Toilettengeburt).

Aufgaben der Hebamme:
- Versorgung, genaue Überwachung und Beobachtung des Kindes.
- Hinzuziehen eines Kinderarztes, eventuell Abklärung einer intrakraniellen Blutung oder Fraktur, in diesem Fall Röntgen- und Ultraschallaufnahmen oder Computertomographie veranlassen.
- Versorgung und Beobachtung der Mutter, Damminspektion auf Rißverletzungen, Blutungskontrolle.
- Auf genaue Dokumentation achten, da mitunter forensische Folgen zu erwarten sind.

Komplikationen:
- Verletzungsgefahr des Kindes beim Sturz auf den Boden oder in die Toilette
- Abriß der Nabelschnur
- Blutungen, Atonien
- Weichteilverletzungen
- *Inversio uteri* (sehr selten)
- Psychische Verarbeitungsprobleme.

Vorliegen und Vorfall kleiner Teile

Der prinzipielle Unterschied zwischen Vorliegen und Vorfall besteht darin, daß beim **Vorliegen die Fruchtblase noch steht**, während der **Vorfall naturgemäß erst nach dem Blasensprung** möglich wird, d.h. der vorgefallene Körperteil (meist der Arm) befindet sich im Geburtskanal. Darüber hinaus wird zwischen **unvollkommenem** und **vollkommenem** Vorfall unterschieden. Im ersten Fall ragt die betroffene Extremität nur teilweise in den Geburtskanal hinein, im zweiten Fall vollständig.

Häufigkeit: Im Durchschnitt kommt es bei 0,05 bis 0,1% aller Geburten zum Vorliegen beziehungsweise Vorfallen von Extremitäten. Die Mehrzahl der betroffenen Mütter sind Mehrgebärende.

Ursachen:
- Geringer Weichteilwiderstand
- Hydramnion
- Mehrlinge
- Beckenanomalien.

Insgesamt gesehen kommen alle Umstände in Frage, die Einstellungs-, Haltungs- oder Lageanomalien begünstigen und damit die regelrechte zirkuläre Abdichtung des unteren Uterinsegmentes beziehungsweise des Muttermundes erschweren oder unmöglich machen (z.B. Querlage).

Vorgehen bei unvollkommenem Vorliegen (Beispiel Hand)

Damit sich das Vorliegen der Hand bei einem eventuell auftretenden Blasensprung nicht zu einem Armvorfall auswächst, wird die Frau auf der den Extremitäten des Kindes gegenüberliegenden Seite gelagert, unter Anheben und erhöhter Lagerung des Beckens. In den meisten Fällen zieht sich die Hand von selbst zurück. Ist dies nicht der Fall, wird die Frau auf der Seite der Extremitäten gelagert. Geburtsmechanisch hat ein Vorliegen der Hand meist wenig Einfluß auf den weiteren Verlauf. Gerade bei der Entwicklung des Kindes kann es immer wieder erlebt werden, daß die Hand des Kindes am Kopf liegt oder ein Händchen zugleich mit dem Kopf über den Damm geboren wird.

Vorgehen bei vollkommenem Vorliegen beziehungsweise Vorfall (Beispiel Arm)

Sofortmaßnahmen:
- Beckenende hochlagern und Seitenlage (s.o.)
- Zuständigen Arzt verständigen
- Akuttokolyse, Tokolyse
- Abhängig von der geburtsmechanischen Situation (Beckeneingang, Beckenausgang) eventuell Kinderarzt und Anästhesist verständigen, z.B. beim Repositionsversuch.

Komplikationen:
- Geburtsstillstand – der vorgefallene Arm blockiert den weiteren Weg; eine spontane Haltungs- oder Einstellungsänderung ist durch den vergrößerten Raumbedarf beziehungsweise die Einkeilung von Kopf und Arm meist nicht mehr möglich.
- Überdehnung der Gebärmutter.
- Uterusruptur, z.B. nach Armvorfall bei verschleppter Querlage.

- Fetale Hypoxie – pathologisches CTG.

Da spontane Haltungs- oder Einstellungsänderungen kaum zu erwarten sind, muß die Indikation für einen **Repositionsversuch** in Abhängigkeit von der Muttermunderweiterung und dem Höhenstand des Kopfes abgeklärt werden.

Bei einem vollständig erweiterten Muttermund und einem über dem Beckeneingang beweglichen Kopf ist ein Repositionsversuch durch den **Arzt** angezeigt.

Cave:
- Nabelschnurvorfall während des Versuchs.
- Bei nicht vollständig erweitertem Muttermund ist eine Reposition kaum durchführbar.
- Nicht bei Querlage durchführen, denn dadurch kann ein Nabelschnurvorfall provoziert werden.

Durchführung der Reposition:
- In Vollnarkose und erhöhter Steinschnittlage oder
- in Knie-Ellenbogen-Lage der Frau; die Beweglichkeit des Kindes ist durch die so hergestellte schräge Achse sehr groß.

Jeder Repositionsversuch muß in Operationsbereitschaft stattfinden.

Vorliegen der Nabelschnur

Liegen Nabelschnur beziehungsweise Nabelschnurschlingen vor oder neben dem vorangehenden Teil bei bestehender Fruchtblase, spricht man von einem **Vorliegen** der Nabelschnur. Bei eröffneter Fruchtblase spricht man von einem **Vorfall** der Nabelschnur.

Wie auch beim Vorliegen von Extremitäten kann sich das Vorliegen der Nabelschnur zu einem Vorfall entwickeln (Abb. 9.60), wenn ein Blasensprung eintritt. Daher ist es dringend notwendig, den Blasensprung zu verhindern.

Ursachen: In den meisten Fällen dichtet der vorangehende Teil den Geburtskanal nicht genügend oder überhaupt nicht ab, oder es gibt keinen vorangehenden Teil, z.B. bei
- Querlage
- vorangehender Teil über Beckeneingang, meist bei Mehrgebärenden
- Regelwidrigkeit der Poleinstellung, besonders bei Fußlagen
- Einstellungs- oder Haltungsanomalien
- von der Norm abweichende Beckenform
- Frühgeburt
- Hydramnion.

Komplikationen:
- Bei einem Blasensprung wird aus dem Vorliegen ein Vorfall der Nabelschnur.
- Fetale Hypoxie bei Kompression der Nabelschnur.
- *Cave*: Auftreten eines pathologischen oder suspekten CTGs.
- Eintritts- beziehungsweise Durchtrittsbehinderung des vorangehenden Teils.

Therapie: Gegebenenfalls sofortige operative Entbindung.

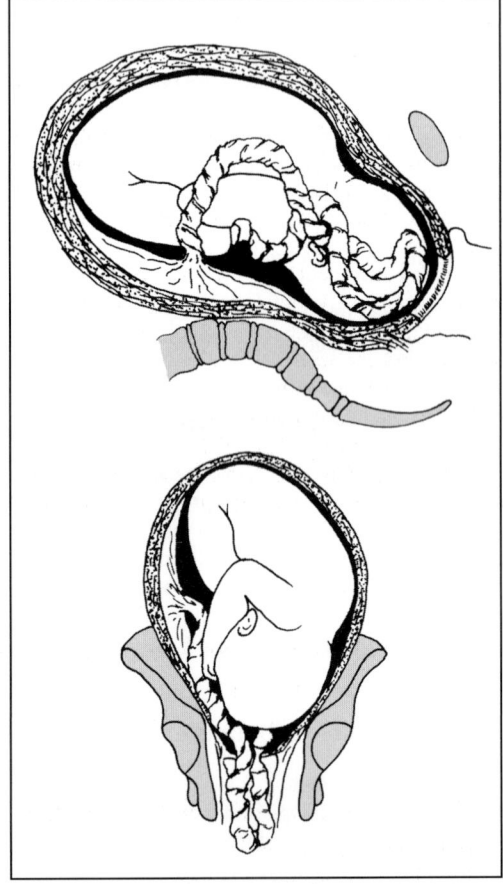

Abb. 9.60 Vorliegen der Nabelschnur – Fruchtblase steht (oben). Vorfall der Nabelschnur – Fruchtblase geöffnet, die Nabelschnur befindet sich im Geburtskanal (unten).

Sofortmaßnahmen:

- Becken in Seitenlage **hochlagern**, wobei auf die der Nabelschnur entgegengesetzte Seite gelagert wird (vorher Seite des Nabelschnurvorfalls genau abklären).
  - Die Trendelenburg-Lagerung allein reicht zum spontanen Zurückgleiten der Nabelschnur nicht aus. Daher ist auf eine korrekte Beckenhochlagerung unter Zuhilfenahme von Steißkissen u.a. zu achten.
- Unter Umständen Knie-Ellenbogen-Lage einnehmen lassen, wobei das Kind in Richtung Zwerchfell abweichen kann. Allerdings sollte dabei übermäßige Bewegung vermieden werden, um einen Blasensprung zu verhindern.
- Kontinuierliche Überwachung des Kindes per Kardiotokographie.
- Mitpressen oder vorzeitige Betätigung der Bauchpresse muß vermieden werden.
- Operationsbereitschaft, Informierung des OP-Teams.
- Eventuell laufenden Wehentropf abstellen.
- i.v.-Tokolyse bereitstellen (Bolusgabe), gegebenenfalls Akuttokolyse verabreichen.

Vorfall der Nabelschnur

Prinzipiell ist nach jedem Blasensprung eine gründliche vaginale Untersuchung durchzuführen – insbesondere bei suspektem oder pathologischem CTG-Muster, nicht zuletzt um einen Nabelschnurvorfall auszuschließen. Bei einem Vorfall der Nabelschnur bleibt der Hebamme nicht viel Bedenkzeit, so daß ein genauer Überblick über die geburtshilfliche und kindliche Situation dringend notwendig ist. Wichtig sind vor allem:
- Weite des Muttermundes
- Höhenstand des vorangehenden Teils
- Art des vorangehenden Teils
- Haltung und Einstellung des vorangehenden Teils
- CTG-Muster (sind noch Herztöne nachzuweisen?)
- Wehentätigkeit
- Parität.

Sofortmaßnahmen:
- Sofortige Beckenhochlagerung mittels Steißkissen. Eventuell leichte Schräglagerung unter Kissenabstützung, um ein zusätzliches *Vena-cava*-Syndrom zu verhindern.
- Akuttokolyse.
- i.v.-Dauertokolyse.
- Durch Zurückschieben des vorangehenden Teils kann meist die Kompression der Nabelschnur verhindert und Zeit gewonnen werden.
- Repositionsversuche sind zu unterlassen, da sie zeitraubend und meist nur mit wenig Erfolg verbunden sind.

Nabelschnurvorfall bei nicht vollständig eröffnetem Muttermund

Sofortige Sectio, bis zum Beginn der Sectio wird die Beckenhochlagerung beibehalten, gleichzeitig Zurückschieben des Kopfes und Tokolyse.

Nabelschnurvorfall bei vollständig eröffnetem Muttermund und Schädellage

- Höhenstand feststellen.
- Kind im Beckeneingang: Sectio.
- Kind im Beckenausgang und sofortige Geburtsbeendigung möglich: Vakuumextraktion oder Forzepsextraktion.

Dabei muß abgewogen werden, welches Verfahren länger dauert und dadurch die zu erwartende fetale Hypoxie noch verstärkt.

Nabelschnurvorfall bei Beckenendlage

Sofortige Sectio, sofern nicht aufgrund einer sehr günstigen Situation die Geburt sofort beendet werden kann. Bei der Entscheidung für eine vaginale Beckenendlagen-Entwicklung muß ein Mißverhältnis zwischen Kopf und Becken immer ausgeschlossen sein.

Blutungen unter der Geburt

Blutungen im letzten Schwangerschaftsdrittel sowie unter der Geburt gehören zu den bedrohlichsten Komplikationen überhaupt. Eine Diagnose schnell und sicher zu treffen ist angesichts der vielen möglichen Ursachen sehr schwierig. Gute Kenntnisse der Grundlagen sind daher unerläßlich, um eine maximale Sicherheit für Mutter und Kind gewährleisten zu können (Tab. 9.11).

Der jeweilige Zustand von Mutter und Kind ist exakt zu beobachten und zu überwachen. Bei der Aufnahme beziehungsweise der Übernahme sind folgende Punkte abzuklären:

Mütterlicher Zustand
- Vitalzeichenkontrolle (Blutdruck, Puls, Temperatur).
- Auf Anzeichen des Kreislaufschocks (Blässe, Tachykardie u.a.) achten.
- Nachfragen, ob Vorlagen o.ä. mitgebracht oder aufgehoben wurden, die eine Angabe zur Blutungsmenge zulassen und dem Arzt zur Inspektion gezeigt werden können.

- **In jedem Fall**: Verzicht auf vaginale oder rektale Untersuchungen, keine Verabreichung von Medikamenten oder Einläufen.

Kindlicher Zustand
- Nachweisbarkeit von kindlichen Herztönen prüfen, CTG.
- Nach Kindsbewegungen fragen.
- Fragen, ob Abgang von Fruchtwasser bemerkt wurde.

Blutung
- Abklären, wann die Blutung begann (eventuell nach Verkehr, vaginaler Untersuchung, Unfall).
- Nachfragen, ob Schmerzen bestehen oder bestanden.
- Klären, ob Verbindung zu Wehen oder einem Dauertonus der Gebärmutter besteht.
- Farbe, Alter feststellen (hellrot – frisch, dunkel – alt).
- Gerinnungstendenz (Vorhandensein von Gerinnseln).

Schwangerschaftsverlauf
- Überprüfen, ob Mutterpaß/Journal der Frau vorliegen.
- Parität, Gestationsalter.
- Poleinstellung, Lage.
- Befunde von letzter Ultraschalluntersuchung, vaginaler Untersuchung, CTG u.a.

Zeichenblutung, Zeichnen

Die Veränderung durch Retraktion und Dilatation des Muttermundes führen zu Beginn der Eröffnungsperiode zum Ausstoßen des Schleimpfropfs. Da hierbei durch die Ablösung der Eihäute am unteren Uterinsegment auch zervikale und deziduale Kapillargefäße eröffnet werden können, kommt es in den meisten Fällen zu einer geringfügigen Blutbeimengung, dem sogenannten **"ersten Zeichnen"**. Ein **"zweites Zeichnen"** ist oft am Übergang der Eröffnungsperiode in die Austreibungsphase zu beobachten. Beide Zeichenblutungen sind harmlos und nur insofern von Bedeutung, als sie Vorboten der beginnenden Geburt sind beziehungsweise den Übergang zur Austreibungsperiode darstellen.

	Vorzeitige Lösung der normal sitzenden Plazenta	Placenta praevia	Uterusruptur	Andere Differentialdiagnose
Ursache	ohne äußeren Anlaß	ohne äußeren Anlaß	bei Wehensturm und geburtsunmöglicher Situation	
Anamnese				
- Parität	meist Erstgebärende	Mehr-, Vielgebärende	Mehrgebärende möglich	
- vorausgegangene Komplikationen (Sectio, manuelle Plazentalösung)	keine	häufig		
- Gestosezeichen	häufig	keine	keine	
- Blutungsanamnese	keine	meist annoncierende Blutung im 2./3. Trimenon	keine	
- Plazentalokalisation (Ultraschall)	unauffällig	häufig bekannt	unauffällig	
Symptomatik				
- Blutung nach außen	- plötzlich, anhaltend	- intermittierend	- plötzlich	- **verstärkte Zeichenblutung**
- Schmerz	- starker, anhaltender Schmerz, z.T. in Verbindung mit Blutung	- **fehlt**	- starker, meist vorübergehender Schmerz mit nachfolgender subjektiver Erleichterung	- Ruptur eines aberrierenden Gefäßes
Schockzustand (Kreislaufsituation)	sicht- bzw. meßbarer Blutverlust, muß nicht dem Schweregrad des Schockzustandes entsprechen	Kreislaufsituation entspricht dem Blutverlust nach außen	schwere Schocksymptomatik, meistens ohne Blutung nach außen	
Gebärmuttertonus	bei Lösung eines großen Plazentateils: brettharter Leib ("Holzuterus"), sehr druckempfindlich, Kontraktion zusätzlich möglich, seltener lokaler Kontraktionszustand	keine Tonisierung, keine bzw. wenig Kontraktion	brettharter Leib, druckempfindlich, Kontraktionen zusätzlich möglich	Dauerkontraktion
Kind	Kindsteile (via Leopold-Handgriffe) nicht zu tasten – Abwehrspannung)	Kindsteile normal zu tasten	auffällig gut zu tasten	
	erschwerte Herztonableitung	normale Ableitung, nicht erschwert		
	pathologisches CTG	unter Umständen pathologisches CTG	pathologisches CTG	
Nach Volumenänderung (Geburt des 1. Zwillings, Punktion)	ja	nein	ja, insbesondere bei vaginaler Operation bzw. Gewalteinwirkung	

Placenta praevia

Eine *Placenta praevia* liegt vor, wenn sich der Mutterkuchen zervixnah im unteren Uterinsegment befindet, in den Geburtskanal hineinreicht oder ihn teilweise oder ganz verdeckt.

Mit zunehmendem Wachstum der Gebärmutter wird auch das untere Uterinsegment gedehnt und gestreckt, so daß es schon frühzeitig zu Ablösungszeichen kommen kann, die unter Umständen durch Schwangerschaftswehen oder Verkehr verursacht werden können.

Einteilung (Abb. 9.61):
Sie richtet sich nach der Beziehung der Plazenta zum inneren Muttermund, wobei durch eine zunehmende Muttermundseröffnung eine veränderte *Placenta-praevia*-Form auftreten kann.
1. Tiefer Sitz der Plazenta (Typ 1). Ein Teil der Plazenta befindet sich im unteren Uterinsegment: Eine vaginale Entbindung ist möglich, da der unter der Geburt tiefertretende vorangehende Teil die Blutungsquelle komprimieren kann. Der Blutverlust ist in der Regel geringer als bei den anderen Formen.
2. *Placenta praevia marginalis* (Typ 2). Das Plazentagewebe erreicht den inneren Muttermund. Eine vaginale Entbindung kann möglich sein, der Blutverlust ist meist tolerabel, jedoch in Abhängigkeit vom mütterlichen und fetalen Zustand zu sehen.
3. *Placenta praevia partialis* (Typ 3). Der Muttermund ist teilweise von Plazentagewebe überlagert. Daneben ist freie Eihaut oder der vorangehende Teil zu tasten. Eine vaginale Entbindung ist nicht anzustreben. Die Blutung kann bei zunehmender Eröffnung lebensbedrohliche Ausmaße annehmen.
4. *Placenta praevia totalis* (Typ 4). Die Plazenta liegt zentral über dem inneren Muttermund. Eine vaginale Entbindung ist nicht möglich, die Blutung kann schon bei geringer Wehentätigkeit lebensbedrohlich werden.

Ursachen: Bisher nicht eindeutig geklärt; ein gehäuftes Auftreten findet sich nach vorausgegangenen Kaiserschnitten, Aborten, manuellen Plazentalösungen und Kürettagen sowie nach mehreren vorausgegangenen Geburten.

Häufigkeit: Bei etwa 0,5% aller Schwangerschaften, wobei Mehr- oder Vielgebärende wesentlich häufiger betroffen sind als Erstgebärende, insbesondere nach schnell aufeinanderfolgenden Schwangerschaften.

Symptome: Als Leitsymptom der *Placenta praevia* gilt die sogenannte Warn- oder annoncierende Blutung. Diese Blutung ist im Gegensatz zur Blutung bei vorzeitiger Lösung schmerzlos, frisch, hellrot und intermittierend. Wehen oder eine erhöhte Grundspannung sind nicht nachzuweisen, der Leib ist meist weich und nicht druckempfindlich. Anamnestisch traten unter Umständen immer wieder leichte Blutungen auf. Die annoncierende Blutung ist selten lebensbedrohlich und nicht mit einem vorzeitigen Blasensprung kombiniert. An eine *Placenta praevia* ist auch bei folgenden Regelwidrigkeiten zu denken:
- Der kindliche Kopf hat bei Erstgebärenden in Terminnähe noch keine Beziehung zum mütterlichen Becken aufgenommen.
- Regelwidrigkeiten bei Lage oder Poleinstellung, eventuell auch häufiger Lage- oder Stellungswechsel.

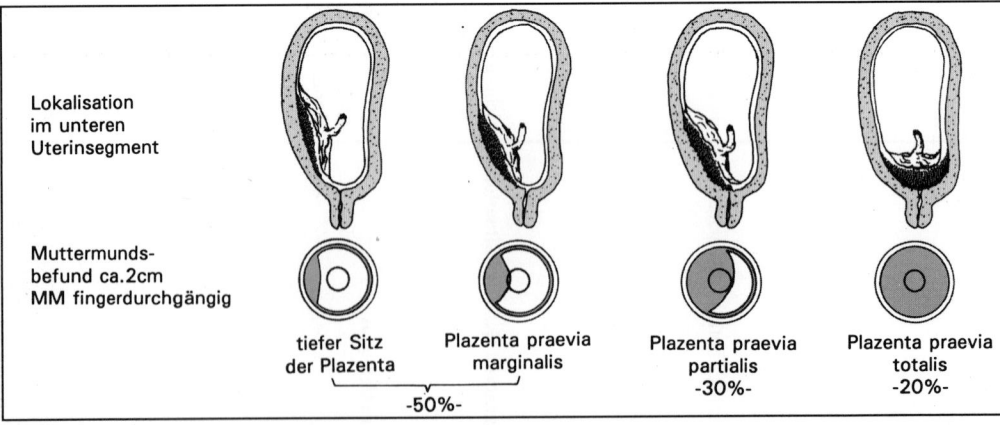

Abb. 9.61 *Placenta praevia* Grad I-IV (von links nach rechts).

Diagnose:
- Anhand der klinischen Symptomatik.
- Ultraschalluntersuchung, Plazentalokalisation feststellen.
- Spekulumeinstellung in Sectiobereitschaft.
- Ausschluß anderer Blutungsursachen (Tab. 9.12).

Therapie: Die Behandlung der *Placenta praevia* ist von folgenden Faktoren abhängig:
- Blutungsstärke.
- Zustand von Mutter und Kind.
- Schwangerschaftsalter.
- Auslösender Faktor (falls erkennbar).
- Typus der *Placenta praevia*.

Bei nicht lebensbedrohlichen Blutungen ist folgendes Vorgehen angezeigt (Tab. 9.13):
- Stationäre Aufnahme der Patientin mit eingeschränkter/strikter Bettruhe.
- Diagnostik: Ultraschalluntersuchung, eventuell Spekulumeinstellung in Sectiobereitschaft, CTG.
- Blutgruppe/Antikörperstatus, Kreuzblutprobe, EDTA, Gerinnungsstatus.
- HbF-Ausstrich, um eine Blutung aus fetalen Zotten zu erkennen.
- I.v.-Tokolyse bei vorzeitiger Wehentätigkeit.
- Eventuell Lungenreifeprophylaxe (Celestan®).
- Mittels Plazentalokalisation Klärung der Frage, ob eine vaginale Entbindung grundsätzlich angestrebt werden kann.

Zu beachten ist ferner, daß nicht nur die Lokalisation der Plazenta, sondern auch die Dehnung der Haftfläche für die Blutungsstärke von Bedeutung ist. Bei lebensbedrohlichen Blutungen ist immer eine *Sectio caesarea* angezeigt.

Tab. 9.12 Differentialdiagnosen bei einer Blutung.

Blutung	
Placenta praevia	• Kontaktblutung nach Verkehr • Zeichenblutung • Portioerosion • Blutung aus Varixknoten • Verletzungen, Manipulationen • Blutung aus Zervix- oder Portiopolypen • Fetale Blutungen bei *Vasa praevia* beziehungsweise Eröffnung von fetalen Gefäßanteilen der Plazenta (selten) • Vorzeitige Lösung der normal sitzenden Plazenta • Karzinomblutung • Ulkusblutung

Tab. 9.13 Flußdiagrammdarstellung des Vorgehens bei einer Blutung im letzten Schwangerschaftsdrittel.

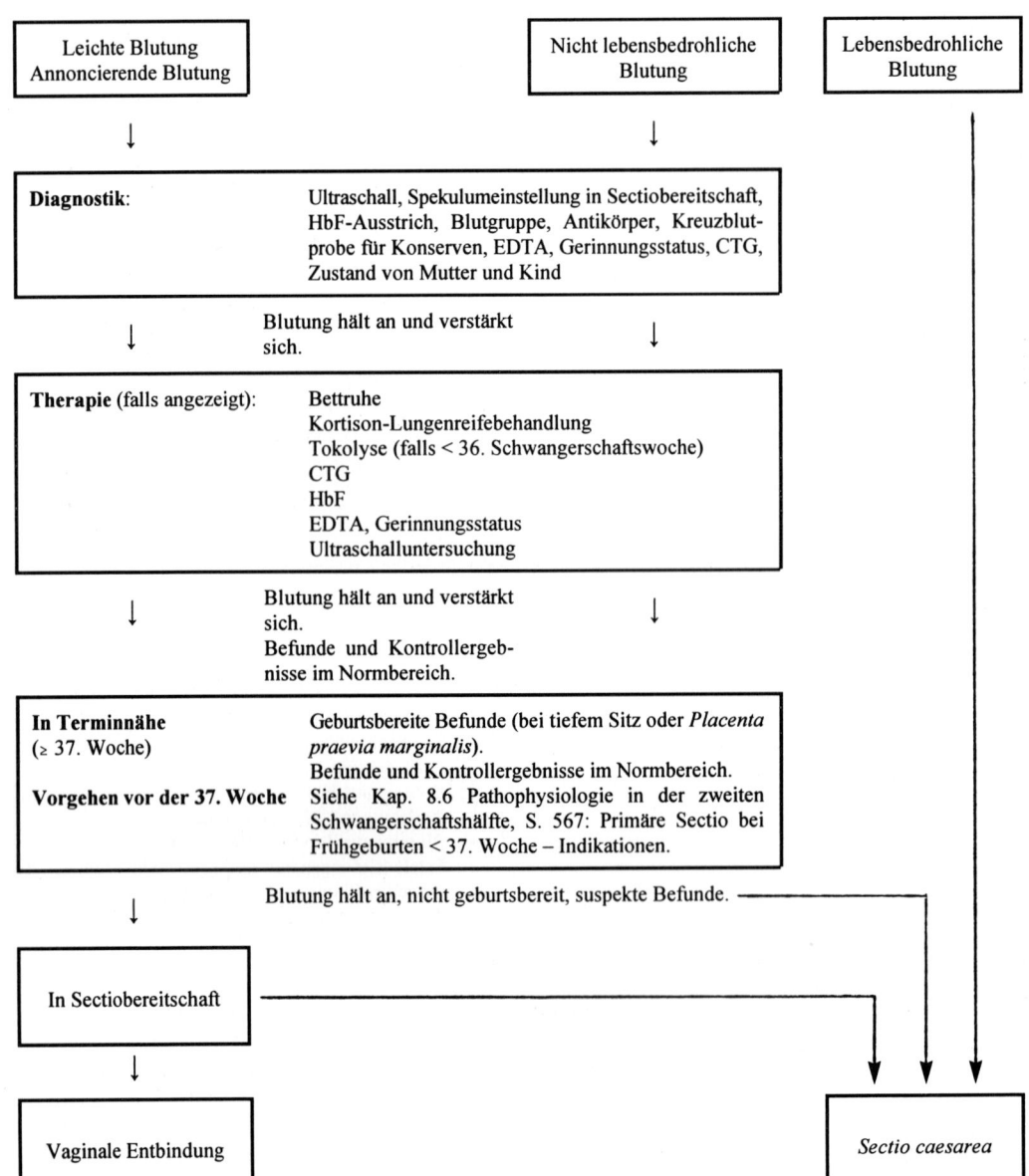

Fallbeispiel

Frau T., II. Para, II. Gravida, 25. Schwangerschaftswoche. Erstaufnahme in dieser Schwangerschaft um 23.00 Uhr mit Rettungswagen, liegend. Zu Hause aus völligem Wohlbefinden heraus heftige vaginale Blutung. Die Sanitäter bringen eine mit ca. 1000 ml Blut gefüllte Einmalschale mit. Frau T. ist völlig verängstigt. Kleidung, Unterleib und Hände sind völlig blutverschmiert. RR 130/80, P 116, Temperatur oral 36,8°C, Leib weich.

Notfallultraschalluntersuchung: Kind zeitgerecht entwickelt, Herzaktion positiv, Sitz der Plazenta reicht über den inneren Muttermund, Fruchtwassermenge normal, Beckenendlage, 26. Woche.

V.a. *Placenta praevia totalis*. CTG: Fetale Herzfrequenz undulatorisch, Baseline bei ca. 160 spm, vereinzelt leichte Kontraktionen.

Therapie: Stationäre Aufnahme, zunächst Beobachtung im Kreißsaal in Sectiobereitschaft, i.v.-Tokolyse mit 1 g Partusisten® auf 500 ml NaCl 0,9%, 24 ml/h, 2 x 1 Beloc® mite per os, strikte Bettruhe, CTG-Kontrollen. Blutentnahme: Blutgruppe, Antikörper, Kreuzblutprobe. Konserven bestellen. Laborparameter: Hb, Hk, Gerinnungsstatus und Fibrinogen, Elektrolyte. Celestan®-Gabe um 23.30 Uhr, Wiederholung nach 24 Stunden. Vermerk im Mutterpaß (Journal): Verzicht auf vaginale Untersuchung und Einstellung. HbF-Kontrolle: negativ.

Die vaginale Blutung sistiert unmittelbar nach der Aufnahme. Nach Bereitstellung von 4 Blutkonserven und Anmeldung der Sectiobereitschaft unter Ultraschallsicht vaginale Einstellung: nicht geburtsbereiter Befund, Zervix steht in voller Länge, Fingerkuppe einlegbar.

Nach weiterer Beobachtung und CTG-Kontrolle im Laufe des Vormittags Verlegung auf die Station. Dort anästhesiologisches Konsil, EKG und nochmalige ausführliche Ultraschalluntersuchung. Nach 1 Woche Umstellung auf orale Tokolyse (6 x 1 Tabl. Partusisten®), Eisen- und Magnesiumsubstitution, 2 x 1 Tabl. Beloc®mite, Hämorrhoidalsalbe, ballaststoff- und eiweißreiche Kost. Eingeschränkte Bettruhe. Keine weitere Blutung mehr. Primäre *Sectio caesarea* für den Beginn der 38. Schwangerschaftswoche nach vorheriger Ultraschalluntersuchung geplant, Demissio in Aussicht gestellt.

Vorzeitige Lösung der normal sitzenden Plazenta

Eine vorzeitige Lösung der normal sitzenden Plazenta liegt vor, wenn sich die in der Gebärmutter implantierte Plazenta vor der Geburt des Kindes abzulösen beginnt (Abb. 9.62).

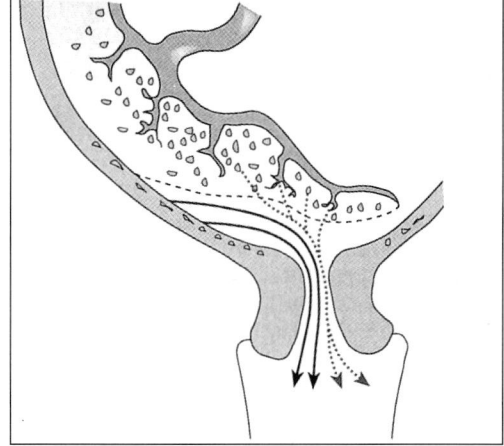

Abb. 9.62 *Placenta praevia*. Blutungsherkunft. Mütterliche Blutung im Ablösungsbereich (ausgezogene Markierung) sowie, sicher selten, kindliche Blutung aus verletzten Zottengefäßen (punktierte Markierung). (Aus: Schmidt-Matthiesen H, Hepp H. Gynäkologie und Geburtshilfe. 9. Aufl. Stuttgart, New York: Schattauer 1998)

Ursache: Nicht vollständig bekannt, aber die vorzeitige Lösung wird oft mit einer SIH-Gestose in Verbindung gebracht. Stenosierende Gefäßprozesse mit Gefäßwandveränderungen und Mikroblutungen können als Folge des Hochdrucks auftreten und somit die Gefäßbedingungen in der Plazenta verändern.

Vorzeitige Lösungen können auch im Rahmen einer plötzlichen Volumenabnahme des Gebärmutterinhalts stattfinden, z.B. bei Entlastungspunktionen (Polyhydramnion) sowie nach der Geburt des ersten Mehrlings. Eine deutlich untergeordnete Rolle spielen direkt einwirkende Traumen durch Stoß, Druck oder Sturz. Selbst Verkehrsunfälle wirken sich fast nie auf die Schwangerschaft aus.

Häufigkeit: 1:200 bis 300 Geburten

Schweregradeinteilung (Tab. 9.14): Die betreuende Hebamme kann den Schweregrad **nicht** über die nach außen erfolgte Blutung abschätzen. Es kann durch die Entstehung eines retroplazentaren Hämatoms und durch ausgedehnte Einblutungen in das Endo- und Myometrium (sogenannter Couvelaire-Uterus, uteroplazentare Apoplexie) sowie in das Fruchtwasser bereits zu bedeutenden Blutverlusten gekommen sein.

Eine Unterteilung in eine leichte, mittelschwere und schwere Form kann mit Sicherheit erst postpartal erfolgen, wenn sich deutliche retroplazentare Hämatome einsehen lassen oder die histologische Untersuchung der Plazenta den Befund bestätigt.

Symptomatik (Tab. 9.15): In etwa 80% aller Fälle steht die Blutung nach außen im Vordergrund, wobei die Blutungsstärke wie gesagt kein Indiz für den Schweregrad der Ablösung sein kann.

Die leichte Form der Ablösung kann ohne auffällige klinische Anhaltspunkte vorkommen. Oft finden sich erst bei der postpartalen Inspektion der Plazenta aufliegende Hämatome (retroplazentares Hämatom), die auf eine lokal begrenzte, leichte Form der vorzeitigen Ablösung schließen lassen. Die mittelschweren oder schweren Formen der Ablösung gehen oft mit den in Tab. 9.15 beschriebenen objektiven Zeichen einher.

Diagnose:
- Anhand der klinischen Symptomatik
- Durch Ultraschall (Darstellung eines retroplazentaren Hämatoms u.a.)
- Im Mutterpaß (Journal) keine *Placenta praevia* beschrieben (leere Blutungsanamnese).

Tab. 9.14 Schweregrade der vorzeitigen Plazentalösung.

I. Leichte Form	II. Mittelschwere Form	III. Schwere Form
Bis zu ein Drittel der Plazentafläche ist gelöst.	Ein bis zwei Drittel der Plazentafläche sind gelöst.	Zwei Drittel und mehr sind gelöst.
Symptome können fehlen beziehungsweise wie unter II. sein, leichter lokaler Schmerz.	Kollapsneigung, intrauterine Hypoxie, pathologisches CTG, nicht lebensbedrohliche Blutung, "Holzuterus".	Schock, "Holzuterus", starke Blutung nach außen, pathologisches CTG oder intrauteriner Fruchttod (IUFT), Gerinnungsstörung wahrscheinlich.

Tab. 9.15 Symptome der vorzeitigen Plazentalösung.

Objektive Zeichen	Subjektive Zeichen

- Schockzustand (RR-Abfall, Tachykardie, Blässe, zyanotische Lippen)
- Blutung nach außen, schmerzhaft
- "Holzuterus" (hart kontrahierter Uterus) mit Druckempfindlichkeit, schwer tastbare Kindsteile durch Abwehrspannung
- CTG: schwierige Ableitung, brettharter Leib
  - pathologisches CTG
  - intrauteriner Fruchttod
- Ultraschall: Darstellung eines retroplazentaren Hämatoms
- Pathologische Gerinnungswerte, wobei diese sich erst mit mehrstündiger Latenz (etwa 6 Stunden) entwickeln
	- Unwohlsein, Beklemmung, Angstzustände, Spannung im Leib, wehenunabhängige Schmerzen
	- Kollapsneigung, Übelkeit
	- Meist keine Kindsbewegungen mehr

Aufgaben der Hebamme:
- Intensive Vitalzeichenkontrolle der Mutter.
- Intensivüberwachung des Kindes via CTG.
- Überwachung des Blutverlustes (unter Umständen Vorlagen sammeln beziehungsweise Lagerung der Patientin auf Plazentaschale).
- Kontrolle von Fundusstand und Leibesumfang (Zunahme durch Einblutungen).
- Kontraktionszustand des Uterus kontrollieren ("Holzuterus").
- Beine der Patientin hochlagern, horizontale Lagerung jedoch beibehalten.
- Auf ärztliche Anordnung Legen eines Dauerkatheters.
- Gegebenenfalls Bilanzierung.
- Vorbereitungen für den Notfall treffen – Sectio.
- Reanimationsutensilien für das Neugeborene bereitstellen/Informierung des Pädiaters.
- Gegebenenfalls Laboruntersuchung veranlassen (Gerinnung, Hb, HK).

Therapie: Eine Kausaltherapie ist nicht möglich. In erster Linie gilt es, die Blutung zu stoppen beziehungsweise gering zu halten. Auch die Komplikationen, die durch den Blutverlust, den Schockzustand u.a. auftreten können, sind so gering wie möglich zu halten, gegebenenfalls muß die Schwangerschaft beendet werden.
- Schockbekämpfung: Astrup, i.v.-Zugang, Kreislaufkontrolle (Monitoring), O_2-Angebot, zentraler Venendruck-Katheter, Dauerkatheter (Überwachung der Nierenfunktion), Bilanzierung (*cave*: Hypovolämie: dann Infusionstherapie, gegebenenfalls Transfusionstherapie).
- Blutungskontrolle:
  - Blutgruppe, Kreuzblutprobe
  - Blutkonserven bereitstellen: FFP (Fresh Frozen Plasma), Thrombozytenkonzentrat, Fibrinogen
  - eventuell Clot-observation-Test
  - Gerinnungsstatus
  - HbF-Ausstrich.
- Überwachung des Kindes via CTG.
- Entbindung anstreben. Entbindungsmodus richtet sich nach dem Zustand von Mutter und Kind, der Blutungsstärke, dem Geburtsfortschritt und dem Gestationsalter; bei Typ 1 ist unter Umständen eine vaginale Entbindung möglich. Das schwere klinische Erscheinungsbild macht bei Ablösungen vom Typ 2 und Typ 3 eine Sectio erforderlich.

Komplikationen:
- Ausbildung einer disseminierten intravasalen Gerinnungsstörung (Koagulopathie).
- Verschlechterung des Grundleidens (SIH, Präeklampsie).
- Verstärkte postpartale Blutung infolge einer eventuell bestehenden Gerinnungsstörung und eines unter Umständen eingebluteten Uterus.
- Spätfolgen des Schocks – Schockniere, akutes *Cor pulmonale*.
- Embolie.
- Subinvolution, Infektanfälligkeit u.a. im Wochenbett wegen der schlechten Ausgangssituation (Blutverlust, reduzierter Allgemeinzustand, Uterus-Wandschaden).

Randsinusblutung

Der Randsinusblutung liegt eine Zerreißung des *Sinus circularis placentae* bei der sogenannten *Placenta circumvallata* zugrunde (Abb. 9.63). Bei dieser Entwicklungsstörung der Plazenta sind die Zotten auch um den Plazentarand herumgewachsen, so daß die mütterliche Seite größer ist als die kindliche. Die Eihäute setzen unter einer sogenannten Taschenbildung mehr zentral an. Der von Eihäuten freie Plazentarand ist meist mit Fibrinablagerungen belegt. Der maternale (äußere) Zottenring neigt infolge von Flächenverschiebungen zu Ablösungserscheinungen, die sich durch mehr oder weniger starke Blutungen bemerkbar machen können.

Symptome: Blutungen von unterschiedlicher Stärke meist in der Eröffnungsperiode.

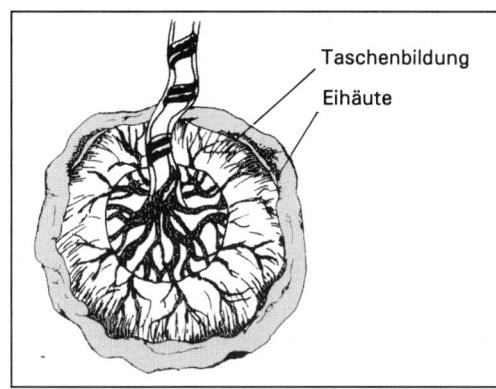

Abb. 9.63 *Placenta circumvallata*.

Diagnose: Präpartal oder *sub partu* kaum möglich. Postpartal durch randständige Blutgerinnsel zu verifizieren. Randsinusblutungen werden oft für vorzeitige Lösungsblutungen oder für Blutungen aus einer tiefsitzenden Plazenta gehalten.

> **Aufgaben der Hebamme**:
> - Genaue Beobachtung der Zeichenblutung *sub partu*.
> - Informierung des Arztes bei verstärkter Zeichenblutung/unklarer Blutung.
> - Vitalzeichenkontrolle.
> - Exakte Herzfrequenzüberwachung des Kindes.
> - Gründliche Beurteilung der Nachgeburt.

Komplikationen der Nabelschnur oder der Nabelschnurgefäße

Insertio velamentosa

> Bei der sogenannten häutigen Einpflanzung der Nabelschnurgefäße verlaufen diese zum Teil frei in den Eihäuten zur Plazenta. Die Häufigkeit beträgt 1:5000 (Pernoll und Beson 1987).

Therapie: Sofortige Geburtsbeendigung in Abhängigkeit vom Geburtsfortschritt, vaginal beziehungsweise durch Notsectio bei drohender kindlicher Asphyxie und drohendem kindlichem Verblutungstod.

Auch bei einer Nebenplazenta können die Blutgefäße von der Plazenta zur Nebenplazenta durch das Chorion verlaufen.

Das aberrierende Gefäß führt frei über die Eihaut zur Plazenta (Abb. 9.64 und 9.65). Ist bei den genannten Formen die Plazenta im Bereich der Fundusvorder- oder -hinterwand "normal" implantiert, bleiben diese Besonderheiten meist ohne klinische Bedeutung und werden erst bei der nachgeburtlichen Inspektion der Plazenta erkannt. Verlaufen die gefäßführenden Eihäute jedoch am unteren Ende des Eipols oder vor dem vorangehenden Teil (*Vasa praevia*), kann es bei einem Blasensprung, häufiger noch bei einer Blaseneröffnung zu einer Verletzung der Gefäße kommen.

> Bei einer vaginalen Blutung, die zeitgleich mit einem Blasensprung beziehungsweise einer Blaseneröffnung sowie einer akuten Herztonverschlechterung einhergeht, muß die Hebamme an die Verletzung eines Nabelschnurgefäßes denken.

Diagnose: Im Falle einer suspekten Blutung sollten sofort nach Blasensprung eine Einstellung zur Abklärung durchgeführt und Vorbereitungen für eine operative Entbindung getroffen werden. Zur weiteren Abklärung kann ein HbF-Ausstrich dienen, wozu in der Regel aber bei der Schwere des klinischen Bildes keine Zeit mehr verbleibt.

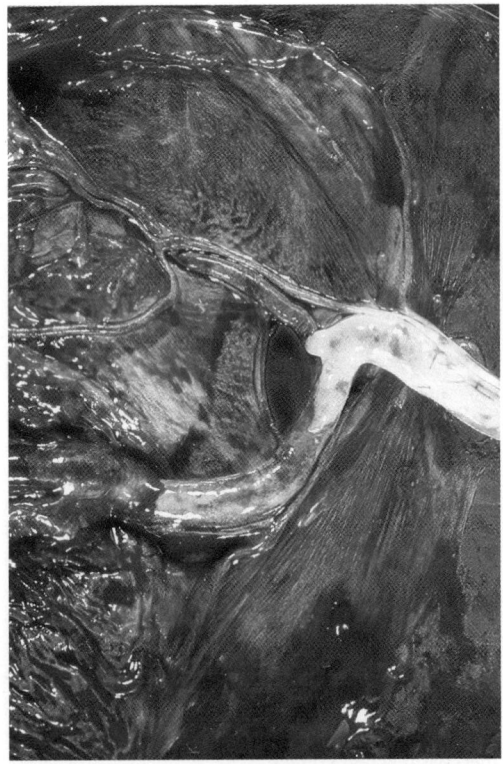

Abb. 9.64 Häutige Einpflanzung der Nabelschnurgefäße mit freiem Verlauf in den Eihäuten.

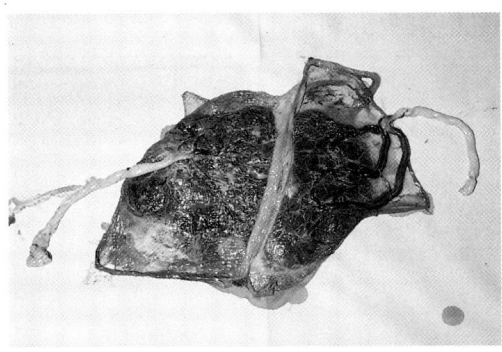

Abb. 9.65 Zwillingsplazenta mit häutiger Einpflanzung der Nabelschnur (*Insertio velamentosa*) und abirrenden Gefäßen (*Vasa aberrans*).

Aufgaben der Hebamme:
- Nach Blasensprung Vorlagenkontrolle auf Farbe, Beimengungen (Blut), Beschaffenheit.
- Bei Abweichungen von der Norm Informierung des Geburtshelfers.
- Exakte Kontrolle der kindlichen Herztöne, Überwachung, Interpretation.
- Genaue Inspektion der Plazenta und Eihäute nach der Geburt.

Ruptur der Nabelschnur: Zerreißung der Nabelschnur, verursacht durch zu kurze Nabelschnur (normale Länge ca. 50 cm) oder bei Sturzgeburten (s. S. 650f).

Uterusruptur

Bei der Uterusruptur reißt die Gebärmuttermuskulatur im Bereich des Korpus oder des unteren Uterinsegmentes ein. Der sogenannte Scheidenabriß, d.h. das Abreißen der Zervix vom Scheidenrohr, wird mit zu den Uterusrupturen gezählt.

Ursachen: Bestehende Wandschädigung und/oder mechanische Überlastung der Uteruswand. Im Regelfall erfolgt die Ruptur im Verlauf der Schnittlinie einer früheren Operation am Uterus, wobei der (nur noch in Ausnahmefällen geführte) klassische korporale Längsschnitt eher ein Einreißen begünstigt als der heute übliche, im unteren Uterinsegment liegende quere Schnitt. Im unteren Uterinsegment sind die muskulären Anteile weitaus geringer, und so verläuft die postpartale Heilung besser.

Bei unkompliziertem Schwangerschaftsverlauf ohne geburtshilflich relevante Risikofaktoren wird eine Spontangeburt bei Zustand nach Sectio meist normal verlaufen.

Bestehen jedoch bereits anamnestische Risikofaktoren (s.u.), hat die Hebamme während der Geburtsleitung verstärkt auf möglicherweise eintretende aktuelle Warnsignale zu achten, besonders auf geburtsmechanische Schwierigkeiten und zunehmende Wehenaktivität (deshalb Vorsicht bei der Wehenmittelgabe).

Die Narbenruptur kann, wenn auch sehr selten, ohne aktuelle wehenbedingte Überlastung zustandekommen (stille Ruptur).

Anamnestische Warnzeichen für eine Uterusruptur:
- Zustand nach sekundärer Wundheilung.
- Abstand von weniger als 1 Jahr zur letzten Schwangerschaft.
- Zustand nach mehreren Kaiserschnitten.
- Zustand nach Gebärmutteroperationen (Myomenukleationen, Schwangerschaftsabbrüche, Ausschabungen, plastische Operationen).
- Zustand nach oder bei entzündlich-degenerativen Prozessen (Endomyometritis bei aszendierenden Infektionen im Wochenbett, nach septischem Abort).

Meist ist die Ruptur Folge einer überdehnten Gebärmuttermuskulatur und eines relativen oder absoluten Mißverhältnisses. Eine Ruptur stellt sich bei bereits bestehenden Wandschäden (s.o.) naturgemäß eher ein als bei einer primär intakten Wand.

Prädisponierende Faktoren:
- Mehrlingsschwangerschaften.
- Zwillingskollisionen.
- Mißverhältnis zwischen vorangehendem Teil und Becken, z.B. bei Beckenanomalie, Hydrozephalie, Geschwülsten (Myome, Teratome).
- Geburtsunmögliche Lagen und Einstellungen
  - Querlage
  - persistierende Schräglage
  - mentoposteriore Gesichtslage
  - hintere Scheitelbeineinstellung
  - persistierender hoher Geradstand.
- Uterusmißbildungen (*Uterus duplex, Uterus subseptus*).

Traumatische oder violente Ruptur

Bei der Durchführung geburtshilflicher Operationen, z.B.
- Korrektur der Lage des zweiten Zwillings,
- Behandlung der Schulterdystokie oder
- vaginale Operationen

kann es ebenfalls zu einer nun manuell provozierten Ruptur kommen. Dies passiert insbesondere dann, wenn schon im Vorfeld ein protrahierter Geburtsverlauf, eine hyperkinetische Wehenstörung oder eine Überstimulation durch Uterotonika (Wehentropf) vorliegen. Auch durch äußere Gewalteinwirkung (Schlag, Stoß, z.B. bei einem Autounfall) ist die Entstehung einer Ruptur möglich (Abb. 9.66).

Eine weitere Unterteilung wird nach der jeweiligen Mitbeteiligung des Bauchfells getroffen beziehungsweise nach dem Ausmaß der Ruptur: inkomplette oder komplette Ruptur.

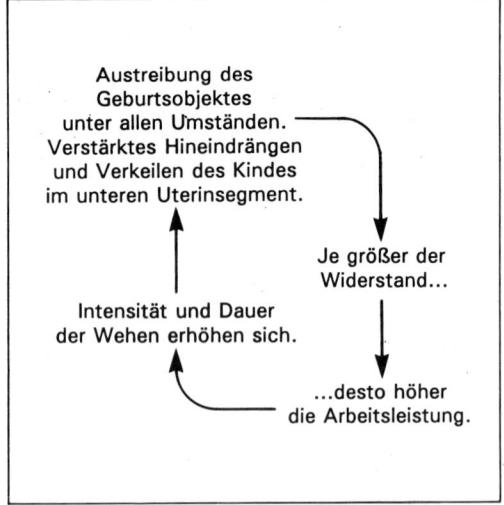

Abb. 9.66 Zustandekommen der Ruptur (Überdehnungsruptur).

Inkomplette Uterusruptur oder gedeckte Ruptur

Hier sind Endo- und Myometrium eingerissen. Das Bauchfell jedoch bleibt intakt, die Bauchhöhle wird nicht eröffnet.

Komplette Ruptur

Alle Schichten einschließlich des Bauchfells reißen. In die freie Bauchhöhle gelangen das Kind, das Fruchtwasser, die Plazenta sowie das Blut aus den lädierten Blutgefäßen und der Plazentahaftstelle.

Häufigkeit: 1:1500, davon erfolgen 44 bis 60% bei Wehenbeginn (Pernoll und Beson 1987).

Symptome: Eine Uterusruptur kann eintreten
- nach vorhergehenden Warnsignalen (drohende Ruptur) oder als
- Ruptur ohne Warnsignale (stille Ruptur), d.h. teilweise auch ohne sichtbare Veranlassung.

Bis zum Vollbild der "drohenden Uterusruptur" (Abb. 9.67) werden folgende Stadien durchlaufen:
- Hyperkinetische Wehenstörung bis hin zum Wehensturm, auch Dauerkontraktion der Gebärmutter, kaum Wehenpausen.
- Durch die maximale Retraktion der Gebärmutter wird die **Bandl-Furche** tastbar. Sie wandert mit zunehmender Intensität der Wehen schräg in die Höhe. Das Maximum ist in Nabelhöhe erreicht, bei Mehrgebärenden schneller als bei Erstgebärenden.
- Druck- und Schmerzempfindlichkeit im Unterbauch, auch bei liegender Periduralanästhesie bemerkbar, verschlimmert sich während der Wehe, ist manchmal von Erbrechen begleitet. Der Wehenschmerz wird als unerträglich empfunden. Die Frauen äußern oft übereinstimmend das Gefühl, "es zerreißt etwas".

Die komplette Ruptur (Abb. 9.68) geht einher mit folgenden Zeichen:
- Gleichzeitig eintretende Schocksymptomatik mit Pulsanstieg, Hypertonie, dann Hypotonie, Todesangst, Unruhe, Blässe, Kaltschweißigkeit.
- Je nach Geburtsfortschritt kann es zu einer Blutung nach außen kommen, die aber als Zeichenblutung fehlgedeutet werden kann.
- Die fetale Herzfrequenz zeigt Anzeichen der drohenden oder bereits eingetretenen Hypoxie.
- Im weiteren Verlauf sind die fetalen Herztöne nur schwer zu hören (Dauertonus, Unruhe der Mutter).

Therapie: Bei einer drohenden oder bereits eingetretenen Uterusruptur muß **sofort eine Notsectio** durchgeführt werden. Der Arzt wird je nach Situation und Ausmaß die Gebärmutter belassen können oder entfernen müssen.

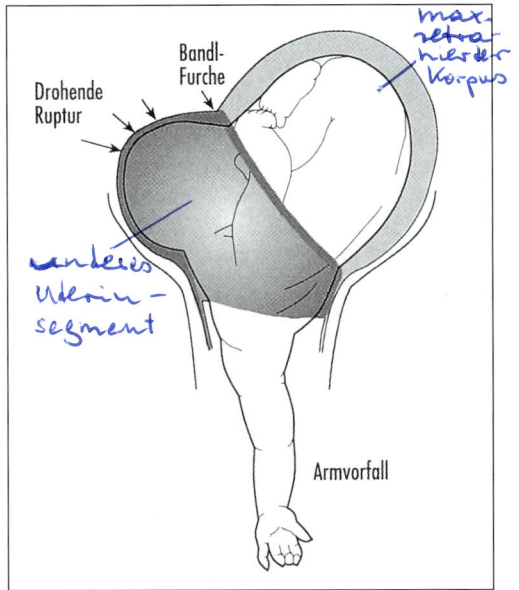

Abb. 9.67 Drohende Ruptur – verschleppte Querlage – Zustand nach Blasensprung. (Aus: Schmidt-Matthiesen H, Hepp H. Gynäkologie und Geburtshilfe. 9. Aufl. Stuttgart, New York: Schattauer 1998)

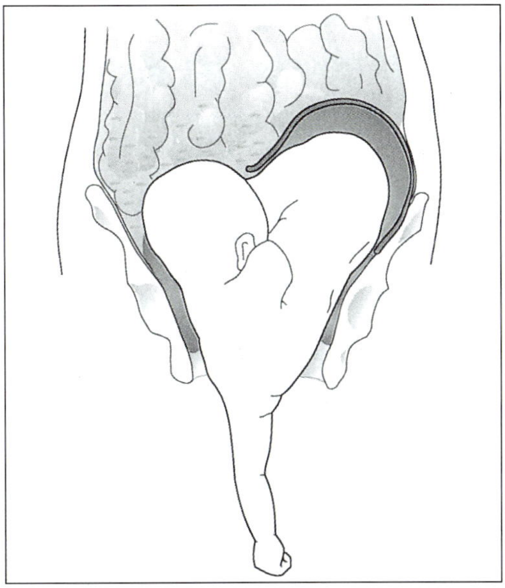

Abb. 9.68 Komplette Ruptur bei verschleppter Querlage. (Aus: Schmidt-Matthiesen H, Hepp H. Gynäkologie und Geburtshilfe. 9. Aufl. Stuttgart, New York: Schattauer 1998)

Ruptur ohne Warnsignale (stille Ruptur)

Im Gegensatz zum dramatischen Bild der drohenden Ruptur (mit begleitendem Wehensturm, den Schockzeichen und den subjektiven, oft sehr massiven Beschwerden der Frau) kann eine Ruptur ohne weitere Symptomatik "im Stillen" verlaufen.

In den meisten Fällen wird dann bei einer späteren Sectio entdeckt, daß die Narbe einer vorangegangenen Sectio oder das untere Uterinsegment in Teilbereichen eingerissen ist (oft über mehrere Zentimeter), ohne daß ein Warnsignal aufgetreten wäre. Eine stille Ruptur ist auch ohne Wehentätigkeit möglich. Meist besteht ein Narbenschmerz, der jedoch nicht immer als sehr stark empfunden wird. Er kann über Stunden hinweg bemerkbar sein und auch mit zunehmender Wehentätigkeit schmerzhafter werden. Die Wehen hören bei einer eingetretenen stillen Ruptur nicht schlagartig, sondern eher langsam auf.

Aufgaben der Hebamme:
- Bei prädisponierenden Faktoren (s.o.) genaue Herzton- und Vitalzeichenkontrolle.
- Auf Wehenqualität und Schmerzhaftigkeit der Wehentätigkeit achten.
- Regelwidrigkeiten, Haltungs- und Einstellungsanomalien rechtzeitig erkennen, dokumentieren, den Arzt informieren.
- Regelwidrigkeiten der Lage oder Poleinstellung ausschließen (Leopold-Handgriffe, Ultraschalluntersuchung).
- Hochsteigen der Bandl-Furche kontrollieren.
- Für die Sectiobereitschaft sorgen: Patientin nüchtern lassen, Antiemboliestrümpfe, i.v.-Zugang, Rasur des Operationsbereiches, Sauerstoffgeräte und Bolustokolyse in Reichweite halten.
- Reanimation des Kindes vorbereiten.

> Die Hebamme muß bei jedem Anzeichen eines intra- oder postpartalen Schocks an eine nicht erkannte Ruptur denken – daher muß auch bei einer Spontangeburt nach früherer Sectio eine **manuelle Nachtastung** erfolgen.

Fruchtwasserembolie

Diese seltene, aber äußerst gefährliche Situation tritt ein, wenn Fruchtwasser und seine korpuskulären Anteile über die Gebärmutter und die Plazenta in den mütterlichen Kreislauf eindringen, Lungenarteriolen oder Kapillaren verlegen und vor allem das Gerinnungssystem beeinträchtigen.

Eine Fruchtwasserembolie erfolgt unvorhersehbar und plötzlich. Sie ist keinesfalls ausschließlich mit komplizierten Geburtsverläufen oder problematischen und belastenden Anamneserisiken kombiniert (Nadesan 1998). Die Fruchtwasserembolie wurde 1926 erstmals beschrieben; die exakte Diagnose gelingt durch den histologischen Nachweis von Fruchtwasser oder korpuskulären Anteilen in den Kapillaren der Lunge.

Häufigkeit: 1:47000 bis 63000 Geburten, zu 88% Mehrgebärende; ca. 90% aller Fruchtwasserembolien ereignen sich *sub partu*. Mortalität 25 bis 34% innerhalb der ersten Stunde, danach 80 bis 86% (Killi am 1985).

Prädisponierende Faktoren:
- Uterusruptur.
- Hoher Zervix- oder Scheidenriß.
- Manuelle Plazentalösung.
- Vaginal-operative Entbindung (Stempelwirkung der eindringenden Hand).
- Stempelwirkung des Mitkristellerns
- Vorzeitige Lösung der normalsitzenden Plazenta.
- Entzündungsherde bzw. -komplexe (Karetzky 1998).
- Wehenmittelüberdosierung (hyperkinetische Wehenstörung).

Bestimmte Eigenschaften des Fruchtwassers begünstigen die Entstehung einer Fruchtwasserembolie (Tab. 9.16).

Symptomatik (Abb. 9.69):
- Frühstadium innerhalb der ersten Minuten
  - Atemstörungen, Zyanose
  - Unruhe
  - Hypoxie
  - Anzeichen des eintretenden Schocks
  - Schmerzen im Brustbereich (nicht immer).
- Spätstadium
  - Hypoxie
  - Atemnotsyndrom
  - Lungenödem
  - Gerinnungsstörung: Ausbildung einer disseminierten intravasalen Gerinnungstörung, Latenzzeit 0,5 bis 12 Stunden
  - Hyperfibrinolyse
  - Spätfolgen des Schocks und der Gerinnungsstörung
  - Nierenversagen
  - Herz-Kreislauf-Versagen.

Tab. 9.16 Eigenschaften des Fruchtwassers, die eine Fruchtwasserembolie begünstigen.

• Thromboplastische Aktivität – Entstehung von Fibrinaggregaten	→ Metabolische Reaktion
• Antigene Aktivität	→ Schockreaktion
• Beimengung von korpuskulären Anteilen, Vernixflocken, Lanugohaare, Mekonium, Zellabschilferungen	→ Embolusbildung durch Zusammenklumpung

Mechanische Reaktion (pulmonale Gefäßobstriktion)

Therapie (bei Verdacht auf eine Fruchtwasserembolie):
- Sofortige Intensivüberwachung.
- Zentraler Venenkatheter, Volumensubstitution.
- Sauerstoffgabe, eventuell Beatmung.
- Laborstatus ermitteln
  - Blutgruppe, Antikörpertests
  - Gerinnungsstatus
  - D–Dimer (Fibrinstatusprodukte)
  - Kreuzblutprobe, Konserven kreuzen.
- Medikamente zur Erweiterung der Lungenstrombahn (Alupent®, Atropin), zur Vermeidung der Rechtsherzinsuffizienz (Herzglykoside). Gegebenenfalls Behandlung einer Verbrauchskoagulopathie (Fibrinogen). Bestimmt schließlich die reaktive Fibrinolyse das klinische Bild, können Antifibrinolytika notwendig werden.
- Bereitstellung von Erythrozyten- und Thrombozytenkonzentraten, Vollblut und Gerinnungsfaktoren.

Aufgaben der Hebamme:
- Die Hebamme sollte den Arzt bei den oben genannten Symptomen **sofort** herbeirufen. Dies gilt auch bei den differentialdiagnostischen Krankheitsbildern
  - Thrombembolie (echte Lungenembolie)
  - Akutes Herzversagen
  - Lungenödem.

Weitere Maßnahmen:
- Informierung der anästhesiologischen/intensivmedizinischen Einheit
- Mithilfe bei Erste-Hilfe- und Schockbekämpfungsmaßnahmen: sofortige Sauerstoffgabe, Oberkörper hochlagern
- Fetale Herzfrequenzkontrolle
- Blutungskontrolle, Sicherstellung der Vorlagen und Bereitstellung von Schalen zur Schätzung des tatsächlichen Blutungsausmaßes
- Vitalzeichenkontrolle, gegebenenfalls Monitoring einleiten (Pulsoxymeter, EKG).

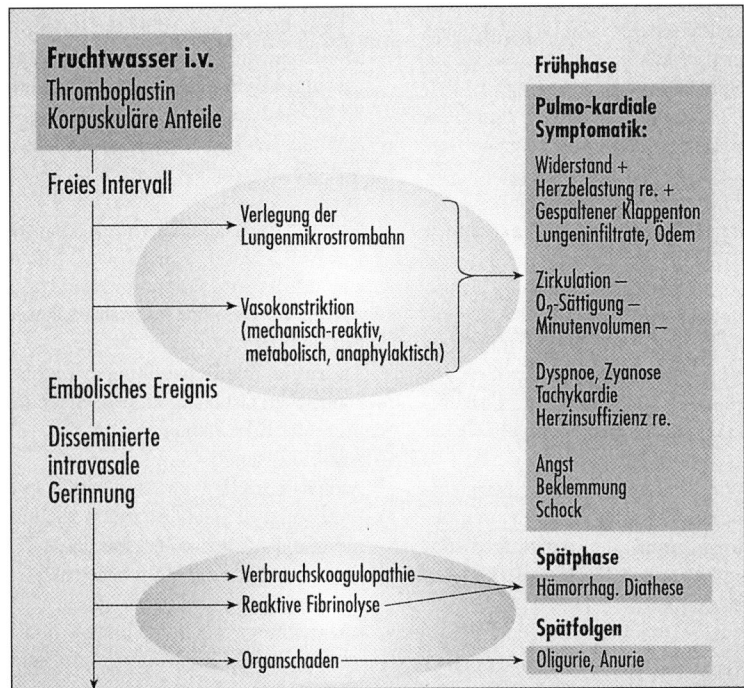

Abb. 9.69 Fruchtwasserembolie. Links: chronologischer Ablauf. Rechts: klinische Erscheinungen. (Aus: Schmidt-Matthiesen H, Hepp H. Gynäkologie und Geburtshilfe. 9. Aufl. Stuttgart, New York: Schattauer 1998)

Bakterieller Schock

Ein bakterieller Schock wird hervorgerufen durch das Eindringen von Erregern oder deren Toxine in den Blutkreislauf bei gleichzeitig mangelhafter oder reduzierter Abwehrsituation des Körpers.

Ursachen: Die häufigsten Erreger sind gramnegative Bakterien wie *Escherichia coli*, *Pseudomonas aeruginosa*, *Enterobacter*, Klebsiellen, die sich auch häufig im Genitaltrakt nachweisen lassen. Die immer häufiger werdenden Infektionen mit grampositiven Bakterien werden u.a. durch Streptokokken, Staphylokokken und Enterokokken verursacht. Das Eindringen der Bakterien beziehungsweise deren Toxine führt zu einer Schädigung der Gefäßwände, die porös und durchlässig werden. Es kommt dort zur lokalen Ödembildung. In den geschädigten Gefäßen laufen gerinnungsaktive Prozesse ab, es bilden sich Mikro- und Makrothromben. Durch den Abbau dieser Thromben fallen Fibrinspaltprodukte an (D-Dimere), es kommt zu Störungen in der O_2-Perfusion und zur Ausbildung von Gewebeschäden mit Hypoxie, Azidose und Laktatverschiebungen. Die Organschäden sind durch die kompensatorische und auch durch die nachfolgende O_2-Mangelversorgung bedingt.

Der Keim- oder Toxineinbruch kann bei bestehendem Infekt (Harnwege, Uteruskavum u.a.) provoziert werden durch die Vorgänge und zahlreichen Manipulationen bei einer Geburt oder Fehlgeburt beziehungsweise bei invasiv-diagnostischen Maßnahmen (Amniozentese, Nabelschnurpunktion u.a.). Es sind verschiedene Streuungsmechanismen bekannt (Blut-, Lymph- und Schleimhautweg).

Häufigkeit: Wie aus der Geschichte des Kindbettfiebers bekannt ist, lag die mütterliche Letalität vor Einführung der aseptischen Maßnahmen (Chlorkalkwaschungen der Hände) durch Ignaz Semmelweis bei ca. 30%.

Ungefähr 25% aller Patientinnen mit Sepsis entwickeln einen Schock. Die Letalität bei Schock beträgt 40 bis 80% aufgrund der Spätfolgen des Schocks: Gerinnungsstörungen, Niereninsuffizienz, Schocklungensymptomatik.

Symptome:
- Temperaturanstieg (auch intermittierendes Fieber möglich).
- Schüttelfrost.
- Myalgien (Muskelschmerzen).
- Orthostatische Kollapszeichen, beginnende Schockzeichen.
- Übelkeit, Erbrechen.

Nach der ersten Phase stellt sich eine Zentralisation des Kreislaufs mit folgenden Symptomen ein:
- Pulsanstieg.
- Blutdruckabfall.
- Kalte Extremitäten, auch als Zeichen der Hypoxie livide verfärbt (Akrozyanose).
- Kaltschweißigkeit.
- Einschränkung der Nieren-, Leber- und Lungenfunktion (Reduktion der Ausscheidung, Anstieg der anorganischen Phosphatase, ungenügende Sauerstoffsättigung – feststellbar über Pulsoxymeter, Astrup).
- Atemnotsyndrom.
- Thrombozytopenie, Leukozytose, Abfall der Gerinnungsfaktoren, Hyperfibrinolyse, Anstieg der Fibrinspaltprodukte (D–Dimer).
- Verwirrtheitszustände, Unruhe, ZNS-Beteiligung.

Diagnose:
- Blutkulturen zum Nachweis der Infektion. Dem bakteriellen Schock geht eine Bakteriämie voraus. Meist kann auf die Ergebnisse nicht gewartet werden, das klinische Erscheinungsbild macht schon im Vorfeld eine antibiotische Therapie nötig.
- Anämie, Leukozytose, CRP-Anstieg.
- Mittelstrahl- oder Katheterurin, Urinkultur, Sediment.
- Ultraschallaufnahmen zum Nachweis von möglicherweise noch bestehenden Infektionsherden, z.B. infolge eines inkompletten Aborts.
- Astrup, Zeichen der respiratorischen Insuffizienz, pCO_2 erniedrigt.

Therapie: Die Behandlung erfolgt nach intensivmedizinischen Grundregeln je nach Verlaufsform und Stadium der Erkrankung.
- Antibiotikagabe.
- Atonie- beziehungsweise Blutungsprophylaxe.
- Entleerung der Gebärmutter beziehungsweise Sanierung des Entzündungsherdes.
- Schocktherapie mit Volumenersatz, O_2-Gabe, Azidosetherapie.
- Vermeidung von Schocklunge und Schockniere durch gezielte Bilanzierung und medikamentöse Therapie, evtl. Beatmung.

Komplikationen:
- Anämie.
- Ausbildung einer DIG (disseminierte intravasale Gerinnungsstörung, Hyperfibrinolyse, Gerinnungsfaktorenabbau).
- Spätfolgen des Schocks, Schocklunge oder Schockniere mit späterer Niereninsuffizienz.
- Sheehan-Syndrom.
- Multiples Organversagen

Aufgaben der Hebamme:

- Beobachtung der Patientin und fortlaufende Vitalzeichenkontrolle.
- Auf subjektive Infektionszeichen (Myalgien, Schmerzen) und anamnestische Warnzeichen (Harnwegsinfektion, vorzeitiger Blasensprung) achten.
- Beachtung der hygienischen Grundregeln – Infektionsprophylaxe.
- Vor vaginaler Untersuchung Untersuchungsfeld mit Schleimhautdesinfizienz abwaschen.
- Verzicht auf überflüssige oder routinemäßige vaginale Untersuchungen.
- Entzündungsparameter verfolgen (CRP, Blutkulturen) und exakt dokumentieren.
- Auf Veränderungen im Fruchtwasser oder Blut achten (Farbe, Geruch, Menge und Konsistenz).
- Auf Ausscheidungen/Bilanzierung achten, unter Umständen nach Verordnung unter Beachtung der sterilen Kautelen einen Dauerkatheter (untere Grenze der Ausscheidungsmenge 40 ml/h) legen.
- Beratung der Patientin:
  - Hygienische Maßnahmen wie Abwischen der äußeren Genitalien nach Toilettenbesuch von vorne nach hinten (um eine Besiedlung der Genitalregion mit *Escherichia coli* zu vermeiden) und anschließendes Abspülen mit Schleimhautdesinfizienz/Wasser-Gemisch – z.B. bei vorzeitigem Blasensprung, Harnwegsinfekt.
  - Häufiger Bindenwechsel; keine Einmalhosen, sondern kochfeste Baumwollslips, Verzicht auf Slipeinlagen, die eine das Keimwachstum fördernde "feuchte Kammer" entstehen lassen würden.

Reaktive Koagulopathien

Die Koagulopathien in der Geburtshilfe sind grundsätzlich von den angeborenen Koagulopathien zu unterscheiden.

Eine Koagulopathie ist defnitionsgemäß eine **Gerinnungsstörung**, die durch einen Mangel an oder durch eine Funktionsstörung von plasmatischen Gerinnungsfaktoren hervorgerufen wird.

Formen der Koagulopathien in der Geburtshilfe sind die:
- Verbrauchskoagulopathie,
- Verlustkoagulopathie und
- Hyperfibrinolyse mit sekundärer Lysekoagulopathie.

Ursachen, bei denen mit einer Gerinnungsstörung gerechnet werden muß:
- Vorzeitige Plazentalösung.
- Gewebsverletzungen durch schwere Entbindungen.
- Septische Infektionen unter der Geburt oder auch schon bei Manipulationen am Uterus.
- Sectio mit Eindringen von Fruchtwasser in die Venen.
- Zervixriß, hoher Scheidenriß, Kristellern mit Eindringen von Fruchtwasser in die Venen.
- Präeklampsie, Eklampsie, HELLP-Syndrom.
- Verbleiben eines toten Kindes in utero.
- Schwerer Blutverlust.

Alle Verbrauchskoagulopathien können eine sekundäre Hyperfibrinolyse bewirken, die ihrerseits eine Lysekoagulopathie zur Folge haben kann.

Kommt es bei der Frau zu einer **Blutung** ohne Nachweis von Plazentaresten, Atonie oder Riß sowie zu einer **fehlenden Gerinnung** des verlorenen Blutes, so ist eine Gerinnungsstörung wahrscheinlich. Zur Bestätigung der **Diagnose** können verschiedene Testverfahren eingesetzt werden:
- Clot-observation-Test als Bed-side-Methode. Bei diesem Test kann zwischen der Verbrauchs- beziehungsweise Verlustkoagulopathie und der Hyperfibrinolyse unterschieden werden (Abb. 9.70).
- Fibrinogenbestimmung. Werte unter 100 mg% sind alarmierend.
- Bestimmung von Fibrin und Fibrinabbauprodukten (z.B. D-Dimer).
- Hämolysenachweis.

Die **Therapie** besteht aus einer Reduzierung des Blutverlustes, einer Schockprophylaxe beziehungsweise -therapie und, falls erforderlich, einem Blutersatz. Nach der Therapie der Koagulopathie kommt es reaktiv zu einer Hyperkoagulabilität. Es muß daher im Anschluß an die Therapie mit einer Thromboembolieprophylaxe begonnen werden.

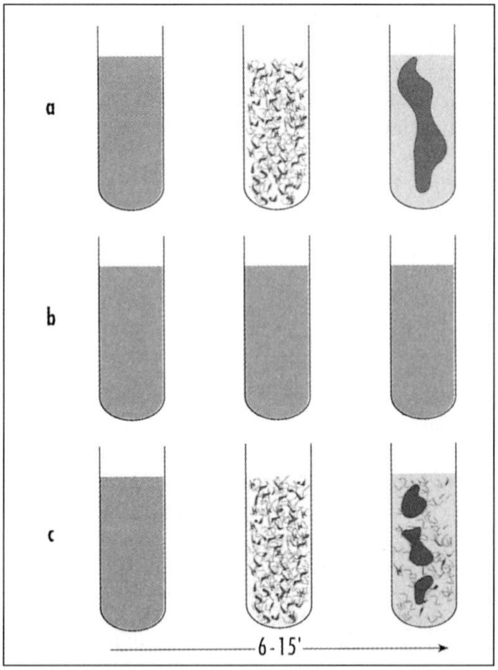

Abb. 9.70 Clot-observation-Test. (a) Normale Gerinnung. (b) Ausbleibende Gerinnung bei Verbrauchs- beziehungsweise Verlustkoagulopathie. (c) Primäre Gerinnung, sekundäre Auflockerung (Lyse) des Gerinnsels bei Hyperfibrinolyse. (Aus: Schmidt-Matthiesen H, Hepp H. Gynäkologie und Geburtshilfe. 9. Aufl. Stuttgart, New York: Schattauer 1998)

Blutungen nach der Geburt

Der Begriff "Blutung nach der Geburt" beschreibt eine innerhalb von 24 Stunden nach der Geburt des Kindes auftretende vaginale Blutung. Blutungen, die erst danach auftreten, werden zu den Komplikationen des Wochenbetts gerechnet.

Den Begriffen "primäre und sekundäre Nachblutung" liegt der gleiche Zeitrahmen zugrunde. Die primäre Nachblutung, die sofort oder bis zu 24 Stunden nach der Geburt auftreten kann, ist im wesentlichen die Folge einer hypotonen Gebärmutteraktivität (Atonie) oder geburtshilflicher Traumen. Die sekundäre Nachblutung gehört zum Wochenbett und wird durch die unterschiedlichsten Faktoren ausgelöst (s. Kap. 10 Das regelwidrige Wochenbett, S. 693ff).

In der klinischen Praxis erlebt man immer wieder, daß die Schätzung des Blutverlustes unter der tatsächlichen Blutungsmenge liegt. Vielfach werden angeblutete Vorlagen, mit Blut vollgesogene Wäschestücke oder das "ins Bett gelaufene Blut" nicht richtig eingeschätzt. Zur exakten Beurteilung wird empfohlen, der Frau nach der Geburt des Kindes eine Plazentaschale unter das Gesäß zu schieben. Außerdem werden Rißverletzungen oder eine Dammschnittwunde mit einem sterilen Tupfer komprimiert. Ein blutendes Gefäß wird mit einer Klemme aus der Naht (gebogene oder gerade PEAN-Klemme) gefaßt, um eine ständige Sickerblutung zu vermeiden.

Der normale Blutverlust bei einer Geburt beträgt 200 bis 300 ml. Wesentlich für die Begrenzung der Blutung sind eine aktive Leitung der Nachgeburtsperiode durch die Gabe von 3 IE Syntocinon® postpartal und die möglichst aktive Gewinnung der bereits gelösten Plazenta durch Cord-Traktion der Nabelschnur.

> Ein postpartaler Blutverlust von mehr als 500 ml muß als Regelwidrigkeit erkannt und sofort behandelt werden.

Ursachen (Tab. 9.17):
- Verstärkte Blutung aus der Plazentahaftstelle bei unvollständiger oder vollständiger Lösung der Plazenta.
- Rißblutungen.
- Beginnende Gerinnungsstörung.
- Uterusrupturen.
- Unbekannte Faktoren.

Prädisponierende Faktoren:
- Mütterliche Anämie (Hb-Wert unter 12 g%) oder Störungen der Blutgerinnung (Morbus Werlhoff).
- Mehr- oder Vielgebärende mit Überdehnung des Myometriums und Muskelschwäche oder Hydramnion.
- Protrahierte Eröffnungs- und Austreibungsperiode.
- Gehäufte Aborte in der Anamnese.
- Schnell aufeinanderfolgende Geburten.
- *Uterus myomatosus.*
- Plazentalösungsstörungen bei vorausgegangenen Geburten (Kürettage).

Diagnose (Tab. 9.18 und Tab. 9.19):
- Lösung und Ausstoßung der **Plazenta** überprüfen.
- Vollständigkeit der Plazenta kontrollieren, zusammen mit dem ärztlichen Geburtshelfer, gegebenenfalls Nachtastung.
- **Kontraktionszustand** des Uterus ermitteln. Falls der Uterus groß und weich zu tasten ist, Gabe von Kontraktionsmitteln und engmaschige Kontrolle.
- Falls die genannten Parameter in Ordnung sind, nach einer **Rißblutung** suchen.
- Wenn sich auch dafür kein Hinweis zeigt (Einstellung), an eine **Gerinnungsstörung** denken. Gerinnungstendenz des Blutes und Blutungsmenge feststellen.

Tab. 9.17 Ursachen von Blutungen in der Nachgeburtsperiode.

Vor Ausstoßung der Plazenta	Nach Ausstoßung der Plazenta

• **Volle Harnblase** Verdrängung der Gebärmutter, Wehenbremse
• **Rißverletzungen** Zervix-, Scheiden-, Damm-, Labienrisse
• **Überdehnung der Gebärmutter, Muskelschwäche** Mehrlinge, Hydramnion, vorausgegangene Wehenschwäche, *Uterus myomatosus*
• **Vollnarkose, Medikamente** mit muskelrelaxierender und vasodilatatorischer Wirkung (Buscopan®)
• **Unvollständige Lösung der Plazenta** Funktionelle Störung durch Formanomalien, Wachstumsanomalien, *Placenta adhaerens* (nicht gelöste Plazenta) bei
Placenta anularis
Placenta membranacea
Placenta incarcerata
Placenta accreta, increta, percreta
Tubeneckenimplantation
• **Andere Ursachen**
	• **Atonie**
	  - Unvollständige Plazenta
	    Kotyledon oder Eihaut zurückgeblieben
	    Abriß der Nebenplazenta (Kontraktionsbehinderung)
	  - Überdehnung des Myometriums, Wehenschwäche
	  - Volle Harnblase
	  - Vollnarkose
	  - Andere Faktoren, Gerinnungsstörung, Embolien
	• **Rißverletzungen**

Tab. 9.18 Differentialdiagnose plazentare Blutung – Rißblutung.

Verstärkte Blutung an der Plazentahaftstelle	Blutung aus einer Rißverletzung
• Mangelnder Kontraktionszustand der Gebärmutter, weiche, teigige Konsistenz, oft über dem Nabel stehender *Fundus uteri*.	• Guter Kontraktionszustand der Gebärmutter: klein, fest, hart, "gut kontrahiert".
• Die Blutung setzt meist verspätet ein, in der Regel einige Minuten nach der Geburt des Kindes.	• Die Blutung setzt mit oder sofort nach der Geburt des Kindes ein. Frisches, hellrotes Blut auf Schulter oder Rücken des Kindes kann oft der erste Hinweis für eine Rißverletzung sein.
• Blutung erfolgt schubweise, oft mit Blutgerinnseln versetzt; meist nach Kontraktion der Gebärmutter (Anreiben einer Wehe, Gabe von Kontraktionsmitteln), die immer wieder atonisch werden kann.	• Kontinuierliche Blutung ohne Zusammenhang mit Kontraktionen.

Tab. 9.19 Vorgehen bei Blutungen nach der Geburt des Kindes.

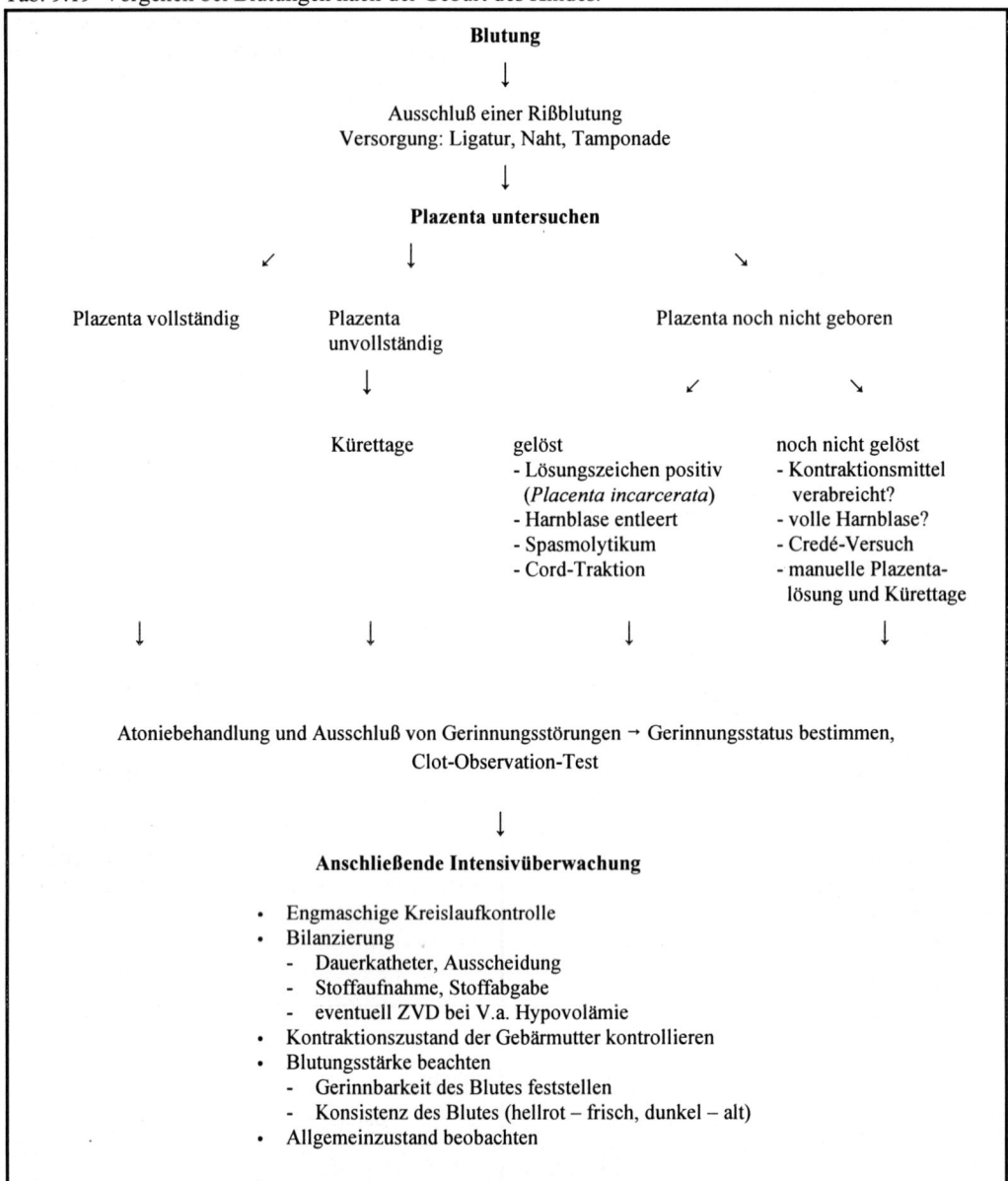

Geburtsverletzungen

Im Gegensatz zur atonischen Nachblutung, die oft erst einige Minuten nach der Geburt der Plazenta einsetzt, kommt es bei Geburtsverletzungen schon im Verlauf der Geburt zu Blutungen. Sind die Schultern oder der Rücken des Kindes bei der Entwicklung blutverschmiert, muß die Hebamme an eine Rißverletzung denken. Bei einer Rißverletzung kann der Uterus gut kontrahiert (klein und kugelig) sein und einen regelrechten Fundusstand aufweisen. Demgegenüber wird die Gebärmutter bei einer atonischen Nachblutung in der Regel groß und weich sein und immer wieder mit Blut vollaufen, wenn keine Kontraktionsmittel verabreicht werden.

Mögliche Rißverletzungen:
- Verletzungen der Vulva
  - Labienrisse
  - Klitorisrisse
  - Verletzungen des Urogenitaltraktes
- Verletzungen der Vagina
  - Scheidenrisse
  - Dammrisse
  - Fisteln
- Zervixrisse.

Die Gefahr von Verletzungen im Bereich des Geburtskanals besteht vor allem dann, wenn die Elastizität des Gewebes unzureichend ist (rigide Beckenbodenmuskulatur bei Sportlerinnen). Gefahr ist aber auch dann gegeben, wenn die Dehnungskapazität von seiten des Kindes überschritten wird (Übergröße, Lageanomalien) oder vaginal-operative Maßnahmen (brauchen viel Platz) durchgeführt werden.

Verletzungen der Vulva

Labienrisse. Am *Introitus vaginae* entsteht beim Durchtritt des Kopfes eine maximale Dehnung. Dieser Belastung halten die Innenseiten der Labien nur bedingt stand. Durch die maximale Dehnung wird die feine Gewebsfältelung aufgehoben; der durchscheidende vorangehende Teil verschafft sich so Raum. Auch bei falsch ausgeführtem Dammschutz kann es zu diesen meist halbmond- oder bogenförmigen Einrissen kommen, wenn die Finger auf den Labien anstatt auf dem Kopf zu liegen kommen. Kleine, nicht blutende und oberflächliche Schleimhautläsionen bedürfen in der Regel keiner Versorgung durch eine Naht. Die Frau muß jedoch auf entsprechende hygienische Maßnahmen (Spülung, häufiger Bindenwechsel) aufmerksam gemacht werden.

Klitorisrisse entstehen ebenfalls bei der Überdehnung des Scheideneingangs, meist in Kombination mit Labienrissen. Blutungen in diesem gefäßreichen Gebiet machen eine sorgfältige Versorgung notwendig, da sie von alleine meist nicht zum Stillstand kommen.

Verletzungen des Urogenitaltraktes. In Verbindung mit Rißverletzungen der Labien und Klitoris, wie sie bei sehr großem Kind, Gewebsrigidität u.a. vorkommen können, kann es zu Einrissen im Bereich der Urethralöffnung kommen:
- Spasmus der Harnröhre infolge von Ödemen, Rissen oder Läsionen der Schleimhaut.
- Retention von Urin mit Überdehnung der Harnblase, Ausbildung einer Überlaufblase, Restharnbildung und Nierenbeteiligung.
- Entstehung einer chronischen Muskelschwäche, die einen langwierigen Wiederaufbau mittels Blasentraining, operativer Korrektur u.a. erforderlich macht.
- Entstehung einer Scheiden-Blasen-Fistel. Durch anhaltenden ausgeübten Druck (lange tiefstehender Kopf bei Geburtsstillstand) kann es zur Nekrose der auskleidenden Blasenschleimhaut kommen. Bricht diese Nekrose durch, entsteht eine Scheiden-Blasen-Fistel, bei der die Urinausscheidung *per vaginam* erfolgt.
- Entzündung und Infiltration des umliegenden Gewebes mit aufsteigender Infektion.

Verletzungen der Vagina

Scheidenrisse. Sie sind Einrisse in die Scheidenschleimhaut, unter Umständen mit Beteiligung der darunterliegenden Muskulatur. Die Rißverletzung findet sich meist seitlich und entsteht durch die Überdehnung des Vaginalrohrs. Scheidenrisse entstehen häufig bei vaginal-operativen Entbindungen (unsachgemäßes Einführen und Anlegen von Vakuumglocken oder Zangenlöffeln), beim verfrühten Mitpressen und bei vorzeitigen Dehnungsversuchen der Dammmuskulatur. Bei aufmerksamer Beobachtung fällt eine Blutung bereits vor dem Ein- oder Durchschneiden des vorangehenden Teils auf. Die endgültige Diagnose erfolgt durch die Damminspektion und Spekulumeinstellung nach der Geburt des Kindes.

Auch hier gilt, daß oberflächliche Läsionen (Ablederungen) nicht, größere Risse jedoch mit atraumatischem Nahtmaterial versorgt werden müssen. Ein großer Riß birgt eine Blutungsgefahr in sich; zudem können bei nichtversorgten großen Rissen paravaginale Hämatome und entzündliche Infiltrate entstehen.

Dammrisse. Der Damm ist als Teil des Beckenbodens ein Gewebsblock aus Muskelfaszien, Fett, Schleimhaut und Hautanteilen. Dieser Block wird in der Austreibungsperiode durch den vorangehenden Teil auseinandergeschoben und entfaltet. Als Dammriß wird die Ein- oder Zerreißung des unteren Teils der hinteren Scheidenwand, der Dammhaut, der Damm- und der Beckenbodenmuskulatur bezeichnet.

Zur Beurteilung des Schweregrades der Rißverletzung wird folgende Gradeinteilung vorgenommen (Abb. 9.71a-c).
- **Dammriß I. Grades.** Einriß der Haut im Bereich der hinteren Kommissur **ohne** Beteiligung der dammbildenden Muskulatur.
- **Dammriß II. Grades.** Einriß der Haut **und** der dammbildenden Muskulatur (*Musculus bulbospongiosus*).
- **Dammriß III. Grades.** Einriß der Schleimhaut, der dammbildenden Muskulatur **und** des Schließmuskels (*Musculus bulbospongiosus, Musculus sphincter ani externus*); möglicherweise reißt auch die vordere Rektumwand.

Als Ursache für einen Dammriß kommen zu den bereits erwähnten Punkten folgende hinzu:
- Weiterreißen einer zu klein angelegten Episiotomie.
- Mangelnde oder keine Temporegulierung beim Durchtritt des vorangehenden Teils.
- Zu frühes Anheben der vorderen Schulter.
- Übertriebener Dammschutzkult, insbesondere bei vorausgegangenen Dammrissen oder bei bestehendem Narbendamm.
- Zusätzliche Raumforderung durch Anliegen eines Händchens bei einem großen Kind.
- Vaginal-operative Entbindungen.

Komplikationen:
- Entzündungen.
- Sekundärheilung.
- Ausbildung einer Rektum-Scheiden-Fistel mit Austritt von Stuhl *per vaginam*. Diese Fistelbildung tritt sehr selten auf und betrifft in der Regel unterernährte oder bereits bei vorausgegangenen Geburten gewebsgeschädigte Frauen. Das Vorkommen von Fisteln ist daher in Ländern der Dritten Welt weitaus häufiger (Myles 1989).

Therapie: Atraumatische Versorgung der Rißverletzung in Pudendus- oder Lokalanästhesie (s. Kap. 12 Geburtshilfliche Operationen, S. 762).

> **Aufgaben der Hebamme**:
> - Information des Arztes.
> - Damminspektion nach Desinfektion des äußeren Genitales.
> - Hilfestellung bei der Lagerung zur Naht.
> - Unter Umständen Assistenz bei der Naht.
> - Beratung der Frau über hygienische Aspekte (Spülungen, Bindenwechsel) sowie über Diät, die eine Obstipation verhindern und einen möglichst weichen Stuhlgang gewährleisten soll.

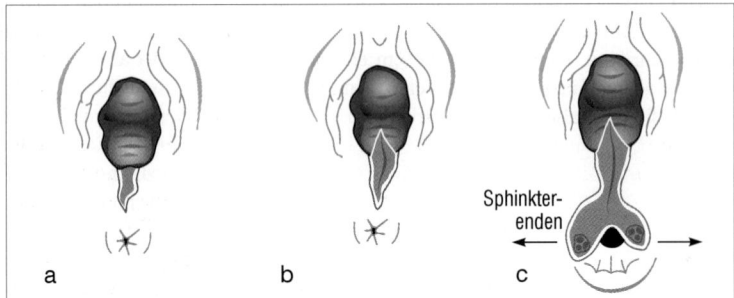

Abb. 9.71 Dammriß. (a) Dammriß ersten Grades. (b) Dammriß zweiten Grades. (c) Dammriß dritten Grades.

Fallbeispiel 1

Frau A., 24 Jahre, III. Gravida, III. Para (1990 und 1991). Nach unauffälliger Schwangerschaft kommt es zwei Tage nach dem errechneten Termin zu spontanem Wehenbeginn. Bei der Aufnahme ist der Muttermund vollständig eröffnet, Leitstelle (Kopf) ist die untere Schoßfugenrandebene. Die Blase springt rechtzeitig, **Uhrzeit 09:03**, es kommt nach medianem Dammschnitt (Z.n. Narbendamm infolge Dammriß beim zweiten Kind) zur Spontangeburt aus I. vorderer Hinterhauptslage. Nach der Gabe von 3 IE Syntocinon® folgt die Plazenta samt Eihäuten um **09:17 Uhr** durch Cord-Traktion. Nun folgt die Naht der Episiotomie. Es findet sich zusätzlich ein Dammriß III. Grades, der mitversorgt wird. Einstellung des Muttermundes und der Zervix: o.B. Während der Naht kommt es zu einer verstärkten Nachblutung. Entleerung der Harnblase (Einmalkatheterismus) und Auflegen einer Eisblase. I.m.-Verabreichung von 1

Ampulle Syntometrin®. Danach ist während der 4stündigen Überwachungszeit im Entbindungszimmer die Blutung normal, die Gebärmutter gut kontrahiert. Der Gesamtblutverlust beträgt 700 ml.

13:00 Uhr: Verlegung der Frau und des Kindes auf die Wochenstation.

13:.30 Uhr: Bei einer Kontrolle wird wieder eine verstärkte Nachblutung festgestellt, der Stationsarzt wird informiert. Einstellung o.B., aus der mäßig kontrahierten Gebärmutter lassen sich Blutgerinnsel ausdrücken. Dauerkatheter: 600 ml Urin, Auflegen einer neuen Eisblase; Gebärmutter wird gehalten. 500 ml Elektrolytlösung werden zur Substitution verabreicht. 500 ml Glukose 5% mit 15 IE Syntocinon® 125 ml/h über einen Perfusor im Nebenschluß. Gerinnungsstatus: Quick 95%, PTT 46 s, Hb 9,0 g%.

14:45 Uhr: Nach anfänglich gut kontrahierter Gebärmutter wieder atonische Nachblutung. Seit der Verlegung ca. 500 ml Blutverlust. Ordination: Kürettage in Vollnarkose. Die Kürettage erbringt einen fünfmarkstückgroßen Plazentarest.

15:15 Uhr: Überwachung im Entbindungszimmer. Bilanzierung, Dauerkatheter (bereits um 13.30 Uhr gelegt), Plasmaexpander und Elektrolyte im Nebenschluß. Blutung, Ausscheidung im Normbereich. Gebärmutter gut kontrahiert.

17:00 Uhr: Befund unverändert. Alle Werte im Normbereich.

20:00 Uhr: Befund unverändert. Alle Werte im Normbereich. Über Nacht weitere Kontrolle und Überwachung im Entbindungszimmer.

08:00 Uhr: Verlegung auf die Wochenstation. Laborwerte: Hämoglobin 8,2%, Hämatokrit 25,0%, Quick 78% und PTT 43 s.

Frau A. wurde antibiotisch abgedeckt (Baypen®), darüber hinaus Gabe von Folsäure, Eisensulfat sowie Methergin® oral).

Das weitere Wochenbett verläuft unproblematisch. Demissio am 6. Wochenbettag mit Nachsorgehebamme.

Fallbeispiel 2

Frau H., 19 Jahre, I. Gravida, I. Para, 39. Schwangerschaftswoche. Nach einer überstürzt verlaufenen Spontangeburt (Dauer der Wehentätigkeit bis zur Geburt des Kindes 1 Stunde 23 Minuten) kommt es unmittelbar nach der Geburt des Kindes zu einer leicht verstärkten Blutung von ca. 300 ml. Die Gewinnung der Plazenta erfolgt problemlos nach der prophylaktischen Gabe von 3 IE Syntocinon®. Im Anschluß daran zeigt sich eine verstärkte Nachblutung, die Gebärmutter ist gut kontrahiert.

10:40 Uhr: 500 ml Plasmaexpander. Eine vaginale Einstellung ergibt einen Scheidenriß bei 9 und 15 Uhr sowie einen Zervixriß bei 7 Uhr. Die Versorgung erfolgt in Lokalanästhesie. Bisheriger Blutverlust ca. 800 ml.

12:10 Uhr: Die Gebärmutter ist mäßig kontrahiert. Katheterismus, Entleerung von ca. 400 ml Urin. Gebärmuttertonus besser, gut kontrahiert. Blutung nach außen gering.

12:30 Uhr: Patientin erscheint kollaptisch, äußert Übelkeit. RR 70/40, Puls 108 spm. Nach Anreiben einer Wehe und Durchführung des Handgriffs nach Credé entleeren sich ca. 1000 ml Blutgerinnsel. Die Nachblutung kommt nicht zum Stehen, sie ist mehr als periodenstark. Gebärmutter gut kontrahiert.

12:40 Uhr: Revision der Nähte in Vollnarkose, ohne Ergebnis. Laborwerte: Quick 69,0%, PTT 32 s, Hb 7,2 g% (Ausgangswert 9,3 g%) und Thrombozyten 150 G/l (150 000 mm³). Elektrolytinfusion, im Nebenschluß erfolgt die Gabe von 4 x 50 ml Humanalbumin 20%. Gebärmutter mäßig kontrahiert, Blutung nach außen weniger, aber noch periodenstark. 500 ml NaCl 0,9% mit 2 Ampullen Sulproston 500 (Nalador®) über Perfusor mit 100 ml/h.

14:00 Uhr: Laborwerte: Quick 59 %, PTT 33 s, Hb 5,3 g%, HK 16% und Thrombozyten 107 G/l (107 000/mm³).

14:00 Uhr: Es erfolgt die Ordination zur wiederholten Revision in Vollnarkose. Es finden sich nach Eröffnung der angelegten Nähte große, paravaginal gelegene Hämatome. Ausräumung dieser Hämatome, Legen eines Redons. Intraoperativ erfolgt eine Volumen- und Proteinsubstitution, eine Transfusion von 4 Konserven FFP (Fresh Frozen Plasma) und eine Gabe von Uterotonika (Nalador® in 500 ml 0,9% NaCl). Auflegen einer Eisblase. Nach Revisionsbeendigung Verlegung der Patientin auf die Intensivstation. Dort Heparinisierung mit Fragmin®.

Am zweiten Wochenbettag wird Frau H. auf die Wochenstation verlegt. Der Redon wird am 3. Wochenbettag gezogen, Frau H. erhält Eisensulfat, Folsan® und Kalinor®-Brausetabletten, sie stillt voll. Demissio am 8. Wochenbettag mit Nachsorgehebamme, weiterer Wochenbettverlauf unproblematisch.

Störungen der Plazentalösung

> Störungen der Plazentalösung liegen vor, wenn die Lösung ausbleibt oder nur unvollständig ist.

Die **Ursachen** dafür sind in funktionellen und anatomischen Gegebenheiten zu suchen.

Symptomatik: Die Hebamme muß an eine Lösungsstörung denken, wenn es nach Ausschluß einer Rißverletzung weiterhin blutet beziehungsweise wenn 30 Minuten nach der Geburt des Kindes keine Anzeichen dafür erkennbar sind, daß sich die Plazenta gelöst hat und gewonnen werden kann.

Funktionell bedingte Lösungsstörungen

- *Placenta incarcerata*. Durch eine volle Harnblase und die dadurch verlegten Geburtswege kann die bereits gelöste Plazenta nicht gewonnen werden (Abb. 9.72). Auch bei einem hypertonen unteren Uterinsegment und einem Zervixspasmus (infolge einer Überdosierung von Wehenmitteln) bleibt die Plazenta aus (Abb. 9.73).

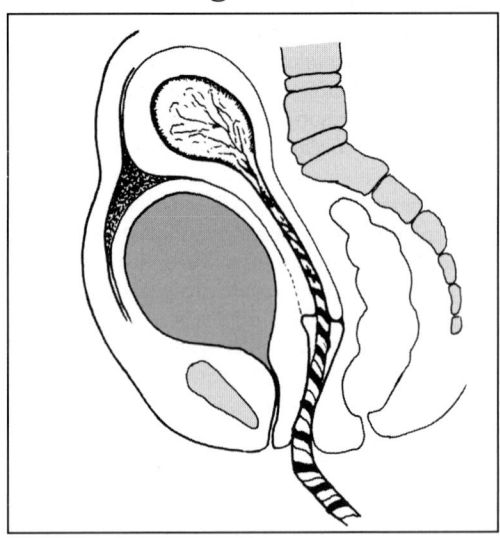

Abb. 9.72 Plazentaretention infolge einer vollen Harnblase.

Die Lösungszeichen sind positiv, häufig ist eine wohlgefüllte Harnblase zu tasten. Es muß überprüft werden, ob eventuell Wehenmittel überdosiert wurden (vielleicht läuft z.B. der Wehentropf noch in Maximalgeschwindigkeit ein).

Therapie: Entleerung der Harnblase. Wenn dies nicht spontan möglich ist, ist ein Katheterismus unter sterilen Kautelen angezeigt, ebenso wie die (ärztlich angeordnete) Gabe von Spasmolytika zur Überwindung des Spasmus am unteren Uterinsegment und/oder der Zervix. Führen diese Maßnahmen nicht zum Erfolg, ist ein Versuch zur Gewinnung der Plazenta in Vollnarkose angezeigt und gegebenenfalls eine manuelle Plazentalösung durch den zuständigen Arzt.

- *Placenta adhaerens*. Ausbleibende Lösung der Plazenta infolge mangelnder Kontraktionsfähigkeit der Gebärmuttermuskulatur, insbesondere nach Überdehnung bei Mehrlingsgeburten, Hydramnion, Riesenkindern, aber auch nach erschöpfenden, protrahierten Eröffnungs- und Austreibungsperioden.

Häufigkeit: 1:2000 bis 7000 Geburten.

Diagnose:
- Lösungszeichen negativ.
- Atonische Gebärmutter.
- Ausbleibende oder kaum merkliche Nachgeburtswehen.

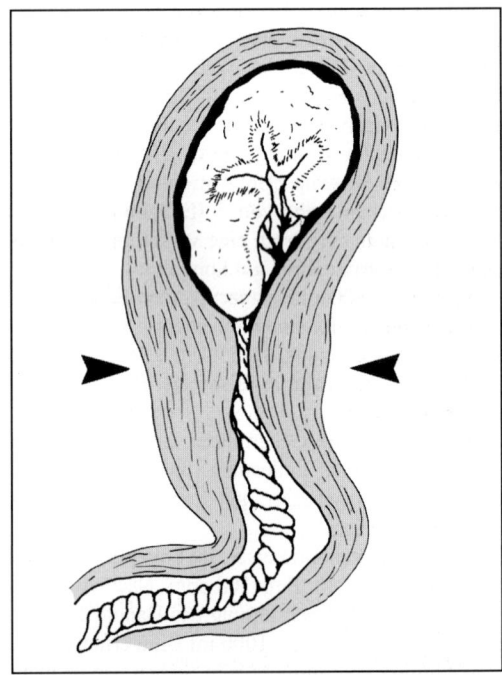

Abb. 9.73 Plazentaretention infolge eines Spasmus des unteren Uterinsegments.

Therapie:
- Anreiben einer Wehe.
- Prophylaktische Gabe von 3 IE Syntocinon®.
- Vorsichtiger Versuch zur Gewinnung der Plazenta durch Cord-Traktion am kontrahierten Uterus.
- Handgriff nach Credé am kontrahierten Uterus.
- Handgriff nach Credé am kontrahierten Uterus in Vollnarkose.

▸ *Placenta membranacea.* Bei dieser seltenen Plazentaform bietet die Nachgeburt infolge ihrer Großflächigkeit und geringen Dicke (normale Dicke 2,0 cm) wenig oder kaum Angriffsfläche für die Nachgeburtswehen.

▸ *Placenta anularis.* Als Folge der ring- und gürtelförmigen Anordnung des Plazentagewebes kommt es auch hier zu Ablösungsschwierigkeiten, die mit der mangelnden Verschiebbarkeit des Gewebes zusammenhängen.

▸ **Tubeneckenplazenta.** Die Implantation der Plazenta in den eher kontraktionsschwachen beziehungsweise -armen Tubenecken der Gebärmutter kann eine Lösungsstörung verursachen. Kraft und Intensität der Nachgeburtswehen finden hier wenig Ansatzpunkte.

Anatomisch bedingte Lösungsstörung

Placenta accreta, increta, percreta. Hier ist die Plazenta mit ihrer Haftstelle fest verwachsen. In der Regel fehlt die gesamte *Decidua basalis*, so daß die Zotten bis zur Gebärmuttermuskulatur eingewachsen sind (*Placenta accreta*). Wachsen die Zotten in das Myometrium hinein, liegt eine sogenannte *Placenta increta* vor, bei der *Placenta percreta* kann die Einwachsung über die gesamte Muskelschicht bis in die Uterusserosa hinein erfolgen.

Häufigkeiten:
1. *Placenta accreta vera*   80%
2. *Placenta increta*   15%
3. *Placenta percreta*   5%

Im Vordergrund steht für die Hebamme, ohne die Unterscheidung zwischen einer *Placenta accreta* oder *percreta* treffen zu können, die sich nicht lösende Plazenta. Zeigen die auch hier geltenden, bereits besprochenen Maßnahmen wie
- Entleerung der Harnblase,
- Anreiben einer Wehe oder
- prophylaktische Gabe von 3 IE Syntocinon® intravenös

bei fehlenden Lösungszeichen und vorhandenen Nachgeburtswehen keinen Erfolg, so ist – nach entsprechendem Abwarten – der Versuch einer manuellen Lösung in Vollnarkose durch den zuständigen Arzt zu unternehmen.

Manuelle Lösung der Plazenta. Die den Bundesländern unterstehende Berufsordnung für Hebammen sieht vor, daß die Hebamme zur Abwendung einer ernsten Gefahr für die Mutter eine manuelle Lösung der Plazenta vornehmen darf (vgl. hierzu Berufsordnung). Prinzipiell muß hierbei von der betroffenen Hebamme folgendes bedacht werden: Durch die Ausführung der manuellen Lösung ohne ausreichende Analgesierung beziehungsweise Anästhesieverfahren bei ohnehin schon intensiver Blutung und möglicherweise schon vorhandener Schocksymptomatik kann die Ausgangssituation verschlechtert werden. Selbstverständlich muß sein, daß bereits bei einer leicht verstärkten Blutung ein intravenöser Zugang gelegt werden **muß**. Kreislaufsubstituierende Infusionslösungen müssen verfügbar sein; der Arzt muß bereits informiert worden sein.

Vorgehen bei der manuellen Plazentalösung

- Desinfektion von Vulva und Dammbereich.
- Labien spreizen, mit der rechten behandschuhten Hand bis zur Zervix eindringen.
- Die linke, äußere Hand drückt die Gebärmutter am *Fundus uteri* der inneren Hand entgegen.
- Die rechte, innere Hand orientiert sich entlang der Nabelschnur in das *Cavum uteri* ein und lokalisiert die Plazenta.
- Die Ablösung erfolgt am zweckmäßigsten an einer schon gelösten (lateral gelegenen) Stelle.
- Mit der Kleinfingerseite der inneren Hand unter vorsichtigen, schälenden Bewegungen Plazenta ablösen.
- Gleichzeitig wird die entsprechende Stelle der Uteruswand durch die stützende äußere Hand der inneren Hand entgegengedrückt.
- Erst nach Abschälung der gesamten Plazenta wird diese mit der ganzen inneren Hand umfaßt und herausgezogen.

In der Regel erfolgt nach einer manuellen Plazentalösung eine manuelle Nachtastung, um ein Zurückbleiben von Plazentaresten und wandständigen Blutgerinnseln auszuschließen. Eine Atonieprophylaxe durch die Gabe von 3 IE Syntocinon®, das Auflegen einer Eisblase und engmaschige Funduskontrollen sind angezeigt.

Blutungen nach der Geburt der Plazenta

Kommt es nach der Geburt der Plazenta zu einer Nachblutung – die häufigste nachgeburtliche Komplikation –, sind folgende möglichen Blutungsursachen nacheinander auszuschließen:
- unvollständige Plazenta
- mangelnde Kontraktionsfähigkeit der Gebärmutter oder Atonie
- Vorliegen einer noch nicht erkannten Geburtsverletzung
- Störung der Hämostase – Vorliegen einer Gerinnungsstörung.

Plazentabedingte Blutungen

- Nochmalige Kontrolle der Plazenta auf Vollständigkeit mit entsprechender Dokumentation.
- Feststellen, ob Oberflächendefekte oder eine aufgerauhte Plazenta vorliegen.
- Feststellen, ob in der Eihaut oder am Rand der Plazenta abgerissene Gefäße sind, die auf eine Nebenplazenta schließen lassen.
- Überprüfen, ob bei der Gewinnung der Plazenta und beim Torquieren (Drehen der Eihäute) ein großes Stück Eihaut zurückgeblieben ist.

Therapie: Beim geringsten Verdacht auf Unvollständigkeit der Plazenta muß eine instrumentelle Nachtastung erfolgen.

Komplikationen:
- Blutungen im Wochenbett.
- Infektionen im Wochenbett.
- Verzögerte Rückbildung.
- Entartung des zurückgebliebenen Plazentagewebes (Umwandlung in einen Plazentapolypen, Trophoblastentumor).

Blutungen infolge mangelnder Kontraktion der Gebärmutter

Nach der Gewinnung der vollständigen Plazenta werden der Kontraktionszustand und gleichzeitig der Fundusstand des Uterus überprüft. In der Regel befindet sich der *Fundus uteri* 1 bis 2 Querfinger unter dem Nabel (Nahrungskarenz *sub partu*, Gabe von Kontraktionsmitteln). Durch die Überdehnung der Gebärmuttermuskulatur bleibt die regelrechte Konstriktion der Gefäße der Plazentahaftstelle (sogenannte lebende Ligatur) aus. Eine gefüllte Harnblase oder zurückgebliebene Blutklumpen können ebenfalls eine Kontraktion der Gebärmutter verhindern, ebenso wie eine Überstimulation der Muskulatur durch Wehenmittel, heftiges Kristellern oder gewaltsame Expressionsversuche.

Therapie:
- Prophylaktische Gabe von 3 IE Syntocinon® nach Gewinnung der vollständigen Plazenta. Vorher Fundusstand überprüfen (*cave*: unentdeckte Zwillingsschwangerschaft).
- Ausdrücken der Gebärmutter **nach** Anreiben einer Wehe, um sie von Blutgerinnseln zu entleeren.
- Entleerung der Harnblase.
- Unter Umständen Katheterismus unter Einhaltung der sterilen Bedingungen.
- Auflegen einer in ein Tuch eingeschlagenen Eisblase.
- Halten der Gebärmutter (s.u.), exakte Überwachung der Blutung und des Kontraktionszustandes.
- Oxytozin-Infusion i.v.
- Prostaglandin-Infusion i.v.

Haben diese Maßnahmen zum Sistieren der Blutung geführt, soll die Gebärmutter für einige Zeit (etwa eine halbe Stunde) mit dem **Handgriff nach Credé** (Abb. 9.74) gehalten werden, um ein erneutes Vollbluten des Cavums zu verhindern und um gleichzeitig den Kontraktionszustand überwachen zu können. Eine Tonusminderung kann durch das sanfte Anreiben einer Wehe ausgeglichen werden. Zugleich wird ein beckenwärts nach unten gerichteter Druck ausgeübt. Sistiert die Blutung nicht, muß umgehend manuell nachgetastet werden. Neben Blutgerinnseln, die eine Kontraktion behindern, muß auch eine Perforation oder eine Rißverletzung der Gebärmutter ausgeschlossen werden. Im Anschluß an die Nachtastung wird die Gebärmutter erneut durch den Handgriff nach Credé gehalten.

Komplikationen:
- Entstehung einer Verbrauchskoagulopathie.
- Schock, Schockfolgen.
- Transfusionsrisiken.
- Notwendige Uterusexstirpation (operative Entfernung der Gebärmutter) als *ultima ratio*.

Zur Überbrückung der Zeit bis zum Therapiebeginn kann die Gebärmutter mit bestimmten Handgriffen komprimiert werden.

Bei der **Hamilton-** oder **Punchingball-Methode** wird eine Hand in die Scheide eingeführt und zur Faust geschlossen, die andere Hand liegt auf dem Bauch. Nun wird die Gebärmutter zwischen beiden Händen zusammengepreßt. Durch leichte Massagebewegungen läßt sich der Uterus zu Wehen anregen.

Beim **Fritsch-Handgriff** bleiben beide Hände draußen. Eine Hand preßt die Vulva nach innen, die andere preßt im Credé-Handgriff dagegen.

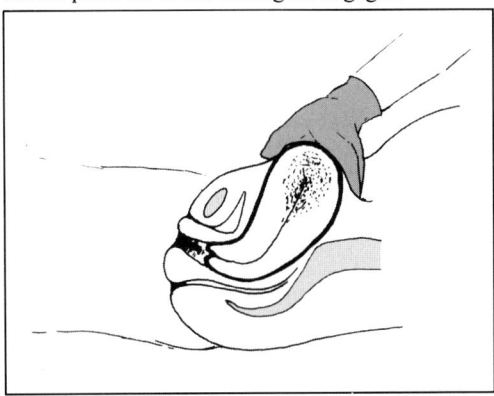

Abb. 9.74 Handgriff nach Credé.

Literatur

Beller FK. Sepsis and Coagulation. Clin Obstet Gynecol 1985; 28/1:46-53.

Brandt JT. Current Concepts of Coagulation. Clin Obstet Gynecol 1985; 28/1:3-12.

Brökelmann J. Akut-Entscheidungen in Gynäkologie und Geburtshilfe. Stuttgart, New York: Thieme 1989.

Gabbe SG, Niebyl JR, Simpson JL, eds. Obstetrics – Normal and Problem Pregnancies. New York: Churchill Livingston 1986.

James DK, Steer PJ, Weiner CP. High Risk Pregnancy. Managing Options. London, Tokyo: Saunders 1994.

Karetzky M, Ramirez M. Acute respiratory failure in pregnancy. Med Baltimore 1998; 77:41-9.

Killiam A. Amniotic Fluid Embolism. Clin Obstet Gynecol 1985; 28/1:32-48.

Knuppel RA. Septic Shock in Obstetrics. Clin Obstet Gynecol 1984; 27/1:3-10.

Kretz FJ. Intensivmedizin für Krankenpflegeberufe. Stuttgart, New York: Thieme 1985.

Künzel W, Wulf KH, Hrsg. Adaption und Erkrankung während der Schwangerschaft. In: Klinik der Frauenheilkunde und Geburtshilfe. Wulf KH, Schmidt-Matthiesen H, Hrsg. Bd. 5. 2. Aufl. München: Urban & Schwarzenberg 1986.

Lawin P. Praxis der Intensivbehandlung. 5. Aufl. Stuttgart, New York: Thieme 1989.

Leveno KJ, et al. Obstetric Emergencies. Clin Obstet Gynecol 1990; 33/3:405-535.

Martius G. Geburtshilflich-perinatologische Operationen. Stuttgart, New York: Thieme 1986.

McFee JG. Anaemia – A High Risk Complication of Pregnancy. Clin Obstet Gynecol 1973; 16/1:153-62.

Morrison JC. Hemoglobinopathies and Pregnancy. Clin Obstet Gynecol 1979; 22/4:819-32.

Nadesan K, Jayalakshmi P. Sudden maternal deaths from amniotic fluid embolism. Ceylon Med J 1997; 42:185-9.

Naeye RL. Abruptio placentae and Placenta praevia. Frequency, perinatal mortality and cigarette smoking. Clin Obstet Gynecol 1992; 33/1:701-32.

Pernoll M, Beson RC. Current Obstetric and Gynecologic Diagnosis and Treatment. 6. ed. East Norwalk: Appleton & Lange 1987.

Schmidt-Matthiesen H, Hepp H. Gynäkologie und Geburtshilfe. 9. Aufl. Stuttgart, New York: Schattauer 1998.

Sher G, Statland BE. Abruptio Placentae with Coagulopathy – Rational Basis for Management. Clin Obstet Gynecol 1985; 28/1:15-28.

Striebel HW. Anästhesie und Intensivmedizin für Studium und Pflege. 4. Aufl. Stuttgart, New York: Schattauer 1999.

van Geijn HP, Vothknecht S. Training in the management of critical problems: a teacher's view. Eur J Obstet Gynecol 1996; 65:145-8.

9.5 Intrauteriner Fruchttod

Angelika Malon, Christine Rübsaamen

> Von intrauterinem Fruchttod wird gesprochen, wenn das Kind in der zweiten Schwangerschaftshälfte oder unter der Geburt stirbt.

Die **Häufigkeit** eines intrauterinen Fruchttodes beträgt zwischen 0,25% und 1%.

Ursachen können u.a. Plazentainsuffizienz, Nabelschnurknoten, Nabelschnurvorfall, Fehlbildungen, vorzeitige Plazentalösung, hypertensive Schwangerschaftserkrankungen oder *Diabetes mellitus* sein.

Die **Diagnose**, die bei fehlenden Kindsbewegungen und nicht mehr nachweisbaren Herztönen bereits wahrscheinlich ist, wird durch Ultraschalluntersuchung gesichert.

Beim intrauterin verstorbenen Kind kommt es zur **Mazeration**, d.h. das Gewebe wird durch Enzyme aufgeweicht. Man unterscheidet drei Grade der Mazeration, an denen der Zeitpunkt des Fruchttodes ungefähr bestimmt werden kann.

- Mazeration 1. Grades: Grauweiße, weiche Haut, die bei Berührung leicht abschilfert - in den ersten Stunden nach dem Fruchttod.
- Mazeration 2. Grades: Innerhalb von 24 bis 72 Stunden Blasenbildung der Haut, die in Fetzen abgestoßen wird; gelockerte Gelenke.
- Mazeration 3. Grades: Graubraune Färbung (Auswirkung der Hämolyse); schlotternde Gelenkverbindungen, insgesamt fluktuierendes Abdomen durch Verflüssigung der Organe. Vollständige Entwicklung der Mazeration 3. Grades nach 2 bis 4 Wochen.

Die Mazeration verläuft abakteriell und hat nichts mit Vergiftung oder Fäulnis zu tun.

Als **Komplikation** kommt es etwa zwei Wochen nach dem Fruchttod durch den Übertritt kindlicher Autolysestoffe in den mütterlichen Kreislauf zum Verbrauch des Fibrinogens. Die Folge sind Gerinnungsstörungen und das Auftreten von lebensbedrohlichen Blutungen bei der Mutter (**Dead fetus syndrome**).

In seinem Lehrbuch der Geburtshilfe schrieb Stoeckel 1951 zum Geburtszeitpunkt eines toten Kindes: "Wenn die Frucht abgestorben ist, so kann verschieden lange Zeit bis zum Auftreten der Wehen vergehen, von wenigen Tagen bis zu 3 bis 4 Wochen. ... Ein abgestorbenes Kind ist ein "*noli me tangere*"(Berühr mich nicht). Wenn der richtige Zeitpunkt gekommen ist, so macht die Natur die Ausstoßung ganz von selbst, und zwar schonender, als wir das zu tun vermögen."

Das ist heute auch aus rechtlichen Gründen nicht mehr vertretbar, von der psychischen Belastung der Schwangeren ganz abgesehen. Die heutige Geburtsmedizin sollte den Betroffenen dennoch die Möglichkeit geben, den Tod des Kindes zu realisieren. Die sofortige Geburtseinleitung direkt nach Diagnosestellung ist medizinisch gerechtfertigt, setzt aber eine Klinikroutine in Gang, der die Eltern völlig machtlos gegenüberstehen. Behutsames Vorgehen und einfühlsamer Beistand sind notwendig.

Schwangerschaftsabbruch nach pränataler Diagnostik

In den letzten Jahren wurden die Möglichkeiten der vorgeburtlichen Diagnostik immer wieder verbessert. Heutzutage ist es möglich, schon ab der 8. Schwangerschaftswoche durch eine Chorionzottenbiopsie Aussagen über eventuelle chromosomale Schädigungen des Embryos zu machen. Eine instrumentelle Interruptio geschieht dann am lebenden Kind.

Bei den in der späteren Schwangerschaft durch Amniozentese und/oder Ultraschalluntersuchungen festgestellten Fehlbildungen des Kindes ist der Entschluß zum Schwangerschaftsabbruch um so schwerwiegender. Gerade bei älteren Paaren ist die Schwangerschaft geplant oder lang ersehnt. Ist diese Fehlbildung nicht mit dem Leben zu vereinbaren (z.B. Potter-Syndrom), erleichtert dies die Entscheidung zum Schwangerschaftsabbruch.

Handelt es sich um einen eventuell chirurgisch korrigierbaren Defekt oder eine chromosomale Veränderung, bei der das Kind lebensfähig ist, müssen letztendlich die Eltern die Entscheidung treffen.

Nach §218a des Strafgesetzbuches ist der Schwangerschaftsabbruch straffrei, wenn
1. die Schwangere den Schwangerschaftsabbruch verlangt und dem Arzt durch eine Bescheinigung nach §219 Abs. 2 Satz 2 nachgewiesen hat, daß sie sich mindestens drei Tage vor dem Eingriff hat beraten lassen,
2. der Schwangerschaftsabbruch von einem Arzt vorgenommen wird und
3. seit der Empfängnis nicht mehr als zwölf Wochen vergangen sind.

Der mit Einwilligung der Schwangeren von einem Arzt vorgenommene Schwangerschaftsabbruch ist nicht rechtswidrig, wenn der Abbruch der Schwangerschaft unter Berücksichtigung der gegenwärtigen und zukünftigen Lebensverhältnisse der Schwangeren nach ärztlicher Erkenntnis angezeigt ist, um eine Gefahr für das Leben oder die Gefahr einer schwerwiegenden Beeinträchtigung des körperlichen oder seelischen Gesundheitszustandes der Schwangeren abzuwenden, und die Gefahr nicht auf eine andere für sie zumutbare Weise abgewendet werden kann.

Die Voraussetzungen des vorhergehenden Absatzes gelten bei einem Schwangerschaftsabbruch, der mit Einwilligung der Schwangeren von einem Arzt vorgenommen wird, auch als erfüllt, wenn nach ärztlicher Erkenntnis an der Schwangeren eine rechtswidrige Tat nach den §§176 bis 179 des Strafgesetzbuches begangen worden ist, dringende Gründe für die Annahme sprechen, daß die Schwangerschaft auf der Tat beruht, und seit der Empfängnis nicht mehr als zwölf Wochen vergangen sind.

Die Schwangere ist nicht nach §218 strafbar, wenn der Schwangerschaftsabbruch nach Beratung (§219) von einem Arzt vorgenommen worden ist und seit der Empfängnis nicht mehr als zweiundzwanzig Wochen verstrichen sind. Das Gericht kann von Strafe nach §218 absehen, wenn die Schwangere sich zur Zeit des Eingriffs in besonderer Bedrängnis befunden hat.

Aufgaben der Hebamme bei der Geburt eines toten Kindes

Die Arbeit der Hebamme schließt hier neben rein medizinisch-technischem Vorgehen auch die Einbeziehung der Kenntnisse der Trauerarbeit ein. Meistens ist es die Hebamme, die einen intrauterinen Fruchttod feststellt. Je nach Organisation der Klinik ist es ihr überlassen, den Eltern die traurige Nachricht mitzuteilen. Gewöhnlich wird der gerufene Arzt die Diagnose durch Sonographie bestätigen. Manche Ärzte schieben die unangenehme Aufklärungspflicht über das weitere Vorgehen indirekt ab, indem sie sich in die medizinische Fachsprache flüchten. Damit überlassen sie es der Hebamme, den Eltern den Sachverhalt verständlich zu machen.

Geburtsleitung

Vielfach ist es üblich, die betroffenen Frauen alleine in einem Zimmer auf der Station "ausstoßen" zu lassen. Das ist nicht nur menschenunwürdig, sondern es erschwert auch den Ablauf der Trauerarbeit. "Hier muß dazu eine Geburt geleistet werden, die Geburt des Toten (welch eine Vorstellung: die Geburt eines Toten!)." (Mehl, G.: ZEIT Nr. 3/1986, Seite 42). Hebammen müssen **Geburtshilfe** an diesen Toten leisten.

Bei unreifem Zervixbefund und einer nicht wehenbereiten Gebärmutter ist zur Geburtseinleitung die Gabe von **Prostaglandinen** (z.B. Nalador® – s. auch Kap. 9.1 Die regelwidrige Geburt, S. 589f) üblich. Die Anwendung dieser Medikamente erfordert aufgrund möglicher Nebenwirkungen die intensive Überwachung der Gebärenden. Neben der Erhebung geburtshilflicher Befunde sind Infusionsüberwachung, engmaschige Vitalzeichenkontrolle und Flüssigkeitsbilanzierung sowie Dokumentation erforderlich.

Vorrangige Aufgabe ist aber der **Beistand** über das rein Medizinisch-Technische hinaus. Den Eltern fällt es schwer, gute Rahmenbedingungen zu verlangen, damit die Geburt so läuft, wie sie es für ein lebendes Kind geplant und gewünscht haben. Nur wenige Mütter haben noch genügend Energie, ihre Vorstellung einer Geburt mitzuteilen. Die Hebamme soll die Frau ermuntern, ihre Wünsche zu äußern

(Bewältigung der Wehen, Gebärposition, Dammschnitt etc.) und mithelfen, diese zu realisieren, damit diese Geburtsarbeit "ohne Belohnung" nicht zum Trauma wird. Analgetika sollten entsprechend dem Wunsch der Gebärenden verabreicht werden; das gleiche gilt für die Gabe von Sedativa. Tränen und Gefühlsausbrüche dürfen nicht unterdrückt werden.

Die Betroffenen müssen wissen, daß sie den normalen Kreißsaalablauf nicht stören. Die Eltern sollten **ermutigt** werden, ihr totes Kind ohne Scheu in Empfang zu nehmen, es anzuschauen, zu berühren und mit dem gewählten Namen anzusprechen. Die Selbstverständlichkeit dieses Handelns ist im Geburtsverlauf immer wieder zu betonen. Ebenso muß aber auch akzeptiert werden, wenn die Eltern das Kind gar nicht oder erst zu einem späteren Zeitpunkt sehen wollen.

In vielen Kliniken wird die Wöchnerin nach einer Totgeburt nicht auf die Wochenstation verlegt. Dadurch kann der vermeintlich pathologische Charakter dieser Entbindung noch verstärkt werden. Es sollte mit der Wöchnerin gesprochen werden, wo sie liegen möchte, da durchaus verschiedene Wünsche möglich sind. Die Hebamme, die die Totgeburt geleitet hat, sollte die Wöchnerin besuchen, um Fragen nach dem Kind zu beantworten, auf Selbsthilfegruppen (z.B. "Regenbogen") aufmerksam zu machen und gegebenenfalls regionale Kontaktadressen mitzuteilen.

Möchte die Frau das Krankenhaus baldmöglichst verlassen, wird eine Hebamme, die die Nachsorge übernimmt, rechtzeitig und ausführlich informiert.

Gesetzliche Richtlinien

Lebendgeburt

Unabhängig von der Schwangerschaftsdauer muß bei einer Lebendgeburt nach der Trennung vom Mutterleib entweder das Herz schlagen, die Nabelschnur pulsieren oder die natürliche Lungenatmung eingesetzt haben.

Totgeburten

Alle Kinder, die mindestens 500 g wiegen und bei denen sich keines der genannten Lebenszeichen gezeigt hat, werden als Totgeborene ohne Angaben eines Vornamens im Sterbebuch beurkundet.

Dies ist in der Ausführungsverordnung zum Personenstandsgesetz §29 Abs. 2 geregelt.

Fehlgeburt

Im medizinischen Sinn wird von einer Fehlgeburt gesprochen, wenn eine Schwangerschaft innerhalb der ersten 28 Wochen *post menstruationem* endet und das Kind mit einem **Geburtsgewicht unter 500 g** tot geboren wird. Nach §29 Abs. 3 der Ausführungsverordnung zum Personenstandsgesetz wird eine Fehlgeburt nicht in den Personenstandsbüchern beurkundet. Trotzdem ist eine Beerdigung der Kinder möglich. Dies ist in einem Referentenentwurf des Gesetzes über das Friedhofswesen folgendermaßen geregelt worden: "Leichen müssen, Tot- und Fehlgeburten **dürfen** auf einem Friedhof bestattet werden." Mit der Vorlage einer ärztlichen Bescheinigung, auf der vermerkt ist, daß es sich bei der Fehlgeburt um einen menschlichen Körper handelt und keine Anzeichen für eine mit Strafe bedrohte Handlung vorliegen, ist eine Bestattung möglich (Anordnung des Ministerium für Arbeit, Gesundheit und Soziales des Landes Nordrhein-Westfalen vom 29.6.1994).

Taufe und Nottaufe

In früheren Zeiten mußte die Hebamme das Kind im Mutterleib mit der "Taufspritze" taufen, sobald Lebensgefahr bestand. Nach traditionellem Glauben hatte es die Möglichkeit, "in den Himmel zu kommen".

Heute ist die Nottaufe dann begründet, wenn ein Teil des Kindes zur Welt kommt und für dieses Kind akute Lebensgefahr besteht. Für eine Nottaufe genügt Leitungswasser; sie kann an jedem Ort und von jedem Menschen gespendet werden. Als Name soll immer der benutzt werden, den die Eltern ausgesucht haben; ist dieser nicht bekannt, sollte ein christlicher Name verwendet werden.

Nach den Regeln der katholischen Kirche dürfen totgeborene Kinder nicht getauft werden. Es liegt hier, wie auch bei anderen Konfessionen, im Ermessen des Geistlichen, ob er eine Fehl- oder Totgeburt beerdigt.

Literatur

Siehe Literaturangaben Kap. 9.6, S. 692.

9.6
Sterbe- und Trauerbegleitung von Eltern
Andrea Wehling

Leben ist die Phase zwischen Geburt und Tod.

Durch den heutigen Stand der Wissenschaft, den Möglichkeiten, die uns im Bereich der Medizin und Technik zugänglich geworden sind, klammern wir den Tod gedanklich immer weiter aus. Die angebotenen Möglichkeiten in der pränatalen Diagnostik, der hohe medizinische Standard in der Schwangerschaft und bei der Geburt wiegen Eltern so lange in Sicherheit, bis sie plötzlich mit der Situation konfrontiert sind, daß das eigene Kind unheilbar krank oder gestorben ist.

Stufen der Trauer

1. **Schock und Betäubung.** Die Nachricht vom Tod des eigenen Kindes bewirkt Schock, Lähmung und Benommenheit. Die betroffenen Eltern können den Tod nicht begreifen, ihn nicht wahrhaben, weil er in seiner gesamten Härte nicht zu verkraften wäre. Unkontrollierte Gefühlsausbrüche kommen öfters vor.
2. **Suchen – sich sehnen.** In dieser Zeit sind die Eltern mit einer schmerzlichen Sehnsucht auf der Suche nach dem, was sie verloren haben. Viele unbeantwortete Fragen kommen auf. Die Betroffenen kommen ins Grübeln. Gefühle wie Schuld, Wut, Angst, Versagen, Verzweiflung und andere starke Emotionen brechen auf. Um die große seelische Wunde heilen zu lassen, müssen diese Gefühle zugelassen werden. Diese Phase kann 4 bis 6 Wochen anhalten.
3. **Desorientierung und Verwandlung.** Diese Phase tritt ein, wenn die Umwelt glaubt, daß die Eltern den Verlust und die Trauer überstanden haben. Der Zustand der Depression und des Abgeschnittenseins kann Eltern befallen und sich unter Umständen mit Mangel an Energie und Motivation ausdrücken. Ebenso kommen Appetitlosigkeit und Schlaflosigkeit vor oder auch unkontrollierbarer Appetit und ein unwiderstehliches Schlafbedürfnis. Sie sind nicht in der Lage, Entscheidungen zu treffen. Sie vergessen viel und können sich nicht konzentrieren. Die Eltern empfinden sich als nicht normal. Sie haben Angst, daß die anderen ihren Zustand entdecken könnten und ziehen sich von ihren Mitmenschen zurück. Ihre gesamte Widerstandskraft ist sehr reduziert, und sie erkranken häufiger. Es ist der schwierigste Abschnitt der Trauerphase. Er beginnt nach 4 bis 6 Monaten und kann mehrere Monate andauern.
4. **Erneuerung.** Es kann ein bis zwei Jahre dauern, bis sich bei den Eltern nach dem Verlust ihres Kindes wieder ein Gefühl von Normalität einstellt. Die Zeitspanne hängt von der Todessituation, aber auch den Begleitumständen ab. Schlaf- und Eßstörungen verschwinden, die Konzentrations- und Denkfähigkeit kehren wieder. Die Eltern nehmen aktiv Kontakt zur Außenwelt auf. Ein Leben lang wird es Momente der Trauer geben, jedoch kann man in dieser Phase davon ausgehen, daß der Verlust verarbeitet und ins Leben integriert ist. Die Haltung zum Leben verändert sich aber oft.

Verlustsituationen

Es gibt sehr unterschiedliche Ursachen und Möglichkeiten, wie Eltern ein Ungeborenes oder einen Säugling verlieren.

Im Rahmen unserer Arbeit als Hebammen werden wir immer wieder mit der Situation konfrontiert, Eltern bei der Geburt eines schwerkranken oder toten Kindes zu begleiten. Eventuell können wir ihnen unsere Begleitung beim Sterben des Kindes anbieten. In der akuten Phase nach dem Tod eines Kindes kann die Hebamme wichtige Aufgaben übernehmen und die Eltern in der Organisation der Beerdigung unterstützen. Es soll den Eltern ein guter Abschied von ihrem Kind ermöglicht und die Trauerphasen eingeleitet werden.

Fehlgeburt

Spätabort

Bei einem Spätabort (von der 16. bis zur 28. SSW) wird die Frau sehr plötzlich mit dem Verlust ihres Kindes konfrontiert. Sie war noch gar nicht auf die Geburt eingestellt. In dieser Situation benötigt die Frau unter Umständen von außen den Impuls, daß sie sich ihr Kind nach der Geburt ansieht. Sie soll auf die Möglichkeit hingewiesen werden, daß sie ihr Kind beerdigen kann. Für manche Frauen ist das Wissen, einen Platz für ihr Kind zu haben (zu dem die Frau gehen kann) sehr hilfreich für das Abschiednehmen und die Bewältigung des Verlustes.

Induzierter Abort

Die Möglichkeiten der pränatalen Diagnostik bringen Befunde mit sich, bei denen sich Eltern für ein Beenden der Schwangerschaft entscheiden. Deshalb sollte schon im Rahmen der Beratung, vor den Untersuchungen für die pränatale Diagnostik, auf einen möglichen positiven Befund hingewiesen werden, der ein mögliches Beenden der Schwangerschaft bedeuten könnte. Das Paar sollte ermutigt werden, Kontakt zu einer Hebamme aufzunehmen, um gegebenenfalls bei der frühzeitigen, eingeleiteten Geburt und der Zeit danach Betreuung zu haben. Die Situation ist problematisch, denn einerseits entscheiden sich die Eltern zur Beendigung der Schwangerschaft und lassen die Geburt einleiten, andererseits verlieren sie dabei ein erwünschtes Kind. Oft möchten sie die "Angelegenheit" der Geburt so schnell wie möglich hinter sich bringen. Die Trauer über den Verlust des Kindes wird häufig in dieser Situation unterschätzt. Deshalb sollte die Frau schon vor der Geburt ermutigt werden, ihr Kind nach der Entbindung anzusehen, um ein klares Bild von ihm zu bekommen. Vom realen Kind kann sie leichter Abschied nehmen als von einer Phantasie, da die Phantasien über das Aussehen des Kindes mit der Realität meist nicht übereinstimmen. Es ist sehr wichtig, das tote Kind zu sehen und auch zu berühren, um zu begreifen, daß die Schwangerschaft zu Ende ist. Viele Frauen sträuben sich, das Kind anzusehen, deshalb sollte auf jeden Fall ein Foto vom Kind gemacht werden. So besteht später noch die Möglichkeit, wenigstens ein Bild vom Kind anzusehen. Ebenfalls sollten die Eltern die Möglichkeit bekommen, ihr Kind auch noch nach ein bis zwei Tagen zu sehen.

Totgeburt

Zu jedem Zeitpunkt während der Schwangerschaft kann die Frau mit dem Befund konfrontiert werden, daß ihr Kind in utero verstorben ist. Oft hat die Frau schon vor der unumstößlichen Gewißheit das Gefühl, daß das Kind gestorben ist. Häufig sind fehlende Kindsbewegungen über einen längeren Zeitraum hinweg der Grund, daß sie zum Arzt oder zur betreuenden Hebamme geht. Das erste Gefühl der Eltern ist dann, das Kind so schnell wie möglich "los" zu werden. Hier ist eine einfühlsame Begleitung sehr wichtig, um der Frau eine Geburt zu ermöglichen, die sie nicht traumatisiert.

Tod im Neugeborenenalter bei schwerer Erkrankung

Eltern können sich auch bei weitgehendem Ausschluß und ausgedehntem Screening immer noch – nach der Geburt – mit der Möglichkeit konfrontiert sehen, daß das Kind schwer erkrankt ist. Bei vielen Erkrankungen bestehen postpartal Möglichkeiten der Therapie. Doch es ist immer auch die Möglichkeit gegeben, dieses Kind durch Tod zu verlieren.

In dem folgenden Fallbeispiel wird die Begleitung der Schwangerschaft, der Geburt und des Sterbens eines herzkranken Kindes geschildert.

Lorenz kurzes Leben

In der 20. SSW wurde Frau P., eine 35jährige III. Gravida, II. Para mit dem Befund konfrontiert, daß ihr Kind einen sehr schweren Herzfehler habe. Die Eltern entschieden sich zu einer Amniozentese, weil schwere Herzfehler häufig mit einer Trisomie 21 korrelieren. Der Befund war negativ. Wäre eine Trisomie 21 bestätigt worden, hätten sich die Eltern für eine frühzeitige Beendigung der Schwangerschaft entschieden. Frau P. war nach der letzten Geburt im Wochenbett in meiner Betreuung, durch eine Freundin wurde sie nochmals ermutigt, Kontakt zu mir aufzunehmen. Bei dem ersten Besuch war die Ratlosigkeit der Eltern groß. Die betreuenden Mediziner konnten keine klare Prognose bezüglich der Überlebenschancen des Kindes geben. Anhand des Befundes war jedoch zu erkennen, daß die Möglichkeit bestand, daß das Kind nach der Geburt versterben könnte. Ebenfalls war sicher, daß mehrere Operationen notwendig sein würden, damit das Kind eine Überlebenschance hätte.

Im Laufe der Schwangerschaft wurden von uns alle möglichen Wege der Geburt diskutiert. Eine Hausgeburt ohne Nutzung intensivmedizinischer Maßnahmen oder eine möglichst natürliche Geburt mit der betreuenden Hebamme in der Universitätsklinik, wo das Kind sofort intensivmedizinisch versorgt werden kann, wurden erwogen. Frau P. entschied sich zur Entbindung in der Klinik. In einem gemeinsamen Gespräch mit den Eltern und dem zuständigen Chefarzt, dem Oberarzt sowie dem betreuenden Geburtshelfer der Klinik wurde der Geburtsmodus und das Management der Geburt und des nachfolgenden Klinikaufenthalts beschlossen. Wir haben sehr offen über die Möglichkeit gesprochen, daß dieser kleine Junge sterben könnte oder inwieweit die medizinische Technik ihm ein gutes Überleben ermöglichen kann. Zusätzlich mußte bedacht werden, wie die zwei älteren Geschwister (2 und 4 Jahre) in der Zeit des Klinikaufenthaltes von Mutter und Neugeborenem versorgt werden sollten.

In der Schwangerschaft baute Frau P. eine intensive emotionale Bindung zu dem Kind auf. Durch regelmäßige Vorsorgeuntersuchungen bei mir und in der Universitätsklinik wurde die Schwangerschaft medizinisch und psychisch-emotional optimal begleitet.

Am **Tag der Geburt** (einem Freitag) ging Frau P. mit dem sicheren Gefühl in die Universitätsklinik, ihr Kind so gebären zu können, wie sie es sich wünschte. Sie war fünf Tage über dem errechneten Termin. Die Geburt verlief zügig und ohne Probleme. Danach hatte sie die Möglichkeit, ihr Kind 10 Minuten im Arm zu halten, bis sich Dekompensationszeichen beim Kind zeigten. Ich brachte Lorenz in den Reanimationsraum, wo die Kinderkardiologen schon warteten. Der Vater konnte mitgehen. Die Mutter kam nach ihrer Versorgung dazu. Es war der Wunsch der Eltern, so intensiv wie möglich in die Entscheidungen mit einbezogen zu werden. Während der Ultraschalluntersuchung des Herzens stellte sich heraus, daß die Schwere des Herzfehlers gravierender als angenommen war. Das Kind wurde intubiert und beatmet. Zusätzlich erhielt es Infusionen zur Offenhaltung des *Ductus botalli*. Nachdem das Kind auf die kardiologische Kinderintensivstation verlegt war, gingen die Eltern nach Hause, um ihre größeren Kinder von der Geburt des kleinen Bruders zu unterrichten.

Vorab war die spätere Mitaufnahme der Mutter in der Kinderklinik abgeklärt worden. Noch am Abend mußten die Eltern die Zustimmung zur ersten Operation geben, die schon am nächsten Tag stattfinden sollte, da der Zustand des Kindes sehr schlecht war. **Am nächsten Morgen** wurde Lorenz notgetauft. Die Geschwister und die Eltern waren anwesend. Mit den Chirurgen war abgesprochen, keine Wiederbelebungsmaßnahmen einzuleiten, wenn Lorenz unter der Operation versterben würde. Die Operation dauerte sehr lange. Die Eltern wünschten sich einerseits, daß ihr Kind überleben würde, aber andererseits erhofften sie seinen möglichen Tod, um von weiteren Entscheidungen entbunden zu sein. Nach der Operation war Lorenz weiter an die Herzlungenmaschine angeschlossen, obwohl er die Operation gut überstanden hatte. Leider bekam er Lungenprobleme. Die Möglichkeit, die Herzlungenmaschine abzustellen, stand abends im Raum. Die Eltern entschlossen sich, noch eine Nacht mit der Entscheidung zu warten. **Sonntagmorgens** zeigten die Ärzte sehr offen die geringen Überlebenschancen für Lorenz auf. Sie betonten aber auch immer wieder, daß sie die medizinischen Maßnahmen nicht von sich aus einstellen würden. Die Eltern treffen die Entscheidung, ihren Sohn sterben zu lassen. Frau P. und ihr Mann hielten ihr Kind im Arm, als die Herzlungenmaschine und die Beatmung langsam abgestellt wurden. Als der Monitor den Tod des Kindes anzeigte, wurden der Tubus und die Magensonde entfernt. Nach einer Viertelstunde wollte Frau P. ihren Sohn abgeben. Das Pflegepersonal bot an, ihn zu waschen und anzuziehen. Der Brustkorb mußte noch verschlossen werden. Die Eltern entschieden sich, mit mir etwas spazieren zu gehen. Ich ermutigte den Vater, die Kinder zu holen, da sie ihren Bruder lebend gesehen hatten, und in der Familie schon über den möglichen Tod gesprochen worden war. Erst konnten Frau P. und ihr Mann sich gar nicht vorstellen, daß die Kinder den Anblick verkraften würden. Ich versicherte ihnen aber, daß Lorenz gewaschen und angezogen wie ein schlafendes Baby aussehen würde. Während des Spazierganges mit der Mutter fragte ich sie, ob sie für einige organisatorische Informationen zum weiteren Ablauf bereit wäre. Sie war in dieser Situation sehr gefaßt.

Bei unserer Rückkehr waren alle technischen Geräte aus dem Zimmer entfernt, und Lorenz lag angezogen in einem Bettchen. Die Mutter nahm ihn nach meiner Ermutigung auf den Arm. Der Gedanke eines Fotos zum Andenken gefiel ihr, und ich bekam eine Polaroid®-Kamera vom Pflegepersonal (s. Abb. 9.75).

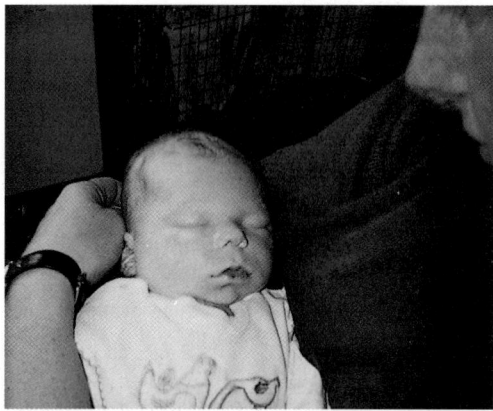

Abb. 9.75 Lorenz. Eine Stunde nach Eintritt des Todes.

Das Personal hat uns vorher gesagt, daß wir so viel Zeit haben könnten, wie wir bräuchten. Als der Vater dann mit den Kindern und der Großmutter kam, hatten auch diese die Möglichkeit, das verstorbene Kind zu halten und zu berühren. Nach einer Stunde waren die Eltern dann so weit, ihr totes Kind ins Bett zu legen und zu gehen. Noch am Abend setzten sie sich mit einem Beerdigungsinstitut in Verbindung, das viel Erfahrung mit der Bestattung von Säuglingen und Kindern hat. Es wurde noch am Telefon abgesprochen, ob die Eltern ihr Kind zu Hause oder in einem Institut aufbewahren wollten. Bei einem Gespräch in dem Institut wurden ihnen zwei Sargvariationen gezeigt; ein klassischer weißer Kindersarg und ein Sargrohling aus Kiefer, den die Familie selbst gestalten konnte. Die Familie entschied sich für einen Sargrohling, den sie mit den Geschwisterkindern zu Hause bemalten und auskleideten. Gemeinsam wurde ein Strampelanzug ausgesucht, den Lorenz anziehen sollte. Ebenfalls hatten die Kinder beschlossen, ihm ein Stofftier und einen Schnuller mit in den Sarg zu legen. Die Eltern bekamen die Möglichkeit, ihr Kind selbst anzuziehen und in den Sarg zu legen. Es wurde im Institut aufgebahrt, und sie konnten jederzeit dorthin gehen, um es nochmals zu sehen.

Bei meinen **täglichen Wochenbettbesuchen** waren das Abstillen und die Rückbildung nur sehr nebensächlich. Jeden Tag sprachen wir nochmals über das Geschehene und überlegten gemeinsam, wie die Todesanzeigen aussehen könnten. Die Eltern entschieden sich für eine kombinierte Geburts- und Todesanzeige (s. Abb. 9.76). Der Ablauf der **Trauer- und Abschiedsfeier** für das Kind wurde gemeinsam gestaltet.

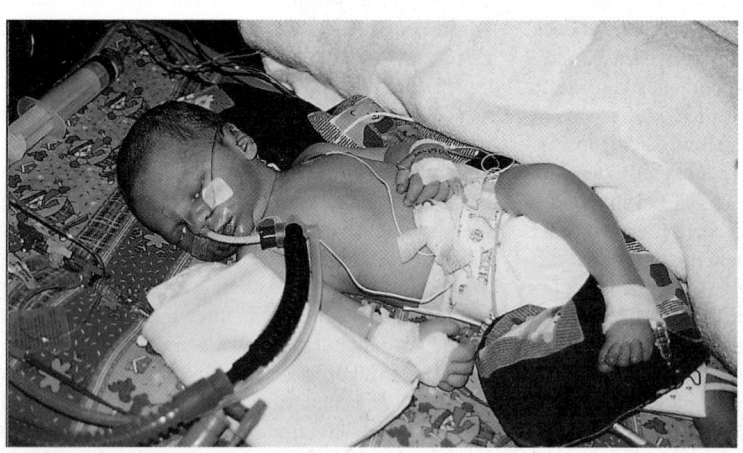

Abb. 9.76 Geburts- und Todesanzeige.

Lorenz (*18.09.98, 9.^{05} – 3750 g, 54 cm – † 20.09.98, 13.^{34}). Zehn Minuten durftest Du ohne Apparate bei uns sein. Wir sind froh, Dich beim Sterben begleitet zu haben und behalten Dich in unserem Herzen immer bei uns. Es tut sehr weh, aber für Dich ist es gut so. Gabi und Armin P. mit Julius und Elias. Wir danken besonders unserer Hebamme Andrea Wehling für ihre großartige Hilfe. Herzlichen Dank auch dem gesamten Team der Uni-Klinik Köln.

Die Eltern hatten sich entschieden, den Sarg während der Trauerfeier offen zu lassen (s. Abb. 9.77). Alle Trauergäste bekamen einen Zettel, auf dem sie dem verstorbenen Kind einen Gruß mit auf den Weg geben konnten. Sie wurden aufgefordert, die Zettel in den Sarg zu legen. Nachdem der Pastor gesprochen hatte, erzählte eine nahe Freundin der Familie von der Schwangerschaft mit Lorenz, und ich sagte etwas zu seiner Geburt und seinem kurzen Leben. Was mich am meisten beeindruckt hat, war, mit wieviel Liebe dieses Kind auf seinem kurzen Weg begleitet wurde. Zum Abschluß wurde ein Wiegenlied gespielt, das die Eltern immer ihren Kindern zum Einschlafen vorsingen. Danach haben die Eltern selbst den Sarg geschlossen.

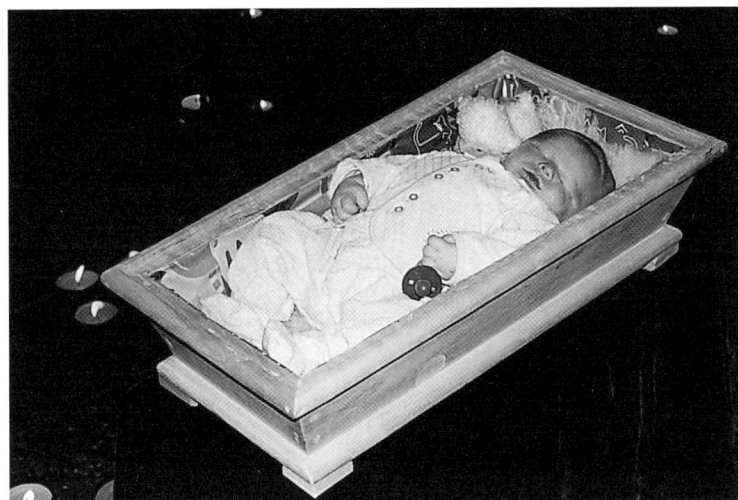

Abb. 9.77 Lorenz im Sarg.

Nachdem der Sarg herabgelassen war, wurden Blumen oder Erde auf den Sarg gegeben. Die Kinder, die mit auf der Beerdigung waren, haben diese Aufgabe mit großer Ernsthaftigkeit übernommen. Zum Ende ließen die Kinder bunte Luftballons in den Himmel aufsteigen. Ein letzter Gruß für Lorenz.

Nachdem das Wochenbett abgeschlossen war, entschied sich die Familie, eine Woche dem Alltag zu entfliehen. Bei einem Besuch **nach vier Wochen** ging es allen gut, sie trauerten um den Verlust des Kindes; regelmäßige Besuche am Grab gehörten dazu (s. Abb. 9.78).

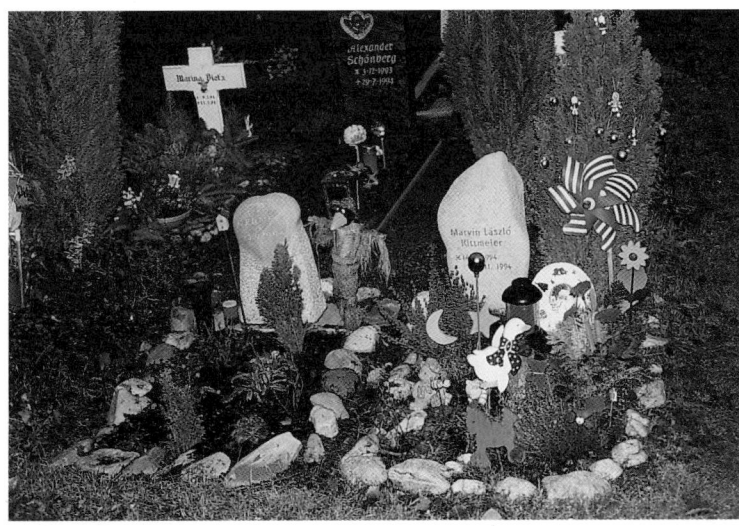

Abb. 9.78 Kindergräber.

Für sie war es auch tröstlich, dem Kind einen möglichen langen Leidensweg erspart zu haben. Dieses Kind hat seinen Platz in seiner Familie. Besonders wichtig ist für alle der **offene Umgang mit dem Tod** des Kindes. Durch die Beerdigung wurde vielen Verwandten, Freunden und Bekannten Scheu und Bedenken genommen, die Eltern auf den Verlust des Kindes anzusprechen.

Plötzlicher Kindstod

Der plötzliche Kindstod (SIDS = sudden infant death syndrome) ist in den Industrieländern die häufigste Todesursache im ersten Lebensjahr. Ein unauffälliges, scheinbar vitales Kind stirbt vollkommen überraschend und unerwartet. Erschwerend für die Eltern kommt hinzu, daß bei einem solchen Todesfall mit unklarer Ursache immer die Kriminalpolizei hinzugezogen wird, um ein sogenanntes Fremdverschulden auszuschließen. Zur Traumatisierung des plötzlichen Verlustes kommt die Belastung, im Verdacht zu stehen, seinem Kind etwas angetan zu haben. Meistens wird das verstorbene Kind sehr schnell abgeholt und in die Pathologie gebracht, so daß die Eltern überhaupt keine Zeit haben zu begreifen, was geschehen ist, und keinen Abschied von dem Kind nehmen können.

In diesem Fall sollten die Eltern genügend Zeit haben, von dem Kind Abschied zu nehmen, wenn es von der Pathologie freigegeben wird. Die Begleitung bei der Organisation der Beerdigung sollte auch hier Aufgabe der Hebamme sein. Langfristig ist die Vermittlung von Selbsthilfegruppen (z.B. GEPS = Gesellschaft für Erforschung des plötzlichen Kindstodes. Kontaktadresse: Frau Schuder, Cäsarstraße 76, 50968 Köln) hilfreich.

Aufgaben der Hebamme bei der Sterbe- und Trauerbegleitung

Es ist eine schwere Aufgabe, Eltern beim Verlust ihres Kindes zu begleiten. Wichtig ist es für das betreuende Personal, sich selbst Unterstützung zu suchen. Diese kann entweder in Form von Supervision, therapeutischem oder geistlichem Beistand geschehen. Trotz der Tragik des Todes eines Kindes, kann die Sterbe- und Trauerbegleitung ein immens bereichender Aspekt im Beruf der Hebamme sein. In der akuten Phase kostet die Begleitung viel Kraft. In solchen Fällen ist sorgsam mit der eigenen Energie umzugehen. Gegebenenfalls sollte Unterstützung von außen geholt werden.

Fort- und Weiterbildungsmaßnahmen erhöhen die Kompetenz der Hebammen. Durch interdisziplinäre Zusammenarbeit mit anderen Kollegen oder Fachleuten lernen Hebammen, sich Entlastung zu schaffen und den betroffenen Eltern eine möglichst optimale Betreuung zukommen zu lassen.

Jede geburtshilfliche Abteilung sollte Richtlinien für den Umgang und das Management mit Fehl- und Totgeburten entwickeln. Empfehlungen geben einen Handlungsspielraum vor; einen Rahmen, in dem nicht immer von neuem und in jedem einzelnen Fall die Durchführbarkeit überprüft werden muß. Folgende Grundsätze sollten von der Hebamme bei der Sterbe- und Trauerbegleitung von Eltern beachtet werden:

▸ Eltern brauchen **Eigenkontrolle**. Sie sollen die Kontrolle über Vorgänge und Entscheidungen haben. Das Personal soll
  - Macht abgeben, flexibel bleiben
  - Informationen weitergeben
  - Kommunikationsmöglichkeiten bieten
  - Wahlmöglichkeiten bieten
  - Angebote und Vorschläge machen

  Die endgültigen Entscheidungen liegen – soweit möglich – bei den Eltern, und die Kontrolle der Frau über den Körper bleibt bei ihr.

▸ Eltern brauchen **Zeit** mit sich und der Familie, um zu erwägen, zu entscheiden, zu trauern, zu sprechen und sich wiederzubeleben. Unser Zeitbegriff ist anders. Aber es müssen tatsächlich nur wenige Dinge innerhalb eines bestimmten Zeitraumes erledigt werden. Man muß aber auch bedenken, daß eine Entscheidung durch zuviel Zeit schwieriger werden kann.

▸ Eltern brauchen **Informationen** über
  - medizinisches Vorgehen
  - Definitionen und rechtliche Vorschriften
  - Bestattungsmodalitäten
  - psychische Reaktionen
  - Trauergeschehen

- Selbsthilfegruppen
- Eltern müssen mit **Respekt und Würde** behandelt werden.
  - Der Verlust darf nicht minimiert werden (z.B. durch Aussagen, daß sie noch jung wären und weitere Kinder haben könnten).
  - Zur Streßminderung vaginale und sonstige Untersuchungen einschränken.
  - Trauer, Leid und Verlust werden unterschiedlich erlebt und ausgedrückt. Kulturelle Unterschiede und unterschiedliche Ausdrucksformen sind oft Hintergrund für Fehlinterpretationen.
  - Das Kind soll als solches bezeichnet werden. Es ist weder als Leiche noch als Leibesfrucht zu benennen, da diese Sprache emotionale Distanz zeigt.
  - Das Kind positiv beschreiben – es muß eine Beziehung aufgebaut werden, um überhaupt trauern zu können.

Durch die Entwicklung einer neuen Sterbe- und Trauerkultur ist es möglich, einen gangbaren Weg zu finden, mit dem Tod leben zu können. Es muß die Möglichkeit bestehen, von einem geliebten Menschen intensiv Abschied nehmen zu können.

Erinnerungsstücke

Erinnerungsstücke an das tote Kind helfen bei der Bewältigung der Trauer. Es ist nicht viel Arbeit, solche Sachen anzufertigen, aber es ist für die Eltern oft so wichtig.

- **Fotos**: Als Polaroid®-Fotos mit Namen, Geburtsdatum und Uhrzeit, Größe und Gewicht versehen, wie sie von jedem Neugeborenen gemacht werden.
- **Namensbändchen**: Sie werden grundsätzlich für jedes lebende Baby geschrieben, warum nicht auch für ein totes?
- **Fuß- oder Handabdrücke**: Sie können per Abdruck hergestellt werden, oder die Umrisse können auf ein Blatt Papier gezeichnet werden.
- **Haare des Kindes**: Mit Tesafilm auf ein Kärtchen kleben, mit dem Namen und den Daten des Kindes beschriften.
- **Geburtsanzeigen**: Sie können als spezielle, kombinierte Geburts- und Todesanzeigen erscheinen.

Umgang mit dem Tod

Der Tod eines Säuglings oder die Geburt eines toten Kindes lösen bei den betreuenden Berufsgruppen Gefühle der Hilflosigkeit aus. Unsere Erfahrungen mit Sterben und Tod und der persönliche Umgang mit Verlusten beeinflussen unseren Umgang mit den Betroffenen. Fehlende Trauerrituale erschweren den Umgang mit Sterben und Tod.

Das Personal sollte die Eltern ermutigen, ihr Kind so lange wie möglich nach dem Sterben im Arm zu halten; der Tod eines Kindes muß erst begriffen werden. Sie sollten dazu ermutigt werden, ihr Kind nochmals nach ein oder zwei Tagen zu sehen, um die Veränderungen, die der Tod mit sich bringt, zu erkennen.

Auf diese Art und Weise kann die Tatsache, daß das Kind tot ist, besser begriffen und irgendwann akzeptiert werden. Geschwisterkinder und die Familie sollten ebenfalls mit in den Trauerprozeß einbezogen werden. Kinder haben eine viel unbefangenere Art, mit dem Tod umzugehen. Metaphern und Geschichten (z.B. daß der tote Bruder im Himmel ist) machen es möglich, den Verlust auf ihre Art zu verstehen und zu verkraften.

Ein Weg der Sterbebegleitung, wie er in dem Fallbeispiel geschildert wurde, ist situationsgerecht. Die Eltern können so mit dem Tod ihres Kindes abschließen und gut weiterleben.

Hilfe durch Elterninitiativen

Sie bieten Eltern, die ein Kind verloren haben, Beistand an. Die Mitglieder kennen die Problematik aus eigenem Erleben und können so schon frühzeitig wertvolle Hilfen geben. Es gibt nahezu in allen größeren Städten Initiativgruppen, so z.B. den "Regenbogen" (Überregionale Kontaktadresse: Barbara Künzer-Riebel, Rosenstraße 9, 73550 Waldstetten).

Betreuung nachfolgender Schwangerschaften

Häufig wird eine Frau nach dem Tod ihres Kindes sehr schnell wieder schwanger. In der nachfolgenden Schwangerschaft sind Trauer und Angst vermehrt vorhanden. Deshalb sollte die betreuende Hebamme über die Geschichte des toten Kindes gut informiert sein, um der betroffenen Mutter eine optimale Schwangerschafts- und Geburtsbetreuung zu gewähren. Um Vertrauen und Zuversicht zu stärken, sind engmaschige Vorsorgeuntersuchungen ratsam. Um den Geburts- beziehungsweise Todestag des verstorbenen Kindes sollte ein Termin vereinbart werden, da gerade an diesem Zeitpunkt die Ängste zunehmen. Eventuell ist ein Herz-Atmungs-Überwachungsmonitor für das nachfolgende Kind zu empfehlen. Es sollte dabei aber bedacht werden, daß solche Geräte den Tod eines Kindes nicht verhindern, wohl aber eine Intervention im Falle eines Atemstillstandes ermöglichen. Bei der Benutzung eines Monitors müssen Eltern in die Reanimation eingeführt werden.

Literatur

Borg S, Lasker J. Glücklose Schwangerschaft. München: Tomus 1983.

Canacakis J. Ich sehe Deine Tränen. 14. Aufl. Stuttgart: Kreuz 1998.

Habel R. Den Tod neu be-greifen. Deutsche Hebammenzeitschrift 1986; 11:325-31.

Lenz-Tichai R. Schock und Trauer bei Eltern von Fehl- und Totgeburten. Die Diakonieschwester 1988; 9:157-60.

Lothrop H. Gute Hoffnung - jähes Ende. München: Kösel 1991.

Lutz G, Künzer-Riebel B, Hrsg. Nur ein Hauch von Leben. 4. Aufl. Karlsruhe: Kaufmann 1997.

Mehl G. Auf der Suche nach dem verlorenen Kind. Die Zeit vom 10.01.1986; 3:42.

Schiff HS. Verwaiste Eltern. 6. Aufl. München: Kreuz 1997.

Schmidt-Siegert M. Erfahrungen mit Eltern verstorbener Säuglinge. Deutsche Hebammenzeitung 1987; 2:34-6.

Schuchart E. Warum gerade ich? Leiden und Glaube. Offenbach: Burckhardthaus-Laetare 1981.

Stoeckel W. Lehrbuch der Geburtshilfe. Jena: Fischer 1951.

Torbrietz W, Wendt A. Falsche Fronten bei § 218. Natur 1989; 3:53-9.

Wagner-Kolb D. Pränatale Diagnostik. Deutsche Hebammenzeitung 1989; 4:116-20.

10
Das regelwidrige Wochenbett
Christine Mändle, Bärbel Neiseke

Das Wochenbett verläuft in der Regel unproblematisch. Trotzdem können **Komplikationen** auftreten, die von leichten Störungen des Allgemeinbefindens (Lochialstau ohne Fieber) bis hin zu schweren, lebensbedrohlichen Erkrankungen (Puerperalsepsis) reichen. Erste Weichen für einen komplikationslosen Verlauf werden in der Nachgeburts- und Postplazentarperiode gestellt. So ist z.B. die sorgfältige Prüfung der **Nachgeburt** auf Vollständigkeit eine wichtige Voraussetzung, um das von nicht ausgestoßenen Plazentaresten ausgehende Blutungsrisiko frühzeitig zu erkennen und gering zu halten. Die Stärke der **Nachblutung** ist aufmerksam zu verfolgen. Mögliche Abweichungen nach oben können dann sofort therapiert und Anämien mit ihren Folgeerscheinungen (verzögerte Rekonvaleszenz, beeinträchtigter Allgemeinzustand, höhere Infektionsanfälligkeit) verhindert werden. Durch sorgfältige Betreuung im Wochenbett können darüber hinaus **Infektionen** im Ansatz erkannt und bekämpft werden.

Die Ursachen für Komplikationen im Wochenbett:
- Erkrankungen, die schon vor der Schwangerschaft bestanden haben, z.B. *Diabetes mellitus*, Varikosis;
- Erkrankungen, die sich erst in der Schwangerschaft entwickelt haben, z.B. SIH, HELLP-Syndrom;
- Komplikationen unter der Geburt, z.B. vorzeitiger Blasensprung, protrahierter Geburtsverlauf, Amnioninfektionssyndrom, primäre oder sekundäre *Sectio caesarea*.

Blutungen

Postpartale Blutungen treten im Wochenbett mit einer Häufigkeit von 5 bis 8% auf und sind für 10 bis 20% der Todesfälle im Wochenbett verantwortlich.

Die jenseits der Nachgeburtsperiode auftretenden Blutungen werden in **frühe** und **späte Blutungen** eingeteilt.

Frühe (primäre) Blutungen

Darunter wird eine meist akute **Blutung innerhalb der ersten 24 Stunden nach der Geburt** des Kindes verstanden. Frühe Blutungen und Blutungen in der Nachgeburtsperiode haben weitgehend die gleichen Ursachen (vgl. Kap. 9.4 Notfälle in der Geburtshilfe, S. 670):

- nicht vollständig entleerte Gebärmutterhöhle, z.B. durch zurückgebliebene Plazentareste (das ist bei 5 bis 10% aller im Wochenbett auftretenden Blutungen der Fall),
- Gebärmutteratonie (in 50% der Fälle),
- Verletzungen der Weichteile, Rißblutungen (in 20% der Fälle),
- Gerinnungsstörungen.

Späte (sekundäre) Blutungen

Blutungen, die **nach den ersten 24 Stunden und vor dem 31. Tag nach der Geburt** auftreten, werden als späte Blutungen bezeichnet. Am häufigsten werden sie zwischen dem 10. und 14. Tag *post partum* beobachtet.

Die Ursachen:
- *Subinvolutio uteri* (verzögerte Rückbildung)
- zurückgebliebene Plazenta- und Eihautreste, Plazentapolyp
- *Endometritis puerperalis*
- Geburtsverletzungen: Risse, Hämatome
- funktionelle Blutungen.

Subinvolutio uteri. Die Blutung erfolgt hier aus der nicht oder nur wenig verkleinerten Wundfläche der Plazentahaftstelle. Die Ursachen:
- Harnblase und Rektum überfüllt
- Wehenschwäche und/oder protrahierter Geburtsverlauf
- Mehr- und Vielgebärende
- zurückgebliebene Eihautreste
- Überdehnung des Uterus (z.B. nach Hydramnion).

Klinisch ist
- der Wochenfluß stärker,
- der Fundusstand höher als dem Wochenbettag entsprechen würde,
- der Uterus nicht oder nur mäßig kontrahiert, jedoch nicht druckempfindlich,
- die Zervix formiert und meist verschlossen.

Therapie
- Die Wöchnerin ist zur regelmäßigen Blasen- und Darmentleerung anzuhalten, gegebenenfalls Restharnkontrolle.
- Eisblase.
- Regelmäßige Bauchlage nach dem Anlegen des Kindes.
- Kontraktionsmittel (Syntocinon Spray®).
- Gymnastik und Kräutertees (Frauenmantel- und Hirtentäscheltee) fördern die Rückbildung auf natürliche Weise.
- Ausreichende Bewegung.
- Bauchmassage mit Uterustonikum (nach Stadelmann).
- Homöopathische Arzneimittel.
- Die Entleerung des Cavums sollte durch Sonographie geprüft werden.

Zurückgebliebene Plazenta- und Eihautreste, Plazentapolyp. Während Eihautreste meist spontan ausgestoßen werden, führen Plazentareste oft zu beträchtlichen Blutungen. Lagern sich Blutgerinnsel auf dem Plazentarest ab, können aus kleinen Plazentaresten große **Plazentapolypen** entstehen. Sie haften an der Uteruswand und können je nach Größe bis in den Zervikalkanal hineinragen. Die Blutung aus einem Plazentapolypen ist eine relativ seltene Erscheinung und kann vermieden werden, wenn die Nachgeburt sorgfältig auf Vollständigkeit geprüft wird.

Ursachen. Es blutet direkt aus dem noch haftenden Plazentagewebe beziehungsweise aus dem Plazentapolypen, aber auch verstärkt aus der Plazentahaftfläche; die **Kontraktionsfähigkeit** des Uterus ist **gestört** (keine beziehungsweise mangelnde Thrombosierung, mangelnde Ligaturfähigkeit der Muskulatur im Bereich des Plazentarests).

Klinik
- Die Blutungen treten fast immer in der 2. Woche *post partum* auf.
- Sie setzen akut ein (frisches, dunkelrotes Blut) und können bedrohliche Ausmaße annehmen.
- Der Fundusstand ist höher als es dem Wochenbettag entspricht.
- Kontraktionsmittel bringen keine oder nur kurzzeitige Besserung.
- Bei der Spiegeleinstellung findet sich die Zervix geöffnet, u.U. ist der Plazentapolyp sichtbar.

Therapie
- Kürettage mit der stumpfen Kürette (Cave: forciertes Vorgehen kann zu schweren Endometriumstörungen und sogar Uterusperforationen führen, da das Gewebe stark aufgelockert ist).
- Kontraktionsmittel.
- Evtl. Antibiotikatherapie (das *Cavum uteri* ist zu dieser Zeit nicht mehr steril, der Eingriff bringt eine Infektionsgefährdung mit sich).
- Hat die Wöchnerin bereits Fieber und erlaubt es die Blutung, wird bei sorgsamer Überwachung zunächst abgewartet. Ist die Patientin fieberfrei, erfolgt die instrumentelle Nachtastung und Kürettage. Das gewonnene Gewebe muß histologisch untersucht werden, da Plazentapolypen maligne entarten können.

Zum Blutungszeitpunkt ist die Wöchnerin meist schon aus der Klinik entlassen. Die Stärke der Blutung erfordert in der Regel die Wiederaufnahme in die Klinik. Stillt die Mutter oder versorgt sie ihr Kind allein, muß auch das Neugeborene mit aufgenommen werden.

Aufgaben der Hebamme
- Verständigung des Arztes.
- Kontrolle der Blutung.
- Sammeln und Wiegen der Vorlagen, um den tatsächlichen Blutverlust annähernd festzustellen.
- Kontrolle der Vitalzeichen.
- Vorbereitung zum Legen eines intravenösen Verweilkatheters.
- Vorbereitung zur Blutentnahme (Blutbild, Gerinnung).
- Vorbereitung einer Infusion zur Kreislaufstabilisation.
- Verabreichung von Kontraktionsmitteln auf Anordnung des Arztes.
- Vorbereitung zur Operation.

Endometritis puerperalis. Die verzögerte Rückbildung geht oft mit der *Endometritis puerperalis* einher. Sie ist neben der Plazentaretention die zweithäufigste Ursache für Blutungen im Wochenbett und tritt in den ersten Wochenbettagen auf. Es blutet hier aus den **noch offenen Spiralgefäßen**; die Entzündung setzt die Kontraktilität der Uterusmuskulatur herab. Klinik und Therapie sind auf S. 700 beschrieben.

Geburtsverletzungen/Hämatome. Blutungen aus Geburtsverletzungen treten fast immer in den ersten 24 Stunden auf (s. Kap. 9.4 Notfälle in der Geburtshilfe, S. 670). Hat sich im Bereich der Vulva, des Dammes oder paravaginal ein **Hämatom** entwickelt, wird dies oftmals erst im Wochenbett bemerkt. Ein Hämatom entsteht in der Regel aus unzureichend versorgten Geburtsverletzungen oder aus einem rupturierten Gefäß und kann beträchtliche Ausmaße annehmen. Klagt eine Wöchnerin postpartal über **starke und zunehmende Schmerzen im Urogenitalbereich**, muß an ein Hämatom gedacht werden. Die Größe ist unterschiedlich, und nur im Bereich des Dammes ist es äußerlich durch Schwellung und Blaufärbung der Haut sichtbar. Um tieferliegende Hämatome zu diagnostizieren, muß mit einem Finger das Scheideninnere vorsichtig inspiziert werden. Je nach Sitz und Größe verursacht das Hämatom Miktionsbeschwerden mit Harnverhaltung, schmerzhaftem Druck auf den Darm und/oder Schmerzen im Bereich des kleinen Beckens, die bis in Bauch und Rücken ziehen können. Die Blutungen, die zum Hämatom geführt haben, kommen gelegentlich durch den vermehrten Druck im Hämatom von selbst zum Stehen. Die Blutung nach außen ist meist nur gering, und das tatsächliche Ausmaß der Blutung wird häufig unterschätzt. **Ein Hämatom muß immer operativ in Narkose entleert werden.** Handelt es sich dagegen nur um flächenhafte Haut- oder Schleimhautblutungen im Bereich des Dammes oder der Episiotomienaht, reichen konservative Maßnahmen aus (Sitzbäder). Man spricht hier besser von Sugillation als von einem Hämatom.

Funktionelle Blutungen. Sind alle beschriebenen Blutungsursachen ausgeschlossen, ist an eine **Östrogenmangelblutung** zu denken. Diese verursacht einen verzögerten Wundverschluß oder Gefäßveränderungen, die gegen Ende des Wochenbettes zu einer mittleren bis starken Blutung führen können. Die Therapie besteht in der Verabreichung von Östrogenpräparaten. Da die Abgrenzung zu den vorher genannten Ursachen schwierig sein kann, sollte gegebenenfalls auch eine **Sonographie** veranlaßt werden.

Infektionen

Die Definition einer Infektion im Wochenbett ist an das häufigste pathologische Symptom, das **Fieber**, gebunden. Dem Fieber liegt ein Krankheitsprozeß zugrunde, der unterschiedlichen Ursprung haben kann. Es wird zwischen Fieber im Wochenbett und Wochenbettfieber (Tab. 10.1) differenziert. Die Häufigkeit aller Infektionen im Wochenbett schwankt zwischen 2 und 8%. Neben den Blutungen sind die Infektionen die häufigste Todesursache im Wochenbett.

Von Wochenbettfieber spricht man dann, wenn zwischen dem 2. (ab 24 Stunden *post partum*) und dem 10. Wochenbettag die rektal oder oral gemessene Körpertemperatur an zwei aufeinanderfolgenden Tagen 38°C oder mehr beträgt. Da die Wöchnerin in der Regel am 6. Tag oder schon früher das Krankenhaus verläßt, sind die Frauen auch zuhause zur täglichen Temperaturkontrolle anzuhalten. Um Infektionen frühzeitig zu erkennen, sind tägliche Visite und Wochenbesuch von erheblicher Bedeutung. Die Kontrolle der Rückbildungsvorgänge, der Brust und der Dammwunde ist ebenso wichtig wie die Frage nach dem Allgemeinbefinden und Schmerzen. Die Überprüfung der Vitalzeichen sollte mindestens zweimal täglich erfolgen. Temperatur- und Pulsanstieg sind die Kardinalsymptome einer puerperalen Infektion.

> Unter **Fieber im Wochenbett** werden alle Infektionen mit Temperaturerhöhung verstanden, die eine **extragenitale Ursache** haben. Die Infektion tritt meistens nur zufällig im Wochenbett auf.
>
> Demgegenüber werden unter **Wochenbettfieber** alle Infektionen verstanden, die von den **Genitalien** beziehungsweise den **Geburtswunden** ausgehen.

Tab. 10.1 Fieber im Wochenbett und Wochenbettfieber.

Extragenitale Infektionen (Fieber im Wochenbett)	Genitale Infektionen (puerperale Infektion, Wochenbettfieber beziehungsweise Kindbettfieber)
Ursachen: ▸ Harnwegsinfekte ▸ Mastitis ▸ Thrombophlebitis ▸ Grippaler Infekt	Ursachen: ▸ Lochialstauung (mit Fieber) ▸ Ulcus puerperale ▸ Endometritis puerperalis ▸ Pelveoperitonitis ▸ Diffuse Peritonitis ▸ Puerperalsepsis

Geschichte des Wochenbettfiebers

In der Geschichte der Medizin hat es ein gehäuftes Auftreten von Wochenbettfieber zu allen Zeiten gegeben. Schon Hippokrates hat diese Erkrankung beschrieben. Massenerkrankungen und -todesfälle bei Wöchnerinnen traten jedoch erst mit der Einrichtung von Gebäranstalten auf. Im ältesten Gebärhaus der Welt, im berühmten *"Hôtel de Dieu"* in Paris, sind z.B. im Jahre 1664 zwei Drittel aller Wöchnerinnen gestorben. Bis ins 19. Jahrhundert hinein sind in den Gebärkliniken Epidemien mit einer Sterblichkeit von bis zu 10% beschrieben worden. Die Epidemien wurden auf atmosphärische und kosmische Einflüsse zurückgeführt und als schicksalsbedingt hingenommen. Im Wiener *Gratis-Gebärhaus* gab es Mitte des 19. Jahrhunderts zwei Abteilungen. In der ersten Abteilung wurden die Gebärenden von Ärzten und Studenten entbunden; in der zweiten Abteilung wurden Geburtshilfe und weitere Versorgung von Hebammen geleistet. Die Sterblichkeitsrate in der 1. Abteilung betrug 11,4%, in der 2. Abteilung 2,4%.

Dr. Ignaz Semmelweis (1818-1865) war zu dieser Zeit Assistenzarzt in der 1. Abteilung. Ihm fiel der beträchtliche Unterschied zwischen den Todesraten der beiden Abteilungen auf. Da die verstorbenen Frauen von Ärzten und Studenten seziert wurden, vermutete er, daß die Gebärenden möglicherweise bei der vaginalen Untersuchung mit Leichengift infiziert worden waren. Meist kamen die Mediziner direkt vom Pathologischen Institut in den Gebärsaal. Im Jahre 1847 verstarb außerdem sein Freund, der Gerichtsmediziner war, an den Folgen einer beim Sezieren entstandenen Verletzung. Diese tödliche Erkrankung wies das gleiche Erscheinungsbild wie das Wochenbettfieber auf. Die Vermutung wurde für Semmelweis damit zur Gewißheit.

Als Vorbeugemaßnahme führte er die Chlorwaschung für Hände und Instrumente ein. Die Sterblichkeit sank nun auf 1,2%. Doch die Zahl der Todesfälle stieg wieder. Semmelweis kam schließlich zu der Überzeugung, daß nicht ausschließlich das Leichengift für die Todesfälle verantwortlich sei, sondern daß das "Gift", man sprach von "zersetzten tierischorganischen Stoffen", durch die Untersuchungen der kranken Wöchnerinnen quasi von Bett zu Bett weitergegeben würde. Er veranlaßte daraufhin weitergehende Desinfektionsmaßnahmen: es wurden Chlorwaschschüsseln zwischen den Betten aufgestellt, und die Ärzte und Studenten mußten sich nach jeder Untersuchung die Hände waschen. Obgleich seine Lehre auch heute noch volle Gültigkeit hat, wurde sie von den namhaften Geburtshelfern seiner Zeit abgelehnt. Erst als der Glasgower Chirurg Joseph Lister (1827-1912) in den 70er Jahren des letzten Jahrhunderts die Antisepsis in der Chirurgie einführte, wurde Semmelweis eine gewisse Rehabilitation zuteil und man begann, sein Werk zu begreifen. Semmelweis starb 1865 auf tragische Weise an den Folgen einer Syphilis, die er sich bei der Entbindung einer syphiliskranken Mutter zugezogen hatte.

Disponierende Faktoren

- **Protrahierter Geburtsverlauf.** Eine Geburtsdauer von über 18 Stunden steht in Zusammenhang mit einer hohen Morbidität.
- **Vaginale Untersuchungen.** Wiederholte vaginale Untersuchungen stellen an sich noch keine erhöhte Infektionsgefahr dar. Jedoch steigt in Verbindung mit anderen Faktoren (z.B. vorzeitiger Blasensprung, protrahierter Geburtsverlauf, Hämatome, Gewebsnekrosen, schlechte Durchblutung infolge der Naht etc.) das Risiko einer Infektion im Wochenbett an.
- **Amnioninfektionssyndrom.** Bei vorzeitigem Blasensprung und einer wehenlosen Latenzzeit von mehr als 48 Stunden ist die Wahrscheinlichkeit einer Infektion doppelt so hoch.
- *Sectio caesarea*. Sie ist die häufigste Ursache einer Infektion im Wochenbett. Die Letalitätsrate nach Kaiserschnitt ist 10mal höher als nach einer vaginalen Geburt.
- **Anämie** in der Schwangerschaft oder ein **starker Blutverlust** unter der Geburt bedeuten eine verminderte Infektionsabwehr.
- Intensivüberwachung unter der Geburt mittels **Kopfschwartenelektrode** und interner **Tokographie** birgt ein höheres Infektionsrisiko im Wochenbett in sich.

Zur **Verhütung von Infektionen** ist das eigene hygienische Verhalten stets kritisch zu überprüfen. Händewaschen ist eine der einfachsten und wichtigsten Maßnahmen (s. Kap. 2 Hygiene, S. 32). Daneben sind die genannten disponierenden Faktoren bei der Geburtsleitung zu berücksichtigen.

Verlaufsformen des Puerperalfiebers

Lochialstauung. Beim Lochialstau (**Lochiametra**) handelt es sich um eine Verminderung oder völlige Verhaltung des Wochenflusses. Die Ursache ist meist eine mechanische Abflußbehinderung. Der innere Muttermund kann durch Blutgerinnsel oder Eihautreste verlegt sein. Auch ein Spasmus der Zervix kann zum vorzeitigen Verschluß des inneren Muttermunds führen. Der Gebärmutterhals kann durch eine Retroflexion der noch großen, schweren Gebärmutter verlegt sein. Somit fließen nur wenig oder gar keine, meist übelriechende Lochien ab. Durch die Frühmobilisierung nach der Geburt und die Wochenbettgymnastik sind Lochialstauungen selten geworden. Eine gute **Prophylaxe** ist die Bauchlage nach jedem Stillen.

Klinik
- Der Uterus ist druckschmerzempfindlich, vergrößert und weich.
- Wenig, zudem übelriechende (fötide) Lochien.
- Es kommt zum plötzlichen Temperaturanstieg auf 39 bis 40 °C, im Anfangsstadium gelegentlich mit Schüttelfrost.
- Das Allgemeinbefinden ist, sofern kein Fieber vorliegt, kaum beeinträchtigt.
- Die Wöchnerinnen klagen lediglich über Stirnkopfschmerzen (charakteristisches Symptom).

Therapie
- Verabreichung von Spasmolytika, um den Zervikalkanal weitzustellen.
- Nach 30 Minuten Verabreichung eines Kontraktionsmittels.
- Für ausreichende Bewegung der Wöchnerin sorgen (Gymnastik).
- Für regelmäßiges Anlegen (Stillen) sorgen.
- Unterstützend wirken Kräutertees (Frauenmantel, Hirtentäschel), Bauchmassage mit Uterustonikum (nach Stadelmann) und homöopathische Arzneimittel.

Ulcus puerperale. Beim Puerperalgeschwür handelt es sich um die Infektion der Damm-, Vulva und Scheidenwunden.

Klinik

Die Wundränder sind gerötet. Durch die Absonderung von trüb-serösem oder eitrigem Sekret zeigt die Wundfläche einen schmierigen, grünlichgelben Belag (belegtes Geschwür). Die Vulva schwillt ödematös an; die Nähte schneiden tief in das Gewebe ein. Die infizierte Wunde verursacht erhebliche Schmerzen.

Therapie

- Häufiges Abspülen und sorgfältiges Trocknen der Wunde.
- Sitzbäder mit Kamillen-, Rivanol®-Lösung, Eichenrindebad oder Totes-Meer-Salz.
- Im Anschluß daran Rotlichttherapie, die schmerzlindernd und heilungsfördernd ist.
- Entzündungshemmende Medikamente.
- Wundsalbenvorlagen zur besseren Epithelisierung.
- Traubenzucker (Dextropur®) in die Wunde streuen (steriler Medizinalpuder).
- Calendula-Essenz-Vorlagen.
- Vorlagen mit Johanniskrautöl.

Geht die Naht auf oder müssen die Fäden entfernt werden, klafft die Wunde und das Wundsekret fließt ab. Nach Reinigung der infizierten Region ist eine Sekundärnaht möglich.

Primäre und sekundäre Wundheilung. Grundsätzlich wird zwischen primärer und sekundärer Wundheilung unterschieden. Die Abkürzung p.p. steht für primär, d.h. ohne Komplikationen verheilte Wunden (*per primam intentionem sanationis*). Sekundär mit Komplikationen verheilte Wunden werden mit p.s. (*per secundam intentionem sanationis*) bezeichnet. Beim Ausbleiben einer Infektion kommt es in der Regel zur primären Wundheilung. Schon nach 1 bis 2 Tagen sind die Wundränder durch das Fibrin locker verklebt und durch den einsetzenden Heilungsprozeß nach etwa 8 Tagen fest miteinander verbunden (Abb. 10.1a). Tritt eine eitrige Entzündung auf, wird die direkte Vereinigung der Wundränder gestört, die Wundflächen klaffen mehr oder weniger stark auseinander. Die Wunde zeigt alle Symptome einer Entzündung. Nach Sekretabfluß und Reinigung der Wunde wird die Gewebelücke durch neues Gewebe, das sog. Granulationsgewebe, aufgefüllt und epithelisiert (Abb. 10.1b). Die sekundäre Wundheilung kann bis zu 4 Wochen dauern, je nach Schweregrad der Wundheilungsstörung. Im Stadium der Granulation ist eine Sekundärnaht möglich (Abb. 10.1c).

10 Das regelwidrige Wochenbett

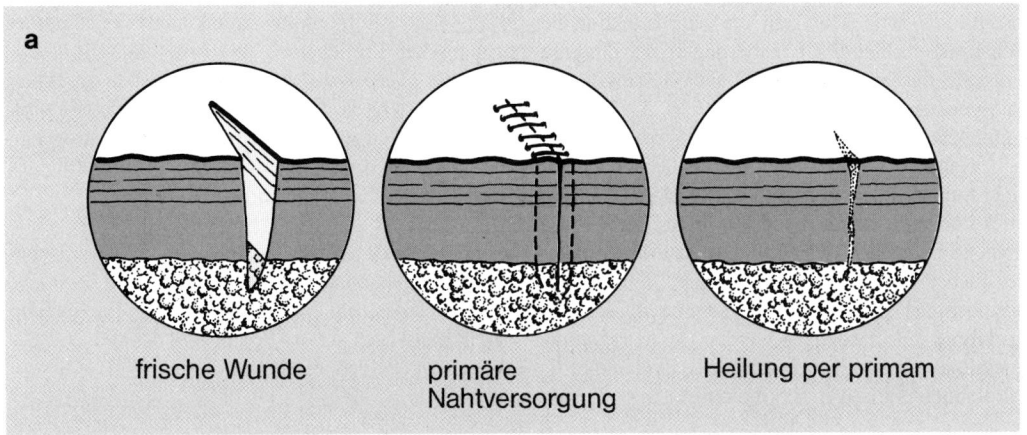

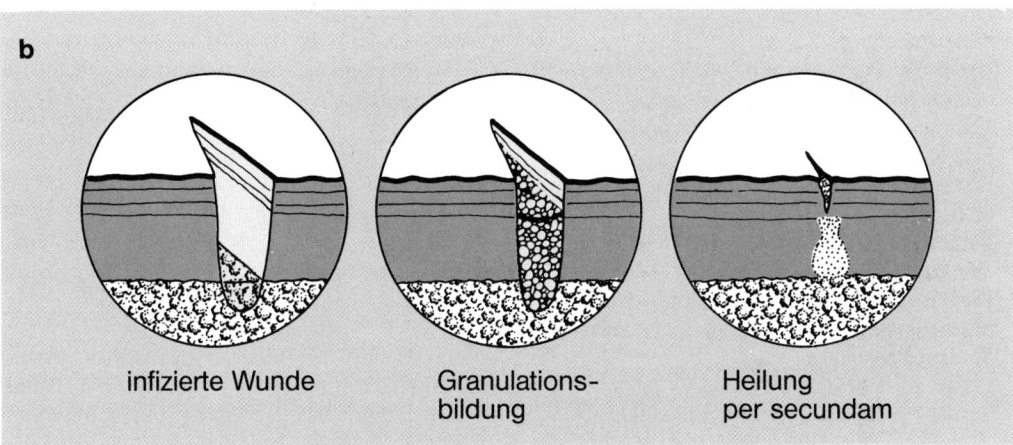

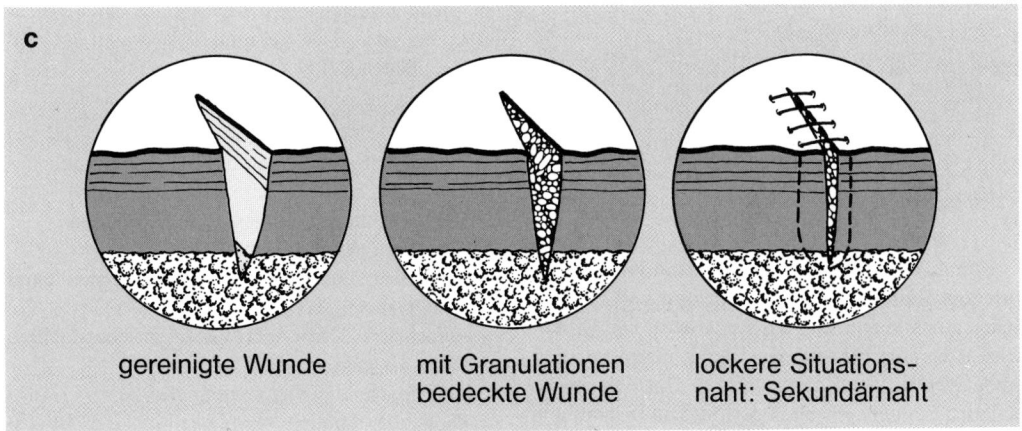

Abb. 10.1
a Primäre Wundheilung, b sekundäre Wundheilung, c Sekundärnaht. (Aus: Juchli L. Krankenpflege. 6. Aufl. Stuttgart, New York: Thieme 1991)

Endometritis puerperalis. Bei der *Endometritis puerperalis* handelt es sich um eine Infektion der Gebärmutterschleimhaut, insbesondere der Plazentahaftstelle. In schweren Fällen ist auch das angrenzende Myometrium befallen (*Myometritis*). Als **Ursache** kommt eine Lochialstauung oder ein *Ulcus puerperale* in Betracht. Die Endometritis ist fast immer mit einer Subinvolution kombiniert. Sie ist die häufigste Infektion im Wochenbett und tritt in der Regel frühestens 48 Stunden *post partum* auf. Früher auftretendes Fieber hat meist andere Ursachen. Differentialdiagnostische Überlegungen müssen bei der Diagnosestellung mit einbezogen werden (an extragenitale Infektionen denken: Harnwegsinfekt, Pyelonephritis, Thrombophlebitis, Viruserkrankung).

Klinik
- Die Gebärmutter zeigt alle Zeichen einer Rückbildungsstörung.
- Ist eine Lochialstauung die Ursache, fließen wenig und fötide Lochien ab.
- Beim Betasten ist die Gebärmutter druckempfindlich, Kantenschmerz.
- Übelriechende Lochien, die wieder zunehmend blutig und mehr werden.
- Subfebrile Temperaturen, Puls normal bis wenig erhöht.
- Das Allgemeinbefinden ist meist wenig beeinträchtigt, gelegentlich klagen die Frauen über Stirnkopfschmerzen.
- Labor: das C-reaktive Protein ist erhöht (CRP-Test), Leukozytose über 20 G/l [20.000 /ml].

Therapie
- Feucht-warme Umschläge.
- Kontraktionsmittel.
- Bei Lochialstauung (aufgrund eines Zervixspasmus) zuerst ein Spasmolytikum und nach 30 Minuten ein Kontraktionsmittel geben.
- Bei Fieber ist absolute Bettruhe angezeigt, die Wöchnerin nur zur Toilette aufstehen lassen, nur leichte Kreislaufgymnastik.

Kommt es jedoch zu einer **Infektion mit hochvirulenten Keimen**, steigen Temperatur und Puls an, gelegentlich kommt es zu Schüttelfrost. Die Druckschmerzempfindlichkeit des Uterus nimmt zu und breitet sich auf den Unterbauch aus. Das Allgemeinbefinden ist dabei erheblich gestört. Die Behandlung mit Kontraktionsmitteln muß durch Antibiotika ergänzt werden. Vorher ist die Entnahme eines Zervixabstriches zur Anlage einer Kultur sinnvoll, ebenso die Abnahme von Blut zur Erregerdifferenzierung (Blutkultur und Antibiogramm). Unter Kontraktionsmittel- und Antibiotikatherapie kommt es fast immer zur raschen Entfieberung und Erholung. Die *Endometritis puerperalis* als lokal begrenzte Infektion kann meistens in diesem Stadium abgefangen werden. Zum Teil wird auch die Gabe von Östrogenen erwogen, um die Regeneration und Proliferation des geschädigten Endometriums zu fördern.

Puerperale Adnexitis/Pelveoperitonitis. Dehnt sich die Infektion aufsteigend auf Tube und Ovar aus, zeigt sich das Bild einer Adnexitis. Die Entzündung greift meist auch auf das Peritoneum des kleinen Beckens über (Pelveoperitonitis).

Klinik
- Septische Temperaturen
- Tachykardie
- Abwehrspannung im Unterbauch (Défense musculaire)

Therapie
- Breitbandantibiotika
- Eisblase
- Spasmolyse
- Kontraktionsmittel

Komplikationen
- Verklebungen der Tube können bestehen bleiben.
- Die Motilität der Tube ist eingeschränkt, die Folge ist Sterilität.

Diffuse Peritonitis. Bei dieser Form der puerperalen Infektion zeigen sich die Symptome einer Bauchfellentzündung. Der gesamte Bauchraum ist von hochvirulenten Keimen befallen.

Klinik
Die Symptome zeigen ein lebensbedrohliches Bild:
- Starke Schmerzen im gesamten Bauchraum.
- Übelkeit, Erbrechen, Unruhe.
- Nachlassen der Darmperistaltik (Zeichen eines paralytischen Ileus).
- Aufgeblähter Darm, führt zu aufgetriebenem Leib (Meteorismus).
- Die Ausscheidung ist vermindert.
- Thorakale Atmung (Ruhigstellung der Bauchdecke).
- Septische Temperaturen, Tachykardie, geringe Blutdruckamplitude.

Therapie

- Intensivüberwachung:
  - Kontrolle der Vitalfunktionen
  - Atemüberwachung
  - Kontrolle der Aufnahme und Abgabe (Bilanzierung)
  - Blutgasanalyse
  - Labor
- Infusionstherapie (Korrektur des Elektrolyt- und Flüssigkeitshaushalts)
- Breitbandantibiotika
- Je nach Schweregrad Laparotomie, Revision des Abdomens.

Puerperalsepsis. Ausgehend von einem entzündlichen Herd im Bereich des *Cavum uteri* oder der Geburtswunden können hochpathogene Keime in die Blutbahn gelangen und die **lebensbedrohliche** Puerperalsepsis auslösen. In über der Hälfte der Sepsisfälle im Wochenbett ist ein Kaiserschnitt vorausgegangen. In seltenen Fällen kann der Ursprung eine Thrombophlebitis sein. Die mit hochvirulenten Bakterien beladenen Thromben sind dann in die peripheren Uterusvenen geraten.

Klinik

- Schwere Beeinträchtigung des Allgemeinbefindens.
- Übelkeit, Erbrechen, toxische Durchfälle.
- Septische Temperaturen.
- Rezidivierende Schüttelfröste.
- Tachykardie.
- Beschleunigte thorakale Atmung.
- Herz-Kreislauf-Versagen.
- Je nach Keimart evtl. auch Endotoxinschock mit sekundärer Gerinnungsstörung.

Therapie

Die Therapie ist mit der der diffusen Pelveoperitonitis vergleichbar. Zusätzlich ist unter Umständen noch die Behandlung von Gerinnungsstörungen notwendig. Da die Keimquelle meist der Uterus ist, ist eine Hysterektomie meist unumgänglich.

Komplikationen

Die Puerperalsepsis ist zu 20 bis 50% letal. Als Spätfolge einer Puerperalsepsis können durch sekundäre (metastatische) Keimabsiedlung auftreten:

- Lungenabszesse und Lungengangrän.
- Herzklappenschäden: In etwa 20% aller Puerperalsepsisfälle ist ein Endokardschaden nachweisbar.
- Verschluß von Venen und Arterien der Extremitäten, was zur Gangrän der betroffenen Extremität führen kann.
- Septische Hautmetastasen, septisches Hautexanthem.
- Metastatische Panophthalmie.

Spezifische Puerperalsepsis. Die von verschiedenen Autoren beschriebene spezifische Puerperalsepsis ist heute kaum mehr zu sehen. Die Gonorrhö kann heute problemlos behandelt werden, die meisten Frauen sind gegen Tetanus geimpft, und durch die hygienischen Präventivmaßnahmen tritt Gasbrand kaum mehr auf.

Fieber im Wochenbett

Mastitis. Die Mastitis ist äußerst unangenehm, sehr schmerzhaft und stört die Erholung erheblich. Einzelheiten sind in Kap. 6.6 Praxis des Stillens, S. 423-458 beschrieben.

Harnwegsinfekt. Harnwegsinfektionen sind aufgrund der hormonbedingten Blasenatonie ein häufiges Problem in Schwangerschaft und Wochenbett. Sie sind fast ausschließlich aufsteigend. Die Keime gelangen entweder spontan (Eigeninfektion) in die Harnröhre oder -blase oder durch unsachgemäßes oder unsteriles Katheterisieren (Fremdinfektion). Beim Verweilkatheter können die Keime zwischen Katheter und Urethralwand oder auch im Katheterlumen aufsteigen. Die Keimbesiedlung der unteren Harnorgane kann zur **Pyelonephritis** führen. Die häufigsten Erreger sind *Escherichia coli*, Streptokokken, Pseudomonas, Proteus und Staphylokokken. Die Behandlung muß solange fortgesetzt werden, bis der Urinbefund zufriedenstellende Ergebnisse zeigt.

Klinik	**Therapie**
• Häufiges Wasserlassen (Pollakisurie). • Schmerzen (Brennen) bei der Miktion (Dysurie). • Kolikartige Schmerzen im gesamten Unterbauch. • Subfebrile Temperaturen, selten Schüttelfrost und Fieber. • Der Urin kann blutig sein, im Mittelstrahlurin finden sich massenhaft Bakterien und Leukozyten.	• Reichlich Flüssigkeit • Bakteriologische Untersuchung des Urins (Antibiogramm) • Wärme • Bettruhe • Analgetika und Spasmolytika • Antibiotische Behandlung

Symphysenschädigung

Ursachen

- In der Schwangerschaft kommt es unter dem Einfluß der Östrogene zur physiologischen Auflockerung der Symphyse, der Iliosakralgelenke und des Bandapparats. Gelegentlich gehen diese Veränderungen über das physiologische Maß hinaus und verursachen schon in der Schwangerschaft Beschwerden, die dann im Wochenbett fortbestehen (Beckenringlockerung, Symphysenlockerung).
- Die Belastung des Beckenrings kann insbesondere bei schweren Geburten (großes Kind, enges Becken, vaginal-operative Geburt) zu Symphysenschäden führen.
- Kalkstoffwechselstörungen (Folge schnell aufeinanderfolgender Schwangerschaften) und D-Hypovitaminosen als mögliche Ursachen werden derzeit noch diskutiert.

Die Hebamme hat in der Austreibungsperiode immer auf eine korrekte **Lagerung** der Gebärenden zu achten. Ein starkes Hochziehen der Beine und Spreizen der Oberschenkel begünstigen nämlich die Entstehung einer Pelveopathie.

Formen der Symphysenschädigung. Es wird zwischen Symphysenlockerung und Symphysenruptur unterschieden. Die Lockerung reicht von einem nur geringen Auseinanderweichen der Symphyse bis zu einem deutlichen Spalt zwischen den Schambeinästen. Dagegen ist bei der Symphysenruptur die komplette Bindegewebsverbindung der Schambeine zerrissen. Unter Umständen sind damit Knochenabsplitterung und ungleicher Schambeinstand verbunden.

Klinik

- Auffallende Schmerzempfindlichkeit der Symphysengegend unmittelbar nach der Geburt oder in den ersten Wochenbettagen.
- Die Schmerzen strahlen in die Oberschenkel und das Kreuzbein aus.
- Die Frauen können sich von der Rückenlage nicht in die Seitenlage drehen und nicht auf einem Bein stehen.
- Jede Bewegung verstärkt den Schmerz.
- Deutliche Schmerzen beim Betasten des erweiterten Symphysenspalts.
- In schweren Fällen ist die Frau im Liegen außerstande, das passiv angehobene Bein in dieser Position zu halten: es fällt beim Loslassen herab.
- Gehbeschwerden, es kommt zum sog. "**Watschelgang**" (um die Verschiebung des Beckenringes beim Gehen zu vermeiden).
- Im Röntgenbild sind die Erweiterung des Symphysenspalts und bei einseitiger Belastung die Dislokation der Schambeinäste zu sehen (Abb. 10.2a,b,c).

Therapie bei Symphysenlockerung/-ruptur

- Je nach Schweregrad und Schmerzintensität ist körperliche Schonung oder Bettruhe erforderlich.
- Medikation mit Schmerzmitteln.
- Stabilisierung des Beckenringes durch Stützkorsett mit Trochanterpelotten (Abb. 10.3).
- Die Behandlungsdauer ist abhängig vom Schweregrad. Die Patientin sollte jedoch beschwerdefrei sein.
- Kalzium- und vitaminreiche Kost.
- Vitamin-D- und Kalziumsubstitution, vor allem bei stillenden Frauen.
- Rotlicht zur Förderung der Durchblutung.
- Gegebenenfalls Heparinisierung (Low-dose-Thromboseprophylaxe).

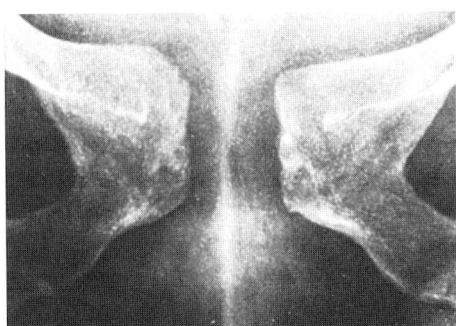
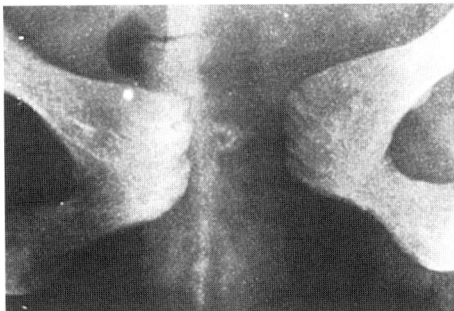
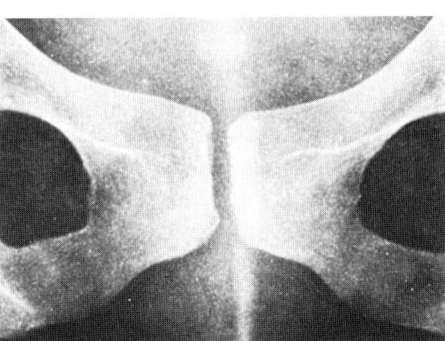

Besondere Pflegemaßnahmen bei Bettruhe
- Alle pflegerischen Maßnahmen müssen immer mit einer zweiten Person ausgeführt werden.
- Hilfestellung beim Waschen und der Genitalhygiene.
- Thromboseprophylaxe.
- Atemtherapeutische Übungen.
- Dekubitusprophylaxe.
- Auf regelmäßige Entleerung der Harnblase achten.
- Für weichen Stuhlgang sorgen.

Da die Wöchnerin in ihrer Beweglichkeit stark eingeschränkt ist, braucht sie bei fast allen Verrichtungen des täglichen Lebens Hilfe. Die Freude über die geleistete Geburtsarbeit und das Kind tritt angesichts der Schmerzen in den Hintergrund. Die meist langsame Heilung und das passive "Erdulden" der strengen Bettruhe führt oft zu **psychischen Krisen**. Die Wöchnerin braucht eine liebevolle und umsichtige Pflege.

Prognose. Selbst schwere Symphysenschäden bilden sich weitgehend zurück. Lediglich bei vorzeitiger Belastung kann es zu dauerhaften Schäden, z.B. Gehstörungen oder chronischen Schmerzen, kommen.

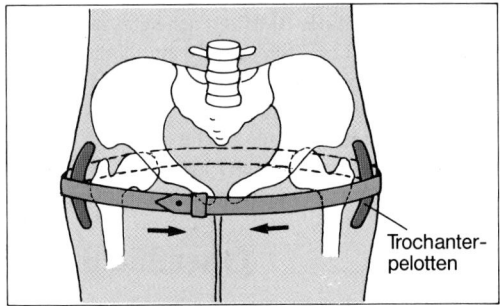

Abb. 10.2a-c Symphysenschaden *post partum*. Drei Fälle mit relativ ähnlicher Symptomatik. Dagegen sind die Röntgenbefunde sehr unterschiedlich. (Aus: Schmidt-Matthiesen H. Gynäkologie und Geburtshilfe. 9. Aufl. Stuttgart, New York: Schattauer 1998)

Abb. 10.3 Spezialleibbinde mit eingearbeiteten Trochanterpelotten. (Aus: Schmidt-Matthiesen H. Gynäkologie und Geburtshilfe. 8. Aufl. Stuttgart, New York: Schattauer 1992)

Venenerkrankungen, Thrombose, Embolie

Unter einer **Thrombose** wird die Bildung eines Blutgerinnsels in den Venen oder Arterien verstanden. Je nach Größe kommt es zur teilweisen oder vollständigen Unterbrechung des Blutstroms. Löst sich der Thrombus von der Gefäßinnenwand, wird er in den Kreislauf eingeschwemmt: Gefahr der Embolie.

Ursachen. Für die Entstehung einer Thrombose sind im wesentlichen 4 Mechanismen, die häufig zusammenwirken, verantwortlich. Die 3 erstgenannten werden unter dem Begriff "Virchow-Trias" zusammengefaßt:

- **Veränderungen der Gefäßwand**. Zum Beispiel Ausbildung einer Varikosis in der Schwangerschaft, Gefäßveränderungen bei Spätgestosen, Gefäßschäden der Beckenvenen nach komplizierter Geburt.
- **Verlangsamung der Blutzirkulation** (Stase). Bestehende Varikosis, Weitstellung der Blutgefäße während der Schwangerschaft, die im Wochenbett bestehenbleibt; Langzeitbettruhe bei drohender Frühgeburt; Immobilität durch protrahierten Geburtsverlauf oder nach Schnittentbindung.
- **Beschleunigung der Blutgerinnung**. Die Hyperkoagulabilität des Blutes in der Schwangerschaft ist auch noch im Frühwochenbett vorhanden.
- **Subpartale Einschwemmung von thromboplastinhaltigem Material** aus Plazenta, Dezidua und von Fruchtwasser in die mütterliche Blutbahn, insbesondere durch Eingriffe in der Plazentaperiode (Expressionsversuch der Plazenta ohne positive Lösungszeichen, manuelle Plazentalösung und Nachtastung, Kürettage).

Prävention. Der Disposition zu Venenerkrankungen in der Schwangerschaft und im Wochenbett ist mit vorbeugenden Maßnahmen entgegenzuwirken. Sie haben die Aufgabe, die Strömungsgeschwindigkeit in den Venen zu erhöhen und den Blutrückfluß zu fördern.

Physikalische Präventivmaßnahmen

- Hochlagerung der Beine in der Nachtruhe und in Ruhepausen.
- Langes Stehen vermeiden.
- Ausgedehnte Sonnenbäder vermeiden (Gefäßerweiterung).
- Tägliche Wechselduschen (heiß-kalt, mit kalt aufhören).
- Aktive Thrombosegymnastik, Anregung der "Muskelpumpe", Schwimmen, Radfahren.
- Kompression der Venen durch Stützstrümpfe oder Wickeln der Beine.
- Frühmobilisierung nach der Geburt, insbesondere nach Schnittentbindung, Wochenbettgymnastik.

Präventive Medikation

- Nach einer Kaiserschnittentbindung ist die routinemäßige Antikoagulationsprophylaxe mit Heparin angezeigt.
- Dies gilt ebenso bei Wöchnerinnen mit Thromboseanamnese, ausgeprägter Varikosis oder Langzeitbettruhe.

Oberflächliche Thrombophlebitis

Es handelt sich hier um eine lymphogene Infektion der Venenwand, der häufig eine Thrombose folgt. Besonders gefährdet sind Frauen mit bereits bestehenden Varizen.

Klinik

- Die Haut der betroffenen Vene ist gerötet.
- Lokale Temperaturerhöhung und Schwellung der infizierten Region.
- Schmerzen, der infizierte Venenstrang ist druckempfindlich (vgl. Thrombosedruckpunkte, S. 353f).
- Evtl. subfebrile Temperatur, Tachykardie, Störung des Allgemeinbefindens (= allgemeine Entzündungszeichen).

Therapie, Pflegemaßnahmen

- Wenn möglich, **Mobilisierung** (keine Bettruhe, im Gegensatz zur tiefen Thrombose).
- Beim Liegen oder Sitzen die Beine hochlagern.
- Entzündungshemmende Maßnahmen: Alkoholumschläge, antiphlogistische Salben.
- Umschläge mit Roßkastanienextrakten zur Tonisierung der Venenwände. Entzündungshemmende Medikamente und Heparinisierung, falls angezeigt.

Tiefe Bein- und Beckenvenenthrombose

Diese Form der Thrombose geht von den tiefen Unterschenkelvenen aus und kann aufsteigend auf Oberschenkel- und Beckenvenen übergreifen. Es gibt auch eine primäre, ausschließliche Beckenvenenthrombose. Sie ist hinsichtlich der Emboliegefahr weit gefährlicher als die meist nur oberflächliche Thrombophlebitis. Die Häufigkeit einer Thrombose im Wochenbett liegt bei etwa 2%. Die Emboliemortalität beträgt nach vaginaler Geburt 0,1 bis 0,2 % und ist nach Schnittentbindung um den Faktor 10 höher (postthrombotisches Syndrom, s. S. 549).

Klinik und Diagnostik
- Unruhe, Schweregefühl in den Beinen, allgemeines Krankheitsgefühl.
- Subfebrile Temperaturen.
- Sog. Kletterpuls (Pulserhöhung, die sich treppenförmig entwickelt = **Mahler-Zeichen**).
- Bei Beinvenenthrombose Schmerzen im Verlauf der großen Beingefäße, insbesondere der *Vena saphena magna* (Abb.10.4); Fußsohle, Achillessehne und aufsteigend Wadenbereich, Kniekehle, Adduktoren- und Leistenkanal sind äußerst druckempfindlich.
- Die Symptome verstärken sich im Stehen und bei Belastung.
- Schwellung und livide (blaßbläuliche) Verfärbung der betroffenen Extremität.
- Im Vergleich zum nicht betroffenen Bein Umfangsdifferenz von mehr als 1,5 cm.
- Der sichere Nachweis einer Venenthrombose erfolgt mittels Doppler-Ultraschallsonographie und Phlebographie.

Therapie, Pflegemaßnahmen
- **Absolute Bettruhe**, Hochlagerung des Beins; jede Erschütterung ist zu vermeiden, damit es nicht zur Loslösung des Thrombus kommt (Vorsicht bei allen Pflegemaßnahmen).
- Kompressionsverband.
- Antikoagulation: intravenöse Heparin-Dauertropfinfusion unter Kontrolle der Plasmathrombinzeit.
- Operative Thrombektomie.

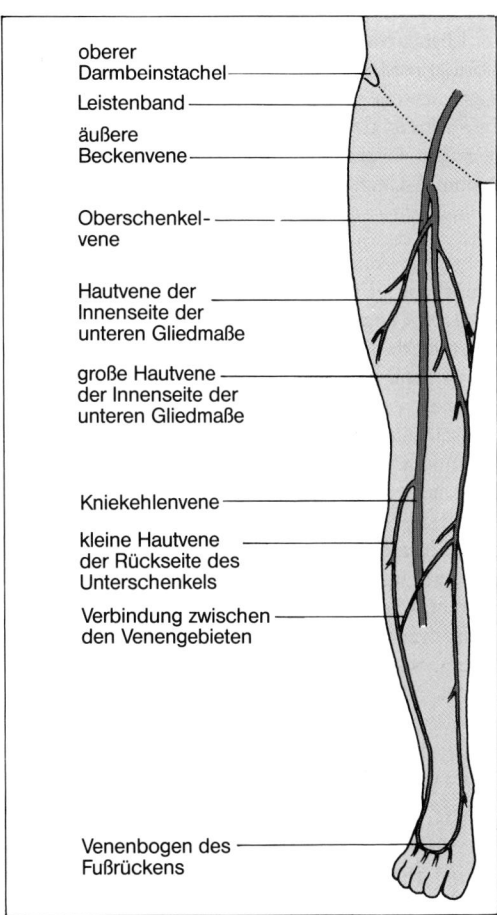

Abb. 10.4 Vereinfachte Darstellung der wichtigsten Blutgefäße der unteren Gliedmaßen. (Aus: Beske F. Lehrbuch für Krankenpflegeberufe. Bd. I. 6. Aufl. Stuttgart, New York: Thieme 1990)

Embolie

Löst sich ein Thrombus aus dem Venensystem, wird er per Blutstrom über das rechte Herz und die Lungenarterie in die Lunge verfrachtet. Dort kommt es zu einer Gefäßblockade und einem mehr oder weniger ausgedehnten Ausfall der Lungendurchblutung, d.h. zur Lungenembolie.

Klinik
- Plötzlicher, heftiger Schmerz im Thoraxbereich.
- Atemnot, oberflächliche, beschleunigte Atmung.
- Kreislaufschock, Tachykardie, Blutdruckabfall.
- Angst, Unruhe.
- Halsvenenstauung.
- Überlebt die Patientin, kommt es nach Tagen zum Auswurf von rostrotblutigem Sputum.

Je nach Ausmaß der Embolie kann es zu unterschiedlichen Beschwerden kommen. Beim Ausfall größerer Lungenareale entsteht ein akutes Krankheitsbild, das innerhalb weniger Minuten zum Tod führen kann. Das **Emboliegeschehen** kann **auch in Schüben** verlaufen. Einer kleinen, stummen, d.h. klinisch kaum bemerkbaren, Embolie kann eine große Embolie folgen. Klagt die Wöchnerin über Atemnot, begleitet von unklaren Symptomen wie Temperatur- und Pulserhöhung, Verschlechterung des Allgemeinzustandes, unter Umständen Husten mit blutigem Sputum, muß immer an eine Embolie gedacht werden. Die einzig lebensrettende Maßnahme ist die sofortige intensivmedizinische Betreuung.

Sofortmaßnahmen
- Arzt benachrichtigen.
- Oberkörperhochlagerung.
- Fenster öffnen, Sauerstoffzufuhr über eine Nasensonde.
- Nach ärztlicher Anordung Sedierung und Schmerzmittel.
- Schockbehandlung.

Und je nach Zustand:
- Reanimationsmaßnahmen.
- Antikoagulation.
- Evtl. Fibrinolyse, falls keine Kontraindikation vorliegt.
- Notembolektomie der Pulmonalarterie.

Besonderheiten im Wochenbett
Erkrankungen der Harnorgane

In der Schwangerschaft war die Blase durch den gefüllten, schweren Uterus eingeengt. Die Füllungskapazität war vermindert, die Miktion erfolgte öfter als sonst. Nach der Geburt ist im kleinen Becken wieder Raum für die Blase. Bei der Geburt kann es - besonders bei protrahierten oder operativ beendeten Geburtsverläufen – aber zu Irritationen der Blase, des Blasenhalses und der Urethra kommen.

Harnverhalten. Bei einer Harnverhaltung mit Restharnbildung besteht die Gefahr einer aufsteigenden Infektion der harnableitenden Organe. Die Ursachen:
- **Ödeme** des Blasenhalses und der Urethra: häufig nach protrahiertem Geburtsverlauf, vaginal-operativen Geburten; sie stellen ein mechanisches Hindernis dar.
- **Atonie** der Blasenmuskulatur: Fortbestehen der schwangerschaftsbedingten Blasenatonie im Wochenbett.
- **Reflektorische Hemmung**: Sphinkterkrampf aus Angst vor Schmerzen (Episiotomie, Labienrisse), Mißachtung der Intimsphäre.

Klinik
- Trotz ausreichender Flüssigkeitszufuhr kann die Wöchnerin nicht, nur mühsam oder nur tropfenweise Wasser lassen (Überlaufblase).
- Die gefüllte Blase ist als dickes Polster vor der Gebärmutter zu ertasten.
- Subjektiv gibt es ansonsten wenig Beschwerden.

Therapie, Pflegemaßnahmen
- Die Maßnahmen sind in Kap.6.2 Pflege im Wochenbett auf S. 353 beschrieben.
- Bleibt die Spontanmiktion aus, und ist mittels Ultraschalluntersuchung der Füllungszustand der Blase nachgewiesen, muß katheterisiert oder für kurze Zeit ein Dauerkatheter gelegt werden. Ist auch dies nicht möglich (Zuschwellen der Urethra), muß suprapubisch punktiert und ein Spezialkatheter gelegt werden.

Zystitis, Pyelonephritis. Wöchnerinnen, die in der Anamnese Erkrankungen der harnableitenden Organe aufweisen, sind im Wochenbett besonders gefährdet. Die Ursachen:
- Harnverhalten
- Restharnbildung
- geschädigte Blasenschleimhaut durch unsachgemäßes Katheterisieren unter der Geburt
- aus der Schwangerschaft mitgebrachte Infekte.

Das Aufsteigen des Infekts in das Pyelon wird durch die schwangerschaftsbedingte, teils sehr ausgeprägte Atonie und Schlängelung der Ureteren begünstigt.

Klinik, Diagnose
- Schmerzen im Unterbauch, bei Zystopyelitis auch Schmerzen im Nierenbereich (meist rechts).
- Schmerzen während und nach der Miktion.
- Häufig subfebrile Temperaturen.
- Sedimentkontrolle.
- Bakteriologische Untersuchung des Mittelstrahl- oder Katheterurins mit quantitativer und qualitativer Bestimmung der Keime.

Therapie
- Bettruhe, Wärme.
- Reichliche Flüssigkeitszufuhr (Blasen-, Nierentee).
- Spasmolytika.
- Nach ärztlicher Anweisung Antibiotikabehandlung.

Harninkontinenz. Die Ursache für den unwillkürlichen Harnabgang kann eine geburtstraumatische Verletzung des Blasenhalses oder eine schlaffe Beckenbodenmuskulatur mit einer Blasensenkung sein. Diese sogenannte **Streß-Inkontinenz** äußert sich in tröpfchenweisem Abgang von Urin, z.B. beim Lachen, Husten, Niesen oder bei körperlicher Belastung. Eine intensive Beckenbodengymnastik hat gute Erfolgsaussichten. Sie führt meist zur baldigen Besserung der Beschwerden. Bei konsequentem Training über einen langen Zeitraum hinweg kommt es zum völligen Verschwinden der Inkontinenz. Aber auch eine **Fistel** kann die Ursache für eine Harninkontinenz sein. Hier ist meist ein operativer Eingriff zur Wiederherstellung der normalen Blasenfunktion notwendig.

Wochenbettspsychose

Schwangerschaft und Geburt führen bei manchen Frauen zu schweren psychischen Veränderungen, die mit einer Häufigkeit von 0,14 bis 0,26% auftreten (s. Kap. 6.1 Physiologie des Wochenbettes, S. 346).

Pflege der diabetischen Wöchnerin

In der Regel sind die an *Diabetes mellitus* erkrankten Frauen in der Diabetikerschulung durch eine Fachperson individuell beraten worden. Die gut eingestellte und geschulte Diabetikerin kann ihre Lebensweise selbständig gestalten. Sie weiß um die Begleiterscheinungen ihrer Krankheit und wie sie damit umgehen muß. Abgesehen davon ist aber zu beachten, daß mit dem Ende der Schwangerschaft Umstellungen im Stoffwechsel zu erwarten sind, die eine sorgsame Überwachung nötig machen. Bei der Verlegung auf die Wochenstation sind detaillierte Informationen für die weiterbetreuende Pflegeperson von Bedeutung. Bei der Pflege und Betreuung sind folgende Überlegungen und Gesichtspunkte zu berücksichtigen:

- Kann die Wöchnerin mit ihrer Krankheit umgehen?
- Ist sie mit der Lebensweise, der Ernährung, der Medikation vertraut?
- Kontrolliert sie selbständig den Blutzuckerspiegel?
- Bemerkt die Frau Veränderungen in der Stoffwechselsituation, z.B. Blutzuckerabfall?
- Wann wurde der letzte Blutzuckerwert bestimmt, wie hoch war der Wert?
- Gab es Besonderheiten im Geburtsverlauf, z.B.
  - vorzeitiger Blasensprung (Infektionsanfälligkeit),
  - Kaiserschnitt, Episiotomie, Dammriß (schlechte Wundheilung),

- protrahierter Geburtsverlauf, Streß,
- Insulinmedikation, Glukosegabe unter der Geburt,
- Zustand des Neugeborenen, wurde es in die Kinderklinik verlegt?

Behandlungsplan. Der Arzt verordnet den **Diätplan** und die medikamentöse Therapie. Die Diät wird nach Kilojoule berechnet und bis zur Stabilisierung der Blutzuckerwerte täglich neu festgelegt. Der Energiebedarf richtet sich nach dem Gewicht und der Konstitution der Frau. Stillende Frauen haben einen Mehrbedarf von ca. 1250 kJ, was berücksichtigt werden muß. Die Kohlenhydratmenge wird in Broteinheiten (BE) festgelegt, verteilt auf 6 Mahlzeiten pro Tag. Der **Insulinbedarf** fällt am ersten Wochenbetttag stark ab und pendelt sich innerhalb von Tagen auf die Werte vor der Schwangerschaft ein. Dies fällt häufig mit dem Hormonabfall im Frühwochenbett zusammen. Dabei stellt der 3./4. Tag *post partum* eine kritische Zeit dar. Eine Neueinstellung des Insulinbedarfs ist erforderlich.

Pflegemaßnahmen. Die Krankheitszeichen des *Diabetes mellitus* können den Verlauf des Wochenbettes beeinträchtigen:
- Große Urinmengen
- Vermehrter Durst
- Ständige Müdigkeit, evtl. depressive Verstimmung
- Gewichtsverlust
- Neigung zu Übelkeit und Erbrechen
- Anfälligkeit für Pilzinfektionen, Furunkulose, Juckreiz
- Schlechte Wundheilung

Für die mit der Pflege betrauten Personen bedeutet dies:
- Die im Wochenbett physiologische Harnflut, der vermehrte Durst - insbesondere bei Stillenden - und das starke Schwitzen ähneln den Symptomen der diabetischen Entgleisung. Die Wöchnerin ist daher ausführlich über die Vorgänge im Wochenbett aufzuklären.
- Die Anfälligkeit für Juckreiz, Pilzinfektionen und Furunkulose erfordert eine sorgfältige Pflege der Haut und Schleimhäute und eine frühe Beachtung von Symptomen.
- Die Diabetikerin ist besonders infektionsgefährdet (verminderte Resistenz gegen Krankheitserreger). Daher ist eine exakte Kontrolle der Lochien (genitale Infektion) und der Brust (Mastitis) notwendig. Die Wöchnerin ist über die sorgfältige Intimhygiene aufzuklären:
  - Genitale mehrmals täglich waschen, abspülen und trocknen, immer von der Symphyse zum Anus wischen.
  - Wenn nötig, mit dem Fön nachtrocknen.
  - Bei adipösen Frauen evtl. Baumwollstreifen in die Hautfalten legen.
  - Keimarme Vorlagen verwenden.
- Eine gute Stilltechnik und Brustpflege sind zur Vermeidung von Rhagaden als Eintrittspforten für Keime notwendig.
- Die Anfälligkeit für Harnwegsinfektionen und allgemeine Infekte ist zu beachten.
- Wegen der Neigung zur schlechten Wundheilung ist die Pflege der Dammnaht zu intensivieren (Intimhygiene, Belastungen vermeiden, Sitzringe verwenden).
- Durch die diabetische Veränderung der Blutgefäße besteht eine Tendenz zur Hypertonie (häufige RR-Kontrollen), die Thrombose- (tägliche Kontrolle der Thrombosedruckpunkte, s. S. 353f) und Emboliegefahr sind erhöht.

Das **Stillen** stellt bei einem gut eingestellten Diabetes kein Problem dar. Der erhöhte Energiebedarf ist zu beachten. Da das Neugeborene häufig in der Kinderklinik ist, braucht die Wöchnerin intensive Hilfestellung beim Aufbau der Stillbeziehung oder beim Abpumpen der Muttermilch.

Pflege nach Kaiserschnitt

Für die Pflege nach einem Kaiserschnitt ist die **Wundversorgung** und die **Pflege des transurethralen Katheters** von großer Bedeutung.

Wundversorgung. Es wird täglich ein aseptischer Verbandwechsel durchgeführt, beginnend am 1. postoperativen Tag.

Vorbereitung:
- Schutzkittel
- 2 unsterile Handschuhe
- 2 sterile Handschuhe
- 1 steril verpackte Verbandkompresse passender Größe
- 1 sterile Schlitzkompresse
- 2 sterile Pinzetten
- sterile Tupfer
- Haut- und Händedesinfektionsmittel
- Abwurf

Vorgehen beim aseptischen Verbandwechsel
- Die Wöchnerin aufklären, auf ihre Fragen eingehen. Zugluft vermeiden und die Intimsphäre wahren.
- Material griffbereit stellen, unsteriles patientennah, steriles patientenfern.
- Abwurfbeutel an das Fußende des Bettes stellen.
- Schutzkittel anziehen.
- Unsterile Einmalhandschuhe anziehen.
- Verband mit Heftpflaster entfernen, in den Abwurfbeutel werfen.
- Handschuhe ausziehen, ebenfalls in den Abwurfbeutel werfen.
- Sterile Einmalhandschuhe anziehen.
- Mit steriler Pinzette, sterilem Tupfer und Desinfektionsmittel die Wunde von innen nach außen reinigen und desinfizieren (dabei niemals den Tupfer zweimal über die Wunde führen).
- Pinzette ablegen, Tupfer in den Abwurf.
- Mit der zweiten Pinzette, Tupfer und Desinfektionsmittel die Austrittsstelle der Redon-Drainage säubern und desinfizieren, die Drainage dabei nicht dekonnektieren.
- Pinzette ablegen, Tupfer abwerfen.
- Sterile Verbandskompresse und Schlitzkompresse auf die Wunden legen (die Kompressen nur an den Kanten anfassen) und fixieren.

Nachbereitung
- Abwurfbeutel verschließen,
- Material zusammenräumen,
- Wöchnerin zudecken, Wünsche erfragen.

Bei **septischen** Wundheilungsstörungen wird die Wöchnerin in einem Infektionszimmer gepflegt, damit keine Keime auf andere Wöchnerinnen und Säuglinge übertragen werden können. Versorgt die Wöchnerin ihr Kind selbst, wird sie über hygienische Schutzmaßnahmen aufgeklärt. Im allgemeinen kann die Wöchnerin weiter stillen. Die Wundversorgung wird mit einem Unterschied ähnlich wie bei der aseptischen Wundversorgung durchgeführt: die **Wundreinigung** erfolgt von **außen nach innen** (Abb. 10.5a,b).

Pflege des transurethralen Blasenverweilkatheters. In vielen Kliniken wird der Katheter bereits 2 bis 6 Stunden nach der Operation entfernt. Bei längerem verweilen wird die Intimpflege zweimal täglich mit frischen Waschlappen und körperwarmem Wasser durchgeführt. In der Reinigungsrichtung - Symphyse zum Anus - werden die Verkrustungen gelöst. Ist der Katheter verstopft, wird er mit physiologischer Kochsalzlösung unter sterilen Bedingungen gespült.

Bei einem **geschlossenen Urindrainagesystem** ist zu beachten:
- Katheter und Drainagesystem dürfen nicht diskonnektiert werden und dürfen nicht über Blasenniveau gehalten oder befestigt werden.
- Bei Lagerungswechsel evtl. Katheter kurz abklemmen, damit der Urin nicht aus dem Ableitungsschlauch in die Blase zurückfließt.
- Für einen ungehinderten Urinabfluß sorgen.
- Druckstellen vermeiden.

Vorbereitung zur Katheterpflege
- steriles Tuch
- Einmalspritze 10 ml, physiologische Kochsalzlösung
- sterile Handschuhe

Vorgehen bei der Katheterpflege
- Information der Patientin.
- Lagerung der Patientin wie beim Legen des Katheters.
- Hygienische Händedesinfektion.
- Steriles Tuch unterlegen.
- Verbindungsstelle des Drainagesystems desinfizieren.
- Verbindung von Katheter und Urinbeutel lösen.
- Katheter spülen, Drainagesystem schließen.

Vorbereitung zur Katheterentfernung
- Spritze zum Entblocken
- Urinbecher für die Bakteriologie
- Zellstoff, Abwurf
- sterile Handschuhe

Vorgehen bei der Katheterentfernung
- Information der Patientin.
- Lagerung der Patientin wie beim Legen des Katheters.
- Hygienische Händedesinfektion.
- Handschuhe anziehen.
- Urin direkt aus dem Katheter abnehmen (nicht aus dem Urinbeutel).
- Ballonflüssigkeit über das Spezialventil abziehen (entblocken).
- Vorsichtiges Zurückziehen des Katheters, in Zellstoff wickeln, dann in den Abwurf.
- Abspülen des äußeren Genitales mit handwarmem Wasser, abtrocknen.
- Entsorgung der Materialien.
- Abschließende Händedesinfektion.

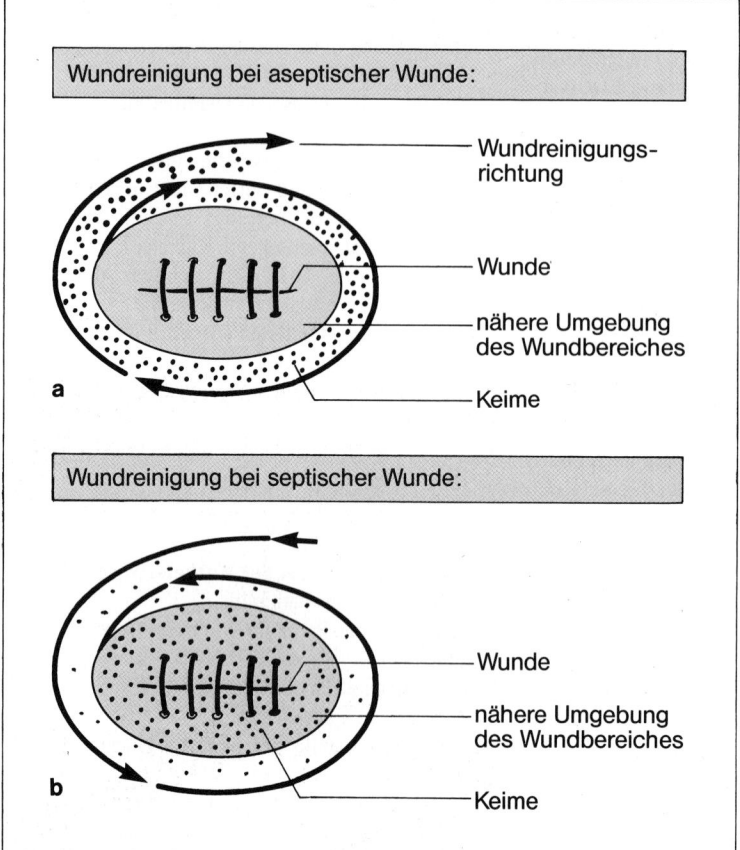

Abb. 10.5 Wundreinigung
a bei aseptischer Wunde,
b bei septischer Wunde.

Literatur

Ball JA. Complications of the puerperium. In: Myles Textbook for Midwives. 12th ed. Bennet RV, Brown LK, eds. Edinburgh, London, Madrid, Melbourne, New York, Tokyo: Churchill Livingstone 1993.

Beske F, Hrsg. Lehrbuch für Krankenpflegeberufe, Bd. II; Krankheitslehre. 6. Aufl. Stuttgart, New York: Thieme 1990.

Bose H-J von. Krankheitslehre. Lehrbuch für die Krankenpflegeberufe. 6. Aufl. Berlin, Heidelberg, New York London, Paris, Tokyo, Hong Kong, Barcelona, Budapest: Springer 1998.

Juchli L. Krankenpflege. 6. Aufl. Stuttgart, New York: Thieme 1991.

Käser O, Friedberg V, Ober KG, Thomsen K, Zander J. Gynäkologie und Geburtshilfe. Bd. II Teil 2: Schwangerschaft und Geburt 2. 2. Aufl. Stuttgart, New York: Thieme 1981.

Martius G, Hrsg. Differentialdiagnose in Geburtshilfe und Gynäkologie. Bd. I: Geburtshilfe. 2. Aufl. Stuttgart, New York: Thieme 1987.

Michel CF. Wochenbett. In: Klinik der Frauenheilkunde und Geburtshilfe Bd. 7/II. Physiologie und Pathologie der Geburt II. Künzel W, Wulf K-H, Hrsg. 2. Aufl. München, Wien, Baltimore: Urban und Schwarzenberg 1990.

Niehus U, Hirsch HA. Praktische Krankenhaushygiene. Ein Leitfaden zur Verhütung von Krankenhausinfektionen. Berlin, Heidelberg, New York, Tokyo: Springer 1985.

Pernoll ML, Benson RC. Current Obstetric and Gynaecologic Diagnosis and Treatment. 6th ed. East Norwalk: Appleton & Lange 1987.

Schmidt-Matthiesen H, Hepp H. Gynäkologie und Geburtshilfe. 9. Aufl. Stuttgart, New York: Schattauer 1998.

Stadelmann J. Die Hebammensprechstunde. 8. Aufl. Kempten: Eigenverlag 1998.

11
Das kranke und gefährdete Neugeborene
Andrea Wehling, Klaudia Kemmann

Jedes Neugeborene, das nach Störungen in der Schwangerschaft oder nach Komplikationen unter der Geburt geboren wird, gilt primär als gefährdetes Neugeborenes, das einer besonderen Überwachung bedarf.

Akute Situationen im Kreißsaal

Jeder Kreißsaal muß mit einer Reanimationseinheit für das Kind ausgestattet sein, die folgendermaßen aufgebaut sein kann:
- Auflagefläche mit Wärmelampe von allen Seiten erreichbar
- Uhr mit Sekundenzeiger
- Sauerstoffanschluß, Ambubeutel mit Masken in verschiedenen Größen direkt am Tisch (Abb. 11.1)
- Absauger
- Intubationsbesteck mit Tubi in verschiedenen Größen (Abb. 11.2).

Alle Utensilien, die zur Reanimation benötigt werden, sollten ohne lange Wege erreichbar sein. Als praktisch haben sich Instrumentenkästen in Form von Sieben erwiesen, in denen sich die Instrumente und die benötigten Materialien befinden.

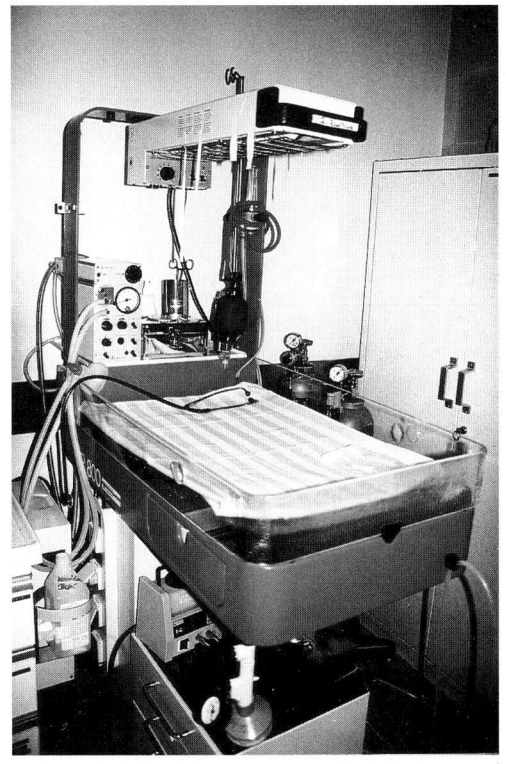

Abb. 11.1 Reanimationseinheit für den Kreißsaal.

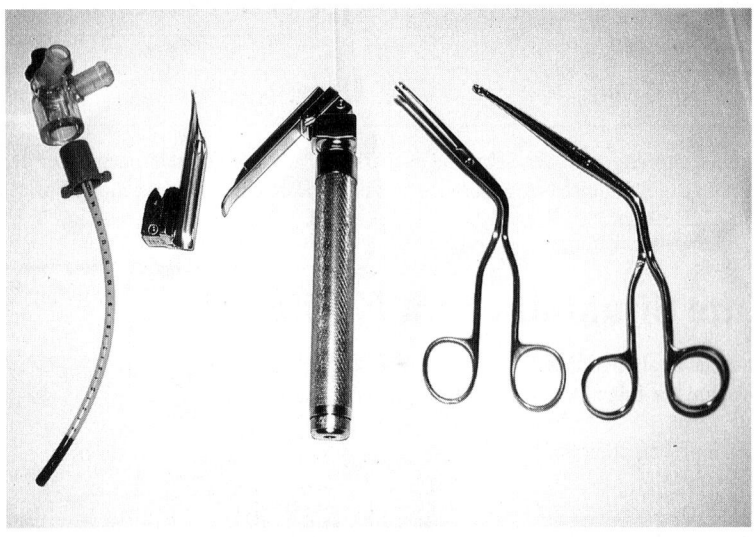

Abb. 11.2 Intubationsbesteck.

Abgrenzung des gefährdeten Neugeborenen vom normalen Neugeborenen

Die Anamnese der Mutter und der Geburtsverlauf ergeben bereits Hinweise, ob ein gefährdetes Kind zu erwarten ist:
- EPH-Gestose
- Diabetes
- rh-negative Mutter
- schwere Anämie
- Alkohol, Drogen- und Nikotinabusus
- Mutter > 40 Jahre
- Mutter < 16 Jahre
- Infektionszeichen bei der Mutter; Fieber, Leukozytose, CP-Anstieg
- *Placenta praevia*
- Herzfehler, Fehlbildungen
- vorzeitige Lösung der normal sitzenden Plazenta
- Beckenendlagen, Quer- oder Schräglagen
- Plazentainsuffizienz/intrauterine Dystrophie
- Mehrlingsschwangerschaften
- Frühgeburtlichkeit
- suspektes CTG
- *Sectio caesarea*
- Vakuumextraktion
- Forzepsentbindung
- protrahierte Eröffnungs- und/oder Austreibungsperiode.

Weitere Kriterien für Risikokinder sind **perinatal** auftretende Symptome:
- Zeichen intrauteriner Aspyhxie
- Aspiration
- RDS - Respiratory-distress-Syndrom
- *Morbus haemolyticus neonatorum*
- angeborene Fehl- und Mißbildungen
- intrauterine Dystrophie/Wachstumsretardierung.

Beurteilung des Kindes **nach der Geburt**:

Aufschluß über die Vitalität gibt der Apgar-Score (s. Kap. 7.1 Erstversorgung des Neugeborenen im Kreißsaal, S. 474). Liegt der Wert unter 7 Punkten, wird schon nach 3 Minuten die zweite Beurteilung des Kindes erhoben. Der Nabelarterien-pH-Wert sollte über 7,15 liegen, der Nabelvenen-pH-Wert über 7,25. Werte darunter zeigen einen Sauerstoffmangel beim Neugeborenen an. Die Normalwerte der Körpertemperatur, rektal messen, liegen zwischen 36 und 37°C.

Management der Erstversorgung eines gefährdeten Neugeborenen in einer großen Klinik mit Kinderarzt

- Absaugen der Atemwege und des Magens durch Geburtshelfer oder Kinderarzt.
- O_2-Dusche.
- Eventuell Stimulation der Fußsohlen: mit dem Daumen von den Zehen zur Ferse streichen.
- Auskultation der Lungen und des Herzens.
- EKG-Monitoring.
- Pulsoxymeter (O_2-Sättigung des Blutes).

Verbessert sich der Allgemeinzustand des Kindes unter den Sofortmaßnahmen, folgen zwei weitere Stunden der intensiven Überwachung, d.h. daß das Kind für diese Zeit eventuell an den Monitor angeschlossen wird, um seine Herzaktion zu überwachen. Stabilisiert sich der Zustand des Kindes ohne weitere O_2-Gabe, werden Mutter und Kind auf die Station verlegt. Der Zustand ist **weiter** als **kritisch** zu beurteilen, wenn trotz intensiver Behandlung nach 5 Minuten weiterhin

- unregelmäßige Atmung,
- blaßblaue Hautfarbe,
- schlaffer Muskeltonus,
- bei Auskultation belegte Lungen und
- eine Herzfrequenz von unter 100 Schlägen in der Minute

festgestellt werden.

Vorgehen bei kritischem Zustand des Neugeborenen:
- Maskenbeatmung – Intubation durch den Kinderarzt.
- Venösen Zugang legen.
- pH-Wert aus Fersenblut bestimmen.
- Kind vor dem Auskühlen bewahren (Silberfolie).
- Informierung der Kinderklinik, Transport in die Kinderklinik.

Aufgaben der Hebamme:
- Assistenz beim Absaugen.
- Bereitstellung aller Utensilien für die Intubation.
- Assistenz bei der Intubation.
- Fixierung des Neugeborenen beim Legen eines venösen Zugangs.
- Kind vor dem Auskühlen bewahren.
- Lange Abnabelung.

Nach der Akutversorgung übernimmt dann in der Regel ein Team der Kinderklinik die weitere Betreuung des Kindes.

Management der Erstversorgung eines gefährdeten Neugeborenen in einer kleinen Klinik ohne Kinderarzt

- Absaugen der Atemwege und des Magens durch Geburtshelfer oder Hebamme
- O_2-Dusche.
- Stimulation der Fußsohlen.
- Auskultation der Lungen und des Herzens.

Die Vorgehensweise ist dieselbe wie in einer großen Klinik, nur daß der Geburtshelfer die Erstversorgung und eventuelle Intubation des Kindes selbst übernimmt. Wird ein gefährdetes Kind erwartet, wird in vielen kleinen Häusern das Verlegungsteam der jeweiligen Kinderklinik schon zur Geburt gerufen.

Management der Erstversorgung eines gefährdeten Neugeborenen bei einer Haus- beziehungsweise Praxisgeburt

- Absaugen des Nasen-Rachen-Raumes mit einem Mundabsauger.
- Eventuell Absaugen des Magens nach Zustandsstabilisierung, *Cave*: die Herzfrequenz kann akut abfallen (*N.- vagus*-Reiz).
- O_2-Dusche.
- Stimulation der Fußsohlen.
- Kind vor dem Auskühlen bewahren.

Verbessert sich der Zustand des Kindes unter O_2-Dusche nicht, **Maskenbeatmung** mit Sauerstoff durchfälturen. Eine weitere Person benachrichtigt die Kinderklinik. Bis zum Eintreffen in der Kinderklinik wird das Kind weiter per Maske mit 60 Atemimpulsen in der Minute beatmet, die Maske liegt dabei über Mund und Nase des Kindes. Durchsichtige Masken ermöglichen eine Beurteilung des Munddreiecks und das Erkennen einer Zyanose.

Die ersten zwei Stunden *p.p.* gelten als sensible Anpassungsphase des Neugeborenen. Deshalb ist die sorgfältige Überwachung nach der Geburt wichtig, um mögliche Veränderungen zu registrieren. Die Mutter kann mit einbezogen werden, indem sie das Neugeborene beobachtet und jederzeit die Veränderungen im Aussehen ihres Kindes mitteilen kann.

Verschlechtert sich der Zustand eines vitalen Kindes innerhalb der ersten zwei Stunden nach der Geburt, kann eine peri- oder postnatal erworbene Infektion vorliegen, ein angeborener Herzfehler oder sonstige, nicht sichtbare Mißbildungen. Bei einer "respiratorischen Anpassungsstörung" muß immer an eine Sepsis gedacht werden.

Während des 1. bis 3. Lebenstags (Trihemeron) ist die Säuglingssterblichkeit am höchsten. Etwa 80% der Todesfälle liegen in diesem Zeitraum. **Ursache** sind die Umstellungsprozesse auf das extrauterine Leben:
- Rückgang der geburtsbedingten Schädelverformungen und Geburtsverletzungen.
- Ausgleich der Temperaturschwankungen im Körper.
- Mekoniumabgang.
- Tiefpunkt des physiologischen Gewichtsverlusts (max. 10% des Geburtsgewichts).
- Ingangkommen der intestinalen Ernährung.

Infektionen beim Neugeborenen

Infektionen beim Neugeborenen sind während der Geburt erworbene Infektionen, die über den mütterlichen Geburtsweg übertragen werden. Sie kommen zustande durch Kontakt mit mütterlichem Blut, direkte Übertragung der pathogenen Keime auf kindliche Organe (Haut, Augen, Atemorgane) mit nachfolgender Streuung über den Gesamtorganismus, was zu einer generalisierten Infektion (Sepsis) führen kann.

Ursachen:
- Bakterielle Infektion (hämolysierende Streptokokken der Gruppe B über den Geburtsweg oder Hospitalismuskeime).
- Virale Infektionen (z.B. Hepatitis B, Herpes simplex, Adeno- und Enteroviren).
- Mykotische Infektionen (*Candida albicans*).

Symptome:
- Blaß-graues Aussehen.
- Atemdepression mit Nasenflügelatmung und interkostalen Einziehungen.
- Stöhnen, Apnoeanfälle.
- Schlaffer Muskeltonus.
- Trinkschwäche.
- Leises Schreien (Wimmern).

Der Zustand des Kindes mit einer peri- oder postnatalen Infektion verschlechtert sich zusehends. Erstversorgung wie zuvor beschrieben, Intubation, Verlegung in die Kinderklinik.

Diagnose:
- Differentialblutbild.
- Bestimmung des C-reaktiven Proteins (CRP).
- pH-Wert (Fersenblut, Astrup-Methode).
- Blutkultur.
- Nasen-Rachen-Abstrich.
- Ohrabstrich.
- Nabelabstrich.
- Augenabstrich.
- Blutzucker-Kontrolle.
- Bilirubin-Kontrolle.
- Urin-Stuhl-Kulturen.

Therapie:
- Breitbandantibiotika über mindestens 7 Tage hinweg.
- Beatmung, bis Kind wieder stabilen Zustand aufweist.
- EKG-Monitor.
- Pulsoxymeter.

Prognose:
Bei rechtzeitiger Therapie und Behandlung ist die Prognose günstig, bei nicht rechtzeitiger Therapie kritisch.

Konnatale Infektionen

Embryopathien: 16. bis 60. Schwangerschaftstag, Fetopathien: 61. bis 280. Schwangerschaftstag.
Durch Virämie, Bakteriämie und Parasitämie in der Schwangerschaft kann es zu hämatogen-diaplazentaren Infektionen kommen. Der Embryo beziehungsweise Fetus kann noch nicht erregerspezifisch reagieren, so daß es häufig zu schweren Organschäden des ungeborenen Kindes kommen kann.

Embryo- und Fetopathien:
- **T** Toxoplasmose
- **O** Other (Andere) Listeriose, Varizellen, HIV und *Syphilis connata*
- **R** Rubella (Röteln)
- **C** Cytomegalovirus (Zytomegalie)
- **H** Herpes-simplex-Virus

Durch eine Virusinfektion in der Zeit der Organogenese können multiple Organschädigungen auftreten. Bei Fetopathien erfolgt die Infektion mit den verschiedenen Erregern über die Plazenta. Häufige Symptome, die bei Fetopathien auftreten, sind Frühgeburtlichkeit, Organinfektionen und -schäden.

Toxoplasmose

Ursache: Protozoen - *Toxoplasma gondii*, zu finden in Katzenkot, rohem Fleisch beziehungsweise rohen Eiern.
Symptome:
Bei früher Infektion
- nach Enzephalitis des Feten Entwicklung eines Hydrozephalus,
- Chorioretinitis (Entzündung der Netz- und Aderhaut),
- Verkalkungsherde im Schädelinneren,
- Mikrozephalus,
- Mikrophthalmus.

Bei späteren Infektionen
- Enzephalitis,
- generalisierte Infektionen,
- allgemeine Lymphknotenvergrößerung,
- Leber- und Milzvergrößerungen,
- Anämie,
- Hautblutungen (Petechien).

Diagnose: Spezifische Antikörper (IgG und IgM).
Prognose:
- Die motorische und geistige Entwicklung ist bei 80% der erkrankten Kinder gestört.
- Häufig Krampfleiden.
- Bei 50% der Betroffenen ist die Sehkraft eingeschränkt.
- Bei 10% der Betroffenen liegt Schwerhörigkeit vor.

Listeriose

Ursache: Grampositives Stäbchen, *Listeria monocytogenes*. 30% der Schwangeren bieten ein stummes Infektionsbild, d.h. sie machen die Erkrankung ohne Symptome durch. Ansonsten ergeben sich ganz unterschiedliche klinische Verläufe für die Kinder.
Symptome:
- Frühgeburt.
- Sepsis.
- Hautgranulom als weißgelbe Papeln mit rotem Hof.
- Leber- und Milzvergrößerung.
- *Icterus gravis prolongatus.*
- Hirn- und Hirnhautentzündung.
- In der Lunge sind röntgenologisch Entzündungsherde nachweisbar.

Diagnose: Nachweis der Listerien in Mekonium, Blutkultur und Abstrich, ansteigender Antikörpertiter.
Therapie: Antibiotikagabe.
Prognose: 50% Sterblichkeitsrate, hohe Morbiditätsrate – bleibende Hirnschäden.

HIV-Infektion

Häufigkeit: Bei HIV-positiven Müttern erkranken 20 bis 50% der Neugeborenen.
Ursache: Das Human Immunodeficiency Virus, ein Retrovirus, geht über die Plazenta zum Kind über. Die T-Helfer-Lymphozyten, Monozyten und Makrophagen werden befallen, und es tritt ein zellulärer Immundefekt ein.
Symptome:
- Fieber.
- Gewichtsabnahme – Durchfall – Gedeihstörungen.
- Lymphadenopathie.
- Hepatosplenomegalie.
- Pneumonie.
- ZNS-Symptome.
- AIDS-Vollbild.

Therapie: Infektionsprophylaxe, ansonsten noch nicht bekannt.

Syphilis connata – angeborene Lues

Ursache: Spirochäten – *Treponema pallidum*
Symptome:
- Hautveränderungen treten in Form von Infiltrationen als *Pemphigus syphiliticus* an Handtellern, Fußsohlen und im Mundbereich auf.
- Osteochondritis.
- Osteomyelitis.
- Mundrhagaden.
- Luetische Koryza mit serös-blutigem Nasensekret.

Bei schwerster Form kommen hinzu:
- Anämie.
- Leber-Milz-Schwellung.
- Interstitielle Entzündungen an Nieren und Lunge.

Diagnose: IgM-Nachweis (TPHA, FTA-ABS, FTA-IgM).
Prophylaxe: Luessuchtest in der Schwangerschaft (Mutterschaftsrichtlinien), Penizillinkur bei Lues in der Schwangerschaft.
Therapie: Penizillin 3 bis 4 Mill. E *pro die*, 2 bis 3 Wochen lang, ansonsten symptomatische Maßnahmen.

Rötelnembryopathie

Erreger: Rötelnvirus aus der Familie der Toga-Viren.
Ursache: Infektion der Mutter in den ersten 12 Wochen der Schwangerschaft, Viren plazentagängig, Infektion des Embryos.
Symptome: Gregg-Syndrom
- Augenmißbildungen: Mikrophthalmus, Buphthalmus, Glaukom, Hornhauttrübung, Katarakt, Kolobom, Optikusatrophie.
- Herzfehler wie offener *Ductus botalli*, Vorhof- und Kammerscheidewanddefekte sowie Aorten- und Pulmonalstenosen.
- Schädigung des inneren und äußeren Ohres.
- Hirnentwicklungsstörungen, Mikrozephalie, mit Krämpfen, spastischen Lähmungen und Minderbegabung.

Therapie: Glaukombehandlung, Kataraktoperation, Herzoperation, Krankengymnastik, Behandlung der Schwerhörigkeit und symptomatische Maßnahmen.
Prognose: 10 bis 35% der erkrankten Kinder versterben im ersten Lebensjahr.
Prophylaxe: Rötelnimpfung aller 12- bis 14jährigen Mädchen und nichtschwangeren Frauen im gebärfähigen Alter, die keine Rötelnantikörper haben, d.h. der Rötelntiter sollte vor der Impfung bestimmt werden.

Zytomegalie

Ursache: Zytomegalie-Virus, Erreger der Herpesgruppe.
Symptome:
- Hämolytische Anämie, hohe Erythroblastenzahl.
- Punkt- und flächenförmige Hautblutungen (Petechien) durch Thrombozytopenie, da häufig eine Knochenmarkschädigung vorliegt.
- Chorioretinitis.
- Innenohrschädigung, die bis zur Taubheit führen kann.

Es können vier verschiedene Verlaufsformen beobachtet werden:
- **Hepatischer Verlauf** – Leber- und Milzvergrößerung mit einer Gelbsucht stehen im Vordergrund.
- **Zerebraler Verlauf** – mit Entzündung des Gehirns und der Hirnhäute, Krampfanfällen, motorischen Ausfällen, gestörter geistiger Entwicklung, als Spätfolge Hydro- oder Mikrozephalus.
- **Pulmonaler Verlauf** – interstitielle plasmazelluläre Lungenentzündung.
- **Virusausscheider** – inapparenter Verlauf, aber drohende Spätmanifestation.

Diagnose: Nachweis von spezifischen IgM-Antikörper im Serum, Nachweis des Virus im Urin, Liquor oder Speichel.
Therapie: Symptomatisch – Virustatika.

Prognose: Überleben die Kinder, hängt der weitere Verlauf vom Ausmaß der Organschädigung ab. Die Mortalitätsrate in den ersten Lebenswochen ist sehr hoch.

Chromosomale Aberrationen

Bei einer numerischen Chromosomenaberration weicht die Anzahl der Chromosomen vom normalen Chromosomensatz ab, d.h. es kann ein Chromosom zu viel da sein oder auch fehlen. Abweichungen vom normalen Chromosomensatz sind selten mit dem Leben vereinbar.

Trisomie 21 – Down-Syndrom

Häufigkeit: 1:650 Geburten. Das Risiko ist bei Frauen ab 35 zunehmend:
35 Jahre: 0,2 bis 0,7%
36 bis 40 Jahre: 1,0 bis 2,0%
> 40 Jahre: 3,0%
Ursache: Durch eine falsche Verteilung des Chromosomenmaterials ist das Chromosom 21 ganz oder stückweise dreimal vorhanden.
Symptome:
- Epikanthus.
- Brushfield-Spots.
- "Flaches Gesicht".
- Tiefliegender Nasenwurzelansatz, kleine Nase.
- Tiefsitzende dysplastische Ohrmuscheln.
- Schräge Lidspaltenstellung, und zwar "mongoloid".
- Makroglossie.
- Brachyzephalie.
- Schlaffe Haut (sie scheint für das Kind zu groß zu sein).
- Relativer Kleinwuchs.
- Vierfingerfurche der Handinnenfläche.
- Sandalenlücke zwischen den beiden ersten Zehen.
- Muskelhypotonie.
- Gelenküberbeweglichkeit.
- Geistige Behinderung.

Häufige Zusatzbefunde: Herzfehler, erhöhte Anfälligkeit für Atemwegsinfekte
Therapie:
- Symptomatische Behandlung.
- Herzoperation.
- Infektionsbehandlung.

Prognose: Abhängig von der Schwere des Herzfehlers und der geistigen Behinderung sehr unterschiedlich, Förderung gut möglich, Selbsthilfegruppe.

Trisomie 18 – Edwards-Syndrom

Häufigkeit: 1:4000 bis 5000 Geburten.
Ursache: Falsche Verteilung des Chromosomenmaterials.
Symptome:
- Minderwuchs.
- Mikrozephalus mit ausgeprägtem Hinterkopf.
- Typische Fazies mit vorgewölbter Stirn.
- Kurze Lidspalte.
- Mikrostomie.
- Mikrognathie.
- Kurzes Philtrum.
- Häufige Lippen-Kiefer-Gaumen-Spalte.
- Schwerste psychomotorische Entwicklungsstörungen.
- Krämpfe.

Zusatzbefunde:
- Hydrozephalus.
- Myelomeningozele.
- Herzfehler.
- Zwerchfellhernie.
- Hypospadie.
- Nierenanomalien.

Therapie: Symptomatisch.
Prognose: 90% der Kinder sterben im ersten Lebensjahr.

Trisomie 13 – Patau-Syndrom

Häufigkeit: 1:5000 Lebendgeburten.
Ursache: Falsche Verteilung des Chromosomenmaterials.
Symptome:
- Minderwuchs.
- Mikrozephalus.
- Typisches Gesicht mit fliehender Stirn, plumper Nase und weitem Augenabstand.
- Mikrophthalmie bis Anophthalmie.
- Lippen-Kiefer-Gaumen-Spalte.
- Hexadaktylie.

Zusatzbefunde:
- Fehlbildung des Gehirns.
- Herzfehler.
- Omphalozele.
- Polyzystische Nieren.
- Anomalien der ableitenden Harnwege.

Therapie: Symptomatisch.
Prognose: Keine psychomotorische Entwicklung, 86% der Kinder sterben im ersten Lebensjahr.

X0-Syndrom – Ullrich-Turner-Syndrom

Häufigkeit: etwa 1:2000 Mädchen.
Ursache: Fehlen des zweiten Geschlechtschromosoms, es ist nur ein X-Chromosom vorhanden – phänotypisch weiblich.
Symptome:
- Minderwuchs mit niedrigem Geburtsgewicht.
- Lymphödem an Hand- und Fußrücken.
- Tiefer Haaransatz im Nacken.
- Sphinxgesicht – herabhängende Mundwinkel und Augenlider.
- Meist psychischer Infantilismus.
- Leichte Debilität.

Zusatzbefund:
- Herzfehler.

Therapie: Das Kind wächst als Mädchen auf, ab dem 12. bis 14. Lebensjahr hormonelle Substitution mit Östrogenen.

XXY-Syndrom – Klinefelter-Syndrom

Häufigkeit: 1:500 Lebendgeburten
Ursache: Es ist durch fehlende Reduktionsteilung bei der männlichen beziehungsweise weiblichen Keimzelle ein zusätzliches X–Chromosom vorhanden.
Symptome:
- Kinder als Neugeborene unauffällig.
- Patienten werden auffällig groß.
- Eunuchoide Proportionen – zu kleine Hoden, spärliche Entwicklung der Schambehaarung.
- Hypergonadotroper Hypogonadismus.
- Leichter Schwachsinn überdurchschnittlich häufig.

Therapie: Testosteron – Dauerbehandlung

Die chromosomal bedingten Erkrankungen sollten einer Hebamme in ihren Auswirkungen geläufig sein, damit sie im Falle einer Beratung über die Möglichkeiten der pränatalen Diagnostik in etwa weiß, wie der Verlauf, die Häufigkeit und die Prognose der einzelnen Erkrankungen sind.

Fehlbildungen des Herz-Kreislauf-Systems, angeborene Herzfehler

Häufigkeit: 1% aller Neugeborenen.
Ursachen:
- Genetische Gründe.
- Virale Infekte in der Frühschwangerschaft.
- Sauerstoffmangel in der Frühschwangerschaft.
- Frühgeburtlichkeit.
- Unbekannt.
- Medikamente.

Symptome allgemeiner Art:
- Schnelle Ermüdbarkeit.
- Trinkschwäche.
- Gedeihstörungen.
- Zyanose.
- Dyspnoe.
- Ödeme.
- Tachy- beziehungsweise Bradykardie.
- Arrhythmie.

- Blutdruckveränderungen.
- Herzgeräusche.

Diagnose: Zur genauen Abklärung sollten die Kinder in eine spezielle Kinderkardiologie eingewiesen werden, wo u.a. EKG, Herzsonographie, Röntgenaufnahmen des Thorax und Herzkatheteruntersuchung eine genaue Diagnose möglich machen.

Die häufigsten angeborenen Herzfehler sind:
- Ventrikelseptumdefekt (25%),
- Vorhofseptumdefekt (10%),
- offener *Ductus botalli* (10%),
- Pulmonalstenose (10%),
- Fallot-Tetralogie (10%),
- Aortenstenose (5%),
- Aortenisthmusstenose (5%),
- Transposition der großen Gefäße (5%),
- hypoplastischer linker Ventrikel ($\leq$ 5%).

Therapie:
- Bei Zeichen von Herzinsuffizienz Digitalisierung.
- Infektionsprophylaxe.
- Operation.

Prognose: je nach Operationsmöglichkeit – günstig.

Intestinale Mißbildungen

Häufigkeit: 1:2500 bis 1:5000 Geburten.
Ursachen: Meist unbekannt – familiär, durch Medikamente oder andere Umwelteinflüsse bedingt.

Ösophagusatresie beziehungsweise ösophagotracheale Fistel

Verschluß der Speiseröhre, gegebenenfalls mit Verbindung zur Luftröhre.
Häufigkeit: 1:3000 Geburten.
Symptome:
- Hydramnion.
- Starker, schaumiger Speichelfluß.
- Beim Legen einer Magensonde stößt man auf Widerstand.
- Zyanose.

Therapie: Chirurgische Korrektur.

Dünndarm-Atresie

Angeborener Dünndarmverschluß, meist im Bereich des Duodenums.
Häufigkeit: 1:7000 Geburten.
Symptome:
- Erbrechen von Galle am 1. beziehungsweise 2. Lebenstag.
- Fehlender beziehungsweise wenig Mekoniumabgang.
- Magen deutlich vorgewölbt.

Therapie:
- Magensonde legen.
- Operation.

Dickdarm- beziehungsweise Analatresie

Verschluß des Dickdarms, häufig im anorektalen Bereich (Abb. 11.3).
Häufigkeit: 1:5000 Geburten.
Symptome:
- Erbrechen nach dem 2. Lebenstag und später.
- Fehlende Analöffnung.
- Eventuell Fistelbildung.
- Wenig oder kein Mekoniumabgang.

Therapie: Kolostomie bei Analatresie, endgültige chirurgische Korrektur mit 3 bis 6 Monaten.
Prognose: Bei rechtzeitig gestellter Diagnose günstig.

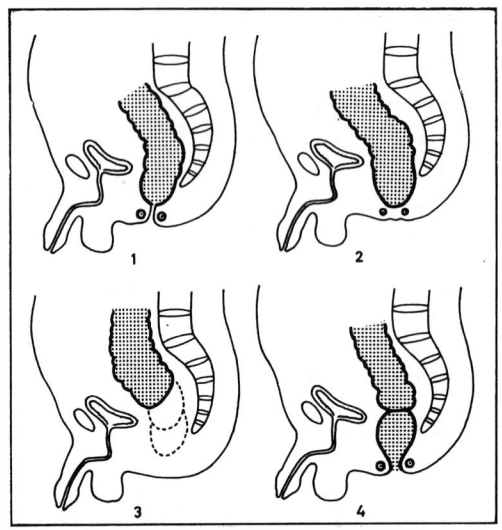

Abb. 11.3 Atresie und Stenose des Rektums und/oder des Anus.
Typ 1 Analstenose,
Typ 2 Analatresie,
Typ 3 Anal- und Rektumatresie,
Typ 4 Rektumatresie.
(Aus: Simon C. Pädiatrie. 7. Aufl. Stuttgart, New York: Schattauer 1995)

Morbus Hirschsprung – angeborenes Megakolon

Häufigkeit: 1:2000 bis 1:3000 Geburten, Knaben häufiger betroffen.

Ursache. Hemmungsmißbildung – Fehlen von Ganglienzellen in der Wand der unteren Dickdarmabschnitte (*Plexus myentericus* und *Plexus submucosus*).

Symptome:
- Chronische Obstipation – Mekoniumausscheidung verzögert.
- Partieller oder totaler Darmverschluß.
- Erbrechen.
- Aufgeblähtes Abdomen.
- Vermehrte Peristaltik.

Diagnose: Röntgenbild mit Kontrasteinlauf.

Therapie: Operative Entfernung des betroffenen Dickdarmabschnittes, bei Säuglingen erst mit künstlichem Darmausgang. Erst mit einem Jahr oder später Zurückverlegung des Darmausgangs an seine ursprüngliche Stelle.

Zwerchfellhernie

Häufigkeit: 1:4000 Geburten.

Ursache: Mangelnde Ausbildung des Zwerchfells. Dadurch können innere Organe die Lunge komprimieren.

Notfallsituation – sofort intubieren und **vorsichtige** Beatmung – die Maskenbeatmung ist kontraindiziert, da Magen und Darmschlingen eventuell zusätzlich mit Luft gefüllt werden.

Symptome:
- Hochgradige Atemnot mit Zyanose.
- Besserung der Dyspnoe bei Hochlagerung des Oberkörpers.
- Abdomen eingesunken.

Therapie: Operation nach Stabilisierung.

Prognose: Abhängig von Schwere der Lungenhypoplasie.

Mekoniumileus

Häufigkeit: 5 bis 10% der Geburten bei zystischer Fibrose (s. S. 725).

Ursache: Verschluß des Darmes durch eingedicktes Mekonium.

Symptome:
- Fehlender Mekoniumabgang.
- Geblähter Bauch.
- Galliges Erbrechen.

Therapie: Kontrastmitteleinlauf mit wasserlöslichem Kontrastmittel. Wenn eine Darmperforation vorliegt – Operation.

Omphalozele – Nabelschnurbruch

Ursache: Bauchwanddefekt im Nabelbereich mit einem Bruchsack, der aus transparenter Haut (Peritoneum und Amnion) besteht. Baucheingeweide können verlagert sein. Es kann ein geschlossener beziehungsweise ein offener Bruch vorliegen.

Versorgung im Kreißsaal:
- Steril und feucht abdecken.
- Sofortige OP.

Zusatzmißbildungen sind häufig.
Prognose: Gut.
Risiken: Infektionen, Sepsis, Ileus etc.

Mißbildungen des Urogenitaltrakts

Häufigkeit: 35 bis 40% aller angeborenen Mißbildungen (s. auch Tab. 11.1).

Tab. 11.1 Angeborene Fehlbildungen der Nieren und Harnwege. (Aus: Simon C. Pädiatrie. Stuttgart, New York: Schattauer 1995)

Anomalie	Befund
Nierenhypoplasie	Verminderung der Zahl der Nierenläppchen und -kelche, ein- oder doppelseitig
Doppelniere	Verdopplung der Niere, meist auch des Ureters, in der Regel keine Symptome
Zystenniere	Verschiedene Formen: einseitig (palpabler Nierentumor) oder doppelseitig (polyzystische Nierenkrankheit mit und ohne Leberbeteiligung)
Hydronephrose	Erweiterung des Nierenbeckens bei Harnabflußstörung (beidseitig bei infravesikalem, ein- oder beidseitig bei supravesikalem Verschluß)
Nierendystopie und Wanderniere	Nierenverlagerung (ein- oder beidseitig), oft mit Ureterabknickung und Hydronephrose kombiniert
Hufeisenniere	Teilweise Verschmelzung beider Nieren (meist am unteren Pol), z.T. mit Ureftereinengung und Hydronephrose
Anomalien des Ureterabganges	Durch Briden, hohe Ureterinsertion, aberrierendes Gefäß, Stenose
Anomalien des Ureters	Doppelbildungen, ektopische Uretermündung (Vestibulum, Vagina), Ureterozele, Uretermündungsstenose, Megaureter, Ureteratresie
Blasen- und Urethraanomalien	Vesikorenaler Reflux, Blasendivertikel, Megzystis, Urethralklappe, Urethralstenose
Blasenekstrophie	Verlagerung der evertierten Blase durch eine Bauchwandlücke nach außen (meist mit Spaltung der Symphyse und Kryptorchismus)
Hypo-, Epispadie	Atypische Mündung der Urethra an der Ventral- beziehungsweise Dorsalseite des Penis, eventuell mit Stenosierung

Nierendys- oder agenesie

Fehlen oder Fehlbildung einer oder beider Nieren samt Nierenarterien und Harnleiter. Bei bilateraler Ausprägung kommt es durch mangelnde Fruchtwasserbildung zum sogenannten **Potter-Syndrom** (renofaziale Dysplasie). Ist eine Niere vollkommen funktionstüchtig, und kann sie die Aufgabe der fehlenden beziehungsweise mißgebildeten Niere übernehmen, kommt es nicht zur Ausbildung eines Potter-Syndroms, da genügend Fruchtwasser gebildet werden kann.

Symptome des Potter-Syndroms:
- Oligohydramnion.
- Niedriges Geburtsgewicht – Mangelgeburtlichkeit.
- Gesichtsdysmorphien (Hypertelorismus).
- Flache Nase.
- Mikrognathie.
- Tiefsitzende, große, schlecht geformte Ohrmuscheln.
- Große palpebrozygomatische Falte.
- Gelenkfehlstellung.
- Lungenhypoplasie – Atemnotsyndrom.

Therapie: Keine – Kinder versterben beim Potter-Syndrom nach der Geburt an den Folgen der Lungenhypoplasie.

Nierenhypoplasie (Zwergniere)

Symptome: Eine oder zwei Nieren entsprechen nur der Hälfte der Normgröße, häufig kombiniert mit weiteren Fehlbildungen des Urogenitalsystems. Häufig bakterielle Entzündungen.

Therapie: Symptomatisch.
Prognose: Ungünstig.

Fehlbildung der Harnblase – Blasenekstrophie

Häufigkeit: 1:10000 Geburten.
Ursache: Defekt der Bauchwand durch Entwicklungshemmung im Bereich der vorderen Kloakenmembran.
Symptome: Blasenboden mit Uretermündung sind als rötliche Vorwölbung zwischen Schambein und Nabel sichtbar. Bei Knaben fehlt oft die Glans des Penis (Epispadie), bei Mädchen liegt eine gespaltene Klitoris vor.
Therapie: Operation.
Prognose: Günstig.

Fehlbildungen des ZNS – Dysraphien des Neuralrohres

Anenzephalie

Häufigkeit: 1 bis 2 auf 10000 Geburten.
Ursache: Fehlen des Großhirns und Hirnschädels. Die Kinder versterben kurz nach der Geburt.

Enzephalozele

Häufigkeit: 1 bis 3 auf 10000 Geburten.
Ursache: Knochendefekt des Gehirnschädels.
Symptome. Vorstülpung des Gehirns und der Hirnhäute durch den Knochendefekt.
Therapie: Operation.
Prognose: Abhängig von der Größe des Defektes.

Spina bifida

Häufigkeit: 1 bis 4 auf 1000 Geburten.
Ursache: Spaltbildung der Wirbelsäule durch unvollständigen Verschluß der Medullarrinne.
Erscheinungsformen (s. Abb. 11.4):
- *Spina bifida occulta* – Unvollständiger Verschluß der Medullarrinne ohne Ausstülpung des Rückenmarks. Betroffenes Gebiet gelegentlich mit Haarbüscheln bewachsen, oder es fällt eine milchkaffeeähnliche Pigmentierung auf.
- *Spina bifida cystica* beziehungsweise *aperta* – offene Spaltbildung.

- Beim Vorwölben von Rückenmarkhäuten spricht man von einer **Meningozele**.
- Sind Meningen und Rückenmarksanteile im Bruchsack, liegt eine **Meningomyelozele** vor.
- Bei fehlendem Verschluß des Neuralrohres liegt das Rückenmark als Neuralplatte frei in der Haut – **Myelozele** – schwerste Störung des Neuraldefektes.

Symptome:
- Teilparese bis Querschnittslähmung.
- Eventuell Entleerungsstörungen von Blase und Darm.

Sofortmaßnahmen nach der Geburt, die grundsätzlich per Schnittentbindung erfolgt:
- Ausbuchtung feucht und steril halten.
- Möglichst schnelle operative Versorgung.

Prognose:
- 90% Hydrozephalus.
- Periphere Lähmung der Beine.
- Blasen- und Rektuslähmung.

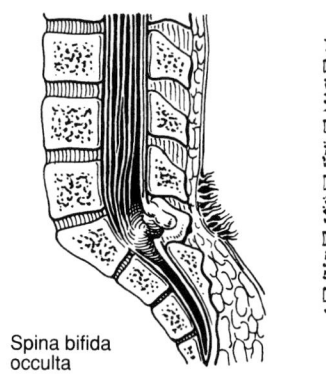
Spina bifida occulta

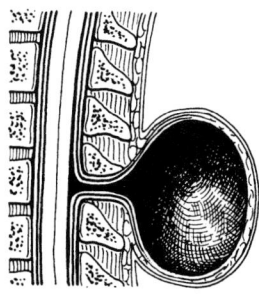
Meningozele

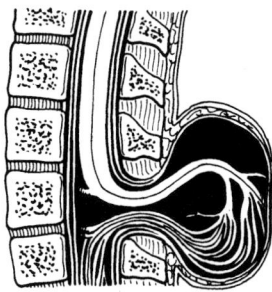
Meningomyelozele (geschlossen)

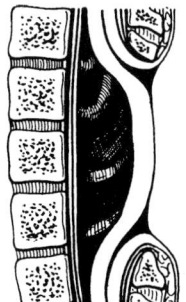
Meningomyelozele (offen)

Abb. 11.4 Spina bifida-Formen. (Aus: Simon C. Pädiatrie. Stuttgart, New York: Schattauer 1995)

Hydrozephalus

Ursache: Erweiterung der Liquorräume.

Erscheinungsformen:
- Bei Erweiterung des Ventrikelsystems *Hydrocephalus internus*.
- Bei Erweiterung des Subarachnoidalraums *Hydrocephalus externus*.
- Bei unzureichender Resorption des Liquors *Hydrocephalus aresorptivus*.
- Durch vermehrte Liquorproduktion *Hydrocephalus hypersecretorius*.
- Durch gestörte Liquorpassage *Hydrocephalus occlusus*.

Symptome:
- Abnormes Schädelwachstum – vergrößerter Kopfumfang.
- Weite Schädelnähte.
- Gewölbte Fontanelle.
- Vergrößerter Hirnschädel – kleines Gesicht.

- Sonnenuntergangsphänomen (Der untere Bereich von Iris und Pupille verschwindet hinter dem Unterlid.)
- Schrilles Schreien.
- Unruhe.
- Krämpfe.

Therapie: Shunt-Operation.
Prognose: Sind keine zusätzlichen Fehlbildungen vorhanden und erfolgt die Behandlung frühzeitig, ist sie relativ günstig.

Fehlbildungen der Mundhöhle
Lippen-Kiefer-Gaumen-Spalte

Häufigkeit: 1:1000 Geburten.
Ursache: Kraniofaziale Dysplasie. Hemmungsmißbildung, die in der 3. bis 8. Embryonalwoche entsteht. Ursache dafür können Umwelteinflüsse sein.
Symptome:
- Vordere Spaltbildung vor dem *Foramen incisivum* – Lippenspalte oder Lippen- und Oberkieferspalte (Hasenscharte).
- Hintere Spaltbildung hinter dem *Foramen incisivum* – Gaumen- und Segelspalte (Wolfsrachen).
- Einseitige Spaltbildung häufiger als doppelte Spaltbildung.
- Schwierigkeiten beim Saugen und Trinken.

Therapie: Eine Woche nach der Geburt kann eine Gaumenplatte angepaßt und eingelegt werden, was die Trinkfähigkeit der Kinder enorm verbessert. Lippenspaltenverschluß schon nach 5 Lebensmonaten. Verschluß des harten und weichen Gaumens im Alter von 1 bis 2 Jahren.
Prognose: Sehr gut.

Pierre-Robin-Syndrom – Unterkieferhypoplasie

Ursache. Hypoplasie des Unterkiefers durch unzureichendes Wachstum im 2. Embryonalmonat.
Symptome:
- Viel zu kleiner Unterkiefer (Mikrogenie).
- Die Zunge fällt zurück und dadurch kommt es zur Behinderung der Atmung.
- Inspiratorischer Stridor.
- Hypoxie.
- Saug- und Trinkschwäche.

Therapie: Eventuell Guedel-Tubus einlegen, um die Zunge vorn zu halten. Bauchlagerung mit Fixierung des Kopfes, damit die Zunge nach vorne fällt. Durch das Wachstum des Unterkiefers nimmt die Atembehinderung in den ersten zwei Monaten ab.
Prognose: Gut.

Erkrankungen, die durch das Neugeborenenscreening erkannt werden

(s. Kap. 7.4 Vorsorgeuntersuchungen, Screening, Prophylaxen, S. 505ff)

Phenylketonurie – Morbus Fölling – Brenztraubensäureschwachsinn

Häufigkeit: 1:10000 Geburten.
Ursache: Angeborene Störung des Aminosäurestoffwechsels. Autosomal rezessiv vererbter Phenylalanin-Hydroxylase-Mangel in der Leber. Phenylalanin wird nicht zu Tyrosin abgebaut; auf einem Nebenweg des Stoffwechsels entsteht aus Phenylalanin Phenylbrenztraubensäure, Phenylmilchsäure und Phenylessigsäure, die im Urin nachweisbar sind. Durch eine sekundäre Enzymhemmung kommt es zu Störungen im Tyrosinstoffwechsel. Das führt zu geringer Melaninbildung und dadurch zu Pigmentarmut in Haut und Haaren. Durch den hohen Phenylalaninspiegel und dessen Stoffwechselprodukte kommt es zu irreversiblen Hirnschädigungen, und eine Folge davon ist Schwachsinn.
Diagnose: Guthrie-Test am 4. bis 7. Lebenstag, die Kinder müssen mindestens drei Tage lang Milch aufgenommen haben. Nachweis des erhöhten Phenylalaninspiegels (20 bis 50 mg/dl) im Blut.
Therapie. Phenylalaninarme Diät mit phenylalaninarmen Eiweißersatzpräparaten bis zur Pubertät.
Prognose: Bei frühzeitiger Diät gut.

Galaktosämie

Häufigkeit: 1:50000 Geburten.
Ursache: Es handelt sich um eine autosomal rezessiv vererbte Erkrankung. Störung im Kohlehydratstoffwechsel durch einen angeborenen Mangel des Enzyms Galaktose-1-Phosphat-Uridyltransferase. Die in der Milch enthaltene Galaktose kann nicht zu Glukose umgewandelt werden.
Symptome:
- Anreicherung von Galaktose und Galaktose-1-Phosphat in den Zellen und im Blut. Dadurch kommt es zur Zellschädigung, besonders in der Leber und im Gehirn.
- Linsentrübung.
- Trinkunlust, Erbrechen, Durchfall.
- Ausgeprägter Ikterus.

Diagnose: Neugeborenenscreening – erhöhter Galaktosespiegel im Blut.
Therapie: Lebenslänglich galaktosefreie Diät.

Angeborene Hypothyreose

Häufigkeit: 1:4000 Geburten.
Ursache: Angeborene anatomische Fehlbildung der Schilddrüse in Form von Aplasie – Hypoplasie – Dystopie.
Symptome:
- Vergrößerte Zunge.
- Darmträgheit.
- *Icterus prolongatus*.
- Verzögerte Knochenentwicklung.
- Myxödeme.
- Weit offene kleine Fontanelle, > 0,5 cm.
- Nabelhernie.
- Trinkschwäche.
- Niedrige Körpertemperatur.
- Bradykardie.
- Niedriger Blutdruck.

Diagnose: TSH-Test am 4. bis 7. Lebenstag, TSH-Wert im Blut erhöht.
Therapie: Lebenslange Substitution des fehlenden Schilddrüsenhormons.

Mukoviszidose – zystische Fibrose

Häufigkeit: 1:2000 Geburten.
Ursache: Erkrankung der exokrinen Drüsen. Produktion und Zusammensetzung des Drüsensekrets sind abnorm. Es handelt sich um ein autosomal rezessives Erbleiden, hervorgerufen durch eine Störung im Bereich der Chloridkanäle in den Epithelzellmembranen der Drüsen. Dort ist die Abgabe von Chlorid und somit von Wasser in den Schleim unzureichend. Das führt dazu, daß das Sekret zäh ist, eine hohe Viskosität besitzt und so die Ausführungsgänge der Drüsen und die kleinen Bronchien verlegt. Durch den Sekretstau kommt es im Laufe der Zeit zum bindegewebigen und zystischen Umbau der Drüsen. Diese Veränderungen sind bei der Bauchspeicheldrüse besonders ausgeprägt. Durch das zähe Sekret der Bronchialdrüsen kommt es in der Lunge zu Belüftungsstörungen mit emphysematösen und atelektatischen Bezirken. Dadurch kommt es zu einer zunehmenden Vernarbung des Lungenparenchyms.

Das eiweißreiche Bronchialsekret ist ein guter Nährboden für Keime. Dadurch entwickelt sich häufig eine chronische, eitrige Bronchitis, mit rezidivierenden Bronchopneumonien. Es kommt zur Bronchiektasenbildung. Man unterscheidet zwei Verlaufsformen:

- **Intestinale Form**. Diese tritt meist schon im ersten Lebensjahr auf und ist gekennzeichnet durch häufige, fettreiche Stühle und mangelndes Gedeihen trotz reichlicher Nahrungsaufnahme. Die Kinder haben ein auffällig vorgewölbtes Abdomen.
- **Pulmonale Form**, die sich meist erst im zweiten Lebensjahr durch ständig wiederkehrende Bronchitiden mit Lungenkomplikationen manifestiert.

Symptome:
- Erhöhte Ausscheidung von Elektrolyten (Na^+ und Cl^-) mit dem Schweiß.
- Bei 10% der erkrankten Kinder tritt ein Mekoniumileus auf.
- Schlechtes Gedeihen trotz ausreichender Nahrungszufuhr.
- Häufig Bronchitiden.

Diagnose:
- Schweißtest; Na^+ und Cl^- > 60 mmol/l.
- Fehlen von Trypsin im Duodenalsaft.
- Röntgenaufnahme des Thorax.
- Früherkennung durch Mitbestimmung des immunreaktiven Trypsins beim Neugeborenen-Screening am 5. Lebenstag.

Therapie: Symptomatisch.
- Inhalation, Verabreichung von Mukolytika zur Verflüssigung des Bronchialsekrets.
- Physiotherapie wie Beklopfen des Thorax und Vibrationsmassage.
- Großzügige Antibiotikatherapie.
- Bronchusdrainagen.
- Impfungen, z.B. Pertussis, Masern, Grippe.
- Pankreasfermente.
- NaCl-Zufuhr.
- Vitamine.

Prognose: Die Krankheit verläuft chronisch. Der Verlauf ist vom Schweregrad abhängig, heute erreichen die meisten Patienten das Erwachsenenalter. Risiken sind schwere Lungenkomplikationen, die häufig tödlich enden.

Adrenogenitales Syndrom (AGS)

Häufigkeit: 1:5000 Geburten.

Ursache: Es handelt sich um eine autosomal rezessiv vererbte Erkrankung, wobei die Nebennierenrinde einen Enzymdefekt mit gesteigerter Produktion von ACTH aufweist. Es gibt angeborene und erworbene Formen mit unterschiedlicher Ausprägung (s. Abb. 11.5).

Symptome:
- Vermännlichung des weiblichen Genitale mit Klitorishypertrophie.
- Verschmelzung der *Labia majora* mit dem *Sinus* oder *Canalis urogenitalis* in unterschiedlicher Ausprägung.
- Erhöhte Wachstumsgeschwindigkeit.
- Vorzeitige Schambehaarung (*Pseudopubertas praecox*).
- Frühzeitiger Verschluß der Epiphysenfugen (mit resultierendem Minderwuchs).
- In 50% der Fälle zusätzlich Salzverlustsyndrom.

Diagnose: Blutuntersuchung (Progesteron stark erhöht).

Therapie:
- Hydrokortisongaben.
- Ausgleich des Mineralsalzverlustes.
- Gegebenenfalls chirurgische Korrektur des Genitale.

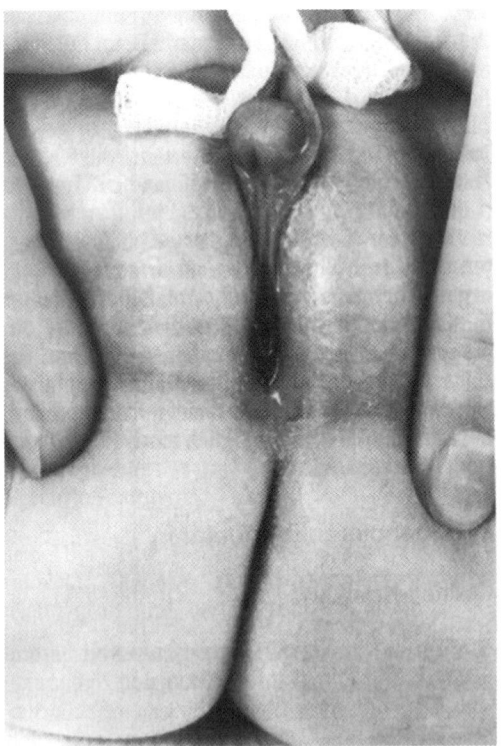

Abb. 11.5 AGS-Syndrom. (Aus: Simon C. Pädiatrie. Stuttgart, New York: Schattauer 1995)

Biotinidasemangel

Ursache: Autosomal rezessiv vererbte Stoffwechselerkrankung (Enzymdefekt).

Symptome:
- Fütterungsschwierigkeiten.
- Entwicklungsverzögerung.
- Seborrhoische Hautveränderungen.
- Später Alopezie (Haarausfall).
- Muskuläre Hypotonie.
- Zerebrale Krampfanfälle.

Diagnose: Neugeborenenscreening (Bestimmung der Biotinidaseaktivität in den Erythrozyten).

Therapie: Gabe von Biotin (Vitamin H).

Störungen im Blutbild
Der Neugeborenenikterus – Hyperbilirubinämie

50% aller Neugeborenen bekommen im Verlauf der ersten Lebenswoche eine Hyperbilirubinämie. 10% dieser Kinder kommen in den therapeutischen Bereich und benötigen Phototherapie. Es wird von einem Ikterus gesprochen, wenn der Bilirubingehalt im Blut folgende Werte beträgt:
- Bei reifen Neugeborenen > als 18 mg% (256 µmol/l; kg KG x 6, ab 3.LT; z.B. 3000 gr schweres, reifes Neugeborenes x 6 ≈ 18 mg%; bei rh-Konstellation [Mutter rh-negativ, Kind rh-positiv] werden 3 mg% vom Ergebnis abgezogen).
- Bei Frühgeborenen > als 10 mg% (171 µmol/l).

Folgende Formen können unterschieden werden:
- **Physiologischer Ikterus**, dessen Höhepunkt am 5. bis 7. Lebenstag ist. Der Wert des Gesamtbilirubins im Blut geht nicht über 15 mg% (256 µmol/l).
- *Icterus praecox*, der sogenannte Frühikterus, sichtbarer Ikterus der Haut, tritt schon in den ersten 24 Lebensstunden auf. Gesamtbilirubin > 7,02 mg% (120 µmol/l).
- *Icterus gravis*, deutlicher Ikterus. Es muß die Therapiebedürftigkeit abgeklärt werden.

Therapiebeginn:
bei Frühgeborenen unter 1500 g ab 8,8 mg% (150 µmol/l),
bei Frühgeborenen über 1500 g ab 11,7 mg% (200 µmol/l),
bei Termingeborenen erst ab einem Gesamtbilirubingehalt von über 14,6 mg% (250 µmol/l).
- *Icterus prolongatus*, der Hautikterus ist über den 14. Lebenstag hinaus sichtbar.

Der Bilirubinstoffwechsel

Das Neugeborene hat nach der Geburt noch das fetale Hämoglobin, das eine höhere Sauerstoffbindungsfähigkeit hat als das Hämoglobin von Kindern und Erwachsenen. Bereits innerhalb der 1. Lebenswoche sind 30% des fetalen Hämoglobins zerfallen.

Zu den physiologischen Ursachen des Neugeborenenikterus sind als erstes Geburt und Abnabelung zu nennen. Durch das erhöhte Volumen und die kürzere Lebensdauer der fetalen Erythrozyten fällt vermehrt Bilirubin an. Es wird direktes und indirektes Bilirubin unterschieden. Aus 1 g Hämoglobin werden 35 mg Bilirubin gebildet.
- **Direktes Bilirubin** ist an Glukoronsäure gekoppeltes Bilirubin, welches wasserlöslich ist und somit ausgeschieden werden kann. Durch die Glukoronyltransferase, ein Enzym der Leber, wird Bilirubin glukoronidiert. Infolge einer relativen "Leberunreife" ist dieses Enzym nur in beschränktem Maße vorhanden.
- **Indirektes Bilirubin** ist an Albumin gebunden. Es steigt aus unterschiedlichen Gründen beim Neugeborenen an, weil es nicht an Glukoronsäure gekoppelt werden kann. Freies fettlösliches Bilirubin, das nicht an Albumin gebunden ist, ist auch ein Anteil des indirekten Bilirubins. Es überwindet die Blut-Liquor-Hirn-Schranke und wirkt toxisch: es lagert sich in den verschiedenen Hirnkernen, vor allem denen des Stammhirns ab. Eine Bilirubinenzephalopathie, der sogenannte **Kernikterus** entsteht. Die Folgen sind schwere Hirnschädigungen mit Krämpfen, Debilität und möglicherweise Tod.

Indirektes Bilirubin wird frei bei
- Rhesus- und ABO-Inkompatibilität,
- Glukose-6-P-Dehydrogenase-Mangel,
- Sepsis,
- TORCH-Infektion,
- Fetofetale Transfusion,
- Frühgeburtlichkeit,
- Hypothyreose,
- Hautblutungen.

Direktes Bilirubin wird frei bei
- > 15 mg% Gesamtbilirubingehalt im Blut,
- Hepatitis,
- TORCH-Infektion,
- Gallengangatresie,
- Zystischer Fibrose,
- Galaktosämie,
- parenteraler Ernährung beim Frühgeborenen.

Im fetalen Zustand ist Bilirubin plazentagängig und wird über die Mutter verstoffwechselt. Der Fetus hat keinen besonderen Stimulus, Bilirubin in seinen Leberzellen zu verstoffwechseln (also zu glukuronidieren) und dann mit der Galle in den Darm auszuscheiden. Teilweise geschieht es jedoch. Das Bilirubin sammelt sich im Mekonium beziehungsweise wird mit Hilfe einer β-Glukuronidas gespalten, über den Damm rückresorbiert und über die Plazenta an den mütterlichen Kreislauf abgegeben. Dies ist der sogenannte enterohepatische Kreislauf (Abb. 11.6).

Physiologische Ursachen des Neugeborenenikterus:
- Geburt und Abnabelung.
- Vermehrter Anfall von Bilirubin.
  - Größeres Volumen der fetalen Erythrozyten.
  - Kürzere Lebenszeit der fetalen Erythrozyten.
  - Endogener Hämshunt.
- Erschwerte Bilirubinaufnahme in die Leberzellen.
- Unzureichende Glukuronidierung von Bilirubin.
  - Noch geringe Aktivität der Glukuronyltransferase.
  - Substratmangel.
- Unzureichende Ausscheidung durch die Leberzelle.
- Gesteigerter enterohepatischer Bilirubin-Kreislauf.
  - Noch hohe Aktivität der enteralen β-Glukuronidase.
  - Noch fehlende Darmbakterien: keine Sterkobilinbildung.
- Männliches Geschlecht, Rassenzugehörigkeit.
- Ernährung mit Muttermilch.

Weil bestimmte Substanzen die Bindung des Bilirubins an das Serumalbumin verhindern, kommt es zu einer Erhöhung des toxischen freien und fettlöslichen Bilirubins. Das Risiko des Kernikterus erhöht sich. In Tab. 11.2 sind weitere Faktoren aufgeführt, die einen Kernikterus begünstigen. Die Therapie bei Hyperbilirubinämie ohne andere Erkrankungen ist die Phototherapie.

Wirkung der Phototherapie: Lichtstrahlen im Bereich von 425 bis 475 nm, die von Weißlichtröhren, Blaulichtröhren und Spezialblaulichtröhren abgegeben werden, begünstigen den Photoabbau des Bilirubins. Ein Photon wird von je einem Molekül Bilirubin absorbiert, und es können verschiedene chemische Reaktionen ablaufen:

- Photooxidation.
- Konfigurationelle Isomerisation.
- Strukturelle Isomerisation.

Die **Photooxidation** ergibt farblose Produkte, die wasserlöslich sind und über die Niere ausgeschieden werden können. Unter der Lichtbestrahlung kommt es zu einer Umverteilung von Atomen innerhalb des Bilirubinmoleküls (**konfigurationelle Isomerisation**). Es entstehen drei Isomere, die unter dem Namen "Photobilirubin" zusammengefaßt sind. Dieses Photobilirubin kann ohne Konjugation in die Galle ausgeschieden werden.

Ebenfalls kann es zu einer Neuanordnung von Atomen kommen (**strukturelle Isomerisation**); das neue Molekül wird Lumirubin genannt, ist wasserlöslich und kann über die Nieren und in die Galle eliminiert werden. Die Wirksamkeit der Phototherapie hängt von verschiedenen Faktoren ab:

- Bilirubinkonzentration an der Körperoberfläche (je höher die Konzentration, desto schneller der Abbau).
- Bestrahlungsstärke.
- Bestrahlte Oberfläche.
- Volumen des Kindes.

Es gibt die Möglichkeit der kontinuierlichen und der intermittierenden Bestrahlung. Die Effizienz ist ähnlich, allerdings ist die Bestrahlungsdauer bei intermittierender Bestrahlung länger. Wird kontinuierlich bestrahlt, sollte das Kind alle vier Stunden von der Rücken- in die Bauchlage beziehungsweise umgekehrt gedreht werden. Die Phototherapie wird für die Stillpausen beziehungsweise Nahrungsgaben unterbrochen (vgl. auch Tab. 11.3).

Eventuelle **Nebenwirkungen** der Phototherapie:
- Ikterus oder Zynaose sind bei der Bestrahlung unmöglich zu beurteilen.
- Dünne, dunkelgrünliche Stühle.
- Wasserverlust erhöht – Hyperviskositätssyndrom.
- Hautausschläge.
- Motorische Unruhe.
- Wenn kein richtiger Augenschutz vorliegt – Augenschäden.
- Ungenügende Gewichtszunahme.

Möglichkeiten zur Bestimmung der Bilirubinkonzentration im Blut:
- Blutentnahme (kapillar oder venös),
- transkutan mit Hilfe des Minolta Transkutan Bilimeter.

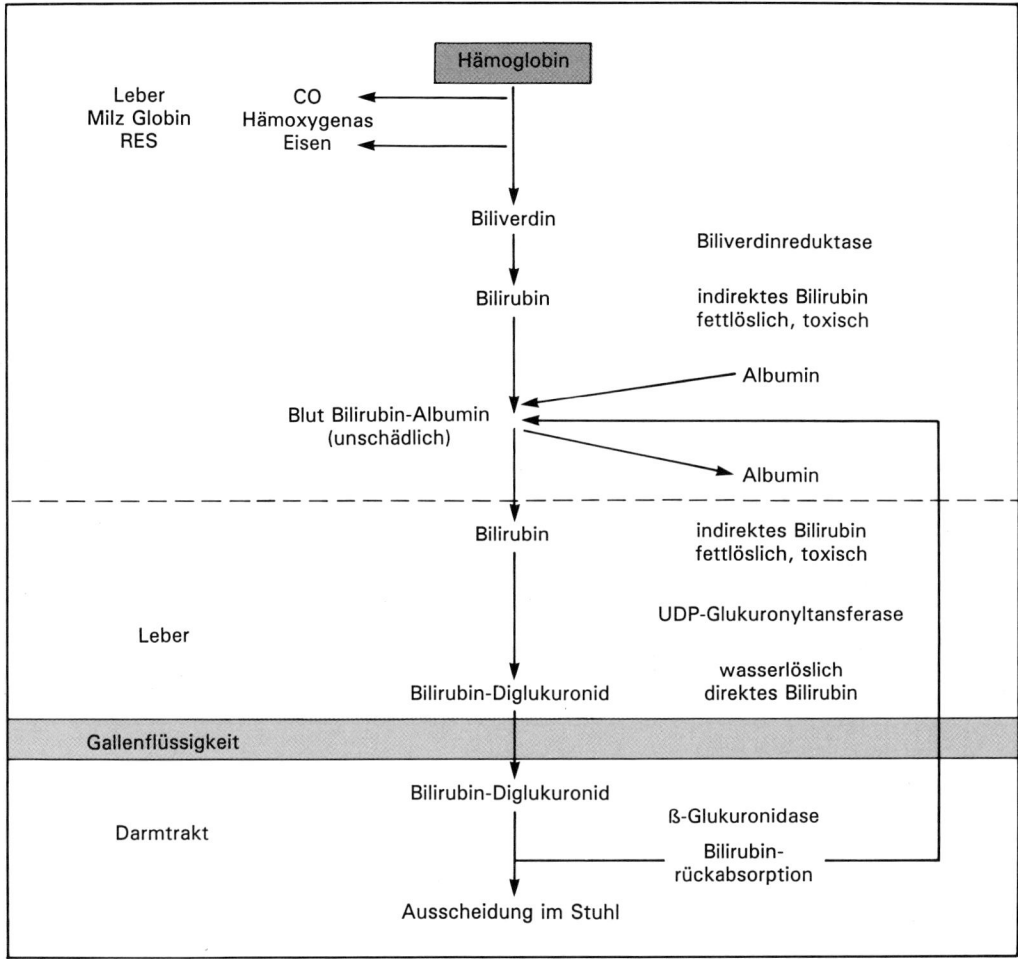

Abb. 11.6 Vereinfachte Darstellung des Hämoglobin- und Bilirubinstoffwechsels bei Neugeborenen einschließlich des in dieser Lebensphase noch bedeutsamen enterohepatischen Kreislaufs. (Aus: Stockhausen von HB. Indikation zur Therapie eines Icterus neonatorum. Pädiatrische Praxis. 1993; 45:385-92)

Tab. 11.2 Nachfolgende Faktoren begünstigen das Auftreten eines Kernikterus. (Aus: Amato M, Hrsg. Manual der Neonatologie. Stuttgart, New York: Thieme 1992)

Geburtsgewicht	< 1500 g
Hypothermie	≤ 35°C während 4 h und mehr
Hypoxie	Apgar ≤ 3 nach 5 Minuten
	P_{aO_2} erniedrigt während 2 h und mehr
Azidose	pH ≤ 7,15 während mehr als 1 h
Hypoalbuminämie	Gesamteiweiß ≤ 40 g/l
	Albumin ≤ 25 g/l
Anämie	Hämoglobin ≤ 14 g/100 ml
Hämolyse	
Zeichen einer ZNS-Störung	
Sepsis	
Meningitis	

Medikamente, die die Bindung des Bilirubins an das Albumin beeinträchtigen: Sulfonamide, Moxalactam, Fusidinsäure, Natriumsilikat, Tolbutamid, Diazepam, Röntgenkontrastmittel

Bilirubinkonzentration über 170 µmol/l (10 mg/100 g)

Tab. 11.3 Praktische Anwendung der Phototherapie. (Aus: Amato M. Manual der Neonatologie. Stuttgart, New York: Thieme 1992)

- Vor jeder Behandlung: Abklärung der Ursache der Gelbsucht
- Keine Phototherapie bei schwerem Morbus Haemolyticus neonatorum mit starker Hämolyse und Krankheiten mit Anteilen an direktem Bilirubin > 35 µmol/l (> 2 mg/100 ml), sondern Austauschtransfusion
- Dauer: bis Gesamtbilirubin ≤ 170 µmol/l (≤ 10 mg/100 ml); Kontrolle des sekundären Wiederanstieges
- Durchführung in einem Inkubator mit servogesteuerter Temperatur; Schutz des Thermistors vor Licht (!) und hohem Feuchtigkeitsgrad
- Wirkung: Bilirubin"abfall" von 50-70 µmol/l innerhalb von 8-12 h
- Augen- und Gonadenschutz
- Kontrollen beim Kind
  - Temperatur: mehrmals täglich (eventuell Monitor)
  - Hämoglobin (oder Hämatokrit) und Bilirubin: 2mal täglich oder, wenn erforderlich häufiger
  - bei Hämolyse: zusätzlich Kontrolle der Retikulozytenkonzentration im Blut
  - Gewicht: 2mal täglich; Zuführen von zusätzlicher Flüssigkeit (mindestens 25 ml/kg/Tag ungezuckerter Tee)
- Ernährung: Stillen; nur bei Durchfällen mit vermehrten reduzierenden Substanzen im Stuhl: Versuch mit laktosefreiem Präparat
- Aufbau der Mutter-Kind-Beziehung: Orientierung der Mutter, Stillen, Abstellen von Phototherapieeinheit und Wegnehmen des Augenschutzes bei Besuch der Mutter, Pflege des Kindes durch die Mutter usw.
- Bei "Versagen" der Phototherapie: Kontrolle der Bestrahlungsstärke der Röhren bei 425-475 nm, eventuell Auswechseln der Röhren

Morbus haemolyticus neonatorum

Ursache: Rhesus- oder Blutgruppenunverträglichkeit (Inkompatibilität).

Hämolyse durch Antigen-Antikörperreaktion, die im mütterlichen Blut gebildeten Antikörper der IgG-Gruppe gegen kindliche Blutgruppenmerkmale treten via Plazenta zum Kind über. Im kindlichen Blut setzen sich die Antikörper an die Erythrozyten und zerstören diese. Es kommt zur Hämolyse und Anämie, andererseits zur Hyperbilirubinämie mit schwerwiegenden Folgen. Die Sensibilisierung der Mutter kann erfolgen durch:

1. den Übertritt fetaler Eryhtrozyten in den mütterlichen Kreislauf, meist gegen Ende der Schwangerschaft beziehungsweise unter der Geburt.
2. Transfusionen mit heterologen Blutgruppen oder Untergruppen.
3. Sensibilisierung im ABO-System, sofern der Fetus väterliche Blutgruppenmerkmale A oder B geerbt hat, die den mütterlichen Erythrozyten fehlen.
   Mutter: 0, B, rh-negativ (d/d), cde/cde,
   Kind: A oder B; A; Rh-positiv (d/D); CDe/cde.
4. Untergruppenunverträglichkeit gegen Kell, Duffy, Lewis, Kidd, u.a.

Den *Morbus haemolyticus neonatorum* gibt es in drei Erscheinungsformen
▸ *Icterus gravis*,
▸ *Anaemia neonatorum*,
▸ *Praehydrops* oder *Hydrops congenitus universalis*.

Symptome:
- Gelbfärbung der Haut und Skleren.
- Muskelhypotonie.
- Schläfrigkeit.
- Apathie.
- Kaum auslösbare und fehlende Reflexe.
- Sonnenuntergangsphänomene.
- Unruhe.
- Schrilles Schreien.
- Krampfbereitschaft.
- Opisthotone Körperhaltung.
- Generalisierte Krämpfe.
- Anämie.
- Leber- und Milzschwellung.
- Ödeme.
- Hautblutungen.

Diagnose: Nachweis inkompletter Antikörper an der Oberfläche der sensibilisierten Erythrozyten durch den **direkten Coombs-Test** und Nachweis der inkompletten Antikörper im Serum durch den **indirekten Coombs-Test** (Abb. 11.7a,b)

Therapie:
- Phototherapie.
- Bei schwerem Verlauf mit Hämolyse und direktem Bilirubingehalt >2,05 mg% (35 µmol/l) im Blut – Austauschtransfusion.

Abb. 11.7 Schematische Darstellung des direkten (a) und indirekten (b) Coombs-Tests. (Aus: Amato M. Manual der Neonatologie. Stuttgart, New York: Thieme 1992)
a Die Antikörper sind an die Erythrozyten gebunden. Zugabe von Coombs-Serum (= Antiglobuline) genügt zur Agglutination.
b Die Antikörper zirkulieren frei im Serum. Sie müssen für die Agglutinationsreaktion zuerst an Erythrozyten gebunden werden. Daher werden Testerythrozyten zugegeben; erst dann kann die Agglutination mit Coombs-Serum ausgelöst werden.

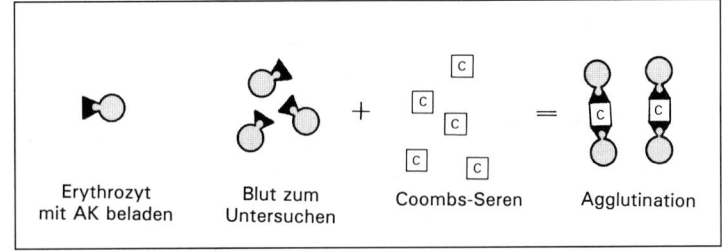
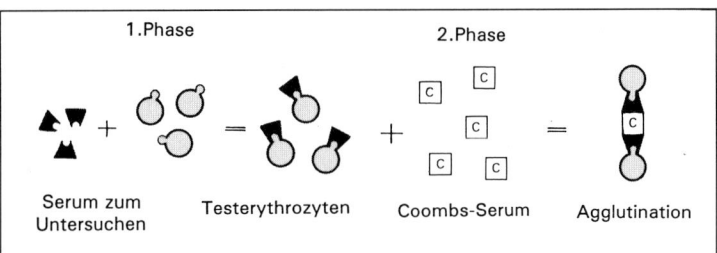

Prähydrops und *Hydrops congenitus universalis*

Die Kinder werden schon *in utero* durch den Übertritt mütterlicher Antikörper ins kindliche Blut geschädigt.

Symptome:
- Allgemein ausgeprägte Ödeme.
- Hochgradige Anämie – Blässe.
- Retikulozytose.
- Erythroblastämie.
- Leber- und Milzschwellung.
- Hautblutungen.

Diagnose:
- Amniozentese.
- Ultraschall.
- Sonographie des Herzens.
- Großes und kleines Blutbild.

Therapie:
- Bestimmung des Schweregrades des Hydrops durch Sonographie.
- Nabelschnurpunktion und Bestimmung der Anämie.
- Je nach Ausprägung intrauterine Transfusion.

Prophylaxe: Rhesusprophylaxe mit Anti-D-Immunglobulin. Spätestens 72 Stunden p.p. sollte eine rhesus-negative Mutter eines Rh-positiven Kindes Anti-D gespritzt bekommen; ebenso muß bei Aborten und Interruptionen allen rh-negativen Frauen Anti-D gegeben werden. Auch nach Eingriffen wie Amniozentese und Chorionzottenbiopsie ist eine Anti-D-Immunglobulin-Gabe notwendig. Ebenfalls wird heute allen rh-negativen Frauen Anti-D schon in der 27. Schwangerschaftswoche gespritzt. Dies gilt nur, wenn bei der Mutter **keine** Anti-D-Antikörper vorliegen. Dosis: 200 µg Anti-D-Immunglobulin.

Nabelgranulom

Ursache: Unvollständiges Abheilen des Nabelgrundes durch Bildung eines Granuloms oder durch das Vorhandensein eines Nabelfungus.

Symptome: Übermäßig nässender Nabel; sogenanntes "wildes Fleisch" ist sichtbar.

Therapie: Zunächst abwarten, ob das Granulom ohne Therapie abheilt. In hartnäckigen Fällen ätzen mit trockenem *Argentum-nitricum*-Stift (Höllensteinstift). Vor der Behandlung die Haut um den Nabel mit Wundcreme abdecken und den Nabelgrund trocknen, das Granulom nur kurz und vorsichtig betupfen (Verätzungsgefahr der Haut), überschüssiges *Argentum nitricum* kann mit NaCl-Lösung neutralisiert werden.

Prognose: Gut.

Das Neugeborene nach der Risikoschwangerschaft

Das zu früh geborene Kind

Das zu früh geborene Kind ist ein vor Abschluß der 37. SSW (= Schwangerschaftswoche) geborenes Kind (laut WHO liegt die vom 1. Tag der letzten Periode an gerechnete **Schwangerschaftsdauer** unter 260 Tagen), welches unabhängig vom Geburtsgewicht nach der Geburt Lebenszeichen zeigte (Herzaktion, Atmung, Nabelschnurpulsation).

Die **amtliche Definition** hingegen arbeitet nicht nur mit der Schwangerschaftsdauer, sondern auch mit dem Geburtsgewicht und den kindlichen Reifezeichen bei der Geburt. Das heißt, daß das Kind als zu früh geboren gilt, wenn es unter 2.500 g wiegt, auch wenn der Geburtstermin erreicht war. Es gilt aber ebenfalls als zu früh geboren, wenn die 37. SSW noch nicht abgeschlossen ist (Definition WHO). Diese Kinder gelten als erhöht pflegebedürftig in der ersten Zeit nach der Geburt.

Der Mutterschutz nach einer Frühgeburt beträgt 12 statt 8 Wochen und verlängert sich nochmals um die Ausfallzeit des Mutterschutzes vor der Geburt.

Beispiel:
- Errechneter Entbindungstermin: 4.3.1999
- Beginn der Schutzfrist nach §3, Abs. 2, MuSchG: 21.1.1999
- Letzter Arbeitstag: 20.1.1999
- Wirklicher Entbindungstag: 9.2.1999
- Verkürzung der Schutzfrist: 21.1.-8.2.1999 (23 Tage)

Daher wurden vor der Geburt 23 Tage nicht in Anspruch genommen. Diese Tage werden nun an die Schutzfrist von 12 Wochen nach der Geburt angehängt.

Das zu früh geborene Kind zeichnet sich in der Regel aus durch sein niedriges Geburtsgewicht sowie durch äußere und innere organische Unreife. Je kürzer die Schwangerschaftsdauer war, desto erschwerter ist die Anpassung an das extrauterine Leben. Die überwiegenden Anpassungsstörungen sind Atemnotsyndrom, Hirnblutungen und Infektionen.

Die **Häufigkeit** von Frühgeburten schwankte in Deutschland in den letzten fünf Jahren zwischen 4 bis 8%.

Die **Ursachen** der Frühgeburtlichkeit:
- Sekundäre Zervixinsuffizienz (durch vorangegangene Abruptios und Aborte; bei diesen Eingriffen wird oft das Gewebe im Zervixbereich überdehnt oder geschädigt).
- Primäre Zervixinsuffizienz.
- Fehlbildungen am Uterus oder Myome.
- Hormonelle Störungen in der Schwangerschaft.
- Körperliche und/oder psychische Überlastung der Mutter.
- Unter- oder Fehlernährung der Mutter (durch Armut bedingt: betrifft oft die unteren Sozialschichten oder Asylbewerberinnen).
- Polyhydramnion.
- Kindliche Fehlbildung (der Auslöser kann eine gestörte Plazentasynthese sein; genaue Hintergründe sind unbekannt).
- Mehrlingsschwangerschaften.
- Notwendige frühzeitige Entbindung, z.B. bei einer vorzeitigen Plazentalösung, bei einer *Placenta praevia*, bei akuten und chronischen Erkrankungen der Mutter: z.B. schwangerschaftsinduzierter Hypertonie, Nierenerkrankungen; bei einer kindlichen Retardierung unklarer Genese. Oft erfolgt die vorzeitige Entbindung *per Sectio*.
- Vorzeitiger Blasensprung (meist ausgelöst durch eine Amnioninfektion).
- Bei Nikotinabusus der Mutter.
- Unklare Ursachen. Oft kommen zwei oder mehrere der oben genannten Ursachen zusammen.

Häufige **Probleme** (Anpassungsstörungen) des zu früh geborenen Kindes: Das zu früh geborene Kind ist in der Regel kein primär krankes Kind, allerdings können durch die Unreife folgende Probleme entstehen:
- Atemnotsyndrom (Hyalin-Membrankrankheit).
- Zentrale Atemstörung.
- Hyperbilirubinämie.
- Infekte durch Unreife der Immunabwehr.
- Eisenmangel (Anämie).
- Hypoglykämie.
- Hypokalzämie.
- Wärmeregulationsstörung.
- Hirnblutung.
- Nekrotisierende Enterokolitis.
- Gerinnungsstörungen.
- Kardiovaskuläre Störungen (Schock, offener *Ductus Botalli*).

Das Atemnotsyndrom
(anderer Begriff: "RDS = Respiratory-distress-Syndrom")

Da die Kinder erst in den letzten fünf Wochen vor dem Geburtstermin (die individuelle Schwankungsbreite kann sieben bis drei Wochen betragen) die Fähigkeit besitzen, den Surfactant-Faktor ausreichend zu bilden, kommt es bei zu früh geborenen Kindern oft zum Kollabieren der Alveolen und damit zu einem Ventilationsmangel der Lungen. Außerdem kommt es zu einer Eiweißabsonderung in den Alveolen (wiederum bedingt durch die große Gewebedurchlässigkeit aufgrund der kindlichen Unreife), die die Ventilation zusätzlich negativ beeinflußt. Da je nach Ausprägung große Anteile der Lunge nicht mehr belüftet und sekundär nicht mehr durchblutet werden, nimmt der Sauerstoffmangel akut zu (im Röntgenbild erkennt man eine "weiße, luftleere Lunge"). Ohne Behandlung würde es durch den Sauerstoffmangel zu Schäden an weiteren Organen kommen.

Erste **Maßnahmen** der Hebamme nach der Geburt: Ist eine Frühgeburt abzusehen, sollte ein pädiatrisches Übernahmeteam bei der Geburt anwesend sein, welches das Kind nach dem Abnabeln sofort übernimmt. Kommt die Frau mit Preßwehen zur Aufnahme, und das Kind wird vor Anwesenheit des Pädiaters geboren, gilt folgendes Schema:
- Absaugen.
- Abnabeln (langes Abnabeln, um später eventuell einen Nabelvenenkatheter legen zu können).
- Abtrocknen.
- Auflegen auf eine warme Reanimationseinheit.
- Eventuell Maskenbeatmung bis zum Eintreffen des Pädiaters.
- Einwickeln in einer Alufolie oder Isolette.
- Nach Stabilisierung des Kindes eventuell Kurz-Abnabeln.

Weitere **Maßnahmen in der Kinderklinik**: Je nach Ausprägung des Sauerstoffmangels erfolgen Atemhilfen (O_2-Gabe im Inkubator), eventuell auch eine volle Beatmung des Kindes (Intubation mit bedarfsorientierter O_2-Gabe).

Dauer und Dosierung der Beatmung richten sich nach den arteriellen Blutgasen und der eventuell existierenden Atemnot (Apnoe- oder Dyspnoezeichen). Dazu wird anfangs eine kontinuierliche Überwachung der transkutanen Sauerstoffspannung durchgeführt.

Mögliche **Komplikationen** des Atemnotsyndroms:
- Je nach Unreifegrad spricht das Kind nicht auf die Therapie an, und es kommt zu einem Herz-Kreislauf-Versagen.
- Das Kind spricht nur bedingt auf die Maßnahmen an, und es kommt zu weiteren Organschäden (z.B. Hirnblutungen).
- Die Beatmung kann das Auftreten folgender Komplikationen begünstigen beziehungsweise hervorrufen:
  - Retrolentale Fibroplasie (durch Einsprossen von Blutgefäßen in die Netzhaut und in den Glaskörper des Auges kann es zur Erblindung des Kindes kommen).
  - Bronchopulmonale Dysplasie (Umbauvorgänge am Lungengewebe, welche die weitere Lungenfunktion beeinträchtigen).
  - Selten tritt bei der Beatmung ein Pneumothorax auf, der wieder eine weitere Therapie nach sich zieht und das Kind belastet (durch Punktion, Saugdrainage etc.).

Die zentrale Atemstörung

Die zentrale Atemstörung liegt nicht an der Unreife der kindlichen Lungen, sondern an einer Regulationsstörung des Atemzentrums im Gehirn, ebenfalls wieder durch Unreife bedingt. Im Atemzentrum bleibt der Atmungsimpuls aus, und es kommt zu einer Atempause. Wenn diese Atempausen über 15 Sekunden dauern, spricht man von **Apnoen**. (Kürzere Atempausen liegen in der Natur der unregelmäßigen Spontanatmung eines zu früh geborenen Kindes.)

Maßnahmen der Hebamme: Apnoen werden in der Regel nur durch Reize wie Streicheln oder Aufheben des Kindes behoben. Wenn das Kind nicht auf Reize reagiert, erfolgt bis zum Eintreffen des Pädiaters eine Maskenbeatmung.

Weitere **Maßnahmen in der Kinderklinik**: Einige Kinder lassen sich durch atemstimulierende Medikamente einstellen, und es erfolgt die Atmungsüberwachung über einen Monitor. Unter Umständen wird Hilfsbeatmung oder volle Beatmung (s.o.) notwendig.

Die Hyperbilirubinämie

Die Grundlagen zur Hyperbilirubinämie sind auf S. 727ff nachzulesen. Die Gefahr einer Bilirubintoxikation ist bei einem zu früh geborenen Kind allerdings wesentlich größer. Zum einen kann bereits ein Bilirubinspiegel von 15 mg% (256 µmol/l) auf das Gehirn des zu früh geborenen Kindes toxisch wirken. Zum anderen ist die toxikologische Wirkung bei folgenden Problemen erhöht: Sauerstoffmangelsituation des Kindes, Hypothermie, Hypoalbuminämie, Hypoglykämie und bei Infektionen. Also alles Faktoren, die oft auf ein zu früh geborenes Kind zutreffen. (Maßnahmen bei Hyperbilirubinämie: s. S. 728ff).

Die Infektanfälligkeit

Je unreifer das Kind ist, desto unreifer ist auch sein Abwehrsystem. Das zu früh geborene Kind ist besonders anfällig für bakterielle Infektionen. Durch die Intubation bei der Beatmung sowie die Verwendung von Ernährungssonden und Infusionskathetern können Bakterien natürlich leicht zu dem Kind gelangen. Ebenfalls können leicht Viren vom Pflegepersonal übertragen werden. Mit der Infektion breitet sich bei dem unreifen Kind sehr schnell eine Sepsis aus.

Maßnahmen:
- Besondere Beachtung der Hygiene im Umgang mit dem Kind.
- Bei Infektionsverdacht sollte eine prophylaktische Antibiotikagabe erwogen werden (z.B. nach vorzeitigem Blasensprung oder grünem Fruchtwasser beziehungsweise Fruchtwasser mit einem strengen Geruch sowie bei bakteriellen Infektionen der Mutter).

Bei Kindern mit einem Geburtsgewicht von unter 1500 g sollte generell eine antibiotische Therapie erwogen werden.

Der Eisenmangel

Der Eisenmangel ist bei dem zu früh geborenen Kind durch unzureichende Eisenreserven aufgrund der zu frühen Geburt bedingt.

Therapie: s. Neugeborenenanämie, S. 744f.

Die Hypoglykämie

Das zu früh geborene Kind hat nur geringe Glykogenvorräte. Da das Gehirn aber auf die Energiezufuhr durch Blutglukose angewiesen ist, kommt es bei der Hypoglykämie schnell zu Apnoen und Krämpfen.

Maßnahmen: Regelmäßige Blutzuckerkontrollen und bei Bedarf Substitution von Glukose oral oder parenteral.

Die Hypokalzämie und Hypermagnesämie

Hierbei können ebenfalls zentrale Störungen auftreten, ähnlich der Hypoglykämie. Die parentale Substitution ist auch hier angebracht.

Die Wärmeregulationsstörung

Das zu früh geborene Kind kann die eigene Körpertemperatur nur mangelhaft regulieren. Da eine Unterkühlung sofort wieder die Sauerstoffversorgung reduziert und Stoffwechselstörungen hervorruft, muß eine Wärmeabgabe nach der Geburt weitgehend verhindert werden. Dazu kommt bei der relativ großen Körperoberfläche von kleinen Kindern die Verdunstungskälte des Fruchtwassers nach der Geburt. Da auch die Glykogenvorräte gering sind, kann kaum noch Wärme erzeugt werden. Da die unreifen Kinder nur ein reduziertes Unterhautfettgewebe besitzen, bleibt nur die Temperaturregulierung von außen übrig.

Maßnahmen der Hebamme: Das Kind wird nach der Geburt schnell abgetrocknet und unter eine Wärmeeinheit gelegt. Manche Kliniken wickeln das Kind statt in ein Handtuch zuerst in eine Alufolie oder Isolette beziehungsweise decken die Wärmeeinheit mit durchsichtiger Klarsichtfolie ab, um die Wärme besser zu speichern.

Maßnahmen in der Kinderklinik: Das Kind wird in einen Inkubator gelegt, welcher, je nach kindlicher Eigenregulationsmöglichkeit, auf eine gleichbleibende Temperatur zwischen 31 bis 35°C eingestellt wird.

Die Hirnblutung

Die Hirnblutung ist eine besondere Komplikation beim unreifen Frühgeborenen. Seine noch unreifen kindlichen Gefäße können leicht rupturieren, begünstigt durch einen Sauerstoffmangel, durch eine Azidose unter der Geburt oder durch große Blutdruckschwankungen. Typischerweise sind die Blutungen im Bereich des Hirnventrikelsystems lokalisiert.

Maßnahmen:
- Behebung der zugrundeliegenden Störung (z.B. Azidose) und Wärmeregulation.
- Dem Kind viel Ruhe lassen ("Minimal handling").
- Bei starker Blutung kann eventuell eine Bluttransfusion erforderlich sein.

Komplikationen: Neurologische Spätschäden verschiedenster Ausprägung (körperliche und/oder geistige Behinderungen, gehäuft ein Hydrozephalus).

Die nekrotisierende Enterokolitis

Hierbei handelt es sich um eine Nekrose der Darmschleimhaut im Bereich von Dünn- und Dickdarm. Sie ist meist durch lokal wirkende Noxen oder eine Ischämie bedingt, die die Darmschleimhaut schädigen, so daß Bakterien in die Defekte eindringen können. Die Kinder haben ein aufgetriebenes Abdomen, blutige Stühle, häufig Erbrechen und Verbleib von Resten im Magen. Beginn meist in den ersten 10 Lebenstagen.

Maßnahmen erfolgen ausschließlich in der Kinderklinik:
- Nahrungskarenz.
- Eventuell kleine Einläufe (aus NaCl-Teegemisch).
- Antibiose.

Komplikationen: Durch die nekrotisierende Zerstörung der Darmwand kann es zu deren Perforation, eventuell mit nachfolgender Sepsis, kommen (Folgetherapie der Perforation: OP).

Gerinnungsstörungen

Gerinnungsstörungen können durch eine Sepsis oder (selten) durch einen Vitamin-K-Mangel bedingt sein. Sie können auch durch Hypoxie und Hyperkapnie ausgelöst werden. Die Gerinnungsstörung kann außerdem durch einen allgemeinen Blutverlust (z.B. Hirnblutung) ausgelöst werden oder angeboren sein.

Maßnahmen:
- Bekämpfung der oben genannte Ursachen (z.B. Antibiotikagabe).
- Prophylaktische Vitamin-K-Gaben.
- Eventuell Sauerstoffzufuhr.
- Bei Bedarf erfolgt die Zufuhr von Gerinnungsfaktoren und Thrombozytenkonzentraten.

Die kardiovaskulären Störungen (z.B. Schock, offener *Ductus Botalli*)

Durch den Geburtsschock oder durch den bei dem zu früh geborenen Kind noch nicht geschlossenen *Ductus Botalli* kann es zu Komplikationen an verschiedenen Organsystemen kommen, unter anderem bedingt durch die verminderte Sauerstoffzufuhr. Weitere Ausführungen dazu würden den Rahmen dieses Buches sprengen.

Spätfolgen und Prognosen

Die Sterblichkeit von Frühgeborenen wird in der Statistik nach dem Geburtsgewicht aufgeschlüsselt, obwohl die Unreife der Organe (besonders des Gehirns und der Lunge) hinsichtlich der Mortalitätsursachen eine wesentlichere Rolle spielen (Tab. 11.4).

Tab. 11.4 Abhängigkeit der frühgeburtlichen Mortalität vom Geburtsgewicht und der Schwangerschaftsdauer. (Aus: Amato M. Manual der Neonatologie. Stuttgart, New York: Thieme 1992)

Geburtsgewicht des Kindes	Etwa entsprechende Schwangerschaftsdauer	Mortalität in %
unter 700 g	vor der 24. SSW	über 75 %
701 - 800 g	24. - 27. SSW	50 %
801 - 900 g	25. - 28. SSW	35 %
901 - 1000 g	26. - 29. SSW	15 %
1001 - 1250 g	28. - 30. SSW	10 %
1251 - 1500 g	29. - 32. SSW	5 %

Das zu spät geborene Kind

Von einem zu spät geborenen Kind (Übertragung) kann in zwei Fällen gesprochen werden:
- Bei einer echten Übertragung (d.h. die Geburt findet nach der 42. SSW statt beziehungsweise nach 291 Tagen).
- Bei einer relativen Übertragung (d.h. der individuelle Geburtstermin ist erreicht, 38. bis 42. SSW, und die Funktion der Plazenta ist bereits eingeschränkt).

Häufigkeit: Durch die regelmäßige Schwangerenvorsorge liegt die Häufigkeit unter 0,5%.

Ursachen:
- Die glatte Uterusmuskulatur spricht nicht auf Erregungsimpulse an.
- Primäre Wehenschwäche aufgrund einer hormonellen Fehlfunktion.

Folgen: Bei beiden Übertragungsformen kann das Kind durch eine Plazentainsuffizienz (die durch eine Plazentaüberalterung oder durch den Mehrbedarf des auch nach dem Geburtstermin zunächst noch wachsenden Kindes bedingt sein kann) in einen Sauerstoffmangelzustand geraten.

Symptome (Übertragungszeichen am Kind nach der Geburt):
- Waschfrauenhände des Kindes.
- Abschälen der kindlichen Oberhaut oder Pergamenthaut. Die Haut ist rissig und trocken.
- Eihäute, Nabelschnur und die kindliche Haut sind gelblich verfärbt.
- Die *Vernix caseosa* fehlt völlig.
- Die Labien oder das Skrotum sind gerötet.
- Das Kind hat sein Unterhautfettgewebe aufgebraucht (= Dystrophie) und wirkt daher sehr dünn und relativ lang.
- Das Kind kann unter zentralnervösen Störungen leiden (Übererregbarkeit und eventuell Krämpfe).
- Das Fruchtwasser ist meistens vermindert und oft mekoniumhaltig, da die Plazentainsuffizienz das Kind unter Streß gesetzt hat.

Mögliche **Komplikationen**:
- Die gestreßten Kinder weisen häufig Fruchtwasseraspirationen (insbesondere von mekoniumhaltigem Fruchtwasser) auf.
- Wenn der Sauerstoffmangel bei der Plazentainsuffizienz zu ausgeprägt war, können die Kinder ein Atemnotsyndrom entwickeln.
- Durch den Sauerstoffmangel können Hirnblutungen leichter auftreten.
- Die zu spät geborenen Kinder sind infektanfälliger (einmal durch die allgemeine Abwehrschwäche nach der Plazentainsuffizienz, und auch durch die rissige Haut, welche eine gute Eintrittspforte für Krankheitserreger darstellt).

Mögliche **Vorbeugung** der echten Übertragung:
- Durch CTG-Kontrollen ab der 38. SSW und Amnioskopien im zweitägigen Rhythmus ab dem Geburtstermin.
- Eine Plazentainsuffizienz kann durch die Wehenintoleranz des Kindes bei einem Wehenbelastungstest festgestellt werden. Daher sollte spätestens ab Beginn der 42. SSW ein Belastungstest erwogen werden.
- Als Ergänzung kann auch die Dopplersonographie eingesetzt werden.

Versorgung und Therapie:
- Bei einem Atemnotsyndrom erfolgt nach kurzer Maskenbeatmung die Verlegung in die Kinderklinik (Intensivbetreuung, Inkubatorpflege, Intubation zur Beatmung usw.).
- Geht es dem Kind kreislaufmäßig gut, erfolgt wegen der Dystrophie ein intensiver Nahrungsaufbau. Neben der Muttermilch muß das Kind bereits am ersten Lebenstag 5%ige Glukoselösung erhalten, damit durch den Glykogenmangel keine zerebralen Schädigungen entstehen. Auch am 2. Lebenstag, mindestens bis 24 Stunden nach der Geburt, sollte dem Kind bis zu 40 ml 5%ige Glukoselösung angeboten werden. Die Behandlung ist

durch regelmäßige Blutzuckerkontrollen zu überwachen. Dann wird der tägliche Nahrungsbedarf in der 1. Lebenswoche mit der gleichen Grundmenge an Glukoselösung ergänzt.
- Bei einer schweren Anpassungsstörung muß vorübergehend eine parenterale Ernährung erfolgen.
- Es muß aufgrund des Infektionsrisikos durch die rissige Haut eine sorgfältige und hygienische Hautpflege durchgeführt werden. Die Haut wird regelmäßig mit Linolinfett eingerieben.
- Das Kind wird im Vorsorgekatalog als "Risikokind" geführt, d.h. es finden im 1. Lebensjahr neben dem üblichen Vorsorgeprogramm drei zusätzliche neurologische Untersuchungen statt.

Prognose:
- Wenn die Geburt zu einem relativ günstigen Zeitpunkt stattfand und das Kind nicht in die Intensivüberwachung mußte, ist die Prognose sehr gut. Die Kinder verlieren kaum an Gewicht und nehmen in der Regel schnell zu.
- Wenn die Plazentainsuffizienz bereits massiv war, kann es durch die Komplikationen (s.o.) auch zu letalem Ausgang kommen.

Das übergewichtige Kind

Neugeborene, die für das jeweilige Schwangerschaftsalter zu groß sind, liegen mit ihrem Gewicht in den Standardwachstumskurven über der 90-Perzentilen-Marke. Am Geburtstermin bedeutet dies, daß ein Junge ab einem Gewicht von 4100 g und ein Mädchen ab 3850 g als übergewichtig gelten. Liegt das Geburtsgewicht über 5000 g, spricht man von einem "Riesenkind".

Übergewichtige Kinder sind relativ häufig zu finden, ihre Zahl nimmt in den letzten Jahren zu. Die Angaben in der Literatur schwanken zwischen 3 bis 6%.

Ursachen:
- Veranlagung zum Übergewicht ohne krankhafte Hintergründe.
- Übergewichtige Kinder sind bei übergewichtigen Müttern statistisch häufiger als bei normalgewichtigen Frauen.
- Diabetische Mütter (s. S. 539ff)

Probleme übergewichtiger Kinder unter und nach der Geburt:
- Die Geburt ist durch die Kindsgröße oft erschwert. Dadurch kann es zu kindlichen Verletzungen kommen (z.B. Klavikulafraktur, Nervenläsionen, Schulterdystokien).
- Die operative Geburtsrate erhöht sich.
- Durch einen protrahierten Geburtsverlauf (oft in der Eröffnungs- und in der Austreibungsphase) kann es durch die lange Kopfkompression zur Hirnblutung oder zur Hypoxie kommen. Bei gestreßten Kindern ist außerdem die Aspirationsgefahr von mekoniumhaltigem Fruchtwasser erhöht.
- Ist der Verdacht auf einen latenten Diabetes der Mutter noch nicht ausgeräumt, sollten übergroße Kinder nach der Geburt auf Zeichen einer Hypoglykämie überwacht werden (die wiederum die Gefahr einer neurologischen Störung mit sich bringen würde) sowie auf Symptome einer Hypokalzämie (seltener).

Maßnahmen nach der Geburt eines übergewichtigen Kindes:
- Bei kindlicher Hypoxie und/oder Hirnblutung wird eine entsprechende Intensivbetreuung notwendig.
- Frakturen und Lähmungen müssen entsprechend behandelt werden (s. Klavikulafraktur S. 748, Erb-Lähmung S. 745f, Klump-Lähmung S. 746).
- Die Blutzuckerwerte werden eine Stunde nach der Geburt kontrolliert und dann in den nächsten 2 Tagen alle 4 Stunden, um eventuell Glukoselösung (5%ig) zuzufüttern.

Prognose: Soweit keine gravierenden Störungen und Schäden, wie Sauerstoffmangel oder Plexuslähmungen, entstanden sind, kann das Kind nach der zweitägigen Blutzuckerkontrolle wie ein normales Neugeborenes behandelt werden.

Das Neugeborene mit einer Wachstumsretardierung

Bei diesen Kindern entspricht das Geburtsgewicht nicht der Schwangerschaftsdauer. Oft wird auch von einem "dystrophen" Kind gesprochen oder von einem "Small-for-date-Baby". Die Weltgesundheitsorganisation benutzt den Ausdruck SGA (= small for gestation age).

Ein Kind, das am Geburtstermin geboren wurde und unter 2800 g wiegt, wird als dystroph bezeichnet, wie z.B. auch ein frühgeborenes Kind, das in der 30. SSW noch keine 1000 g erreicht hat.

Das heißt, diese Kinder liegen in der Standardgewichtskurve unter der 10-Perzentilen-Marke. Grundsätzlich werden zwei Typen der Wachstumsretardierung unterschieden.
- **Typ I**: die Wachstumsretardierung setzt in der Frühschwangerschaft ein.
- **Typ II**: die Wachstumsretardierung setzt in der Spätschwangerschaft ein (3. Trimenon).

Ursachen für Typ I:
- Chromosomale Defekte des Kindes.
- Kindliche Mißbildungen.
- Kongenitale Infektionen.
- Nikotinabusus, Drogenabusus, Alkoholabusus der Mutter.
- Ausgeprägte hormonelle Störungen.
- Exogene Faktoren: Strahlenbelastung, Dauermedikation der Mutter.

Ursachen für Typ II:
- Herz- und Nierenerkrankungen der Mutter.
- Schwangerschaftsinduzierte Hypertonie (SIH) der Mutter.
- Pulmonale Erkrankungen der Mutter.
- Mehrlingsschwangerschaften.
- Mütterliche Fehl- und/oder Unterernährung.
- Hämoglobinopathien der Mutter und dadurch bedingt eine kindliche Hypoxie.

Symptome bei Typ I:
- Gewicht, Länge und Kopfumfang des Kindes entsprechen nicht der Schwangerschaftsdauer. Im Ultraschallbild fallen oft schon früh verminderte Fruchtwassermengen auf.

Symptome bei Typ II:
- Gewicht und Länge des Kindes sind erniedrigt, während der Kopfumfang der Schwangerschaftsdauer entspricht.

Gefahren während und nach der Geburt:
- Die Gefahr einer Hypoxie des Kindes ist durch die Wehentätigkeit bei einer Plazentainsuffizienz erhöht.
- Nach einer Hypoxiephase unter der Geburt kommt es gehäuft zu Fruchtwasseraspirationen. Das Risiko ist bei mekoniumhaltigem Fruchtwasser erhöht.
- Die Kinder haben Temperaturregulationsstörungen nach der Geburt, da das Unterhautfettgewebe verringert ist und daher die Glykogenreserven vermindert sind.
- Da die Glykogenreserven meist aufgebraucht sind, können die Kinder nach der Geburt schnell in eine Hypoglykämie kommen.
- Die untergewichtigen Kinder sind infektanfälliger als die normalgewichtigen Neugeborenen.
- Die untergewichtigen Kinder haben gehäuft Probleme bei der Nahrungsverwertung.

Maßnahmen nach der Geburt:
- Der Wärmeverlust muß verhindert werden. Die Kinder werden in eine Reanimationseinheit gelegt und diese mit Klarsichtfolie bespannt (falls diese nicht vorhanden ist, wird das Kind eventuell in eine Isolette oder Alufolie eingepackt). Bei Kindern mit einem Geburtsgewicht von über 2000 g kann die Wärme der mütterlichen Brust ausreichend sein, wenn die freie Seite des Kindes gut mit einem vorgewärmten Handtuch oder einer Isolette abgedeckt wird.
- Die Hypoxie des Kindes muß verhindert, oder, falls bereits vorhanden, behandelt werden (zunächst Maskenbeatmung, dann Verlegung in die Kinderklinik zur Inkubatorpflege und Beatmung).
- Es müssen sofort und weiterhin in vierstündlichen Abständen Blutzucker-, Hämoglobin-, Kalzium- und Blutgaswerte (Astrup-Methode) kontrolliert werden. Eventuell müssen daraufhin Substitutionen erfolgen.
- Das Kind braucht eine kalorien- und eiweißreiche Ernährung.
- Wegen der Infektanfälligkeit muß die Hygiene gut sein.

Prognose und weiterer Verlauf: Dystrophe Kinder am Geburtstermin mit einem Geburtsgewicht von über 2000 g entwickeln sich meistens problemlos. Bei Kindern unter 2000 g müssen die psychomotorische Entwicklung und die Knochenreifung intensiv beobachtet werden. Bei Bedarf erfolgt eine krankengymnastische Behandlung.

Das Neugeborene bei mütterlichem Diabetes

Die Art der Einflüsse auf das Kind einer diabetischen Mutter sind während der Schwangerschaft von der guten medikamentösen Einstellung des mütterlichen Blutzuckerspiegels abhängig. In der Regel sind Frauen mit einem bereits vor der Schwangerschaft bestehenden Diabetes einsichtiger und zuverlässiger, was die Einstellung des Blutzuckers betrifft als Frauen mit einem Gestationsdiabetes. Diese Frauen sind sich der Risiken für sich und für das Kind weniger bewußt und haben keine Vorerfahrung bezüglich der Maßnahmen bei einem Diabetes.

Häufigkeit der diabetischen Schwangerschaft: Die Fertilität der diabetischen Frau nimmt aufgrund der medizinischen Erkenntnisse und besseren Behandlungsmöglichkeiten zu. Heute ist mit 3 diabetischen Frauen auf 1000 Schwangerschaften zu rechnen.

Kindliche Reaktionen während der Schwangerschaft einer diabetischen Mutter und unter der Geburt:
- Es besteht eine erhöhte Abortrate (bei etwa 15% der Schwangerschaften diabetischer Frauen) und eine erhöhte Frühgeburtenrate (etwa 10%).
- Es besteht eine erhöhte Mißbildungsrate (6 bis 10%, die konkreten Ursachen sind unbekannt).
- Das Polyhydramnion tritt gehäuft auf (etwa 20%).
- Die perinatale Morbidität (etwa 30%) und die perinatale Mortalität (etwa 4%) sind erhöht.
- Es kommt häufig zu einer Makrosomie (25%) und dadurch bedingt oft zu Schulterdystokien, Klavikulafrakturen, Erb-Lähmungen und Humerusfrakturen unter der Geburt.

Mögliche **Symptome** bei Kindern diabetischer Mütter:
- Makrosomie (Großwuchs) des Kindes, es sieht "gesund, rosig, rund" aus (s. S. 738).
- Ausgeprägte Anpassungsstörungen (das Kind besitzt eine relative Unreife, welche nicht der Schwangerschaftsdauer und dem Geburtsgewicht entspricht), wie:
  - Hypoglykämie (eventuell mit Krampfneigung), bedingt durch das Fehlen der mütterlichen Glukoseversorgung nach der Geburt,
  - Azidose und Asphyxie.
- Atemnotsyndrom (durch eine verzögerte Lungenreifung während der diabetischen Schwangerschaft).
- Hyperbilirubinämie (aus noch ungeklärten Gründen kommt es bei den Kindern einer diabetischen Schwangerschaft oft zur vermehrten Bilirubinproduktion).

Außerdem ist die Mißbildungsrate nach einer diabetischen Schwangerschaft erhöht. Gehäuft treten auf: ZNS-Defekte, Störungen des Skelettsystems, kardiovaskuläre Defekte, urogenitale Defekte.

Maßnahmen nach einer diabetischen Schwangerschaft:
- Das Kind sollte nach der Geburt zur Beobachtung einem pädiatrischen Team anvertraut werden.
- Im Vordergrund steht die Überwachung des kindlichen Blutzuckerspiegels. Wenn der Wert unter 40 mg/dl absinkt, muß eine Glukosesubstitution erfolgen.
- Weitere Faktoren sind die kindliche Asphyxie (S. 742ff), das Atemnotsyndrom (S. 733f) und die Hyperbilirubinämie (S. 727ff).
- Geburtsverletzungen (Paresen und Frakturen) müssen entsprechend behandelt werden (s. S. 745-749).

Prognose:
- Der weitere Verlauf ist zunächst abhängig davon, ob das Kind Fehlbildungen aufweist.
- Wenn das Kind ohne Fehlbildungen geboren wurde, ist die weitere Entwicklung von der Ausprägung der Anpassungsstörungen abhängig. Mußte das Kind nicht beatmet werden, ist seine Entwicklung nach den ersten Überwachungstagen meist unauffällig.

Das Neugeborene nach mütterlichem Drogenabusus in der Schwangerschaft (Mißbrauch von Medikamenten, Nikotin, Alkohol und harten Drogen)

Die Entzugserscheinungen von Neugeborenen bei mütterlichem Drogenabusus sind weitgehend identisch. Ein großer Unterschied liegt aber in der Dauer dieser Symptome. Während die Symptome nach Alkoholabusus bereits nach zwei Tagen nachlassen, dauern sie nach Einnahme hochdosierter Drogen bis zu zwei Monate, nach der Einnahme einiger Medikamente mit hohen Halbwertszeiten (z.B. Valium) sogar bis zu sechs Monaten an.

Die ersten Symptome treten in der Regel bereits am ersten Tag nach der Geburt auf, können aber auch bis zu 10 Tage p.p. noch beobachtet werden.

Häufigkeit von Drogenabusus in der Schwangerschaft: Genaue Zahlen liegen dazu nicht vor, da es eine relativ hohe Dunkelziffer gibt. Man hat allerdings festgestellt, daß bei bekanntem Drogenabusus 75% der Kinder nach der Geburt Entzugssymptome zeigen.

Folgende **Symptome** können einzeln oder kombiniert vorhanden sein:
- Kindliche Dystrophie (Drogen vermindern die uteroplazentare Durchblutung. Besonders gestört wird die Plazentafunktion durch Alkohol.)
- Hyperreflexie.
- Anhaltendes schrilles Schreien.
- Tremor und generalisierte Krämpfe.
- Trinkschwäche.
- Extreme Nervosität und Unruhe, unterbrochen von nur kurzen Schlafphasen.
- Häufiges Gähnen.
- Kurzatmigkeit (Neigung zur respiratorischen Alkalose).
- Durchfälle.
- Fieber.
- Nahrungsintoleranz mit starkem Erbrechen.
- Kindliche Fehlbildung durch teratogene Stoffe (z.B. durch hohe Zytostatikamengen und Alkohol in der Frühschwangerschaft).

Medikamente als potentielle Drogen

Ein großes Problem bei einem Drogenabusus in der Schwangerschaft ist die kindliche Retardierung. Diese ist auch bei folgenden Medikamenten möglich (diese Liste erhebt keinen Anspruch auf Vollständigkeit):
- hochdosierte, lange Kortikosteroidbehandlung,
- Barbiturate (Antiepileptika),
- Zytostatika,
- Sedativa (Valium®),
- Alkohol,
- Methadon (über 20 mg/Tag),
- Heroin,
- Nikotin,
- eventuell auch Antihypertonika.

Maßnahmen nach der Geburt:
- Den Kindern müssen kleine Trinkmengen, möglichst protein- und kalorienreich, in kurzen Abständen angeboten werden.
- Eventuell sollte die Ernährung über eine Magensonde oder sogar über Infusionen erfolgen.
- Die Kinder sollten in einem ruhigen Raum liegen. Helles Licht sollte vom kindlichen Gesicht ferngehalten werden.
- Es muß eine regelmäßige Kontrolle der Blutgase erfolgen.
- Der Frau sollte nahegelegt werden, abzustillen, wenn der Drogenkonsum weiter fortgesetzt wird. (Problem: stillt die Frau später zu Hause alleine ab, kann das Kind in ein Entzugssyndrom kommen, ohne daß fachliche Hilfe anwesend ist.)
- Je nach Ausmaß des Entzugssyndroms muß das Kind in die Intensivüberwachung, und es erfolgt eine ausschleichende, leicht sedierende Therapie der Drogenabhängigkeit (z.B. mit niedrigen Morphin- oder Valiumdosen usw.).

Prognose für die weitere kindliche Entwicklung:
- Die kindliche Entwicklung kann oft über Jahre hinweg verzögert sein.
- Bei Drogenmißbrauch in der Frühschwangerschaft oder bei starker kindlicher Retardierung können bleibende zerebrale Schäden zurückbleiben, die die geistige und motorische Entwicklung beeinträchtigen.
- Kinder mit Fehlbildungssyndrom bedürfen der lebenslangen Fürsorge (oft müssen die Säuglinge nach der Kinderklinikzeit sofort in ein Heim, da die drogenabhängigen Eltern die Pflege nicht übernehmen können).
- 25% der Kinder zeigen nach ausgeprägtem Drogenabusus der Mutter keine Entwicklungsveränderungen.

Angeborene Bluterkrankungen

Die Polyglobulie

Das Neugeborene hat nach der Geburt eine physiologische Erhöhung der Erythrozytenzahl (bis zu 5,5 Mio.) und des Hämatokrit (bis zu 60 Vol.%). Wenn die Hämoglobinwerte allerdings über 23 g/dl und der Hämatokrit über 70 Vol.% ansteigen, kann es zu hämodynamischen Störungen kommen, die ohne

Therapie eventuell tödlich ausgehen können. Zusätzlich kommt es durch die relative Abnahme des Plasmavolumens zu einer Hypoglykämie.

Ursachen:
- Kindliche Herzfehler.
- Übertragung (durch die kindliche Dehydratation).
- Maternofetale Transfusionen.
- Plazentainsuffizienz (die Polyglobulie ist dann ein Kompensationseffekt, mit dem der Sauerstoffmangel ausgeglichen werden soll).

Symptome: Außer den erhöhten Blutwerten müssen nicht unbedingt Symptome auftreten.
- Durch eine Hypoglykämie kann es zu einer kindlichen Übererregbarkeit und zu Krämpfen kommen.
- Im Vordergrund steht oft eine Zyanose.
- Es können Sauerstoffmangelerscheinungen auftreten.

Komplikationen:
- Durch die Hypoglykämie kann es zu zerebralen Schäden kommen.
- Erhebliches Thromboserisiko (wenn Thrombosen in Hirngefäßen auftreten, kann es zu neurologischen Ausfällen kommen).
- Herzinsuffizienz u.a.

Therapie:
- Infusionsgaben, um den Blutfluß zu regulieren.
- In seltenen Fällen Aderlaß.
- Behandlung eines möglicherweise vorhandenen Herzfehlers (s. S. 718f).
- Bei Bedarf Beatmung und Wärmeregulation.
- Bei Bedarf Glukosesubstitution.

Prognose: Wenn keine Herzfehler vorliegt, erholt sich das Kind in der Regel rasch wieder, vorausgesetzt, es treten keine weiteren Komplikationen auf.

Der Vitamin-K-Mangel

Vitamin K wird von der Leber benötigt, um Prothrombin und die Gerinnungsfaktoren VII, IX und X bilden zu können. Vitamin K wird überwiegend von Kolibakterien im Dickdarm gebildet und durch die Fettresorption in den Körper aufgenommen. Da Neugeborene noch keine Kolibakterien haben und auch die Fettresorption in den ersten Tagen nach der Geburt noch nicht ausgeglichen ist, können sie einen relativen Vitamin-K-Mangel bekommen und damit zu Gerinnungsstörungen neigen.

Kommt das Kind zusätzlich unter der Geburt in eine Streßphase, oder hat es eine Sauerstoffmangelsituation unter und/oder nach der Geburt zu bewältigen, ist die Gefahr von Blutungen (insbesondere Hirnblutungen) erhöht.

Symptome:
- Das Kind spuckt Blut aus (bedingt durch Magen-Darm-Blutungen, sog. echte Meläna).
- Um das abgesetzte Mekonium bildet sich ein rötlicher Hof, verursacht durch leichte Darmblutungen.

Therapie: Gabe von Vitamin K. In den meisten Kliniken erfolgt nach der Geburt eine prophylaktische, orale Vitamin-K-Gabe. Bei durch protrahierte Geburten, Vakuum- oder Forzepsextraktionen beziehungsweise Frühgeburten gestreßten Kindern kann die Vitamin-K-Gabe intramuskulär erfolgen, um die Aufnahme im Organismus zu sichern. Hierbei muß zwischen der Blutungsneigung des Kindes und der zur Zeit diskutierten Krebsgefährdung bei i.m. Gaben von Konakion® abgewogen werden.

Die Gefährdung des Kindes durch die Geburt

Die Azidose mit Hypoxie und Asphyxie

Wenn das Kind unter der Geburt in einen Sauerstoffmangel gerät oder nach der Geburt reanimiert werden muß, spricht man von einer Asphyxie oder auch Hypoxie. Die Blutgase und der pH, die den Sauerstoffgehalt des Blutes bestimmen, liegen in einem zu sauren Bereich: man spricht von einer Azidose.

Hypoxie: Der Sauerstoffgehalt im Körpergewebe ist herabgesetzt. Das kann einzelne Körperregionen oder den gesamten Organismus betreffen.

Asphyxie: Atemdepressionen des Kindes, die zur Hypoxie führt. Es kann bis zu einem Atemstillstand (Apnoe) und/oder zu einem Aufhören des Pulsschlages mit anschließendem Herz-Kreislauf-Versagen kommen.

Die **fetale Azidose** wird unterteilt in:
- die **perinatale Azidose** (durch eine Sauerstoffunterversorgung unter der Geburt bedingt)
- und die **postpartale Azidose** (durch eine Gewebsminderdurchblutung unter der Geburt bedingt). Die postpartale Azidose sollte von einem reifen, gesunden Neugeborenen innerhalb von zwei Stunden kompensiert werden.

Mögliche Ursachen der fetalen Azidose (und damit der drohenden intrauterinen Asphyxie): Die Sauerstoffmangelversorgung kann bedingt sein durch
- eine Plazentainsuffizienz,
- Nabelschnurkomplikationen,
- unausgeglichene Wehentätigkeit (z.B. Überstimulationsphasen durch Wehenmittelgabe),
- einen protrahierten Geburtsverlauf (durch die lange Wehentätigkeit ist die uteroplazentare Einheit häufig minderdurchblutet),
- ein *Vena-cava*-Syndrom,
- vorzeitige Plazentalösung,
- *Placenta praevia*,
- Uterusruptur.

Die respiratorische Azidose

Durch einen akuten Sauerstoffmangel nimmt der Kohlendioxidgehalt im kindlichen Blut und im Gewebe zu. Das Gewebe des Kindes hat gegen einen akuten Sauerstoffmangel eine hohe Widerstandsfähigkeit und übersteht die respiratorische Azidose gut. Hält diese primäre respiratorische Azidose länger an, kann es allerdings zur sekundären metabolischen Azidose kommen. Typische akute Sauerstoffmangelsituationen sind z.B. das *Vena-cava*-Syndrom oder eine Nabelschnurkompression.

Die primäre metabolische Azidose

Nimmt die Sauerstoffversorgung des Kindes langsam ab (z.B. bei einer Plazentainsuffizienz), reagiert das Kind mit einer Sparschaltung seines Kreislaufs. Die Sparschaltung beschränkt die Durchblutung im wesentlichen auf lebenswichtige Organe (Herz, Gehirn, Plazenta). Der Sauerstoffgesamtbedarf des Kindes ist nun herabgesetzt, und der Sauerstoffgehalt innerhalb des Sparkreislaufes kann sich normalisieren. Im anderen Körpergewebe, welches nun weniger durchblutet ist, beginnt nun die **anaerobe** Glykolyse; dabei wird Milchsäure gebildet. Die Milchsäure dient als vorübergehende Ersatzenergiequelle. Somit ist bei der Bestimmung der Blutgaswerte der Milchsäureanteil hoch, während der pO_2-Wert normal sein kann.

Die sekundäre metabolische Azidose

Die sekundäre metabolische Azidose entwickelt sich aus einer primären respiratorischen Azidose. Es kommt auch hier zu einer anaeroben Glykolyse. Durch den Kohlesäureanstieg fällt der pH-Wert. Der pHqu fällt durch den Milchsäureanstieg erst später. Der kindliche Körper reagiert nun mit einer Sparschaltung des Kreislaufs, analog zur primären metabolischen Azidose.

Wenn das Kind nach der fetalen Azidose geboren wird, besteht die Azidose mit folgenden möglichen **Symptomen** zunächst postpartal weiter:
- Tachykardie,
- Tachypnoe oder Dyspnoe (Nasenflügeln beim Atmen, leicht stöhnende Ausatmung),
- Unruhe (durch Angst des Kindes bedingt),
- Zyanose,
- Blutdruckanstieg.

Bei anhaltender Azidose oder nach einer längeren fetalen Azidose treten folgende **Symptome** auf:
- kindliche Blässe,
- interkostale Einziehungen beim Atmen,

- verminderter Muskeltonus (das Kind ist "schlaff"),
- Bradykardie; wenn keine Therapie erfolgt: Herzstillstand.

Maßnahmen bei der postpartalen Azidose (der drohenden kindlichen Asphyxie):
- Bei einem gesunden, kräftigen Neugeborenen reicht oft die Wärmeregulation aus. Eventuell braucht das Kind nach dem Absaugen der Atemwege eine kurze Atemhilfe oder einen Reiz zur Eigenatmung (es erfolgt für 1 bis 2 Minuten eine Maskenbeatmung). Das gesunde Neugeborene kompensiert seine Azidose dann innerhalb der nächsten zwei Stunden allein.
- Bei der kindlichen Asphyxie erfolgen eine Reanimation und eine Infusion puffernder Substanzen zur Regulierung des Säure-Basen-Haushalts. Das Kind wird zur Intensivüberwachung in die Kinderklinik verlegt.

Die Neugeborenenanämie

Der Begriff "Anämie" umfaßt eine Verminderung der Erythrozyten, des Hämoglobingehaltes und/oder des Hämatokrit im kindlichen Blut. Eine Anämie liegt dann vor, wenn das Kind in den ersten zwei Lebenstagen folgende Blutwerte aufweist:
Hämoglobin unter 150 g/l,
Erythrozyten unter 4,5 Mill./mm³ (T/l),
Hämatokrit unter 45% (0,45).

Da die Blutwerte nach der Geburt sehr hoch sind (wird das Kind 1 Minute p.p. abgenabelt, gelangen bis zu 50% des plazentaren Blutes in den kindlichen Kreislauf) wird nach der ersten Lebenswoche erst bei einem Hämoglobinwert von unter 120 g/l von einer Anämie gesprochen. Absolut therapiebedürftig ist die Anämie in der zweiten Lebenswoche erst beim Unterschreiten folgender Werte:

Hämoglobin – 80 g/l,
Erythrozyten – 2,5 Mill./mm³ (T/l),
Hämatokrit – 25% (0,25).

Für das Kind bedeutet jede Form der Anämie eine verminderte Sauerstofftransportkapazität des Blutes.

Anämieformen:
- Anämie durch einen starken Blutverlust.
- Anämie durch eine verminderte Erythropoese (meist durch Eisenmangel, Eiweißmangel, Vitamin-C-Mangel u.a. hervorgerufen).
- Hämolytische Anämie (durch starken Erythrozytenabbau bedingt, z.B. durch Infekte, mechanisch beschädigte Erythrozyten oder durch angeborene Schäden).

Mögliche **Ursachen** der Neugeborenenanämie:
- Blutung bei einer *Placenta praevia*.
- Vorzeitige Plazentaablösung.
- Blutungen aus freilaufenden, verletzten Nabelschnurgefäßen (*Vasa aberrantia, Insertio velamentosa*).
- Fetomaternale Transfusionen.
- Geringere Eisenreserven des zu früh geborenen Kindes.
- Infektionen (das Eisen wird zur Infektabwehr benötigt).
- Fetofetale Transfusionen bei Geminischwangerschaften.
- Kephalhämatom.
- Intrakranielle Blutungen.
- Blutungen des Magen-Darm-Traktes (bedingt durch Vitamin-K-Mangel).
- Nieren- und Nebennierenblutungen.
- Rh- oder ABO-Inkompatibilität.
- Angeborene Erythrozytenstörungen bei einer Thalassämie oder Kugelzellanämie.

Symptome:
- Blaßheit von Haut und Schleimhäuten.
- Verminderte Motorik.
- Extremes Schlafbedürfnis (Kind wird nicht wach, wenn es eigentlich Hunger haben müßte, oder es schläft beim Trinken wieder ein).
- Beschleunigte Herz- und Atemfrequenz.
- Veränderungen der Blutwerte (s.o.).
- Bei einer verstärkten Anämie nimmt die Sauerstoffversorgung so stark ab, daß es zur Unterversorgung einzelner Körperteile kommen kann (Hypoxie) mit in Richtung Azidose veränderten Blutgaswerten (Symptome: eventuell Zyanose, eher extrem blaß; schwere Tachykardie; beginnendes und ohne Therapie zunehmendes Atemnotsyndrom).

Maßnahmen:
- Zeigt das Kind Symptome der Anämie oder Laborwerte im Grenzbereich der Anämie, wird das Kind in die Kinderklinik verlegt.
- Bei Laborwerten im Grenzbereich und gutem Allgemeinbefinden des Kindes werden zunächst nur Infusionen gegeben und die Blutwerte weiter kontrolliert.

- Sind die Laborwerte unterhalb des Grenzbereichs und eindeutig therapiebedürftig, oder zeigt das Kind bereits vorher eindeutig Anämiesymptome, werden Transfusionen mit Vollblut oder mit Erythrozytenkonzentraten (10 ml pro kg Körpergewicht) durchgeführt.
- Frühgeborene Kinder bekommen bis zum ursprünglich errechneten Geburtstermin Vitamin-E-Substitutionen (Eisen wird in den ersten zwei Lebensmonaten nicht gegeben, da es zu einer Lipidperoxidation der Erythrozytenmembran führen kann.)

Prognose:
- Wenn es sich um eine Anämie nach einem frischen Blutverlust handelte und eine rasche Transfusion erfolgte, entwickeln sich die Kinder unauffällig. Komplikationen können bei den Blutübertragungen durch Unverträglichkeit oder Virenübertragung auftreten.
- Bei einer schweren Anämie können bereits vor dem Therapiebeginn hypoxische Schäden (Hirn- und Organschäden) entstanden sein; die Kinder können Retardierungen und Störungen der geistigen Entwicklung und der Motorik aufweisen.
- Bei angeborenen Erkrankungen mit Erythrozytenschädigungen, wie z.B. der Thalassämie, kann es auch zu Störungen des Wachstums und zu geistigen Retardierungen mit verkürzter Lebenserwartung kommen.

Das neugeborene Kind mit Nervenläsionen

Die Erb-Lähmung (= obere Armplexuslähmung)

Die Erb-Lähmung ist die häufigste Nervenläsion in der Geburtshilfe. Sie entsteht durch Zerrung, Überdehnung oder massive Druckeinwirkung am Armplexusbereich (C5 + C6) im Bereich des Halses (Abb. 11.8). Aufgrund der Lähmung sind Abduktion und Außenrotation des Oberarmes gestört, ebenso Flexion und Supination der Hand.

Ursachen:
- Meistens handelt es sich um sehr große Kinder beziehungsweise um in Relation zum mütterlichen Becken große Kinder.
- Schulterdystokie mit ungünstiger Entwicklung des Kindes, wie z.B. Zug am kindlichen Kopf (eine Schulterdystokie tritt bei großen Kindern oder bei schnellen Geburten mit unvollständiger innerer Drehung der nachfolgenden Schulter gehäuft auf).
- Bei mangelhafter Vordehnung des Geburtskanals bei der Schulterentwicklung (in der Regel bei Beckenendlage-Geburten).

Symptome: Der Arm des neugeborenen Kindes liegt schlaff und ausgestreckt am kindlichen Körper. Die Hand liegt in Pronationshaltung, die Finger können bewegt werden. Der Oberarm ist nicht beeinträchtigt. Das Kind führt allerdings nur wenige spontane Bewegungen aus.

Maßnahmen: Der betroffene Arm muß wie folgt gelagert werden, bis das Kind aktivere Eigenbewegungen zeigt:
- mittlere Oberarmabduktion,
- Ellenbogengelenksflexion,
- Handsupination.

Dabei soll dem Kind ein Spielraum für erste Eigenbewegungen gelassen werden. Dauern die Lähmungen länger an, erfolgen eventuell Bewegungsübungen und Massagen.

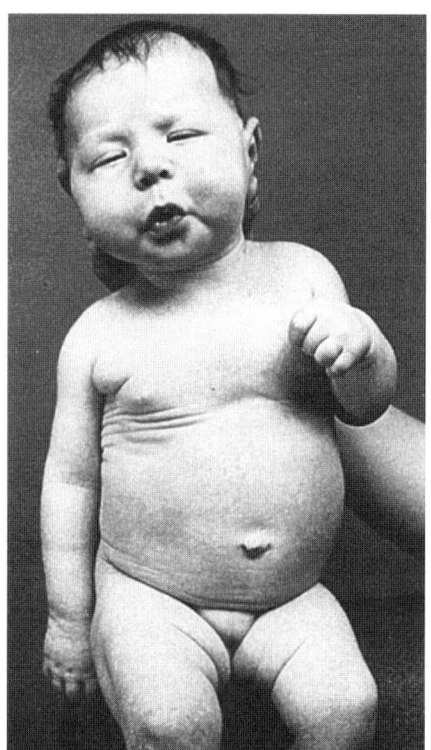

Abb. 11.8 Erb-Lähmung. Rechter Arm hängt adduziert, innenrotiert und proniert herab. (Aus: Simon C. Pädiatrie. Stuttgart, New York: Schattauer 1995)

Komplikationen: Durch eine Fehllagerung des kindlichen Armes kann es zur Dorsalflexion des Oberarmes kommen. Diese kann wiederum zu einer Subluxation im Schultergelenk führen.

Prognose: Meistens bildet sich die Lähmung spontan zurück, sogar ohne besondere Bewegungsübungen. Wenn nicht, muß mit Bewegungstherapie behandelt werden.

Die Klumpke-Lähmung (untere Plexuslähmung)

Die Lähmung, ganz selten auch ein Abriß des *Plexus brachialis*, im Bereich C8 und Th1 tritt äußerst selten auf (Abb. 11.9). Wenn, dann kann sie allerdings mit der Erb-Lähmung kombiniert sein.

Ursachen: Die Ursachen sind identisch mit denen der Erb-Lähmung.

Symptome: Da Unterarm- und Handmuskulatur betroffen sind, entsteht bei einem gebeugten Unterarm eine Pfötchenstellung der Hand. Das Kind kann die Finger nicht beugen, der Greifreflex fehlt.

Therapie und Verlauf:

- Es muß eine krankengymnastische Behandlung, zum Teil über Jahre hinweg, erfolgen.
- Durch die eventuell lange andauernde Lähmung muß immer wieder auf die Lage des Armes geachtet werden, um Kontrakturen zu verhindern.
- Bei einem sehr langwierigen Heilungsverlauf sowie bei einem Muskelabriß erfolgt eine operative Behandlung.

Prognose: Der Heilungsverlauf ist, im Gegensatz zur Erb-Lähmung, viel langwieriger, und es bleiben oft Restlähmungen zurück.

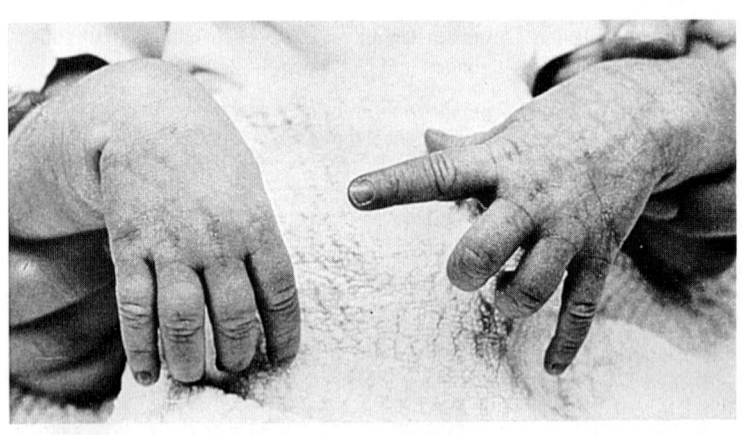

Abb. 11.9 Klumpke-Lähmung. "Pfötchenstellung" der rechten Hand. (Aus: Simon C. Pädiatrie. Stuttgart, New York: Schattauer 1995)

Die Phrenikuslähmung (Zwerchfellähmung)

Bei der Erb-Lähmung kann auch der *Nervus phrenicus* mitbetroffen sein.

Symptome: Durch den entstandenen Zwerchfellhochstand kommt es an der betroffenen Seite zu einer asymmetrischen (paradoxen) Atmung. Durch die Atemstörung entwickelt das Kind eine Dyspnoe mit Zyanose.

Maßnahmen: Unterstützung der kindlichen Atmung.

Prognose: Mit dem Rückgang der Nervenquetschung geht die Atemnot der Kinder oft schon nach wenigen Tagen zurück.

Die Fazialisparese

Die Fazialisparese ist eine Lähmung des *Nervus facialis* (Gesichtsnerv). In der Regel ist nur eine Gesichtshälfte betroffen.

Ursachen:
- Bei der erworbenen Fazialisparese: Quetschung oder Zerrung des *N. facialis*, die meist durch eine Zangengeburt (= Forzepsextraktion) ausgelöst wird.
- Bei der angeborenen, entwicklungsbedingten Fazialisparese: Die Lähmung ist durch eine Kern-

aplasie des *Nucleus nervi facialis* bedingt und kann mit Ohrmißbildungen einhergehen.

Symptome:
- Wenn das Kind schreit, wird die betroffene Gesichtshälfte nicht verzogen.
- Das Auge der betroffenen Gesichtshälfte hat keinen vollständigen Lidschluß, wodurch leicht Schäden an Binde- und Hornhaut entstehen.
- Oft sind Druckmarken und/oder Hautblutungen am Schädel sowie Ödeme im Ohrbereich zu erkennen.

Maßnahmen:
- Die erworbene Fazialisparese geht auch ohne Therapie in der Regel noch während des Neugeborenenalters zurück.
- Sollte neben der Fazialisparese Verdacht auf eine Hirnblutung bestehen, wird das Kind auf die Intensivabteilung der Kinderklinik verlegt.
- Künstliche Tränen werden in das betroffene, nicht vollständig verschlossene Auge gegeben.

Prognose:
- Die Prognose ist in der Regel auch ohne Therapie gut.
- Bei der angeborenen Fazialisparese bleiben in Einzelfällen Fazialiskontrakturen bestehen (zum Teil ein Leben lang). Die Kinder können dadurch Störungen in der Geschmacksempfindung und/oder Sprachstörungen sowie einen vermehrten Tränenfluß und/oder eine mangelhafte Kontrolle des Speichelflusses aufweisen.

Das Neugeborene mit kurzfristigen, sichtbaren Veränderungen durch die Geburt

Die Geburtsgeschwulst (Kopfgeschwulst, *Caput succedaneum*)

Bei der Geburtsgeschwulst handelt es sich um eine starke Durchsaftung der Haut und des lockeren Zellgewebes am kindlichen Kopf mit einer serös-blutigen Flüssigkeit über dem Schädelknochen und der Knochenhaut. Das wichtigste Unterscheidungsmerkmal zum Kephalhämatom ist, daß die Kopfgeschwulst über Nähte und Fontanellen hinwegzieht.

Entstehung: Durch den Druck auf den kindlichen Kopf während der Geburt kann es an der **Leitstelle** im Bereich der Kopfschwarte zu einer Kompression der Venen kommen. Durch die Stauung des Venenblutes kommt es im überdurchbluteten Stauungsbereich zu einem Austritt seröser Flüssigkeit, die sich im Gewebe der Leitstelle ablagert. Das ist an der Leitstelle daher so gut möglich, weil diese im Geburtsverlauf unterhalb des muskulären Druckes im unteren Uterinsegment liegt und bereits in den Vaginalabschnitt eintritt.

Gleichzeitig kommt es durch den Druck am kindlichen Kopf aber auch zu kleinen Gefäßeinrissen, die etwas Blut in die Geburtsgeschwulst drücken. Die Geburtsgeschwulst selbst sitzt dem kindlichen Kopf "kappenförmig" an der Leitstelle auf.

Ausprägungsmöglichkeiten: Die Geburtsgeschwulst ist besonders ausgeprägt
- bei vorzeitigem oder frühzeitigem Blasensprung mit anschließend längerer Wehendauer,
- bei einer langen Geburtsdauer mit schwachen Wehen,
- bei einer kurzen Geburtsdauer mit sehr starken Wehen (seltener).

Maßnahmen: Maßnahmen sind nicht erforderlich. Die Geburtsgeschwulst ist oft nach wenigen Stunden (selten 2 bis 3 Tagen) nicht mehr zu sehen, und die Flüssigkeit hat sich wieder im Gewebe verteilt.

Die Kopfblutgeschwulst (Kephalhämatom)

Durch die Druckdifferenz am kindlichen Kopf unter der Geburt (ganz konkret der Druckunterschied oberhalb und unterhalb des Muttermundes) kann es ganz selten zu einer **Abscherung der Knochenhaut vom kindlichen Knochen** kommen. Dabei werden verschieden große Gefäße abgetrennt, welche zwischen Knochenhaut und Knochen einbluten. Es entsteht ein **subperiostales Hämatom**. Durch die Einblutung hebt sich die Knochenhaut ab, und es kommt wie bei der Geburtsgeschwulst zu einem "kappenförmigen" Aufsatz. Im Gegensatz zur Kopfgeschwulst ist das Kephalhämatom nur auf **einen** Knochen beschränkt, da die Knochenhaut und der Knochen an den Schädelnähten fest miteinander verbunden sind. In der Regel ist das Scheitelbein betroffen.

Häufigkeit: Das Kephalhämatom tritt bei ca. 4 bis 5 von 1000 Geburten auf.

Ursachen:
- Vorzeitiger Blasensprung mit langer anschließender Wehendauer.
- Mißverhältnis zwischen kindlichem Kopf und mütterlichem Becken (lange vollständiger Muttermund, mit nur langsamer Einstellung und langsamem Tiefertreten des kindlichen Kopfes bei kräftigen Wehen).
- Vakuumextraktion.
- Schnelle Austreibungsperiode.

Maßnahmen: Maßnahmen sind bei einem Kephalhämatom nicht notwendig. Es kann sich zwar in den ersten Tagen nach der Geburt noch ausdehnen, bleibt dann aber 3 bis 4 Monate konstant, ohne daß das Kind Auffälligkeiten aufweist. Die Hämatomstellen können noch nach zwei Jahren dezent tastbar bleiben.
- Ist die Haut oberhalb des Kephalhämatoms durch die Ausdehnung aufgeplatzt, wird eventuell ein steriler Schutzverband angelegt.
- Das Kind muß auf eine Anämieneigung hin beobachtet und die Blutwerte müssen entsprechend kontrolliert werden.
- Eventuell muß die Behandlung eines verlängerten Ikterus erfolgen (s. S. 727ff).

Der Schlüsselbeinbruch (Klavikulafraktur)

Eine Fraktur des Schlüsselbeins tritt gehäuft in Knochenmitte auf und entsteht meistens in der Endphase der Geburt. Schlüsselbeinfrakturen sind relativ häufig. Die Angaben in der Literatur schwanken zwischen 6 bis 8%.

Ursachen: Die Klavikulafraktur tritt gehäuft auf bei Kindern mit einem Gewicht von über 3500 g bei der Geburt beziehungsweise bei Kindern sehr zierlicher Mütter. Generell ist bei einer Geburt mit einer Schulterdystokie auch mit einer Klavikulafraktur zu rechnen. Sehr oft lag bei Kindern mit einer Klavikulafraktur eine Hand neben dem Kopf.

Symptome: Meistens fehlen jegliche Symptome. Einige Kinder halten den Arm an der betroffenen Seite sehr ruhig (Schonhaltung) und sind unruhig, wenn sie auf diese Seite gelegt werden. Wenn das Kind sich leicht bewegt und das Schlüsselbein abgetastet wird, ist eine leichte Knochenfehlfunktion zu spüren, die teilweise mit einem dezenten Reibegeräusch verbunden sein kann.

Maßnahmen: Maßnahmen sind nicht notwendig. Das Kind sollte die ersten zwei Wochen nicht auf die betroffene Seite gelegt werden.

Heilungsverlauf: Die Verkalkung der Knochenenden beginnt bereits in der ersten Lebenswoche. Die Frakturheilung ist in der Regel nach drei bis vier Wochen abgeschlossen.

Der Schiefhals (*Torticollis*)

Der Schiefhals entsteht durch eine Verkürzung des *Musculus sternocleidomastoideus*.

Ursachen:
- Fehlhaltung des kindlichen Kopfes während der Schwangerschaft (aus Platzmangel, selten wegen einer Nabelschnurumschlingung, häufiger bei Mehrlingen).
- Hämatom bei protrahierter Geburt oder durch massive Druckeinwirkung.
- Ischämie des Muskels (z.B. bei Beckenendlagegeburten, bei falsch ausgeführten Manipulationen unter der Geburt, z.B. zur Behebung der Schulterdystokie).

Symptome:
- Nach der Geburt kann eine Verdickung der betroffenen Halsseite auffallen (durch das Hämatom, seltener durch ein Ödem).
- Das Kind hält aufgrund der verkürzten, meist einseitig betroffenen Muskulatur seinen Kopf schief.

Maßnahmen:
- Das Kind wird überwiegend auf der nicht betroffenen Seite gelagert, um eine Streckung des verkürzten Muskels zu erreichen.
- Später erfolgt eine physiotherapeutische Behandlung.

Prognose:
- Die Prognose ist heute sehr gut, wenn frühzeitig mit der Behandlung begonnen wird.
- Sie ist ungünstig bei angeborenen Fehllagen der Wirbel (Klippel-Feil-Syndrom: Verschmelzung von Halswirbeln in der frühen Embryonalzeit, ossärer Schiefhals).

KiSS (Kopfgelenkinduzierte-Symmetrie-Störung)

Hierbei handelt es sich um schmerzhafte Verspannungen an der oberen Halswirbelsäule mit Folgebeschwerden bei Säuglingen und Kleinkindern.

Ursachen: Sie entsprechen denen des Schiefhalses (s. S. 748).

Symptome:
- Kind schreit viel (oft als 3-Monats-Koliken abgetan).
- Ein- und Durchschlafstörungen.
- Schiefhaltung des Kopfes, selten andere Haltungen.
- Kind hat Probleme, den Kopf selber zu halten.
- Einseitige Schlafposition.
- Arme und Beine werden asymmetrisch bewegt.
- Einseitige Rumpfhaltung.
- Die Hüftgelenke haben oft eine Unreife.
- Fehlstellung der Füße.
- Hohe Berührungsempfindlichkeit im Nacken.
- Der Schädel ist ungleich ausgebildet (Asymmetrie am Hinterkopf oder im Gesicht).

Folgebeschwerden:
- Kindliche Kopfschmerzen.
- Schluckbeschwerden.
- Wahrnehmungsstörungen.
- Erschwerte Sprachentwicklung.
- Lernschwierigkeiten.
- Rückenschmerzen.

Diagnose:
- Röntgenaufnahme der Wirbelsäule.
- Lagetest (Symmetriebetrachtung des Kindes, Beobachtung von Gelenkbeweglichkeit und der Kopfhaltung).
- Segmentale Untersuchung der Wirbelsäule (abprüfen der Beweglichkeit aller Wirbel vom Beckenring bis zum Hinterkopf beim liegenden oder sitzenden Kind).

Maßnahmen:
- Manualtherapie (sieht fast wie die segmentale Untersuchung aus). Der Säugling liegt vor dem Arzt in Rückenlage. Eine Hand hält vorsichtig den Kopf seitlich fest. Der Zeigefinger der gegenüberliegenden Hand gibt leichte Druckimpulse auf die verspannten Wirbel. Der Muskeltonus wird durch diese Impulse herabgesetzt und die Durchblutung gebessert.
- Krankengymnastik nach Bobath, Vojta und Feldenkrais.

Prognose: Bei frühzeitigem Behandlungsbeginn gut, deutliche Besserung bereits nach 8 Wochen.

Seltene Frakturen und Weichteilverletzungen durch die Geburt

Folgende Geburtsverletzungen sind so selten, daß sie hier nur erwähnt werden sollen. Für alle Verletzungen sind die Heilungschancen und Prognosen gut.

- Seitliche Verschiebung des kindlichen Unterkiefers (durch eine ungünstige intrauterine Lage).
- Schädelfrakturen (werden oft durch Röntgenaufnahmen bei Verdacht auf eine Hirnblutung zufällig entdeckt).
- Impressionsfrakturen (sie sind sofort nach der Geburt zu erkennen und müssen neurochirurgisch behandelt werden).
- Oberarmfrakturen (eventuell durch Beckenendlageentbindungen mit Armlösung entstanden).
- Fehlhaltungen der Füße durch uterine Enge oder massive Hüftgelenksreflexionen nach Beckenendlagegeburten.

Der Säugling mit Verdauungs- und Ernährungsstörungen

Bei Verdauungsstörungen (Dyspepsien) ist der normale Verdauungsprozeß im Darm des Säuglings gestört, d.h. die angebotene Nahrung wird nicht mehr verdaut. Da bei akuten Erkrankungen nur noch ungenügend Verdauungsfermente gebildet werden, werden die Nahrungsanteile im unteren Dünndarmabschnitt und im oberen Dickdarmabschnitt nur teilweise abgebaut, und es kommt zur Vergärung von Kohlenhydraten und Fetten sowie zur Verfaulung von Eiweißen. Durch diese Gärungs- und Fäulnisprozesse wandern Bakterien in diesen Dünndarmabschnitt ein. Dadurch kommt es zu Entzündungen der Darmschleimhaut mit vermehrter Peristaltik. Durch die verstärkte Darmarbeit werden auch Salze und Wasser mittransportiert, die normalerweise bei längerer Verweildauer resorbiert worden wären. Zugleich ist die Nährstoffaufnahme des Kindes verringert. Auslösende Faktoren für diese Prozesse sind Ernährungsfehler, Infekte und angeborene Stoffwechselstörungen.

Formen der Ernährungsstörung
(abhängig vom Erkrankungsverlauf)

Akute Ernährungsstörungen:
- Dyspepsie.
- Toxikose.
- Ernährungsstörungen des Brustkindes.

Chronische Ernährungsstörungen:
- Dystrophie.
- Atrophie.

Die Dyspepsie

Die Dyspepsie ist die leichtere Form der akuten Ernährungsstörungen.
Ursachen:
- Infektionen des Magen-Darm-Kanals (durch *Escherichia coli*, Staphylokokken, *Pseudomonas aeruginosa*, Proteus, Shigella, Salmonellen, Viren).
- Infekte der oberen Luftwege und Pneumonien.
- Infektiöse Organerkrankungen (Otitis, Mastoiditis, Pyelitis).
- Angeborene Stoffwechselstörung.
- Darmfehlbildung.

Symptome:
- Verweigerung der Nahrungsaufnahme.
- Zunehmendes Wundsein.
- Kind spuckt viel, Übergang in Erbrechen, Gewichtsstillstand.
- Kind wird zunehmend blasser.
- Dyspepsiestühle: schleimig, wäßrig, übelriechend, spritzend, grünlich, eventuell Blutbeimengungen durch eine Darmentzündung.

Bei weiter anhaltender Dyspepsie:
- Weitere Gewichtsabnahme durch den Flüssigkeitsverlust.
- Verminderter Hautturgor.
- Zunehmende motorische Unruhe und jämmerliches Schreien (Hinweis, daß das ZNS durch die Darmerkrankung mit betroffen ist).

Therapie:
- Der Darm wird ruhiggestellt, um ihn zu entlasten.
- Eventuell Wasser oder einfachen Fencheltee geben, eventuell auch Reisschleim.
- Bei schwerer Dyspepsie: intravenöse Salz- (Elektrolyte) und Flüssigkeitsgabe. Nach spätestens 24 Stunden wird die Nahrungspause aufgehoben und Tee und Reisschleim gegeben. Einen Tag später eventuell etwas Banane und Karotten beifügen, dann mit Heilnahrung beginnen. Fette und Milchzucker werden erst später zugegeben.
- Je länger die Dyspepsie anhielt, desto langsamer der Nahrungsaufbau.

Die Toxikose

Auf eine unbehandelte Dyspepsie folgt eine Toxikose. Allerdings kann die Zeitspanne vom gesunden Kind bis zur Toxikose nur wenige Stunden betragen.
Ursachen: Zunächst spielt sich alles wie bei der Dyspepsie ab. In der Folge sind sämtliche Körperzellen damit beschäftigt, den Wasser- und Salzverlust im Blut auszugleichen und geben diese Stoffe ab. Trotzdem kommt es zunehmend zur Bluteindickung und langsamen Übersäuerung im Blut.
Symptome:
- Symptome der Exsikkose:
  - Die Augen liegen tief in den Höhlen.
  - Die Fontanelle ist eingesunken.
  - Das Kind gibt keinen oder kaum noch Urin ab.
  - Die Zunge des Kindes ist rauh und trocken.
  - Die Haut des Kindes läßt sich anheben und glättet sich nach dem Loslassen nur langsam (Turgorverlust).
  - Tachykardie, kaum tastbarer Puls.
- Symptome der Azidose:
  - Bei Säuglingen über drei Monaten: Kußmaul-Atmung.
- Symptome der fortgeschrittenen Azidose:
  - Bewußtseinsstörungen.
  - Schrilles Schreien mit zeitweisen Krämpfen.
  - Die Augen sind weit geöffnet, Lidschlag erfolgt nur noch selten.
  - Kreislaufstörungen (die Extremitäten sind feucht und kalt, trotz des häufigen Durstfiebers).

Therapie:
- Intravenöse Zufuhr von Wasser, Zucker und Salzen.
- Pufferung mit Natriumbikarbonat zur Beseitigung der Azidose.
- Elektrolytsubstitution (Kaliumgabe erst nach Überprüfung der Nierenfunktion).
- Kreislaufüberwachung (Monitoring).

- Später eventuell Magensonde zur Nahrungszufuhr.

Komplikationen: Durch die Azidose und die verminderte Sauerstoffversorgung kann es zu irreversiblen Schäden im Gehirn und an den Organen kommen. Die Schäden können zum Tod führen oder bleibende geistige Retardierungen hinterlassen.

Ernährungsstörungen des Brustkindes

Ernährungsstörungen des Brustkindes sind äußerst selten. Oft ist es nur die Angst der Mütter, die meinen, ihr Kind wäre erkrankt.

Normaler Muttermilchstuhl kann auch so aussehen: dünner, "gehackter" und grüner Stuhl, der 4- bis 8mal am Tag oder später nur einmal in der Woche vom Kind abgegeben wird. Wichtig ist, daß der Geruch des Muttermilchstuhles säuerlich ist.

Ursachen:
- Die Hauptursache ist eine Mutter, die raucht.
- Selten kann eine ungünstige Ernährung der Mutter das Kind mit einbeziehen; eine kindliche Ernährungsstörung könnte eventuell durch übermäßigen Genuß von säurehaltigem Obst entstehen.

Symptome:
- Die Stühle werden stinkend.
- Das Kind entleert 3 bis 4 Stühle mehr als an den Vortagen.
- Die Konsistenz des Stuhles ist ständig anders.
- Das Kind bekommt eine trockene, gräuliche Haut.
- Das Kind nimmt plötzlich ab und verweigert die Nahrung.

Therapie:
- Liegt keine mütterliche Erkrankung vor, kann die Muttermilch weiterhin gegeben werden.
- Liegen mütterlicherseits Bedenken vor, wird die Muttermilch vorübergehend abgepumpt und verworfen. Das Kind bekommt eine Teepause. Vor der erneuten Muttermilchgabe kann eventuell noch Reisschleim als Aufbaumittel gegeben werden.
- Muß die Muttermilchpause verlängert werden, erhält der kleine Säugling Heilnahrung. Der ältere Säugling kann am zweiten Tag Banane mit 5%iger Glukose vermischt erhalten, anschließend verdünnten Karottenbrei.

Die Dystrophie

Die Dystrophie ist die leichtere Form der chronischen Ernährungsstörung des Säuglings.

Ursachen:
- Der Säugling hungert (Unwissenheit der Mutter, Desinteresse am Kind?).
- Die Nahrung ist falsch zusammengestellt (die Nahrung wurde zu stark verdünnt, das Kind hat Vitamin- und Eiweißmangelerscheinungen).
- Die Nahrung wurde zu früh umgestellt (z.B. Babynahrung auf Vollmilch- oder Erwachsenennahrung).
- Der Säugling erbricht oft aufgrund organischer Störungen (z.B. Pylorusspasmus oder Hiatushernie).
- Angeborene Störungen, welche die Nahrungsverwertung stören (Fermentmängel, Nahrungsmittelallergien, Zöliakie, Pankreasfibrosen usw.).

Symptome:
- Das Kind ist für sein Alter auffallend untergewichtig.
- Das Kind besitzt kaum noch subkutanes Fettgewebe.
- Das Kind leidet häufig an Infekten.
- Die Muskulatur ist schwach ausgebildet.
- Der Bauch ist stark gebläht (durch die Fäulnis- und Gärungsprozesse).

Maßnahmen: Bei einer chronischen Ernährungsstörung sind im Körper kaum noch Verdauungsfermente vorhanden. Die Aufbauphase dauert daher bis zur Normalkost mindestens zwei Wochen.
- Beginn mit einer äußerst fettarmen Nahrung in kleinen, häufigen Mahlzeiten (Heilnahrung).
- Nach der Aufbauphase erfolgt eventuell eine erhöhte Kalorienzufuhr.
- Manche Säuglinge benötigen Antibiotika aufgrund einer massiven Abwehrschwäche.

Die Atrophie

Die Atrophie entsteht nach einem massiven, chronischen Ernährungsmangel. Das Fettgewebe ist fast komplett aufgebraucht, und das Kind leidet unter einem massiven Muskelschwund.

Ursachen: Die Ursachen entsprechen denen der Dystrophie, die Ernährungsstörung ist nur in ein noch späteres Stadium gelangt.

Symptome:
- Das Kind ist extrem blaß.
- Die Haut ist schlaff und eingefallen, da Fett- und Muskelgewebe fehlen (eingefallene Wangen, heraustehende Knochen, tiefliegende Augen).
- Das Kind leidet an Untertemperatur, da ihm die Glykogenvorräte zur Temperaturregulierung fehlen.
- Der Puls ist verlangsamt.

Maßnahmen: Zum langsamen Flüssigkeits- und Elektrolytausgleich wird das Kind auf eine Intensivstation gebracht. Die Dystrophiebehandlung erfolgt später, sofern das Kind nicht in ein Koma fällt oder auf die Therapie nicht anspricht.

Komplikationen: Die Kinder können plötzlich versterben oder sprechen kaum noch auf eine Behandlung an.

Prognose: Durch die Azidose muß mit Organschädigungen und Schäden des Zentralnervensystems gerechnet werden.

Literatur

Amato M. Manual der Neonatologie. Stuttgart, New York: Thieme 1992.

Biedermann H. KiSS-Kinder. Ursachen, Folgen und manualtherapeutische Behandlung frühkindlicher Asymmetrie. Stuttgart: Enke 1996.

Cloherty JP, Stark MD, Stark AR. Manual of Neonatal Care. 3rd ed. Boston: Little, Brown & Co. 1991.

Cockburn F, Douglas J, Turner TL. Graig's Care of the Newly Born Infant. 8th ed. Edinburgh, London, Melbourne, New York: Churchill Livingstone 1988.

Enders G. Infektionen und Impfungen in der Schwangerschaft. 2. Aufl. München: Urban & Schwarzenberg 1991.

Flehming J. Normale Entwicklung des Säuglings und ihre Abweichungen. 4. Aufl. Stuttgart, New York: Thieme 1990.

Gladtke E, Oehme J, Schaub J. Das gesunde und das kranke Kind. 12. Aufl. Stuttgart, New York: Thieme 1983.

Haupt H. Das Neugeborene. 3. Aufl. Stuttgart, New York: Thieme 1982.

Oster H. Kinderheilkunde. 3. Aufl. Stuttgart: Kohlhammer 1978.

Pschyrembel W. Klinisches Wörterbuch. 257. Aufl. Berlin: de Gruyter 1994.

Schönberger W. Kinderheilkunde. Stuttgart, Jena: Fischer 1992.

Simon C. Pädiatrie. Lehrbuch der Kinderheilkunde. 7. Aufl. Stuttgart, New York: Schattauer 1995.

Stockhausen von HB. Indikation zur Therapie eines Icterus neonatorum. Pädiatrische Praxis 1993; 45:385-92.

Trunit G. Säuglings- und Kleinkind-Ernährung. Paderborn: Schöningh 1983.

Von Harnack GA, Koletzko B. Kinderheilkunde. 10. Aufl. Berlin: Springer 1997.

Wille L, Obladen M. Neugeborenen-Intensivpflege. 3. Aufl. Berlin: Springer 1984.

12
Geburtshilfliche Operationen
Angelika Malon, Christine Rübsaamen

> Operative Entbindungen haben zum Ziel, eine Gefahr für Mutter und/oder Kind im Geburtsverlauf abzuwenden oder zu beheben.

Sie sind auf vaginalem Weg möglich durch
- Zangenentbindung (Forzepsextraktion),
- Saugglockenentbindung (Vakuumextraktion – "VE"),
- Spiegelentbindung (Spekulumgeburt nach Bauereisen)

oder abdominal durch
- Schnittentbindung (*Sectio caesarea intraperitonealis supracervicalis* – Kaiserschnitt).

Indikation

Man unterscheidet kindliche und mütterliche Indikationen. Die Grenzen können fließend sein und zu sogenannten "gemischten" Indikationen führen. "Absolute" Indikationen machen eine sofortige Geburtsbeendigung notwendig. "Relative" Indikationen lassen ein abwartendes Verhalten unter kontinuierlicher Beobachtung des kindlichen Zustandes mit Kardiotokographie und Fetalblutanalyse zu, wobei jedoch bei Anzeichen einer Verschlechterung der kindlichen Sauerstoffzufuhr möglichst schnell reagiert werden sollte.

Die Indikationsstellung liegt im Verantwortungsbereich des Arztes, wobei der Hebamme eine beratende Funktion zukommt. Oftmals ist eine regelwidrige Kopfhaltung oder -einstellung in dem Versuch des Kindes begründet, sich den günstigsten Weg durch den Geburtskanal zu suchen.

Cave: **Mangelnde Geduld von Arzt und Hebamme sollen nicht dazu führen, eine Indikation zu "konstruieren"**. Gerade Berufsanfänger beider Seiten lassen sich manchmal besonders durch das Drängen von Begleitpersonen oder der Schwangeren selbst dazu verleiten, vorschnell die Geburt beenden zu wollen. Unter Berücksichtigung der Geburtsmechanik und den daraus resultierenden Lagerungsregeln ist bei zervixwirksamer Wehentätigkeit, regelrechtem kardiotokographischen Verlauf und unauffälliger Fetalblutanalyse eine abwartende Haltung angezeigt.

Jede Form der operativen Entbindung bedarf der Aufklärung durch den Operateur und des Einverständnisses der Gebärenden; eine mündliche Einverständniserklärung muß immer vor Zeugen erfolgen. Bei vorgesehenen vaginalen Eingriffen muß auf die Alternative Schnittentbindung hingewiesen werden.

Wünschenswert ist das Hinzuziehen eines Pädiaters bei jeder operativen Entbindung, bei kindlichen Indikationen sollte es jedoch zwingend sein.

Indikationen zu vaginal-operativen Eingriffen

> Es gibt keine speziellen Indikationen für die einzelnen Eingriffe, sondern nur die bekannte allgemeine Indikation für das Operieren überhaupt: "Gefahr für Mutter und/oder Kind".

Der Operateur entscheidet sich aufgrund seiner Ausbildung und Erfahrung unter Beachtung der jeweiligen Kontraindikationen für Zange oder Saugglocke.

In der heutigen Geburtshilfe muß die Geburt dann vaginal-operativ beendet werden, wenn

- der Zustand des Kindes (CTG, pH-Wert) eine umgehende Geburtsbeendigung verlangt, die spontan nicht zu erwarten ist,
- der Kopf länger als eine Stunde auf dem Beckenboden steht und trotz guter Wehentätigkeit nicht tiefer tritt,
- bei nicht ausreichender Wehentätigkeit die Gabe von Wehenmitteln erfolglos bleibt,
- die Behandlung einer sekundären Wehenschwäche nicht indiziert ist (hypertone Wehen) oder

- mütterliche Erkrankungen vorliegen, die eine aktive Mitarbeit in der Austreibungsphase ausschließen (Netzhautablösung, Herzfehler).

Dieses Vorgehen erfordert selbstverständlich eine dauerhafte CTG-Überwachung und gegebenenfalls eine Mikroblutuntersuchung, da die verlängerte Austreibungsphase eine vermehrte Hypoxiegefahr für das Kind darstellen kann. Bei einer akuten Verschlechterung besteht die Verpflichtung zur sofortigen Geburtsbeendigung.

Zangenentbindung (*Forceps* = lat. Zange)

Geschichtliches. Bereits in der Römerzeit wurde versucht, ein Instrument zum Anfassen und Herausziehen des kindlichen Kopfes zu konstruieren. Die heutigen Zangen gehen auf die englische Ärztefamilie Chamberlen zurück, die im 17./18. Jahrhundert verschiedene Modelle konstruierte. 1723 konzipierte Palfyn (1649-1730) in Gent ein eigenes Instrument, das dann der Allgemeinheit zugänglich wurde und aus dem sich im Laufe der Jahrhunderte die verschiedensten Zangentypen entwickelten.

Karl Franz Naegele (1778-1851), Geburtshelfer in Heidelberg, entwickelte ein Modell, das neben dem des Norwegers Kjelland heute noch zu den gebräuchlichsten Zangen zählt.

Das in der Praxis bevorzugte Modell hängt jedoch mehr von der Ausbildung und Erfahrung des Operateurs als vom Zangentyp ab.

Das Instrument. Die "Zange" besteht aus zwei Metallblättern. An jedem Blatt unterscheidet man die Löffel, die den kindlichen Kopf fassen, den Halsteil, der den Verschluß trägt, und die Griffe der Zange, die durch seitlich eingesetzte Zughaken bei den Traktionen einen festen Halt bieten.

Die Löffel können in zwei Richtungen gekrümmt sein. Die Kopfkrümmung ist der Wölbung des Kopfes in seinem biparietalen Durchmesser angepaßt, die Beckenkrümmung der Biegung des Geburtskanals. Durch eine Fensterung der Löffel wird der Druck auf den kindlichen Kopf gemindert.

Von den zahlreichen Modellen (Abb. 12.1) werden heute folgende bevorzugt angewandt:

- **Naegele-Zange.** Die beiden Löffel sind **gekreuzt** in einem Schloß verbunden. Der Vorteil liegt in dem geringen Gewicht und der leichten Handhabung.
- **Kjelland-Zange.** Sie besitzt ein Gleitschloß. Durch die fehlende Beckenkrümmung eignet sie sich besonders für Extraktionen bei nicht vollständig beendeter Drehung des Kopfes.
- **Parallelzange nach Shute** und die **Bamberger Divergenzzange.** Sie haben den Vorteil der "kontrollierten Kompression" durch den verminderten biparietalen Druck. Darüber hinaus passen sie sich an jede Form und Größe des Kopfes an.

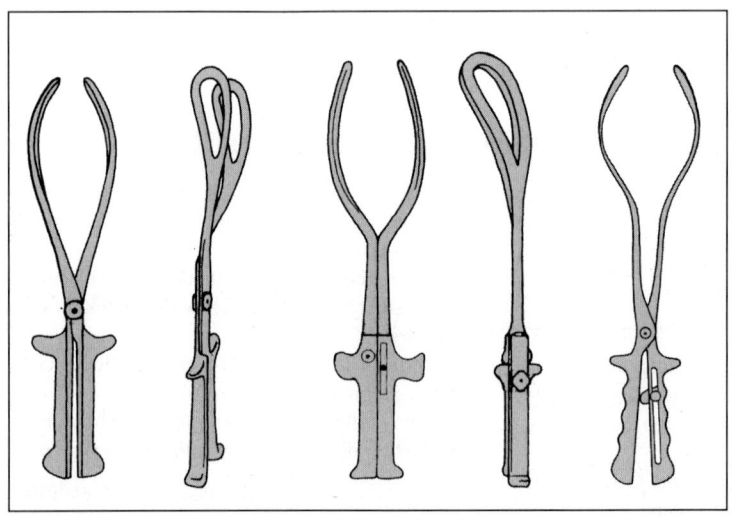

Abb. 12.1 Geburtshilfliche Zangen (von links nach rechts): Naegele-Zange, Kjelland-Zange, Shute-Zange von vorne und seitlich gesehen, Bamberger Divergenzzange.

Voraussetzungen. Um eine Zangenentbindung durchzuführen, müssen folgende Bedingungen erfüllt sein:
1. Das Kind **muß** leben.
2. Der Muttermund **muß** vollständig eröffnet sein.
3. Die Fruchtblase **muß** gesprungen beziehungsweise eröffnet sein.
4. Der **Kopf** sollte **zangengerecht**, d.h. mit gerader Pfeilnaht, **und auf Beckenboden** stehen (Cave: Geburtsgeschwulst!).
5. Ein Mißverhältnis im Bereich des Beckenausganges **muß** ausgeschlossen sein.

Die Extraktion beim Leitstellenstand Beckenmitte und/oder noch unvollständiger Rotation setzt große Erfahrung und kritische Indikationsstellung voraus.

Absolute Kontraindikation: Stirnlage – wegen hoher kindlicher Mortalität.

Relative Kontraindikationen:
- Tiefer Querstand – Raumforderung durch das nötige Drehen der Zange mit Gefahr der Weichteilverletzung der Mutter.
- Vorderhauptslage – Gefahr der Weichteilverletzung der Mutter aufgrund der ungünstigen Durchtrittsebene des kindlichen Kopfes.
- Mentoanteriore Gesichtslage – nur bei akuter Gefahr für das Kind.

Vorbereitung. Aufklärung und Einholen des Einverständnisses für den Eingriff einschließlich einer Schmerzlinderung sind Aufgabe des Operateurs und des Anästhesisten. Während der Vorbereitungszeit ist die kontinuierliche CTG-Überwachung obligatorisch.

Aufgaben der Hebamme
- Information der Gebärenden über das weitere Vorgehen.
- Richten des Instrumentariums am Kreißbett.
- Bereitstellen von Ersatz- und Alternativinstrumenten in Reichweite.
- Kontrolle der Neugeborenen-Reanimationseinheit.
- Lagerung der Gebärenden im Querbett (Steinschnittlage).
- Rasur der Schambehaarung.
- Desinfektion des äußeren Genitales.
- Entleerung der Harnblase mit Katheter (unter sterilen Kautelen).

Die **Durchführung** erfolgt nach Schmerzausschaltung im Dammbereich in mehreren Schritten (Abb. 12.2):
1. Nochmalige sorgfältige vaginale Untersuchung.
2. Zusammensetzen und Schließen der Zange.
3. Hinhalten der geschlossenen Zange, um sich deren Lage am kindlichen Kopf vorzustellen.
4. Einführen der Finger der rechten Hand auf die linke Seite der Frau, zum Schutz der Weichteile.
5. Einführen des linken Löffels mit der linken Hand über diese "Schiene" und richtiges Plazieren; Herausziehen der Finger.
6. Analoges Vorgehen auf der anderen Seite. Der rechte Löffel wird mit der rechten Hand aus einer senkrechten Position heraus durch Senken des Griffes auf die in der Vagina eingeführten linken Hand zwischen Kopf und Vaginalwand plaziert.
7. Schließen der Zange.
8. Nachtasten auf mitgefaßte Weichteile und richtigen Sitz.
9. Episiotomie (fast immer nötig – großer Raumbedarf) jetzt oder während der Extraktion.
10. Extraktion des Kindes, stets wehensynchron und dem natürlichen Austrittsmechanismus folgend. Dabei sorgfältig auf ein eventuelles Abrutschen der Zange und auf das Folgen des Kopfes achten; der Dammschutz wird entweder vom Operateur oder von der Hebamme durchgeführt.
11. Unter Umständen ist zur Extraktion des Kindes die Unterstützung durch Kristellern notwendig, jedoch nicht obligatorisch.
12. Entfernen der Zange nach Geburt des Kopfes.
13. Entwicklung des Kindes in gewohnter Weise.

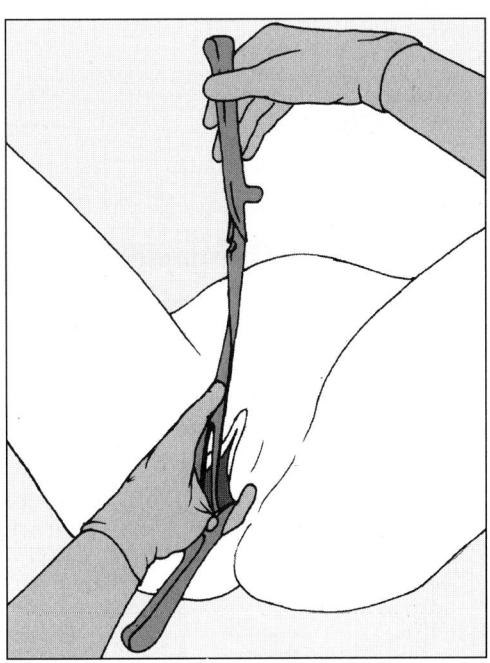

Abb. 12.2 Einführen des 2. (rechten) Zangenlöffels.

Mütterliche Verletzungen. Durch den großen Raumbedarf des Instruments kommt es häufiger zu Weichteilverletzungen. Die Scheide und die Zervix sind **in jedem Fall** vor der Naht der Episiotomie durch eine Spiegeleinstellung auf Verletzungen zu kontrollieren.

Auffälligkeiten am Kind nach Zangenextraktion. Bei manchen Kindern kann es durch den Druck der Zangenlöffel im Gesicht zu kleinen Hämatomen oder Abschürfungen kommen. Die Eltern müssen über die Harmlosigkeit dieser "Zangenmarken" informiert werden. Bei unsachgemäßer Handhabung der Zange kann es jedoch auch zu gravierenden Schädigungen kommen, z.B. Lähmung des *N. facialis*, Tentoriumriß mit Blutungen, Schädelfrakturen.

Vakuumextraktion (= Saugglockenentbindung)

Geschichtliches. 1954 wurde der erste für das entbindende Operieren verwendbare Vakuumextraktor von Malmström entwickelt und durch Evelbauer (Braunschweig) im deutschsprachigen Raum verbreitet. Er wurde schnell zur Alternative der bis dahin üblichen Geburtszangen.

Das Instrument. Der Vakuumextraktor (Abb. 12.3) besteht aus einer Pumpe, einer Vakuumflasche, dem Schlauchsystem und Saugglocken in verschiedenen Größen. Diese sind aus Metall, Gummi oder Silikon und haften durch den erzeugten Unterdruck an der kindlichen Kopfschwarte.

Die Voraussetzungen. Um eine Vakuumextraktion durchzuführen, müssen folgende Bedingungen erfüllt sein:
1. Der Muttermund **muß** vollständig eröffnet sein.
2. Die Fruchtblase **muß** gesprungen beziehungsweise eröffnet sein.
3. Der Kopf muß vakuumgerecht und **mindestens** in der Interspinalebene stehen, idealerweise jedoch tiefer (Cave: Geburtsgeschwulst).
4. Ein Mißverhältnis im Bereich des Beckenausganges **muß** ausgeschlossen sein.

Kontraindikationen
- Deflexionslagen – Gefahr der Verletzung des Kindes beim Ansaugen der Glocke im Bereich der großen Fontanelle, der Stirn und des Gesichts.
- Frühgeburten – Gefahr der Verletzung der weichen Schädelknochen.
- Anenzephalie – kein Ansaugen der Glocke möglich.

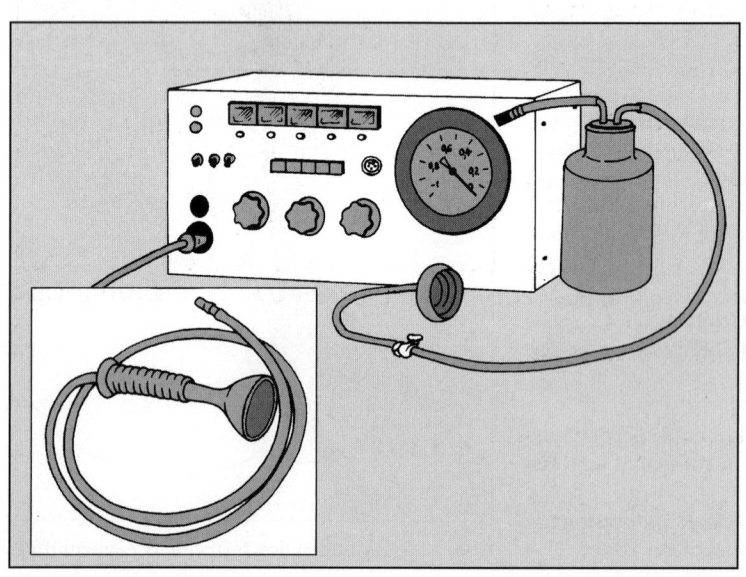

Abb. 12.3 Vakuum-Extraktionsgerät mit Pumpe, Vakuumflasche, Schlauchsystem und Silikon-Vakuumglocke (links vorne).

Die Vorbereitung zur Vakuumextraktion entspricht in allen Teilen der Zangenentbindung. Hinzu kommt das Überprüfen der Funktion des Gerätes und die Bereithaltung verschiedener Glockengrößen.

Die **Durchführung** (Abb. 12.4 und 12.5) erfolgt ebenfalls nach Anästhesie des Dammes und nochmaliger sorgfältiger vaginaler Untersuchung.
1. Auswählen der größtmöglichen Glocke.
2. Vorsichtiges schräges Einführen der Glocke über die Kante der Vagina.
3. Ansetzen der Glocke im Bereich der kleinen Fontanelle.
4. Nachtasten auf mitgefaßte Weichteile und korrekten Sitz.
5. **Langsamer** Vakuumaufbau auf 20 bis 30 kPa.
6. Nochmalige Kontrolle auf richtigen Sitz.
7. Aufbau des Vakuums auf 80 bis 90 kPa innerhalb einer Minute.
8. Probezug, um zu erkennen, ob der Kopf dem Zug folgt und ob der Unterdruck bestehenbleibt.
9. Wehensynchroner Zug unter Berücksichtigung des natürlichen Austrittsmechanismus – beim Abweichen von der Führungslinie reißt die Glocke ab. Auch hier Dammschutz. Geringfügige Haltungs- oder Einstellungskorrekturen sind durch Änderung der Zugrichtung möglich. Kristellern ist hier ebenfalls nicht obligatorisch!
10. Gegebenenfalls Episiotomie (durch geringeren Raumbedarf nicht immer nötig, aber bei kindlicher Indikation zwingend).
11. Nach Geburt des Kopfes Ausschalten des Gerätes. Der Sog baut sich **langsam** ab, und die Glocke kann leicht entfernt werden – niemals an der Glocke ziehen, um sie zu entfernen!
12. Entwicklung des Kindes in gewohnter Weise.

Mütterliche Verletzungen. Durch geringeren Raumbedarf kommt es im Gegensatz zur Zangenextraktion zu deutlich weniger Weichteilverletzungen.

Kindliche Beeinträchtigung. Bei allen Kindern kommt es durch den Unterdruck zur Bildung einer Kopfgeschwulst in der Größe der verwendeten Glocke. Es ist wichtig, die Eltern auf die Harmlosigkeit dieser Kopfgeschwulst hinzuweisen, die sich innerhalb von Stunden zurückbildet.

Unsachgemäße Handhabung kann auch hier zu schweren Schädigungen des Kindes, z.B. durch Blutungen und Schädelfrakturen, führen. Schon das Abreißen der Glocke erzeugt intrakranielle Druckschwankungen.

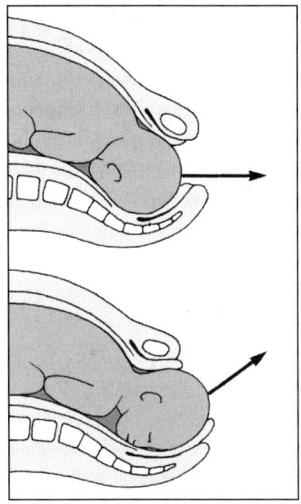

Abb. 12.4 Traktionsrichtung bei vaginal-operativer Entbindung.

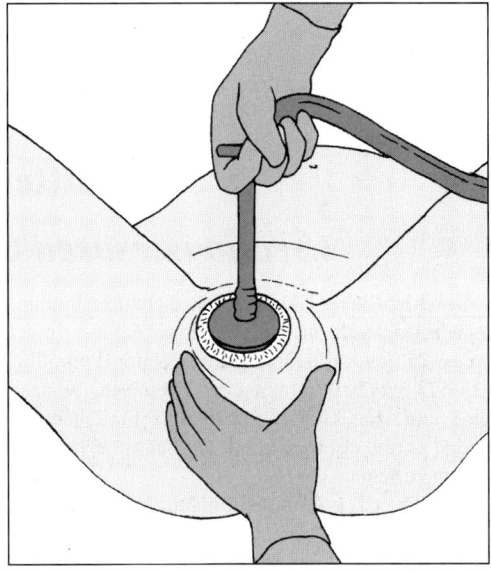

Abb. 12.5 Dammschutz bei der Vakuumextraktion.

Spekulumgeburt (= Spiegelentbindung)

Die Spekulumgeburt nach Bauereisen (Abb. 12.6) wird vorzugsweise bei Frühgeburten angewandt, um so **nach** einer Episiotomie durch Einsetzen eines breiten hinteren Spekulums den Weichteildruck auf den kindlichen Kopf noch mehr zu vermindern.

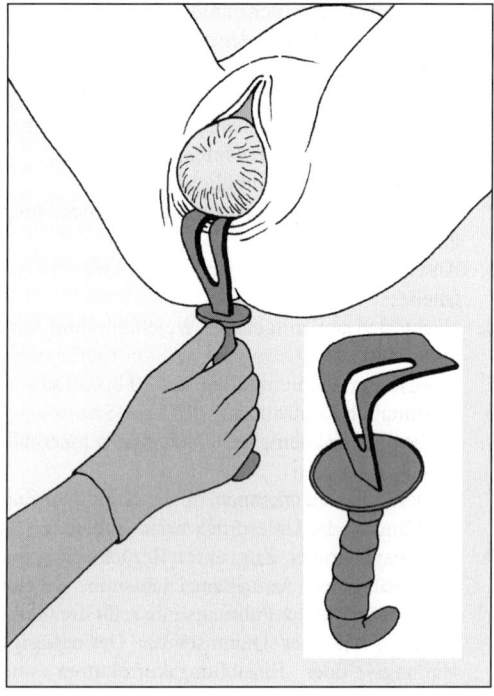

Abb. 12.6 Spekulumentbindung nach Bauereisen.

Schnittentbindung
(*Sectio caesarea* oder Kaiserschnitt)

Geschichtliches. Abdominale Schnittentbindungen wurden bereits im Altertum durchgeführt. In der *Lex regia* des römischen Königs Numa Pompilius (715–673 v. Chr.) gab es eine Vorschrift, wonach keine unter der Geburt verstorbene Frau beerdigt werden durfte, ohne vorher durch Schnitt entbunden worden zu sein.

Von der ersten Schnittentbindung an einer lebenden Frau wird im Mischnajoth, einem Werk jüdischer Gelehrter, um 140 n. Chr. berichtet. Eine der ersten geschichtlich beglaubigten Schnittentbindungen in Deutschland wurde 1610 vom Chirurgen Jeremias Trautmann in Wittenberg durchgeführt. Es ist jedoch sicher, daß bereits lange vorher von Hebammen – auch an lebenden Frauen – Schnittentbindungen durchgeführt wurden. Die Technik wurde von Hebamme zu Hebamme weitergegeben.

1907 führte Frank in Köln die extraperitoneale Schnittentbindung nach dem Vorbild von Ritgen (Gießen 1821) in die operative Geburtshilfe ein. Daraus entwickelte sich die heute fast ausschließlich angewandte Technik der *Sectio caesarea intraperitonealis supracervicalis*, bei der das Kind nach Eröffnung des Peritoneums durch einen Querschnitt im unteren Uterinsegment entwickelt wird.

Der verbreitete Ausdruck "Kaiserschnitt" stammt aus dem 17. Jahrhundert und wurde in den Sprachgebrauch eingebürgert. Die Bezeichnung "Schnittbindung" wurde Anfang des 20. Jahrhunderts durch Sellheim (Tübingen) eingeführt.

Primäre und sekundäre Schnittentbindung

Abhängig vom **Zeitpunkt** der Indikationsstellung unterscheidet man
- die primäre Schnittentbindung vor Beginn der Wehentätigkeit oder vor einem Blasensprung und
- die sekundäre Schnittentbindung bei unter der Geburt auftretender Gefährdung von Mutter und/oder Kind.

Absolute Indikationen
- Von seiten der Mutter:
  - Uterusruptur/drohende Uterusruptur.
  - Vorzeitige Lösung der normal sitzenden Plazenta mit Schockzeichen.
  - HELLP-Syndrom mit Thrombozytenzahl < 100000.
  - *Herpes genitalis* (bis spätestens 4 Stunden nach Blasensprung).
  - Beckenanomalie mit absolutem Mißverhältnis (z.B. Frakturbecken).
  - Zervix-Karzinom.
- Von seiten des Kindes:
  - Nabelschnurvorfall.
  - Blutung bei *Placenta praevia totalis* oder *partialis*.
  - Blutung bei *Vasa aberrantia*.
  - Vorzeitige Lösung der normal sitzenden Plazenta mit Hypoxiezeichen.
  - Mikroblutuntersuchung mit pH < 7,14 bei hochstehendem Kopf und/oder nicht vollständigem Muttermund.
  - Poleinstellungsanomalien (Fuß- oder Knielagen, einfache Steiß- und Steiß-Fuß-Lagen mit ungünstigen Zusatzkriterien, z.B. Primipara).
  - Persistierende Einstellungsanomalien (hoher Geradstand, Scheitelbeineinstellung).
  - Extrem ungünstige Haltungsanomalien (Stirnlage, mentoposteriore Gesichtslagen).
  - Lageanomalie (Querlage, Schräglage).
  - Mehrlinge bei Primipara, wenn erster Mehrling nicht in Schädellage.
  - Manche Fehlbildungen (z.B. Hydrozephalus, Teratome).
  - Riesenkind.

Relative Indikationen
- *Placenta praevia marginalis*.
- HELLP-Syndrom, Thrombozytenzahl > 100000.
- Eklampsie.
- "Relatives" Mißverhältnis.
- Zustand nach Sectio.
- Beckenendlage.
- Frühgeburt.
- Zustand nach Sterilitätsbehandlung.
- "Alte" Erstgebärende.
- Amnioninfektionssyndrom.
- Retardierung.
- Suspekter Oxytozinbelastungstest bei unreifem Befund.
- Primäre Wehenschwäche.
- Suspekter Flow (Doppler-Sonografie).
- Zervixdystokie.
- Mehrlingsschwangerschaft ≥ 3.
- Geburtsstillstand in der EP.
- Fieber unter der Geburt.
- Fetale Hypoxiezeichen.
- HIV-Infektion der Mutter.
- Zustand nach Schulterdystokie.

Vorbereitung. Indikationsstellung, Aufklärung und Einholen des Einverständnisses ist Sache des Operateurs, ebenso die Information der Anästhesie, des OP-Teams und gegebenenfalls der Kinderklinik.

Aufgaben der Hebamme
- Information über weiteres Vorgehen.
- Hilfe beim Ausfüllen der üblichen Narkoseeinwilligungsbögen und der Einwilligung zur Schnittentbindung, die die Patientin erst nach der Aufklärung durch den Anästhesisten beziehungsweise Operateur unterschreiben soll.
- Gegebenenfalls Richten von Tokolyse, Infusomat und Braunüle.
- Richten von Blutröhrchen und Ausfüllen von Laborbegleitscheinen für Blutbild, Gerinnung, Elektrolyte, Kreuzblut (üblicher Standard).
- Rasur der Schambehaarung.
- Legen eines Blasenverweilkatheters.
- Anziehen der Anti-Embolie-Strümpfe.
- Heparin®-Gabe s.c. auf ärztliche Anordnung.
- Prämedikation auf ärztliche Anordnung.
- Hilfe beim Anziehen von OP-Hemd und Haube.
- Gegebenenfalls Entfernen von Schmuck, Brille, Kontaktlinsen und Zahnprothese (mit Namen versehen und sichere Aufbewahrung gewährleisten).
- Gegebenenfalls Entfernen von Nagellack und Kosmetika.
- Vorbereitung und Überprüfung der Reanimationseinheit.
- CTG-Überwachung so lange wie möglich, daran anschließend Abhören der Herztöne mit Sonicaid oder Holzstethoskop.

Durchführung
- Lagerung der Schwangeren oder Kreißenden auf dem Operationstisch in 15° Seitenlage (Verhinderung des *Vena-cava*-Kompressionssyndroms).
- Desinfektion der Bauchdecken.
- Suprasymphysärer Querschnitt nach Pfannenstiel.
- Inzision, Spalten des Blasenperitoneums.
- Abschieben der Harnblase.
- Bogenförmige Inzision des unteren Uterinsegments.
- Digitale, stumpfe Erweiterung der Hysterotomiewunde zu den Seiten hin (Abb. 12.7).
- Oberflächliche Inzision der Fruchtblase mittels Skalpell.

- Entwicklung des Kindes.
- Absaugen und lange Abnabelung.
- Übergabe des Kindes an die Hebamme.
- Gewinnung der Plazenta und der Eihäute.
- Gegebenenfalls Dilatation einer nicht eröffneten Zervix.
- Schichtweiser Verschluß von Uterus und Bauchhöhle.
- Klammern und Naht der Haut.

Manche Geburtshelfer bevorzugen bei Kindern mit einem geschätzten Geburtsgewicht von unter 1500 g bei der Eröffnung des Uterus zur Raumgewinnung und schonenderen Entwicklung des Kindes den isthmozervikalen Längsschnitt.

Abweichend von der üblichen Operationsmethode wird seit 1995 in einigen Krankenhäusern die in Jerusalem entwickelte **Misgav-Ladach-Technik** angewandt. Die in den Medien als "sanfter Kaiserschnitt" beschriebene Methode unterscheidet sich vom herkömmlichen Vorgehen im wesentlichen durch die Inzision etwas oberhalb des suprasymphysären Querschnitts nach Pfannenstiel und dem daran anschließenden – vorwiegend digital, stumpfen – Dehnen der Bauchwandschichten. Nach üblicher Hysterotomie wird nach dem Entfernen der Plazenta die Gebärmutter vor die Bauchdecke luxiert, nachkürrettiert und nach Wundverschluß reponiert. Nach der Naht der Faszie werden die Subkutis und die Haut mit durchgreifenden Nähten adaptiert. Die Originaltechnik reduziert die bisherige Operationsdauer von ca. 30 bis 40 Minuten auf ca. 15 Minuten. Die Misgav-Ladach-Technik wird meist mit hausinternen Abweichungen durchgeführt, so daß die Operationszeit in der Regel 20 bis 25 Minuten beträgt. Das sogenannte "sanfte" Vorgehen wird durch den nötigen Kraftaufwand zum Dehnen der Bauchmuskulatur und der Bauchwand in Frage gestellt. Sanft ist eher der postoperative Verlauf, bei dem reduzierte Wundschmerzen und auch weniger Wundheilungsstörungen beobachtet werden. Bei einer Re-Sectio ist die Methode bei vorausgegangener herkömmlicher Technik **nicht** anwendbar.

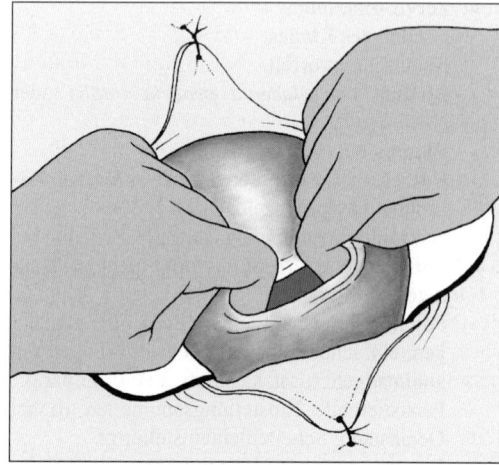

Abb. 12.7 Suprazervikale Schnittentbindung. Digitale, stumpfe Erweiterung der Hysterotomiewunde nach lateral.

Episiotomie (Scheidendammschnitt)
(griech.: Episeion, die Scham; témno, ich schneide)

Geschichtliches. 1810 wurde von Michaelis die Episiotomie zur Verhütung eines großen Dammrisses empfohlen. Ziel einer Episiotomie ist es, ein unkontrolliertes Zerreißen der tiefen Beckenbodenmuskulatur zu vermeiden. In unserem Jahrhundert entwickelte sie sich zur häufigsten geburtshilflichen Operation. Die Prophylaxe von Senkungsbeschwerden stand dabei jahrelang bei der Indikationsstellung im Vordergrund.

Die routinemäßige Durchführung muß heute jedoch neu überdacht werden. Frauen stehen Schwangerschaft und Geburt kritischer gegenüber, wollen gebären und nicht "entbunden werden". Der Dammschnitt soll nicht routinemäßig zur Klinikgeburt dazugehören, sondern tatsächlich als geburtshilfliche **Operation** angesehen werden, deren Vor- und Nachteile von Hebammen und Geburtshelfern kritisch betrachtet werden müssen.

Schnittrichtungen der Episiotomie (Abb. 12.8 und Tab. 12.1)
1. **Median** = Spaltung des Dammes von der hinteren Kommissur aus im *Centrum tendineum* bis maximal an den *M. sphincter ani* heran. Hieraus ergibt sich die anatomisch günstigste Schnittführung, da das *Centrum tendineum* sowohl nervös als auch venös kaum versorgt ist. Hirsch empfiehlt im Falle zwingender **Erweiterung der medianen Episiotomie die komplette Perineotomie**, d.h. das Durchtrennen des *M. sphincter ani externus* **beziehungsweise die Perineoproktomie**, bei der noch zusätzlich einige Zentimeter der vorderen Rektumwand inzidiert werden.

2. **Mediolateral** = Spaltung des Dammes von der hinteren Kommissur aus in einem Winkel von 45° 3 bis 4 cm nach lateral. Bei dieser Art der Schnittführung werden der *M. bulbospongiosus* und der *M. transversus perinei superficialis* durchtrennt.
3. **Lateral** = lateral von der hinteren Kommissur (rechts bei 7 bis 8 Uhr, links bei 4 bis 5 Uhr) ansetzend werden der *M. bulbospongiosus, M. transversus perinei superficialis* und *M. levator ani* seitlich durchtrennt.

Diese Episiotomie ergibt den größten Raumgewinn ohne Gefährdung des Sphinkters.

Technik. Generell wird jede Erweiterung nach Rasur und Desinfektion des Dammes **mit einer scharfen Schere**, deren Branchen **genau rechtwinklig zum Gewebe** gehalten werden, durchgeführt. Eine Anästhesie des Dammes ist unnötig, wenn die Episiotomie **bei durchschneidendem Kopf auf dem Höhepunkt der Wehe** erfolgt. Dann ist das Dammgewebe so ausgewalzt, daß durch den Druck des Kopfes die Innervierung des Dammes unterbrochen ist und eine "natürliche Anästhesie" besteht. Zu jedem anderen Zeitpunkt muß der Damm, wie natürlich auch die Naht, betäubt werden (s. Kap. 13 Schmerzmittel und Anästhesieverfahren, S. 772).

Wir wünschen uns keine prophylaktische Anwendung der Episiotomie, sondern ein sorgfältiges Abwägen von Vor- und Nachteilen, das Ausnutzen alternativer Gebärpositionen zur Entlastung des Dammes, jedoch keinen "Dammschutzkult" um jeden Preis.

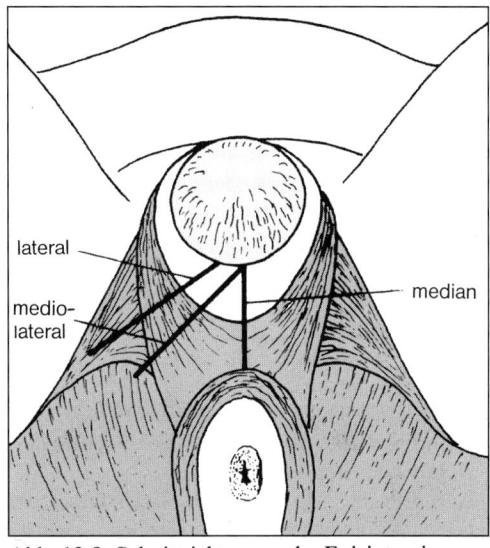

Abb. 12.8 Schnittrichtungen der Episiotomie.

Tab. 12.1 Episiotomieformen.

Schnittführung	Indikationen	Vorteile	Nachteile
median	- Blaßwerden des Dammes (Zeichen der drohenden Zerreißung)	- relativ kleiner Schnitt, trotzdem maximale Erweiterung des Scheideneinganges - geringe Blutung - einfache Nahttechnik - geringe Beschwerden im Wochenbett - gutes kosmetisches Ergebnis	- unkontrolliertes Weiterreißen zum DR 3. Grades möglich
mediolateral	- Zustand nach DR 3. Grades - kurzer Damm - großes Kind (Leopold-Handgriffe anwenden) - Deflexionslagen - Beckenendlagen - Hypoxiezeichen - meist bei operativen Entbindungen	- bei Bedarf erweiterungsfähig nach lateral - Weiterreißen in Richtung Sphinkter (führt zum DR 3. Grades) weniger häufig	- stärkere Blutung - schwierigere Naht - vermehrt Beschwerden im Wochenbett (Schmerzen, Wundheilungsstörungen)
lateral	- wenn es bei komplizierten operativen Eingriffen auf einen besonders großen Raumgewinn ankommt	- maximaler Raumgewinn	- relativ großer Blutverlust - schwierigere Naht durch die Schrägspannung im Bereich der Wunde - starke Wundschmerzen - Wundheilungsstörungen häufiger

Naht der Episiotomie (Abb. 12.9). Sie sollte immer im Anschluß an die Geburt der Plazenta erfolgen. In den meisten Kreißsälen werden sogenannte "Epi-Päckchen" oder "Naht-Sets" individuell gepackt. **Grundausstattung**:
- Nadelhalter
- Schere(n)
- Pinzette(n), chirurgisch
- Pinzette(n), anatomisch
- Vaginaltampon
- Tupfer
- atraumatisches Nahtmaterial
- Klemme(n), gerade
- Klemme(n), gebogen

Das Decken eines sogenannten Nahttisches durch die Hebamme ist in vielen Häusern üblich, aber nicht notwendig.

Vorbereitung zur Naht
- Lagerung der Frau im Querbett (Steinschnittlage).
- Eventuell steriles Abdecken des Operationsfeldes.
- Desinfektion der Wundfläche.
- Ausreichende Anästhesie (z.B. Lokalanästhesie, bereits vorliegende Pudendus- oder Periduralanästhesie).
- Richten des Instrumentariums und des Nahtmaterials.

Nahtmaterial. Es wird resorbierbares, synthetisches, einzeln verpacktes atraumatisches Fadenmaterial verwendet. Der Faden ist in das Nadelende der öhrlosen Nadel fest eingefügt.

Dammrisse und Scheidendammrisse werden in drei Schweregrade unterteilt:
- Dammriß 1. Grades: Oberflächlicher Riß des Dammes bis höchstens zur Mitte mit Riß der Scheidenschleimhaut.
- Dammriß 2. Grades: Riß der Damm-Muskulatur, ohne den *M. sphincter ani externus* zu verletzen.
- Dammriß 3. Grades: Totaler Dammriß, auch der *M. sphincter ani externus* ist mit durchgerissen, eventuell ist auch die Rektumschleimhaut mit eingerissen (Abb. 12.10).

Kleinere, nicht blutende Schleimhautdefekte verkleben durch Granulation der Wundflächen von selbst. Dammrisse sollten immer genäht werden. Vor der Dammnaht muß die Intaktheit des *M. sphincter ani externus* geprüft werden. Die Nahttechnik entspricht beim Dammriß 1. Grades und 2. Grades der der Episiotomie.

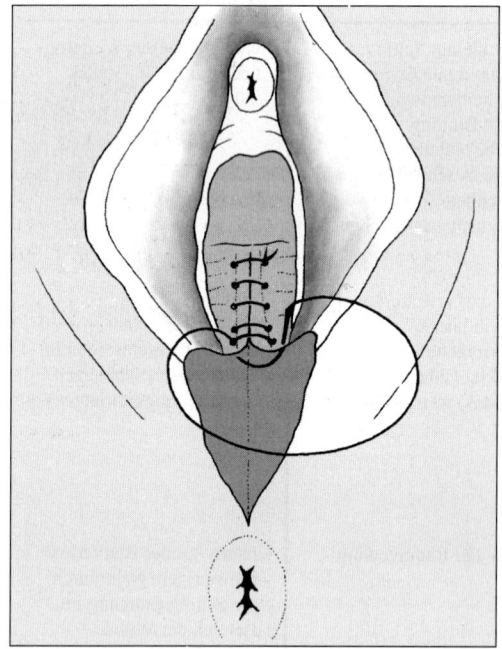

Abb. 12.9 Dammnaht.

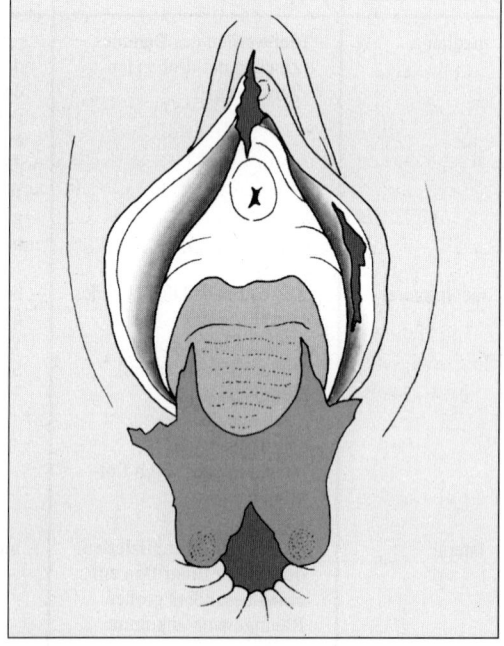

Abb. 12.10 Dammriß 3. Grades mit Labien- und Klitorisriß.

Naht des Dammrisses 3. Grades. Nach Darstellung der durchtrennten Sphinktermuskulatur werden die Risse mit Einzelknopfnähten (z.B. Dexon 30) unter der Haut genäht. Bei Rektumdefekten erfolgt ein Verschluß des Rektums mit submukösen Einzelknopfnähten, die eng aneinanderliegen sollen. Dann erfolgt die Naht der Scheide und des Dammes in gewohnter Weise. Die großen Dammdefekte bedürfen zur Naht einer guten Analgesie. Ebenso sollten nach Bedarf Schmerzmittel in den ersten Wochenbettagen verabreicht werden.

Scheidenrisse treten isoliert oder beim Weiterreißen der Episiotomie oder des Dammrisses in die Scheide hinein auf. Sie können bis ins Scheidengewölbe hinaufreichen und zu starken arteriellen Blutungen und zur Ausbildung von Hämatomen führen. Zur Naht ist in der Regel eine Spekulumeinstellung nötig, um die Blutung durch Unterbindung oder atraumatische Umstechung zu stillen. Die Scheidenwand wird mit adaptierenden Einzelknopfnähten versorgt.

Zervixrisse kommen bei fast allen Entbindungen physiologisch vor. Kleine Einrisse sind dabei klinisch bedeutungslos. Größere bedürfen wegen der stärkeren Blutung aus den Einrissen in ca. 1% aller Geburten der operativen Behandlung.

Nahttechnik: Einführen breiter Spekula, Darstellen des Muttermundes und Umfassen der Zervix mit Uterusfaßzangen im Uhrzeigersinn, Naht der Risse mit Einzelknopfnähten.

Labienrisse sollten nur genäht werden, wenn sie bluten. Reicht eine Oberflächenanästhesie nicht aus, soll die lokale Anästhesie immer mit einer dünnen Kanüle erfolgen, da das Anlegen einer örtlichen Betäubung sehr schmerzhaft ist. Die Naht erfolgt atraumatisch mit Fadenstärke 4-0 oder 5-0 in Einzelknopfnähten.

Klitorisrisse bluten stark und sind durch ihre Nähe zur Harnröhrenmündung in der Versorgung problematisch. Sie werden mit tiefgreifender Umstechung ober- und unterhalb der mit einer Kocherklemme gefaßten Stelle genäht.

Literatur

Borgmann U, Heidenreich W. Eine neue Kaiserschnittmethode - Erste Erfahrungen mit der Misgav-Ladach-Technik. Die Hebamme 1998; 11:118-20.

Dräger H, Gill W. Instrumentenkunde. Stuttgart, New York: Thieme 1990.

Hebammenlehrbuch. Herausgegeben im Auftrag des Reichsministeriums des Inneren durch das Reichsgesundheitsamt. Osterwieck, Berlin: Staude 1943.

Hirsch HA. Episiotomie und Dammriß. Stuttgart, New York: Thieme 1989.

Hirsch HA. Episiotomie und ihre Komplikationen. Die Hebamme 1998; 11:162-70.

Martius G, Hrsg. Hebammenlehrbuch. 6. Aufl. Stuttgart, New York: Thieme 1995.

Martius H. Die geburtshilflichen Operationen. Stuttgart, New York: Thieme 1958.

Pschyrembel W, Dudenhausen J. Praktische Geburtshilfe. Berlin: de Gruyter 1994.

Schmidt-Matthiesen H, Hepp H. Gynäkologie und Geburtshilfe. 9. Aufl. Stuttgart, New York: Schattauer 1998.

Stark M, Finkel AR. Comparison between the Joel Cohen and Pfannenstiel incision in Caesarean Section. Eur J Obstet Gynecol Reprod Biol 1994; 53:121-2.

Stoeckel W. Lehrbuch der Geburtshilfe. Jena: Fischer 1951.

Valet A, Goerke K, Steller J, Hrsg. Klinikleitfaden - Gynäkologie und Geburtshilfe. Neckarsulm: Jungjohann 1992.

13
Schmerzmittel und Anästhesieverfahren
Karola Mertens, Andrea Wehling

Im allgemeinen wird Schmerz als sinnvolle biologische Reaktion des Organismus angesehen, durch die man ein schädigendes Ereignis wahrnimmt und Maßnahmen zu dessen Abwehr trifft. Der Geburtsschmerz gilt als Zeichen für die unmittelbar bevorstehende Geburt. Er veranlaßt die Schwangere, sich adäquat zu verhalten und Geburtsvorbereitungen zu treffen.

Das Schmerzerleben ist von verschiedenen Faktoren wie Schmerzverständnis, Schmerztoleranz und Schmerzempfinden abhängig. Es wird unter anderem durch Angst, Unsicherheit, körperliche und psychische Belastung und Überlastung beeinflußt.

Die Einstellung zum Geburtsschmerz ist außerdem sehr stark kulturell geprägt. In einigen Kulturen helfen Riten, mit dem Geburtsschmerz umzugehen. So wird in arabischen Kulturen ein Wehengesang "Aeii, Aeii, Aeii" angestimmt. Dieser Wehengesang ist ein gesellschaftlich akzeptiertes Ritual. Die Frauen können sich so auf die Wehen einlassen und sie leichter und besser ertragen. Unsere Kultur ist durch eine starke Kontrolle der eigenen Gefühle und deren Äußerungen geprägt, und Angst vor Kontrollverlust macht vielen Frauen zu schaffen. Diese Angst und das Wissen, daß Schmerzäußerungen vom Pflegepersonal nicht erwünscht sind, zwingt den Frauen eine große Disziplin ab, die es ihnen schwer macht, sich auf den Schmerz einzulassen. In unserer hochtechnisierten Geburtshilfe muß Schmerz ja auch nicht mehr "ertragen" werden, weil es viele Methoden der medikamentösen Schmerzerleichterung gibt.

Durch Informationen über Geburt und medikamentenfreie Schmerzerleichterung können den Frauen Unsicherheit und Angst genommen werden, und sie können mit einer größeren Zuversicht in die Geburt gehen.

Physiologie der Schmerzleitung

Man unterscheidet verschiedene Arten von Schmerzen. Einerseits werden Schmerzreize von Schmerzrezeptoren - sogenannten Nozizeptoren - aufgenommen. Die Nozizeptoren sind freie, nackte Nervenendigungen. Sie werden durch Reize mechanischer (z.B. Druck, Dehnung), thermischer (Hitze, Kälte), chemischer (z.B. Gewebshormone, die bei Gewebsläsionen freigesetzt werden, Azidose, O_2-Mangel) und elektrischer (z.B. Akupunktur) Natur erregt. Man kann polymodale, d.h. durch verschiedene Reize erregbare Rezeptoren mit eher hoher Reizschwelle von spezifisch reagierenden Rezeptoren mit eher niedriger Reizschwelle unterscheiden. Diese Art von Schmerz bezeichnet man als "**Nozizeptor-Schmerz**". Andererseits können nicht nur die Nervenendigungen, sondern auch die Nerven selbst durch mechanische Beanspruchung (z.B. Zerrung, Dehnung, Druck) gereizt werden. Diese Art von Schmerz bezeichnet man als **"neuropathischen"** **Schmerz**. Andere Arten von Schmerzen (z.B. "Deafferenzierungsschmerz") spielen unseres Erachtens beim Geburtsschmerz keine Rolle.

Die Impulse werden in zwei unterschiedlich schnell leitenden Nervenfasertypen weitergeleitet. Die dünnen, marklosen C-Fasern mit langsamer Leitgeschwindigkeit vermitteln eher die dumpfen, anhaltenden Schmerzen. Daneben gibt es dicke, markhaltige und schnell leitende A-δ-Fasern, deren Erregung den hellen Sofortschmerz hervorruft. Außerdem gibt es noch dicke, markhaltige und schnell leitende A-α- und A-β-Fasern zur Übertragung nichtnozizeptiver Impulse hochempfindlicher Mechanorezeptoren (z.B. für Berührung, Vibration, Lagesinn). Sie spielen bei den nichtmedikamentösen Verfahren zur Schmerzlinderung bei der Geburt eine Rolle.

Diese Nervenfasern gelangen über die Hinterwurzel zu den Hinterhörnern des Rückenmarks und enden in der grauen Hinterhornsubstanz. Sie besteht aus sechs übereinanderliegenden Nervenzellschichten, sogenannten *Laminae*. Die in der Lamina 1 und 2 (auch *Substantia gelatinosa*) ankommenden Nervenfasern werden im Hinterhorn – eventuell über ein oder mehrere kurze zwischengeschaltete Neurone (Nervenzellen) – auf Neurone der Lamina 4, 5 und 6 umgeschaltet, von denen die ins Zentralnervensystem (ZNS) aufsteigende Schmerzbahn ihren Ausgang nimmt. Hier erfolgt auch die Verschaltung von Nervenbahnen aus verschiedenen Körperregionen. Dadurch kommt es zu Querverbindungen zwischen viszeralen Lokalisationen und festen Hautbezirken, den sogenannten **Head-Zonen**.

Nach der Kreuzung auf die Gegenseite ziehen die Fasern im Vorderseitenstrang des Hinterhorns (*Tractus spinothalamicus*) aufwärts zum ZNS. Auch in den

Vorderseitensträngen werden die Erregungen der A-δ-Fasern und der C-Fasern in jeweils eigenen Bahnen weitergeleitet. Erstere enden im lateralen Thalamus, von dem aus direkte Beziehungen zur sensomotorischen Großhirnrinde bestehen. Sie vermitteln die Information über Qualität und Ort des Schmerzes. C-Fasern haben viele synaptische Verbindungen zu anderen Zentren und enden im medialen Thalamus. Sie vermitteln den primären, reizunspezifischen, dumpfen Schmerz, der verzögert wahrgenommen wird und schlecht lokalisierbar ist. Im Thalamus und den benachbarten Hirnstrukturen findet auch die affektiv-emotionale Verknüpfung, d.h. die Wechselwirkung zwischen Stimmung und Schmerz, statt. Über die *Formatio reticularis* werden Atem- und Kreislaufzentrum aktiviert. Der Thalamus als umfangreichstes und wichtigstes Kerngebiet im ZNS hat Verbindungen zum Hypothalamus und zum limbischen System. Der Hypothalamus ist der Teil des Zwischenhirns, in dem die Steuerzentren für die wichtigsten Regulationsvorgänge des vegetativen Nervensystems, z.B. Kreislauf, Atmung, Temperatur, Wachheitszustand u.a. lokalisiert sind. Das limbische System ist ein dem Hypothalamus übergeordnetes Zentrum der endokrinen und vegetativen Regulation. Es hat einen großen Anteil an der Auslösung und Beeinflussung der angeborenen Trieb- und Instinkthandlungen, am affektiven Verhalten und an der emotionalen Reaktion.

Die Aktivität von Hinterhornneuronen wird durch die Aktivität absteigender Bahnen aus verschiedenen Ebenen des ZNS moduliert beziehungsweise gehemmt. Im ZNS werden die ankommenden Schmerzimpulse hinsichtlich ihrer Bedeutung für das Individuum auf der Basis früherer Erfahrungen bewertet. Positive Bewertungen oder positive affektiv-emotionale Verknüpfungen können zur Aktivierung absteigender Bahnen führen, die eine Hemmung der Schmerzempfindung bewirken. Unabhängig davon kann die Nozizeption auch auf Rückenmarksebene moduliert beziehungsweise gehemmt werden. Dabei wird durch nichtnozizeptive Impulse – ausgelöst z.B. durch Massage, Akupunktur oder Akupressur in der entsprechenden Head-Zone – über dicke, markhaltige, schnell leitende A-α- oder A-β-Fasern die Schmerzübertragung der C-Fasern im Bereich der *Substantia gelatinosa* gehemmt. Eine Erklärungsmöglichkeit für die Hemmung der schmerzübertragenden Hinterhornneurone liefert die "Gate-control-Theorie" (Malzak und Wall 1965, in modifizierter Form Wall 1978). Danach wird auf Rückenmarksebene eine Art Tor ("Gate") angenommen, das für Schmerzimpulse aus den langsam leitenden C-Fasern unpassierbar wird, wenn über schnell leitende Nervenfasern andere, nichtnozizeptive Impulse, ausgelöst durch Massage oder Akupunktur, das Hinterhorn erreichen.

Während einer Geburt sind die Schmerzen hinsichtlich der Lokalisation ihres Ursprungs und der Weiterleitung unterschiedlich. In der Eröffnungsperiode entsteht der Geburtsschmerz durch Kontraktionen des Uterus und Dehnung von Zervix und Scheide. Die Schmerzimpulse werden in der frühen Eröffnungsperiode zu Th 10 und 11, in der späteren auch zu Th 12 und S1 geleitet. Während der Austreibungsphase steht der Dehnungsschmerz des Beckenbodens im Vordergrund, der vorwiegend über die Fasern des *Nervus pudendus* zu S2 bis 4 geleitet wird (vgl. Abb. 13.1).

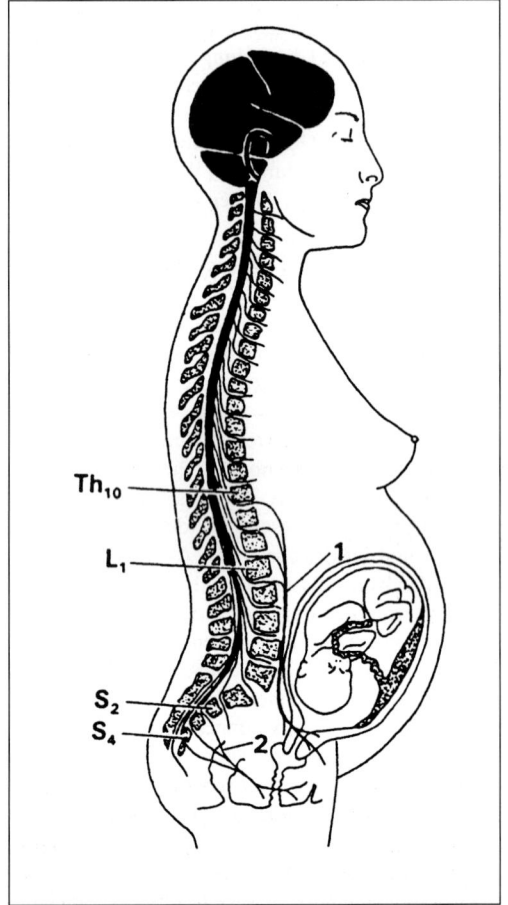

Abb. 13.1 Die schmerzleitenden Fasern aus Muttermund und Uterus (1) ziehen zu den Rückenmarkssegmenten TH 10 bis L1. Die schmerzleitenden Fasern des Dammes (2) ziehen über die Nervi pudendi zu den Segmenten S2 bis S4. (Aus: Striebel HW. Anästhesie und Intensivmedizin für Studium und Pflege. 4. Aufl. Stuttgart, New York: Schattauer 1999).

Die Möglichkeiten der medikamentfreien Schmerzerleichterung

Psychoprophylaktische Geburtsvorbereitung

Die psychoprophylaktische Geburtsvorbereitung nimmt eine wichtige Rolle in der medikamentfreien Schmerzerleichterung ein. Dick Read war mit der erste, der auf das Phänomen Angst – Spannung – Schmerz hinwies (s. Kap. 5.2 Betreuung und Leitung der normalen Geburt, S. 264).

Bewegung und Positionswechsel

Bewegung und Positionswechsel während der Eröffnungswehen sind eine gute Möglichkeit zur Entspannung. Die Frau kann sich aktiv mit dem Geburtsschmerz auseinandersetzen. Außerdem kann der Geburtsschmerz durch sanfte Bewegungen des Beckens erleichtert werden. Die Frauen sollten ermutigt werden, häufiger die Position zu wechseln oder umherzugehen. Dadurch kann jede Frau eine Position finden, in der die Wehen weniger schmerzhaft erlebt werden. Aktives Umhergehen während der Wehen stärkt das Vertrauen in die eigenen Fähigkeiten. Die Frauen bekommen aus sich selbst heraus eine größere Sicherheit, was einen entspannenden Effekt haben kann.

Kälte- und Wärmeanwendung

Eine Wärmflasche im Lenden- und Kreuzbeinbereich unterstützt die Entspannung und verringert das Schmerzempfinden. Ein warmes Bad hat beruhigende Wirkung auf die Aktivität der Nervenenden der Haut. Durch die Auftriebskraft des Wassers wird die Körpermuskulatur entlastet. Die Bewegungen werden leichter und fließender, und es tritt eine allgemeine Entspannung ein (Tab. 13.1).

Tab. 13.1 Physikalische Effekte von Wärme und Kälte.

Wärme	Kälte
• Steigerung der lokalen Durchblutung. • Erhöhung der Temperatur von Hautoberfläche und Muskeln. • Steigerung des Gewebsstoffwechsels. • Verminderung der Muskelverspannung. • Entspannung der feinen Muskulatur in der Haut (Kapillaren, Haarwurzeln). • Die Schmerzschwelle wird erhöht.	• Verminderung der lokalen Durchblutung. • Senkung der Temperatur von Hautoberfläche und Muskeln. • Verminderung des Gewebsstoffwechsels. • Verminderung der Muskelverspannung (hält länger an als bei Wärmeanwendung). • Langsamere Übertragung von Impulsen über die aufsteigenden Neuronen, die Wahrnehmung der Empfindungen wird vermindert.

Berührung und Massage

Die Schmerzerleichterung ist sehr von der Art der Berührung und Massage abhängig. Die Hand liegt am besten an der schmerzenden Stelle. Durch die Berührung beziehungsweise Massage werden verschiedene Rezeptoren in der Haut stimuliert. Das führt zu einer Steigerung der Aktivität in den dazugehörenden Nervenbahnen. Die Schmerzimpulse werden gehemmt (Gate-Control-Theorie). Der Effekt der Massage bleibt nur bestehen, wenn sie **kontinuierlich** weiterpraktiziert wird.

Massage kann z.B. im Bereich des Rückens angeboten werden, weil häufig dort der Wehenschmerz empfunden wird. Bevorzugt ist der Bereich um die Michaelis-Raute. Es gibt viele Massagetechniken. Hier sollen nur einige Möglichkeiten beschrieben werden.

Punktuelle Massage im seitlichen Bereich der Michaelis-Raute. Mit den Daumen werden kreisende Bewegungen nach außen ausgeführt. Die Intensität des Drucks sollte sich dabei nach dem Bedürfnis der Frau richten.

Großflächige Massage mit beiden Händen. Beginnend bei Th 12 bis Th 10 mit zunehmendem Druck der Handflächen beiderseits der Wirbelsäule bis zum Bereich der Lendenwirbelsäule entlangfahren und dann über Hüften und Gesäß ausstreichen. Um wieder zum Ausgangspunkt der Massage zu gelangen, mit der Handrückenseite der Finger an der Wirbelsäule entlang nach oben wandern. Dann wieder von oben herunter massieren. Wichtig ist bei der großflächigen Massage, nie nach oben zu schieben, sondern die Spannung zum Kreuzbeinbereich hin auszustreichen. Durch sanften Druck zum Kreuz- oder Steißbein hin wird die runde Haltung der Wirbelsäule unterstützt.

Sehr hilfreich ist die Massage mit dem Handballen am unteren Rand der Michaelis-Raute. Die Hand liegt um das Kreuzbein herum, es kann ein sanfter Druck zum Steißbein hin ausgeführt werden. Die Hand kann auch mit leichtem oder intensivem Druck um das Kreuzbein kreisen. Als Hilfsmittel kann auch ein vorgewärmtes **Kirschkernsäckchen** genommen werden. Das Kirschkernsäckchen oder zwei Tennisbälle werden im besagten Bereich angesetzt, die Hand darübergelegt und mit kreisenden Bewegungen der Druckpunkt verändert.

Akupunktur

Diese alte chinesische Heilkunst wird schon seit mehr als 2500 Jahren praktiziert. Aber erst 1958 unter Mao Tse-tung wurde sie zur Analgesie bei Geburten eingesetzt. Seit der Kulturrevolution ist die Akupunktur auch bei uns bekannt geworden. Sie wird von immer mehr Ärzten und Hebammen erlernt und als alternative Methode der Schmerzausschaltung angewendet. Eine vorherige Ausbildung ist nötig. Es gibt mehr als 365 Punkte, die im Bereich der 12 Meridiane des Körpers verlaufen. An ihnen kann durch das Setzen von kleinen, feinen Nadeln das Schmerzempfinden beeinflußt werden. Es kann zu einer Blokkade der Schmerzleitung kommen und sehr wahrscheinlich zu einer Ausschüttung körpereigener Endorphine. Jedoch gibt es für diese Effekte noch keine wissenschaftlich belegten Erklärungen.

Akupressur

Auch hier ist eine Zusatzausbildung erforderlich. Akupressur ist Akupunktur ohne Nadeln, die Technik wird auch Shiatsu genannt. Es ist eine tiefe, punktuelle Massage mit Fingerspitze, Fingernagel, Daumen oder Handballen an den klassischen Akupunkturpunkten. Spezielle Techniken zur Schmerzerleichterung unter der Geburt sind von Ohashi und Hoover (1983) entwickelt worden. Sie empfehlen Massage mit dem Daumen, besonders im Bereich des Kreuzbeins, am Hinterhaupt und in der Mitte der Tibia.

Quaddeln

Mit NaCl-Lösung werden Quaddeln im Bereich der Brust- und Lendenwirbelsäule (bei Th10 und L1) und im Kreuzbeinbereich (bei S2 und S4) gesetzt. Das Quaddeln kann auf einen straffen bis spastischen Muttermund sehr entspannend wirken und dadurch den Schmerz erträglicher machen.

TENS – Transkutane elektrische Nervenstimulation

Diese Methode wurde ursprünglich bei chronischen Schmerzen angewandt, ehe sie Eingang in die Geburtshilfe fand. Es ist eine nichtinvasive und leicht zu handhabende Therapieform. Die Anwendung ist unproblematisch und praktisch. Elektroden werden an verschiedenen Stellen auf die Haut gebracht, ein batteriebetriebener Generator gibt elektrische Impulse an die Haut ab. Die Intensität der elektrischen Impulse kann von der Frau selbst eingestellt werden. Es kribbelt oder prickelt an der stimulierten Stelle. Die Elektroden werden in demselben Bereich gesetzt, in dem auch die Quaddeln gesetzt werden. Durch die elektrische Stimulation soll die Schmerzleitung unterbrochen werden.

Homöopathie

Durch fundiertes Wissen in der Homöopathie ist es möglich, unter der Geburt dasjenige Mittel zu finden, das dem Wesen der Frau entspricht. Durch die Gabe des richtigen Mittels wird die Schmerzqualität beeinflußt. Die Schmerzwahrnehmung verändert sich und beeinflußt die Akzeptanz der Wehenschmerzen positiv.

Wer homöopathisch behandeln möchte, muß vorher eine Ausbildung in klassischer Homöopathie absolvieren. Mittlerweile werden regelmäßig entsprechende Fortbildungen speziell für Hebammen angeboten. Die Homöopathie ist eine Erfahrungsmedizin. Das bedeutet, daß durch die Fortbildung eine Grundlage gelegt wird und weitere Kenntnisse in der praktischen Arbeit gesammelt werden. Ein homöopathischer Arbeitskreis für Hebammen ermöglicht einen regelmäßigen Erfahrungsaustausch.

Die beste aller Möglichkeiten der medikamentenfreien Schmerztherapie ist Aufklärung darüber, daß Geburt ein normales Geschehen ist und daß der Geburtsschmerz ein "positiver und funktioneller" Schmerz ist. Sheila Kitzinger (1978) bezeichnet ihn als Schmerz mit Zweck oder kreativen Schmerz. Eine positive Einstellung zum Geburtsschmerz und zum Geschehen Geburt hat großen Einfluß auf den Ablauf. Es ist wichtig, die Frau in ihrer Fähigkeit, gebären zu können, zu bestärken und zu unterstützen.

Sehr hilfreich ist auch Zuwendung von seiten des Partners, der Hebamme und des Arztes unter der Geburt.

Medikamentöse Schmerzerleichterung
Plazentapassage mit Wirkung auf das Kind

Nach heutigen Erkenntnissen ist davon auszugehen, daß alle in der Geburtshilfe gebräuchlichen Pharmaka die Plazentaschranke überschreiten. Das Kind reagiert auf Pharmaka ebenso wie die Mutter, die Wirkung atem- oder kreislaufdepressorischer Medikamente ist beim Ungeborenen (und Neugeborenen) sogar größer als zu irgendeinem anderen Zeitpunkt seines Lebens.

Die plazentagängigen Medikamente passieren nach intravenöser Injektion innerhalb von 1 bis 3 Minuten die Plazenta. Nach einer intramuskulären Injektion wird der höchste fetale Blutspiegel nach 30 bis 40 Minuten erreicht. Übertritt und Wirkung von Medikamenten auf das Kind werden von der Art der Verabreichung, der Dosierung, der Druckverteilung durch die Wehe und von den folgenden Faktoren bestimmt:

1. Der höhere Wassergehalt und die niedrige Proteinbindungsfähigkeit des Ungeborenen (und p.p. des Neugeborenen) bewirken höhere Medikamentenspiegel im Gewebe und einen entsprechend geringeren Gehalt in den Abbau- und Ausscheidungsorganen.
2. Die Unreife der Leberenzyme reduziert die Metabolisierung (Verstoffwechselung) der Medikamente.
3. Diaplazentar übergegangene Schwangerschaftshormone können die verringerte Entgiftungsfähigkeit des Kindes verstärken.
4. Die unausgereifte Blut-Hirn-Schranke begünstigt den Übergang von Medikamenten in das ZNS.
5. Die diaplazentare Übertragung von Medikamenten auf den Feten ist von der uteroplazentaren Durchblutung abhängig. So ist z.B. während der Wehen die plazentare Durchblutung und damit auch der diaplazentare Übertritt von Medikamenten herabgesetzt.

Die ersten 3 Faktoren sind verantwortlich für die verlängerten Halbwertszeiten bestimmter Substanzen beim Neugeborenen, der 4. Faktor für die erhöhte Gefährdung des Ungeborenen durch eine Atemdepression. In der Regel muß mit negativen Medikamenteneinflüssen auf das Kind gerechnet werden.

Geschichtlicher Überblick zur geburtshilflichen Anästhesie

Bereits ein Jahr nach der Entdeckung der Äthernarkose nutzte der schottische Geburtshelfer J. Simpson sie 1847 erstmals zur Schmerzlinderung bei einer Geburt. Noch im gleichen Jahr wandte er auch Chloroform zum gleichen Zweck an. 1881 setzte Klikovich in St. Petersburg erstmals Lachgas zur Inhalationsanalgesie ein, das für lange Zeit in der Geburtshilfe Anwendung finden sollte. Ebenso war die Analgesie mittels eines Morphium-Scopolamin-Gemisches bereits 1902 von Steinbückel in Graz entdeckt und von Gauss 1906 zum Einsatz in der Geburtshilfe empfohlen worden. Es war als Vorläufer des Pethidins weit verbreitet.

Verfahren zur Lokal- und Regionalanästhesie in der Geburtshilfe sind ebenfalls schon lange bekannt. Nach Polk in den USA und Doleris in Frankreich nutzte Stiasny in Deutschland Kokain zur Oberflächenanästhesie des Geburtswegs (Einstreichen oder Beträufeln der Schleimhaut). 1913 führt Gellhorn die lokale Infiltrationsanästesie des Dammes ein. Die von Bier 1898 beschriebene Spinalanästhesie setzte Kreis 1900 erstmals in der Geburtshilfe ein. Aus dem gleichen Jahr datiert die Sakral- oder Kaudalanästhesie - eine Form der Periduralanästhesie -, die von Stoeckel in Marburg erstmals 1909 in der Geburtshilfe angewandt wurde. 1908 wurde von Müller der Pudendusblock, 1926 von Gellert die Parazervikalblockade beschrieben. Die lumbale Periduralanästhesie fand erst nach den Arbeiten des Italieners Dogliotti über das Stempeldruckverfahren zur Identifizierung des Periduralraumes (Loss-of-resistance-Technik) 1931 größere Verbreitung und wurde für die Geburtshilfe von Anselmino 1944 beschrieben.

Medikamente zur Geburtserleichterung

Bei der Gabe von Medikamenten ist zu beachten: Laut Hebammenberufsordnung dürfen bei gegebener Indikation in der Eröffnungsperiode nur betäubungsmittelfreie krampflösende oder schmerzstillende Medikamente von der Hebamme verabreicht werden. Alle anderen Medikamente müssen **vom Arzt schriftlich** verordnet werden.

Spasmolytika

Spasmolytika sind Medikamente mit krampflösender Wirkung auf die glatte Muskulatur. Das in der Geburtshilfe gängigste Mittel ist
- **Buscopan® (N-Butylscopolaminiumbromid)**. Es ist in Form von Dragees, Suppositorien und Ampullen im Handel erhältlich. Buscopan®-Suppositorien oder -Injektionen sind meist zu Beginn der Geburt bei rigidem Muttermund hilfreich. Die übliche Dosierung beträgt zwei Zäpfchen oder 20 mg intramuskulär.

Kombinationspräparate (Spasmolytika + Analgetika)

Die meistverabreichten Medikamente unter der Geburt sind sogenannte Spasmoanalgetika, also Kombinationen mit entkrampfender und schmerzmindernder Wirkung.
- **Buscopan plus®** (N-Butylscopolaminiumbromid und Paracetamol). Es ist in Form von Filmtabletten und Suppositorien verfügbar.
- **Spasmo-Cibalgin S®** (Propyphenazon, Drofenin) als Dragee und Suppositorium.
- **Spasmo-Cibalgin compositum®** (Propyphenazon, Drofenin und Codeinphosphat), Dragee und Suppositorium.

Analgetika

Analgetika sind schmerzstillende Medikamente. Man unterscheidet peripher wirksame (z.B. Paracetamol, Azetylsalizylsäure usw.) und zentral wirksame (Opioide = Opiatderivate) Analgetika. Opioide unterliegen den Bestimmungen des Betäubungsmittelgesetzes (Ausnahme: Tramadol). Sie müssen auf Betäubungsmittelrezepten (BTM) verschrieben werden und sind in einem abgeschlossenen Schrank (Giftschrank)

aufzubewahren. Über ihre Verwendung ist ein BTM-Buch zu führen. In der Geburtshilfe werden überwiegend die folgenden Arzneimittel verwendet:
- **Dolantin®** (Pethidin) ist das am häufigsten angewandte und am besten untersuchte Schmerzmittel in der Geburtshilfe. Es wird synthetisch hergestellt und hat eine morphinähnliche Wirkung. Es hat nach i.m. Injektion keine negativen Einflüsse auf die Wehentätigkeit. Die Initialdosis beträgt in der Regel 50 mg i.m. Die analgetische Wirkung ist nach ca. 30 Minuten erreicht, sie ist abhängig von Größe und Gewicht der Patientin. Die Injektion hält längstens 2 bis 3 Stunden an. Die Gesamtdosierung bei einer normalen Geburt sollte nicht über 100 bis 150 mg liegen. Dolantin® passiert rasch die Plazenta und hat eine atemdepressive Wirkung auf das Ungeborene. Der Abbau in der Leber erfolgt langsam, die Ausscheidung beim Neugeborenen dauert mehrere Tage. Die Temperaturregulation ist beeinträchtigt, bei der Erstversorgung und Pflege des Neugeborenen ist Hypothermie zu vermeiden. Die Verabreichung muß daher im Kinderjournal mit Uhrzeit und Dosisangabe dokumentiert sein. Bei einer Frühgeburt ist von der Anwendung abzusehen. Pethidin ist ein zentral wirkendes Analgetikum. Mit 50 bis 100 mg i.m. kann eine ausreichende Schmerzlinderung erreicht werden. Dabei werden die Frauen müde, schlafen in den Wehenpausen ein. Auch beim Kind stellt sich eine Schlafphase ein, die sich in einem eingeschränkten bis silenten CTG-Verlauf zeigt. Die Mitarbeit bei den Wehen ist reduziert, das Erleben der Geburt beeinträchtigt. Kommt es nach Injektion von Dolantin® rasch zur Geburt, ist beim Neugeborenen eine Antagonisierung möglich (Narcanti®-Neonatal).
- **Fortral®** (Pentazocin) gehört zur Gruppe der Opioide. Unter der Geburt werden 30 mg i.m. verabreicht. Fortral® hat sich in der Geburtshilfe gegenüber Dolantin® aufgrund der Nebenwirkungen nicht durchgesetzt. Es sind Tachykardien, Blutdruckanstieg und Übelkeit bekannt geworden. Fortral® findet meist in der postoperativen Analgesierung Verwendung. Fortral® ist ein stark wirksames Analgetikum, das sedative Eigenschaften besitzt. Eine Antagonisierung ist wie bei allen Opioiden möglich.
- **Tramal®** (Tramadol) wird in Form von Tropfen, Kapseln, Suppositorien und Ampullen angeboten. Wirkung und Verwendung sind ähnlich wie bei Fortral®.
- **Temgesic®** (Buprenorphin) ist ein sehr lang wirkendes Opioid und liegt in Ampullenform beziehungsweise als Sublingual-Tabletten vor. Es ist besonders geeignet zur Behandlung starker postoperativer Schmerzzustände.
- Weitere gebräuchliche Analgetika sind u.a. **Meptid®** (Meptazimol), **Ajan®** (Nefopam) und **Dipidolor®** (Piritramid).

Psychopharmaka

Zu dieser Gruppe gehören die Benzodiazepine (z.B. Valium®) und Neuroleptika (z.B. Atosil®, Psyquil®). Im Wirkungsspektrum der Benzodiazepine ist besonders die anxiolytische und antikonvulsive Wirkung zur Behandlung von präeklamptischen oder eklamptischen Zuständen von Interesse.
- **Valium®** (Diazepam) ist in Form von Tabletten, Suppositorien und Ampullen im Handel und hat eine lange Halbwertszeit (im mütterlichen Blut im Mittel 28 Stunden). Es passiert problemlos die Plazentabarriere und ist auch beim Ungeborenen wirksam. Es kann zu Müdigkeit, Thermoregulationsstörungen, reduziertem Muskeltonus sowie Atemdepression kommen. Wiederholte Anwendung ist zu vermeiden.
- **Psyquil®** (Triflupromazin) gehört zur Gruppe der Neuroleptika und ist als Dragee, Suppositorium und Injektionslösung vorrätig. Psyquil® hat eine sedative und antiemetische Wirkung und findet teilweise bei der Therapie einer Hyperemesis gravidarum Anwendung.
- In gleicher Weise wird auch **Atosil®** (Promethazin) eingesetzt. Es liegt als Dragee, Sirup, Tropfen und Injektionslösung vor. Klinisch ist die sedierende Wirkung ausgeprägter als bei Psyquil®.

Medikamente zur Geburtserleichterung sollten nur nach strenger Indikation eingesetzt werden. Die Kreißenden sind sorgfältig zu überwachen:
- Fortlaufende fetale Herztonkontrolle.
- Kreislaufüberwachung.
- Gegebenenfalls Kontrolle der Atmung.

Bei Komplikationen:
- Sofort den Geburtshelfer verständigen, gegebenenfalls den diensthabenden Anästhesisten.
- Intensivüberwachungsmaßnahmen sind einzuleiten.

Inhalationsanästhetika

Inhalationsanästhetika finden in der heutigen Zeit in den Kreißsälen zur Geburtserleichterung kaum noch Verwendung. Diese Gase oder Dämpfe wirken muskelrelaxierend, analgetisch, dämpfen das ZNS und bewirken eine dosisabhängige Bewußtlosigkeit. Sie passieren rasch die Plazentaschranke und können zu fetalen Atemdepressionen führen.

- **Lachgas (N_2O, Stickoxydul)** wurde als potentes Analgetikum eingesetzt. Neben der schwach narkotischen Wirkung erzeugt Lachgas eine Amnesie, so daß es trotz vieler Vorteile (gutes Abatmen, kaum organwirksame Nebenwirkungen) in der Geburtshilfe kaum mehr Anwendung findet.
- Moderne Inhalationsanästhetika wie **Halothan, Enfluran, Isofluran** vermindern die Uteruskontraktilität selbst bei mäßiger Dosierung und sind zur Geburtserleichterung nicht geeignet. Diese Wirkung kann jedoch in Einzelfällen (schwierige vaginal-operative Entbindungen) erwünscht sein.

Intravenöse Injektionsanästhetika

Die Verabreichung eines kurzwirkenden Barbiturats (z.B. Thiopental) wurde früher zur Erleichterung beim Durchtritt des kindlichen Kopfes sowie beim Anlegen und Versorgen des Dammschnittes häufig angewandt (Durchtrittsrausch). Da die Uterusaktivität nicht beeinträchtigt wird, kann die intravenöse Gabe eines Barbiturats oder anderer Narkotika mit der letzten Preßwehe ohne besondere Beeinträchtigung des Kindes zu einer raschen Geburtsbeendigung führen. Dabei besteht für die Mutter die Gefahr einer Atemdepression mit Hypoxie und einer Aspiration von Mageninhalt. Das Geburtserlebnis kann durch die Bewußtseinsausschaltung nicht wahrgenommen werden (eventuell erwünscht, falls das Kind zur Adoption freigegeben werden soll).

Intravenöse Narkotika sind:
- Trapanal® (Thiopental)
- Brevimytal® (Methohexital)
- Hypnomidate® (Etomidat)
- Dormicum® (Propofol)
- Sufentanyl® (Sufenta)
- Fentanyl® (Fentanyl)
- Ketamin (post partum bei kleineren Eingriffen, z.B. zur Plazentalösung)
- u.a.

Lokalanästhesie

Die Lokalanästhesie findet in der Geburtshilfe als Oberflächenanästhesie und Infiltrationsanästhesie für die Versorgung von Scheiden-, Dammrissen und Episiotomien Anwendung. Durch die örtliche Betäubung wird die Weiterleitung von Schmerzimpulsen zum Gehirn unterbunden. Sie macht eine weitgehend schmerzfreie Wundversorgung nach Geburtsverletzungen möglich. Lokalanästhesie (Oberflächen- und Infiltrationsanästhesie) ist wegen ihrer einfachen Anwendungsform und Komplikationsarmut bei der Wundversorgung die Methode der Wahl.

Oberflächenanästhesie

Dazu wird ein Lokalanästhetikum (z.B. Scandicain-Spray®, Xylocain-Spray®) auf Schleimhaut und Wundfläche des zu betäubenden Gebietes gesprüht. Es können so oberflächliche geringe Geburtsverletzungen, wie z.B. kleine Labienrisse, gut versorgt werden. Tiefere Gewebsschichten können in der Regel nicht ausreichend betäubt werden, da nur die in der Schleimhaut liegenden, kleinsten sensiblen Nervenendigungen blockiert werden.

Infiltrationsanästhesie

Zur Infiltrationsanästhesie werden mit einer Injektionskanüle 10 bis 20 ml eines Lokalanästhetikums, z.B. Xylocain® 1% (Lidocain) oder Scandicain® 1% (Mepivacain), ohne Adrenalinzusatz (Adrenalin vermindert die Uterusaktivität und -durchblutung) in den Damm beziehungsweise die Wundränder und das darunterliegende Gewebe injiziert. Die Wirkung setzt bereits nach 1 Minute ein und hält etwa 1 bis 2 Stunden an. Die Einwirkzeit, die in den überdehnten Geweben unterschiedlich sein kann, sollte eingehalten werden, eine vorausgehende Oberflächenanästhesie kann eine Schmerzerleichterung bei der Infiltration bewirken. Nachteilig wirkt sich das ödematöse Anschwellen des infiltrierten Gewebes aus. Es kann die Wundversorgung und -heilung erschweren.

Ist eine Episiotomie absehbar, kann im Vorfeld beim Sichtbarwerden des kindlichen Kopfes der Damm infiltriert werden. Das Anlegen der Episiotomie wird von der Schwangeren in der Regel nicht mehr gespürt, und die anschließende Versorgung der Wundfelder kann schmerzfrei erfolgen. Nach Episiotomie ohne vorherige Anästhesie und bei Dammrissen werden die Wundränder und das darunterliegende Gewebe mit einem Lokalanästhetikum infiltriert, um eine schmerzfreie Wundversorgung zu ermöglichen. Das tiefe Injizieren wird oft als recht schmerzhaft empfunden. Vor der Naht ist eine Schmerzempfindlichkeitsprobe durchzuführen, die Schmerzempfindung der Entbundenen ist ernstzunehmen und eine Nachinfiltration bis zur Schmerzfreiheit möglich zu machen.

Nebenwirkungen können auftreten durch
- versehentliche Injektion in ein Gefäß
- Überdosierung
- allergische Reaktionen.

Leitungs- und Regionalanästhesie

Mit Hilfe der Regionalanästhesien und/oder Nervenblockaden (Leitungsanästhesie) ist es möglich, den Geburtsschmerz in der Regel weitgehend auszuschalten. Von Vorteil ist, daß bei der Schwangeren keine Bewußtseinstrübung entsteht. Die werdende Mutter kann jede Phase der Geburt miterleben. Die Leitungsanästhesie kann durchaus eine positive Ergänzung der geburtshilflichen Schmerzerleichterung sein. Sie wird vom Geburtshelfer angelegt. In Abb. 13.2 sind die üblichen Zugänge für Regionalanästhesien und Nervenblockaden dargestellt. Das Lokalanästhetikum wird dabei in die Nähe eines Nerves injiziert und blockiert dort durch Diffusion in den Nerven die Schmerzleitung.

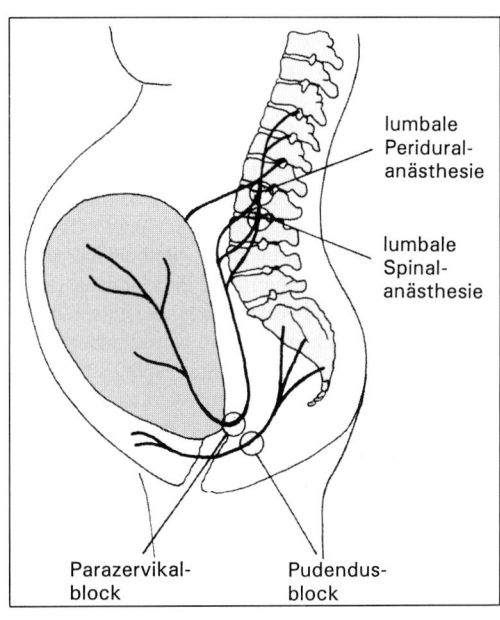

Abb. 13.2 Möglichkeiten der Regionalanästhesie und Nervenblockaden.

Parazervikalblock PZB

Der Parazervikalblock ist eine Möglichkeit der Schmerzminderung während der Eröffnungsperiode. Bei etwa 5 cm Muttermundsweite (bei Erstgebärenden schon bei etwa 3 cm) werden beiderseits der Portio 10 ml eines Langzeitanästhetikums, z.B. Carbostesin® (Bupivacain), durch den Arzt injiziert. Die Blockade erfolgt vom seitlichen Scheidengewölbe in die Parametrien aus. Der PZ-Block wird aufgrund der Risiken (Intoxikation, versehentliche intravasale Applikation durch "Blindinjektion" sowie mögliche fetale Bradykardie) kaum mehr durchgeführt.

Pudendusanästhesie

Die Pudendusanästhesie lindert den Dehnungsschmerz, der beim Durchtritt des kindlichen Köpfchens auftritt. Sobald der Kopf im Scheideneingang sichtbar wird (bei der Mehrgebärenden etwas früher), können nach Applikation von je 5 bis 10 ml 1%igem Lokalanästhetikum, z.B. Scandicain®, die paarig angelegten *Nn. pudendi* kurz unterhalb der *Spinae ischiadicae* infiltriert werden. Man bedient sich einer speziellen Kanüle mit Führungshülse (Iowa-Trompete). Die Austreibungsperiode ist bei erfolgreicher Blockade schmerzfrei, die Wirkdauer beträgt ca. 1 Stunde.

Dieses Verfahren ist in der Mehrzahl der vaginaloperativen Entbindungen (z.B. Forzeps, Vakuumextraktion, Frühgeburten, große Episiotomie) sinnvoll, da die zusätzlich zur Dehnung des Damms in der Austreibungsperiode eingeführten Instrumente als sehr unangenehm und auch schmerzhaft empfunden werden.

Die Blockade muß rechtzeitig verabreicht werden, da der Preßdrang nachlassen und dies eine unnötige Geburtsverzögerung durch verminderte Aktivität der Schwangeren (beziehungsweise Wehenschwäche) zur Folge haben kann. Die Hauptgefahr für das Ungeborene ist die Toxizität des Lokalanästhetikums (Herzton-Abfall). Wie der Parazervikalblock wird der Pudendusblock immer weniger häufig verabreicht.

Rückenmarksnahe Regionalanästhesien
Periduralanästhesie (PDA)

Die Periduralanästhesie kann als kaudale oder lumbale Anästhesie durchgeführt werden. Sie kann kontinuierlich (PDA mit Katheter) oder einmalig ("single shot") ausgeführt werden. Methode der Wahl ist die lumbale kontinuierliche Periduralanästhesie mit Katheter. Zu ihrer Ausführung sind entsprechendes Zubehör, Medikamente und Notfallzubehör bereitzustellen. Es können kommerzielle Einmalsets oder klinikeigene Sets eingesetzt werden. Der Inhalt eines Sets besteht aus:
- Periduralnadel
- Periduralkatheter
- 2-ml- oder 5-ml-Spritze, dicke Aufziehkanüle und dünne Kanüle für Widerstandsverlusttechnik
- Schlitztuch, Tupfer, Platten, Schwämmchen, Schälchen für das Desinfektionsmittel, Handschuhe

Zur Infiltrationsanästhesie wird üblicherweise Xylocain® oder Scandicain® benutzt. Für die Periduralanästhesie ist Carbostesin® 0,25%ig (oder weniger), eventuell mit Opioidzusatz, das Mittel der Wahl.

Für Zwischenfälle (z.B. Unverträglichkeitsreaktionen auf das Lokalanästhetikum, Kreislaufdepression) müssen eine Beatmungsmöglichkeit mit Sauerstoffquelle, Notfallmedikamente, eventuell Intubationszubehör und ein EKG-Monitor, gegebenenfalls mit Pulsoxymeter, vorhanden sein.

Indikationen
- Subjektiv starke Schmerzen.
- Ausdrücklicher Wunsch der Gebärenden.
- Protrahierte Eröffnungs- und Austreibungsperiode (zervikale Dystokie).
- Mütterliches Risiko (z.B. schwangerschaftsinduzierte Hypertonie, Herzerkrankungen, *Diabetes mellitus*).
- Fetales Risiko (z.B. Frühgeburt, Plazentainsuffizienz).
- Leitung der vaginalen Geburt bei Beckenendlage.
- Kaiserschnittentbindung, wenn die Schwangere die Geburt ihres Kindes bei Bewußtsein erleben möchte.
- Eventuell bei Mehrlingsgeburten.

Kontraindikationen
- Ablehnung durch die Schwangere.
- Nichtkooperative Schwangere.
- Störungen der Blutgerinnung (Thrombozytopenie, Aspiringabe).
- Allergie auf Lokalanästhetika.
- Erkrankungen des ZNS.
- Wirbelsäulenschäden.
- Infektionen im Punktionsgebiet, Allgemeininfektionen, manifestes Amnioninfektionssyndrom.
- Drohende und manifeste Blutung (vorzeitige Plazentalösung, *Plazenta praevia*).
- Eilige *Sectio caesarea*.

Außerdem ist bei Status nach *Sectio caesarea* die Anlage sorgfältig abzuwägen, da die Symptomatik der Uterusruptur übersehen werden kann.

Lagerung der Kreißenden zur PDA. Es wird die Seitenlage bevorzugt, da die sitzende Position für die Schwangere meist unbequem ist. Dabei ist auf eine maximale Beugung der Wirbelsäule ("Katzenbuckel") zu achten. Auch während der Durchführung ist eine kontinuierliche fetale Überwachung erforderlich. An manchen Kliniken ist das Anziehen von Kompressionsstrümpfen üblich.

Durchführung. Vor Anlegen der Periduralanästhesie ist der Ausschluß einer Blutgerinnungsstörung erforderlich und die Bestimmung der (partiellen) Thromboplastinzeit empfehlenswert (Thrombozyten, Quick, PTT).
- Anlegen eines venösen Zuganges und Infusion von 500 bis 1000 ml Elektrolytlösung.
- Lagerung der Kreißenden.
- Desinfektion und Abdeckung der Punktionsstelle.
- Infiltrationsanästhesie der Punktionsstelle.
- Punktion des Periduralraumes (Abb. 13.3, 13.4 und 13.5): Identifizierung des Periduralraumes mittels Widerstandsverlusttechnik (Loss-of-resistance-Methode), Spritze, angeschlossener Infusion oder Technik des hängenden Tropfes.
- Einführung des Katheters.
- Entfernung der Periduralnadel.
- Gabe der Testdosis von 3 ml Lokalanästhetikum zum Ausschluß einer Fehllage des Katheters im Spinalraum.
- Fixierung des Katheters.
- Injektion des Lokalanästhetikums.

Nach Anlegen der PDA muß ihre Ausbreitung kontrolliert werden. Der Kreislauf der Mutter (Puls und Blutdruck, eventuell EKG-Monitor) ist in zunächst 5minütigen Abständen zu kontrollieren, die Herzaktionen des Kindes müssen kontinuierlich überwacht werden. Wegen einer möglichen Blasenfunktionsstörung ist auf regelmäßige Entleerung zu achten, gegebenenfalls ist eine Katheterisierung vorzunehmen. Als Folge der Periduralanästhesie ist mit einer Abnahme der Wehentätigkeit und einem längeren Geburtsverlauf zu rechnen. In diesem Fall muß die Uterusaktivität durch Wehenmittel stimuliert werden. Eine mögliche Beeinträchtigung der Beinmotorik (je nach Konzentration des Lokalanästhetikums) ist bei der Mobilisation und Lagerung der Kreißenden zu beachten. Die aktive Mitarbeit in der Austreibungsperiode kann erheblich beeinträchtigt sein und eine vaginal-operative Entbindung zur Folge haben.

Vorteile der kontinuierlichen Periduralanästhesie. Durch diese Technik kann die Anästhesie dem Geburtsverlauf angepaßt werden. In der Eröffnungsperiode werden durch die Menge des verabreichten Anästhetikums nur die unteren thorakalen und oberen Lumbalsegmente ausgeschaltet. Erst zur Austreibungsperiode oder Naht der Episiotomie kann durch Nachinjizieren einer höheren Dosis auch der Sakralbereich blockiert werden. Die Gefahr einer zu großen Ausdehnung des Lokalanästhetikums ist herabgesetzt, da keine eventuell zu hohe Einzeldosis wie beim Single-shot-Verfahren gegeben werden muß. Das Risiko einer totalen spinalen Anästhesie kann durch Abwarten des Effektes der Testdosis ausgeschlossen werden. Die Schmerzausschaltung ist zeitlich unabhängig von der Wirkdauer des Lokalanästhetikums, da jederzeit nachgespritzt werden kann (Repetitionsdosis). Durch die Wahl der geeigneten Konzentration des Lokalanästhetikums (0,25% oder weniger) kann einer Schmerzminderung ohne motorische Blockade erreicht werden.

Gefahren und Komplikationen. Es müssen Früh- (während oder kurz nach dem Anlegen) und Spätkomplikationen (nach Stunden, eventuell auch Tagen) unterschieden werden. Bei allen Unregelmäßigkeiten sind sofort der zuständige Anästhesist und der Geburtshelfer zu verständigen.

Frühkomplikationen
- Blutdruckabfall, eventuell Bradykardie durch Sympathikusblockade. Bei stärkerem Blutdruckabfall muß die Gebärende in Kopftieflage gebracht beziehungsweise müssen die Beine angehoben werden (Autotransfusion). Eventuell ist weitere Volumengabe (Elektrolytlösung, kolloidale Lösung) nötig. Spricht die Kreißende auf diese Maßnahmen nicht an, so wird ein Vasokonstriktor, z.B. Akrinor® oder Ephedrin®, gegeben.
- Versehentliche Perforation der Dura mit der Periduralnadel (Gefahr des postspinalen Kopfschmerzes).
- Unbemerkte Duraperforation des Katheters (Gefahr der totalen Spinalanästhesie mit Atemstillstand, schwerem Blutdruckabfall, Bewußtseinsverlust: Krämpfe, Kreislaufzusammenbruch und Atemlähmung).
- Intravasale Lage des Katheters in einer Periduralvene (Gefahr der versehentlichen intravasalen Injektion des Lokalanästhetikums mit Zeichen der Intoxikation).
- "Massive" PDA, zu hohes Aufsteigen der PDA mit drohender Atemlähmung.
- Allergische Reaktion auf das Lokalanästhetikum (Juckreiz, Hauteffloreszenzen bis hin zum anaphylaktischen Schock).
- Muskelzittern wird häufig beobachtet.

Spätkomplikationen
- Blasenfunktionsstörung (Gefahr des unbemerkten Harnverhaltens).
- Kopfschmerzen.
- Rückenschmerzen.
- In ganz seltenen Fällen neurologische Komplikationen wie epidurales Hämatom und
- periduraler Abszeß.

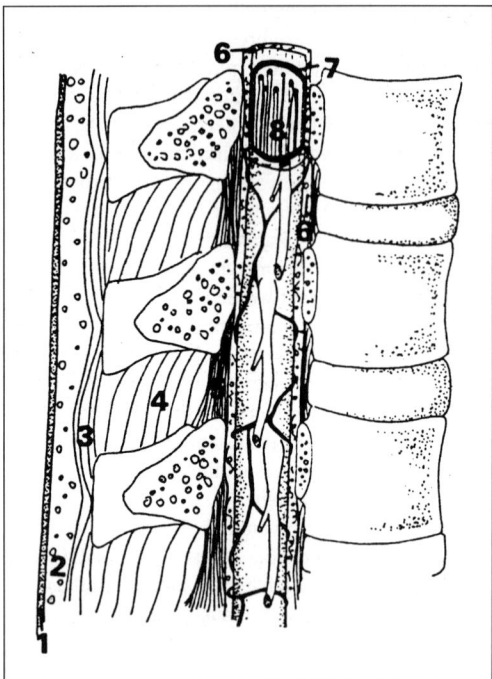

Abb. 13.3 Lendenwirbelsäule. (1) Haut, (2) subkutanes Fettgewebe, (3) Ligamentum supraspinale, (4) Ligamentum interspinale, (5) Ligamentum flavum, (6) Periduralraum, (7) Dura, (8) Spinalraum mit Cauda equina. (Aus: Striebel HW. Anästhesie und Intensivmedizin für Studium und Pflege. 4. Aufl. Stuttgart, New York: Schattauer 1999).

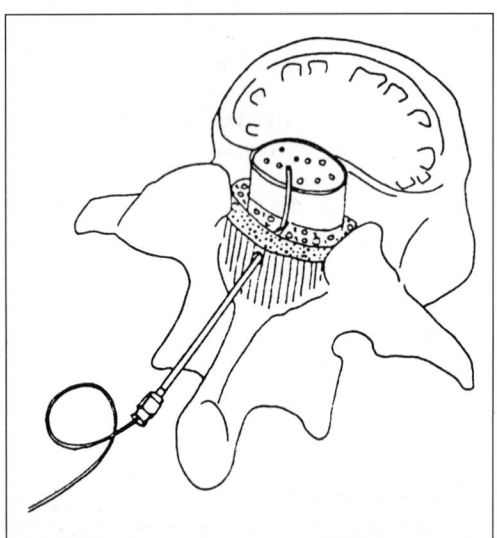

Abb. 13.4 Richtig plazierter Periduralkatheter. (Aus: Striebel HW. Anästhesie und Intensivmedizin für Studium und Pflege. 4. Aufl. Stuttgart, New York: Schattauer 1999).

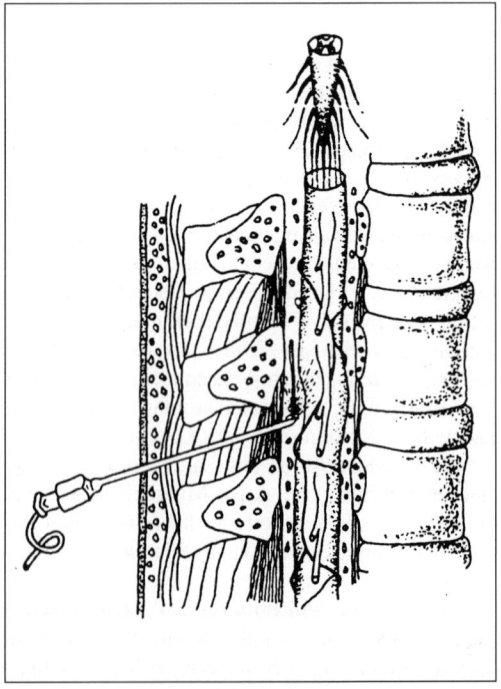

Abb. 13.5 Einführen des Periduralkatheters über die Tuhoy-Nadel in den Periduralraum. Der Periduralraum ist durch das zuvor injizierte Lokalanästhetikum aufgedeht. (Aus: Striebel HW. Anästhesie und Intensivmedizin für Studium und Pflege. 4. Aufl. Stuttgart, New York: Schattauer 1999).

Patientenkontrollierte Anästhesie (PCA)

Mit der PCA (patient controlled analgesia) kann die Gebärende selbst die Analgetika nach Bedarf dosieren. Durch diese kontinuierliche, von der Patientin selbst gesteuerte Gabe eines niedrig dosierten Lokalanästhetikums sowie von Opioiden ist eine optimale Schmerzausschaltung gewährleistet, die Motorik bleibt dabei weitgehend erhalten.

Zugleich ist der Schmerzmittelbedarf geringer. Denn durch die kontinuierliche Gabe entstehen gleichbleibende Spiegel (das sogenannte "wind-up"-Phänomen).

So ist unter der Geburt die Mobilisation und Positionsänderung der Frau - nicht aber ein aktives Umhergehen - möglich. Die Balance zwischen Schmerzausschaltung und motorischer Beweglichkeit ist nicht immer optimal zu erhalten. Vorteilhaft an der PCA ist aber die Mobilität der Frau, die damit speziell die Austreibungsperiode aktiv gestalten kann.

Die **Walking-PCA** ist eine Sonderform der PCA. Hier wird die Dosis des Lokalanästhetikums erniedrigt und die Opioiddosis erhöht. Dadurch ist die Mobilität der Frau erhöht. Sie kann unter Führung und Hilfe von einer, besser zwei Hilfspersonen umhergehen. Aufgrund des eingeschränkten Reflex-Motorik-Verhaltens ist die Sturzgefahr jedoch erhöht. Die Rechtssprechung hinsichtlich Schadensfällen muß noch geklärt werden (Aufsichts- und Fürsorgepflichtsverletzung).

Spinalanästhesie

Die Spinalanästhesie ist keine übliche Methode zur Schmerzauschaltung unter der Geburt. Da ihre Wirkung fast unmittelbar einsetzt, kann sie jedoch in dringlichen geburtshilflichen Situationen, bei denen eine PDA nicht mehr durchführbar ist, eingesetzt werden (z.B. eilige operative Schnittentbindung, vaginal-operative Entbindung). Praktische Vorbereitung und Durchführung ähneln der Periduralanästhesie. Das Lokalanästhetikum wird hier direkt über eine dünne Spinalnadel in den Liquorraum injiziert; das schwerere (hyperbare) Lokalanästhetikum verteilt sich entsprechend der Lagerung auf das gewünschte Körperniveau. Das Verfahren bewirkt eine totale Blockade der Rückenmarksnerven. Es ist technisch verhältnismäßig einfach, und die Wirkung tritt schnell ein (Abb. 13.6). Die Erfolgsquote liegt bei nahezu 100%. Es kommt im Gegensatz zur Periduralanästhesie zur Bewegungsunfähigkeit der unteren Körperhälfte einschließlich des Beckenbodens und der Beine.

Als Lokalanästhetikum finden 2 bis 4 ml Carbostesin® 0,5% (Bupivacain) iso- oder hyperbar Anwendung.

Ein arterieller Blutdruckabfall ist eine typische Komplikation der Spinalanästhesie, die innerhalb kurzer Zeit (weniger als 20 Minuten) nach Injektion des Lokalanästhetikums durch Sympathikusblockade verursacht wird. Die Therapie erfolgt wie beim Blutdruckabfall nach PDA. Als Spätfolge ist mit postspinalen Kopfschmerzen zu rechnen. Durch die Anwendung von sogenannten Pencil-point-needles (Injektionsnadeln) werden diese aber deutlich vermindert, zum Teil lassen sie sich ganz vermeiden.

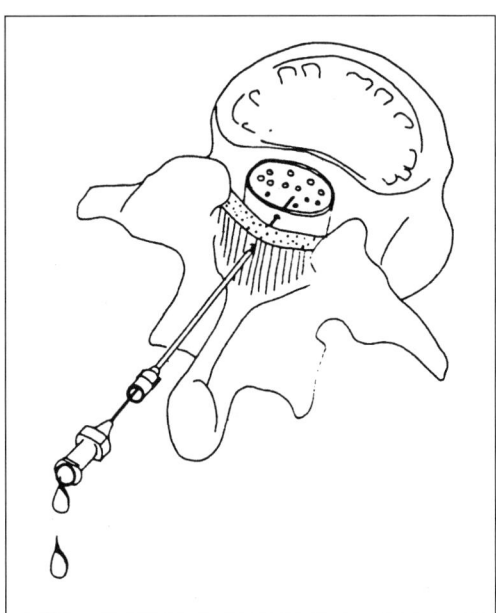

Abb. 13.6 Erfolgreiche Spinalpunktion: richtig plazierte Spinalkanüle. (Aus: Striebel HW. Anästhesie und Intensivmedizin für Studium und Pflege. 4. Aufl. Stuttgart, New York: Schattauer 1999).

CSE - Kombinierte Spinale/Epidurale Anästhesie

Bei der CSE (combined spinal epidural anesthesia) können die Vorteile der Single-shot-Spinalanästhesie (rascher Wirkungseintritt; gute muskuläre Entspannung; niedrige Lokalanästhetikumdosis) mit den Vorteilen einer kontinuierlichen Periduralanästhesie (Steuerbarkeit der Ausbreitung, insbesondere der Höhe; Augmentation, d.h. die Möglichkeit, eine unzureichende Anästhesie durch zusätzliche Gabe von Lokalanästhetikum zu verbessern oder zu vervollständigen; postoperative Schmerztherapie) kombiniert werden.

Zusammenfassung der bewußtseinserhaltenden Methoden

In der geburtshilflichen Anästhesie werden moderne Medikamente und Techniken angewandt, um die Geburt für das ungeborene Kind sicher und für die Mutter angenehm oder erträglich zu gestalten. Schwerwiegende kindliche Komplikationen sind selten, seitdem bevorzugt regionale Anästhesieverfahren Anwendung finden. Die Periduralanästhesie ist das Anästhesieverfahren erster Wahl, auch wenn die Spinalanästhesie zur Schnittentbindung eine Renaissance erlebt.

Die geburtshilfliche Analgesie und Anästhesie bleiben potentielle Risikofaktoren für das Wohlergehen des Ungeborenen. Kindliche und mütterliche Komplikationen können nur dann sicher vermieden werden, wenn individuell Nutzen und Risiken einzelner Verfahren gegeneinander abgewägt werden und gut ausgebildete und geübte Fachkräfte die einzelnen Methoden praktizieren.

Allgemeinanästhesie

Zur Allgemeinanästhesie beziehungsweise Vollnarkose muß übergegangen werden, wenn die üblichen analgetischen Maßnahmen zur Schmerzausschaltung für den geplanten vaginal-operativen oder operativen Eingriff nicht mehr ausreichen, oder eine sofortige Geburtsbeendigung erforderlich ist (eilige Sectio, Notsectio).

Alle zur Allgemeinanästhesie in der Geburtshilfe verwendeten Anästhetika können die uterine Durchblutung verändern, die Kontraktionsbereitschaft des Uterus beeinträchtigen und wegen ihrer raschen Plazentapassage sowohl bei der Mutter als auch beim Kind Atem- und Herz-Kreislauf-Depression hervorrufen. Die Intensität der Wirkung ist dabei im allgemeinen dosisabhängig.

Schwangerschaftsbedingter Magenhochstand und verminderte Magenmotilität, Schmerz und psychische Belastung können die Magenentleerung unvorhersehbar verzögern. Darum muß jede Kreißende als nicht nüchtern betrachtet werden. Sie ist in hohem Maße durch eine Aspiration während der Narkoseeinleitung gefährdet.

Sedierende Medikamente zur Prämedikation sollten im Interesse des Kindes vermieden werden. Generell gilt, je niedriger die i.v. Dosis eines Medikaments, desto geringer ist die auf das Ungeborene wirksame Menge. Die physiologischen Veränderungen während der Schwangerschaft hinsichtlich der Atmung (erhöhte Ruheventilation, Steigerung des Sauerstoffbedarfs) und des Herz-Kreislauf-Systems (Zunahme des Blutvolumens, erhöhtes Herzminutenvolumen) verursachen veränderte Reaktionen auf die intravenös verabreichten Medikamente und Inhalationsanästhetika. Dies muß bei der Durchführung der Allgemeinanästhesie berücksichtigt werden.

Die **praktische Durchführung** einer Allgemeinanästhesie:

- Wegen fehlender Nüchternheit und der damit gegebenen Aspirationsgefahr muß die Allgemeinanästhesie in der Regel als Intubationsnarkose durchgeführt werden.
- Die Narkoseeinleitung erfolgt als "Ileuseinleitung": Atmung von 100% Sauerstoff über die Maske für 3 bis 5 Minuten, intravenöse Einleitung mit Kurzhypnotikum, z.B. Trapanal® oder Brevimytal®, und Muskelrelaxation mit Succinylcholin, z.B. Lysthenon® (rasch wirksam, passiert nur in geringen Mengen die Plazenta), rasche Intubation ohne zwischenzeitliche Beatmung, Druck auf den Ringknorpel des Kehlkopfes, Oberkörperhoch- oder -tieflagerung.
- Bis zur Geburt des Kindes Beatmung mit Lachgas-Sauerstoff-Gemisch (je 50%), Inhalationsanästhetikum nach Bedarf zugeben.

- Nach Entwicklung des Kindes wird die Allgemeinanästhesie in üblicher Weise fortgesetzt.

Die i.v. gegebenen Anästhetika führen zu einer mehr oder weniger ausgeprägten Kreislaufdepression der Mutter, was zu einem Blutdruckabfall und verminderter plazentarer Durchblutung führen kann.

Alle Inhalationsanästhetika passieren rasch die plazentare Schranke und führen beim Kind dosisunabhängig zur fetalen Depression. Des weiteren setzen sie die Uteruskontraktilität herab. Daher müssen wegen der Gefahr der Atonie hohe Konzentrationen vermieden werden.

Unter Umständen sind bei der Erstversorgung des Neugeborenen Maßnahmen wie Sauerstoffgabe, Abhören der Herztöne und zusätzliche Maßnahmen notwendig.

Fazit

Zu Beginn der 60er und 70er Jahre waren lediglich spasmolytische und analgetische Medikamente - in erster Linie Opiatderivate und Lachgas - im Gebrauch. Die Begleitmedikamente, z.B. Valium® und Psyquil®, werden heute noch immer vereinzelt angewendet. Hinzugekommen sind die Lokal- und Regionalanästhetika.

Die rückenmarksnahe Leitungsanästhesie (PDA) setzte sich ab 1975 zunächst durch. Sie wurde vor allem von den Befürwortern der "Programmierten Geburt" empfohlen. Auf Terminwunsch wurden die Frauen zur schmerzfreien Geburtseinleitung in die Klinik einbestellt. Die Erfahrungen mit diesem Eingreifen in ein an sich natürliches Geschehen haben aber gezeigt, daß viele der dabei entstandenen Komplikationen vermeidbar sind. Somit wird die PDA heute fast nur zur indizierten Schmerzminderung unter der Geburt oder bei Risikogeburten (vaginale BEL-Geburt, Frühgeburt, zervikale Dystokie) eingesetzt.

Die Frauen haben inzwischen durch Aufklärung und Informationen die Möglichkeit des "Wählens" von Medikamenten unter der Geburt verstanden. Die Ethik des Hebammenberufs erfordert die Achtung ihres Selbstbestimmungsrechtes. Umfassende Aufklärung und genügend Zeit sind für die Entscheidungsfindung notwendig.

Das Bestreben der Hebammen sollte dahin gehen,
- die Frauen noch in der Schwangerschaft, z.B. in der Schwangerenvorsorge oder in den Geburtsvorbereitungskursen, über mögliche Schmerzmittel beziehungsweise Möglichkeiten der Geburtserleichterung aufzuklären. Eine sachliche Information über Wirkung, Nebenwirkungen und mögliche Komplikationen erlaubt es der Frau beziehungsweise dem Paar, über eine mögliche Analgesie nachzudenken.
- Unter Wahrnehmung der Persönlichkeit der einzelnen Schwangeren und ihrer Verantwortung gegenüber ihrem Kind sollte es ihre Entscheidung sein, ob eine Geburtsschmerzerleichterung oder -ausschaltung in Betracht kommt.
- Die Schwangere sollte unterstützt und ermuntert werden, ihre Wünsche zu äußern. So ist individuelle Hilfestellung möglich und die Basis für ein gegenseitiges Vertrauensverhältnis geschaffen.

Analgesie und Anästhesie in der Geburtshilfe haben einen eigenen Stellenwert. Psychische Betreuung, natürliche Schmerzerleichterung und medikamentöse Analgesie sollten sinnvoll kombiniert werden. In vielen Fällen wird es zum positiven Geburtserlebnis beitragen, wenn die Frauen ohne Wahrnehmungsbeeinträchtigung durch Medikamente und Inhalationsanästhesie ihre Kinder gebären können. Aber eine Negierung der Wünsche nach einer Schmerzausschaltung und des Schmerzerlebens kann zur Minderung des Selbstwertgefühls führen und das Vertrauen der Schwangeren zu sich selbst negativ beeinflussen. Damit wäre sekundär das positive Geburtserlebnis mit Sicherheit ebenfalls getrübt.

Es ist in erster Linie unsere Aufgabe, die Wünsche und das Vorhaben der Schwangeren mit Bedacht und Sensibilität zu erfassen, um mit und ohne Analgesie/Anästhesie die Geburt zu einem positiven Geschehen und damit zum Geburtstagsgeschenk für den neuen Erdenbürger werden zu lassen.

Literatur

Albinus M, Hempel V. Analgetika und Schmerztherapie. 2. Aufl. Stuttgart: Wissenschaftliche Verlagsgesellschaft 1999.

Beck L, Dick W. Analgesie und Anästhesie in der Geburtshilfe. 3. Aufl. Stuttgart, New York: Thieme 1993.

Dick W, Friedberg V, Lanz E. Geburtshilfliche Regionalanästhesie. Stuttgart: Wissenschaftliche Verlagsgesellschaft 1988.

Egle UT, Hoffmann SO. Der Schmerzkranke. Stuttgart, New York: Schattauer 1993.

Larsen R. Anästhesie. 6. Aufl. München, Wien, Baltimore: Urban und Schwarzenberg 1999.

Simik P. Non-pharmacological methods of pain relief during labour. In: Effective Care in Pregnancy and Childbirth. Enkin M, Keirse M, Chalmers I, eds. Oxford, New York, Toronto: Oxford University Press 1991.

Striebel HW. Anästhesie und Intensivmedizin für Studium und Pflege. 4. Aufl. Stuttgart, New York: Schattauer 1999.

14
Familienplanung
Heike Hesterberg-Kern

"... Alle Paare und Einzelpersonen haben das grundlegende Recht, frei und verantwortlich die Zahl ihrer Kinder und deren Geburtsabstand zu bestimmen, und Anspruch auf Information und Mittel zu seiner Verwirklichung; die Verantwortung von Paaren und Einzelpersonen bei der Ausübung dieses Rechtes berücksichtigt die Bedürfnisse ihrer lebenden und ihrer zukünftigen Kinder sowie ihre Verpflichtung gegenüber der Gemeinschaft ..."
(Formulierung der Weltbevölkerungskonferenz von 1974 in Bukarest)

Der Bereich der Familienplanung war zu allen Zeiten ein bewegtes und brisantes Thema *aller* Gesellschaftskreise und wird es auch in Zukunft sein. Sowohl in der gedanklichen Auseinandersetzung als auch in der praktischen Umsetzung sind Frauen wie Männer gleichermaßen gefordert. Auch die Hebammen nehmen hier eine wichtige beratende Rolle ein.

Damit die Auswahl und Anwendung adäquater Mittel und Methoden nicht zu Mißverständnissen oder Konflikten in der Paarbeziehung führen, sollten bei der Beratung über Familienplanung und Empfängnisverhütung beide Partner anwesend sein. Dabei muß klargestellt werden, daß es **kein ideales** Planungs- und Verhütungskonzept gibt.

Die **Auswahl** sollte nach kritischer Beurteilung und Abwägung folgender Kriterien erfolgen:
- physische und psychische Akzeptanz
- möglichst hohe Sicherheit der gewählten Methode
- Verträglichkeit des Mittels bzw. der Methode
- Unschädlichkeit
- zumutbare und angemessene Handhabung
- einfache und kostengünstige Beschaffung.

Welchen hohen Stellenwert die antikonzeptionelle Beratung hat, wird in einer Untersuchung von "Pro Familia" deutlich: viele Frauen werden ungewollt schwanger, weil überhaupt nicht verhütet wurde, obgleich kein Kinderwunsch vorlag.

Die Sicherheit, die ein Mittel oder eine Methode gewährleistet, wird mit dem "**Pearl-Index**" angegeben. Er bezeichnet die Häufigkeit von Konzeptionen in 100 sogenannten Frauenjahren, d.h. in 100mal 12 Zyklen, in denen die jeweils zu prüfende kontrazeptive Methode angewendet wurde. Ohne Kontrazeption ist mit 85 bis 90 Konzeptionen in 1200 Zyklen zu rechnen (Heidenreich W. Empfängnisverhütung und Sterilisation. Deutsche Hebammenzeitschrift 1989; 3:74-9).

Temporär reversible Verhütungsmethoden für die Frau
Die hormonellen Methoden

Die hormonellen Methoden haben heute noch die größte Bedeutung, da sie bei gewissenhafter und regelmäßiger Anwendung unter den temporär reversiblen Methoden den besten Schutz, d.h. die größte Sicherheit, gewährleisten. "Versager" können jedoch trotzdem, unter anderem durch Medikamente (beispielsweise einige Schlaf- und Schmerzmittel, bestimmte Antibiotika sowie Salze der Barbitursäure und Tuberkulostatika) auftreten. Die Einnahmesicherheit kann durch Durchfall und/oder Erbrechen sowie durch einen zu späten Einnahmezeitpunkt zunichte gemacht werden.

Bevor sich die Frau zur Hormonmedikation entschließt, müssen vorab allgemeinmedizinische und gynäkologische Kontrolluntersuchungen vorgenommen werden. Während der Einnahmezeit sollten regelmäßige, jährliche gynäkologische Untersuchungen am Genitalbereich und an der Brust erfolgen.

Das allgemeine **Wirkprinzip** der hormonellen Mittel:
- Die Ovulationshemmer setzen die Hormonausschüttung im Hypothalamus herab, vermindern dadurch die FSH- und LH-Freisetzung und verhindern somit den Eisprung.
- Die Sensitivität des Ovarialgewebes gegenüber den Gonadotropinen wird herabgesetzt.
- Es entsteht eine Veränderung am Endometrium, die eine Nidation des befruchteten Eis verhindert.
- Der Zervixschleim wird "zäher", und seine Spinnbarkeit vermindert sich.
- Das saure Scheidenmilieu wird alkalisch.

Allgemeine Indikationen und Vorteile der Pille:
- Sicherer Schutz vor Schwangerschaft.
- Einfach in der Handhabung.
- Geeignet für Frauen, die sich nicht auf natürliche oder auf Barrierenmethoden verlassen wollen und können.

Mitunter werden bestimmte Begleiteffekte auch begrüßt und erleichtern die Indikation, z.B. bei Zyklus- und Menstruationsstörungen, wie beispielsweise:
- Dysmenorrhoe/Hypermenorrhoe verbessert sich.
- Akne wird weniger.
- Relativer, bis zu 15 Jahren dauernder Schutz vor Ovarialkarzinomen nach Einnahme von Ovulationshemmern.

Die **Nebenwirkungen** sind abhängig vom Präparat und von der Dosierung.
- Durch Östrogene **und** Gestagen: Funktionsstörungen bei Niere, Leber und Schilddrüse sowie Veränderungen der Gerinnungsfaktoren (Thrombosegefahr).
- Durch Gestagene: Depressionen, Libidoverlust, Gewichtszunahme sowie Begünstigung einer Soor- und Trichomonadeninfektion.
- Durch Östrogene: Gewichtszunahme, vermehrter Ausfluß, Kopfschmerzen und Übelkeit.
- Weitere Nebenwirkungen sind: psychische Unverträglichkeit, Varikosis, Hypertonie, Migräne, Brustschmerzen, erhöhtes Herzinfarktrisiko bei rauchenden Frauen über 35 Jahren, Übertritt der Hormone in die Muttermilch.

Erhöhte Risiken bestehen für Frauen nach behandeltem Mammakarzinom, für rauchende Frauen sowie für Frauen mit Diabetes, Otosklerose, multipler Sklerose, Epilepsie oder Hypertonie.

Kontraindikationen sind thromboembolische Erkrankungen, Sichelzellenanämie, Leberfunktionsstörungen, bestehende Schwangerschaft und Schwangerschaftsikterus in der Anamnese.

Die Pille (Pearl-Index 0,1)

Hier soll nicht auf die einzelnen Pillenkombinationen eingegangen werden. Die optimale Pille ist das Präparat, das mit dem niedrigstmöglichen Östrogengehalt ohne Zyklusstörungen, wie z.B. Zwischenblutungen, einen sicheren Empfängnisschutz bietet. Teilweise müssen mehrere Präparate durchprobiert werden, bis jede Frau für sich die optimale Pille, d.h. die für sie am besten verträgliche, gefunden hat.

Die Minipille (Pearl-Index 0,5)

Diese Präparate sind reine Gestagenpräparate und erhöhen die Zervixschleimviskosität so sehr, daß die Spermien nicht in den Uterus gelangen können. Die Nidation eines befruchteten Eis wird durch geringeren Endometriumaufbau erschwert, die Ovulation nicht verhindert. Die Einnahme muß stets exakt zur gleichen Tageszeit erfolgen, da ansonsten die verhütende Wirkung nicht gewährleistet ist. Die Nachteile der Minipille sind häufig beobachtete Zwischenblutungen und Amenorrhö. Zur Zeit wird diskutiert, ob eine Einnahme auch zu früh, d.h. bei zu jungen Frauen, erfolgen kann. Da Säuglinge keine Rezeptoren für Gestagene haben, kann die Minipille während der Stillzeit verordnet werden. Allerdings kann sich unter der Einnahme der Milchfluß verschlechtern.

Die "Drei-Monats-Spritze" (Depotgestagen, Pearl-Index 0,1)

Diese Präparate sind reine, hochdosierte Gestagenpräparate mit einer ca. dreimonatigen Depotwirkung. Da die Nachteile dieser Methode, wie schlechte Steuerbarkeit und häufige Zwischenblutungen, überwiegen, findet sie heute nur noch selten Anwendung.

Die "Pille danach"

Hierbei handelt es sich um vier Östrogen-Gestagen-Tabletten, die die Nidation eines eventuell befruchteten Eis verhindern. Nach dem "Verhütungsunfall" müssen die ersten zwei Tabletten innerhalb von 48 Stunden nach dem Verkehr eingenommen werden, damit sich die Eianlage nicht einnistet. Die anderen zwei Tabletten werden nach weiteren 12 Stunden eingenommen. Die Pillen sind gegen ärztliches Rezept in der Apotheke oder bei "Pro Familia" erhältlich.

Weitere, in Deutschland noch nicht zugelassene Methoden

- **Hormonimplantate**, die unter der Haut eingepflanzt werden, wo sie über Jahre hinweg kleine Hormonmengen in den Blutkreislauf abgeben.

- **Hormonringe** für die Portio, die sich allerdings noch in der Erprobung befinden, mit gleichem Wirkungsmechanismus.

Chemische Verhütungsmittel

Das Prinzip dieser Mittel liegt in ihrer spermiziden Wirkung. Die Wirksubstanzen sind in der Regel gut verträgliche Milch- oder Zitronensäureanteile, die die äußerst empfindlichen Spermien abtöten. Sie greifen nicht in den Hormonhaushalt der Frau ein. Die Anwendung erfolgt nur, wenn tatsächlich Bedarf besteht.

Einige dieser Präparate verursachen jedoch eine ausgeprägte Wärmeentwicklung. Außerdem können Reizungs- und/oder Allergieerscheinungen auftreten, u.a. auch gegen die Trägersubstanz.

Um die Sicherheit zu erhöhen, sollten chemische Verhütungsmittel zusätzlich zu Barrieremethoden wie der Portiokappe oder dem Diaphragma verwendet werden. In Verbindung mit chemischen Verhütungsmitteln sollte auf Kondome verzichtet werden, da diese porös werden können.

Schäume, Ovula, Cremes, Gels und Sprays (Pearl-Index 36)

Diese Mittel werden wie alle weiteren chemischen Mittel ca. 10 bis 20 Minuten vor dem Geschlechtsverkehr eingeführt. Je nach Präparat liegen die Kosten pro Ovulum bei etwa 1,50 DM. Durch die starke Schaumentwicklung dieser Präparate leiden die Frauen häufig unter unangenehmen Ausfluß. Ein Drittel der Frauen, die ausschließlich mit dieser Methode verhüten, werden ungewollt schwanger (Ergebnis einer "Pro-Familia"-Untersuchung). Der Preis für eine Tube Creme liegt bei ca. 16,00 DM. Der Pearl-Index beträgt 36.

Mechanische Methoden (Mischformen mit zusätzlichen chemischen und/oder hormonellen Mitteln)

Diaphragmen, Portiokappen und Vaginalschwämme können von Frauen zur Verhütung verwendet werden, und zwar ausschließlich zum gegebenen Zeitpunkt. Sie haben keinen hormonellen Einfluß auf den weiblichen Organismus.

Ein sicheres und ausgeprägtes Körperbewußtsein der Frau sowie gute Kenntnisse über die anatomischen Gegebenheiten der Scheide, adäquate Schulung, Anleitung und Beratung zur Anwendung dieser Mittel (z.B. durch Mitarbeiter von Frauengesundheitszentren, "Pro Familia", Hebammen, Ärztinnen/Ärzte u.a.) sind die Voraussetzung für diese Form der Verhütung.

Portiokappe (Pearl-Index 7)

Die heutzutage zumeist aus Latex hergestellten Portiokappen wurden früher aus Metall und später aus Kunststoff/Zelluloid gefertigt. Sie haben ein fingerhut-, schnuller- oder linsenähnliches Aussehen. Je nach Größe der Portio und Fabrikat gibt es verschiedene Größen und Durchmesser. Die meisten Portiokappen, die direkt auf den Gebärmutterhals geschoben werden und sich dort festsaugen, sind im Durchschnitt 2,2 bis 3,1 cm groß. Andere Modelle saugen sich am hinteren Scheidengewölbe unter Einschluß der Portio fest. Sie haben einen Durchmesser von 4,2 bis 5,4 cm. Die Kappen mit einer Größe von 5 bis 7,5 cm sehen dem Diaphragma ähnlich. Auch sie schließen die Portio mit ein (Abb. 14.1). Im Schnitt kostet eine Portiokappe etwa 40,00 DM.

Umgang mit der Portiokappe. Die Kappen können im Sitzen, Liegen oder Stehen frühestens 30 Minuten vor dem Verkehr von der Frau eingeführt werden. Sie sollten zur Erhöhung der Sicherheit von innen und außen mit spermiziden Mitteln bestrichen werden. Bei optimalem Sitz verhindern sie das Aufsteigen der Spermien in den Uterus (Abb. 14.2). Durch unsachgemäße Anwendung oder bei unkorrekter Anpassung kann es passieren, daß gerade die kleinen Kappen an einen "falschen Platz" rutschen bzw. sich an der falschen Stelle festsaugen, so daß die schwangerschaftsverhütende Wirkung nicht mehr gegeben ist (Abb. 14.3).

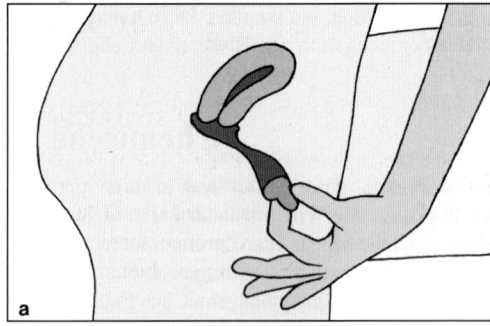

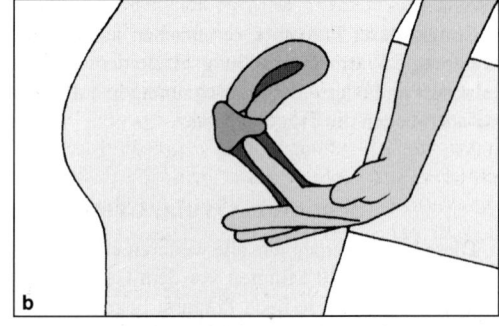

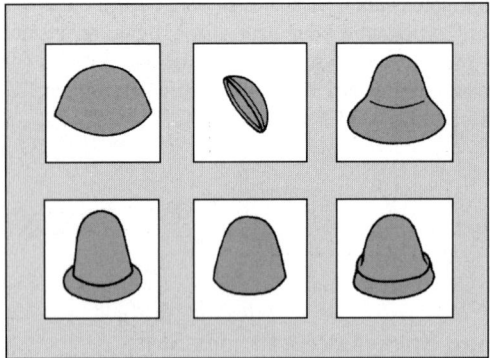

Abb. 14.1 Verschiedene Kappenformen. Obere Reihe von links nach rechts: Vilume-Kappe in Vorder- und Seitenansicht, Dumas-Kappe. Untere Reihe von links nach rechts: Prentif-Kappe, Holländische Portiokappen.

Abb. 14.2a,b Das Einführen der Portiokappe.

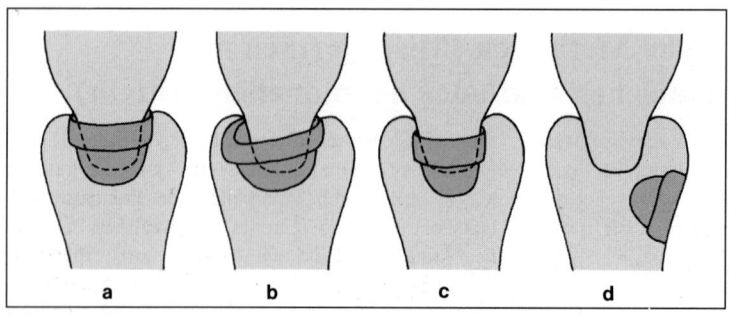

Abb. 14.3 Gut angepaßte Kappe (a). Portiokappe ist zu groß (b). Portiokappe ist zu klein (c). Falsch eingesetzte Kappe (d).

Nach Schwangerschaften und bei erheblichen Körpergewichtsschwankungen (± 5 kg) muß die Kappe neu angepaßt werden. Nach dem Geschlechtsverkehr sollten die Kappen etwa acht Stunden in der Scheide verbleiben. Dann sind die Spermien abgestorben. Bei erneutem Verkehr innerhalb dieser acht Stunden muß wieder ein spermizides Mittel in die Scheide gegeben werden, um einen sicheren Schutz zu gewährleisten. Die Kappen sollten nicht länger als maximal drei Tage im Körper verbleiben, um das Infektionsrisiko zu vermindern. Nach Gebrauch sollten die Kappen mit Wasser und Seife gereinigt werden. Nach dem Trocknen mit Getreidestärke pudern und an einem trockenen Platz aufbewahren. Bei richtiger Pflege sind sie über viele Jahre haltbar.

Nebenwirkungen und Risiken
- Infektionen durch zu langes Verbleiben in der Scheide oder unsachgemäße Kappenpflege.
- Nach einer Infektion muß die Kappe vor erneuter Benutzung desinfiziert werden.
- Allergiereaktionen sind sehr selten.

Kontraindikationen

- Anatomische Besonderheiten wie zu kurze bzw. zu lange Portio, extreme Größenschwankungen der Portio sowie schlechter Sitz der Kappe trotz mehrerer Anpassungsversuche sind Gegenanzeigen für eine Portiokappe.
- Sämtliche pathologischen Veränderungen der Portio, z.B. extreme Ektopien, Dysplasien, Zysten, Infektionen usw.

Diaphragma (Pearl-Index 2 bis 4)

Das kuppelförmige Diaphragma besteht aus einem elastischen Metallring, der mit einer Gummimembran überzogen ist. Durch die verschiedenen Größen von 5 bis 10 (im Einzelfall Sondergrößen) kann es individuell an die anatomischen Gegebenheiten angepaßt werden (Abb. 14.4).

Das Diaphragma wird nach Bestreichung mit einem spermiziden Gel am latexüberzogenen Metallring zusammengedrückt und mit der dem Muttermund zugedrehten Seite in die Scheide eingeführt (Abb. 14.5). Der hintere Rand liegt der hinteren Scheidenwand an und muß unbedingt den Muttermund und das hintere Scheidengewölbe mit einschließen. Der vordere Rand liegt dicht hinter der Symphyse, so daß insgesamt der darüberliegende Bereich gegen Spermien abgeschirmt wird (Abb. 14.6).

Neuerdings gibt es eine von einer Hebamme entwickelte Einführungshilfe für Diaphragmen, das "Dia Via". Es erleichtert das Einführen und verhindert das Wegrutschen des Diaphragmas beim Einführen in die Scheide.

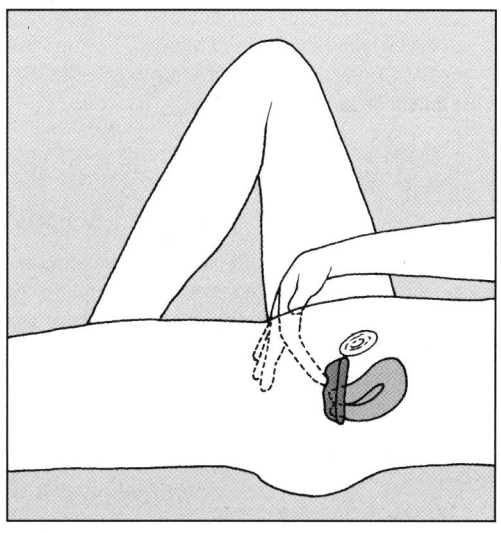

Abb. 14.5 Das Diaphragma wird eingeführt und umschließt die Portio.

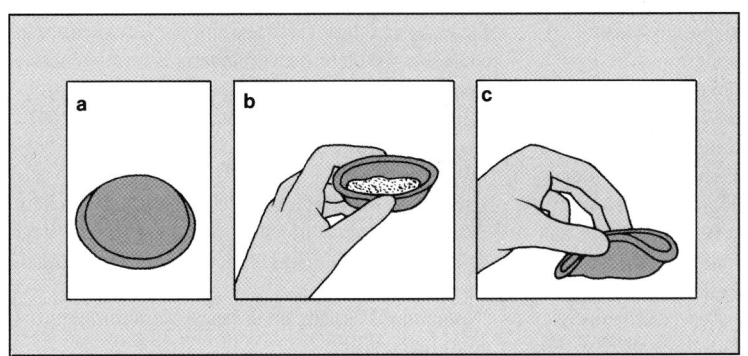

Abb. 14.4 Das Diaphragma (a). Vor dem Geschlechtsverkehr wird spermizides Gel o.ä. in die Schale gegeben (b). Das Diaphragma wird vor Gebrauch zusammengedrückt (c).

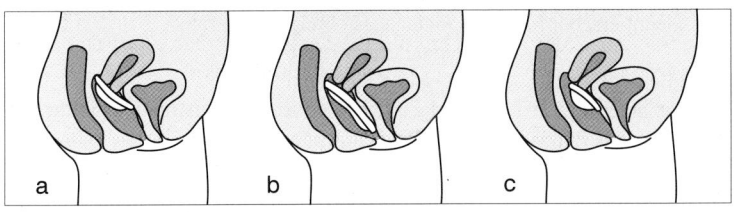

Abb. 14.6 Optimaler Sitz des Diaphragmas (a). Das Diaphragma ist zu groß (b), zu klein (c).

Umgang mit dem Diaphragma. Hier gelten die gleichen Kriterien wie bei der Portiokappe. Bei der Handhabung sollte jedoch folgendes beachtet werden:
- Das Diaphragma kann durch scharfe Gegenstände wie Fingernägel oder ähnliches beschädigt werden.
- Im Übergangsbereich zwischen gummiüberzogenem Metallring und Kuppel sollte es regelmäßig auf Brüchigkeit kontrolliert werden. Es kann gegen das Licht gehalten werden, um eventuelle Risse erkennen zu können.

Nebenwirkungen. Die Nebenwirkungen sind die gleichen wie bei der Portiokappe. In Einzelfällen wurden während oder unmittelbar nach dem Geschlechtsverkehr bei liegendem Diaphragma starke Uteruskontraktionen beobachtet. Es wird vermutet, daß das jeweils verwendete spermizide Mittel durch Verkehr in das Cavum des Uterus gelangt und daß dadurch wehenartige Kontraktionen auftreten.

Kontraindikationen. Bei ausgeprägtem *Descensus uteri et vaginae*, abnormen Portiolagen sowie nach bestimmten Scheidenoperationen sind normal große Diaphragmen nicht zu verwenden. Es kann auf ein Spezialdiaphragma ausgewichen werden.

Vaginalschwamm

Der Vaginalschwamm ist eine chemisch-mechanische Variante zur Schwangerschaftsverhütung. Er ist mit dem Spermizid Nonoxinol angereichert, das neben der schwangerschaftsverhütenden auch eine gewisse antibakterielle Wirkung hat. Er wird genau wie die Portiokappe und das Diaphragma in die Scheide eingeführt und kann nach entsprechender Liegezeit durch ein befestigtes Bändchen an der Rückseite wieder entfernt werden. Die Vor- und Nachteile dieser Art der Familienplanung entsprechen denen der Portiokappen und der Diaphragmen.

Spiralen, d.h. Intrauterinpessare
(IUP oder IUD, für engl. "intrauterine device") (Pearl-Index 1,6)

Es gibt drei verschiedene Arten von Intrauterinpessaren (Abb. 14.7):
- IUP aus reinem Kunststoff, wie Polyäthylen oder Polypropylen, z.B. Lippes-Schleife, Margulies-Spirale, Dana Super. Durch 2% Silikon in diesen Spiralen wird eine Kalziumablagerung verhindert, was Schmierblutungen vermindert.
- Kupferbeschichtete IUP, die bis zu 50 μg Kupfer täglich freisetzen, z.B. Kupfer-T, Kupfer-7. Kupfer hat eine spermizide Wirkung. Ebenfalls wird das chemische Milieu der Gebärmutterschleimhaut verändert, was die Nidationsfähigkeit hemmt.
- IUP, die ein Progesteronreservoir besitzen, aus dem geringe Mengen täglich abgegeben werden. Es kommt zu einer lokalen Gestagenwirkung, die Einfluß auf die Viskosität des Zervixschleims hat. Der Schleim wird zäher und unpassierbar für Spermien. Die Liegezeit dieses IUP's ist 1 bis 1,5 Jahre, weil dann das Hormondepot erschöpft ist (Abb. 14.8).

Bei der Anwendung von IUP wird eine Befruchtung wesentlich seltener, aber absolut unterbunden wird sie nicht. Durch die Veränderungen des Endometriums wird eine Nidation verhindert.

Das IUP sollte während der Menstruation ambulant von einem Gynäkologen in die Gebärmutter eingelegt werden. Das Scheidenmilieu sollte keine pathologische Keimbesiedelung aufweisen, deshalb ist unmittelbar vor der Einlage ein prämenstrueller Abstrich anzuraten. Die Lage des IUP sollte regelmäßig kontrolliert werden (Abb. 14.8). Alle 2 bis 4 Jahre sollte es ausgetauscht werden, um ein Einwachsen in die Uterusmuskulatur zu verhindern. Eine eingehende Beratung über Risiken und Nebenwirkungen ist unerläßlich. Die Kosten für die verschiedenen Modelle sind unterschiedlich.

Vorteile
- Bei guter Verträglichkeit ist eine relativ sichere Verhütung gewährleistet. Der Pearl-Index liegt mit 1,5 bis 2,5 etwas höher als bei Ovulationshemmern.
- Spontaner Verkehr ohne lange Vorkehrungen ist möglich.

Komplikationen
- Spontanausstoßung der Spirale
- Verstärkter Ausfluß
- Zwischenblutungen
- Starke und schmerzhafte Menstruationsblutungen und Dysmenorrhöen
- Erhöhte Rate von Extrauteringraviditäten
- Aszendierende Infektionen des gesamten abdominalen Genitalbereiches

- Einwachsen des IUP ins Myometrium
- Ungewollte Schwangerschaften mit septischem Verlauf
- Uterusperforationen
- Frühaborte

Kontraindikationen
- Chronisch-rezidivierende Infektionen im Genitalbereich
- *Uterus myomatosus*
- Fehlbildungen des Uterus
- Sehr junge Frauen und Frauen mit potentiellem Kinderwunsch (Vorsicht bei Nullipara)
- Nicht abgeklärte Blutungsanomalien
- Antikoagulationstherapie
- Zustand nach Extrauteringravidität
- Zustand nach septischem Abort
- Malignome des Genitales

Die Spirale kann auch als "Notfallverhütung" bei einem Verhütungsunfall bzw. -fehler genutzt werden, wenn sie bis zu 72 Stunden nach dem Verkehr eingesetzt wird. Dadurch wird die Nidation eines eventuell befruchteten Eis verhindert.

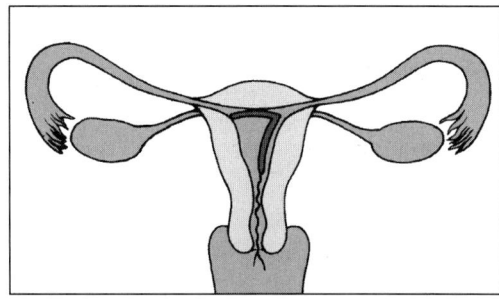

Abb. 14.8 Uterus mit liegender Kupfer-7-Spirale.

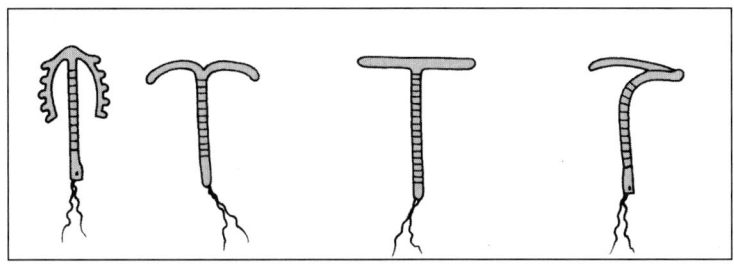

Abb. 14.7 Intrauterinpessare. Von links nach rechts: Multiload, Nova-T, Kupfer-T, Kupfer-7.

Kondom für die Frau (Femidom)

Es handelt sich um ein "kondomähnliches" Polyurethangebilde, an dem im oberen Ende ein größerer, am unteren Ende ein kleinerer Metallring eingeschweißt ist. Die Wand des Materials ist wesentlich dicker als die von Präservativen. Dieser Schlauch wird so in die Scheide geschoben, daß der obere Ring auf der Portio sitzt und nicht verrutschen kann. Der untere größere Ring verbleibt im Vulvabereich und schließt ihn zum großen Teil ein (Abb. 14.9 a,b).

Vorteile.
- Die Frau kann sich unabhängig vom Mann vor Schwangerschaften und Krankheitskeimen schützen.

Nachteile.
- Das sexuelle Erleben und die Empfindungen im Vaginalbereich werden reduziert, da die Wandstärke des "Gummis" sehr dick ist.
- Knistergeräusche.
- Das Frauenkondom ist wesentlich teurer als das Männerkondom.
- So wie die Unabhängigkeit und Eigenverantwortlichkeit der Frauen bezüglich des Schutzes positiv gesehen werden kann, hat dieser Aspekt auch negative Interpretationsargumente. Der Mann gibt mit dem Femidom die Verantwortung der Schwangerschaftsverhütung wieder in die Hände der Frau.

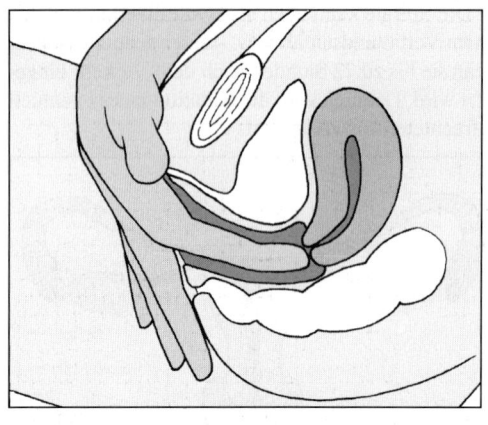 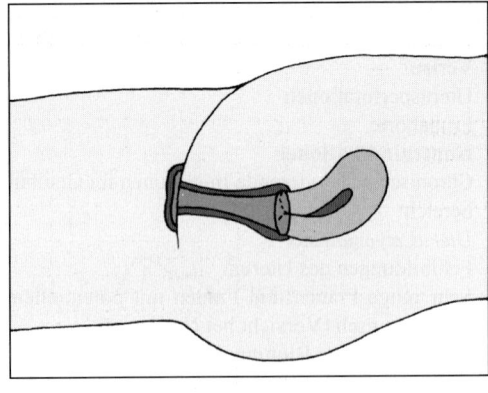

a b

Abb. 14.9a,b Vagina mit liegendem Kondom.

Natürliche Methoden – natürliche Familienplanung (NFP)

Für eine natürliche Familienplanung ist es wichtig, daß die Frauen mit ihrem Zyklus und den ihn begleitenden Veränderungen des Körpers vertraut sind. Bei Anwendung dieser Form der Familienplanung müssen die Frauen ihren Körper so gut kennenlernen, daß sie die verschiedenen Signale richtig interpretieren können. Um die natürliche Familienplanung erfolgreich umzusetzen, sind folgende **Voraussetzungen** unverzichtbar:

- Bereitschaft und Motivation zur Kontrolle des Zyklusgeschehens.
- Aufzeichnung und richtige Interpretation der zyklischen Veränderungen.
- Beide Partner müssen die Form der Familienplanung gemeinsam tragen, d.h. auch der Mann muß wissen, in welcher Zyklusphase sich seine Frau befindet.
- Die notwendige Disziplin an den fruchtbaren bzw. unfruchtbaren Tagen, abhängig davon, ob eine Schwangerschaft geplant ist beziehungsweise vermieden werden soll (Abb. 14.10 und 14.11).
- Berücksichtigung der möglichen Änderungen im Zyklusmuster durch unterschiedliche psychische oder physische Belastungen, Unregelmäßigkeiten im Tagesablauf der Frau (z.B. Wechseldienste oder Urlaub). So können z.B. Eireifungsphasen verlängert, Gelbkörperphasen verkürzt sein, Zwischenblutungen auftreten oder die Ovulation ausbleiben. Das Risiko ungewollter Schwangerschaften steigt dadurch (Abb. 14.12 und 14.13).
- Ist eine Schwangerschaft nicht erwünscht, sollte erst ab dem dritten Tag nach Temperaturanstieg auf Barrieremethoden verzichtet werden.

Möchte ein Paar natürliche Familienplanung betreiben, ist es empfehlenswert, daß die Frau mindestens drei Monate lang ihren Zyklus beobachtet. Im Idealfall liegt eine Zyklusbeobachtungsdauer von 12 Monaten vor. Günstigerweise ist außer der Zyklusdauer auch eine Basaltemperaturkurve zu erstellen. Ebenfalls können die Beschaffenheit des Zervixschleims und die Veränderungen der Portio beschrieben werden. Diese drei Faktoren können einzeln beziehungsweise in Kombination zur natürlichen Familienplanung genutzt werden.

Biologische Voraussetzungen für die Periodizität der Fruchtbarkeit:

- Zeitlich beschränkte Befruchtungsfähigkeit der Gameten: Eizelle (6 bis 12 Stunden), Spermien (7 Tage)
- Nur ein Eisprung pro Zyklus.

Um die angewandten Methoden der NFP gut zu dokumentieren, kann auf den "Cycloplan-Kalender" verwiesen werden. Er ist in Apotheken erhältlich.

Die unterschiedlichen Möglichkeiten der natürlichen Familienplanung sollen nun im einzelnen erläutert werden.

14 Familienplanung

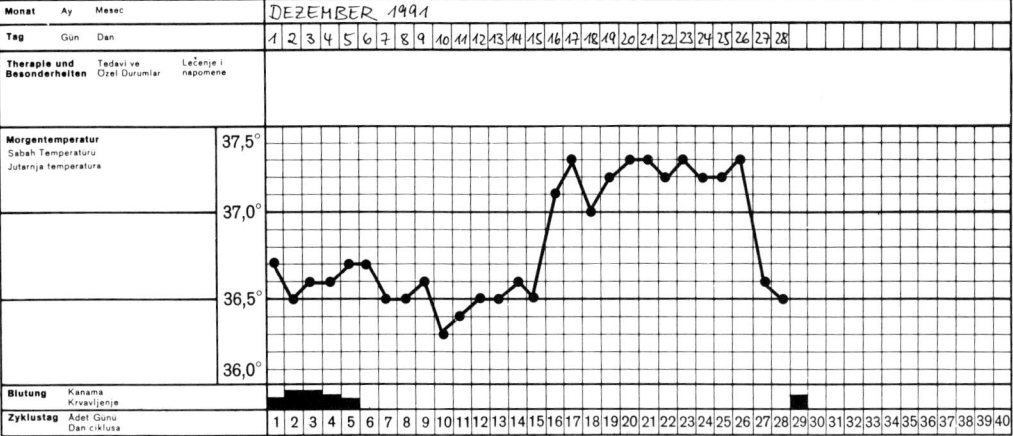

Abb. 14.10 Normal verlaufende, biphasische Kurve.

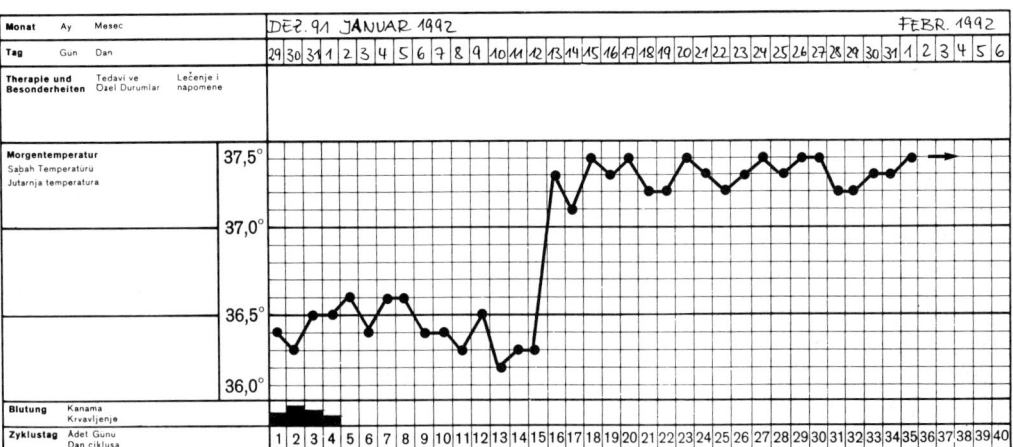

Abb. 14.11 Wahrscheinliche Schwangerschaft.

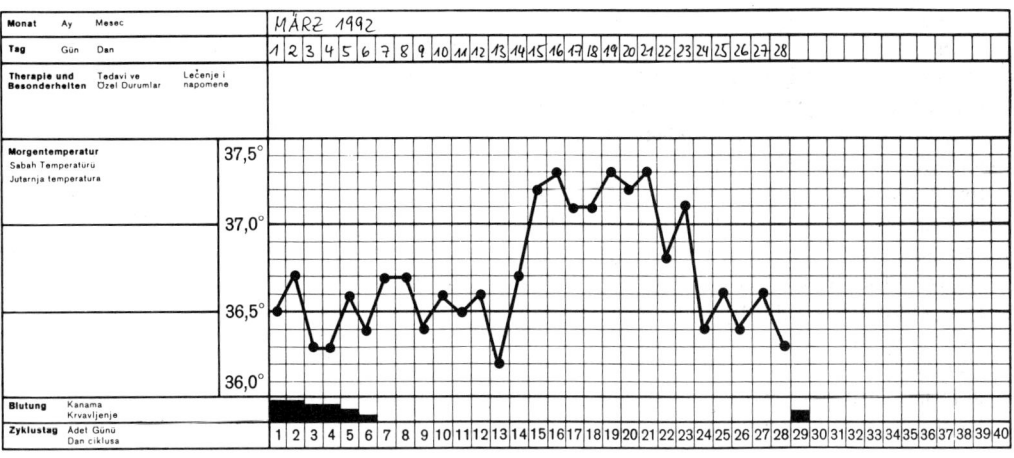

Abb. 14.12 Beispiel einer verkürzten Gelbkörperphase.

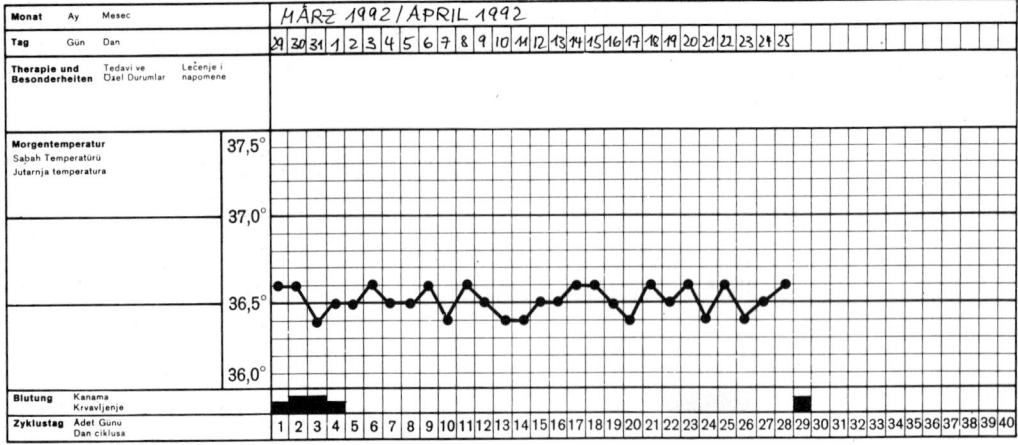

Abb. 14.13 Beispiel eines anovulatorischen einphasischen Temperaturverlaufs.

Rechenmethode zur Ermittlung der fruchtbaren und unfruchtbaren Tage ("Knaus-Ogino")

Diese Form der Familienplanung ist die sogenannte Kalendermethode nach "Knaus-Ogino", bei der anhand der Zykluslänge die unfruchtbaren und fruchtbaren Tage errechnet werden können.
- Um den Beginn der fruchtbaren Tage zu erkennen, werden vom kürzesten der über 12 Monate hinweg ermittelten Zyklen 18 Tage abgezogen.
- Soll das Ende der fruchtbaren Zeit ermittelt werden, so werden vom längsten Zyklus dieser Intervalle 11 Tage abgezogen.

Beispiel: Der kürzeste Zyklus betrug 25 Tage: 25 minus 18 Tage = 7. Tag. Der längste Zyklus betrug 39 Tage: 39 minus 11 Tage = 28. Tag. Die potentiell fruchtbaren Tage liegen in diesem Fall zwischen dem 7. und 28. Tag.

Die Sicherheit dieser Methode ist nur gewährleistet, wenn in der Zeit der fruchtbaren Phase Abstinenz geübt beziehungsweise mit Barriere-Methoden verhütet wird. Die Versagerquote dieser Methode liegt laut Literatur bei 14 bis 40 ungewollten Schwangerschaften auf 100 Anwendungsjahre.

Unsicherheitsfaktoren:
- Rechenfehler.
- Seltener, unregelmäßiger sexueller Verkehr erhöht das Risiko sogenannter "unzeitgemäßer" Ovulationen.
- Zyklusschwankungen durch unregelmäßigen Tagesablauf.

Wegen der hohen Versagerquote ist die Knaus-Ogino-Methode keine empfehlenswerte Methode.

Temperaturmethode (Pearl-Index 1 bis 3)

Diese Methode wurde 1954 von Döring publiziert und dadurch in weiten Kreisen bekannt. Durch die hormonellen Veränderungen innerhalb des weiblichen Zyklus kommt es zu Schwankungen der Körpertemperatur. Anhand der Temperaturschwankungen ist es möglich, den Ovulationstermin mit einer Genauigkeit von ± 1 bis 2 Tagen zu bestimmen, unabhängig von der Dauer des Zyklus. Mit Hilfe der Morgentemperatur (Basaltemperatur) kann eine exakte Temperaturkurve während der Zyklusdauer erstellt werden.

Folgende **Bedingungen** sind zu beachten:
- Die Messung sollte jeden Morgen ungefähr zur gleichen Zeit vor dem Aufstehen und der ersten Nahrungsaufnahme erfolgen.
- Mit dem gleichen Thermometer sollte an derselben Stelle gemessen werden (sublingual oder rektal).
- Mindestens sechs Stunden Nachtschlaf sind die Voraussetzung für eine verwertbare Aussage.
- Die gemessene Temperatur muß jeden Tag dokumentiert werden. Außerdem sollten Veränderungen des Lebensrhythmus, wie physischer beziehungsweise psychischer Streß, Schock, übermäßiger Alkoholgenuß, durchfeierte Nächte, Erkrankungen (Abb. 14.14), Medikamenteneinnahme, Schichtdienst, Urlaub usw. vermerkt werden.

Grundsätzliches Prinzip der Temperaturmethode. Um die entstehende Kurve richtig interpretieren zu können, ist es wichtig zu wissen, daß die ansteigende Temperatur Ausdruck des ca. 2 Tage vorher stattgefundenen Eisprungs ist (Abb. 14.15).

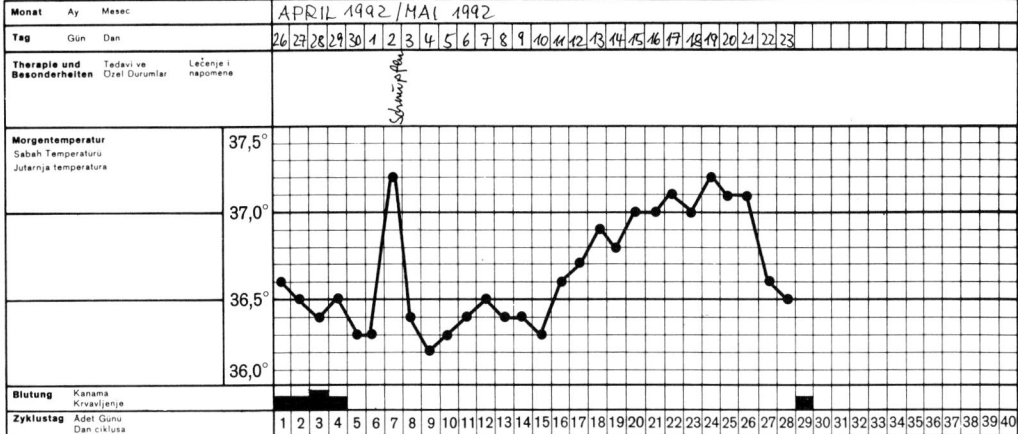

Abb. 14.14 Beispiel einer Temperaturerhöhung bei Schnupfen.

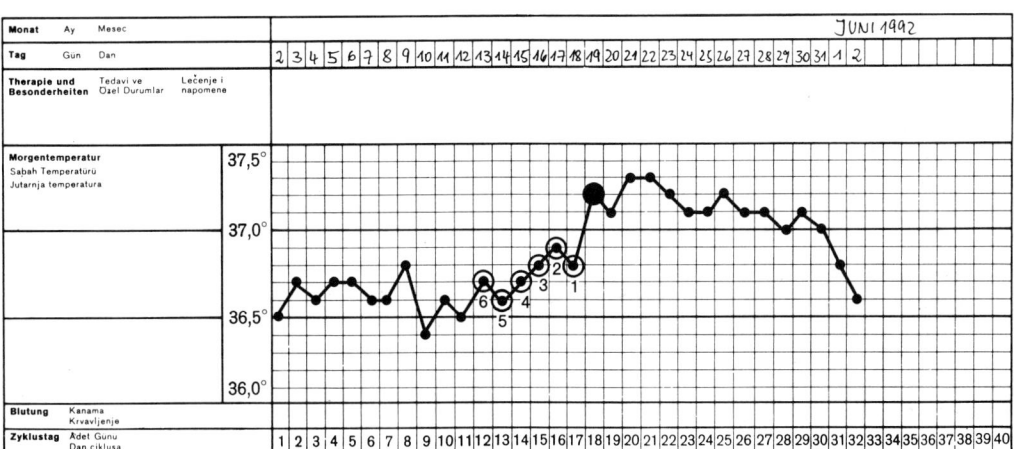

Abb. 14.15 Normal verlaufende Temperaturkurve.

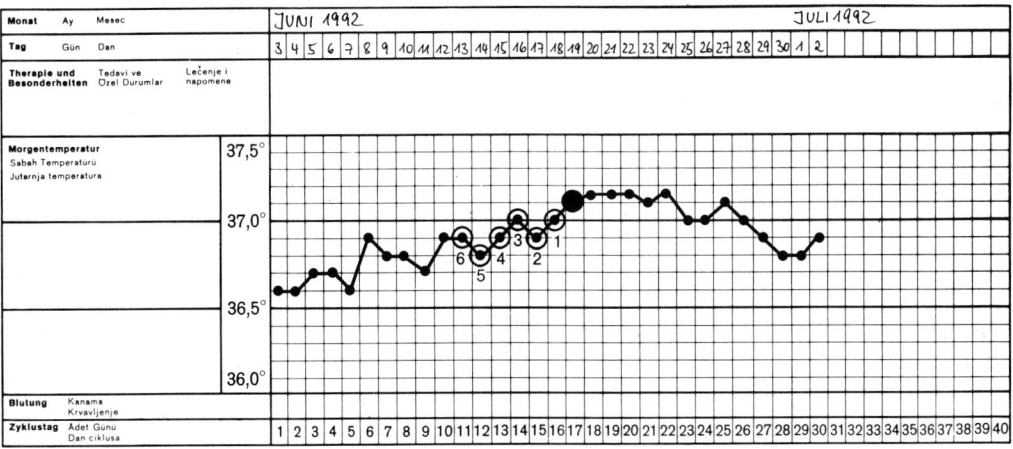

Abb. 14.16 Kurve mit schwach ausgeprägtem Temperaturanstieg nach Ovulation.

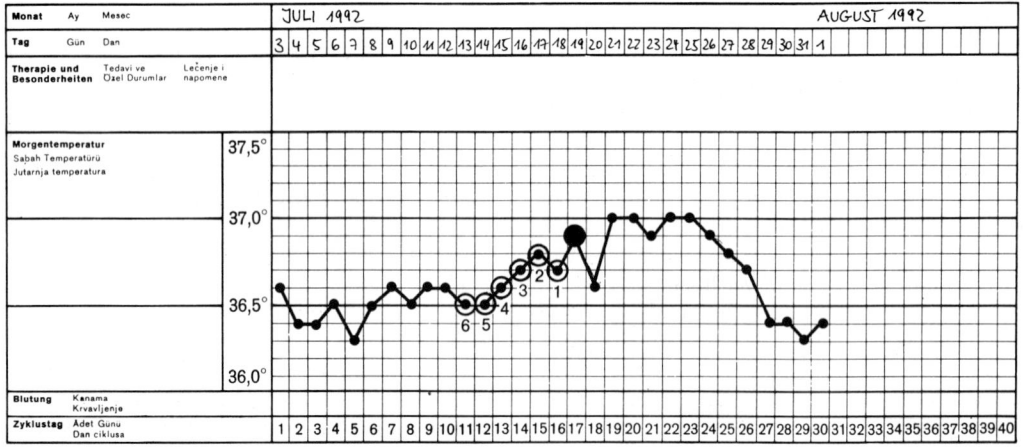

Abb. 14.17 Normal ansteigende Kurve, die jedoch kurzzeitig abfällt. Cave: Der Tag mit Temperaturanstieg wird nicht mit in die Berechnung einbezogen.

Folgende Definition zur Temperaturmethode wurde im Juni 1966 von einer wissenschaftlichen Gruppe der WHO erarbeitet:
"Ein signifikanter Temperaturanstieg zeichnet sich dadurch aus, daß er innerhalb von 48 Stunden oder weniger eintritt und daß die Temperaturen von 3 aufeinanderfolgenden Tagen um mindestens 0,2°C höher liegen als an den vorangegangenen 6 Tagen." (Döring, G. Empfängnisverhütung S. 20, 1986)

Dieser erhöhte Meßwert und die nächsten zwei darauffolgenden Meßdaten müssen also höher sein als die letzten sechs gemessenen Werte. (Die Tage vor dem Temperaturanstieg sind in den folgenden Abbildungen alle umkreist und mit Zahlen gekennzeichnet.)

Der Meßwert des dritten Tages sollte mindestens zwei Zehntelgrad über dem niedrigen Niveau der dem Anstieg vorangegangenen 6 Tage liegen. Sind diese Voraussetzungen erfüllt, kann am dritten Abend nach dem Anstieg bis zur Menstruation mit Unfruchtbarkeit gerechnet werden.

Die Kurveninterpretation wird problematisch, wenn die Werte nach dem Eisprung nicht deutlich ansteigen, d.h. wenn sie nie mehr als 1 bis 1,5 Zehntelgrad über das bisherige Niveau ansteigen (Abb. 14.16 und 14.17).

Die Sicherheit dieser Methode liegt bei 1 Schwangerschaft auf 100 Anwendungsjahre, wenn nur in den unfruchtbaren Tagen Kohabitation erfolgt.

Bei der **erweiterten Temperaturmethode** wird mit einer unfruchtbaren Phase vom Beginn der Menstruation bis 6 Tage vor dem frühesten Temperaturanstieg gerechnet. Bei dieser Methode liegt die Versagerquote bei 3 pro 100 Anwendungsjahre.

Die "Billings-Methode" (Pearl-Index 15,5 bis 32,2)

Durch den Östrogeneinfluß verändern sich in den verschiedenen Zyklusphasen Konsistenz, Farbe und Menge des Zervixschleims. Ebenfalls können Veränderungen an der Portio beobachtet werden. Da diese Vorgänge immer in gleicher Abfolge geschehen, können diese Wahrnehmungen zur groben Bestimmung der Ovulation mit in die Familienplanung einbezogen werden.
- Frauen, die diese Methode wählen, müssen täglich Zervikalschleim zur Bestimmung gewinnen.
- Richtige Aufklärung und Schulung über anatomische Gegebenheiten und zyklische Veränderungen sowie über deren Wahrnehmung und Interpretation ist unabdingbar.
- Zur Schleimkontrolle führt die Frau ihren Finger in die Scheide ein und nimmt etwas Schleim vom Muttermund, um ihn dann zu begutachten.
- Der Schleim sollte möglichst immer zur gleichen Tageszeit kontrolliert werden.
- Sämtliche Körperzeichen sollten in einer Tabelle festgehalten werden.

Schleim- und Portioveränderungen während des Zyklus
- Während der Menstruationsblutung entfällt die Schleimbeobachtung, statt dessen werden die Blutungen beobachtet.
- Nach der Blutung wird kaum beziehungsweise wenig Schleim beobachtet.
- Bis zur Zyklusmitte nimmt die Schleimproduktion zu, es stellt sich eine "feuchte Empfindung" ein. Der Portioschleimpfropf verflüssigt sich und bekommt einen glasig-flüssigen Charakter. Die Portio hat sich ins Becken hochgezogen und ist schwer zu tasten. Sie ist weich und leicht geöffnet.
- In dem Zeitraum von drei Tagen vor und nach dem Eisprung ist ein "Schleimhöhepunkt" wahrzunehmen. Der Schleim wird dünnflüssig und spinnbar, d.h. daß er sich zwischen Daumen und Zeigefinger bis zu einer Länge von ca. 10 cm auseinanderziehen (spinnen) läßt, ohne zu zerreißen. Unter dem Mikroskop zeigt sich das sogenannte "Farnkrautphänomen".
- Der Schleimhöhepunkt ist nach dem Tag festzulegen, nach dem sich diese Zeichen verringern, um bis zur nächsten Periode zu verschwinden. Zu diesem Zeitpunkt tritt die Portio langsam tiefer in die Scheide. Sie ist wieder leichter zu tasten und fühlt sich härter an. Der Muttermund verschließt sich mit zunehmender Rigidität fast vollständig bis zur nächsten Periode.
- Es kann davon ausgegangen werden, daß am Abend des vierten Tages nach dem Schleimhöhepunkt die unfruchtbare Zeit begonnen hat (Abb. 14.18).

Die Sicherheit dieser Methode liegt auch wieder in der Abstinenz vor dem Eisprung. Die Abstinenzphase umfaßt ein Drittel bis die Hälfte der Zyklusdauer. Findet vor dem Eisprung Geschlechtsverkehr statt, muß immer bedacht werden, daß durch das Ejakulat der Zervixschleim nicht zu beurteilen ist. Es sollte daher immer ein Abstinenztag eingelegt werden, um die Sicherheit zu erhöhen.

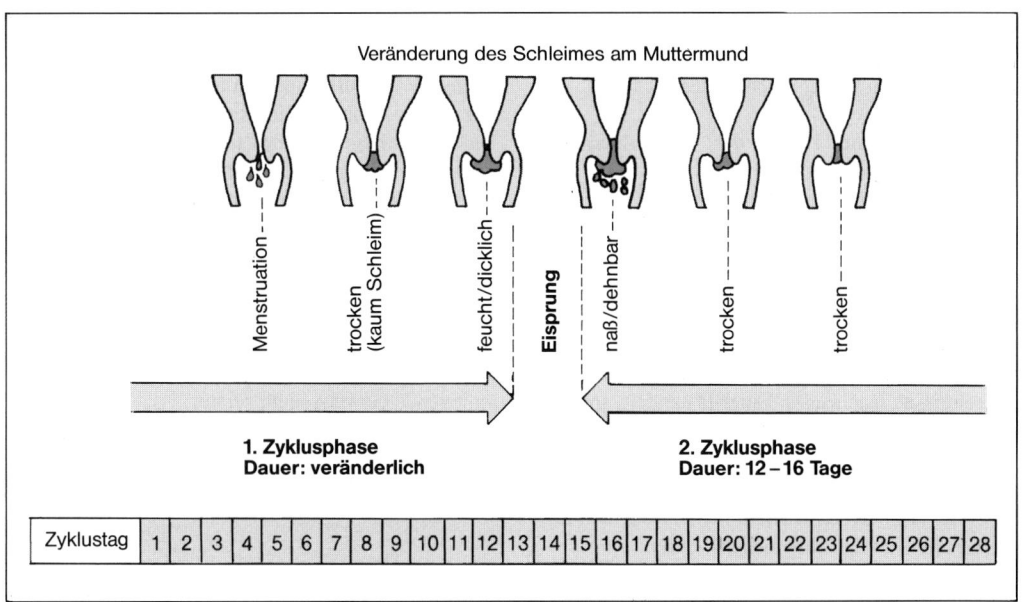

Abb. 14.18 Portio- und Schleimzeichen während des Zyklus.

Kombinationsmöglichkeit der Temperatur- und Billings-Methode (Pearl-Index 0,8 bis 1,0)

Um mit dem Wissen über die verschiedenen Methoden der natürlichen Familienplanung (NFP) eine möglichst hohe Sicherheit zu erlangen, bietet sich eine Kombination aus Temperatur-, Zervixschleim- und Portiokontrolle an.

Hierbei gilt: Die unfruchtbare Zeit nach der Ovulation beginnt am Abend des dritten Tages nach Temperaturanstieg und am Abend des dritten Tages nach dem "Schleimhöhepunkt". Die Wahrnehmung, die zuletzt gemacht wurde, zählt bei dieser Möglichkeit zur Bestimmung der unfruchtbaren Tage nach dem Eisprung.

Alle Methoden der natürlichen Familienplanung können erst vier Zyklen nach der Stillperiode wieder sicher angewandt werden.

Verhütung durch kontinuierliches Stillen

Ist ein kontinuierliches Stillen nach der Schwangerschaft gewährleistet, sorgt die besondere Hormonausschüttung dafür, daß ein Eisprung in der Regel verhindert wird. Allerdings ist es wichtig zu wissen, daß die Nachtpause nicht länger als vier Stunden anhalten darf. Je größer die Stillpausen werden, um so geringer wird die Sicherheit (siehe S. 465ff).

Relativ definitive, irreversible Methoden für die Frau

Das einzig operative Verfahren zur Familienplanung ist die Sterilisation; sie ist definitiv, d.h. endgültig. Sterilisation ist in den Fällen anzuraten beziehungsweise zu überlegen, wenn

- die Familienplanung für das Paar abgeschlossen ist,
- das Paar "verhütungsmüde" geworden ist und eine absolut sichere Methode wünscht,
- schwere Erberkrankungen, die nicht an die nächste Generation weitergegeben werden sollen, vorliegen,
- Gesundheit und Leben der Frau durch die Schwangerschaft gefährdet sind,
- andere Verhütungsmittel nicht vertragen werden,
- der Frau beziehungsweise dem Paar eine selbstbestimmte und kontinuierlich durchgeführte Verhütung nicht zugemutet werden kann,
- das Lebensalter und/oder der Sozialstatus kein Kind mehr zulassen.

Da es sich um einen nur schwer oder gar nicht rückgängig zu machenden Eingriff handelt, sollte er erst nach intensiver Beratung vorgenommen werden. Um Störungen im psychosomatischen und sexuellen Bereich zu vermeiden beziehungsweise zu reduzieren, sollte das Paar gemeinsam beraten werden. Folgende Punkte sollten besprochen werden:

- Was ist das Motiv beziehungsweise die Motivation?
- Absolutes Vertrauen in die eigene Entschlußkraft? Die Entscheidung zur Sterilisation ist aus dem Inneren heraus gefallen?
- Derzeitige Lebenssituation und langfristige Lebensplanung sollten gründlich analysiert werden.
- Unterstützung und Akzeptanz durch den Partner.
- Einschätzung über die persönliche Verarbeitung dieses Eingriffes.
- Die im Prinzip irreversible Form dieser Methode: nie mehr eine Schwangerschaft.
- Die Bedeutung des Eingriffes für die bestehende Partnerschaft, speziell für das Sexualleben.

Es gibt unterschiedliche Sterilisationsmöglichkeiten, die aufgrund anatomischer Gegebenheiten, der medizinischen Indikationsstellung sowie der persönlichen Einstellung der Frau gewählt werden können. Das gängige Operationsverfahren ist die **laparoskopische Sterilisation (Bauchspiegelung)**. Es ist aber auch eine Sterilisation per **Laparotomie (Bauchschnitt)** möglich. Eine seltene dritte Operationsart ist die vaginale Sterilisation durch einen **Einschnitt im hinteren Scheidengewölbe (hintere Kolpotomie)**. In der Regel werden die Tuben (Eileiter) zuerst an zwei unterschiedlichen Stellen mit Strom oder Wärme koaguliert, und das dazwischenliegende Eileiterstück wird dann entfernt (Abb. 14.19). Relativ neu und zuverlässig ist die Lasermethode. Da die Eileiter nur punktuell getroffen werden, wird das umliegende Gewebe nicht zerstört.

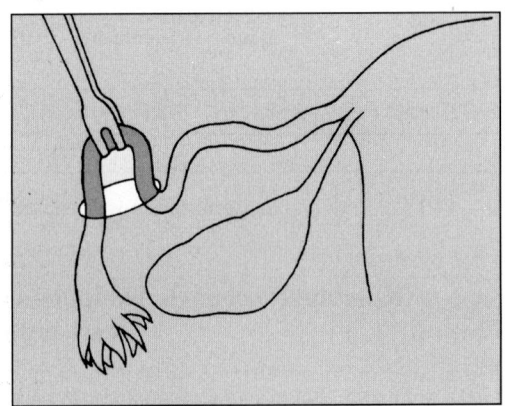

Abb. 14.19 Laparoskopische Sterilisation.

Zeitpunkt der Sterilisation. Eine Sterilisation während eines Kaiserschnitts ist möglich. Allerdings sollte die Entscheidung zur Sterilisation schon lange vor der Entbindung getroffen worden sein, denn traumatische Schwangerschafts- und Geburtsverläufe begünstigen Entscheidungen, die später möglicherweise bereut werden.

Eine Sterilisation im Wochenbett ist medizinisch möglich. Der einzige Vorteil dieses Zeitpunktes ist, daß ein weiterer Krankenhausaufenthalt vermieden wird. Für die psychische Verfassung der Frau kann dieser Zeitpunkt ungünstig sein, weil sie sich zu diesem Zeitpunkt einerseits auf das neue Kind einstellen muß, andererseits mit der Tatsache auseinandersetzen muß, daß keine weitere Schwangerschaft möglich ist.

Die Sicherheit der im Wochenbett durchgeführten Sterilisationen ist geringer als bei später durchgeführten Sterilisationen. Mittlerweile bieten auch gynäkologische Praxen ambulante Sterilisationen an.

Vorteile dieser Form der Verhütung
- Hohe Sicherheit (99,5%).
- Die Organfunktion wird nicht gestört.
- Die Frau braucht sich nie mehr um Familienplanung beziehungsweise Verhütungsmethoden zu kümmern.
- Spontaner sexueller Kontakt ist jederzeit möglich.

Nachteile
- Bei 2% der Frauen treten Blutungsstörungen auf.
- Nur sehr schwer rückgängig zu machen.
- (Geringes) Operations- und Narkoserisiko.

Grundsätzlich sollte jedoch gesagt werden, daß der Eingriff zur Sterilisation des Mannes im Vergleich zur Sterilisation der Frau wesentlich weniger aufwendig und riskant ist. Deshalb muß immer in einer Beratung auch die Möglichkeit der Sterilisation des Mannes in Betracht gezogen werden.

Temporär reversible Verhütungsmethoden für den Mann

Mechanische Methode

Das Kondom

Das **Kondom** ist das älteste mechanische Verhütungsmittel und fand im 16. Jahrhundert erstmalig seine Anwendung. 1564 gab der italienische Gynäkologe und Anatom Fallopio eine genaue Beschreibung des Präservativs, allerdings nicht zur Schwangerschaftsverhütung, sondern zur Infektionsverhütung. Lange Zeit wurde es aus Tierdärmen hergestellt.

Heute bestehen die Kondome größtenteils aus Latex und haben eine Wandstärke von 0,03 bis 0,06 mm. Im Vergleich zu Tierdärmen sind sie ungefähr fünfmal dünner. Im allgemeinen sind die Kondome schlauchförmig, elastisch und besitzen am Ende ein zusätzliches Reservoir für die Samenflüssigkeit. Sie sind zum einmaligen Gebrauch bestimmt. Neben den Gummikondomen werden heute noch Schafdarm- und Polyurethankondome angeboten. Schafdarmkondome schützen nicht vor Virusinfektionen, sie sind somit kein Schutz vor AIDS. Sie können mehrfach benutzt werden, wenn sie nach Gebrauch mit Kochsalz ausgewaschen werden. Genauso wie die Diaphragma- und Portiokappenbenutzung ist eine korrekte Kondombenutzung das Entscheidende für eine sichere Verhütung. Besonders ist hier noch anzumerken, daß spitze Gegenstände (z.B. Fingernägel) sowie fettige Cremes und Öle das Kondom angreifen oder beschädigen können.

Vorteile
- Bei richtiger Anwendung relativ hohe Sicherheit, der Pearl-Index liegt bei 3,3.
- Keine Nebenwirkungen und völlige Unschädlichkeit.
- Einziger Schutz vor Geschlechtskrankheiten und AIDS.
- Leicht anwendbar, jederzeit zu bekommen.
- Kostengünstig, im Schnitt liegt der Preis bei 0,80 bis 1,25 DM pro Stück.
- Risikofreie Form der Verhütung in der Stillzeit.
- Keine Beeinträchtigung der späteren Fruchtbarkeit.

Nachteile
- Vorbereitung und Anwendung kurz vor dem sexuellen Akt.
- Bei sensiblen Männern sind Erektionsstörungen möglich.
- Frauen können Überempfindlichkeiten und Mißempfindungen in der Scheide angeben (selten).

Zur Sicherheit sollten nur Kondome mit dem Gütesiegel der Deutschen Gesellschaft für Latexforschung und Entwicklungsgemeinschaft (DLF) verwendet werden.

Natürliche Methoden

Coitus interruptus. Bei dieser Methode handelt es sich um eine plötzliche Unterbrechung der Vereinigung vor dem Samenerguß (*Ejaculatio seminis*). Die Versagerquote dieser Methode liegt bei 10 bis 20 pro 1200 Anwendungszyklen (Döring). Es ist erwiesen, daß ungewollte Schwangerschaften nicht durch die Abgabe von Spermien vor der Ejakulation zustande kommen, sondern weil nicht rechtzeitig abgebrochen wurde.

Andererseits können Schwangerschaften jedoch auch durch die Aufnahme des sogenannten "Vorlusttröpfchens" entstehen. Die restliche Flüssigkeitsmenge vor der Ejakulation ist sehr spermienarm. Sie ist geringer als bei einer hochgradigen Oligospermie, die mit einer Sterilität verbunden ist. Obwohl diese Form der Familienplanung keine medizinischen Risiken aufweist, ist trotzdem von ihr abzuraten, weil die **Nachteile** eindeutig überwiegen:

- Die Frau wird um den Orgasmus gebracht, weil die weiblichen physiologischen Vorgänge während der sexuellen Vereinigung ganz plötzlich unterbrochen werden. Das langsame Auf- und Abflauen der Blutwelle sowie die gleichzeitig an- und absteigende Empfindungskurve werden verhindert. Es können sich Störungen im psychosomatischen Bereich einstellen.
- Diese Methode hat einen hohen Unsicherheitsfaktor.

Relativ definitive, irreversible Methoden für den Mann

Sterilisation

Dieser Eingriff ist fester Bestandteil urologischer Praxen und wird ambulant durchgeführt. In Deutschland ist diese kleine, in Relation zur weiblichen Sterilisation ungleich leichtere, Operation leider noch sehr unpopulär. Eine wissenschaftliche Forschungsarbeit von 1989 hat ergeben, daß in Deutschland von 100 durchgeführten Sterilisationen nur 10 Eingriffe an Männern vorgenommen wurden. In der USA liegt dieser Anteil bei 90%, in der Schweiz sind es 50%.

Die Bedingungen zur Sterilisation sind die gleichen wie bei der Frau. Die Sterilisation wird bei einem gesunden Mann ambulant vorgenommen. Es erfolgt eine lokale Betäubung und dauert ca. 15 bis 20 Minuten. Dabei wird beiderseits ein Stück des Samenleiters entfernt, das in der Regel vorher koaguliert wurde. Das Mortalitätsrisiko geht bei diesem Eingriff gegen Null.

Literatur

Bundeszentrale für gesundheitliche Aufklärung, Hrsg. Informationsbroschüren. Köln: Bundeszentrale für gesundheitliche Aufklärung 1991.

Döring GK. Empfängnisverhütung. 12. Aufl. Stuttgart, New York: Thieme 1990.

Groth S, Murphy J, Zöller D. Ein altes Verhütungsmittel neu entdeckt. In: Die Portiokappe. 2. Aufl. Berlin: Feministisches Frauen Gesundheits Zentrum 1989.

Harmsen H. Familienplanung! Aber wie? Berlin: DAK Presse- und Öffentlichkeitsarbeit 1990.

Hauser GA. Gynäkologie. In: Hebammenlehrbuch. Martius G, Hrsg. 6. Aufl. Stuttgart: Thieme 1995.

Heidenreich W. Empfängnisverhütung und Sterilisation. Deutsche Hebammenzeitschrift 1989; Heft 3: 74-9.

Heinrichs J. Familienplanung international. Braunschweig: Holtzmeyer 1991.

Pro Familia. Informationsbroschüren. Frankfurt/M: Pro Familia 1979, 1980, 1983, 1985, 1986, 1987, 1991.

Pro Familia. Informationsbroschüren. Düren: Pro Familia 1992.

Schell W. Antibabyspritze für den Mann? Deutsche Hebammenzeitschrift 1991; Heft 7:282.

Schmidt-Matthiesen H, Hepp H. Gynäkologie und Geburtshilfe. 9. Aufl. Stuttgart, New York: Schattauer 1998.

Schnürle U. Vasektomie und Refertilisierung. 4. Aufl. Frankfurt/M: Mabuse 1996.

15 Dokumentation

Christine Mändle

Dokumentation ist eine wesentliche Grundlage für medizinisches Handeln. Medizinische Entscheidungen sind oftmals ohne genaue Kenntnis der Vorgeschichte der Patientin nicht oder nur schwer zu treffen. Eine medizinische Behandlung ist in der Regel kein einmaliger Akt, sondern ein Vorgang, der sich über viele Schritte, unter Umständen über einen langen Zeitraum hinweg erstreckt. Jeder niedergelassene Arzt führt über jeden seiner Patienten eine Akte, die ihm in kurzer Zeit eine Gesamtübersicht über die Krankheitsvorgeschichte und über seine ärztlichen Maßnahmen erlaubt. Das ist auch im Krankenhaus unerläßlich. Hier kommt erschwerend hinzu, daß die Patienten zeitlich sehr komprimiert und wechselweise von verschiedenen medizinischen Fachkräften betreut werden (Arbeitsteilung durch Spezialisierung, Schichtdienst usw.). Daher müssen sich Entscheidungen auf eine genaue und umfassende medizinische Dokumentation des bisherigen Geschehens stützen können.

> Für Hebammen besteht eine **rechtliche Verpflichtung** zur Dokumentation. Sie sind aufgrund des Hebammengesetzes und der Berufsordnungen der Länder verpflichtet, jegliche Beratung und jede getroffene Maßnahme fortlaufend zu dokumentieren. Dies gilt in gleicher Weise für die angestellte wie auch für die freiberufliche Hebamme. Laut Berufsordnung sind die Berichte 10 Jahre zu archivieren.
>
> Jedoch haben Geschädigte oder deren Angehörige 3 Jahre Zeit, eine Klage einzureichen. Es wird von dem Tag an gerechnet, an welchem sie erkennen, daß Zusammenhänge zwischen der Behinderung und dem Geburtsverlauf bestehen können. Aufgrund dieser Verjährungsfrist ist eine längere Archivierung dringend zu empfehlen.

Obgleich die Dokumentation allein aus medizinischen Gründen vorgenommen werden muß, gibt es noch einen weiteren, immer wichtiger werdenden Grund, lückenlos und ausführlich zu dokumentieren. Der Hebammenberuf ist ein eigenständiger Beruf. Die Hebamme arbeitet eigenverantwortlich und trägt für ihre Entscheidungen und deren Konsequenzen die Verantwortung. Es kommt immer häufiger zu Prozessen, in denen sich die **Gerichte** mit geburtshilflichen Schadensfällen auseinandersetzen müssen. Als Beweismittel kommt den schriftlichen Unterlagen eine besondere Bedeutung zu. Die Aufzeichnungen zum Schwangerschafts-, Geburts-, Wochenbettverlauf als auch die Beobachtungen in der Neugeborenenphase werden von den Gerichten zur Beurteilung herangezogen, wenn die Frage von schuldhaftem Verhalten beziehungsweise von Kunstfehlern in Schadensersatzprozessen zu klären ist. Gerichte oder Schlichtungsstellen urteilen fast ausschließlich aufgrund der Aktenlage. Die Betroffenen oder auch Zeugen werden nur im Einzelfall gehört. Ein Schuldvorwurf kann nicht nur den behandelnden Arzt im Falle einer Geburt in der Klinik treffen, sondern ebenso die Hebamme. Eine ungenügende oder unvollständige Niederschrift bringt die beklagte Hebamme vor Gericht oder auch bei außergerichtlichen Schlichtungsverfahren in **Beweisnot**. Die Gerichte erkennen nur jene medizinischen Maßnahmen als real vollzogen an, die auch dokumentiert sind. Grundsätzlich muß die Patientin/Klientin oder das klagende Paar den Behandlungsfehler beweisen. Eine fehlerhafte oder lückenhafte Dokumentation führt häufig zu einer Beweiserleichterung für die Klientin oder das Paar, denn die von ihnen behaupteten Behandlungsfehler können von der Hebamme meist nicht mehr ausgeräumt werden. Für jede nicht dokumentierte Maßnahme müßte die Hebamme einen besonderen Beweis erbringen, zum Beispiel eine Zeugenaussage, was meist aufgrund des Arbeitsablaufes im Krankenhaus und wegen der oftmals lange zurückliegenden Ereignisse nicht möglich ist.

Zum anderen ist die exakte und sorgfältige Dokumentation die **Grundlage für statistische Erhebungen** jeglicher Art, zum Beispiel für die Untersuchungen bestimmter Behandlungs- und Pflegeverfahren oder die Wirkung von Medikamenten. Auch für die immer wichtiger werdenden statistischen Erhebungen zur **Qualitätssicherung** ist eine umfassende Dokumentation unerläßlich.

Dokumentation der Hebammentätigkeiten

Jede Dokumentation hat zur Bedingung, daß Einzelheiten auch nach vielen Jahren nachvollziehbar sein müssen, und dies insbesondere für Personen, die nicht am Geschehen teilgenommen haben.

> Die Dokumentation umfaßt alle Hebammentätigkeiten im Bereich der
> - Geburtsvorbereitung
> - Schwangerenvorsorge
> - Geburtsbetreuung
> - Wochenbettbetreuung
> - Stillberatung

Verschiedene Verlage bieten standardisierte Formulare für die freiberuflich tätige Hebamme als auch für Kliniken an, zum Beispiel:
- Dokumentationsblatt für das erste persönliche Beratungsgespräch zwischen Hebamme und Schwangeren
- Anamnesebögen
- Aufklärungs- bzw. Einverständniserklärungen
- Geburtsbericht und Partogramme
- Karteikarten
- Formblätter für die Schwangerenvorsorge und die häusliche Wochenbettbegleitung
- Geburtshilfliches Aufnahmeblatt
- Pflegekurven und Pflegepläne
- Geburtenbücher

Fast jede Klinik hat ihr eigenes, speziell auf ihre Bedürfnisse ausgerichtetes Dokumentationssystem. Der Computer im Kreißsaal soll die Dokumentation erleichtern und gleichzeitig eine exakte Übermittlung der Befunde erleichtern. Für die an der Klinik tätige Hebamme ist das am jeweiligen Krankenhaus benutzte System für die Aufzeichnungen maßgebend.

Durchführung der Dokumentation

Alle Aufzeichnungen sollen informativ und lückenlos sein. Sie können durchaus Telegrammstil aufweisen. Die Eintragungen sind unmittelbar, zum Beispiel nach der Befunderhebung vorzunehmen, unter genauer Angabe aller Daten, Namen und Uhrzeiten. Sie müssen leserlich sein, da sie sonst wertlos sind. Es muß immer rekonstruierbar sein, wer wann was angeordnet oder durchgeführt hat. Die Aufzeichnungen dürfen im nachhinein nicht verändert oder neu erstellt werden. Änderungen oder Ergänzungen sind mit Angabe des Namens und des Datums vorzunehmen. Bei allen Aufzeichnungen muß die Hebamme stets mit ihrem vollen Namen, das heißt mit Vor- und Zunamen unterzeichnen.

Wie die Praxis zeigt, erfolgen Anordnungen und Verordnungen häufig mündlich. Es ist darauf zu achten, daß alle Verordnungen **vom Verordnenden selbst dokumentiert** und unterschrieben werden. Übernimmt die Hebamme die Eintragungen, so soll sie sich diese gegenzeichnen lassen. Dies trifft sowohl für Anordnungen als auch für Untersuchungsbefunde oder ärztliche Maßnahmen zu.

Wenn die Hebamme **telefonische Verordnungen und Informationen** erhält, so muß sie logischerweise die Eintragung selbst vornehmen. Beispiel:
- Telefonische Anordnung: 20 mg Buscopan® i.m.
- Name des verordnenden Arztes
- Uhrzeit der Verordnung
- Name der Hebamme

Umgekehrt sind auch Informationen, die die Hebamme z.B. an den Arzt weitergibt, zu dokumentieren. Beispiel:
- Dezeleration Dip II bei Aufnahme der Schwangeren
- Telefonische Information an Dr. Mustermann
- Name der Hebamme
- Uhrzeit der Mitteilung

Bei unterschiedlichen Auffassungen zwischen der Hebamme und dem Arzt ist im Bedarfsfall die Dringlichkeit der Hinzuziehung zu vermerken.

Wünscht ein Paar, daß der Arzt informiert wird, so muß die Hebamme diesem Wunsch nachkommen und dies dokumentieren, auch wenn aus Sicht der Hebamme keine Dringlichkeit besteht.

In der Regel werden bei **Dienstübergabe** die Informationen mündlich weitergegeben. Die zusätzliche Durchsicht der Patientenunterlagen und der schriftlichen Aufzeichnungen sollte für die ablösende Hebamme beziehungsweise den Geburtshelfer oder das Pflegepersonal (z.B. auf der Wochenstation) jedoch selbstverständlich sein. Das oberflächliche Überlesen beziehungsweise Nichtlesen der schriftlichen Informationen kann weitreichende Konsequenzen für die Hebamme haben (z.B. "Versprecher" bei der Mitteilung der Blutgruppe oder des Rhesus-Faktors, "Vergessen" wichtiger Befunde wie HBs-positive Serumreaktion). Die genaue Uhrzeit eines Dienstwechsels der Hebammen oder der Ärzte muß dokumentiert werden.

Anamneseprotokoll
beziehungsweise geburtshilfliches Aufnahmeblatt

Das Anamneseprotokoll steht in enger Verbindung zum Mutterpaß. Die dort vermerkten Daten und Befunde sind zu übernehmen und zu ergänzen. Bei der Erstellung des Aufnahmeprotokolls muß nach folgenden Punkten gefragt werden.

1. **Personalien**
- Aufnahmegrund

2. **Anamnese**
- Familienanamnese
- Allgemeines:
  Allgemeine Erkrankungen
  Chronische Erkrankungen
  Operationen
  Allergien
  Dauermedikation
  Geburtenanamnese einschließlich Aborte und Schwangerschaftsabbrüche
  Komplikationen bei früheren Geburten
  Zyklusanamnese
- Jetzige Schwangerschaft:
  Letzte Periode
  Erste Kindsbewegungen
  Terminbestimmung
  Erkrankungen während der Schwangerschaft
  Komplikationen während der Schwangerschaft

3. **Allgemeinbefund**
- Größe und Gewicht, Gewichtszunahme
- Vitalzeichen
- Blutgruppe und Rh-Faktor
- Antikörperbestimmung und Infektionsserologie (TPHA-Syphilis-Test, HIV-Test, Rötel-Titer, Hepatitis-Serologie, Chlamydienabstrich)

4. **Geburtshilflicher Aufnahmebefund**
- Herztöne/CTG-Verlauf (s.u.)
- Wehentätigkeit
- Leopold-Handgriffe
- Leibesumfang
- Symphysen-Fundus-Abstand
- Beckenmessung, Michaelis-Raute, Beckendiagnostik
- Ödeme, Varizen
- Urinbefund
- Vaginale Untersuchung
- Evtl. veranlaßte serologische Untersuchungen
- Weitere Diagnostik (Ultraschall, Dopplersonographie, Konsiliararzt u.a.m.)

CTG-Aufzeichnungen sind mit Vornamen, Familiennamen, Geburtsdatum, Datum und Uhrzeit der Registrierung zu versehen. Bei Abweichungen der kindlichen Herztöne sollen die Konsequenzen wie Sauerstoffgabe, Beckenhochlagerung, Seiten- oder Positionswechsel, Arztinformationen und Notfalltokolyse zunächst direkt auf dem laufenden CTG-Streifen eingetragen werden, um eine zeitliche Zuordnung exakt nachvollziehen zu können. Kurze Notizen über andere Maßnahmen und Ereignisse wie Blasensprung, vaginale Untersuchung, Tropfgeschwindigkeit des Wehentropfes sind hilfreich. Selbstverständlich müssen alle diese Daten auf das Partogramm (s. S. 800ff) oder in den Geburtsbericht übertragen werden.

Bei Veränderungen der Ableitungsmethode, zum Beispiel von externer zu interner Ableitung, ist der Grund anzugeben.

Grundsätzlich sind auch die (in den CTG-freien Intervallen) mittels Pinard-Stethoskop oder mit Sonicaid ermittelten Herztöne mit Uhrzeit und ausgezählter Frequenz im Partogramm festzuhalten.

5. **Diagnosestellung, Arztvorstellung und weiteres Vorgehen**

Geburtsbericht/Partogramm

Viele Hebammen dokumentieren ihre Arbeit durch handschriftliche Aufzeichnungen, den sogenannten Geburtsbericht und in zunehmendem Maße durch ein Partogramm.

Bei der **grafischen Dokumentation (Partogramm)** gewinnt man in kurzer Zeit einen guten Überblick über den bisherigen Verlauf, insbesondere über die Muttermundöffnung und das Tiefertreten des vorangehenden Teils (s. Abb. 15.1). Ein protrahierter Geburtsverlauf ist optisch schneller zu erfassen als durch das oft mühevolle Lesen langer Protokolle. Doch für die Menge an Daten, die aufgezeichnet werden müssen, ist das Raumangebot immer zu gering. Es ist schwierig, geburtshilfliche Situationen und die daraus folgenden Maßnahmen exakt darzustellen und zeitlich zuzuordnen.

Aus dem **Geburtsbericht** sollen folgende Angaben über die Eröffnungs-, Austreibungs- und Nachgeburtsperiode sowie die Postplazentarperiode hervorgehen:

1. **Eröffnungs- und Austreibungsperiode**
- Kreißsaalaufnahme mit Datum und Uhrzeit oder Eintreffen der Hebamme im Haus der Gebärenden
- Grund des Kommens
- Aufnahmebefund
- Information des zuständigen Geburtshelfers
- Beginn der Wehentätigkeit
- Kindslage, Stellung des Rückens
- Zeitpunkt des Blasensprunges beziehungsweise der Fruchtblaseneröffnung
- Beurteilung des Fruchtwassers
- Vaginale Untersuchung unter Einbeziehung von:
  Portiobefund
  Muttermundweite
  Aussagen über Fruchtblase/Fruchtwasser
  Bestimmungen der Leitstelle
  Einstellung und Haltung des vorangehenden Teils
- Analgesie, Medikamente und ihre Indikation
- Anästhesieverfahren
- Geburtshilfliche Maßnahmen, z.B. Lagerung
- Pflegerische Maßnahmen
- Vitalzeichenkontrolle
- Uhrzeit und Dauer der kardiotokografischen Überwachung und ihre Auswertung (CTG-Score)
- Befinden und Verhalten der Gebärenden
- Stündliche Angaben zur Wehentätigkeit
- Alle ärztlichen Anordnungen
- Jede Information an den Arzt
- Geburtshilfliche Operationen und ihre Indikation
- Beginn der Austreibungsperiode (Muttermund vollständig, Beginn der aktiven Phase)
- Dauer der Eröffnungs- und Austreibungsperiode
- Gebärhaltung, Gebärposition
- Tag und Stunde der Geburt
- Geschlecht, Lage, Zustand des Neugeborenen, Apgar- und pH-Werte, Reifezeichen, Übertragungszeichen

2. **Nachgeburtsperiode**
- Leitung der Nachgeburtsperiode (aktive oder passive Leitung)
- Zeit der Geburt der Plazenta
- Lösungsmodus
- Ergebnis der Inspektion von Plazenta, Eihäuten und Nabelschnur
- Blutungen
- Höhe des Blutverlustes
- Geburtswunden beziehungsweise Geburtsverletzungen, Naht durch Arzt oder Hebamme

3. **Postplazentarperiode**
- Frühmobilisation
- Vitalzeichenkontrolle
- Blasenentleerung
- Blutungskontrolle
- Kontrolle von Kontraktionszustand und Fundusstand der Gebärmutter
- Allgemeinzustand

4. **Kontinuierliche Überwachung des Kindes**
- Allgemeinzustand
- Erstes Anlegen
- Eventuell Blutzuckerabnahme
- Coombs-Test
- Allergieserologie
- Andere serologische Tests (z.B. Toxoplasmose)
- Bakteriologische Abstriche

Wie oben bereits vermerkt, soll die Hebamme stündlich Häufigkeit und Stärke der **Wehentätigkeit** dokumentieren. Die Anordnung von Wehenmitteln ist Arztsache. Vor der Verabreichung ist grundsätzlich die Diagnose wie primäre oder sekundäre Wehenschwäche, vorzeitiger Blasensprung, rechnerische Terminüberschreitung zu stellen. Die Hebamme dokumentiert die Indikation, die Applikationsart bei Prostaglandinverabreichung, den Inhalt der Infusion und die Tropfgeschwindigkeit (z.B. 500 ml Glucose 5% + 6 IE Oxytocin, 10 ml/Stunde). Auch bei dem sogenannten Oxytocin-Belastungstest sind diese Angaben erforderlich.

Die Gabe von **Medikamenten** jeglicher Art bedarf einer Indikation (z.B. Frau P. wünscht ein Schmerzmittel, der Muttermund ist straff). Die ärztliche Verordnung und der Name des Arztes sind zu vermerken. Uhrzeit, das Medikament, Dosierung und Applikationsart sind zu notieren. Dies gilt auch für die Verabreichung von homöopathischen Arzneien, von Akupunktur, Fußreflexzonenmassage und anderen alternativen Maßnahmen.

Im Falle von **geburtshilflichen Besonderheiten**, wie zum Beispiel verlängerter Austreibungsperiode oder schwerer Schulterentwicklung/Schulterdystokie, ist besonders gründlich zu dokumentieren. Bei besonderen Handgriffen oder Maßnahmen ist die Uhrzeit der Ausführung und die ausführende Person zu vermerken. Bei geburtshilflichen Notsituationen ist der Zeitpunkt der Indikationsstellung und der Zeitraum bis zum Operationsbeginn zu dokumentieren. Der Zustand des Neugeborenen und alle Sofortmaßnahmen sind aufzuzeichnen.

Dokumentiert werden müssen auch **Aufklärungsgespräche** zwischen der Hebamme und dem Paar beziehungsweise zwischen dem Arzt und dem Paar. Letztendlich kann es hilfreich sein, wenn die Hebamme als Erinnerungsstütze parallel zu betreuende Frauen und Geburten notiert. Im Einzelfall kann man sich nach Jahren nicht mehr an konkrete Kreißsaalsituationen erinnern.

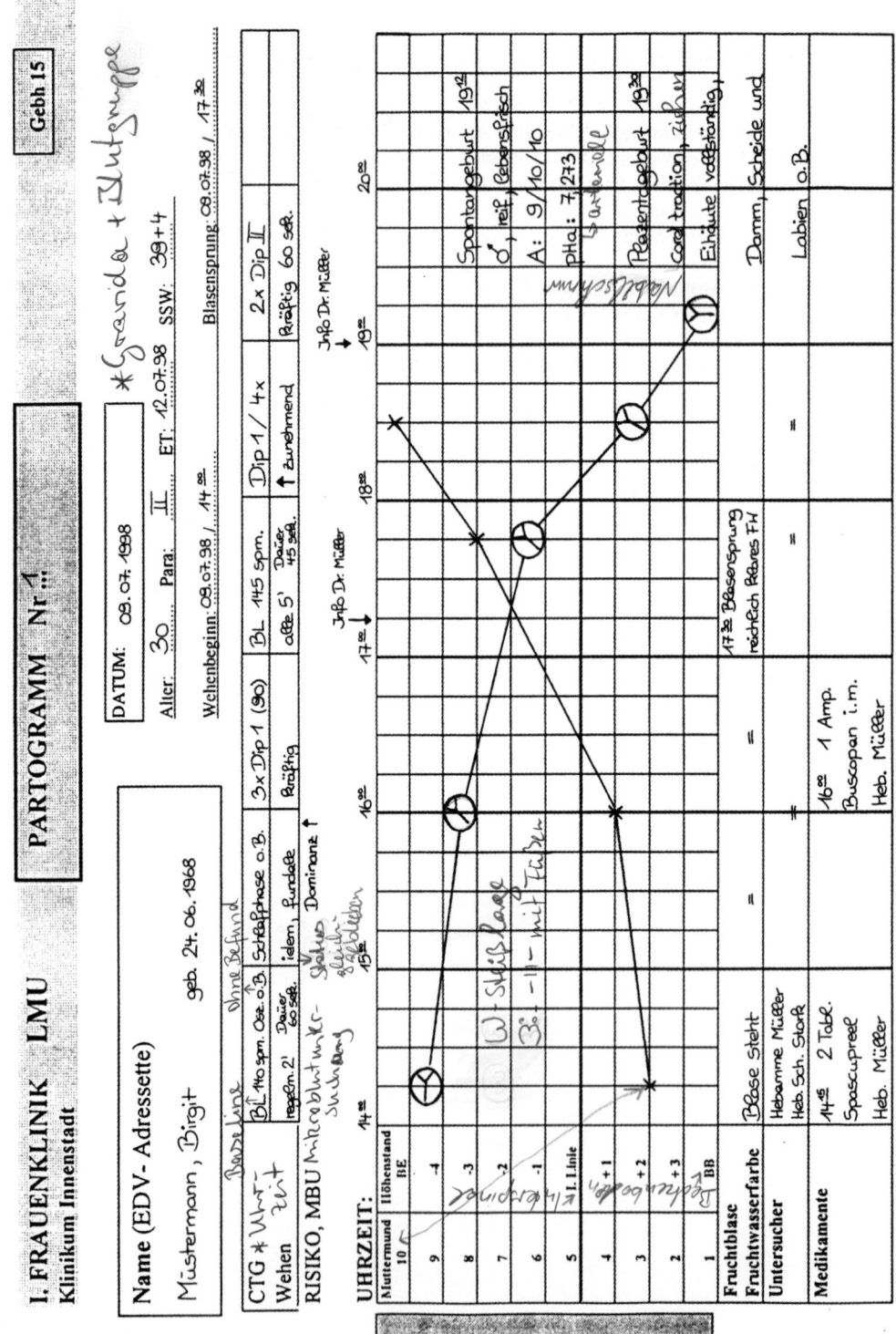

Abb. 15.1 Graphische Darstellung des Geburtsverlaufes. Diese Art der Dokumentation erlaubt eine rasche Erfassung der geburtshilflichen Situation. Alle weiteren Maßnahmen und Beobachtungen werden auf einem gesonderten Blatt niedergeschrieben (mit freundlicher Genehmigung der 1. Universitäts-Frauenklinik und Hebammenschule, München).

Überwachungsprotokoll/Nachsorgebogen/ Stationskurve der Wöchnerin

In der **Pflegedokumentation** sind alle Informationen über das Wochenbett chronologisch, bei Besonderheiten auch detailliert, zu verzeichnen. Die Pflegedokumentation dient der Übergabe an das Personal der Wochenstation, der Erstellung des Pflegeberichtes für die Wöchnerin wie auch der Dokumentation von ärztlichen Verordnungen.

Im freiberuflichen Bereich ist die Dokumentation der Nachweis über die von der Hebamme erbrachten Leistungen, im Einzelfall können diese Aufzeichnungen für Schadensersatzprozesse von Bedeutung sein (s. Abb. 15.2 und 15.3).

Aus der Pflegedokumentation soll jederzeit ersichtlich sein:

1. **Stammdaten der Wöchnerin**

2. **Geburtsverlauf**
- Entbindungsmodalitäten
- Angaben über das Kind

3. **Verlauf des Wochenbettes**, tägliche Dokumentation in bezug auf:
- Vitalzeichen
- Kostform
- Gewicht
- Fundusstand
- Lochien
- Mammabefund
- Miktion/Dauerkatheter
- Defäkation
- Operationen/Episiotomie
- Drainagen
- Durchgeführte Diagnostik
- Beurteilung des Allgemeinzustandes, Pflegekategorie (kann nicht alleine zur Toilette gehen, versorgt sich selbst etc.)
- Wochenbettgymnastik

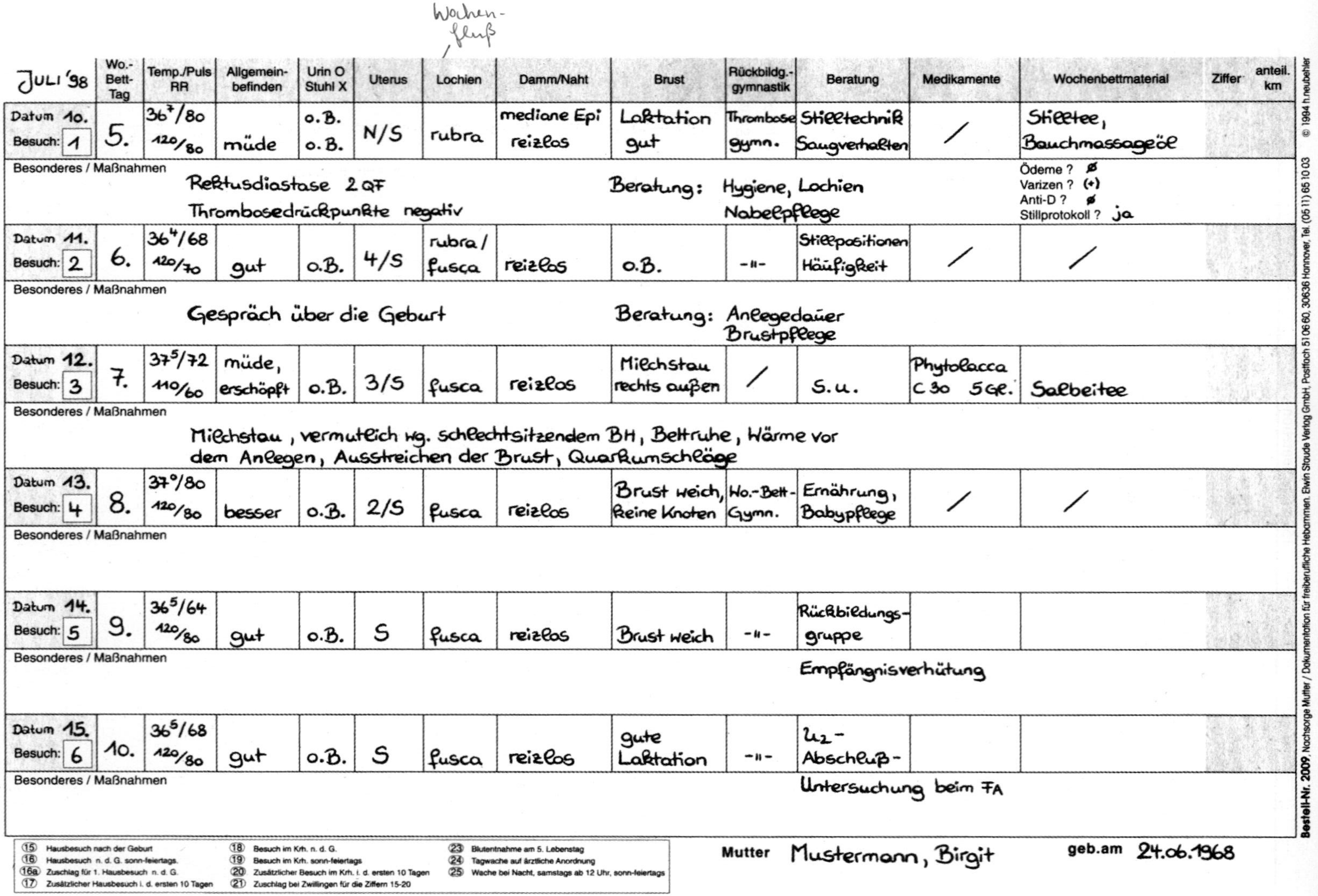

Juli '98	Wo.-Bett-Tag	Temp./Puls RR	Allgemeinbefinden	Urin O Stuhl X	Uterus	Lochien (Wochenfluß)	Damm/Naht	Brust	Rückbildg.-gymnastik	Beratung	Medikamente	Wochenbettmaterial	Ziffer	anteil. km
Datum 10. Besuch: 1	5.	36⁷/80 120/80	müde	o.B. o.B.	N/S	rubra	mediane Epi reizlos	Laktation gut	Thrombose gymn.	Stilltechnik Saugverhalten	/	Stilltee, Bauchmassageöl		
Besonderes / Maßnahmen: Rektusdiastase 2 QF; Thrombosedrückpunkte negativ; Beratung: Hygiene, Lochien, Nabelpflege												Ödeme ? ø; Varizen ? (+); Anti-D ? ø; Stillprotokoll ? ja		
Datum 11. Besuch: 2	6.	36⁴/68 120/70	gut	o.B.	4/S	rubra/fusca	reizlos	o.B.	-"-	Stillpositionen Häufigkeit	/	/		
Besonderes / Maßnahmen: Gespräch über die Geburt; Beratung: Anlegedauer, Brustpflege														
Datum 12. Besuch: 3	7.	37⁵/72 110/60	müde, erschöpft	o.B.	3/S	fusca	reizlos	Milchstau rechts außen	/	s.u.	Phytolacca C 30 5 Gl.	Salbeitee		
Besonderes / Maßnahmen: Milchstau, vermutlich wg. schlechtsitzendem BH, Bettruhe, Wärme vor dem Anlegen, Ausstreichen der Brust, Quarkumschläge														
Datum 13. Besuch: 4	8.	37⁰/80 120/80	besser	o.B.	2/S	fusca	reizlos	Brust weich, keine Knoten	Wo.-Bett-Gymn.	Ernährung, Babypflege	/	/		
Besonderes / Maßnahmen:														
Datum 14. Besuch: 5	9.	36⁵/64 120/80	gut	o.B.	S	fusca	reizlos	Brust weich	-"-	Rückbildungsgruppe				
Besonderes / Maßnahmen: Empfängnisverhütung														
Datum 15. Besuch: 6	10.	36⁵/68 120/80	gut	o.B.	S	fusca	reizlos	gute Laktation	-"-	U2-Abschluß-Untersuchung beim FA				
Besonderes / Maßnahmen:														

(15) Hausbesuch nach der Geburt (16) Hausbesuch n. d. G. sonn-feiertags (16a) Zuschlag für 1. Hausbesuch n. d. G. (17) Zusätzlicher Hausbesuch i. d. ersten 10 Tagen (18) Besuch im Krh. n. d. G. (19) Besuch im Krh. sonn-feiertags (20) Zusätzlicher Besuch im Krh. i. d. ersten 10 Tagen (21) Zuschlag bei Zwillingen für die Ziffern 15-20 (23) Blutentnahme am 5. Lebenstag (24) Tagwache auf ärztliche Anordnung (25) Wache bei Nacht, samstags ab 12 Uhr, sonn-feiertags

Mutter Mustermann, Birgit geb.am 24.06.1968

Bestell-Nr. 2009, Nachsorge Mutter / Dokumentation für freiberufliche Hebammen. Elwin Staude Verlag GmbH, Postfach 51 06 60, 30636 Hannover, Tel. (05 11) 65 10 03 © 1994 h.neubehler

Abb. 15.2 Dokumentation der Wochenbettbesuche durch die freiberufliche Hebamme mit allen durchgeführten Maßnahmen und Beratungen bei der Mutter (mit freundlicher Genehmigung des Elwin-Staude-Verlages, Hannover).

Datum	Lebens-Tag	Gewicht	Temp.	Verhalten	Nahrung	Urin	Stuhl	Haut	Bilirubin	Nabel	Besonderes / Maßnahmen
10.07.98	5.	3260 g	36⁸	unauffällig	MM	reichl. Röar Stuhl	reichl. MM-Röar Stuhl	rosig	/	haftet, trocken	Saugverhalten geprüft, 8 Mahlzeiten/24 h, Nabelpflege besprochen
11.07.98	6.	3290 g	36⁵	-"-	-"-	ziegel- mehl	-"-	rosig	/	abgefallen, feucht	Katharina gebadet, Körperpflege besprochen Nabel → Wecesin - Puder 1x tgl.
12.07.98	7.	3350 g	36⁹	-"-	-"-	Röar	-"-	rosig	/	feucht	Nabel säubern mit MM und pudern, 7 Mahlzeiten/24 h
13.07.98	8.	3360 g	36⁴	-"-	-"-	-"-	dünn spritzig	rosig	/	feucht	Übergangsstatarrh, gutes Trinkverhalten, guter Muskeltonus
14.07.98	9.	3390 g	36⁷	-"-	-"-	-"-	pasten- artig gelblich	rosig	/	trocken	Stillgespräch, Gewichtsverhalten
15.07.98	10.	3420 g	36⁵	-"-	-"-	-"-	MM- Stuhl	rosig	/	trocken	U3 besprochen, Rachitisprophylaxe

Guthrie-Test ☒ abgenommen am 09.07.98
TSH-Test ☒ abgenommen am 09.07.98
Vitamin K- Gabe oral .... 1 mg am 09.07.98
Rachitisprophylaxe mit D-Mulsin tgl. 1 Tropfen

BCG-Impfung ☐ ja ☒ nein
Blutgruppe 0 Rh pos.
dir.Coombstest neg.

U 2 am 09.07.98 von Frauenklinik Musterhausen
Ärztin Ki. Arzt - Frauenklinik

Neugeborenes   geb. am
Mustermann,   05.07.98
Katharina

Abb. 15.3 Dokumentation der Maßnahmen und Beobachtungen in der Neugeborenenbetreuung im häuslichen Wochenbett (mit freundlicher Genehmigung des Elwin-Staude-Verlages, Hannover).

Pflegedokumentation/Überwachungsprotokoll beim Neugeborenen

Es ist zu unterscheiden zwischen der Dokumentation bei der Erstversorgung des Neugeborenen im Kreißsaal, der Pflegedokumentation im Neugeborenen- beziehungsweise Rooming-in-Zimmer und der Versorgung in der häuslichen Betreuung (s. Abb. 15.2).

1. Dokumentation der Erstversorgung des Neugeborenen
- Meßbare Reifezeichen
- Nichtmeßbare Reifezeichen
- Bestimmung des Reifegrades
- Sichtbare Geburtsverletzungen
- Sichtbare Fehlbildungen und Schonhaltungen
- Ergebnis der Überprüfung der Vitalfunktionen:
  Apgar-Werte
  pH-/pCO_2-Werte
  Temperaturkontrolle, evtl. Atemhilfen
  Mekoniumabgang
  Urinausscheidung
  Blutzuckerkontrollen
  Durchgeführte Screenings
  Verabreichte Medikamente
- Sofortmaßnahmen bei Komplikationen, wie zum Beispiel postpartale Asphyxie

2. Pflegedokumentation im Neugeborenenzimmer
Die Stationskurve für Neugeborene soll Auskunft geben über:
- Schwangerschafts- und Geburtsverlauf
- Wichtige serologische Befunde der Mutter, wie z.B. Blutgruppe und Rh-Faktor, HBs-Befund
- Besonderheiten in der Familienanamnese (z.B. Tuberkulose) und in der mütterlichen Anamnese (z.B. allergisches Asthma)
- Angaben zur Erstversorgung des Neugeborenen

3. Über jeden Lebenstag bis zur Entlassung aus dem Krankenhaus beziehungsweise bis zum Abschluß der Hebammenbetreuung müssen detaillierte Angaben erfolgen. Dazu gehören:
- Temperaturverhalten
- Gewichtsverlauf
- Ernährungsform
- Trinkmengen, Trink- und Saugverhalten
- Ausscheidungen
- Hautfarbe
- Laborkontrollen: Bilirubin, Blutbild
- Neugeborenen-Screening
- Evtl. serologische Bestimmungen (Coombs-Test)
- Medikamentengabe
- Befunde pädiatrischer und/oder orthopädischer Untersuchungen
- Weitere Beobachtungen sowie abschließender Entlassungsbefund

Was ist zu tun im Schadensfall?

Die Bereitschaft der Eltern, bei geburtshilflichen Komplikationen Haftpflichtansprüche geltend zu machen, zeigt steigende Tendenz. Bei der Mehrzahl der Fälle wird es sich um Ansprüche auf Schadensersatz und Schmerzensgeld handeln. Seltener werden Eltern ein Strafverfahren anstreben, um eine Verurteilung der Hebamme zu erreichen.

Vor diesem Hintergrund ist jeder Hebamme anzuraten, eine **Berufshaftpflichtversicherung** abzuschließen. Beide Berufsverbände bieten ihren Mitgliedern Gruppenversicherungsverträge an.

Ist ein **Schadensfall** eingetreten, soll die Hebamme dies unverzüglich, spätestens innerhalb einer Woche, an den Versicherer weiterleiten. Im Falle einer Gruppenhaftpflichtversicherung über den Bund Deutscher Hebammen e.V. ist jeder Versicherungsfall über die Geschäftsstelle des BDH e.V. ebenfalls sofort schriftlich anzuzeigen. Der Versicherungsfall liegt bereits dann vor, wenn ein Ereignis eingetreten ist, welches Haftpflichtansprüche zur Folge haben könnte.

Wird ein Ermittlungsverfahren eingeleitet, ein Strafbefehl oder ein Mahnbescheid erlassen, oder werden Schadensersatzansprüche geltend gemacht, so ist der Versicherer gleichfalls unverzüglich zu unterrichten, auch wenn der Versicherungsfall bereits vorher angezeigt wurde. Gleiches gilt, wenn der Schadensersatzanspruch gerichtlich geltend gemacht wird, Prozeßkostenhilfe beantragt wird oder vor Gericht eine Streitverkündung erfolgt.

Die Hebamme ist verpflichtet, den Anweisungen des Versicherers nachzukommen. Diese Obliegenheiten sind wesentlicher Bestandteil des Versicherungsvertrages. Hierzu gehören auch ein ausführlicher und wahrheitsgemäßer Schadensbericht sowie andere für die Beurteilung des Schadensfalles erforderliche Schriftstücke und Dokumente. In keinem Fall darf die Hebamme ohne ausdrückliche Zustimmung des Versicherers einen Schaden ganz oder teilweise anerkennen oder gar Zahlungen leisten. Kommt es zum Prozeß, ist die Prozeßführung dem Versicherer zu überlassen. Die Hebamme hat dem vom Versicherer bestellten Anwalt eine Vollmacht zu erteilen.

Der Bund Deutscher Hebammen e.V. unterhält eine **Gutachterinnenkommission**. Sie bietet juristische Beratung und Beistand an. Aus der Arbeit dieser Kommission ist bekannt, daß Mängel in der Dokumentation ein großes Problem innerhalb von Gerichtsprozessen sind. Aus diesem Grund ist eine lückenlose Dokumentation aller Hebammentätigkeiten und Maßnahmen, die oftmals als eine bürokratische Last empfunden wird, äußerst wichtig.

Literatur

Horschitz H. Zivilrechtliche Haftung und strafrechtliche Verantwortung der Hebamme. Kongreßband vom V. Nationalen Hebammenkongreß 1989; 57-67.

Schroth U. Persönliche Aufzeichnungen, Kiel 1998. Zu beziehen über die Autorin.

Schroth U. Rechtsprechung und Haftpflichtansprüche in der Geburtshilfe - Hebammenarbeit in diesem Spannungsfeld, Kongreßband vom VIII. Hebammenkongreß 1998; 138-43.

Ulsenheimer K. Zur zivil- und strafrechtlichen Verantwortlichkeit der Hebamme. Kongreßband vom VII. Hebammenkongreß 1995; 58-70.

16
Wissenschaftliches Arbeiten durch Hebammen

Britta Schlieper

Was ist Hebammenforschung?

Welche Hebamme ist nicht schon einmal mit der Frage konfrontiert worden, ob sie dieses oder jenes im routinemäßigen Ablauf verändern könne? Oft bestimmen die persönlichen Neigungen der Hebamme, welche Hilfestellungen Mutter und Kind bekommen. Die unterschiedliche Leitung während der Austreibungsperiode ist nur ein Beispiel dafür. Eine experimentelle Studie ergab Hinweise, daß die forcierte Anleitung zum Pressen gegenüber dem spontan ausgelösten Mitschieben der Mutter bei verlängerter Austreibungsperiode niedrigere pH-Werte des Kindes zur Folge haben kann (Thomson 1993). Die herkömmliche Praxis wird hier also in Frage gestellt.

Das Einbeziehen von Forschungsergebnissen in die tägliche Praxis ist eine zentrale Herausforderung für die Hebamme. Praktische Erfahrung und fortlaufende Information über den aktuellen Forschungsstand bestimmen die Kompetenz im Hebammenwesen.

Wie jeder andere Fachbereich leistet auch die Hebammenforschung einen Beitrag zur Erweiterung des Wissens und der Verbesserung der Praxis. Spezielle Fragen zur Hebammentätigkeit können nur von Hebammen gestellt werden. Die Forschung zeigt Wege zu deren Beantwortung auf. Sie läßt sich als systematische Suche nach Antworten, die mit der Überprüfung von Wissensinhalten verbunden ist, beschreiben.

Der Begriff Hebammenforschung (Research in Midwifery) wird in der Literatur nicht einheitlich verwendet. Einige Autoren und Autorinnen verstehen darunter die systematische Untersuchung aller Bereiche des Hebammenwesens, auch außerhalb der rein praktischen Tätigkeiten; andere sehen dies enger. Einigkeit besteht hingegen darin, daß Hebammenforschung nicht als Teil der medizinischen Forschung verstanden wird.

In Abhängigkeit von Wissenschaftsbewußtsein, Untersuchungsgegenstand und Forschungsziel kommen quantitative und/oder qualitative Methoden der Datenerhebung und -interpretation zur Anwendung.

Die Hebamme im Umgang mit Forschung

Suchen

Häufig ist das zu bearbeitende Thema bereits erörtert worden, und es liegt Literatur dazu vor. So hat Gisèle Steffen (1991) zum Thema "Ist der routinemäßige prophylaktische Dammschnitt gerechtfertigt?" mehr als 50 Quellen gefunden, die zwischen 1918 und 1989 publiziert wurden.

Die britische Pflegeforscherin und Hebamme Dr. Lisbeth Horckey schreibt zum "Warum" der Literatursuche: "Erstens ist es unklug, sich oberflächlich mit einem Gebiet zu beschäftigen, von dem Sie nur wenig wissen; zweitens wäre es schade, nichts über die Fallen zu wissen, in die jemand anderes getappt sein könnte. Das Literaturstudium hilft, dies zu umgehen. Drittens wird keine der anderen Studien so umfangreich gewesen sein, daß sie nicht in Ihrer Region wiederholt werden könnte; und schließlich werden Sie vielleicht in die Lage versetzt, Ihre Ergebnisse (mit anderen) zu vergleichen" (Horckey 1985).

Die Literatursuche sollte schnell, gezielt und systematisch sein. Jede größere **Bibliothek** bietet Benutzerführungen an. Die Benutzerin kann sich dadurch viel Zeit ersparen. Obwohl der Bibliotheksaufbau im allgemeinen ähnlich ist, unterscheiden sich die Bibliotheken doch häufig in organisatorischen Abläufen. Bei der Möglichkeit der Benutzung der Bibliotheksbestände wird zwischen einem Präsenz- und einem Ausleihsystem unterschieden. Mit den in der Präsenzbibliothek verwalteten Werken kann nur im Lesesaal gearbeitet werden. Zu ihnen gehören vor allem wichtige Nachschlagewerke, Hand- und Lehrbücher sowie Fachzeitschriften. Für die Benutzung der Präsenzbibliothek sind in der Regel keine besonderen Formalitäten notwendig. Das Ausleihen von Büchern setzt hingegen die Vorlage eines Benutzerausweises voraus.

Gegen ein geringes Entgelt können über die **Fernleihe** die am Ort nicht erhältlichen Titel angefordert werden.

Weiterführende Literatur
Grund U, Heine A. Wie benutze ich eine Bibliothek? Basiswissen - Strategien - Hilfsmittel. München: Fink 1995.

Finden

Im allgemeinen ist in **Fachbüchern** anerkanntes Grundlagenwissen festgehalten. Über deren Literaturhinweise läßt sich einschlägige, jedoch nicht brandneue Literatur finden. Ein aktueller Wissensstand ist nur über die regelmäßig erscheinenden **Fachzeitschriften** zu erlangen.

Drei Arten von Fachzeitschriften werden unterschieden:
- Fachzeitschriften, die überwiegend Nachrichten, Kommentare und allgemeine Beiträge enthalten: Deutsche Hebammenzeitung, Österreichische Hebammenzeitung, Schweizer Hebamme, Der Frauenarzt, Das Deutsche Ärzteblatt, Medical Tribune.
- Fachzeitschriften, die überwiegend der Veröffentlichung wissenschaftlicher Beiträge dienen: Die Hebamme, Midwifery, Birth, Journal of Advanced Nursing, Die Pflege, Hochschulforum Pflege, Der Gynäkologe, Zeitschrift für Geburtshilfe und Frauenheilkunde, Zeitschrift für Geburtshilfe und Perinatologie, Zeitschrift für Perinatalmedizin, Klinische Pädiatrie, Monatszeitschrift für Kinderheilkunde, Der Kinderarzt, Kinderärztliche Praxis, The Lancet, The British Medical Journal, New England Journal of Medicine.
- Übersichtsjournale, die Aufsätze zu einem Thema zusammenfassen. Sie sind unentbehrlich für Hebammen.

MIDIRS ist eine vierteljährlich erscheinende Sammlung neuester Zeitschriftenveröffentlichungen mit hebammenrelevanten Themen. Zusätzlich wird ein Indexservice angeboten, d.h. zu spezifischen Themen können Artikel mit Zusammenfassungen angefordert werden.

Wichtige Bücher und Literaturquellen

Chalmers I, Enkin M, Keirse MJN (eds.). Effective Care in Pregnancy and Childbirth. Vol. I and II. Oxford: Oxford University Press 1989.

Enkin M, Keirse MJN, Renfrew M, Neilson J. A Guide to Effective Care in Pregnancy and Childbirth. 2nd ed. Oxford: Oxford University Press 1995.

Enkin M, Keirse MJN, Renfrew M; Neilson J. Effektive Betreuung während der Schwangerschaft und Geburt. Ein Wegweiser für Hebammen und Geburtshelfer. Deutsche Ausgabe herausgegeben von Groß M, Dudenhausen JW. Wiesbaden: Ullstein Medical 1998.

Robinson S, Thomson AM (eds.). Midwives. Research and Childbirth. Vol. 1-4. London, New York: Chapman and Hall 1989/1991/1994/1996.

Sinclair JC, Bracken MB (eds.). Effective Care of the Newborn Infant. Oxford: Oxford University Press 1992.

MIDIRS
Midwives Information and Resource Service
9 Elmdale Road Clifton
Bristol BS8 1 SL
England

Internet-Adresse:
http://www.midirs.org/index.htm

Lesen

Der Inhalt eines Buches läßt sich durch ein kurzes Überfliegen von Inhaltsverzeichnis, Einleitung, Zusammenfassung, Namens- und Sachverzeichnis sowie Anlesen einiger Textabschnitte leicht erfassen. Zeitschriftenartikeln ist in der Regel eine Zusammenfassung über Ziel, Methode und Ergebnis der betreffenden Studie vorangestellt.

Steht nicht viel Zeit zur Verfügung, sollte man sich selbst beschränken, um nicht im Lesestoff zu versinken. Es gilt die für sich persönlich beste Arbeitsweise herauszufinden. Dabei ist es ratsam, jede Quelle in ihren Hauptaussagen auf einem Blatt zusammenzufassen. Die für die Zitierung in einer Veröffentlichung vorgesehenen Stellen werden mit Seitenzahlen vermerkt.

Weiterführende Literatur

Stary J, Kretschmer H. Umgang mit wissenschaftlicher Literatur. Eine Arbeitshilfe für das sozial- und geisteswissenschaftliche Studium. Frankfurt a. M: Cornelson Scriptor 1994.

Theisen MR. Wissenschaftliches Arbeiten: Technik - Methode - Form. 5. Aufl. München: Vahlen 1991.

Tips zum kritischen Lesen einer Studie

1. **Informationen zum Kontext**
   Welcher Berufsgruppe gehören die Autorinnen und Autoren an?
   Wo wurde die Studie durchgeführt?
   Durch wen wurde die Forschungsarbeit finanziert?

2. **Titel der Veröffentlichung**
   Geht aus dem Titel eindeutig das Thema der Arbeit hervor?
   Sind im Titel die entscheidenden Schlüsselbegriffe enthalten?

3. **Zusammenfassung**
   Gibt es Angaben zur Hypothese, zur Forschungsmethode, zum Untersuchungsgegenstand, zu den entscheidenden Ergebnissen?

4. **Einleitung**
   Warum handelt es sich hier um eine relevante Forschungsfrage?
   Was ist bereits an der untersuchten Fragestellung bekannt?
   Welches Ziel wurde mit der Untersuchung verfolgt?
   Wurden die Begriffe klar definiert?

5. **Methode**
   Wo wurde die Studie durchgeführt?
   Was waren die Auswahlkriterien/Auswahlverfahren für die Stichprobe?
   Wie groß war bei Fragebögen die Rücklaufquote?
   Entsprach die angewandte Methode zuverlässigen und gültigen Auswahlkriterien?
   Wurden ethische Kriterien berücksichtigt?

6. **Ergebnisse**
   Wie wurden die Daten aufbereitet und analysiert?
   Enthielten die graphischen Darstellungen alle nötigen Informationen?
   Wurden die Ergebnisse dem Leser gut verständlich erläutert?

7. **Diskussion**
   Erreichte die Forschungsarbeit ihr Ziel?
   Welche Schlußfolgerungen wurden aus den Ergebnissen gezogen?
   Wurden Ergebnisse früherer Studien bestätigt?
   Wurde die praktische Bedeutung der Studie diskutiert?
   Wurden Schwächen der Studie angesprochen?
   Wurden die Ergebnisse bereits in der Praxis angewendet?

Die Hebamme als Forschende

Der Forschungsprozeß besteht aus verschiedenen Phasen:

- **Planen**
  - Fragestellung
  - Ressourcen
  - Literaturstudium

- **Durchführen**
  - Hypothesenbildung
  - Stichprobenwahl
  - Methodenwahl: Fallstudie, Experiment, Interview und Fragebogen, Beobachtung

- **Auswerten**
  - Datenanalyse
  - Veröffentlichung

Planen

Fragestellung

Verschiedene Gründe können zum wissenschaftlichen Arbeiten anregen. Zum einen kann eine klärungsbedürftige Praxissituation vorliegen. Aber auch Gedanken wie "Das wollte ich schon immer mal genauer wissen!" können die Hebamme zu einer Forscherin werden lassen. Nicht selten entsteht die Motivation zur Wissensvertiefung aus der Betroffenheit über traditionelle, teilweise fragwürdige Praktiken.

Zur Präzisierung der Fragestellung wird in einer Art Brainstorming eine Liste mit verschiedenen Fragen zum Problem erstellt. Diese wird wiederholt überarbeitet, um Anliegen und Umfang der wissenschaftlichen Arbeit exakt herauszustellen. Teamarbeit erleichtert die ersten Schritte beim wissenschaftlichen Arbeiten. Frühzeitig sollte mit Kolleginnen Kontakt aufgenommen werden, um zu erfahren, ob die eigene Forschungsinitiative auf Unterstützung oder Ablehnung trifft (Bell 1987). Die Durchführung wissenschaftlicher Arbeit am Arbeitsplatz ist machbar, wenn dort ein gegenüber Veränderungen offenes Klima herrscht (Sleep 1993). Kritik kann richtungsweisend für die Fragestellung werden; Änderungswünsche zum geburtshilflichen Management bekommen dadurch einen realistischen Rahmen.

Ressourcen

Der Zeitraum für eine Untersuchung ist genau festzulegen. Findet die Untersuchung z.B. als Ausbildungsprojekt statt, sollte die Studie rechtzeitig vor Beginn des Examens abgeschlossen sein. In diesem Fall stehen selten mehr als zwei Jahre zur Verfügung. Ein **Finanzierungsplan** muß aufgestellt werden. Es kann ein **Antrag auf finanzielle Unterstützung** an verschiedene Institutionen (z.B. Stiftungen: Robert-Bosch-Stiftung GmbH u.a.m.) gestellt werden. Der Inhalt eines solchen Antrages umfaßt mehrere Punkte:

- Thema der Studie
- Ziel, Zweck und geplanten Verlauf der Studie (zusammengefaßt in etwa 200 Worten)
- Hintergrund der Studie, der die Notwendigkeit der Durchführung zu diesem Zeitpunkt diskutiert. Es sollte hier ein Einblick in die Lücken vorangegangener Untersuchungen gegeben werden. Außerdem ist im Antrag darzulegen, inwiefern die Studie zu einer Erweiterung des Wissens führt. Die Nützlichkeit der vorgeschlagenen Studie sollte erörtert werden. Literaturquellen sind präzise auszuwählen.
- Versuchsplan, der detailliert die einzelnen Schritte der Durchführung des Projekts aufführt, wie z.B.
  - Zeitraum und Ort der Durchführung
  - Beschreibung der Stichprobe und Auswahlverfahren der Teilnehmenden
  - Methodenwahl
  - Datenverarbeitung und Analyse
  - Hinweise auf die Prüfung des Vorhabens durch Ethikkommission und
  - Datenschutzbeauftragte

Detaillierte Angaben über das Ausmaß der finanziellen Unterstützung von anderer Seite sind anzugeben. Der Antrag ist auf PC oder Schreibmaschine geschrieben an die entsprechende Stelle zu senden. Die Bearbeitung dauert in der Regel mehrere Wochen bis Monate.

Weiterführende Literatur
Bundesministerium für Familie, Senioren, Frauen und Jugend (Hrsg.). Studieren mit Kind. Staatliche und weitere Hilfen für Studentinnen und Studenten mit Kind. Bonn 1997.
Forschungshandbuch '98. Hochschul- und wissenschaftsfördernde Institutionen und Programme. Dr. Peter Großkreutz (Hrsg.). Ministerium für Bildung, Wissenschaft und Weiterbildung des Landes Rheinland-Pfalz. Mainz 1997.
Sasse E. Arbeitsstelle Frauenförderung. Universität Hamburg (Hrsg.). Forschungsförderung für Frauen. Hamburg 1997.

Hilfreiche Internet-Adressen
http://www.uni-online.de/studium/rundum.html
http://europa.eu.int/en/comm/dg22/socrates.html

Literatur suchen und finden

Das Literaturstudium im Rahmen einer Forschungsarbeit dient dazu, sich einen Überblick über den aktuellen Wissensstand zu verschaffen. Die Durchführung erfolgt systematisch. Der Zugang sollte, wenn möglich, über elektronische Datenträger, z.B. CD-ROM (Compact Disc Read Only Memory), geschehen. Diese sind in der Regel nur an Universitäten vorhanden.

Weiterführende Literatur
Chalmers I, Altman DG. Systematic Reviews. London: BMJ Publishing Group 1995.
Cochrane AL. Effectiveness and Efficiency. Random Reflections on Health Services. Cambridge University Press 1989.
Greenhalgh T. How to Read a Paper. The basics of evidence based medicine. London: BMJ Publishing Group 1997.

Relevante elektronische Datenträger

Cochrane Database of Systematic Reviews. Hierbei handelt es sich um eine Datenbank über randomisierte, kontrollierte Studien, die von der Cochrane Collaboration herausgegeben wird. Die Daten werden regelmäßig überarbeitet und ergänzt. Die komplette Datenbank ist auf CD-ROM, Diskette und via Internet erhältlich.

Internet-Adressen:
- http://www.cochranelibrary.net
- http://www.medlib.com
- http://www.cochrane.de/deutsch/ccinfo.htm

MEDLINE. Diese CD-ROM-Datenbank wird von der U.S. National Library of Medicine hergestellt und vierteljährlich aktualisiert. Bei MEDLINE handelt es sich um eine englischsprachige medizinische Datenbank, die jedoch auch in pflegebezogenen Untereinheiten gegliedert ist und auch in Hebammenfachzeitschriften, wie z.B. Midwives Chronicle, Midwifery recherchiert.

CINAHL (Cumulative Index To Nursing & Allied Health Literature) ist eine englischsprachige pflegerische und gesundheitswissenschaftliche Datenbank, die in Deutschland durch ARIES Medical Knowledge GmbH & Co.KG, 40764 Langenfeld vertrieben wird. Sie umfaßt u.a. Nachweise von Zeitschriftenaufsätzen aus ca. 300 englischsprachigen Zeitschriften, sachbezogenen Aufsätzen aus ca. 3.200 medizinischen Zeitschriften und alle Veröffentlichungen der American Nurses' Association und der National League for Nursing.

Carelit® ist eine deutschsprachige Datenbank, die nach Angaben des Herstellers (LISK-Datenbank GmbH Göttingen) aus ca. 120 Zeitschriften 40.000 Fachartikel mit dem Schwerpunkten Krankenpflege und Krankenhauswesen aufführt.

SOMED (Sozial Medizin und Public Health). Hier handelt es sich um eine Datenbank, die bibliographische Angaben und Abstracts von Zeitschriftenaufsätzen, Monographien und Buchkapiteln der Fachgebiete Sozialmedizin, Gesundheitswissenschaften, Arbeitsmedizin und öffentliches Gesundheitswesen nachweist. Erstellt wird diese Datenbank vom Landesinstitut für den Öffentlichen Gesundheitsdienst (LöGD) in Kooperation mit der Universitätsbibliothek Bielefeld.

Durchführen

Hypothesenbildung

Hebammen kommen durch tägliche Beobachtungen und Erfahrungen zu neuen Ansichten und Einschätzungen. Werden diese persönlichen Ansichten durch ein entsprechendes Literaturstudium vertieft, erhalten sie den Charakter einer Hypothese.

> Eine **Hypothese** ist eine vorläufige Antwort auf ein Forschungsproblem, die als Beziehung zwischen zwei Variablen formuliert wird.

Hypothesen weisen die folgenden Merkmale auf:
- Klare Formulierung
- Wertneutrale Begriffe
- Eindeutige Variablenbeziehung
- Mögliche geeignete Überprüfungsverfahren
- Hypothesen können in Form eines "Wenn - dann"- oder eines "Je - desto"- Satzes formuliert werden.
- Wird als unabhängige Variable die Länge der Austreibungsperiode gewählt, könnte als abhängige Variable der neonatale pH-Wert gemessen werden. Variablen haben zwei oder mehrere **Merkmalsausprägungen**. Beispiel: Für die Variable "Gebärposition" gibt es die Merkmalsausprägungen Rückenlage, Seitenlage, Vierfüßlerstand, Hocken und Stehen.

> Als **unabhängige Variable** bezeichnet man jene Größe, deren Auswirkungen auf einen anderen Faktor (abhängige Variable) überprüft werden sollen.

Stichprobenwahl

Es gibt verschiedene Stichprobenarten:
- Bei der **Vollerhebung** entspricht die Summe aller Teilnehmenden der Grundgesamtheit. Grundgesamtheiten können auch einen geringen Umfang haben, z.B. die Anzahl der Kolleginnen eines Kreißsaalteams.
- Bei der **repräsentativen Wahrscheinlichkeitsauswahl** wird vom "Urnenmodell" ausgegangen. Stichproben werden wie aus einer Urne nach dem Zufallsprinzip gezogen.
- Bei einer **willkürlichen Auswahl** liegt keine Zufallsstichprobe vor. Ist die Stichprobenziehung gut geplant, können auch hier verallgemeinernde Ergebnisse formuliert werden.

Weiterführende Literatur
Böltken F. Auswahlverfahren. Eine Einführung für Sozialwissenschaftler. Stuttgart: Teubner 1976.

Methodenwahl

Die zugrundeliegende Fragestellung ist wesentlich für die Entscheidung, welche Methode zur Datenerhebung gewählt wird. Desweiteren beeinflußt die epistemologische Haltung (wissenschaftliche Einstellung) der Forschenden das methodische Vorgehen.

Ein weiterer Aspekt bei der Methodenwahl ist das **Umfeld** der Untersuchung. Das Vorhandensein zeitlicher, technischer und finanzieller Ressourcen, sowie das Know-how der wissenschaftlichen Begleitung können die Methodenwahl beeinflussen. Die Kolleginnen, die um Mitarbeit bei der Durchführung der Untersuchung gebeten werden, sollten mit der Wahl der Methoden einverstanden sein. Je weniger die Durchführung das Umfeld belastet, desto eher ist mit einer Kooperation der Beteiligten zu rechnen. Bewährt hat sich eine Vorstellung der Studie bei den Beteiligten. Für die einzelnen Durchführungsphasen sind einfache, schriftliche Anweisungen sinnvoll.

Ebenso sind bei der Methodenwahl die **Ergebnisse des Literaturstudiums** von zentraler Bedeutung. Die Hebamme wird dabei unter Umständen feststellen, daß die von ihr gestellte Frage bereits untersucht wurde. Mit einer leichten Veränderung der Methode lassen sich jedoch zusätzliche Aspekte zur Beantwortung der Frage herausarbeiten.

Die gewünschten Daten können also durch verschiedene Vorgehensweisen bzw. Methoden, aber auch deren Kombination (Triangulation) erhalten werden. Zu den gebräuchlichsten zählen u.a. Experiment, Befragung und Beobachtung.

Experiment

Das Experiment setzt Genauigkeit und Exaktheit von **Messungen** voraus und ist ein in den Naturwissenschaften gebräuchliches Verfahren. Es wird in der Regel zur Überprüfung aufgestellter Hypothesen angewendet. Dabei geht es meist um die Beantwortung der Frage, ob eine (unabhängige) Variable A auf eine (abhängige) Variable B ursächlich wirkt. Hierbei muß berücksichtigt werden, daß ursächliche Zusammenhänge nicht mit letzter Sicherheit geprüft werden können.

In der kontrollierten Versuchsanordnung werden **zwei Gruppen miteinander verglichen**: die Experimentalgruppe und die Kontrollgruppe. Die Experimentalgruppe wird einer kontrollierten Veränderung ausgesetzt. Die Kontrollgruppe erfährt diese Behandlung nicht. Dadurch können die Gruppen später verglichen werden. Es kann ermittelt werden, ob Unterschiede zwischen den Gruppen auf die unterschiedliche Behandlung zurückzuführen sind.

Die Verteilung der Probanden auf die beiden Gruppen erfolgt zufällig. Dieses Verfahren wird als **Randomisierung** bezeichnet. Die erste Messung erhebt den Ausgangszustand. Eine zweite Messung erfolgt nach der Einführung der experimentellen Bedingung. Die Ergebnisse der beiden Messungen werden miteinander verglichen.

Wesentliches Element der experimentellen Methode ist, daß **Störfaktoren** möglichst ausgeschlossen werden. Dadurch können mit höherer Sicherheit Effekte auf die Behandlung in der Experimentalgruppe zurückgeführt werden. Jedoch lassen sich im sozialen Leben nur selten Faktoren derart ausschließen, daß von einem Experiment gesprochen werden kann.

Dann ist ein **Quasiexperiment** möglich. Hier kommt es wie beim Experiment zu einer gezielten Veränderung der unabhängigen Variablen. Jedoch gibt es keine Zufallszuordnung zu den Gruppen.

Interview und Fragebogen

Das **wenig strukturierte Interview** folgt keinem festen Schema, sondern die jeweils nächste Frage ergibt sich aus den Aussagen der Befragten. Die Forscherin leitet das Gespräch mit einer Frage ein. Die Befragte hat Gelegenheit, für sie wichtige Aspekte anzusprechen. Beispielsweise werden Wöchnerinnen auf die Frage, wie sie die Geburt erlebt haben, verschieden antworten. Die befragende Hebamme wird auf die einzelnen Antworten unterschiedlich eingehen. Dies erfordert eine sorgfältige Schulung der Forscherin. Das wenig strukturierte Interview findet besonders dann seine Anwendung, wenn über die zu untersuchende Fragestellung wenig bekannt ist und Hypothesen erst aufgestellt werden müssen.

Beim **stark strukturierten Interview** werden vorformulierte Fragen verwendet. Es kann schriftlich als Fragebogen oder mündlich mit einem Interviewleitfaden erfolgen. Der Spielraum ist im Vergleich zum wenig strukturierten Interview stark eingeschränkt. Für alle Befragten liegen die gleichen Fragen in gleicher Formulierung und Reihenfolge vor. Durch eine solche Standardisierung soll für alle Befragten eine vergleichbare Interviewsituation geschaffen werden. Die Interviewschulung ist auch hier entscheidend. Eine vergleichbare Befragungssituation benötigt ein ideales Interviewerverhalten und die Unterstützung durch Fragebögen.

Die schriftliche Befragung per Fragebogen hat gegenüber dem Interview Vorteile. Sie ist kostengünstiger, und es kann eine größere Zahl von Befragten in kürzerer Zeit erreicht werden. Die Interviewerin, die z.B. durch Mimik und Gestik die Befragte beeinflussen kann, entfällt als Fehlerquelle. Nachteil dieser Methode ist die nicht zu kontrollierende Situation, in der die Befragung stattfindet. Bei Nichtverstehen sind Rückfragen nicht möglich. Jede Frage muß deshalb zweifelsfrei verständlich sein. Der Antwortenrücklauf kann lückenhaft ausfallen. Bei postalischer Rückmeldung kann dem Fragebogen ein frankierter Rückantwortumschlag beigegeben werden.

Hinweise zur Fragenformulierung. In der Strukturierung des Interviewleitfadens oder des Fragebogens wird unterschieden zwischen **offenen** und **geschlossenen Fragen**. Bei der geschlossenen Frage wird der Befragten eine Liste von möglichen Antworten präsentiert. Diese sollten jeweils in ähnlicher Weise formuliert sein. Die Befragte wird aufgefordert, mindestens eine der Alternativen auszuwählen. Möglich sind auch Antwortenvorgaben mit Mehrfachnennungen. Fragen mit einer Kombination von offenen und geschlossenen Antwortvorgaben werden als **Hybridfragen** bezeichnet. Sie bieten die Möglichkeit, Antwortvorgaben durch eigene Antworten zu ergänzen. **Filterfragen** sind Fragen, die nicht für alle Antwortenden zutreffen. Beispiel: Hatten Sie bei vorausgegangenen Geburten eine Periduralanästhesie? Betroffene beantworten die vorgesehen Fragen, Nichtbetroffene können diese Frage übergehen.

Auf offene Fragen antwortet die Befragte mit eigenen Worten. Das Ausmaß der Strukturierung der Fragen bestimmt, ob bei der Auswertung eher hypothesenprüfende oder hypothesenbildende Verfahren angewendet werden. Geschlossene Fragen ermöglichen eine standardisierte Befragungssituation mit hypothesenprüfender Auswertung.

Die Wiederholung von Fragen und Skalen vorausgehender Untersuchungen kann sinnvoll sein, da bereits Informationen über ihre Gültigkeit und Zuverlässigkeit vorliegen.

Tips zum Formulieren von Fragen
- Wähle eine einfache, klare und direkte Sprache
- Vermeide Fremdworte, Abkürzungen, abstrakte Begriffe
- Wähle kurze Fragen, die nicht mehr als 20 Wörter enthalten
- Vermeide Suggestivfragen, die eine bestimmte Antwort provozieren
- Wähle neutrale Formulierungen ohne negativ oder positiv besetzte Begriffe
- Vermeide Fragen ohne direkten Zusammenhang mit dem Forschungsinhalt

Hinweise zur Bildung von Antwortskalen. Für alternative Antwortenvorgaben gelten die Hinweise zur Frageformulierung. Dabei ist auf die Balancierung ablehnender und zustimmender Möglichkeiten zu achten. Häufig werden fünfstufige Skalen verwendet. Beispiele:
1. **Häufigkeit**: nie - selten - gelegentlich - oft - immer
2. **Intensität**: gar nicht - wenig - mittelmäßig - überwiegend - völlig
3. **Wahrscheinlichkeit**: keinesfalls - wahrscheinlich nicht - vielleicht - ziemlich wahrscheinlich - ganz sicher

Vorteilhaft sind auch sechsstufige (geradzahlige) Skalen. Dadurch kann eher vermieden werden, daß unschlüssige Beantworterinnen die mittlere Möglichkeit wählen. Die Pole 1 und 6 markieren Antwortmöglichkeiten von "trifft zu" bis "trifft nicht zu".

Gliederung des Fragebogens.
- Die erste Frage sollte motivierend sein, zum Thema hinführen und das Interesse am Thema wecken.
- Verschiedene Fragenkomplexe werden durch Überleitungen miteinander verbunden.
- Demographische Fragen, d.h. Fragen zu Geschlecht, Alter, Ausbildung, Beruf etc., stehen am Ende des Fragebogens.
- Fragetext und Antwortenvorgabe nicht über mehrere Seiten verteilen, da die Befragte dann den Zusammenhang vielleicht nicht erkennen kann.

Der Begleitbrief. Jeder Fragebogen wird durch einen einleitenden Begleitbrief eröffnet. Inhaltlich sollten die folgenden Punkte angesprochen werden:
- Vorstellung der Forschergruppe
- Anlaß der Untersuchung
- Information über die Ziele der Untersuchung
- Zusicherung der vertraulichen Handhabung der Daten
- Erläuterung zum Antwortverfahren

Die Zuverlässigkeit des Fragebogens, des Interviewers sowie der Aufbereitung der Daten ist zu prüfen. Allgemein kann die Zuverlässigkeit und Gültigkeit von Befragungsdaten als recht hoch betrachtet werden.

Beobachtung

Die Alltagsbeobachtung unterscheidet sich von der wissenschaftlichen Beobachtung. Die wissenschaftliche Beobachtung dient einem bestimmten Forschungsinteresse. Oftmals sind es durch Theorien geleitete Fragestellungen. Bei der wissenschaftlichen Beobachtung werden ausgewählte Aspekte von Informationen erfaßt.

Formen der Beobachtung. Unter **teilnehmender Beobachtung** wird eine Teilnahme der Beobachterin am beobachteten Prozeß verstanden. Beispielsweise tritt die Hebamme gleichzeitig als protokollierende Forscherin und als Begleitende des Geburtsprozesses auf. Bei der **nichtteilnehmenden Beobachtung** nimmt die Hebamme ausschließlich eine Beobachterinnenposition ein. Sie beteiligt sich nicht am Geschehen.

Bei der Art der Strukturierung geht es darum, wie die Aufnahme der Daten vor sich geht. Die **unstrukturierte**, eher allgemein gehaltene Beobachtung eignet sich besonders für noch unpräzise Fragestellungen. Bei der **strukturierten** Beobachtung folgt die Beobachterin speziellen Anweisungen.

Die einzelnen Beobachtungsformen können sowohl **offen** als auch **verdeckt** durchgeführt werden. Bei der offenen Beobachtung gibt sich die Beobachterin der Beobachteten zu erkennen.

Die Merkmale der einzelnen Beobachtungsformen können auch miteinander kombiniert werden.

Die Hebamme als Beobachterin. Da die Durchführung von Forschungsarbeiten den Frauen und dem Kolleginnenteam in der Regel bekannt ist, sind für die forschende Hebamme insbesondere die offene, nichtteilnehmende und die offene, teilnehmende Beobachtung relevant. Für beide Beobachtungsformen ist vor der Erhebungsphase eine genaue Definition der zu beobachtenden Tätigkeiten notwendig. Von einem unter Umständen auftretenden Rollenkonflikt bei einer offenen, nichtteilnehmenden Beobachtung berichtet Mavis Kirkham (1989). Sie beobachtete die Kommunikation zwischen Hebamme und Gebärender. Für kurze Zeit war sie mit der Gebärenden alleine im Raum. Als diese sich übergeben mußte, sah sie sich veranlaßt, ihr zu helfen. In diesem Beispiel hat die Beobachterin aus ethischen Gründen in das natürliche Interaktionsfeld zwischen Hebamme und Gebärender eingegriffen.

Beobachterschulung. Vor allem bei der offenen, teilnehmenden Beobachtung ist die Doppelrolle als Teilnehmerin und Beobachterin ein Konfliktpotential für jede Forscherin. In einer eigens dafür vorgesehenen Schulung werden die Beobachterinnen mit den Zielen der Untersuchung und des Beobachtungsschemas vertraut gemacht. Den zuverlässigen, systematischen und gültigen Aufzeichnungen vor Ort geht eine Trainingszeit voraus. Aus der Gesamtzahl der möglichen Beobachtungseinheiten wird eine Einheit. Die **Beobachtungseinheit** bezieht sich auf eine bestimmte Verhaltenssequenz der zu beobachtenden Person oder Personen (z.B. Beobachtung der Wöchnerinnen beim Stillen). Die Beobachterin ist bestrebt, die für die Beobachtungseinheit wesentlichen Dinge festzuhalten. Beobachtung ist immer ein selektiver Prozeß. In bestimmten natürlichen Situationen ist es daher sinnvoll, wenn ein bestimmtes Verhalten von mehreren Personen beobachtet wird.

Ein Leitfaden ist ein Instrument, das die Definitionen der Beobachtungseinheiten (z.B. Wöchnerinnen, verbales Verhalten) und der Beobachtungskategorien enthält. Mit den **Beobachtungskategorien** sind Merkmalsausprägungen gemeint, deren Auftreten die Beobachterin protokolliert, z.B. mit welchen verbalen Äußerungen das Kind angelegt wird. Als Aufzeichnungssysteme werden ausdrücklich definierte Kategorienschemata verwendet. Sie werden von der Forscherin vor der Untersuchung festgelegt.

Probleme der Objektivität können durch die Zusammenfassung der Ergebnisse zweier oder mehrerer Beobachterinnen verringert werden.

Weiterführende Literatur
Bartholomeyczik S, Müller E. Pflegeforschung verstehen. München, Wien, Baltimore: Urban & Schwarzenberg 1997.
Danner H. Methoden geisteswissenschaftlicher Pädagogik. 4. Aufl. München, Basel: Reinhardt 1998.
Flick U, v. Kardorff E, Keupp H, v. Rosenstiel L, Wolff S. Handbuch Qualitative Sozialforschung: Grundlagen, Konzepte, Methoden und Anwendungen. München: PVU 1991.
Flick U. Qualitative Forschung: Theorie, Methoden, Anwendung in Psychologie und Sozialwissenschaften. Hamburg: Rowohlt 1995.
Holloway I, Wheeler S. Qualitative Pflegeforschung: Grundlagen qualitativer Ansätze in der Pflege. Wiesbaden: Ullstein Mosby 1998.
LoBiondo-Wood G, Haber J. Pflegeforschung. Methoden, kritische Einschätzung und Anwendung. Berlin, Wiesbaden: Ullstein Mosby 1996.
Polit DF, Hungler BP. Nursing Research. Principles and Methods. 5th ed., Philadelphia: Lippincott Company 1995.
Schnell R, Hill PB, Esser E. Methoden der empirischen Sozialforschung. 3. Aufl. München, Wien: Oldenbourg 1992.

Auswerten

Quantitative und qualitative Daten werden unterschiedlichen systematischen oder offenen Auswertungsverfahren unterzogen, die Gegenstand umfangreicher Lehrbücher sind. Im Rahmen dieser einführenden Darstellung erscheint es als wenig sinnvoll diese Methoden der Datenanalyse und -interpretation bruchstückhaft zu skizzieren.

Veröffentlichung

Die zur Publikation in Frage kommenden Zeitschriften geben meist Manuskriptrichtlinien heraus, die sorgfältig gelesen werden sollten.

Einem Artikel geht eine inhaltliche Zusammenfassung voraus, die in der Regel nicht mehr als 200 Wörter umfassen sollte. Gliederungspunkte des Artikels können sein:

- Einführung
- Durchführung und Methode
- Ergebnisse
- Diskussion

Die interessierte Leserin wird normalerweise schon bei der Literaturrecherche für eine geplante Untersuchung mit diesem Aufbau von Artikeln vertraut werden.

Weiterführende Literatur

Poenicke K, Duden. Wie verfaßt man wissenschaftliche Arbeiten? Ein Leitfaden vom ersten Studiensemester bis zur Promotion. Mannheim: Dudenverlag 1988.

Literatur

Bell J. Doing Your Research Project - A Guide for First-time Researchers in Education and Social Science. Philadelphia: Open University Press 1987.

Horckey L. Nursing Research: Mistakes and Misconceptions - a light-hearted personal account of things that did or could go wrong. Edinburgh: Churchill Livingstone 1985.

Kirkham M. Midwives' information-giving during labour. In: Robinson S, Thomson AM (eds.). Midwives, Research and Childbirth. Vol. 1. London, New York: Chapman and Hall 1989; 117-38.

Sleep J. The What and How of Teaching Research. In: Hear the Heartbeat of the Future. Proceedings of the International Confederation of Midwives. 23rd International Congress. Vancouver 1993; 1721-30.

Steffen G. Ist der routinemäßige prophylaktische Dammschnitt gerechtfertigt? Frankfurt: Mabuse 1991.

Thomson AM. Pushing techniques in the second stage of labour. J Adv Nurs 1993; 18:171-7.

17
Statistik und EDV
Marie-Luise Heedt

Statistik ist für die meisten Menschen eine Aufstellung von Tabellen und Schaubildern, vor allem aber ein unverständliches, verwirrendes Spiel mit Zahlen. Etwas Konkretes können sich die wenigsten darunter vorstellen. Man staunt über die Ergebnisse, die beispielsweise bei Hochrechnungen zu Wahlen oder bei anderen Vorausberechnungen zustande kommen, man vermutet dabei "höhere Mathematik". Auf keinen Fall, so glaubt man, ist Statistik etwas für Hebammen.

Aber auch Hebammen gehen täglich mit Statistik um. Ich denke nur an die Führung des Geburtenbuches, das Ausfüllen des Perinatologischen Erhebungsbogens, die Aufgabe der Warenbestellungen usw. Seit einigen Jahren hält auch "High-Tech" in Form von Computern ihren Einzug in die Kreißsäle. Deshalb scheint es sinnvoll, in einem Hebammenlehrbuch einen Abschnitt über Statistik und EDV zu bringen.

Das statistische Wissen kann in vielen Bereichen angewendet werden. Hier nur eine kleine Auswahl:
- **Erkennen von Zusammenhängen**
  - Krankheit und Todesursachen
  - Umweltverschmutzung und Krankheit
  - Infektionskrankheiten der Mutter und embryonale Schäden
- **Planungen**
  - Verkehrsplanungen, öffentliche Verkehrsmittel, Straßen
  - Personalbedarfsermittlung
  - Warenbestellungen (Medikamente, Bürobedarf)
- **Entwicklungsverlauf von Trends**
  - Mode
  - Autos
  - Waschmittel u.a.

> Statistik ist das methodische Vorgehen bei der Beschaffung von Informationen, die man braucht, um Entscheidungen treffen zu können.
>
> Sie bezeichnet außer den Methoden zur Datenbeschaffung und Datenverarbeitung auch das Ergebnis des Methodeneinsatzes, die zusammengefaßten statistischen Daten.

Möglichkeiten der Datensammlung

Primärstatistik. Die Daten werden eigenhändig erhoben und das gesammelte Datenmaterial selbständig ausgewertet.

Sekundärstatistik. Hier wird auf bereits vorhandenes Datenmaterial zurückgegriffen und dieses ausgewertet (z.B. Zahlen aus dem statistischen Jahrbuch werden in Zusammenhang gebracht und ausgewertet).

Zur Datensammlung gibt es verschiedene Möglichkeiten:
- Interview
- Fragebogen
- Aktenauswertung (Geburten, Sterbefälle)
- Versuchsreihen.

Bei den Versuchsreihen unterscheiden wir Blindversuche und Doppelblindversuche.

Blindversuch. Versuchsanordnung, z.B. bei einer klinischen Therapiestudie, bei der zur Vermeidung von unbewußten und ungewollten Verfälschungen der Ergebnisse die Probanden nicht wissen, ob sie mit dem zu testenden Verfahren (z.B. Wirksubstanz) oder mit einer Alternative (z.B. Plazebo) konfrontiert werden.

Beim **Doppelblindversuch** kennt auch der Versuchsleiter die Zuordnung Verfahren/Proband nicht, sie wird ihm erst nach Studienabschluß bekannt. Die Zulässigkeit dieser Versuchanordnung hängt auch von einer ausreichenden Information des Probanden ab.

Voraussetzungen für die Datenerfassung

Beispiel: Wir wollen feststellen, ob es einen Zusammenhang zwischen Infektionskrankheiten der Mutter und embryonalen Schäden gibt.

Wir können jetzt nicht "blind irgendwelches" Datenmaterial sammeln. Zunächst müssen verschiedene Kriterien festgelegt werden:

Bestimmung des Untersuchungszweckes

Wir müssen überlegen, zu welchem Zweck wir die Information brauchen. In unserem Beispiel zum Verringern von embryonalen Schäden durch mütterliche Infektionskrankheiten.

Abgrenzungskriterien
- Sachlich: Die sachliche Abgrenzung ist bereits durch die Bestimmung des Untersuchungszweckes gegeben.
- Zeitlich: Wir müssen die Dauer der Untersuchung auf einzelne Zeitpunkte oder -räume beschränken.
- Örtlich: Wir müssen überlegen, an welchem Ort wir die Erhebung ausführen wollen.

Vollerhebung – Teilerhebung

Die Vollerhebung geht von der Gesamtheit aus, ist teuer und arbeitsintensiv, stellt allerdings eine genaue Erhebung dar.

Die Teilerhebung ist schnell, preiswert, aber häufig fehlerhaft. Bei der Teilerhebung wird eine Zufallsstichprobe genommen und durch Wahrscheinlichkeitsrechnung auf die Gesamtheit geschlossen.

Beispiel: Bei der Feststellung der Anzahl der weißen Blutkörperchen wäre es gefährlich, dem Patienten die gesamte Blutmenge abzunehmen und alle weißen Blutkörperchen auszuzählen. Es werden nur wenige Milliliter Blut abgenommen und die in dieser Menge vorhandenen weißen Blutkörperchen gezählt; durch Hochrechnung wird auf die gesamte Anzahl geschlossen.

Auswertung des Zahlenmaterials

Informationen, auf die nach der Befragung zurückgegriffen wird, sind **statistische Merkmale**.

Unterschiedsmerkmale. Es besteht zwischen den einzelnen Merkmalen lediglich **ein** Unterschied (z.B. Männer-Frauen).

Rangmerkmale. Es werden subjektive Einschätzungen erfaßt, die verschlüsselt angegeben werden und eine Rangordnung bilden (z.B. Schulnoten).

Abstandsmerkmale. Die Differenz der Ausprägungen ist meßbar und von Bedeutung (z.B. Person A verdient 1000 DM, Person B verdient 1500 DM, die Differenz beträgt 500 DM, das Abstandsmerkmal ist 500).

Kontinuierliche Merkmale nehmen innerhalb eines Intervalls beliebige Werte an (z.B. kann die Körpergröße mit beliebigen Stellen hinter dem Komma angegeben werden).

Diskrete Merkmale nehmen innerhalb eines Intervalls nur einzelne, endlich viele Werte an (z.B. Kinderzahl).

Absolute Häufigkeit ist die Zahl der Einheiten, die eine bestimmte Ausprägung aufweist (von 500 Geburten verliefen 490 spontan, 490 = absolute Häufigkeit).

Relative Häufigkeit ist dagegen der Anteil der Einheiten mit einer bestimmten Ausprägung an der Gesamtheit der Einheiten (von 500 Geburten verliefen 98% spontan, 98 = relative Häufigkeit).

Auswertung gesammelter Daten

Zur Auswertung gesammelter Daten können verschiedene Werte berechnet werden.

Der **Mittelwert** ist die Summe aller Werte geteilt durch die Anzahl der Werte. Dabei gehen allerdings Informationen verloren (z.B. Notendurchschnitt).

Der **Modalwert** (häufigster Wert) gibt den Wert wieder, der am häufigsten vorkommt (z.B. 2-5-3-2-8-2-3 = Modalwert 2).

Der **Median oder Zentralwert** teilt die Häufigkeitsverteilung in zwei gleich große Teile (z.B. Zahlenreihe 2-5-3-2-8-3-2; sortiert lautet sie 2-2-2-3-3-5-8; der Median ist also 3).

Der **Korrelationskoeffizient** mißt die Stärke eines Zusammenhangs zwischen zwei Merkmalen. Bevor versucht wird, die Stärke des Zusammenhangs zwischen zwei Merkmalen statistisch zu erfassen, muß überprüft werden, ob ein sachlicher Zusammenhang besteht. Mit Hilfe statistischer Methoden läßt sich stets nur ein formaler, d.h. zahlenmäßiger Zusammenhang, nachweisen.

In diesem Zusammenhang soll kurz auf den Begriff "Signifikanz" eingegangen werden, der häufig unter Statistiken zu lesen ist:

Signifikanz ist die aufgrund eines statistischen Testverfahrens mögliche Ablehnung der Nullhypothese ("kein Unterschied") mit zahlenmäßig vorgegebener, als **Signifikanzniveau** bezeichneter Irrtumswahrscheinlichkeit. Dies bedeutet:

Eine zwischen den Mittelwerten zweier Meßreihen gefundene Differenz wird dann als nicht zufällig angesehen, wenn sie größer ist als die dreifache mittlere Abweichung der Einzelmessungen von dem betreffenden Mittelwert.

Darstellung statistischer Daten

Statistische Daten sind um so brauchbarer, je anschaulicher und übersichtlicher sie zusammengestellt sind. Wenn eine ausführliche Information gewünscht wird, wird man die Daten beispielsweise in einer **Tabelle** zusammenfassen.

Eine Tabelle ist eine geordnete Zahlenübersicht, die zusätzliche Erläuterungen enthält, die für das Verständnis der Zahlen wichtig sind. Je detaillierter die Zahlenübersicht ist, desto mehr Informationen enthält sie.

Jede Tabelle sollte grundsätzlich folgende Teile enthalten:
- Der **Titel** bzw. die **Überschrift (Tabellenlegende)** kennzeichnet den Tabelleninhalt. Hier sollten Angaben zu sachlicher, räumlicher und zeitlicher Abgrenzung der Daten stehen.
- Der **Hauptteil** enthält die statistischen Daten in der gewünschten Aufgliederung. Sie werden zeilenweise in der sogenannten Vorspalte, reihenweise im Tabellenkopf gekennzeichnet. Auf diese Weise kann jede Zahl in der Tabelle zweifach zugeordnet werden.
- **Quellenangabe**. Wichtig ist es, anzugeben, woher die Daten stammen: dies erfordert nicht nur das Urheberrecht, eine solche Quellenangabe ist für den interessierten Leser auch ein Hinweis auf weitere Informationen. Die Quellenangabe gibt zusätzlich Aufschluß über die Genauigkeit der Daten, z.B. wurden die Daten von amtlichen oder nichtamtlichen Stellen erhoben?

Besonderheiten einzelner Tabellenteile können durch **Fußnoten** unmittelbar unter der Tabelle erläutert werden.

Aufbau einer Tabelle

Die wichtigsten Zeichen sind (laut DIN 55301):
– = nicht vorhanden, der Zahlenwert ist genau 0
<0 = der Zahlenwert ist von 0 verschieden, jedoch kleiner als die Hälfte der kleinsten Einheit, die in der Tabelle dargestellt wird.
0 = kein Nachweis vorhanden, weil meist der Zahlenwert unbekannt ist.

Für eine schnelle und einprägsame Information sind Tabellen meist nicht besonders geeignet. Sie werden nach Bedarf durch **grafische Darstellungen** (Diagramme, Schaubilder) ergänzt.

Die Grafik muß, ebenso wie die Tabelle, eine Überschrift und eine Quellenangabe enthalten.

Es stehen uns verschiedene Arten von Schaubildern zur Verfügung.

Koordinatensystem

- Ordinate: Häufigkeitsachse, es wird angegeben, welche Häufigkeiten repräsentiert sind.
- Abszisse: Merkmalsachse für Merkmalsausprägungen bzw. Zeitangaben.

Die Beschriftung muß übersichtlich und gut lesbar sein. Die dargestellten Angaben müssen an den Achsen angegeben werden. Man kann anstatt der abstrakten Balken auch bildhaftere Darstellungen wählen. Hier ist zu beachten, daß die Zahl der Symbole den Häufigkeiten proportional entspricht.

Relative Häufigkeiten können sehr übersichtlich auch in Kreisform dargestellt werden.

Fehlermöglichkeiten der Statistik

Für die Tatsache, daß statistische Daten selten völlig exakt sind, d.h. mehr oder minder große Ungenauigkeiten aufweisen, gibt es folgende Ursachen:
- **Fehler im Datenmaterial.** Die Untersuchungsgesamtheit wird nicht genau erfaßt (ein Teil der Untersuchungsgesamtheit weigert sich, an der Erfassung teilzunehmen, oder es nehmen Personen teil, die unter objektiven Gesichtspunkten nicht dazugehören).
- **Merkmale sind nicht genau definiert.** Beispielsweise muß bei der Frage nach der Höhe des Einkommens genau definiert sein, ob nach dem Netto- oder Bruttoeinkommen gefragt wird.
- **Technische Fehler** sind Fehler, die bei der Aufbereitung der Daten auftreten (falsche Verschlüsselung oder falsche Übertragung von Daten).
- **Datenmanipulation** liegt vor bei
  - Verwertung objektiv falscher Zahlen,
  - tendenziöser Darstellung oder Interpretation richtiger Zahlen,
  - Verwendung bestimmter Vergleichsangaben, um einen bestimmten Eindruck hervorzurufen,
  - Verwendung bestimmter grafischer Darstellungen zur Interpretation in eine bestimmte Richtung.

Grenzen der Statistik

Statistik ist dort nicht anwendbar, wo keine zahlenmäßigen Informationen vorliegen. Nur dort, wo Lebensbereiche quantitativ erfaßt werden können, erschließen sich der Statistik Anwendungsgebiete. Da es mit sehr großem finanziellem Aufwand verbunden ist, der Statistik neue Anwendungsbereiche zu eröffnen, ist stets zu prüfen, ob die zu gewinnenden Erkenntnisse den Aufwand lohnen.

Einige epidemiologische Begriffe

Risiko: Maß für die Wahrscheinlichkeit, mit der ein unerwünschtes Ereignis eintritt.

Morbidität: latein. *morbidus*, krank; Erkrankungsrate innerhalb einer Population.

Mortalität: latein. *mortalitas*, das Sterben; Verhältnis der Todesfälle zur Zahl der Gesamtbevölkerung in einem bestimmter Zeitraum (bei Infektionskrankheiten z.B. für die Dauer einer Epidemie).

Prävalenz: latein. *praevalere*, Übergewicht, Vorrang haben; Häufigkeit einer bestimmter Krankheit in einer Gesamtheit. Ist sie auf einen Untersuchungszeitpunkt bezogen, spricht man von Punktprävalenz, bei einem Zeitraum dagegen von Periodenprävalenz. Prävalenzrate ist der Anteil der Erkrankten bzw. des untersuchten Merkmals an der untersuchten Gesamtheit.

Inzidenz: latein. *incidere*, jemanden befallen; Anzahl der neu auftretenden Krankheitsfälle in einem bestimmten Zeitraum. Die Inzidenz ist stets auf eine bestimmte Krankheit bezogen. Inzidenzrate ist der Anteil der Neuerkrankten an der Zahl der exponierten Personen. Auch diese Angabe bezieht sich auf einen bestimmten Zeitraum.

Letalität: latein. *letalis*, tödlich; die Letalitätsrate ist das Verhältnis der Zahl der auf eine bestimmte Krankheit zurückführenden Todesfälle zur Zahl der Neuerkrankungen. Sie ist nur bei akuten Krankheiten ein sinnvolles Maß.

Müttersterblichkeit

> Müttersterblichkeitsfälle sind Sterbefälle Schwangerer, deren Tod ursächlich auf Komplikationen zurückzuführen ist, die im Zusammenhang mit einer Schwangerschaft, einer Entbindung oder dem Wochenbett stehen.

Die Berechnung der Todesfälle wird auf 100000 Lebendgeborene bezogen. Die Frequenz der Müttersterblichkeit beträgt in Deutschland heute 6,8 Todesfälle/100000 Einwohner.

Als Ursachen für die Müttersterblichkeit stehen seit Jahren im Vordergrund: Infektionen (25%), Spätgestosen (15 bis 20%) und Blutungen (10 bis 20%).

Als weitere Ursachen maternaler Todesfälle sind Thrombosen und Embolien (10%), Uterusrupturen (5 bis 10%) und Anästhesietodesfälle (ca. 15%) zu nennen.

Perinatale Sterblichkeit

Die perinatale Sterblichkeit umfaßt alle vor, während und bis zum 7. Lebenstag nach der Geburt gestorbenen Kinder, die zur Zeit der Geburt mehr als 500 g gewogen haben.

Die Frequenz der perinatalen Sterblichkeit beträgt heute zwischen 0,5 und 1,5%. Unter den Todesursachen steht die **Hypoxie** im Vordergrund, sie hat einen Anteil von ca. 60%. In 90% der Todesfälle konnte eine ursächlich beteiligte Plazentainsuffizienz durch mikroskopische Untersuchungen nachgewiesen werden.

70% aller perinatal verstorbener Kinder haben ein Geburtsgewicht von 2500 g und weniger. Die Ursachen hierfür bestehen in dem hohen Anteil der Frühgeborenen (60 bis 70%).

30 bis 40% der untergewichtigen Kinder sind dementsprechend dystrophe Kinder, sogenannte "small-for-date-babies", wiederum in Folge einer unzureichenden plazentaren Versorgung.

Für die Hebamme ist die Bewertung der **Überlebenschancen** untergewichtiger Kinder von klinischem Interesse. Die perinatalen Sterblichkeitszahlen in Abhängigkeit vom Geburtsgewicht sehen wie folgt aus:
- unter 1000 g: 40 bis 50% sterben.
- 1010 g bis 1500 g 5 bis 15% sterben.
- 1510 g bis 2000 g 2 bis 4% sterben.
- 2010 g bis 2500 g 0,8 bis 1,4% sterben.

EDV

Ein wichtiger Helfer zum Erstellen von Statistiken ist die elektronische Datenverarbeitung (EDV).

Seit vielen Jahren suchen die Geburtshelfer nach Möglichkeiten, einen objektiven Maßstab für die Qualität des eigenen geburtshilflichen Managements zu erhalten. 98% aller Kliniken in Westdeutschland nehmen derzeit an der **Perinatologischen Erhebung** teil. Es vergehen allerdings nahezu 1,5 Jahre, bis die Statistiken erstellt sind. Sie erlauben daher keine rasche Änderung des geburtshilflichen Managements.

Durch die Weiterentwicklung kleiner Personalcomputer (PC) und spezieller Software ist inzwischen eine flexible Datenerfassung und -auswertung möglich.

Es werden täglich viele Daten gesammelt:
- die gesetzlich vorgeschriebenen Daten:
  - Geburtsdatum und -stunde des Kindes
  - Geschlecht des Kindes
  - Geburtsgewicht, Geburtslänge, Kopfumfang
  - Angaben über die Eltern
- sämtliche Daten, die für die Krankenhausverwaltung, den perinatologischen Erhebungsbogen usw. gesammelt werden.

Viele Daten werden "zigmal" geschrieben. Diese Arbeit kann nach dem ersten Mal von einem Computer übernommen werden. Zusätzlich kann er noch für eine Vielzahl weiterer Arbeiten eingesetzt werden:
- Drucken von Adressenaufklebern
- Erstellen von Arztbriefen
- Erstellen von Rechnungen
- Erstellen von Essensplänen
- Erstellen von Bestellungen (Medikamente usw.)
- Zugang zu Befunden und Krankenunterlagen (sie sind über Computer abrufbar)
- Ambulante und stationäre Übersicht
- Verlegungen
- Daten der Besuche
- Reduzierung der Dokumentationstätigkeit

Für die freiberufliche Hebamme bietet die EDV damit eine immense Zeitersparnis.

Mit Hilfe von Abrechnungsprogrammen kann die Hebamme in kürzester Zeit Patientendaten verwalten, Rechnungen erstellen, Auslagen verwalten, Daten archivieren und eine Gewinn- und Verlustrechnung für das Finanzamt aufstellen.

Die Patientendaten können durch ein Kartenlesegerät direkt von den Krankenkassenkarten der Patientinnen eingelesen und in einen Computer übertragen werden. Die Hebamme gibt dann die erbrachten Leistungen und Auslagen mit Datum dazu ein. Aus diesen Angaben können die Computerprogramme zum Schluß selbständig eine Rechnung erstellen.

Voraussetzungen zur Nutzung der EDV

Zur EDV gehören:
1. Hardware:
    - Computer
    - Monitor
    - Drucker.
2. Software:
    - verschiedene Programme
    - Codekarten
    - Paßwörter (zur Sicherung des Datenschutzes).

Zur vollen Ausnutzung der Leistungsfähigkeit sollten an jedem Arbeitsplatz ein Computer, ein Monitor und ein Drucker stehen, die mit anderen Klinikcomputern verbunden sind. So können z.B. Eingaben des Labors im Kreißsaal abgerufen werden.

Ein Beispiel zur Anwendung: Eine Frau kommt am errechneten Geburtstermin mit Wehentätigkeit zur stationären Aufnahme in den Kreißsaal. Nach Erhebung der Aufnahmebefunde und CTG-Kontrolle können bereits alle vorgeburtlichen Perinataldaten aus dem Mutterpaß in das Anmeldeprogramm eingegeben werden. Auf Wunsch stehen nun auch Klebeetiketten für Laborröhrchen etc. zur Verfügung. Nach der Geburt werden die geburtshilflichen und kindlichen Daten hinzugefügt, anschließend das Geburtenprotokoll und eine beliebige Anzahl von Klebeetiketten für Krankenbett, Kinderkurve, Pflegedokumentation usw. ausgedruckt. Nach Abschluß des Wochenbetts werden die fehlenden Daten vervollständigt und ein fertiger Arztbrief erstellt.

Da auch die Verwaltung des Krankenhauses an dieses System angeschlossen ist und die Daten, die sie benötigt, aus dem Computer entnehmen kann, oder umgekehrt Hebammen und Ärzte Labordaten direkt über den Computer unter Verwendung eines Paßwortes holen können, entfallen viele Schreibarbeiten und Wegezeiten.

Literatur

Butterwege M. EDV in der Geburtshilfe. Die Hebamme 1992; 1:1-7.

Buttler G, Stroh R. Einführung in die Statistik. Hamburg: Rowohlt 1988.

Krämer W. So lügt man mit Statistik. 7. Aufl. Frankfurt: Campus 1997.

Martius G. Hebammenlehrbuch. 6. Aufl. Stuttgart: Thieme 1995.

Schnell R, Hill PB, Esser E. Methoden der empirischen Sozialforschung. 5. Aufl. München, Wien: Oldenbourg 1995.

18
Altes Hebammenwissen
Sonja Opitz-Kreuter

Das Wissen um die Wirkweise von Pflanzen, Tees, Umschlägen, Massagen und vielen anderen "Naturmitteln" sowie die Entwicklung bestimmter Techniken und Handgriffe in der Geburtshilfe wurde von Generation zu Generation weitergegeben und fortentwickelt.

Es entstand meist aus der Not, da keine Mittel vorhanden waren. Doch wurde dieses traditionelle Wissen auch durch kulturelle und religiöse Hintergründe geprägt. Einen wichtigen und prägenden Einfluß hatten:

- alte Traditionen
- die zeitgemäße Stellung der Frau
- Moralvorstellungen
- Wertvorstellungen
- Bräuche und Rituale.

Die Methoden waren meist einziges Mittel der Wahl bei aussichtslosen geburtshilflichen Situationen, um wenigstens das Leben der Mutter (seltener des Kindes) zu bewahren. Gelang dies nicht, war der Tod im Kindsbett eine nur zu alltägliche Tragödie.

Auch heute sind noch viele dieser "alten" Methoden in Gebrauch. Besonders in medizinisch unterversorgten Gebieten, wo meist Frauen ohne jegliche medizinische Ausbildung arbeiten, findet sich viel traditionelles Wissen. Dort leisten sogenannte Doulas (Geburtsbegleiterinnen) und Traditional Birth Attendents (weise Frauen des Dorfes) unter meist katastrophalen medizinischen und hygienischen Zuständen Hilfe.

Einige Methoden - alte, alte neu entdeckte und alte, die aus einem anderen Kulturkreis stammen - etablieren sich allmählich am Rande der modernen Geburtsmedizin, ihre Anwendung erspart jedoch auf gar keinen Fall das grundlegende Wissen der heutigen praktischen Geburtshilfe.

Trotzdem sollen hier alte Techniken vorgestellt werden, die in der Praxis schon lange anderen Methoden Platz gemacht haben. Durch die Entwicklung medizinischer Standards (WHO und FIGO) werden mittlerweile viele komplizierte Geburtsverläufe vaginal-operativ oder operativ beendet. Doch viele Hebammen sind noch in den alten Traditionen ausgebildet, die jahrzehntelang verwendet wurden. Sie sollen weder vergessen noch nicht erwähnt werden. Die Darstellung dieser Methoden in diesem Kapitel geschieht ohne Wertung.

Diagnose der Schwangerschaft

Alleine der Nachweis von kindlichen Herztönen oder von tastbaren Kindsteilen war in früheren Jahren beweisend für eine Schwangerschaft. Daher waren Scheinschwangerschaften (z.B. von Maria Tudor, Königin von England ["Bloody Mary"]) relativ häufig. Heute gibt es unkomplizierte Schwangerschaftstests, so daß die Beobachtungen am äußeren Genitale nur noch ergänzend zu sehen sind. Dabei sind das **Hegarzeichen** und das **Zeichen nach Piskacek** (vgl. Kap. 4.3, S. 147f) in der Frühschwangerschaft mit etwas Übung gut zu tasten. Auch die **lividen Verfärbungen** der Scheidenwände und der Portio sind leicht zu beobachten. Andere Schwangerschaftszeichen spielen eher eine untergeordnete Rolle. Dazu gehören:

- **Gauss-Wackelportio**: Die Zervix ist gegenüber dem *Corpus uteri* sehr beweglich, bedingt durch die Auflockerung des Bindegewebes.
- **Osiander-Arterienzeichen**: Pulsation der *Arteria uterina* am Übergang zur Zervix in der Frühschwangerschaft durch die verstärkte Durchblutung.
- **Stock-Tuch-Zeichen nach Pschyrembel**: Die Gewebsfülle um den Zervixkanal ist beim Betasten vergleichbar mit einem Stock, der mit einem Tuch umwickelt ist.
- **Noble-Zeichen**: An der seitlichen oberen Scheidenwand (Scheidengewölbe) ist ein Gewebswiderstand zu tasten. Dies ist durch die Einbeziehung des Uterinsegmentes in die Gebärmutter ("Brutraum") bedingt.

Geburtshilfliche Handgriffe

- **Kegel-Kugel-Handgriff**: Dieser Handgriff wurde bei einem hohen Gradstand angewandt, um eine regelrechte Einstellung des Kopfes zu erreichen. Heute kommt er allenfalls bei einem intrauterinen Fruchttod zur Anwendung. Der Kegel-Kugel-Griff wurde als letztes mögliches vaginal-operatives Verfahren beschrieben. Bei vollständig erweitertem Muttermund, nach Ausschluß möglicher Geburtshindernisse (z.B. Hydrozephalus) und Schätzung des Geburtsgewichtes wird unter Eingehen mit der ganzen Hand versucht, den Kopf ganz zu umfassen und ihn in den - am leichtesten erreichbaren - queren Durchmesser zu drehen. Die Ausführung des Handgriffes ist aufgrund des hohen Risikos eines mütterlichen oder kindlichen Schadens ausschließlich dem ärztlichen Geburtshelfer überlassen.
- **Spreizhandgriff**: Es wird überprüft, ob der Abstand der vorderen oberen Darmbeinstachel normal oder verkürzt ist. Dazu wird der Daumen der stark gespreizten Hand auf die *Spina iliaca anterior superior* einer Seite gesetzt und mit dem kleinen Finger versucht, die *Spina iliaca* der anderen Seite zu erreichen. Eine mittelgroße, maximal gespreizte Frauenhand mißt zwischen Daumen und kleinem Finger etwa 20 cm. In der Spätschwangerschaft und unter der Geburt ist der Spreizhandgriff wegen der starken Wölbung des Leibes nicht anwendbar.

Hilfen unter der Geburt

- **Dolff-Wärmegürtel**: Das Wissen, daß Wärme die Wehentätigkeit anregt, war sehr wohl bekannt. Warme Umschläge, Kataplasmen (Breiumschläge) und warme Bäder waren zur Wehenanregung weit verbreitet. Der Dolff-Wärmegürtel war ein langes, doppelt genähtes Leinentuch, in dem eine Wärmflasche untergebracht wurde. Er wurde auf den Bauch der Schwangeren gelegt. Später gab es diesen Wärmegürtel auch mit elektrisch beheizbaren Elementen.

Zerstückelnde Operationen

Die zerstückelnden Operationen gehören zu den ältesten geburtshilflichen Eingriffen. Sie waren die einzige Möglichkeit, die noch unentbundene Frau vor dem sicheren Tod zu retten (chirurgische Instrumente, s. Abb. 18.1 und 18.2). Der Kaiserschnitt war zwar bekannt, doch wegen seines fast immer tödlichen Ausgangs wurde er nur an toten Frauen durchgeführt (*Sectio in moribunda*). Legenden ranken sich um Ausnahmen, wie beispielsweise Julius Cäsar und McDuff in Shakespeares Macbeth. Erst in der ausgehenden Hälfte des 19. Jahrhunderts setzte sich sehr zögernd der Kaiserschnitt durch. Doch trotz beginnender Kenntnis und Anwendung der Asepsis war die Mortalitätsrate sehr hoch, so daß er als *ultima ratio* galt. Bei den zerstückelnden Operationen unterschied man folgende Methoden:

- **Kraniotomie/Perforation**: Der kindliche Kopf wurde mittels schneidender oder bohrender Instrumente eröffnet. Dann wurde der Schädel zertrümmert und extrahiert.
- **Kleidotomie**: Bei Problemen der Schulterentwicklung - nach der Kraniotomie - wurde die Schulterbreite mittels eigens entwickelter Knochenscheren verkleinert.
- **Exenteration**: Entfernung der Eingeweide und Organe aus der kindlichen Brust- und Bauchhöhle, zum Beispiel bei Tumoren und Omphalozelen.

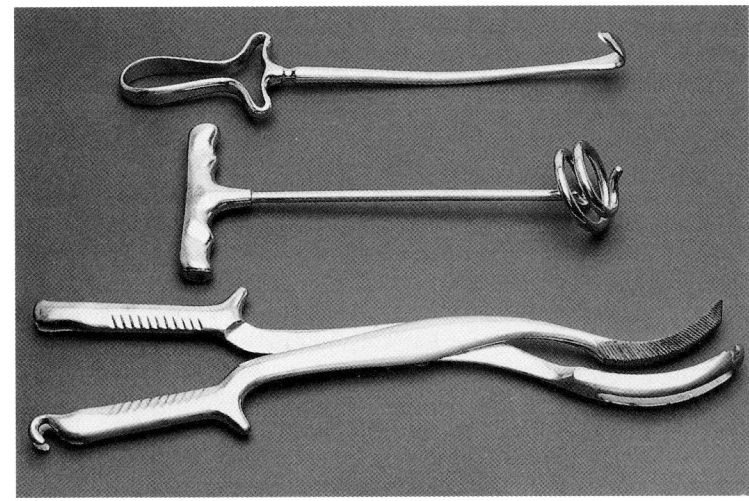

Abb. 18.1 Von oben nach unten: Steißhaken zum Herunterholen des Steißes, Spiralhaken zum Eingehen oder Eröffnen des Schädels, Kranioklast zur Durchtrennung der Kalottenknochen oder des Schultergürtels.

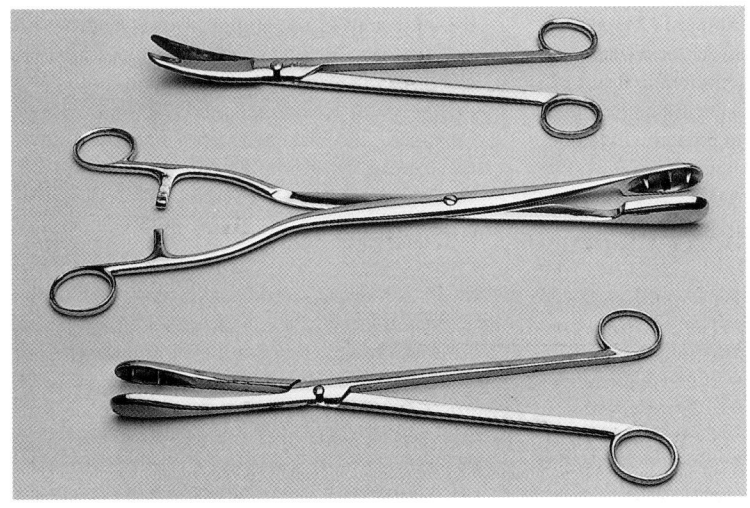

Abb. 18.2 Von oben nach unten: Siebold Knochenschere, Knochenfaßzange (groß), Knochenfaßzange (klein).

Beckenerweiternde Operationen

Bereits 1777 führte Sigault in Paris erfolgreich die erste Symphysiotomie durch. Doch nachfolgende Operationen verliefen für Mutter und Kind tödlich, so daß bald von führenden Geburtshelfern der damaligen Zeit (wie Baudeloque) die zerstückelnde Operation gefordert wurde, um wenigstens das Leben der Mutter zu retten.

Ausgehend von dem Gedanken, daß sich unter der Geburt die Beckenschaufeln auftun wie "Türen in einer Angel", kam es Ende des 19. Jahrhunderts zu einer Renaissance der Beckenoperationen. Dabei gab es zwei Arten der beckenerweiternden Operationen:

- **Symphysiotomie**: Die Durchtrennung der Schambeinfuge war relativ einfach durchzuführen.
- **Hebesteotomie**: Bei der Schambeinknochendurchtrennung wurde mit einer Knochensäge der Schambeinknochen beidseits der Symphyse durchtrennt. Der Knochen klaffte anschließend um zwei Zentimeter, so daß das Kind meist via naturalis entbunden werden konnte.

Dilatierende Operationen

Bei einer ausgeprägten zervikalen Dystokie gab es folgende Methoden, die je nach Ausgangssituation zum Einsatz kamen:

- **Kopfschwartenzange**: War das Kind bereits abgestorben und somit eine zeitlich ausgedehnte, langsame und für die Mutter schonendere Dilatation möglich, so wurde die Kopfschwartenzange verwendet. Die Zange wurde am Steiß oder am Kopf des Kindes angelegt. Dann wurden Gewichte an sie angehängt, die an einer Rolle am Bettende fixiert waren und nach unten hingen. So wurde unter langsamer Drucksteigerung - von 50 Gramm bis zu 1000 Gramm - der Zug auf den vorangehenden Teil des Kindes vergrößert und eine passive Erweiterung des Muttermundes erreicht.

- **Dilatation**: Die langsame Dilatation des Muttermundes bei einem noch lebenden Kind wurde durch ballonartig aufdehnbare Instrumente (Dilatationsbläschen nach Tarnier) erreicht. Das Dilatationsbläschen nach Tarnier ist ein mit Metall legierter Katheter, an dessen Ende ein Gummiballon sitzt, der zur gewünschten Aufdehnung des Muttermundes mit Wasser gefüllt wurde. War der Muttermund überhaupt nicht eröffnet, erfolgte die Vordilatation mit Laminaria- oder Hegarstiften. Die Laminariastifte waren aus Holz gefertigt und wurden kurz vor dem Einführen in den Muttermund ins Wasser gelegt, so daß sie diesen dann langsam durch das Aufquellen dehnten.

Hilfen im Wochenbett

- **Schlaufenverband nach Naujoks**: Dies war ein Fixationsverband bei Symphysenlockerung/-ruptur (Abb. 18.3). Die Wöchnerin mußte damit oftmals tage- oder wochenlang im Bett verbleiben. Zusätzlich zu dem Schlaufenverband wurde noch eine Spezialleibbinde in Höhe des *Trochanter major* angebracht (Abb. 18.4). Die Behandlungsdauer war abhängig vom Schweregrad der Symphysenlockerung/-ruptur, wurde aber erst bei vollkommener Beschwerdefreiheit abgeschlossen. Durch das lange Liegen kam es trotz intensiver Pflege oft zu Komplikationen wie Thrombosen, Embolien, Dekubita und Depressionen. Somit war die Anzahl der Komplikationen größer als der eigentliche Nutzen der Therapie.

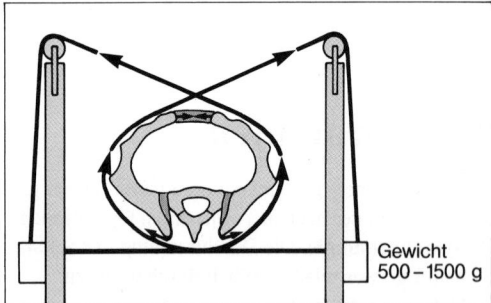

Abb. 18.3 Schlaufenverband nach Naujoks. (Aus: Schmidt-Matthiesen H. Gynäkologie und Geburtshilfe. 8. Aufl. Stuttgart, New York: Schattauer 1992).

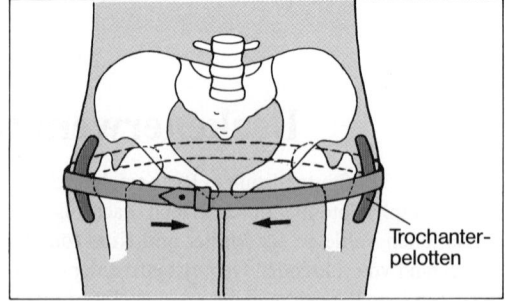

Abb. 18.4 Spezialleibbinde mit eingearbeiteten Trochanterpelotten. (Aus: Schmidt-Matthiesen H. Gynäkologie und Geburtshilfe. 8. Aufl. Stuttgart, New York: Schattauer 1992).

Literatur

Bilek K, Rothe K, Ruckhäberle KE, Schlegel L. Lehrbuch der Geburtshilfe für Hebammen. Leipzig: JA Barth 1985.

Gottschalk-Batschkus CE, Schuler J. Ethnomedizinische Perspektiven zur frühen Kindheit. Im Auftrag der Arbeitsgemeinschaft Ethnomedizin. Berlin: Verlag für Wissenschaft und Bildung 1996.

Kaboth B. Lehrbuch der Instrumentenkunde für die Operationspraxis. 6. Aufl. Berlin: De Gruyter 1958.

Massenbach W, Schäfer K, Zimmermann W. Hebammenlehrbuch. 5. Aufl. des Preußischen Hebammenlehrbuches. Berlin, Göttingen, Heidelberg: Springer 1948.

Schmidt-Matthiesen H. Gynäkologie und Geburtshilfe. 8. Aufl. Stuttgart, New York: Schattauer 1992.

Stoeckel W. Lehrbuch der Geburtshilfe. 10. Aufl. Jena: Fischer 1948.

Von Zglinicki F. Geburt und Kindbett im Spiegel der Kunst und Geschichte. Frankfurt: Unas 1990.

Sachverzeichnis

A

AB0-Inkompatibilität 565
Abbiegungsdiffizillimum 606
Abdominalgravidität 528
Abfallentsorgung 43
Abführmittel 353
Abnabeln 474 f
Abort(e) siehe auch Abortus
   abgelaufener 523
   drohender 522
   Einteilung 522
   einzeitiger 523
   febriler 524
   habitueller 144, 525
   in Gang befindlicher 522
   induzierter 686
   septischer 524
   unvollständiger 524
   Ursachen 521
   verhaltener 524
   vollständiger 523
   zweizeitiger 523
Abortivei 522
Abortus siehe auch Abort(e)
   completus 523
   imminens 519, 522
   incipiens 522
   incompletus 524
Abpumpen der Muttermilch 449
Abrechnung 377 f, 389
Abschlußdesinfektion 37
Abstandsmerkmale 820
Abstillen 401, 414 f, 451
   primäres 452
   sekundäres 452
Abstützen bei Entbindung 310
Abszeßbildung 458
Acne neonatorum 490
Adaption des Kindes
   an den Geburtsweg 244
Adnexe 55
Adnexitis puerperale 700
Adrenalinfreisetzung 413
Adrenogenitales Syndrom 507, 726
Afterbürde 287
AGS siehe Adrenogenitales Syndrom
Ahornsirup-Krankheit 507
AIDS 35, 556
   siehe auch HIV-Infektion
Akrinor® 775
Akrosom 75

Akrozyanose 477
Akupressur 768
Akupunktur 620, 768
Akzelerationen 217, 223
   periodische 224
Al Anon 551
Aldehyde 41
Aldosteron 128
Alkohol(e) 40, 169, 401, 549, 740
Alkoholembryopathie-Syndrom 401
Allergien 144, 397
Allgemeinanästhesie 778
Alphafetoprotein 194
Alpha-Laktalbumin 393
Altinsulin 543
Alvarez-Wellen 119, 245
Amni-Check® 274, 573
Amnionhöhle 81
Amnioninfektion 224, 228
Amnioninfektionssyndrom 562
Amnioskopie 204
Amniotomie 273
Amniozentese 193, 199, 565, 668
Anaemia neonatorum 731
Anämie(n) 155, 544, 546
   hämolytische 546 f
   mütterliche 671
   perniziöse 547
Anämieformen 744
Anästhesie
   kombinierte spinale epidurale 778
   patientenkontrollierte 777
Anästhesiespray 328
Anästhesieverfahren 765
Analatresie 719
Analfalte 483, 616
Analfurche 616
Analgetika 770
Anamnese 143
Anamneseprotokoll 799
Androgenbildung 63
Anenzephalie 722
Anfall, eklamptischer 534
Anfangs-Milchmengen 441
Angiotensin 128
Angst-Spannungs-Schmerz-Kreis 179
Angst-Spannungs-Schmerz-Syndrom 264, 586
Ankyloglossum 482

Anlegehäufigkeit 371
Anlegen 438
   erstes 476
Anlehnen bei der Geburt 310
Anonyme Alkoholiker 551
Anrufbeantworter 320
Antibiotikaprophylaxe 544
Anti-D-Prophylaxe 356
Antigene, nutritive 394
Antikörper 105
   Weitergabe 397
Anti-Müller-Hormon 95
Antisepsis 36
Antrag auf finanzielle Unterstützung 812
Antwortskalen 816
Apgar-Werte 296, 473, 712
Apnoen 734
Apoplexie, uteroplazentare 660
Arbeitskreis Jodmangel 539
Arbeitsstättenverordnung 176
Armlösung(en)
   klassische 626
   Methoden 626
   nach Bickenbach 624
   nach Lövset 624
   nach Müller 625 f
Arzneimittel 9
   siehe auch Medikamente
Asepsis 36
Asphyxie 743
Aspirationsnadel 198
Asthma bronchiale 544
Asynklitismus
   hinterer 256, 609
   physiologischer 609
   vorderer 256, 609
Atemdepression 778
Atemfrequenz 486
Atemnot, Quantifizierung 478
Atemnotsyndrom 733
   Komplikationen 734
   postpartales 541
Atemstillstand 532, 534
Atemstörung, zentrale 734
Atemwahrnehmungsübungen 186
Atemwege 473
Atmung, Neugeborenes 500
Atonie 646
Atosil® 771
Atrophie 752
Attest 377
Aufgaben der Hebamme 9

Aufklärungsgespräch 322
Aufnahme-CTG 212, 262
Aufnahmeuntersuchung 262
Aufwärmen, Gymnastik 385
Ausbildung 2, 12
   praktische 23
Ausbildungs- und Prüfungs-
   verordnung für Hebammen
   und Entbindungspfleger
   (HebAPrV) 3, 17
Auskochen, Instrumente 43
Austreibungsperiode 278
   protrahierte 589
Austreibungsphase 238, 302, 327
   Dauer 279
Austreibungswehen 246
Auswertung, Daten-, Zahlen
   material 820
Auswertungsscores, CTG 215
Auto 367
Autoklaven 38
AV-Block 544
Azidose
   fetale 743
   metabolische 227
   mit Hypoxie und
      Asphyxie 742
   perinatale 743
   postpartale 743
   primäre metabolische 743
   respiratorische 227, 743
   sekundäre metabolische 743
Azidosegefahr 584

B

Babinski-Reflex 513
Baby-Blues 345
Baby-Friendly-Hospital-Initiative 426
Babymassage 384
Babynahrung, künstliche 424
Bacillus-Calmette-Guérin 510, 543
Bad 265
   erstes 477
Baden des Neugeborenen 494
Bakterien, anaerobe 562
Bakteriurie 129
Ballonkatheter 34
Ballottement 160
Bamberger Divergenzzange 754
Bandl-Furche 121, 249, 666
   Hochsteigen bei
      Scheitelbeinstellung 610
Bartholini-Drüsen 60
Basalplatte 99

Basaltemperatur 108, 148
Basaltemperaturkurve 788
Basaltonus 247
Baseline 220
Basenüberschuß 227
Basic femaleness 408
Bauchatmung, bewußte 381
Bauchdecke 50
Bauchlage 381
Bauchmuskel(n)
   geburtshilflich wichtige 49
   gerader 50
   querer 51
   schräger äußerer 50
   schräger innerer 50
Bauchmuskelübungen,
   isometrische 387
Baumm-Handgriff 164
Baumstammübung(en) 383, 387
„Beat-to-beat"-Methode 206
Becherfütterung 442
Becken
   Anatomie 47
   kleines 235
   knöchernes 272
   Muskulatur 49
   Parallelebenen nach Hodge 239, 270
   rachitisch-plattes 634
Beckenausgangsebene 270
Beckenausgangsraum 237
Beckenaustastung 272
Beckenboden 298
Beckenbodenebene 270
Beckenbodenmuskulatur 51
   bei Sportlerinnen 673
   manuelle Dehnung 281
   Nachgiebigkeit 273
Beckenbodenschichten 185
Beckenbodenschonung 379
Beckenbodenschwäche 342
Beckenbodenspannung 383
Beckenbodenübung,
   im Vierfüßlerstand 388
Beckenbodenwiderstand 380
Beckenebenen, nach Hodge 239, 270
Beckeneingang, Maße 236
Beckeneingangsraum 235
Beckenendlage(n) 615
   des zweiten Zwillings 643
   Geburtsleitung 622
   Geburtsmechanik 622 f
Beckenendlagengeburt 619
Beckenformen 632
   Passageanomalien 631
Beckenführungslinie 238
Beckenhöhle 237

Beckeninnenmaße 237
Beckenmessung, äußere 163
Beckenrollen 388
Beckenstabilisierung 387
Beckenwippen 382
Beckenzirkel 163
Bed-side-Methode 669
Befruchtung 57
Beikost 451
Beinabspreizen, Gymnastik 387
Beine, kreislaufmobilisierende
   Übungen 381
Beinkreisen 382
Beinthrombose, tiefe 705
Beinvenenthrombose 705
Belastung, psychische 525
Beobachtungskategorien 817
Beratungsgespräch(e) 322, 401
Berufsbildungsgesetz 14
Berufsgenossenschaft 363
Berufshaftpflicht(versicherung) 363, 806
Berufsorganisationen 3
Bescheinigung über die Teil-
   nahme an den Ausbildungs-
   veranstaltungen 24
Besuch der Wöchnerin 351
Beta-Laktalbumin 393
Betamimetika 569
Bettendesinfektion 37
Bewegungswechsel 767
Beweisnot 797
Beziehung, symbiotische 384
BGA-Richtlinien 39
Bibliothek 809
Biegungsdiffizillimum 244
Biegungsfazillimum 244
Bifidusfaktor 395
Biguanide 41
Bilirubinämie 422
Bilirubinbestimmung 199
Bilirubinoide 565
Bilirubinspiegel 474
Bilirubinstoffwechsel 727, 729
Billings-Methode 792
Bioindikator 402
Biotinidasemangel 726
Bisgaard-Zeichen 354
Bishop, Prognoseindex 269
Bishop-Score 576
Blähungen 357
   beim Kind 374
   praktische Tips 375
Blasenekstrophie 722
Blasenentleerung 275
   Wochenbett 352
Blasenmole 519
   destruierende 520

Blasensprengung 205
Blasensprung 263, 270, 273, 572
    bei Frühgeburt 569
    Vorfall 651
    vorzeitiger 573
    Zeitpunkt 572
Blasenverweilkatheter 709
Blastogenese 84
Blastomeren 79
Blastozyste 80
Blickkontakt Mutter – Kind 398
Blindversuch 819
Blinzelreflex
    akustischer 515
    optischer 515
Blutbild
    physiologisches 487
    Störungen 727
Blutdruck 125, 352
    mütterlicher 104
    Schwangerschaft 124
Blutdruckabfall, akuter 224
Blutdruckmessung 153
Blutdruckveränderungen 275
Bluterkrankungen 741
Blutflußmessung 231
Blutgerinnung 486
Blutgruppenunverträglichkeit 155, 565
Blutkreislauf
    embryonal-plazentarer 100
    fetaler 96
    intervillöser Raum 103
    Plazenta 103
    Zotten 103
Blutpfropfbildung,
    intravasale 548
Blutsenkungsgeschwindigkeit 132, 545
Blutung(en)
    annoncierende 656
    Differentialdiagnosen 657
    fehlende Gerinnung 669
    funktionelle 695
    infolge mangelnder Kontraktion der Gebärmutter 678
    nach der Geburt 670 ff
    nach der Geburt
        der Plazenta 678
    plazentare 671, 678
    postpartale 693
    primäre 693
    sekundäre 693
    Therapie 658
    unter der Geburt 654 f
    Vorgehen 658
Blutungsanämie(n) 546 f
Blutverlust 298, 331

physiologischer 288
postpartaler 670
Reduzierung 670
Blutvolumen,
    Schwangerschaft 123
Blutzuckerbestimmung,
    Schwangerschaft 540
Bonding 303 f, 314 f, 474
Bradykardie(n) 217, 222, 544
Braxton-Hicks-Kontraktionen 120, 245
Brechreiz 529
Breitbandantibiotika 714
Brenztraubensäureschwachsinn 724
Bromocriptin 452
Brust
    Anbieten 432
    Entleeren per Hand 427
    Kontrolle 356
    Lymphsystem 406
    Massieren 427
    Vorbereitung auf das Stillen 426
Brustdrüse(n)
    akzessorische 408, 416
    Anschwellen 490
Brustkrebsrisiko 399
Brustmahlzeit 393
Brustmilchikterus 421 f
Brustmilchstuhl 500
Brustschilder 427
Brustverweigerung 439
Brustwarze(n) 405, 417
    Abhärtung 170
    Pflege 455
    wunde 376
Brustwarzenerektionsreflex 413
Bürobedarf 366
Bund Deutscher Hebammen e.V.
    (BDH) 1, 142, 333
Bund freiberuflicher Hebammen
    Deutschlands e.V. (BfHD) 5, 333
Bundesseuchengesetz 44
Bundesstillbeauftragte 426
Bußgeldvorschriften 14

C

Caput succedaneum 259, 747
Cerclage 570
    prophylaktische 525
Cervix uteri 54
Chlamydien 561, 568
Chloasma uterinum 536
Chlorkalk 40
Chlorkalkmilch 40

Chlorverbindungen 40
Chlorwasserverbindungen 40
Choanalatresie 482
Chorion frondosum 110
Chorion laeve 110
Chorionbiopsie 195
    Indikationen 197
Chorionepitheliom 520
Chorionhöhle 99
Chorionkarzinom 520
Chorionplatte 99
Chorionretinitis 560
Chorionzottenbiopsie 196, 681
Chromosomenabberationen 717
Chromosomenanomalien 521
Circumferentia
    frontooccipitalis 241 ff
    594, 597
Circumferentia
    maxilloparietale 600
Circumferentia
    mentooccipitalis 241 ff
Circumferentia
    suboccipitobregmatica 241 ff
    594, 607
Circumferentia
    tracheloparietale 603
Circumferentia
    zygomatico-parietale 600
Cityruf 320
Clot-observation-Test 661, 669 f
Coitus interruptus 796
Con Drops 551
Conglutinatio orificii externi 587
Conjugata diagonalis 236
Conjugata externa 163
Conjugata vera anatomica 236
Conjugata vera obstetrica 236
Constriction ring dystocia 587
Coombs-Test 731
Cooper-Ligamente 405
Cord-Traction-Methode 287, 289, 670, 674
Corpus albicans 57
Corpus luteum 57, 66
Corpus-luteum-Phase 148
Couvelaire-Uterus 660
Cowper-Drüse(n) 67, 69, 71
Credé-Augenprophylaxe 476
Credé-Handgriff 678 f
Cremes, Verhütung 783
Crista sacralis media 616
CRP 545, 573
CSE (kombinierte spinale/epidurale Anästhesie) 778
CTG 206, 573
    Auswertungscores 215
    mit Belastung 213

CTG 206, 573
 ohne Belastung 212
 saltatorisches 224
 Überwachung bei
  Prostaglandingabe 589
CTG-Aufzeichnungen 799
CTG-Gerät 214, 313
CTG-Scores 216
CVS (Chorion villus sampling) 196

D

DAG (dreifach absteigender Gradient) 585
Damm, Vorbereitung 170
Dammnaht 373, 762
 Sekundärheilung 376
Dammrisse 284, 314, 673, 763
Dammschnitt 314, 328
Dammschutz 282
 bei aufrechten Gebärhaltungen 313
Dampfsterilisation 38
DAN-CER-Haltegriff 449
Darm, Reinigung 263
Darmmotilität, verminderte 342
Darmtätigkeit, Wöchnerin 353
Darstellung statistischer Daten 821
Datenerfassung 820
Datensammlung 819
Datenträger, elektronische 813
Dauerkatheter 34
Dauerkontraktion 341, 585
Dead fetus syndrome 681
Deflexion 258, 271
Deflexionshaltung 598
Deflexionslage 308, 599
Dekompensationszeichen 687
De-Lee-Handgriff 267, 280
Demonstrationsmaterialien, Stillvorbereitung 428
Depoteisen 125
Depotgestagen 782
Depression
 postnatale 345
 postpartale 345
Dermatome 85
Desinfektion 36, 43
 Hände 32
 von Haut und Schleimhaut 32
Desinfektionslösung 33, 329
Desinfektionsmittel 32
Desinfektionsverfahren 36 f
Desquamation 64, 66
Detergenzien 42

Deutsche Gesellschaft für Endokrinologie 539
Deutsche Gesellschaft für Hygiene und Mikrobiologie (DGHM) 39
Dezelerationen 218 f, 222 f
 pathologische 329
Dezidua 98, 109
DHEAS 106
Dia Via 785
Diabetes mellitus 154, 211, 418, 521, 537, 539, 548, 681, 707 f
Diätplan 708
Diameter
 biparietalis 242
 bitemporalis 242
 frontooccipitalis 242
 mentooccipitalis 242
 obliqua 235
 suboccipitobregmaticus 242
 transversa 235
Diapedese-Blutung 143
Diaphragma 785
Diaphragma pelvis 51
Diaphragma urogenitale 52, 70
Dickdarmatresie 719
Dick-Read-Methode 179
DIG (disseminierte intravasale Gerinnungsstörung) 644
Dioxinwerte 403
Disseminierte intravasale Gerinnungsstörung (DIG) 644
Distantia
 cristarum 163
 spinarum 163
 trochanterica 163
Distraktion 249
Döderlein-Stäbchen 58
Dokumentation 797
 bei Hausgeburt 333
 der Hebammentätigkeit 798
 Durchführung 798
 Neugeborenenbetreuung 805
 Wochenbettbesuche 804
Dokumentationsbeleg
 für außerklinische Geburtshilfe 335
 Ziffernkatalog 336
Dokumentationspflicht 9
Dokumentationssystem 798
Dolantin® 771
Dolff-Wärmegürtel 826
Dominanz, fundale 120
Doppelblindversuch 819
Doppler-Effekt 208
Dopplersonographie 231
Dopton 162
Dottergang 91

Dottersack
 primärer 81
 sekundärer 82
Douglas-Raum 53, 527
Down-Syndrom 195, 717
Drehen
 aus der Rücken-
  in die Bauchlage 498
Drehung, äußere,
 des Kopfes 258, 282
Dreifach absteigender Gradient (DAG) 585
Drei-Männer-Handgriff 627
Drei-Monats-Koliken 374
Drei-Monats-Spritze 782
Drogen, harte 740
Drogenabusus 549
Drosselvenen 68
Druckkatheter, intrauteriner 211
Druckpunkte, kindlicher Kiefer 433
Drüsendifferenzierung 409
Ductus arteriosus Botalli 98, 736
Ductus venosus Arantii 97
Dünndarm-Atresie 719
Dumas-Kappe 784
Duplicates 645
Durchblutungsstörungen, uteroplazentare 222
Durchschneiden des Kopfes 279
Durchtritt durch die Beckenmitte 256
Durstfieber 502
Dusche 263
Dyspepsie 750
Dyspnoe 135
Dystokie, zervikale 586
Dystrophie 751

E

Early Pregnancy Factor 521
Early-onset-Syndrom 561
Economy class syndrome 171
EDTA-Blut 507
EDV 819, 823
Edwards-Syndrom 717
Eichel 68
Eierstock 55
Eihäute 110
 Funktion 111
 Gewinnung durch Torquieren 287
 Ruptur 572 f
Eihautreste 694
Eileiter 55
 Ruptur 527
Eineiigkeit, Bestimmung 645

Einkommens-
   steuererklärung 364
Einlauf 327
Einmalkatheter 34
Einmalnabelklemme 475
Einnistung, ektopische 526
Einreißen, Damm 282
Einschneiden des Kopfes 279
Einstellung 160, 254
   Regelwidrigkeit 604
Einstellungsanomalien bei
   Frühgeburt 571
Einverständniserklärung bei
   Hausgeburten 326
Einzelstunden zur
   Geburtsvorbereitung 187
Eisenbedarf 167
Eisenmangel 357, 396, 735
Eisenmangelanämie 546
Eisenresorption 125
Eiweiß im Urin 154
Eiweißbedarf 167
Eiweißmangeldystrophie 127
Ejaculatio seminis 796
Eklampsie 534
Ektoderm 81, 85
Elektrokardiographie,
   abdominale fetale 207
Elektrolythaushalt 133
Elterninitiativen 691
Embolie 548, 704, 706
Emboliemortalität 705
Embryo, Abfaltung 87
Embryoblast 80
Embryonalperiode 84 f
Embryopathie(n) 715
   diabetische 542
Emesis gravidarum 129, 529, 542
Emmet-Plastik 587
Emmet-Risse 147
Empfängnisverhütung 781
   Stillen 399
Endoderm 81
Endometritis puerperalis 695, 700
Endometrium 54
   Einblutungen 660
Endometriuminsuffizienz 143
Energiebedarf,
   Schwangerschaft 166
Energiehaushalt
   des Neugeborenen 488
Energieumsatz 131
Enfluran 772
Entbindung
   ambulante 370
   bei Infektionskrankheiten 35

   bei Mehrlingen 641
Enterokolitis, nekrotisierende 736
Entlassungsuntersuchung 359
Entspannungsübungen 183
Entwicklung
   des Kopfes 282 ff
   des nicht spontan
      folgenden Kopfes 628
   des Rumpfes 282ff
   der Schultern 282ff
   geistige 506
Entwicklungswoche, erste 79
Entzugssymptomatik,
   postpartale 550
Enzephalozele 722
Ephedrin® 775
EPH-Gestose 532
Epidemiologie,
   Begriffe 822
Epilepsie 418
Episiotomie 760
   Pflege 356
   Schnittrichtungen 761
   Sekundärheilung 698f
Episiotomieformen 762
Episiotomienaht 351
Episiotomie-Päckchen 762
Epithelialisierung 66
Erb-Lähmung 738, 745
Erbrechen 501, 529
Erhebung, perinatologische 823
Erholungsbedürfnis nach der
   Entbindung 351
Erinnerungsstücke
   nach Tod des Kindes 691
Erkrankungen,
   knochenverändernde 631
Erlaubnisurkunde 19
Ernährung
   der Wöchnerin 357
   in der Schwangerschaft 166
   vegetarische 169
Ernährungslücke beim
   Neugeborenen 440
Ernährungsstörungen
   bei gestilltem Kind 753
   beim Säugling 749
Eröffnungsperiode 301
   Aufgabe der Hebamme 266
   Komplikationen 329
   protrahierte 588
Eröffnungswehen 246, 262
Ersatzmilch 459
Erstanlegen 436
   nach Kaiserschnitt 445
Erstgebärende, Portiobefund 269
Erstuntersuchung 146

Erstversorgung 285, 473
   eines gefährdeten Kindes 713
Erythema toxicum 489
Erythrozytenagglomerate 132
Erziehungsgeld 369
Erziehungsurlaub 370
Ethik 8
Ethylenoxid 38
Exenteration 826
Exostosen 272
Exozölzyste(n) 82 f
Exsikkose 750
Extended legs 511, 616
Extraktion, ganze 643
Extrauteringravidität 525

F

3-Fach-Tuberkulostatika 543
Fachzeitschriften 364, 810
Familienanamnese 145
Familienhebamme 368
Familienplanung 781
   natürliche 788
Familienzimmer 360
Farnkrautphänomen 67
Fasern, schmerzleitende 766
Fazialisparese 746
Fehlbildungen des Kindes 635
Fehlernährung 546
Fehlgeburt 520, 683, 686
Femidom 787
Ferguson-Reflex 252, 466, 589, 591, 623
Fetal outcome 333, 622
   schlechtes 589
Fetalperiode 91
Fetopathie(n) 715
   diabetische 542
Fetoskopie 203
Fettgewebe, subkutanes 92
Fettsäuren, langkettige 394
Fettzufuhr 167
Fetus compressus 644
Fetus papyraceus 644
Fibrose, zystische 725
Fieber 352, 376, 695
   im Wochenbett 701
Fieberursache 502
Filtrationsrate, glomeruläre 126
Fingerfütterung 442
Finkelstein-Formel 439
Fischer-Score 215
FISH-Diagnostik 201
Fistel, ösophagotracheale 719
Flachwarzen 454
Flaschenernährung 399
Flexion 271

Fliegergriff 375
Floatingline 220
Fluchtreflex 479, 514
Flüssigseife 33
Flugreisen 171
Fluktuationen 206
Fluor 172
Folgemilchprodukte 459 f
Follikelhormone 57
Follikelreifung 62, 465
Follikelsprung 57
Follikelstimulierendes Hormon (FSH) 61, 137
Folsäurebedarf 168
Folsäuremangelanämie 547
Fontanelle(n) 241, 482
  große 272
  kleine 272
Foramen
  ovale 97
  obturatum 47
Forceps 754 ff
Formaldehyd 39
Formalin 41
Formatio reticularis 766
Formübereinstimmung 255
Forschung 809, 811
Fortbildung 2, 10
Fortral® 771
Fossa navicularis 67
Fragebogen 815 f
Fragen
  geschlossene 815
  offene 815
Frakturbecken 636
Frakturen durch Geburt 749
Frauen- und Paarkurse, kombinierte 183
Frauenkurse 182
Frauenmilch
  Nährstoffgehalt 392
  reife 391
  transistorische 391
Frederic-Leboyer-Methode 180
Freiberufliche Tätigkeit, besondere Pflichten 10
Fresh Frozen Plasma 675
Fritsch-Handgriff 679
Fritsch-Lagerung 291 f
Fruchtbarkeit, Rückkehr
  post partum 463, 465
  Periodizität 788
Fruchtblaseneröffnung 274
Fruchtkapselaufbruch 527
Fruchttod
  intrauteriner 541, 681
  eines Zwillings 644
Fruchtwalze, querovale 630

Fruchtwasser 112
  Beurteilung 206
Fruchtwasseraustritt 572
Fruchtwasserembolie 666
  Therapie 667
Frühabort 520
Frühgeborenes 732 ff
  Sterblichkeit 736
  Stillen 447 f
Frühgeburt 358, 567, 732
  Nabelschnurkomplikationen 571
Frühgestosen 529
Frühschwangerschaft, Störungen 519
Frühwochenbett 339
FSH (follikelstimulierendes Hormon) 61, 137
Fütterungsmethoden, alternative 435, 442
Fundus uteri, Stand nach Plazentalösung 289
Fundusstand 341, 355
Furchungszellen 79
Fußballhaltung 430
Fußgreifreflex 513
Fußhaltung 307
Fußlage(n) 617
  unvollkommene 617

G

Galaktogenese 410
Galaktokinese 411 f
Galaktopoese 411
Galaktosämie 460, 507, 725
Galant-Reflex 514
Gangrän, diabetische 540
Gardnerella 562
Gassterilisation 38
Gastrointestinaltrakt 487
Gaumenspalte 420
Gauss-Wackelportio 825
Gebärbett 306, 321
Gebärhaltung(en) 295 ff
  aufrechte 296, 300, 303
Gebärhocker 305 f, 321
Gebärmutter
  Größenzunahme 147
  Rückbildung 340
    Beschleunigung durch Stillen 399
    Unterstützung der Rückbildung 372
Gebärmuttersenkungen 379
Gebärposition 327
Gebärstühle 295, 298, 306
Gebärzimmer 321

Ausstattung 299
Gebühren 377
Gebührenordnung 141
Geburt(en)
  bei Mehrlingen 641 ff
  eines toten Kindes 682 f
  regelrechte 261 ff
  regelwidrige 579 ff
  überstürzte 650
Geburtenanamnese 145
Geburtsbeginn 251
Geburtsbericht 800
Geburtsdauer 292
Geburtseinleitung 576
Geburtsfortschritt 266
Geburtsgeschwulst 259, 482, 747
Geburtsgewicht 567
Geburtshaus 299
Geburtshilfe, außerklinische 335
Geburtsmechanismus 254 ff
  regelwidriger 593 ff
Geburtsmeldung 329
Geburtsphase 278
Geburtsposition 276, 281
Geburtsschmerz 265
Geburtsstillstand 330
Geburtstermin, Bestimmung 148
Geburtsverlauf, graphische Darstellung 802
Geburtsverletzungen 672, 695
Geburtsvorbereitung 179, 301
  Einzelbegleitung 186
  Gruppengröße 182
  Gruppendynamik 184
  Hausgeburt 323
  in der Gruppe 181
  psychoprophylaktische 767
Geburtsvorbereitungsraum 182
Geburtsweg
  Adaption des Kindes 244
  in aufrechter Haltung 297
  in Rückenlage 297
  knöcherner 235
Geburtsweg
  weicher 239 f
Geburtswehen 246
Geburtswunden 695
Gefäße
  aberrierende 290
  Genitale 61
Gefahrstoffverordnung 176
Gehirnbläschen 86
Gelbkörper 57
Gels, Verhütung 783
Gemeprost 590
Genetische Beratung 194

Genitale, Entwicklung 95
Geradstand, hoher 604, 606
Gericht, geburtshilfliche
 Schadensfälle 797
Gerinnung, fehlende 669
Gerinnungsstörung(en) 669, 736
Gesamtblutbild 156
Gesamteiweiß 132
Geschlechtsbestimmung 199
Geschlechtschromosomen 95
Geschlechtsdrüsen,
 akzessorische 69
Geschlechtskrankheiten 45
Geschlechtsorgane, weibliche 53
Geschlechtsverkehr 467
 Wehenauslösung 582
Gesetz des kleinsten Zwanges
 256
Gesetz über den Beruf
 der Hebamme und des
 Entbindungspflegers 3
Gesichtslage 595, 601
 Geburtsmechanik 604
 mentoanteriore 602 f
 mentoposteriore 602 f
Gesichtslinie 601
Gestationsalter,
 Schätzung nach Ballard 480
Gestationsdiabetes 132
Gestose 153, 542
 Einteilung 531
Gesundheitsamt 363
 Aufsicht 10
Gewerbeaufsichtsämter 176
Gewichtskontrolle 440
Gewichtszunahme 134, 153
 Fetus 93
Glabella-Reflex 514
Glasknochenkrankheit 615
Glukose-Galaktose-
 Malabsorption 460
Glukosetoleranz 539
Glukosetoleranztest, oraler 540
Glukosurie 154
Glykogenreserven 488
Gonadotropine 61
Gonadotropin-Releasing-Hormon
 (GnRH) 61
Graaf-Follikel 62
Gravidarium 149
Gregg-Syndrom 557
Greifreflex 479
Größenzunahme, Brust 409
Grundsätze einer Ethik
 für Hebammen 8
Grundumsatz 131
Gutachterkommission 807
Gynergen® 592

H

Hämangiom 489
Hämatokritwert 533
Hämatom(e), bei Gesichtslage
 602, 695
 retroplazentares 285, 660
 tubares 527
Hämoglobinbestimmung 155
Hämoglobinstoffwechsel 729
Hämolyse 436
Hämorrhoiden 172, 536
Händedesinfektion
 chirurgische 32
 hygienische 32
Händewaschen 378
Haftstiel 82
Hakenfuß 483
Halogene 40
Halothan 772
Haltung 160, 254
 kindlicher Kopf 271
 Regelwidrigkeit 593
 im Beckenausgang 595
Haltungsänderung 245
Haltungsanomalien
 bei Frühgeburt 571
Hamilton-Methode 679
Hammacher-Score 215
Handgreifreflex 478, 495
Handgriff
 nach Credé 678 f
 nach Fritsch 679
 nach Kristeller 284
 nach Lövset 625
 nach Veit-Smellie 628 f
 umgekehrter
  Prager Handgriff 629
Haptonomie 620
Hardware 824
Harnblase 342
 Fehlbildungen 722
 volle 291
Harninkontinenz 707
Harnorgane, Erkrankungen
 706
Harnröhren-
 schwellkörper 67
Harnverhaltung 706
Harnvolumen 128
Harnwege
 Dilatation 128
 Fehlbildungen 721
Harnwegsinfektionen 129, 701
Hasengriff 625, 629
Hauptmilch 393
Hausgeburt(en) 299
 Aufklärungsbogen 324

 Erstversorgung eines
  gefährdeten Neugeborenen
  713
 Geburtsvorbereitung 323
 geplante 319
 Komplikationen 329
 Kontraindikationen 321
 persönlicher Kontakt mit
  der Hebamme 322
 Probleme und Risiken 325
 Qualifikation der Hebamme
  320
 ungeplante 319
Haushaltshilfe 567
Hautblutungen 502
Hautdesinfektion 33
 Kaiserschnitt 33
 Legen von Verweilkanülen 33
 Punktionen 33
Hauterkrankungen 536
Hautkontakt beim Stillen 398
HBV-Infektion 554
HCG (humanes Choriongonado-
 tropin) 106, 150, 204, 463
HCS (humanes Chorion-
 Somatomammatropin) 106
Head-Zonen 765
Hebamme(n)
 Aufgaben und
  Tätigkeitsbereiche 2
 Berufspflichten 9
 Definition 1
 freiberufliche Tätigkeit 363
Hebammenberufsordnung(en)
 (HebBO) 3, 9, 141, 333
Hebammenforschung 809
Hebammengemeinschaftshilfe
 (HGH) 4
Hebammengesetz (HebG) 3, 11
Hebammenpraxis 366
Hebammentasche 365
Heben, Gymnastik 380
Hebeosteotomie 827
Hechelatmung 281
Hefepilz 562
Hegar-Zeichen 148
Heißluftsterilisation 38
Hellin-Regel 639
HELLP-Syndrom 126, 531, 533,
 535, 669
Heparinisierung 548
 mit Fragmin® 675
Hepatitis 35
 Formen 419, 555
Hepatitisserologie 554
Heroin, kalter Entzug 549
Herpes-simplex-Infektion(en)
 419, 559 f

Herzaktionen, kindliche 162
Herzerkrankungen 544
Herzfehler
  angeborene 718
  schwerer 687
  zyanotischer 420
Herzfrequenz
  Neugeborenes 486
  kindliche 216
Herzfrequenzveränderungen 217 ff
Herzinsuffizienz, fetale 202
Herz-Kreislauf-Depression 778
Herz-Kreislauf-System,
  Fehlbildungen 718
Herz-Kreislauf-Verhältnisse
  des Feten 231
Herzminutenvolumen 123
Herztod 534
Herztöne 327
  kindliche 277
  Wanderung 267
Herztonregistrierung,
  kindliche 206
Herztonüberwachung 313
Herzvergrößerung 123
Heuser-Membran 81
Hexenmilch 409
HIG-Test 156
Hinterhauptsfontanelle 272
Hinterhauptslage
  hintere 606
  regelrechte vordere 255
Hintermilch 393
Hirnblutung 736
Hirnschäden 560
HIV-Infektion 156, 419, 716
  siehe auch AIDS
  Stadien 556
HIV-Transmission, vertikale 557
Hochnehmen
  aus Bauchlage 495, 497
  aus Rückenlage 495, 497
Hocken 276, 303
  angelehntes 304
Hoden 72
Hodengang 73
Hodenhüllen 71
Hodenkanälchen 72
Hodenparenchym 72
Hodensack 71
Höhenstand 271
Höhenstandsdiagnose
  160, 267, 270
Hoffman-Technik 428
Hoffman-Übung 427
Hohlkreuz 184
Hohlwarze(n) 417, 454

Holländische Portiokappe 784
Holzuterus 661
Homans-Zeichen 354
Homöopathie 620, 769
Homozystinurie 507
Hoppe-Reiter-Sitz 448
Hormonbestimmungen 204
Hormone 590
  plazentare 339
Hormonimplantate 783
Hormonproduktion
  Plazenta 107
  Schwangerschaft 105
Hormonringe 783
Hospitalisation 570
Hüftbein 47
Hüftgelenksdysplasien 493
Humanes plazentares Laktogen
  (HPL) 106, 204
Humanes Choriongonadotropin
  (HCG) 106, 150, 204, 463
Humanes Chorion-Somato-
  mammatropin (HCS) 106
Hybridfragen 815
Hydrops congenitus universalis 731 f
Hydrops fetalis 553
Hydrozephalus 481, 635, 723
Hygiene
  Babywäsche 42
  Geburtszimmer 42
  Grundlagen 27
  Krankenhaus 27
  persönliche 27
  Windeln 42
Hygroma colli 635
Hymen 58
Hyperämie durch
  Dopplersonographie 232
Hyperaktivität, uterine 225
Hyperaminoazidurie 127
Hyperbilirubinämie 377, 727, 734
Hyperemesis gravidarum 129, 139, 529 f
Hyperexzitabilität 512
Hyperkoagulabilität 126
Hyperlipidämie 132
Hyperlordose 135
Hypermagnesiämie 735
Hyperprolaktinämie 465 f
Hypertokie 583
Hypertonie 153
  schwangerschafts-
    induzierte 531
  uterine 583 f
Hypertonus, schwangerschafts-
  induzierter 530

Hyperventilation 134
Hypoaktivität, uterine 225
Hypogalaktie 413
Hypoglykämie 735
Hypokalzämie 735
  neonatale 396
Hypomochlion (Stemmpunkt) 258, 282
Hypophysenhinterlappen 412
Hypothyreose 507
  angeborene 725
Hypotonie 153
  orthostatische 124
Hypoxie 584, 743, 823
  Ursachen 649
Hypoxie-Bradykardie 222

I

Ib-Stellung 594
IIb-Stellung 594
ICM 1, 5
Icterus gravis 727, 731
Icterus neonatorum 474, 487
Icterus praecox 727
Icterus prolongata 421
Ikterus, physiologischer 373, 727
  Brustmilchikterus 421
Iliosakralgelenke 238
Immunfaktoren 397
Immunglobuline
  Frauenmilch 394
  Klasse G 105
Impfungen 510
  in der Schwangerschaft 174
  nach den Empfehlungen
    der Ständigen Impf-
    kommission 510
Implantation 98
Imprägnation 57
Indikationen
  zu geburtshilflichen
    Operationen 753
Indikatoren, Überprüfung
  der Sterilisationsverfahren 39
Indische Brücke 619
Industrierückstände 401
Infans mortus 202
Infektanfälligkeit 735
Infektion(en) 521, 542, 695
  bakterielle 565
  des Neugeborenen 714
  endogene 30
  exogene 30
  genitale 561, 568
  in der Schwangerschaft 553
  konnatale 715

mit hochvirulenten Keimen 700
Verhütung 491, 697
Infektionskrankheiten
 der Mutter 418
 Maßnahmen 35
 Meldepflicht 44
Infektionsprävention 31
Infektionsrate, perinatale 361
Infektionsrisiko 35
Infiltrationsanästhesie 772
Inhalationsanästhetika 772, 779
Injektionsanästhetika,
 intravenöse 772
Inkompatibilität 155
Innocenti-Deklaration 392, 425
Insertio velamentosa 290, 662
Institutionskennzeichen 364
Insulinbedarf 708
Intensivtherapie 533
International Confederation
 of Midwives (ICM) 5
Interspinalebene 270 f
Interview und Fragebogen 815
Intrauterinpessare
 (IUP, IUD) 786 f
Introitus vaginae 673
Intubationsbesteck,
 Neugeborenes 712
Intubationsnarkose 778
Invagination 84
Involution
 extragenitale 342
 genitale 340
Iodophore 41
Ischiasbeschwerden 135
Isofluran 772
Isomerisation
 konfigurationelle 728
 strukturelle 728
Isopropanol 40
Isthmus uteri 121, 207
IUWR (intrauterine Wachstumsretardierung) 535

J

Jod 41
Jodbedarf,
 Schwangerschaft 168, 539

K

Kälteanwendung 767
Käseschmiere 93, 489

Kaffee 169
Kaiserschnitt 758
 siehe auch Sectio caesarea,
 Schnittentbindung
 Pflege 708
Kaltlichtquelle 205
Kalzium 167
Kamelwehen 585
Kapazitation 76
Karbolsäure 40
Kardiographie
 direkte fetale 209
 externe 207
 interne 209
Kardiomyopathie 541
Kardiotokographie 206
 antepartale 211
 subpartale 212
Karditis 544
Karies 170
 Prophylaxe 509
Karyogramm 645
Kasein 393
Kassenbuch 366
Katheterentfernung 709
Katheterismus 275, 352
Katheterpflege 709
Kavernen 68
Kegel-Kugel-Handgriff 826
Keilkissen 381
Keimblatt
 äußeres 81
 drittes, mittleres 84
Keime
 beim Abpumpen 450 f
 Fruchthöhle 111
Keimflora 342
Keimreservoirs 29
Keimscheibe, zweiblättrige 81
Kephalhämatom 747
Kernikterus 727, 730
Kind
 Anomalien 635
 dystrophes 739
 krankes 359
 übergewichtiges 738
 Überwachung 277
 zu früh geborenes 732
 zu spät geborenes 737
Kindergeld 370
Kindergräber 689
Kinderzimmer 491
Kindsbewegungen 94, 150, 230
Kindspech 94
Kindstod, plötzlicher 690
Kirchhoff-Becken 605
Kirschkernsäckchen 502
KISS-Kinder 499, 749

Kitzinger, Sheila 180
Kjelland-Zange 629, 754
Klavikulafraktur 748
Kleidotomie 826
Kletterfuß 483
Klimaanlagen 31
Klinefelter-Syndrom 718
Klistier 263, 327
Klitoris 60
Klitorisrisse 673, 763
Klumpfuß 483
Klumpke-Lähmung 738, 746
Knaus-Ogino 790
Knebel-Zeichen 270
Knie-Ellenbogen-Lage 310, 653
Knielage 618
Knien bei der Geburt 307
Knochenerkrankungen 631
Knochenvorsprünge 272
Koagulopathien, reaktive 669
Körpergewicht 501
Körperkreislauf, fetaler 97
Körperlänge 479
Körpersubstanz 488
Körpertemperatur 275, 488, 502
Körperwahrnehmung
 Beispiele 189
 durch Berührung 189
 Einzelbegleitung 188
 Materialien 190
Körperwahrnehmungsübungen 183
Kolostrum 391, 426, 436
Kolpatrophie 466
Kolpotomie, hintere 794
Kombinationspräparate,
 Spasmolytika und Analgetika 770
Komplikationen
 bei Hausgeburt 329
 kindliche 331, 532
 mütterliche 532
Kondom 795
 für die Frau 787
Konfiguration
 des Beckens 238
 des Kopfes 244
Konglutination des äußeren
 Muttermundes 587
Konjugation 57
Konsistenzwechsel 119
Kontamination(en) 27
Kontrolluntersuchungen,
 Wochenbettvisite 349
Kooperation
 mit Fachärzten 367
 mit Kliniken 367
 mit Kolleginnen 367

Kopf, kindlicher
  Austrittsmechanismus 258
  Drehung, äußere 282
  Durchtrittsmechanismus 256
  Durchschneiden 279
  Einschneiden 279
  Einstelung 254
  Eintrittsmechanismus 255
  Haltung 254
  Konfiguration 244
  regelwidrige
    Einstellung 604 ff
  regelwidrige Haltung 593 ff
Kopf-Becken-Mißverhältnis 584
Kopfblutgeschwulst 747
Kopfentwicklung bei BEL,
  Methoden 627
Kopfform(en) 243, 635
Kopfgelenkinduzierte
  Symmetrie-Störung
    (KISS) 499, 749
Kopfgeschwulst 747
Kopfmaße 242 f
Kopfschmerzen 350
Kopfschwarte 209
Kopfschwartenelektrode 593
Kopfschwartenzange 828
Kopfumfänge 243, 479
Kordozentese 202
Korkenziehermechanismus
  nach Lee 614
Korrelationskoeffizient 820
Kotyledonen 102
Koxitis 633
Krämpfe, tonisch-klonische 532
Krampfadern 155
Kraniotomie 826
Krankenhausinfektion 30
Krankenhaustransport 333
Krankheiten, übertragbare 44
Kranznaht 241
Krebsvorsorgeuntersuchung 156
Kreislauf
  embryonal-plazentarer 91
  Wöchnerin 343
Kreislaufmobilisierung 381
Kreißsaal
  akute Situationen 711
  Atmosphäre 261
Kreuzbein (Os sacrum) 47 f
Kreuzinfektionen 27, 31
Kreuzschmerzen 173
Krise, psychische 703
Kristeller-Handgriff 280, 284
Küstner,
  Plazentalösungszeichen 286
Kuhmilch 393
Kunstmilchstuhl 500

Kupfer-7-Spirale 787
Kurzatmung 281
Kurzschädel 243
Kurzschlüsse 96

L

Labienrisse 673, 763
Lachgas 772
Lactoovovegetarierinnen 403
Längenwachstum, Fetus 93
Lage des Kindes 254
  regelwidrige 595
Lagerung
  nach Fritsch 291 f
  Neugeborenes 495
Lagerungsregel 280
Lageveränderung,
  innere Organe 117
Laktation 407, 410
Laktationsamenorrhoe 465
Laktationsphase 391
Laktationsvorgänge 414
Laktoferrin 394
Laktogenese 62, 408
Laktose 459
Laktose-Intoleranz 460
Lakunen 99
Lamaze-Methode 180
Lambdanaht 241
Langkopf 600
Langschädel 243
Lanugobehaarung 93, 491
Late-onset-Syndrom 561
Lebendgeburt 683
Lebendimpfstoffe 174
Leber 130, 487
Leibeshöhle, primitive 87
Leibesumfang 161
Leitstelle 254, 256
Leitungsanästhesie 621, 773
  rückenmarksnahe 779
Lendenwirbelsäule
  Kyphosierung 276
Leopold-Handgriff(e) 159 ff,
  267, 593, 600
Let-Down-Reflex 591
Leukozytenwall 343
Leukozytose 545
Levatorenspalt 51
Levatorentrichter 51
Leydig-Zwischenzellen
  62, 72, 74
Lezithin 200
LH (Luteinisierungshormon)
  61, 137
Libido 63
Ligamentum cardinale 59

Ligamentum latum 59
Ligamentum ovarii proprium 59
Ligamentum pubovesicale 59
Ligamentum sacrouterinum 59
Ligamentum suspensorium
  ovarii 59
Ligamentum teres uteri 59
Linea alba 51
Linolsäureanteil, Frauenmilch
  395
Linolsäure-Stoffwechselprodukte
  394
Lippen-Kiefer-Gaumen-Spalte
  420, 724
Lister, Joseph 29, 696
Listeriose 553, 558, 715
Literaturstudium 813 f
Litzmann-Obliquität 255 f, 609
Lividität 122
Lochialstauung 697
Lochiametra 697
Lochien 344, 355
Lösungsmodus
  nach Duncan 286
  nach Schultze 285
Lösungszeichen 289
  nach Ahlfeld 287
  nach Küstner 286
  nach Schröder 286
Lövset-Handgriff 625
Lokalanästhesie 772
Low-dose-Gabe 548
Lues 156, 419
  angeborene 716
Luminaletten® 550
Lungenreife 571
Lungenreifeprophylaxe 657
Lutealphase 63
Luteinisierung 62
Luteinisierungshormon
  (LH) 61, 137
Lymphsystem, Brust 406
Lysozym 394
Lysozymgehalt 392

M

Magnesium 168
Magnesiumgaben 569
Mahler-Zeichen 705
Makroglossie 482
Makrophagen 394
Mamma 404
Mammogenese 408
Mangelanämien 546
Mangelernährung 546
Manualhilfe nach Bracht 624
Massage(n) 389, 767

Massagegriffe,
    aktive Partnerhilfe 266
Mastitiden, puerperale 417
Mastitis 701
    bilaterale 458
    infektiöse 457
MBU (Mikroblutgasanalyse) 225 f
McRoberts-Manöver 612, 614
Medianwert 820
Medikamente 144, 175, 416
    siehe auch Arzneimittel
        als potentielle Drogen 741
    Dokumentation 801
    follikelstimulierende 639
    Milchgängigkeit 400
    plazentagängige 769
    zur Geburtserleichterung 770
Medikamentenabusus 740
Megakolon, angeborenes 720
Mehrlinge, Stilltechnik 446
Mehrlingsgeburt(en) 639
Mehrlingsschwangerschaften 615, 663
Meiose 56
Mekonium 94, 500
Mekoniumileus 720
Melaena vera 501
Melanozytenstimulierendes Hormon (MSH) 136
Meldepflicht übertragbarer Infektionskrankheiten 44
Menarche 61, 409
Meningomyelozele 723
Meningozele 723
Menne-Heller-Methode 181
Menopause 61
Menstruationszyklus 64
    Phasen 66
Mesenchym, extraembryonales 81 ff, 101
Mesoderm, intraembryonales 84
Mesodermzellen 85
Metallsalze 41
Methadon 550
Methergin® 416, 592
Meyer-Druckpunkte 354
Meyer-Wadenschmerz 354
Michaelis-Raute 164 f, 634
MIDIRS 364, 810
MIDWIFERY 364
Mikroblutgasanalyse (MBU) 225 f
Miktion 352
Milchausführungsgänge 405
Milchbildungsreflex 411
Milcheinschuß 373, 410

Milchflußbehinderungen 456
Milchflußreflex 412
Milchgänge 405
Milchgängigkeit,
    Medikamente 400
Milchleiste 408
Milchproduktion 137, 407, 410
    beeinflussende Faktoren 413
    Wirkung von Medikamenten 416
Milchstau 376, 415, 456
Milchzucker 395
Milien 489
Minipille 784
Misgav-Ladach-Technik 760
Missed Abortion 524
Mißbildungen 359
    durch Medikamente 175
    intestinale 719
    Urogenitaltrakt 721
Mißbrauch, sexueller 301
Mitpressen 280
Mittelstrahlurin 154
Mittelwert 820
Mißverhältnis 631
Modalwert 820
Mola hydatidosa 519
Montevideo-Einheit 225
Morbiditätsrate 641
Morbus Fölling 724
Morbus haemolyticus neonatorum 565, 731
Morbus Hirschsprung 720
Moro-Reflex 479, 495, 516
Morphogenese 88
Morula 79
Motorik 505
Moxibustion 620
MSH (melanozytenstimulierendes Hormon) 136
Müller-Gänge 67, 95
Müttersterblichkeit 822
Mukoviszidose 725
Multiple drug dependency 549
Multiples Organversagen 669
Mundhöhle, Fehlbildungen 726
Musculus sphincter ani externus 612
Muskel-Faszien-Apparat 51
Muskeltonus, Neugeborenes 512
Mutter, rhesusnegative 356
Mutter-Kind-Beziehung 436
Mutter-Kind-Drogenprogramme 550
Mutter-Kind-Station 360
Mutter-Kind-Wehen 585
Mutterkornalkaloide 591
Mutterkornderivate 592

Muttermilch 391 ff
Muttermilchersatzprodukte 441, 459
Muttermund 53, 226, 269
Muttermundverschluß,
    mechanischer 570
Mutterpass 142, 262
Mutterschaftsgeld 369
Mutterschaftsrichtlinien 141, 231
Mutterschutzgesetz 176, 369
Mycobacterium tuberculosis 543
Myelozele 723
Myometritis 700
Myometrium 54
    Einblutung 660
Myotome 85

N

Nabel 97, 371
Nabelbruch 483
Nabelgranulom 495, 732
Nabelpflege 494, 372
Nabelschnur
    Entwicklung 91
    Komplikationen 662
    Ruptur 663
    Vorfall 652 f
    vorliegende 652
Nabelschnurarterien 91
Nabelschnurblutentnahme 475
Nabelschnurbruch 721
Nabelschnurgefäße
    häutige Einpflanzung
    in den Eihäuten 662
    kollabierende 286
Nabelschnurkomplikationen 224, 571
Nabelschnur-pH 296
Nabelschnurumschlingung 284
Nabelschnurvorfall 621
    bei Beckenendlage 654
    bei nicht vollständig geöffnetem Muttermund 653
    bei vollständig geöffnetem Muttermund 653
Nabelverband 476
Nachblutung, atonische 672
Nachfütterung 440
Nachgeburtsperiode 285, 328
    Zwillinge 646
Nachgeburtswehen 246
Nachtastung, manuelle 666
Nachwehen 247, 340 f, 350
    Hemmung durch volle Harnblase 291
Naegele-Becken 634

Naegele-Obliquität 255 f, 609
Naegele-Regel 149
Naegele-Zange 754
Nahrung, hypoallergene 460
Nahrung ad libitum 459
Naht-Set 762
Narbenruptur 663
Narbenstenosen 587
Naropin® 300
Nasenabsonderung beim Kind 501
Nationale Stillkommission 426
Natriumchlorid 167
Natriumrückresorption 127
Naujoks-Handgriff 627
Nebenhoden 73
Nebenhodengang 73
Nebenplazenta 290
Nebentätigkeitsgenehmigung 363
Nephropathie, diabetische 540
Nerven, Genitale 61
Nervenläsionen, Neugeborenes 745
Nervensystem, zentrales, Neugeborenes 488
Neugeborenes
  Baden 477, 494
  bei mütterlichem Diabetes 740
  Erstuntersuchung 481 ff
  Erstversorgung 473 ff
  Handling 495 ff
  Körpergewicht 501
  Krankes 711 ff
  nach Drogenmißbrauch 740
  Pflegedokumentation 808
  Reflexe 478, 511
  Reifezeichen 479 f
  Physiologie 485 ff
Neugeborenenanämie 744
Neugeborenenbasisuntersuchung 511
Neugeborenenikterus 421 f, 727
  Ursachen 728
Neugeborenen-Screening 373, 507, 724
Neuralfalte 86
Neuralrohr 85
  Dysraphien 722
Neurohypophyse 412
Neuropathie, diabetische 540
Nidation 98
Nidationsblutung 99
Nieren 488
  Fehlbildungen 721
Nierenagenesie 722
Nierendurchblutung 126

Nierendysgenesie 722
Nierenerkrankungen, präexistente 545
Nierenhypoplasie 722
Nierenstauungen 129
Nikotin 169, 401, 740
Noble-Zeichen 825
Notfälle
  bei Beckenendlagengeburt 621
  in der Geburtshilfe 649
Notfalloperation 445
Notsectio 662, 665
Notsituationen
  bei Hausgeburten 324
Nottaufe 683
Not-Vakuumextraktion 332
Nozizeption 766
Nozizeptor-Schmerz 765
Nullebene 271

O

Oberbauchbeschwerden 131
Oberflächenanästhesie 772
Obstipation 130, 172
Ödeme 133, 154, 172, 354
  der Muttermundslippe 588
Ökotoxine 403
Ösophagusatresie 719
Östriol 108, 204
Östrogene 57
Östrogenmangelblutung 695
Ohrmißbildungen 747
Oktenidin 34, 41
Omphalozele 635, 721
Oozyten 56
Operation(en)
  beckenerweiternde 827
  dilatierende 828
  geburtshilfliche 753 ff
  zerstückelnde 826
Organe, Lageveränderung 117
Organogenese 88
Orgasmus 172
Osiander-Arterienzeichen 825
Osteomalazie 632, 634
Oszillation(en) 206, 221
Oszillationsverluste
  im CTG 224
Ovar
  Follikelreifung 56
  Gewebsaufbau 56
Ovarialgravidität 528
Ovarialhormone, Wirkung 63
Ovarialinsuffizienz 143
Ovarialzyklus 64
Ovarien, Aufhängesystem 59

Ovula 783
Ovulation 57 f
Ovulationsauslöser, medikamentöse 639
Ovulationshemmer 781
Ovulationstermin 143
Oxidationsmittel 41
Oxytozin 138, 251, 289, 330, 339, 398, 411, 436, 591
Oxytozinase 251
Oxytozin-Belastungstest 576

P

Paarkurse 183
Palmarerythem 131
Parallelzange nach Shute 754
Parathormonproduktion 130
Parazervikalblock (PZB) 773
Partnerbeziehung, Veränderung nach Geburt 346
Partogramm 800
Partus praematurus 567
Passage, Anomalien 631
Patau-Syndrom 718
Payr-Fußsohlenschmerz 354
Pearl-Index 781
Pelveoperitonitis 700
Pelvimetrie 619
  sonographische 164
Penis 68
Periduralanästhesie (PDA) 275, 586, 774
Periduralkatheter, Einführen 776
Perineoproktomie 760
Perineotomie 760
Peritonealüberzug 54
Peritonitis, diffuse 700
Personenstandsgesetz 520, 567
Petechien 502
Pettenkofer, Max von 29
Pfeilnaht 241, 255, 271
Pflegedokumentation 803, 806
Pfropfgestose 531, 542
PGE-Tabletten 590
PGF$_{2\alpha}$® 590
Phantasiereisen 389
Phase der Auseinandersetzung 138
Phase der Belastung 140
Phase des Wohlbefindens 139
Phenole 40
Phenylketonurie 507, 724
Phimose, physiologische 494
Phonokardiographie 207
Photooxidation 728
Phototherapie 728, 730
Phrenikuslähmung 746

pH-Werte 227
  Bestimmung 228
  Nabelschnur 296
Pierre-Robin-Syndrom 724
Pigmentation 136
Pille 782
Pille danach 782
Pilzinfektionen 562
Pinard-Stethoskop 162
Pinzettengriff 506
Piskacek-Schwangerschafts-
  zeichen 119, 147, 825
Placenta accreta 677
Placenta adhaerens 676
Placenta anularis 677
Placenta circumvallata 661
Placenta incarcerata 676
Placenta increta 677
Placenta membranacea 677
Placenta percreta 677
Placenta praevia 567, 656, 733
Plazenta 328
  Funktionen 105
  Hormonproduktion 463
  Inspektion 290
  Lösungszeichen 286
  Regelwidrigkeiten 290
  reife 102
  Transportmechanismen 105
Plazentabiopsie 196
  Indikationen 197
Plazentagewinnung 287 ff
Plazentainsuffizienz
  63, 541, 566
Plazentalösung 289
  manuelle 677
  Mechanismus 285
  Störungen 676
  vorzeitige 659 f
Plazentapolyp 694
Plazentareifung 101
Plazentareste 694
Plazentaretention
  bei Spasmus des unteren
    Uterinsegments 676
  bei voller Harnblase 676
Plazentarphase 314
Plazentaseite
  fetale 102
  maternale 102
Plazentasepten 103
Plazentazotten 103
Plexuslähmung
  obere 745
  untere 746
L-Polamidon® 550
Pol-Einstellungen 615
Polygalaktie 413

Polyglobulie 741
Polyhydramnion 659
Polymastie 408
Polythelie 408
Polytoxikomanie 549 f
Polyvidoniod 34
Portio 53
  Geburtsreife 576
  Reifung 269
Portiobefund 268 f
Portiokappe 783 f
Portioveränderungen
  während des Zyklus 793
Postplazentarperiode 291
Potter-Syndrom 681
Präeklampsie 531, 533 f, 571
Prähydrops 731 f
Präkursoren 106
Prager Handgriff,
  umgekehrter 627, 629
Pratt-Zeichen 354
Pravidel® 416
Praxisbedarf 366
Praxisgeburt 713
Prentif-Kappe 784
Preterm-Milch 391, 447
Preßwehen 246, 279
Primärschutz 42
Primärstatistik 819
Primärzottenstadium 100
Primitivdarm 87
Primitivstreifen 84
Primordialfollikel 56
Prodromalzeichen 531
Progesteron 63, 108, 252
Prolactin-Inhibiting-Factor
  (PIF) 452
Prolaktin 61, 137, 339, 410 f
Prolaktinhemmer 452
Prolaktinmangel 416
Proliferation 64
Proliferationsphase 58
Propanol 40
Prostaglandine 589
  in der Geburtshilfe 590
  Wirkungen auf die Uterus-
    muskulatur 252
Prostata 67, 70
Proteinurie 530
Proteohormone 106
Pruritus 536
  gravidarum 537
Psychopharmaka 771
Psychoprophylaxe 292
Psychose, postpartale 346
Psyquil® 771
Pudendusanästhesie 774
Pudendusblockade 621

Puerperalfieber 697
Puerperalsepsis
  lebensbedrohliche 701
  spezifische 701
Puerperium 339
Pulskontrolle 275
Pumpen 449
Punchingball-Methode 679
Punctum maximum 602, 605
Punktion 33, 508
Pyelonephritis 701, 707
  gravidarum 545

Q

Quaddeln 768
Qualitätssicherung 797
Quasiexperiment 815
Querlage 629
  des zweiten Zwillings 643
  Wendung sub partu 630
Querstand,
  tiefer 608 f

R

Rachitis 631
Randomisierung 815
Randsinusblutung 661
Rangmerkmale 820
Rauchen 403
RDS (Respiratory-distress-
  Syndrom) 712, 733
Read, Grantly Dick 264
Reanimation,
  intrauterine 643
Reanimationseinheit 711
Rechtsschutz 363
Reflexe des Neugeborenen
  478, 513
Reflexpunkte des Beckenbodens
  185
Refluxösophagitis 130
Regelkreis
  hypothalamisch-hypo-
    physär-ovarieller 464
  ovarieller 62
Regenbogen, Elterninitiative 691
Regionalanästhesie(n) 773
  rückenmarksnahe 774
Reichsversicherungsordnung
  368
Reifezeichen 329, 479 f
Reisen in der Schwangerschaft
  171
Reizwehen 341
Rektaltemperatur 502
Rektum-Scheiden-Fistel 674

Rektusdiastase 135, 354
Relaxin 590
Repetitionsdosis 775
Repositionsversuch 652
Reproduktionsmedizin 639
Respiratory-distress-Syndrom (RDS) 712, 733
Retinopathie, diabetische 540
Retraktion 249
Retraktionsstörung, spastische 586
Rettungswagen 329 f
Rheuma 144, 631
Rh-Prophylaxe 525
Riesenkinder 612
Rima ani 616
Ringelröteln 553, 558
Risiken, bei diabetischer Schwangerschaft 541
Risikoschwangerschaft 165
Rißblutung 671
Rißverletzungen, Gradeinteilung 674
Ritgen-Hinterdammgriff 284, 600, 603
Roederer-Kopfhaltung 587, 594, 605
Röntgenstrahlen 175
Röteln 144, 557, 559
Rötelnembryopathie 156, 716
Rötelnimpfung 357, 716
Rooming-in 359 siehe auch 24-Stunden-Rooming-in
Rooting-Reaktion 398
Rubin-Methode 613 f
Rückbildungsgymnastik 384 ff
Rückenlage, halbe 307
Rücklingsstillen 430
Rumpf 244
Rumpfstrecker, seitlicher 388
Ruptur, komplette 664
  siehe auch Uterusruptur

S

Säuglingsnahrung
  adaptierte 459
  teiladaptierte 460
Safe Motherhood Initiative (SMI) 5
Samenbildung 76
Samenblase 69 f
Samenhügel 67
Samenleiter 70, 73
Samenstrang 73
Samenwege, ableitende 73
Sarg 689

Sauerstoffabspalter 41
Sauerstoffmangel, intrauteriner 649
Sauerstoffversorgung, Störungen 650
Saugdrang 398
Saugen 398
Saugglockenentbindung 756
  siehe auch Vakuumextraktion
Saugprobleme 453
Saugtechnik(en) 432
  korrekte 433
  unkorrekte 434
Saugtraining 435
Saugverwirrung 435, 441, 453
Sauna 171
Scandicain®-Lösung 328
Schadensfall 806
Schadstoffbelastung 401
Schadstoffgehalt, Muttermilch 402
Schädel des Neugeborenen 241
  Maße 242
Schädellage
  des zweiten Zwillings 643
  dorsoanteriore 596
  dorsoposteriore 596
Schädelnähte 241
Schambein 48
Schamberg 60
Schambogenwinkel 273
Schamfuge (Symphysis pubica) 48
Schamhaare 263
Schamlippen 60
Scheide 58
  bakterielle Entzündung 562
Scheidenabstrich 568
Scheidenblutung 490
Scheidendammrisse 763
Scheidendammschnitt 760
Scheidenmilieu 67
Scheidenrisse 673, 763
Scheidenvorhof 60
Scheitelbeineinstellung 609 f
  hintere 609 f
  vordere 609 f
Scheitellage 595 ff
Scheitel-Steiß-Länge 92
Schiefhals 482, 748
Schilddrüsenerkrankungen 539
Schilddrüsenunterfunktion 416
Schlaf, Neugeborenes 511
Schlafhaltungen 512
Schlaufenverband nach Naujoks 828
Schleimhäute, Lividität 122
Schleimhautdesinfektion 34

Schleimveränderungen, Zyklus 793
Schließmuskelschicht 52
Schlüsselbeinbruch 748
Schlupfwarzen 417, 454
Schmerz(en)
  Austreibungsphase 251
  Eröffnungsperiode 251
  im Wochenbett 350
  neuropathischer 765
  unter den Wehen 250
Schmerzerleben 765
Schmerzerleichterung 179
  medikamentfreie 767
  medikamentöse 769
Schmerzmittel 300, 765
Schnittentbindung 758
  siehe auch Kaiserschnitt, Sectio caesarea
  Indikationen 759
  primäre abdominale 642
  suprazervikale 760
Schock 736
  bakterieller 668
  posthämorrhagischer 288
Schockprophylaxe 670
Schoßfugenrandebene
  obere 270
  untere 270
Schoßgeburt 312
Schräglage 629 f
Schraubelektrode 209
Schreitbewegungen 515
Schulterdystokie(n) 285, 308, 310, 482, 611
Schulterentwicklung 283
Schultergeradstand, hoher 611
Schultergürtel 244
Schulterquerstand 603
  tiefer 600, 612
Schutzfaktoren, immunologische 397
Schwangere, diabetische 542
Schwangerschaft 541
  hohe Östrogenspiegel 463
  Hormonproduktion 105
  Steroidspiegel 463
Schwangerschaftsabbruch 681
Schwangerschaftsanämie 125
Schwangerschaftsberatung 166
Schwangerschafts-
  beschwerden 172 f
  bei Mehrlingen 640
Schwangerschaftsdauer 149, 732
Schwangerschaftsdiabetes 127
Schwangerschaftsektropium 122
Schwangerschaftsepuliden 129
Schwangerschaftsglukosurie 127

Schwangerschaftskontraktionen 118
Schwangerschaftsleukozytose 125
Schwangerschaftsproteinurie 127
Schwangerschaftsregeln 143
Schwangerschaftsstreifen 136, 170, 343
Schwangerschaftstest, positiver 150
Schwangerschaftsüberwachung bei rh-negativer Mutter 565
Schwangerschaftsvergiftung 530
Schwangerschaftsverlauf, Komplikationen bei Mehrlingen 640
Schwangerschaftswehen 245
Schwangerschaftszeichen 147
Schwarzenbach-Handgriff 267, 280
Schweigepflicht 9
Schwellkörper 68
Screening, ergänzendes 229
Screening-Methode 195
Screening-Programm 156
Secale cornutum 591
Sectio caesarea 758 siehe auch Kaiserschnitt, Schnittentbindung
 bei Frühgeburt 571
 bei Gesichtslage 602
 bei Hausgeburt 330
 bei Scheitelbeineinstellung 610
 primäre Indikation 444
 sekundäre Indikation bei kindlichen Anomalien 636
Segmente, Embryonalperiode 85
Seh- und Hörtest 506
Sehvermögen 505
Seitenlage unter der Geburt 281
 beim Stillen 430
Seitenlagerung, wechselnde 276
Sekretion 64
Sekretionsphase 66
Sekundärfollikel 56
Sekundärnaht 699
Sekundärschutz 42
Sekundärstatistik 819
Sekundärzottenstadium 100
Selbsthilfegruppen 368
 von Mehrlingseltern 640
Selbsthilfezentren 551
Selbst-Vorsorge-Test 568
Semmelweis, Ignaz 29, 668, 696
Sepsis 714

Sertoli-Zellen 72, 74
Serum-HCG-Test 527
Sexualberatung im Wochenbett 358
Sexualhormone, zyklische Veränderungen 65
Sexualität
 der Wöchnerin 466
 in der Schwangerschaft 172
Sheehan-Syndrom 416
Sichelfuß 483
Sichelzellanämie 547
Sickerblutung 670
SIDS (sudden infant death syndrome) 690
Sigg-Zeichen 354
Sigmatismus (Lispeln) 400
Signifikanz 821
SIH (schwangerschaftsinduzierte Hypertonie) 531
SIH-Gestose 659
Silverman-Schema 478
Sinus circularis placentae 661
Sinusoide 99
Sitzbad 356
Sitzbeinhöcker 48
Sitzen, Gebärhaltung 305
Sklerotome 85
Skrotalhaut 71
Skrotum 71
Small-for-date-Babies 532, 738
Sodbrennen 130, 173
Somiten 85 f
Soorinfektion 144
 Brustwarzen 455
Soorkolpitis 536
Sozialer Status
 der Schwangeren 145
Spätabort 520, 686
Spätgestosen 530
Spätwochenbett 339
Spannungsgefühl, Laktationsbeginn 410
Spasmoanalgetika 584
Spasmolytika 770
Spekulumgeburt 758
Sperma 76, 172
Spermatiden 75
Spermatogonien 75
Spermatozoe 75
Spermatozyten 74
Spermiogenese 71, 74
Spezialleibbinde 703
 mit eingearbeiteten Trochanterpelotten 828
Sphingomyelin 200
Spider naevi 131

Spiegel der Wundheilung 344
Spiegelentbindung 758
Spikes 218, 224
Spina bifida 722
Spinalanästhesie 777
Spinalpunktion 777
Spirale 786
Spiralgefäße, offene 695
Spiralsystem 54
Sprays, Verhütung 783
Spreizhandgriff 826
Spucken, beim Kind 501
Spülungen des äußeren Genitales 357
Stadium decrementi 247, 585
Stadium incrementi 247
Stammzellen 74
Statistik 797, 819
 Fehlermöglichkeiten 822
 Grenzen 822
Stauungsinvolution 412, 414
Stauungsmastitis 415, 456
Stehbereitschaft, Reflex des Neugeborenen 515
Stehen, Gebärhaltung 304
Steinschnittlage 227, 762
Steißbein (Os coccygis) 48
Steißfußlage(n) 618 ff
Steißlage(n) 602
 einfache 616
Steißtücher 641
Stellung des Kindes 254
Sterangrundgerüst 108
Sterbebegleitung 685
 Aufgabe der Hebamme 690
Sterblichkeit
 Mütter 822
 perinatale 823
Sterilisation 36, 43
 beim Mann 796
 laparoskopische 794
 vaginale 794
 Zeitpunkt 795
Sterilisationsverfahren 37
Steroidhormone 106
Stethoskop
 geburtshilfliches 162
 nach Pinard 277
Stichprobenwahl 814
STIKO (Ständige Impfkommission) 510
Stillbeginn 437
Stillberatung 404
Stillbeschränkungen 403
Stillbeziehung 361, 436
 nach Kaiserschnittentbindung 444
Still-BH 372, 443

Stilldauer, empfohlene 451
Stilleinlagen 443
Stillen
  bei Frühgeborenen 447
  in Seitenlage 445
  und Verhütung 794
Stillförderung 429, 436
Stillgruppen 424
Stillhilfe 442
Stillhindernisse
  kindlich bedingte 420
  mütterlich bedingte 417
Stillintervalle 373
Stilleistung 413
Stillmahlzeit 443 f
Stillmenge 440
Stillorganisationen 470
Stillpositionen 429, 431
  bei Mehrlingen 447
Stillprobe 440
Stillprobleme 453
Stillreflex(e)
  kindliche 411 f
  mütterliche 411 f
  Störungen 413
Stillrhythmen 438
Stilltechnik(en) 429
  bei Frühgeborenen 448
Stillunterbrechung
  bei Brustmilchikterus 421
Stillverhalten 439
  deutscher Frauen 423
Stillvorbereitung, Demonstrationsmaterialien 428
Stillwillen 420
Stillzeiten 369
Stillzimmer 437
Stirneinstellung 599
Stirnlage 595, 599
  Geburtsmechanik 601
Stirnnaht 241
Stock-Tuch-Zeichen
  nach Pschyrembel 825
Störungen,
  kardiovaskuläre 736
Stoffwechsellage
  diabetogene 131
  hypothyreote 137
Stoffwechselmembran,
  synzytiokapilläre 102
Stoffwechselprodukte 105
Stoffwindel 492
Storchenbiß 489
Strahlensterilisation 39
Strassmann-Nabelschnurzeichen 287
Streptokokken 458
  hämolysierende 561

Streßhormon 413
Streßinkontinenz 379, 707
Strickwindel 492
Strumabildung 136
Stützstrumpfhosen 170
Stuhlentleerungen, Geburt 263
Sturzgeburt 650
Subkutan-Insulinpumpe 543
Substantia gelatinosa 766
Suchreflex 411, 431, 478
Suchterkrankungen 420
Suchtmittel 416
Sudden infant death syndrome
  (SIDS) 690
Sulproston 590
Supplementierung beim Stillen 441
Surfactant 485
Symphyse 173
  Lageveränderung unter
    der Geburt 239
Symphysen-Fundus-Abstand 161
Symphysenlockerung 702
Symphysennäherung 605
Symphysenschädigung 702
  Formen 702
  Post partum 703
  Therapie 702
Symphysenschmerzen 135
Symphysenverschiebung 238
Symphysiotomie 827
Syntocinon®-Nasenspray 449, 675
Syntometrin® 592
Syphilis 557 f
  connata 716

T

T_3 136
Tachykardie 217, 224
Tages-Rooming-in 360
Taufe 683
Taurin 397
Temgesic® 771
Temperaturen, subfebrile 352
Temperaturkurven 791
Temperaturmethode 790
  erweiterte 792
  Kombination mit Billings-Methode 793
Temperaturverlauf 790
Temperaturzentrum 108 f
TENS (transkutane elektrische
  Nervenstimulation) 768
Tenside 42
Terminalzottenstadium 101

Terminbestimmung, Hilfsmittel 150
Terminüberschreitung 575 f
Term-Milch 391
Tertiärfollikel 56
Tertiärzottenstadium 100
Tests, biologische 39
Testosteron 76, 95
Thalassämie 547
Thelarche 409
Thorakophagen 645
Thrombophlebitis, oberflächliche 548, 704
Thrombose 548, 704
Thrombosegefährdung 353
Thromboseneigung 171
Thromboseprophylaxe 351
Thrombozytopenie 126
Tick-Tack-Übungen 382
Tod
  im Neugeborenenalter 686 ff
Toilettengeburt 650
Tokogramm 246
  Alvarez-Wellen 120
Tokographie 569
  bei Geminischwangerschaft 214
  externe 210, 250
  interne 210, 250
Tokolyse 570, 593, 605
Tokolytikum 213
TORCH-Infektionen 558, 715
Torquieren 287
Torticollis 748
Totgeburt 683, 686
Totgeburtsrate bei Virushepatitis 554
Tot-Subunit-Impfstoffe 74
Toxikose 750
Toxine 524, 668
Toxoide 174
Toxoplasmose 553, 558, 715
TPHA-Test 557
Trabekelstadium 99
Tragen des Säuglings
  in Bauchlage 498 f
  in Rückenlage 498 f
Tragetuch 375
Tragzeit 149
Tramal® 771
Transducer 208
Transferrin 130
Transfusionssyndrom,
  feto-fetales 203, 644 f
Transkutane elektrische
  Nervenstimulation (TENS) 768
Transmissionsrate 556

Transportinkubator 332
Trauer 685
Trauerarbeit 682
Trauerbegleitung 685
  Aufgabe der Hebamme 690
Trauerfeier 688
Trendelenburg-Lagerung 649, 653
Trichomonaden 144
Trichterbecken 632
Trimenonregel 640
Trinkmenge 439
Trinkrhythmus 438
Triple-Diagnostik 195
Trisomie 201, 717 f
Trophoblast 80, 198
  Differenzierung 98
Trophoblasteninvasion 228
Trophoblasterkrankungen 519
Trophoblastschale 99
Trophoblasttumor 520
TSH 137, 539
Tubarabort 527
Tubargravidität 526
Tubarruptur 526
Tubeneckenplazenta 677
Tuberkulose 419, 543
Tuberkuloseimpfung 510
Tübinger Badegespräch 264
Tumorbecken 634
Tunica mucosa 55
Turmschädel 243

U

U1 481
U1–U9 505 f
Übelkeit in der Schwangerschaft 172, 529
Überdehnungsruptur 664
Überdrehung des Kopfes, äußere 614
Übergangskatarrh des Säuglings 500
Übergangsmilch 391
Übergangsphase 278
Übergangsstühle 500
Übergangsvorschriften 14
Übergewicht 166
Überlaufblase 342
Übertragung,
  zu spät geborenes Kind 737
Überwachungsprotokoll 806
Ulcus cruris 549
Ulcus puerperalis 698, 700
Ullrich-Turner-Syndrom 718
Ultraschalldiagnostik 229

Ultraschall-Doppler-Verfahren 208
Ultraschall-Fruchtwasserindex 204
Ultraschalluntersuchungen 142
Ultrasonokardiographie 208
Umbetten vom Arm auf den Wickeltisch 498
Umstandsmieder 170
Umstellung
  endokrine 339, 463
  psychosoziale 384
U-Muskel 185
Umweltchemikalien 401
Unfälle, Verhütung 491
Untergewicht
  in der Schwangerschaft 166
Unterkieferhypoplasie 724
Unterschiedsmerkmale, statistisches Zahlenmaterial 820
Untersuchung(en)
  äußere 267
  äußere geburtshilfliche 262
  innere 268
  in der Schwangerschaft 150
  invasive 230
  vaginale 268, 313
Urethra 67
Urinausscheidung
  des Neugeborenen 488, 501
Urindrainagesystem, geschlossenes 709
Urinstix 540
Urinuntersuchung
  in der Schwangerschaft 154
Uterinsegment, unteres 121
Uterus 53
  Gewicht 118
  Halteapparat 59
  Kontraktionen 108
  Kontraktionsfähigkeit 694
  unter der Geburt 249
  Veränderung durch Schwangerschaft 118
Uterus myomatosus 671
Uterusaktivität 211
Uterusanteflexion 351
Uterusfehlbildungen 581
Uterusgefäße 118
Uterusischämien 341
Uteruskontraktionen 104, 120, 172, 646
Uterusligamente 342
Uterusminderdurchblutung 223
Uterusmißbildungen 663
Uterusmotilität 119
Uterusmuskulatur 54

Uterusruptur 663
  drohende 584, 665
  gedeckte 664
  inkomplette 664
  komplette 665, 666
  stille 665
  traumatische 664
  violente 664
Uterustonus 119

V

Vagina 58, 342
  Veränderungen in der Schwangerschaft 122
Vaginalschwamm 786
Vakuumextraktion 756 ff
Valium® 771
Vanishing twin phenomenon 644
Varizellen 558
Varizen 154, 172, 343, 353
Vasa praevia 662
Vasodilatation 123
Vegetarierinnen 169
Veit-Smellie-Handgriff 627 f
  umgekehrter 627, 629
Vena-cava-Kompressionssyndrom 124
  bei Schnittentbindung 759
Vena-cava-Syndrom 228, 649
Venendilatation 124
Venenerkrankungen 704
Verdauung, Neugeborenes 487
Verdauungsstörungen, Säugling 749
Vergiftungserscheinungen 591
Verhütungsmethoden 781
Verhütungsmittel, chemische 783
Verletzungen, Geburtswege und Muttermund 345
Verstopfung 130
Verweilkanülen 33
Verzehrgewohnheiten 403
Vierfüßlerstand 185, 308 f
Vilume-Kappe 784
Virchow-Trias 548, 704
Virushepatitis 554
Virusinfektionen 35, 418
Visitenkarten, Hebammenpraxis 366
Vitalfunktionen 352
Vitalität, Beurteilung 477
Vitalzeichen 328
Vitamin-B_{12}-Mangelanämie 547
Vitaminbedarf
  in der Schangerschaft 168

Vitamin-D-Gehalt, Frauenmilch 396
Vitamin-D-Mangel-Prophylaxe 509
Vitamin-D-Mangel-Rachitis 509
Vitamin-D-Prophylaxe 476
Vitamin-K-Mangel 742
 bei vollgestillten Säuglingen 396
Vitamin-K-Mangel, Blutung 509
Vitamin-K-Prophylaxe 476, 509
Vollbad 265
Voll-Rooming-in 360
Vollstillen 404
Vorbesuch
 durch die betreuende Hebamme 371
Vorblase 270
Vorderhauptsfontanelle 272
Vorderhauptslage 595, 598
 Geburtsmechanik 599
Vordermilch 393
Vorfall kleiner Teile 651
Vorliegen, Nabelschnur 652
Vorsorgeuntersuchungen 151, 505
Vorwehen 245, 262
Vulva 60
 Veränderungen in der Schwangerschaft 122
 Verletzungen 673
Vulvovaginitis desquamativa 490

W

Wachstumsretardierung(en) 205, 532, 738 f
 intrauterine (IUWR) 535
Wadenkrämpfe 173, 278
Wärmeanwendung 767
Wärmehaushalt 488
Wärmeregulationsstörung 735
Wärmeverlust 492
Wärmflasche 327
Wäschedesinfektion 37
Wahrnehmungsübungen 184
Walking-PCA 777
Warmhalten 473
Warnblutung 656
Warzenhof 405
Wasserhaushalt 133
Wasserrückresorption 126
Wasserstoffsuperoxid 41
Wechselbäder 332
Wechsellagerung 605
Wehen 245

 bei aufrechter Haltung 298
 objektiv registrierbare 569
 Selbststeuerung 252
 subjektiv empfundene 568
Wehenamplitude 247
Wehenanregung 273
Wehenauslösung 253
 durch Geschlechtsverkehr 582
Wehenbelastungstest 213
Wehendauer 247
Wehenfrequenz 247
Wehenhemmung,
 medikamentöse 569
Wehenkontrolle 250
 palpatorische 273
Wehenregistrierung 210
Wehenstörung
 diskoordinierte 585
 hyperkinetische 583
 hypokinetische 581
Wehentätigkeit 225, 800
 unkoordinierte 585
Wehen-Transducer 207, 214
Wehentropf 331
Wehentypen 248
Weichteildystokien 581
Weichteilrohr 240
Weichteilverletzungen
 durch Geburt 749
Weiterbildung der Hebamme 2
Wendung, äußere 619
Wharton-Sulze 91, 475
WHO/UNICEF-Initiative 425
WHO-Kodex 424
Wickelfolie 493
Wickeln 492
Wickeltisch 491
Wiegeposition 429
Wigand-Martin-Winckel-Handgriff 627
Windpocken 418
Wippen 382
Wirbelsäule, Spaltbildungen 483
Wissenschaftliches Arbeiten
 durch Hebammen 809 ff
Wochenbett
 Aufgaben der Hebamme 349
 Betreuung 370
 psychische Veränderungen 345
 regelwidriges 693
Wochenbettbedarf 365
Wochenbettbesuch(e) 437
 Dokumentation 804
Wochenbettfieber 695
 Geschichte 696

Wochenbettpsychose 346, 376, 707
Wochenbettvisite
 der Hebamme 349
Wochenfluß 328, 344
Wochenstation 360
 Trennung vom Kinderzimmer 424
Wöchnerin, diabetische,
 Pflege 707
Wohlbefinden, psychisches 350
Wolff-Gänge 95
Woods-Methode 614
Wundfläche 343
Wundheilung 699
Wundheilungsstörung 698
Wundreinigung 710
Wundschutzwall 343
Wundsein 493

X

X0-Syndrom 718
XXY-Syndrom 718

Y

Yoga 389

Z

Zähne 129
Zangenentbindung 754
 bei hinterer Hinterhauptslage 607
 bei tiefem Querstand 608
 Durchführung 755
 Kontraindikationen 755
Zangenmeister-Handgriff 635
Zeichenblutung 274, 654, 662
 verstärkte 655
Zeichnen
 erstes 261, 654
 zweites 274, 654
Zentrales Nervensystem (ZNS),
 Fehlbildungen 722
Zervix 341
Zervixabstrich 568
Zervixdystokie 268, 588
Zervixeröffnung, vorzeitige 568
Zervixinsuffizienz 163
Zervixkanal 54
Zervixreifung 122, 261
Zervixrisse 763
Zervixschleim 67
Zilgrei-Atmung 586
Zinkmangel-Erkrankung 396
Zittern, unwillkürliches 512

Zölom
  extraembryonales 82 f
  intraembryonales 87
Zona pellucida 79, 80
Zucker im Urin 154
Zufütterung 440, 441
Zungenbewegungen
  beim Saugen 434
Zupfmassage 380
Zweieiigkeit, Bestimmung 645
Zwerchfellähmung 746
Zwerchfellhernie 720
Zwergniere 722
Zwiemilchernährung 441

Zwillinge 113
  geburtshilfliche Situationen 641
  Geburtsleitung beim ersten 642
  Geburtsleitung beim zweiten 642
  intrauteriner Fruchttod 644
  siamesische 645
  Teilung des Embryoblast 114
  Teilung des Keimschildes 114
Zwillingshäufigkeit 639
Zwillingskollision(en) 643, 663
Zwillingsplazenta 663

Zyanose 532
  isolierte, des Gesichts 502
Zygote, eineiige Zwillinge 113
Zyklus 64
Zykluserwachen
  post partum 465
Zylinderepithel 54
Zystitis 542, 707
Zytomegalie 559 f, 716
Zytomegalievirus 35
Zytostatika 546, 547
Zytotrophoblasten 98, 101